Kröner-Herwig
Frettlöh
Klinger
Nilges
(Hrsg.)

Schmerzpsychotherapie

Grundlagen – Diagnostik – Krankheitsbilder – Behandlung

Kröner-Herwig
Frettlöh
Klinger
Nilges
(Hrsg.)

Schmerzpsychotherapie

Grundlagen – Diagnostik – Krankheitsbilder – Behandlung

7., vollständig aktualisierte und überarbeitete Auflage

Mit 112 Abbildungen

Springer

Prof. Dr. Birgit Kröner-Herwig
Georg-Elias-Müller-Institut für Psychologie
Georg-August-Universität
Goßlerstr. 14, 37073 Göttingen

Dipl.-Psych. Dr. Jule Frettlöh
Abteilung für Schmerztherapie
Berufsgenossenschaftliches Universitätsklinikum
Bergmannsheil GmbH
Bürkle-de-la-Camp-Platz 1, 44789 Bochum

Dipl.-Psych. Dr. Regine Klinger
Psychotherapeutische Hochschulambulanz
Verhaltenstherapie
Fachbereich Psychologie
Universität Hamburg
Von-Melle-Park 5, 20146 Hamburg

Dipl.-Psych. Dr. Paul Nilges
Leitender Psychologe
DRK Schmerz-Zentrum Mainz
Auf der Steig 16, 55131 Mainz

ISBN-13 978-3-642-12782-3 7. Auflage 2011 Springer-Verlag Berlin Heidelberg New York
ISBN-13 978-3-540-72281-6 6. Auflage 2007 Springer Medizin Verlag Heidelberg

Bibliografische Information der Deutschen Nationalbibliothek.
Die Deutsche Nationalbibliothek verzeichnet diese Publikation in der Deutschen Nationalbibliografie; detaillierte bibliografische Daten sind im Internet über http://dnb.d-nb.de abrufbar.

SpringerMedizin
Springer-Verlag GmbH
ein Unternehmen von Springer Science+Business Media
springer.de

Planung: Ulrike Hartmann, Heidelberg
Projektmanagement: Gisela Schmitt, Heidelberg
Copy-Editing: Dr. Doortje Cramer-Scharnagl, Edewecht
Layout und Einbandgestaltung: deblik Berlin
Satz: Crest Premedia Solutions (P) Ltd., Pune, India

SPIN: 12274871

Gedruckt auf säurefreiem Papier 22/2122/ – 5 4 3 2 1 0

Vorwort und Geleitwort zur 7. Auflage

Die Erforschung des chronischen Schmerzes hat in den letzten 25 Jahren in Deutschland eine sich immer stärker beschleunigende Entwicklung genommen, sodass eine erneute, inzwischen 7. Auflage des Standardwerkes zur Schmerzpsychotherapie erforderlich wurde. Als im Jahre 1986 eine Expertise zur Situation der Schmerzforschung in der Bundesrepublik Deutschland publiziert wurde, lautete deren Titel »Der Schmerz – ein vernachlässigtes Gebiet der Medizin?«. In der Tat fand der Schmerz, auch wenn er in medizinischer Diagnostik und Therapie ein ubiquitäres Problem darstellt, bis zu dieser Zeit sowohl in der medizinischen als auch in der psychologischen Forschung wenig Beachtung.

Seitdem haben die Grundlagenforschung und auch die angewandte klinische Forschung auf diesem Gebiet einen starken Aufschwung erfahren. Für die psychologische Forschung von besonderer Bedeutung war die von Melzack und Wall 1970 formulierte Erkenntnis, dass Schmerzinformationen nicht nur durch aufsteigende, sondern auch durch absteigende Bahnen aus zentralen Hirnregionen bereits auf der Ebene der Rückenmarkneurone beeinflusst werden. Mit die ersten, die diese Befunde bei der Konzeptualisierung eines psychologischen Schmerzmodells berücksichtigten, waren im Jahre 1979 Leventhal und Everhart, die auf die Modulation von Schmerzinformationen durch den Gesamtzustand des Nervensystems und auf die Filterwirkung psychischer Funktionen für die Schmerzwahrnehmung hinwiesen.

Inzwischen gibt es zahlreiche empirische Studien, die unser Wissen sowohl über die neurophysiologischen und biochemischen Grundlagen als auch über eine psychologische Schmerzbehandlung erweitert haben. Die ehemals von Zimmermann und Seemann gestellte Frage »Schmerz – ein vernachlässigtes Gebiet?« muss sowohl für die Medizin als auch für die Psychologie verneint werden.

Zu einer gesteigerten Effizienz der Forschung und der klinischen Versorgung hat ohne Zweifel auch die Organisation der Schmerzspezialisten in Fachgesellschaften beigetragen. So wurde im Jahre 1976 die deutschsprachige Sektion der International Association for the Study of Pain (IASP) unter dem Namen Deutsche Gesellschaft zum Studium des Schmerzes (DGSS) gegründet. Satzungsgemäßes Ziel dieser Gesellschaft ist nicht nur die Förderung der schmerzbezogenen Forschung, sondern auch der schmerzbezogenen Aus-, Fort- und Weiterbildung, wobei eine interdisziplinäre Kooperation angestrebt wird. Betont werden sollte der erzielte Konsens darüber, dass eine effektive Therapie des chronischen Schmerzes nur durch eine Kooperation von Ärzten und Psychologen einschließlich weiteren Fachpersonals möglich erscheint. Viele interdisziplinäre Schmerzkonferenzen in der Bundesrepublik Deutschland entsprechen in ihrer Zusammensetzung der Überzeugung, eine dem derzeitigen Wissensstand angemessene Diagnostik und Therapie des Schmerzes sei nur durch Einbeziehung der Vertreter verschiedener Disziplinen zu gewährleisten.

Mit der Gründung der Deutschen Interdisziplinären Vereinigung für Schmerztherapie (DIVS) im Jahre 1995 erschien es aus Sicht der Psychologen wünschenswert, ebenso wie die anderen in der Schmerztherapie tätigen Disziplinen mit einer eigenen Fachgesellschaft in dieser Vereinigung vertreten zu sein, um die fachspezifischen Interessen der psychologischen Schmerztherapeuten zu vertreten. So wurde die Deutsche Gesellschaft für psychologische Schmerztherapie und -forschung (DGPSF) gegründet, die sich in enger Kooperation mit der DGSS für eine Förderung der schmerztherapeutischen Forschung und Patientenversorgung in interdisziplinärem Kontext einsetzt.

Die 1. Auflage des jetzt in der 7. Auflage vorliegenden Werkes entstand aufgrund der Diskussion von Curricula, die im Rahmen einer für Psychologen und Ärzte als erforderlich angesehenen Aus-, Fort- und Weiterbildung in Schmerzpsychotherapie seit Mitte der 1980er-Jahre geführt wurde. Die Herausgeber der 1. Auflage, die im Jahre 1990 erschien, waren identisch mit der damaligen DGSS-Kommission für psychologische Schmerztherapie. Ihr Ziel bestand darin, das bis zu diesem Zeitpunkt in zahlreichen Einzelpublikationen sowie in einigen Übersichtsarbeiten und Monografien weit gestreute Wissen, das für eine kompetente Behandlung von Schmerzzuständen erforderlich ist, in einem einzigen Band zu konzentrieren. Der Erfolg hat dieses Konzept bestätigt. Fast regelmäßig erschienen bisher alle 3 Jahre Neuauflagen, die der Tatsache Rechnung trugen, dass Schmerzforschung und Schmerztherapie zu den sich beschleunigt weiterentwickelnden Gebieten gehörten, sodass nicht nur Aktualisierungen bestehender Kapitel vorgenommen, sondern auch fortlaufend neue Themengebiete aufgenommen wurden.

Die jetzt vorgelegte 7. Auflage spiegelt dieses Konzept wider. Neben der vollständigen Überarbeitung der bestehenden Kapitel wurde besonderer Wert darauf gelegt, das in der Grundlagenforschung der vergangenen Jahre erworbene Wissen in einer didaktisch aufbereiteten Form zugänglich zu machen. Es handelt sich hierbei um epidemiologische und gesundheitsökonomische Aspekte des chronischen Schmerzes, um die Bildgebung bei Schmerz, um den Zusammenhang von Psychopathologie und Schmerz sowie um die Placeboforschung. Im Bereich der Krankheitsbilder wurde der Bedeutung des Gesichtsschmerzes durch ein eigenes Kapitel Rechnung getragen. Die psychotherapeutischen Verfahren wurden erstmals durch eine Übersicht medikamentöser Behandlungsverfahren ergänzt.

Mit dieser umfassenden inhaltlichen Erweiterung ist auch ein Wandel in der Zusammensetzung des Teams der Herausgeber eingetreten. Bis zur 5. Auflage wurde das Werk von Personen herausgegeben, die zu den Schmerzforschern und Schmerztherapeuten der ersten Stunde in Deutschland gehörten. Es ist für mich eine große Freude, dass ich als Mitglied des damaligen Teams gebeten wurde, ein Vorwort für die jetzige Ausgabe zu schreiben. Ich möchte diese Gelegenheit nutzen, meinen damaligen Mitstreitern Carmen Franz, Birgit Kröner-Herwig, Hanne Seemann und Hans-Peter Rehfisch herzlich für die erfreuliche und erfolgreiche Zusammenarbeit zu danken. Das jetzt verjüngte Team der Herausgeber ist dem Ziel treu geblieben, eine umfassende Einführung und ein Nachschlagewerk zur Psychologie des Schmerzes für klinisch tätige Psychologen und Ärzte zu erstellen. Ich bin sicher, dass dieser Band – ebenso wie die vorherigen Auflagen – dazu beitragen wird, die in der Schmerzforschung und Schmerztherapie tätigen Psychologen und Ärzte für ihre Aufgabe zu qualifizieren und ihnen zum Nutzen der Schmerzkranken eine erfolgreiche Arbeit zu ermöglichen.

Prof. Dr. Dr. Heinz-Dieter Basler
Für die Herausgeber im August 2010

Inhaltsverzeichnis

4.5 Zusammenfassung und Ausblick ... 85

Autorenverzeichnis

Bär, Karl-Jürgen, Prof. Dr. med.
Klinik für Psychiatrie und Psychotherapie
Universitätsklinikum Jena
Philosophenweg 3
07743 Jena

Basler, Heinz-Dieter, Prof. Dr. phil. Dr. med. habil.
Roter Hof 5
35037 Marburg

Bautz, Michael, Dipl.-Psych.
Hagenbreite 15
37125 Rosdorf

Bischoff, Claus, Prof. Dr.
AHG-Klinik für Psychosomatik Bad Dürkheim
Kurbrunnenstr. 12
67098 Bad Dürkheim

Breuker, Dagmar, Dr. phil.
Abt. 3, Dezernat 34Sozialwissenschaftlicher Dienst
Landesamt für Ausbildung, Fortbildung und Personalangelegenheiten der Polizei NRW
Weseler Str. 264
48151 Münster

Burian, Mike, Dr. med., DESA
Klinik für Anästhesiologie, Intensiv-, Schmerz- und Palliativmedizin
Berufsgenossenschaftliches Universitätsklinikum
Bergmannsheil GmbH
Bürkle-de-la-Camp-Platz 1
44789 Bochum

Diezemann, Anke, Dr. rer. nat.
Tagesklinik für interdisziplinäre SchmerztherapieDRK
Schmerz-Zentrum Mainz
Auf der Steig 16
55131 Mainz

Dohrenbusch, Ralf, PD Dr.
Institut für Psychologie
Kaiser-Karl-Ring 9
53111 Bonn

Eggebrecht, Dirk, Dipl.-Psych.
Abt. Palliativmedizin
Universitätsmedizin Göttingen
Georg-August-Universität
Robert-Koch-Str. 40
37073 Göttingen

Enck, Paul, Prof. Dr
Abt. für Psychosomatische Medizin u. Psychotherapie-Forschungsbereich
Medizinische Universitätsklinik
Frondsbergstr. 23
72076 Tübingen

Erim, Yesim, PD Dr. med. (TR)
Klinik für Psychosomatische Medizin und Psychotherapie
Universitätsklinikum Duisburg-Essen
Virchowstr. 174
45147 Essen

Fahland, Ruth Anja, Dipl.-Psych.
Institut für Community Medicine
Universitätsklinikum Greifswald
Walther-Rathenau-Str. 48
17475 Greifswald

Falckenberg, Maja, Dr. med.
Schmerzambulanz Alten Eichen
Wördemannsweg 23
22527 Hamburg

Flor, Herta, Prof. Dr.
Institut für Neuropsychologie und Klinische Psychologie
Zentralinstitut für Seelische GesundheitJ 5
68159 Mannheim

Franz, Carmen, Dipl.-Psych.
Psychotherapeutische Praxis
Hospitalstr. 24
37073 Göttingen

Frede, Ursula, Dipl.-Psych.
Hofgasse 2a
78337 Öhningen

Frettlöh, Jule, Dr. rer. nat.
Abt. für Schmerztherapie
Berufsgenossenschaftliches Universitätsklinikum
Bergmannsheil GmbH
Bürkle-de-la-Camp-Platz 1
44789 Bochum

Fritsche, Günther, Dr. rer. medic.
Neurologische Klinik
Universität Essen
Hufelandstr. 55
45122 Essen

Gerlach, Gabriele, Dr. med.
Klinik für Psychosomatische Medizin und Psychotherapie, Station PP2
LVR-Klinikum Essen am Universitätsklinikum
EssenVirchowstr. 174
45147 Essen

Glier, Barbara, Dr. phil.
Psychologische Psychotherapeutin
Josef-Schulte-Str. 7a
59846 Sundern

Gracely, Richard, Prof. Dr.
Center for Neurosensory Disorders
Thurston Arthritis Research Center
The University of North Carolina at Chapel Hill
CB# 7280
3330 Thurston Building
Chapel Hill, NC 27599-7280
USA

Hasenbring, Monika, Prof. Dr.
Abt. für Medizinische Psychologie und Medizinische Soziologie
Ruhr-Universität Bochum
Universitätsstr. 150
44801 Bochum

Hermann, Christiane, Prof. Dr.
Fachbereich 06
Psychologie und Sportwissenschaft
Abt. Klinische Psychologie & Psychotherapie
Justus-Liebig-Universität Gießen
Otto-Behaghel-Str. 10f
35394 Gießen

Hildebrandt, Jan, Prof. Dr. med.
Nikolausberger Weg 126
37075 Göttingen

Hüppe, Michael, Prof. Dr.
Klinik für Anästhesiologie
Universität zu Lübeck
Ratzeburger Allee 160
23538 Lübeck

Kindler, Doris, Dr. med.
Klinik für Anästhesiologie, Intensiv-, Schmerz- und Palliativmedizin
Berufsgenossenschaftliches Universitätsklinikum
Bergmannsheil GmbH
Bürkle-de-la-Camp-Platz 1
44789 Bochum

Klinger, Regine, Dr. phil.
Psychotherapeutische Hochschulambulanz
Verhaltenstherapie
Fachbereich Psychologie
Universität Hamburg
Von-Melle-Park 5
20146 Hamburg

Kohlmann, Thomas, Prof. Dr.
Institut für Community Medicine
Universitätsklinikum Greifswald
Walther-Rathenau-Str. 48
17475 Greifswald

Korb, Joachim, Dr. phil.
DRK Schmerz-Zentrum Mainz
Auf der Steig 16
55131 Mainz

Kröner-Herwig, Birgit, Prof. Dr.
Georg-Elias-Müller-Institut für Psychologie
Georg-August-Universität
Goßlerstr. 14
37073 Göttingen

Lautenbacher, Stefan, Prof. Dr.
Abt. Physiologische Psychologie
Otto-Friedrich-Universität Bamberg
Markusplatz 3
96045 Bamberg

Lüking, Marianne, Dipl.-Psych.
Interdisziplinäres Schmerzzentrum
Universitätsklinikum Freiburg
Breisacher Str. 64
79106 Freiburg

Lutz, Johannes, Dr. med.
Zentrum für Interdisziplinäre Schmerztherapie
Zentralklinik Bad Berka GmbH
Robert-Koch-Allee 9
99437 Bad Berka

Magerl, Walter, PD Dr.
Zentrum für Biomedizin und Medizintechnik (CBTM)
Forschungsbereich Neurobiologie
Medizinische Fakultät Mannheim
Ruprecht-Karls-Universität Heidelberg
Ludolf-Krehl-Str. 13 17
68167 Mannheim

Maier, Christoph, Prof. Dr. med.
Abt. für Schmerztherapie
Berufsgenossenschaftliches Universitätsklinikum Bergmannsheil GmbH
Bürkle-de-la-Camp-Platz 1
44789 Bochum

Martin, Alexandra, Prof. Dr.
Psychosomatik: Psychotherapieforschung
Universitätsklinikum Erlangen
Friedrich-Alexander-Universität Erlangen-NürnbergSchwabachanlage 6
91054 Erlangen

May, Arne, Prof. Dr. med.
Kopfschmerzambulanz
Institut für Systemische Neurowissenschaften
Universitätsklinikum Hamburg-Eppendorf (UKE)
Martinistr. 52
20246 Hamburg

Middermann, Ute, Dr. med.
Frauenklinik
Mathias-Spital Rheine
Frankenburgstr. 31
48431 Rheine

Mönch, Wolfgang, Dr. med.
Marien-Hospital
Gottfried-Disse-Str. 40
53879 Euskirchen

Müller-Busch, H. Christof, Prof. Dr. med.
Rüsternallee 45
14050 Berlin

Nilges, Paul, Dr. rer. nat.
DRK Schmerz-Zentrum Mainz
Auf der Steig 16
55131 Mainz

Peter, Burkhard, Dr. phil.
Psychotherapeutische Praxis
Konradstr. 16
80801 München

Pfingsten, Michael, Prof. Dr.
Schmerztagesklinik und -Ambulanz
Universitätsmedizin Göttingen
Robert-Koch-Str. 40
37075 Göttingen

Pielsticker, Anke, Dr. phil.
Praxis für Psychotherapie
Tal 15
80331 München

Pogatzki-Zahn, Esther, Prof. Dr. med.
Klinik für Anästhesiologie und operative Intensivmedizin
Universitätsklinikum Münster
Albert-Schweitzer-Str. 33
48129 Münster

Scharfenstein, Annelie, Dr. rer. biol. hum.
Praxis für Psychotherapie und angewandte Psychologie
Spezielle Schmerzpsychotherapie
Gelbachstr. 2
56410 Montabaur

Schedlowski, Manfred, Prof. Dr.
Institut für Medizinische Psychologie und Verhaltensimmunbiologie
Universitätsklinikum Essen
Hufelandstr. 55
45122 Essen

Schmahl, Christian, Prof. (apl.) Dr.
Zentralinstitut für Seelische Gesundheit
Klinik für Psychosomatik und Psychotherapeutische MedizinJ 5
68159 Mannheim

Schmidt, Carsten Oliver, Dr. phil.
Institut für Community Medicine
Universitätsklinikum Greifswald
Walther-Rathenau-Str. 48
17475 Greifswald

Schwarzer, Andreas, Dr. med. Dr. phil.
Abt. für Schmerztherapie
Berufsgenossenschaftliches Universitätsklinikum Bergmannsheil GmbH
Bürkle-de-la-Camp-Platz 1
44789 Bochum

Senf, Wolfgang, Prof. Dr. med.
Klinik für Psychosomatische Medizin und Psychotherapie, Station PP2
LVR-Klinikum Essen am Universitätsklinikum Essen
Virchowstr. 174
45147 Essen

Thieme, Kati, Prof. Dr.
Center for Neurosensory Disorders
Thurston Arthritis Research Center
The University of North Carolina at Chapel Hill CB# 7280
3330 Thurston Building
Chapel Hill, NC 27599-7280 USA

Traue, Harald C., Prof. Dr.
Sektion Medizinische Psychologie
Universitätsklinik für Psychosomatische Medizin und Psychotherapie
Frauensteige 6
89075 Ulm

Treede, Rolf-Detlef, Prof. Dr. med.
Zentrum für Biomedizin und Medizintechnik (CBTM)
Forschungsbereich Neurobiologie
Medizinische Fakultät Mannheim
Ruprecht-Karls-Universität Heidelberg
Ludolf-Krehl-Str. 13 17
68167 Mannheim

Türp, Jens C., Prof. Dr. med. dent.
Klinik für Rekonstruktive Zahnmedizin und Myoarthropathien
Universitätskliniken für Zahnmedizin
Hebelstr. 3
4056 Basel, Schweiz

Zernikow, Boris, Prof. Dr. med.
Vodafone Stiftungsinstitut und Lehrstuhl für Kinderschmerztherapie und Pädiatrische Palliativmedizin
Vestische Kinder- und Jugendklinik Datteln
Universität Witten/Herdecke
Dr.-Friedrich-Steiner-Str. 5
45711 Datteln

Zimmer-Albert, Christiane, Dr. rer. nat.
Psychotherapeutische Praxis
Sonnenhang 10
35041 Marburg

Grundlagen

Schmerz als biopsychosoziales Phänomen – eine Einführung

B. Kröner-Herwig

Zunächst wird die Schmerzdefinition der Internationalen Gesellschaft zum Studium des Schmerzes vorgestellt und kritisch diskutiert. Die Charakteristika des akuten und chronischen Schmerzes werden in Abgrenzung voneinander ausführlich beschrieben, da sie für das Verständnis und den Umgang mit chronischem Schmerz besonders bedeutsam sind. Das biopsychosoziale Modell des chronischen Schmerzes wird vorgestellt, wobei neben biologischen Faktoren die besondere Rolle psychosozialer Prozesse hervorgehoben wird. Die Entwicklung von Behandlungskonzepten für den chronischen Schmerz auf der Grundlage des biopsychosozialen Modells wird diskutiert.

1.1 Schmerz – eine Definition

Betrachtet man den Schmerz unter einem phylogenetischen Blickwinkel, so ist die **Sensitivität für noxische Reize** ein »uraltes« und gemeinsames Merkmal vieler, auch einfachster Organismen. Ontogenetisch betrachtet gehört Schmerz zu den frühesten, häufigsten und eindrücklichsten Erfahrungen eines jeden Individuums.

Aufgrund dessen könnte man erwarten, dass es sich bei Schmerz um ein wissenschaftlich aufgeklärtes Phänomen handelt. Befasst man sich jedoch mit dem Erkenntnisstatus im Bereich Schmerz, sieht man sich mit vielen ungelösten Fragen konfrontiert. So ist es bezeichnend, dass Melzack noch 1973 seinem Buch den Titel »The Puzzle of Pain« gab. Obwohl gerade Deutschland schon im 19. Jahrhundert einige Pioniere der Schmerzforschung, wie M. von Frey und A. Goldscheider, hervorgebracht hatte (Handwerker u. Brune 1987), zeigen erst die letzten 5 Jahrzehnte nach Veröffentlichung der bahnbrechenden Theorie von Melzack und Wall (1965) und den wegweisenden Arbeiten zum chronischen Schmerz von John Bonica (1953), Wilbert Fordyce (1976) und Richard Sternbach (1978) einen deutlichen **Anstieg der Forschungsbemühungen**. Heute haben diagnostische und therapeutische Entwicklungen der letzten 3 Jahrzehnte zum Teil bereits Eingang in die Versorgungspraxis gefunden.

Unter den vielfältigen Versuchen, den Untersuchungsgegenstand »Schmerz« zu bestimmen (Sternbach 1978), ragt das gemeinsame Bemühen einer Gruppe von Wissenschaftlern heraus, die im Auftrag der **International Association for the Study of Pain (IASP)** folgende Definition erstellten (IASP Subcomittee on Taxonomy 1994):

Schmerzdefinition der IASP: »Pain is an unpleasant sensory and emotional experience with actual or potential tissue damage or described in terms of such damage.«

Danach ist Schmerz ein **unangenehmes Sinnes- und Gefühlserlebnis**, das mit aktueller oder potenzieller Gewebeschädigung verknüpft ist oder mit Begriffen einer solchen Schädigung beschrieben wird.

Diese Definition hat eine Reihe von Vorzügen. Zum einen hebt sie den **emotionalen Aspekt** als konstitutive Komponente des Schmerzgeschehens heraus und unterscheidet damit Schmerz von anderen sensorischen Wahrnehmungsprozessen, die nicht notwendigerweise eine affektive Reaktionskomponente beinhalten. Schmerz ist damit mehr als reine Reizwahrnehmung.

Es werden im Einklang mit Sternbach (1978) **Subjektivität und Privatheit der Schmerzerfahrung** hervorgehoben. Selbst wenn die Aussage sehr verklausuliert ist, wird in der Definition die einfache – wie wir heute wissen zu einfache – kausale Verknüpfung von Gewebeschädigung und Schmerzreaktion aufgegeben.

Schmerz ist (Körper-)Schmerz, auch wenn keine somatischen Auslösebedingungen identifizierbar sind.

Die Definition der Wissenschaftler der IASP ist damit offen für komplexe, multifaktorielle **Modelle der Schmerzentstehung und -aufrechterhaltung**, die neben somatischen Auslösebedingungen auch Faktoren anderer Art berücksichtigen, welche Schmerzerleben verursachen oder moderieren können. Nach der vorgelegten Definition wird der Schmerz von dem betroffenen Subjekt als körperliches Phänomen erfahren. Damit sind rein »psychische« Schmerzen (z. B. »Trennungsschmerz«, »Heimweh«) aus dem Gegenstandsbereich der Schmerzforschung herausgenommen, auch wenn wir heute – insbesondere über bildgebende Verfahren – wissen, dass neurophysiologisch gesehen »psychische« Phänomene wie »Mitfühlen« von Schmerzen (Empathie) in sehr ähnlichen Hirnregionen stattfinden wie die Verarbeitung des selbst erlebten Schmerzes, wobei dies besonders die affektive Verarbeitung betrifft (Singer et al. 2004).

Die IASP-Definition hat ein Defizit: Sie unterschlägt die behaviorale Seite des Schmerzes, das sog. Schmerzverhalten, d. h. sie definiert Schmerz einseitig als Erleben. Das Schmerzverhalten wird sehr unterschiedlich reguliert: Es kann ein rückenmarkregulierter Reflex sein (Wegziehen der Hand bei Berührung eines heißen Gegenstandes) oder ein kortikal bestimmtes, komplexes Handeln wie das Aufsuchen eines Physiotherapeuten, das zeitkontingente Einnehmen eines Medikamentes oder die Vermeidung jeder Situation, die körperliche Anstrengung beinhaltet (Fordyce 1976).

Die Schmerzdefinition der IASP:
- Schmerz hat eine sensorische und emotionale Qualität.
- Schmerz ist ein körperlich wahrgenommenes Phänomen.
- Schmerz kann ohne Gewebeschädigung auftreten.
- Die **behaviorale Seite** des Schmerzes bleibt **unerwähnt.**

Die IASP nimmt auch *keine* Differenzierung von akutem und chronischem Schmerz vor. Diese halten wir jedoch aus konzeptuellen Gründen für überaus wichtig: zum einen für das Verständnis der komplexen Bedingtheit des chronischen Schmerzes und zum anderen für die besonderen Notwendigkeiten seiner Behandlung. Zunächst sollen deshalb akuter und chronischer Schmerz unterschieden werden. Dabei ist vorauszuschicken, dass die an einigen Stellen u. U. nahegelegte kategoriale Trennung der beiden Schmerzformen eine unzulässige Vereinfachung darstellt; beide Schmerzformen sind durch Chronifizierungsprozesse miteinander verbunden.

1.2 Was unterscheidet chronischen Schmerz von akutem Schmerz?

Das **Erleben akuten Schmerzes** ist eine fast tägliche Erfahrung. Akut bedeutet, der Schmerz dauert Sekunden bis einige Wochen und ist in der Regel an erkennbare Auslöser, wie z. B. aversive und schädigende äußere Reize oder endogene Prozesse (z. B. Gelenküberdehnung, Entzündung), gekoppelt. Die Beendigung des exogenen Reizes oder das Abklingen der endogenen Störung geht einher mit dem Abklingen des Schmerzes.

Von **chronischem Schmerz** spricht man hingegen dann, wenn der Schmerz »persists past the normal time of healing« (Bonica 1953), die Kopplung an Auslöser nicht erkennbar ist oder erkennbare Schädigungen in keiner proportionalen Beziehung zum erlebten Schmerz stehen. Diese etwas problematische Kennzeichnung (was ist »normal time«?) wird in der Praxis oft durch ein einfaches zeitliches Kriterium ersetzt. Die Task Force der IASP (IASP Subcomittee on Taxonomy 1994) geht von der pragmatischen Zeitgrenze von 3 Monaten aus und schlägt für wissenschaftliche Zwecke einen Zeitraum von 6 Monaten vor. Das letztgenannte Kriterium hat sich für chronischen Schmerz inzwischen weitgehend durchgesetzt und ist 2009 in die deutsche ICD-10 als Kriterium für chronischen Schmerz aufgenommen worden (ICD-10-GM 2009).

Typischerweise ist der akute Schmerz vom chronischen Schmerz zunächst einmal durch seine speziellen zeitlichen Charakteristika und Auslösungsbedingungen zu unterscheiden.

Es werden unter dem Begriff »chronisch« ausdrücklich sowohl anhaltende wie rezidivierende Schmerzen, etwa die anfallartig auftretende Migräne oder Neuralgien, subsumiert, wenn sie über lange Zeiträume hinweg besonders häufig auftreten. Ein neueres Konzept, das **Mainzer Stadienmodell** (Gerbershagen 1996), unterscheidet verschiedene Stufen der Chronifizierung und nutzt zusätzlich qualitative Merkmale (z. B. Medikamentengebrauch, Behandlungsmodalitäten) des Schmerzsyndroms zur Definition.

Beim chronischen Schmerz liegt eine enge Kopplung mit eindeutig bestimmbaren, schädigenden somatischen Faktoren nicht vor oder identifizierbare noxische Reize stehen in keiner verstehbaren Relation zur Stärke und/oder Lokalisation des erlebten Schmerzes.

Beim **akuten Schmerz** findet sich analog zu seiner Assoziation mit identifizierbaren Auslösern meist eine relativ gut umschreibbare Lokalisation des Schmerzes. Beim **chronischen Schmerz** dagegen sind oft verschiedene Areale des Körpers betroffen, einige Patienten berichten von Schmerzen im ganzen Körper.

Weiterhin ist akuter Schmerz in der Regel begleitet von autonomen und endokrinen **Aktivierungs- und Stressreaktionen.** Auch reflexhafte motorische Reaktionen (Muskelspannungserhöhung) können auftreten. Insbesondere autonome Stressreaktionen (erhöhter Herzschlag, Schweißausbruch) sind bei chronischem Schmerz in der Regel nicht zu beobachten. Die bei einigen chronischen Syndromen (z. B. Spannungskopfschmerz, Rückenschmerz) zum Teil zu findende langfristig **erhöhte Muskelspannung** kann als Folge, aber auch als eine Entstehungsbedingung des Schmerzes betrachtet werden (Turk u. Flor 1984).

Grundsätzlich ist Schmerz*erleben* ein subjektives Geschehen. Schmerz*verhalten* kann prinzipiell von anderen beobachtet werden.

Im Labor lassen sich unter ganz bestimmten Bedingungen »**objektive« Schmerzindikatoren** messen, das elektroenzephalografisch erhebbare sog. **sensorisch evozierte Schmerzpotenzial** (SEP; Bromm 1985). SEP sind Korrelate sensorischer Reizverarbeitung, treten in einer regelhaften zeitlichen Kopplung mit dem auslösenden Reiz auf und variieren in ihrer Gestalt mit Charakteristika des Reizes.

Aus den vorhergegangenen Ausführungen zum Charakter des chronischen Schmerzes ist evident, dass diskrete zentralnervöse Reaktionen, wie das SEP, bei chronischem Schmerz nicht beobachtet werden können. Neuere **Methoden des Neuroimaging** – wie die funktionelle Magnetresonanztomografie (fMRI), die Magnetenzephalografie (MEG) oder die Positronenemissionstomografie (PET) – haben sehr interessante Befunde insbesondere zum induzierten akuten Schmerz erbracht. Sie haben buchstäblich veranschaulicht, welche kortikalen Netzwerke an der komplexen Verarbeitung von Schmerz beteiligt sind (► Kap. 3, ► Kap. 5, ► Kap. 6). Besonders interessant aus psychologischer Sicht ist dabei die neurowissenschaftliche »Objektivierung« der Modulation von Schmerz durch kognitive Prozesse. So konnten Effekte der Aufmerksamkeit oder hypnotischer Instruktionen auf das subjektive Erleben »objektiviert« werden (Apkarian et al. 2005, Rainville et al. 2000). Allerdings ist die Darstellung klinischen, also durch »natürliche« Ursachen ausgelösten Schmerzes bisher erst in sehr beschränktem Ausmaß möglich. Beispielsweise konnten bei Phantomschmerzpatienten im MEG Veränderungen der kortikalen Organisation nachgewiesen werden (Flor et al. 1995), die mit den empfundenen Schmerzen in den verlorenen Gliedmaßen korrelierten.

> **Da in der Standarddiagnostik einsetzbare objektive und verlässliche Verfahren zur Schmerzerkennung nicht zur Verfügung stehen, sind wir in der Diagnostizierung und Messung des klinischen Schmerzes ausschließlich auf das erlebende Subjekt verwiesen, d. h. auf seine Aussagen und sein Verhalten (**► Kap. 17**).**

Wesentliche Unterschiede zwischen akutem und chronischem Schmerz betreffen seine **Bedeutung und Funktion für den Organismus**. Der akute Schmerz hat eine unübersehbare Warn- und Schutzfunktion, da er das Signal für die Auslösung weitere Schädigung vermeidenden bzw. heilungsförderlichen Verhaltens darstellt. Die einfachsten schmerzbezogenen Verhaltensweisen, die wir schon bei Einzellern finden, sind die sog. **Schutz- und Vermeidungsreflexe**, die ein Wegstreben von der Schmerzquelle beinhalten. Die beschriebenen autonomen und motorischen Aktivierungsreaktionen sollen den Organismus in die Lage versetzen, der Bedrohung zu entfliehen oder ggf. einen ihn verletzenden Gegner selbst anzugreifen.

Akuter Schmerz setzt aber auch, natürlich insbesondere beim Menschen, **komplexeres Verhalten** in Gang. Ruhe und Schonungsverhalten sind bei akutem Schmerz für die Ausheilung von Verletzungen meist sinnvoll. Das Aufsuchen des Arztes auf das Warnsignal Schmerz hin kann unter Umständen lebensrettend sein. Auch die **verbale oder behaviorale Schmerzexpression** kann eine funktionale Bedeutung haben. Wie zuvor beschrieben kann die Schmerzexpression bei anderen Menschen Empathie auslösen und dieses Mitgefühl kann Unterstützung und Hilfe motivieren. Ob man die beschriebenen Verhaltensweisen als Komponenten oder Folge des Schmerzes beschreibt, hängt von der Betrachtungsweise ab und ist eine relativ willkürliche Setzung.

> **Festzuhalten ist, dass akuter Schmerz über die unmittelbar negative Valenz des Erlebens hinaus (»unpleasant experience«) eine äußerst wichtige Funktion hat, nämlich den Erhalt bzw. die Wiederherstellung der körperlichen Unversehrtheit des Organismus zu gewährleisten.**

Ganz besonders deutlich wird diese Funktion, wenn man die Geschichte eines der wenigen Menschen betrachtet, der **von Geburt an schmerzunempfindlich** war.

Fallbeispiel: Angeborene Schmerzunempfindlichkeit

Sternbach (1963) beschreibt den Fall einer jungen Frau, die während ihres ganzen Lebens intensiv untersucht und beobachtet worden war. Sie hatte in ihrer Kindheit und Jugend spektakuläre Unfälle erlitten: So hatte sie sich Brandverletzungen 3. Grades zugezogen, als sie sich auf einen heißen Heizkörper setzte, um aus dem Fenster zu schauen. Beim Essen hatte sie sich ein Stück Zunge abgebissen. Die dabei zugezogenen Verletzungen waren jedoch nicht ihr Verhängnis. Die junge Frau starb mit 29 Jahren an Infektionen und Entzündungen von Haut, Knochen und Gelenken, die sie sich aufgrund einer dauernden dysfunktionalen Belastung ihres Bewegungsapparates zugezogen hatte. Da sie absolut schmerzinsensitiv war, standen ihr keine Körpersignale zur funktionalen Steuerung ihrer Bewegungen zur Verfügung, was zu einer chronischen Fehl- und Überbelastung führte.

Tab. 1.1 Unterscheidungsmerkmale akuter und chronischer Schmerzen

	Akut	Chronisch
Dauer	Nur kurz andauernd	Lang andauernd bzw. wiederkehrend
Ursache	Bekannt und ggf. therapierbar (z. B. Verletzung, Entzündung)	Unbekannt bzw. vielschichtig (z. B. unspezifischer Rückenschmerz) oder bekannt und nicht therapierbar (z. B. Polyneuropathie)
Funktion	Warnfunktion	Keine Warnfunktion
Intervention	Schonung, Behandlung der Schmerzursachen, (zeitbegrenzte) analgetische Behandlung	Abbau schmerzunterstützender Faktoren, z. B. Auslöserkontrolle, Veränderung von katastrophisierender Verarbeitung, Abbau von Bewegungsangst
Behandlungsziele	Schmerzfreiheit	Minderung der Schmerzen bis zur Erträglichkeitsschwelle, besserer Umgang mit dem Schmerz, Minderung der schmerzbedingten Beeinträchtigung
Psychologische Konsequenzen	Hoffnung auf Erfolg der Behandlung, Überzeugung von Kontrollierbarkeit	Resignation, Hoffnungslosigkeit, Hilflosigkeit

Die Leidensgeschichte (!) dieser schmerzunempfindlichen jungen Frau war also insgesamt weniger durch außergewöhnliche Unfälle als durch die zunächst einmal eher unauffälligen, aber letztlich **letalen Folgen** ihres Defizits bestimmt.

Diese unmittelbare **Warnfunktion** verliert der chronische Schmerz völlig. Er ist in der Regel nicht mehr Hinweis auf eine Schädigung des Körpers, die durch geeignetes Verhalten behoben werden kann, noch gibt er Hinweise auf eine drohende Schädigung, die durch geeignete Maßnahmen zu verhindern wäre.

Somit wird der chronische Schmerzzustand vom Symptom zur Krankheit selbst.

Im psychotherapeutischen Kontext kann allenfalls im individuellen Fall, in dem etwa ein bestimmtes Verhalten oder eine Stresssituation mit einer Schmerzexazerbation einhergeht, der Schmerz vom Patienten als Hinweissignal genutzt werden, in dem Sinne, dass eine Verhaltensänderung bzw. ein Bemühen um Stressbewältigung angezeigt ist.

Auch das Behandlungsparadigma unterscheidet sich. Eine »kausale« Behandlung, im Sinne der **Behebung der »Ursachen«** der Schmerzen ist **nicht** möglich. Weitere wesentliche Unterscheidungsaspekte zwischen akutem und chronischem Schmerz (Tab. 1.1) ergeben sich aus **Unterschieden in der kognitiv-emotionalen Bewertung des Schmerzgeschehens** und dem daraus folgenden Verhalten. Hier soll zunächst einmal der Patient mit chronischen Schmerzen selbst in seiner Auseinandersetzung mit dem Leiden betrachtet werden, wobei diese Auseinandersetzung stark von der Ausrichtung unseres Gesundheitssystems mitbestimmt ist.

Sowohl der Patient als auch der Arzt haben im Fall des akuten Schmerzes in der Regel eine relativ klare **Kausalattribution**. Es wird davon ausgegangen, dass der Schmerz eine bestimmte identifizierbare Ursache hat. Es besteht Gewissheit, zumindest aber eine große Zuversicht hinsichtlich des vorübergehenden Charakters des Schmerzes.

Auch die **Kontrollattributionen** sind in der Regel positiv. Die Behandlung der Schmerzursachen kann mit Aussicht auf Erfolg angegangen werden. Analgetika können in der Zeit bis zur Behebung der Grundstörung den Schmerz lindern oder beheben. Damit ist die Bedrohlichkeit des Ereignisses reduziert.

Aus der Stressforschung ist bekannt, dass Vorhersehbarkeit und Kontrollierbarkeit die psychische Belastungsreaktion mildern. Das Ertragen auch intensiver Schmerzen wird somit erleichtert.

Der chronische Schmerz stellt sich in der kognitiven Verarbeitung und seinen Konsequenzen völlig anders dar als der akute Schmerz.

Wie bereits beschrieben, ist häufig eine klare **Kausalattribution** nicht möglich bzw. im Laufe der Zeit werden Patient und Arzt hinsichtlich der möglichen Ursachen immer unsicherer. Die Überzeugung, den Schmerz »in den Griff« zu bekommen, wird geringer, d. h. Überzeugungen, die Schmerzen kontrollieren zu können, werden meist immer schwächer. Der Patient wird durch eine Reihe erfolgloser Behandlungsversuche so enttäuscht, dass schließlich **Resignation und Hoffnungslosigkeit** auftreten und er an sich selbst zu verzweifeln beginnt.

Dieser Prozess wird nur kurzfristig durch erneute ärztliche Diagnostik und **»Heilsversprechungen«** aufgebrochen, deren Misserfolg den Patienten dann noch weiter zurückwirft. Da sich die Behandlungsversuche zumeist am Akutmodell des Schmerzes orientieren, erhält der Patient meist auch keine alternativen Anregungen zum Umgang mit dem Schmerz. In einigen Fällen geht die Ratlosigkeit des Patienten und seine Perspektivlosigkeit mit Feindseligkeit und Aggressionen gegenüber den als »unfähig« eingeschätzten Ärzten und der gesunden Umgebung einher.

Auch die behandelnden Ärzte erleben Hilflosigkeit im Umgang mit dem Patienten. Ihr Bedürfnis nach Ursachenerklärung wird enttäuscht, ihr Selbstwertgefühl und ihre Kompetenzüberzeugung werden durch immer wieder erfolglose Behandlungsversuche bedroht.

Die in unserem System auf Handeln im Sinne einer kausalen Therapie verpflichteten Ärzte reagieren oft mit der **Strategie des »Mehr desselben«** (z. B. Serien von Injektionen, wobei die erste schon keinen Erfolg zeigte) oder mit Überweisungen zu verschiedenen Fachärzten, die ebenso dem Modell des akuten Schmerzes anhängen. Diese suchen die Ursache des Schmerzes jeweils in ihrem Fachgebiet und beginnen mit den in ihrer Disziplin gängigen Therapien. Nach weiteren Misserfolgen gibt der Arzt in der letzten Stufe dieser Entwicklung seinen Patienten häufig auf.

Als quasi letzte Instanz für den Schmerzpatienten gilt die Psychiatrie. Von dieser Institution wird erwartet, dass sie den Patienten als **»Simulant«** entlarvt oder ihn zumindest als **»hypochondrischen« Übertreiber** seines Leidens diagnostiziert, sofern nicht noch »Schlimmeres«, nämlich psychopathologische Prozesse, als Grundlage des Schmerzes vermutet werden.

Die ärztliche Reaktion hat natürlich wiederum Einfluss auf das Patientenverhalten. Fast immer wird die Vermutung, der Schmerz sei psychisch verursacht, vom Patienten als eine Bedrohung der eigenen Integrität wahrgenommen (DeGood 1983).

Der Patient besitzt, genau wie der Arzt, in der Regel ein **monokausales medizinisches Konzept** des **Schmerzes**, das auf seinen Erfahrungen mit akutem Schmerz beruht. Die Vermittlung an psychotherapeutische oder insbesondere psychiatrische Institutionen begründet für ihn zumeist den Verdacht, man glaube, er sei »verrückt«, sein Schmerz sei eingebildet oder aus »naheliegenden« Gründen (z. B. Rentenbegehren) vorgespielt. Darauf folgt oft genug ein verbissenes Bemühen des Patienten, sich durch Aufsuchen immer neuer Ärzte und das so erhoffte Entdecken einer organischen Ursache doch noch zu rechtfertigen und es den Ärzten und allen anderen zu »beweisen«. Diese Entwicklung, die oft genug einer effektiven, d. h. interdisziplinären, multimodalen Behandlung mit hoher Eigenaktivität des Patienten entgegensteht, beschreibt Sternbach (1974) im Rahmen der sog. **»pain games«**, die Patient und Arzt »spielen« (▶ Kap. 36).

1.3 Das biopsychosoziale Konzept des chronischen Schmerzes

Aus den bisherigen Ausführungen geht bereits hervor, dass der chronische Schmerz mehr beinhaltet als das Erleben von Schmerzen. Er ist als **Syndrom** zu verstehen, bei dem das Erleben des Schmerzes in seiner Intensität (Schmerzstärke), seiner Qualität (sensorisch und affektiv) sowie seiner Lokalisierung und zeitlichen Charakteristika zwar ein Kernstück des Syndroms ausmacht, aber zur Charakterisierung bei Weitem nicht ausreicht. Die Beeinträchtigung des Patienten ist wesentlich bestimmt durch die kognitiv-emotionalen und behavioralen Komponenten des Syndroms. Gerade kognitive und emotionale Aspekte des Schmerzes – wie Kontrollverlust, Hoffnungslosigkeit, Verzweiflung und Depression – sind Korrelate und vermutlich auch Verstärker der Schmerzen (◘ Abb. 1.1).

Die Fokussierung auf den Schmerz, die damit verbundene Diagnostik und Behandlung, führen zu einer **Einengung der Lebensperspektive**, mit der eine gravierende Veränderung des gesamten Lebensgefüges einhergeht. Viele der langjährigen Schmerzpatienten sind auf längere Zeit arbeitsunfähig (Waddell 1998), was sie weiter dem normalen Leben entfremdet. Rentenanträge werden oft schon in jungem Alter gestellt.

Schonung auf begrenzte Zeit und Rückzug von bestimmten Aktivitäten können bei akutem Schmerz eine sinnvolle vorübergehende Strategie zur Wiederherstellung der Funktionsfähigkeit sein. Wird diese Strategie jedoch beibehalten, führt sie auf Dauer gesehen mit großer Wahrscheinlichkeit in die Chronifizierung (Fordyce 1995). Das Akutmodell des Schmerzes propagiert aber gerade dieses Verhalten.

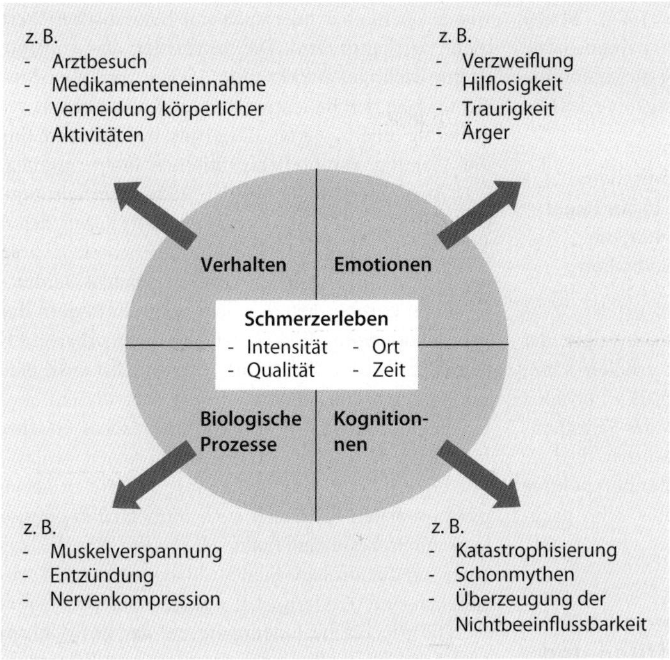

Abb. 1.1 Schmerz als multidimensionales Syndrom

Die **Familienbeziehung** ist infolge der chronischen Schmerzbeschwerden eines Mitglieds häufig beeinträchtigt. Der Patient fordert auf »Kosten« der Familie Rücksichtnahme und Schonung, oder sie werden ihm anempfohlen bzw. sogar aufgedrängt. Alltägliche Aufgaben werden von anderen Familienmitgliedern übernommen, gemeinsame Aktivitäten sind beeinträchtigt. Die sexuelle Beziehung zwischen Ehepartnern ist durch das Schmerzgeschehen oft erheblich gestört (Ambler et al. 2001). Die Zufriedenheit mit der Partnerschaft nimmt abhängig von der Qualität schmerzbezogener Interaktionen ab (Flor et al. 1987, Leonard u. Cano 2006). Es kann zu einer komplementären Koalition kommen, bei der die Schwäche des Partners zur Stärke des Anderen wird und in der der Schmerz einen hohen Stellenwert einnimmt.

Gemeinsame Aktivitäten mit Freunden und Bekannten werden häufig reduziert, da der Betroffene überzeugt ist, dies belaste entweder ihn selbst über Gebühr und/oder belaste die anderen, sodass in jedem Fall **Rückzug** die Folge ist.

> **Das Schmerzmanagement selbst (Arztbesuche, Medikamenteneinnahme, Bestrahlungen, Bäder usw.) steht im Vordergrund des Lebensvollzugs und kann zum nahezu einzigen Lebensinhalt werden.**

Die **Einseitigkeit der Perspektive** und die gleichzeitige Ausgefülltheit des Lebens durch den Schmerz verstärken das grüblerische, depressive Verharren in der als aussichtslos empfundenen Situation.

Bei einer Reihe von Patienten mit chronischen Schmerzen entwickelt sich ein **dysfunktionales Muster** von Überaktivität und eigener Überforderung in schmerzärmeren oder -freien Perioden einerseits und Inaktivität in den (durch die Überlastung verstärkt, aber mit Verzögerung auftretenden) Schmerzphasen andererseits. Ein solches Muster wird besonders von der Überzeugung aufrechterhalten, dass man sich Phasen von Ruhe und Entspannung nur bei Schmerz »gönnen« dürfe, Schmerz also die einzige Rechtfertigung für Erholungsphasen ist. Dies scheint besonders häufig bei Migränepatientinnen vorzuliegen. In ► Kapitel 7 stellen Pfingsten et al. die Strategie der sog. »Durchhalter« als bedeutsamen Chronifizierungsfaktor vor.

Es ist deutlich geworden, dass chronischer Schmerz in vielen Fällen mit ungünstigem Krank-

1

heitsverhalten einhergeht (Fordyce 1976, Beutel 1988), das gekennzeichnet ist durch psychosoziale Inaktivität und Rückzug, Ausrichtung auf Schonung sowie Fokussierung auf Behandlungsangebote des Gesundheitsversorgungssystems.

> **Das Krankheitsverhalten bei chronischem Schmerz verstärkt und verfestigt in der Regel die schmerzabhängige Depressivität, die wiederum mit einem negativen Selbstkonzept (Large 1985) einhergeht.**

Der Patient sieht sich als Versager und Invalide, der seine sozialen Pflichten nicht mehr erfüllen kann, oder er sieht sich als Opfer des Schicksals – nur noch als »Leidender«. Diese negative Form des Selbstkonzepts kann so dominant und rigide werden, dass sie eine **Veränderung der eigenen Rollenperspektive** verhindert, wie Sternbach (1978) dies sehr nachdrücklich in seinem Buch »Pain Patients« beschreibt.

1.4 Allgemeine Überlegungen zur Genese, Aufrechterhaltung und Nosologie

Das **biopsychosoziale Modell des Schmerzes** gilt zwar insbesondere für den chronischen Schmerz, aber auch akuter Schmerz wird von psychosozialen Faktoren beeinflusst. In seinem Buch »The Puzzle of Pain« (1973) beschreibt Melzack religiös-kulturelle Riten, bei denen sich Menschen extreme noxische Reize zufügen (Aufhängung an Haken, die durch die Rückenmuskulatur gestochen sind) ohne Schmerz zu zeigen. Das von Melzack und Wall konzipierte Gate-Control-Modell (1965) gilt auch für die Modulation des akuten Schmerzes durch kognitive zentrale Verarbeitung und Kontrollprozesse.

Zur adäquaten Erfassung chronischer Schmerzsyndrome gehört die **Analyse biologischer Faktoren und psychosozialer Faktoren gleichermaßen**. Dies gilt für Diagnostik und Therapie ebenso wie für die Erklärung der Entstehung und Aufrechterhaltung.

> **Die Frage nach den psychosozialen Anteilen am chronischen Schmerzgeschehen sollte nicht, wie es häufig geschieht, auf die Frage der Genese eingeengt werden, wie dies in der Tradition der klassischen Psychosomatik häufig der Fall ist.**

Der Frage nach der **Kategorisierung des Schmerzes hinsichtlich seiner Genese (psychogener/somatogener Schmerz)** liegt oft ein Krankheitsmodell zugrunde, dem heute von vielen Forschern kein wissenschaftlicher oder auch nur heuristischer Wert mehr zuerkannt wird. Die Aufklärung der Ätiologie ist ein wichtiger Aspekt unter vielen, wird aber hinsichtlich seiner Bedeutsamkeit und Nützlichkeit regelmäßig überbewertet. Dies gilt insbesondere für die Planung psychotherapeutischer Interventionen. Das Augenmerk sollte auf den **Aufrechterhaltungsbedingungen des Schmerzgeschehens** liegen, deren Analyse unmittelbar nützlich für die Therapieplanung ist. Dies soll im Folgenden deutlich gemacht werden.

Beim chronischen Schmerz steht am **Beginn der Schmerzkarriere** nicht selten ein definierbares Ereignis, z. B. eine Verletzung, ein Unfalltrauma, eine Entzündung, eine Operation o. Ä. Aus diesem akuten Beginn entwickelt sich ein chronisches Geschehen, bei dem der chronische Schmerz seinen »Anlass« überdauert. Nach heutiger Auffassung spielen neben psychosozialen Prozessen auch immer neurophysiologische Prozesse eine Rolle, selbst wenn diese bislang einer medizinischen Standarddiagnostik nicht zugänglich sind (Coderre et al. 1993).

Die psychische Beteiligung bei der Entwicklung und Aufrechterhaltung des chronischen Schmerzsyndroms ist am plausibelsten im Rahmen eines **Prozessmodells** zu verstehen. Ist eine erste Schmerzempfindung (z. B. Rückenschmerz durch langes »verspanntes« Sitzen, Tragen schwerer Lasten etc.) ausgelöst, wird diese unmittelbar durch die psychologischen Prozesse moduliert. So nimmt die Bewertung des Geschehens, etwa wie bedrohlich der Schmerz eingeschätzt oder in welchem Ausmaß er als kontrollierbar wahrgenommen wird, Einfluss auf das Erleben. Einstellungen und Überzeugungen, z. B. »Aktivitäten verschlimmern Schmerzen«, prägen weiter das Erleben und Verhalten im Zusammenhang mit dem Schmerz. Der emotionale Zustand, wie Angst oder depressive Stimmung, sind weitere Modulationsfaktoren (Lethem et al. 1983). Das Schmerzerleben wird in seiner Intensität und besonders in der affektiven Qualität (z. B. unerträglich, lästig) durch die genannten Prozesse beeinflusst. Zugleich wird das »Schmerzschicksal« durch die mehr oder weniger erfolgreichen **Bewältigungsbemühungen** des Patienten mitbestimmt (Lethem et al. 1983).

> **Der Umgang mit dem Schmerz, das sog. Coping, beeinflusst in einem großen Ausmaß langfristig das Befinden des Patienten (Kröner-Herwig et al. 1996), wobei einem passiven, vermeidenden Bewältigungsstil eine negative Auswirkung zugeschrieben wird.**

Fordyce (1976) hat zudem ganz besonders die **verstärkende Funktion von Umweltkonsequenzen** betont und die operante Verstärkung von Schmerzverhalten (Klagen, Schonung, Medikamenteneinnahme) sowie die Löschung/Bestrafung von Gesundheitsverhalten hervorgehoben. Operante Faktoren können aber auch in der Vermeidung angst- oder konfliktbesetzter Situationen (z. B. am Arbeitsplatz), legitimiert durch den Schmerz, gesehen werden (Vlaeyen u. Linton 2000; ► Kap. 7).

Angstmotiviertes Vermeidungsverhalten wird heute als bedeutsamer Faktor in der Chronifizierung betrachtet, sei es die Angst vor neuer Verletzung oder vor Schmerzverstärkung durch Aktivitäten.

Ob sich chronische Schmerzen im Sonderfall **ohne jede somatische Beteiligung** – zumindest zu Beginn des Geschehens – entwickeln können, erscheint fraglich. Allerdings ist sowohl die Bestätigung dieser Hypothese als auch ihre endgültige Verwerfung empirisch kaum möglich.

Sternbach und Fordyce stellen die **Dichotomisierung in psychische und somatische Faktoren** generell infrage, da sie dies für eine Scheinproblemlösung halten. Je nach Orientierung und Fokussierung kann man bestimmte Faktoren als psychisch oder somatisch bezeichnen. So korreliert z. B. eine erhöhte Muskelspannung mit subjektivem Stressempfinden und kann mit Kopfschmerzen einhergehen. Sind dann diese Kopfschmerzen nun physiologisch oder psychologisch bedingt?

Wenn man grundsätzlich davon ausgeht, dass in verschiedenen Entwicklungsstadien des chronischen Schmerzes verschiedene Komponenten unterschiedlich miteinander interagieren, so scheint es sinnvoll, insbesondere dann, wenn es um die Intervention geht, den aktuellen Status zu analysieren. Dabei geht es darum, die **biologischen und psychosozialen Komponenten** des Schmerzsyndroms im individuellen Fall zu identifizieren und die **aufrechterhaltenden Bedingungen** soweit als möglich zu analysieren und zu gewichten, um sie letztlich in der Therapie modifizieren zu können.

Diese Sichtweise hat sich lange von derjenigen unterschieden, die den Klassifikationssystemen psychologischer Störungen zugrunde liegt. Während die ICD bis vor Kurzem 2 Formen von Schmerzen unterschied, den **»anhaltenden somatoformen Schmerz«**, der als weitgehend »psychogen« definiert wurde, und den **organisch aufklärbaren Schmerz** (somatogen), konnte im DSM bereits seit der Version IV ein Schmerzsyndrom klassifiziert werden, das sowohl mit psychischen als auch mit somatischen Faktoren assoziiert ist. Die deutsche Fassung der ICD wurde 2009 um die Subkategorie (F45.41) erweitert, deren Beschreibung mit dem biopsychosozialen Charakter des chronischen Schmerzes kompatibel ist (ICD-10-GM 2009).

Das hier vorgeschlagene Krankheitskonzept des chronischen Schmerzes steht in enger Übereinstimmung mit den Vorschlägen der WHO in der Internationalen Klassifikation der Funktionsfähigkeit, Behinderung und Gesundheit (ICF; DIMDI 2005), in der eine Mehrebenenbetrachtung von Störungen hinsichtlich der Körperstrukturen und -funktionen (also der biologischen Seite der Störungen), der Beeinträchtigung von Aktivitäten, der sozialen Partizipation und der beteiligten Umweltfaktoren vorgeschlagen wird.

Über viele Jahrzehnte wurden die Annahmen über psychologische Einflussfaktoren bei chronischen Schmerzen im Begriff der »Schmerzpersönlichkeit« zusammengefasst. So hat z. B. die Charakterisierung der »pain prone personality« durch Engel (1959) die Psychosomatik des chronischen Schmerzes lange bestimmt. Heute bleibt festzuhalten, dass das Konzept der prämorbiden spezifischen Schmerzpersönlichkeit den empirischen Test nicht bestanden hat. Die Mehrzahl der Studien erlaubt aufgrund methodischer Mängel prinzipiell keine belastbaren Aussagen, oder die Annahmen konnten empirisch nicht untermauert werden. Somit sollte dieses Konzept endgültig »begraben« werden, was die Herausgeber dieses Buches veranlasst hat, auf eine ausführliche Diskussion dieses Konzepts in einem separaten Kapitel, wie es noch in der vorherigen Auflage dieses Buches geschehen war (Kröner-Herwig 2007), zu verzichten. Wenn es bestimmte Merkmale in der Gruppe der Schmerzpatienten gibt, die eine stärkere Ausprägung als bei Gesunden aufweisen, wie es für Depressivität, Ängstlichkeit und emotionale Labilität in vielen Studien gefunden wurde, sind diese nicht syndromspezifisch, sondern Korrelate der Auseinandersetzung von chronisch erkrankten Menschen mit ihrer Krankheit, wie man es auch bei anderen Störungssyndromen antrifft.

Fallbeispiel: Illustration des Zusammenwirkens verschiedener den Schmerz aufrechterhaltender Bedingungen

Der 45-jährige Herr F. leidet seit 3 Jahren nunmehr täglich unter erheblichen Rückenschmerzen. Zum ersten Mal waren diese Schmerzen beim Heben einer schweren Last aufgetreten, danach klangen sie für eine Weile wieder ab und traten dann umso heftiger und immer häufiger wieder auf. Eine umfassende medizinische Untersuchung ergab Röntgenbefunde, die auf degenerative Veränderungen der Wirbelsäule hinwiesen.

Weiterhin zeigten sich Verspannungen im Bereich der spinalen Rückenmuskulatur und eine beeinträchtigte Bewegungsfunktion.

Die **psychosoziale Situation** des Patienten stellt sich folgendermaßen dar: Er hat etwa 2 Jahre nach Beginn der Schmerzepisoden, verbunden mit häufigen Arbeitsunfähigkeitszeiten, seine Berufstätigkeit als Programmierer aufgegeben, da er den Anforderungen seines Betriebs nicht mehr gerecht werden konnte. Zudem hatte die Krankenkasse ihn zu einem Antrag auf Berentung (auf Zeit) gedrängt. Weiter ergibt sich, dass der Patient vor Beginn der Krankheit beruflich erheblich belastet war und einen Arbeitstag von 10–12 h hatte. Er fühlte sich erschöpft und überfordert, war aber gleichzeitig sehr ehrgeizig. Das Gefühl der Überforderung verstärkte sich mit Beginn des Schmerzes. Die Berentung stellte, zumindest zu Anfang, eine für den Patienten deutlich fühlbare Erleichterung dar.

Der Patient hat mittlerweile alle seine früheren **Freizeitaktivitäten** auf ein Minimum reduziert (Karten-, Tennisspielen, Segeln). Er geht kaum noch aus dem Haus. Die häuslichen Aktivitäten sind seit Beginn der Schmerzproblematik im Wesentlichen durch die Ehefrau des Patienten übernommen worden, die den Patienten von nahezu allen häuslichen Pflichten befreit, zu denen auch Arbeiten gehörten, die ihm immer sehr unangenehm waren (sich um das eigene Mietshaus kümmern, »Schriftkram« erledigen).

Mittlerweile haben sich wegen der mangelnden gemeinsamen Aktivitäten und der durchweg negativen Gestimmtheit des Patienten erhebliche **Eheprobleme** eingestellt. Die Ehefrau hat eine Beziehung zu einem anderen Mann aufgenommen. Der Patient klagt nur sehr wenig über seine Schmerzbeschwerden, die er eher schweigend und in sich gekehrt erträgt. Wenn es ihm besonders schlecht geht, zieht er sich in sein Schlafzimmer zurück und legt sich – auch tagsüber – hin. Er nimmt regelmäßig hohe Dosen analgetischer Medikamente ein, die er nach Bedarf konsumiert. Sein Gefühlszustand ist geprägt von einer depressiven Grundstimmung. Er grübelt stundenlang über die möglichen Ursachen seiner Schmerzen und weitere Behandlungsalternativen und sorgt sich um seine Zukunft.

Die Analyse der beschriebenen Faktoren legt die Hypothese nahe, dass die **Wirbelsäulendegeneration** von Herrn F. zu einer Kompression sensibler Nerven führt, was mit Schmerz verbunden sein kann. Diese Hypothese müsste schmerzmedizinisch validiert werden, was jedoch häufig nicht gelingt (Nilges u. Gerbershagen 1994).

> **Etwa 90% aller Rückenschmerzen treten ohne »spezifische« somatische Ursache auf.**

Der **überhöhten Muskelspannung**, die vermutlich reflektorisch sowie durch eine starke Schonhaltung aufrechterhalten wird, kommt wahrscheinlich eine schmerzverstärkende Bedeutung zu. Die muskuläre Verspannung wird im Sinne einer Stressreaktion zusätzlich durch die Ehekonflikte und die psychische Belastung des Patienten verstärkt.

Weiter ergibt sich, dass das **Rückzugsverhalten** bezüglich Freunden und Hobbys deutlich durch die Einstellung motiviert ist, dass »wer nicht arbeitet, sich auch nicht vergnügen« dürfe. Dies reflektiert die Furcht des Patienten vor der Abstemplung als »Simulant« oder »Drückeberger«.

> **Die selbst verordnete Passivität des Patienten, die durch ärztliche Empfehlung verstärkt wurde, gekoppelt mit der wachsenden Depressivität, führte dazu, dass sich das Verhalten und die Gedanken des Patienten nur noch auf den Schmerz konzentrieren und so zur Aufrechterhaltung der Symptomatik beitragen.**

Operante Faktoren haben in der Entwicklung des Schmerzverhaltens wahrscheinlich eine Rolle gespielt (Entlastung von beruflichem Stress, möglicherweise Entlastung von häuslichen Aktivitäten durch die Ehefrau). Möglicherweise haben Mängel im Durchsetzungsverhalten von Herrn F. dazu geführt, dass er sich gegen die berufliche Überlastung nicht zur Wehr setzen konnte. Das Rückzugsverhalten des Patienten trägt zu muskulärer Dekonditionierung bei, was zu einer **Schmerzsensitivierung** führt.

An diesem Beispiel wird deutlich, wie **biologische und psychosoziale Anteile** das Schmerzgeschehen prägen:

- Eine Therapie müsste demnach ggf. die Möglichkeiten der medizinischen Beeinflussung der Nervenirritation berücksichtigen.
- Psychologische und physiotherapeutische Maßnahmen zur muskulären Entspannung sollten genutzt werden.
- Interventionen zum Abbau des Analgetikaabusus sind erforderlich.
- Psychologische und sporttherapeutische Maßnahmen zur Veränderung des dysfunktionalen Schonverhaltens und zum Aufbau von Aktivitäten bis hin zur Wiederaufnahme des Berufs sind notwendig.
- Eine Beratung beider Partner im Ehekonflikt ist wünschenswert.

- Insgesamt sind Maßnahmen zum Abbau der Depression vorrangig.

In dem geschilderten Beispiel wurden medizinische und psychosoziale Faktoren als Korrelate bzw. aufrechterhaltende Bedingungen des Schmerzes als relativ gleichgewichtig dargestellt. Natürlich gibt es aber auch chronische Schmerzsyndrome, bei denen entweder die somatischen oder die psychosozialen Faktoren weniger deutlich ausgeprägt sind.

An dieser Stelle soll noch einmal auf häufig anzutreffende Fehlschlüsse hingewiesen werden: Die Annahme ist unzutreffend, dass **somatische Faktoren** ausgeschlossen werden können, wenn **psychosoziale Aspekte** im Schmerzgeschehen deutlich und klar identifizierbar sind. Ebenso fragwürdig ist umgekehrt der Ausschluss psychosozialer Aspekte bei Vorliegen somatischer Faktoren. Dies geschieht sicherlich häufiger, da die Tendenz besteht, korrelative medizinische Befunde als kausal zu interpretieren (Nilges u. Gebershagen 1994) und sich mit dieser Diagnose zu begnügen.

Häufiger werden auch die Begriffe **»psychosomatisch«** bzw. **»somatopsychisch«** zur Kennzeichnung von Schmerzsyndromen genutzt. Eine derartige Beschreibung kann allenfalls als Kürzel für die Kennzeichnung des Ergebnisses einer differenzierten Schmerzanalyse betrachtet werden, womit der Schwerpunkt oder Ausgangspunkt der Schmerzsymptomatik gekennzeichnet werden soll. Dabei bleibt es offen, ob die Kennzeichnung für die Beschreibung der Symptomatik genutzt wird oder ob sie sich auf die Analyse der Bedingungsfaktoren bezieht. Da die Kennzeichnung keine differenzielle Information enthält (weder über die Art der wesentlichen psychosozialen Faktoren noch über die biologischen Faktoren) und grundsätzlich von einer Interaktion auszugehen ist, sind auch diese Begrifflichkeiten wenig hilfreich.

Eine systematische und differenzierte Schmerzanalyse hinsichtlich der verschiedenen medizinischen und psychologischen Aspekte ist durch die oben genannte Klassifizierung nicht zu ersetzen. Es besteht bei der Verwendung des Begriffspaares »somatisch« und »psychisch« weiter die Gefahr, dass die **sozialen Bezüge** des Schmerzsyndroms, d. h. wie der Patient auf sein soziales Gefüge (Beruf, Familie, Gesundheitssystem) einwirkt und dieses auf den Patienten zurückwirkt, aus dem Blick verloren werden.

Um eine Einseitigkeit des Zugangs bereits in der Diagnostik zu vermeiden, haben sich deutsche Schmerzexperten auf ein **Schmerzdiagnostik- und Klassifikationssystem** verständigt, das generell medizinische und psychosoziale Merkmale zur Kennzeichnung des Schmerzsyndroms und seiner Bedingtheit heranzieht (Klinger et al. 2000). Das sog. **Multiaxiale Schmerzklassifikationssystem (MASK)** verdeutlicht somit die wachsende Verbreitung des biopsychosozialen Schmerzkonzepts in Forschung und Praxis (▶ Kap. 18).

Im Bereich des Rückenschmerzes setzen sich 2 herausragende Forscher – G. Waddell und A. L. Nachemson (beides orthopädische Chirurgen) – besonders mit der Beteiligung des Gesundheitssystems an der Chronifizierung auseinander. Sie betonen nicht nur die Wirkungslosigkeit der meisten traditionellen Behandlungsmaßnahmen (insbesondere bei Rückenschmerzen), sondern stellen das **Schädigungspotenzial** gerade der operativen Maßnahmen heraus.

So formuliert Nachemson (1992) drastisch, dass insbesondere das »abnorme diagnostische und therapeutische Verhalten« der meisten Ärzte das »abnorme Krankheitsverhalten« des Patienten verursacht. Auch Waddell (1998) stellt fest, dass die Behinderung durch Kreuzschmerzen weitgehend ärztlich bedingt ist. Zu ähnlichen Schlussfolgerungen kommt auch die Task Force on Back Pain in the Workplace (Fordyce 1995) und reklamiert die **Verantwortung des Gesundheitssystems** für den geradezu epidemieartigen Anstieg der Rückenschmerzen bzw. ihrer sozialmedizinischen Folgen.

Gerade die Strategie, mit immer wieder neuen diagnostischen Bemühungen »die« Ursache des Schmerzens zu finden, führt wesentlich zu einer Fokussierung und Einengung der Perspektive des Patienten auf den Schmerz als zentralen Lebensinhalt und verhindert letztendlich funktionale Bewältigungsbemühungen des Patienten. Verschiedene Leitlinien zum Umgang mit akutem Schmerz betonen daher, dass der primäre ärztliche Untersucher nach Ausschluss »gefährlicher« potenzieller Ursachen (»red flags«) besonders auf die »yellow flags« (Indikatoren psychosozialer Einflussfaktoren, ▶ Kap. 7) zu achten hat, sodass diese früher als bisher in der Behandlung berücksichtigt werden können (vgl. Chenot et al. 2004).

Literatur

1 Ambler N, Williams AC, Hill P et al. (2001) Sexual difficulties of chronic pain patients. Clinical J Pain 17: 138–145
2 Apkarian AV, Bushnell MC, Treede R-D et al. (2005) Human brain mechanisms of pain perception and regulation in health and disease. E J Pain 9: 463–484
3 Beutel M (1988) Bewältigungsprozesse bei chronischen Erkrankungen. VCH Edition Medizin, Weinheim

4 Bonica JJ (1953) The management of pain. Lea & Febiger, Philadelphia
5 Bromm B (1985) Evoked cerebral potentials and pain. Adv Pain Res Ther 9: 305–329
6 Chenot JF (2004) DEGAM-Leitlinie Kreuzschmerzen – eine gekürzte Fassung der Langversion. Z Allg Med 80: 353–357
7 Coderre TJ, Katz J, Vaccarino AL et al. (1993) Contribution of central neuroplasticity to pathological pain: Review of clinical and experimental evidence. Pain 52: 259–285
8 DeGood DE (1983) Reducing medical patients' reluctance to participate in psychological therapies: The initial session. Prof Psychol Res Pract 14: 570–579
9 DIMDI (Hrsg) (2005) ICF – Internationale Klassifikation der Funktionsfähigkeit, Behinderung und Gesundheit. Stand: Oktober 2005. Genf, WHO. http://www.dimdi.de/dynamic/de/klassi/downloadcenter/icf/endfassung/icf_endfassung-2005-10-01.pdf. Gesehen 28 Apr 2010
10 Engel GL (1959) Psyochogenic pain and the pain-prone patient. Am J of Med 26: 899–918
11 Flor H, Kerns RD, Turk DC (1987) The role of spouse reinforcement, perceived pain and activity levels of chronic pain patients. J Psychosom Bull 31: 251–259
12 Flor H, Elbert T, Knecht S et al. (1995) Phantom limb pain as a perceptual correlate of cortical reorganization following arm amputation. Nature 375: 482–484
13 Fordyce WE (1995) Task force on back pain in the workplace – Management of disability in nonspecific conditions. IASP Press, Seattle
14 Fordyce WE (1976) Behavioral methods for chronic pain and illness. Mosby, St. Louis
15 Gerbershagen HU (1996) Das Mainzer Stadienkonzept des Schmerzes: Eine Standortbestimmung. In: Klinger D, Morawetz R, Thoden U, Zimmermann, M (Hrsg) Antidepressiva als Analgetika. Aarachne, Wien, S 71–95
16 Handwerker HO, Brune K (Hrsg) (1987) Deutschsprachige Klassiker der Schmerzforschung. Tageblatt-Druckerei KG, Haßfurt
17 IASP Subcomittee on Taxonomy (1994) Classification of chronic pain. Seattle
18 ICD-10-GM 2009. http://www.dimdi.de/static/de/klassi/diagnosen/icd10/htmlgm2009/index.htm. Gesehen 20 Apr 2010
19 Klinger R, Hasenbring M, Pfingsten M, Hürter A, Maier C, Hildebrandt J (2000) Die multiaxiale Schmerzklassifikation MASK. Bd 1: Psychosoziale Dimension MASK-P. Deutscher Schmerzverlag, Hamburg
20 Kröner-Herwig B, Jäkle C et al. (1996) Beeinträchtigung durch chronischen Schmerz – Welche Rolle spielen psychologische Variablen? Z Gesundheitspsychol 4: 87–96
21 Kröner-Kerwig B (2007) Die Schmerzpersönlichkeit: Eine Fiktion? In: Kröner-Herwig B, Frettlöh J, Klinger R et al. (Hrsg) Schmerzpsychotherapie. Springer, Berlin Heidelberg New York Tokio, S 141–150
22 Large RG (1985) Self-concepts and illness attitudes in chronic pain. A repertory grid study of a pain management program. Pain 23: 113–119
23 Leonard MT, Cano A (2006) Pain affects spouses too: Personal experience with pain and catastrophizing as correlates of spouse distress. Pain 126: 139–146
24 Lethem J, Slade D, Troup JDG, Bentley G (1983) Outline of a fear avoidance model of exaggerated pain perception I, II. Behav Res Ther 21: 401–408, 409–416
25 Melzack R (1973) The puzzle of pain. Penguin, Harmondsworth
26 Melzack R, Wall PD (1965) Pain mechanisms: A new theory. Science 50: 971–979
27 Nachemson AL (1992) Newest knowledge of low back pain. Clin Orthop 279: 8–20
28 Nilges P, Gerbershagen HU (1994) Befund und Befinden. Report Psychol 19: 12–25
29 Rainville P, Bushnell C, Duncan G (2000) PET studies of the subjective experience of pain. In: Casey C, Bushnell C (eds) Pain imaging. Progress in pain research and management, vol 18. IASP, Washington, pp 123–154
30 Romano JM, Turner JA (1985) Chronic pain and depression: Does the evidence support a relationship? Psychol Bull 97: 18–34
31 Singer T, Seymour B, O'Doherty J, Kaube H, Dolan RJ, Frith CD (2004) Empathy for pain involves the affective but not sensory components of pain. Science 303: 1157–1162
32 Sternbach RA (1963) Congenital insensitivity to pain: A critique. Psychol Bull 60: 252–264
33 Sternbach RA (1974) Pain patients: Traits and treatment. Acad Press, New York
34 Sternbach RA (1978) The psychology of pain. Raven Press, New York
35 Turk DC, Flor H (1984) Etiological theories and treatment for chronic back pain. II. Psychological models and interventions. Pain 19: 209–233
36 Vlaeyen JWS, Linton SJ (2000) Fear-avoidance and its consequences in chronic musculoskeletal pain: A state of the art. Pain 85: 317–332
37 Waddell G (1998) The Back Pain Revolution. Churchill Livingstone, Edinburgh

Epidemiologie und gesundheitsökonomische Aspekte des chronischen Schmerzes

C. O. Schmidt, R. A. Fahland und T. Kohlmann

Chronische Schmerzen sind ein weitverbreitetes Gesundheitsproblem, das oft mit großen individuellen Beeinträchtigungen einhergeht, zu erheblichen Kosten im Gesundheitssystem führt und einen großen volkswirtschaftlichen Schaden anrichtet. Verbreitung, Ursache und Folgen dieses Gesundheitsproblems werden durch die Epidemiologie beleuchtet. Studien belegen, dass ungefähr jeder zehnte Erwachsene durch chronische Schmerzen in seinem Alltag relevant beeinträchtigt ist. Oft sind auch schon Kinder- und Jugendliche betroffen. Während bei Erwachsenen der Rücken die am häufigsten betroffene Körperregion ist, stehen bei Jugendlichen Kopfschmerzen im Vordergrund, bei Kindern spielen Bauchschmerzen eine besondere Rolle. Zu berücksichtigen ist dabei, dass nur selten eine einzige Körperregion von Schmerzen betroffen ist. Als problematisch erweist sich in vielen Fällen die Bestimmung einer eindeutigen somatischen Ursache. Beispielsweise lassen sich nur ca. 10% der Rückenschmerzen spezifische Ursachen im Sinne degenerativer Erkrankungen, entzündlicher Prozesse, Tumoren oder Infektionen zuordnen. Psychosoziale Faktoren erweisen sich in konsistenter Weise als begünstigende Faktoren chronischer Schmerzen. Kosten bedingen chronische Schmerzen zum einen durch die Inanspruchnahme medizinischer Leistungen sowie durch vorübergehende oder dauerhafte Arbeitsausfälle, wobei letztere den größeren Anteil ausmachen. Insgesamt erscheinen in der Bundesrepublik Deutschland Gesamtkosten von rund 20–30 Mrd. € pro Jahr als eine realistische Bewertung der durch chronische Schmerzen entstehenden Kosten.

2.1 Was untersucht die Schmerzepidemiologie?

Chronische Schmerzen sind ein wichtiger Gegenstand epidemiologischer Forschung.

Chronische Schmerzen sind ein weitverbreitetes Gesundheitsproblem, das oftmals mit großen individuellen Beeinträchtigungen einhergeht, zu hohen Kosten im Gesundheitssystem führt und einen erheblichen volkswirtschaftlichen Schaden anrichtet. Als solches ist chronischer Schmerz in seinen mannigfaltigen Erscheinungsformen seit mehreren Jahrzehnten Gegenstand epidemiologischer Forschung. Untersucht werden die Verbreitung, der Verlauf und die Risikofaktoren dieses Gesundheitsproblems sowie dessen sozialmedizinische und ökonomische Konsequenzen. Einen Überblick hierzu gibt dieser Beitrag, wobei der Schwerpunkt auf der Häufigkeit chronischer Schmerzen liegt.

Um die Häufigkeit chronischer Schmerzen zu beschreiben, verwendet die Epidemiologie mehrere Maßzahlen: Unterschieden wird die **Punktprävalenz**, die die Häufigkeit eines Gesundheitsproblems zu einem bestimmten Zeit*punkt* angibt, von der **Periodenprävalenz**, die das Auftreten des Problems in einem definierten Zeit*raum* bezeichnet. Üblich sind ein Monat (Monatsprävalenz), 3 Monate (Dreimonatsprävalenz) oder ein Jahr (Jahresprävalenz) als Bezugszeiträume. Auf diese Maßzahlen nehmen die folgenden Abschnitte im Wesentlichen Bezug.

Die Selbstauskunft ist der wichtigste epidemiologische Zugang zu chronischen Schmerzen.

Die deskriptive Schmerzepidemiologie muss bei ihrem Forschungsgegenstand mehrere methodische und inhaltliche Hürden überwinden, um zu aussagekräftigen Ergebnissen zu gelangen, denn die Stärke und Qualität von Schmerzen entziehen sich weitgehend der objektiven Messung. Daher ist die Selbstauskunft noch immer der Goldstandard zur Erfassung von Schmerzen. Üblich sind **mündliche Erhebungen** (per Telefon, Face-to-Face-Interview) oder **schriftliche Befragungen** mittels Fragebogen (z. B. postalisch), seltener erfolgen **klinische Untersuchungen**. Letztere sind für eine angemessene (Differenzial-)Diagnostik komplexer und seltener Störungsbilder vor dem Hintergrund gängiger Klassifikationssysteme (IHS, IASP, ICD-10) wichtig. Nur aus der konkreten Formulierung der Schmerzfragen und der Studienmethodik erschließt sich die Bedeutung der ermittelten Prävalenzen und daraus abgeleiteter Folgen und Kosten.

2.2 Chronische Schmerzen in der Allgemeinbevölkerung

Die Definition chronischer Schmerzen ist wesentlich für die geschätzte Prävalenz.

Welche Antwort die Frage nach der Häufigkeit chronischer Schmerzen in der Bevölkerung findet, hängt ganz wesentlich von der verwendeten Definition ab:

- Wird das mit der **International Association for the Study of Pain (IASP)** international gängige Kriterium der Persistenz des Schmerzproblems über eine Dauer von mindestens 3 Monaten fokussiert, ergeben sich in mehreren Industrienationen in der Erwachsenenbevölkerung Punktprävalenzen für chronische Schmerzen bis um

50% (Andersson et al. 1993, Elliott et al. 1999). Wird ergänzend das Kriterium moderater bis starker Beeinträchtigung in Freizeit oder Beruf berücksichtigt, liegen die Prävalenzen deutlich niedriger, etwa bei 10% (Elliott et al. 1999).
- Ähnliches gilt, wenn die Kriterien des **American College of Rheumatology (ACR)** für chronische ausgebreitete Schmerzen (»chronic widespread pain«) herangezogen werden. Nach dieser Definition wird zu der Dauer von mindestens 3 Monaten auch die räumliche Ausbreitung der Schmerzen berücksichtigt: Betroffen sein müssen beide Körperhälften, Regionen oberhalb und unterhalb der Hüfte sowie Teile des Rumpfes (lumbal, zervikal oder thorakal). Auch nach dieser Definition ergeben sich in der erwachsenen Allgemeinbevölkerung zumeist Punktprävalenzen von rund 10% (Macfarlane 1999, Bergman et al. 2001, Neumann u. Buskila 2003).

Dieser epidemiologische Vergleich veranschaulicht, dass es nicht ausreicht, allein die Dauer eines Schmerzproblems zu berücksichtigen, um die individuellen Folgen oder gar den Versorgungsbedarf zu erschließen: Die Mehrheit der Personen mit chronischen Schmerzen ist durch diese wenig oder gar nicht eingeschränkt und hat keinen oder nur einen geringen Therapiebedarf.

Hochrechnungen epidemiologischer Ergebnisse auf die **deutsche Bevölkerung** ergeben, dass rund 5–8 Mio. Bürger von chronischen Schmerzen mit moderaten bis starken schmerzbedingten Einschränkungen in Beruf, Alltag und Freizeit betroffen sind. Keine verlässlichen Angaben liegen dazu vor, wie viele dieser Betroffenen im engeren Sinne als schwer schmerzkrank zu bezeichnen sind und deshalb einer multimodalen Schmerztherapie bedürfen. Angaben von rund 1/2 Mio. Betroffenen sind eher als grobe Schätzungen zu verstehen.

Im internationalen Vergleich ergeben sich sehr unterschiedliche Prävalenzen chronischer Schmerzen.

Dass selbst bei einer einheitlichen Definition sehr unterschiedliche Prävalenzen resultieren können, zeigt eine vor Kurzem europaweit durchgeführte Studie (Breivik et al. 2006). In dieser wurde chronischer Schmerz definiert als ein mindestens 6 Monate andauerndes Schmerzproblem, das mehrere Male in der Woche vor der Befragung aufgetreten ist und eine Intensität von 5 oder mehr auf einer 10-stufigen Ratingskala hat. Die in ◘ Abb. 2.1 angegebenen Punktprävalenzen in 16 europäischen Ländern reichen von 12% in Spanien bis 30% in Norwegen. Die deutsche Stichprobe liegt mit 17% im Mittelfeld. Üblicherweise sind Frauen häufiger als Männer betroffen, die Dauer des Schmerzproblems betrug in Deutschland in Durchschnitt rund 7 Jahre, was wiederum dem europäischen Mittelwert entspricht. Bei der Interpretation solch interkulturell vergleichender Zahlen ist jedoch zu berücksichtigen, dass Übersetzungsprobleme und Stichprobenunterschiede die Vergleichbarkeit der Ergebnisse zwischen den Ländern erheblich einschränken können.

Auch Kinder und Jugendliche sind häufig betroffen.

Auch Kinder und Jugendliche sind oft von chronischen Schmerzen betroffen. So ergab sich in einer niederländischen Studie an Mädchen und Jungen im Alter von 0–18 Jahren eine **Dreimonatsprävalenz** chronischer Schmerzen von 25%, wobei mehr Mädchen (30,4%) als Jungen (19,5%) betroffen waren (Perquin et al. 2000). Eine insgesamt höhere Prävalenz von 44,2% (Mädchen 49,7%, Jungen 38,7%) berichtete Roth-Isigkeit (2006) auf Basis mehrerer deutscher Untersuchungen an fast 10.000 Kindern und Jugendlichen im Alter von 10–21 Jahren. Ergebnisse aus dem deutschen **Kinder- und Jugendgesundheitssurvey (KiGGS)** belegen jedoch, dass nur eine Minderheit von weniger als 1% im Alter unter 10 Jahren sowie von ca. 3–5% im Alter von 11–17 Jahren tägliche Schmerzen angab (Ellert et al. 2007). Die Daten verdeutlichen, dass die Problematik schwerer Schmerzprobleme vom Kindes- zum Jugendalter hin ansteigt.

2.3 Welche Körperregionen sind betroffen?

Chronische Schmerzen haben je nach Körperregion eine unterschiedliche Alterswendigkeit.

Chronische Schmerzen treten in verschiedenen Körperregionen unterschiedlich häufig auf. Eine Differenzierung ist wichtig, da sich sowohl Entstehungsfaktoren als auch die Diagnostik und Therapie der Beschwerden systematisch unterscheiden können. Für Erwachsene bzw. Kinder und Jugendliche ergeben sich dabei differenzielle Alterswendigkeiten von Schmerzen in verschiedenen Körperregionen. ◘ Abb. 2.2 gibt die Region des Hauptschmerzes auf Basis der KiGGS-Studie und des Bundesgesundheitssurveys von 1998 an: **Kopfschmerzen** sind während der Jugend und dem frühen Erwachsenenalter der am häufigsten berichtete

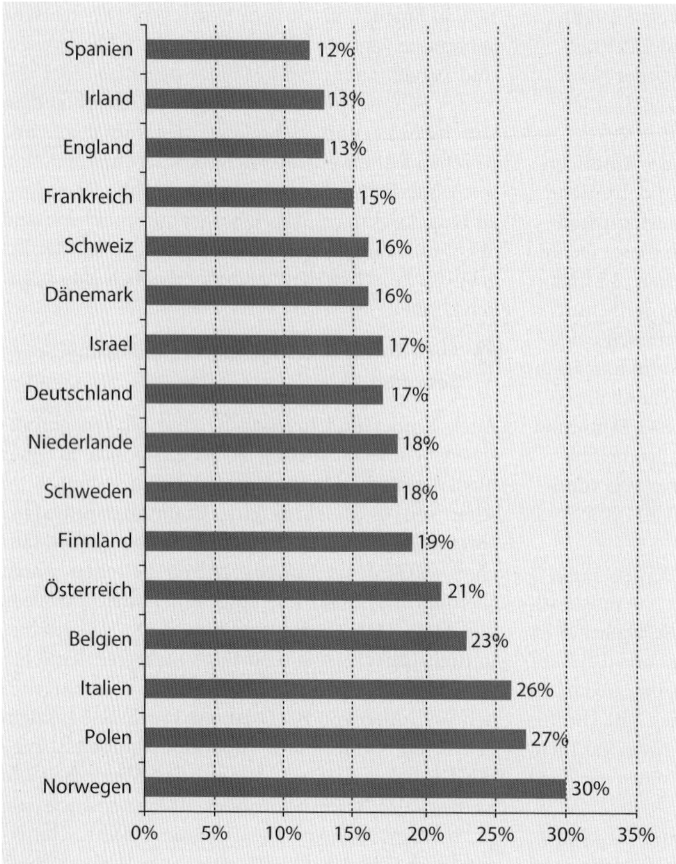

Abb. 2.1 Prävalenz chronischer Schmerzen im europäischen Vergleich. Die Angaben beziehen sich auf ein mindestens 6 Monate andauerndes Schmerzproblem, das mehrere Male in der Woche vor der Befragung aufgetreten ist und eine Intensität von 5 oder mehr auf einer 10-stufigen Ratingskala hat. (Werte: Breivik et al. 2006)

Hauptschmerzort. **Rückenschmerzen** behalten vom frühen bis zum fortgeschrittenen Erwachsenenalter eine hohe Bedeutung, **Bauchschmerzen** sind vor allem bei Kindern unter 10 Jahren die vorherrschende Schmerzbeschwerde, **Beinschmerzen** treten sowohl im frühen Kindesalter wie im hohen Alter verstärkt auf. Der große Anteil schmerzbelasteter muskuloskeletaler Regionen (Abb. 2.3) zeigt sich auch in der europäischen Vergleichsstudie (Breivik et al. 2006).

Die beobachtete Alterswendigkeit verweist auf die unterschiedliche Bedeutung wachstumsbedingter wie degenerativer Prozesse als Ursache von Schmerzen in unterschiedlichen Körperregionen. Unter den **degenerativen Prozessen** kommt der im hohen Alter häufig auftretenden Arthrose, von der rund jeder Fünfte betroffen ist, eine besondere Bedeutung zu (Woolf u. Pfleger 2003). Hinzu kommt die Osteoporose, die Schmerzprobleme insbesondere nach Frakturen der Wirbelkörper, der Hüft- und Handgelenke sowie anderer Knochen bedingt. In den letzten Jahren wurde auch versucht, den Anteil chronischer Schmerzen mit unterliegender **neuropathischer Komponente**, das heißt einer Läsion oder Dysfunktion des Nervensystems, zu ermitteln. Schätzungen belaufen sich auf knapp 7% der erwachsenen Allgemeinbevölkerung (Bouhassira et al. 2008). Diese Ergebnisse sind wegen der verwendeten Messinstrumente als begrenzt zuverlässig zu beurteilen und überschätzen den tatsächlichen Anteil vermutlich.

Bei starken Schmerzbeschwerden sind meistens mehrere Körperregionen betroffen.

Wenngleich es wichtig ist, zwischen Schmerzen in unterschiedlichen Körperregionen zu differenzieren, belegen epidemiologische Daten, dass Personen mit schweren Schmerzproblemen zumeist an mehreren

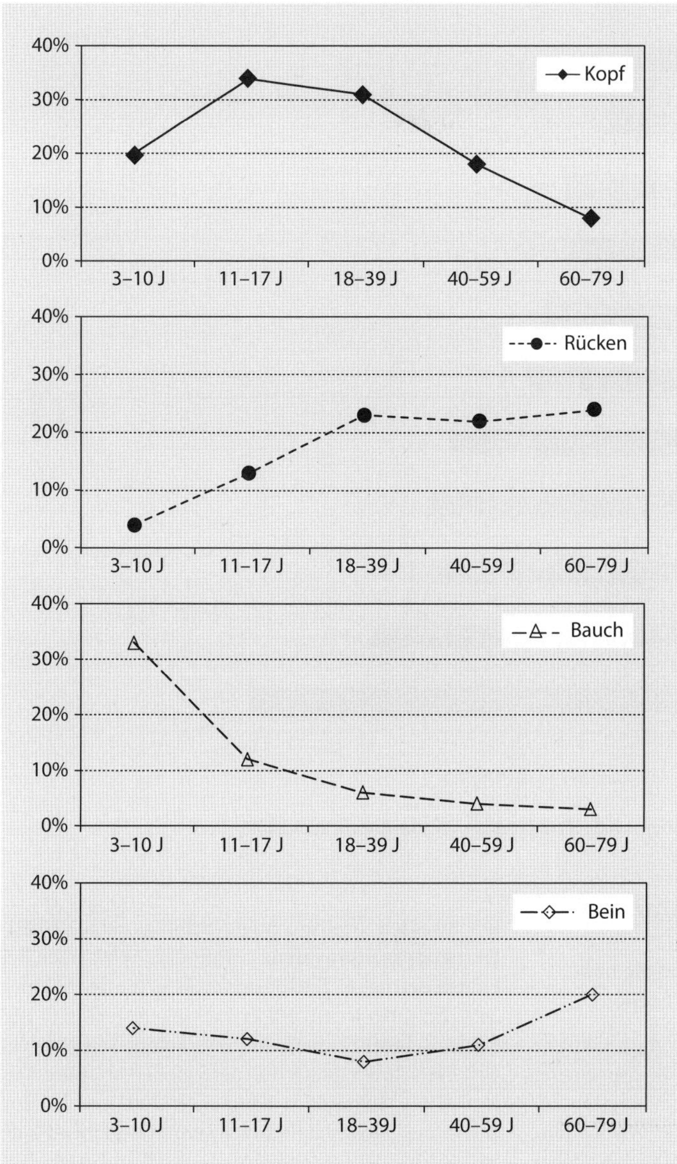

Abb. 2.2 Ausgewählte Hauptschmerzregionen bei Kindern, Jugendlichen und Erwachsenen. Angaben bezogen auf die Region mit dem Hauptschmerz in den 3 Monaten vor der Befragung. *J:* Jahre. (Werte: Ellert et al. 2007)

Körperregionen gleichzeitig betroffen sind (Schmidt u. Baumeister 2007): 85% der Personen mit Rückenschmerzen in der Woche vor der Befragung gaben beispielsweise im Bundesgesundheitssurvey auch Schmerzen in anderen Körperregionen an. Auch bei 79% der Personen mit Kopfschmerzen war dies der Fall und sogar bei 95% der Personen mit Schulterschmerzen oder Schmerzen in den Beinen oder Füßen. Den Patienten mit »reinen« Kopf- oder Rückenschmerzen gibt es also fast nicht. Umgekehrt sind multilokuläre Schmerzen oft mit einer starken funktionellen Beeinträchtigung in Alltag und Beruf sowie mit einem häufigeren Auftreten komorbider Erkrankungen assoziiert.

Wegen ihrer herausgehobenen Bedeutung im Rahmen chronischer Schmerzen wird nachfolgend auf Rücken- sowie Kopfschmerzen vertiefend eingegangen.

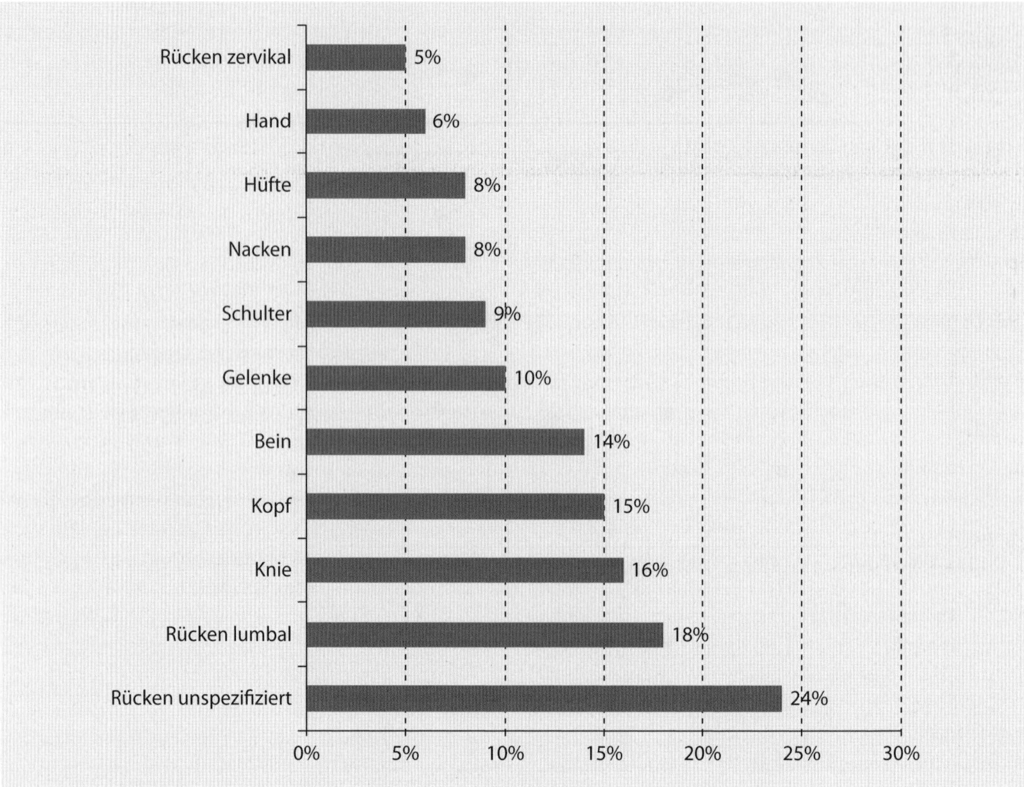

Abb. 2.3 Lokalisationen chronischer Schmerzen bei Erwachsenen. (Werte: Breivik et al. 2006)

2.3.1 Chronische Rückenschmerzen

> **Chronische Rückenschmerzen sind die häufigste Schmerzbeschwerde Erwachsener.**

Chronische Rückenschmerzen sind die häufigste chronische Schmerzbeschwerde im Erwachsenenalter (Breivik et al. 2006). Mit Abstand am häufigsten betroffen ist dabei die lumbale Region der Wirbelsäule. Insbesondere im englischen Sprachgebrauch ist daher überwiegend von »*low* back pain« die Rede, also von Rückenschmerzen in der Gegend der Lende und des Gesäßes. Eine ähnlich fokussierte Sprachwendung besteht im deutschen Sprachgebrauch nicht.

Nach dem telefonischen Gesundheitssurvey 2003, an dem über 8.000 Personen teilnahmen, betrug die **Jahresprävalenz** chronischer Rückenschmerzen, definiert als Schmerzen von mindestens 3 Monaten Dauer, die täglich oder fast täglich auftreten, bei Frauen 22%und bei Männern 16% (Neuhauser et al. 2005). Damit ist ein erheblicher Anteil der rund 70–80% der erwachsenen Bevölkerung, die innerhalb eines Jahres Rückenschmerzen erfahren, dauerhaft durch diese Beschwerden beeinträchtigt (Schmidt et al. 2007). Die **Lebenszeitprävalenz** chronischer Schmerzen bei Frauen betrug im Telefonsurvey 30%, die der Männer 24%. Etwa bei jedem 10. Erwachsenen spielt sich der Rückenschmerz innerhalb eines komplexen Musters weiterer schmerzhafter Körperregionen ab (Bergman et al. 2001, Schmidt u. Baumeister 2007), wobei vor allem muskuloskeletale Beschwerden begleitend auftreten. Eine neuere Studie aus Deutschland zeigt, dass rund 11% der erwachsenen Bevölkerung moderate bis stark beeinträchtigende Rückenschmerzen angibt, was sich gut in die bestehende Befundlage einfügt (Schmidt et al. 2007). Besonders auffällig war dabei ein starker **Sozialschichtgradient**: Personen mit geringer Bildung waren erheblich häufiger betroffen als solche mit hohem Bildungsgrad, während Geschlechterunterschiede gering ausfielen.

> **Körperliche Ursachen von Rückenschmerzen können selten diagnostiziert werden.**

Unter Versorgungsgesichtspunkten erweist es sich bei Rückenschmerzen als problematisch, dass den meisten Beschwerden keine eindeutige körperliche Ursache zugeordnet werden kann. Diese sog. **unspezifischen Rückenschmerzen** machen ca. 90% aller Fälle aus (Koes et al. 2006). Selten liegen also »spezifische« Ursachen vor, wobei degenerativ bedingte Erkrankungen wie Kompressionsfrakturen (ca. 4%) oder Spondylolisthesis (ca. 3%) einen größeren Anteil ausmachen und entzündliche Prozesse wie ankylosierende Spondylitis (<1%), Tumore bzw. Metastasen (<0,5%) und Infektionen (ca. 0,1%) seltener sind (Deyo et al. 1992). Insbesondere die Schätzung der Prävalenz seltener spezifischer Erkrankungen ist wegen der großen erforderlichen Stichproben mit großen Unsicherheiten behaftet. Eine mit neueren diagnostischen Möglichkeiten ausgestattete bevölkerungsbasierte Studie zur Verteilung spezifischer und unspezifischer Rückenschmerzen steht noch aus.

Psychosoziale Faktoren sind wichtige Prädiktoren für den Verlauf von Rückenschmerzen.

Neben früheren Schmerzen erwiesen sich psychosoziale Variablen in zahlreichen Studien bei Patienten sowie in der Allgemeinbevölkerung als die wichtigsten Einflussgrößen zur Vorhersage der Entstehung und Chronifizierung von Rückenschmerzen (Linton 2000, Pincus et al. 2002). Wichtige Variablen sind beispielsweise **Depressivität, Distress, Somatisierung** sowie **schmerzbezogene Kognitionen**, darunter »fear-avoidance beliefs«, »endurance« oder das Katastrophisieren. Dem entspricht auch der Zusammenhang zwischen bestimmten **Arbeitsplatzmerkmalen** und Rückenschmerzen (Linton 2001), zu denen eine niedrige Arbeitsplatzzufriedenheit, eine als monoton erlebte Arbeit, soziale Konflikte und Stress am Arbeitsplatz zählen. Allerdings gibt es unter diesen Prädiktoren keinen einzelnen mit einer herausgehobenen Bedeutung im Chronifizierungsprozess. Vielmehr verdeutlichen die bislang vorliegenden Befunde, dass mannigfaltige biopsychosoziale Belastungen chronischen Rückenschmerz bedingen und verstärken können. Inzwischen haben psychosoziale Faktoren einen wichtigen Stellenwert in ärztlichen Leitlinien zur Behandlung von Rückenschmerzen inne (Koes et al. 2006).

2.3.2 Chronische Kopfschmerzen

Spannungskopfschmerzen und Migräne sind die häufigsten chronischen Kopfschmerzen.

Wenngleich Kopfschmerzen ein sehr häufiges Symptom sind, manifestieren sich diese im Sinne der Kriterien der International Headache Society (IHS) nur zu einem kleinen Teil chronisch (Silberstein 2005). Die entsprechende Gruppe von Störungen mit einer Auftretenshäufigkeit von mindestens 15 Tagen im Monat wird als **»chronic daily headache«** bezeichnet. Am häufigsten treten Beschwerden mit einer Episodendauer von mehr als 4 h auf: Die Jahresprävalenz in der Bevölkerung beträgt etwa 3–5% (Castillo et al. 1999, Pascual et al. 2001, Silberstein 2005), wobei Frauen häufiger als Männer betroffen sind.

Unter den chronischen Kopfschmerzen sind die **Spannungskopfschmerzen** mit einer Prävalenz von 2–3% am häufigsten. Die Prävalenz chronischer **Migräne** beträgt rund 1–2%. Spannungskopfschmerzen und Migräne haben mehrheitlich einen episodischen Charakter, von letzterer sind beispielsweise nach den IHS-Kriterien rund 10–15% der erwachsenen Bevölkerung betroffen und auch für Kinder und Jugendliche liegen die Prävalenzen nur wenig niedriger (Zwart et al. 2004, Kröner-Herwig et al. 2007). »Neu auftretende, täglich persistierende Kopfschmerzen« sind unter den sog. **lang anhaltenden** chronischen Kopfschmerzerkrankungen wesentlich seltener: Ihre Jahresprävalenz beträgt nur rund 0,1% (Schmidt u. Kohlmann 2006).

Trigeminoautonome Kopfschmerzerkrankungen sind selten.

Chronische Kopfschmerzen mit einer Episodendauer von weniger als 4 h sind epidemiologisch von nachgeordneter Bedeutung. Die Prävalenzen liegen unter 0,1%. Es handelt sich um die trigeminoautonomen Kopfschmerzerkrankungen, zu denen **Clusterkopfschmerzen**, die **chronisch paroxysmale Hemikranie** und das **»short-lasting unilateral neuralgiform headache attacks with conjunctival injection and tearing« (SUNCT)** zählen. Während für Migräne und Spannungskopfschmerzen ein Geschlechterverhältnis zu Ungunsten der weiblichen Bevölkerung besteht, ist das Verhältnis bei Clusterkopfschmerzen in markanter Weise umgekehrt. Männer leiden geschätzte 4- bis 12-mal so häufig an dieser Störung (Russell 2004).

Medikamentenmissbrauch ist eine der wichtigsten Ursachen chronischer Kopfschmerzen.

Bei den bisher behandelten Kopfschmerzen handelt es sich um sog. **primäre** Kopfschmerzerkrankungen. In diesen Fällen ist eine unterliegende organische Kausalität weitgehend unbekannt. Liegt eine solche Ursache vor – zu ihnen zählen bestimmte kardiovaskuläre Störungen, zervikale Wirbelsäulenschäden oder Traumata –, werden die Kopfschmerzen als **sekundär** bezeichnet.

Eine wichtige Form sekundärer Kopfschmerzerkrankungen sind **medikamenteninduzierte Kopfschmerzen**. Die bevölkerungsbezogene Prävalenz beträgt rund 1% (Diener u. Limmroth 2004). Dies entspricht fast 1/3 aller chronischen Kopfschmerzbeschwerden in der erwachsenen Bevölkerung. Frauen sind rund 3- bis 4-mal häufiger als Männer betroffen. Der übermäßige Einsatz analgetischer Medikation erweist sich damit als einer der wichtigsten Risikofaktoren für die Entstehung chronischer Kopfschmerzen. Zur Klassifikation steht daher eine eigene **IHS-Kategorie** zur Verfügung (»medication overuse headache«). Populationsbasierte Daten zur Verbreitung medikamenteninduzierter Kopfschmerzen bei Kindern und Jugendlichen liegen nicht vor. Allerdings konnte dieses Störungsbild bereits im frühen Kindesalter nachgewiesen werden.

> **Psychosoziale Risikofaktoren sind mit Kopfschmerzen assoziiert.**

Chronische Kopf- und Gesichtsschmerzen sind häufig mit Angststörungen, Depressivität und anderen psychischen sowie psychiatrischen Störungen assoziiert (Huber u. Henrich 2003, Nicholson et al. 2007). Psychosoziale Faktoren waren in einer neueren deutschen Studie bei Kindern und Jugendlichen jedoch entgegen den Erwartungen vergleichsweise niedrig mit Kopfschmerzen assoziiert (Kröner-Herwig et al. 2008). Insgesamt gestaltet sich die Bewertung des Zusammenhangs zwischen psychosozialen Faktoren und Kopfschmerzen im Vergleich zu Rückenbeschwerden als schwierig, da weniger Evidenz aus längsschnittlichen Studien vorliegt. Nur solche erlauben einen zuverlässigen Schluss auf Entstehungsbedingungen.

2.4 Bedeutung chronischer Schmerzen im Gesundheitssystem und in der Volkswirtschaft

2.4.1 Inanspruchnahme

> **Schmerzen sind einer der wichtigsten Behandlungsanlässe in der ärztlichen Praxis.**

Die Bedeutung chronischer Schmerzen für die tägliche Arbeit in der ärztlichen Praxis konnte eine deutsche Befragung von 900 Patienten in verschiedenen Facharztpraxen aufzeigen (Willweber-Strumpf et al. 2000). Demnach konsultierte 1/4 aller Patienten den Arzt wegen chronischer Schmerzen, ein weiteres Viertel wegen akuter Schmerzen. Chronische Schmerzen waren dabei definiert als Schmerzen, die andauernd oder rezidivierend über mindestens 1/2 Jahr auftraten. Weitere 11,4% der Patienten berichteten von chronischen Schmerzen, besuchten den Arzt aber aus einem anderen Anlass. Bei fast der Hälfte der Patienten überschritt die Dauer der Beschwerden 10 Jahre.

Mehr als die Hälfte der Patienten mit chronischen Schmerzen in dieser Studie waren am Rücken (53,4%), fast 1/3 (29,3%) am Kopf oder an den Gelenken (28%), bzw. 1/4 an den Beinen (23,5%) betroffen. Bei chronischen Rückenschmerzen wurden orthopädische Praxen am häufigsten aufgesucht (46%), Ähnliches galt für chronische Gelenk- (55%) und Beinschmerzen (47%), während der Neurologe bei Kopfschmerzen (42%) am populärsten war. Die **Schwere der Schmerzproblematik** ist ein wichtiger Prädiktor für die Häufigkeit der Inanspruchnahme medizinischer Leistungen.

> **Rückenschmerzen sind der wichtigste Konsultationsgrund wegen Schmerzen bei Erwachsenen.**

Diese Ergebnisse stehen in Einklang mit dem ADT-Panel Nordrhein des Zentralinstituts für kassenärztliche Versorgung aus dem Jahr 2009. Das ADT-Panel (Abrechnungsdatentransfer) ist eine geschichtete Zufallsstichprobe von 450 Praxen niedergelassener Ärzte aus 14 Arztgruppen, die quartalsweise abrechnungsrelevante Diagnosen der behandelten Patienten übermitteln. Bezogen auf die Hauptdiagnosen waren Rückenschmerzen (ICD-10-Code M54) in orthopädischen Praxen im Jahr 2008 der häufigste und in Allgemeinarztpraxen der dritthäufigste Behandlungsanlass. Laut einer weiteren Studie zu Beratungsanlässen in Hausarztpraxen bei 31.524 Patienten waren im Jahr 2007 Rückenbeschwerden mit 6,9% der zweithäufigste Beratungsanlass, nach Husten mit 7% (Kühlein et al. 2008). Das ADT-Panel zeigt weiterhin, dass Neurologen bei insgesamt 4,1% ihrer Patienten eine Migräne (G43) und bei 5,2% sonstige Kopfschmerzsyndrome (G44) behandelten. Dagegen wurden nur 3,2% der Patienten in der Allgemeinarztpraxis wegen einer Migräne behandelt.

> **Auch Kinder und Jugendliche konsultieren häufig wegen Schmerzbeschwerden den Arzt.**

Welchen Stellenwert Rückenschmerzen bei Kindern und Jugendlichen haben können, zeigte eine englische

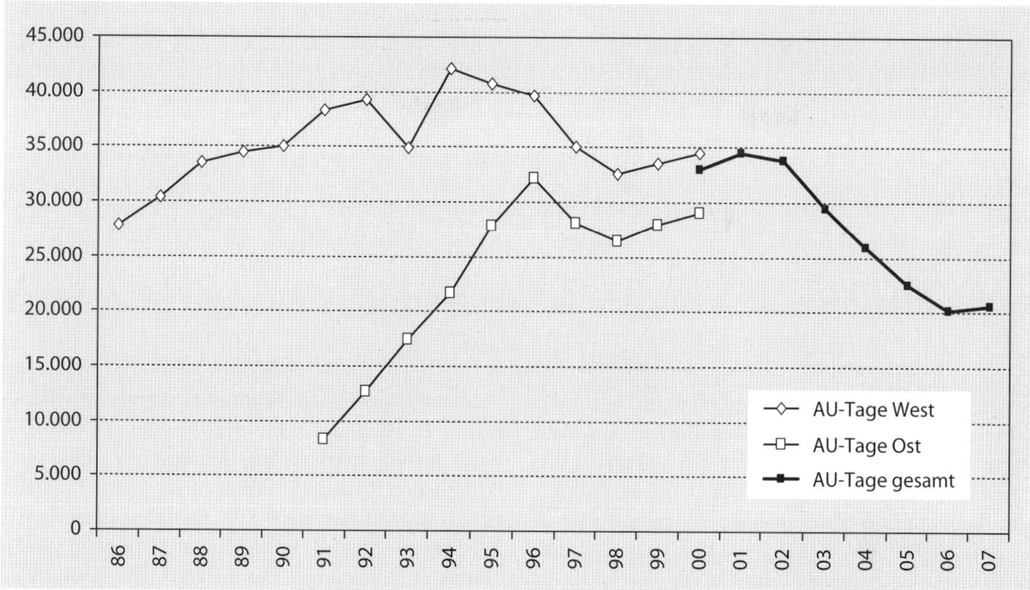

■ **Abb. 2.4** Arbeitsunfähigkeitstage wegen Krankheiten der Wirbelsäule und des Rückens (je 10.000 Pflichtversicherte). *AU* Arbeitsunfähigkeit. (Werte: Krankheitsdatenstatistiken der AOK)

Studie. Etwa 1/4 der an Rückenschmerz leidenden 11- bis 14-Jährigen gab an, aus diesem Grund in den 12 Monaten vor der Befragung ärztliche Hilfe in Anspruch genommen zu haben (Watson et al. 2002). Dies galt gleichermaßen für Mädchen und Jungen. Befunde liegen auch aus Deutschland vor. Etwa 1/3 der 7- bis 14-jährigen Schüler mit Kopfschmerz oder Migräne hatte laut Angaben der Eltern aufgrund der Symptome in den 6 Monaten vor der Befragung einen Arzt aufgesucht (Kröner-Herwig et al. 2007). Bei wiederholt auftretenden Kopfschmerzen konsultierten 57% der Kinder mindestens einen Arzt.

Die Behandlung der Kopfschmerzen war nicht nur abhängig von der Häufigkeit, sondern auch von der **Art der Kopfschmerzen**. So hatten von den Kindern laut Angaben der Eltern 33% wegen Migräne, 7,6% wegen Spannungskopfschmerz und 14% wegen nicht klassifizierbarer Kopfschmerzen mehrfach einen Arzt konsultiert. Auch bei Jugendlichen ist der Anteil mit **chronischen Kopfschmerzbeschwerden** gering im Vergleich zu der Gesamtzahl der Betroffenen: So ergab sich in einer weiteren deutschen Studie, dass 69,4% einer Jugendlichenstichprobe (12–15 Jahre) in den 3 Monaten vor der Befragung von Kopfschmerzen betroffen waren, aber nur 4,4% an 14 oder mehr Tagen im Monat. Die IHS-Kriterien der chronischen Migräne erfüllten sogar nur 0,07%, die der chronischen Spannungskopfschmerzen 0,2% (Fendrich et al. 2007).

2.4.2 Folgen chronischer Schmerzen

> **Schmerzen nehmen eine führende Rolle in Krankheitsartenstatistiken ein.**

In Deutschland sowie in vielen anderen Industrienationen belegen Schmerzen eine vordere Stelle in den Statistiken zu Fehlzeiten, Krankschreibungen und Frühberentungen. 2007 waren je 10.000 AOK-Versicherte 1.020 Fälle aufgrund von Rückenschmerzen (ICD-10-Code M54) krankgeschrieben, und zwar im Durchschnitt an 13,9 Tagen. Gegenüber den Vorjahren ist damit dennoch ein deutlicher Rückgang zu verzeichnen (■ Abb. 2.4).

Laut BKK-Statistik verursachten Muskel- und Skelettbeschwerden im Jahr 2007 26,5% aller **Arbeitsunfähigkeitstage** der erwerbstätigen Pflichtmitglieder. Der größte Anteil hiervon ist durch Rückenerkrankungen bedingt. Damit liegen Muskel- und Skelettbeschwerden als Ursache von Krankschreibungen noch vor Verletzungen (14,5%) und Atemwegserkrankungen (15,7%). Frauen waren im Jahre 2007 insgesamt an 8.853 Tagen je 10.000 Versicherte, Männer an 12.336 Tagen je 10.000 Versicherte aufgrund von Rückenschmerzen (M54) krankgeschrieben.

Obwohl seit 1993 der Anteil **vorzeitiger Berentungen** aufgrund verminderter Erwerbsfähigkeit durch Erkrankungen von Skelett/Muskeln/Bindege-

Tab. 2.1 Arbeitsunfähigkeitsfälle und -tage der Pflichtmitglieder der AOK (ohne Rentner) nach Krankheitsart im Jahre 2007

ICD-10-Codierung	Fälle	Tage	Tage
	Je 10.000 Männer und Frauen		Je Fall
M.54 (Rückenschmerzen)	1.020,38	14.189,18	13,91
G.43 (Migräne)	83,31	327,76	3,93
G.44 (sonstige Kopfschmerzsyndrome)	24,01	162,59	6,77

webe kontinuierlich gesunken ist, sind diese laut der Gesundheitsberichterstattung des Bundes aus dem Jahre 2006 nach den psychischen Erkrankungen immer noch die zweithäufigste Ursache für die frühzeitige Berentung. So erhielten von den Rentenzugängen im Jahr 2003 19,3% der Frauen und 20,9% der Männer infolge von Erkrankungen des Skeletts/der Muskeln/des Bindegewebes die Rente wegen verminderter Erwerbsfähigkeit.

Kopfschmerzen verursachen erheblich weniger Arbeitsausfälle als Rückenschmerzen.

Nach Angaben der AOK betrug der Anteil an Arbeitsausfalltagen wegen Migräne im Jahr 1998 an der Gesamtzahl der Arbeitsausfalltage nur 0,26% in den alten Bundesländern und 0,29% in den neuen Bundesländern. Im Durchschnitt fehlten die Betroffenen nach Angaben der Gesundheitsberichterstattung des Bundes aus dem Jahre 2002 zwischen 5 und 6 Tage am Arbeitsplatz. Der Anzahl der Arbeitsunfähigkeitsfälle und -tage aufgrund von Migräne ist bis zum Jahr 2007 leicht gesunken. Laut AOK-Statistik wurden 2007 weniger Versicherte wegen sonstiger Kopfschmerzen arbeitsunfähig krankgeschrieben als wegen Migräne, aber im Durchschnitt etwas länger (Tab. 2.1). In seltenen Fällen wird auch eine Rente wegen verminderter Erwerbsfähigkeit bei Kopfschmerz- oder Migränepatienten bewilligt. So wurden nach Angaben der Deutschen Rentenversicherung im Jahr 2007 von allen 160.005 Zugängen in der Erwerbsminderungsrente insgesamt 73 Patienten aufgrund von Migräne und 101 Patienten wegen sonstiger Kopfschmerzsyndrome als frühzeitig erwerbsgemindert berentet.

2.4.3 Kosten chronischer Schmerzen

Die Gesamtkosten chronischer Schmerzen sind schwer zu schätzen.

Zu den Gesamtkosten chronischer Schmerzen existieren in Deutschland keine zuverlässigen Zahlen. Die deutsche Bundesregierung schätzte die volkswirtschaftlichen Kosten, die durch chronische Schmerzen entstehen, auf der Basis von Expertenaussagen auf jährlich 21–29 Mrd. € (Deutscher Bundestag 2003). Derartige Schätzungen beruhen auf der Zusammenfassung von gesundheitsökonomischen Ergebnissen, die mit sehr unterschiedlicher Genauigkeit nur für einzelne Schmerzsyndrome (z. B. Kopf- oder Rückenschmerzen) vorliegen. Die verfügbaren Angaben über die durch chronische Schmerzen insgesamt verursachten direkten Kosten (u. a. Kosten der Behandlung, Arzneimittel) und indirekten Kosten (u. a. Arbeitsunfähigkeit, Berentung) sind deshalb lückenhaft und vermutlich durch eine Unterschätzung des tatsächlichen Betrags gekennzeichnet.

Kosten chronischer Rückenschmerzen

Die aktuelle Krankheitskostenrechnung des **Statistischen Bundesamts** weist für das Jahr 2006 in der Kategorie der Dorsopathien (M45–M54 der ICD-10) direkte Kosten in Höhe von 8,3 Mrd. € und eine Anzahl von 208.000 verlorenen Erwerbstätigkeitsjahren aus (Statistisches Bundesamt 2007). Nach den Bewertungssätzen der AG Methoden der gesundheitsökonomischen Evaluation beliefen sich 2004 die durch verlorene Erwerbstätigkeitsjahre verursachten (indirekten) Kosten damit auf rund 9 Mrd. €, die volkswirtschaftlichen Gesamtkosten der Dorsopathien also auf 16,9 Mrd. €. Bei den direkten Kosten waren 55% im Sektor der ambulanten Versorgung und 31% im stationären Bereich entstanden. 69% der indirekten Kosten entfielen auf Arbeitsunfähigkeitszeiten, 31% auf verlorene Erwerbstätigkeit durch Frühberentung.

Die aus weiteren **Studien für Deutschland** verfügbaren Kostenschätzungen weisen eine erhebliche Variabilität auf. Je nach Studie werden für die Gesamtkosten Beträge zwischen 6,3 (Damm et al. 2007) und 48,9 Mrd. € angegeben (Wenig et al. 2009). Die wesentlichen Gründe für die divergenten Zahlen sind vermutlich in der Wahl der Bezugspopulationen (GKV-Versicherte, Bevölkerung) und den eingeschlossenen Kostenarten (Krankenversicherung, Rentenversicherung, private Ausgaben) zu suchen. Vor dem Hintergrund weiterer gesundheitsökonomischer Analysen (Bolten et al. 1998, Krauth et al. 2005), die mit Gesamtkosten für Rückenleiden von jährlich 16–17 Mrd. € rechnen, dürfte die Schätzung aus der Krankheitskostenrechnung des Statistischen Bundesamtes eine belastbare Mittelgröße darstellen.

Schätzungen der durch Rückenschmerzen verursachten Kosten in Deutschland schwanken mit Werten zwischen 6,3 und 48,9 Mrd. € erheblich.

Nahezu alle Kostenschätzungen zeigen ein Überwiegen der **indirekten Kosten**. Diese sind für etwa 60–70% der Gesamtkosten verantwortlich. Darüber hinaus zeigen sich in Abhängigkeit vom Schweregrad der Rückenschmerzen sehr große Unterschiede in den Kosten. Während leichte oder mittelgradige Rückenschmerzen jährlich Kosten in Höhe 500–900 € pro Fall verursachen, erhöht sich dieser Betrag bei Rückenschmerzen mit höherem Schweregrad auf bis zu 7.000 € pro Jahr (Wenig et al. 2009). Hieraus resultiert eine sehr asymmetrische Kostenverteilung:

20% der Fälle mit schwergradigen Rückenschmerzen verursachen etwa 80% der Gesamtkosten.

Kosten chronischer Kopfschmerzen

Im Vergleich zum Rückenschmerz ist die Datenlage zu den Kosten von Kopfschmerzerkrankungen national und international weitaus ungünstiger. Nach Berechnungen von Göbel et al. erreichten Ende der 1990er Jahre die direkten Kosten für die Migräne eine Höhe von 1,7 Mrd. €, die indirekten Kosten beliefen sich bei vorsichtiger Schätzung auf 3,2 Mrd. € (Göbel et al. 2000). Die von Göbel et al. berichteten Gesamtkosten der Migräne (4,9 Mrd. €) korrespondieren gut mit dem europäischen Gesamtkostendurchschnittswert von jährlich 590 € pro Migränepatient, der auf der Basis von Daten aus Deutschland, Frankreich und dem Vereinigten Königreich berechnet wurde (Berg u. Stovner 2005). Bei einer erwachsenen deutschen Bevölkerung (>20 Jahre) von rund 66 Mio. und einer Migräneprävalenz von 14% ergeben sich aus diesem Durchschnittswert Gesamtkosten der Migräne von rund 5,5 Mrd. €. Im Unterschied zur Berechnung von Göbel et al., bei der die direkten Kosten rund 1/3 der Gesamtkosten ausmachten, erreichen die direkten Kosten in der europäischen Schätzung nur einen Anteil von weniger als 10%. Noch schlechter als bei der Migräne ist die Datenlage für andere Kopfschmerzarten.

Legt man eine Gesamtprävalenz aller Kopfschmerzarten in der erwachsenen Bevölkerung von 51% und einen jährlichen Gesamtkostenbetrag von durchschnittlich 425 € pro Patient zugrunde, ergibt sich in einer – wie die Autoren einräumen – sehr spekulativen Berechnung eine Höhe der jährlichen direkten und indirekten Kosten durch Kopfschmerzen in Deutschland von 14,3 Mrd. € (Berg u. Stovner 2005)

2.5 Zusammenfassung

Chronische Schmerzen sind ein individuelles und volkswirtschaftliches Gesundheitsproblem ersten Ranges. Rund jeder 10. Erwachsene leidet an chronischen Schmerzen, die mit moderaten bis starken Beeinträchtigungen in Alltag und Arbeit einhergehen. Im Erwachsenenalter nehmen Rückenschmerzen die führende Position im Hinblick auf individuelle Beschwerdelast, Inanspruchnahme und Folgekosten ein, im Jugendalter sind es dagegen Kopfschmerzen. Pro Jahr verursachen chronische Schmerzen in Deutschland etwa 20–30 Mrd. € direkte und indirekte Kosten. Die Mehrheit hiervon entfällt auf muskuloskeletale Beschwerden und insbesondere auf Rückenschmerzen.

Literatur

1 Andersson HI et al. (1993) Chronic pain in a geografically defined general population: studies of differences in age, gender, social class, and pain localization. Clin J Pain 9: 174–182
2 Berg J, Stovner LJ (2005) Cost of migraine and other headaches in Europe. Eur J Neurol 12(Suppl 1): 59–62
3 Bergman S et al. (2001) Chronic musculoskeletal pain, prevalence rates, and sociodemografic associations in a Swedish population study. J Rheumatol 28: 1369–1377
4 Bolten W, Kempel-Waibel A, Pforringer W (1998) Analyse der Krankheitskosten bei Rückenschmerzen. Med Klin 93: 388–393
5 Bouhassira D et al. (2008) Prevalence of chronic pain with neuropathic characteristics in the general population. Pain 136: 380–387

6 Breivik H et al. (2006) Survey of chronic pain in Europe: prevalence, impact on daily life, and treatment. Eur J Pain 10: 287–333
7 Castillo J et al. (1999) Epidemiology of chronic daily headache in the general population. Headache 39: 190–196
8 Damm O, Bowles D, Greiner W (2007) Krankheitskostenanalyse und gesundheitsökonomische Bewertung eines modellierten Gesundheitspfades Rückenschmerzen. Bertelsmann Stiftung, Bielefeld
9 Deutscher Bundestag (2003) Adäquate Versorgung von Schmerzpatienten. BT-Drucksache 15/2295. www.dgss.org/fileadmin/pdf/1502295.pdf. Gesehen 31 Mai 2010
10 Deyo RA, Rainville J, Kent DL (1992) What can the history and physical examination tell us about low back pain? JAMA 268: 760–765
11 Diener HC, Limmroth V (2004) Medication-overuse headache: a worldwide problem. Lancet Neurol 3: 475–483
12 Ehde DM et al. (2003) Chronic pain secondary to disability: a review. Clin J Pain 19: 3–17
13 Ellert U, Neuhauser H, Roth-Isigkeit A (2007) [Pain in children and adolescents in Germany: the prevalence and usage of medical services. Results of the German Health Interview and Examination Survey for Children and Adolescents (KiGGS)]. Bundesgesundheitsblatt Gesundheitsforschung Gesundheitsschutz 50: 711–717
14 Elliott AM et al. (1999) The epidemiology of chronic pain in the community. Lancet 354: 1248–1252
15 Fendrich K et al. (2007) Headache prevalence among adolescents--the German DMKG headache study. Cephalalgia 27: 347–354
16 Göbel H et al. (2000) Epidemiologie und sozioökonomische Konsequenzen von Migräne und Kopfschmerzerkrankungen. Versicherungsmedizin 52: 19–23
17 Huber D, Henrich G (2003) Personality traits and stress sensitivity in migraine patients. Behav Med 29: 4–13
18 Koes BW, van Tulder MW, Thomas S (2006) Diagnosis and treatment of low back pain. BMJ 332: 1430–1434
19 Krauth C et al. (2005) Rückenschmerz: Krankheitskosten und Einsparpotenziale präventiver Maßnahmen. In: Hildebrandt J, Müller G, Pfingsten M (Hrsg) Lendenwirbelsäule. Ursachen, Diagnostik und Therapie von Rückenschmerzen. Urban & Fischer, München, S 14–26
20 Kröner-Herwig B, Heinrich M, Morris L (2007) Headache in German children and adolescents: a population-based epidemiological study. Cephalalgia 27: 519–527
21 Kröner-Herwig B, Morris L, Heinrich M (2008) Biopsychosocial correlates of headache: what predicts pediatric headache occurrence? Headache 48: 529–544
22 Kühlein T et al. (2008) Kontinuierliche Morbiditätsregistrierung in der Hausarztpraxis – Vom Beratungsanlass zum Beratungsergebnis. Die häufigsten 20 Beratungsanlässe – Content Jahreskontaktgruppe 2007. Urban & Vogel, München
23 Linton SJ (2000) A review of psychological risk factors in back and neck pain. Spine 25: 1148–1156
24 Linton SJ (2001) Occupational psychological factors increase the risk for back pain: a systematic review. J Occup Rehabil 11: 53–66
25 Macfarlane GJ (1999) Generalized pain, fibromyalgia and regional pain: an epidemiological view. Baillieres Best Pract Res Clin Rheumatol 13: 403–414
26 Neuhauser H, Ellert U, Ziese T (2005) [Chronic back pain in the general population in Germany 2002/2003: prevalence and highly affected population groups]. Gesundheitswesen 67: 685–693
27 Neumann L, Buskila D (2003) Epidemiology of fibromyalgia. Curr Pain Headache Rep 7: 362–368
28 Nicholson RA et al. (2007) Psychological risk factors in headache. Headache 47: 413–426
29 Pascual J, Colas R, Castillo J (2001) Epidemiology of chronic daily headache. Curr Pain Headache Rep 5: 529–536
30 Perquin CW et al. (2000) Pain in children and adolescents: a common experience. Pain 87: 51–58
31 Pincus T et al. (2002) A systematic review of psychological factors as predictors of chronicity/disability in prospective cohorts of low back pain. Spine 27: 109–120
32 Roth-Isigkeit A (2006) Zur Epidemiologie von anhaltenden und/oder wiederkehrenden Schmerzen bei Kindern. Monatsschrift Kinderheilkunde 154: 741–754
33 Russell MB (2004) Epidemiology and genetics of cluster headache. Lancet Neurol 3: 279–283
34 Schmidt CO, Baumeister SE (2007) Simple patterns behind complex spatial pain reporting? Assessing a classification of multisite pain reporting in the general population. Pain 133: 174–182
35 Schmidt CO, Kohlmann T (2006) Epidemiologie von Kopf- und Gesichtsschmerzen. In: Huggins A, Göbel H, Schilgen M (Hrsg) Gesichts- und Kopfschmerzen aus interdisziplinärer Sicht – Evidenz zur Pathophysiologie, Diagnostik und Therapie. Springer, Berlin Heidelberg New York Tokio, S 3–20
36 Schmidt CO et al. (2007) Back pain in the German adult population. Prevalence, severity, and sociodemografic correlates in a multi-regional survey. Spine 32: 2005–2011
37 Silberstein SD (2005) Chronic daily headache. J Am Osteopath Assoc 105: 23S–29S
38 Statistisches Bundesamt (2007) Krankheitskosten in Mio. € für Deutschland. Ad-hoc-Tabelle. http://www.gbe-bund.de/oowa921-install/servlet/oowa/aw92/WS0100/_XWD_PROC?_XWD_182/2/XWD_CUBE.DRILL/_XWD_208/D.946/28384. Gesehen 7 Mai 2010
39 Watson KD et al. (2002) Low back pain in schoolchildren: occurrence and characteristics. Pain 97: 87–92
40 Wenig CM et al. (2009) Costs of back pain in Germany. Eur J Pain 13: 280–286
41 Willweber-Strumpf A, Zenz M, Bartz D (2000) Epidemiologie chronischer Schmerzen. Eine Befragung in fünf Facharztpraxen in Bochum. Schmerz 14: 84–91
42 Woolf AD, Pfleger B (2003) Burden of major musculoskeletal conditions. Bull World Health Organ 81: 646–656

43 Zentralinstitut der kassenärztlichen Vereinigung (2009) Die 50 häufigsten ICD-10-Schlüsselnummern nach Fachgruppen. Basis: aus dem ADT-Panel des Zentralinstituts; Jahr 2008. 2009. http://www.zi-berlin.de/morbilitaetsanalyse/downloads/Die_50_haeufigsten_ICD_08.pdf. Gesehen 31 Mai 2010
44 Zwart JA et al. (2004) The prevalence of migraine and tension-type headaches among adolescents in Norway. The Nord-Trondelag Health Study (Head-HUNT-Youth), a large population-based epidemiological study. Cephalalgia 24: 373–379

Physiologie von Nozizeption und Schmerz

W. Magerl und R.-D. Treede

Das nozizeptive System ist ein Subsystem der Somatosensorik mit sog. Nozizeptoren, spezifischen Sensoren zur Entdeckung faktisch oder potenziell schädigender Einwirkungen auf das Körpergewebe. Die Eigenschaften und Polymodalität der Nozizeptoren werden funktionell und molekular beschrieben. Die Eigenschaften der Zielneurone, die Besonderheiten der synaptischen Umschaltung im Rückenmark sowie der zum Gehirn aufsteigenden Bahnen werden ebenso erörtert wie die supraspinale Organisation des nozizeptiven Systems und die Rolle von Thalamus, Amygdala und Kortex. Einen besonderen Stellenwert haben die mannigfachen Plastizitätsmechanismen des nozizeptiven Systems: periphere und zentrale Sensibilisierung sowie synaptische Langzeitpotenzierung. Dies leitet über zu einem Exkurs in die Pathophysiologie des nozizeptiven Systems bei peripheren oder zentralen Läsionen (neuropathischer Schmerz).

3.1 Einleitung

3.1.1 Nozizeption – ein universelles Schutzsystem

Die Wahrnehmung schädigender Ereignisse (Nozizeption) ist eine universelle Eigenschaft nahezu aller Organismen. Nozizeption ist die sensorische Grundlage der Auslösung angemessenen Verhaltens zum Schutz der körperlichen Integrität.

Das Fehlen eines funktionstüchtigen nozizeptiven Systems ist langfristig von erheblichem Nachteil; es führt zu Fehlfunktionen und Fehlbelastungen von Skelett, Muskeln und Organen, unkontrollierter Selbstschädigung und typischerweise zu einer gravierend verringerten Lebenserwartung.

Die Grundlagen des nozizeptiven Systems lassen sich in der Evolution weit zurückverfolgen. Alle Wirbeltiere, Amphibien und Mollusken verfügen über nozizeptive Systeme, die mit dem der Säuger eng verwandt sind. Einfachere Organismen besitzen in der Regel homologe Systeme der Nozizeption. Beispielsweise lassen sich bei Larven von Schmetterlingen und Nachtschwärmern (Manduca sexta oder Tabakwurm) eine regionale Organisation nozizeptiver Wahrnehmung, angemessene Meidereflexe, gerichtete Angriffsbewegungen auf den Ort der noxischen Stimulation und grundlegende Prinzipien der nozizeptiven Plastizität nachweisen (Walters et al. 2001). Grundlegende Prinzipien der nozizeptiven Organisation von Säugern (lokale Organisation, endogene Schmerzkontrolle, Schmerzgedächtnis) finden sich weitgehend bereits in der Organisation der Ganglien eines Weichtiers, des Kalifornischen Seehasen (Aplysia californica). Aus der experimentellen Erforschung seines nozizeptiven Systems stammen wertvolle Erkenntnisse über Mechanismen der synaptischen Plastizität (Rayport u. Kandel 1986, Woolf u. Walters 1991).

Im Verlauf der letzten 50 Jahre haben sich unsere Vorstellungen von den Mechanismen der Nozizeption häufig gewandelt: Eine moderne Analyse der Nozizeptorfunktion setzte mit der Elektrophysiologie der späten 1960er Jahre ein, in den 1970er Jahren die Erforschung der nozizeptiven Systeme des Rückenmarks und der absteigenden Kontrollsysteme des Hirnstamms, die Analyse zentralnervöser Plastizitätsprozesse Mitte der 1980er Jahre, molekularbiologische Methoden Mitte der 1990er Jahre, und zu Beginn des 21. Jahrhunderts finden Methoden der Humangenetik, mit erheblicher Verspätung, einen Zugang zur Analyse der Nozizeption. Eine umfassende Übersicht der Entwicklung der Forschung und theoretischen Konzepte über Schmerz und Nozizeption findet sich bei Perl (2007).

3.2 Abgrenzung von Nozizeption und Schmerz

3.2.1 Teilaspekte der Schmerzempfindung

Nach Definition der International Association for the Study of Pain (IASP) verstehen wir unter Schmerz ein unangenehmes Sinnes- und Gefühlserlebnis, das mit tatsächlicher oder potenzieller Gewebeschädigung verknüpft ist oder mit Begriffen einer solchen Schädigung beschrieben wird. Eine Schmerzempfindung setzt sich demnach aus mehreren Teilaspekten zusammen: Die **sensorisch-diskriminative Komponente** besteht aus der Identifikation des Ortes und der Form sowie der Kodierung von Intensität und Qualität eines auslösenden und potenziell gewebsschädigenden Reizes. Dies bildet die Voraussetzung, um angemessen auf diesen Reiz reagieren zu können. Motorische Reaktionen bestehen im einfachsten Fall aus reflexhaften Bewegungsabfolgen wie z. B. dem Wegziehen des Fußes beim Tritt auf einen spitzen Stein (spinal vermittelte polysynaptische Fluchtreflexe), aber auch komplexeren Reaktionen wie der Fluchtreaktion. Sie können in elaborierteren Verhaltensmustern münden, wie z. B. der Schonhaltung.

Das **Schmerzverhalten** wird sowohl durch die emotionale Bewertung des Schmerzereignisses (affektiv-motivationale Komponente) als auch durch frühere Schmerzerfahrungen und die Bewertung des situativen Kontextes beeinflusst (kognitive Komponente). Darüber hinaus führen Schmerzreize über die Aktivierung des autonomen Nervensystems (»emotionales Motorsystem«, vegetative Komponente; Jänig 2006) u. a. zu peripheren, sympathikusvermittelten Reaktionen (Vasokonstriktion, Schweißsekretion), kardiovaskulären Reaktionen (z. B. Herzfrequenzanstieg), sowie respiratorischen Reaktionen (Steigerung des Atemantriebs).

3.2.2 Differenzierung von Nozizeption und Schmerz

Für das Verständnis physiologischer und pathophysiologischer Schmerzvorgänge ist es bedeutsam, zwischen »Nozizeption« und »Schmerz« zu unterscheiden.

- Unter **Nozizeption** verstehen wir seit der Definition von Nozizeptoren als spezifischen Sensoren für schädigende Ereignisse durch Sherrington um 1900 die Detektion und Verarbeitung noxischer Reize durch einen spezialisierten Teil des somatosensorischen Systems, das nozizeptive System.
- Dagegen umfasst der Begriff **Schmerz** eine bewusste Empfindung des Sinneseindrucks, der unter Berücksichtigung kognitiver und emotionaler Bewertungen aus den Informationen des nozizeptiven Systems synthetisiert wird.

Darüber hinaus muss eine wesentliche Besonderheit des nozizeptiven Systems berücksichtigt werden: die Fähigkeit, seine Erregbarkeit je nach Reizursache, einkommender Reizintensität und Reizdauer zu verändern. Dieser als **Sensibilisierung** bezeichneter Prozess ist ein wesentliches Merkmal klinischer Schmerzzustände und ihrer zugrundeliegenden Mechanismen (Schmerz infolge von Gewebstraumata, z. B. nach einer Verbrennung oder Quetschung, postoperativer Schmerz, Entzündungsschmerz etc.).

Schmerz kann aber auch nach Schädigung des neuronalen Apparats selbst entstehen und signalisiert dann nicht einen »regelgerecht« durch das nozizeptive System in den peripheren Geweben aufgenommenen Schaden, sondern entsteht innerhalb des nozizeptiven Systems (neuropathischer Schmerz).

Nozizeption ist die Verarbeitung adäquater Sinnesaktivierung (nozizeptiver Reize) in einem spezialisierten Sinnessystem (nozizeptiven System). Schmerz entsteht aus der bewussten Wahrnehmung und Bewertung dieser nozizeptiven Signale.

3.2.3 Nozizeptives Projektionssystem

Die Bahnen des Schmerzsinns (nozizeptive Bahnen) sind ein Teil des somatosensorischen Systems. Dieses besteht nach klassischer Zählung aus vier Neuronen:

1. erstes Neuron (in der Peripherie),
2. zweites Neuron im Rückenmark,
3. drittes Neuron im Thalamus und
4. viertes Neuron in der Großhirnrinde.

Das Soma des **1. Neurons** befindet sich im ipsilateralen Spinalganglion (spinothalamisches System; grau in Abb. 3.1) bzw. Ganglion Gasseri (trigeminothalamisches System). Die peripheren Axone sind entweder dünne myelinisierte Fasern der Gruppe III (Aδ) oder nichtmyelinisierte Fasern der Gruppe IV (C) mit freien Nervenendigungen. Das 1. Neuron hat als primäre Sinneszelle folgende Funktionen:

- Transduktion der somatosensorischen Reize in Generatorpotenziale,
- Transformation in Aktionspotenzialfolgen und Erregungsleitung zum ZNS,
- präsynaptische Transmitterfreisetzung, reguliert durch präsynaptische Hemmung.

Das Soma des **2. Neurons** liegt ipsilateral im Hinterhorn des Rückenmarks (spinothalamisches System), und seine Axone kreuzen auf die zum Reiz kontralaterale Seite (anterolateraler Trakt; Vorderseitenstrang). Das 2. Neuron hat folgende Funktionen (▶ Abschn. 3.3):

- Integration der synaptischen Eingänge aus der Peripherie und von deszendierenden Bahnen,
- Projektion zu lokalen Reflexbögen (motorisch und vegetativ),
- Projektion zu Reflexzentren im Hirnstamm (supraspinale Schleife),
- Projektion zum aszendierenden retikulären aktivierenden System (ARAS; unspezifisches sensorisches System),
- Erregungsleitung zum 3. Neuron im Thalamus (spezifisches sensorisches System).

Das Soma des **3. Neurons** liegt kontralateral in den spezifischen somatosensorischen lateralen Kernen des Thalamus (VPL, VPM, VMpo). Das 3. Neuron projiziert zum 4. Neuron. Tatsächlich projizieren die Thalamuskerne parallel zu mehreren Teilen des Kortex (SI,

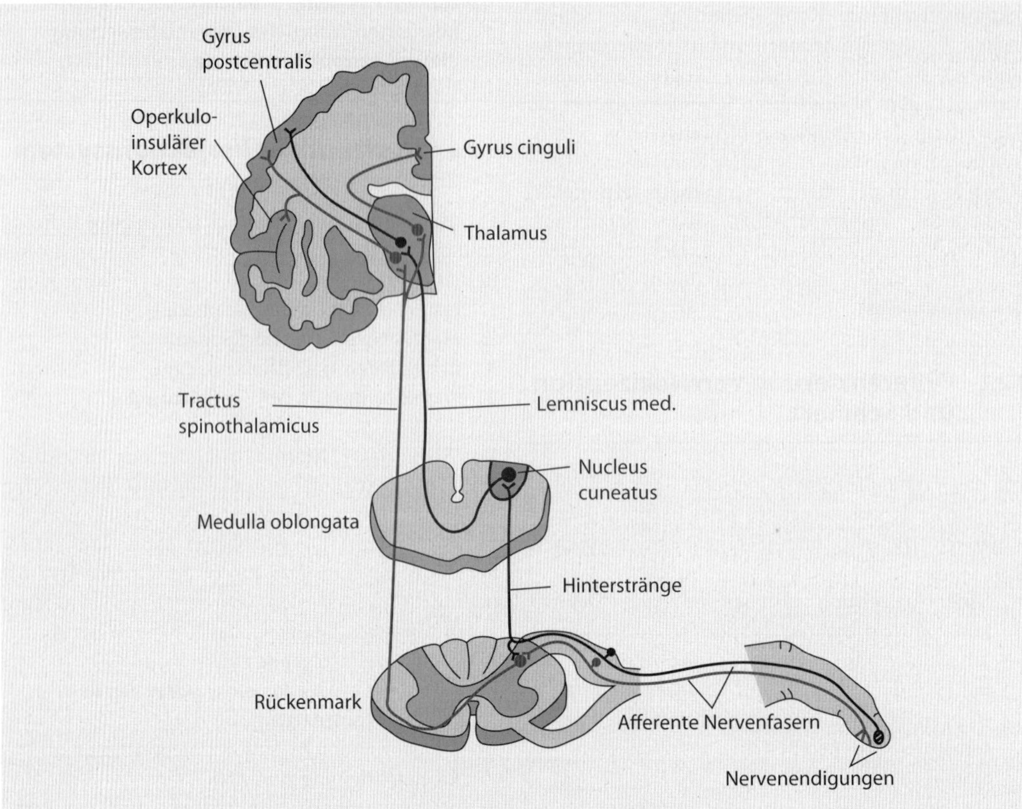

Abb. 3.1 Allgemeine Organisationsprinzipien des somatosensorischen Systems. Projektionsbahnen des somatosensorischen Systems. *Schwarz:* Bahnen und Kerne des lemniskalen Systems (Mechanorezeption, Propriozeption) mit Leitung im Hinterstrang. *Grau:* Bahnen und Kerne des spinothalamischen Systems (Thermorezeption, Nozizeption, Viszerozeption) mit Leitung im Vorderseitenstrang. Beide projizieren über spezifische Thalamuskerne (lateral) zu den somatosensorischen Kortizes (SI, SII) und über unspezifische Thalamuskerne (medial) zum Gyrus cinguli. Der Gyrus postcentralis enthält den primären somatosensorischen Kortex (SI). Der operkuloinsuläre Kortex enthält den sekundären somatosensorischen Kortex (SII) und die Inselrinde. Der Gyrus cinguli enthält insbesondere im vorderen und mittleren Anteil somatosensorische Areale. (Aus Treede 2007)

SII, Inselrinde). Eine weitere Bahn erreicht den unspezifischen medialen Teil des Thalamus mit Projektionen zu Gyrus cinguli, Amygdala und Hypothalamus (▶ Abschn. 3.3.6, ▶ Abschn. 3.3.7, ▶ Abschn. 3.3.9).

Das **4. Neuron** des nozizeptiven Systems liegt in kortikalen Regionen, wobei wir kein einfaches kortikales nozizeptives Projektionsgebiet finden, keinen »nozizeptiven Kortex«. Vielmehr existiert auf kortikaler Ebene ein verteiltes Repräsentationssystem, das direkte Projektionen zu neokortikalen Gebieten einbezieht (primärer und sekundärer somatosensorischer Kortex), aber auch Projektionen in ältere Kortexareale (Gyrus cinguli, Inselrinde) sowie zu den hierarchisch tiefer gelegenen Arealen des limbischen Systems und im Zwischenhirn (Dienzephalon), namentlich in der Amygdala und im Hypothalamus.

Aus zwei Gründen ist die Annahme einer Vier-Neuronen-Kette nur als Metapher zu verstehen:

- Die Verschaltungen innerhalb eines Kerngebietes sind überwiegend nicht monosynaptisch, sondern oligo- bzw. polysynaptisch.
- Im nozizeptiven System gibt es parallele Projektionswege mit unterschiedlicher Anzahl synaptischer Verschaltungen.

Die nachfolgenden Abschnitte geben eine Übersicht über die gegenwärtig für die Nozizeption als wichtig angesehenen Kerngebiete und ihre Verbindungen innerhalb des Zentralnervensystems (2.–4. Neuron), die

Eigenschaften der Nervenzellen in diesen Kerngebieten und deren Modulation sowie die Angriffspunkte im ZNS für analgetische Behandlungen.

Besonderheiten der trigeminalen Nozizeption

Das Ganglion des N. trigeminus enthält analog zum Spinalganglion die pseudounipolaren Neurone, die das 1. Neuron der somatosensorischen Bahn bilden. Die synaptische Verschaltung mit dem 2. Neuron erfolgt für die Mechanorezeption im ipsilateralen Nucleus principalis in der Pons, für die Thermorezeption und Nozizeption im sehr viel tiefer gelegenen ipsilateralen Subnucleus caudalis des spinalen Trigeminuskerns (oberes Halsmark).

Beide Kerne projizieren zum kontralateralen somatosensorischen Thalamus in den Nucleus ventralis posterior medialis (VPM), wo sich das 3. Neuron befindet. Der spinale Trigeminuskern entspricht funktionell dem Hinterhorn des Rückenmarks und projiziert außer in den Thalamus daher auch in die Formatio reticularis.

Das 4. Neuron liegt in der Großhirnrinde, im am weitesten lateral gelegenen Teil des Gyrus postcentralis. Als Analogon der Viszerozeption im trigeminalen System kann man die Innervation der Hirnhäute ansehen. Diese ist ebenfalls im spinalen Trigeminuskern repräsentiert, was bei Kopfschmerzen relevant ist. Da sich das trigeminale System vom zervikalen Rückenmark bis ins Mittelhirn erstreckt, kann es bei Infarkten oder anderen Läsionen in dieser Region zu sehr komplexen Funktionsdefiziten kommen.

3.3 Physiologie der Nozizeption

3.3.1 Periphere afferente Mechanismen (Nozizeptoren)

Qualitäten der Nozizeption

Die Nozizeption vermittelt zahlreiche **Schmerzqualitäten**, die beim Menschen mittels Listen von Eigenschaftswörtern erfasst werden können (z. B. MPQ: »McGill Pain Questionnaire«, SES: »Schmerzempfindungsskala«). Im Gegensatz zum Geschmackssinn gibt es für den Schmerzsinn noch keine klar definierte Zahl von Basisqualitäten. Einige durch das nozizeptive System vermittelte Empfindungen werden nicht unbedingt als Schmerz identifiziert:

- Stechender Schmerz wird aufgrund von Ergebnissen aus Experimenten mit selektiven Nervenblockaden den Gruppe-III-Afferenzen (Aδ-Fasern) zugeschrieben,
- brennender Schmerz den Gruppe-IV-Afferenzen (C-Fasern).
- Wie drückende, bohrende oder weitere Schmerzqualitäten kodiert werden, ist unbekannt.
- Weiterhin wird auch die Juckempfindung durch das nozizeptive System vermittelt (▶ Abschn. 3.3.1.6).
- »Stechender Geruch« und »scharfer Geschmack« sind Sinnesleistungen der Nozizeption der Schleimhaut.
- Die Schärfe einer Nadelspitze oder die »Kratzigkeit« von Wollstoffen sind Sinnesleistungen der Nozizeption der Haut..

Die direkte Ableitung von Aktionspotenzialen durch Mikroelektroden in nozizeptiven Axonen des Menschen (Mikroneurografie) legt nahe, dass niederfrequente Aktionspotenzialfolgen von nozizeptiven Afferenzen (in etwa unterhalb von 1 Hz) typischerweise nicht bewusst wahrgenommen werden.

Räumliches Auflösungsvermögen

Das räumliche Auflösungsvermögen der Nozizeption ist in den meisten Anteilen der Haut ähnlich hoch wie das der Mechanorezeption (ca. 1 cm räumliche Unterschiedsschwelle). Hautareale mit erhöhter Auflösung, wie dies für den Tastsinn die Fingerspitze oder die Zunge sind (mit 0,5–1 mm räumlicher Auflösung), gibt es bei der Nozizeption allerdings nicht. In tiefen Geweben (Bewegungsapparats und Muskulatur) ist die Lokalisation weniger präzis. Die Fähigkeit zur Lokalisation in viszeralen Geweben (schmerzhafte Organe) ist sehr rudimentär, es kommt regelhaft zu Fehllokalisationen, z. B. bei Bauchschmerzen.

Nozizeptoren

> **Nozizeptoren sind die zellulären Sensoren des nozizeptiven Systems.**

Nozizeptive Afferenzen enden als freie Nervenendigungen nichtmyelinisierter Nervenfasern (Gruppe-IV- oder Gruppe-C-Fasern) und dünner myelinisierter Nervenfasern (Gruppe-III- oder Aδ-Fasern) in Haut, Schleimhaut, Teilen des Bewegungsapparats (Knochen und Gelenke, sogar Abschnitte der Bandscheibe) und einigen Eingeweideorganen, beispielsweise in der Wand vieler Hohlorgane (z. B. Blasenwand, Gallenblase, Gastrointestinaltrakt). Nozizeptive Nervenendigungen bilden ein weit verzweigtes Netz, das mit einem einzigen ableitenden Axon verbunden ist. Die rezeptiven Felder sind daher häufig groß, diskontinuierlich und heterogen in der räumlichen Verteilung der Empfindlichkeit.

Auch in der Umgebung von Gefäßen findet sich typischerweise ein dichtes Geflecht nozizeptiver Fasern (paravaskuläre nozizeptive Innervation). In der äußersten Schicht der Haut (Epidermis) reichen diese Endigungen bis in die obersten vitalen Zellschichten und enden nur wenige Zelllagen unterhalb der Hautoberfläche, in der sich sonst keine weiteren Arten von Sensoren finden (◘ Abb. 3.2a). Dies ist eine ideale Position für Sensoren, deren Funktion die Detektion aktueller oder potenzieller Gewebeschädigung ist (nozizeptiver Reiz).

Einige spezialisierte Abschnitte der Körperoberfläche im Bereich von Körperöffnungen sind sogar ausschließlich nozizeptiv innerviert (Zahnpulpa, Kornea, Trommelfell). Die nozizeptive Innervation besitzt in den meisten Organen eine hohe Innervationsdichte. Aus diesem Grund gehört die überwiegende Mehrzahl aller afferenten Axone in peripheren Nerven (ca. 90%) zu Nozizeptoren.

Mikroanatomische Analysen zeigen in nozizeptiven Nervenendigungen kolbenförmige Auftreibungen, in denen sich Zellorganellen und Partikel finden (Mitochondrien, Glykogenspeicher), die darauf hinweisen, dass hier möglicherweise metabolische Prozesse stattfinden, die mit der Transduktion verknüpft sein könnten. Dabei ist auch beschrieben worden, dass Nozizeptoren an Faserzüge angelagert sein können (z. B. im Gelenkknorpel oder in Bändern) und auf diese Weise eine erhöhte Zugspannung innerhalb dieser Gewebe detektieren.

> **Nozizeptoren sind anatomisch betrachtet verzweigte freie Nervenendigungen mit dünnen Axonen.**

Die Verteilung von Nozizeptoren im Gewebe ist bemerkenswerterweise nicht statisch, sondern zeigt eine beschränkte Dynamik ihrer Morphologie. Nozizeptive Endigungen zeigen kontinuierlich sehr langsame Veränderungen ihrer Position im Gewebe, die durch intravitalmikroskopische Untersuchen an der Kornea nachgewiesen wurden. Dies kommt durch kontinuierliche Wachstumsprozesse zustande mit Retraktion und Wiederaussprossen, die vermutlich durch das Gewebsmilieu gesteuert werden.

Axone nozizeptiver Neurone (erster und zweiter Schmerz)

Im Summenaktionspotenzial peripherer Nerven lassen sich die Gruppen der dünn myelinisierten **Aδ-Faser-Nozizeptoren** leicht anhand ihrer Gruppenlaufzeit (Latenz) von denen der nichtmyelinisierten **C-Faser-Nozizeptoren** unterscheiden (◘ Abb. 3.2b; mod. nach Gasser 1941). Ihre Leitungsgeschwindigkeiten unterscheiden sich ebenfalls gravierend und betragen typischerweise 15–25 m/s für Aδ-Fasern (Bandbreite ca. 3–70 m/s), jedoch nur etwa 1 m/s für C-Fasern (Bandbreite: ca. 0,5–3 m/s) der nozizeptiven Axone.

Bedingt durch diesen Unterschied der Leitgeschwindigkeit entsteht bei längeren peripheren Leitstrecken (z. B. bei schmerzhafter Stimulation durch einen Nadelstich im Bereich der Hand) eine Laufzeitverschiebung in einer Größenordnung von mehreren Hundert Millisekunden. Damit verbunden ist eine **doppelte Schmerzempfindung** und ebenso unterschiedene Reaktionszeiten: ein früher **erster Schmerz** (Reaktionszeit bei Stimulation der Hand typischerweise etwa 200 ms) und ein nachfolgender **zweiter Schmerz** (Reaktionszeit bei Stimulation der Hand typischerweise etwa 1000 ms). Ersterer wird gewöhnlich als klar definiert wahrgenommen (z. B. als stechend), letzterer eher als weniger klar definiert (z. B. als ein langes Brennen).

Diese Unterscheidung findet sich für mechanische und thermische noxische Reize (Magerl et al. 2001). Bei kurzen peripheren Leitstrecken ist der Laufzeitunterschied nicht hinreichend für eine solche bewusste Unterscheidung. Dazu trägt auch die integrative Eigenschaft unserer Wahrnehmung bei, die zeitlich nahe Ereignisse als einander zugehörig (d. h. gleichzeitig) kategorisiert (◘ Abb. 3.2c; mod. nach Lewis u. Pochin 1937).

Nozizeptive Aδ-Fasern spielen aufgrund der höheren Nervenleitgeschwindigkeit eine entscheidende Rolle für schnelle Reflexantworten. Der Prototyp dieser Reflexantworten ist der schnelle **Wegziehreflex**, der im Tierexperiment als Operationalisierung des Schmerzverhaltens genutzt wird (Wegziehen der Pfote, des Schwanzes).

Nozizeptive C-Fasern sind aufgrund ihrer niedrigen Nervenleitgeschwindigkeit dafür nur bedingt geeignet. Sie haben aber in aller Regel niedrigere Aktivierungsschwellen als nozizeptive Aδ-Fasern und erfüllen optimal Eigenschaften eines empfindlichen Detektionssystems.

> **Schnell leitende Aδ-Faser-Nozizeptoren bzw. langsam leitende C-Faser-Nozizeptoren sind verantwortlich für die Empfindung des ersten bzw. zweiten Schmerzes.**

Polymodalität der Nozizeption

Nozizeptoren reagieren auf mechanische, thermische und chemische Reize. Sie sind Sensoren, die typischerweise mehrere verschiedene Reizmodalitäten in-

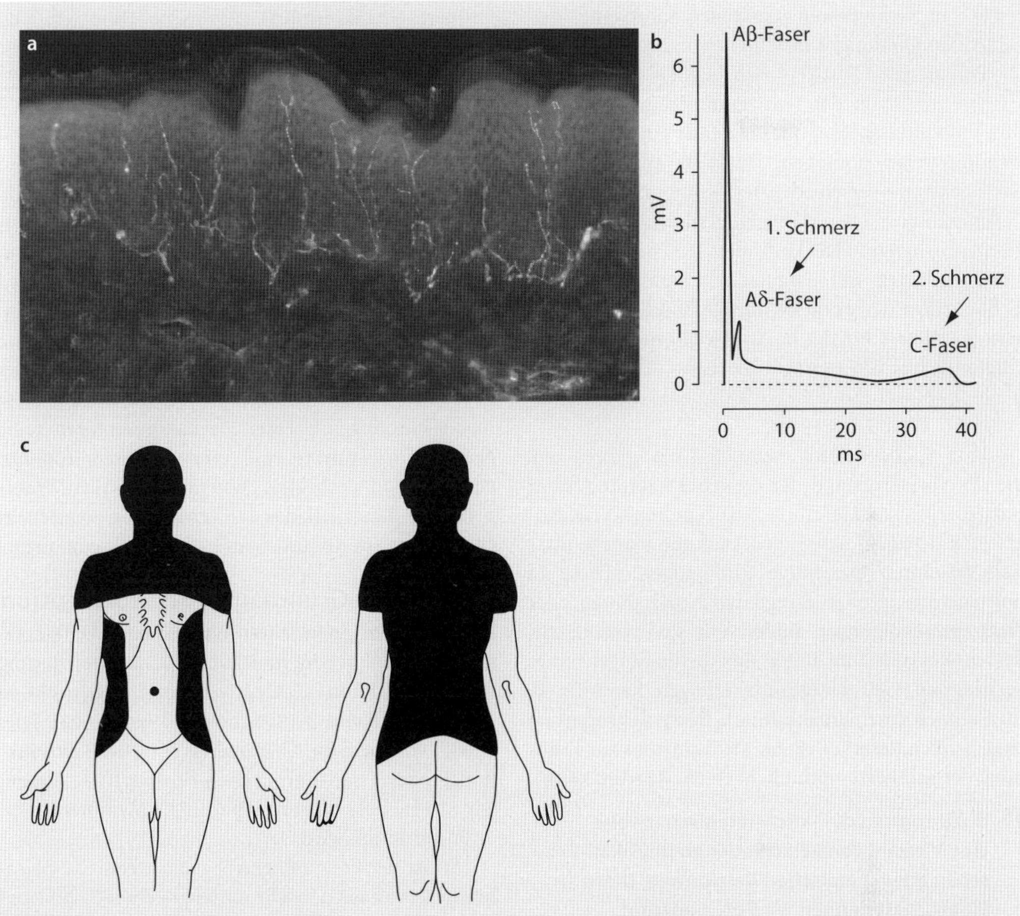

Abb. 3.2a–c Nozizeptive Innervation der Haut durch freie Nervenendigungen. **a** Nozizeptive Nervenendigungen verlaufen in Faszikeln mit den kleinen Gefäßen zur Haut. Die Kapillargefäße der Haut sind sichtbar als Gefäßschlingen in den Hautpapillen (dunkelgrau). Feine Verästelungen der Nervenfaszikel treten über die Gefäßschicht hinaus in die oberste Hautschicht (Epidermis) als einzelne oder verzweigte Nervenfasern bis zur Hautoberfläche ein (dünne helle Strukturen parallel zu den Gefäßen) und enden nur wenige Zelllagen unterhalb der Hautoberfläche (dünne hellgraue Strukturen oberhalb der Gefäßschicht). (Mit freundl. Genehmigung von S. Haußleiter und C. Maier, Bochum) **b** Summenaktionspotenziale peripherer Nerven (hier Ratte) erreichen aufgrund ihrer unterschiedlichen Nervenleitungsgeschwindigkeit das Rückenmark nach unterschiedlich langer Latenz in folgender Reihenfolge: Aβ-Fasern (zugeordnete Empfindung: Berührung), Aδ-Fasern (zugeordnete Empfindung: erster Schmerz), C-Fasern (zugeordnete Empfindung: zweiter Schmerz). Das Summenaktionspotenzial der C-Fasern wird 10- bis 20-mal langsamer geleitet als das von Aδ-Fasern. Wenn die Leitstrecke hinreichend lang ist (ca. 40–50 cm) resultiert eine Zeitverzögerung zwischen beiden Erregungen von mehreren Hundert Millisekunden, die erlaubt, beide Signale als distinkte Schmerzwahrnehmungen zu unterscheiden. **c** Eine Stimulation (z. B. ein Nadelstich) in Hautgebieten mit langer Leitungsstrecke der peripheren Nerven bis zum Rückenmark (weiß dargestellt) wird als doppelte Schmerzempfindung wahrgenommen (erster und zweiter Schmerz); in den schwarz dargestellten Oberflächenareale mit kurzen peripheren Leitungsstrecken sind erster und zweiter Schmerz subjektiv nicht verlässlich unterscheidbar)

tegrieren (**Polymodalität**). Dabei ist ihre Schwelle für physikalische Reize höher als die der jeweiligen spezifischen Mechano- und Thermorezeptoren. Bei punktförmiger und kurz dauernder Reizung können sie aufgrund ihrer oberflächlichen Lage ausnahmsweise auch empfindlicher reagieren als die tiefer gelegenen Mechanorezeptoren. Beispiel: Eine Wollfaser übt nur eine geringe Kraft aus, dies aber auf eine sehr kleine Fläche. Somit entsteht eine Verformung nur innerhalb der oberflächlichen Epidermis, was jedoch schon ausreicht, um Nozizeptoren zu aktivieren und eine nozizeptive Empfindung, Kratzen, hervorzurufen.

Polymodale Nozizeptoren stellen eine große Gruppe innerhalb der Nozizeptorgesamtpopulation, ihre individuellen Empfindlichkeiten sind nicht notwendigerweise homogen, sondern repräsentieren ein Spektrum verschiedenster Kombinationen von Teilempfindlichkeiten. Weiterhin sind nicht alle Nozizeptoren polymodal. Es finden sich auch spezialisierte Subtypen mit singulären Empfindlichkeiten, z. B. ein Typ der exklusiv hitzeempfindlichen C-Fasern (C-Hitze, CH), der hochschwelligen mechanisch empfindlichen C-Fasern (C-Mechano, CM) oder ein hochschwelliger ausschließlich mechanisch empfindlicher Aδ-Faser-Nozizeptor.

Eine Sonderstellung nehmen Nozizeptoren ein, die im Normalzustand des Gewebes kaum oder gar nicht erregbar sind (stumme Nozizeptoren). Viele Nozizeptoren zeigen diese Eigenschaft für manche ihrer Äste (stumme nozizeptive Endigungen). Diese in normalem Gewebe unerregbaren Nozizeptoren oder Nozizeptorendigungen bilden ein Reservekollektiv, dessen Rekrutierung unter den Bedingungen eines veränderten Gewebszustands erfolgen kann (z. B. im Rahmen einer Entzündung). Diese Rekrutierung einer »stillen Reserve« ist ein Mechanismus zur Erhöhung der Schmerzempfindlichkeit (► Abschn. 3.4.1).

> **Nozizeptoren detektieren typischerweise eine Vielzahl von verschiedenen physikalischen oder chemischen Reizformen. Diese Eigenschaft nennen wir Polymodalität.**

Pruritozeption und Jucken

Jucken ist eine Sonderform der Nozizeption, die durch Nozizeptoren vermittelt wird, die ausschließlich in der Hautoberfläche zu finden sind, da Juckempfindungen in der Schleimhaut oder in tiefen Geweben nicht ausgelöst werden können. Diese Nozizeptoren sind chemosensitiv und tragen Rezeptoren für Histamin (H1-Rezeptor), das im Rahmen immunologischer Reaktionen aus einem gewebsständigen Typ von Immunzellen (Mastzellen) freigesetzt werden kann. Solche Reaktionen sind immer von Gewebsschwellungen begleitet (Urtikaria). Die Aktivierung des wichtigen Membranrezeptors TRPV1 durch Histamin (► Abschn. 3.3.1.8) spielt vermutlich bei der Auslösung von Juckempfindungen ebenfalls eine Rolle.

Ein weiterer Membranrezeptor, der vermutlich mit der Juckempfindung verknüpft ist, ist der Proteinase-aktivierte Rezeptor Typ 2 (PAR-2), der möglicherweise eine Rolle spielt bei der Pathophysiologie des chronischen Juckens der atopischen Dermatitis (früher: Neurodermitis). Atopische Patienten sind vermindert histaminempfindlich und zeigen keine urtikariellen Symptome.

Nichtnozizeptive niederschwellige C-Faser-Mechanorezeptoren

Kürzlich wurde gefunden, dass eine große Gruppe von C-Fasern nicht optimal durch noxische Reize, sondern bevorzugt durch leichte taktile Reize erregt wird, insbesondere wenn diese durch einen besonderen Typ bewegter Reize mit mittlerer Geschwindigkeit tangential zur Körperoberfläche stimuliert werden (etwa durch Streichbewegungen, wie beim Streicheln des Fells eines Haustieres). Es wird vermutet, dass diese niederschwelligen C-Faser-Mechanorezeptoren keine genuin nozizeptiven Funktionen erfüllen, sondern ein phylogenetisch altes System der taktilen Wahrnehmung darstellen, das der Vermittlung von Berührungsreizen im Kontext sozialer Interaktionen dient.

Molekulare Grundlagen der Nozizeption

In den vergangenen Jahren wurden erhebliche Fortschritte erzielt bei der molekularen Charakterisierung der Transduktion nozizeptiver Reize (Übersicht in Julius u. Basbaum 2001, Scholz u. Woolf 2002). Dies betrifft vor allem die Charakterisierung der Transduktionsprozesse der **thermischen Nozizeption**, von der wir wissen, dass sie durch spezifische Membranrezeptoren vermittelt wird.

So ist der erste molekular charakterisierte Membranrezeptor aus der sehr umfangreichen Familie der transient reagierenden Membranrezeptoren (transient receptor potential, TRP), der Typ-1-TRP-Rezeptor der Subgruppe der Vanilloidrezeptoren (TRPV1; ■ Abb. 3.3), verknüpft mit der Detektion noxischer Hitze mit einer Schwelle von 40–43°C (Greffrath 2006). Die Aktivierung des TRPV1-Rezeptors führt zu einem Einwärtsstrom von Kationen (Na^{+}- und Ca^{2+}-Ionen; nichtselektiver Kationenkanal). Dieser depolarisierende Einwärtsstrom (Sensor- oder Rezeptorpotenzial) wird abhängig von der Stärke in Aktionspotenzialfrequenzen kodiert (technisch entspräche dies einer Analog-Digital-Wandlung). Der TRPV1-Membranmechanismus findet sich sowohl in hitzeempfindlichen polymodalen C-Faser-Nozizeptoren (C-Mechano-Hitze, CMH) als auch in einer Subgruppe von Aδ-Faser-Nozizeptoren (AMH Typ II).

Für einige nozizeptive Neurone mit besonders schnell leitenden Aδ-Axonen (AMH Typ I) ist die Erregungstemperatur ungewöhnlich hoch (>50°C) und erfordert eine sehr lange Einwirkung (Utilisationszeit) von bis zu mehreren 10 Sekunden. In diesen Neuronen findet sich entsprechend ein verwandter, aber er-

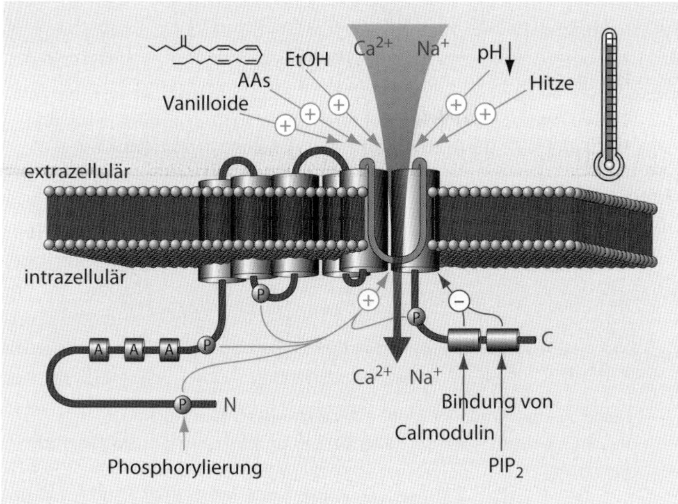

Abb. 3.3 Transient Receptor Potential Vanilloid 1 (TRPV1) Ionenkanal als Prototyp eines polymodalen, viele Reizformen integrierenden Rezeptors. TRPV1 (frühere Bezeichnung VR1) ist der erste molekular charakterisierte Ionenkanal, der selektiv in einer Subklasse kleiner nozizeptiver Spinalganglienzellen exprimiert wird. Er wird erregt durch eine Vielzahl von Substanzen, wie Vanilloide (z. B. die Substanz Capsaicin, die die Schärfe des Chilipfeffers vermittelt), andere scharfe Gewürzsubstanzen, wie Zingeron (aus Ingwer), Piperin (aus schwarzem Pfeffer), Ethanol (*EtOH*, in höherer Konzentration), Säure sowie viele erregende Lipide, insbesondere des Arachidonsäuremetabolismus (*AAs*). Intrazellulär kann der Kanal durch Bindung von Phosphatresten, Calmodulin oder Phosphoinositol-bis-Phosphat (*PIP_2*) in seiner Empfindlichkeit moduliert werden. (Aus Greffrath 2006)

heblich höherschwelliger und langsamer reagierender thermosensitiver Kanal (TRPV2).

Für **noxische Kälte** existiert ebenfalls ein solcher spezialisierter Membranrezeptor (TRPA1), der häufig mit TRPV1 in denselben Neuronen koexprimiert ist. In vielen Tierverhaltensversuchen und in der Schmerzwahrnehmung des Menschen findet sich daher eine Korrelation der Empfindlichkeiten für noxische Hitze und Kälte, obwohl beide auf unabhängigen, jeweils hochspezifischen Membranprozessen beruhen.

Der TRPV1-Rezeptor ist ein Beispiel für die Expression von Polymodalität innerhalb eines Membranrezeptortyps. Er kann auch stimuliert werden durch endogene Liganden, wie Protonen (Absenkung des Gewebe-pH), eine Vielzahl von Lipiden (insbesondere Abkömmlinge der Arachidonsäure), sowie eine Reihe exogener Substanzen, wie Capsaicin (aus Chilipfeffer), Zingeron (aus Ingwer), Piperin (aus Pfeffer) etc. (Abb. 3.3). TRPV1 vereint also die Eigenschaften von Thermo- und Chemosensitivität. Ähnliches gilt für den TRPA1-Rezeptor, der neben noxischer Kälte durch viele Chemikalien erregbar ist, die wir als **Irritanzien** bezeichnen, z. B. für Allylisothiocyanat (Senföl), Allicin (aus Knoblauch) etc.

Umgekehrt finden sich für dieselben Aktivatoren häufig unterschiedliche Membranrezeptoren. So erregen Protonen außer TRPV1 auch eine Gruppe spezifischer protonendetektierenden Rezeptor-Ionenkanal-Komplexe (acid sensing ion channels, ASIC), von denen eine Untergruppe sich spezifisch auf Nozizeptoren findet (dorsal root acid sensing ion channel, DRASIC). Dieser Mechanismus spielt eine große Rolle bei der **Detektion von Gewebeansäuerung** infolge Entzündung oder Einschränkung der Gewebedurchblutung (Ischämie), beispielsweise besonders ausgeprägt bei Ischämien des Herzmuskels.

Die Erregung mehrerer verschiedener Membranrezeptoren durch denselben erregenden Reiz, möglicherweise quantitativ differenziert, bedeutet die Repräsentation des Reizes im nozizeptiven System in Form der differenziellen Erregung eines Ensembles von Rezeptoren und Nervenfasern (Populationskode). Dies legt die Hypothese nahe, dass die differenzielle Erregung von Neuronenpopulationen die Grundlage der reichhaltigen Differenzierung von nozizeptiven Qualitäten darstellt (ein ähnliches Prinzip finden wir in hochdifferenzierter Weise beim Geruchssinn). Eine Auflistung von spezifischen auf Nozizeptoren exprimierten Membranrezeptoren findet sich in Tab. 3.1.

Tab. 3.1 Auf Nozizeptoren exprimierte Membranrezeptormoleküle

Rezeptortyp	Kürzel	Merkmale, Funktion
Transienter Rezeptorpotenzialkanal (Transient Receptor Potential Channel)	TRP	Superfamilie von Membranrezeptoren mit zahlreichen Unterfamilien und Mitgliedern, die durch eine transiente Aktivierung charakterisiert sind
	TRPV1	Nichtselektiver Kationenkanal; aktivierbar durch noxische Hitze >43°C, Capsaicin, Histamin, Säure (pH-Werte <6,9), Lipide des Arachidonsäuremetabolismus (Prostaglandine, Cannabinoide etc.)
	TRPV2	Nichtselektiver Kationenkanal; aktivierbar durch noxische Hitze >52°C
	TRPA1	Nichtselektiver Kationenkanal; aktivierbar durch Senföl, Allicin, noxische Kälte <17°C
	TRPM8	Nichtselektiver Kationenkanal; aktivierbar durch Menthol und Kälte (8–28°C); eine Rolle bei der Kältenozizeption wird diskutiert, ist aber nicht gesichert
Säuresensitive Ionenkanäle (Acid Sensing Ion Channels, ASIC)	DRASIC (ASIC3)	Transiente und anhaltende Natrium-/Kaliumströme; in Spinalganglienzellen; aktivierbar durch Säure
Purinrezeptoren	P2×2	Ionenkanal; aktivierbar durch Adenosintriphosphat (ATP)
	P2×3	Ionenkanal; aktivierbar durch ATP
Cannabinoidrezeptoren	CB1	Metabotroper (G-Protein-gekoppelter) Rezeptor; koexprimiert in nozizeptiven Neuronen CB1 spielt im ZNS eine bedeutende Rolle bei der aktivitätsabhängigen Begrenzung der Erregungsübertragung an Synapsen (Reduktion der Transmitterfreisetzung durch negative Rückkopplung); Cannabinoide aus der postsynaptischen Endigung, z. B. 2-Acylgycerol (2-AG) agieren dabei hemmend als retrograde Transmitter
Bradykininrezeptoren	B1	Metabotroper (G-Protein-gekoppelter) Rezeptor; konstitutiv kaum vorhanden, exprimiert bei Entzündung; aktivierbar durch aktive Metaboliten des Bradykinin
	B2	Metabotroper (G-Protein-gekoppelter) Rezeptor; konstitutiv exprimiert; aktivierbar durch Bradykinin und andere Kinine
Histaminrezeptor	H1	Metabotroper (G-Protein-gekoppelter) Rezeptor; aktivierbar durch Histamin
Serotoninrezeptoren	5-HT1A	Metabotroper (G-Protein-gekoppelter) Rezeptor; aktivierbar durch 5-Hydroxytryptamin (5-HT, Serotonin)
Prostaglandinrezeptoren	EP1-4, IP	Metabotrope (G-Protein-gekoppelter) Rezeptoren; aktivierbar durch Prostaglandine
Tyrosinkinaserezeptoren (trk)	trkA	Metabotroper (Tyrosinkinase-gekoppelter) Rezeptor; aktivierbar durch den Nervenwachstumsfaktor NGF (Nerve Growth Factor); NGF bestimmt den Phänotyp des Nozizeptors während der Entwicklung und nach abgeschlossener Differenzierung (Phänotypkonversion)

Die Expression der Rezeptorproteine wird während der Entwicklung des Nervensystems durch **Wachstumsfaktoren** kontrolliert (z. B. Glial-Derived Neurotrophic Faktor, GDNF; Brain-Derived Neurotrophic Faktor, BDNF; Nerve Growth Factor, NGF). Diese variieren beträchtlich zwischen den innervierten Zielorganen (Haut, Muskel, Eingeweide) und haben die Ausbildung unterschiedlicher Spektren von

Nozizeptorphänotypen in diesen Geweben zur Folge (Fitzgerald 2005, ► Abschn. 3.3.3). NGF und weitere Wachstumsfaktoren spielen außerdem eine Rolle bei der akuten Modulation des Spektrums nozizeptiver Sensitivitäten ausdifferenzierter Nozizeptoren (Sensibilisierung, Phänotypkonversion, ► Abschn. 3.4.1).

Nozizeptoren sind eine heterogene Gruppe von Sensorzellen, deren spezifische Eigenschaften jeweils durch eine Vielzahl von spezialisierten Membranrezeptoren molekular definiert sind. Diese Nozizeptoreigenschaften werden durch Interaktion mit dem innervierten Gewebe spezifiziert.

Kodierung der Intensität noxischer Reize in peripheren Nozizeptoren

Myelinisierte und nichtmyelinisierte nozizeptive Afferenzen können verschiedene Stärken noxischer Reize in der Aktionspotenzialfrequenz kodieren.

Die Reizschwellen von Nozizeptoren für mechanische Reize liegen deutlich höher als die Schwellen niederschwelliger Mechanorezeptoren des Tastsinns. In gleicher Weise liegen die Aktivierungstemperaturen für noxische Hitze höher als die der empfindlichen Warmrezeptoren bzw. für noxische Kälte niedriger als die der empfindlichen Kaltrezeptoren. Die Kodierungskennlinie der jeweiligen Schmerzempfindung bei Versuchspersonen entspricht über einen weiten Temperaturbereich (ca. 40–50°C) der Kodierungskennlinie von polymodalen C-Faser-Nozizeptoren (■ Abb. 3.4a). Dies bleibt auch erhalten, wenn der Beitrag von Aδ-Faser-Nozizeptoren durch selektive Leitungsblockaden für A-Fasern (durch lang dauernden Druck auf den Nervenstamm) ausgeschaltet wird.

Aδ-Faser-Nozizeptoren leisten daher erst bei höheren Reiztemperaturen einen Beitrag zur Hitzeschmerzwahrnehmung, da die spezifischen Arbeitsbereiche von C-und A-Fasern deutlich voneinander abweichen (mittlere Schwellen: CMH ca. 42°C; AMH Typ II ca. 47°C, AMH Typ I >50°C). Unterschiede betreffen ebenso die Schmerzempfindung, die durch chemische Stimulation, z. B. Capsaicininjektion, ausgelöst wird.

Umgekehrt sind AMH-Typ-I-Nozizeptoren, die sowohl für Hitze als auch für chemische Reize (Capsaicin) nahezu unempfindlich sind, sehr empfindlich gegenüber mechanischer Stimulation, insbesondere für nadelstichähnliche Reize. Diese Empfindung wird entsprechend fast ausschließlich über diesen Nozizeptortyp vermittelt und kodiert (Magerl et al. 2001).

Adaptation und Ermüdung von Nozizeptoren; Habituation des Hitzeschmerzes

Nozizeptoren adaptieren bei adäquater Reizung langsam und sind somit als Proportional-Differenzial-Sensoren zu verstehen. Eine wiederholte Applikation von Hitzereizen auf dieselbe Hautstelle (nicht bei Stimulation verschiedener Hautstellen!) führt zu einer deutlichen Abnahme der Reizantwort von polymodalen C-Faser-Nozizeptoren (Rezeptorermüdung; ■ Abb. 3.4b). Diese Adaptation hat zwei Komponenten:

- Die erste Komponente besteht in der Desensibilisierung des Einwärtsstroms durch den TRPV1-Rezeptor (die transiente Aktivierung ist kennzeichnend für diese Rezeptorfamilie).
- Die zweite Komponente besteht in der Akkomodation der Aktionspotenzialfrequenz, die auch bei konstantem Einwärtsstrom auftritt und für die eine dynamische Modifikation der beteiligten Membrankanäle des Aktionspotenzials verantwortlich ist, insbesondere die kalziumabhängige Rekrutierung von hyperpolarisierenden Kaliumkanälen, die die Auslösung neuer Aktionspotenziale zunehmend erschweren und zu einer Adaptation der Aktionspotenzialfrequenz führen.

Auf der Wahrnehmungsebene korreliert diese Adaptation eng mit dem ausgeprägten Verlust der Schmerzstärke bei wiederholter Applikation von Hitzereizen auf dieselbe Hautstelle (Habituation). Diese Habituation ist nur gering, wenn in der Wiederholung jeweils eine neue (naive) Hautstelle stimuliert wird. Die ermüdungsbedingte Habituation lässt sich augenfällig an der schnellen Reduktion des Hitzeschmerzes beim Eintauchen in heißes Badewasser beobachten. Hitzeempfindliche Nozizeptoren benötigen sehr lange Erholungszeiten (ca. 10–30 min), bis sie ihre ursprüngliche Empfindlichkeit wiedererlangen.

Nozizeptoren adaptieren bei dauerhafter oder wiederholter Reizeinwirkung (Ermüdung).

3.3.2 Periphere efferente Mechanismen

Neurogene Entzündung

Nozizeptive Nervenendigungen kodieren nicht nur die Reizeinwirkung als Aktionspotenziale, sondern schütten abhängig von der Stärke der Reizeinwirkung

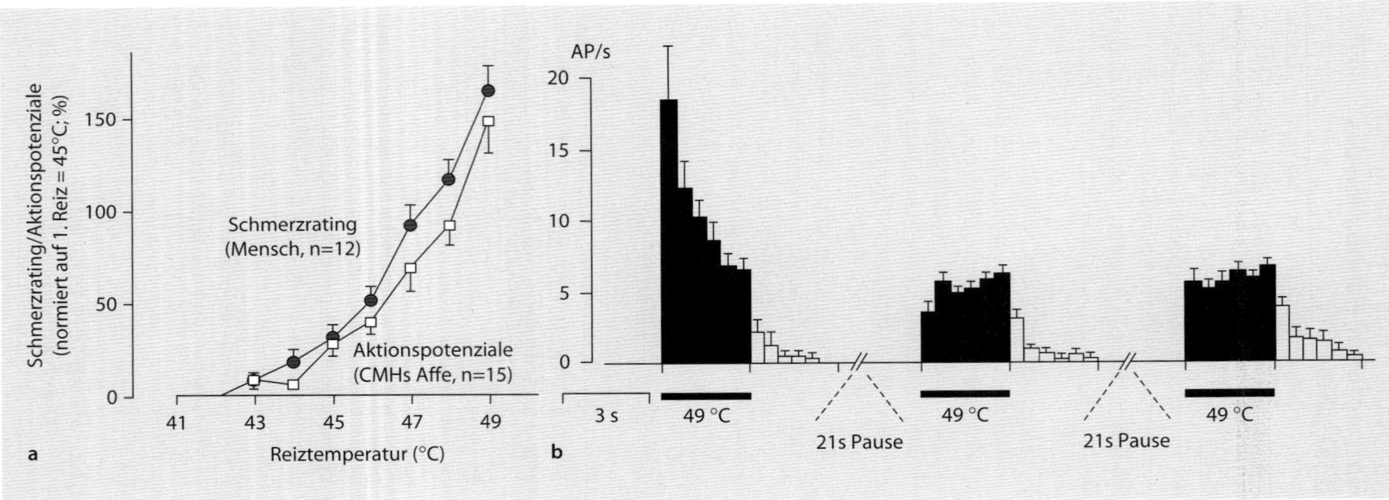

Abb. 3.4a,b Quantitative Analyse der physikalischen Reizeinwirkung noxischer Reize und Kodierung der Reizintensität (Reiz-Reaktions-Kennlinie) in Nozizeptoren der Haut (Anzahl von Aktionspotenzialen in polymodalen C-Fasern CMH; Affe) im Vergleich zur wahrgenommenen Schmerzintensität (subjektive Schätzung; Mensch). a Kodierungskennlinien der Nozizeptoraktivierung in der Haut eines Versuchstieres (Affe) in Abhängigkeit von der Reiztemperatur eines noxischen Hitzereizes (gemessen als Anzahl der Aktionspotenziale in polymodalen C-Faser-Nozizeptoren) und Kennlinie Schmerzintensität von gesunden Versuchspersonen (gemessen psychophysisch durch Größenschätzung des Schmerzes mittels einer offenen numerischen Ratingskala). Beide Kennlinien (normiert auf die Antwort eines initialen Vergleichsreizes von 45°C = 100%) stimmen gut überein. Die Antwortstärke des zweiten 45°C-Reizes gemessen innerhalb der Gesamtfunktion fällt deutlich schwächer aus als die Antwort des ersten Reizes (Ausdruck der Ermüdung hitzesensitiver Nozizeptoren, ► Abschn. 3.3.1.10). b Nozizeptoren ermüden bei dauerhafter Stimulation oder Reizwiederholung. Dies tritt bereits nach Sekundenbruchteilen ein. (Daten: aus Campbell u. Meyer 1983; mod. nach Treede 1995)

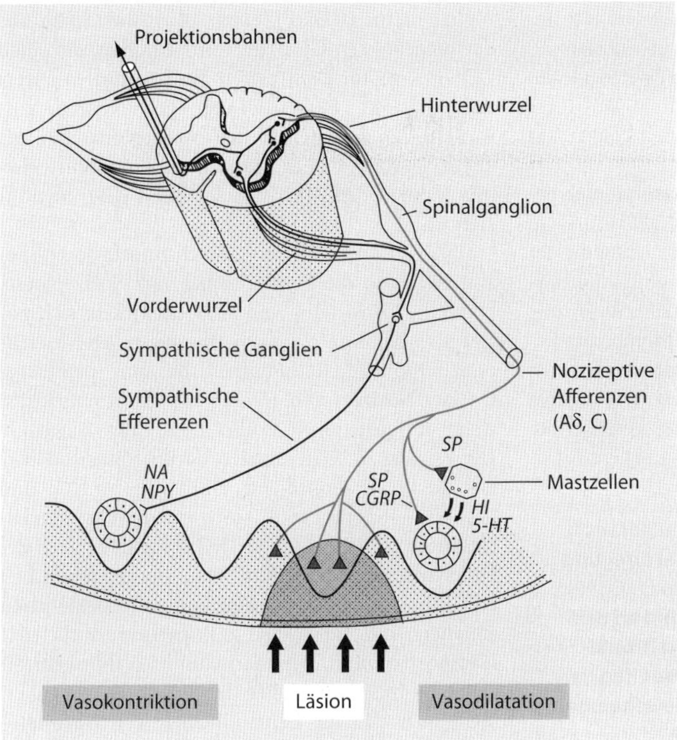

Abb. 3.5 Periphere sekretorische efferente Mechanismen peptiderger freier nozizeptiver Nervenendigungen (neurogene Entzündung) und segmentale Sympathikusreflexe. *Rechts:* Periphere Verzweigungen peptiderger Afferenzen führen zur retrograden (antidromen) Ausbreitung von Aktionspotenzialen in benachbarte Gewebebereiche ohne Einbeziehung zentraler Synapsen (»Axonreflex«). Durch Depolarisation dieser Endigungen kommt es zur Freisetzung der Neuropeptide Substanz P (*SP*) und Calcitonin Gene-Related Peptide (*CGRP*). Diese Peptide bewirken in umgebenden Gefäßen eine Erweiterung von Arteriolen (Vasodilatation) und Leckage an Venolen (Plasmaextravasation), sichtbar als Erythem und Gewebsschwellung (»neurogene Entzündung«). *Oben:* Nozizeptive Afferenzen werden segmental auf motorische (Vorderhorn) und vegetative (Seitenhorn und Intermediärzone) Outputneurone umgeschaltet. *Links:* Sympathische Efferenzen initiieren segmentale Reflexe, vorwiegend Vasokonstriktion

auch gleichzeitig kurzkettige Eiweißmoleküle (sensorische Neuropeptide) als lokal wirkende Gewebshormone ins periphere Gewebe aus (z. B. Substanz P und Calcitonin Gene-Related Peptide, CGRP). Diese Peptide bewirken in umgebenden Gefäßen eine Erweiterung von Arteriolen (Vasodilatation) und Leckage an Venolen (Plasmaextravasation), sichtbar als Erythem und Gewebsschwellung.

Die **Erythemreaktion** kann sich durch periphere Verzweigungen der Nozizeptoren über mehrere Zentimeter in das umgebende Gewebe ausbreiten (Abb. 3.5). Diese Initialphase der Entzündungsreaktion wird daher auch als »neurogene Entzündung« bezeichnet. Die **neurogene Entzündung** benötigt charakteristischerweise keine synaptische Verschaltung und kann unabhängig von einer Verbindung zum zentralen Nervensystem ausgelöst werden (»Axonreflex-Erythem«). Neben der gefäßregulierenden Funktion spielt dieser Mechanismus auch eine wichtige Rolle für die Regeneration des Gewebes infolge einer Stimulation der Zellteilung durch Substanz P und bei der Initiierung der lokalen Immunreaktion durch Stimulation der Migration von Immunzellen durch Substanz P (»Gewebshomöostase«).

Die Kombination der differenzierten lokalen Wirkungen, Freisetzung der Neuropeptide in der Region der präkapillären Arteriolen, ein infolgedessen erhöhter kapillärer und postkapillärer (venolärer) Druck, Endothelkonstriktion und Gefäßlücken auf der Ebene der postkapillären Venolen, erlaubt den Austritt von Plasma und immunkompetenten Zellen. Diese Immunzellen bewegen sich durch den extravasalen

Raum des Gewebes in Richtung der Arteriolen (infolge der chemotaktischen Wirkung von Substanz P) und kontrollieren damit den gesamten Zwischenraum auf Fremdkörper und Fremdorganismen. Auf diese Weise kann das Gewebe immunologisch kontrolliert werden.

Eine Schädigung dieser Funktion im Rahmen peripherer Nervenschäden, z. B metabolisch verursacht bei Diabetikern, führen zu einer Beeinträchtigung der Geweberegeneration (Ausfall der proliferationsfördernden Wirkung von Substanz P) und der Auslösung von Immunreaktionen (Ausfall der immunstimulierenden Wirkung von Substanz P) in den betroffenen Geweben. Es kommt zu Störungen des Gefäßwachstums und Wundheilungsstörungen, wie verzögertem Wundschluss, erhöhter Ulzerationsneigung etc. (»trophische Schäden«).

Eine Subgruppe von Nozizeptoren hat sekretorische Funktion und kann bei Erregung kleine Peptide freisetzen (Substanz P, CGRP), die als Gewebshormone wirken und an der Gewebshomöostase beteiligt sind (trophische Funktionen, wie Steuerung der Kapillardurchblutung, Aktivierung der Geweberegeneration und des Immunsystems)

3.3.3 Entwicklung des nozizeptiven Systems

Die Entwicklung des nozizeptiven Systems folgt einem mehrschrittigen Prozess der Differenzierung der peripheren nozizeptiven Neurone aus undifferenzierten Vorläuferzellen. Von diesen differenzierten Neuronen überleben unter dem Einfluss von NGF aus dem umgebenden Zielgewebe nur solche Zellen, die in einem kritischen frühen Abschnitt der Entwicklung mit empfindlichen Bindungsstellen für NGF, dem sog. Typ-A-Tyrosinkinaserezeptor (trkA; ◘ Tab. 3.1), ausgestattet sind. NGF ist in der frühesten Phase notwendig für das Überleben nozizeptiver Neurone. In den ersten Tagen postnatal sind Nozizeptoren der Ratte spezifisch empfindlich für das Exzitotoxin Capsaicin; hohe Dosen am 2. Tag postnatal führen zum vollständigen und selektiven Absterben nozizeptiver Afferenzen.

NGF reguliert, unabhängig von seiner Bedeutung für das Überleben nozizeptiver Neurone, auch das Aussprossen von Axonen und die Expression der Neuropeptide in Nozizeptoren. Downregulation des trkA-Rezeptors in einer kritischen Entwicklungsphase und die Empfindlichkeit für Glial-Derived Neurotrophic Factor (GDNF), einen Wachstumsfaktor aus der umgebenden Glia, führt in Neuronen, die einen GDNF-Rezeptor exprimieren, zur neuronalen Diversifikation und Differenzierung. Diese Neurone entwickeln sich zu einem neuen Nozizeptorsubtyp, der keine Neuropeptide exprimiert und immunhistochemisch durch den Marker Isolectin B4 (IB4) identifiziert ist.

NGF und andere Nervenwachstumsfaktoren spezifizieren also die Funktionalität von Nozizeptoren. Ohne die Einwirkung von NGF entwickeln sich nozizeptive Neurone zu hochschwelligen Aδ-Mechanonozizeptoren. Hitzeempfindliche und peptiderge C-Faser-Nozizeptoren werden nur dann entwickelt, wenn ausreichend NGF über trkA einwirken kann. Der Zugang zu NGF reguliert darüber hinaus dauerhaft die Innervationsdichte. Die Menge an NGF und dem NGF-Rezeptor trkA (sowie einem weiteren niedrigaffinen p75-Rezeptor für NGF) reguliert nach der Differenzierung beständig den Neuropeptidgehalt und führt zur differenziellen Funktionsspezifikation abhängig vom Zielgewebe, z. B. peptidreich für viele Hautnozizeptoren, peptidarm für viele Muskelnozizeptoren. In späten Stadien der Entwicklung reguliert NGF auch akut die Empfindlichkeit von Nozizeptoren, z. B. im Rahmen einer Entzündung (Fitzgerald 2005).

Nozizeptive Reflexe sind in der frühen postnatalen Periode deutlich gesteigert und reifen erst parallel zur Entwicklung der inhibitorischen Systeme (bei der Ratte ist das zwischen Tag 10 und 21), um ein adultes Reflexmuster zu erreichen. Umgekehrt ist die Fähigkeit zur Plastizität nozizeptiver Reaktionen zwar zum Zeitpunkt der Geburt bereits vorhanden, aber schwach ausgebildet und entwickelt sich erst schrittweise zur adulten Reife (bei der Ratte nach ca. 5–6 Wochen).

3.3.4 Spinale Mechanismen – Eingänge und segmentale Organisation

Spinale Eingänge und laminäre Struktur des Rückenmarks

Die zentralen Fortsätze der primären nozizeptiven Afferenzen (Aδ- und C-Fasern) erreichen das Rückenmark über die Hinterwurzeln der Spinalnerven. Äste der Afferenzen können über mehrere Segmente auf- oder absteigen, ehe sie Kontakte zu den Zielzellen in der grauen Substanz ausbilden. Die nozizeptiven Afferenzen im N. trigeminus nehmen dabei regelhaft

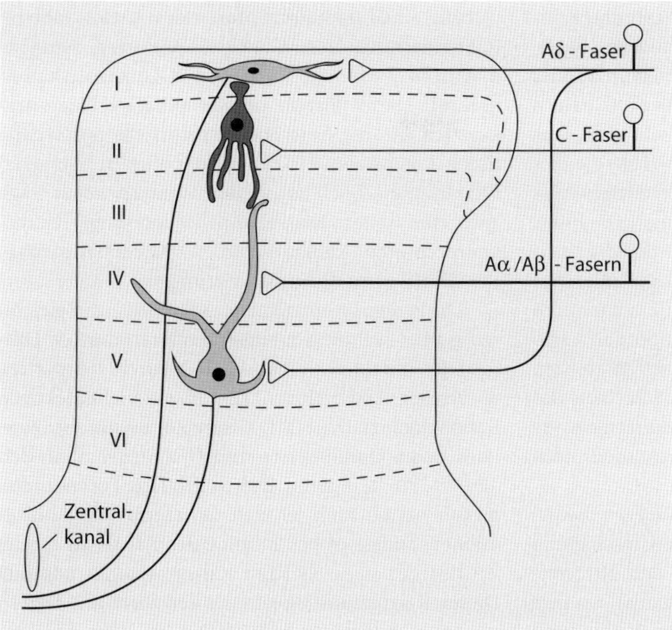

Abb. 3.6 Schichtaufbau des Rückenmarks. Zytoarchitektonische Gliederung des spinalen Hinterhorns in Schichten (Laminae nach Rexed). Nozizeptive und nichtnozizeptive Nervenendigungen erreichen diese Laminae in charakteristischer Weise in verschiedenen Tiefen. Innerhalb der Gruppe der nozizeptiven Axone finden sich ebenfalls unterschiedliche bevorzugte Schichten; Axone der Aδ-Fasern bevorzugen synaptische Kontakte mit ganz oberflächlichen Neuronen (Lamina I) oder solchen in tiefen Schichten (Lamina V, hellgrau). C-Fasern enden dagegen bevorzugt in Lamina II (Substantia gelatinosa, dunkelgrau). Mechanorezeptive Axone bleiben medial und ziehen unverschaltet ipsilateral im Hinterstrang zu den Hinterstrangkernen, haben aber auch über Kollateralen Verbindungen zum jeweiligen Rückenmarksegment in den mittleren Schichten (Nucleus proprius; Lamina III und IV).

einen mehrere Zentimeter langen Weg bis zum spinalen Trigeminuskern im oberen Halsmark (insbesondere zum Subnucleus caudalis). Nozizeptive Afferenzen aus den Eingeweiden (spinale viszerale Afferenzen) erreichen das Rückenmark ebenfalls ohne vorherige Umschaltung über die Hinterwurzeln der Spinalnerven, obwohl sie in der Peripherie zusammen mit den Efferenzen des Sympathikus (thorakolumbal) oder Parasympathikus (sakral) durch vegetative Ganglien hindurchlaufen. Afferenzen des N. vagus mit Somata im Ganglion nodosum ziehen in den Hirnstamm zum Nucleus tractus solitarii. Ob vagale Afferenzen neben ihrer Funktion für vegetative Reflexe auch zum Schmerzsinn beitragen, ist umstritten (Jänig 2006).

Das Hinterhorn des Rückenmarks ist zytoarchitektonisch in Schichten gegliedert, den **Laminae** (nach Rexed). Nozizeptive und nichtnozizeptive Nervenendigungen erreichen diese Laminae in charakteristischer Weise in verschiedenen Tiefen. Zunächst kommt es zu einer Umordnung und Auftrennung der Axone in der Hinterwurzel, sodass innerhalb der Hinterwurzel nozizeptive Axone sich nach lateral und nichtnozizeptive Axone nach medial orientieren. In der Wurzeleintrittszone (dorsal root entry zone, DREZ) liegen die nozizeptiven Afferenzen deshalb relativ weit lateral und ventral, während die übrigen Afferenzen eher medial und dorsal verlaufen (Willis 1985). An dieser Stelle können die nozizeptiven Afferenzen selektiv durchtrennt werden (DREZ-Läsion).

Die Zielzellen der nozizeptiven Afferenzen liegen hauptsächlich in den Schichten I, II, V und X nach der Rexed-Einteilung und somit überwiegend im Hinterhorn des Rückenmarks (Abb. 3.6). Diese Schichten sind somit Eingangskerne des Rückenmarks. Die Schichten I, V und X sind gleichzeitig auch Ausgangskerne, da sie Zellen enthalten, deren Axone zu supraspinalen Kernen ziehen (Projektionsneurone). Viele spinale Neurone sind jedoch Interneurone und projizieren zu anderen nozizeptiven Neuronen im Rückenmark, ins Vorderhorn des Rückenmarks (für motorische Reflexbögen) oder ins Seitenhorn des Rückenmarks (für vegetative Reflexbögen, Abb. 3.5).

Innerhalb der Gruppe der nozizeptiven Axone finden sich unterschiedliche bevorzugte Schichten;

Axone der Aδ-Fasern bevorzugen synaptische Kontakte mit Neuronen in ganz oberflächlichen (Lamina I) oder tiefen Schichten (Lamina V). Lamina II des Hinterhorns kommt eine Sonderstellung zu. C-Fasern enden bevorzugt in dieser Schicht, die sehr viele, sehr kleine Zellkörper von Interneuronen enthält, die dieser Schicht lichtmikroskopisch ein gallertartiges Aussehen geben (daher: Substantia gelatinosa). Die Interneurone in Lamina II spielen daher für den durch C-Fasern vermittelten Schmerz eine wichtige Rolle. Dieser Angriffspunkt bietet außerdem eine anatomisch ideale Voraussetzung für die Modulation der intraspinalen Reizweiterleitung. Die Aδ-Faser-Afferenzen verteilen sich dagegen über mehrere Schichten des Rückenmarks und können die Projektionsneurone somit auch direkt erreichen (◘ Abb. 3.6; mod. nach Kandel et al. 2000).

Mechanorezeptive Axone bleiben dagegen medial und ziehen ohne vorherige synaptische Umschaltung im Rückenmark im Hinterstrang zu den Hinterstrangkernen (Nucleus gracilis und cuneatus), wo ihre Projektionsbahn die erste synaptische Verbindung hat. Die Axone mechanorezeptiver Afferenzen haben über Kollateralen aber auch parallele Verbindungen zu Neuronen im jeweiligen Segment des Rückenmarkseintritts, wo sie niederschwellige Neurone ihres spinalen Kerngebiets in den mittleren Schichten erreichen (Nucleus proprius; Lamina III und IV; nicht dargestellt). Kollaterale erreichen aber auch konvergente nozizeptive Neurone (wide dynamic range, WDR), Diese Verbindungen sind unter normalen Bedingungen aber ineffektiv oder liefern nur schwachen Input. Strukturell ist diese Verdrahtung aber die anatomische Grundlage, die prinzipiell ein »Übersprechen« ins nozizeptive System ermöglicht. Dies wird relevant unter den Bedingungen der zentralnervösen Sensibilisierung (Hyperalgesie, Allodynie; ► Abschn. 3.4).

Nozizeptive Afferenzen projizieren auf Rückenmarkneurone in spezifischen Schichten des Hinterhorns (Laminae), insbesondere in Lamina I und II (oberflächliches Hinterhorn) und Lamina V (tiefes Hinterhorn).

Synaptische Übertragung an Neuronen des Rückenmarks

Primär afferente Eingänge des Rückenmarks übertragen ihre Erregung auf spinale Neurone durch den Transmitter **Glutamat** (◘ Abb. 3.7), eine erregende Aminosäure. (Möglicherweise ist an der Übertragung auch die erregende Aminosäure Aspartat mit prinzipiell gleicher Wirkung beteiligt.) Die Aktivierung nozizeptiver und nichtnozizeptiver Eingänge erfolgt über eine schnelle postsynaptische ionotrope Aktivierung an **Glutamatrezeptoren** des AMPA-Subtyps (Glutamatrezeptoren GluR1-4; selektiver Agonist: α-Amino-3-Hydroxy-5-Methyl-4-Isoxazolpropionsäure). Dieser löst in postsynaptischen Neuronen kurz (ca. 10 ms) dauernde exzitatorische postsynaptische Potenziale (EPSP) aus, die aber bei längerer Einwirkung schnell adaptieren. Wahrscheinlich trägt auch eine weitere Klasse schneller ionotroper Glutamatrezeptoren (Kainatrezeptoren = Glutamatrezeptoren GluR5-7) zu dieser Aktivierung bei.

Die Erregung nozizeptiver Afferenzen wird gleichzeitig über weitere Glutamatrezeptoren des NMDA-Subtyps (selektiver Agonist: N-Methyl-D-Aspartat) übertragen. Dieser Ionenkanal ist ein nichtselektiver Kationenkanal. Der NMDA-Rezeptor besitzt aber eine Pore, deren Durchmesser etwa 10% breiter ist als der des AMPA-Rezeptors. Dieser größere Porendurchmesser erlaubt den leichten Durchtritt von Kalziumionen, sodass es bei Öffnung des Kanals zu einem Anstieg des intrazellulären Kalziumspiegels kommt. Dieser Kalziumanstieg ist eine der wichtigen Determinanten synaptischer Plastizität (► Abschn. 3.4). NMDA-Rezeptoren induzieren besonders lang dauernde EPSP (0,5–2 s).

Die Aktivierung des NMDA-Rezeptors ist aber in der Regel dadurch erschwert, dass der Ionenkanal dieses Rezeptors im Innern der Pore eine Bindungsstelle für ein anderes zweiwertiges Kation besitzt, Magnesium (Mg^{2+}). Physiologisch ist ein bedeutender Anteil der NMDA-Kanale abhängig vom Membranpotenzial eines Neurons von Mg^{2+}-Ionen besetzt, die den Durchtritt aller anderen Kationen verhindern (potenzialabhängiger Magnesiumblock des NMDA-Rezeptors). Die Aktivierung kann also in der Regel nur durch AMPA-Rezeptoren und zu einem kleinen Anteil von nicht durch Mg^{2+}-Ionen blockierte NMDA-Rezeptoren erfolgen. Die dabei entstehende Depolarisation des postsynaptischen Neurons hebt aber sukzessive den Mg^{2+}-Block des NMDA-Rezeptors auf (Potenzialabhängigkeit!), sodass bei länger dauernder Aktivierung zunehmend NMDA-Rezeptoren für die Übertragung verfügbar werden. Dies führt zu einer gesteigerten Effizienz der synaptischen Übertragung (Summation, Wind-up, s. u., ► Abschn. 3.3.4.6).

NMDA-Rezeptoren verfügen über eine Vielzahl von Bindungsstellen, an denen ihre Empfindlichkeit moduliert werden kann. Dazu gehört die Glycinbindungsstelle, an der die Aminosäure Glycin als Koagonist binden kann und dadurch die Erregbarkeit des NMDA-Rezeptors steigert. Physiologisch ist die Glycinbindungsstelle in der Regel allerdings durch eine rechtsdrehende Aminosäure, D-Serin, besetzt und gesättigt. Eine Bindungsstelle für nichtkompe-

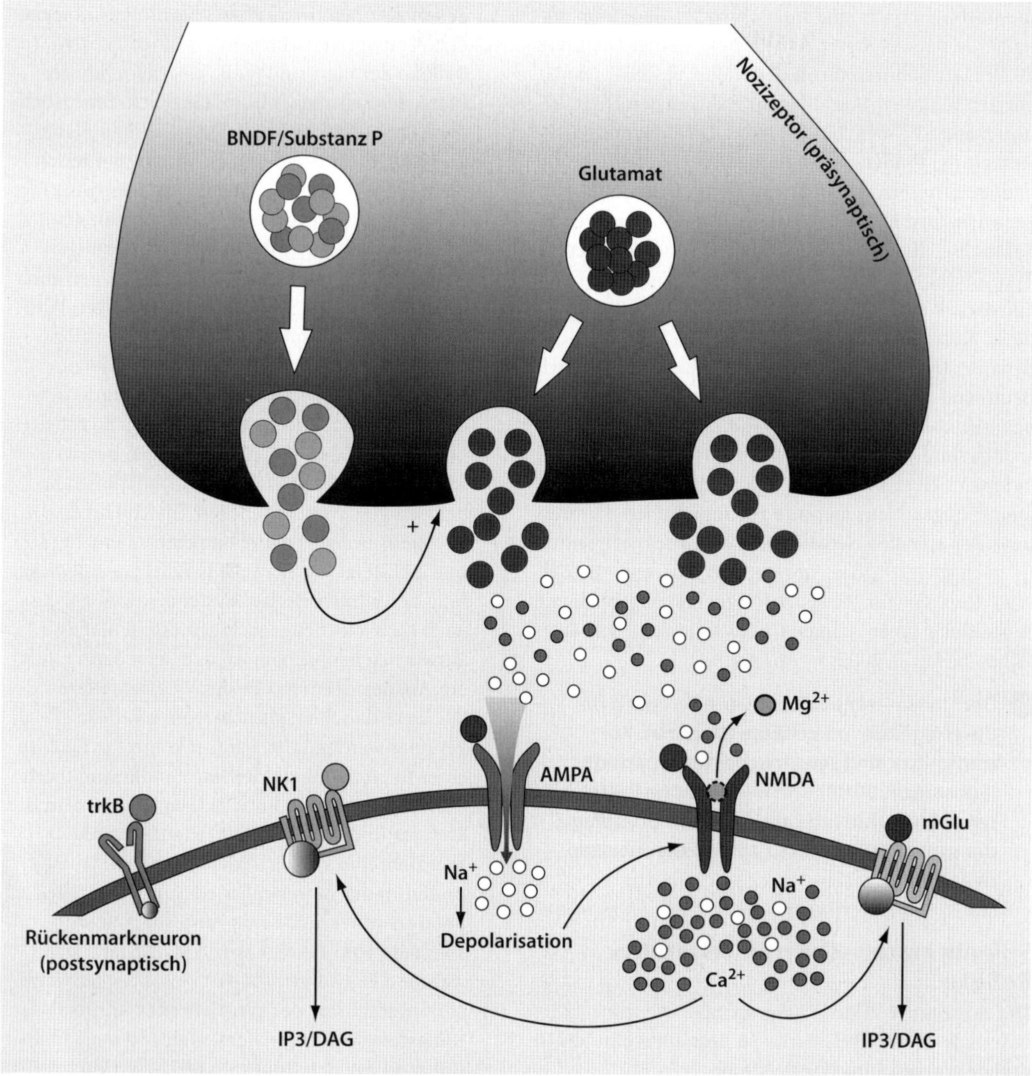

Abb. 3.7 Spinale synaptische Transmission an nozizeptiven Neuronen des Rückenmarks. Synaptische Übertragung im Rückenmark. Der erregende Transmitter Glutamat bindet postsynaptisch an die ionotropen Glutamatrezeptor-Subtypen AMPA (schnelle Transmission) und NMDA (langsame Transmission; Blockade durch Mg^{2+}-Ionen innerhalb der Pore) sowie an G-Protein-gekoppelte metabotrope Glutamatrezeptoren (mGlu). Es besteht eine Kotransmission durch Neuropeptide, die an Neurokininrezeptoren (NK1) binden, wie Substanz P, und den Wachstumsfaktor Brain-Derived Neurotrophic Factor (BDNF) über die Rezeptortyrosinkinase trkB. Beide Kotransmitter fördern die präsynaptisch Freisetzung von Glutamat.

titive Antagonisten hemmt die Aktivierbarkeit des NMDA-Rezeptors. Zentral führen diese Antagonisten zu dissoziativen Veränderungen, z. B. die Partydroge Phencyclidin (PCP) und das schnell wirkende Anästhetikum Ketamin, das klinisch bedeutsam ist (dissoziative Kurznarkose).

Weiterhin verfügen spinale Neurone über verschiedene G-Protein-gekoppelte metabotrope Glutamatrezeptoren, die keine Ionenleitfähigkeit induzieren, sondern verschiedene intrazelluläre Signalwege aktivieren, die indirekt zur Modulation der ionotropen Aktivierung beitragen können (z. B. durch weitere Kalziumfreisetzung aus intrazellulären Kalziumspeichern).

Neben Glutamat setzen primäre Afferenzen am spinalen Neuron kleine Peptide frei (Kotransmitter), die postsynaptisch eine nur schwache, aber lang anhaltende depolarisierende Wirkung haben (mehrere 10 s). Dazu gehören die in denselben Vesikeln gespeicherten Neuropeptide Substanz P, das an den Neurokininrezeptor 1 (NK1) bindet, und CGRP, das an CGRP-Rezeptoren bindet. Substanz P steigert außerdem die Glutamatfreisetzung über präsynaptische NK1-Rezeptoren. Eine ähnliche Wirkung hat der neurotrophe Faktor BDNF, der an den Wachstumsfaktorrezeptor Tyrosinkinase B (trkB) bindet. Die Kooperation von Substanz P und CGRP hat eine große Bedeutung, da diese Neuropeptide zum größten Teil außerhalb der Synapse freigesetzt werden und gleichzeitig CGRP hemmend auf peptidspaltende Enzyme wirkt. Dies bewirkt, dass Substanz P im Rückenmark leicht und weit diffundieren und weit entfernte Neuronenpopulationen erreichen kann (Volumentransmission). Damit tragen Neuropeptide zur räumlichen Ausbreitung der spinalen Sensitivität bei. Tierexperimentell ist nachgewiesen, dass nozizeptive Neurone, die den NK1-Rezeptor für Substanz P tragen, maßgeblich zur Ausbildung einer spinalen Sensitivierung beitragen (Khasabov et al. 2002; ► Abschn. 3.4).

> **Der Transmitter nozizeptiver Afferenzen ist die erregende Aminosäure Glutamat. Kotransmitter sind sensorische Neuropeptide (Substanz P, CGRP) und neurotrophe Faktoren (BDNF). Ihre Interaktion ist die Grundlage der synaptischen Plastizität spinaler nozizeptiver Neurone.**

Spinale motorische und vegetative Reflexe

Die nozizeptive Aktivierung spinaler Neurone führt innerhalb des Rückenmarks zu **Signalausgängen in drei neuronale Funktionssysteme**:

- Aktivierung von Neuronen, deren Axone nach kontralateral kreuzen und in aufsteigenden Bahnen zu den höhergelegenen Zentren der Somatosensorik im Hirnstamm, Thalamus und Kortex ziehen (**sensorische Projektionswege**; ► Abschn. 3.3.5 bis ► Abschn. 3.3.9).
- Aktivierung von Neuronen, die in Reflexverbindungen zu Neuronen des Vorderhorns des Rückenmarks und segmental organisierten **motorischen Reaktionen** führen.
- Diese Bahnen trennen sich bereits früh von den aufsteigenden Projektionsbahnen, sodass kaum Neurone existieren, die gleichzeitig mit motorischen Zellen des Vorderhorns verbunden sind und aufsteigend projizieren. Motorische Reaktionen spielen eine Rolle in Tierexperimenten, bei denen sie operational als beobachtbares Korrelat nozizeptiven Verhaltens bzw. als **nozizeptive Reflexe** definiert sind (z. B. Wegziehreflex der Pfote, des Schwanzes beim Tail-Flick-Test, Hochspringen von einer beheizten/gekühlten Platte im Hot/Cold-Plate-Test). Elektrophysiologisch dient die Ableitung der integrierten Antwort in Motoaxonen (Vorderwurzelpotenzial) als globales Maß der motorischen Aktivierung. Nozizeptive motorische Reaktionen dienen auch beim Säugling als Surrogat der subjektiven Wahrnehmung. Nozizeptive Reflexe sind allerdings während der ersten Lebensmonate stark vom Reifezustand des kindlichen Rückenmarks bzw. der absteigenden Kontrolle abhängig. So führen bei Ratten in den ersten Lebenstagen bereits schwache (nichtnozizeptive) Stimulationen zu beidseitigen Wegziehreflexen. Im Verlauf des 1. Lebensmonats (zwischen postnatalem Tag 10 und 21) steigt die Schwelle parallel zur Entwicklung des inhibitorischen Systems soweit an, dass nach ca. 3 Wochen eine angemessene Reflexantwort zu beobachten ist, d. h., erst dann erfolgt ein Anstieg der Schwelle des Wegziehreflexes, der diese dann erst als nozizeptive Reflexe erkennbar werden lässt. Parallel kommt es auch zu einer Begrenzung der Reflexe auf die stimulierte Extremität. Mit der Entwicklung des motorischen Systems und der Fähigkeit zu laufen wird der Wegziehreflex den Erfordernissen der Stabilität im Raum der Bewegungssteuerung hierarchisch untergeordnet, und seine Auslösbarkeit wird abhängig vom Bewegungszyklus. So lässt sich während eines Bewegungszyklus, beispielsweise beim Radfahren, der Wegziehreflex während der Entlastungsphase problemlos auslösen, nicht aber während der Belastungsphase. Diese Unterordnung unter die Erfordernisse eines zentral generierten Motorprogramms ist für die Stabilität der aufrechten Haltung beim Zweibeiner essenziell, aber gilt grundsätzlich auch für Vierbeiner. In vielen Fällen sind daher Ergebnisse, die mit Hilfe des Schwanzwegziehreflexes erhoben wurden, nicht problemlos auf den Wegziehreflex der Pfote übertragbar.
- Aktivierung von Neuronen, die in Reflexverbindungen zu Neuronen des Seitenhorns oder der Intermediärzone des Rückenmarks führen, in denen die spinalen Ursprungsneurone für **vegetativ-sympathische Reaktionen** liegen.
- Es finden sich hier unabhängige sympathische Funktionseinheiten, die zu bevorzugt segmental organisierten vegetativen Reaktionen führen

(■ Abb. 3.5). Im Vordergrund dieser nozizeptiven Reaktionen steht der segmentale **Vasokonstriktorreflex**. Diese segmentalen Reflexe führen zu diskreten lokalen Abkühlungen, die in der Diagnostik des 19. Jahrhundert als wichtige diagnostische Zeichen galten (»Lokalzeichen«), die auf Reizphänomene im zugeordneten Segment schließen ließen, beispielsweise eine Entzündung in einem Organ mit afferenten Verbindungen auf dieser Segmenthöhe. Diese segmentale Organisation vegetativer Reflexe ist sowohl im Tierexperiment (Ratte) als auch beim Menschen nachgewiesen (Sato et al. 1997).

Da die beiden letztgenannten Reaktionssysteme bereits früh aus der Bahn der sensorischen Projektionswege ausscheren, finden sich nur schwache Korrelationen motorischer oder vegetativer Reaktionen mit der subjektiven Wahrnehmung dieser Reize. Beide sind jedoch als experimentelle Parameter der spinalen Verarbeitung nozizeptiver Reize geeignet. Während motorische Reaktionen weitgehend als ein solches Maß akzeptiert sind, gelten vegetative Reaktionen traditionell (und möglicherweise unbegründet) als operationales Maß der Nozizeption als ungeeignet (Chapman et al. 1985).

Nozizeptive Afferenzen steuern über spinale Reflexschleifen zu motorischen und vegetativen Ursprungsneuronen des Rückenmarks segmental organisierte motorische und vegetative Reflexe.

Zentralnervöse nozizeptive Nervenzellen

In den nozizeptiven ZNS-Arealen findet man neben »echten« nozizeptiven Neuronen auch solche, die auf leichte Berührungen der Haut reagieren und vermutlich nicht an der Entstehung einer Schmerzempfindung beteiligt sind. Diese haben niedrige Schwellen für mechanische Reize (»low threshold«, LT) und bei Steigerung der Reizstärke erreicht ihre Aktionspotenzialfrequenz ein Maximum, noch bevor die Reize schmerzhaft werden.

Eine andere Klasse von sog. WDR-Neuronen (»wide dynamic range«) besitzt ebenfalls eine niedrige Schwelle, kodiert aber in ihren Entladungen die Reizstärke bis weit in den schmerzhaften Bereich hinein. Dieses Antwortverhalten ist nur durch Konvergenz der Information aus nozizeptiven und taktilen Afferenzen erklärbar. Eine dritte Klasse von Neuronen hat so hohe Schwellen für mechanische Reize (»high threshold«, HT), dass sie vermutlich nur Erregungen von nozizeptiven Afferenzen erhalten.

Die Klassifikation zentraler nozizeptiver Neurone in HT-Neurone und WDR-Neurone erfolgt nach ihrem Antwortmuster auf mechanische Reize (■ Abb. 3.8). Ein hochschwelliges Neuron ist dadurch definiert, dass schwache Reize keine oder nur schwache Aktivierung zur Folge haben (nach W. D. Willis 1985 operational definiert als <10% der maximalen Antwortstärke eines Neurons).

Spinale nozizeptive Nervenzellen oberflächlicher Laminae

Die ersten nozizeptiven Neurone, die im Rückenmark nachgewiesen wurden, sind die hochschwelligen genuin nozizeptiven HT-Neurone im oberflächlichen Rückenmark (**Lamina I**; Willis 1985). Diese spezifisch nozizeptiven Neurone reagieren nur auf starke mechanische Reize wie Nadelstiche (ähnlich der HTM-Aδ-Faser) oder starke Hitzereize. In Lamina I gibt es weiterhin nozizeptive Neurone, die auf Hitzereize, mechanische Reize und moderate Abkühlung reagieren (heat pinch cold, HPC). Lamina I enthält außerdem Neurone des Temperatursinns, die nur auf Abkühlung antworten (COLD). Man nimmt an, dass HPC-Neurone für die brennende Schmerzqualität verantwortlich sind.

Nach diesem Modell können moderate Kaltreize durch Aktivierung der HPC-Neurone ebenfalls einen Brennschmerz auslösen. Durch hemmende Interaktionen zwischen dem HPC-System und dem COLD-System in Thalamus oder Kortex wird diese **paradoxe Hitzeempfindung** normalerweise verhindert. Ein Ausfall dieser Hemmung könnte den brennenden Charakter zentraler Schmerzen und die paradoxe Hitzeempfindung nach moderater Kaltstimulation bei peripheren oder zentralen Läsionen des Nervensystems erklären. Diese paradoxen Hitzeempfindungen finden sich entsprechend als häufiges Symptom bei Patienten mit neuropathischem Schmerz und Schädigungen der peripheren oder zentralen Bahnen (Maier et al. 2010).

Die Substantia gelatinosa (**Lamina II**) gilt als Kern für Interaktionen und Modulation sensorischer Information von der Haut. Ihre Interneurone zeigen sehr unterschiedliche Antwortmuster auf periphere Reize. Neben HT- und WDR-Neuronen gibt es auch spinale Neurone, die durch periphere Reize gehemmt werden.

Histochemisch unterscheidet sich Lamina II von ihrer Umgebung durch eine hohe Opioidrezeptordichte und eine hohe Konzentration von Substanz P in präsynaptischen Endigungen (Millan 1999). Nach jüngeren Daten gelten diese Eigenschaften vornehm-

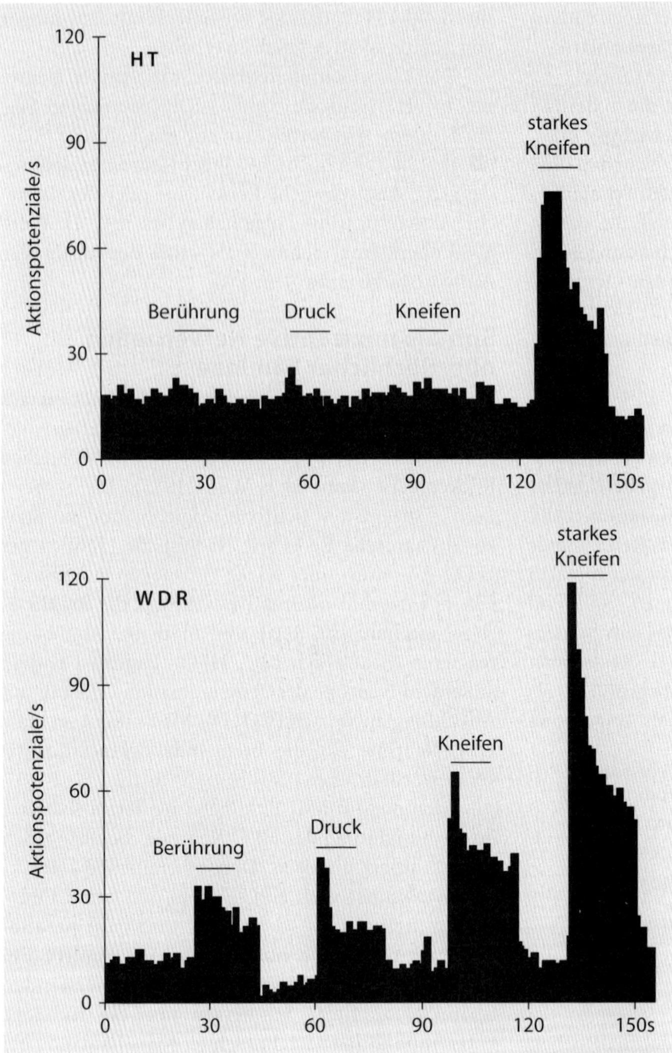

Abb. 3.8 Typische Reizantworten zentraler nozizeptiver HT- und WDR-Neurone im Hinterhorn des Rückenmarks. Hochschwellige Neurone (spezifisch nozizeptiv; »high threshold«, *HT*) mit eindeutig nozizeptivem Empfindlichkeitsprofil werden nur durch Reize aktiviert, die klar noxischen Charakter aufweisen, z. B. starkes Kneifen mit gezähnter Pinzette. Nozizeptive Neurone mit funktionellen synaptischen Eingängen von nozizeptiven und nichtnozizeptiven Axonen kodieren einen breiten Reizstärkebereich (konvergente nozizeptive Neurone, »wide dynamic range«; *WDR*). WDR-Neurone des tiefen Hinterhorns spielen auch eine wichtige Rolle bei der Summation nozizeptiver Reize (Abb. 3.9). (Mod. nach Treede und Magerl 2003)

lich für den äußeren Anteil von Lamina II. Der innere Anteil von Lamina II erhält dünne Afferenzen, die nur in geringem Umfang Peptide enthalten. Diese Schicht unterscheidet sich vom äußeren Anteil auch in anderen Eigenschaften (Abhängigkeit von Wachstumsfaktoren, Expression von Proteinkinasen). Welche funktionelle Bedeutung diese Unterschiede für die differenzielle Verarbeitung verschiedener Reizmodalitäten und bei verschiedenen chronischen Schmerzzuständen haben, ist noch weitgehend unklar.

Das Rückenmark enthält zwei Klassen nozizeptiver Neurone:
- **hochschwellige (spezifisch nozizeptive) Neurone, die nur durch noxische Reize aktiviert werden,**

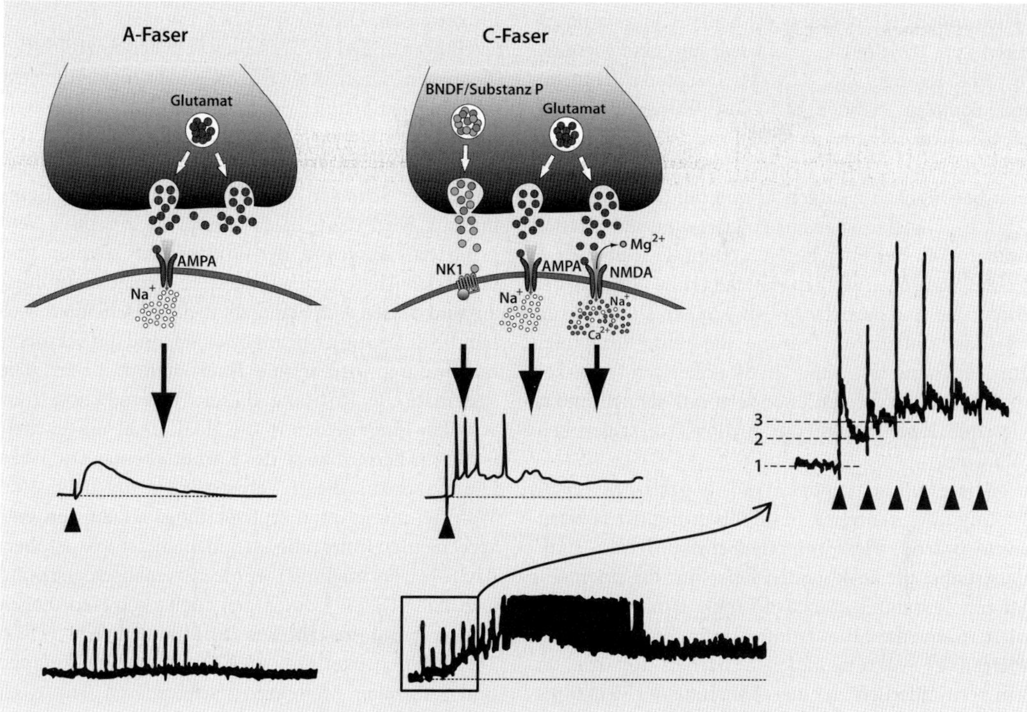

Abb. 3.9 Summation von Signalen der synaptischen Übertragung an nozizeptiven Neuronen des Rückenmarks – »Wind-up«. Summation synaptischer Eingangssignale in konvergenten Neuronen des tiefen Hinterhorns (Lamina V) erfordert in der Regel die Aktivierung synaptischer Eingänge durch C-Fasern. Infolge lang dauernder exzitatorischer postsynaptischer Potenziale (langsame EPSP, Dauer: mehrere Hundert Millisekunden) durch Aktivierung von NMDA-Rezeptoren, aber nicht AMPA-Rezeptoren (kurz dauernde EPSP) kommt es zur Aufsummierung von EPSP (kumulative Depolarisation, Detail rechts) und Aufschaukeln der Entladung von Aktionspotenzialentladungen (»wind-up of action potentials«).

- **niederschwellige (konvergente) Neurone, die Eingänge aus nozizeptiven und nichtnozizeptiven Afferenzen integrieren.**

Spinale nozizeptive Nervenzellen tiefer Laminae – Nozizeptive Summation oder Wind-up

In der Lamina V des Rückenmarks findet man überwiegend große WDR-Neurone. Sie kodieren die Stärke schmerzhafter Reize sehr genau. Auch wenn nicht bekannt ist, wie die Aktivierung der WDR-Neurone durch nichtschmerzhafte Reize zentral ausgeblendet wird, sind diese Zellen doch für die sensorisch-diskriminative Komponente der Schmerzwahrnehmung sehr wichtig (Intensitätsdiskrimination). WDR-Neurone besitzen sehr große rezeptive Felder und integrieren daher die Information vieler primärer nozizeptiver Afferenzen, liefern aber nur ungenaue Informationen über den Reizort. Die rezeptiven Felder der HT-Neurone sind kleiner und zeigen eine deutlichere somatotope Anordnung, so dass sie vermutlich die Information für räumliche Diskrimination liefern.

Nur WDR-Neurone der tiefen Laminae zeigen auch eine langsame Summation bei repetitiver C-Faser-Reizung mit Frequenzen oberhalb von ca. 0,3 Hz (Wind-up; Abb. 3.9; Mod. nach Urban et al. 1994). Diese Summation erfordert in der Regel die Aktivierung synaptischer Eingänge durch C-Fasern, die durch eine langsame und lang dauernde postsynaptische erregende Antwort über die Aktivierung von Glutamatrezeptoren der NMDA-Rezeptorklasse (langsame EPSP, mehrere Hundert Millisekunden Dauer) das Membranpotenzial durch Superposition dieser langsamen EPSP langsam zur Aktionspotenzialschwelle hin verschieben und damit die Wahrscheinlichkeit einer Aktionspotenzialentladung erhöhen.

Die NMDA-Rezeptor-abhängigen Ionenkanäle sind jedoch häufig durch ein Magnesiumion in der Kanalpore funktionell blockiert (spannungsabhängiger Magnesiumblock, ► Abschn. 3.3.4.2). Die Blockade verringert sich durch die Depolarisation bei gleichzeitiger Aktivierung schneller Glutamatrezeptoren vom AMPA-Typ, was wiederum eine verstärkte Aktivierung von NMDA-Rezeptor-abhängigen Ionenkanälen ermöglicht. Diese Kooperation der glutamatergen Ionenkanäle hat eine verstärkte Rekrutierung von NMDA-Rezeptor-abhängigen Kanälen und bereits nach wenigen Reizen die Auslösung von Aktionspotenzialsalven zur Folge (»wind-up of action potentials«). Sensorische Neuropeptide (Substanz P, CGRP) tragen vermutlich ebenfalls zum Wind-up bei. Ihre EPSP sind zwar sehr klein, können aber mehrere 10 s lang andauern. Neurone, die keine Rezeptoren zur Auslösung langsamer EPSP aufweisen (d. h. keine NMDA-Rezeptoren), sondern nur schnell inaktivierende Ionenkanäle vom AMPA-Typ, zeigen kein Wind-up.

Diese Summation des Wind-up galt lange Zeit als Prototyp der zentralen Sensibilisierung im nozizeptiven System. Diese zentrale Sensibilisierung überdauert aber die auslösenden Reize nur für einen sehr kurzen Zeitraum (max. etwa 1 min). Länger dauernde niederfrequente Stimulation führt schnell zu einem Plateau der Reaktionsstärke, die nach ca. 100–200 Reizen kontinuierlich zu einer Abnahme der Reaktionsstärke führt (Wind-down), später sogar zu einer lang andauernden, gegenüber der Ausgangslage verringerten Reaktionsstärke (Langzeitdepression, »long-term depression«, LTD; ► Abschn. 3.4.3).

Wind-up dient daher vermutlich eher einer nur kurzfristig wirksamen Kompensation der peripheren Adaptation primärer Afferenzen oder der Kompensation der Habituation (► Abschn. 3.3.1.10). Sie spielt aber vermutlich keine Rolle bei der Entwicklung von Hyperalgesie und neuropathischem Schmerz. Hierfür ist wahrscheinlich die Langzeitpotenzierung der synaptischen Erregungsübertragung im Rückenmark verantwortlich (► Abschn. 3.4).

Nur konvergente nozizeptive Neurone des tiefen Hinterhorns (Lamina V) zeigen die Eigenschaft des Aufschaukelns (»Wind-up«) von Aktionspotenzialentladungen. »Wind-up« ist ein kurzlebiger spinaler Anpassungsmechanismus, der wahrscheinlich der Kompensation peripherer Empfindlichkeitsverluste dient. »Wind-up« führt nicht zu synaptischer Plastizität und ist *kein* relevanter Mechanismus der Schmerzchronifizierung.

Übertragener Schmerz (Head-Zonen)

Neben der Konvergenz nozizeptiver Afferenzen und taktiler Afferenzen findet man im Rückenmark auch die Konvergenz nozizeptiver Afferenzen aus Haut und Eingeweiden. Die synaptischen Eingänge dieser Nozizeptoren enden an denselben spinalen nozizeptiven Neuronen. Diese Konvergenz erklärt das Auftreten übertragener Schmerzen in den Head-Zonen bei Irritationen der Eingeweide (■ Abb. 3.10).

Nach der **Konvergenz-Projektions-Theorie** entsteht jeder Schmerz erst im Gehirn, und diese Empfindung wird dann in das periphere rezeptive Feld projiziert. Aufgrund der Konvergenz kutaner und viszeraler Afferenzen auf dasselbe spinale Neuron ist anhand dessen Aktivität nicht mehr entscheidbar, woher die Erregung ursprünglich kam, und die Schmerzempfindung wird in die Haut (fehl)projiziert. Die systematische Richtung dieser Fehlprojektion (nur von den Eingeweiden in die Haut, nicht umgekehrt) ist durch Lernprozesse des Körperschemas erklärbar. Die Systematik dieser Verlagerungen der bewussten Wahrnehmung interozeptiver Eingänge zu den entsprechenden Innervationssegmenten der Körperoberfläche (»Übertragung«) wurde systematisch erst- und letztmalig (!) 1893 durch den englischen Neurologen Henry Head beschrieben und kanonisiert (Head 1893). Ein zweiter Ort, wo Konvergenz von kutanen und viszeralen Afferenzen nachgewiesen wurde, ist der laterale Thalamus.

Muskel- und Hautafferenzen können ebenfalls in derselben Weise auf spinale Neurone konvergieren. Elektrophysiologische Daten aus Experimenten am Rückenmark legen nahe, dass es keine und nur sehr wenige spinale nozizeptive Neurone mit Eingängen von Muskelnozizeptoren gibt, die nicht auch gleichzeitig synaptisch mit Nozizeptoren der Haut verbunden sind. Nozizeptive Muskelstimulation führt daher ebenfalls zu übertragener Empfindlichkeit in der Haut. Im Vordergrund steht jedoch, dass übertragener Schmerz bei Muskelirritationen eher in anderen (bevorzugt proximalen) Muskeln lokalisiert wird als in der Haut. Häufig kommt es dabei aber auch zu systemübergreifender Interaktion, bei der die mechanorezeptive Empfindlichkeit in zugeordneten Hautgebieten gehemmt wird (► Abschn. 3.4.2).

Nozizeptive Afferenzen aus verschiedenen Geweben (Haut, Muskel, Viszera) konvergieren synaptisch auf gemeinsame spinale Neurone. Dies ist die physiologische Grundlage des übertragenen Schmerzes.

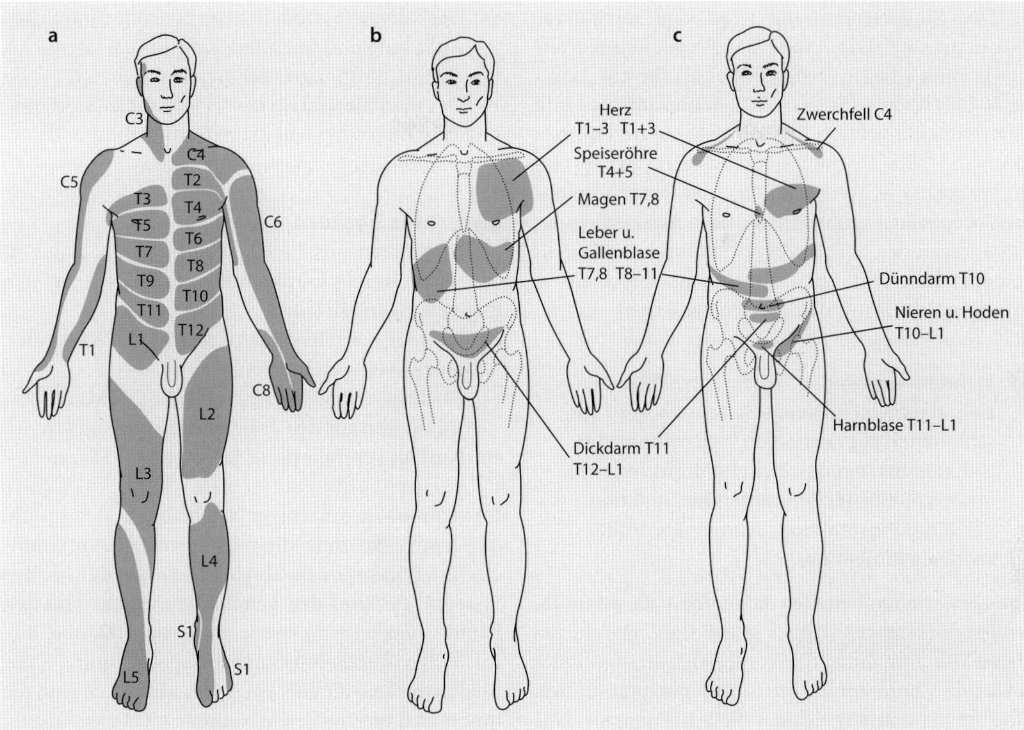

Abb. 3.10a–c Übertragener Schmerz durch segmentale Konvergenz und zugehörige Zonen (Head-Zonen). Infolge der synaptischen Konvergenz nozizeptiver Eingänge aus oberflächlichen und tiefen Geweben auf dieselben spinalen Neurone kommt es zu Interpretationskonflikten, die zugunsten einer Wahrnehmung in der Haut interpretiert werden. Dem unterliegt möglicherweise ein Lernvorgang. Eine charakteristische lokale Empfindlichkeit dieser Regionen (»tenderness«) lässt aber diagnostisch Rückschlüsse auf aktivierende Prozesse betroffener Organe zu. Innervationssegmente (**a**) und einige der Head-Zonen für z. B. das Herz und einige Abschnitte des Gastrointestinaltrakts (**b**, **c**). (Aus Schaible und Schmidt 2007)

3.3.5 Spinale Mechanismen – aufsteigende Bahnen des Rückenmarks

Das Soma des 2. nozizeptiven Neurons liegt ipsilateral im Hinterhorn des Rückenmarks (Abb. 3.1). Seine Axone kreuzen auf die zum Reiz kontralaterale Seite (anterolateraler Trakt; Vorderseitenstrang). Die aszendierenden Axone der spinalen Projektionsneurone kreuzen durch die Commissura alba zur Gegenseite und verlaufen dann gemeinsam im Bereich des kontralateralen Vorderseitenstrangs zum Thalamus, zur Formatio reticularis des Hirnstammes und zum Mittelhirn (Tractus spinothalamicus, Tractus spinoreticularis, Tractus spinomesencephalicus, Tractus spinoparabrachialis).

Mediale Läsionen des Rückenmarks, z. B. bei **Syringomyelie**, können daher die aus dem entsprechenden Segment stammenden nozizeptiven Bahnen selektiv unterbrechen und somit zu einer beidseitig oder einseitig betonten Störung der Schmerz- und Temperatursensibilität bei erhaltenem Tastsinn führen. Die **mediale Myelotomie** als chirurgischer Eingriff zielt ebenfalls auf diese kreuzenden Axone. Der therapeutische Erfolg dieses Eingriffs bei viszeralen Schmerzen ist aber möglicherweise auf die Zerstörung einer anderen Struktur zurückzuführen: Dünne Axone von Projektionsneuronen aus Lamina X sakraler und lumbaler Segmente, die durch viszerale Afferenzen aus den Beckeneingeweiden erregt werden, ziehen im am weitesten medial gelegenen Teil der Hinterstränge zum Nucleus gracilis. Im Unterschied zu den Bahnen der Mechanorezeptoren ist diese Bahn, wie alle nozizeptiven Afferenzen, im Rückenmark synaptisch umgeschaltet (postsynaptische Hinterstrangbahn). Die Zerstörung dieser postsynaptischen Hinterstrangbahn durch eine punktförmige Läsion in der Mittellinie in Höhe Th10 wurde bereits erfolgreich in der Behandlung therapierefraktärer Tumorschmerzen eingesetzt (Nauta et al. 1997).

Der Vorderseitenstrang weist eine somatotope Gliederung auf. Die Axone der Projektionsneurone aus Lamina I liegen weiter dorsal als die aus Lamina V. Die Axone des Tractus spinothalamicus (zum Thalamus → Projektion zu Dienzephalon und Kortex; ▣ Abb. 3.1), des Tractus spinoreticularis (zur Formatio reticularis → Weckreaktion), des Tractus spinomesencephalicus (zum Mittelhirn → Aktivierung der deszendierenden Schmerzkontrolle) und des Tractus spinoparabrachialis (zum Nucleus parabrachialis → Projektion zur Amygdala → Affektreaktion) sind jedoch räumlich nicht gut voneinander abgrenzbar.

Mehrere nozizeptive Projektionsbahnen ziehen parallel im Vorderseitenstrang zu verschiedenen supraspinalen Zielregionen des Hirnstamms und des Zwischenhirns mit sehr unterschiedlicher Funktion (Weckreaktion, Verteidigungsreaktion, Schmerzkontrolle, kortikale Projektion).

Spinale Läsionen betreffen daher meist alle aszendierenden nozizeptiven Bahnen gemeinsam. Die chirurgische Durchtrennung des Vorderseitenstrangs (anterolaterale Chordotomie, offen oder perkutan mittels Hochfrequenzstrom) zielt auf diese Bahnen. Sie wird nur noch selten durchgeführt, da dieser Eingriff mit einigen Monaten Latenz seinerseits zu chronischen Schmerzen führt. Das Postchordotomie-Syndrom wird auf Deafferenzierung weiter rostral gelegener nozizeptiver Neurone zurückgeführt, die eine Spontanaktivität und/oder eine gesteigerte Empfindlichkeit gegenüber verbleibenden nozizeptiven Bahnen entwickeln; diese neurochirurgischen Beobachtungen sprechen dafür, dass einige nozizeptive Bahnen auch außerhalb des kontralateralen Vorderseitenstrangs verlaufen (z. B. postsynaptische Hinterstrangbahn der viszeralen Afferenzen, s. o.).

3.3.6 Nozizeptive Funktionen des Thalamus

Ein großer Teil der im Rückenmark aszendierenden Axone zieht zu lateralen und medialen Thalamuskernen, die teilweise auch vom Tractus trigeminothalamicus und von den Hintersträngen erreicht werden. Diese Kerne projizieren ihrerseits zu verschiedenen Arealen der Großhirnrinde (▣ Abb. 3.11; mod. nach Treede u. Magerl 2003). Dieses für die bewusste Wahrnehmung von Schmerzen verantwortliche System wird entsprechend den beteiligten Thalamuskernen in zwei Teilsysteme unterteilt:

- Das **laterale System** besitzt eine hohe räumliche Auflösung und spielt eine Rolle für die sensorisch-diskriminative Schmerzkomponente.
- Das **mediale System** besitzt eine schlechte räumliche Auflösung und dient der affektiven und emotionalen Schmerzkomponente.

Laterales System

Der somatosensorische Hauptkern des Thalamus ist der **ventrobasale Kernkomplex**. Er besteht aus den folgenden Kernen:

- Nucleus ventralis posterolateralis (VPL) für Afferenzen vom Rückenmark,
- Nucleus ventralis posteromedialis (VPM) für Afferenzen aus den Trigeminuskernen und
- Nucleus ventralis posterior inferior (VPI).

Im ventrobasalen Kernkomplex befinden sich sowohl nozizeptive Neurone, die vom Tractus spinothalamicus innerviert werden, als auch Neurone des taktilen Systems, die über den Lemniscus medialis von den Hinterstrangkernen innerviert werden (▣ Abb. 3.1). Auch die viszerale Projektionsbahn aus Lamina X des Rückenmarks trifft dort ein. Beim Menschen sind die funktionell verschiedenen Neurone nicht gleichmäßig verteilt: Nozizeptive Neurone finden sich bevorzugt in einem posterioren und inferioren Randbezirk, wo sie für neurochirurgische Eingriffe destruktiver (wie Exzision, Koagulation etc.) und augmentativer Art (z. B. die Implantation von Elektroden für therapeutische Stimulation) zugänglich sind.

Nozizeptive Neurone im ventrobasalen Kernkomplex projizieren zum primären (hauptsächlich aus VPL und VPM) und sekundären somatosensorischen Kortex (hauptsächlich aus VPI). Die Aufgabenteilung zwischen primärem (SI) und sekundärem somatosensorischen Kortex (SII) bezüglich der sensorisch-diskriminativen Schmerzkomponente ist noch unklar. Aktivierungsstudien beim Menschen mittels PET, fMRT oder EEG/MEG zeigen bei nozizeptivem Input eine im Vergleich zum taktilen System auffällig starke Aktivierung von SII. Die Aktivierung von SII durch noxische Reize erfolgt dabei zum großen Teil direkt aus dem Thalamus und erst in zweiter Linie über eine Verschaltung über SI. Diese neuroanatomische Besonderheit gilt als phylogenetisch alte Variante, die sich so nur noch für den Vibrationssinn findet.

Der **Nucleus ventralis medialis, Pars posterior** (VMpo) gehört trotz seines Namens ebenfalls zum lateralen System. Nozizeptive Neurone in diesem Kern projizieren zu anterioren und dorsalen Teilen der Inselrinde, die auch indirekt über SI und SII innerviert wird. Da in unmittelbar benachbarten Tei-

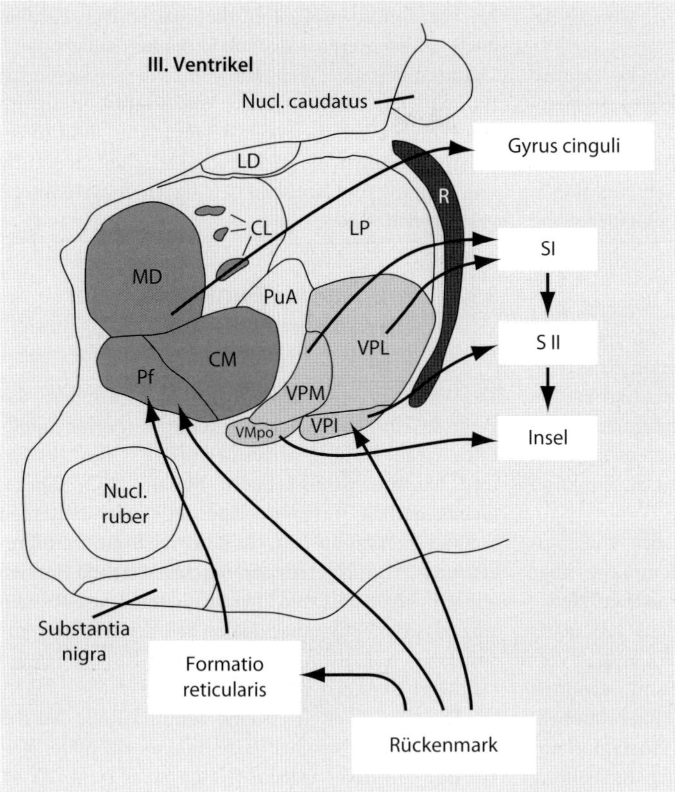

Abb. 3.11 Nozizeptive Funktionen des Thalamus – afferente und efferente Verbindungen. Schematisierter vertikaler Schnitt mit lateralen (hellgrau) und medialen Kernen (dunkelgrau). Alle nozizeptiven Thalamuskerne erhalten direkt über den Tractus spinothalamicus Afferenzen vom Rückenmark (spinothalamische Projektionsbahn), die medialen Kerne zusätzlich über die Formatio reticularis (unspezifisch im Rahmen der Aktivierungsreaktion). Thalamokortikale Projektionsneurone erreichen den primären und sekundären somatosensorischen Kortex (*SI* und *SII*), sowie die Inselrinde und den Gyrus cinguli, letztere sind phylogenetisch ältere Kortexareale. Mediale und laterale Abschnitte des Thalamus hemmen sich gegenseitig (reziproke Hemmung) über den seitlich der eigentlichen thalamischen Kerne gelegenen Nucleus reticularis thalami (*R*), der vorwiegend inhibitorische Neurone enthält. Die inhibitorischen Verbindungen über den retikulären Thalamuskern sind aus Gründen der Übersichtlichkeit nicht eingezeichnet. *CL* Nucleus centralis lateralis, *CM* Nucleus centralis medialis, *LD* Nucleus lateralis dorsalis, *LP* Nucleus lateralis posterior, *MD* Nucleus medialis dorsalis, *Pf* Nucleus parafascicularis, *PuA* Pulvinar anterior, *VMpo* Nucleus ventralis medialis, pars posterior, *VPL* Nucleus ventralis posterolateralis, *VPM* Nucleus ventralis posteromedialis, *VPI* Nucleus ventralis posterior inferior.

len der Inselrinde auch weitere viszerale Bahnen und Bahnen des Geschmackssinns enden, wurde für dieses System eine sensorisch integrative Funktion für die Selbstwahrnehmung des Körpers vorgeschlagen. Die Efferenzen aus der Inselrinde projizieren ins limbische System (z. B. Amygdala; Neugebauer et al. 2004). Daher wird auch eine Beteiligung an der affektiv-emotionalen Schmerzkomponente diskutiert. Eine Schädigung der Inselrinde kann zu einem Zustand führen (sensorisch-limbische Entkopplung), in dem schmerzhafte Reize zwar als solche erkannt werden, aber die adäquaten emotionalen und motorischen Reaktionen fehlen (Schmerzasymbolie).

Mediales System

Zu den **medialen Thalamuskernen**, die vom Tractus spinothalamicus innerviert werden, gehören MDvc (Nucleus medialis dorsalis, Pars ventralis caudalis) und die intralaminären Kerne Pf (Nucleus parafascicularis), CM (Nucleus centralis medialis) und CL (Nucleus centralis lateralis). Diese vier Kerne liegen dicht nebeneinander. Ihre nozizeptiven Neurone besitzen recht ähnliche Eigenschaften. MDvc und Pf enthalten nozizeptive Neurone, die u.a. zum Gyrus cinguli projizieren.

Der **Gyrus cinguli** ist ein ausgedehntes Kortexareal mit multiplen Funktionen in Aufmerksamkeitssteuerung, Motorik und vegetativen Reaktionen. Derzeit ist noch nicht klar, ob die affektiv-emotionale Schmerzkomponente durch Kombination dieser Funktionen zustande kommt oder ob sie im Gyrus cinguli separat repräsentiert ist.

Die intralaminären Thalamuskerne CL und CM enthalten zwar nozizeptive Neurone, werden aber auch durch Afferenzen aus der Formatio reticularis erreicht und projizieren zu ausgedehnten Bereichen der Großhirnrinde (inkl. Gyrus cinguli) und zu den Basalganglien. Sie sind funktionell eingebunden in das aufsteigende retikuläre Aktivierungssystem (ARAS), und repräsentieren möglicherweise eher die Funktion des Schmerzes als wirksamer Weckreiz.

Mediale und laterale Abschnitte des Thalamus hemmen sich gegenseitig (reziproke Hemmung) über einen seitlich der eigentlichen thalamischen Kerne gelegenen Kern des Thalamus (Nucleus reticularis thalami). Dieser retikuläre Thalamuskern enthält vorwiegend inhibitorische Interneurone und vermittelt auch hemmende kortikothalamische Interaktionen. Ein Ausfall der über den retikulären Thalamuskern vermittelten Hemmung könnte an der Entstehung zentraler Schmerzen beteiligt sein (thalamischer Schmerz).

Nozizeptive Projektionsbahnen erreichen den Thalamus in einem spezifischen lateralen und einem unspezifischen medialen Anteil. Beide Anteile des Thalamus kontrollieren sich gegenseitig. Eine Störung dieser Balance kann zu einem schwer behandelbaren zentralen Schmerzsyndrom führen (thalamischer Schmerz).

Parallel zum Tractus spinothalamicus ziehen im Vorderseitenstrang auch Bahnen zum Hirnstamm und zum Mittelhirn. Der **Tractus spinoreticularis** ist eine phylogenetisch alte Bahn, deren Axone die Formatio reticularis in der Medulla oblongata und im Pons erreichen (Willis 1985). Von dort gibt es einen indirekten Projektionsweg zu den medialen Thalamuskernen (Tractus spinoreticulothalamicus). Als Teil des medialen Systems trägt diese Bahn vermutlich zur affektiven und emotionalen Schmerzkomponente bei. Der Tractus spinoreticularis aktiviert auch das aszendierende retikuläre Aktivierungssystem (ARAS), das die Erregbarkeit übergeordneter Zentren steuert. Auf diesem Weg können schmerzhafte Reize den Schlaf-Wach-Zyklus und die Aufmerksamkeit beeinflussen.

Im Hirnstamm projizieren die nozizeptiven Bahnen auch zu mehreren katecholaminergen Zellgruppen. Dadurch bestehen Verbindungen zu deszendierenden Bahnen, die die nozizeptive Signalverarbeitung im Rückenmark hemmen oder steigern (s. u.), und zu vegetativen Kernen, die an der reflektorischen Steuerung von Atmung und Kreislauf beteiligt sind (systemische vegetative Reflexe).

3.3.7 Nozizeptive Funktionen der Amygdala

Der **Tractus spinomesencephalicus** erreicht das zentrale Höhlengrau des Mittelhirns (periaquäduktales Grau [PAG], periventrikuläres Grau [PVG]) und Nucleus parabrachialis; Millan 2002). Dieses Gebiet enthält Ausgangskerne der deszendierenden Schmerzhemmung (s.u.) und ist reich an Opioidrezeptoren. Vom Nucleus parabrachialis ziehen Bahnen zur Amygdala und zum Hypothalamus. Diese Bahnen tragen zur affektiv-emotionalen Schmerzkomponente sowie zu vegetativen und endokrinen Reaktionen auf schmerzhafte Reize bei.

Die Amygdala spielt eine zentrale Rolle bei der Integration sensorischer Reize (inkl. nozizeptiver Reize) und affektiver Inhalte (Neugebauer et al. 2004). Unter der Vielzahl der Kerne der Amygdala spielen bei dieser Integration besonders drei Kerne eine Rolle: lateraler, basolateraler und zentraler Kern.

Sensorische Reize aller Modalitäten erreichen die Amygdala aus dem Thalamus (vorwiegend mediale und posteriore Areale) und dem Kortex (einschließlich der Insel, dem vorderen Gyrus cinguli und kortikalen Assoziationsarealen) über die hauptsächliche Eingangsstation der lateralen Amygdala, in der verschiedene sensorische Informationen konvergieren. Diese Information wird direkt oder indirekt über die basolaterale Amygdala an den Zentralkern weitergeleitet, den wichtigsten Ausgangskern der Amygdala.

Nozizeptive Eingänge aus dem Rückenmark erreichen über den Nucleus parabrachialis des Hirnstamms vorwiegend den lateralen kapsulären Teil des zentralen Kerns, in dem sich der überwiegende Teil der nozizeptiven Neurone der Amygdala findet (▪ Abb. 3.12). Der laterale kapsuläre Teil des zentralen Kerns gilt deshalb als **nozizeptive Amygdala**. Die Mehrzahl der Neurone dieses Kerngebiets hat ausschließlich (HT-Neurone) oder überwiegend nozizeptive Funktion (WDR-Neurone). Diese Neurone besitzen große, typischerweise bilaterale rezeptive Felder (bis zur Repräsentation der gesamten Körperoberfläche). Obwohl sie noxische Reizstärken prinzi-

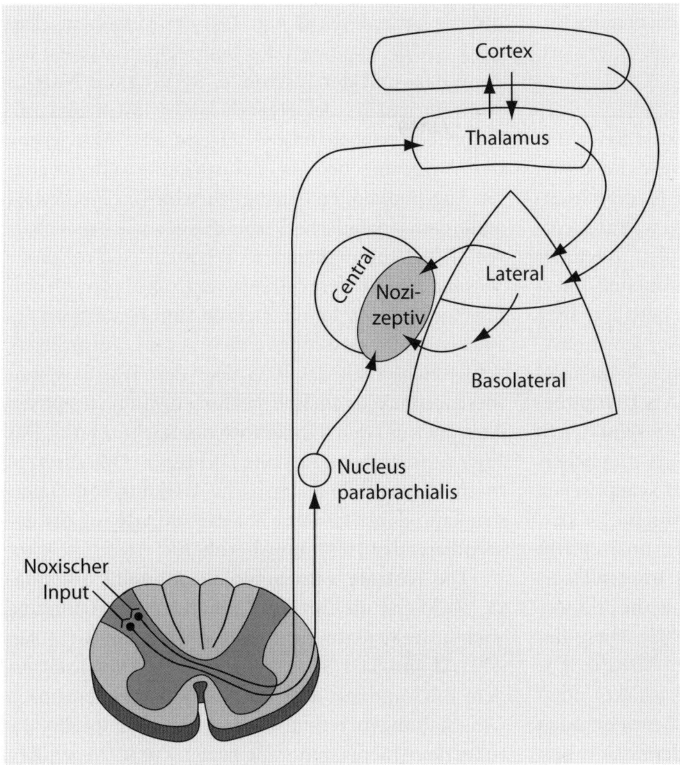

Abb. 3.12 Nozizeptive Areale der Amygdala. Zugänge multimodaler sensorischer Eingänge aus Thalamus und Kortex werden über den lateralen Kern direkt oder indirekt (über den basolateralen Kern) an den zentralen Kern der Amygdala weitergeleitet. Dieser enthält ein Kerngebiet mit hoher Dichte nozizeptiver Neurone, die laterale kapsuläre Region (»nozizeptive Amygdala«). Sie erhält aufsteigend nozizeptive Eingänge aus dem Rückenmark über den Nucleus parabrachialis des Hirnstamms

piell kodieren können, besitzen sie vermutlich keine sensorisch-diskriminative Funktion. Ihr Kodierungsverhalten ist nicht linear, sondern eher sigmoid und entspricht eher einem Wechsel zwischen zwei Zuständen. Ihre rezeptive Feldstruktur (groß, bilateral) spricht auch gegen eine Bedeutung für die räumliche Diskrimination.

Der Zentralkern der Amygdala hat weitgefächerte Verbindung mit Kerngebieten des Hirnstamms (Nucleus parabrachialis, periaquäduktales Grau [PAG]) und des Dienzephalon (medialer Thalamus, lateraler Hypothalamus, Nucleus paraventricularis [PVN] des Hypothalamus). Der PVN spielt eine wichtige Rolle bei der Induktion von Stress and Angriffsverhalten. Diese Verbindungen legen eine Funktion bei der Integration von Schmerz und Affekt nahe. Unter Bedingungen der Hyperalgesie spielen neuronale Plastizitätsprozesse zwischen lateralem und basolateralem Kern der Amygdala eine Rolle. Dabei ist die Antwort der nozizeptiven Neurone spezifisch gesteigert für mechanischen nozizeptiven Input, aber nicht für thermisch nozizeptiven Input (▶ Abschn. 3.4.2).

Die Amygdala spielt eine zentrale Rolle bei der Integration nozizeptiver oder anderer sensorischer Reize und affektiver Inhalte.

3.3.8 Segmentale und deszendierende Kontrolle

Die synaptische Signalübertragung im ZNS ist geprägt durch Divergenz und Konvergenz, räumliche und zeitliche Summation sowie prä- und postsynaptische Hemmung. Somit erfolgt dort keine einfache Weiterschaltung einlaufender Aktionspotenziale, sondern eine dynamische Signalverarbeitung, die ständig durch deszendierende und andere Einflüsse moduliert wird. Diese Modulation erfolgt bereits an der ersten synaptischen Umschaltstation im Hinterhorn des Rückenmarks und ist dort besonders gut charakterisiert.

Segmentale Hemmung

Die klinische Erfahrung zeigt, dass taktile Reize den Schmerz hemmen können. Hieraus entwickelte sich die Vorstellung, dass die Aktivierung niederschwelliger Mechanorezeptoren (Aβ-Afferenzen) zur Hemmung spinaler nozizeptiver Neurone führt. Nach der Gate-Control-Theorie sind hieran hemmende Interneurone in der Substantia gelatinosa beteiligt. Eine Form der transkutanen elektrischen Nervenstimulation (hochfrequente TENS mit niedriger Reizstärke) beruht auf diesem segmental begrenzten Hemmmechanismus. Die niederfrequente TENS (mit leicht schmerzhafter Reizstärke) führt dagegen möglicherweise auch direkt zu Veränderungen der synaptischen Übertragung (Langzeitdepression, ▶ Abschn. 3.4.3).

Die Aktivierung dünn myelinisierter nozizeptiver Aδ-Afferenzen führt zu einer deutlich stärkeren Hemmung spinaler nozizeptiver Neurone als die Aktivierung der taktilen Afferenzen (Willis 1985). Diese Befunde widersprechen der Gate-Control-Theorie. Die niederfrequente TENS (mit hoher Reizstärke) nutzt diesen Mechanismus, zu dem möglicherweise auch noch die Mechanismen der Langzeitdepression beitragen, die an spinalen Neuronen mit niederfrequenter elektrischer Reizung ausgelöst werden kann.

Deszendierende Hemmung

Aus der Zunahme der Antwortbereitschaft spinaler nozizeptiver Neurone bei einer Leitungsblockade durch Abkühlung des Rückenmarks wurde auf eine tonische Hemmung nozizeptiver Neurone durch supraspinale Zentren geschlossen. Die Existenz deszendierender Hemmsysteme wurde belegt durch die Entdeckung, dass elektrische Reizung im zentralen Höhlengrau und im unteren Hirnstamm bei Versuchstieren eine selektive Hemmung nozizeptiver Reflexe und Reaktionen hervorrief, ohne den Wachheitsgrad oder Reaktionen auf nichtnoxische Reize zu verändern. Elektrische Reizung homologer Hirnareale beim Menschen (deep brain stimulation) kann ebenfalls eine Hemmung persistierender Schmerzen bewirken. Diese reizinduzierte Analgesie wird über Bahnen im dorsolateralen Funiculus (DLF) des Rückenmarks vermittelt. Die Schmerzhemmung durch elektrische Hinterstrangreizung mit implantierten Elektroden (dorsal column stimulation, DCS) beruht zumindest teilweise auf der Mitaktivierung dieser deszendierenden Bahnen.

Eine zentrale Rolle bei der deszendierenden Hemmung spielt das zentrale Höhlengrau (periaquäduktale Grau, PAG, ◘ Abb. 3.13) des Mittelhirns. Das PAG erhält Afferenzen aus dem Hypothalamus, der Amygdala und der Inselrinde. Reizung des Nucleus paraventricularis des Hypothalamus löst neben Abwehrreflexen auch eine Analgesie aus. Aktivierung der Amygdala scheint bei der Analgesie während akuter Angstreaktionen beteiligt zu sein. Das PAG erhält außerdem synaptische Verbindungen aus benachbarten Hirnstammregionen; u. a. besteht eine reziproke Verbindung mit der rostralen ventromedialen Medulla oblongata, aus der die meisten zum Hinterhorn des Rückenmarks deszendierenden Axone entspringen. Schließlich erhält das PAG über den Tractus spinomesencephalicus auch Projektionen von nozizeptiven Neuronen aus dem Hinterhorn des Rückenmarks. Das PAG verfügt über eine hohe Dichte von Opioidrezeptoren; die zentrale analgetische Wirkung von Opioiden kann daher teilweise auf der Aktivierung der deszendierenden Hemmung beruhen.

Die **rostrale ventromediale Medulla oblongata** (RVM) ist die für die deszendierende Hemmung wichtigste Struktur im unteren Hirnstamm (Millan 2002, ◘ Abb. 3.13). Sie erhält erregende Afferenzen aus dem PAG und aus dem Rückenmark, Letzteres nach Umschaltung im retikulären Nucleus gigantocellularis (über den Tractus spinoreticularis). Zur RVM gehören Teile des Nucleus raphe magnus, dessen serotonerge Axone im DLF zu den nozizeptiven Schichten des Rückenmarks ziehen.

Daneben sind auch weiter lateral im unteren Hirnstamm gelegene noradrenerge Neurone an der deszendierenden Hemmung beteiligt. Klinisch bedeutsam ist bisher vor allem die Hemmung über die noradrenergen deszendierenden Bahnen, die durch Gabe von α_2-adrenergen Agonisten simuliert werden kann. Auch die trizyklischen Antidepressiva wirken möglicherweise über diesen Mechanismus, da die analgetische Wirkung der selektiven Serotoninwiederaufnahmehemmer den unselektiv wirkenden Substanzen unterlegen ist, die auch die Wiederaufnahme von Noradrenalin hemmen können. Eine weitere monoaminerge deszendierende Bahn, die den Transmitter Dopamin enthält, ist weniger gut charakterisiert und erst in den vergangenen Jahren wieder in den Blickwinkel experimenteller Untersuchungen gerückt (Wood et al. 2006).

Neurone der an der deszendierenden Hemmung beteiligten Kerngebiete haben typischerweise sehr große, z. T. die gesamte Körperfläche betreffende rezeptive Felder, von denen aus sie erregt werden können. Zu ihrer Aktivierung sind noxische Reizstärken nötig. Die deszendierende Hemmung funktioniert daher im Sinne einer negativen Rückkopplung und

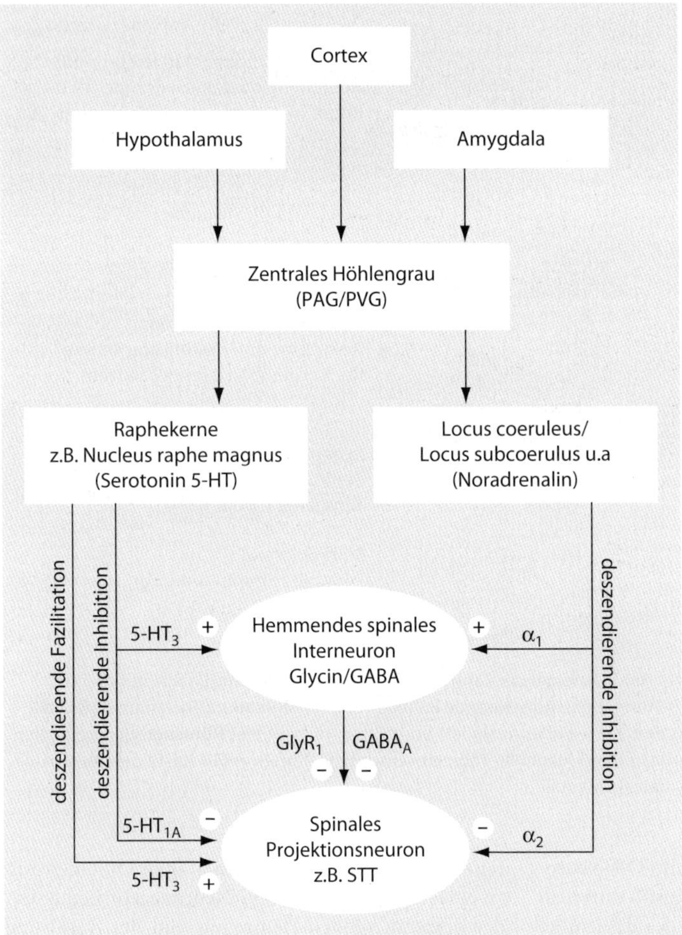

Abb. 3.13 Deszendierende Kontrolle der synaptischen Übertragung an nozizeptiven Neuronen des Rückenmarks durch absteigende Bahnen aus dem Hirnstamm. Serotonerge Neurone in der rostralen ventromedialen Medulla oblongata (RVM) und noradrenerge Neurone im dorsolateralen pontinen Tegmentum (DLPT) können die Signalübertragung in nozizeptiven Neuronen des Rückenmarks hemmen (direkt oder über Interneurone). Diese Bahnen verlaufen im dorsolateralen Funiculus. Die RVM enthält auch Neurone, die auf die nozizeptive Signalübertragung bahnend wirken können (deszendierende Fazilitation). Es besteht also eine bidirektionale Kontrolle der spinalen Sensitivität durch Zentren in der Mittellinie des Hirnstamms. RVM und DLPT werden durch Neurone im zentralen Höhlengrau (*PAG*) aktiviert. Das PAG wird einerseits durch deszendierende Bahnen aus Hypothalamus, Amygdala und Inselrinde kontrolliert, andererseits durch aszendierende Bahnen aus dem Tractus spinomesencephalicus (nicht eingezeichnet)

als laterale Hemmung. Diese Neurone entladen häufig synchron, und agieren eher als globales neuronales Netz, denn mit klarer topografischer Zuordnung. Überdies verteilt sich ihre efferente Projektion diffus über viele Rückenmarksegmente und betrifft damit weite Bereiche der Körperoberfläche. Stark schmerzhafte konditionierende Reize führen daher typischerweise zu einer Reduktion der Schmerzempfindung auf der gesamten Körperoberfläche. Diese Funktionsweise der schmerzhemmenden Systeme führte zu der Bezeichnung DNIC (Diffuse Noxious Inhibitory Control) und gilt als Grundlage der Gegenirritation.

Deszendierende Bahnung

Die Reizung der Kerngebiete in der rostroventralen Medulla (RVM) kann nicht nur hemmend, sondern auch bahnend auf die nozizeptive Signalübertragung im Rückenmark einwirken. RVM-Neurone können nach ihrem Aktivitätsmuster im Zusammenhang mit dem Auftreten von Fluchtreflexen in On-Neurone

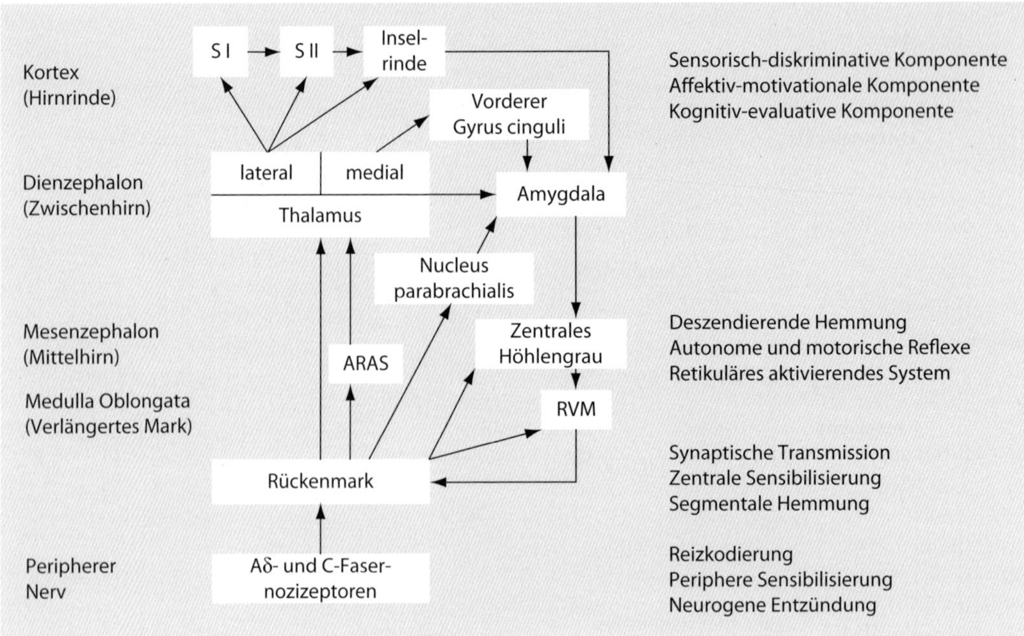

Abb. 3.14 Integration der Verschaltung auf- und absteigender Bahnen des nozizeptiven Systems und prototypische Funktionen verschiedener Etagen der Verschaltung. *Links:* Aufsteigende Bahnen vom Rückenmark zu Thalamus, Amygdala und Kortex. *Rechts:* Absteigende Bahnen aus dem Kortex über Amygdala und Mittelhirn (zentrales Höhlengrau) und unteren Hirnstamm (RVM) zum Rückenmark. *SI, SII* primärer und sekundärer somatosensorischer Kortex, *ARAS* aufsteigendes retikuläres Aktivierungssystem, *RVM* rostrale ventromediale Medulla

(kurz vor dem Fluchtreflex aktiviert) und Off-Neurone (kurz vor dem Fluchtreflex gehemmt) unterteilt werden. Während die Off-Neurone an der deszendierenden Hemmung beteiligt sind, nimmt man an, dass On-Neurone die nozizeptive Signalverarbeitung im Rückenmark bahnen.

Die **Bidirektionalität der deszendierenden Wirkungen**, insbesondere vermittelt durch serotonerge Neurone (Abb. 3.13) lässt sich leichter verstehen, wenn wir annehmen, dass die deszendierenden Systeme nicht einfach der Schmerzhemmung, sondern in einem allgemeineren Sinn der Regulation der Empfindlichkeit der nozizeptiven Signalübertragung dienen (z. B. bei Aufmerksamkeitssteuerung, Lernprozessen und zentraler Sensibilisierung). Funktionell erlaubt diese bidirektionale Wirkung sowohl eine Erniedrigung der Schwelle (Bahnung) als auch eine Abflachung der Reiz-Reaktions-Kennlinie (Hemmung) und ermöglicht damit dem nozizeptiven System eine dynamische, an die jeweiligen Erfordernisse angepasste Regelung des Arbeitsbereichs und die Verarbeitung eines umfangreicheren Reizstärkebereichs.

On-Neurone werden durch systemische Gabe von Opioiden gehemmt, Off-Neurone dagegen erregt. Umgekehrt kommt es im akuten Opioidentzug zu einer Aktivierung der On-Neurone, zur Reduktion der deszendierenden Hemmung und der Auslösung von Schmerzen. Durch das System sich gegenseitig kontrollierender On- und Off-Neurone der RVM sind die schmerzmodulierenden Kerngebiete des Hirnstamms wichtige Angriffsorte für exogen zugeführte und endogene Opioide, obwohl die Opioidrezeptordichte dort nicht ungewöhnlich hoch ist.

> **Die absteigende Kontrolle des nozizeptiven Systems kommt aus dem zentralen Höhlengrau des Mittelhirns und steuert über Kerne des unteren Hirnstamms (Medulla) die Empfindlichkeit nozizeptiver Rückenmarkneurone. Die absteigende Kontrolle kann sowohl inhibitorisch (hemmend) als auch fazilitierend (erleichternd) sein.**

3.3.9 Nozizeptive Funktionen des Kortex

Kortikale Areale (SI, SII, Gyrus cinguli) werden vom Thalamus parallel erreicht. Diese Aktivierung ist eingebettet in ein weitergefächertes Aktivierungsmuster, das auch subkortikale Areale einbezieht (Amygdala, Hypothalamus). ◘ Abb. 3.14 zeigt ein Blockschaltbild der auf- und absteigenden Verbindungen des zentralnervösen nozizeptiven Systems.

Apkarian et al. (2005) haben in einer Metaanalyse insgesamt 68 experimentelle Studien und 30 Studien an Schmerzpatienten mit der Messung hämodynamischer Parameter in bildgebenden Verfahren (fMRT, PET) und weitere 30 Studien mit elektrophysiologischen Methoden (EEG, MEG) analysiert sowie 24 Studien zur Neurochemie des Schmerzes: Die wesentlichen und regelmäßig aktivierten und damit **konstituierenden Areale des Schmerznetzwerks** sind (◘ Abb. 3.15):

- somatosensorische Kortizes (SI, SII),
- Inselrinde,
- vorderer Gyrus cinguli,
- Thalamus und
- Areale des präfrontalen Kortex.

Innerhalb einiger dieser Areale (SI, SII, Inselrinde, Thalamus) finden sich Hinweise auf eine somatotope Organisation, die von der der Mechanorezeption abweicht und darauf hinweist, dass beide Systeme unabhängig voneinander repräsentiert sind (Übersichten: Brooks u. Tracey 2005, Treede u. Apkarian 2008).

Die kortikale Repräsentation der übrigen Schmerzkomponenten ist weit lückenhafter untersucht als die Repräsentation der sensorisch-diskriminativen und affektiv-motivationalen Komponente. An Planung und Ausführung **schmerzassoziierter motorischer Programme** sind der primär-motorische Kortex (M1), der supplementär-motorische Kortex (SMA), dorsale und mittlere Anteile des vorderen Gyrus cinguli (anteriorer cingulärer Kortex, ACC) sowie die Basalganglien und das Zerebellum beteiligt.

Die **vegetative Komponente** von Schmerzen ist bisher ebenfalls nur unzureichend untersucht. In den wenigen Studien, in denen die Beziehung zur Modulation von kardiovaskulären Parametern (Herzfrequenz, Blutdruck) durch supraspinale Strukturen bereinigt um die Schmerzempfindung untersucht wurde, konnten Untereinheiten innerhalb des ACC identifiziert werden, die kontextabhängig, beispielsweise durch Auslösung von Stress, die Herzfrequenz modulieren können. Eine detailliertere Darstellung der Ergebnisse bildgebender Verfahren findet sich in ▶ Kap. 6.

Durch phasische Schmerzreize erzeugte **evozierte Potenziale** (EEG, MEG) zeigen eine typische Signalstruktur der frühen Komponenten nozizeptiver Signalverarbeitung. Die früheste Aktivierung (N1-Komponente) findet sich temporal im Bereich des parasylvischen Kortex (SII, Inselrinde), gefolgt von einer etwas verzögerten Komponente über der Scheitelregion (N2-P2-Komponente), deren Ursprungsort im Übergang von vorderem und hinterem Gyrus cinguli liegt. Bedeutungshaltige (z. B. seltene) Reize werden außerdem von einer endogenen kognitiven Komponente (nozizeptive P300) gefolgt. Die Amplituden aller dieser Signalkomponenten können durch selektive Aufmerksamkeit (Reizzuwendung) gesteigert und durch Ablenkung (Reizabwendung) reduziert werden.

Funktionszuweisungen zu spezifischen Funktionen sind insgesamt problematisch. Sensorisch-diskriminative Funktionen sind vermutlich in den somatosensorischen Projektionsarealen repräsentiert, die Inselrinde spielt möglicherweise eine wichtige Rolle bei der Regulation von Emotionen. Funktionsausfälle des anterioren Gyrus cinguli führen zu Schwierigkeiten bei der angemessenen Einschätzung eines Ereignisses als nozizeptiv (**Schmerzasymbolie**).

Der **dorsolaterale präfrontale Kortex** (dlPFC) hat eine wichtige Funktion bei der Kategorisierung sensorischer Ereignisse, die aber von der Modalität des Sinnesereignisses unabhängig sind. Die Kategorisierung eines Schmerzreizes als »relevant« oder »irrelevant« könnte zu einer hier beginnenden intrakortikalen Kontrolle der nozizeptiven Verarbeitung gehören. Netzwerkanalysen kortikaler Aktivierung zeigen eine negative Korrelation der Aktivierung dieses Kerns mit anderen Arealen des nozizeptiven Netzwerks (Lorenz et al. 2003). Neuere Studien an Patienten mit Borderline-Persönlichkeitsstörung und einer Suppression der Schmerzempfindlichkeit, ähnlich einer Analgesie, zeigen ebenfalls dieses Muster; Hyperaktivität des dlPFC war gefolgt von einer Suppression der Aktivierung in vorderen Gyrus cinguli und posterioren parietalen Kortex (vgl. ▶ Kap. 9).

Die kortikale Repräsentation der Nozizeption erfolgt in einem verteilten Netzwerk von Kortexarealen. Einen spezifischen »nozizeptiven Kortex« gibt es *nicht*.

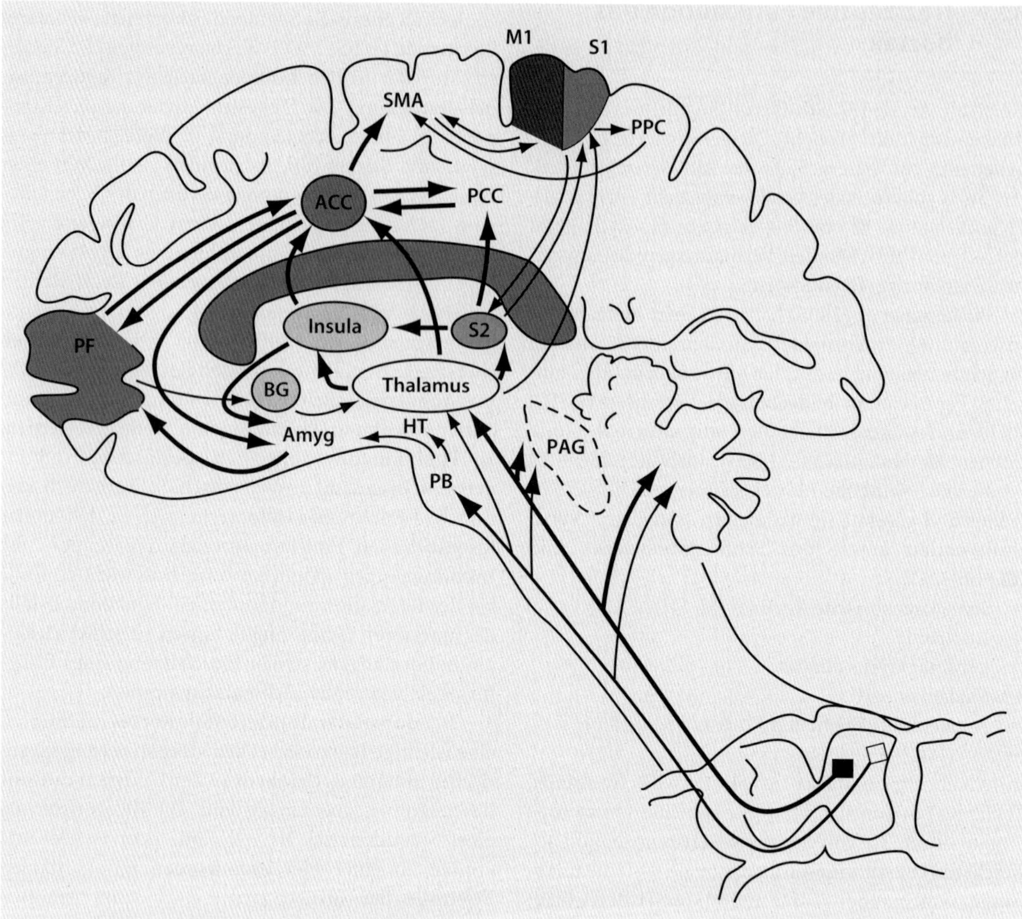

Abb. 3.15 Nozizeptive Zentren des zentralen Nervensystems. Aufsteigende nozizeptive Bahnen, subkortikale und kortikale nozizeptive Areale und deren Verbindungen. *PF* präfrontaler Kortex, *BG* Basalganglien, *HT* Hypothalamus, *PB* Nucleus parabrachialis, *PAG* periaquäduktales Grau, *Amyg* Amygdala, *ACC* anteriorer Gyrus cinguli, *PCC* posteriorer Gyrus cinguli, *SMA* supplementärer Motorkortex, *M1* primärer Motorkortex, *S1* primärer somatosensorischer Kortex, *S2* sekundärer somatosensorischer Kortex, *PPC* posteriorer parietaler Kortex. (Aus Apkarian et al. 2005)

3.4 Plastizität von Nozizeption und Schmerz

3.4.1 Sensibilisierung von Nozizeptoren – primäre Hyperalgesie

Die Sensibilisierung von Nozizeptoren ist die Grundlage gesteigerter thermischer und chemischer Schmerzempfindlichkeit in geschädigten Geweben.

Unter spezifischen Randbedingungen können Nozizeptoren ihre Empfindlichkeit erhöhen, gelegentlich sogar dramatisch. Diese Fähigkeit zur **Sensibilisierung** unterscheidet die Nozizeptoren von Sensoren aller anderen Sinnessysteme. Sie steht in scharfem Kontrast zur **Ermüdung** von Nozizeptoren bei dauerhafter oder wiederholter Stimulation (► Abschn. 3.3.1.10).

Die ersten Befunde zur Sensibilisierung von Nozizeptoren finden sich bereits in den ersten elektrophysiologischen Untersuchungen in den späten 1960er Jahre durch die Arbeitsgruppe von Ed Perl. So kann bereits ein kurz dauernder starker Hitzereiz, der eine Verbrennung 1. Grades auslöst, hitzesensitive (polymodale) Nozizeptoren sensibilisieren (■ Abb. 3.16).

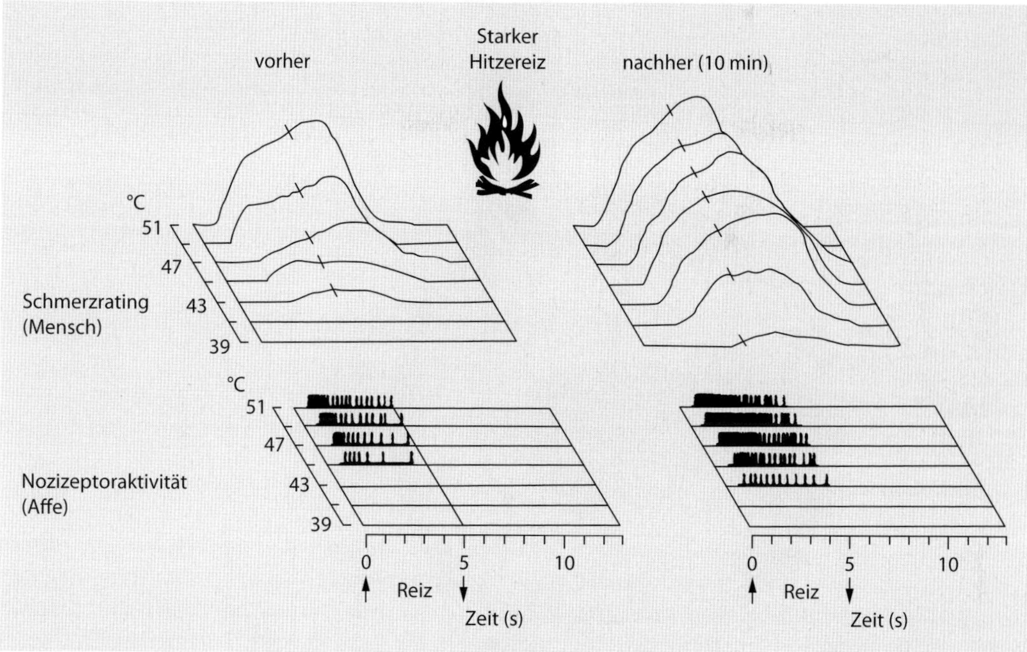

Abb. 3.16 Sensibilisierung peripherer polymodaler C-Faser-Nozizeptoren durch einen kurz dauernden starken Hitzereiz (Verbrennung 1. Grades). Verlaufskurven der Schmerzratings für experimentelle Hitzereize von Versuchspersonen (39–51°C, für jeweils 5 s) vor und nach der Verbrennung. Aktionspotenzialentladungen in polymodalen Nozizeptoren eines Affen (Makak) vor und nach Verbrennung. In beiden Fällen kommt es zu einer Absenkung der Erregungsschwelle und einem Anstieg der überschwelligen Aktivierung. (Mod. nach LaMotte et al. 1983)

Diese Sensibilisierung wird begleitet durch eine gesteigerte Wahrnehmung von Hitzeschmerz. Sensibilisierung hat drei Aspekte:

- eine Absenkung der Schwelle (z. B. für Hitzereize),
- eine Steigerung der Frequenz von Aktionspotenzialentladungen bei überschwelligen Reizen.
- Die Entstehung von spontanen Entladungen in Nozizeptoren

Diese Eigenschaften können nicht unabhängig voneinander gesehen werden, zusammengenommen repräsentieren sie eine Linksverschiebung der Reiz-Antwort-Beziehung. Die Sensibilisierung kann so ausgeprägt sein, dass bereits die Temperatur des Gewebes überschwellig werden kann und damit einen spontanen Brennschmerz hervorruft.

Verschiedene Subtypen von Nozizeptoren haben eine sehr unterschiedliche Balance von Sensibilisierung und Ermüdung. So ermüden hitzesensitive Nozizeptoren des C-Fasertyps (CMH) und des Typs AMH II bei dauerhafter Stimulation sehr ausgeprägt, während gleichzeitig Nozizeptoren des Typs AMH I (hochschwellig oder hitzesensitiv) zunächst gar nicht antworten, aber dann ihre Empfindlichkeit gravierend steigern. Subjektiv spüren wir dabei eine konstante Hitzeschmerzstärke. Dieser Befund wurde in der Vergangenheit fälschlich dahingehend interpretiert, dass Nozizeptoren nicht adaptieren. Dies ist jedoch nicht der Fall: Tatsächlich zeigen hier verschiedene Subtypen von Nozizeptoren ein diametral unterschiedliches Verhalten, und AMH-I-Nozizeptoren springen in die Lücke, die von den adaptierenden konventionellen polymodalen A- und C-Faser-Nozizeptoren hinterlassen wird (Meyer et al. 2006).

Verschiedene Reizbedingungen können Nozizeptoren kreuzweise sensibilisieren. So sensibilisieren Nozizeptoren für Hitze nach vorhergehender Stimulation mit Bradykinin oder umgekehrt. Eine Vielzahl endogener (körpereigener) und exogener Substanzen ist in der Lage, Nozizeptoren zu sensibilisieren. Dazu gehören viele Gewebshormone, die bei Gewebszerstörung freigesetzt werden, z. B. Adenosintriphosphat (ATP), das intrazellulär in hoher Konzentration vorliegt, Histamin aus Mastzellen, Serotonin aus Thrombozyten, Zytokine aus Immunzellen. Exogene sensibilisierende Substanzen umfassen viele Irritanzien, wie Capsaicin aus Chilipfeffer, Allylisothiocyanat aus

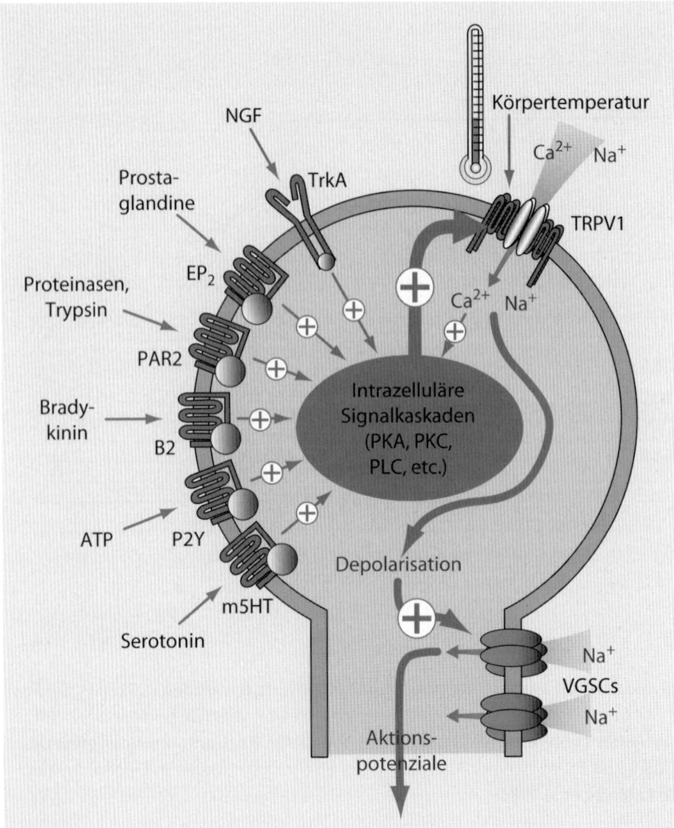

Abb. 3.17 Molekulare Mechanismen der Sensibilisierung von Nozizeptoren. Modulation der Empfindlichkeit des TRPV1-Rezeptors (»Hitzesensors«) bei Entzündungen durch Einwirkung von Gewebshormonen über deren metabotrope Rezeptoren: Adenosintriphosphat (ATP) an P2Y, Bradykinin über B2, Enzyme (Proteinasen, Trypsin) über PAR2, Prostaglandine über EP_2 und Nervenwachstumsfaktor NGF über trkA. Die aktivierten Rezeptoren bewirken über intrazelluläre Signalwege (Proteinkinase A und C, Phospholipase C [PLC]) eine Sensitivierung von TRPV1, gefolgt von einem gesteigerten Einwärtsstrom und Erhöhung der Aktionspotenzialfrequenz. *VGSC* spannungsabhängiger Natriumkanal (voltage-gated sodium channel) (Aus Greffrath 2006)

Senföl, eine Vielzahl von Toxinen, z. B. aus Quallen, Spinnengifte usw. (Abb. 3.17, ► Abschn. 3.3.1.8).

Der prototypische Zustand, der mit einer Sensibilisierung von Nozizeptoren verbunden ist, ist die **Entzündung**. Das Auftreten von Schmerz ist so eng mit Entzündungsprozessen verknüpft, dass er zu den klassischen Kardinalsymptomen einer Entzündung gehört (lokale Erwärmung, Rötung, Schwellung, Schmerz, Funktionsbeeinträchtigung), die bereits Galen beschrieben hat (»calor, rubor, tumor, dolor, functio laesa«).

Neurophysiologisch unterscheiden wir bei der Wirkung von im Verlauf einer Entzündungsreaktion freigesetzten Substanzen auf Nozizeptoren:

- eine direkte Erregung von Nozizeptoren mit Auslösung von Aktionspotenzialentladungen und
- eine indirekte Veränderung ihrer Antwort (Sensibilisierung), die Nozizeptoren in der Folge für die sensibilisierenden Reize selbst oder andere Reize empfindlicher macht (Marchand et al. 2005, Abb. 3.18).

Im Rahmen von Entzündungsprozessen wird eine Vielzahl von Substanzen freigesetzt, die Nozizeptoren sensibilisieren (s. o.). Dabei spielen Immunzellen, die im Prozess einer Gewebsverletzung aktiviert werden, mit einem Netzwerk pro- und antiinflammatorischer Lipide eine wichtige Rolle (Zytokine, u. a. Interleukine, Prostaglandine, Leukotriene, Cannabinoide). Alle vorstehend beschriebenen Prozesse sind angemessene Beschreibungen für Mechanismen der Nozizeptoreigenschaften am Ort einer Gewebsveränderung

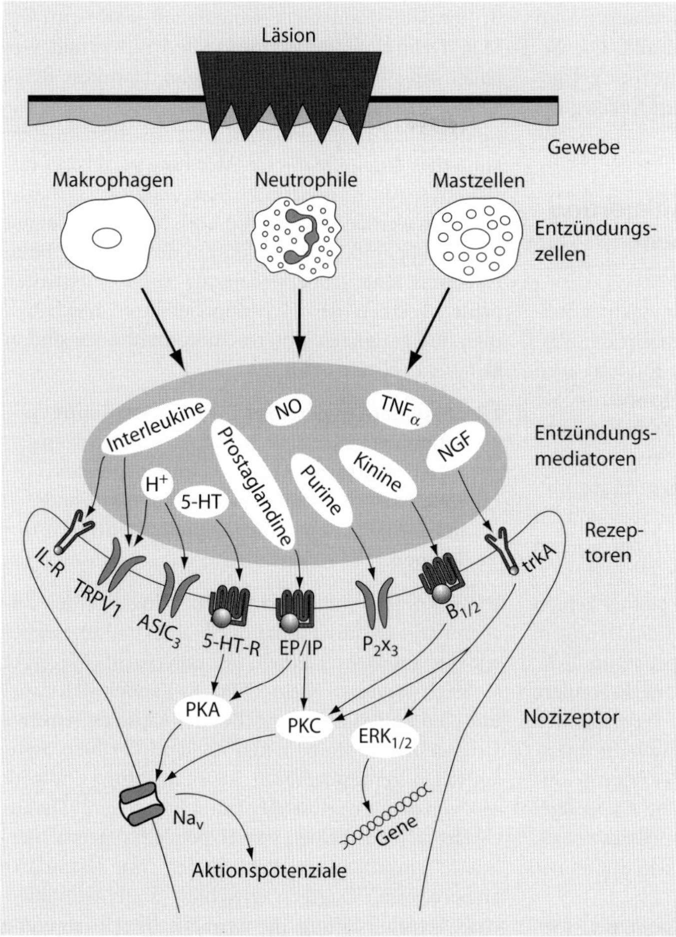

Abb. 3.18 Entzündungsbedingte Modulation der Nozizeptorerregbarkeit (Sensibilisierung) unter Beteiligung des Immunsystems. Immunologische Modulation der Nozizeption (Sensitivierung) im Bereich der nozizeptiven Endigung. Die Schädigung des umgebenden Gewebes führt zur Aktivierung von Entzündungszellen (Mastzellen, Neutrophilen, Makrophagen) und zur Entstehung von sensibilisierenden Gewebshormonen, wie Tumornekrosefaktor α (TNFα), Kininen (z. B. Bradykinin), Serotonin (5-HT), Lipiden (wie den Interleukinen IL-1β, IL-6, Prostaglandinen), Stickoxid (NO) und Nervenwachstumsfaktor (NGF), die über spezifische Membranrezeptoren intrazelluläre Signalwege aktivieren, z. B. Proteinkinase A und C (PKA, PKC), oder durch extrazelluläre Signale aktivierte Kinasen (ERK1/2). Rezeptoren für diese Mediatoren (Tab. 3.1).

(Verletzung/Entzündung) und die damit verbundene Steigerung der Schmerzempfindlichkeit in den geschädigten Geweben (primäre Hyperalgesie), insbesondere für eine Steigerung der Empfindlichkeit für thermische und chemische noxische Reize.

Eine Sonderstellung nehmen sog. stumme Nozizeptoren ein, die im Normalzustand des Gewebes kaum oder gar nicht erregbar sind, die aber unter den Bedingungen einer Gewebsläsion oder Entzündung diese Sensibilität de novo erlangen können. Diese Form der Phänotypkonversion eines Nozizeptors ist streng (millimetergenau!) auf das betroffene Gebiet begrenzt. Die **Rekrutierung stummer Nozizeptoren** spielt eine quantitativ bedeutsame Rolle bei der Hyperalgesie nach Entzündungen in Haut, Gelenken und Viszera.

In der Zone der primären Hyperalgesie findet sich eine generalisierte Steigerung der Schmerzempfindlichkeit für alle Reizmodalitäten (mechanisch, chemisch, thermisch) mit einer Absenkung der Schmerzschwelle und gesteigerter Schmerzhaftigkeit überschwelliger Reize. Die gesteigerte Empfindlichkeit für chemische und thermische Reize im geschädigten Gewebe basiert auf einer Sensibilisierung primärer nozizeptiver Afferenzen. Solche Sensibilisierungen sind strikt auf das verletzte Gewebe beschränkt. Die Erregbarkeit von außerhalb der Verletzungszone gelegenen Verzweigungen eines sensibilisierten Nozizeptors bleibt unverändert.

3.4.2 Zentralnervöse Sensibilisierung – sekundäre Hyperalgesie

Nach Verletzungen kommt es nicht nur zu einer Steigerung der Schmerzempfindlichkeit am Ort der Verletzung selbst (primäre Hyperalgesie), sondern auch in der Umgebung (sekundäre Hyperalgesie). In der unverletzten Zone gesteigerter Schmerzempfindlichkeit besteht eine modalitätsspezifische Steigerung der Schmerzempfindlichkeit jedoch nur gegenüber mechanischen Reizen, insbesondere gegenüber spitzen oder kantigen Reizobjekten, gelegentlich auch gegen leichte Berührung.

Für diese sekundäre Hyperalgesie gibt es keinen überzeugenden Nachweis peripherer Veränderungen. Sie beruht auf einer Veränderung der Empfindlichkeit zentralnervöser nozizeptiver Neurone. Besondere Bedeutung gewinnt die Untersuchung experimentell ausgelöster sekundärer Hyperalgesie durch die Tatsache, dass ihre Charakteristika denen des neuropathischen Schmerzes entsprechen. Sekundäre Hyperalgesie kann als humanexperimentelles Modell des neuropathischen Schmerzes betrachtet werden (humanes Surrogatmodell).

Sekundäre Hyperalgesie ist kein spontaner, sondern ein evozierter Schmerz. Ihre Wahrnehmung setzt sowohl die Induktion einer zentralen Sensibilisierung voraus als auch das Auftreten von Testreizen, die aufgrund der eingetretenen zentralen Sensibilisierung als gesteigert schmerzhaft empfunden werden. Die Induktion erfolgt durch Aktivierung chemosensitiver C-Fasern, die sich durch weite Verzweigungen ihrer peripheren und/oder zentralen Fortsätze auszeichnen (Treede u. Magerl 2000). Entsprechend den Testreizen werden zwei Subtypen der sekundären Hyperalgesie unterschieden (◘ Tab. 3.2):

- gegen leichte Berührung, z. B. Bestreichen mit einem Wattebausch,
- gegen punktförmige (spitze) Reize, z. B. Nadelstiche (◘ Abb. 3.19; mod. nach Treede u. Magerl 2000).

Die Hyperalgesie gegen leichte Berührung wird durch niederschwellige Mechanorezeptoren der Aβ-Fasergruppe vermittelt. Da es sich hierbei um die Auslösung von Schmerzen durch solche Reize handelt, die in normaler Haut nicht schmerzhaft sind, wird die IASP-Definition des Begriffes »Allodynie« erfüllt. Genauer müssten wir allerdings sagen, dass diese Reize keine Nozizeptoren aktivieren, was jedoch beim Patienten nicht beobachtbar ist (nur im Ausnahmefall kann dies durch die direkte Ableitung peripherer nozizeptiver Aktivierung durch Mikroneurografie nachgewiesen werden; ► Abschn. 3.3.1.1). Daher kommt der genauen operationalen Definition der Testreize beim Nachweis eine große Bedeutung zu. Eigenschaften beider Formen der Hyperalgesie, ihrer Mechanismen und geeigneter Untersuchungsmethoden sind in ◘ Tab. 3.2 gelistet.

> **Sekundäre Hyperalgesie wird durch Kooperation verschiedener Subtypen von Nozizeptoren verursacht, Allodynie durch spinales »Übersprechen« niederschwelliger empfindlicher Mechanorezeptoren in nozizeptive Bahnen.**

Diese Kooperation verschiedener Eingänge des Rückenmarks ist durch funktionelle Ausschaltungsexperimente am Menschen sehr gut untersucht (Magerl et al. 2001, Magerl u. Klein 2006). Es handelt sich dabei um eine Funktionsteilung, bei der capsaicinsensitive C-Faser-Nozizeptoren einen Zustand der heterosynaptischen zentralnervösen Sensibilisierung induzieren, von dem sie selbst aber kaum profitieren. (Daraus erklärt sich das Fehlen von Hyperalgesie gegen thermische und chemische Reize in der Zone sekundärer Hyperalgesie.) Dagegen erleichtert diese zentralnervöse Sensibilisierung die synaptische Übertragung hochschwelliger (und capsaicininsensitiver) Aδ-Mechanonozizeptoren (aus der AMH-I-Gruppe) mit der Wahrnehmungsfolge einer Hyperalgesie gegen spitze Reize. Letztere sind der adäquate (optimale) Reiz für diese Subgruppe von Nozizeptoren.

Bei stärkerer zentralnervöser Sensibilisierung können niederschwellige Mechanorezeptoren spinale nozizeptive Neurone ebenfalls hinreichend erregen. Synaptische Verbindungen mit spinalen nozizeptiven Neuronen sind hier auch im normalen Zustand des Rückenmarks strukturell präsent, aber funktionell ineffizient. Sie können aber nach Sensibilisierung eine so große Verstärkung ihrer synaptischen Effizienz erhalten, dass sie nun nozizeptive spinale Neurone hinreichend stark aktivieren können mit der Wahrnehmungsfolge eines Schmerzes bei leichter Berührung. Diese sehr spezifische Form der Hyperalgesie nennen wir **Allodynie**.

Wie im Normalzustand des Rückenmarks die schwache Erregung nozizeptiver Neurone durch Mechanorezeptoren ausgefiltert wird, ist noch unverstan-

◘ Tab. 3.2 Eigenschaften der sekundären Hyperalgesie gegen leichte Berührung und Nadelstiche

	Hyperalgesie gegen Nadelstiche	Hyperalgesie gegen Berührungsreize (Allodynie)
Testreize		
Intensität	Oberhalb der Nozizeptorschwelle	Unterhalb der Nozizeptorschwelle
Anwendung	Punktförmiger Kontakt, statische Stimulation	Bewegter Reiz, dynamische Stimulation
Prototyp	Nadelstich, Frey-Haare	Pinsel, Wattebausch
Auslösbarkeit, Größe, Dauer		
Schwelle	Niedrig	Hoch
Inzidenz	Hoch	Niedrig
Betroffenes Areal	Groß	Klein
Dauer	Stunden bis Tage (typisch: ca. 24 h)	Minuten bis Stunden (typisch: ca. 10–30 min)
Vermittelnde Mechanorezeptoren	Hochschwellig (nozizeptiv): Aδ	Niederschwellig (mechanorezeptiv): Aβ

den. Beide Funktionszweige (sensibilisierender und sensibilisierter Eingang) sind im Normalfall funktionell nahezu vollständig getrennt. Es liegt hier, in technischen Termini, also eine Verstärkungskontrolle in Form einer Servoregulation vor (◘ Abb. 3.20; mod. nach Magerl et al. 2001, Magerl u. Klein 2006). Diese Form der Empfindlichkeitssteuerung verhindert wirksam die Möglichkeit einer Selbstfazilitierung des steuernden Eingangs und damit eine Eskalation der Sensibilisierung durch positives Feedback.

Häufig findet sich koexistent mit dieser zentralnervösen Form der Hyperalgesie ein charakteristischer diskreter Verlust der Berührungsempfindlichkeit, dessen Ursprung ebenfalls zentralnervös ist. Vermutlich handelt es sich dabei um einen Prozess der Eingangsselektion, der indirekt durch die nozizeptive Stimulation hervorgerufen wird. Der molekulare Mechanismus dieser Hemmung ist nicht geklärt. Wahrscheinlich handelt es sich dabei um eine präsynaptische Modulation mit einer Reduktion der Transmitterfreisetzung. Möglicherweise ist dies eine Auswirkung der primär afferenten Depolarisation (PAD) benachbarter Axone durch nozizeptive Aktivität (◘ Abb. 3.20).

Weitere Modelle der Plastizität des nozizeptiven Systems werden in ► Kap. 5 beschrieben. Die Vielzahl der Detailprozesse im Rahmen der zentralnervösen Sensibilisierung ist der neurobiologisch hochaktuelle Gegenstand umfangreicher neurophysiologischer Forschungsprogramme (Übersicht: Scholz u. Woolf 2002, Latremoliere u. Woolf 2009).

Hyperalgesie gegen mechanische Reize ist das Leitsymptom einer zentralnervösen Sensibilisierung des nozizeptiven Systems.

3.4.3 Langzeitpotenzierung und Langzeitdepression – Schmerzgedächtnis

Die Analyse der Plastizität der nozizeptiven synaptischen Übertragung in Tierexperimenten (Aplysia) zeigt, dass diese viele Eigenschaften mit zellulären Gedächtnisprozessen teilt. Die Gültigkeit dieser Grundprozesse für die nozizeptive synaptische Übertragung wurde für Säuger in den frühen 1990er Jahren auch erstmals am Rückenmark der Ratte nachgewiesen. Hochfrequente elektrische Reizung nozizeptiver Afferenzen (ein typisches Reizprotokoll zur Steigerung der synaptischen Effizienz in Hippocampus und Neokortex) steigert auch die synaptische Effizienz der Übertragung der gereizten Afferenzen im Hinterhorn des Rückenmarks für mehrere Stunden (Sandkühler 2000).

Diese zentrale Sensibilisierung hat große Ähnlichkeit mit der im Hippocampus beschriebenen nichtassoziativen inputspezifischen Form der **Langzeitpotenzierung** (»long-term potentiation«, LTP), die

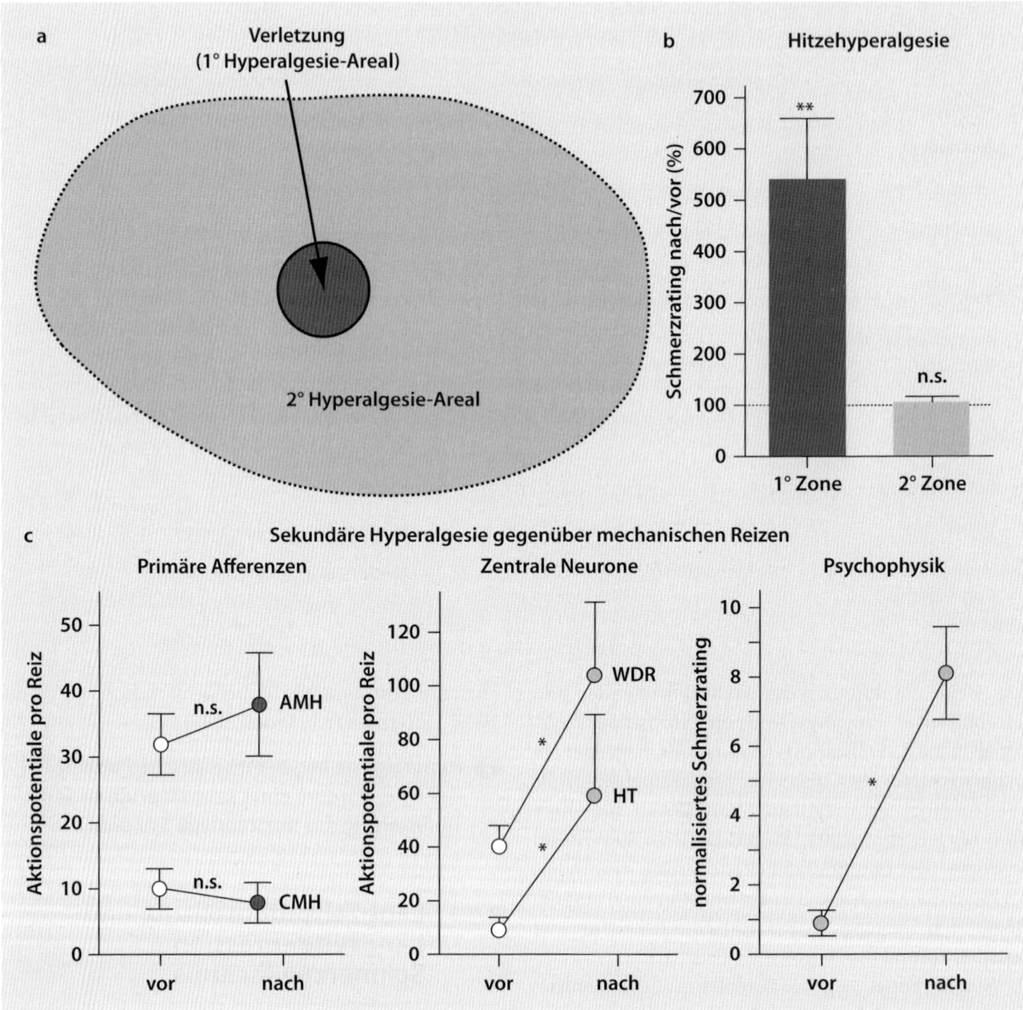

Abb. 3.19a–c Mechanismen der primären und sekundären Hyperalgesie und Charakteristika der Sensibilisierung nozizeptiver Neurone im Rückenmark. Nach Auslösung einer sekundären Hyperalgesie durch intradermale Injektion von Capsaicin werden leichte Berührungsreize als schmerzhaft empfunden; solche Reize aktivieren nicht die nozizeptiven Afferenzen und sind in normaler Haut nicht schmerzhaft (Allodynie, a). Gleichzeitig werden Nadelstiche als etwa doppelt so schmerzhaft empfunden wie vorher; diese Reize aktivieren nozizeptive Afferenzen und sind bereits in normaler Haut schmerzhaft (Hyperalgesie, b). Daten einer Versuchsperson. Schema der zentralen Sensibilisierung bei sekundärer Hyperalgesie (c). Auslöser für die sekundäre Hyperalgesie ist die Aktivierung chemosensitiver C-Fasern in benachbartem Gewebe. Hierdurch werden die Signalwege für niederschwellige Aβ-Fasern (LTM) und für hochschwellige nozizeptive Aδ-Fasern (HTM) gebahnt, nicht jedoch die Signalwege für polymodale C-Fasern. Dementsprechend zeigt die Sensibilitätsprüfung Allodynie und Hyperalgesie gegen mechanische Reize, aber keine Hitzehyperalgesie.

als möglicher zellulärer Mechanismus von Lernen und Gedächtnis gilt (Cooke u. Bliss 1997). Die im Hippocampus effektiven Reizmuster (mehrere kurze hochfrequente elektrische Pulsfolgen) führen zu spinaler LTP sowohl in isolierten Rückenmarkschnitten als auch im intakten Organismus mit intakter deszendierender Kontrolle (Abb. 3.21). Die Auslösung wird allerdings durch die Ausschaltung der deszendierenden Kontrolle erheblich erleichtert. Im Tierexperiment und beim Menschen lassen sich zwei Formen der Langzeitpotenzierung unterscheiden:

- eine Sensitivitätssteigerung in der stimulierten synaptischen Bahn (homotope LTP) und

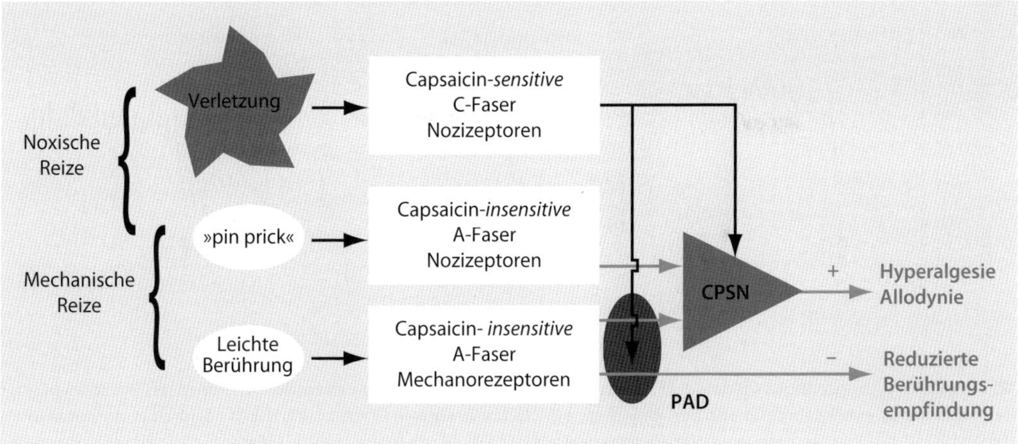

Abb. 3.20 Nozizeptive Servoregulation bei der Kontrolle der Erregbarkeit spinaler nozizeptiver Neurone. Modell der Servoregulation der synaptischen Übertragung des Menschen. Starker noxischer Input in einer Subgruppe nozizeptiver C-Fasern infolge Verletzung (capsaicinsensitive peptiderge C-Fasern) steigert heterosynaptisch die Übertragung der Eingangssignale zweier spezifischer A-Faserklassen, Aδ-Faser-Mechanonozizeptoren (→ Hyperalgesie für nadelstichähnliche Reize [»Pin Prick«]) und für Aβ-Faser-Mechanorezeptoren (→ Schmerz nach leichter Berührung = Allodynie). Gleichzeitig kommt es in denselben Hautbereichen zur Beeinträchtigung der taktilen Sensibilität durch primär afferente Depolarisation (*PAD*). *CPSN* Central pain signaling neurons

- eine Sensitivitätssteigerung für Eingänge außerhalb der stimulierten synaptischen Bahn (heterotope LTP).

Die heterotope LTP ist vermutlich der synaptische Mechanismus der sekundären Hyperalgesie. Auch natürliche noxische Reize (Entzündung, Nervenverletzung) können im Tierversuch eine spinale LTP auslösen. Im Humanexperiment lösen entsprechende elektrische Pulsfolgen beide Formen der LTP aus (Klein et al. 2004); andere intensive natürliche noxische Reizungen (Verbrennung, Injektion von Capsaicin o. Ä.) führen zur einer heterotopen sekundären Hyperalgesie (Klein et al. 2005, Magerl u. Klein 2006).

Die **Signaltransduktionswege** der spinalen LTP erfordern die Beteiligung multipler Transmitterrezeptoren für erregende Aminosäuren wie Glutamat (NMDA-Rezeptor, metabotrope Glutamatrezeptoren) und für Tachykinine wie Substanz P (Neurokininrezeptoren: NK1-Rezeptor, NK2-Rezeptor; ► Abschn. 3.3.4.2). Neben Glutamat setzen primäre Afferenzen am spinalen Neuron als Kotransmitter die Neuropeptide Substanz P (bindet an NK1), und Calcitonin Gene-Related Peptid (CGRP) frei. Substanz P steigert präsynaptisch über positive Rückkopplung die Glutamatfreisetzung. Die Interaktion von Substanz P und CGRP hat eine große Bedeutung, da diese Neuropeptide zum größten Teil außerhalb der Synapse freigesetzt werden, und gleichzeitig CGRP hemmend auf peptidspaltende Enzyme wirkt. Dies bewirkt, dass Substanz P im Rückenmark leicht und weit diffundieren kann und damit eine wichtige Funktion für die spinale Plastizität besitzt, indem es weit entfernte Neurone anderer Rückenmarks sensitiviert (heterosynaptische Fazilitierung).

Tierexperimentell ist in selektiven Ausschaltungsexperimenten nachgewiesen, dass die Gruppe nozizeptiver Neurone, die den NK1-Rezeptor für Substanz P tragen, für die Ausbildung einer spinalen Sensitivierung absolut essenziell ist (Khasabov et al. 2002). NK1-Rezeptoren sind ebenfalls an der Induktion spinaler LTP beteiligt. Aktivierung von NMDA-Glutamat- und NK1-Rezeptoren steigert die intrazelluläre Kalziumkonzentration und aktiviert Proteinkinasen (z. B. Proteinkinase C, Calmodulinkinase CaMKII). Die Phosphorylierung von Membranproteinen durch diese Kinasen kann die Größe der postsynaptischen Antworten über einen längeren Zeitraum steigern (Stunden bis Tage; LTP1). In späteren Phasen der LTP kommt es zusätzlich zu De-novo-Proteinbiosynthese (LTP2), langfristig veränderter Genexpression (LTP3) und zu strukturellen Veränderungen im Hinterhorn.

Die Wirkungen der LTP sind typischerweise auf den konditionierten Eingang beschränkt (homosynaptische LTP). Es gibt aber auch Hinweise auf heterosynaptische LTP, sodass eine Ausweitung der zentralen Sensibilisierung auf Aβ- und Aδ-Faser-Eingänge plausibel erscheint. Somit können die Mechanismen

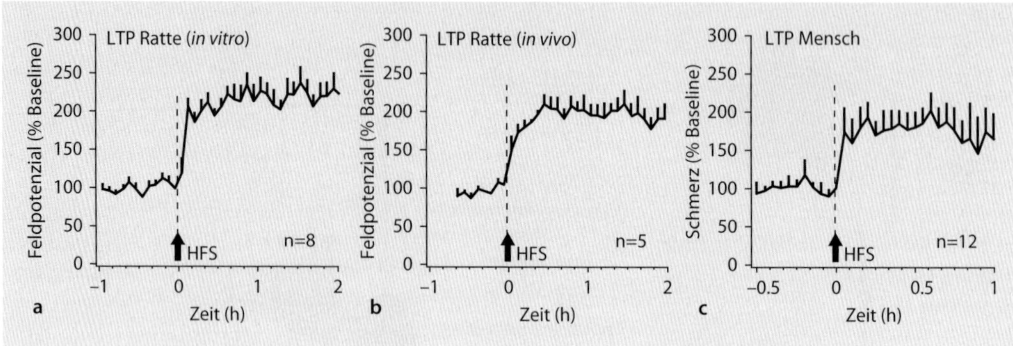

Abb. 3.21a–c Langzeitpotenzierung (LTP) der synaptischen Übertragung an nozizeptiven Neuronen des Rückenmarks der Ratte und der Schmerzwahrnehmung des Menschen. **a** LTP der nozizeptiven Übertragung durch hochfrequente Stimulation (HFS) von C-Faser-Nozizeptoren in vitro an Rückenmarkschnitten der Ratte (gemessen als C-Faser-induzierte Feldpotenziale in den oberflächlichen Laminae). **b** LTP der nozizeptiven Übertragung in vivo im oberflächlichen Rückenmark des intakten Tieres. (Daten aus Liu u. Sandkühler 1997) **c** LTP der Schmerzwahrnehmung des Menschen. (Daten aus Lang et al. 2007)

der spinalen LTP für die Entstehung von sekundärer Hyperalgesie und Hyperalgesie beim neuropathischen Schmerz verantwortlich sein.(Abb. 3.21).

Die Induktion der spinalen LTP kann durch Antagonisten an NMDA- und NK1-Rezeptoren unterdrückt werden. Ähnliche Effekte erzielt man auch durch Gabe von Opioiden. Analog zu den Verhältnissen im Hippocampus kann niederfrequente elektrische Reizung nozizeptiver Afferenzen die synaptische Effizienz im Hinterhorn des Rückenmarks für mehrere Stunden reduzieren. Dieser Prozess wird **Langzeitdepression** (LTD) genannt und ist ebenfalls über Glutamatrezeptoren vermittelt.

LTD-Prozesse sind in der Lage, eine bestehende Hyperalgesie des LTP-Typs zu verringern (Depotenzierung). Elektroakupunktur und die niederfrequente (leicht schmerzhafte) TENS nutzen vermutlich diesen Mechanismus. Ob die Erregung nozizeptiver Afferenzen zu LTP oder zu LTD führt, hängt neben den Reizparametern auch vom vorangehenden Erregungszustand des postsynaptischen spinalen Neurons ab: Hyperpolarisation begünstigt die LTD, Depolarisation die LTP. Bei intakter deszendierender Hemmung ist daher die spinale LTP schlechter auslösbar. Hieraus wurde die Hypothese hergeleitet, dass Schmerzchronifizierung auf einem Defizit der deszendierenden Hemmung beruhen könnte (Sandkühler 2000). Es bleibt in der Zukunft zu klären, ob länger anhaltende Formen der LTP (LTP2, LTP3), die in anderen Hirnstrukturen nachgewiesen sind, auch im nozizeptiven System dauerhaft auftretende Veränderungen der synaptischen Übertragung im Sinne der Chronifizierung erklären können.

Die zentralnervöse Sensibilisierung der nozizeptiven synaptischen Übertragung kann lang andauernd moduliert werden (Langzeitpotenzierung, Langzeitdepression) und hat damit Eigenschaften eines zellulären informationsspeichernden Systems (implizites Schmerzgedächtnis).

3.5 Pathophysiologie des neuropathischen Schmerzes

Die pathophysiologischen Forschungskonzepte für den Gegenstandsbereich der Nozizeption waren bis zum Ende der 1980er Jahre wesentlich orientiert am Modell des Entzündungsschmerzes und der primär afferenten Sensibilisierung (► Abschn. 3.4.1). Seit dieser Zeit sind jedoch wesentlich Konzepte wichtig geworden, die die Plastizitätsvorgänge der zentralnervösen Signalverarbeitung als Folge intensiver nozizeptiver Stimulation (z. B. Injektion von Capsaicin, Formalin etc.) in den Vordergrund stellen.

Parallel dazu wurden verschiedene Tiermodelle entwickelt, die die Folgen einer direkten Schädigung des nozizeptiven Apparats selbst als Ursache neuroplastischer Vorgänge operationalisieren. Die überwiegende Mehrzahl dieser **experimentellen Modelle des neuropathischen Schmerzes** basieren auf der Läsion peripherer Axone (komplette oder partielle Transsektion eines peripheren Nervs, komplette oder lose Ligatur eines peripheren Nervs, Durchtrennung spinaler Nerven, Quetschung des Spinalganglions), seltener auf der Läsion des Rückenmarks (fotochemische Läsion der Hinterwurzeleintrittszone, Rückenmarkquetschung). Eine ausgezeichnete Übersicht über Tiermodelle des neuropathischen Schmerzes findet sich in der Monographie des National Research Council (NRC 2009, Appendix A – Models of Pain).

Humanexperimentell hat sich ein paralleler Forschungszweig entwickelt, der in Modellen der zentralnervösen Plastizität einen Teil der sensorischen Zeichen des neuropathischen Schmerzes nachbildet (humane Surrogatmodelle, Klein et al. 2005; ▶ Abschn. 3.4.2 und ▶ Abschn. 3.4.3). Die Konvergenz dieser Tier- und Humanmodelle ist Gegenstand der gegenwärtigen translationalen Forschung zur Pathophysiologie des neuropathischen Schmerzes mit der Perspektive der Entwicklung mechanismusbasierter Schmerzklassifikationen und Schmerztherapien (Woolf et al. 1998). Eine umfassende klinische Darstellung verschiedener Formen des neuropathischen Schmerzes gibt ▶ Kap. 28.

3.5.1 Periphere Mechanismen

Periphere nozizeptive Axone durchlaufen nach einer Schädigung (z. B. einer Axondurchtrennung) im Verlauf der **Regeneration** sehr rasch frühere, häufig embryonale Stufen der Entwicklung. Diese werden begleitet von der Rekrutierung von Komponenten des Immunsystems, die das geschädigte Gewebe inkl. abgetrennter peripherer Axonabschnitte (Waller-Degeneration) abräumen und Wachstumsvorgänge initiieren, die das Axon langsam (ca. 1 mm/Tag) und im Idealfall vollständig entlang noch bestehender Leitstrukturen an den vormalig innervierten Ort im Gewebe aussprossen lassen. Geschädigte nozizeptive Axone erhalten im Zug der Regeneration innerhalb weniger Stunden wieder die Fähigkeit zur physiologischen Aktivierung durch adäquate nozizeptive Reize, d. h. Mechano-, Thermo- und Chemosensitivität. Vorübergehend werden wieder Rezeptoren in der Membran eingebaut, die sonst nur in sehr frühen Entwicklungsstadien zu finden sind (z. B. für Noradrenalin).

Die **Aktivierung perineuraler Immunzellen und Gliazellen** (in der Peripherie sind dies die myelinbildenden Schwann-Zellen) spielt eine bedeutende Rolle bei der Reaktion auf axonale Schädigung. Unmittelbar nach der Schädigung bewegen sich im Nerven befindliche (residente) Makrophagen, die etwa 5–10% aller Zellen in einem intakten peripheren Nerven ausmachen, rasch zum Ort der Schädigung. Die Freisetzung von Signalmolekülen (Chemokinen, NGF, Leukotrien B4) aktiviert weitere Immunzellen, wie neutrophile Granulozyten und zirkulierende Monozyten (die Vorläufer von Makrophagen), die aus dem Blut ins Gewebe einwandern. Diese Extravasation der Zellen wird dadurch ermöglicht, dass aktivierte Makrophagen und von den Axonen abgelöste Schwann-Zellen eine Klasse von Enzymen (Matrixmetalloproteinasen) sezernieren, die die Basallamina der endoneuronalen Gefäße angreifen und zu einem Zusammenbruch der Blut-Nerven-Schranke führen. Neuropeptide aus nozizeptiven Axonen (Substanz P, CGRP), Kinine und Stickoxid verursachen eine lokale Durchblutungszunahme und Schwellung des Gewebes ◘ Abb. 3.22 (Mod. nach Marchand et al. 2005).

Innerhalb von 1–2 Tagen bildet sich so ein dichtes Infiltrat von Immunzellen (Makrophagen, T-Lymphozyten, Mastzellen) um die Läsionsstelle. Die Immunzellen setzen proinflammatorische Mediatoren frei (Prostaglandine, Zytokine u. a.), die nozizeptive Axone nicht nur erregen und sensibilisieren können (▶ Abschn. 3.4.1), sondern auch zur Axonschädigung beitragen. Diese sog. **Neuroinflammation** betrifft aber nicht nur die geschädigten Axone, sondern auch die im selben Nerv verlaufenden intakten Axone. Das wird besonders wichtig, wenn Makrophagen etwa 8 Wochen nach der Läsion Zelltrümmer und dauerhaft geschädigte Axone durch Phagozytose entfernen und die neuropathische Empfindlichkeit danach durch intakte Axone aufrechterhalten wird. Bemerkenswerterweise ereignen sich die beschriebenen Veränderungen aber nicht nur am Ort der Schädigung selbst, sondern nach etwa einer Woche und über Monate anhaltend auch in der Umgebung der Zellkörper der geschädigten Axone im Spinalganglion (Scholz u. Woolf 2007, Costigan et al. 2009).

Die Läsion hat ebenfalls direkte Folgen für die Axone selbst. Innerhalb von Minuten nach der Läsion werden Schwann-Zellen zur Sekretion neurotropher Faktoren (NGF, GDNF) angeregt, welche die Axone direkt erregen können, aber auch von Axonen aufgenommen und retrograd zum Zellkörper transportiert werden, wo sie die Genexpression regulieren. Vermehrt oder de novo im Zellkörper exprimierte Faktoren, z. B. Membranrezeptoren, werden dann wieder mithilfe des axonalen Transports in die peripheren Abschnitte des Neurons (Axone, Dendriten) transportiert. Die Folge eines solchen funktionellen Umbaus sollen im Folgenden exemplarisch am Beispiel der Veränderungen in der Expression spannungsabhängiger Natriumkanäle erläutert werden.

Membranproteine, die infolge des axonalen Transports kontinuierlich zu den peripheren Endigungen transportiert werden, können sich an Läsionsstellen anhäufen. Dies ist besonders ausgeprägt in Modellen der straffen Ligatur eines peripheren Nervs, bei der das geordnete langsame Aussprossen des proximalen

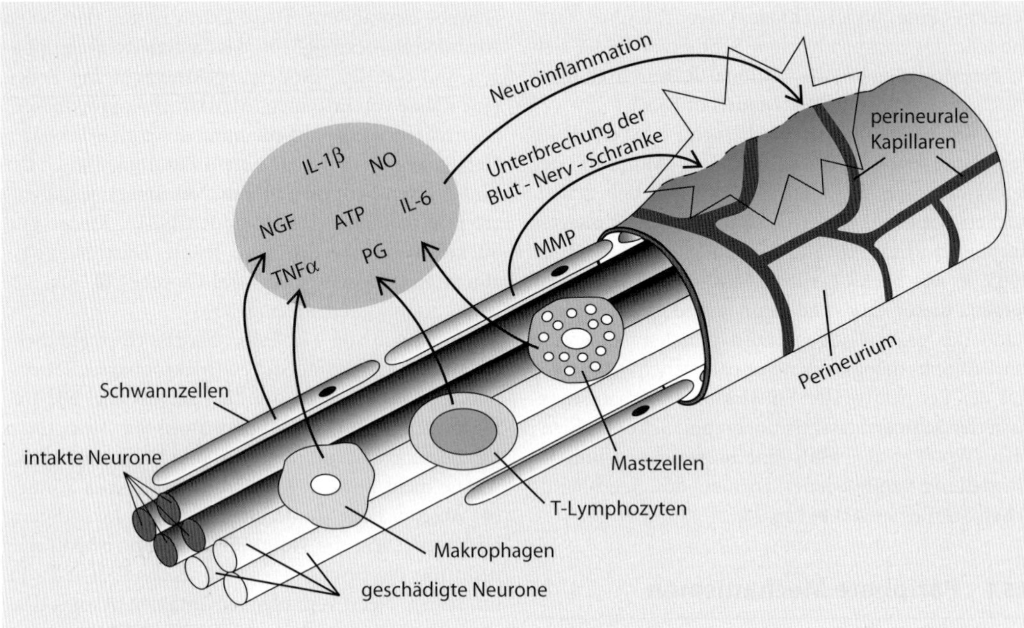

Abb. 3.22 Pathophysiologische Mechanismen des neuropathischen Schmerzes im Bereich verletzter Axone unter Beteiligung des Immunsystems und Reaktionen innerhalb des Hinterhorns des Rückenmarks. Die Schädigung nozizeptiver Afferenzen aktiviert eine Vielzahl von Transduktionsmechanismen. Aktivierung des Immunsystems im peripheren Nervensystem mit T-Zell-Aktivierung, Mastzelldegranulation und Aktivierung von Makrophagen zur Phagozytose. Diese sezernieren sensibilisierende Substanzen (NO, ATP, Lipide), welche die verbliebenen intakten Axone sensibilisieren. Die umhüllende Glia (Schwannzelle) sezerniert den entzündungsfördernden Nervenwachstumsfaktor (NGF)und Matrixmetalloproteinasen (MMP), die die Blutnervenschranke aufheben. IL1β Interleukin 1β, IL6 Interleukin 6, TNFα Tumornekrosefaktor α, PG Prostaglandine, NO Stickoxid, ATP Adenosintriphosphat

Nervenendes durch die Ligatur unterbunden ist, sich das axonale Transportgut anhäuft und zur Bildung eines Nervenknotens führt (**Neurom**). Neurome zeigen ein abnormes Entladungsverhalten: Ein Teil (5–25%) der Axone zeigt spontane Entladungen, die in intakten Axonen nicht auftreten und einen abrupten Übergang zu Salvenentladungen von Aktionspotenzialen bei schwacher Stimulation. Dies ist bedingt durch Veränderungen der Anzahl und Eigenschaften spannungsabhängiger Natriumkanäle (Na_v), die der Auslösung von Aktionspotenzialen zugrunde liegen (■ Abb. 3.23; Devor et al. 1992).

Spannungsabhängige Natriumkanäle sind eine Familie von Transmembranproteinen mit variabler Expression in verschiedenen neuronalen Geweben. In sensorischen Neuronen mit Zellkörpern in Spinalganglien finden sich insbesondere die Subtypen $Na_v1.7$ (schneller tetrodotoxin-sensitiver Natriumkanal, TTX-S), $Na_v1.8$ und $Na_v1.9$ (langsame tetrodotoxinresistente Natriumkanäle, TTX-R).

Immunreaktionen an der Läsionsstelle verbunden mit der Freisetzung proinflammatorischer Lipide (Prostaglandine, Interleukine, TNF-α etc.) und die Sekretion des Nervenwachstumsfaktors NGF induzieren typische **verletzungsbedingte Veränderungen** der spannungsabhängigen Natriumkanäle, insbesondere des hochschwelligen Natriumkanals $Na_v1.8$:

- NGF steigert die Expression von $Na_v1.8$.
- Prostaglandine des Typs E2 (und andere inflammatorische Faktoren wie Bradykinin, Serotonin, Adenosin etc.) senken die Erregbarkeitsschwelle des $Na_v1.8$ und steigern den überschwelligen Ionenstrom (Veränderungen des $Na_v1.9$ sind vermutlich weniger bedeutsam).
- Zusätzlich werden vermehrt schnelle Natriumkanäle des Typs $Na_v1.7$ in periphere terminale Axonabschnitte verlagert. Dies ist bedeutsam für die periphere Empfindlichkeit, da der wichtige, aber langsame und hochschwellige $Na_v1.8$ trotz seiner gesteigerten Empfindlichkeit typischerweise nur zusammen mit einem schnellen Natriumkanal aktiviert werden kann. Diese Rolle erfüllt der schnelle Natriumkanal $Na_v1.7$.

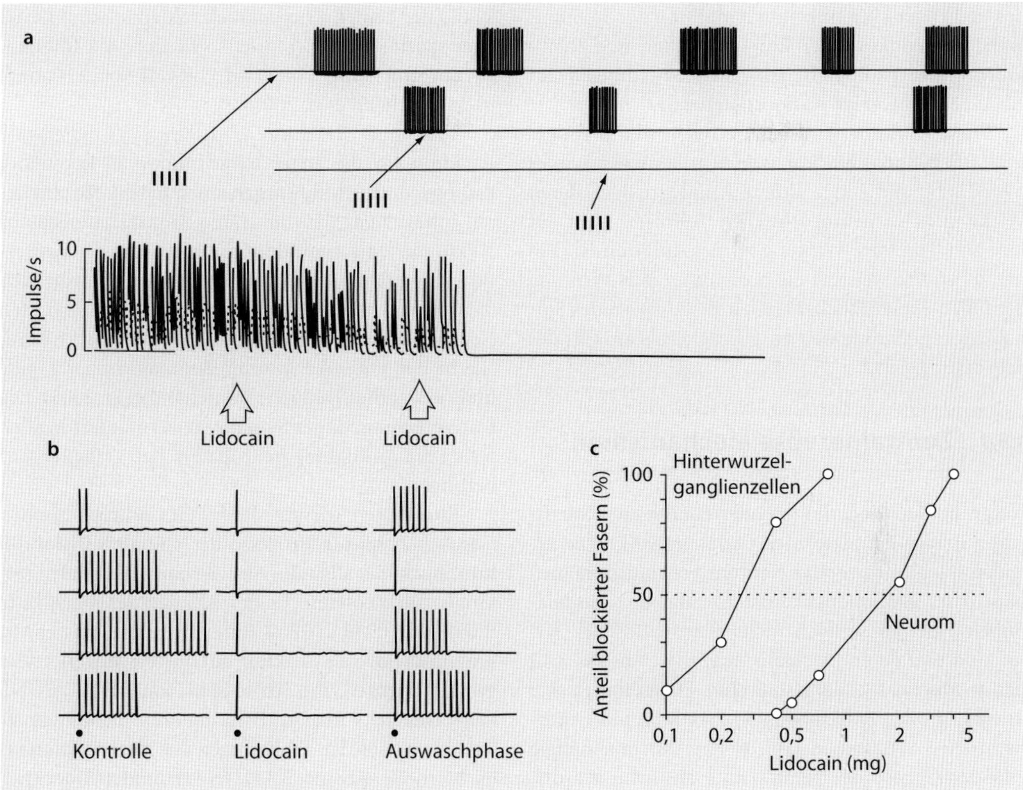

Abb. 3.23a–c (**a**) Spontanentladungen von Aktionspotenzialen in geschädigten Axonen (Neurom), häufig in Form von Salvenentladungen, als Folge eines verstärkten Einbaus von spannungsabhängigen Natriumkanälen. Drei Ausschnitte (rechts oben) zeigen repräsentative Abschnitte von jeweils 10 s (Balken markieren den jeweiligen Zeitabschnitt in der Gesamtaufnahme) vor Gabe des Lokalanästhetikums Lidocain, nach der 1. Lidocaininjektion (Reduktion der Spontanentladungen) und nach der 2. Lidocaininjektion (Blockade der Spontanentladungen). (**b**) Durch Lokalanästhetika (weit unterhalb der Konzentration für eine Blockade der Erregungsleitung) kann auch die reizinduzierte Salvenentladung blockiert werden. Darstellung von Aktionspotenzialentladungen nach elektrischen Einzelreizen vor, während und nach Lidocain. (**c**) Die normalisierende Wirkung des Lokalanästhetikums ist weit größer an den Somata der Hinterwurzelganglienzellen, als am Ort des Neuroms.

- Weiterhin werden nun in sehr großer Zahl schnelle Natriumkanäle des Typs $Na_v1.3$ exprimiert, die sonst nur während früher Phasen der Embryonalentwicklung vorkommen, aber kaum in adulten Neuronen. $Na_v1.3$ verursachen starke Schwankungen des Membranpotenzials und sind vermutlich die Ursache spontan entstehender Aktionspotenzialsalven (ektope Erregungsbildung; Übersicht: Lai et al. 2004).

Die Schädigung peripherer Axone führt zu einer komplexen Interaktion von Axonen, Immun- und Gliazellen. Die Freisetzung proinflammatorischer Faktoren in der Umgebung des Axons und seines Zellkörpers führt zur Erregung und Sensibilisierung der Axone.

Durch genomische Aktivierung erfolgt ein funktioneller Umbau des Neurons mit vermehrter Expression spannungsabhängiger Natriumkanäle (insbesondere Nav1.7 und Nav1.8). Dies führt zur Spontanaktivität und drastisch erhöhter Empfindlichkeit peripherer Axone.

Die veränderte Expression der spannungsabhängigen Natriumkanäle ist der **Ansatzpunkt therapeutischer Intervention**: Klassische Lokalanästhetika, wie Lidocain, reduzieren in Konzentrationen weit unterhalb der Konzentration für eine Leitungsblockade die Anzahl der erregbaren Natriumkanäle. Sie normalisieren so die funktionell verfügbare Konzentration der Natriumkanäle (funktionelle Natriumkanaldichte) auf die eines normalen Axons und normalisieren damit auch dessen Erregbarkeit mit einer Reduktion der Spontanaktivität, Reduktion der Empfindlichkeit und Rückführung der pathologischen Salvenentladungen auf einzelne oder wenige Aktionspotenziale.

Diese Wirkung wird auch erreicht durch andere sog. **Offen-Kanal-Blocker**, wie Antikonvulsiva oder trizyklische und einige andere Antidepressiva, deren Wirkung beim neuropathischen Schmerz *nicht* auf ihre antidepressive Wirkung zurückzuführen ist. Bemerkenswerterweise ist die normalisierende Wirkung der Offen-Kanal-Blocker an den Zellkörpern der Spinalganglienneurone weit ausgeprägter als am Ort der Schädigung selbst.

3.5.2 Zentralnervöse Mechanismen

Aufgrund der wiederholten oder dauerhaften Stimulation infolge der abnormen peripheren Aktivität erleiden spinale nozizeptive Neurone vermutlich neuroplastische Empfindlichkeitssteigerungen (Modulationen), die per se noch nicht neuropathischer Natur sind und deren Mechanismen in ▶ Abschn. 3.4.2 und ▶ Abschn. 3.4.3 dargestellt sind. Daher finden sich in einer großen Subgruppe von Patienten mit neuropathischen Syndromen (vgl. ▶ Kap. 28) unabhängig von der Genese der Neuropathie ähnliche sensorische Zeichen, wie sie experimentell beim Probanden ausgelöst werden können (humanes Surrogatmodell, Klein et al. 2005). Es handelt sich um universelle **physiologische Folgen** eines gesteigerten nozizeptiven Inputs, die beim neuropathischen Schmerzpatienten die Pathologie begleiten.

Darüber hinaus sind aber auch eine Reihe von **pathophysiologischen Veränderungen** zu benennen (Modifikationen). Vergleichbar der vorstehend beschriebenen peripheren Mechanismen haben Immunreaktionen als Folge peripherer Nervenschäden auch eine entscheidende Bedeutung für die Modifikation der zellulären Interaktion spinaler Neurone: In der Umgebung der spinalen Endigungen geschädigter Neurone findet sich ebenfalls eine massive Aktivierung von Gliazellen. Im Rückenmark wird unmittelbar Mikroglia aktiviert mit einem Maximum etwa 1 Woche nach der peripheren Läsion und einem langsamen Abfall über mehrere Wochen, in späteren Phasen auch Astroglia, deren Antwort verzögert einsetzt und viele Monate unvermindert anhält (Scholz u. Woolf 2007). In Mikrogliazellen werden dabei mehrere intrazelluläre Signalkaskaden aktiviert, die mit Differenzierung und Zellteilung verknüpft sind (mitogenaktivierte Proteinkinase, MAP-Kinase). Diese Aktivierung erfolgt über drei extrazelluläre Signale, die der beiden Chemokine Fraktalkine und CCL2 über spezifische Rezeptoren sowie über die **Toll-like-Rezeptoren** (TLR) TLR2 und TLR4 (◻ Abb. 3.24 ;mod. nach Marchand et al. 2005).

TLR sind Rezeptoren, die eine grundlegende Funktion für die angeborene Immunität gegenüber Pathogenen aus Mikroorganismen haben. Sie aktivieren intrazellulär den nukleären Transkriptionsfaktor NFκB, der eine zentrale Rolle spielt für die Expression proinflammatorischer Zytokine, die von den Gliazellen synthetisiert werden und die benachbarten Neurone sensitivieren. Auch hier besteht die Endstrecke in der Freisetzung proinflammatorischer Lipide und verwandter Faktoren (Marchand et al. 2005). Die Unterbrechung dieser Signalwege vermindert in allen Fällen die Ausbildung neuropathischer Verhaltensänderungen.

Eine weitere wichtige Rolle beim neuropathischen Geschehen spielen Prozesse der **spinalen Disinhibition**. Auch hier steht die Aktivierung der spinalen Mikroglia im Zentrum. In der Abfolge der Signalkette induziert ATP über P2×4-Rezeptoren, die von der Mikroglia de novo als Reaktion auf die Nervenverletzung gebildet werden, die Expression von BDNF. BDNF kann einerseits über trkB-Rezeptoren die Glutamatfreisetzung aus den Endigungen der Nozizeptoren erleichtern (▶ Abschn. 3.3.4). Es vermindert über trkB aber andererseits in nozizeptiven spinalen Neuronen auch die Expression eines Kalium-Chlorid-Kotransporters (KCC2). Diese Veränderung entspricht einem frühen Reifezustand des ZNS mit einem Überwiegen der Erregung. (Ähnliche Veränderungen mit einer Abschwächung der Inhibition finden sich auch als Folge einer Reifestörung bei frühkindlicher Epilepsie.)

Infolge der verminderten Verfügbarkeit dieses hocheffizienten Mechanismus zur Ausschleusung von Chloridionen aus der Zelle kommt es nun zu einer erhöhten intrazellulären Chloridkonzentration, die das Anionengleichgewichtspotenzial der Neurone typischerweise um ca. 5–10 mV zu positiveren Potenzialen verschiebt (Coull et al. 2005). Diese kleine Verschiebung hat jedoch eine durchschlagende Wirkung: Die Wirksamkeit inhibitorischer Rezeptoren (GABA-A-Rezeptoren, Glycinrezeptoren), die über einen Chlorideinstrom diese Neurone hyperpolarisieren, ist nun stark abgeschwächt oder sogar aufgehoben. (Infolge der geringeren Chloriddifferenz zwischen Intra- und Extrazellulärraum nimmt der Chloridstrom stark ab.) Die Aktivierung dieser Rezeptoren kann im Extremfall (bei Umkehr der Chloriddifferenz) sogar erregend wirken (Keller et al. 2007).

Damit kommt es funktionell zu einer erheblichen Abschwächung der intraspinalen Hemmmechanis-

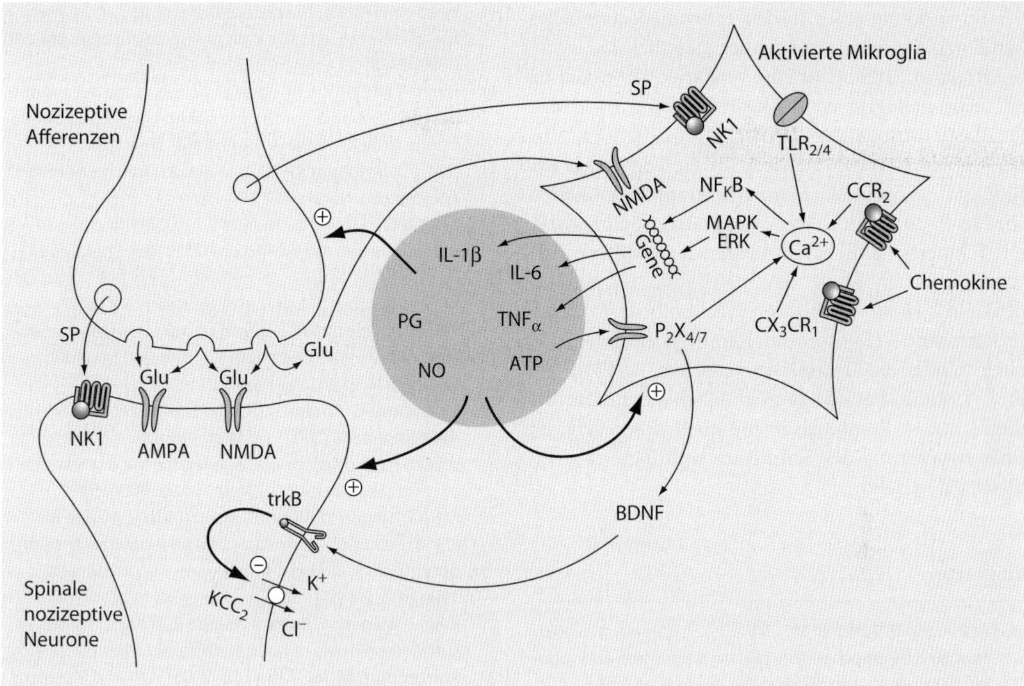

Abb. 3.24 Pathophysiologische Mechanismen des neuropathischen Schmerzes unter Beteiligung des Immunsystems innerhalb des Hinterhorns des Rückenmarks. Pathophysiologische Mechanismen des neuropathischen Schmerzes unter Beteiligung des Immunsystems innerhalb des Hinterhorns des Rückenmarks. Die Schädigung nozizeptiver Afferenzen aktiviert eine Vielzahl von Transduktionsmechanismen im Rückenmark (Freisetzung von NO, ATP, Lipide). Dabei wird die Mikroglia (und Astrozyten) aktiviert, welche ihrerseits die nozizeptiven Neurone des Rückenmarks aktiviert. Brain-Derived Neurothrophic Factor (BDNF) hemmt einen Kalium-Chlorid-Cotransporter (KCC2), was die Wirkung inhibitorischer Synapsen reduziert. SP Substanz P, IL1β Interleukin 1β, IL6 Interleukin 6, TNFα Tumornekrosefaktor α, PG Prostaglandine, NO Stickoxid, ATP Adenosintriphosphat, P2×4/7 ionotrope Purinrezeptoren, MAPK Mitogen aktivierte Proteinkinase, ERK Extracellular Signal-related Kinase, CCR2/CX3CR1 Chemokinrezeptoren, TLR2/4 Toll-like Rezeptoren 2 und 4, NFκB Nukleärer Transkriptionsfaktor κB.

men oder sogar zu einer pathologischen paradoxen Erregung durch normalerweise inhibierende Synapsen. Die funktionelle Blockade der Hemmsysteme (z. B. des Glycinrezeptors durch Strychnin) führt im Tierexperiment zu Hyperalgesie und Allodynie, die Ausbildung der spinalen Plastizität ist beträchtlich erleichtert. Langfristig kann es zu strukturellem Umbau mit Aussprossung des neuronalen Dendritenbaums und neuer synaptischer Verbindungen kommen.

3.6 Ausblick

Die Neurobiologie des Schmerzes hat im vergangenen Jahrzehnt erhebliche Fortschritte erzielt, die insbesondere die Charakterisierung molekularer Mechanismen im Tierexperiment betreffen. Dabei nimmt die Forschung zu Mechanismen des neuropathischen Schmerzes eine führende Position ein. Die neurobiologische Schmerzforschung am Menschen hat im selben Zeitraum durch die Adoption der Perspektive translationaler Forschung erheblich dazu beigetragen, die Lücke zu tierexperimentellen Ansätzen zu schließen. Beide verfolgen die Perspektive eines auf Mechanismen basierenden Ansatzes, der Schmerzerkrankungen bei verschiedenen Grunderkrankungen als jeweils eigene Entität versteht.

Die Initiative des Deutschen Forschungsverbundes Neuropathischer Schmerz (DFNS) hat ein international stark beachtetes Forschungsprojekt ins Leben gerufen, das die standardisierte Phänotypisierung von neuropathischen Schmerzpatienten und gesunden Vergleichspopulationen verfolgt. Ziel ist die Schaffung einer rationalen Datengrundlage für die mechanismenbasierte Diagnostik. Diese hat die Perspektive einer künftig präziseren Stratifizierung von Patientengruppen im Sinn der Differenzialdiagnose und damit der Entwicklung eines stärker individualisierten Behandlungsansatzes (personalisierte Medizin).

In naher Zukunft ist eine verstärkte Hinwendung zur neurobiologischen Risikoabschätzung zu erwarten, die in prospektiven Studien den prädiktiven Wert der humanen Surrogatmodelle für die Vorhersage der Induktion chronischer Schmerzerkrankungen klären wird (z. B. im Bereich des postoperativen Schmerzes). Die Schmerzgenetik hat im Vergleich zu anderen Forschungsgebieten (z. B. psychiatrischen Erkrankungen) noch einen erheblichen Nachholbedarf. Weitere Fortschritte (Risikoprofile) sind zu erwarten von einer genomweiten humangenetischen Analyse, die ihre Wirkung aber nur dann entfalten kann, wenn sie dieses Ziel in Kombination mit einer differenzierten Phänotypisierung des Schmerzes und der Schmerzplastizität verfolgt.

Literatur

1 Apkarian AV, Bushnell MC, Treede RD, Zubieta JK (2005) Human brain mechanisms of pain perception and regulation in health and disease. Eur J Pain 9: 463–484
2 Brooks J, Tracey I (2005) From nociception to pain perception: imaging the spinal and supraspinal pathways. J Anat 207: 19–33
3 Bushnell MC, Basbaum AI (2008) The senses: a comprehensive reference. Vol. 5: Pain. Academic Press
4 Campbell J, Meyer RA (1983) Sensitization of unmyelinated nociceptive afferents in monkey varies with skin type. J Neurophysiol 49: 98–110
5 Cervero F, Jensen TS (2006) Handbook of clinical neurology. Vol. 81: Pain. Elsevier, Edinburgh
6 Chapman CR, Casey KL, Dubner R, Foley KM, Gracely RH, Reading AE (1985) Pain measurement: an overview. Pain 22: 1–31
7 Cooke SF, Bliss TV (2006) Plasticity in the human central nervous system. Brain 129: 1659–1673
8 Costigan M, Scholz J, Woolf CJ (2009) Neuropathic pain: a maladaptive response of the nervous system to damage. Ann Rev Neurosci 32: 1–32
9 Coull JA, Beggs S, Boudreau D, Boivin D, Tsuda M, Inoue K, Gravel C, Salter MW, De Koninck Y (2005) BDNF from microglia causes the shift in neuronal anion gradient underlying neuropathic pain. Nature 438: 1017–1021
10 Devor M, Wall PD, Catalan N (1992) Systemic lidocaine silences ectopic neuroma and DRG discharge without blocking nerve conduction. Pain 48: 261–268
11 Fitzgerald M (2005) The development of nociceptive circuits. Nat Rev Neurosci 6: 507–520
12 Gasser HS (1941) The classification of nerve fibers. Ohio J Sci 41: 145–159
13 Greffrath W (2006) The capsaicin receptor. „TRPing" transduction for painful stimuli. Schmerz 20: 219–225
14 Head H (1893) On the disturbances of sensation, with special reference to the pain of visceral disease. Brain 16 (1893) 1-133
15 Jänig W (2006) The integrative action of the autonomic nervous system: neurobiology of homeostasis. Cambridge University Press, Cambridge, New York
16 Julius D, Basbaum AI (2001) Molecular mechanisms of nociception. Nature 413: 203–210
17 Kandel ER, Schwartz JH, Jessell T (2000) Principles of neural science. 4th ed. McGraw-Hill, New York. Ch. 24 (Pain)
18 Keller AF, Beggs S, Salter MW, De Koninck Y (2007) Transformation of the output of spinal Lamina I neurons after nerve injury and microglia stimulation underlying neuropathic pain. Mol Pain 3: 27
19 Khasabov SG, Rogers SD, Ghilardi JR, Peters CM, Mantyh PW, Simone DA (2002) Spinal neurons that possess the substance P receptor are required for the development of central sensitization. J Neurosci 22: 9086–9098
20 Klein T, Magerl W, Hopf HC, Sandkühler J, Treede RD (2004) Perceptual correlates of nociceptive long-term potentiation and long-term depression in humans. J Neurosci 24: 964–971
21 Klein T, Magerl W, Rolke R, Treede RD (2005) Human surrogate models of neuropathic pain. Pain 115: 227–233
22 Koltzenburg M, McMahon SB (2005) Wall and Melzack's textbook of pain e-dition: text with continually updated online reference. 5th ed. Churchill Livingstone, Edinburgh
23 Lai J, Porreca F, Hunter JC, Gold MS (2004) Voltage-gated sodium channels and hyperalgesia. Ann Rev Pharmacol Toxicol 44: 371–397
24 LaMotte RH, Thalhammer JG, Robinson CJ (1983) Peripheral neural correlates of magnitude of cutaneous pain and hyperalgesia: a comparison of neural events in monkey with sensory judgments in human. J Neurophysiol 50: 1–26
25 Lang S, Klein T, Magerl W, Treede RD (2007) Modality-specific sensory changes in humans after the induction of long-term potentiation (LTP) in cutaneous nociceptive pathways. Pain 128: 254–263
26 Latremoliere A, Woolf CJ (2009) Central sensitization: a generator of pain hypersensitivity by central neural plasticity. J Pain 10: 895–926
27 Lewis T, Pochin EE (1937) The double pain response of the human skin to a single stimulus. Clin Sci 3: 67–79
28 Liu X, Sandkühler J (1997) Characterization of long-term potentiation of C-fiber-evoked potentials in spinal dorsal horn of adult rat: essential role of NK1 and NK2 receptors. J Neurophysiol 78: 1973–1982
29 Lorenz J, Minoshima S, Casey KL (2003) Keeping pain out of mind: the role of the dorsolateral prefrontal cortex in pain modulation. Brain 126: 1079–1091
30 Magerl W, Fuchs PN, Meyer RA, Treede RD (2001) Roles of capsaicin-insensitive nociceptors in cutaneous pain and secondary hyperalgesia. Brain 124: 1754–1764

31 Magerl W, Klein T (2006) Experimental models of neuropathic pain. Handbook clinical neurology. Vol. 81: 503–516
32 Maier C, Baron R, Tölle T, Binder A, Birbaumer N, Birklein F, Gierthmühlen, Flor H, Geber C, Huge V, Krumova EK, Landwehrmeyer GB, Magerl W, Maihöfner C, Richter H, Rolke R, Scherens A, Schwarz A, Sommer C, Tronnier V, Uçeyler N, Valet M, Wasner G, Treede RD (2010) Quantitative sensory testing in the German Research Network on Neuropathic Pain (DFNS): Somatosensory abnormalities in 1236 patients with different neuropathic pain syndromes. Pain 150: 439–450
33 Marchand F, Perretti M, McMahon SB (2005) Role of the immune system in chronic pain. Nat Rev Neurosci 6: 521–532
34 McMahon SB, Lewin GR, Wall PD (1993) Central hyperexcitability triggered by noxious inputs. Curr Opin Neurobiol 3: 602–610
35 Meyer RA, Ringkamp M, Campbell J, Raja SN (2006) Peripheral mechanisms of cutaneous nociception. In: Wall and Melzack's Textbook of Pain. 5. Aufl. Elsevier, S. 3-34
36 Millan MJ (1999) The induction of pain: an integrative review. Prog Neurobiol 57: 1–164
37 Millan MJ (2002) Descending control of pain. Prog Neurobiol 66: 355–474
38 National Research Council (2009) Recognition and alleviation of pain in laboratory animals. National Academies Press, Washington DC. Freier Download: http://www.nap.edu/catalog/12526.html
39 Nauta HJW, Hewitt E, Westlund KN, Willis WD (1997) Surgical interruption of a midline dorsal column visceral pain pathway. Case report and review of the literature. J Neurosurg 86: 538–542
40 Neugebauer V, Li W, Bird GC, Han JS (2004) The amygdala and persistent pain. Neuroscientist 10: 221–234
41 Perl ER (2007) Ideas about pain, a historical view. Nat Rev Neurosci 8: 71–80
42 Rayport SG, Kandel ER (1986) Development of plastic mechanisms related to learning at identified chemical synaptic connections in Aplysia. Neuroscience 17: 283–294
43 Sandkühler J (2000) Learning and memory in pain pathways. Pain 88: 113–118
44 Sato A, Sato Y, Schmidt RF (1997) The impact of somatosensory input on autonomic functions. Rev Physiol Biochem Pharmacol 130: 1–328
45 Schaible HG, Schmidt RF (2007) Kap.15 Nozizeption und Schmerz. In: Schmidt RF, Lang F (Hrsg.) Physiologie des Menschen, 30. Aufl. 2007, S.324-342
46 Schmidt RF, Willis WD (2007) Encyclopedia of pain. Springer, Heidelberg
47 Scholz J, Woolf CJ (2002) Can we conquer pain? Nat Neurosci 5 Suppl: 1062–1067
48 Scholz J, Woolf CJ (2007) The neuropathic pain triad: neurons, immune cells and glia. Nat Neurosci 10: 1361–1368
49 Treede RD (1995) Peripheral acute pain mechanisms. Ann Med 27: 213–216
50 Treede RD, Magerl W (2000) Multiple mechanisms of secondary hyperalgesia. Prog Brain Res 129: 331–341
51 Treede RD Magerl W (2003) Zentrale nozizeptive Neurone und Bahnen. In: Egle UT, Hoffmann SO, Lehmann KA, Nix WA (Hrsg.), Handbuch Chronischer Schmerz, Stuttgart, Schattauer, S. 34-44
52 Treede RD (2007) Kap.14 Das somatosensorische System. In: Schmidt RF, Lang F (Hrsg.) Physiologie des Menschen, 30. Aufl. 2007, S.296-323
53 Treede RD. (2007) Elektrophysiologische Messverfahren. in: Baron R, Strumpf M (Hrsg.) Praktische Schmerztherapie, Springer, Heidelberg 2007, S. 83-90
54 Treede RD, Apkarian AV (2008) Nociceptive processing in the cerebral cortex. In: Bushnell MC, Basbaum AI (eds) The senses: a comprehensive reference. Vol. 5: 669–697
55 Walters ET, Illich PA, Weeks JC, Lewin MR (2001) Defensive responses of larval Manduca sexta and their sensitization by noxious stimuli in the laboratory and field. J Exp Biol 204: 457–469
56 Willis WD (1985) The pain system. Karger, Basel
57 Wood PB (2006) Mesolimbic dopaminergic mechanisms and pain control. Pain 120: 230–234
58 Woolf CJ, Walters ET (1991) Common patterns of plasticity contributing to nociceptive sensitization in mammals and Aplysia. Trends Neurosci 14: 74–78
59 Woolf CJ, Bennett GJ, Doherty M, Dubner R, Kidd B, Koltzenburg M, Lipton R, Loeser JD, Payne R, Torebjörk E (1998) Towards a mechanism-based classification of pain? Pain 77: 227–229

Akuter Schmerz

M. Hüppe und R. Klinger

Akute Schmerzen kennt (fast) jeder Mensch. Untersucht sind sie besonders häufig im Zusammenhang mit Operationen. Hier zeigt sich immer wieder eine große interindividuelle Schmerzvariabilität, die sich durch medizinische *und* psychologische Faktoren erklärt. Dieses Kapitel beschreibt die psychologischen und biografischen Merkmale von Menschen, die mit Schmerzen nach Operationen in Beziehung stehen. Aufgezeigt wird auch, dass die Schmerzsituation selbst psychologische Merkmale beinhaltet. Psychologische Möglichkeiten der Einflussnahme auf akute Schmerzen werden beschrieben, und es wird auf Interventionsmöglichkeiten bei speziellen Gruppen eingegangen.

4.1 Einleitung

Fast alle Menschen kennen Schmerz als akuten Zustand, seine Dauer ist begrenzt und als Auslöser lassen sich in der Regel **aversive äußere Reize** oder **endogene Prozesse** (z. B. eine Entzündung) identifizieren. Akuter Schmerz hat auch eine Warnfunktion, die für die Vermeidung von körperlichen Schädigungen bedeutsam ist. Einigen Menschen fehlt die Fähigkeit der Schmerzwahrnehmung. Eine solche angeborene **Schmerzunempfindlichkeit** (»congenital insensitivity to pain«) ist für die Betroffenen mit dramatischen Konsequenzen verbunden.

Besonders häufig treten akute Schmerzen nach **Operationen** auf und in diesem Kontext wurden sie im klinischen Bereich vielfach untersucht. Dabei fällt vor allem die große interindividuelle Variabilität von Schmerzen auf. Bei allen Operationen und unter allen Analgesieregimen finden sich immer Patienten, die »starke« Schmerzen berichten, und solche, die angeben, »gar keine« Schmerzen zu haben. Dabei sind starke postoperative Schmerzen ein Risikofaktor für die Entwicklung lang anhaltender (chronischer) Schmerzen. **Persistierende Schmerzen** nach gängigen Operationen treten bei 10–50% der Patienten auf, und von diesen berichten 2–10% eine Schmerzstärke von >5 auf einer bis 10 reichenden Skala (Kehlet et al. 2006, Hinrichs et al. 2007).

Die **Reduktion postoperativer Schmerzen** ist auch unter diesem Gesichtspunkt ein wichtiges Ziel der Patientenbetreuung nach Operationen. Hierfür ausschließlich auf pharmakologische Maßnahmen zurückzugreifen entspricht nicht dem aktuellen Wissensstand.

Postoperative (akute) Schmerzen sind abhängig von psychologischen und medizinischen Merkmalen des Patienten, von Merkmalen der Anästhesie bzw. der Operation und von psychologischen Merkmalen des klinischen Settings.

Die von der Arbeitsgemeinschaft der Wissenschaftlichen Medizinischen Fachgesellschaften (AWMF) veröffentlichte S3-Leitlinie zur Behandlung akuter perioperativer und posttraumatischer Schmerzen (DIVS 2008) empfiehlt deshalb die Integration psychologischer Maßnahmen in die postoperative Schmerzversorgung:

» Psychologische Maßnahmen sollten in das perioperative/posttraumatische Schmerzmanagement integriert werden. (DIVS 2008) «

4.2 Psychologische Einflussfaktoren auf Akutschmerz

4.2.1 Psychologische Merkmale des Patienten

Am häufigsten wurden bislang präoperative **Angst** und präoperative **Depressivität** mit postoperativen Schmerzen in Beziehung gesetzt, immer mit dem Befund, dass höhere Angst/Deprimiertheit mit stärkeren Schmerzen und höherem Schmerzmittelverbrauch kovariiert (vgl. Hüppe 2007). Patienten, die mit präoperativen Schmerzen operiert werden oder die chronische Schmerzen haben, haben mit größerer Wahrscheinlichkeit auch postoperativ stärkere Schmerzen (Caumo et al. 2002). Das trifft auch dann zu, wenn die chronischen Schmerzen nicht der Operationsgrund sind (Taenzer et al. 1986).

Ältere Untersuchungen haben sich vor allem auf **Persönlichkeitseigenschaften** (»traits«) der Patienten konzentriert, insbesondere auf Eigenschaftsangst (»trait anxiety«) und emotionale Labilität/Neurotizismus. Ein bekanntes Beispiel ist die Untersuchung von Taenzer et al. (1986), die Patienten vor einer Gallenblasenoperation mehrere psychometrische Tests ausfüllen ließen.

In der Regressionsanalyse erwiesen sich vor allem »Eigenschaftsangst« und »Neurotizismus« als wesentliche Prädiktoren; allein durch diese beiden Faktoren wurden 35% Varianz der postoperativen Schmerzstärke aufgeklärt.

Jüngere Untersuchungen (z. B. Kain et al. 2000) belegen einen höheren Vorhersagewert, wenn neben Persönlichkeitsmerkmalen **Zustandsmaße** (z. B. präoperative Angstausprägung) des Patienten berücksichtigt werden. Zustandsmerkmale haben gegenüber Persönlichkeitseigenschaften den Vorteil, dass sie grundsätzlich beeinflussbar sind.

Zu den Zustandsmerkmalen kann festgehalten werden, dass präoperative »Angst«, »depressive Stimmung« und »präoperativer Schmerz« gut belegte Risikofaktoren für das Auftreten ausgeprägterer postoperativer Schmerzen sind (Hüppe 2007).

Ganz wesentlich werden postoperative Schmerzen von **Erwartungen, Gedanken und Bewertungen** des Patienten geprägt, wie der Zustand nach der Operation sein wird und ob er beeinflussbar sein wird. Von Bedeutung ist dabei vor allem ein Stressverarbeitungsstil, der als **Schmerzkatastrophisierung** bezeichnet wird. Schmerzkatastrophisierung hat die 3 Teilaspekte:

- gedankliche Beschäftigung mit dem Schmerz,
- katastrophisierende Sorgen und
- Hilflosigkeitsempfindung.

Patienten mit hoher Schmerzkatastrophisierung zeichnen sich dadurch aus, dass sie sich gedanklich intensiv mit den bevorstehenden Schmerzen beschäftigen und sich von diesen Gedanken nicht lösen können. Sie antizipieren die Schmerzen als sehr ausgeprägt und mit der Einstellung, dass man nichts dagegen wird tun können. Mit der **Schmerzkatastrophisierungsskala** von Sullivan et al. (1995) kann das Merkmal gemessen werden. Mehrere Untersuchungen (z. B. Pavlin et al. 2005) zeigen, dass enge Beziehungen zwischen präoperativ bestimmter Schmerzkatastrophisierung und der postoperativen Schmerzintensität existieren.

Schmerzkatastrophisierung ist eine auf Schmerzen bezogene **kognitive Stressverarbeitung** (Coping). Darunter werden grundsätzlich psychische Vorgänge verstanden, die beim Auftreten von Stress in Gang gesetzt werden, um den Zustand zu vermindern oder zu beenden. Negative oder dysfunktionale Stressverarbeitungsstile wirken stressvermehrend. Personen mit hoher Ausprägung an negativer Stressverarbeitung neigen dazu, unter Belastungsbedingungen zu resignieren, sich selbst für den Zustand verantwortlich zu sehen und sich gedanklich nicht davon lösen zu können. In einer Untersuchung von Schön et al. (2007) beschrieben solche Patienten nach einer Operation gegenüber einer Gruppe mit niedriger Ausprägung negativer Stressverarbeitung Schmerzen, die in ihrem Leidens- und Gefühlsaspekt (affektive und sensorische Schmerzqualität) deutlich stärker ausgeprägt waren. Gleichzeitig forderten diese Patienten mit der verfügbaren PCA-Pumpe aber deutlich weniger Schmerzmittel an.

»Resignation« ist mit Verhaltenshemmung verbunden. Es reicht nicht aus, in der Klinik vom Verbrauch selbst applizierter Schmerzmittel auf die Schmerzintensität zu schließen.

4.2.2 Biografische Merkmale des Patienten

Für das Verständnis akuter Schmerzen und des Schmerzverhaltens sind biografische Merkmale des Patienten von Bedeutung. Da akuter Schmerz von praktisch allen Menschen in allen Lebensabschnitten erfahren wird, existieren in der individuellen Entwicklung **Lernprozesse**, die sich interindividuell und interkulturell unterscheiden. Zentrale **Bezugspersonen** (Eltern, Peergroup) können Akutschmerz verstärken und haben Modellfunktion für den Umgang damit. Metakognitionen und Werthaltungen (z. B.: »Bei Schmerzen hilft nur ein Medikament«) werden so gebildet.

Schmerzbezogene Einstellungen sind dabei kulturell verankert, und die interkulturellen Differenzen sind erheblich (► Kap. 11, ► Kap. 15). So werden Schmerzen in verschiedenen Kulturen unterschiedlich bewertet und der Umgang mit Schmerz weist große Unterschiede auf, obwohl die **Empfindungsschwelle** für Schmerzen interkulturell erstaunliche Übereinstimmung zeigt (Sternbach u. Tursky 1965). Kohnen (2003, 2007) unterscheidet auf der Grundlage ethnologischer Untersuchungen zwischen individualorientierten (z. B. Deutsche, Briten, Iren, Nordeuropäer, Nordamerikaner) und familienorientierten Gesellschaften (z. B. Italiener, Türken, Mittelmeervölker, Asiaten).

In **familienorientierten Gesellschaften** findet sich danach insbesondere die Überzeugung, Krankheit und Schmerz nur mithilfe der Familie bewältigen zu können. Entsprechend werden Patienten im Krankenhaus verstärkt von Angehörigen begleitet (externale Kontrollüberzeugung), während Patienten aus **individualorientierten Gesellschaften** fachlich kompetente Informationen einzuholen und umzusetzen versuchen. Interkulturelle Differenzen lassen sich auch für die **Schmerzbewältigung** aufzeigen, so ein fatalistischer Bewältigungsstil (häufig z. B. bei Filipinos), ein rationaler (häufig z. B. bei Nordamerika-

Tab. 4.1 Psychologische Merkmale der anästhesiologischen/chirurgischen Situation. (Aus Hüppe 2007)

Aspekt	Stressorenmerkmal (psychologisch)	Beispiel aus klinischem Bereich
Erwartetheit	Unerwartet – erwartet	Notfalloperation – elektive Operation
Kontrollierbarkeit	Unkontrollierbar – kontrollierbar	»Nurse controlled analgesia« – »patient controlled analgesia«
		Wählbarkeit der Anästhesieform
Intensität	Stark – schwach	Laparatomie – Laparoskopie
Neuartigkeit/Vorerfahrung	Erstmalig – wiederholt	Ersteingriff – Revision
Wahrnehmbarkeit	Wahrnehmbar – nicht wahrnehmbar	Allgemeinanästhesie – Lokalanästhesie
Bedeutung	Bedeutungslos – bedeutungsvoll	Appendektomie – Hysterektomie
Vorbereitetheit	Uninformiert – informiert	Allgemeines – patientenfokussiertes Aufklärungsgespräch

nern), ein religiöser (häufig z. B. bei Buddhisten) oder ein durch hohe Selbstkontrolle geprägter Stil (häufig z. B. bei Iren).

> **Wichtig ist, dass es sich bei solchen Klassifikationen um Gruppenanalysen handelt, deren Vorhersagewert bei einzelnen Personen nicht stringent gegeben ist.**

So weist auch Kohnen (2007) darauf hin, dass sich alle Schmerzbewältigungsstrategien in allen Kulturen finden – aber eben mit unterschiedlicher Häufigkeit.

4.2.3 Psychologische Merkmale der Schmerzsituation

Die **perioperative klinische Situation** ist durch eine Reihe psychologischer Merkmale gekennzeichnet, die für den Patienten belastungserhöhende oder auch belastungsreduzierende Wirkungen haben können. Solche Merkmale und ihre Wirkung lassen sich aus der experimentellen Stressforschung ableiten. Tab. 4.1 fasst einige Merkmale zusammen und führt Beispiele aus dem klinisch-operativen Bereich an, in denen die Merkmale zum Tragen kommen. Für Patienten ist die konkrete perioperative Situation jeweils eine Kombination aus verschiedenen Merkmalen, die sich in ihrer Wirkung verstärken, aufheben oder abschwächen können.

So zeigten sich beispielsweise in mehreren Untersuchungen, in denen unter randomisierten Bedingungen Patienten für eine Leistenhernienreparation eine Allgemeinanästhesie oder eine Lokalanästhesie erhielten, geringere postoperative Schmerzen bei Anwendung der Lokalanästhesie (z. B. Friemert et al. 2000). Dieser gut belegte Effekt kann aufgehoben werden, wenn Patienten Kontrolle über die Anästhesieform erhalten. Müllender et al. (2005) ließen Patienten, bei denen die Leistenhernienoperation sowohl unter Lokal- als auch unter Allgemeinanästhesie möglich war, die Anästhesieform für ihre Operation entscheiden (die Patienten waren vorher über beide Narkoseformen ausführlich informiert worden). Durch dieses Vorgehen wurde ein hohes Maß an Kontrollierbarkeit realisiert. In den Angaben zum postoperativen Schmerz waren die Gruppen nach der Operation gut vergleichbar.

4.3 Psychologische Möglichkeiten der Einflussnahme auf akute Schmerzen

Ein akuter Schmerz wird durch die genannten psychologischen Einflussvariablen moduliert und daher sehr individuell erlebt. Auf diese Faktoren kann durch **psychologische Interventionen** gezielt Einfluss genommen werden. In erster Linie wird eine solche Anwendung im perioperativen Bereich im Krankenhaus erforderlich. Aber auch in anderen Bereichen, in denen akute Schmerzen eine Rolle spielen, sind diese Interventionen denkbar, z. B. schmerzhafte Behandlung in der ambulanten Arztpraxis, Blutentnahmen, Zahnbehandlungen oder auch in der akuten Versorgung von Sportverletzungen im Spielsetting oder Versorgung kleiner Blessuren bei Kindern. Die Einbeziehung schmerzpsychologischer Überlegungen kann hier sinnvoll genutzt werden.

4.3.1 Patienteninformation und -aufklärung im perioperativen Setting

Die **Patientenaufklärung** ist fester Bestandteil der präoperativen Vorbereitung. Sie beinhaltet neben juristischen Aspekten, die an dieser Stelle nicht ausgeführt werden, eine Vielzahl psychologischer Ansatzpunkte, die genutzt werden können, um die Schmerzen positiv zu beeinflussen. Sie birgt aber auch die Gefahr in sich, dass die Gesamtsituation vom Patienten als ängstigend und unangenehm erlebt wird. Sie sollte deshalb sehr bewusst und unter Berücksichtigung der folgenden psychologischen Aspekte durchgeführt werden. Neben einem **persönlichen Aufklärungsgespräch** bieten sich dabei auch ergänzend alternative Formen der Informationsvermittlung (Broschüren, ggf. Filme) an.

Präoperative Informationen und Schulungen erhöhen das Wissen des Patienten über den zu erwartenden postoperativen Schmerzverlauf und bieten damit auch die Möglichkeit, dass der Patient erfährt, wie man seine Schmerzen durch Medikamente und auch selbst durch eigenes Zutun beeinflussen kann. Dagegen kann **Unwissenheit** und **Unklarheit** über ein zu erwartendes Ereignis (z. B. Operation und Verlauf der postoperativen Schmerzen) die präoperativen Ängste steigern. Ein hoher Angstlevel und andere emotionale Beeinträchtigungen, wie z. B. unrealistische Vorbehalte gegenüber der Gefahr der Abhängigkeit von Medikamenten, können wiederum zu erhöhten postoperativen Schmerzen führen (▶ Abschn. 4.3.2).

> **Die gezielte Beratung über die realistischen Ziele, Möglichkeiten und Grenzen des Schmerzmanagements kann zu einer adäquaten und erfolgreichen Schmerztherapie beitragen, den postoperativen Schmerzverlauf günstig beeinflussen und die Patientenzufriedenheit erhöhen (Devine 1992, Guruge u. Sidani 2002, Johansson et al. 2005, DIVS 2008).**

Eine Informationsvermittlung sollte die **potenzielle Beeinflussbarkeit** (Kontrollierbarkeit) von Schmerzen betonen, da diese die Schmerztoleranz erhöht (Weisenberg et al. 1996, Moore u. Estey 1999) und präoperative Ängste reduziert (Ayral et al. 2002, Sjoling et al. 2003, Ng et al. 2004). Wichtig erscheint vor allem eine individuelle Beratung und Information. So zeigen bereits ältere Analysen von Hathaway (1986), dass insbesondere ängstliche Patienten von der Vermittlung **psychologischer Informationsinhalte** profitieren. Hier sind weitere Studien notwendig, die untersuchen, welche Art der Informationen und Schulung bei welchen Patienten effektiv ist.

Inhaltlich sollte sich das präoperative Gespräch neben den operativen Aspekten auf **Informationen rund um den Schmerz** richten, seine **Medikation** und idealerweise auch auf **Handlungsanleitungen** zu den Schmerzen, die nach der Operation auftreten können. Der Patient soll aktiv in das perioperative Schmerzmanagement mit eingebunden werden. Voraussetzung dafür ist die Verwendung einer einheitlichen **Sprachregelung**, mit der Schmerzen erfasst werden (Schmerzmessung mittels einfacher Intensitätsskalen) und die Kenntnis und Vermittlung von psychologischen **Selbstkontrolltechniken** von Schmerzen. Beides fällt in das Aufgabengebiet von Psychologen, die sich auf schmerzpsychologische Bereiche spezialisiert haben. Die S-3 Leitlinie der AWMF (DIVS 2008) empfiehlt evidenzbasiert die folgende Vorgehensweise:

1. Allen Patienten sollen präoperativ Informationen über den wahrscheinlichen postoperativen Schmerzverlauf angeboten werden.
2. Die Patienten sollten über Möglichkeiten der somatischen und psychologischen Schmerzlinderung und -beeinflussung informiert und dazu angeleitet werden.
3. Bei der Informationsvermittlung über wahrscheinliche Schmerzen sollten weder unrealistische Erwartungen noch Ängste aufgebaut werden.
4. Die Patienten sollen zur Selbsteinschätzung der Schmerzen durch einfache Intensitätsskalen angeleitet werden.
5. Kinder, Jugendliche und kognitiv eingeschränkte Menschen können idealerweise in Gegenwart ihrer Bezugspersonen informiert werden.

Die Information über den postoperativen Schmerzverlauf sollte die Schmerzen als Folge der Operation und damit als durchaus »normal« darstellen. Das oft propagierte und als solches auch zertifizierte **»schmerzfreie Krankenhaus«** suggeriert Betroffenen u. U. anderes und führt eher zu irrationalen Ängsten (»Wieso habe ich in einem schmerzfreien Krankenhaus Schmerzen? Stimmt etwas mit mir nicht?«). Die Information sollte realistische Möglichkeiten der Schmerzreduktion mittels schmerztherapeutischer Verfahren aufzeigen und als Ziel die **Schmerzerträglichkeit** beinhalten. Es sollen Informationen über **psychische Einflussfaktoren** auf den postoperativen Schmerz gegeben werden. Speziell sollte auf bestehende Ängste, Depressionen, Ärger/Wut und negative Voreingenommenheit gegenüber Medikamenten eingegangen werden.

Hervorzuheben ist in diesem Zusammenhang die positive Möglichkeit, dass die Patienten selbst etwas tun können, um die Schmerzen zu lindern und damit die medikamentöse Wirkung erhöhen können (▶ Kap. 10). Die Selbstwirksamkeit der Patienten zu stärken bedeutet, ihre Überzeugung zu festigen, selbst mithilfe psychologischer Überlegungen etwas gegen ihre Schmerzen tun zu können. Hierbei ist eine Information bzw. Beratung über **Selbstkontrolltechniken** von Schmerzen (z. B. Ablenkungstechniken, Vorstellungstechniken, Entspannungsübungen) erforderlich. Die Anleitung zur **Selbsteinschätzung** bei Schmerzen und schmerzassoziierter Faktoren mittels standardisierter Skalen sollte auch die Aufforderung beinhalten, relevante Schwankungen und Änderungen anzumelden.

In mehreren Studien konnte die positive Wirkung von präoperativen schmerzbezogenen Edukationsinhalten belegt werden.

So zeigten Sjoling et al. (2003) dass Patienten nach Knie-TEP-Implantation, die am Tag vor der Operation spezifische Informationen über Schmerzkontrolltechniken erhalten hatten, gegenüber einer Kontrollgruppe mit Routineaufklärung als Folge der Informationen präoperativ niedrigere Angstwerte hatten und postoperativ eine schnellere Schmerzreduktion und größere Zufriedenheit mit dem postoperativen Schmerzmanagement angaben. In der Metaanalyse von Devine (1992) werden Effektstärken um 0,40 für die Bereiche Erholung und Schmerz genannt und positive Effekte auf das psychische Befinden festgestellt (Effektstärken um 0,60).

4.3.2 Nutzen von Placeboeffekten und Reduktion von Noceboeffekten

Die überzeugenden Effekte der Placebowirksamkeit im analgetischen Bereich haben dazu geführt, dass die AWMF folgende **Empfehlung** in die Leitlinie »Behandlung akuter perioperativer und posttraumatischer Schmerzen« aufgenommen hat:

> » Der Placeboeffekt in der Schmerztherapie soll durch positive und realistische Informationen so weit wie möglich ausgeschöpft werden; der Noceboeffekt soll durch Vermeidung negativer oder angsterzeugender Informationen so weit wie möglich reduziert werden. (DIVS 2008) «

Dabei geht es ausdrücklich nicht darum, effektive Schmerzmedikamente durch Placebos zu ersetzen, sondern den Placeboeffekt als **Additiv** zu begreifen, welcher jedes wirksame Schmerzmedikament über seine rein pharmakologische Wirkung hinaus optimieren kann. Das hohe Potenzial des Placeboeffektes konnten v. a. Benedetti et al. (2003) in ihren Experimenten mit verdeckter Analgetikagabe aufzeigen. Stark wirksame Analgetika verloren bedeutsam an Effektivität, wenn die Patienten gar nicht wussten, dass sie Schmerzmittel bekamen. Ebenso zeigt sich, dass der sog. **Noceboeffekt**, quasi das Gegenteil vom Placeboeffekt, unerwünschte Nebenwirkungen von Analgetika auslösen, Symptome verschlechtern oder gar eine Besserung verhindern kann (▶ Kap. 10). Vor diesem Hintergrund sind Empfehlungen für die Nutzung des Placeboeffektes und die Reduktion des Noceboeffektes durchaus relevant.

Für die Behandlung akuter Schmerzen im perioperativen Bereich lässt sich im Wesentlichen ableiten, die Medikation – sei sie über Infusionen, Spritzen oder Tablettengaben appliziert – so »offen« wie möglich zu handhaben.

Je »**wahrnehmbarer**« (Betonung des Aussehens, des Geruches, der Informationen des Pflegepersonals bzw. der Ärzte/Ärztinnen über das Präparat) die positiven Effekte von Analgetika für die Patienten gegeben und vermittelt werden (Kontext), desto **wirksamer** werden diese. Umgekehrt sollte über negative Effekte von Analgetikagaben nicht angsterzeugend informiert werden (z. B. unrealistische Ängste vor Abhängigkeit von der Medikation). Der **Aufklärungspflicht** kann auch nachgekommen werden, wenn die Inhalte neutral, ohne negative emotionale Tönung vermittelt werden. Dabei ist jedoch eine Orientierung an dem voraussichtlichen realen Ergebnis wichtig. Enttäuschte unrealistische Erwartungen (Schmerzerleben in einer »schmerzfreien Klinik«) können Ängste erzeugen.

4.3.3 Psychologische Interventionsverfahren bei perioperativen Akutschmerzen

Verhaltenstherapeutisch orientierte psychologische Interventionen haben sich im Bereich der Therapie chronischer Schmerzen als effektiv erwiesen.

Ihre Wirksamkeit konnte auch in der Behandlung akuter Schmerzen nachgewiesen werden, sodass sie auch in der AWMF-Leitlinie zur Akutschmerzbehandlung empfohlen werden. Wo immer möglich, sollten sie mit in das perioperative Schmerzmanagement einbezogen werden (Fernandez u. Turk 1989, Johnston u. Vögele 1993). Schmerzpsychologische Maßnahmen im perioperativen Setting können ergänzend zur medikamentösen Schmerztherapie zeitnah zur Operation eingesetzt werden. Sie müssen nicht zeitintensiv sein und kommen potenziell für alle wachen, ansprechbaren und orientierten stationären Patienten infrage. Bei fraglichen Problempatienten sollte psychologische Expertise allerdings in jedem Fall in das perioperative Schmerzmanagement einfließen (Klinger et al. 2008, Schiltenwolf u. Klinger 2008).

Ablenkungsstrategien

Ablenkung bei Schmerz reduziert dessen Wahrnehmung und Erleben (Boylea et al. 2008). Der gezielte Einsatz von Ablenkungsstrategien im perioperativen Bereich konnte in Studien effektiv postoperative Schmerzstärken reduzieren (Cheung et al. 2003). Die Aufforderung und Ermunterung zu ablenkenden Verhaltensweisen (wie z. B. an bestimmte positive Erlebnisse zu denken, zu lesen, zu spielen, Gespräche zu führen, in Zeitschriften zu blättern) kann einen raschen positiven Effekt erbringen. Die psychologisch fundierte Information, dass Ablenkung einen **schmerzlindernden Effekt** hat und dass der Patient im Krankenhaus damit selbst etwas tun kann, um die Schmerzen zu beeinflussen (Stärkung der Selbstwirksamkeit und Einbeziehen des Patienten in das Schmerzmanagement), sollte deshalb in die Akutschmerzbehandlung einbezogen werden. Sofern vorhanden, sollten Psychologen/-innen in das perioperative Schmerzmanagement integriert werden und fachkompetente Anleitungen geben.

Weitere kognitive Techniken

Als weitere kognitiv-verhaltenstherapeutische Verfahren bei Akutschmerzen sind auch **Selbstverbalisationstechniken** nach Meichenbaum (Schmerzimmunisierungstraining) und **Visualisierungsübungen** sinnvoll. Insbesondere vor Operationen kann mit einer gezielten Steuerung der Gedanken in Richtung Bewältigung und Handlungsorientierung einer gedanklichen Katastrophisierung entgegengewirkt werden (▶ Kap. 32). Eine wichtige Rolle bei der Anwendung dieser Verfahren spielt dabei die vorhergehende Informationsvermittlung (▶ Abschn. 4.3.1).

Als schmerz- und angstreduzierend hat sich die Kombination kognitiv-behavioraler Techniken (Copingstrategien) mit Informationsvermittlung erwiesen (LaMontagne et al. 2003), die am sinnvollsten präoperativ zu vermitteln sind.

Imagination, Entspannungstechniken und Hypnose

Entspannungsverfahren gehören zu den am häufigsten untersuchten psychologischen Ansätzen im perioperativen Akutschmerzbereich. Psychologische Verfahren wie z. B. **Imagination, Hypnose, Relaxationsübungen** können das Ausmaß postoperativer Schmerzen verbessern. Ein systematisches Review von Seers u. Carroll (1998) fand zwar nur bei 3 von 7 randomisierten Studien einen Effekt von Relaxationsübungen, mehrere andere Studien in den letzten Jahren konnten jedoch eindeutig einen positiven Einfluss auf postoperative Schmerzen oder den Analgetikabedarf nachweisen (Good et al. 1999, Huth et al. 2004, Roykulcharoen u. Good 2004). Einen positiven Effekt auf die perioperative Angst fanden zudem Huth et al. (2004). Die Studien von Haase et al. (2005) und Heitz et al. (1992) konnten keinen signifikanten Unterschied hinsichtlich klinischer Parameter nachweisen, allerdings fanden sie eine positive Resonanz und einen positiven Einfluss auf das Allgemeinbefinden. Für den praktischen Einsatz kommen selbst kurze Entspannungstrainings mithilfe von CD- oder DVD-Aufnahmen infrage und können einen raschen positiven Effekt erbringen.

Die Effektivität einer **Hypnose** u. a. auf Schmerzen und den Analgetikakonsum zeigte eine Metaanalyse von Montgomery et al. (2002). Eine aktuelle Studie von Saadat et al. (2006) zeigte außerdem, dass eine Hypnose präoperative Ängste reduzieren kann.

Auch Entspannungstechniken in Form von angeleiteter **Imagination** mit Musik von Kassette vor, während und nach der Operation können das Ausmaß postoperativer Schmerzen oder den Analgetikakonsum reduzieren (Broscious 1999, Nilsson et al. 2001, Sahler et al. 2003).

Der Einfluss **intraoperativer Suggestionen** ist uneindeutig. Während die Studien von Lebovits et al. (1999) und McLintock et al. (1990) geringere postoperative Nebenwirkungen bzw. einen reduzierten Analgetikakonsum feststellten, fanden Dawson et al. (2001) keinen Effekt.

4.4 Interventionsmöglichkeiten bei besonderen Gruppen

4.4.1 Säuglinge, Kleinkinder und Jugendliche

Grundsätzlich sind die genannten psychologischen Möglichkeiten und Techniken auch bei besonderen

Patientengruppen wie Säuglingen, Kindern und Jugendlichen anwendbar. Bei ihrer Anwendung geht es um den Transfer der Vorgehensweise auf die spezifischen Erfordernisse der Altersgruppe oder deren mentalen Zustand. Es sind beispielsweise eine Vielzahl von Ablenkungs-/Copingtechniken bei Säuglingen, Kleinkindern und Jugendlichen denkbar, bei denen die Eltern oder Bezugspersonen eine entscheidende Rolle spielen. In ▶ Kap. 12.10 finden sich einfache Möglichkeiten und Techniken zur Ablenkung und zum Schmerzcoping für die verschiedenen Altersgruppen.

- Für Säuglinge z.B. eignen sich die Gabe eines Schnullers, sanfte Berührungen oder auch visuelle Ablenkungen, z. B. mit Spielzeug oder Mobiles.
- Kleinkinder lassen sich gut durch einfache Spiele, z.B. »Kuckuck-da« oder »Wo ist das Häschen« ablenken.
- Für Schulkinder oder Jugendliche eignen sich bereits reguläre, altersgerechte Entspannungstechniken. Hier sind aber auch die diversen Möglichkeiten der modernen Unterhaltungsindustrie ausnahmsweise hilfreich.

Auch wenn die Ergebnisse empirischer Studien in Bezug auf die Anwesenheit der Eltern bei Einleitung einer Narkose uneinheitlich sind (Bevan et al. 1990, Palermo et al. 2000, Tripi et al. 2004), sollte von einem grundsätzlich positiven Einfluss ausgegangen werden (Broome 2000). **Erhöhte Zuwendung** bei Kindern kann einen positiven Einfluss auf die postoperativen Schmerzen haben. Der Grund für die heterogenen Studienergebnisse könnte u. a. darin liegen, dass die Eltern selbst hohe Angstlevel entwickeln (Watson u. Visram 2003). Umso wichtiger ist es, dass sie selbst eine **Unterrichtung** in psychologischen Techniken der Schmerzbeeinflussung erhalten und diese an ihr Kind weitergeben bzw. diese perioperativ mit ihnen durchführen (vor dem Eingriff mit Kindern spielen, ablenken, adäquate, angstreduzierende Informationen über den Eingriff geben). Auf diesem Wege können sie selbst aktiv und sinnvoll ihren Kindern helfen und damit wieder **Kontrolle über eigene Ängste** erlangen.

> **Eltern sollten in jedem Fall dazu angeleitet werden, ihren Kindern möglichst frühzeitig und unter altersadäquater Berücksichtigung der Entwicklungsstufe mithilfe psychologischer Ansätze Selbsteffizienz zu vermitteln: »Du kannst auch selbst etwas gegen die Schmerzen tun, z. B. sind die Schmerzen nicht so stark, wenn Du weniger auf sie achtest und Dich stattdessen auf Dein Spiel konzentrierst.«.**

Auch hier ist wieder der additive Effekt psychologischer Schmerztherapie zu betonen, der die notwendige ausreichende und adäquate medikamentöse Schmerztherapie ergänzt.

4.4.2 Kognitiv und/oder kommunikativ eingeschränkte Patienten

Gleiches wie bei der Gruppe der Säuglinge, Kinder und Jugendlichen gilt auch für kognitiv und oder kommunikativ eingeschränkte Patienten (z. B. Demenzerkrankte) und deren Angehörige. Ihnen kommt ebenfalls eine entscheidende Rolle bei der perioperativen Akutschmerzversorgung zu. Wenngleich auch bei Patienten mit kognitiven Einschränkungen grundsätzlich die **subjektive Selbsteinschätzung** Vorrang gegenüber einer **Fremdeinschätzung** hat (DNQP 2004), sind die Angehörigen dann gefordert, wenn die kommunikative Funktionseinschränkung zu groß ist. Sie können die Schmerzeinschätzungen der Patienten zusätzlich zu den spezifischen Beurteilungsskalen für diese Krankheitsgruppe verifizieren und die Wirkungen des Schmerzmanagements beurteilen. Sie sollten in ihrer Rolle als **Vermittler** psychologischer Aspekte an den Patienten angesprochen werden. Ihnen sollte erläutert werden, dass emotionale Zuwendung und z. B. auch ablenkende Maßnahmen eine wichtige Ergänzung der Schmerzdistanzierung darstellen.

4.4.3 Patienten mit vorbestehenden Schmerzen und/oder Eingriffen an der Wirbelsäule

Die bisherigen Ausführungen zentrierten sich auf Interventionen der psychologischen Schmerztherapie, die bei Akutschmerz im perioperativen Bereich sinnvoll sind. Psychologische Expertise ist aber auch erforderlich, um präoperativ Patienten mit einem erhöhten Risiko für eine **postoperative Chronifizierung** von akuten Schmerzen zu identifizieren. Am meisten untersucht ist in diesem Bereich die Gruppe derjenigen, die sich einer Wirbelsäulenoperation unterziehen. Ein hoher Anteil dieser Patienten leidet unter vorbestehenden Schmerzen oder weist andere Risikofaktoren für eine weitere Chronifizierung auf. Zu diesen als sog. »yellow flags« bezeichneten prognostisch relevanten **Faktoren** für eine Chronifizierung zählen (Linton 2000):

- Unangemessene Einstellungen und Gedanken über Rückenschmerzen (z. B. der Gedanke, dass

Rückenschmerzen schädlich/potenziell schwer beeinträchtigend sind, oder hohe Erwartungen, dass passive statt aktive Maßnahmen helfen)
- unangemessene Schmerzverhaltensweisen (z. B. »fear-avoidance behaviour«, reduzierter Aktivitätslevel)
- arbeitsbezogene Probleme oder Entschädigungen (z. B. geringe Arbeitszufriedenheit)
- emotionale Probleme (z. B. Depression, Angst, Stress, Tendenz zu niedergedrückter Stimmung und sozialer Rückzug)

Diese psychosozialen und funktionalen Risikofaktoren können zum Zeitpunkt einer Operation das Operationsergebnis im Hinblick auf den postoperativen Schmerzverlauf negativ beeinflussen (z. B. Arpino et al. 2004, Kohlboeck et al. 2004, Aalto et al. 2006) und das Risiko eines »failed back surgery syndrome« erhöhen (Schofferman et al. 2003, Klinger et al. 2008).

Deshalb soll elektiven operativen Eingriffen an der Wirbelsäule oder auch Eingriffen bei Patienten mit vorbestehenden Schmerzen eine psychologische, schmerztherapeutische Untersuchung vorgeschaltet werden. Bei Vorliegen von Risikofaktoren ist nach der AWMF-Leitlinie sowohl die Operationsindikation als auch die Frage alternativer Interventionen zu klären (DIVS 2008).

Es sollte überlegt werden, ob ggf. vorbestehende psychische Störungen (z. B. Depressionen) zunächst **präoperativ behandelt** werden. Dabei ist empfehlenswert, dass die psychologische Untersuchung zur Sicherstellung der Qualität den Anforderungen einer schmerzpsychologischen Diagnostik nach den Kriterien der Fort-/Weiterbildung Psychologischer Schmerzpsychotherapie entspricht (DGPSF, http://www.dgpsf.de; ► Kap. 38).

4.5 Zusammenfassung und Ausblick

Psychologische Faktoren spielen auch bei akuten Schmerzen eine bedeutende Rolle. Sie können den akuten Schmerz verschlimmern, aber auch verringern. Psychologische Interventionen und Überlegungen sind deshalb nicht nur bei chronischen Schmerzen, sondern auch bei akuten Schmerzen effektiv. Sie sollten insbesondere im perioperativen Bereich gezielt eingesetzt werden. Diese Empfehlung wird auch von der Leitlinie zur »Behandlung akuter posttraumatischer und perioperativer Schmerzen« (AWMF; DIVS 2008) gegeben. Dabei kommt der Stärkung der Selbstwirksamkeit eine besondere Rolle zu. Wünschenswert ist es, diesen Aspekt zukünftig stärker in der Gesellschaft zu verankern und diesen bereits bei Kindern zu betonen, damit ein passives »Dem-Schmerz-Ausgeliefertsein« in den Hintergrund treten kann.

Literatur

1 Aalto TJ et al. (2006) Preoperative predictors for postoperative clinical outcome in lumbar spinal stenosis: systematic review. Spine 31: E648–E663

2 Arpino L et al. (2004) Prognostic role of depression after lumbar disc surgery. Neurol Sci 25: 145–147

3 Ayral X et al. (2002) Effects of video information on preoperative anxiety level and tolerability of joint lavage in knee osteoarthritis. Arthritis Rheum 47: 380–382

4 Benedetti F et al. (2003) Open versus hidden medical treatments: The patient's knowledge about a therapy affects the therapy outcome.« Prevention Treatment, online: http://journals.apa.org/prevention/volume6/pre0060001a.html

5 Bevan JC et al. (1990) Preoperative parental anxiety predicts behavioural and emotional responses to induction of anaesthesia in children. Can J Anaesth 37: 177–182

6 Boylea Y et al. (2008) Selective modulation of nociceptive processing due to noise distraction. Pain 138: 630–640

7 Broome ME (2000) Helping parents support their child in pain. Pediatr Nurs 26: 315–317

8 Broscious SK (1999) Music: an intervention for pain during chest tube removal after open heart surgery. Am J Crit Care 8: 410–415

9 Caumo W et al. (2002) Preoperative predictors of moderate to intensive acute postoperative pain in patients undergoing abdominal sugery. Acta Anaesthesiol Scand 46: 1265–1271

10 Cheung LH, Callaghan P, Chang AM (2003) A controlled trial of psycho-educational interventions in preparing Chinese women for elective hysterectomy. Int J Nurs Stud 40: 207–216

11 Dawson P et al. (2001) Patient-controlled analgesia and intra-operative suggestion. Anaesthesia 56: 65–69

12 Devine EC (1992) Effects of psychoeducational care for adult surgical patients: a meta-analysis of 191 studies. Patient Educ Couns 19: 129–142

13 DIVS (Deutsche Interdisziplinäre Vereinigung für Schmerztherapie) (2008): S3-Leitlinie »Behandlung akuter perioperativer und posttraumatischer Schmerzen«. Deutscher Ärzte-Verlag, Köln. Online: AWMF-Register-Nr. 041/001, http://www.awmf.org. Gesehen 19 Mai 2010

14 DNQP (Deutsches Netzwerk für Qualitätsentwicklung in der Pflege) (2004) Expertenstandard Schmerzmanagement in der Pflege. Schriftenreihe des Deutschen Netzwerks für Qualitätsentwicklung in der Pflege. Osnabrück

15 Fernandez E, Turk DC (1989) The utility of cognitive coping strategies for altering pain perception: a meta-analysis. Pain 38: 123–135
16 Friemert B et al. (2000) Eine prospektiv randomisierte Studie zur Leistenhernienreparation nach Shouldice. Vorteile für Lokalanästhesie. Chirurg 71: 52–57
17 Good M et al. (1999) Relief of postoperative pain with jaw relaxation, music and their combination. Pain 81: 163–172
18 Guruge S, Sidani S (2002) Effects of demographic characteristics on preoperative teaching outcomes: a meta-analysis. Can J Nurs Res 34: 25–33
19 Haase O et al. (2005) Guided imagery and relaxation in conventional colorectal resections: a randomized, controlled, partially blinded trial. Dis Colon Rectum 48: 1955–1963
20 Hathaway D (1986) Effect of preoperative instruction on postoperative outcomes – A metaanalysis. Nurs Res 35: 269–275
21 Heitz L, Symreng T, Scamman FL (1992) Effect of music therapy in the postanesthesia care unit: a nursing intervention. J Post Anesth Nurs 7: 22–31
22 Hinrichs A et al. (2007) Chronifizierung postoperativer Akutschmerzen. Chir Gastroenterol 23: 7–12
23 Hüppe M (2007) Zum Einfluss psychologischer Faktoren auf postoperativen Schmerz: ein narratives Review. Verhaltenstherapie & Verhaltensmedizin 28: 386–398
24 Huth MM, Broome ME, Good M (2004) Imagery reduces children's post-operative pain. Pain 110: 439–448
25 Johansson K et al. (2005) Preoperative education for orthopaedic patients: systematic review. J Adv Nurs 50: 212–223
26 Johnston M, Vögele C (1993) Benefits of psychological preparation for surgery: a Meta- Analysis. Ann Behav Med 15: 245–256
27 Kain ZN et al. (2000) Preoperative anxiety and postoperative pain in women undergoing hysterectomy. A repeated measurement design. J Psychosom Res 49: 417–422
28 Kehlet H, Jensen TS, Woolf CJ (2006) Persistent postsurgical pain: risk factors and prevention. Lancet 367: 1618–1625
29 Klinger R, Geiger F, Schiltenwolf M (2008) Lässt sich eine »failed back surgery« verhindern? Psychologische Risikofaktoren für postoperative Schmerzen nach Wirbelsäulenoperationen. Orthopäde 37: 1000–1006
30 Kohlboeck G et al. (2004) Prognosis of multifactorial outcome in lumbar discectomy: a prospective longitudinal study investigating patients with disc prolapse. Clin J Pain 20: 455–461
31 Kohnen N (2003) Von der Schmerzlichkeit des Schmerzerlebens. Wie fremde Kulturen Schmerzen wahrnehmen, erleben und bewältigen. Pvv-Verlag, Ratingen
32 Kohnen N (2007) Schmerzliche und nichtschmerzliche Patienten. Transkulturelle Aspekte des Schmerzerlebens. Trauma und Berufskrankheit 9 (Suppl 3): S323–S328
33 Kröner-Herwig B, Pothmann R (2007) Schmerz bei Kindern. In: Kröner-Herwig B, Frettlöh J, Klinger R, Nilges P (Hrsg) Schmerzpsychotherapie. Springer, Berlin Heidelberg New York Tokio, S 171–193
34 LaMontagne L et al. (2003) Effects of coping instruction in reducing young adolescents' pain after major spinal surgery. Orthop Nurs 22: 398–403
35 Lebovits AH, Twersky R, McEwan B (1999) Intraoperative therapeutic suggestions in daycase surgery: are there benefits for postoperative outcome? Br J Anaesth 82: 861–866
36 Linton SJ (2000) A review of psychological risk factors in back and neck pain. Spine 25: 1148–1156
37 McLintock TT et al. (1990) Postoperative analgesic requirements in patients exposed to positive intraoperative suggestions. BMJ 301: 788–790
38 Meichenbaum DH, Deffenbacher JL (1988) Stress inoculation training. Couns Psychol 16: 69–90
39 Montgomery GH et al. (2002) The effectiveness of adjunctive hypnosis with surgical patients: a meta-analysis. Anesth Analg 94: 1639–1645
40 Moore KN, Estey A (1999) The early post-operative concerns of men after radical prostatectomy. J Adv Nurs 29: 1121–1119
41 Müllender A et al. (2005) Psychologische Persönlichkeitsmerkmale, Operationsverlauf und Genesung nach Leistenhernienoperation bei Patienten mit Präferenz für Allgemein- oder Lokalanästhesie. Anaesthesist 55: 247–254
42 Ng SK, Chau AW, Leung WK (2004) The effect of pre-operative information in relieving anxiety in oral surgery patients. Community Dent Oral Epidemiol 32: 227–235
43 Nilsson U et al. (2001) Improved recovery after music and therapeutic suggestions during general anaesthesia: a double-blind randomised controlled trial. Acta Anaesthesiol Scand 45: 812–817
44 Palermo TM, Tripi PA, Burgess E (2000) Parental presence during anaesthesia induction for outpatient surgery of the infant. Paediatr Anaesth 10: 487–491
45 Pavlin DJ et al. (2005) Catastrophizing: A risk factor for postsurgical pain. Clin J Pain 21: 83–90
46 Roykulcharoen V, Good M (2004) Systematic relaxation to relieve postoperative pain. J Adv Nurs 48: 140–148
47 Saadat H et al. (2006) Hypnosis reduces preoperative anxiety in adult patients. Anesth Analg 102: 1394–1396
48 Sahler OJ, Hunter BC, Liesveld JL (2003) The effect of using music therapy with relaxation imagery in the management of patients undergoing bone marrow transplantation: a pilot feasibility study. Altern Ther Health Med 9: 70–74
49 Schiltenwolf M, Klinger R (2008) Patienten mit vorbestehender Schmerzchronifizierung und/oder psychischen Auffälligkeiten. Orthopäde 37: 990–996
50 Schofferman J et al. (2003) Failed back surgery: etiology and diagnostic evaluation. Spine 3: 400–403
51 Schön J, Gerlach K, Hüppe M (2007) Einfluss negativer Stressverarbeitung auf postoperatives Schmerzerleben und -verhalten. Schmerz 21: 146–153

52 Seers K, Carroll D (1998) Relaxation techniques for acute pain management: a systematic review. J Adv Nurs 27: 466–475
53 Sjoling M et al. (2003) The impact of preoperative information on state anxiety, postoperative pain and satisfaction with pain management. Patient Educ Couns 51: 169–176
54 Sternbach RA, Tursky B (1965) Ethnic differences among housewives in psychophysical and skin potential responses to electric shock. Psychophysiology 1: 241–246
55 Sullivan MJL, Bishop S, Pivic J (1995) The Pain Catastrophizing Scale: development and validation. Psychological Assessment 7: 524–532
56 Taenzer P, Mellzack R, Jeans ME (1986) Influence of psychological factors on postoperative pain, mood and analgetic requirements. Pain 24: 331–342
57 Tripi PA et al. (2004) Assessment of risk factors for emergence distress and postoperative behavioural changes in children following general anaesthesia. Paediatr Anaesth 14: 235–240
58 Watson AT, Visram A (2003) Children's preoperative anxiety and postoperative behaviour. Paediatr Anaesth 13: 188–204
59 Weisenberg M, Schwarzwald J, Tepper I (1996) The influence of warning signal timing and cognitive preparation on the aversiveness of cold-pressor pain. Pain 64: 379–385

Neurobiologische und psychobiologische Faktoren der Chronifizierung und Plastizität

H. Flor

In diesem Kapitel werden neurobiologische und psychobiologische Faktoren von Chronifizierung und Neuroplastizität diskutiert. Chronischer Schmerz ist dadurch gekennzeichnet, dass es zu zentralnervösen Veränderungen kommt, die die Patienten für schmerzhafte, aber auch nicht schmerzhafte Reize empfänglicher machen und zu einer verstärkten Schmerzverarbeitung führen. Diese Spuren eines **zentralen Schmerzgedächtnisses** können auf nicht deklarative Lernprozesse wie Sensibilisierung, operante und klassische Konditionierung oder Priming zurückgehen, jedoch spielen auch deklarative Lernprozesse wie das autobiografische Gedächtnis eine Rolle. Auch Modelllernen kann wichtige schmerzbezogene Gedächtnisspuren erzeugen oder vermindern. Affektive und kognitive Faktoren können zusätzlich Gedächtnisprozesse und Neuroplastizität modulieren. Dabei scheint bei Patienten mit chronischen Schmerzen eher die Extinktion schmerzbezogener Gedächtnisspuren als deren »Erlernen« gestört zu sein. Therapeutische Interventionen müssen deshalb das Erlernen schmerzinkompatibler Verhaltensweisen und den Abbau von Schmerzverhalten in den Mittelpunkt stellen, positive Erwartungen und Erfahrungen maximieren sowie verschiedene Umgebungen als Lernkontexte beachten und in das Training einbeziehen.

5.1 Einführung

Schmerz ist ein **adaptiver Vorgang**, der Gefahr für den Körper signalisiert und protektive Reaktionen auslöst. Bei chronischen Schmerzzuständen verliert der Schmerz oft seine im Grunde positive Wirkung und kann zu einem eigenständigen Krankheitsbild werden. Obwohl Schmerz lange Zeit ausschließlich als sensorisches Phänomen oder als Epiphänomen einer medizinischen Grunderkrankung betrachtet wurde, hat sich diese Ansicht im Laufe der letzten 40 Jahre deutlich verändert. Es wurde erkannt, dass Schmerz eine **psychobiologische Erfahrung** ist, die sensorische ebenso wie emotionale Komponenten hat und eine multifaktorielle Genese impliziert. Man muss deshalb die **Nozizeption,** den physiologischen Prozess der Übertragung eines noxischen Reizes von der Peripherie ins Gehirn, unterscheiden von der Erfahrung **Schmerz,** die multidimensional ist und von psychologischen, sozialen und kulturellen Einflüssen geformt wird (Details zu den physiologischen Grundlagen ► Kap. 3).

Die Internationale Gesellschaft zum Studium des Schmerzes (DGSS) hat diesem Wandel von einem biomedizinischen hin zu einem psychobiologischen oder verhaltensmedizinischem Modell Rechnung getragen, indem sie Schmerz als »unangenehme sensorische und emotionale Erfahrung« charakterisiert, die »mit tatsächlicher oder potenzieller Gewebeschädigung zusammenhängt oder in den Worten einer solchen Schädigung beschrieben wird« (Merskey u. Bogduk 1994).

Diese Definition wurde auch deswegen gewählt, weil Schmerz oft in der Abwesenheit identifizierbarer objektiver Pathologie auftritt.

Ein bedeutsamer Wechsel in der traditionellen Sicht von Schmerz ergab sich durch die 1965 von Melzack u. Wall postulierte Gate-Control-Theorie. Wichtiger als physiologische Aspekte der Theorie war das neue Konzept von Schmerz: Schmerz wurde als ein **multidimensionales Phänomen** gesehen, das von afferenten und efferenten Faktoren auf der Ebene des Rückenmarks moduliert wird und neben der sensorisch-diskriminativen auch eine motivational-affektive und eine kognitiv-bewertende Komponente aufweist. So bekamen psychologische Faktoren bei der Schmerzerklärung eine ebenso wichtige Rolle zugesprochen wie physiologische Variablen. Die Gate-Control-Theorie hat somit auch die Unterscheidung von somatogenen und psychogenen bzw. somatoformen Schmerzen obsolet gemacht, weil psychologische und somatische Faktoren in der Schmerzentstehung immer interagieren und nicht sich gegenseitig ausschließende exklusive Schmerzursachen sind.

Die Unterscheidung **chronischer** (Dauer mindestens 3–6 Monate und/oder Überschreiten der üblichen Heilungsdauer bei akuten Verletzungen, Einschränkungen im Alltag) und **akuter Schmerzen** ist sinnvoll, weil chronischer Schmerz zu erheblichen negativen Konsequenzen für die Person führt und besonderer Behandlung bedarf. Chronischer Schmerz ist häufig mit Depression, Hilflosigkeit, Irritierbarkeit sowie Beeinträchtigungen im Familienleben, am Arbeitsplatz, bei sozialen und Freizeitaktivitäten verbunden (Turk u. Flor 2006) und führt zu überdauernden Gedächtnisspuren, die eine Aufrechterhaltung bedingen und das Problem weiter verstärken können (Apkarian et al. 2009, Flor 2009).

Schmerz ist nie somatogen oder psychogen, sondern immer multifaktoriell bedingt. Eine adäquate Klassifikation chronischer Schmerzen muss somatische und psychosoziale

Faktoren umfassen, an Mechanismen orientiert sein und darf Schmerzpatienten nicht psychiatrisieren.

5.2 Lernen, Gedächtnis und Neuroplastizität als wesentliche Grundlagen der Chronifizierung

Ein wichtiger Befund der Forschung der letzten Jahrzehnte ist die Erkenntnis, dass sich chronischer von akutem Schmerz primär dadurch unterscheidet, dass beim chronischen Schmerz überdauernde Gedächtnisprozesse und damit zusammenhängende maladaptive zentrale **neuroplastische Veränderungen** auftreten:

- Die im Sekunden- und Minutenbereich beobachtbare neuronale Plastizität nach nozizeptiver Reizung kann vermutlich durch die Summation langsamer synaptischer Potenziale durch unmyelinisierte Fasern erklärt werden.
- Demgegenüber sind an den lang dauernden Änderungen der Antworteigenschaften spinaler und supraspinaler Neurone, die sich im Verlaufe von Stunden, Tagen und Monaten entwickeln, strukturelle Mechanismen unter Einbeziehung der Expression von Genen beteiligt (zu den dabei auftretenden physiologischen Mechanismen ▶ Kap. 3). Dabei kommt es sowohl zu plastischen Veränderungen am Rezeptor wie auch auf der spinalen Ebene und in supraspinalen Regionen.

Die Abgrenzung einer funktionellen gegenüber einer strukturellen Plastizität zeigt:

- Das Nervensystem kann im Sinne einer **funktionellen Plastizität** mit der ihm zur Verfügung stehenden Grundausstattung eine rasche adaptive Antwort auf eine neue Art der synaptischen Aktivierung bewerkstelligen.
- Darüber hinaus muss es jedoch mit den Mitteln einer **strukturellen Plastizität** und der Fähigkeit zur Gedächtnisbildung tiefer greifende anatomisch/biochemische Veränderungen induzieren, um mittel- und langfristig die geänderten Anforderungen an die Funktion des Zentralnervensystems herstellen zu können.

Bei den meisten Schmerzarten sind die funktionellen und strukturellen Veränderungen in allen Teilen des Nervensystems zu finden, die an der nozizeptiven Verarbeitung beteiligt sind. Hierdurch ergibt sich einerseits eine starke Komplexität bei der Analyse der Schmerzentstehung, andererseits bestehen dadurch multiple Ansatzstellen zur Modulation des Schmerzes durch interventionelle pharmakologische und psychologische Therapieverfahren.

Bei den dabei auftretenden Gedächtnisprozessen kann man deklarative oder bewusste von nicht deklarativen oder nicht bewussten Gedächtnisprozessen unterscheiden. Zu den **nicht deklarativen Gedächtnisprozessen**, die bei der Schmerzentstehung und -aufrechterhaltung vermutlich wichtiger sind als die deklarativen, gehören:

- **nicht assoziative Lernprozesse** wie Habituation und Sensibilisierung
- **assoziative Lernprozesse**, zu denen Priming, klassische und instrumentelle Konditionierung oder auch das Erlernen von Gewohnheiten zu rechnen sind.

> **Schmerz führt zu Gedächtnisspuren und damit einhergehenden Veränderungen auf allen Ebenen des nozizeptiven Systems. Er kann daher auch ohne Reizung des peripheren Nozizeptors erzeugt werden.**

5.3 Sensibilisierung

Die wiederholte Darbietung schmerzhafter Reize führt normalerweise zur **Habituation**, d. h. einer Abnahme der Reaktion auf den Reiz. Bei vielen chronischen Schmerzzuständen kommt es jedoch zur **Sensibilisierung** statt zur Habituation (Latremoliere u. Woolf 2009). Dabei tritt bereits am Nozizeptor eine periphere Sensibilisierung auf, die z. B. durch Entzündungsmediatoren wie Prostaglandin vermittelt ist. Gerade bei Entzündungen kommt es auch zu einer Aktivierung normalerweise stummer, »schlafender« Nozizeptoren. Darüber hinaus können Zytokine, Botenstoffe des Immunsystems wie z. B. Interleukine, proinflammatorisch wirken und zur peripheren, aber auch zentralen Sensibilisierung beitragen. Auch Neuropeptide können am Nozizeptor freigesetzt werden und die Sensibilisierung verstärken.

Als Indikator neuronaler Plastizität und zentraler Sensibilisierung wurde eine Steigerung der Antwort spinaler Hinterhornneurone nach repetitiver elektrischer Reizung von C-Fasern betrachtet. Für dieses Phänomen der gesteigerten zentralen Erregbarkeit, das auch nach Blockade der myelinisierten Fasern auftritt und unabhängig von einer peripheren Sensibilisierung ist, wurde der Begriff **Wind-up** geprägt. Neben dem Wind-up kommt es zu einer Langzeitpotenzierung C-Faser-evozierter Feldpotenziale im

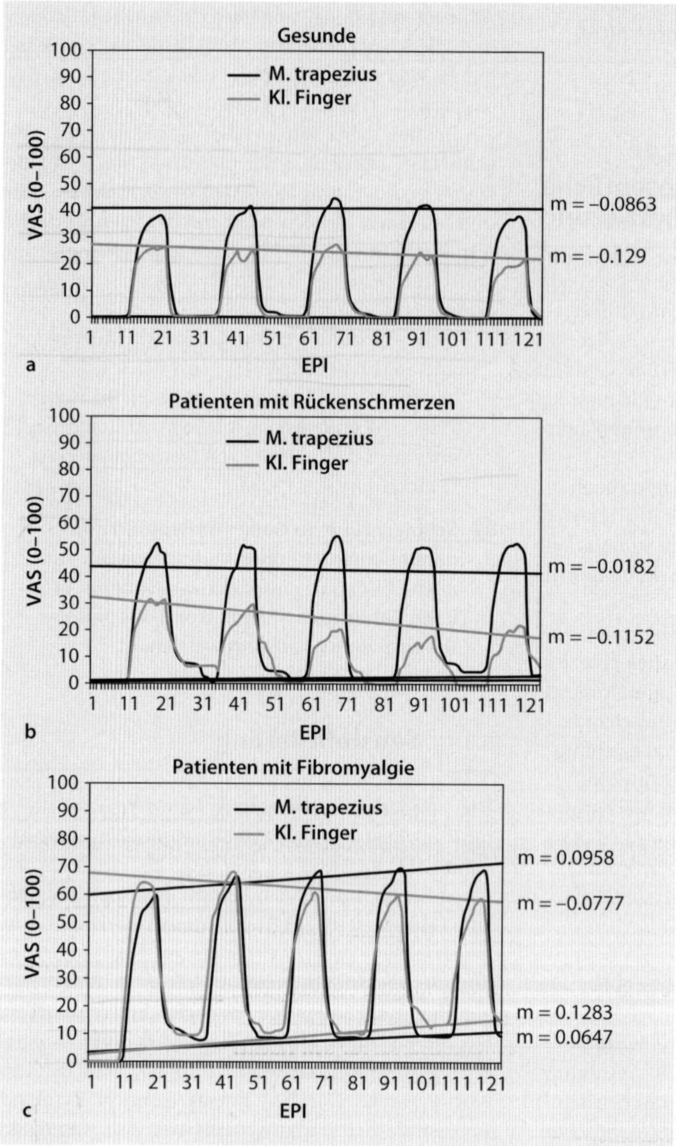

Abb. 5.1a–c Sensibilisierung und Habituation. **a** Gesunde, **b** Patienten mit chronischen Rückenschmerzen und **c** Patienten mit Fibromyalgie wurden während einer funktionellen Kernspintomografischen Untersuchung (mit 125 Echo Plenar Images [EPI]) mittels phasischer schmerzhafter Druckreize am Finger und am oberen Rücken repetitiv stimuliert, dann erfolgte eine Pause, dann wieder eine Stimulationssequenz usf. Es zeigte sich, dass Patienten mit Fibromyalgie nicht nur sowohl am Finger als auch am Rücken die schmerzhaften Reize auf einer visuellen Analogskala (VAS) zunehmend als schmerzhafter beschrieben sondern sie erlebten auch in der Phase ohne schmerzhafte Reizung (also in der Stimulationspause) Schmerzen, die über die Zeit zunahmen. Hier handelt es sich offenbar um Schmerzen in der Abwesenheit von externer Stimulation. Bei den Patienten mit chronischen Rückenschmerzen tritt dieser Schmerz in der Ruhephase nicht auf, und sie sensibilisieren auch nur bei der Stimulation am Rücken, nicht jedoch am Finger. Man kann diese Veränderungen als die subjektive Komponente des »somatosensorischen Schmerzgedächtnisses« betrachten

Hinterhorn, also indikatorüberdauernder Lern- und Gedächtnisprozesse (Sandkühler 1996).

Einige pathophysiologische Zustände wie die **Hyperalgesie** oder **Allodynie** beim Menschen werden mit dieser Art zentraler Sensibilisierung erklärt, die auch zu einer Vergrößerung der rezeptiven Felder und zu einer größeren Anzahl reagierender Neurone führt. Dabei spielen auf spinaler Ebene vor allem Substanz P, Glutamat sowie der N-Methyl-D-Aspartat-(NMDA-) Rezeptor eine Rolle. Diese Sensibilisierungsprozesse pflanzen sich auch supraspinal fort und konnten im Thalamus, im limbischen System und im somatosensorischen Kortex nachgewiesen werden.

Wichtig ist auch, dass es deszendierende **fazilitierende und hemmende Bahnen** gibt, die den nozizeptiven Einstrom in supraspinale Zentren verstärken oder vermindern können (Heinricher et al. 2009). Hier spielen vor allem GABA (Gammaaminobuttersäure), aber auch Noradrenalin, Serotonin, Enkephaline und Cannabinoide eine Rolle. Die deszendierende Hemmung ist bei der Placeboanalgesie besonders wichtig (► Kap. 10) und scheint bei der Fibromyalgie und anderen funktionellen Schmerzsyndromen außer Kraft gesetzt zu sein.

Die Vermittlung sensorischer Information über einen applizierten Reiz erhöht die Habituation und vermindert das Gefühl der Überraschung, Unsicherheit und Bedrohung. Dieser Mechanismus dürfte die Grundlage vieler Studien sein, die die positiven Ergebnisse **vorbereitender Information** bei schmerzhaften medizinischen Prozeduren oder Operationen berichten. Auch die Verhinderung der Sensibilisierung z. B. durch NMDA-Rezeptorantagonisten hat sich insbesondere bei Amputationen zur Vermeidung von Phantomschmerz als sinnvoll erwiesen.

> **Sensibilisierung ist ein nicht assoziativer Lernprozess, bei dem eine repetitive oder tonische nozizeptive Reizung eine Gedächtnisspur hinterlässt, welche zu einer Veränderung im Zentralnervensystem führt, die für weitere schmerzhafte, aber auch nicht schmerzhafte Reize empfänglicher macht.**

Bei einer Reihe chronischer Schmerzsyndrome, v. a. Schmerzsyndromen der Skelettmuskulatur, findet man statt Habituation Sensibilisierung (z. B. Kleinböhl et al. 1999, Staud et al. 2001), welche sich in einer zunehmenden Schmerzempfindlichkeit am Schmerzort über die Dauer der Stimulation bei den Patienten zeigt, während es bei Gesunden zur Gewöhnung an den Schmerzreiz kommt (◘ Abb. 5.1). Diese Sensibilisierung zeigt sich nicht nur in einer höheren Schmerzempfindlichkeit, sondern auch in einer **vergrößerten Repräsentation der stimulierten Region** im somatosensorischen Kortex sowie zusätzlicher Aktivität in limbischen Arealen (► Kap. 6).

Veränderungen in der Organisation des primären somatosensorischen Kortex als Folge chronischer Schmerzen kommen bei vielen Schmerzsyndromen

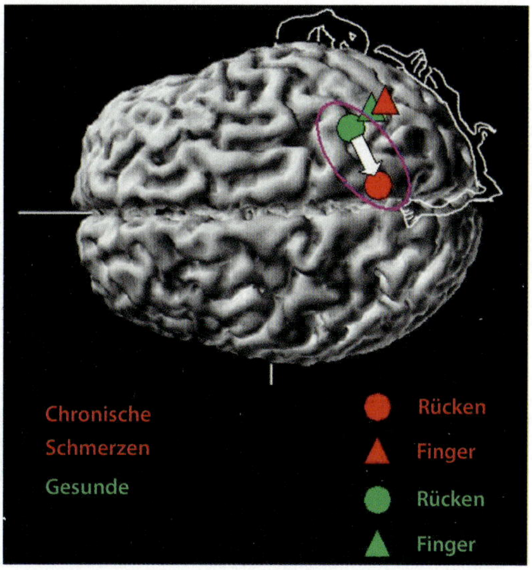

◘ **Abb. 5.2** Stimulation von Patienten mit chronischen Rückenschmerzen (*rot*) und von Gesunden (*grün*) mittels phasischer schmerzhafter elektrischer Reize am Finger und am Rücken. Magnetenzephalografische Ableitung über dem kontralateralen somatosensorischen Kortex

vor, z. B. beim neuropathischen Schmerz, aber auch bei Schmerzsyndromen der Skelettmuskulatur. So kommt es bei Patienten mit **chronischen Rückenschmerzen**, nicht jedoch bei Gesunden, bei massiver Reizung mit akuten phasischen Reizen zu einer verstärkten kortikalen Antwort auf diese Schmerzreize in dem Gebiet des primären somatosensorischen Kortex, das den Rücken repräsentiert, und der Schwerpunkt dieser kortikalen Aktivität verlagert sich vom Repräsentationsareal für den Rücken in Richtung der Beinrepräsentation (◘ Abb. 5.2).

Diese **kortikale Hyperreagibilität und Reorganisation**, die man als »somatosensorisches Schmerzgedächtnis« bezeichnet, ist umso ausgeprägter, je chronischer das Schmerzproblem ist, was wiederum einen Lernprozess nahelegt. Diese Annahme wurde durch weitere Untersuchungen verstärkt, die zeigten, dass mit Schmerz assoziierte visuelle Reize (z. B. Schmerzworte) ebenfalls zu einer erhöhten kortikalen Reaktion früh nach Reizdarbietung (bis 150 ms) führen und diese kortikale Antwort klassisch konditioniert werden kann.

> **Diese zentralen Veränderungen der Schmerzverarbeitung könnten zu einer Überempfindlichkeit für nicht schmerzhafte wie auch**

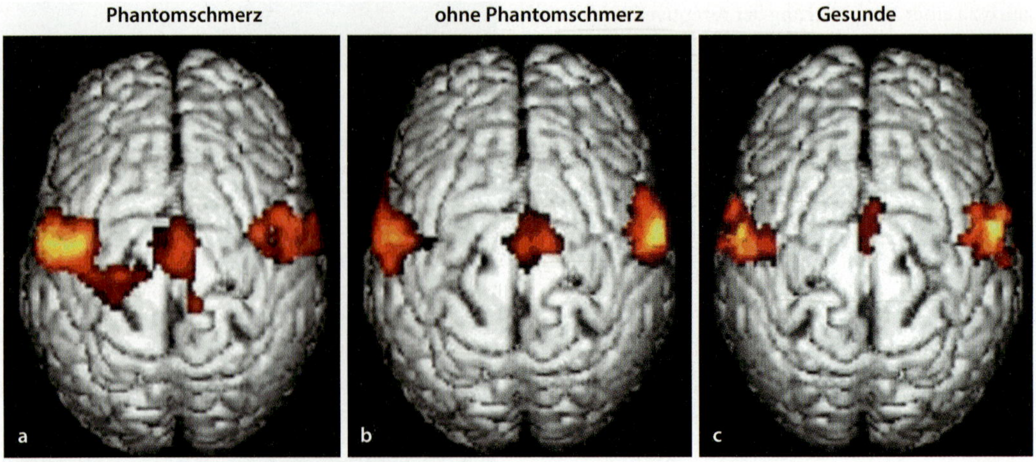

Abb. 5.3a–c Repräsentation des Mundes im primären somatosensorischen und motorischen Kortex bei unilateral armamputierten Patienten. **a** Mit Phantomschmerz, **b** ohne Phantomschmerz, **c** gesunde Kontrollgruppe. Nur bei den Patienten mit Phantomschmerz zeigt sich eine Ausweitung der Repräsentation des Mundareals in das vom afferenten Zustrom befreite Handareal hinein. Funktionell-kernspintomografische (fMRT-)Abbildung

schmerzhafte Reize beitragen und zum Auftreten von Schmerz in der Abwesenheit adäquater peripherer Stimulation führen.

Bei Patienten mit **Migräne** zeigte sich ein entsprechendes Habituationsdefizit auch auf akustische Reize (Siniatchkin et al. 2003), während es bei anderen Schmerzsyndromen, wie z. B. der Fibromyalgie, auf das somatosensorische System beschränkt zu sein scheint.

Gracely et al. (2002) und andere fanden, dass es über den somatosensorischen Kortex hinaus insbesondere bei der **Fibromyalgie**, aber auch bei **neuropathischen Schmerzen** zu dramatischen Veränderungen der kortikalen Repräsentation von Schmerz auch in **limbischen Arealen** kommt, die mit der affektiven Schmerzverarbeitung zu tun haben, sowie in **frontalen Arealen** der Schmerzhemmung. Interessanterweise geht die erhöhte Schmerzempfindlichkeit mit einer schlechteren Wahrnehmung des Körpers, der Muskelspannung und nicht schmerzhafter Reize am Schmerzort einher.

Diese Verzerrungen in der Körperwahrnehmung und Muskelspannung könnten erklären, warum Patienten mit chronischen Schmerzen oft **Schwierigkeiten mit Entspannungsverfahren** haben und auch andere körperliche Symptome entwickeln, da ihnen die korrigierende Rückmeldung aus der Peripherie fehlt. Auch die oft bei Patienten mit chronischen Schmerzen berichtete Alexithymie könnte damit in Zusammenhang stehen.

Veränderungen in der Organisation des primären somatosensorischen und motorischen Kortex, aber auch limbischer Areale, finden sich auch bei **neuropathischen Schmerzen** wie z. B. dem Phantomschmerz oder dem komplexen regionalen Schmerzsyndrom. Im Gegensatz zur Sensibilisierung bei Schmerzsyndromen der Skelettmuskulatur, wo es zu einer Ausweitung rezeptiver Felder kommt, tritt z. B. beim Phantomschmerz eine Verschiebung des Schwerpunkts der neuronalen Aktivität in das von der Deafferenzierung betroffene Repräsentationsareal im Gehirn auf.

In den 80er- und 90er-Jahren des 20. Jahrhunderts konnte erstmals tierexperimentell gezeigt werden, dass das Gehirn auch im Erwachsenenalter plastisch ist und sich durch Verletzung und Lernen verändern lässt. So kommt es z. B. nach Amputation eines Fingers zu einem **Einwandern der Repräsentation** benachbarter Finger in die Repräsentation der Amputationszone im primären somatosensorischen Kortex. Trennt man die sensorischen Zuflüsse an der Hinterwurzel des Rückenmarks durch, so kommt es sogar zu einer Einwanderung des Repräsentationsareals des Gesichts in die kortikale Repräsentation des Amputationsgebiets.

Der Neurologe Ramachandran beobachtete im Anschluss an diese tierexperimentellen Befunde, dass bei amputierten Personen oft Phantomempfindungen durch Berührung des Gesichts oder des Stumpfes ausgelöst werden, und postulierte, dass sie vielleicht durch solche **plastischen Reorganisationsprozesse** im Gehirn erklärt werden könnten. Es konnte dann bei armamputierten Personen gezeigt werden, dass diese kortikalen Reorganisationsprozesse auch beim Menschen auftreten, und tierexperimentelle Studien

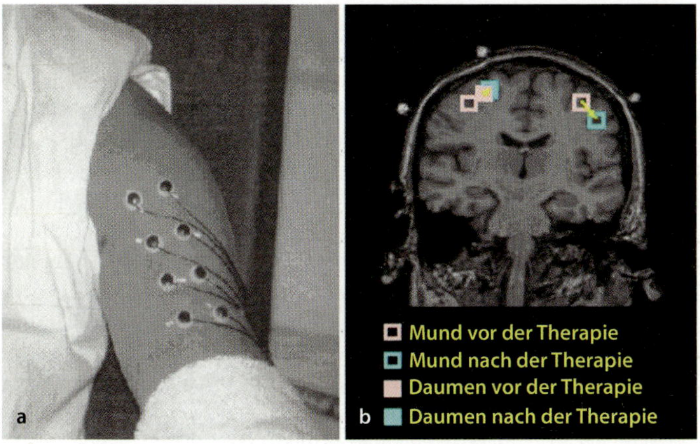

Abb. 5.4a,b Kortikale Reorganisation bei Phantomschmerz. **a** Elektrodenmontage für das sensorische Diskriminationstraining für armamputierte Patienten mit Phantomschmerz. Die Patienten mussten über einen Zeitraum von 2 Wochen entweder den Ort oder die Frequenz der Stimulation erkennen und erhielten darüber Rückmeldung. Nach 2 Wochen kam es zu einer signifikanten Abnahme der Phantomschmerzen, die mit einer Rückbildung der kortikalen Reorganisation (**b**) verknüpft war. Je besser die Trainingsleistung, desto höher war auch die Empfindlichkeit am trainierten Stumpf (gemessen mit der 2-Punkt-Schwelle) und desto ausgeprägter war die Schmerzverminderung und die Abnahme der schädlichen kortikalen Reorganisation

belegten, dass es nicht nur zu einer Demaskierung normalerweise gehemmter Verbindungen kommt, sondern auch zur Aussprossung neuer Verbindungen, also zu **strukturellen Veränderungen**. Es zeigte sich auch, dass diese Veränderungen hoch mit dem Phantomschmerz korrelieren. Dieser enge Zusammenhang von Hirnveränderungen und Phantomschmerz hat viele Autoren vermuten lassen, dass Phantomschmerzen und andere neuropathische Schmerzen eher auf zentrale als auf periphere Veränderungen zurückgehen (Flor et al. 1997, 2006; Abb. 5.3).

Man kann sich vorstellen, dass das von neuronalem Zustrom befreite Amputationsareal nun neuronalen Input aus den Nachbararealen erhält. Da die Zuordnung des Amputationsareals zu dem Ort in der Peripherie erhalten bleibt, wird die Empfindung in das Phantomglied verlagert und als von dort kommend interpretiert.

> **Diese Assoziation von kortikaler Reorganisation und Phantomschmerz beruht offensichtlich auf einem Lern- und Gedächtnisprozess, da bei Personen mit angeborener Abwesenheit von Gliedmaßen weder kortikale Reorganisation noch Phantomschmerzen auftreten.**

Je mehr ein Patient vor der Amputation unter Schmerzen gelitten hatte, desto stärker waren auch der Phantomschmerz und die Hirnveränderung nach der Amputation. Auf der Basis dieser Befunde wurden neue Therapieverfahren entwickelt, die durch pharmakologische oder verhaltensorientierte Methoden die kortikale Reorganisation und damit den Phantomschmerz effektiv beeinflussen (Abb. 5.4, ▶ Abschn. 5.9).

Beim **sensorischen Diskriminationstraining** geht man z. B. davon aus, dass verhaltensrelevante Stimulation kortikale Repräsentationsareale wieder zurückverändern kann. Man stimuliert im Falle von Phantomschmerz deshalb am Stumpf, bei Patienten ohne Deafferenzierung stimuliert man am Schmerzort, lässt die Patienten z. B. den Ort oder die Art der Stimulation angeben und gibt den Patienten Rückmeldung über ihre Leistung. Obwohl auch passive Stimulation zu Veränderungen führen kann, sind Stimulationen mit aktiver Aufmerksamkeitszuwendung und Rückmeldung effektiver. Wichtig ist, dass dieses Training über einen längeren Zeitraum (Wochen bis Monate) möglichst regelmäßig erfolgt.

5.4 Operantes Lernen und Neuroplastizität

Das sicher einflussreichste Modell zur Rolle psychologischer Faktoren beim Schmerz war die Annahme von Fordyce (1976), dass sich chronischer Schmerz durch die **Verstärkung von beobachtbarem Schmerzverhalten** entwickeln kann. Fordyce postulierte, dass akutes Schmerzverhalten wie Stöhnen oder Humpeln unter die Kontrolle externer Verstärkerkontingenzen gelangen und so zu einem chronischen Schmerzproblem werden kann. Die von ihm postulierten Mechanismen beinhalteten:

- positive Verstärkung (z. B. durch Aufmerksamkeit oder den Ausdruck von Mitgefühl),
- negative Verstärkung von Schmerzverhalten (z. B. die Verminderung von Schmerz durch Medikamenteneinnahme oder die Einstellung körperlicher Aktivität) sowie
- einen Mangel an Verstärkung gesunden Verhaltens (wie z. B. Arbeit, körperliche Aktivität).

Diese Lernprozesse können chronischen Schmerz in der Abwesenheit von nozizeptivem Einstrom aufrechterhalten. So kann Schmerzverhalten, das ursprünglich von nozizeptiven Prozessen induziert wurde, mit der Zeit abhängig von Umweltkontingenzen auftreten.

Dieses Modell hat viel Forschung generiert, die nicht nur die ursprünglichen Annahmen von Fordyce bestätigt, sondern auch gezeigt hat, dass neben dem Schmerzverhalten auch das subjektive Schmerzempfinden und physiologische Prozesse der Schmerzverarbeitung **operant konditionierbar** sind. So zeigte sich, dass die verbale Verstärkung der subjektiven Schmerzempfindung je nach Richtung der gewünschten Antwort zu einer verminderten oder erhöhten Schmerzempfindung führt und bei Schmerzpatienten die einmal gelernte Schmerzverstärkung sowohl in den selbst berichteten Schmerzmaßen wie auch im schmerzevozierten somatosensorischen Potenzial des Elektroenzephalogramms als Indikator zentraler Neuroplastizität schlechter löscht.

Diese Befunde legen nahe, dass einmal gelerntes Schmerzverhalten auf allen Ebenen des Nervensystems Spuren hinterlässt, über den Lernvorgang hinaus weiter bestehen und die spätere Schmerzverarbeitung und den Schmerzausdruck verstärken kann.

Eine besondere Rolle spielen hier wichtige **Bezugspersonen**, die ein hohes **Verstärkerpotenzial** besitzen. Bei Partnern von Schmerzpatienten lassen sich mindestens 2 Arten von Reaktionen auf Schmerz unterscheiden: solche, die den Schmerz verstärken (z. B. Ausdruck von Mitgefühl, Aufmerksamkeit), und solche, die vom Schmerz eher ablenken oder helfen ihn zu ignorieren (z. B. aus dem Zimmer gehen, einen Spaziergang vorschlagen). Diese Reaktionen lassen sich mit multidimensionalen Schmerzfragebögen (► Kap. 17) erfassen und quantifizieren.

Teilt man Partner von Schmerzpatienten nach diesen beiden Kategorien ein und lässt sie im Labor einen Schmerztest beim Patienten beobachten, so zeigen sich beim Patienten völlig unterschiedliche Schmerzreaktionen – je nach Anwesenheit oder Abwesenheit und Verstärkungsmuster des Partners. Die Anwesenheit von Partnern, die den Schmerz für gewöhnlich verstärken, erhöht die Antwort des Gehirns auf den Schmerzreiz um ein Vielfaches, während die Anwesenheit eines nicht verstärkenden Partners keinen Effekt hat. Einhergehend mit der verstärkten Hirnantwort ist auch die Schmerzwahrnehmung erhöht, und zwar spezifisch für Schmerzreize, die am Ort des chronischen Schmerzes verabreicht wurden, nicht an einem Kontrollort (■ Abb. 5.5).

In der medizinischen Versorgung tätige Personen können ebenso wie Bezugspersonen zu »diskriminativen Reizen« für Schmerzverhalten werden und den Chronifizierungsprozess beim Patienten verstärken. Wichtig ist es hier, Aktivitäten und andere schmerzinkompatible Verhaltensweisen des Patienten zu beachten und zu verstärken, den Schmerzausdruck hingegen eher zu ignorieren und nicht zusätzlich zu verstärken. Dies trifft natürlich nicht für akute Schmerzen zu, die medizinisch versorgt werden müssen, um solche Lernprozesse möglichst gar nicht erst in Gang zu setzen.

Ebenso wichtig sind Konditionierungsprozesse, die bei der Einnahme von **Schmerzmitteln** auftreten. Patienten hören oft von ihren Ärzten oder wohlmeinenden Familienmitgliedern, dass sie ihre Schmerzmedikamente erst dann einnehmen sollten, wenn der Schmerz wirklich stark ist und sie sie »brauchen«. Wenn Schmerzmittel in diesem Moment, in denen der Schmerz bereits sehr stark ist, eingenommen werden, wird der negative Zustand Schmerz durch die Medikamenteneinnahme beendet, und es kommt zu einer negativen Verstärkung des Einnahmeverhaltens. Dies bedeutet für die Zukunft, dass Schmerzmittel immer häufiger und immer früher eingenommen werden und der Patient leicht in einen Missbrauch oder eine Abhängigkeit geraten kann. Dieses am Schmerz orientierte Einnahmeverhalten ist auch aus pharmakologischen Gründen wenig sinnvoll, weil ein konstantes Niveau eines schmerzstillenden Medikaments eine weitaus effektivere Analgesie vermittelt als starke Schwankungen des Plasmaniveaus.

Verhaltenstherapeuten wie Pharmakologen empfehlen eine zeitkontingente Medikamenteneinnahme statt einer schmerzkontin-

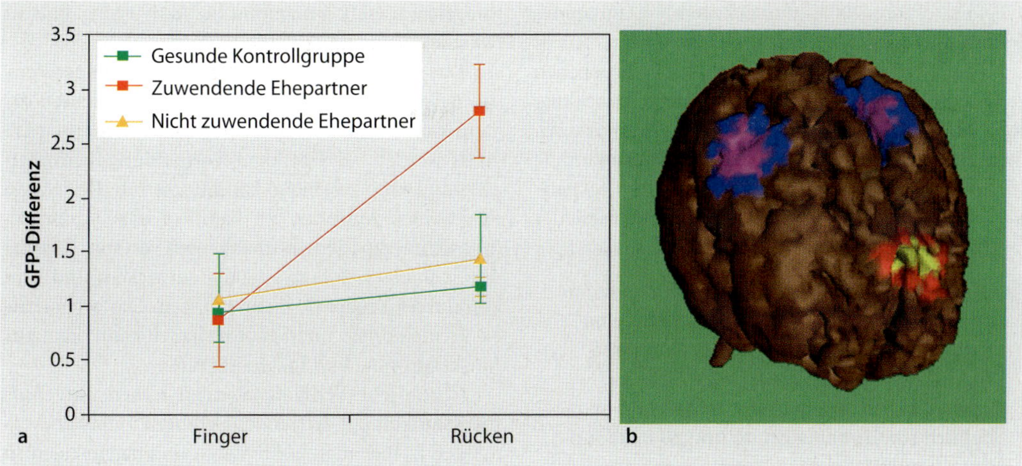

Abb. 5.5a,b Einfluss des Partners auf die Schmerzwahrnehmung. **a** Das Diagramm zeigt die Differenz der globalen Feldstärke (GFP) des Elektroenzephalogramms (EEG) von insgesamt 92 Elektroden während der Anwesenheit vs. Abwesenheit des Partners (*links*). Je höher der Wert, desto stärker der Einfluss des Partners auf die durch elektrische Reize ausgelöste Hirnaktivität des Patienten mit chronischen Rückenschmerzen. Es wurde am Finger und am Rücken (Schmerzort) stimuliert. Während sich am Finger keine Unterschiede zeigten, reagierten die Patienten, die einen Schmerz verstärkenden Partner hatten (*rot*), deutlich stärker auf die am Schmerzort applizierten Reize als die Gesunden (*grün*) oder die Patienten mit einem Partner, der Schmerz nicht verstärkt (*gelb*). **b** Bei Anwesenheit des zuwendenden Partners zeigt sich eine zusätzliche Aktivierung im frontalen Bereich, die mit einer höheren Schmerzwahrnehmung einhergeht

genten, d. h., das Analgetikum wird zu festen Tageszeiten in festen Abständen eingenommen, *unabhängig* von der Schmerzstärke.

Der zeitliche Abstand sollte sich am Schmerzniveau des Patienten und der Halbwertszeit des Medikaments orientieren. Zusätzlich sollten Placeboeffekte von Medikamenten optimal genutzt werden (▶ Kap. 10).

Die **negative Verstärkung des Aktivitätsniveaus** ist ebenfalls ein wichtiger Prozess in der Entwicklung von Invalidität: Eine spezifische körperliche Aktivität, z. B. Gehen, wird so lange fortgesetzt, bis Schmerz auftritt, dann wird die Aktivität unterbrochen, und der Patient legt sich hin oder ruht sich aus. Der Schmerz nimmt dann ab. Die Verminderung der aversiven Konsequenz Schmerz verstärkt das Beenden jeder Aktivität negativ.

Wie im Fall der Einnahme von Medikamenten muss die Beendigung von Aktivitäten zeitkontingent erfolgen, nicht schmerzkontingent.

So spricht man in der Verhaltenstherapie von **Quotenplänen**, d. h. Ruhe und Inaktivität werden kontingent zu einer bestimmten Leistung – z. B. dem Zurücklegen einer bestimmten Distanz – und nicht kontingent zum Schmerz eingesetzt. Patienten führen somit Aktivitäten so lange durch, wie der Schmerz noch nicht verstärkt wird, und machen dann eine Pause. Sie führen die Aktivität *nicht* so lange fort, bis der Schmerz sie überwältigt.

Niedrige Aktivitätsniveaus könnten z. T. die strukturellen plastischen Veränderungen erklären, die bei chronischen Schmerzen auftreten und zu einem beschleunigten Verlust grauer Substanz führen (Kuchinad et al. 2007). Umgekehrt ließ sich zeigen, dass körperliche Aktivität nicht nur zum Aufbau neuer grauer Substanz im Gehirn führt, sie steigert auch die Bildung neuer Nervenzellen und führt somit zu substanzieller struktureller Plastizität.

Ebenso können **Verspannungen der Muskulatur** als gelerntes Verhalten betrachtet werden, da sie kurzfristig zu einer verminderten Schmerzverarbeitung führen, jedoch langfristig mehr Schmerz erzeugen. Es ließ sich zeigen, dass Patienten mit chronischen Schmerzen antizipatorisch mit mehr Muskelanspannung und damit einhergehender reduzierter zentralnervöser Aktivierung auf Schmerz reagieren, was wiederum die Schmerzwahrnehmung positiv beeinflusst. Dies legt nahe, dass operant konditionierte Muskelspannung auch zu Veränderungen in kortikalen und subkortikalen Netzwerken der Schmerzverarbeitung führt, was jedoch den Patienten nicht bewusst wird und dadurch unkorrigiert bleibt.

Hölzl et al. (2005) entwickelten ein operantes Konditionierungsparadigma, das implizite, nicht bewusste Veränderungen in der schmerzbezogenen Verstärkung erlaubt, was für die Schmerzentwicklung noch wichtiger sein könnte als explizite Verstärkung. Sie konnten zeigen, dass die Schmerzwahrnehmung durch **nicht wahrnehmbare Verstärkung** (experimentell kontrollierte Verminderung der Intensität der applizierten Schmerzreize) moduliert wurde.

> **Die Verknüpfung von Schmerz mit positiven Konsequenzen oder mit der Wegnahme negativer Konsequenzen führt zur Zunahme von Schmerzverhalten auf allen Ebenen, kann gänzlich unbewusst erfolgen und erheblich zur Chronifizierung und zu maladaptiven neuroplastischen Umbauprozessen beitragen.**

5.5 Respondentes Lernen und Priming

Das **Modell der respondenten Konditionierung** geht davon aus, dass viele bislang neutrale Reize (konditionierte Reize, CS) an die Schmerzerfahrung (unkonditionierte Reaktion, UR), die auf Verletzung (unkonditionierter Reiz, US) folgt, gekoppelt werden können; mit der Zeit können sie dann selbst mit Schmerz assoziierte körperliche Reaktionen (konditionierte Reaktion, CR) und schließlich Schmerz auslösen, ohne dass ein nozizepiver Input vorhanden sein muss. In der respondenten Perspektive kann ein Patient gelernt haben, Anstiege der Muskelspannung mit allen möglichen Reizen zu assoziieren, die früher gemeinsam mit Schmerz auftraten. So können Sitzen, Stehen, Bücken oder Gehen oder auch nur der Gedanke an diese Aktivitäten antizipatorische Angst und erhöhte Muskelspannung auslösen.

> **Diese Angst vor Bewegung oder »Kinesiophobie« wird als wichtiger Faktor in der Entstehung, Aufrechterhaltung und Verstärkung chronischer Schmerzen diskutiert (vgl. Flor u. Turk 2006).**

Darüber hinaus können **Stresssituationen** die Muskelspannung erhöhen und sympathische Aktivierung induzieren, die diesen Prozess verstärkt. Viele Patienten berichten, dass ein akutes Schmerzproblem chronifizierte, als in ihrem Leben persönliche Stresssituationen gemeinsam mit dem Schmerz auftraten. Stresssituationen können als zusätzliche US verstanden werden, die dann konditionierte Muskelspannungsreaktionen, sympathische Aktivierung und in der Folge Schmerz auslösen können.

Das Auftreten von Schmerz ist ein wichtiger Reiz, um Bewegung zu vermindern. Der respondente Vorgang kann dann von operanter Konditionierung ergänzt werden, und es kann **Vermeidungsverhalten** aufgrund der gelernten konditionierten Reize und Reaktionen auftreten. So kann es dazu kommen, dass Schmerzpatienten unabhängig von der Ursache der Schmerzen Schonverhalten entwickeln und kein korrektives Feedback mehr erhalten. Das andauernde Vermeidungs- und Schonverhalten kann dann zur Muskelatrophie und Invalidität führen.

Chronische Schmerzpatienten lernen, ihre **Aufmerksamkeit** auf drohenden Schmerz zu lenken, vermeiden immer mehr Aktivitäten und begünstigen so die Entwicklung von Angst und Depression. Alternativ können auch **Durchhaltestrategien** als kompensatorische Mechanismen erlernt werden (► Kap. 7). Die Verknüpfung der Schmerzerfahrung mit aversiven im Vergleich zu neutralen oder positiven Hintergrundereignissen führt zu einer verstärkten Schmerzwahrnehmung, die den Patienten nicht bewusst ist. So erlernen Patienten mit chronischen Rückenschmerzen muskuläre Reaktionen auf Schmerzreize leichter als Gesunde und verlernen diese schlechter wieder (■ Abb. 5.6).

Konditionierungsprozesse beeinflussen auch die **zentralnervöse Verarbeitung** der schmerzhaften Reize. In einer Studie an gesunden Probanden zeigte sich, dass die gepaarte Darbietung von neutralen taktilen Reizen und einem schmerzhaften Reiz, wie es bei der klassischen Konditionierung üblich ist, im Vergleich zu einer ungepaarten Darbietung schmerzloser und schmerzhafter Reize zu vielfältigen Gedächtnisspuren im Gehirn wie auch in der Peripherie führt. So führte die klassische Konditionierung zu einer gelernten Muskelspannungserhöhung, die mit einer zunehmenden Sensibilisierung gegenüber der Muskelspannung verknüpft war. Im primären somatosensorischen Kortex zeigte sich eine verstärkte Repräsentation sowohl des konditionierten als auch des unkonditionierten Reizes, jedoch nur in der gepaarten Bedingung, obwohl die Reize der ungepaarten Bedingung physikalisch der gepaarten Bedingung gleich waren. In den selbstberichteten Schmerzmaßen zeigte sich keine Veränderung der sensorisch-diskriminativen Komponente, jedoch eine Sensitivierung der affektiven Schmerzbewertung, unabhängig von der experimentellen Bedingung und obwohl die Personen kognitiv die gepaarte und die ungepaarte Bedingung problemlos unterscheiden konnten. Dies legt nahe, dass ein mit Schmerz assoziierter Kontext – wie z. B. eine be-

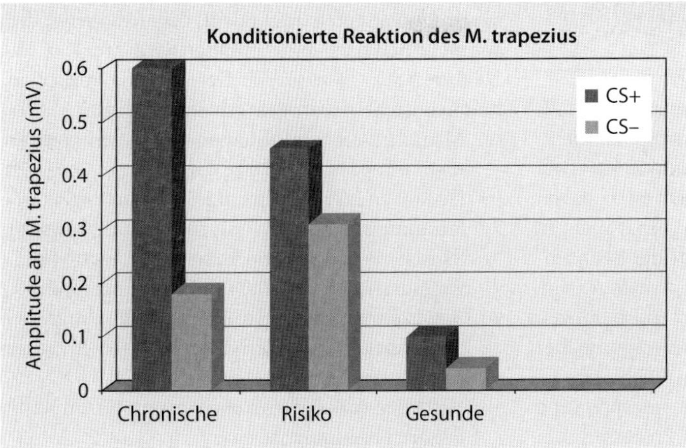

Abb. 5.6 Reaktion des M. trapezius auf eine klassische Konditionierung, bei der in der Lernphase ein neutrales Bild mit einem schmerzhaften Reiz am Finger gepaart wurde. An der Studie nahmen Patienten mit chronischen Schmerzen im Bereich des oberen Rückens und des Nackens (*Chronische*), Personen mit einem hohen Chronifizierungsrisiko (mehrere vorausgehende Schmerzepisoden) (*Risiko*) und Gesunde (*Gesunde*) teil. Gemessen wurde die Reaktion auf ein Bild, das mit Schmerz zusammen dargeboten wurde (*rot*), sowie die Reaktion auf ein Bild, das nie mit Schmerz zusammen dargeboten wurde (*gelb*). Man sieht, dass die Gesunden am M. trapezius, der weit vom Ort der schmerzhaften Reizung (Finger) entfernt ist, keine differenzielle Reaktion ausbilden, während die Patienten mit chronischen Schmerzen und in geringem Maße auch die Risikopersonen auf das neutrale Bild mit einem Anstieg der Muskelspannung und einer erhöhten Hirnaktivität reagieren. Man kann auch zeigen, dass die Patienten diese Reaktion länger beibehalten als Gesunde, auch wenn die schmerzhafte Reizung entfernt wird (Extinktion). *CS* Konditionierter Reiz

stimmte äußere Bedingung, eine Stimmung oder eine Körperwahrnehmung – insbesondere die affektive Schmerzkomponente verstärkt.

Ein weiterer impliziter Lernvorgang ist das **Priming**, bei dem ein zuvor dargebotener Reiz die Wahrnehmung eines späteren Reizes durch seine Verwandtschaft mit diesem verstärkt. In einem Experiment, in dem z. B. schmerzbezogene sensorische, affektive oder neutrale Worte dargeboten wurden und dabei schmerzhafte Reize appliziert wurden (Dillmann et al. 2000), zeigte sich, dass die Hirnantwort auf die schmerzhaften Reize bei den schmerzbezogenen Wörtern im Vergleich zu neutralen Wörtern erhöht war, was auf die Aktivierung eines schmerzbezogenen Gedächtnisnetzwerks durch die Wörter hinweist.

Nicht nur schmerzverstärkende, auch schmerzhemmende Mechanismen können durch klassische Konditionierung beeinflusst werden. So ließ sich zeigen, dass die **Stressanalgesie**, d. h. die verminderte Schmerzwahrnehmung, die dann auftritt, wenn man mit einem akuten Stressor konfrontiert wird, durch klassische Konditionierung beeinflusst werden und nach mehreren Lerndurchgängen z. B. auf das Ticken einer Uhr hin auftreten kann. Wie bei der unkonditionierten kommt es auch bei der konditionierten Stressanalgesie zu einer Ausschüttung der endogenen Opioide, die eine natürliche Schmerzhemmung vermitteln.

Diese Konditionierungsprozesse spielen neben der positiven Erwartung auch bei der Placeboanalgesie eine wichtige Rolle (► Kap. 10). Vorhergehende positive oder negative Erfahrungen mit Medikamenten beeinflussen die Einstellung zu einem neuen Medikament; die vorhergehende Erfahrung kann als Konditionierungsvorgang gesehen werden. Aus diesem Grund ist es in der psychologischen Therapie besonders wichtig, Vorerfahrungen und Einstellungen der Patienten in Erfahrung zu bringen und entsprechend zu berücksichtigen bzw. zu verändern, um erfolgreich zu therapieren.

Die assoziative Verknüpfung von neutralen Reizen mit Schmerzerfahrungen kann zu einem weit verzweigten Netzwerk von mit Schmerz verbundenen Ereignissen führen, das den Teufelskreis Schmerz – Spannung – Angst – Stress – Schmerz etabliert und aufrechterhält und zu zentralen Reorganisationsprozessen führt, die die Schmerzverarbeitung verstärken können.

5.6 Modelllernen, Empathie und Hirnaktivität

Soziales Lernen oder Modelllernen leistet ebenfalls einen wichtigen Beitrag zum Aufbau eines Schmerzgedächtnisses, obwohl es in der Literatur relativ wenig Beachtung gefunden hat. Hier geht man davon aus, dass Personen eine Reaktion, die vorher nicht in ihrem Verhaltensrepertoire war, durch die Beobachtung einer anderen Person, die dieses Verhalten zeigt, erwerben können. So erwerben Kinder Einstellungen zur Gesundheit und zur Gesundheitsversorgung über ihre Eltern und ihre soziale Umgebung. Dies erstreckt sich auch auf die Wahrnehmung und Interpretation von Symptomen und physiologischen Prozessen und damit auch auf die Wahrnehmung und den Umgang mit Schmerz.

Die Beobachtung von anderen in Schmerzsituationen hat einen hohen evolutionären Wert, da man Schmerz so vermeiden kann. Man lernt, wie man mit Schmerz umgeht, dies führt zu einer besonderen Aufmerksamkeit für den Vorgang.

Es ließ sich zeigen, dass die Beobachtung von Schmerz zu einer **empathischen Reaktion** führt und dass beim anderen beobachteter Schmerz die gleichen Hirnareale aktiviert wie echter Schmerz – dies gilt sowohl für sensorische als auch für affektive Verarbeitungsstationen (Hein u. Singer 2008). Es kommt dabei auch zu antizipatorischen Reaktionen in der Peripherie, z. B. dem Muskel, der bei der beobachteten Person vom Schmerz betroffen ist.

Die **Stärke** der empathischen Reaktion hängt dabei von Faktoren wie der Intensität der beobachteten Empfindung beim anderen, der Einschätzung der Situation, Charakteristika des Modells und auch des Beobachters ab. Modelllernen und Empathie könnten auch die häufig beobachtete erhöhte Inzidenz von Schmerzproblemen bei Partnern von Schmerzpatienten erklären. Personen, die beruflich viel mit Schmerz zu tun haben, können lernen, diese empathischen Reaktionen zu kontrollieren, indem sie emotionsregulierende Strategien einsetzen und korrespondierende Hirnareale aktivieren (Cheng et al. 2007).

5.7 Kognitive und affektive Modulation von Schmerz und zentrale Neuroplastizität

Kognitiv-verhaltenstherapeutische Modelle chronischer Schmerzen betonen, dass die Schmerzerfahrung des Patienten wesentlich davon abhängt, wie Schmerz bewertet und bewältigt wird (Turk u. Flor 2006; ► Kap. 7, ► Kap. 32). Der kognitiv-verhaltenstherapeutische Ansatz geht davon aus, dass

- Menschen aktiv Information verarbeiten und nicht nur passiv auf Reize reagieren,
- Gedanken (z. B. Bewertungen, Erwartungen) Stimmungen auslösen und modulieren, physiologische Prozesse beeinflussen, die Umgebung verändern und Verhalten motivieren können,
- umgekehrt Stimmungen, Physiologie, Umgebungsfaktoren und Verhalten kognitive Prozesse beeinflussen können,
- Verhalten reziprok von der Person und Umweltfaktoren bestimmt ist,
- Personen adaptivere Denkmuster erlernen und damit Gefühle und Verhalten beeinflussen können und
- Menschen in der Lage sind, selbst ihre unangepassten Gedanken, Gefühle und Verhaltensweisen zu verändern, und dazu ermutigt werden sollten.

Die kognitiv-verhaltensorientierte Perspektive nimmt an, dass Menschen, die an chronischen Schmerzen leiden, **negative Erwartungen** hinsichtlich Ihrer Fähigkeiten, bestimmte motorische Fertigkeiten oder spezifische körperliche Aktivitäten ausführen zu können, aufgebaut haben. Sie meinen, dass sie nicht mehr Treppen steigen oder etwas Schweres heben können, weil sie Schmerzpatienten sind. Sie gehen darüber hinaus davon aus, dass sie selbst keine Kontrolle über ihre Schmerzen haben. Solche negativen Annahmen über schmerzrelevante Situationen und die eigenen Fähigkeiten in solchen Situationen können ein Gefühl der Hilflosigkeit vermitteln, das zur Demoralisierung, Inaktivität und einer Überreaktion auf den Schmerz führen kann.

Diese maladaptiven Kognitionen führen selbst zu **erhöhter schmerzbezogener Hirnaktivität** und verstärken die **maladaptive Neuroplastizität**. So zeigte sich z. B., dass Personen mit mehr Katastrophendenken und damit einhergehender stärkerer Beeinträchtigung auch eine verstärkte Reorganisation des somatosensorischen Kortex aufweisen, und bei Patienten mit Fibromyalgie fand sich eine stärkere Aktivierung im anterioren Gyrus cinguli. Darüber hinaus sind die Effekte von Aufmerksamkeit auf Schmerz immer wieder beschrieben worden. Ablenkung führt zu einer Verminderung der Schmerzwahrnehmung und einer analogen Veränderung schmerzbezogener kortikaler und subkortikaler Netzwerke, z. B. der anterioren Insel und des periaquäduktalen Graus, das eine wichtige Rolle bei der Schmerzhemmung spielt (Villemuire u. Schweinhardt 2010).

Die affektive Komponente von Schmerz beinhaltet viele Emotionen, die meist negativ sind. **Angst** und **Depression** kommen am häufigsten komorbid mit Schmerz vor. Auch konnte man zeigen, dass die zentrale Sensibilisierung, die bei chronischen Schmerzen auftritt, durch Depression, aber auch durch Angst weiter verstärkt wird und besonders in Arealen, in denen die affektive Schmerzkomponente verarbeitet wird, wie dem anterioren Gyrus cinguli, zu verstärkter und weiter verbreiteter Aktivität führt (Villemuire u. Schweinhardt 2010). Auch eine Involvierung präfrontaler Areale sowie des orbitofrontalen Kortex wurde gefunden. Wie oben beschrieben, kann eine bestimmte Stresssituation zu verminderter Schmerzwahrnehmung, der sog. Stressanalgesie, führen. Es ist jedoch unbestritten, dass **länger dauernde Traumatisierung** und **chronisches Stresserleben** Schmerz verstärken. Wie dies genau erfolgt und warum in manchen Fällen eine Borderline-Persönlichkeitsstörung, in anderen Fällen eine posttraumatische Belastungsstörung oder chronische Schmerzen wie z. B. bei der Fibromyalgie entstehen, ist bislang nicht geklärt.

> **Kognitive und affektive Prozesse können die Schmerzverarbeitung entscheidend beeinflussen und die Sensibilisierung verstärken. Sie sind wichtigere Prädiktoren für Schmerz und Beeinträchtigung und damit einhergehende Hirnveränderungen als körperliche Faktoren.**

5.8 Explizites Gedächtnis und Neuroplastizität bei Schmerz

Ein weiterer Mechanismus, der vermutlich sowohl zur Ausbildung einer Prädisposition für Schmerzerfahrungen als auch unmittelbar zur Chronifizierung und Aufrechterhaltung eines Schmerzproblems beiträgt, ist das **explizite oder deklarative Schmerzgedächtnis**. So können die wiederholte Antizipation von Schmerz, die damit einhergehende subjektive Bewertung (z. B. Angst) sowie die sie begleitende Aktivierung symptomspezifischer psychophysiologischer Reaktionsmuster in bestimmten Situationen langfristig zu einer Sensibilisierung für nozizeptiven Input, einer verstärkten Aufmerksamkeit und vermehrten kognitiven Einengung auf schmerzbezogene Informationen und damit letztlich zur Einschränkung und Vermeidung von körperlicher Aktivität führen.

Interessanterweise scheint insbesondere bei Patienten mit chronischen Schmerzen eine Tendenz dazu zu bestehen, in der Erinnerung die Intensität des Schmerzes zu einem bestimmten Zeitpunkt zu **überschätzen** (Erskine et al. 1990). Teilweise widersprüchliche Befunde liegen zum zustandsabhängigen Lernen sowie möglichen Erinnerungsverzerrungen aufgrund der emotionalen Befindlichkeit und Schmerzstärke zum Zeitpunkt des Erinnerns vor, wobei es deutliche Hinweise darauf gibt, dass negative autobiografische Gedächtnisinhalte unter Schmerzeinfluss bevorzugt aktiviert werden. Ein Mangel bisher vorliegender Studien ist die Beschränkung auf die Erfassung weniger Parameter der Schmerzerfahrung (z. B. Intensität, Qualität) und weniger Dimensionen der emotionalen Befindlichkeit (z. B. Angst, Traurigkeit). Gleichermaßen ist im Rahmen von Gedächtnisexperimenten bisher fast ausschließlich verbales Lernmaterial (z. B. schmerzbezogene Wörter) verwendet worden.

Das explizite Schmerzgedächtnis ist als ein Spezialfall autobiografischer Erinnerungen zu verstehen, d. h. die Genauigkeit, Lebhaftigkeit und unmittelbare Abrufbarkeit schmerzbezogener Erfahrung hängt vom ursprünglichen **Ereigniskontext** (z. B. persönliche Bedeutung des Ereignisses, Überraschungsmoment, Art und Ausmaß der kurz- und langfristigen Folgen u. Ä.) sowie vom Ausmaß der kognitiven und emotionalen **Weiterverarbeitung** des Ereignisses (z. B. wiederholtes Erzählen des Erlebnisses) ab. Die häufig berichteten Schlafdefizite und Schlafprobleme von Patienten mit chronischen Schmerzen sind bei der Therapie zu beachten, weil die Konsolidierung von neuen Informationen, wie sie z. B. in der Therapie vermittelt werden, in das Langzeitgedächtnis dadurch beeinträchtigt werden kann.

5.9 Konsequenzen für die Praxis

Konsequenzen psychobiologischer Modelle für die Schmerzpraxis wurden oben bereits angedeutet. Ein Problem insbesondere der **impliziten Lern- und Gedächtnisprozesse** besteht darin, dass weder Patienten noch Behandler diese erkennen und beeinflussen können. Sie müssen oft aus dem Verhalten der Patienten erschlossen werden. Diese Lernprozesse und deren Endprodukt, das die Schmerzwahrnehmung und -verarbeitung steuernde Schmerzgedächtnis und die damit einhergehenden neuroplastischen Veränderungen, machen es notwendig, in der Behandlung chronischer Schmerzen diesen Endzustand zu berücksichtigen, der oft nicht mehr mit den ursprünglich den Schmerz auslösenden Bedingungen verknüpft ist. Im

Umgang mit Patienten mit chronischen Schmerzen müssen vor allem positive und negative Verstärkungsprozesse für Schmerzverhalten vermieden und gesundes Verhalten gefördert werden.

> **Eine besondere Komplikation in der Therapie ist, dass der gelernte Schmerzausdruck, wie oben ausgeführt, oft implizit und damit nicht bewusst ist und damit dem Patienten nur schwer verdeutlicht und schwer verändert werden kann.**

Die Löschung von Schmerzverhalten und anderen Schmerzgedächtnisspuren ist auch deshalb schwierig, weil der Erwerb der Reaktion generalisiert, die Löschung jedoch auf den jeweiligen Kontext begrenzt ist und deshalb kaum außerhalb der Therapiesituation generalisiert. Spezifische, auf **Extinktion von Schmerzverhalten** fokussierte Trainingsverfahren sind deshalb besonders effektiv (Flor u. Diers 2007). Diese zeichnen sich dadurch aus, dass die Patienten eine Rückmeldung bekommen – z. B. Videofeedback, unmittelbare Rückmeldung über rote (Schmerzverhalten) oder grüne (gesundes Verhalten) Karten – und ihr Verhalten dann unmittelbar anpassen. Rollenspiele zum Abbau von Schmerzverhalten und zum Aufbau von gesundem Verhalten sind ebenfalls effektiv in der Veränderung dieser oft fest zementierten negativen Gedächtnisinhalte.

Auch **kognitiv-verhaltenstherapeutische Interventionen**, die sich auf schmerzbezogene Erwartungen und Katastrophendenken auswirken, können eher explizite Gedächtnisprozesse verändern, haben aber durch Umlenkung der Aufmerksamkeit und Abbau von Hypervigilanz auch einen Effekt auf das implizite Lernen. Kognitive Interventionen wie z. B. Hypnose oder Vorstellungsübungen können auch insofern hilfreich sein, als das Gehirn die wahrgenommene, nicht die physikalische Realität abbildet; sie können somit auch die Reorganisation und Extinktion aversiver schmerzbezogener Inhalte bewirken.

Biofeedback kann hier in mehrfacher Hinsicht förderlich sein: Es zeigt dem Patienten, dass psychische Prozesse unmittelbar körperliche Vorgänge beeinflussen, und kann so die Selbstwirksamkeit und damit die Therapiemotivation erhöhen. Darüber hinaus kann Biofeedback die Körperwahrnehmung verbessern und den normalen, nicht schmerzbezogenen Input in das Gehirn verstärken. Schließlich kann es zum Erlernen schmerzinkompatibler Körperhaltungen und anderer Verhaltensweisen beitragen und es führt durch die Verwendung von positiven Verstärkerplänen zu einer positiven affektiven Reaktion, die wiederum die maladaptive Neuroplastizität positiv beeinflussen kann. Auch das Gefühl der Vorhersagbarkeit und Kontrolle kann so verstärkt, Depression und Angst können abgebaut werden.

Die Extinktion aversiver Gedächtnisinhalte ist, wie bereits oben erwähnt, schwierig, weil Extinktion im Gegensatz zur Akquisition ein kontextabhängiger Prozess ist und den alten Gedächtnisinhalt nur überschreibt, nicht aber löscht. Das Erlernen neuer Verhaltensweisen im Klinikalltag wird ohne gezielte Übungen zum Transfer und ohne den Einbezug des Patientenumfeldes somit nicht effektiv sein. Ein besonderes Merkmal der Extinktion ist darüber hinaus, dass negative Ereignisse wie Stress oder eine neue Schmerzepisode das verlernte Verhalten wieder reaktivieren können. Deshalb ist der Erwerb neuer schmerzinkompatibler Verhaltensweisen besonders wichtig, die überlernt werden müssen und als Bewältigungsstrategien eingesetzt werden können.

> **Bei Patienten mit chronischen Schmerzen scheint eher die Extinktion als der Erwerb schmerzassoziierter Reaktionen gestört zu sein. Gerade die Extinktion ist hier besonders schwierig, weil sie nur auf den spezifischen Lernkontext begrenzt bleibt, leicht durch Stress gestört wird und selbst wieder vergessen werden kann.**

Die erhöhte Sensibilisierung kann auch durch gezielte **Habituationsübungen** vermindert werden, indem schrittweise Aktivität aufgebaut wird und bislang vermiedene Verhaltensweisen, die den nozizeptiven Input in das Zentralnervensystem vermindern und die absteigende Hemmung verstärken könnten, gezeigt werden. So können z. B. Patienten mit Trigeminusneuralgie lernen, bislang vermiedene Mundbewegungen wieder durchzuführen und z. B. harte Speisen zu sich zu nehmen. Dabei können auch klassisch konditionierte Gefahrensignale abgebaut und Sicherheitssignale aufgebaut werden, ohne dass auf Vermeidungsverhalten zurückgegriffen werden muss.

Über verhaltensorientierte Interventionen hinaus lassen sich aus den neurobiologischen Befunden zusätzliche Verfahren zur Verminderung maladaptiver Neuroplastizität ableiten. Wir haben bereits Methoden wie Diskriminationstraining, Vorstellungsübungen oder Hypnose erwähnt. Eine Möglichkeit kann auch die **direkte Modulation der Hirnaktivität** über Neurofeedback oder Hirnstimulationsverfahren sein.

Ein neueres Verfahren ist das **Spiegeltraining** oder dessen Kombination mit Vorstellungsübungen. Das Spiegeltraining basiert auf dem Umstand, dass das Gehirn die wahrgenommene, nicht die physikalische Realität verarbeitet und im Zweifel das visuelle gegenüber dem propriozeptiven System gewinnt. Trainiert man z. B. bei Patienten mit Phantomschmerz die intakte Hand, so sieht dies im Spiegel aus, als ob die nicht mehr vorhandene Hand die Bewegung durchführt – dies wird vom Gehirn möglicherweise so verarbeitet, als ob die amputierte Hand wieder vorhanden wäre. Es ließ sich zeigen, dass dieses Training im Vergleich zu Kontrollbedingungen ebenso wie ein Training, in dem man sich die Bewegung der Phantomhand nur vorstellt, den Phantomschmerz und auch die Umbauprozesse im Gehirn vermindert. Auch **myoelektrische Prothesen** haben einen ähnlichen Effekt: Je mehr mit der Prothese geübt wird, desto mehr nehmen der Phantomschmerz und die Hirnveränderung ab. Neuere Entwicklungen arbeiten mit **virtueller Realität**, da dadurch dem Gehirn noch leichter Veränderungen des Körperbildes zu suggerieren sind.

Besonders interessant ist der Versuch, Verhaltenstherapie mit solchen **pharmakologischen Interventionen** zu kombinieren, die Extinktion fördern und maladaptive Neuroplastizität abbauen können. Solche Kombinationstherapien sind bei anderen Störungen bereits erfolgreich eingesetzt worden (Davis et al. 2006). Hier bieten sich Substanzen wie D-Zykloserin oder auch Cannabinoide an. Pharmakologische Interventionen zur Verhinderung von maladaptiven Lernprozessen und Neuroplastizität können auch bei akuten Schmerzen erfolgreich eingesetzt werden. So vermindert z. B. die Gabe eines NMDA-Rezeptorantagonisten direkt nach der Amputation den Phantomschmerz und die kortikalen Umbauprozesse ein Jahr später. Auch bei chronischen neuropathischen Schmerzen haben sich NMDA-Antagonisten, aber auch Substanzen wie Pregabalin oder Gabapentin bewährt, die die zentrale Hyperreagibilität beeinflussen können.

5.10 Zusammenfassung

Obwohl neuroplastische Veränderungen auf allen Ebenen des Zentralnervensystems gezeigt worden sind, die oft maladaptiven Charakter haben und eng mit Schmerz korreliert sind, eröffnen die Befunde zum zentralen Schmerzgedächtnis doch neue Möglichkeiten für die Diagnose und Therapie chronischer Schmerzen, die die Extinktion dieser maladaptiven Gedächtnisspuren zum Ziel haben. In diesem Kapitel haben wir die Bedeutung von Lern- und Gedächtnisprozessen für die Chronifizierung von Schmerz dargestellt und deren neurobiologische Grundlagen erörtert. Die Umsetzung dieser neuen Erkenntnisse in die Praxis ist eine wichtige zukünftige Aufgabe – ebenso wie die Weiterentwicklung derzeitiger verhaltensorientierter und kombinierter verhaltensbezogener und pharmakologischer oder stimulationsorientierter Therapien.

Literatur

1 Apkarian AV, Baliki MN, Geha PY (2009) Towards a theory of chronic pain. Prog Neurobiol 87: 81–97
2 Cheng Y, Lin CP, Liu HL, Hsu YY, Lim KE, Hung D, Decety J (2007) Expertise modulates the perception of pain in others. Curr Biol 17: 1708–1713
3 Davis M, Barad M, Otto M, Southwick S (2006) Combining pharmacotherapy with cognitive behavioural therapy: traditional and new approaches. J Trauma Stress 19: 571–581
4 Dillmann J, Miltner WH, Weiss T (2000) The influence of semantic priming on event-related potentials to painful laser-heat stimuli in humans. Neurosci Lett 284: 53–56
5 Erskine A, Morley S, Pearce S (1990) Memory for pain: a review. Pain 41: 255–226
6 Flor H (2009) Extinction of pain memories: Importance for the treatment of chronic pain. In Castro-Lopes J (ed) Current topics in pain: 12th World Congress on Pain. Seattle, IASP Press, Seattle, pp 221–244
7 Flor H, Diers M (2007) Limitations of pharmacotherapy: behavioral approaches to chronic pain. Handb Exp Pharmacol: 177: 415–427
8 Flor H, Turk DC (2006) Cognitive and learning aspects. In: McMahon S, Koltzenburg M (eds) Melzack and Wall's textbook of pain. Elsevier, London, pp 241–258
9 Flor H, Braun C, Elbert T, Birbaumer N (1997) Extensive reorganisation of primary somatosensory cortex in chronic back pain patients. Neurosci Lett 241: 5–8
10 Flor H, Nikolajsen L, Jensen T (2006) Phantom limb pain: a case of maladaptive CNS plasticity? Nat Rev Neurosci 7: 873–881
11 Fordyce WE (1976) Behavioral factors in chronic pain and illness. Mosby, St. Louis
12 Gracely RH, Petzke F, Wolf JM, Clauw DJ (2002) Functional magnetic resonance imaging evidence of augmented pain processing in fibromyalgia. Arthritis Rheum 46: 1333–1343
13 Hein G, Singer T (2008) I feel how you feel but not always: the empathic brain and its modulation. Curr Opin Neurobiol 18: 153–158
14 Heinricher MM, Tavares I, Leith JL, Lumb BM (2009) Descending control of nociception: specifity, recruitment and plasticity. Brain Res Rev 60: 214–225
15 Hölzl R, Kleinböhl D, Huse E (2005) Implicit operant learning of pain sensitization. Pain 115: 12–20
16 Kleinböhl D, Hölzl R, Möltner A, Rommel C, Weber C, Osswald PM (1999) Psychophysical measures of sensitization to tonic heat discriminate chronic pain patients. Pain 81: 35–43
17 Kuchinad A, Schweinhardt P, Seminowicz DA, Wood PB, Chizh BA, Bushnell MC (2007) Accelerated brain gray

matter loss in fibromyalgia patients: premature aging of the brain? J Neurosci 27: 4004–4007
18 Latremoliere A, Woolf CJ (2009) Central sensitization: a generator of pain hypersensitivity by central neural plasticity. J Pain 10: 895–926
19 Melzack RA, Wall PD (1965) Pain mechanisms: a new theory. Science 150: 971–979
20 Merskey H, Bogduk N (1994) Classification of chronic pain, 2nd ed. IASP Task Force on Taxonomy. IASP Press, Seattle
21 Sandkühler J (1996) Learning and memory in pain pathways. Pain 88: 113–118
22 Siniatchkin M, Kropp P, Gerber WD (2003) What kind of habituation is impaired in migraine patients? Cephalalgia 23: 511–518
23 Staud R, Vierck CJ, Cannon RL, Mauderli AP, Price DD (2001) Abnormal sensitization and temporal summation of second pain (wind-up) in patients with fibromyalgia syndrome. Pain 91: 165–175
24 Turk DC, Flor H (2006) The cognitive-behavioral approach to pain management. In: McMahon S, Koltzenburg M (eds) Melzack and Wall's textbook of pain. Elsevier, London, pp 339–348
25 Villemure C, Schweinhardt P (2010) Supraspinal pain processing: distinct roles of emotion and attention. Neuroscientist 16: 276–284

Bildgebung und Schmerz

H. Flor

Bildgebende Verfahren wie die funktionelle Magnetresonanztomografie geben nur einen sehr vereinfachten Einblick in die Funktion des Gehirns. Aktivität in einer bestimmten Hirnregion bedeutet nicht, dass diese für eine bestimmte psychische Funktion »verantwortlich ist«. Sie ist lediglich in den Prozess involviert. Vermutlich interagieren viele Hirnregionen, um eine bestimmte psychische Funktion auszulösen.

6.1 Kurze Einführung in bildgebende Methoden

In der Schmerzforschung haben sich in den letzten Jahren bildgebende Verfahren immer mehr durchgesetzt. Dazu gehören v. a. die Positronenemissionstomografie (PET), die funktionelle und strukturelle Magnetresonanztomografie (MRT) einschließlich der Magnetresonanzspektroskopie (MRS), die Diffusionstensorbildgebung (DTI) sowie elektroenzephalografische Multikanalanalysen (EEG) und die Magnetenzephalografie (MEG). Auch die transkraniale Magnetstimulation (TMS) ist dazuzurechnen.

6.1.1 PET

Während **nuklearmedizinische $H_2{}^{15}O$-PET-Untersuchungen** zur Darstellung von zerebralen Durchblutungsveränderungen und damit indirekt der neuronalen Aktivität (neurovaskuläre Kopplung) zunächst den Hauptanteil an Bildgebungsstudien bei Schmerzen ausmachten und wichtige Befunde lieferten, tritt diese Methode nun eher in den Hintergrund.

$H_2{}^{15}O$-PET-Studien zeichnen sich zwar durch eine große Robustheit aus und sind gut reproduzierbar, jedoch verfügen sie im Vergleich zu Methoden wie der funktionellen MRT (fMRT) über eine **geringere räumliche und zeitliche Auflösung** sowie eine größere **Strahlenbelastung**. Mittels PET sind jedoch nicht nur Durchblutungsveränderungen ($H_2{}^{15}O$-PET) detektierbar, sondern durch andere Tracer können z. B. der zerebrale Glukosestoffwechsel (^{18}F-FDG-PET) oder Rezeptorverteilungen (Liganden-PET) dargestellt werden. In der Schmerzforschung haben besonders opioiderge PET-Untersuchungen, z. B. mit den Tracern [^{11}C]-Diprenorphin (unselektiver Opioidantagonist) oder [^{11}C]-Carfentanyl (selektiver μ-Rezeptoragonist) zu wichtigen Forschungsergebnissen geführt (Tölle u. Flor 2005).

6.1.2 MRT und fMRT

Die **MRT** basiert auf dem Prinzip, dass die Person in ein starkes statisches Magnetfeld (im Allgemeinen 1,5–7 Tesla) gebracht wird. Dieses Magnetfeld führt zu einer geordneten Auslenkung der Kerne von Wasserstoffatomen (Protonen), die im Blut vorhanden sind und normalerweise ungeordnet rotieren. Durch das Anlegen eines 2. Magnetfeldes mit einem Radiofrequenzimpuls in derselben Frequenz beginnen die Protonen um ihre Achse zu rotieren und geben bei der Rückkehr in die Ausgangslage hochfrequente Radiowellen ab, die man messen kann. Grundlage der Messung ist somit die Auslenkung und Relaxation von Protonen im Magnetfeld.

Die **funktionelle Magnetresonanztomografie** (fMRT) verwendet dieses Prinzip, um mittels des sog. BOLD-Effektes (»blood oxygen level dependent«) Veränderungen des Gehalts an paramagnetischem Desoxyhämoglobin in spezifischen Regionen des Gehirns zu erfassen. Das Magnetresonanzsignal ist, basierend auf einer langsameren Relaxationszeit, stärker, wenn mehr mit Sauerstoff angereichertes Blut vorhanden ist. Diese Zu- oder Abnahmen sind mit der neuronalen Aktivität der entsprechenden Hirnareale gekoppelt, und die mit fMRT gewonnen Ergebnisse korrelieren mit den aus PET-Aktivierungsstudien bei identischen Paradigmen erhobenen Daten.

Es ist jedoch nicht möglich, zwischen Veränderungen durch exzitatorische bzw. inhibitorische neuronale Vorgänge zu unterscheiden, da beides zu erhöhter Oxygenierung führen kann. Auch muss immer bedacht werden, dass die bildlichen Darstellungen der Ergebnisse der fMRT darauf beruhen, dass durch bestimmte statistische Verfahren Schwellen gesetzt werden, die die sichtbaren Aktivierungsmaxima determinieren. Welche Aktivität man bei einer fMRT-Darstellung sieht, hängt somit stark von der **statistischen Bearbeitung** ab. Darüber hinaus sollte man nicht davon ausgehen, dass eine bestimmte psychische Funktion an eine Hirnregion, die dabei aktiv ist, gekoppelt ist, da man sich das Gehirn als ein großes neuronales Netzwerk vorstellen muss, das bestimmte Funktionen im Zusammenspiel von aktivierenden und hemmenden Prozessen vieler Hirnregionen erzeugt.

Mit der Magnetresonanztomografie lassen sich auch **strukturelle Veränderungen des Gehirns** untersuchen. Diese Morphometrie erlaubt die Darstellung der normalen und pathologischen Morphologie des Gehirns mit außerordentlich hoher räumlicher Auflösung. Darüber hinaus ermöglicht sie mithilfe spezieller Softwareprogramme die 2- oder 3-dimensionale (volumetrische) Vermessung einzelner Hirnstrukturen (z. B. des Hippocampus). Es handelt sich hierbei zwar nicht um eine Methode der funktionellen Bildgebung im engeren Sinne, da lediglich strukturelle Sequenzen akquiriert werden. Jedoch werden statistische Methoden aus der funktionellen Bildgebung benutzt, um auf diese Weise **Grauwertunterschiede** in einzelnen Hirnstrukturen zwischen Patientenkollektiven und Normalprobanden herauszufinden. Morphologische Unterschiede, z.B. durch Neuronenuntergang, können auf diese Art untersucherunabhängig auf Voxelbasis herausgearbeitet werden.

6.1.3 MRS

Die MRS erfasst Veränderungen der **biochemischen Aktivität** des Gehirns. Mit ihr können in vivo die Konzentrationen von Metaboliten wie N-Acetylaspartat (NAA), Cholin, Kreatin oder Glutamat anhand ihrer chemischen Verschiebung gemessen werden.

6.1.4 DTI

Die DTI erlaubt Aussagen über den **mikrostrukturellen Aufbau** und die **neurale Integrität**, insbesondere der weißen Hirnsubstanz, was ansonsten nur in Autopsiestudien möglich ist. Außerdem erlaubt sie unter bestimmten Umständen auch eine detailgetreue Darstellung der Faserverläufe von Nervenbahnen (»fiber tracking«).

6.1.5 EEG und MEG

Bei der **EEG** wird mittels eng auf dem Skalp angebrachter Elektroden die **elektrische Aktivität** des Gehirns erfasst und deren Verteilung und Auslöser mittels Mappingverfahren sowie Quellenlokalisationsmethoden identifiziert. Bei sehr guter zeitlicher Auflösung ist eine anatomische Zuordnung jedoch schlechter möglich als bei der PET oder bei fMRT-Untersuchungen.

Die **MEG** beruht auf der Lokalisation ereigniskorrelierter Potenziale bzw. der damit verbundenen biomagnetischen Felder. Der Vorteil dieses Verfahrens ist, dass es berührungsfrei ist, keine Elektroden gesetzt werden müssen und eine gute räumliche und zeitliche Auflösung möglich ist. Da der Generator des biomagnetischen Feldes weitgehend verzerrungsfrei und in einem kleinen Volumen registriert werden kann, ist mit der MEG eine etwas genauere Lokalisation als mithilfe des EEG möglich.

6.1.6 TMS

Der Einsatz der TMS erlaubt es, **Hypothesen zur Funktion bestimmter Hirnareale** zu prüfen und somit über die über andere Verfahren gefundenen korrelativen Zusammenhänge hinauszugehen. Mittels TMS wird ein starker, kurzer Magnetstimulus appliziert, der im Kortex einen elektrischen Stromfluss auslöst. Die meisten TMS-Protokolle bestehen aus einer kontinuierlichen Reizfolge mit konstanter Wiederholungsrate, wobei eine langsame (0,5–1 Hz: erregbarkeitsvermindernde Stimulation) und eine schnelle Wiederholungsrate (>5 Hz: erregbarkeitssteigernde Stimulation) unterschieden werden.

Die **funktionellen Auswirkungen** der TMS auf das Gehirn sind komplex und werden von einer Vielzahl unterschiedlicher Charakteristika des Stimulationsprotokolls wie auch von physiologischen Faktoren, beispielweise der homöostatischen Plastizität, bestimmt.

> **TMS und andere Verfahren der Hirnstimulation werden zunehmend eingesetzt, um eine abnorme Gehirnaktivität, die mit chronischen Schmerzen einhergeht, zu normalisieren und so den Schmerz positiv zu beeinflussen.**

6.2 Beiträge der Bildgebung zur Neuroanatomie, Neurophysiologie und Psychobiologie des Schmerzes

Der Einsatz bildgebender Verfahren belegte bei experimentellen somatischen und viszeralen Schmerzreizen mit relativ hoher Übereinstimmung ein spezifisch aktiviertes **zentrales Netzwerk** unter Einbeziehung des Mittelhirns, thalamischer, limbischer und kortikaler Strukturen.

> **Die Multiplizität der aktivierten Hirnareale, die sich in verschiedenen Schmerzparadigmata gezeigt hat, spricht gegen eine zentrale Verarbeitungsstruktur im Sinne eines »Schmerzzentrums« für die Generierung des komplexen Sinneseindruckes Schmerz (Treede et al. 1999).**

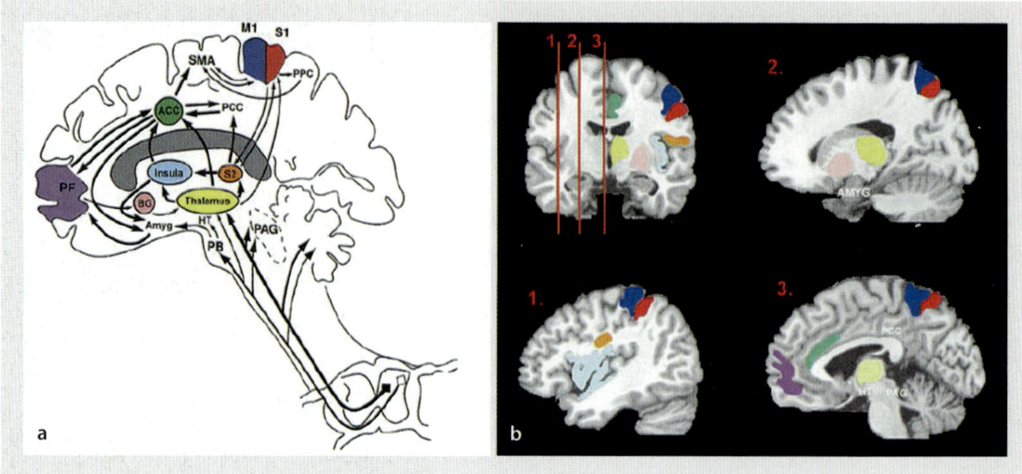

Abb. 6.1 a, b Kortikale und subkortikale Regionen, die in die Wahrnehmung von Schmerz involviert sind. Aktivierungen in den Regionen (**a**) wurden auf ein beispielhaftes Magnetresonanztomogramm (**b**) projiziert. Regionen, die vor allem an der Schmerzwahrnehmung beteiligt sind, sind der primäre somatosensorische Kortex (*S1, rot*), der sekundäre somatosensorische Kortex (*S2, orange*), der anteriore Gyrus cinguli (*ACC, grün*), die Inselregion (*hellblau*), der Thalamus (*gelb*) sowie die Basalganglien (*BG, rosa*), der Hypothalamus (*HT*), der präfrontale Kortex (*PF, violett*) und der primäre motorische Kortex (*M1, blau*). Andere beteiligte Regionen sind das supplementärmotorische Areal (*SMA*), der posteriore Gyrus cinguli (*PCC*), die Amygdalae (*Amyg*), die Nuclei parabrachialis (*NB*) und das periaquäduktale Grau (*PAG*). (Aus Apkarian et al. 2005)

Man hat stattdessen von der »**Schmerzmatrix**« gesprochen, die sensorisch-diskriminative, affektiv-motivationale und kognitive wie auch motorische Reaktionskomponenten aufweist und nach einer Serie von parallelen und sequenziellen Verarbeitungsschritten ihre afferenten Zugänge über unterschiedliche anatomische Bahnensysteme erhält (▶ Kap. 3).

Die Projektionen spinothalamokortikaler Neurone in laterale und mediale thalamische Kerngebiete mit konsekutiver Weiterverarbeitung der Information entweder im somatosensorischen oder dem limbischen Kortex führten zur Bildung der Begriffe »laterales Schmerzsystem« und »mediales Schmerzsystem«:

- Dem **lateralen Schmerzsystem**, zu dem auf der Ebene des Thalamus die lateralen Kerngruppen gehören, die dann zum primären und sekundären sensorischen Kortex projizieren (S1, S2), wird die Reizdetektion, Lokalisation und Qualitäts- bzw. Intensitätsdiskrimination zugerechnet. Es steuert auf diesem Wege zur sensorisch-diskriminativen Komponente des Schmerzerlebens bei.
- Die affektiv-motivationale Komponente resultiert aus Verarbeitungsschritten im **medialen Schmerzsystem**. Hierzu gehören die medial gelegenen thalamischen Strukturen, der zinguläre Kortex sowie der präfrontale Kortex.

Die **Inselregion** nimmt in diesem Konzept eine intermediäre Position ein. Sie erhält somatischen und viszeralen afferenten Zustrom aus dem lateralen System, projiziert ihrerseits aber in das limbische System und kann damit zur emotionalen Tönung sensorischer Reize beitragen.

Eine Fülle früher Bildgebungsstudien konnte **an der Schmerzverarbeitung beteiligte Hirnareale** aufzeigen (■ Abb. 6.1). Dabei wurden einige Bereiche konsistent in nahezu allen Studien als aktiviert nachgewiesen. Hierzu gehören v. a.

- der Thalamus,
- der primäre und sekundäre somatosensorische Kortex (S1 und S2),
- die Inselrinde,
- der zinguläre Kortex,
- der dorsolaterale präfrontale Kortex (DLPF) und
- das Kleinhirn.

Andere zerebrale Regionen, wie z. B. die motorischen Hirngebiete oder die Amygdala, waren demgegenüber nur in einem Teil der Studien aktiviert (Übersicht bei Apkarian et al. 2005, Tracey u. Mantyh 2007).

Die Rolle des **S1-Kortex**, der für taktile und für nozizeptive Reize eine somatotope Gliederung aufweist, ist bei der Schmerzverarbeitung nicht eindeutig geklärt, da seine Aktivierung von Studie zu Studie stark variiert. Das Ausmaß an zentraler räumlicher und zeitlicher Summation dürfte dabei eine Rolle spielen (Peyron et al. 2000). Teilweise scheint die Aktivierung auch vom Aufmerksamkeitsniveau abzuhängen. Im Gegensatz dazu weist die **S2-Region** eine wesentlich stabilere, meist bilaterale Aktivierung auf. Während taktile und nozizeptive Reize innerhalb der S2-Region in unterschiedlichen neuronalen Verbänden verarbeitet werden, gibt es im S1-Kortex überlappende Aktivierungen. Damit scheint es innerhalb des S2-Kortex eine schmerzspezifische Region zu geben, welche nur durch nozizeptive Reize aktiviert wird. Der S2-Kortex trägt auch zur zeitlichen Verarbeitung schmerzhafter Reize bei und ist in Gedächtnisprozesse involviert. Er erhält sowohl direkt vom Thalamus als auch von S1 Input.

Auch die **Inselregion** ist sehr konsistent in die Schmerzverarbeitung involviert. Dabei reagiert die posteriore Insel vor allem auf nozizeptive Reize, aber auch auf Temperatur. Die anteriore Insel ist in die Verarbeitung unterschiedlicher sensorischer Reize involviert, aber weist auch Gedächtnisfunktionen auf, ist an emotionalen Reaktionen sowie der sensomotorischen Integration beteiligt und spielt zudem bei der Wahrnehmung des Körpers und des Selbst eine wichtige Rolle (Craig 2002, 2009).

Der **anteriore Gyrus cinguli** (ACC) ist an der affektiven Schmerzkomponente beteiligt (Rainville et al. 1997) und wurde in einen mittleren, eher »kognitiven« und in Aufmerksamkeitsprozesse involvierten, und einen ventralen, eher »emotionalen« Bereich unterteilt, der jedoch auch in die Intensitätskodierung von Schmerz involviert ist. Der rostrale ACC spielt eine wichtige Rolle bei der Placeboanalgesie (▶ Kap. 10).

Der ACC ist vermutlich eine multiintegrative Struktur und in viele funktionelle Netzwerke involviert.

6.3 Identifikation der Mechanismen chronischer Schmerzzustände

Es gelingt der Bildgebung zunehmend, pathogenetische Mechanismen chronischer Schmerzen aufzudecken. So haben sich bei der **Migräne** abnorme Veränderungen im Hirnstamm und beim **Clusterkopfschmerz** abnorme Veränderungen im Hypothalamus zeigen lassen, die direkt mit der Kopfschmerzaktivität assoziiert sind. Bei **neuropathischen Schmerzen** finden sich abnorme Reorganisationsprozesse in den primären sensomotorischen Arealen, die wiederum eng mit der Schmerzaktivität assoziiert sind (▶ Kap. 5). Auch haben sich pathophysiologische Grundlagen für das Erleben von **Hyperalgesie** und **Allodynie** in der Bildgebung darstellen lassen.

Für die **funktionellen Schmerzsyndrome** wie z. B. die Fibromyalgie oder Schmerzen beim Colon irritabile sind eine verstärkte zentrale Schmerzverarbeitung in weit verteilten Hirnarealen und eine gestörte deszendierende Hemmung als wesentliche Mechanismen identifiziert worden (■ Abb. 6.2). In Liganden-PET-Studien fanden sich zudem Dysfunktionen im opioidergen und dopaminergen System. Besonders interessant sind auch Befunde zu **strukturellen Veränderungen** des Gehirns bei Schmerz, deren pathogenetische Bedeutung noch weiter geklärt werden muss (Übersicht zu diesen Themen: Schweinhardt et al. 2008, Tracey u. Bushnell 2009).

Um natürliche Variationen in chronischem Schmerz und dessen neuronale Grundlagen zu untersuchen, verwendeten Baliki et al. (2006) die fMRT bei Patienten mit chronischen Rückenschmerzen, ohne dabei einen zusätzlichen akuten Schmerzreiz zu applizieren. Während der MRT-Messung wurden die Patienten gebeten, ihren Schmerz auf einer Skala von 0–10 (0=kein Schmerz, 10=stärkste Schmerzen) zu beurteilen. Eine Zunahme der spontanen Schmerzen dieser Patienten aktivierte auch die Regionen im Gehirn, welche bei akutem Schmerz aktiv sind (z. B. die anteriore und posteriore Insula, S2, den mittleren Gyrus cinguli, S1 und das Zerebellum). Jedoch aktivierte anhaltend starker Schmerz zusätzlich Areale, welche bei Emotion, Kognition und Motivation aktiv sind – wie den präfrontalen Kortex, den rostralen anterioren Gyrus cinguli, den posterioren Thalamus, das ventrale Striatum und die erweiterte Amygdala. Die Aktivierung der Insula korrelierte mit der **Schmerzdauer**, woraus die Autoren schlossen, dass dies die Chronifizierung des Rückenschmerzes reflektiert. Im Gegensatz dazu korrelierte die **Schmerzintensität** mit der Aktivierung des medialen präfrontalen Kortex.

Fast alle Studien über Bildgebung berichten, dass bestimmte Hirnregionen während der Ausführung einer Aufgabe Deaktivierungen aufweisen.

Diese Tatsache führte zur Annahme eines »Ruhenetzwerkes« (**Default Mode Network**, DMN) der Gehirnfunktion. Baliki et al. (2008a) gehen davon aus, dass langfristiger Schmerz die funktionale Konnektivität der kortikalen Regionen des DMN ändert, was wiederum den Schluss nahelegt, dass chronische Schmerzen weitreichende Auswirkungen auf allgemeine Hirnfunktionen haben und nicht nur auf die sog. Schmerzmatrix. Untersucht wurden Patienten mit chronischen

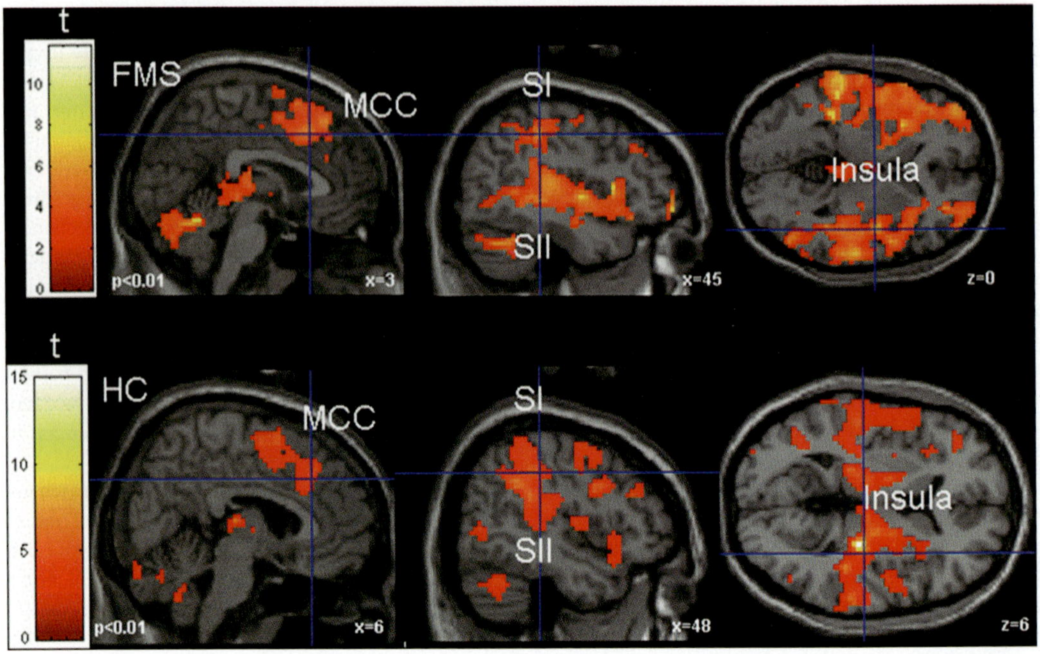

Abb. 6.2 Differenzielle Aktivierung bei der funktionellen Magnetresonanztomografie während schmerzhafter Stimulation bei Patienten mit Fibromyalgie und Gesunden. *Oben* BOLD-Aktivierung auf einen mechanischen nozizeptiven Reiz der Patienten mit Fibromyalgie (*FMS*), *unten* bei Gesunden (*HC*). Es ergibt sich eine signifikant größere und weiter verbreitete Aktivierung bei den Patienten als bei der Kontrollgruppe. *MCC:* medialer Gyrus cinguli, *SI:* primärer somatosensorischer Kortex, *SII:* sekundärer somatosensorischer Kortex, *p:* Signifikanzwert, *t:* t-Wert, z: Koordinate

Rückenschmerzen (CBP) und gesunde Kontrollen, bei denen während einer einfachen visuellen Aufmerksamkeitsaufgabe der BOLD-Effekt gemessen wurde. Die Aufmerksamkeitsaufgabe war für beide Gruppen die gleiche, aber die CBP-Patienten zeigten eine geringere Deaktivierung im medialen präfrontalen Kortex, der Amygdala und im PCC. Diese Störung im DMN wurde als Ursache für viele kognitive und behaviorale Beeinträchtigungen interpretiert, welche mit chronischen Schmerzen einhergehen (wie z. B. Depressionen, Angst, Schlafstörungen oder exekutive Funktionsstörungen).

Neben funktionellen Veränderungen des Gehirns lassen sich auch **strukturelle Veränderungen** aufzeigen, die sowohl die graue wie auch die weiße Substanz betreffen. So fanden z. B. Valet et al. (2009) mittels voxelbasierter Morphometrie Patienten mit einer Schmerzstörung. Der Schmerz dieser Patienten war entweder in der Kopf-, Nacken- und Schulterregion, der unteren Rücken- und Beckenregion oder den unteren Extremitäten lokalisiert. Einige Personen berichteten von mehr als einer vorherrschenden Schmerzregion. Es fanden sich signifikante Abnahmen der grauen Substanz in den an der Schmerzverarbeitung involvierten Strukturen (z. B. Insula, posteriorer parietaler Kortex, orbitofrontaler Kortex, ventromedialer präfrontaler Kortex), was ähnlich auch in Studien zu Fibromyalgie, Spannungskopfschmerz oder Rückenschmerz berichtet wurde. Jedoch könnten solche Veränderungen auch durch die bei diesen Patienten häufig auftretende Depression bedingt sein.

Grachev et al. (2000) berichteten bereits über **Veränderungen biochemischer Parameter** des Gehirns, die mittels MRS festgestellt wurden. Die Forscher entdeckten eine Verminderung zweier Moleküle (NAA und Glukose), insbesondere im dorsolateralen präfrontalen Kortex der CBP-Patienten. Eine Folgestudie ergab, dass die Verbindung zwischen der Verminderung des NAA und der Depression stärker ist als die Assoziation mit Schmerz (Grachev et al. 2003).

Besonders beim neuropathischen Schmerz wurden PET-Studien zur Analyse von kontinuierlichem Schmerz verwendet, da beim PET eine kontinuierliche Registrierung des **regionalen zerebralen Blutflusses** (rCBF) möglich ist, während bei der fMRT Schmerz »an- und ausgeschaltet« werden muss. Bei Spontanschmerzen von Patienten mit Mononeuropathien wurde ein verminderter rCBF im kontralateralen

Thalamus und ein erhöhter rCBF in der Inselrinde, dem ACC, dem posterioren parietalen Kortex (PPC) und dem präfrontalen Kortex gefunden (Maihöfner et al. 2010). Als Erklärung für die thalamische Absenkung des rCBF wurden eine Hemmung des verstärkten nozizeptiven Einstroms oder eine Entkopplung des rCBF von der neuronalen Aktivität diskutiert.

Periphere und zentrale Hyperalgesie (Überempfindlichkeit auf nozizeptive Reize) ist gerade beim neuropathischen Schmerz häufig. Bei der Hyperalgesie fanden sich **Mehraktivierungen in allen Arealen der Schmerzmatrix**, im Vergleich zur Allodynie jedoch verstärkte Aktivierungen im **medialen Schmerzsystem**. Wurden die betroffene und die nicht betroffene Seite verglichen, fanden sich Mehraktivierungen in präfrontalen Kortexarealen und in den Basalganglien und je nach Schmerzreiz auch in der Insula oder dem ACC. In einer Studie wurde durch verschiedene Reize ein »Hyperalgesienetzwerk« identifiziert, das aus ACC, bilateraler anteriorer Insula und bilateralem inferiorem frontalem Kortex besteht und eine zentrale Rolle bei Sensibilisierungsprozessen zu spielen scheint.

Bei der Allodynie (Schmerzerfahrung bei normalerweise nicht schmerzhaften Reizen) wurden vor allem Aktivierungen in S1, S2 und dem Thalamus sowie dem parietalen Assoziationskortex, abhängig vom Reiz auch in der Insula, dem ACC und den Basalganglien gefunden (Maihöfner et al. 2010).

6.4 Schmerzmodulation

Schmerzmodulationsexperimente nehmen momentan einen wichtigen Platz in der bildgebenden Schmerzforschung ein. Es besteht die Hoffnung, hierdurch Hirnareale identifizieren zu können, durch deren Beeinflussung möglichst selektiv eine verminderte Schmerzwahrnehmung erreicht werden kann. Damit könnte eine Brücke zwischen Grundlagenforschung und der häufig sehr schwierigen Therapie klinischer Schmerzsyndrome geschlagen werden. Als Modulationsparadigmen werden neben der Administration von schmerzlindernden Medikamenten – Opiate, N-Methyl-D-Aspartat-(NMDA-)Antagonisten, Placebo – in Ruhe bzw. bei gleichzeitigen Schmerzreizen **auch verhaltenstherapeutische Interventionen** benutzt.

Die schmerzhemmenden supraspinalen Eigenschaften endogener Opioide scheinen durch den rostralen ACC des zingulofrontalen Kortex sowie das periaquäduktale Grau (PAG) und tiefer gelegene Hirnstrukturen vermittelt zu werden.

> **Experimente bei Placeboanalgesie zeigen, dass dieses Aktivierungsmuster nicht spezifisch für extern applizierte Opiate ist, sondern vielmehr ein allgemeines schmerzmodulierendes Netzwerk darstellt (▶ Kap. 10), an dem opioiderge Transmissionsmechanismen maßgeblich beteiligt zu sein scheinen.**

Die **kognitive Modulation von Schmerz** durch Ablenkung, Hypnose oder Selbstinstruktionen wird maßgeblich vom medial präfrontalen Kortex und dem anterioren ACC, der anterioren Insel und parietalen Assoziationsarealen vermittelt. So kommt es bei Ablenkung von Schmerz zu einer zunehmenden Aktivität schmerzmodulierender Strukturen wie dem rostralen ACC, dem orbitofrontalen Kortex sowie Hirnstammarealen wie dem PAG. Eine funktionelle Konnektivitätsanalyse zeigte, dass es bei ablenkungsinduzierter Abnahme der Schmerzwahrnehmung zu einer Interaktion zwischen zingulofrontalem Kortex und dem PAG kommt (Valet et al. 2004).

Die Fokussierung der Aufmerksamkeit auf harmlose schmerzhafte oder nicht schmerzhafte Reize kann die zerebrale Aktivierung in bestimmten Hirnarealen verstärken. So nahm die Aktivierung im Bereich des S1- und S2-Kortex hinsichtlich Intensität und räumlicher Ausdehnung zu, sobald die Aufmerksamkeit auf taktile Reize gerichtet wurde.

> **Die Erwartung eines schmerzhaften bzw. nicht schmerzhaften Reizes kann bereits zu schmerzortspezifischer Aktivierung des somatosensorischen Systems führen (Diesch u. Flor 2007).**

Ein weiterer positiver Aspekt bildgebender Verfahren ist die Möglichkeit, die **Effektivität** von Therapien zu überprüfen und auch mehr Aufschlüsse über **Wirkmechanismen** von Therapien zu erhalten. Dies ist insbesondere auch durch die pharmakologische fMRT möglich. Hier können über subjektive Maße und Verhaltensdaten hinaus Wirkungen von Pharmaka auf spezifische Hirnregionen und damit schmerzverarbeitende Module gezeigt werden. Es lässt sich darüber hinaus die Spezifität therapeutischer Interventionen hinsichtlich ihrer Wirkung auf spezifische Hirnregionen dokumentieren. Die Placeboforschung (▶ Kap. 10) hat hier wichtige Beiträge geliefert, da sie zeigen konnte, welche Mechanismen der Placeboanalgesie zugrunde liegen. Die durch Placebo angestoßene Analgesie ist durch Erwartung und Lernen vermittelt und aktiviert opioiderge deszendierende schmerzhemmende Mechanismen.

In den letzten Jahren wird zunehmend auch untersucht, welche **neuronalen Grundlagen** effektive

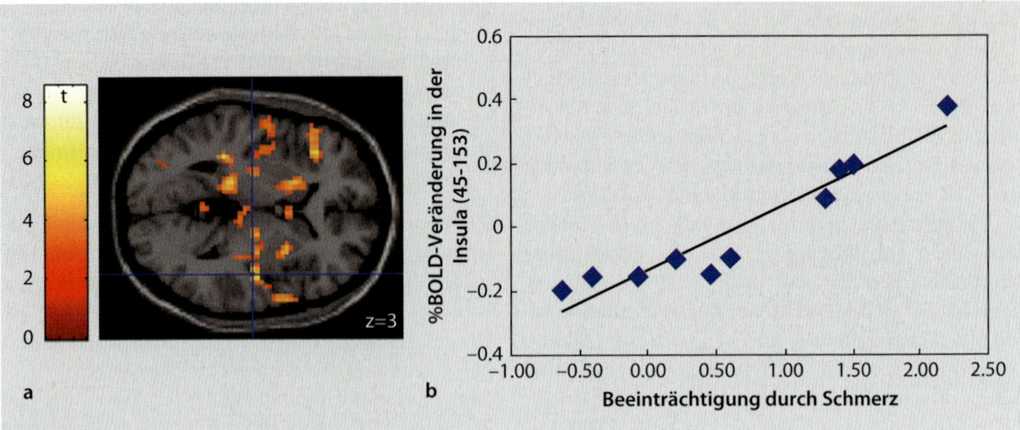

Abb. 6.3a, b Veränderungen in der Beeinträchtigung durch Schmerz nach einem verhaltenstherapeutischen Extinktionstraining. **a** Bei Patienten mit Fibromyalgie kommt es zu einer deutlich veränderten Aktivierung der Inselregion in Abhängigkeit von der therapeutischen Verbesserung. **b** Korrelation zwischen der veränderten Inselaktivierung und der Veränderung der Beeinträchtigung durch Schmerz im Therapieverlauf. *BOLD:* »blood oxygen level dependent«, *t:* t-Wert, *x-Achse:* Veränderungswert aus multimodalem Schmerzfragebogen, *z:* Koordinate

schmerztherapeutische Verfahren haben. So untersuchten Baliki et al. (2008b) mittels fMRT 2 Gruppen von Patienten mit chronischen Schmerzen: eine Gruppe mit chronischen Rückenschmerzen (CBP) und eine Gruppe mit Osteoarthritis (OA) des Knies, während sie die jeweilige Schmerzintensität (mittels einer Fingerspannenskalierung) beurteilten. Die CBP-Patienten beurteilten ihren gegenwärtigen habituellen Schmerz und dessen Schwankungen und die OA-Patienten beurteilten die Schwankungen ihrer Akutschmerzen, wenn Druck auf ihr Knie ausgeübt wurde. Während der Schmerzbeurteilungsaufgabe berichteten die CPB-Patienten Schwankungen ihrer spontanen Schmerzintensität, ohne dass ein merklicher experimenteller Stimulus appliziert wurde. Die Aktivierung, die mit diesen spontanen Schwankungen in Zusammenhang steht, fand hauptsächlich in Arealen statt, die mit Emotion und Motivation in Zusammenhang gebracht werden (wie z. B. dem medialen präfrontalen Kortex und dem Nucleus accumbens). Die Aktivierungen aufgrund des Druckschmerzes der OA-Gruppe fanden im S2, der Insula, dem supplementärmotorischen Areal (SMA), dem ACC, dem medialen frontalen Gyrus, dem Thalamus, dem rechten Putamen und der linken Amygdala statt. Dieses Aktivierungsmuster ähnelt dem von gesunden Probanden, wenn diese akuten Schmerzreize ausgesetzt sind (d. h. Aktivierung der Schmerzmatrix).

In einem Prä-Post-Design untersuchten die Autoren die Aktivierung der Hirnregionen vor und nach einer 2-wöchigen Behandlung der Patienten mit einem schmerzhemmenden Lidocainpflaster. Die CBP-Patienten berichteten einen signifikanten Rückgang der Schmerzintensität nach der Behandlung. Während sie vor der Behandlung eine schmerzkorrelierte Aktivität vor allem im frontalen Kortex (einschließlich des medialen präfrontalen Kortex, des rostralen anterioren zingulären Kortex, des bilateralen superioren frontalen Gyrus und des Nucleus accumbens) aufwiesen, kam es nach der Behandlung zu einer entsprechenden Verringerung des BOLD-Effekts insbesondere im medialen präfrontalen Kortex. Die Autoren kommen zu dem Schluss, dass der spontane Schmerz des chronischen Rückenschmerzes in erster Linie emotionaler Art ist und dass eine Behandlung mit Lidocain genau diese hauptsächlich emotionalen Schmerzfaktoren verringert.

Wir fanden, dass eine erfolgreiche **verhaltenstherapeutische Intervention** bei Patienten mit Fibromyalgie zu einer Zunahme der Aktivität im primären somatosensorischen Kortex und der posterioren Inselregion führte, während vor der Therapie eine stärkere Aktivierung im ACC und der anterioren Insel vorzufinden war (Abb. 6.3). Wir interpretieren diese Befunde als eine Verschiebung von einer eher affektiv getönten hin zu einer mehr sensorischen Schmerzverarbeitung.

Die Beiträge zur Bildgebung bei chronischen Schmerzen haben auch zur **Entwicklung neuer Therapien**, wie z. B. Diskriminationstraining, Spiegeltherapie oder Vorstellungstraining bei neuropathischen Schmerzen geführt, die zentrale Reorganisationsprozesse rückgängig machen sollen. Auch neue pharmakologische Interventionen, die gezielt in diese neuroplastischen Veränderungen eingreifen sollen, wurden entwickelt. Dazu gehören auch die transkraniale Magnetstimulation, die transkraniale Gleichstromstimulation (tDCS) sowie eine Top-down-Modulation der durch Schmerz veränderten Netzwerke.

Zu den Grenzen der bildgebenden Verfahren gehört, dass sich diese Methoden derzeit sicher *nicht* zur Individualdiagnostik eignen – dafür ist die interindividuelle Varianz zu groß. Sie lassen sich somit auch nicht im Einzelfall in der Begutachtung einsetzen. Sie geben jedoch Hinweise auf pathogenetische Aspekte, die bislang mit klinischen Methoden nicht erfasst werden können, und sie können auch in der Entwicklung und Evaluation von Therapieverfahren sinnvoll sein.

6.5 Zusammenfassung und Ausblick

In diesem Kapitel wurden bildgebende Methoden bei Schmerz eingeführt und Beispiele für ihre Anwendung gegeben. Obwohl viele strukturelle und funktionale Gehirnveränderungen bei muskuloskeletalen Schmerzsyndromen berichtet wurden, mangelt es z. B. an Längsschnittstudien, welche spezifizieren könnten, ob diese Gehirnveränderungen als Vulnerabilitätsfaktoren oder als Konsequenz des chronischen Schmerzes zu verstehen sind.

Betrachtet man die funktionelle Bildgebung von ihrem Potenzial her, steht sie auch heute noch am Anfang ihrer Entwicklung. Untersuchungen, welche die simultane Anwendung verschiedener Methoden nutzen, werden Informationen über den Zusammenhang zwischen elektrophysiologischen und neurochemischen Vorgängen liefern. Neue statistische Auswertungsmodelle wie die Konzepte der funktionellen und effektiven Konnektivität lassen außerdem hoffen, dass in Zukunft auch die Zusammenarbeit verschiedener Hirnbereiche und deren Hierarchie besser verstanden werden kann.

Literatur

1 Apkarian AV, Bushnell MC, Treede RD, Zubieta JK (2005) Human brain mechanisms of pain perception and regulation in health and disease. Eur J Pain 9: 463–484

2 Baliki MN, Chialvo DR, Geha PY, Levy RM, Harden RN, Parrish TB, Apkarian AV (2006) Chronic pain and the emotional pain: specific brain activity associated with spontaneous fluctuations of intensity of chonic back pain. J Neurosci 22: 12165–12173

3 Baliki MN, Geha PY, Apkarian AV, Chialvo DR (2008a) Beyond feeling: chronic pain hurts the brain, disrupting the default-mode network dynamics. J Neurosci 28: 1398–1403

4 Baliki MN, Geha PY, Jabakhanji R, Harden N, Schnitzer TJ, Apkarian AV (2008b) A preliminary fMRI study of analgesic treatment in chronic back pain and knee osteoarthritis. Mol Pain 25: 4–47

5 Craig AD (2002) How do you feel? Interoception: the sense of the physiological condition of the body. Nat Rev Neurosci 3: 655–666

6 Craig AD (2009) How do you feel – now? The anterior insula and human awareness. Nat Rev Neurosci 10: 59–70

7 Diesch E, Flor H (2007) Alteration in the response properties of primary somatosensory cortex related to differential aversive Pavlovian conditioning. Pain 131: 171–180

8 Grachev ID, Fredrickson BE, Apkarian AV (2000) Abnormal brain chemistry in chronic back pain: an in vivo proton magnetic resonance spectroscopy study. Pain 15: 7–18

9 Grachev ID, Ramachandran TS, Thomas PS, Szeverenyi NM, Fredrickson BE (2003) Association between dorsolateral prefrontal N-acetyl aspartate and depression in chronic back pain: an in vivo proton magnetic resonance spectroscopy study. J Neural Transm 110: 287–312

10 Maihöfner C, Nickel FT, Seifert F (2010) Neuropathische Schmerzsyndrome und Neuroplastizität in der funktionellen Bildgebung. Schmerz 24: 137–145

11 Peyron R, Laurent B, Garcia-Larrea L (2000) Functional imaging of brain responses to pain. A review and meta-analysis. Neurophysiol Clin 30: 263–288

12 Rainville P, Duncan GH, Price DD, Carrier B, Bushnell MC (1997) Pain affect encoded in human anterior cingulate but not somatosensory cortex. Science 277: 968–971

13 Schweinhardt P, Sauro KM, Bushnell MC (2008) Fibromyalgia: a disorder of the brain? Neuroscientist 14: 425–421

14 Tölle T, Flor H (2005) Neurobiologie und Psychobiologie des Schmerzes. In: Hautzinger M, Roth G, Förstl H (Hrsg) Neurobiologie psychischer Störungen. Springer, Berlin Heidelberg New York Tokio, S 577–619

15 Tracey I, Bushnell MC (2009) How neuroimaging studies have challenged us to rethink: is chronic pain a disease? J Pain 10: 1113–1120

16 Tracey I, Mantyh PW (2007) The cerebral signature for pain perception and its modulation. Neuron 55: 377–391

17 Treede RD, Kenshalo DR, Gracely RH, Jones AK (1999) The cortical representation of pain. Pain 79: 105–111

18 Valet M, Sprenger T, Boecker H, Willoch F, Rummeny E, Conrad B, Erhard P, Tölle TR (2004) Distraction modulates connectivity of the cingulo-frontal cortex and the midbrain during pain – an fMRI analysis. Pain 3: 399–408

19 Valet M, Gundel H, Sprenger T, Sorg C, Muhlau M, Zimmer C, Henningsen P, Tölle TR (2009) Patients with pain disorder show gray-matter loss in pain-processing structures: a voxel-based morphometric study. Psychosom Med 71: 49–56

6

Psychologische Mechanismen der Chronifizierung – Konsequenzen für die Prävention

M. Pfingsten, J. Korb und M. Hasenbring

» Pain is not the problem but chronicity.
(A. Nachemson 1998) «

In den vergangenen 15 Jahren wurde, v. a. im Rahmen prospektiver Längsschnittstudien, nachgewiesen, dass **zahlreichen psychologischen und psychobiologischen Mechanismen** eine bedeutende Rolle im Prozess der Chronifizierung akuter Schmerzen zukommt. Hierzu zählen eine depressive Stimmungslage, ungünstige Formen der emotionalen, kognitiven und verhaltensbezogenen Schmerzverarbeitung sowie chronische Stressoren im beruflichen und privaten Alltagsleben. Bei der Aufrechterhaltung dieser Faktoren kommt **Prozessen der klassischen und operanten Konditionierung** zentrale Bedeutung zu. In jüngerer Zeit werden darüber hinaus verstärkt **iatrogene Prozesse** beschrieben, die im Rahmen der medizinischen Behandlung von Schmerzpatienten eine Chronifizierung begünstigen. Aktuelle Leitlinien zur Behandlung akuter Schmerzen (z. B. akuter Rückenschmerzen) sehen als Konsequenz eine frühzeitige Diagnostik psychologischer Risikofaktoren (»yellow flags«) vor, deren Berücksichtigung zur Prävention der Schmerzchronifizierung beitragen soll. Erste Screeninginstrumente liegen für die Individualdiagnostik vor. Ebenso gibt es erste empirische Befunde aus kontrollierten, randomisierten Interventionsstudien bei Rückenschmerzen, die darauf hindeuten, das risikofaktorenbasierte kognitiv-verhaltenstherapeutische Interventionen bei Hochrisikopatienten den Chronifizierungsprozess verhindern können.

7.1 Einführung

In Deutschland leben nach jüngsten Schätzungen 5–8 Mio. Menschen, die unter chronischen Schmerzen leiden.

Bei klinischen Schmerzproblemen ist häufig nicht in erster Linie die Inzidenz, sondern ihre **Persistenz** von Bedeutung. Dies zeigt sich z. B. an den Gesundheitskosten, die bei Rückenschmerzen zu mehr als 80% von einer kleinen Gruppe von Patienten (ca. 10%) verursacht werden: den Patienten mit länger anhaltenden Beschwerden bzw. chronischen Schmerzen (Fordyce 1995, Seitz 2002). Somatische Ursachen sind häufig die Basis von Schmerzen, können aber die Zunahme von Krankheitsverhalten und die vermehrte Inanspruchnahme medizinischer Leistungen sowie solcher der sozialen Versorgungssysteme nur unzureichend erklären.

Was selbst für den akuten Schmerz Gültigkeit hat, nämlich dass keine proportionale Beziehung zwischen den Merkmalen einer Schädigung und der Schmerzempfindung besteht, hat erst recht Gültigkeit für ein chronisches Geschehen.

Bei chronischen Schmerzen wird die **schmerzbedingte Beeinträchtigung** nur marginal durch das Ausmaß der diagnostizierbaren Körperschäden bestimmt und korreliert auch nur schwach bis mittelstark mit der berichteten Schmerzintensität. Dagegen sind kognitive, emotionale sowie Verhaltensaspekte, die die Schmerzverarbeitung und -bewältigung betreffen, von hoher Bedeutung (Hasenbring et al. 2001, Pfingsten 2004).

Bei dem Versuch, Ätiologie und Pathogenese chronischer Schmerzen zu verstehen, hat sich der Schwerpunkt interdisziplinärer Forschungsarbeiten in den vergangenen 15 Jahren zunehmend auf den Prozess einer **allmählich sich entwickelnden Chronifizierung** verlagert. Der Begriff der Chronifizierung kennzeichnet dabei in zeitlicher Hinsicht die Phase des Überganges (»transition«) von einem akuten zu einem chronisch-persistierenden oder chronisch-rezidivierenden Schmerz (Turk 1996).

Die **empirische Forschung** konzentriert sich auf die Untersuchung folgender 2 Fragen:

- Welche Faktoren beeinflussen den Übergang von einem akuten Schmerz zu einem chronisch-rezidivierenden oder chronisch-persistierenden Schmerz bzw. welche biologischen, psychologischen, sozialen und sozioökonomischen Prozesse sind daran beteiligt? Der Schwerpunkt dieser Fragestellung liegt auf den **Mechanismen der Chronifizierung**. Im Folgenden soll zunächst die Beantwortung dieser ersten Frage im Vordergrund stehen.
- Eine zweite Frage beschäftigt sich mit der Identifikation von **Risikofaktoren**, die frühzeitig, z. B. bei Auftreten erster akuter Schmerzen, anzeigen, ob bei einer Person die Gefahr einer Chronifizierung besteht. Dieser Ansatz wird in ▶ Abschn. 7.4 behandelt.

Im diesem Kapitel liegt der Schwerpunkt auf psychosozialen Prozessen, die als wichtige Determinanten der Schmerzchronifizierung gelten können. Andere Mechanismen – insbesondere physiologische Chronifizierungsfaktoren, wie z. B. Aspekte der Neuroplastizität, werden zur Vermeidung von Redundanzen in anderen Kapiteln behandelt (▶ Kap. 3, ▶ Kap. 5).

Innerhalb der klinischen Schmerzforschung existiert gegenwärtig ein empirisch begründetes Wissen vorrangig für das Krankheitsbild des **Rückenschmerzes**. Nur wenige Forschungsarbeiten liegen bisher zu Chronifizierungsprozessen bei anderen Schmerzsyndromen vor, wie beispielsweise zum **Herpes zoster** (z. B. Dworkin et al. 1992) oder der **rheumatoiden Arthritis** (z. B. Yelin et al. 1980, Keefe et al. 1997). Im Folgenden soll dennoch versucht werden, allgemeine Prozesse der Schmerzchronifizierung zu beschreiben, die weitgehend syndromunspezifisch wirksam werden können. Syndromspezifische Chronifizierungsmechanismen werden jeweils genauer im ► Sektion IV »Krankheitsbilder« beschrieben.

7.2 Chronifizierung auf psychischer Ebene

Für die psychische Ebene wurde in den vergangenen Jahren eine Vielzahl an **Faktoren** in ihrem Einfluss auf den Prozess der Chronifizierung untersucht. Sie lassen sich grob in die folgenden Bereiche einteilen:
- Emotionale Stimmung,
- schmerzbezogene Kognitionen,
- (verhaltensbezogene) Schmerzbewältigung.

7.2.1 Emotionale Stimmung

Liegt bei einem Patienten mit akutem lumbalen Bandscheibenvorfall und radikulärer Schmerzsymptomatik eine depressiv getönte Stimmungslage vor, so ist in über 80% der Fälle davon auszugehen, dass der Betroffene von einer Operation allein nicht profitieren, sondern ein chronisches Schmerzbild entwickeln wird.

Eine Reihe prospektiver Untersuchungen zeigte dies mit unterschiedlichen Erhebungsverfahren zur **Operationalisierung der Depressivität** (Hasenbring et al. 1994). Die Vorhersagegenauigkeit fiel dabei für das Beck-Depressionsinventar (BDI) mit einer Sensitivität von ca. 90% und einer Spezifität von >75% am höchsten aus. Auch für die Vorhersage des erstmaligen Auftretens von Rückenschmerzen innerhalb von 3 Jahren bei einer ursprünglich symptomfreien Stichprobe (Jarvik et al. 2005) sowie für den **Chronifizierungsverlauf** nach akuten unspezifischen Rückenschmerzen erwies sich die aktuelle depressive Stimmungslage als signifikanter Risikofaktor (Cherkin et al. 1996). Ein systematischer Überblick bei Turk (1996) zeigt, dass dies auch für die überwiegende Zahl an prospektiven Studien gilt, die eine Intensivierung chronischer Rückenschmerzen erst im späteren Verlauf untersuchten.

Überwiegend handelt es sich dabei um **milde Formen von Depressivität**, die nach einer Klassifikation von Beck et al. (1961) zwischen den Stufen »keine Depression« und »mäßige bzw. schwere Depression« liegen (Hasenbring 1992). Psychiatrisch relevante depressive Störungen konnten dagegen im frühen Chronifizierungsprozess nicht als relevante Risikofaktoren bestätigt werden (Gatchel et al. 1995).

Eine depressive Stimmungslage kann im Einzelfall Folge sein von
- lang anhaltender Belastung im beruflichen oder privaten Alltag,
- chronischer körperlicher/mentaler Überforderung,
- einem lebensverändernden Ereignis (z. B. Verlust eines nahen Angehörigen),
- bereits bestehenden Schmerzen bzw. einer ungünstigen Schmerzbewältigung.

Zur Frage **psychobiologischer Wechselwirkungen** existieren gegenwärtig verschiedene, sich mitunter ergänzende Hypothesen, für die erste bestätigende empirische Ergebnisse vorliegen. Folgende **Zusammenhänge** werden diskutiert:
- Eine depressive Stimmungslage (z. B. als Folge chronischer Alltagsbelastungen) ist mit einer **erhöhten muskulären Aktivität** – v. a. im lumbalen Wirbelsäulenabschnitt – verbunden. Diese kann einerseits zu einem rein muskulär bedingten Schmerz führen, andererseits über einen erhöhten intradiskalen Druck zu einer weiteren Verschiebung von diskalem Gewebe führen, sodass es zu einer schmerzhaften Bedrängung der Nervenwurzel kommt.
- Eine länger andauernde und ausgeprägte depressive Stimmungslage geht üblicherweise mit **Passivität und Rückzugsverhalten** einher, sodass es über lang andauernde körperliche Inaktivität schließlich zur Schwächung wichtiger Muskelgruppen/Atrophie der Muskulatur kommen kann, die bei Belastung besonders schnell schmerzhaft wird.
- Eine unabhängig von der Schmerzerkankung auftretende depressive Stimmungslage (z. B. aufgrund eines Verlusterlebnisses) wie auch eine depressive Stimmung als Folge der schmerzbedingten Beeinträchtigung (Verlust von Verstärkungsbedingungen) intensiviert das negative emotionale Erleben, ist mit dysfunktionalen kognitiven Mechanismen vergesellschaftet und

erschwert eine adaptive Bewältigung des Schmerzes.

Neben dem Faktor Depressivität kann auch das aktuelle Erleben von **Angst** die Aufrechterhaltung von Schmerzen fördern (Sieben et al. 2002). In einem systematischen Überblick biopsychosozialer Risikofaktoren vor Bandscheibenoperationen erwies sich Angst in 80% der Studien als wichtiger Prädiktor für einen weiteren ungünstigen Verlauf (den Boer et al. 2006). Diese affektive Komponente wird oft auch in Verbindung mit angstassoziierten schmerzbezogenen Kognitionen und spezifischen Formen der Schmerzbewältigung gesehen (► Abschn. 7.2.2, ► Abschn. 7.2.3).

7.2.2 Schmerzbezogene Kognitionen

Unter schmerzbezogenen Kognitionen werden zum einen momenthafte schmerzbezogene Selbstverbalisationen gefasst, zum anderen zeitübergreifende Metakognitionen, die sich auf das Schmerzerleben insgesamt beziehen (Hasenbring 2000).

- Bezüglich der **momentbezogenen Selbstverbalisationen** lassen sich verschiedene attributionale und attentionale kognitive Prozesse unterscheiden (Murphy et al. 1997): Zu den eher momentbezogenen **attributionalen Kognitionen** zählen Katastrophisieren und Hilf-/Hoffnungslosigkeit – beides sind Aspekte, die mit einer Überbewertung der Schmerzerfahrung einhergehen. Weiterhin zählen hierzu Kognitionen des Bagatellisierens, die mit einer Unterbewertung einhergehen (Hasenbring 1992).
- Zu den am häufigsten untersuchten **krankheitsbezogenen Metakognitionen** gehören die sog. **»fear-avoidance beliefs«** (Waddell et al. 1993, s. u.). Diese stellen Überzeugungshaltungen mit Verhaltenskonsequenz dar, wonach das persönliche Schmerzleiden einen ungünstigen Verlauf nehmen wird und nicht mit einer Wiederherstellung der ursprünglichen Funktionskapazität gerechnet wird (► Kap. 24).

Erste pathogenetische Vorstellungen zur Frage der **Maladaptivität ungünstiger attributionaler Kognitionen** wurden von Philips (1987) formuliert. Die Autorin stellte die Hypothese auf, dass Patienten mit der Neigung, ihre Schmerzen bedrohlich überzubewerten (Katastrophisieren), diese dann kognitiv (und später auch im Verhalten) zu meiden versuchen, sodass sie anschließend nicht mehr dazu in der Lage sind, zukünftige Schmerzen einem jeweils neuen realen Bewertungsprozess zu unterziehen. Personen ohne dieses auffällige kognitive Muster würden dagegen jeden Schmerzreiz neu kalibrieren und entsprechende adaptive Bewältigungsstrategien einleiten. Diese Annahmen sind bislang jedoch hypothetisch.

In diesem Zusammenhang wird in den letzten Jahren zunehmend der Einfluss von **Schmerzakzeptanz** als protektiver Faktor bei Schmerzerkrankungen diskutiert. Schmerzakzeptanz wird verstanden als aktive Bereitschaft, vorhandene Schmerzen und damit verbundene Erfahrungen anzunehmen, ohne Versuche diese zu kontrollieren oder zu vermeiden, vor allem wenn diese Versuche die Lebensqualität beeinträchtigen. Ständige Versuche, Schmerz zu kontrollieren, führen nicht unbedingt zu mehr Kontrolle, sondern können die Aufmerksamkeit vermehrt auf den Schmerz fokussieren und das Verhalten umgekehrt stärker unter die Kontrolle der Schmerzen bringen. Gleichzeitig verlieren die Patienten ihre persönlichen Werte und Lebensziele immer mehr aus den Augen. McCracken und Eccleston (2005) konnten in prospektiven Studien zeigen, dass eine hohe Schmerzakzeptanz zu geringerer körperlicher und psychosozialer Beeinträchtigung beiträgt, während Strategien wie Ignorieren oder Ablenkung in keinem oder sogar ungünstigen Zusammenhang stehen.

> **Prospektive Längsschnittstudien zur Chronifizierung akuter unspezifischer Rückenschmerzen haben bereits wiederholt die Relevanz attributionaler Kognitionen für die Aufrechterhaltung der Schmerzen bestätigen können (Klenerman et al. 1995).**

Burton et al. (1995) unterschieden in ihrer Arbeit den Verlauf akuter (Schmerz <3 Wochen) von demjenigen subchronischer Rückenschmerzen (Schmerz >3 Wochen, Schmerz <52 Wochen). In der Gruppe der akuten Patienten erwies sich das **Katastrophisieren** als varianzstärkster Prädiktor, während diese Strategie keine Vorhersage in der Gruppe der subchronischen Patienten leistete.

Für die Entwicklung anhaltender Schmerzen nach akutem Bandscheibenvorfall bei Patienten, die bereits Schmerzepisoden unterschiedlicher Länge durchgemacht haben, erwies sich der **Faktor Hilf-/Hoffnungslosigkeit** als relevanter Prädiktor für den weiteren Verlauf (Hasenbring 1992). **»Fear-avoidance beliefs«** waren bei Patienten mit bereits chronifizierten Schmerzen darüber hinaus ein zentraler Risikofaktor für einen ungünstigen Verlauf nach multidisziplinärer Schmerztherapie (Pfingsten et al. 1997). Es kann somit vermutet werden, dass zu Beginn akuter Rückenschmerzen vorrangig das Katastrophisieren, d. h. das bedrohliche Überbewerten des erlebten Schmerzreizes, einer Chronifizierung Vorschub leistet und dass erst im weiteren Verlauf dann Attributionen im Sinne von Hilf-/Hoffnungslosigkeit wirksam werden.

Attentionale kognitive Prozesse wurden bisher primär im Rahmen laborexperimenteller Arbeiten untersucht, sodass ihre Bedeutung für den Verlauf der Chronifizierung im klinischen Fall noch unklar bleibt. Während man auf der Basis der Ergebnisse der attributionalen Kognitionsforschung angenommen hat, Schmerzpatienten müssten nicht nur zurückliegende Schmerzen, sondern auch zeitlich vorausliegende eher überbewerten, zeigte sich in den vergangenen Jahren, dass chronische Rückenschmerzpatienten die Intensität zeitlich vorausliegender, experimentell induzierter Schmerzen eher unterschätzen.

McCracken et al. (1993) sowie Murphy et al. (1997) fanden darüber hinaus **differenzielle Effekte, d. h. subgruppenspezifische Reaktionen:** Während hoch ängstliche Patienten eher zu einer Überschätzung der Schmerzen neigen, zeigen gering ängstliche dagegen eine deutliche Unterschätzung. Arntz u. Peters (1994) veranlassten diese Befunde zu der Frage: »Is being too tough a risk factor for the development and maintenance of chronic pain?« Patienten, die einen künftigen Schmerz eher unterschätzen, laufen demgemäß Gefahr, sich nicht adäquat darauf einstellen zu können und somit keine adäquaten Bewältigungsstrategien zu entwickeln.

Im Rahmen prospektiver Längsschnittstudien an akuten Bandscheibenpatienten zeigte sich, dass schmerzbezogene Kognitionen im Sinne eines **Durchhalteappells** (»Reiß dich zusammen«, »Stell dich nicht so an«) einen Risikofaktor für die zukünftige Chronifizierung darstellten, insbesondere dann, wenn sie mit einer erhöhten depressiven Stimmungslage einhergingen (Hasenbring 1993). Patienten mit diesem kognitiv-affektiven Muster der Schmerzverarbeitung wiesen kurz- und langfristig nach Entlassung aus einem stationären Klinikaufenthalt eine höhere Schmerzintensität auf sowie eine höhere Immobilität und langfristig eine geringere Wahrscheinlichkeit, wieder an ihren Arbeitsplatz zurückzukehren. Unabhängig vom Ausmaß der Depressivität gehörten Kognitionen des Durchhalteappells zu den häufigsten, die von den Patienten insgesamt im Fragebogen angegeben wurden.

7.2.3 Verhaltensbezogene Schmerzbewältigung

Schmerzbewältigungsmaßnahmen oder Copingstrategien stellen Versuche dar, Schmerzen gezielt durch individuelle kognitive oder behaviorale Maßnahmen zu lindern oder zu beseitigen.

> **Problematische Copingstrategien finden sich im Umgang mit körperlichen und sozialen Aktivitäten, in der erhöhten Einnahme von Medikamenten und in der Schmerzkommunikation.**

In der Literatur dominiert die Untersuchung des **passiven Vermeidungsverhaltens** als häufig anzutreffende Form des Krankheitsverhaltens (Linton et al. 1994). Dieses Verhaltensmuster umfasst in der Regel ein geringes Ausmaß an körperlicher und sozialer Aktivität, das oftmalige Äußern vielfältiger körperlicher Beschwerden, eher passive Bewältigungsanstrengungen sowie einen vermehrten Medikamentengebrauch und eine hohe Inanspruchnahme von Behandlungen. Häufig ist es kombiniert mit einem Muster maladaptiver kognitiver Schemata, wie z. B. »Katastrophisieren« (▶ Abschn. 7.2.2).

> **Das verbreitete passive Vermeidungsverhalten hat die negative Eigenschaft, auf lange Sicht ausgesprochen kontraproduktiv zu sein.**

Kurzfristig kann passives Vermeidungsverhalten jedoch durchaus **positive Konsequenzen** aufweisen: Nach dem operanten Konditionierungsparadigma wird das Schmerzverhalten z. B. über die Reaktion des sozialen Umfeldes verstärkt, indem es beispielsweise Aufmerksamkeit und Zuwendung erzeugt, unangenehme Tätigkeiten verhindert oder indem es zu einer kurzfristigen Verringerung der Schmerzintensität führt (wie es z. B. oftmals bei passivem Verhalten wie Schonung, Ruhe, Fernsehen, Lesen, Massage oder »schmerzkontingenter« Medikamenteneinnahme der Fall ist).

Diese positiven Konsequenzen führen zu einer höheren Wahrscheinlichkeit des weiteren Auftretens dieses Krankheitsverhaltens. Auf diese Weise findet es immer häufiger statt und unterdrückt schließlich alle positiven, aktiven Bewältigungsanstrengungen. Ein solcher Prozess verläuft in der Regel schleichend, sodass der Betroffene (oder das direkte soziale Umfeld) die drastische Veränderung der Lebensgewohnheiten nicht einmal bemerkt (Linton 2000). Eintretende Arbeitsunfähigkeit kann diesen Prozess erheblich beschleunigen, indem sie den Bruch in den Lebensgewohnheiten verstärkt und den Zugang zu wichtigen alternativen Verstärkerquellen verhindert. Die verringerte körperliche und soziale Aktivität führt wiederum zu Konsequenzen im emotionalen und kognitiven Bereich, es kommt zu katastrophisierenden Gedanken, negativen Behandlungserwartungen und schließlich depressiver Verstimmung; ► Kap. 24).

Ein passives Coping, in dem Sinne, dass die Verantwortung der Schmerzbewältigung in erster Linie den Behandlern übertragen wurde, ergab bei einer Patientengruppe mit leichten Nackenschmerzen ein 6,8-fach erhöhtes Risiko, innerhalb der nächsten 6–12 Monate eine hohe schmerzbedingte Behinderung zu entwickeln (Mercado et al. 2005).

Neben dem Vermeiden körperlicher Aktivitäten (»fear-avoidance«) zählt das **Vermeiden sozialer Aktivitäten** und Kontakte ebenfalls zum problematischen Krankheitsverhalten. Hat ein Betroffener beispielsweise kaum noch soziale Kontakte, wenn er schmerzbedingt weder Gäste einlädt noch Freunde besucht, vermeidet er sportliche Aktivitäten, die mit sozialen Kontakten einhergehen, und gibt diese dann vollständig auf, so kommt es zum weiteren Entzug von Verstärkungsbedingungen. In einer verhaltensanalytischen Untersuchung könnte erkennbar werden, dass entsprechende Sozialkontakte insbesondere dann vermieden werden, wenn sie bereits *vor* der Erkrankung emotional belastend waren; damit erlangt das Schmerzverhalten eine instrumentelle Funktion (► Kap. 24).

Prospektive Untersuchungen an akuten Bandscheibenpatienten zeigten, dass beide Formen des Vermeidungsverhaltens (Vermeidung körperlicher *und* sozialer Aktivitäten) zu den relevanten Risikofaktoren für eine spätere Chronifizierung gehörten (Hasenbring 1992, Hasenbring et al. 1994). Das Vermeiden sozialer Aktivitäten war im Vergleich jedoch der varianzstärkere Faktor.

Die Aufrechterhaltung und Chronifizierung der Schmerzen wird auch über **Prozesse des operanten Konditionierens** erklärt. Führt das Verhalten zu einer Reduzierung von aversiven Gefühlen wie Schmerz oder depressiver Stimmung, wird es auf dem Weg der negativen Verstärkung stabilisiert. In Hinblick auf psychobiologische Zusammenhänge werden diesbezüglich **2 Wege** angenommen:

- Das dauerhafte **Vermeiden sozialer Zusammenkünfte** mit anderen Menschen begünstigt und verstärkt eine depressive Stimmungslage, indem es neben der kurzfristigen Reduktion aversiver Gefühle langfristig zu einem Verlust primärer Verstärkung kommt, d. h. zu einem Verlust an Freude oder Ablenkung, die durch das Zusammensein mit anderen Menschen ausgelöst werden können.
- Das **Meiden körperlicher Aktivitäten** kann über die Minderbeanspruchung der Muskulatur zur Schwächung wichtiger Muskelgruppen bis hin zur Muskelatrophie führen, die, wie weiter oben ausgeführt, bei Belastung vorschnell schmerzhaft reagiert.

Als ein besonderes Beispiel für den Zusammenhang von verhaltensbezogenen und kognitiv-emotionalen Faktoren der Chronifizierung kann das Angst-/Vermeidungsverhalten im Rahmen sog. **Fear-Avoidance-Modelle** betrachtet werden (Vlaeyen et al. 1995, Pfingsten et al. 2001): Es ist eine normale Reaktion, auf Schmerz mit Angst zu reagieren, die ihrerseits ein Vermeidungsverhalten (meist im Sinne der Ruhigstellung und Schonung des betroffenen Körperteils) nach sich zieht. Die Vermeidung von Aktivität und Bewegung wird über die Reduktion von Angst verstärkt (operantes Konditionierungsparadigma). Die Funktionsweise ist dem Vermeidungsverhalten bei Phobien ähnlich (Kori et al. 1990) und führt schließlich zu einer immer weiter fortschreitenden Immobilisierung des Betroffenen mit Konsequenzen auf der körperlichen wie auch psychosozialen Ebene.

In mehreren empirischen Studien wurde inzwischen nachgewiesen, dass sich das beschriebene Vermeidungsverhalten besonders bei denjenigen Patienten ausbildet, bei denen kognitive Überzeugungen zum Zusammenhang zwischen Rückenschmerzen einerseits und Bewegung/Belastung andererseits stark ausgeprägt sind. Derartige Überzeugungen werden (ursprünglich nach Waddell et al. 1993) als **»fear-avoidance beliefs«** bezeichnet. Diese Kognitionen sind offensichtlich nicht allein ein Merkmal des fortgeschrittenen Chronifizierungsprozesses, sondern werden bereits bei akutem Rückenschmerz verhaltensrelevant und bestimmen den weiteren Krankheitsverlauf (Klenerman et al. 1995).

Ebenfalls in Zusammenhang mit schmerzbezogenen Ängsten zeigt sich eine Verhaltensvariante, bei der die Patienten Bewegungen zwar nicht vermeiden, aber im Sinne eines »**guarded movement**« auf eine sehr bewusste und kontrollierte Ausführung achten (Main u. Watson 1996). Neben einer dauernd erhöhten Muskelanspannung mit verringerter Modulation kann diese über veränderte und eingeschränkte Funktionsabläufe zur Chronifizierung beitragen (Watson et al. 1997).

Hasenbring und Mitarbeiter (Hasenbring 1992, Hasenbring et al. 1994) zeigten im Rahmen prospektiver Längsschnittstudien an Patienten mit akuten Rücken-/Beinschmerzen und lumbalem Bandscheibenbefund, dass auf der Verhaltensebene auch ein gegenteiliger Aspekt für die Chronifizierung der Schmerzen relevant sein kann. Über das **Fragebogenverfahren CRSS** (Coping-Reaktionen in Schmerzsituationen) des Kieler Schmerz-Inventars (KSI; Hasenbring 1994) wurde mit der **Skala »Durchhaltestrategien«** die Tendenz erfasst, trotz starker Schmerzen jede begonnene Arbeit zu beenden und jeden Termin einzuhalten, sowie die Unfähigkeit oder mangelnde Bereitschaft, schmerzbedingt Pausen zu machen. Dieses Verhalten ging auf emotionaler Ebene mit dem Bemühen um eine ausgesprochen positive Stimmungslage einher.

Diese Befunde waren der Anlass für eine Erweiterung der pathogenetischen Vorstellungen zur Chronifizierung, die zur Formulierung des sog. **Avoidance-Endurance-Modells** führten (Hasenbring et al. 2001). Dabei wird angenommen, dass die Aspekte eines dem Vermeidungsverhalten entgegengesetzten, sog. suppressiven Durchhalteverhaltens über eine physische Überbelastung und damit einhergehende muskuläre Überaktivität zur Chronifizierung akuter Schmerzen führen. In diesem Modell wird explizit Bezug auf die weiter unten dargestellten Ergebnisse der Arbeitsgruppe um Nachemson (1975) genommen, in denen der ungünstige Einfluss biomechanischer Be- und Entlastungshaltungen auf die Entwicklung chronischer Schmerzen dargestellt wurde (vgl. Hasenbring et al. 2006).

Im Rahmen multipler Regressionsanalysen zählte dieser Aspekt neben dem Vermeidungsverhalten ebenfalls zu den relevanten Risikofaktoren für künftige Schmerzen.

Eine weitere Verhaltensweise, die eine Chronifizierung begünstigt, stellt der **übermäßige Gebrauch von Analgetika** dar. Oft stehen damit ein hohes eigenes Anspruchsniveau und Verantwortungsgefühl, verbunden mit Durchhaltestrategien und fehlenden alternativen Bewältigungsmöglichkeiten in Verbindung. In einer Längsschnittstudie über einen Zeitraum von 11 Jahren an über 32.000 Erwachsenen konnten Zwart et al. (2003) diesen Zusammenhang für unterschiedliche Schmerzbilder zeigen, wobei erwartungsgemäß der Einfluss bei Migränepatienten am stärksten war.

In Hinblick auf die Kommunikation von Schmerzen hat sich weiterhin das **nichtverbale Ausdrucksverhalten** gegenüber bedeutsamen Bezugspersonen als Risikofaktor für die Chronifizierung akuter Rücken-/Beinschmerzen erwiesen (Hasenbring et al. 1994). Patienten, die die ausgesprochene Tendenz zeigten, Schmerzen über die Mimik, Gestik, Körperhaltung oder über paraverbale Merkmale der Umgebung zu signalisieren, entwickelten langfristig eher rezidivierende oder persistierende Schmerzen. In Ergänzung dazu fand sich bei Patienten, die auf der Skala »Direkte Bitte um soziale Unterstützung« niedrige Werte angaben, ebenfalls eine stärkere Chronifizierung der Schmerzen. Aus diesen Ergebnisen wird abgeleitet, dass gerade bei Personen mit geringer Fähigkeit oder Bereitschaft, ihre Angehörigen direkt um Hilfe oder Unterstützung zu bitten, die Gefahr besteht, dass sie ihre Beschwerden gestisch oder mimisch mitteilen. Operante Verstärkungsprozesse dieses nonverbalen Verhaltens tragen dann zur Aufrechterhaltung des Schmerzverhaltens bei, welches gerade bei chronischen Patienten einen zentralen Aspekt des Schmerzproblems darstellt (Fordyce 1976).

Doch nicht immer wird das Schmerzverhalten von der Umwelt operant verstärkt. Unverständnis, ärgerlich-gereizte Reaktionen oder Ignorieren führen ebenfalls oft zu ungünstigen Folgen/Konsequenzen, indem die Patienten sich vermehrt zurückziehen oder das Schmerzverhalten noch erhöhen, um das eigene Leiden zu verdeutlichen oder an vermehrte Hilfe zu appellieren.

7.2.4 Aktuelle Stressoren im Alltag

Aktuelle Stressoren im Alltag, hier insbesondere chronisch anhaltende Belastungen im beruflichen oder privaten Alltag, gehören weiterhin zu den relevanten Risikofaktoren für eine Chronifizierung akuter Schmerzen. Sensitivität und Spezifität für die **Vorhersage eines »failed back syndrome«** nach Bandscheibenvorfall lagen bei über 70% (Hasenbring 1992). In über 80% der Fälle konnte allein anhand des Wissens um berufliche Belastungen (insbesondere interpersonelle Konflikte) und Depressivität vorhergesagt werden, ob es 6 Monate nach Behandlungsende zu einer Frühberentung kommt oder nicht. In einer Stichprobe von 6.571 Beschäftigten in Kanada ohne körperliche Beschwerden erwies sich die arbeitsbezogene Stressbelastung als der wesentliche Prädiktor für die Vorhersage von Schmerzen nach 2–4 Jahren (Kopec u. Sayre 2004). Dieser Einfluss zeigte sich besonders deutlich bei Personen mit geringem Ausbildungsstand.

Neben hoher psychischer Beanspruchung erhöhte ein geringer eigener Kontroll- und Entscheidungsspielraum das Risiko für die Entwicklung von Schmerzen. Als weitere wichtige Chronifizierungsfaktoren haben sich wiederholt eine mangelnde soziale

Unterstützung am Arbeitsplatz sowie eine geringe Arbeitszufriedenheit gezeigt (Überblick prospektiver Studien: Hoogendoorn et al. 2000).

> **Neben hohen psychischen Belastungen scheinen vor allem ein eingeschränkter Handlungsspielraum, fehlende soziale Unterstützung sowie eine allgemein geringe subjektive Arbeitszufriedenheit wesentliche Chronifizierungsfaktoren zu sein.**

Für den Zusammenhang von Stressbelastungen und körperlichen Schmerzen lassen sich prinzipell 3 Erklärungsansätze heranziehen:

- Es ist denkbar, dass erhöhte psychosoziale Anforderungen sich direkt in einer erhöhten biomechanischen Belastung auswirken, beispielsweise da weniger Pausen gemacht, länger einseitige ungünstige Körperhaltungen eingenommen und dabei Belastungsgrenzen nicht wahrgenommen oder akzeptiert werden.
- Physiologische Mechanismen könnten getriggert werden, wie hormonelle Veränderungen oder eine Erhöhung der muskulären Aktivität in den symptomrelevanten Muskelarealen. Offensichtlich führt psychische Stressbelastung über deszendierende Bahnen aus der Formatio reticularis zur Aktivierung von γ-Motoneuronen und zu einer anhaltenden Erhöhung der Muskelaktivität in der symptomrelevanten Muskulatur (sog. deszendierende Aktivierung). Die aus der Dysbalance resultierende Überbeanspruchung der betroffenen Muskulatur wird oft erst nach mehreren Jahren und erst beim Zusammentreffen mit zusätzlichen belastenden Faktoren (körperliche Erkrankungen, psychische Beeinträchtigungen) als schmerzhafte Verspannung manifest (Mense 1999; ◼ Abb. 7.1, mod. nach Hildebrandt u. Pfingsten 1990).
- Die Möglichkeiten einer adäquaten Bewältigung können mit zunehmender Stressbelastung immer mehr eingeschränkt werden, beispielsweise indem die Zeit für kompensatorische Ausgleichsaktivitäten (z. B. Sport, Freizeitaktivitäten) oder soziale Kontakte reduziert wird.

Laborexperimentelle Belege für einen **Zusammenhang zwischen chronisch anhaltenden Alltagsbelastungen und muskulärer Reagibilität** fanden sich in einer Stichprobe von Patienten mit einem »failed back syndrome« 3 Jahre nach Bandscheibenoperation (Hasenbring u. Soyka 1996). Eine einminütige Konfrontation mit einer persönlich relevanten Alltagsbelastung führte zu einer signifikanten Erhöhung der muskulären Reagibilität, die auf den Bereich des Musculus erector spinae beschränkt blieb; sie zeigte sich nicht in parallel erfassten Messungen der Mm. trapezii rechts/links oder des M. frontalis. Auch subjektiv gaben die Patienten signifikant mehr chronische Belastungen in einem standardisierten Interview an (KISS) als eine Vergleichsgruppe schmerzfrei gewordener Patienten. Mögliche darüber hinausgehende psychoneuroendokrinologische oder psychoimmunologische Mechanismen, die an der Aufrechterhaltung der Schmerzen durch psychischen Stress beteiligt sein könnten, sind hinsichtlich der Chronifizierungsproblematik bis heute noch wenig aufgeklärt.

7.3 Iatrogene Faktoren im Prozess der Schmerzchronifizierung

Indikatoren und Mechanismen der Chronifizierung von Schmerzen wurden bisher überwiegend auf der Patientenebene untersucht. Dies betrifft die oben beschriebenen somatischen, psychologischen und sozialen Faktoren. Neben den Faktoren auf der Patientenebene sind am Gesamtgeschehen jedoch auch **Behandler- und Systemfaktoren** beteiligt, die in der Betrachtung des Chronifizierungsverlaufs bisher oftmals vernachlässigt werden.

> **Solche die Chronifizierung begünstigenden Einflüsse durch ärztliches Verhalten und Nichtverhalten bezeichnet man als iatrogene Faktoren.**

Pither u. Nicholas haben ihre bereits 1991 erschienene kritische Aufzählung von vielfältig angewandten, aber ineffektiven therapeutischen Maßnahmen bei Schmerzpatienten mit dem Untertitel »**abnormal treatment behavior**« versehen. Gemäß den Autoren war in einer Stichprobe aus 89 Patienten mit chronischen Schmerzen davon auszugehen, dass in 87% der Fälle mindestens 2, meist aber mehrere therapeutische Empfehlungen nicht etwa zur Besserung der Symptomatik beigetragen hatten, sondern zu ihrer Verschlechterung.

In einer Studie aus dem King's College London School of Medicine von Kouyanou et al. (1998) wurden die Behandlungsverläufe bei 125 Patienten aus 2 Londoner Schmerzkliniken ausführlich untersucht sowie ihre Krankheitsgeschichte und der Behandlungsverlauf sorgfältig analysiert. Die Autoren nannten **4 Problembereiche** iatrogener Faktoren:

- Überdiagnostik,
- Informationsmängel,
- Fehler bei der Medikation,
- Vernachlässigung psychosozialer Faktoren.

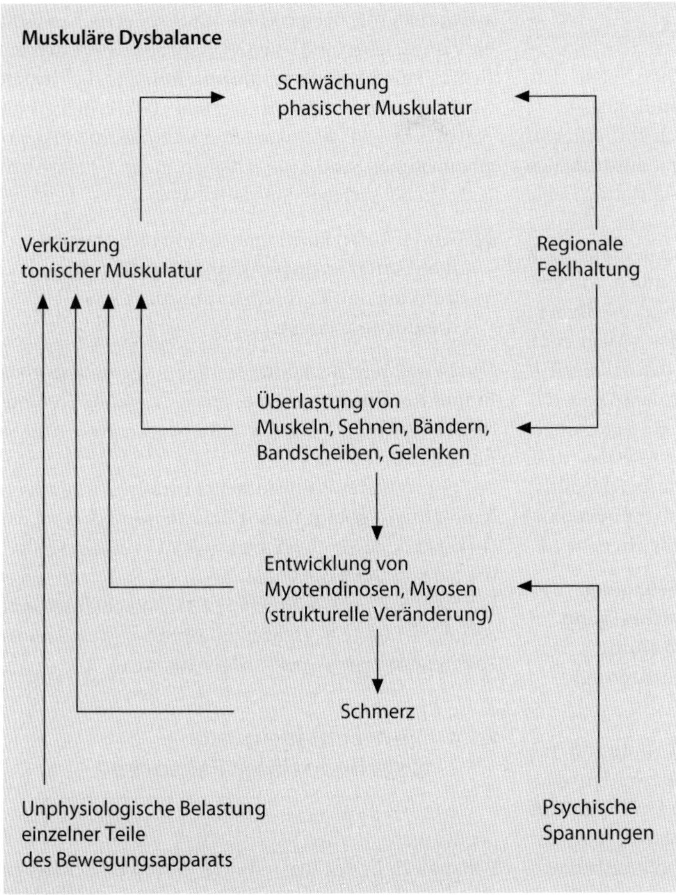

Abb. 7.1 Pathogenese von Schmerzen muskulärer Genese

7.3.1 Überdiagnostik

Die Untersucher der oben genannten Arbeitsgruppe stellten fest, dass bei 27% der Schmerzpatienten in einem kurzen Zeitraum mehr als *ein* Computer- oder Kernspintomogramm durchgeführt wurde, ohne dass sich dadurch ein neuer Befund ergab. Die Motivation für diese Überdiagnostik bestand meist in der Sorge, evtl. eine **somatische Ursache** zu übersehen.

In mehreren Studien in den letzten Jahren konnte eindrucksvoll gezeigt werden, dass die immer weiter verfeinerte radiologische Diagnostik zwar eine hohe Sensitivität aufweist (Identifikation der »Abweichung«), andererseits aber mit einer geringen Spezifität (Identifikation des Gesunden) einhergeht.

In einer Studie aus dem Inselhospital in Bern konnte z. B. gezeigt werden, dass sich eine Gruppe von Patienten mit starken Rückenschmerzen in den kernspintomografischen Befunden kaum von einer hinsichtlich Alter, Geschlecht und beruflicher Belastung parallelisierten Kontrollgruppe ohne Rückenschmerzen unterschied (Boos et al. 1995). Auch bei einer gesunden Gruppe (ohne Schmerzen) wurden in 85% der Fälle relevante Auffälligkeiten in der Bildgebung identifiziert. Abgesehen von einer einseitigen und damit falsch positiven Ursachenzuschreibung ergibt sich bei aufwendiger und fortdauernder somatischer Diagnostik die Gefahr, dass Patient und Arzt für eine somatische Pathologie sensibilisiert und in einem **somatischen Krankheitskonzept** bestärkt werden und sie dadurch andere, möglicherweise relevantere, im psychosozialen Umfeld liegende Ursachen vernachlässigen.

7.3.2 Informationsmängel

In der Studie von Kouyanou et al. (1998) zeigte sich, dass ca. 68% der Schmerzpatienten mindestens *einen* Ratschlag in Bezug darauf erhielten, sich körperlich zu schonen; 50% der Patienten wurde sogar ausdrücklich zur Bettruhe geraten, obwohl dies nachweislich eine ungeeignete Behandlungsmethode darstellt: In einer australischen Arbeitsgruppe wurde in MedLine nach allen kontrollierten randomisierten Studien zur **Verschreibung von Bettruhe** geforscht und 39 Studien mit insgesamt 5.777 Patienten gefunden (Allan et al. 1999). Die Auswertung aller Studien ergab das eindeutige Ergebnis, dass Bettruhe eine ineffiziente Behandlungsmaßnahme darstellt – selbst wenn man unterscheidet, ob Bettruhe als primäre Intervention (z. B. bei akutem Rückenschmerz, Herzinfarkt, Hepatitis) oder nach anderweitiger Intervention (Spinalpunktion, kardiale Katheterisierung) »verschrieben« wird.

Keine Studie zeigte eine Verbesserung des Behandlungseffekts nach der Verschreibung von Bettruhe, in 17 von 39 Studien wurde nach Bettruhe sogar eine Verschlechterung gefunden.

In mehreren Studien der letzten Zeit konnte z. B. für Patienten mit Rückenschmerzen gezeigt werden, dass **falsche Information über das längere Einhalten von Bettruhe bzw. Schonung** zur Verschlechterung der körperlichen Kondition und der Herzkreislaufausdauer, zur muskulären Dekonditionierung und zur Immobilisierung führen kann und damit der weiteren Chronifizierung Vorschub geleistet wird (Hagen et al. 2000).

Zu einer erheblichen Verunsicherung der Patienten und zur Chronifizierung tragen auch manchmal nur beiläufig gegebene, aber äußerst bedrohliche Informationen bei (Hinweis auf die Gefahr im Rollstuhl zu enden) und prägen sich oft über Jahre ein. Coudeyre et al. (2006) konnten in diesem Zusammenhang zeigen, dass »fear-avoidance beliefs« nicht nur auf Patientenseite relevant sind, sondern eine hohe Ausprägung auf Behandlerseite mit entsprechend ungünstigen Empfehlungen zu Bettruhe und Schonung einhergehen.

7.3.3 Fehler bei der Medikation

Fehler bei der Medikation können auf vielfältige Art und Weise vorkommen und erhebliche Probleme nach sich ziehen. In der Studie von Kouyanou et al. (1998) erhielten 51% der Patienten **Kombinationsanalgetika** (die nachweislich zur Schmerzbehandlung eher ungeeignet sind), in 57% der Fälle wurde den Patienten **keine adäquate Information** über die richtige Medikamenteneinnahme gegeben, 16% erhielten die Anweisung, die Medikamente »schmerzkontingent« einzunehmen, und 15% erhielten mehr als ein Analgetikum der gleichen Substanzklasse.

Eine schmerzkontingente Einnahme beeinflusst unter lernpsychologischen Gesichtspunkten den Chronifizierungsprozess in ungünstiger Weise.

Durch mehrere Behandler werden insgesamt **zu viele Präparate** verordnet, wobei meist **zu wenig Kommunikation** zwischen den verschreibenden Ärzten stattfindet (Baust 2000).

Eine weiteres Problem stellt in diesem Zusammenhang der sog. **analgetikainduzierte Kopfschmerz** dar (► Kap. 22), dessen Ursachen sowohl in einem Fehlgebrauch von Medikamenten durch die Patienten selbst (Verhaltensaspekt, ► Abschn. 7.2.3) als auch durch eine zu unreflektierte Verschreibungspraxis behandelnder Ärzte (iatrogener Aspekt) liegen können.

7.3.4 Vernachlässigung psychosozialer Faktoren

Nicht zuletzt werden psychosoziale Faktoren von den Behandlern in der Regel immer noch vernachlässigt. Die Gründe dafür sind vielfältig und betreffen Motive sowohl aufseiten des Arztes als auch aufseiten der Patienten. Beim Arzt behindern Fachspezialisierung und ökonomische Zwänge die Identifikation entsprechender Zusammenhänge. Im Besonderen braucht eine entsprechende Exploration ein mitunter erhebliches Ausmaß an Zeit, die oftmals nicht vorhanden ist. Nach medizinsoziologischen Untersuchungen hört der angehende Arzt in seinem Medizinstudium etwa 95% der Zeit von der **Wichtigkeit somatischer Bedingungen** für die Entstehung und Erhaltung von Krankheiten, **psychosomatische Ansätze** stehen in der Ausbildung eher im Hintergrund. Des Weiteren handelt es sich auch um ein Problem der Wertigkeit: Das Übersehen einer organischen Ursache wird noch eher als Kunstfehler eingeschätzt als das Übersehen psychischer Störungen.

Die Patienten selbst haben in aller Regel ein weitgehend somatisches Kausalitätskonzept und betrachten oft jede Andeutung psychosomatischer Zusammenhänge bereits als Bedrohung der »Legitimität« ihrer Erkrankung.

Sowohl Arzt als auch Patient haben »**Somatisierungsbedürfnisse**« und bevorzugen somatische Sicht- und Vorgehensweisen. Auf diese Art und Weise wird das Risiko erhöht, die Behandlung »falsch« anzugehen und unnötige bzw. sogar schädigende Interventionen zu veranlassen, die den Krankheitsverlauf eher befördern. Oftmals wird erst relativ spät nach psychosomatischen Zusammenhängen gesucht, wenn es für eine Erfolg versprechende psychotherapeutische Intervention bereits viel zu spät ist.

Umgekehrt führt nicht selten auch eine zu undifferenzierte Modellvermittlung (einseitiges »Abschieben auf die Psyche«) dazu, dass Patienten sich verschließen und eine adäquate multimodale Behandlung eher verzögert wird.

> **Einseitige Ursachenzuschreibungen sind vermutlich unzureichend. Erst die Wechselwirkung zwischen soziodemografischen, psychologischen und somatischen Merkmalen ist für den Prozess der Chronifizierung bedeutsam.**

Wenn beispielsweise das höhere Alter von Patienten einen Risikofaktor für die Chronifizierung darstellt, kann dies darauf zurückzuführen sein, dass veränderte Arbeitsplatzbedingungen (z. B. Umstellung auf EDV) neue individuell bedeutsame Anforderungen bzw. Anpassungsleistungen mit sich bringen, die älteren Menschen besonders viel Probleme bereiten. Für sie werden solche Umstellungen zu chronisch anhaltenden Belastungen am Arbeitsplatz. Diese können einerseits, wie vorher gezeigt, stressbedingt zu einer Aufrechterhaltung der Schmerzen führen. Andererseits können diese Bedingungen gerade bei älteren Menschen ein spezifisch meidendes Krankheitsverhalten forcieren, welches in Entlastungswünschen und -verhalten (Krankschreibung, Rentenantrag) mündet.

7.4 Präventive Aspekte

7.4.1 Risikofaktoren der Chronifizierung

Was zunächst trivial erscheint, sollte als wichtiger Risikofaktor immer berücksichtigt werden:

> **Vorausgehende Schmerzepisoden sind die zumeist stärksten Prädiktoren für wiederkehrende Schmerzen. Die Ausbreitung der Schmerzen auf weitere Körperlokalisationen ist sowohl ein Merkmal als auch ein starker Prädiktor für weitere Chronifizierung (Bergmann et al. 2002, Andersson 2004).**

Die Untersuchung psychosozialer Risikofaktoren für die Entwicklung chronischer Verläufe hat insbesondere beim Krankheitsbild des Rückenschmerzes eine lange Forschungstradition. Mitte der 1970er Jahre wurden die ersten prospektiven Studien veröffentlicht, die zunächst nach Prädiktoren für einen ungünstigen Behandlungserfolg sowohl bei konservativen als auch bei operativen Maßnahmen suchten. Während in den 1970er Jahren noch primär stabile Persönlichkeits- und Traitmerkmale (z. B. Neurotizismus, Extra-/Introversion, Angstneigung) untersucht wurden, dominieren später potenziell variable Merkmale wie z. B. depressive Stimmungslage, Zufriedenheit/Stress am Arbeitsplatz oder Merkmale der Schmerzverarbeitung.

Die Mehrzahl der in den letzten Jahren durchgeführten (auch epidemiologischen) Studien hat gezeigt, dass körperliche Faktoren (radiologische Befunde, Leistungsparameter) und Befunde aus der körperlichen Untersuchung kaum prognostische Bedeutung aufwiesen (z. B. Kleinstueck et al. 2006), während sich insbesondere für kognitive und emotionale Variablen ein deutlicher Zusammenhang zur Entwicklung von chronischen Verläufen zeigte.

In ausführlicher Weise haben sich erstmals Kendall et al. (1997) mit psychosozialen Risikofaktoren auseinandergesetzt, die in Neuseeland als sog. »**yellow flags**« in die Leitlinien der Rückenschmerzbehandlung Eingang fanden. Obwohl vorrangig für Rückenschmerzen entwickelt, haben diese Kriterien mit hoher Wahrscheinlichkeit auch für andere Schmerzsyndrome Gültigkeit, wobei jedoch syndromspezifische Aspekte zu berücksichtigen sind (◘ Tab. 7.1, mod. nach Kendall et al. 1997). Sie umfassen in der Regel empirisch gewonnene Merkmale, die sich als negatives Kriterium für einen langwierigen Krankheitsverlauf erwiesen haben, und beinhalten neben den Auffälligkeiten auf emotionaler, kognitiver und Verhaltensebene Merkmale aus dem direkten Umfeld der Betroffenen (Familie, Partnerschaft, Beruf) sowie Kennzeichen des vorhergehenden Krankheitsverlaufs.

Mittlerweile existieren verschiedene systematische Reviews, die insgesamt mehr als 100 prospektive Studien analysieren (u. a. Turk 1996, Hasenbring 1998, Linton 2000, Pincus et al. 2002). In den prospektiven Studien zeigte sich weitgehend übereinstimmend, dass diese als »yellow flags« bezeichneten psychosozialen Risikofaktoren insbesondere für den Übergang von akuten zu chronischen Verläufen (»transition from acute to chronic«) zentrale Bedeutung haben.

Tab. 7.1 »Yellow flags« für das Chronifizierungsrisiko

Kognitionen/»beliefs«	Überzeugung, dass Bewegung/Belastung schadet
	Überzeugung, dass Schmerz vor der Wiederaufnahme von Aktivitäten vollständig verschwunden sein muss
	Katastrophisieren
	Überzeugung, dass der Schmerz unkontrollierbar ist
	Fixierte Vorstellung über Behandlungsverlauf
Emotionen	Extreme Angst vor Schmerz und Beeinträchtigung
	Depressive Verstimmung
	Erhöhte Aufmerksamkeit für körperliche Symptome
	Hilflosigkeit/Ohnmacht/Resignation
Verhalten	Ausgeprägtes Schonverhalten
	Rückzug von normalen Alltagsaktivitäten
	Ausgeprägtes Vermeidungsverhalten
	Extremes Schmerzverhalten (auch Intensität)
	Schlafstörungen
	Medikamentenmissbrauch
Familie	Überprotektiver, zu fürsorglicher Partner
	Abhängigkeitsvorgeschichte (Medikamente, Alkohol)
	Familienangehöriger als Schmerzpatient
	Gravierende partnerschaftliche/familiäre Konflikte
Arbeitsplatz	Überzeugung, dass die Arbeitstätigkeit dem Körper schadet
	Wenig unterstützende Umgebung am Arbeitsplatz
	Kein Interesse von Vorgesetzten oder Kollegen
	Unzufriedenheit am Arbeitsplatz
	Entlastungsmotivation
Diagnostik/Behandlung	Schonverhalten/Beeinträchtigung von Behandler unterstützt
	Mehrere (zum Teil sich widersprechende) Diagnosen
	Befürchtung einer malignen Erkrankung
	Verschreibung passiver Behandlungen
	Hohes Inanspruchnahmeverhalten
	Überzeugung, dass nur eine somatische Behandlung (Operation, Blockade, Medikamente) Besserung bringt
	Unzufriedenheit über vorhergehende Behandlung

Zur Klärung der Frage, welche Merkmale zuverlässig als Risikofaktoren für eine Chronifizierung angesehen werden können, hat der Schwede Steven Linton als erster versucht, die Vorhersagegüte der prospektiv untersuchten Merkmale zu bestimmen (Linton 2000). Nach der Analyse von 37 prospektiven Studien zeigte sich eine **Level-A-Evidenz** demnach für folgende Merkmale:

- Depressivität, Angst, Distress (vor allem arbeitsbezogen)
- schmerzbezogene Kognitionen (im Sinne automatischer Gedanken): z. B. Katastrophisieren, Hilf-/Hoffnungslosigkeit
- Metakognitionen wie z. B. »fear-avoidance beliefs«
- passives Schmerzverhalten (z. B. Vermeidungsverhalten)
- subjektive Wahrnehmung stark beeinträchtigter Gesundheit

Keine ausreichende Evidenz wurde für die Merkmale körperlicher und/oder sexueller Missbrauch oder Persönlichkeitsmerkmale gefunden.

Von Pincus et al. (2002) wurde eine vergleichbare Metaanalyse durchgeführt. Auch hier erwiesen sich insbesondere kognitive (Katastrophisieren) und emotionale Variablen (Depressivität, Angst, Distress) als wesentliche Risikofaktoren für die Entwicklung chronischer Verläufe.

In den Europäischen Behandlungsleitlinien zum Rückenschmerz (Airaksinen et al. 2006) werden die o. g. Ergebnisse bestätigt, wobei in der Bewertung vor allem aber auch arbeits- bzw. berufsbezogene Parameter wie Wahrnehmung geringer Unterstützung am Arbeitsplatz und die Arbeitszufriedenheit zusätzlich herausgestellt werden.

Es gibt mittlerweile zusätzlich gute Hinweise darauf, dass die Berücksichtigung suppressiver Variablen der kognitiven und verhaltensbezogenen Schmerzverarbeitung eine Erweiterung des Risikoscreenings darstellt (z. B. Hasenbring et al. 1994).

7.4.2 Vorhandene Erfassungsinstrumente

Zum gegenwärtigen Zeitpunkt gelten 3 Verfahren als für das Risikoscreening (bei Rückenschmerzen) geeignet.

Unter den **englischsprachigen** Instrumenten hat sich der von Linton u. Hallden (1998) entwickelte Örebro Musculoskeletal Pain Screening Questionnaire (**MPSQ**) am ehesten durchgesetzt, es liegt mittlerweile eine Reihe von Publikationen hierzu vor (Grotle et al. 2006, Heneweer et al. 2007).

Das Verfahren umfasst insgesamt 25 Items und berücksichtigt neben einer Reihe von Items zur Erfassung von Schmerz und Beeinträchtigungserleben jeweils ein 1 Item zur Erfassung von depressiver und ängstlicher Stimmung, zur Arbeitszufriedenheit und zu schmerzbezogenem Coping sowie 3 Items zur Erfassung von »fear-avoidance beliefs«.

Der Fragebogen ist mehrfach validiert und es gibt mehrere Studien, die auch auf dessen prospektive Testqualitäten hinweisen (Boersma u. Linton 2006a). Die Kürze des Verfahrens ist hoch ökonomisch, allerdings kann bezweifelt werden, ob die relevanten psychologischen Merkmale lediglich mit nur einem einzigen Item reliabel und valide erfasst werden können. In einer prospektiven Studie der Arbeitsgruppe wurde diese Kritik insofern partiell relativiert, als eine Replikation der Klassifizierung in nahezu vergleichbarem Umfang mit (Teilen der) »Originalverfahren« zur Identifikation der betreffenden Risikobereiche gelang (Tampa Scale, Coping Strategie Questionnaire, Hospital Anxiety and Depression Scale, Roland u. Morris Disability Questionnaire) (Boersma u. Linton 2006b). Die Validierung einer deutschsprachigen Version steht noch aus.

Im **deutschsprachigen** Bereich liegen 2 Instrumente vor, welche im Wesentlichen auf dem Kieler Schmerz-Inventar von Hasenbring (1994) basieren: das Risikoscreening zur Schmerzchronifizierung bei Rückenschmerzen (RISC-R) und der Heidelberger Kurzfragebogen Rückenschmerz (HKF-R10, Neubauer et al. 2006).

Mit dem **HKF-R10** soll es mithilfe von 27 Items möglich sein, das Risiko einer Chronifizierung durch Zuweisung zu 5 verschiedenen Gruppen mit graduell zunehmendem Chronifizierungsrisiko abzuschätzen (A: vermutlich keine Chronifizierung, B: zu 70% kein Chronifizierungsrisiko, C: keine Aussage möglich, D: Chronifizierungsrisiko 70%, E: sehr hohes Chronifizierungsrisiko). Als Variablen sind Intensität und Dauer der Rückenschmerzen, Geschlecht, Schulabschluss, Ausmaß der Depressivität sowie kognitive Parameter aus dem Bereich Katastrophisieren/Hilflosigkeit eingeschlossen; zusätzlich hatte ein Item zur Wirksamkeit von Massagebehandlungen prognostische Bedeutung. Zur Auswertung ist ein Microsoft-Office-Paket erforderlich, mit dem eine manuelle Excel-basierte Auswertung erfolgen kann. Der Fragebogen ist in Deutschland bereits in einige lokale Disease-Management-Programme eingebunden. Je nach identifizierter Zugehörigkeit zu einer der Risikogruppen sollen unterschiedliche diagnostische und therapeutische Empfehlungen/Veranlassungen erfolgen.

Es gibt zu diesem Verfahren – im Vergleich zu den beiden anderen genannten – relativ wenige Untersuchungen, sodass die Validität des Verfahrens insbesondere bezüglich der prognostischen Validität und der daraus ableitbaren therapeutischen Maßnahmen noch nicht hinreichend geklärt ist. Darüber hinaus fehlt die Berücksichtigung des Beeinträchtigungserlebens, der »fear-avoidance beliefs« und der Arbeitszufriedenheit.

Das **RISC-R** wurde aus der o. g. prospektiven Validierungsstudie (Hasenbring et al. 1994) entwickelt. Es misst die Merkmale Depressivität und Faktoren der Schmerzverarbeitung mit bestehenden standardisierten, reliablen und validierten Skalen des Kieler Schmerz-Inventars KSI (Hasenbring 1994) und die Depressivität über das Beck-Depressionsinventar (BDI). Das Verfahren umfasst insgesamt 36 Items. Die Durchführungsdauer des RISC-R inkl. automatisierter Befundung beträgt ca. 10 min. Gegenwärtig liegt das Verfahren sowohl in Papierform als auch als digitale Version vor, die mit hoher Testökonomie auch online betrieben werden kann (Hasenbring u. Hallner 1999).

Eine hohe prospektive Validität zeigte sich für die Kriterien Schmerz und Arbeitsfähigkeit zum 6-Monats-Follow-up. In einer Reanalyse dieser Daten zur Optimierung der Vorhersage konnte durch ein künstliches neuronales Netzwerk mit 3 Skalen (36 Items) in 83% der Fälle nach 6 Monaten eine korrekte Vorhersage anhaltender Schmerzen erreicht werden (Hallner u. Hasenbring 2004). Vorteilhaft erscheint am RISC-R, dass die Skalen der psychosozialen Risikofaktoren in ihrer Ausgangsform erhalten geblieben sind, wodurch die theoretische Einbettung und Interpretationsmöglichkeiten der Befunde bei guter Vorhersagegenauigkeit gewährleistet bleiben. Publikationen zu Ergebnissen erster Validierungsstudien stehen gegenwärtig noch aus.

7.4.3 Weitere Subgruppendifferenzierung unter den Hochrisikopatienten

Alle 3 Screeninginstrumente (MPSQ, HKF-10 und RISC-R) liefern zunächst die Aussage, ob ein Patient ein erhöhtes Chronifizierungsrisiko aufweist (Aussage: Risiko Ja/Nein), das heißt, ob aufgrund der Schmerzen mit dem Risiko persistierender oder rezidivierender Schmerzen, der »disability« oder der Arbeitsunfähigkeit zu rechnen ist. Sowohl der Örebro-Fragebogen als auch der RISC-R ermöglichen darüber hinaus bei den identifizierten Risikopatienten eine weitergehende Subgruppendifferenzierung, die insbesondere im Hinblick auf die dadurch gegebene Möglichkeit eines gezielten Einsatzes problemorientierter Interventionen große Bedeutung hat:

- Nach dem Avoidance-Endurance-Modell der Schmerzchronifizierung konnten Hasenbring et al. (1994) die Hochrisikopatienten anhand klinisch definierter Cut-off-Scores in 3 Gruppen unterscheiden: »**ängstlich/depressiv-meidend**«, **depressiv-suppressiv**« und »**betont heiter-suppressiv**«. In einer unabhängigen Replikation und Nutzung clusteranalytischer Verfahren wurde diese Gruppierung von Grebner et al. (1999) bestätigt. Hasenbring et al. (1999) zeigten in einer randomisierten Therapiestudie, dass **kognitiv-behaviorale Interventionen**, die speziell auf die individuellen Muster der Schmerzverarbeitung eingingen, zu einer statistisch und klinisch signifikant stärkeren Reduktion der Schmerzen und Beeinträchtigung führten als unausgelesen angebotene Verfahren. Die risikofaktorenorientierte Gruppe entwickelte sich über einen 18-Monats-Zeitraum ebenso günstig wie die Gruppe der Low-Risk-Patienten.
- In einer jüngeren Studie konnten Boersma u. Linton (2005) durch die Verwendung von nur 8 Items aus dem MPSQ bei akuten Rückenschmerzpatienten nach Clusteranalyse (mit Reklassifikation) 4 Risikogruppen identifizieren: »**low risk**«, »**distressed fear-avoidant**«, »**fear-avoidant**«, »**low risk depressed**«. Aus der Zugehörigkeit zu einer der Risikogruppen leiteten die Autoren jeweils fokussierte therapeutische Empfehlungen ab. Die Gruppe der Low-Risk-Patienten machte 60% der Stichprobe aus, bei denen einfache bzw. unaufwendige Maßnahmen in der weiteren Behandlung ausreichen sollen. Für eine Anwendung in der Praxis mit Einzeldiagnostik fehlen hierzu gegenwärtig jedoch definierte Cut-off-Scores. Die Therapieindikationen wurden noch nicht im Rahmen einer randomisierten Studie überprüft.

7.4.4 Ansätze zur Prävention

Im Rahmen der Prävention chronischer Schmerzen (sekundäre Prävention) ist es sinnvoll, Maßnahmen in Abhängigkeit vom Vorliegen psychosozialer Risikofaktoren zu konzipieren (► Abschn. 7.4.1):

Im Fall eines **geringen psychosozialen Chronifizierungsrisikos** erscheint es nach dem gegenwärtigen

◘ Tab. 7.2 Behandlungsprinzipien für Akutschmerzpatienten

Prinzip	Beschreibung
Frühzeitige Intervention	Behandlung möglichst vor der Veränderung der Lebensgewohnheiten
Kommunikative Beziehung	Eine Grundvoraussetzung für Veränderung ist Verstehen und Akzeptieren (Compliance)
Patient ist Partner	Verhaltensänderungen erfordern die enge Mitarbeit des Patienten
Klare therapeutische Ziele	Die eindeutige Definition der fokussierten Verhaltensänderungen einschließlich deren Überprüfung erleichtert die Kommunikation
Negative Emotionen entschärfen	Angst, Ärger, Trauer, Schuld und Frustration können den Gesundungsprozess stark behindern und müssen frühzeitig identifiziert und bearbeitet werden
Bewältigungsstrategien vermitteln	Dysfunktionale Überzeugungen sind wichtige negative Merkmale des Chronifizierungsprozesses, Behandlungsziel ist die Stärkung von Selbsteffizienz und Kontrollerleben
Nutzung von Verstärkungsmechanismen	Positive Verstärkung (z. B. durch Aufmerksamkeitszuwendung, positive Kommunikation) gesunden Verhaltens (z. B. von Beibehaltung der Aktivität), negative Verstärkung des Krankheitsverhaltens (Medikamente, Schonverhalten)
Koordination	Arbeitsplatz, Familie, medizinisches Versorgungssystem (andere Behandler), Kostenträger sind zusammen in den Krankheitsprozess involviert, gegenseitige Information und Abstimmung (z. B. Ziele)
Konstanz der Betreuung	Verhaltensänderungen können sich im Alltag schnell relativieren und zurückbilden, längere Betreuungskonstanz und regelmäßige Überprüfung des Effekts

Kenntnisstand ausreichend, in der medizinischen Behandlung akuter Rückenschmerzen eine Reihe von **Prinzipien** anzuwenden, die sich aus den Forschungsergebnissen der pädagogischen, klinischen und verhaltensmedizinischen Psychologie ableiten (Linton 2000). Diese Prinzipien sind in ◘ Tab. 7.2 aufgelistet.

Im Fall eines **erhöhten psychosozialen Chronifizierungsrisikos** zeigen erste empirische Befunde einer prospektiven, randomisierten Kontrollgruppenstudie (Hasenbring et al. 1999):

Bei Patienten mit akuten radikulären Schmerzen kann ein auf die individuell vorliegenden Risikofaktoren (z. B. maladaptive Schmerzverarbeitung im Sinne eines Fear-Avoidance- oder eines suppressiven Musters) zugeschnittenes kognitiv-verhaltenstherapeutisches Behandlungsprogramm der Chronifizierung der Schmerzen wirksam vorbeugen.

Gegenwärtig wird in Deutschland eine weitere multizentrische Studie zur risikobasierten Intervention bei Patienten mit akuten Rückenschmerzen durchgeführt (Schmidt et al. 2009).

7.4.5 Methoden zur Erfassung des Chronifizierungsausmaßes

Schmerzstörungen – insbesondere die beiden großen Gruppen der Kopf- und Rückenschmerzerkrankungen – weisen in der Regel ein großes Variationsspektrum von leichten Befindlichkeitsstörungen bis hin zu schweren chronischen Erkrankungen auf. Vorrangiges Merkmal der Gesundheitsstörungen ist in diesen Fällen nicht mehr die Diagnose, sondern das **Ausmaß der Chronifizierung** bzw. die **Schwere der Erkrankung**.

Üblicherweise und ursprünglich angelehnt an die Ausführungen der International Association for the Study of Pain (IASP) wird die Chronifizierung im Zusammenhang mit dem **zeitlichen Fortschreiten der Erkrankung** gesehen. Obwohl ein Zusammenhang zwischen dem zeitlichen Andauern einer Schmerzsymptomatik und der Chronifizierung besteht, wird diese jedoch nicht vorrangig durch zeitliche Aspekte bestimmt. Insofern sind diese traditionellen Orientierungen nicht mehr zeitgemäß.

Im Jahr 1986 wurde von Gerbershagen ein **diagnoseunabhängiges Klassifikationsmodell** vorgestellt, das im deutschsprachigen Raum die weiteste Verbreitung gefunden hat (Gerbershagen 1996). Die

Tab. 7.3 Chronifizierungsstadien bei Schmerzsyndromen

Stadium I	Akuter/subakuter und remittierender Schmerz
	Wenig komplizierende Faktoren
Stadium II	Chronischer Schmerz
	Mehrere komplizierende Faktoren
	Multilokalisation, Polytherapien
	Medikamentenabusus
Stadium III	Lang andauernder chronischer Schmerz
	Viele komplizierende Faktoren
	Unklare Schmerzlokalisationen
	Langjährige Polytoxikomanie
	Schwere psychosoziale Alteration

3-stufige Stadieneinteilung setzt sich aus 4 Achsen zusammen, die die zeitlichen und räumlichen Aspekte des Schmerzgeschehens sowie das Medikamenteneinnahmeverhalten und die Beanspruchung medizinischer Leistungen anamnestisch erfassen (Abb. 7.2, mod. nach Nagel et al. 2002).

Aus der Summe der 4 verschiedenen Achsenstadien, die sich aus 10 unterschiedlichen anamnestischen Beobachtungsmerkmalen zusammensetzen, ergibt sich ein additiver Wert im Bereich von 4–12 (Achsensummenwert). Aus dem Achsensummenwert lässt sich wiederum das **Gesamtstadium der Chronifizierung** bestimmen, wobei Werte zwischen 4 und 6 dem Stadium I, Werte 7 und 8 dem Stadium II und Werte zwischen 9 und 12 dem Stadium III entsprechen (Tab. 7.3).

Die **parametrischen Eigenschaften des Stagingmodells** wurden in 2 unabhängigen Studien untersucht (Pfingsten et al. 2000b, Hüppe et al. 2001).

> **In beiden Untersuchungen konnte die Unabhängigkeit des Stagingmodells von soziodemografischen und insbesondere von schmerzspezifischen Parametern sowie dem zeitlichen Verlauf der Erkrankung erneut bestätigt werden.**

Als guter **Validitätshinweis** kann der relevante Zusammenhang zwischen dem Ausmaß der Chronifizierung einerseits und dem psychischen Befinden (Depressivität), der schmerzbedingten Beeinträchtigungen bei Verrichtungen des alltäglichen Lebens (»disability«) sowie dem Ausmaß der Arbeitsunfähigkeit andererseits bewertet werden.

Es wurden aber auch **Probleme des Stagingmodells** deutlich: Aufgrund »diagnosetypischer« Merkmale in den Einzelkriterien können Kopfschmerzpatienten im Vergleich zu Patienten mit Rückenschmerzen nur einen geringeren Chronifizierungsgrad erzielen. Dieses Ergebnis gibt Veranlassung zur Vermutung, dass eine **Graduierung von unterschiedlichen Schmerzerkrankungen** anhand eines einheitlichen Kriterienkataloges vermutlich nicht möglich ist und dass zumindest für die großen Syndromgruppen unterschiedliche Graduierungsmodelle mit jeweils krankheitsspezifischen Kriterien aufgestellt werden müssen. Weitere Probleme ergaben sich in Bezug auf die nicht mehr zeitgemäße Definition (z. B. des Medikamenteneinnahmeverhaltens), durch z. T. hohe Interkorrelationen zwischen Einzelmerkmalen (Schmerzdauer, Auftretenshäufigkeit) sowie dadurch, dass das Krankheitsverhalten (als vom Patienten aktiv intendierte Handlung) nur partiell über Inanspruchnahme und Medikamenteneinnahme erfasst wird und für beide Aspekte vorausgesetzt werden kann, dass sie vorrangig durch ärztliche Verschreibung initiiert werden.

Ein weiterer wichtiger Punkt ist die bisher fehlende **Veränderungssensitivität** der Graduierung nach dem **Mainzer Stadienkonzept**, wobei aufgrund des nicht definierten Zeitfensters keine Prä-Post-Vergleiche möglich sind. Wenn das Ausmaß der Chronifizierung als relativ zeitunabhängig angesehen wird und das Resultat eines dynamischen Prozesses darstellt, in den mehrere Parameter Eingang finden, so muss auch die Möglichkeit einer Veränderung des Chronifizierungsausmaßes in positive Richtung (geringere Chronifizierung nach Behandlung) möglich sein. Auch dafür ist aber eine spezifischere Berücksichtigung von Erlebens- und Verhaltensparametern erforderlich. Insgesamt erscheint die subjektive Erlebensseite des Patienten als Merkmal der Chronifizierung im vorliegenden Stadienmodell zu wenig berücksichtigt zu sein. Ob ein übergreifendes Graduierungsmodell für verschiedene Schmerzerkrankungen valide sein kann, muss eine weitergehende Analyse zeigen.

7.5 Zusammenfassung

Die **Verhinderung der Chronifizierung** (im Sinne präventiver Maßnahmen) ist als eine primäre gesundheitspolitische Aufgabe zu betrachten, die aufgrund der Komplexität des Geschehens nur in der interdisziplinären Zusammenarbeit gelöst werden kann. Eine

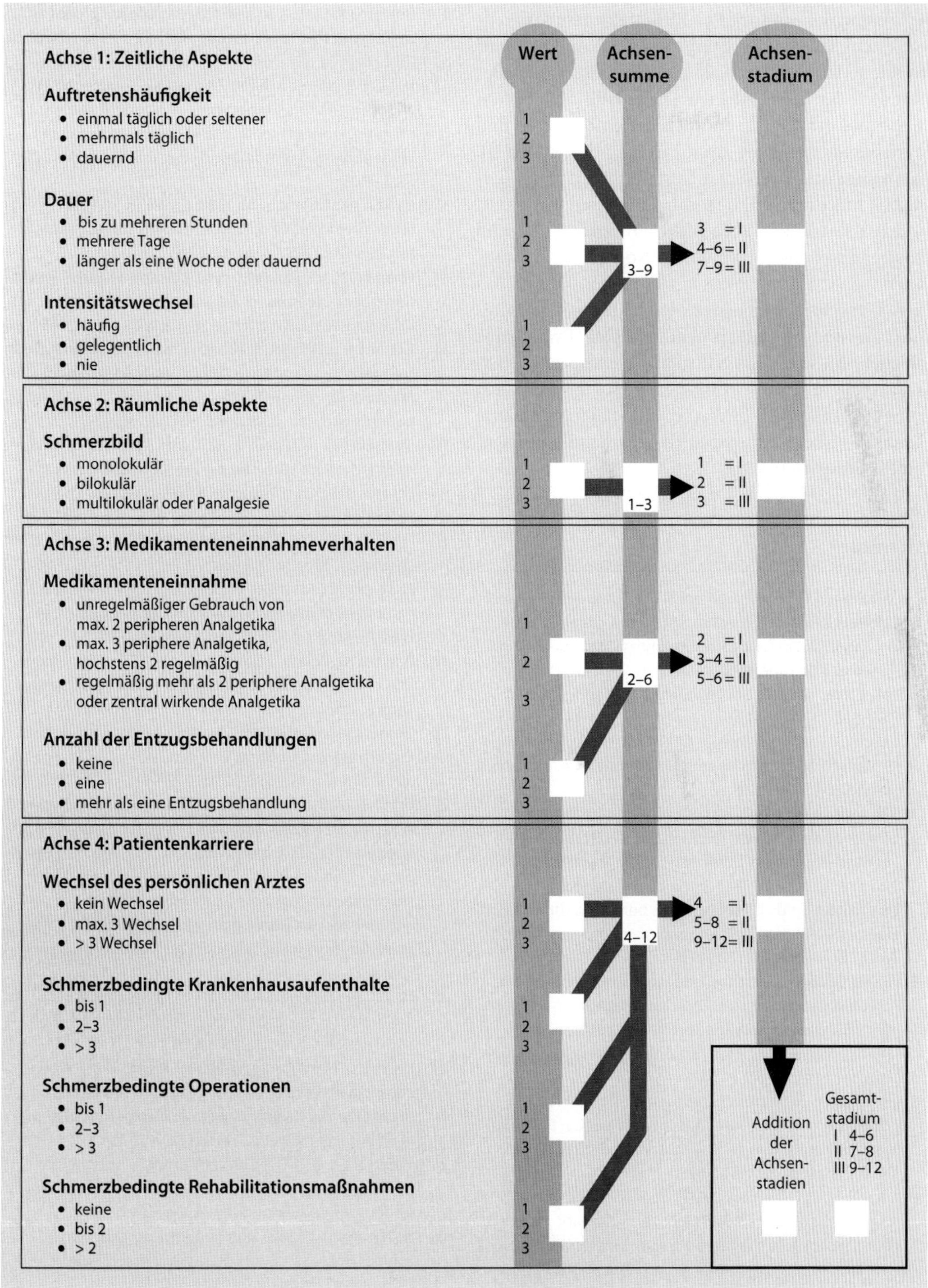

Abb. 7.2 Das Mainzer Stadienmodell der Schmerzchronifizierung (MPSS)

Erfassung der potenziellen Risikofaktoren ist bereits zu einem sehr frühen Zeitpunkt der Krankheitsentwicklung möglich und sollte idealerweise bereits Bestandteil der hausärztlichen Diagnostik sein. Sofern weder auf der kognitiven noch der emotionalen und Verhaltensebene eine Chronifizierung eingetreten ist, kann diese im frühen Schmerzstadium mit relativ einfachen Mitteln und ohne großen Aufwand verhindert werden. Es ist dann auch nicht notwendig, zeit- und kostenaufwendige Behandlungsprogramme zu initiieren, sondern **Prinzipien** anzuwenden, die sich aus den Forschungsergebnissen der pädagogischen, klinischen und verhaltensmedizinischen Psychologie ableiten. Im Fall des Vorliegens psychosozialer Risikofaktoren für eine Chronifizierung sollten zusätzlich zur medizinischen Therapie risikofaktorenbasierte kognitiv-verhaltenstherapeutische Behandlungsangebote vorgesehen werden.

7

Literatur

1 Airaksinen O, Brox JI, Cedraschi C, Hildebrandt J, Klaber-Moffett J, Kovacs F, Mannion AF, Reis S, Staal JB, Ursin H, Zanoli (2006) Guidelines for Chronic Low Back Pain. Chapter 4. European guidelines for the management of chronic non-specific low back pain. Eur Spine J 15: 192–300
2 Allan C, Glasziou P, DelMar C (1999) Bed rest: a potentially harmful treatment needing more careful evaluation. Lancet 354: 1229–1233
3 Andersson HI (2004) The course of non-malignant chronic pain: a 12-year follow-up of a cohort from the general population. European Journal of Pain 8: 47–53
4 Arntz A, Peters M (1994) Chronic low back pain and inaccurate predictions of pain: is being too tough a risk factor for the development and maintenance of chronic pain? Behav Res Ther 33: 49–53
5 Baust G (2000) Kritische Gedanken zur Prävention des chronischen Schmerzes. ZNS Schmerz 2: 30–34
6 Beck AT, Ward CH, Mendelson M, Mock J, Erbaugh J (1961) An inventory for measuring depression. Arch Gen Psychiatry 4: 561–571
7 Bergman S, Herrström P, Jacobsson LTH, Petersson IF (2002) Chronic Widespread Pain: A Three Year Followup of Pain Distribution an Risk Factors. The Journal of Rheumatology 29/4: 818–825
8 den Boer JJ, Oostendorp RAB, Beems T, Munneke M, Oerlemans M, Evers AWM (2006) A Systematic review of bio-psychosocial risk factors for an unfavourable outcome after lumbar disc surgery. Eur Spine J 15/5: 527–536
9 Boersma K, Linton S (2005) Screening to identify patients at risk. Clin J Pain 21: 38–43
10 Boersma K, Linton S (2006a) Expectancy, fear and pain in the prediction of chronic pain and disability. Europ J Pain 10: 551–557
11 Boersma K, Linton S (2006b) Psychological processes underlying the development of a chronic pain problem. Clin J Pain 22: 160–166
12 Boos N, Rieder R, Schade V, Spratt KF, Semmer N, Aebi M (1995) The diagnostic accuracy of magnetic resonance imaging, work perception, and psychosocial factors in identifying symptomatic disc herniations. Spine 20: 2613–2625
13 Burton AK, Tillotson KM, Main CJ, Hollis S (1995) Psychosocial predictors of outcome in acute and subchronic low back trouble. Spine 20/6: 722–728
14 Cherkin DC, Deyo RA, Street JH, Barlow W (1996) Predicting poor outcomes for back pain seen in primary care using patients own criteria. Spine 21/24: 2900–2907
15 Coudeyre E, Rannou F, Tubach F, Baron G, Coriat F, Brin S, Revel M, Poiraudeau S (2006) General practitioners' fear-avoidance beliefs influence their manangement of patients with low back pain. Pain 124: 330–337
16 Dworkin RH, Hartstein G, Rosner HL et al. (1992) A high-risk method for studying psychosocial antecedents of chronic pain: the prospective investigation of herpes zoster. J Abnorm Psychol 101: 200–205
17 Fordyce WE (1976) Behavioral methods for chronic pain and illness. Mosby, St. Louis
18 Fordyce WE (ed) (1995) Back pain in the work place. Management of disability in nonspecific conditions. IASP Press, Seattle
19 Gatchel RJ, Polatin PB, Mayer TG (1995) The dominant role of psychosocial risk factors in the development of chronic low back pain disability. Spine 20/24: 2702–2709
20 Gerbershagen HU (1996) Das Mainzer Stadienkonzept des Schmerzes. In: Klingler D et al. (Hrsg) Antidepressiva als Analgetika. Arachne, Linz, S 71–95
21 Grebner M, Breme, K, Rothoerl R, Hartmann A, Thomé C, Woertgen C (1999) Coping und Genesungsverlauf nach lumbaler Bandscheibenoperation. Schmerz 13: 19–30
22 Grotle M, Vollestad NK, Brox JI (2006) Screening for yellow flags in first-time acute low back pain: reliability and validity of a Norwegian version of the Acute Low Back Pain Screening Questionnaire. Clin J Pain 22: 458–467
23 Hagen KB, Hilde G, Jamtvedt G, Winnem MF (2000) The Cochrane review of bed rest for acute low back pain and sciatica. Spine 25: 2932–2939
24 Hallner D, Hasenbring M (2004) Classification of psychosocial risk factors (yellow flags) for the development of chronic low back and leg pain using artificial neural network. Neuroscience Letters 361: 151–154
25 Hasenbring M (1992) Chronifizierung bandscheibenbedingter Schmerzen. Risikofaktoren und gesundheitsförderndes Verhalten. Schattauer, Stuttgart
26 Hasenbring M (1993) Durchhaltestrategien – ein in Schmerzforschung und Therapie vernachlässigtes Phänomen? Schmerz 7/4: 304–313
27 Hasenbring M (1994) Das Kieler Schmerz-Inventar. Manual. Huber, Bern

28 Hasenbring M (1998) Predictors of efficacy in treatment of chronic low back pain. Current Opinion in Anesthesiology 11: 553–558
29 Hasenbring M (2000) Attentional control of pain and the process of chronification. In: Sandkühler J, Bromm B, Gebhart GF (eds) Progress in pain research, vol 129, pp 525–534
30 Hasenbring M, Hallner D (1999) Telemedizinisches Patienten-Diagnose-System (TPDS). Selbsterklärende PC-Lösung zur Analyse von Risikofaktoren der Chronifizierung von Rückenschmerzen. Praxis Computer, Deutsches Ärzteblatt 6: 49–50
31 Hasenbring M, Soyka D (2006) Verhaltensmedizinische Behandlungsverfahren in der stationären konservativen Therapie bei Patienten mit lumbalem Bandscheibenvorfall unter Berücksichtigung psychobiologischer Prädiktoren des Genesungsverlaufes«. Abschlussbericht zu Forschungsvorhaben im Förderschwerpunkt »Chronischer Schmerz« (FKZ: 07015110)
32 Hasenbring M, Marienfeld G, Kuhlendal D, Soyka D (1994) Risk factors of chronicity in lumbar disc patients. A prospective investigation of biologic, psychologic, and social predictors of therapy outcome. Spine 19: 2759–2765
33 Hasenbring M, Ulrich, Hartmann M, Soyka D (1999). The efficacy of a risk factor based cognitive behavioral intervention and electromyographic biofeedback in patients with acute sciatic pain: an attempt to prevent chronicity. Spine 24/23: 2525–2535
34 Hasenbring M, Hallner D, Klasen B (2001) Psychologische Mechanismen im Prozess der Schmerzchronifizierung. Unter- oder überbewertet? Schmerz 15/6: 442–447
35 Hasenbring M, Plaas H, Fischbein B, Wittburger R (2006) The relationship between activity and pain in patients 6 months after lumbar disc surgery: Do pain-related coping modes act as moderator variables)? EJP 10:701–709
36 Heneweer H, Aufdemkampe G, van Tulder MW, Kiers H, Stappaerts KH, Vanhees L (2007) Psychosocial variables in patients with (sub)acute low back pain: an inception cohort in primary care physical therapy in The Netherlands. Spine 32: 586–592
37 Hildebrandt J, Pfingsten M (1990) Rückenschmerz – Ursachen und Behandlungsmethoden. Medizinische Monatsschrift für Pharmazeuten 13: 266–275
38 Hoogendoorn WE, van Poppel MNM, Bongers PM, Koes BW, Bouter LM (2000) Systematic Review of Psychological Factors at Work and Private Life as Risk Factors for Back Pain. Spine 25/16: 2114–2125
39 Hüppe M, Mattießen V, Lindig M et al. (2001) Vergleich der Schmerzchronifizierung bei Patienten mit unterschiedlicher Schmerzdiagnose. Schmerz 15: 179–185
40 Jarvik JG, Hollingworth W, Heagerty PJ, Haynor DR, Boyko EJ, Deyo RA (2005) Three-year incidence of low back pain in an initially asymptomatic cohort: clinical and imaging risk factors. Spine 30: 1541–1548
41 Keefe FJ, Affleck G, Lefebvre JC, Starr K, Caldwell DS, Tennen H (1997) Pain coping strategies and coping efficacy in rheumatoid arthritis: a daily process analysis. Pain 69/1-2: 35–42
42 Kendall NA, Linton SJ, Main CJ (1997) Guide to assessing psychosocial yellow flags in acute low back pain. Accident Rehabilitation and Compensation Insurance Corporation of New Zealand and the National Haelth Committee
43 Kleinstueck F, Dvorak J, Mannion AF (2006) Are »structural abnormalities« on magnetic resonance imaging a contraindication to the successful conservative treatment of chronic nonspecific low back pain? Spine 31: 2250–2257
44 Klenerman L, Slade PD, Stanley IM et al. (1995) The prediction of chronicity in patients with an acute attack of low back pain in a general practice setting. Spine 20/4: 478–484
45 Kopec JA, Sayre EC (2004) Work-Related Psychosocial Factors and Chronic Pain: A Prospective Cohort Study in Canadian Workers. J Occup Environ Med 46(12):1263–71
46 Kori SH, Miller RP, Todd DD (1990) Kinisophobia: a new view of chronic pain behaviour. Pain Management Jan/Feb: 35–43
47 Kouyanou K (1998) A comparative study of iatrogenesis in chronic pain patients. Pain 76: 417–426
48 Linton SJ (2000) A review of psychological risk factors in back and neck pain. Spine 25: 1148–1156
49 Linton SJ, Hallden K (1998) Can we screen for problematic patients? Clin J Pain 14: 209–214
50 Linton SJ, Althoff, B, Melin L (1994) Psychological factors related to health, back pain, and dysfunction. J Occup Rehabil 5: 1–10
51 Main CJ, Watson PJ (1996) Guarded Movements: Development of Chronicity. Journal of Musculoskeletal Pain 4: 163–170
52 McCracken LM, Eccleston C (2005) A prospective study of acceptance of pain and patient functioning with chronic pain. Pain 118: 164–169
53 McCracken LM, Gross RT, Sorg PJ, Edmands T (1993) Prediction of pain in patients with chronic low back pain: effects of inaccurate predicition and pain-related anxiety. Behav Res Ther 31: 647–652
54 Mense S (1999) Neurobiologische Grundlagen von Muskelschmerz. Schmerz 13: 3–17
55 Mercado AC, Carroll LJ, Cassidy JD, Cote P (2005) Passive coping is a risk factor for disabling neck or low back pain. Pain 117: 51–57
56 Murphy D, Lindsay S, Williams de AC (1997) Chronic low back pain: predictions of pain and relationship to anxiety and avoidance. Behav Res Ther 35: 231–238
57 Nachemson A (1975) Towards a better understanding of low-back pain: a review of the mechanics of the lumbar disc. Rheumatol Rehab 14: 129–143
58 Nachemson AL (1998) Perspectives of low back pain research. Unveröffentlichter Vortrag auf dem Deutschen Schmerzkongress, Düsseldorf
59 Nagel B, Gerbershagen HU, Linden G, Pfingsten M (2002) Entwicklung und empirische Überprüfung des

Deutschen Schmerzfragebogens der DGSS. Schmerz 16: 263–270
60 Neubauer E, Junge A, Pirron P, Seemann H, Schiltenwolf M (2006) Screening for predicting chronicity in acute low back pain. EJP 10: 559–566
61 Pfingsten M (2004) Psychologische Faktoren. In: Hildebrandt J, Müller G, Pfingsten M (Hrsg.) Die Lendenwirbelsäule. Urban & Fischer (Elsevier), München, 26–39
62 Pfingsten M, Leibing E, Franz C, Bansemer D, Busch O, Hildebrandt J (1997) Erfassung der »Fear-avoidance-beliefs« bei Patienten mit Rückenschmerzen. Schmerz 6: 387–395
63 Pfingsten M, Hildebrandt J, Wille T (2000a) Chronifizierungsausmaß von Schmerzerkrankungen. Schmerz 14: 10–17
64 Pfingsten M, Kröner-Herwig B, Leibing E, Kronshage U, Hildebrandt J (2000b) Validation of the German version of the Fear Avoidance Beliefs Questionnaire (FABQ). Eur J Pain 4: 259–266
65 Pfingsten M, Leibing E, Harter W et al. (2001) Fear-avoidance behavior and anticipation of pain in patients with chronic low back pain – a randomized controlled study. Pain Med 2: 259–266
66 Philips HC (1987) Avoidance behavior and its role in sustaining chronic pain. Behav Res Ther 25: 273–279
67 Pincus T, Burton AK, Vogel S, Field AP (2002) A systematic review of psychological factors as predictors of chronicity/disability in prospective cohorts of low back pain. Spine 27: 109–120
68 Schmidt CO, Kohlmann T, Pfingsten M, Fahland RA, Lindena G, Marnitz U, Pfeifer K, Chenot JF (2009) Assessing a risk tailored intervention to prevent disabling low back pain – protocol of a cluster randomized controlled trial. BMC Musk Dis (in press)
69 Pither CE, Nicholas MK (1991) The identification of iatrogenic factors in the development of chronic pain syndromes – abnormal treatment behavior. In: Bond MR, Charlton JE, Woolf CJ (eds) Proceedings of the VIth World Congress on Pain. Elsevier, Amsterdam, pp 429–434
70 Seitz R (2002) Sektorübergreifendes Rehabilitationsmanagement durch Managed Care. Schriften zur Gesundheitsökonomie, Bd 36. PCO-Verlag, Bayreuth
71 Sieben JM, Vlaeyen JWS, Tuerlinckx S, Porttegijs PJM (2002) Pain-related fear in acute low back pain: the first two weeks of a new episode. Eur J Pain 6: 229–237
72 Turk DC (1996) The role of psychosocial factors in transition from acute to chronic pain. In: Jensen TS et al. (eds) Proceedings of the 8th World congress on pain. IASP Press, Seattle, pp 185–214
73 Vlaeyen JW, Kole-Snijders AM, Boeren RG, van Eek H (1995) Fear of movement/(re)injury in chronic low back pain and its relation to behavioral performance. Pain 62: 363–372
74 Waddell G, Newton M, Somerville D, Main CJ (1993) A fear-avoidance beliefs questionnaire (FABQ) and the role of fear-avoidance beliefs in chronic low back pain and disability. Pain 52: 157–168
75 Watson PJ, Booker CK, Main CJ, Chen ACN (1997) Surface electromygraphy in the identification of chronic low back pain patients: the development of the flexion relaxation ratio. Clinical Biomechanics 12/3: 165–171
76 Yelin E, Meenan R, Nevitt MA, Epstein W (1980) Work disability in rheumatoid arthritis: effects of disease, social, and work factors. Ann Intern Med 93: 551–566
77 Zwart JA, Dyb G, Hagen K, Svebak S, Holmen J (2003) Analgesic use: A predictor of chronic pain and medication overuse headache. Neurology 61: 160–164

Psychodynamische Konzepte: Schmerz, Chronifizierung und Interaktion

W. Senf und G. Gerlach

In einem **psychodynamischen Krankheitsverständnis** ist das bewusste Erleben und Verhalten durch eine unbewusste Konfliktverarbeitung gesteuert, die aus signifikanten Belastungen in der Biografie des Subjektes resultieren. Der Zugang ist biografisch ausgerichtet, er fokussiert auf die jeweiligen konflikthaften, strukturell vulnerablen oder traumatisch gestörten Persönlichkeitsbedingungen, die sich aus den Belastungen und den Verarbeitungen der individuellen Biografie erklären.

Die psychodynamischen Konzepte, die in diesem Kapitel in ihrer historischen Entwicklung übersichtsartig dargestellt sind und deren aktuelle Bedeutung an einem Beispiel verdeutlicht wird, können das Verständnis somatoformer Störungen wesentlich erweitern, zumal es sich beim chronischen Schmerz häufig um ein der Diagnostik und Therapie schwer zugängliches Krankheitsbild in vielfältiger Ausprägung handelt. Gemäß ICD-10 wird von den Patienten die Möglichkeit eines psychischen Erklärungsmodells gewöhnlich abgelehnt, auch wenn Beginn und Fortdauer der Symptome eine enge Beziehung zu unangenehmen Lebensereignissen, Schwierigkeiten oder Konflikten aufweisen. Da die ICD-10 als deskriptives diagnostisches System derartige Zusammenhänge zwar benennt, aber die weitere Abklärung dieser biografischen früheren oder aktuellen Faktoren offen bleibt, kann die psychodynamische Sichtweise zu einem verbesserten Gesamtverständnis beitragen.

8.1 Einleitung

Psychisch bedingte Schmerzsyndrome werden aus der Perspektive psychodynamischer Krankheitskonzepte den in vormaliger Terminologie **funktionellen Störungen**, heute **somatoformen Störungen** zugeordnet. Diese sind durch anhaltende Körperbeschwerden charakterisiert, für die sich nach angemessener Untersuchung keine ausreichende organische Erklärung im Sinne struktureller Organpathologie finden lässt, und die damit einer medizinischen Behandlung wenig zugänglich sind.

Der Umgang mit Patienten mit somatoformen Störungen gilt als schwierig. Trotz gegenteiliger Bemühungen der Ärzte beharren sie in der Regel auf einer organischen Ursache ihrer Beschwerden und lehnen psychologische oder psychosoziale Erklärungsmodelle und somit psychotherapeutische Hilfe ab. Das hat u. a. auch damit zu tun, dass durch die psychologische Interpretation ihrer körperlichen Beschwerden, unter denen sie oft erheblich körperlich leiden, für das Erleben dieser Patienten eine **weitere Störungsebene** eröffnet wird, die als noch bedrohlicher erlebt werden kann – so wie es ein Patient zum Ausdruck brachte: »Lieber was Richtiges am Herz als in die Psychiatrie!« Die Auswirkungen auf die Arzt-Patient-Beziehung sind evident.

> **Somatoforme Schmerzstörungen allein aus der psychodynamischen Perspektive erklären zu wollen, ist eine verkürzende Sichtweise. Für das komplexe Geschehen psychisch bedingter körperlicher Störungen reicht *ein* einziges Erklärungsmodell nicht aus.**

Damit soll vorab schon klargestellt sein, dass auch die Reichweite der psychodynamischen Perspektive begrenzt ist, was die kausale Erklärung somatoformer Schmerzstörungen betrifft. Es handelt sich, wie sich zeigen wird, um **heuristische Modelle**. Diese erlauben allerdings in der klinischen Praxis spezifische Zugangsebenen zu den Patienten, die für den therapeutischen Zugang sehr hilfreich sein können, und auf diese wollen wir in unserem Beitrag fokussieren.

8.2 Psychodynamische Modelle somatoformer Störungen

Psychodynamische Theorien zu somatoformen Störungen haben unter der Überschrift **»Krankheit als Konflikt«** Tradition, welche die Entwicklung der psychoanalytischen Theoriebildungen des letzten Jahrhunderts spiegelt. Overbeck u. Overbeck (1998) geben einen ausführlichen Überblick über die historisch bedeutenden Modelle: Das sind u. a. die Ausführungen zur **Konversion** von Rangel, das Konzept der **Re- und Desomatisierung** mit Ich-Regression im Rahmen einer Metapsychologie der Somatisierung von Schur, oder das Konzept zur Entwicklung des **Körper-Ich** von Hoffer. Zu nennen sind auch die eher rasch vergangenen Konzepte wie die **2-phasige Verdrängung** von Mitscherlich zur Erklärung von Chronifizierungsprozessen oder die Darlegungen von de M'Uzan zur Psychologie des psychosomatisch Kranken aus der Sicht der französischen Schule mit dem Konzept des **»pensé operatoire«**. Mit der Entwicklung der Objektbeziehungstheorie wurde auch diese bemüht (z. B. Melitta Mitscherlich). Heute werden Erkenntnisse aus der Bindungstheorie oder der Psychotraumatologie herangezogen (Hoffmann u. Egle 2007).

Überdauernden Einfluss haben die Vorstellungen von Franz Alexander (1943). Unter dem Stichwort **vegetative Neurose** steht die Auffassung im Vordergrund, funktionelle Störungen als über Sympathikus- und Parasympathikusaktivierungen vermittelte **psychophysiologische Folgen unverarbeiteter intrapsychischer Affektspannungen** aufzufassen. Die Körperstörungen werden, in Abgrenzung zur Konversion, als nicht symbolischer Ausdruck dahinterliegender unbewusster psychischer Konflikte interpretiert. Einfach gesagt, stellt eine vegetative Neurose nicht eine unbewusste Fantasie dar, wie bei der Konversion, und drückt auch nicht die Emotion selbst aus, sondern sie entsteht als die physiologische Begleiterscheinung eines konstanten oder periodisch wiederkehrenden emotionalen Zustandes, der dem Subjekt nicht bewusst ist.

Ein überdauerndes Konzept auf psychoanalytischer Grundlage ist die Theorie der somatopsychosomatischen Störung von Engel u. Schmale (1967). Die Autoren prägen den Begriff **»somatopsychisch-psychosomatisch«** für eine Gruppe von Störungen mit primär biologischen Faktoren, welche für die psychische Entwicklung wie auch die somatische Anfälligkeit beeinflussend sind. Aus ihrer Sicht ähneln sich Patienten, die den gleichen biologischen Faktor aufweisen, sowohl psychisch wie in der Disposition zu einer spezifischen Krankheit. Die **Auslösesituation**, also die Lebenssituation, in welcher die Krankheit ausbricht, wird als die entscheidende Periode betrachtet, in der die beteiligten psychischen Faktoren hervortreten und beobachtet werden können. Als die typische nicht spezifische Ausbruchssituation haben die Autoren den Komplex des **»giving up – given up«** beschrieben, in dem **Hilflosigkeit** und **Hoffnungslosigkeit** die charakteristischen Affekte für den Ausbruch einer psychosomatischen Erkrankung sind. Sie setzen das auch insbesondere in eine Beziehung zu einem realen oder auch fantasierten Objektverlust. Letztlich handelt es sich um eine Spezifitätshypothese in dem Sinne, dass spezifische Persönlichkeitsmerkmale zu der Erkrankung führen.

Das ist offensichtlich in einer etwas früheren Arbeit von Engel (1959), die von Hoffmann (2003) als »Dammbruch« für das psychologische Schmerzverständnis zitiert wird, in der es um die Konzeptualisierung einer **Schmerzpersönlichkeit** mit typischen Wesenszügen geht. Dieser werden spezifische Schuldgefühle – bewusst oder unbewusst – unterstellt, dem Schmerzerleben wird die Funktion einer Sühneleistung mit masochistischen Impulsen zugesprochen. Die Persönlichkeitsmerkmale werden u. a. aus spezifischen biografischen Belastungen abgeleitet, die sich störend auf die Persönlichkeitsentwicklung auswirken. In diesem Konzept wird das Schmerzerleben als ein umfassendes seelisches Regulationssystem für innerpsychische Prozesse betrachtet.

> **Die persönlichkeitsspezifischen Modelle, die den psychosomatischen Störungen und sogar den somatischen Erkrankungen wie z. B. Krebserkrankungen persönlichkeitstypische Dispositionen unterstellen, sind sehr kritisch zu werten, da es dafür keine ausreichende empirische Evidenz gibt und sie dazu führen können, die betroffenen Menschen zusätzlich zu ihrer Erkrankung zu stigmatisieren.**

Diese Modelle sind letztlich von historischer Bedeutung oder sollten so gesehen werden. Heute ist ein eher interpersonell angelegtes Modell zu bevorzugen, das von **Körperbeziehungsstörungen** im Sinne maladaptiver Erfahrungen des Subjektes im körperlichen Umgang in der Lebensentwicklung, aus psychoanalytischer Sicht vor allem in der frühen Mutter-Kind-Beziehung, ausgeht (Henningsen 2008). Bei diesen Erfahrungen handelt es sich um

- mangelnde oder
- übermäßige oder
- traumatisch gestörte körperliche Aktivierungen oder um
- Deprivation oder
- Gewalterfahrungen im interpersonellen Umgang,

die sich im Körpererleben des betroffenen Individuums niederschlagen. Aus diesen Erfahrungen resultieren die Disposition zu den bei somatoformen Störungen typischen **negativen Körpererfahrungen** und Körperempfindungen wie auch die **interpersonellen Schwierigkeiten**. Diese dispositionelle Wahrscheinlichkeit zu negativ getönter Körpererfahrung wird von Rudolf u. Henningsen (2003) als »Störungen des Körpers im Kopf« – also der sensorischen in Verbindung mit der affektiven und kognitiven Körperrepräsentanz – konzeptualisiert, wofür als Beleg Ergebnisse funktioneller Bildgebung des Gehirns bei somatoformen Störungen zitiert werden. Sie bringen dies in eine interessante Verbindung mit einer »Beziehungsstörung im Gesundheitswesen.«

Therapeutisch werden die somatoformen Störungen – vor dem Hintergrund der psychoanalytisch begründeten Konzepte – als prinzipiell den gleichen Behandlungsstrategien zugänglich angesehen wie andere Neurosen mit psychischen Symptombildungen oder Persönlichkeitsstörungen. Es gilt sehr vereinfacht: Wenn ich den Konflikt durch die psychoanalytische Prozedur auflöse, dann verschwindet die funktionelle Störung. Das ist kritisch zu sehen, da die unterstellten Kausalitäten empirisch nicht ausreichend belastbar sind.

Das **interpersonell angelegte Modell** setzt demgegenüber den primären Fokus der Therapie auf die an die Körperbeschwerden geknüpfte **Beziehungsdynamik** mit dem Ziel, mit der spezifischen Interaktion dieser Patienten zu arbeiten. Themen wie psychische Konflikte, Verarbeitung von biografisch fassbaren Belastungen und deren Auswirkungen etc. können »wie beiläufig« (tangential) in die psychotherapeutische Bearbeitung eingeführt werden. In seiner relativen Allgemeinheit kann dieses Modell gut an die spezifischen Bedingungen des Einzelfalls angepasst werden.

An dem interpersonell angelegten Modell lässt sich ein wesentliches Spezifikum des psychodynamischen Zugangs verdeutlichen: Aus psychodynamischer Sicht geht es zuerst darum, ein Verständnis für die Entwicklung der Störung aus den jeweils individuellen Besonderheiten und lebensgeschichtlichen Bedingungen des Einzelfalls zu entwickeln.

Der psychodynamische Zugang ist biografisch ausgerichtet, er fokussiert auf die jeweiligen konflikthaften, strukturell vulnerablen oder traumatisch gestörten Persönlichkeitsbedingungen, die sich aus den Belastungen und den Verarbeitungen der individuellen Biografie erklären.

8.3 Aktuelle psychodynamische Konzepte bei Schmerzzuständen

Ein allgemeines psychodynamisches Konzept bei Schmerzzuständen liegt gegenwärtig nicht vor. Insgesamt kommen psychodynamische Konzepte neben anderen zur Erwähnung; die vorgestellten Konzepte basieren explizit oder implizit auf den ehemaligen oben genannten Modellbildungen.

Die Arbeitsgruppe um Egle (Hoffmann 2003, Egle et al. 2003) hat sich in neuerer Zeit explizit um ein psychodynamisches Schmerzverständnis auf psychoanalytischer Grundlage bemüht. Sie unterscheidet folgende psychodynamische Erklärungsprinzipien:

- **Umwandlung von Affekten in körperliche Spannungszustände**, beruhend auf dem Konzept der vegetativen Neurose
- **Konfliktentlastung** durch körpersprachlich ausgedrückte Symbolisierung, ausformuliert als psychoanalytisches Konversionskonzept
- das Prinzip der **psychischen Substitution**, basierend auf dem psychoanalytischen Narzissmuskonzept

Hinzu kommen als theoretische Grundlagen die psychoanalytische **Bindungstheorie** und Prinzipien des **Wirksamwerdens dissoziierter Traumafolgen** im Rahmen der Psychotraumatologie.

8.3.1 Umwandlung von Affekten in körperliche Spannungszustände

Dieses Modell basiert auf dem Konzept der vegetativen Neurose (Alexander) unter Einbezug der Vorstellungen von De- und Resomatisierungsprozessen (Schur). Es wird davon ausgegangen, dass entwicklungspsychologisch gesehen Affekte zunächst als körperlich erlebt werden und erst im Laufe der Entwicklung und Reifung einer Desomatisierung unterliegen. Hoffmann (2003) bezeichnet das als »Psychisierung der Affekte«, wobei allen Affekten aber immer auch eine »somatische Begleitkomponente« verbleibe. Im Sinne einer Äquivalenzhypothese kann das vegetative Symptom, etwa der Schmerz, dann gewissermaßen stellvertretend für den Affekt auftreten.

Dieses Modell geht von der Vorstellung aus, dass im Falle einer somatoformen Störung die Desomatisierung der Affekte primär unzureichend ist oder dass eine ausgeprägte sekundäre Resomatisierung stattfindet, sodass es zu keiner psychischen, sondern zu einer somatischen Repräsentanz der Affekte kommt. Es handelt sich vor allem um unangenehme Affekte wie Angst, Furcht, Scham, Schuld, Ekel, Ärger und Wut, die psychosoziale Signal- oder Prüfaffekte für eine Problemlösung sind und die das Individuum zu einer Bereitstellungsreaktion veranlassen, die dem biologischen **Flucht-Kampf-Muster** (Cannon 1920) folgt. Schmerz entsteht demnach durch Muskelanspannungen als Begleitzeichen von Ärger und Wut.

In diesem Modell sind die Schmerzempfindungen der stellvertretende körperliche Ausdruck von Affekten, wobei die auslösende äußere Situation oder die Konflikte, die zu den Affekten geführt haben, sowie die Affekte selbst nicht bewusst sind.

8.3.2 Konfliktentlastung durch körpersprachliche Symbolisierung

Nach dem Verständnis von Hoffmann (2003) kommt dem psychoanalytischen **Konversionskonzept** zur Erklärung psychogener Schmerzsyndrome die größte fallzahlbezogene Relevanz zu. Konversion meint den »rätselhaften Sprung« (Freud) innerpsychischer Konflikte und Vorstellungen in den körperlichen Bereich, der bis heute nicht ausreichend enträtselt werden konnte. Wesentliche Aspekte sind die zentrale Rolle der **unbewussten Vorstellung und Fantasie** als Grundlage für die »Darstellung« in der Symptombildung. Als **Abwehrvorgänge** liegen vor allem **Verdrängung**, aber auch Verleugnung, Verschiebung und Projektion zugrunde. Die Konversion kann mit einer **Bewusstseinsveränderung** bis hin zur Dissoziation sowie mit **Hyperemotionalität** einhergehen. Veränderungen des **Selbstbildes** sind begleitet von Gefühlen der Schwäche und Hilflosigkeit sowie von regressiven Wünschen, die von Schuldgefühlen entlasten.

Für dieses Schmerzerleben ist es charakteristisch, dass es in Konfliktsituationen auftritt, in denen verpönte Wünsche und damit verbundene Affekte (wie z. B. Aggression) **vom Bewusstsein abgehalten** werden müssen. Es tritt auch auf bei drohendem oder realem Verlust einer gefühlsmäßig ambivalent besetzten Person, einer wichtigen Tätigkeit oder eines Besitzes. Wahl und Lokalisation der Schmerzsymptomatik erfolgen aufgrund von früher selbst erlebten Schmerzen oder in der Identifikation mit subjektiv bedeutsamen Bezugspersonen, die solche Schmerzen erlitten haben, oder sie erscheinen in einem Körperbereich, der dem Ausdruck der verpönten Wünsche dienlich ist. Das Schmerzsymptom ist der Kompromiss zwischen diesen verpönten Strebungen einerseits und den sie unterdrückenden Tendenzen im Subjekt (Gewissen, Moral, Ethik) andererseits.

Die Symptome und ihr Kontext werden entsprechend dem subjektiven Krankheitsmodell der Betroffenen geschildert; ihre Darstellung ist weitgehend von ihrem Erleben und der individuellen Vorstellungswelt bestimmt, und die **Schmerzbeschreibungen** entsprechen deshalb nicht den anatomischen und pathophysiologischen Realitäten, sondern sie folgen mehr der »Kleiderordnung« als den Innervationen. Als determinierend werden belastende Kindheitserlebnisse angesehen, insbesondere Vernachlässigung, Gewalterfahrung und sexuelle Misshandlung.

8.3.3 Prinzip der psychischen Substitution

Das Prinzip der psychischen Substitution beruht auf dem **narzisstischen Mechanismus** der Schmerzentstehung. Diesbezüglich verweisen Hoffmann (2003) und Hoffmann u. Egle (2007) auf die **»psychoprothetische Funktion«** des Schmerzerlebens zur Vermeidung oder Begrenzung einer **»narzisstischen Krise«** im Sinne einer subjektiv existenziellen Krise des Selbstgefühls, wobei es sich letztendlich um einen misslungenen Heilungs- und Rekonstruktionsversuch handelt. In Abgrenzung zum Konversionskonzept geht es dabei nicht primär um eine angestrebte Spannungsentlastung, sondern um die Aufrechterhaltung psychischen Funktionierens überhaupt bzw. um die Vermeidung eines psychischen Zusammenbruchs.

> **Das Schmerzerleben hat nach diesem Modell die Funktion eines Regulators des narzisstischen Gleichgewichts.**

Dies hat mit Fantasien von körperlicher Unversehrtheit, Stärke, Ausdauer und Unverletzlichkeit zu tun, die das psychische Gleichgewicht erhalten, da sie bei den Betroffenen einen wichtigen Teil des Interpretationsschemas des Körper-Selbst ausmachen. Droht ein Unfall oder eine Krankheit diese innere Vorstellung von sich selbst zu stören und ist das Individuum nicht in der Lage, diese innere Vorstellung zu modifizieren, so erhält es das narzisstische Gleichgewicht aufrecht, indem es die Schmerzempfindung, die es z. B. anlässlich eines Unfalls erlebt hat, weiter erlebt. Die narzisstische Entlastung liegt darin, dass die Schmerzen nun als Grund für den schlechten Zustand interpretiert werden, ohne die sich das Individuum vollständig gesund wähnt. Das »Schmerzerleben« schützt das Individuum vor dem Verlust der Integrität und stabilisiert damit den Selbstwert und das Selbstvertrauen.

Zugeordnet werden Schmerzzustände wie der halluzinatorische Schmerz bei Psychosen oder anderen schweren Persönlichkeitsstörungen, Schmerzzustände in Rahmen von akuter Trauer und Verlustreaktionen sowie Schmerzzustände bei narzisstischer Kränkung.

Männer sollen häufiger zu psychogenen Schmerzen als »Substitutionssymptom« neigen als Frauen.

Die **Bindungstheorie** von Bowlby (1975) und Strauß et al. (2002) wird von Hoffmann (2003) für das Verständnis psychogener Schmerzsyndrome unter dem Gesichtspunkt zitiert, dass Schmerz für die Aktivierung des Beziehungssystems Bindung konstituierend sei. Die Grundannahme ist, dass das Bindungssystem für eine schutzgebende Bindung aktiviert wird, wenn die reflektorische Vermeidung einer Schmerzquelle nicht gelingt. Daraus lasse sich auch das verstärkte Inanspruchnahmeverhalten von Schmerzpatienten vor dem Hintergrund des Konzepts der Bindungsstile ableiten (sicher gebunden, unsicher-abweisend gebunden, unsicher-ängstlich gebunden, besitzergreifend ambivalent; Mikails et al. 1996). Es wird auch auf einen Zusammenhang zwischen unsicherer Bindung einerseits und Schmerzintensität andererseits hingewiesen.

Unter dem Prinzip des **Wirksamwerdens dissoziierter Traumafolgen** greifen Hoffmann u. Egle (2007) das Konzept der Dissoziation (Nijenhuis u. Mattheß 2006) auf unter dem Gesichtspunkt, dass Schmerzerlebnisse nicht häufige, aber immer wieder vorkommende dissoziative Phänomene seien. Danach können plötzlich auftretende Schmerzzustände als unvermittelte Wiederbelebung einer implizit abgespeicherten Erinnerung an reale Schmerzen im Zusammenhang zurückliegender traumatischer Erlebnisse interpretiert werden.

8.4 Psychodynamische Betrachtungen zu Schmerzzuständen

Psychodynamische Theorien sind für alle, die sich nicht ausführlich damit befasst haben, wegen der vielen Vorannahmen oft wenig verständlich. Da es uns darum geht, den psychodynamischen Zugang allgemein verständlich zu machen, beschränken wir uns im Folgenden mit Verweis auf die einschlägige Literatur auf einige allgemeine Grundprinzipien für einen psychodynamischen Zugang (Reimer u. Rüger 2003, Mertens 2007, Streeck 2007).

8.4.1 Das psychodynamische Krankheitskonzept

Mit dem Begriff Psychodynamik werden innerseelische Abläufe beschrieben, die aus der Perspektive der tiefenpsychologischen und psychoanalytischen Krankheits- und Persönlichkeitslehre den Hintergrund des gesunden und krankhaft gestörten Erlebens und Verhaltens bilden:

- Die **Tiefenpsychologie** ist die Disziplin, welche die psychischen Prozesse unter dem Aspekt des Zusammenwirkens von bewussten und unbewussten seelischen Prozessen beschreibt.
- Die **Psychoanalyse** bezieht über diesen topografischen Aspekt (bewusst – vorbewusst – unbewusst) hinaus den strukturellen Aspekt (Modell der Psyche: Es – Ich – Über-Ich) sowie den lebensgeschichtlich-biografischen Kontext (sog. genetischer Aspekt) in das theoretische Konzept der menschlichen Persönlichkeit ein.

Psychodynamische Krankheits- und Behandlungskonzepte gründen somit auf der Auffassung, dass bewusstes Erleben und Verhalten durch unbewusste motivationale Prozesse und Konfliktverarbeitung (sog. dynamische Aspekte) gesteuert sind, die in der »Tiefe« des Unbewussten ablaufen und die das menschliche Seelenleben mit spezifischen Energien ausstatten. Psychische Prozesse werden als ein Zusammenspiel dieser Kräfte verstanden, was eben als Psychodynamik bezeichnet wird.

Zur Wahrung der Übersicht werden wir nur auf die für ein psychodynamisches Verständnis besonders wichtigen Aspekte eingehen: den **Grundkonflikt** als Krankheitsdisposition, den **aktualisierten Konflikt** als Krankheitsauslösung und die **Interaktion** als chronifizierender Prozess.

8.4.2 Grundkonflikte als Krankheitsdisposition

Aus psychodynamischer Sicht entsteht psychisch bedingte Krankheit u. a. durch innerpsychische Konfliktdispositionen, die aus lebensgeschichtlichen Belastungen des Subjektes resultieren. Aus biografisch fassbaren Ereignissen – wobei es wesentlich auf die **subjektive Erfahrung** und Sinngebung dieser Ereignisse ankommt – resultieren Dispositionen und Vulnerabilitäten. Ein Beispiel wäre, wenn frühe Personenverluste, realer oder ideeler Art, zu starken Bindungswünschen und gleichzeitig zu starker Verlustangst führen, und wenn eine solchermaßen entstandene Objektabhängigkeit und Trennungsempfindlichkeit durch eine forciert gelebte Pseudoautonomie bewältigt wird, die wiederum nachhaltig das Beziehungs- und Bindungsverhalten des Erwachsenen prägt.

8.4.3 Aktualisierter Konflikt als Krankheitsauslösung

Das psychodynamische Verständnis der Krankheitsentstehung kann nun nicht einfach aus diesen biografisch verstehbaren Grundkonflikten abgeleitet werden. Es ist vielmehr zu prüfen, wann und wodurch diese lebensgeschichtlichen Dispositionen in aktuellen Lebensereignissen »neurotische« Zuspitzungen erfahren, die geeignet sind, das innere Gleichgewicht so sehr zu belasten, dass es zur Labilisierung der bisher bewährten Abwehr- und Bewältigungsformen und dann zur Symptombildung kommt. Bisher funktionale Bewältigungsstrategien werden dysfunktional.

Für ein psychodynamisches Krankheitsverständnis muss in einer **positiven Diagnostik** (entgegen einer Ausschlussdiagnostik mit der Formel: »Organisch nichts gefunden, muss was Psychisches sein«) eine aktuelle Lebenssituation nachweisbar sein, die einen solchermaßen »neurotisch« disponierten Menschen an seinen »wunden Punkten« berührt und dadurch den Kernkonflikt aktualisiert. Es kann sich dabei um außergewöhnliche äußere Ereignisse handeln, aber auch um »normale« Entwicklungsaufgaben in sog. Schwellensituationen, die aufgrund einer belasteten Persönlichkeitsentwicklung nicht gelingen, oder es geht um eine individuelle spezifische Störung der inneren Erlebnisverarbeitung.

Fallbeispiel – Teil 1

Herr A., ein 58-jähriger, selbstständiger Versicherungskaufmann, war an einer Gürtelrose erkrankt, die ausgeheilt ist, das Schmerzerleben ist aber geblieben. Beruflich ist er erheblich beeinträchtigt, seit Krankheitsbeginn krankgeschrieben. Zunehmend verzweifelt sucht er verschiedene Experten auf, die ihm jedoch keine Linderung verschaffen können. Er kommt dann 2 Jahre nach der akuten Erkrankung auf Empfehlung eines Versicherungskunden in die psychosomatische Sprechstunde, von weiter her angereist.

Zum Erstgespräch erscheint ein sehr gepflegter älterer Herr, korrekt im Umgang, im Kontakt verbindlich, aber zurückhaltend, fast reserviert, abwartend und taxierend. Er tut sich sichtlich schwer, über sich zu sprechen, sich in das Gespräch einzulassen. Zuerst einmal verkündet er Diagnosen und legt Befunde vor, mit einem anklagenden Unterton, dass ihm niemand helfen kann. Das kommt ein wenig so an, als wolle man ihm nicht helfen.

Die Schmerzzustände benennt er als »der Zosterschmerz«, der nicht weniger, sondern stärker werde und unter dem er beständig leide. Bei der Mitteilung wirkt er erwartungsvoll, was er jetzt geboten bekommt. Aufgefordert, die Schmerzzustände genauer zu beschreiben, zögert er – er habe immer das Gefühl, dass man ihm das mit den Schmerzen nicht glaube, weil man ja nichts finde. Er sei aber nun wirklich nicht empfindlich, habe immer viel gearbeitet, sich nie geschont, sei nie krank gewesen. Also, die Schmerzen würde er sich nun wirklich nicht einbilden.

Herrn A. wird erläutert, dass in einer psychosomatischen Untersuchung nicht nur die objektiven Befunde interessieren, sondern mehr das subjektive Erleben, und dass die subjektive Realität genauso wichtig ist wie die objektive Realität (▶ Kap. 33). Er möge jetzt den Schmerz einmal ganz genau erläutern, dabei sei es völlig ohne Belang, ob es dafür eine Erklärung gebe oder nicht, er erlebe ihn ja.

Herr A. fühlt sich mit dieser Intervention offensichtlich ernst genommen, und wie er zunehmend lebendig seine Schmerzzustände beschreibt, wird deutlich, dass es sich nicht um einen typischen »Zosterschmerz« handelt. Er ist dann überrascht, als ihm das mitgeteilt und er gefragt wird, ob er solche Schmerzen schon einmal erlebt habe. Er zögert, denkt nach, sagt dann, dass ihn der Schmerz an ein sehr unangenehmes Erlebnis erinnere, als er 9 Jahre alt war. Was denn da gewesen sei? Jetzt erinnert Herr A. sich sichtbar bewegt daran, wie er sich als Junge das Bein mit kochendem Wasser verbrüht hat, er hatte einen Topf vom Herd gezogen. Die Strümpfe aus Kunststoff seien »in die Haut gebrannt«, er habe fürchterliche Schmerzen gehabt.

Die Mutter habe ihn »laut schimpfend« ins Krankenhaus gebracht. Schimpfend, weil sie mit dem damaligen Lebensgefährten ins Wochenende wollte, er sollte in der Nachbarschaft untergebracht werden. Sie habe ihn ins Krankenhaus gebracht und sei erst nach ein paar Tagen wieder aufgetaucht. »Sie hat mich einfach abgegeben, ich kam in ein großes Zimmer mit alten Männern, sie verschwand, ich war mir selbst überlassen mit meinen Schmerzen und dem Kummer. Damals habe ich mir geschworen: Niemals mehr bin ich von jemandem abhängig.«

Das sei seine Lebensmaxime – Unabhängigkeit. Herr A. hat sich nie richtig auf eine Beziehung eingelassen, hat sich Frauen gegenüber immer sehr distanziert verhalten, daran seien alle Beziehungen gescheitert. Heirat? Nein, das sei nicht infrage gekommen. Er deutet an, nicht immer nur freundlich mit Frauen umgegangen zu sein, »wenn es zu eng wurde.«

Das für sich genommen schon dramatische Ereignis wird zur Deckerinnerung für eine chronische Vernachlässigung mit ständigen Trennungs- und Verlusterfahrungen durch die unzuverlässige Mutter, was Herr A. auf der Basis seiner Ressource einer guten Intelligenz durch eine forciert gelebte Pseudoautonomie bewältigt. **Unabhängigkeit – niemals bin ich von jemandem abhängig**: damit wäre der Grundkonflikt benannt mit der daraus lebensgeschichtlich gewachsenen Abwehr- und Bewältigungsform, sich auf keinen Fall in einer Objektbeziehung abhängig zu machen.

Bei der Klärung der auslösenden Umstände zur Aktualisierung des Grundkonfliktes erfahren wir von Herrn A. folgende Ereignisse:

Fallbeispiel – Teil 2

Im Rahmen der akuten Erkrankung machte Herr A. eine Kur und hat sich dort zu seiner Überraschung und Verunsicherung verliebt. Bislang kannte er zwar intensive, aber immer nur kurz dauernde Verliebtheiten bis zu dem Zeitpunkt, zu dem die Beziehung enger zu werden drohte. »Von dieser Frau komme ich innerlich nicht los«, sie suche immer wieder den Kontakt, auch wenn er sie frustriere, »die lässt einfach nicht locker«. Was ihn sehr verunsichert und ängstigt, sind gelegentlich auftauchende Gedanken und Vorstellungen an ein gemeinsames Zusammenleben. »Aber in meinem jetzigen Zustand kann ich ihr ja nichts bieten.«

Die Deutung, dass seine Schmerzempfindungen sehr an das damalige Erlebnis der Verbrühung erinnern mit seinem Entschluss, nie mehr von jemandem abhängig zu sein, und dass sie ihn gleichzeitig aktuell davor bewahren, sich in eine Beziehung einzulassen, die er sich eigentlich sehnlich wünscht, verblüfft Herrn A. Deutlich berührt meint er dann, so könne man das vielleicht auch sehen, er müsse darüber nachdenken.

Aus psychodynamischer Sicht ist es durch die aktuelle Erkrankung und durch die Bekanntschaft zu einer Reaktivierung seiner bisher »erfolgreich« abgewehrten Beziehungswünsche gekommen. Die Ereignisse waren geeignet, seine Pseudoautonomie zu erschüttern und die dahinterliegende Objektabhängigkeit bei gleichzeitiger Trennungsempfindlichkeit und Verlustangst zu mobilisieren. Seine große Ambivalenz bekommt durch das Schmerzerleben eine eindeutige Klärung: »In diesem erbärmlichen Zustand kann ich doch keine Beziehung verantworten!«

8.4.4 Interaktion als chronifizierender Prozess

Bekanntermaßen gilt der Umgang mit Patienten mit somatoformen Schmerzstörungen als sehr schwierig, so war es auch mit Herrn A. Trotz gegenteiliger Bemühungen seiner Ärzte beharrt er auf einer organischen Ursache seiner Schmerzen, er macht die Experten hilflos, die Interaktionen schaukeln sich spannungsvoll auf, **»Simulant« steht gegen »Unfähigkeit«**. Damit führt die gestörte Interaktion zur Chronifizierung. Aus psychodynamischer Sicht hat das damit zu tun, dass es auf dem Hintergrund der Lebensmaxime von Herrn A. nicht zu einer Beziehung kommen darf:

Unabhängigkeit – niemals bin ich von jemandem abhängig, weil alle Menschen unzuverlässig sind (wie die Mutter) und mich enttäuschen werden.

Die Deutung seiner Ambivalenz und der Funktion des Schmerzes, sich nicht in die eigentlich gewünschte Beziehung einzulassen, verändert die nachfolgenden Gespräche mit Herrn A. Zuerst einmal gibt er zu erkennen, dass er sich ernst genommen und nicht mehr als Simulant abgetan fühlt. Seine Schmerzzustände haben für ihn jetzt einen subjektiven Sinn bekommen. Er erinnert sich sehr bewegt an die damaligen Umstände als Junge im Krankenhaus mit den alten Männern ohne die Mutter, die seiner Erzählung nach insgesamt unzuverlässig und häufig abwesend war. Er erinnert sich jetzt auch an eine Krankenschwester, die sich seiner angenommen und ihn auch mal in den Arm genommen hatte, von der er sich bei der plötzlichen Entlassung nicht einmal verabschieden konnte. Die Erinnerung an sie sei lange Zeit Tröstung in schwierigen Lebenssituationen gewesen, und er hatte lange die unbestimmte Erwartung, er werde sie wieder einmal treffen.

Herr A. hat mit seiner Bekannten über seine Ambivalenz und über seine Ängste vor einer Bindung gesprochen und war überrascht, dass sie Verständnis zeigte. An seinem Schmerzerleben hat es zunächst nichts geändert, aber er hat sich auf eine Interaktion eingelassen. Entsprechend dem **interpersonell angelegten Modell** wird die an die Körperbeschwerden geknüpfte **Beziehungsdynamik** zum Mittelpunkt der Diagnostik und Therapie (► Kap. 33).

8.5 Zusammenfassung

Ein allgemeines psychodynamisches Konzept bei Schmerzzuständen liegt gegenwärtig nicht vor. Vorgestellte Konzepte basieren explizit oder implizit auf traditionellen psychoanalytischen Modellbildungen, welche die Entwicklung der psychoanalytischen Theorie spiegeln.

Allgemein gesehen ist in einem psychodynamischen Krankheitsverständnis das bewusste Erleben und Verhalten durch eine unbewusste Konfliktverarbeitung gesteuert, die aus signifikanten Belastungen in der Biografie des Subjektes resultieren. Die psychodynamische Sichtweise ist somit eine biografisch orientierte Perspektive mit einem Grundkonflikt als Krankheitsdisposition, aktualisierten Konflikten als Krankheitsauslösung und einer daraus resultierenden pathologischen Interaktion als chronifizierende Bedingung. Aus psychodynamischer Sicht geht es zuerst darum, ein Verständnis für die Entwicklung der Störung aus den jeweils individuellen Besonderheiten und lebensgeschichtlichen Bedingungen des Einzelfalls zu entwickeln. Der Zugang ist biografisch ausgerichtet, er fokussiert auf die jeweiligen konflikthaften, strukturell vulnerablen oder traumatisch gestörten Persönlichkeitsbedingungen, die sich aus den Belastungen und den Verarbeitungen der individuellen Biografie erklären. Die Symptombildung erklärt sich kausal aus seiner psychodynamischen Funktion für das betroffene Individuum.

Literatur

1 Alexander F (1943) Fundamental Concepts of Psychosomatic Research. Psychosom Medicine 5: 205–210
2 Alexander F (1971) Psychosomatische Medizin. Grundlagen und Anwendungsgebiete. De Gruyter, Berlin
3 Bowlby J (1975) Bindung. Eine Analyse der Mutter-Kind-Beziehung. Kindler, München 1975 (engl. 1969)
4 Cannon WB (1920) Bodily changes in pain, hunger, fear and rage, 2nd ed. Appleton, New York
5 Egle UT et al. (2003) Handbuch Chronischer Schmerz. Grundlagen, Pathogenese, Klinik und Therapie aus biopsycho-sozialer Sicht. Schattauer, Stuttgart
6 Engel GL (1959) »Psychogenic« pain and the pain-prone patient. Am J Med 26: 899–918
7 Engel GL, Schmale AH (1967) Psychoanalytic theory of somatic disorder. J Am Psychoanal Ass 15: 344–365
8 Henningsen P (2008) Somatoforme Störungen: Patienten mit anhaltenden, organisch nicht ausreichend erklärbaren Körperbeschwerden. In: Rudolf G, Henningsen P (Hrsg) Psychotherapeutische Medizin und Psychosomatik. Ein einführendes Lehrbuch auf psychodynamischer Grundlage, 6. Aufl. Thieme, Stuttgart, S 234–248
9 Hoffmann SO (2003) Psychodynamisches Verständnis von Schmerz. In: Egle UT, Hoffmann SO, Lehmann KA, Nix WA (Hrsg) Handbuch chronischer Schmerz. Schattauer, Stuttgart, S 77–88
10 Hoffmann SO, Egle UT (2007) Psychodynamische Konzepte bei somatoformen Schmerzzuständen. In: Kröner-Herwig B, Frettlöh J, Klinger R, Nilges P (Hrsg) Schmerzpsychotherapie, 7. Aufl. Springer, Berlin Heidelberg New York Tokio, S 123–139
11 Mertens W (2007) Grundlagen psychoanalytischer Psychotherapie. In: Senf W, Broda M (Hrsg) Praxis der Psychotherapie. Ein integratives Lehrbuch. Thieme, Stuttgart, S 196
12 Mikails, Henderson PR, Tasca G (1996) An interpersonally based model of chronic pain: an application of the attachment theory. Clin Psychol Rev 14: 1–16
13 Nijenhuis RS, Mattheß H (2006) Traumabezogene strukturelle Dissoziation der Persönlichkeit. Psychotherapie im Dialog 4: 393–398
14 Overbeck G, Overbeck A (1998) Seelischer Konflikt – körperliches Leiden. Reader zur psychoanalytischen Psychosomatik. Rowohlt, Frankfurt/M
15 Reimer Ch, Rüger U (2003) Psychodynamische Psychotherapie. Springer, Berlin Heidelberg New York Tokio
16 Rudolf G, Henningsen P (2003) Die psychotherapeutische Behandlung somatoformer Störungen. Z Psychosom Med Psychother 49(1): 3–19
17 Strauß B, Buchheim A, Kächele H (2002) Klinische Bindungsforschung. Schattauer, Stuttgart
18 Streeck U (2007) Psychodynamische Therapieverfahren. In: Senf W, Broda M (Hrsg) Praxis der Psychotherapie. Ein integratives Lehrbuch. Thieme, Stuttgart, S 238

Psychopathologie und Schmerz

C. Schmahl und K.-J. Bär

Bei psychiatrischen Erkrankungen finden sich häufig auch Störungen im Bereich der Schmerzwahrnehmung bzw. -verarbeitung. Bekannte Beispiele hierfür sind die herabgesetzte Schmerzempfindlichkeit von Patienten mit selbstverletzendem Verhalten oder die häufige Klage über erhöhte Schmerzempfindlichkeit von depressiven Patienten. In diesem Kapitel werden Befunde zur Schmerzwahrnehmung und -verarbeitung beispielhaft bei den traumaassoziierten Störungen Borderline-Persönlichkeitsstörung (BPS) und posttraumatische Belastungsstörung (PTBS), bei der Depression, der Schizophrenie und der Anorexie dargestellt. Bestimmte psychopathologische Zustände – z. B. kognitive Störungen im Rahmen der Schizophrenie, Störungen der Affektregulation bei depressiven Störungen oder im Rahmen der BPS – können mit Veränderungen der Schmerzverarbeitung assoziiert sein.

Da affektive und kognitive Faktoren einen wichtigen Einfluss auf die Schmerzverarbeitung haben und Störungen der Schmerzverarbeitung sich anhand der Beteiligung der 3 Schmerzkomponenten (sensorisch, affektiv, kognitiv; Price 2000, Klossika et al. 2006; ▶ Kap. 3) beschreiben lassen, soll die Schmerzverarbeitung bei den einzelnen psychopathologischen Zuständen jeweils anhand der Beteiligung der einzelnen Schmerzkomponenten charakterisiert werden. Soweit möglich werden abschließend die der gestörten Schmerzverarbeitung zugrunde liegenden neuroanatomischen und neurochemischen Mechanismen beschrieben.

9

9.1 Borderline-Persönlichkeitsstörung und posttraumatische Belastungsstörung

9.1.1 Schmerzkomponenten

Borderline-Persönlichkeitsstörung (BPS) und posttraumatischer Belastungsstörung (PTBS) gemeinsam ist die Bedeutung von **traumatischem Stress** für die Entstehung und Aufrechterhaltung der Störung:

- Bei der PTBS gehört ein traumatisches Ereignis (z. B. Verkehrsunfall oder Vergewaltigung) zu den notwendigen Bedingungen für die Vergabe der Diagnose.
- Bei der BPS finden sich ebenfalls sehr häufig traumatische Ereignisse in der Anamnese; so berichten ca. 70% der Patienten über sexuellen und/oder körperlichen Missbrauch im Kindes- und Jugendalter (Zanarini 2000).

Borderline-Persönlichkeitsstörung

Psychopathologisch ist die BPS durch affektive Instabilität, Impulsivität und selbstverletzendes Verhalten charakterisiert, wobei die Patienten angeben, dass Letzteres häufig mit reduzierter Schmerzwahrnehmung verbunden ist. Experimentell konnte eine reduzierte Schmerzsensitivität bei dieser Patientengruppe mittels des Cold-Pressor-Tests sowie mittels Laserreizen bestätigt werden (Russ et al. 1992, Bohus et al. 2000, Schmahl et al. 2004). Bei der BPS scheint kein sensorisch-diskriminatives Defizit zu bestehen, da sich zwischen Patienten und Gesunden keine Unterschiede in den durch Laserstimulation evozierten hirnelektrischen Potenzialen und der räumlichen Diskrimination schmerzhafter Stimuli fanden und die räumliche Diskriminationsleistung für Laserreize nicht gestört war (Schmahl et al. 2004). Da im Zentrum der BPS eine **Störung der Emotionsregulation** steht, scheint vielmehr eine Störung der affektiven Schmerzkomponente für die reduzierte Schmerzwahrnehmung verantwortlich zu sein. Diese Vermutung wird durch den Befund einer positiven Korrelation zwischen Schmerzschwellen und dem Stresslevel (aversive innere Anspannung) bei Patienten mit BPS gestützt (Ludäscher et al. 2007).

Posttraumatische Belastungsstörung

PTBS-Patienten berichten häufig über Schmerzsymptome unterschiedlicher Art (Asmundson et al. 2002). PTBS und chronischer Schmerz als Erkrankung haben zum Teil ähnliche kognitive, verhaltensbezogene und physiologische Muster. Es treten z. B. erhöhte Angst und Erregbarkeit sowie auch Vermeidung, emotionale Labilität und eine stärkere Beachtung körperlicher Hinweisreize auf.

Sharp u. Harvey (2001) machen eine **wechselseitige Aufrechterhaltung** für die hohe Komorbidität zwischen PTBS und chronischem Schmerz verantwortlich. Zusätzlich führen Sharp u. Harvey das hohe Niveau an kognitiver Aktivität im Sinne von Grübeln, Sorgen und Erinnern sowohl bei den PTBS-Patienten als auch bei den Patienten mit chronischem Schmerz an. Beide Gruppen zeigen auch in erhöhtem Maße katastrophisierende Gedanken. Dies könnte die kognitive Kapazität limitieren und die Wahrscheinlichkeit reduzieren, dass funktionale Strategien entwickelt werden, die helfen, den Schmerz zu kontrollieren.

Experimentell zeigte sich eine bei männlichen Soldaten reduzierte Hitzeschmerzsensitivität bei Patienten mit PTBS (Pitman et al. 1990, Kraus et al. 2009a). Bei Frauen mit PTBS nach sexuellem Missbrauch im Kindesalter war die Reduktion der Schmerzsensitivität weniger ausgeprägt als bei BPS-Patientinnen (Schmahl et al. 2010).

9.1.2 Neuroanatomie

In einer Untersuchung mittels funktioneller Magnetresonanztomografie (fMRT) konnte ein mögliches **neuronales Korrelat des antinozizeptiven Mechanismus** bei der BPS genauer lokalisiert werden (Schmahl et al. 2006): Während tonischer Hitzeschmerzreizung mit individuell adaptierten tonischen Hitzereizen von 30 s Dauer und einer Intensität entsprechend einer subjektiven Schmerzhaftigkeit von 40 (auf einer Skala von 0–100) fand sich bei Patientinnen mit BPS weniger Aktivität in der Amygdala und im rostralen anterioren zingulären Kortex (ACC) sowie eine stärkere Aktivität im dorsolateralen präfrontalen Kortex im Vergleich zu gesunden Kontrollprobandinnen.

Dies deutet auf verstärkte kognitive Aktivität im Sinne einer verstärkten Schmerzkontrolle sowie eine reduzierte affektive Schmerzbewertung hin.

Bei Soldaten mit PTBS fand sich mit demselben Untersuchungsdesign ebenfalls eine Deaktivierung in der Amygdala (Geuze et al. 2007). In einer weiteren Studie an 25 Patientinnen mit BPS zeigte sich dann, dass die Amygdala-Deaktivierung nur bei denjenigen Patientinnen vorhanden war, die zusätzlich an einer PTBS litten – und zwar unabhängig von der Schwere der Störung und anderen psychopathologischen Faktoren wie Dissoziation und Anspannung (Kraus et al. 2009b). Es kann auch vermutet werden, dass starke Schmerzreize – wie z. B. während selbstverletzenden Verhaltens – eine wichtige Rolle im Rahmen der **Affektregulation** bei der BPS spielen; erste Befunde zeigen, dass eine experimentell gesteigerte Amygdala-Aktivität durch somatosensorische Reize wieder reduziert werden kann (Niedtfeld et al. 2010). In dieser fMRT-Untersuchung wurden zunächst für 3 s emotional aversive Bilder gezeigt, worunter es zu einer Zunahme der Aktivität in der Amygdala und der Insula kam. Anschließend wurden für 9 s Hitzeschmerzreize sowohl oberhalb als auch unterhalb der Schmerzschwelle appliziert; dabei reduzierte sich die Aktivität in der Amygdala sowohl durch über- als auch durch unterschwellige Hitzereize. In der Insula verhinderten überschwellige Hitzereize einen weiteren Anstieg der Aktivität.

9.1.3 Neurochemie

In der Untersuchung von Pitman et al. (1990) wurde der Einfluss des **endogenen Opioidsystems** (EOS) im Rahmen der Schmerzverarbeitung bei Patienten mit PTBS untersucht. Den Patienten, die nach der Teilnahme am Vietnamkrieg eine PTBS entwickelt hatten, wurde zunächst ein Videofilm über Kriegsgeschehnisse im Sinne einer erneuten Exposition mit traumarelevanten Reizen gezeigt. Anschließend wurden für jeweils 5 s standardisierte Hitzereize zwischen 45°C und 51°C am Unterarm appliziert. Die Untersuchung wurde bei 8 Patienten und 8 gesunden Kontrollprobanden durchgeführt, von denen jeweils der Hälfte vor der Untersuchung 1 mg Naloxon und der anderen Hälfte Placebo gegeben wurde. Unter Placebobedingung war die berichtete Schmerzintensität bei den PTBS-Patienten um 30% erniedrigt. In der Naloxongruppe war hingegen keine erhöhte Schmerztoleranz zu verzeichnen. Die Kontrollprobanden zeigten keine Änderung der Schmerzsensitivität nach dem Betrachten des Filmes.

Dies legt den Schluss einer stressinduzierten, über das endogene Opioidsystem vermittelten Hypoalgesie bei PTBS-Patienten nahe.

Ein weiterer Hinweis auf eine Beteiligung des EOS ergibt sich aus der Wirkung des Opioidantagonisten **Naltrexon** auf die bei beiden Erkrankungen häufigen dissoziativen Symptome (Depersonalisation, Derealisation, Analgesie; Bohus et al. 2000, Simeon et al. 2005). Das EOS wurde außerdem mit den bei der BPS sehr häufigen Selbstverletzungen in Verbindung gebracht (vgl. Tiefenbacher et al. 2005, Bandelow et al. 2010). Naltrexon führte in einer offenen Studie auch zu einer Reduktion von selbstverletzendem Verhalten (Sonne et al. 1996). Nach der **Schmerzhypothese** führt eine verstärkte EOS-Aktivität zur Hypoalgesie, und die Betroffenen benutzen selbstverletzendes Verhalten, um wieder in einen normalen Bereich der Schmerzwahrnehmung zu gelangen. Im Gegensatz dazu postuliert die **Abhängigkeitshypothese**, dass die Betroffenen selbstverletzendes Verhalten zur Stimulation des EOS benutzen und ein Abhängigkeitsverhalten entwickeln.

Zusammengefasst findet sich also bei den beiden Erkrankungen BPS und PTBS eine experimentell nachweisbare Reduktion der Schmerzsensitivität. Unklar ist jedoch noch der differenzielle Einfluss der beiden – häufig komorbiden – Erkrankungen bzw. der Einfluss der bei beiden Erkrankungen häufigen traumatischen Lebensereignisse (z. B. sexueller Missbrauch) auf Schmerzschwellen und zentrale Schmerzverarbeitung. Bei beiden Erkrankungen finden sich

Hinweise, insbesondere auf eine Störung der affektiven Schmerzkomponente und evtl. auch einer vermehrten Schmerzkontrolle. Zumindest für die BPS fanden sich keine Hinweise auf eine Störung der sensorisch-diskriminativen Schmerzkomponente. Bei dieser Erkrankung findet sich ein enger Zusammenhang zwischen emotionaler Dysregulation und einer Störung der affektiven Schmerzverarbeitung. Auf neuronaler Ebene findet sich eine Deaktivierung in Bereichen der affektiven Schmerzverarbeitung, insbesondere der Amygdala. Das endogene Opioidsystem spielt auf neurochemischer Ebene eine wichtige Rolle.

9.2 Depression

9.2.1 Schmerzkomponenten

Es gibt viele Gründe, von einer **erhöhten Schmerzsensitivität** im Kontext depressiver Symptome auszugehen:

- Das zentrale Kennzeichen der Depression ist eine dysphorische Stimmung. Die experimentelle Induktion negativer Stimmung führt bei Gesunden zu gesteigerter Schmerzwahrnehmung (Rainville et al. 2005).
- Das Empfinden von Kontrollverlust und Hilflosigkeit, ein wichtiger Faktor für die Entwicklung und Aufrechterhaltung einer Depression (Peterson et al. 1993), führt bei Gesunden ebenfalls zu einer gesteigerten Schmerzsensitivität (z. B. Williams et al. 2004).
- Primär depressive Patienten klagen häufig über Schmerzsymptome, während für chronische Schmerzpatienten eine hohe Prävalenz an depressiven Störungen berichtet wurde.

Bis zu 92% aller hospitalisierten depressiven Patienten geben Schmerzen an; bis zu 76% sogar multilokulär (Corruble u. Guelfi 2000). Wesentlich ist, dass diese Patienten über körperliche Symptome klagen, die als Kontinuum von geringgradigen Wahrnehmungen bis hin zu Schmerzen verstanden werden können. Im ambulanten Bereich berichten bis zu 40% aller Depressiven über solche Schmerzen, die das tägliche Leben beeinträchtigen, im Vergleich zu 10% der psychiatrisch unauffälligen Patienten (Arnow et al. 2006). Dabei korreliert die Schmerzintensität positiv mit der Schwere der Depression (Ward et al. 1982).

> **Neben dem erhöhten Auftreten von Schmerzen in der Depression scheinen auch somatische Schmerzerkrankungen für Depressionen zu prädisponieren. In spezialisierten Schmerzkliniken ist die Komorbidität besonders hoch (Poole et al. 2009).**

Im Gegensatz zu diesen klinischen Befunden zeigen depressive Patienten in experimentellen Untersuchungen für Hitzeschmerz zumeist eine **erniedrigte Schmerzsensitivität** (Bär et al. 2003). Dies wurde auch in einem Tiermodell von Angst und Depression so beschrieben (Jochum et al. 2007) und konnte in einer Metaanalyse bestätigt werden (Dickens et al. 2003). Allerdings gibt es auch gegenläufige Befunde (z. B. Gormsen et al. 2004, Klauenberg et al. 2008, Strigo et al. 2008). Diese Inkonsistenz sowohl innerhalb der experimentellen Studien als auch zwischen klinischen und experimentellen Befunden könnte mit der Modalität der Schmerzstimulation zusammenhängen: Es konnte nämlich gezeigt werden, dass bei depressiven Patienten die Sensitivität gegenüber **Oberflächenschmerz**, ausgelöst mit elektrischen oder Hitzestimuli, reduziert ist, jedoch bei **ischämischem Tiefenschmerz** eine erhöhte Schmerzsensitivität vorliegt (Bär et al. 2005).

Diese Dichotomie könnte mit Unterschieden der **Verarbeitung der unterschiedlichen Schmerzreize** erklärt werden (z. B. Hitzeschmerz auf der Haut vs. ischämischer Muskelschmerz; Craig 2003). Messungen der kortikalen Aktivität des Menschen mit bildgebenden Verfahren haben ergeben, dass bei schmerzhafter Reizung eines Skelettmuskels andere kortikale Gebiete erregt werden als bei schmerzhafter elektrischer Reizung der darüberliegenden Haut (Mense 2003). Bei schmerzhafter Reizung des Muskels findet sich eine deutlich stärkere Aktivierung im vorderen Gyrus cinguli, der mit der affektiv-motivationalen Schmerzkomponente und einer erhöhten Aufmerksamkeit für Schmerzreize in Verbindung gebracht wird. Eine ähnliche Diskrepanz zwischen Muskelschmerz und Hitzeschmerz an der Haut konnte für Patienten mit einer depressiven Symptomatik während einer akuten Belastungsreaktion beobachtet werden (Bär et al. 2006a, Böttger u. Bär 2007).

Wie oben dargestellt, führt eine vorübergehende traurige Stimmung bei Gesunden zu einer höheren Schmerzsensibilität. Interessanterweise konnte für depressive Patienten im Experiment ein ähnliches Muster gezeigt werden (Terhaar et al. 2010). Auch bei diesen Patienten kam es im Rahmen von kurzer induzierter trauriger Stimmung zu einer erhöhten Schmerzwahrnehmung.

Das könnte heißen, dass die für die Erkrankung beschriebene verminderte Schmerzwahrnehmung an der Haut durch andere zentrale Mechanismen verursacht wird als der sensibilisierende Effekt kurzer Traurigkeit.

Die verminderte Schmerzwahrnehmung bei der Depression ist wahrscheinlich auf völlig andere physiologische Mechanismen zurückzuführen als die generell erhöhte Schmerzsensibilität bei der somatoformen Schmerzstörung.

9.2.2 Neuroanatomie

Mittels fMRT konnte gezeigt werden, dass die verminderte Schmerzwahrnehmung an der Haut am ehesten auf **gestörte Prozesse im dorsolateralen präfrontalen Kortex** (DLPFC) zurückgeführt werden kann (Bär et al. 2007). Es kann vermutet werden, dass die Aktivierung im DLPFC aus verschiedenen Gründen eine wesentliche Rolle für die veränderte Schmerzverarbeitung bei der Depression spielt. So weiß man erstens auf der Grundlage bildgebender Untersuchungen, dass der DLPFC an der kognitiven Verarbeitung noxischer Reize und an der Generierung der Schmerzempfindung beteiligt ist. Insbesondere wird angenommen, dass er die Schmerzwahrnehmung unterdrücken kann, wenn konkurrierende kognitive oder andere externe Aufgaben oder Situationen dies erfordern (Lorenz et al. 2003). Weiter konnte gezeigt werden, dass die enge positive Beziehung zwischen Schmerzwahrnehmung und Inselaktivität durch die Aktivität im DLPFC reduziert werden kann (Coghill et al. 1999). Zudem gehört der DLPFC zu einem Netzwerk von Hirnregionen, welche an der Pathogenese der Depression beteiligt sind. Verminderte präfrontale Aktivität im DLPFC geht bei der Depression mit psychomotorischer Verlangsamung, verschiedenen Gedächtnis- und Aufmerksamkeitsstörungen und mit einer erhöhten Schwere der Erkrankung einher (Mayberg 2003).

Die verminderte Schmerzwahrnehmung bei der Depression könnte also an einer veränderten kognitiven Verarbeitung des Hitzereizes liegen.

Weiterhin scheinen **Antizipationsprozesse** eine wichtige Rolle im Rahmen der gestörten Schmerzverarbeitung in der Depression zu spielen. So konnten Strigo et al. (2008) zeigen, dass während der Antizipation von starken Schmerzreizen die Amygdala-Aktivität bei depressiven Patienten im Vergleich zu Gesunden gesteigert ist. Hier könnte die Integration von affektiven und kognitiven Faktoren (z. B. Katastrophisieren) eine Rolle spielen. Bei Gesunden (Petrovic et al. 2004) und auch bei BPS-Patienten (Klossika et al., in Vorbereitung) findet sich während der Schmerzantizipation hingegen eine Deaktivierung im Bereich der Amygdala.

9.2.3 Neurochemie

Für die Pathogenese der Depression werden Störungen in unterschiedlichen neurochemischen Systemen postuliert. Neben der Hypothalamus-Hypophysen-Nebennierenrinden-Achse sind dies insbesondere das Serotonin- und das Glutamatsystem. Obwohl Serotonin und Noradrenalin für die Pathogenese und Therapie der Depression eine wesentliche Rolle spielen und diese Neurotransmitter auch an der deszendierenden Schmerzhemmung beteiligt sind, gibt es bisher kaum Studien, die sich mit dem Einfluss des Serotoninsystems auf die Schmerzverarbeitung bei der Depression beschäftigen. Eine neuere Arbeit legt den Zusammenhang der veränderten Schmerzwahrnehmung bei der Depression mit einer **serotonergen Dysfunktion** nahe (Kundermann et al. 2009). Eine verminderte serotonerge Aktivität war hier mit hohen Schmerzschwellen assoziiert. Klinisch haben sich Antidepressiva mit serotonergen und noradrenergen Wirkungsmechanismen zur Behandlung körperlicher Symptome bei der Depression bewährt (Brannan et al. 2005). Eine reine Beeinflussung des serotonergen Systems mittels Antidepressiva kann nicht empfohlen werden.

Auch Veränderungen im **Opiatsystem** konnten für die Depression gezeigt werden (Frew u. Drummond 2009); ein Zusammenhang zwischen der verminderten Schmerzwahrnehmung und den endogenen Opiaten wurde hier postuliert. Für Gesunde wurde der Zusammenhang zwischen erhöhtem Blutdruck und verminderter Schmerzwahrnehmung beschrieben. Diese Beziehung konnte für depressive Patienten erst nach Applikation des Opiatantagonisten Naltrexon nachgewiesen werden. Daher wird angenommen, dass endogene Opiate die Verknüpfung von hohem Blutdruck und einer reduzierten Schmerzwahrnehmung in der Depression maskieren. So könnten die Opiatkonzentrationen oder Veränderungen der Rezeptoren während einer Depression mit der veränderten Schmerzwahrnehmung im Zusammenhang stehen. Ein genauer Mechanismus ist aber bisher noch nicht bekannt.

Zusammengefasst besteht also bei depressiven Patienten ein scheinbarer Widerspruch zwischen klinisch erhöhter Schmerzempfindung bzw. Schmerzbeschwerden vs. experimentell reduzierter Schmerzsensitivität, der am ehesten mit einer differenziellen Verarbeitung von Oberflächen- und Tiefenschmerz zusammenhängen könnte. Bezüglich der betroffenen Schmerzkomponenten kann die Störung am ehesten in der affektiven oder kognitiven Domäne der Schmerzmatrix vermutet werden. Sensorische Defizite konnten für die Depression mittels quantitativer sensorischer Testung (QST) nicht nachgewiesen werden (Klauenberg et al. 2008). Auf neuronaler Ebene könnte eine Überaktivität im DLPFC mit der reduzierten Schmerzverarbeitung externaler Schmerzreize zusammenhängen. Neurochemische Untersuchungen haben bisher wenig zur Aufklärung dieses Phänomens beigetragen.

9.3 Schizophrenie

9.3.1 Schmerzkomponenten

Seit Langem ist bekannt, dass Patienten, die an einer Schizophrenie leiden, sehr viel seltener über Schmerzen klagen als Gesunde (Kraepelin 1919). Dies gilt für Schmerzen im Rahmen von Knochenfrakturen (Murthy et al. 2004) oder anderen schmerzhaften Ereignissen, wie zum Beispiel nach Verbrennungen. Auch die teilweise massiven Selbstverletzungen bei der Schizophrenie (z. B. Augenenukleation oder Kastration; Favazza 1998), die mit relativ geringen Schmerzen assoziiert sind, können als Beleg für eine **deutlich reduzierte Schmerzwahrnehmung** angesehen werden. Patienten mit Schizophrenie leiden auch selten an einer **chronischen Schmerzkrankheit**. Insbesondere wurde immer wieder von Notfällen berichtet, in denen schizophrene Patienten an einem akuten Abdomen (z. B. Appendizitis) litten und keinerlei Schmerzen angaben (Geschwind 1977). Dieses Phänomen wurde bisher wissenschaftlich wenig untersucht (Bonnot et al. 2009).

Einige Studien zeigten, dass schizophrene Patienten weniger schmerzempfindlich sind als Gesunde (Davis et al. 1979, Blumensohn et al. 2002). In diesem Zusammenhang machten manche Autoren auch die Interaktion mit Antipsychotika für dieses Phänomen verantwortlich (Jakubaschk u. Böker 1991). Jochum et al. (2006) konnten zeigen, dass auch unmedizierte schizophrene Patienten erhöhte Schmerzschwellen angeben und sich diese unter neuroleptischer Medikation den Gesunden annähern. Insbesondere scheint in der akuten Psychose die **kognitive Verarbeitung des Signalreizes Schmerz** gestört zu sein. In psychophysiologischen Schmerzuntersuchungen können sich akut kranke Patienten kaum auf die zeitgerechte Beantwortung der Wahrnehmung »Schmerz« konzentrieren, da die Kognition erheblich eingeschränkt ist. So entstand eine ausgesprochene Selektion der ausgewählten Patienten mit Schizophrenie in den Studien.

> **Die kognitive Komponente der Schmerzwahrnehmung spielt mit Sicherheit eine entscheidende Rolle für die gestörte Schmerzverarbeitung bei der Schizophrenie.**

Zukünftige Studien müssen zeigen, inwieweit auch die **sensorische** oder **affektive Verarbeitung** möglicherweise gestört ist. Untersuchungen mit der fMRT sind hier besonders vielversprechend. Weiterhin müssen diese Untersuchungen klären, inwieweit die Schmerzwahrnehmung oder »nur« die Äußerung über den wahrgenommenen Schmerz gestört ist (Bonnot et al. 2009). Untersuchungen zur Wirkungsweise von modernen Neuroleptika auf die Schmerzwahrnehmung bei Kranken und Gesunden sind außerdem wesentliche Ziele zukünftiger Studien, da hierzu neuere Daten fehlen. Insbesondere eine mögliche Applikation im Rahmen von chronischen Schmerzsyndromen sollte überprüft werden, da hier neben der stimmungsaufhellenden Komponente auch Appetit und Grübeln positiv beeinflusst werden könnten.

Die Studienlage lässt derzeit noch keine Einschätzung von **neuroanatomischen und neurochemischen Ursachen** zu, welche die Ursachen für die veränderte Schmerzverarbeitung bei der Schizophrenie klären könnten.

Zusammengefasst kann man sagen, dass die meisten klinischen Befunde eine gestörte Verarbeitung von Schmerz in der akuten Schizophrenie zeigen. Dieses Phänom kann sogar zum Übersehen von lebensbedrohlichen Zuständen führen. Hier kann vermutet werden, dass insbesondere eine Störung der kognitiven Schmerzkomponente vorliegt, allerdings gibt es einen großen Forschungsbedarf auf diesem Gebiet.

9.4 Anorexie

9.4.1 Schmerzkomponenten

Die bei Anorexie bestehende Störung des eigenen Körperschemas spiegelt sich auch in einer veränderten Wahrnehmung bzw. Bewertung von Schmerzen wider. Bei der Anorexie findet sich eine Reduktion der Wahrnehmung nicht nur im Bereich des **Schmerzes**, sondern auch in **anderen somatosensorischen Bereichen** (Florin et al. 1988). Die von Lautenbacher, Pauls und de Zwaan erfassten Schmerzschwellen bei anorektischen Patienten zeigen gegenüber denen gesunder Probanden eine signifikante Erhöhung (Pauls et al. 1991, Lautenbacher u. Krieg 1994, De Zwaan et al. 1996). So zeigen anorektische Patientinnen in den entsprechenden physiologischen Schmerzuntersuchungen eine **ausgeprägte Verminderung der Schmerzwahrnehmung** (Lautenbacher et al. 1991, Bär et al. 2006b). Insbesondere bei hochgradiger Mangelernährung kann eine erhöhte Schmerzschwelle nachgewiesen werden, deren Ursachen bisher unklar sind.

> **Im Vergleich zu den Krankheitsbildern Schizophrenie oder Depression ist die Wahrnehmungsstörung in der Anorexie am stärksten ausgeprägt.**

Eine Ursache für die herabgesetzte Schmerzsensitivität sah man im Vorliegen einer **subklinischen Neuropathie**, die zu einer verzögerten Schmerzwahrnehmung führen könnte. Pauls widerlegte jedoch diese Theorie, da die Wärme-, Kälte- und Vibrationsempfindung bei anorektischen Patienten unverändert war (Pauls et al. 1991). Die beschriebene negative Korrelation zwischen Schmerzschwelle und Hauttemperatur führte zu der These, eine **sympathische Dysregulation** bzw. eine **veränderte Rezeptoraktivität** für die reduzierte Schmerzsensibilität verantwortlich zu machen; der Beweis hierfür steht jedoch noch aus (Lautenbacher et al. 1991). Eine enge Korrelation konnte auch zwischen den vegetativen Veränderungen und der Schmerzwahrnehmung während der Erkrankung gezeigt werden. So ist ein ausgeprägter **Vagotonus**, gemessen an der Pupille, mit hohen Schmerzschwellen assoziiert (Bär et al. 2006b). Obwohl bekanntermaßen eine Veränderung der vagalen Aktivität die Schmerzwahrnehmung beeinflusst (Kirchner et al. 2006), kann bisher für die Anorexie nur eine Assoziation, aber keine Kausalität beschrieben werden.

Trotz dieser starken Verminderung der Schmerzwahrnehmung sind dennoch **Schmerzbeschwerden** bei Anorexiepatienten häufig. In einer neueren Studie (Coughlin et al. 2008) wurden bei 70% der Anorexiepatientinnen Schmerzbeschwerden in 2 oder mehr Körperregionen gefunden. Schwere Schmerzen wurden von 1/4 dieser Patientinnen beklagt, die sich damit von der gesunden Vergleichsgruppe unterschieden. Diese Beschwerden waren aber mit der Schwere von **depressiven Symptomen** assoziiert. Dieser Befund legt die Behandlung depressiver Symptome im Rahmen von Essstörungen nahe und könnte auch bedeuten, dass unterschiedliche Mechanismen in Depression und Anorexie die Schmerzwahrnehmung modulieren.

9.4.2 Neuroanatomie

Bisher liegen keine gesicherten Daten über die neuronalen Korrelate der verminderten Schmerzwahrnehmung bei der Anorexie vor. Erste Ergebnisse eigener Bildgebungsuntersuchungen (in Vorbereitung befindliche Studie von Schwier et al.) weisen auf eine **Störung der sensorischen Komponente** hin.

9.4.3 Neurochemie

Lautenbacher et al. vermuteten als Ursache der verminderten Schmerzschwelle **erhöhte Opiatkonzentrationen** im Liquor essgestörter Patienten. »Corticotropin releasing hormone« (CRH) liegt bei Magersüchtigen in vermehrter Konzentration vor. Dessen Vorläuferhormon Proopiomelanokortin spaltet neben CRH auch Opioidvorstufen ab. Opioide vermitteln eine zentrale Analgesie, die durch den Antagonisten Naloxon aufhebbar sein sollte. Jedoch zeigte sich nach Naloxonapplikation keine Normalisierung der Schmerzschwelle (Lautenbacher et al. 1990). Eine erhöhte Serumkonzentration von **Kortisol** ist bei der Anorexie hinlänglich bekannt (Misra et al. 2004); diese korreliert mit der verminderten Schmerzwahrnehmung (Bär et al. 2006b).

Erniedrigte Schilddrüsenhormonwerte sind seit Längerem als Indikator für Fastenzustände bekannt. Die Patientinnen zeigen oft Symptome einer hypothyreoten Stoffwechsellage wie Bradykardie, Thermoregulationsstörungen und einen reduzierten Grundumsatz. Studien konnten eine lineare negative Korrelation der Schmerzschwelle mit dem freien T3 nachweisen (Bär et al. 2006b). Entsprechende Zusammenhänge zwischen erniedrigtem freiem T3 und einer Schmerzschwellenanhebung waren auch bei hypothyreoten Patienten beobachtet worden. Die Vielzahl von veränderten Hormonen bei Anorexie erlaubt verschiedene Konstellationen von Hormonkonzentrationen, die im Einzelnen noch wissenschaftlich untersucht werden müssen.

Zusammengefasst sind die erhöhten Schmerzschwellen bei der Anorexie beeindruckend. Diese korrelieren negativ mit dem Gewicht und sind teilweise reversibel, da sie nach Behandlung und Erreichen des früheren Gewichtes auf Normalniveau absinken (Bär et al. 2006b). Die Ursachen sind bisher noch

Tab. 9.1 Abweichende Schmerzsensibilitäten bei verschiedenen psychischen Störungen

	Sensorische SK	Affektive SK	Kognitive SK
BPS/PTBS	0	++	+
Depression	0	++	++
Schizophrenie	?	?	++
Anorexie	++	+	+

BPS: Borderline-Persönlichkeitsstörung, *PTBS:* posttraumatische Belastungsstörung, *SK:* Schmerzkomponente, *0:* wahrscheinlich nicht gestört, *+:* leichtere Störung, *++:* schwerere Störung, *?:* unklar

nicht sicher geklärt. Eine Störung der sensorischen Komponente kann neben einer kognitiven Störung der Schmerzverarbeitung vermutet werden, die möglicherweise mit der Körperschemastörung assoziiert ist. Ob ähnlich wie den epidemiologischen Beschreibungen des Zusammenhangs von Depressivität und Schmerzbeschwerden in der Anorexie auch die affektive Komponente an der akuten Schmerzverarbeitung beteiligt ist, muss in zukünftigen Studien untersucht werden.

9.5 Zusammenfassung

Wir haben anhand von 4 Störungsbildern exemplarisch Störungen der Schmerzwahrnehmung und -verarbeitung bei psychiatrischen Erkrankungen (BPS/PTBS, Depression, Schizophrenie und Anorexie) beschrieben. Bei allen diesen Störungsbildern findet man klinisch eine veränderte Schmerzwahrnehmung. Aufgrund der dargestellten experimentellen Befunde lassen sich unterschiedliche Konstellationen von Störungen der 3 Schmerzkomponenten (sensorisch, affektiv und kognitiv) vermuten, wobei anzumerken ist, dass die Datenlage in den meisten Fällen noch äußerst unzureichend ist und die in Tab. 9.1 dargestellte Übersicht daher als spekulativ anzusehen ist.

Wir gehen davon aus, dass bei den traumaassoziierten Störungen **BPS und PTBS** insbesondere eine Störung der affektiven (und in geringerem Umfang der kognitiven) Schmerzverarbeitung vorliegt, die sensorische Schmerzverarbeitung aber intakt ist. Bei der **Depression** kann vermutet werden, dass sowohl die affektive als auch die kognitive Schmerzkomponente gestört ist. Bei der Depression finden sich weiterhin ein interessanter Gegensatz zwischen der klinischen Schmerzschilderung einerseits und der experimentell nachgewiesenen reduzierten Schmerzsensibilität andererseits. Außerdem kann eine unterschiedliche Verarbeitung von Oberflächen- und Tiefenschmerz vermutet werden. Bei der **Schizophrenie** ist die Datenlage zur Schmerzverarbeitung besonders unzureichend; hier kann – auch aufgrund der massiven kognitiven Psychopathologie – eine Störung der kognitiven Schmerzkomponente vorsichtig vermutet werden. Bei der **Anorexie** kann eine Störung aller 3 Komponenten, insbesondere der sensorischen, angenommen werden.

Insgesamt ist der Zusammenhang zwischen psychopathologischen Zuständen und Schmerz ein klinisch und wissenschaftlich bedeutsames, aber noch wenig erforschtes Feld. Weitere Untersuchungen, insbesondere mit bildgebenden Verfahren, sollten unser Wissen über diesen Zusammenhang in den kommenden Jahren deutlich verbessern.

Literatur

1. Arnow BA et al. (2006) Comorbid depression, chronic pain, and disability in primary care. Psychosom Med 68: 262–268
2. Asmundson GJ et al. (2002) PTSD and the experience of pain: research and clinical implications of shared vulnerability and mutual maintenance models. Can J Psychiatry 47: 930–937
3. Bär KJ et al. (2003) Influence of gender and hemispheric lateralization on heat pain perception in major depression. J Psychiatric Res 37: 345–353
4. Bär KJ et al. (2005) Pain perception in major depression depends on pain modality. Pain 117: 97–103
5. Bär KJ et al. (2006a) Decreased sensitivity to experimental pain in adjustment disorder. Eur J Pain 10: 467–471
6. Bär KJ et al. (2006b) Changes of pain perception, autonomic function, and endocrine parameters during treatment of anorectic adolescents. J Am Acad Child Adolesc Psychiatry 45: 1068–1076
7. Bär KJ et al. (2007) Increased prefrontal activation during pain perception in major depression. Biol Psychiatry 62: 1281–1287

8 Bandelow B et al. (2010) Borderline personality disorder – a dysregulation of the endogenous opioid system? Psychol Rev (in press)
9 Blumensohn R, Ringler D, Eli I (2002) Pain perception in patients with schizophrenia. J Nerv Ment Dis 190: 481–483
10 Bohus M et al. (2000) Pain perception during self-reported distress and calmness in patients with borderline personality disorder and self-mutilating behavior. Psychiatry Res 95: 251–260
11 Boettger MK, Bär KJ (2007) Perception for ischemic pain shows similarities in adjustment disorder and major depression. Eur J Pain 11: 819–822
12 Bonnot O et al. (2009) Are patients with schizophrenia insensitive to pain? A reconsideration of the question. Clin J Pain 25: 244–52
13 Brannan SK et al. (2005) Duloxetine 60 mg once-daily in the treatment of painful physical symptoms in patients with major depressive disorder. J Psychiatric Res 39: 43–53
14 Coghill RC et al. (1999) Pain intensity processing within the human brain: a bilateral, distributed mechanism. J Neurophysiol 82:1934–1943
15 Corruble E, Guelfi JD (2000) Pain complaints in depressed inpatients. Psychopathology 33: 307–309
16 Coughlin JW et al. (2008) Pain, catastrophizing, and depressive symptomatology in eating disorders. Clin J Pain 24: 406–414
17 Craig AD (2003) A new view of pain as a homeostatic emotion. Trends Neurosci 26: 303–307
18 Davis GC, Buchsbaum MS, Van Kammen DP (1979) Analgesia to pain stimuli in schizophrenics and its reversal by naltrexone. Psychiatry Res 1: 61–69
19 De Zwaan M et al. (1996) Relationship between thresholds to thermally and to mechanically induced pain in patients with eating disorders and healthy subjects. Pain 67: 511–512
20 Dickens C, McGowan L, Dale S (2003) Impact of depression on experimental pain perception: a systematic review of the literature with meta-analysis. Psychosom Med 65: 369–375
21 Favazza AR (1998) The coming age of self-mutilation. J Nerv Ment Dis 186: 259–268
22 Florin I et al. (1988) Pressure sensitivity in bulimic women: a contribution to research in body image distortion. J Psychosom Res, 32: 439–444
23 Frew AK, Drummond PD (2009) Opposite effects of opioid blockade on the blood pressure-pain relationship in depressed and non-depressed participants. Pain 142: 68–74
24 Geschwind N (1977) Insensitivity to pain in psychotic patients. N Engl J Med 296: 1480
25 Geuze E et al. (2007) Altered pain processing in veterans with posttraumatic stress disorder. Arch Gen Psychiatry 64: 76–85
26 Gormsen L et al. (2004) Pain thresholds during and after treatment of severe depression with electroconvulsive therapy. Eur J Pain 8: 487–493
27 Jakubaschk J, Böker W (1991) Disorders of pain perception in schizophrenia. Schweiz Arch Neurol Psychiatr 142: 55–76
28 Jochum T et al. (2006) Influence of antipsychotic medication on pain perception in schizophrenia. Psychiatry Res 142: 151–156
29 Jochum T et al. (2007) Decreased sensitivity to thermal pain in rats bred for high anxiety-related behaviour is attenuated by citalopram or diazepam treatment. Behav Brain Res 183: 18–24
30 Kirchner A et al. (2006) Vagus nerve stimulation suppresses pain but has limited effects on neurogenic inflammation in humans. Eur J Pain 10(5): 449–455
31 Klauenberg S et al. (2008) Depression and changed pain perception: hints for a central disinhibition mechanism. Pain 140: 332–343
32 Klossika I et al. (2006) Emotional modulation of pain: a clinical perspective. Pain 124: 264–268
33 Kraepelin E (1919) Dementia praecox and paraphrenia. VIGOT, Edinburgh, Scotland
34 Kraus A et al. (2009a) Differentiation of pain thresholds in combat-related posttraumatic stress disorder. Pain 143: 179–185
35 Kraus A et al. (2009b) Amygdala deactivation as a neural correlate of pain processing in patients with borderline personality disorder and co-occurrent posttraumatic stress disorder. Biol Psychiatry 65: 819–822
36 Kundermann B et al. (2009) Pain sensitivity in major depression and its relationship to central serotoninergic function as reflected by the neuroendocrine response to clomipramine. J Psychiatric Res 43: 1253–1261
37 Lautenbacher S et al. (1990) Pain perception in patients with eating disorders. Psychosomatic Medicine 52: 673–682
38 Lautenbacher S et al. (1991) Pain sensitivity in anorexia nervosa and bulimia nervosa. Biol Psychiatry 29: 1073–1078
39 Lautenbacher S, Krieg JC (1994) Pain perception in psychiatric disorders: a review of the literature. J Psychiatric Res 28: 109–122
40 Lorenz J, Minoshima S, Casey KL (2003) Keeping pain out of mind: the role of the dorsolateral prefrontal cortex in pain modulation. Brain 126: 1079–1091
41 Ludäscher P et al. (2007) Elevated pain thresholds correlate with dissociation and aversive arousal in patients with borderline personality disorder. Psychiatry Res 149: 291–296
42 Mayberg HS (2003) Positron emission tomography imaging in depression: A neural systems perspective. Neuroimaging Clin N Am 13: 805–815
43 Mense S (2003) What is different about muscle pain? Schmerz 17: 459–463
44 Misra M et al. (2004) Alterations in cortisol secretory dynamics in adolescent girls with anorexia nervosa and effects on bone metabolism. J Clin Endocrinol Metab 89: 4972–4980
45 Murthy BV, Narayan B, Nayagam S (2004) Reduced perception of pain in schizophrenia: its relevance to

clinical diagnosis of compartment syndrome. Injury 35: 1192–1193
46 Niedtfeld I et al. (2010) Affect regulation and pain in borderline personality disorder: a possible link to the understanding of self-injury. Biol Psychiatry (in press)
47 Pauls AM et al. (1991) Assessment of somatosensory indicators of polyneuropathy in patients with eating disorders. European Archives Psychiatry Clinical Neuroscience 241: 8–12
48 Poole H et al. (2009) Depression in Chronic Pain Patients: Prevalence and Measurement. Pain Practice 9: 173–180
49 Peterson C, Maier SF, Seligman MEP (1993) Learned helplessness. Oxford University Press, Oxford
50 Petrovic P et al. (2004) Context-dependent deactivation of the amygdala during pain. J Cogn Neurosci 16: 1289–1301
51 Pitman RK et al. (1990) Naloxone-reversible analgesic response to combat-related stimuli in posttraumatic stress disorder. A pilot study. Arch Gen Psychiatry 47: 541–545
52 Price DD (2000) Psychological and neural mechanisms of the affective dimension of pain. Science 288: 1769–1772
53 Rainville P, Bao QV, Chretien P (2005) Pain-related emotions modulate experimental pain perception and autonomic responses. Pain 118: 306–318
54 Russ MJ et al. (1992) Pain perception in self-injurious patients with borderline personality disorder. Biol Psychiatry 32: 501–511
55 Schmahl C et al. (2004) Differential nociceptive deficit in patients with borderline personality disorder and self-injurious behavior: Laser-evoked potentials, spatial discrimination of noxious stimuli, and pain ratings. Pain 110: 470–479
56 Schmahl C et al. (2006) Neural correlates of antinociception in borderline personality disorder. Arch Gen Psychiatry 63: 659–667
57 Schmahl C et al. (2010) Pain sensitivity is reduced in borderline personality disorder, but not in posttraumatic stress disorder and bulimia nervosa. World J Biol Psychiatry 11: 364-371
58 Sharp TJ, Harvey AG (2001) Chronic pain and posttraumatic stress disorder: mutual maintenance? Clin Psychol Rev 21: 857–877
59 Simeon D, Knutelska M (2005). An open trial of naltrexone in the treatment of depersonalization disorder. J Clin Psychopharmacol 25: 267–270
60 Sonne S et al. (1996) Naltrexone treatment of self-injurious thoughts and behaviors. J Nerv Ment Dis 184: 192–195
61 Strigo IA et al. (2008) Association of major depressive disorder with altered functional brain response during anticipation and processing of heat pain. Arch Gen Psychiatry 65: 1275–1284
62 Terhaar J et al. (2010) Increased sensitivity to heat pain after sad mood induction in female patients with major depression. Eur J Pain (in press)
63 Tiefenbacher S et al. (2005) The physiology and neurochemistry of self-injurious behavior: A nonhuman primate model. Front Biosci 10: 1–11
64 Ward NG et al. (1982) Psychobiological markers in coexisting pain and depression: toward a unified theory. J Clin Psychiatry 43: 32–41
65 Williams DC et al. (2004) Perceived control, locus of control and preparatory information: effects on the perception of an acute pain stimulus. Pers Individ Dif 36: 1681–1691
66 Zanarini MC (2000) Childhood experiences associated with the development of borderline personality disorder. The Psychiatric Clinics of North America 23: 89–101

Placeboeffekt in Schmerztherapie und -forschung

R. Klinger, M. Schedlowski und P. Enck

Die Faszination des Placeboeffektes geht von seiner ursprünglichen, ihn lange umgebenden Mystik aus. Vor dem Hintergrund einer Vielzahl empirischer Befunde lässt sich heutzutage insbesondere für den analgetischen Placeboeffekt nachvollziehen, auf welcher neurobiologischen, neurochemischen und neuroanatomischen Basis er sich vollzieht und durch welche zugrunde liegenden psychologischen Wirkmechanismen er gesteuert wird. Die Effektivität des analgetischen Placeboeffektes ist unumstritten. Aus diesem Grunde ist es naheliegend zu überlegen, wie er auch klinisch genutzt werden kann. Dieser Gedanke wurde erstmals auch in eine schmerztherapeutische Leitlinie aufgenommen.

10.1 Einleitung

10.1.1 Placebo-/Noceboeffekte in der Schmerztherapie

Wenngleich Placebo- und Noceboeffekte in allen Bereichen medizinischer, psychologischer und nichtmedizinischer Therapie eine Rolle spielen, spielen sie doch in der Schmerztherapie zum einen eine größere Rolle als bei anderen Erkrankungen, und zum anderen sind sie in der Schmerztherapie weitaus anerkannter: Der Begriff der **»Placeboanalgesie«** fand keine Entsprechung in anderen medizinischen Teilbereichen.

Placeboeffekt

Von Placeboeffekten in der Schmerztherapie spricht man, wenn ein akuter oder chronischer Schmerz nach Gabe einer inerten Substanz (im Labor oder im Rahmen von klinischen Prüfungen) nachlässt. Von **Placeboanalgesie** wird dann gesprochen, wenn dies unter Laborbedingungen stattfindet. Üblicherweise wird dabei ein experimenteller Schmerz (ein Elektroreiz, ein Hitzereiz, ein ischämischer Reiz) mit einem lokalen oder systemischen Scheinmedikament (einer Pille, Salbe oder Injektion ohne Wirkstoff) behandelt, während die Versuchspersonen gleichzeitig informiert werden, hierbei handle es sich um ein starkes Schmerzmittel. Unter diesen Bedingungen nimmt die **Schmerztoleranz** zu, und es nehmen systemische, **autonom regulierte Reaktionen auf die Noxe** ab. In einem klassischen Experiment konnten Levine, Gordon und Fields bereits 1978 zeigen, dass diese »placeboinduzierte« Analgesie durch die Ausschüttung endogener Opiate mediiert ist, da sie sich mittels Naloxon, eines Opiatantagonisten, blocken ließ.

In einer Metaanalyse von Vase et al. (2002) konnten die Autoren zeigen, dass die Effektstärke der **Placeboanalgesie im Labor** etwa 6-mal größer ist als die Effektstärke einer **Placebobehandlung in einer klinischen Studie**. Dies wird von den Autoren darauf zurückgeführt, dass in Laborstudien meist eine sichere Medikamentengabe suggeriert wird, um die Placeboanalgesie zu erzeugen, während in klinischen, placebokontrollierten Studien die Patienten mit der Einverständniserklärung darüber informiert werden, dass sie eine 50%ige (oder höhere oder geringere) Chance haben, ein Placebo zu erhalten: Diese reduzierte »Sicherheit« der Behandlung mit einem neuen Medikament drückt sich in der reduzierten Placebowirksamkeit aus.

Noch dramatisch geringer waren die Effekte sowohl von Placebo als auch der Medikation, wenn die Patienten nicht wussten, ob überhaupt und wann sie ein Schmerzmittel bekommen sollten: Im sog. **verdeckten Placeboparadigma** (»hidden placebo paradigm«) konnten Benedetti et al. (Colloca et al. 2004) zeigen, dass einem Schmerzmittel nach einer Operation keinerlei Wirkung mehr zukommt, wenn es verdeckt appliziert wird, sodass angenommen werden muss, dass die antinozizeptive Wirkung ausschließlich auf Placeboeffekte zurückgeführt werden muss.

Da wir gegenwärtig noch keine Daten über die Größe des Placeboeffektes im klinischen Alltag haben, können wir dessen Bedeutung nur anhand klinischer Studien zum Placeboeffekt abschätzen.

> **Wir können jedoch davon ausgehen, dass all die Faktoren, die in klinischen Studien und im Labor Einfluss auf die Größe des Placeboeffektes nehmen, auch im klinischen Kontext einer Routinebehandlung die Behandlungsergebnisse beeinflussen.**

Noceboeffekt

Unter »Nocebo« werden all diejenigen »Placeboeffekte« zusammengefasst, die eine negative Wirkung haben, d. h. die Symptome erzeugen, verschlimmern oder ihre Besserung verhindern können. Noceboeffekte sind daher vor allem als **»unerwünschte Nebenwirkungen«** einer Placebogabe in klinischen Medikamentenversuchen bekannt. Sie können aber auch als die **klinischen Folgen** einer Fehldiagnose bzw. rechtlicher, diagnostischer oder therapeutischer Maßnahmen verstanden werden, welche die Patienten in der Annahme über die Art oder Schwere der Erkrankung und ihrer Behandlung fehlleiten.

Schmerzüberempfindlichkeit (Hyperalgesie) lässt sich, wie die Placeboanalgesie, ebenfalls experimentell im Labor erzeugen und folgt dort vergleichbaren Regeln, wenngleich die zugrunde liegenden biologischen Mechanismen ihrer Vermittlung vermutlich andere sind (Enck et al. 2008).

Die nur geringe **empirische Basis** zur Noceboresponse lässt gegenwärtig keine sichere Aussage über ihre Natur zu, aber die wenigen Arbeiten belegen zumindest, dass auch hier die Mechanismen der Pawlowschen Konditionierung (Colloca et al. 2008b) bzw. der Manipulation von Erwartungen greifen (Klosterhalfen et al. 2009; ◘ Abb. 10.2, ◘ Abb. 10.3). Diese Untersuchungen bestätigen zudem einen erheblichen Geschlechtsunterschied in der Wirksamkeit von Konditionierung einerseits und Erwartungen andererseits, vor allem bei Noceboeffekten, zumindest im Labor.

10.1.2 Placeboreaktionen und ihre beeinflussenden Faktoren

Neben den bereits angesprochenen Geschlechtsunterschieden, die auch für andere Schmerzphänomene und für die Placeboanalgesie generell gelten (Flaten et al. 2006), sind es insbesondere **Faktoren der Arzt-Patient-Beziehung**, die die Placeboreaktion beeinflussen (können): die Art, Intensität, Häufigkeit und die Dauer der Kommunikation, die Art der Behandlung (mündlich, manuell, instrumentell), Merkmale des Medikamentes (einschließlich Anzahl, Dosierung, Größe, Farbe, Applikationsform, Kosten), die Erfahrung des Patienten mit bisheriger Behandlung (dieser oder anderer Krankheiten) und die Erfahrung des Arztes. Vermutlich spielt auch die Ausbildung des Arztes eine erhebliche Rolle, aber dafür gibt es bislang keine empirischen Belege.

Bisher ist es nicht möglich gewesen, aus der Vielzahl der Wirkfaktoren ein verlässliches Modell zu entwickeln, das erlaubt, die Placeboreaktion eines Individuums vorherzusagen (Enck et al. 2009). Ebenso wenig ist es bislang gelungen, eine Persönlichkeitsstruktur des Placeboresponders zu identifizieren oder eine genetische Prädisposition verlässlich zu benennen.

10.2 Grundlagen der Placeboanalgesie

Aktuelle neurobiologische und neuropsychologische empirische Befunde weisen darauf hin, dass der **Placeboeffekt** nicht durch einen generellen neurobiologischen Mechanismus zu erklären ist, sondern die Placeboantwort unter unterschiedlichen experimentellen Bedingungen oder Erkrankungen anscheinend durch **unterschiedliche Mechanismen** gesteuert wird (Pacheco-Lopez et al. 2006, Enck et al. 2008). Allerdings scheinen das endogene Opioidsystem und auch das dopaminerge System im zentralen Nervensystem (ZNS) eine Schlüsselrolle bei der Steuerung des Placeboeffektes zu spielen.

Ein neuerer postulierter Erklärungsansatz bringt diese beiden Neurotransmitter bzw. Neuropeptidsysteme im Rahmen der Placeboantwort in einen funktionellen Zusammenhang. Demnach wird der Placeboeffekt durch das sog. **Belohnungssystem im ZNS** moduliert (de la Fuente-Fernández u. Stoessl 2002). In Untersuchungen mit Parkinsonpatienten (de la Fuente-Fernández et al. 2004) und experimentellen Studien zur Placeboanalgesie (Scott et al. 2007) konnte dokumentiert werden, dass die Erwartung einer Belohnung, wie beispielsweise die Erwartung einer Symptomreduktion bei Patienten, eine wichtige Rolle beim Placeboeffekt spielt. Diese **Erwartungshaltung** induziert eine tonische Aktivierung tegmentaler oder präfrontaler dopaminerger Neurone, die sich in das Striatum fortsetzt. Die Erwartungsphase vor Eintreten der eigentlichen Belohnung ist geprägt von einer Unsicherheit, die die dopaminerge Aktivität nachhaltig erhöht und die wiederum am ausgeprägtesten ausfällt, wenn die Wahrscheinlichkeit des tatsächlichen Eintretens der erwarteten Belohnung 50% beträgt. Ein **Höchstmaß an Unsicherheit**, ob die erwartete Belohnung nun eintritt oder nicht (50/50), führt schließlich dazu, das ca. 30% der dopaminergen Zellen tonisch aktiviert werden (Fiorillo et al. 2003). Umgekehrt führt die 100%ige Gewissheit darüber, ob die Belohnung eintritt bzw. ob sie nicht eintritt, nicht zu einer Aktivierung dopaminerger Zellen. Diese dopaminerge Aktivierung konnte auch nach dem Einsetzen der Belohnung beobachtet werden und fällt noch ausgeprägter aus, wenn die Belohnung überraschend eintritt.

Die wahrgenommene Unsicherheit erhöht anscheinend die Aktivierung des Belohnungssystems im Gehirn.

Aufbauend auf diesen Befunden wurde in einem experimentellen Ansatz das **endogene Opiatsystem** zusammen mit dem **dopaminergen System** in den Gehirnarealen analysiert, die eine zentrale Rolle im Belohnungssystem spielen und motivationales Verhalten steuern (Scott et al. 2008). Probanden wurde in einem Schmerzparadigma versichert, dass ein appliziertes Medikament (Placebo) entweder keine

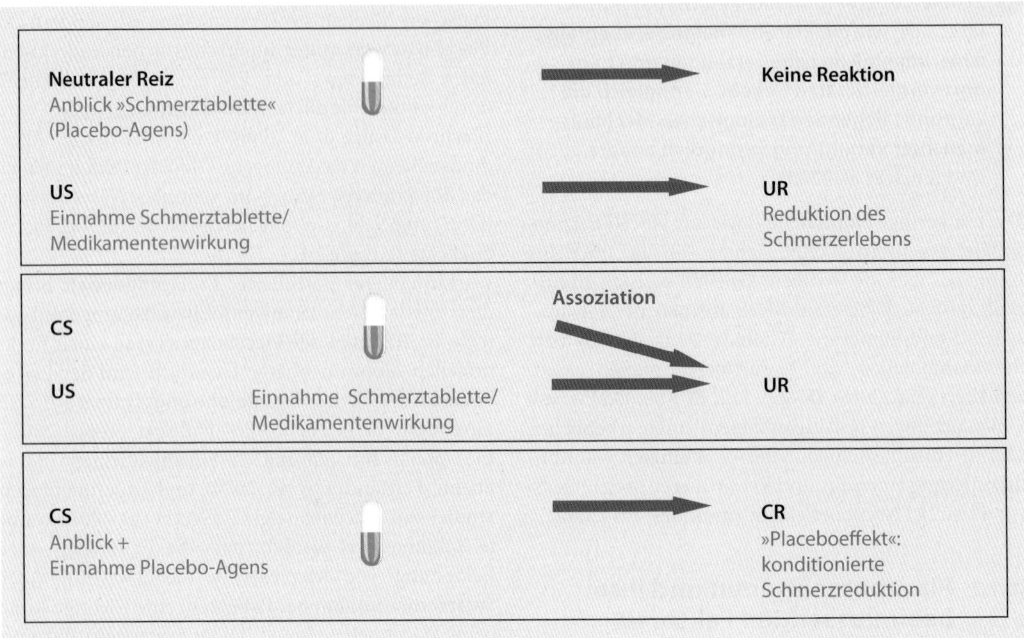

Abb. 10.1 Klassische Konditionierung: der erlernte Placeboeffekt. *CR* Konditionierte Reaktion, *CS* konditionierter Stimulus, *UR* unkonditionierte Reaktion, *US* unkonditionierter Stimulus

oder eine starke analgetische Wirkung habe. Mittels Positronenemissionstomografie (PET) konnte beobachtet werden, dass die schmerzlindernde Erwartungshaltung zu einem Anstieg der Opioidaktivität im anterioren Cingulum, dem orbitofrontalen Kortex, dem Inselkortex, im Nucleus accumbens sowie in der Amygdala führte. Parallel dazu erhöhte sich die dopaminerge Aktivität in den Basalganglien, insbesondere im Nucleus accumbens. Sowohl die dopaminerge als auch die opioiderge Aktivität war sowohl mit der induzierten schmerzlindernden Erwartungshaltung als auch mit der subjektiv berichteten analgetischen Placebowirkung assoziiert. Der Zusammenhang zwischen der schmerzlindernden Placebowirkung und der Aktivität beider Botenstoffe war insbesondere im Nucleus accumbens stark ausgeprägt.

Diese Befunde zeigen deutlich, dass Dopamin und endogene Opioide anscheinend eine Schlüsselrolle bei der Vermittlung der Placeboanalgesie einnehmen.

Über die neurobiologischen Mechanismen des **Noceboeffektes** ist weit weniger bekannt. Allerdings scheinen auch hier **dopaminerge und opioiderge Mechanismen** im Nucleus accumbens eine zentrale Rolle zu spielen, denn ein induzierter Noceboeffekt war mit einer Abnahme in der Aktivität dieser Transmittersysteme assoziiert (Scott et al. 2008). Allerdings scheinen auch weitere Botenstoffe wie beispielsweise das Cholezystokinin (CCK), das als Peptidhormon sowohl im Magen-Darm-Trakt als auch als Neurotransmitter im Gehirn aktiv ist, den Noceboeffekt zu steuern. Die Gabe eines CCK-Antagonisten hob die noceboinduzierte Hyperalgesie auf, wobei vermutet wird, dass CCK insbesondere die psychologische Verarbeitung der Schmerzreize moduliert (Benedetti et al. 2007, Enck et al. 2008).

Insgesamt deuten die bisherigen Befunde darauf hin, dass Placebo- bzw. Noceboeffekte beim Schmerz durch ein komplexes Zusammenspiel im Sinne einer Balance/Imbalance der Neurotransmitter- und Neuropeptidsysteme – insbesondere Dopamin, Opioide und CCK – gesteuert werden.

10.3 Entstehung und Aufrechterhaltung der Placeboanalgesie und Nocebohypoalgesie

Auf dieser neurobiologischen und -chemischen Basis lässt sich der Placeboeffekt hauptsächlich auf 2 Wirkmechanismen zurückführen, zum einen auf **Erwar-**

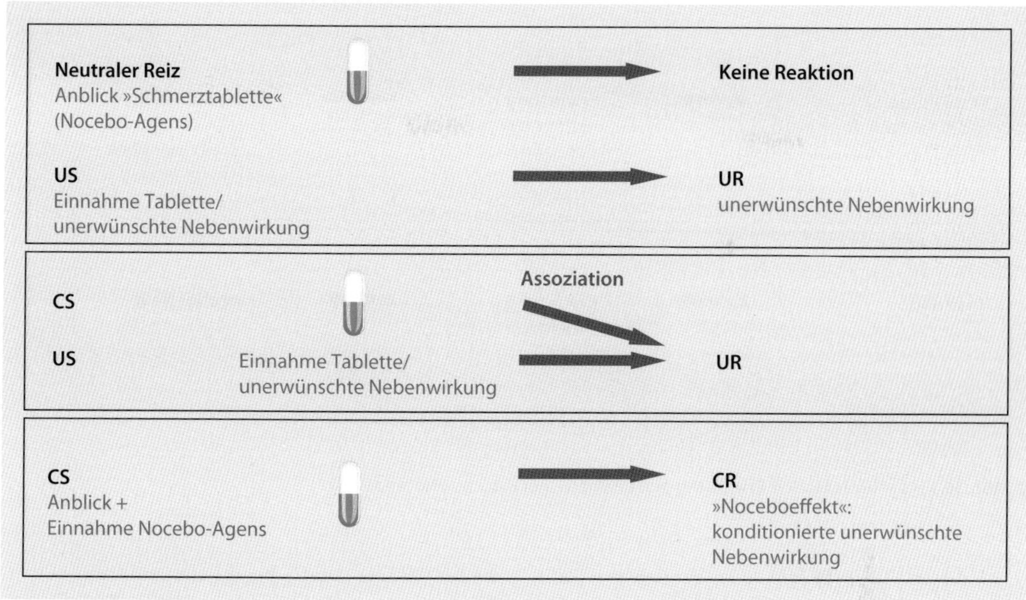

Abb. 10.2 Klassische Konditionierung: der erlernte Noceboeffekt. CR Konditionierte Reaktion, CS konditionierter Stimulus, UR unkonditionierte Reaktion, US unkonditionierter Stimulus

tungsprozesse, zum anderen auf Prozesse der **klassischen Konditionierung** (Price et al. 1999). Es gibt deutliche Evidenz dafür, dass diese beiden psychologischen Prozesse interaktiv zusammenhängen (Kirsch et al. 2004, Williams-Stewart u. Podd 2004, Klinger et al. 2007, Colloca et al. 2008a). Für die Erforschung der Placeboanalgesie, besonders des klinischen Nutzens von Placeboeffekten, ist es allerdings sinnvoll, die zugrunde liegenden Wirkmechanismen separat zu untersuchen (Colloca et al. 2008a).

10.3.1 Klassische Konditionierung und Placebo-/Noceboeffekt

Im Modell der klassischen Konditionierung wird ein Placebo als klassisch konditionierter Stimulus betrachtet, der den Placeboeffekt – die klassisch konditionierte Reaktion – auslöst. Nach dem traditionellen Stimulus-Substitutions-Modell (Wickramasekera 1980, Ader 1997) führt die wiederholte Assoziation eines zunächst neutralen Stimulus (Aussehen, Farbe, Geschmack des Präparates) mit dem **unkonditionierten Stimulus** (US; pharmakologische Wirkung des Präparates) zu dieser **konditionierten Reaktion** (CR; Placeboeffekt). Das Placebopräparat wird so zum **konditionierten Stimulus** (CS; wirkstofffreies »Vehikel« eines Medikamentes, z. B. Aussehen, Farbe und Geschmack einer Tablette). Es löst eine Reaktion aus (CR, Placeboeffekt), die der ursprünglichen pharmakologischen Wirkung des entsprechenden Verums (UR) ähnlich ist. Diese Reaktion wird nach der Assoziation allein durch das wirkstofffreie Agens (das Placebo) ausgelöst (Abb. 10.1). Auf diesem Wege können Behandlungen (z. B. Analgetikatherapien) aufgrund ihrer Assoziationen mit früher erfahrenen effektiven Behandlungen positive Effekte erlangen.

Analog ist im Modell der klassischen Konditionierung der Noceboeffekt zu betrachten (Abb. 10.2). Als UR wird hier die unerwünschte Nebenwirkung eines Medikamentes betrachtet, die sich über Assoziation an das Agens, in diesem Falle den »Nocebo«, koppelt, der dann als CR den Noceboeffekt auslöst.

10.3.2 Erwartung und Placebo-/Noceboeffekt

Nach der Erwartungstheorie ist der Placeboeffekt durch Instruktionen und die damit **antizipatorisch geweckten Erwartungen** (»response expectancies«; Kirsch 1985, 1997) hinsichtlich eines Präparates vermittelt. Ein Placebo produziert einen Effekt, weil der Empfänger dies erwartet, genau genommen löst das Placebo eine Erwartung in Bezug auf einen bestimmten positiven Effekt aus und die Erwartung produziert

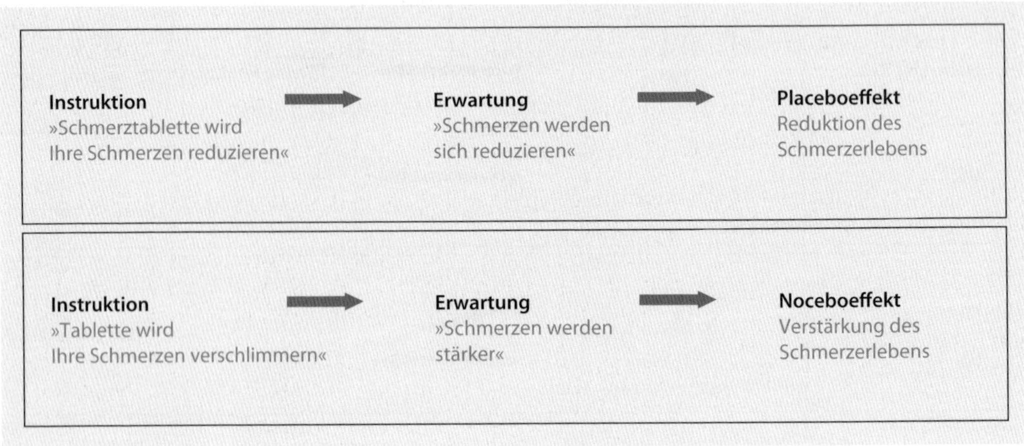

Abb. 10.3 Kognitives Modell: Erwartung und analgetischer Placebo-/Noceboeffekt

genau diesen Effekt (Abb. 10.3). Vergleichbar kann eine negative Erwartung, z. B. die Erwartung, ein Medikament löse unerwünschte Nebeneffekte aus, einen Noceboeffekt erzeugen. Dieser Sicht zufolge sind Placebo-/Noceboeffekte eine Subkategorie von Erwartungseffekten.

Placebos bzw. Nocebos werden als Erwartungsmanipulation betrachtet. Die Stärke bzw. Sicherheit der Erwartung beeinflusst den Placebo-/Noceboeffekt.

Weshalb Erwartungen einen Placeboeffekt auslösen, lässt sich mit unterschiedlichen vermittelnden Mechanismen bzw. Konzepten erklären: Zum einen wird eine höhere **Kontrollüberzeugung** postuliert, die Angst und Stress reduziert. Zum anderen kann eine **veränderte (selektive) Aufmerksamkeit** für positive Entwicklungen des Schmerzes angenommen werden, negative Anteile werden nicht betrachtet (Turner et al. 1994). Umgekehrt kann eine negative Erwartung die Kontrollüberzeugung reduzieren, Angst und Stress erhöhen und die selektive Aufmerksamkeit für negative Anteile erhöhen.

10.3.3 Konditionierung und Erwartung bei der Placeboanalgesie – wie hängen beide Prozesse zusammen?

Konditionierung ist das Lernen von Zusammenhängen zwischen Ereignissen, um dem Organismus die Repräsentation seiner Umwelt zu ermöglichen. Konditionierung setzt zum einen **Informationen** voraus, die der CS über den US bereitstellt, und zum anderen das **Lernen von Relationen zwischen Ereignissen**. Die Information, die der CS über den US bereitstellt, impliziert nach modernen Auffassungen über Konditionierung die Beteiligung kognitiver Prozesse, und zwar in der Art, dass Konditionierungsprozesse angewendet werden, um die Erwartung eines positiven Effektes zu erhöhen. Konkret heißt dies für den analgetischen Placeboeffekt, dass eine positive Vorerfahrung mit einem Medikament (US, Schmerzlinderung), eine Assoziation zwischen den Umständen bzw. dem äußeren Erscheinungsbild des Medikamentes (z. B. Aussehen, Geschmack, Geruch) und der Reaktion (UR, Schmerzlinderung) herstellt: Die »Umgebungsreize« des Medikamentes werden zum CS konstituiert (»Placebo«) und stellen die Information bereit, bei erneuter Einnahme einen vergleichbaren Effekt (Schmerzlinderung) erwarten zu können. Das Placebo allein kann dann eine Reaktion auslösen (CR, Placeboeffekt). Wird der Informationsgehalt des CS (»Placebo«), die eine Person als Erwartung hat, in diesem Sinne noch verstärkt (Suggestion einer positiven Medikamentenwirkung), lässt sich die CR (der Placeboeffekt) noch steigern.

Aufgrund dieser engen Verzahnung beider Prozesse sollten sie in der Placeboforschung nicht unabhängig voneinander betrachtet werden, sondern in ihrem gegenseitigen Nutzen für die Steigerung des Placeboeffektes.

10.3.4 Aufrechterhaltung des analgetischen Placeboeffektes

Nur wenige Studien zur Placeboanalgesie wurden an Patienten durchgeführt und beschäftigten sich mit der Frage der Aufrechterhaltung der Placeboanalgesie über die Zeit (vgl. Vase et al. 2002), insbesondere unter dem Blickwinkel der Interaktion zwischen Konditionierung und Erwartung.

In einer eigenen **experimentellen Studie** untersuchten Klinger et al. (2007) den Wirkungsmechanismus des Placeboeffektes von Salben an einer Gruppe chronisch Hautkranker (Patienten mit atopischer Dermatitis, AD) im Vergleich zu Gesunden (gesunde Kontrollgruppe, KG). Die zentralen Fragen dieser Studie betrafen die Mechanismen der Entstehung eines Placeboeffektes (klassische Konditionierung vs. Erwartungstheorie) und dessen Aufrechterhaltung. Die Ergebnisse zeigten, dass analgetische Placeboeffekte sowohl durch Erwartungsmanipulation als auch durch Konditionierung aufzubauen waren, bei der Aufrechterhaltung spielte jedoch die Konditionierung eine entscheidende Rolle. Dabei zeigten sich die Effekte in der Patientengruppe ausgeprägter als bei der gesunden Kontrollgruppe.

10.4 Placeboeffekte in der Schmerzbehandlung: Möglichkeiten der klinischen und praktischen Relevanz

Die Gesamtwirksamkeit eines Analgetikums besteht nicht nur aus dessen rein pharmakologischer Wirkkomponente, sondern wird additiv zusätzlich durch die psychologische (Placebo-)Wirkkomponente ergänzt (Colloca et al. 2004). Wahrscheinlich lässt sich dieses Ergebnis auch auf andere Behandlungsbereiche und auch auf nichtmedikamentöse schmerztherapeutische Maßnahmen übertragen (Brody u. Brody 2002). Dieser **»Placeboanteil« eines jeden Analgetikums** kann durch verschiedene Prozesse erzeugt werden. Hierbei spielen die oben beschriebenen Wirkmechanismen eine entscheidende Rolle. Neben der **Informationsvermittlung** können auch **Lernprozesse** zur gezielten Entstehung und Aufrechterhaltung genutzt werden und eröffnen damit ein zusätzliches Potenzial medikamentöser und weiterer schmerztherapeutischer Interventionen.

10.4.1 Weshalb sollte der analgetische Placeboeffekt genutzt werden?

Aus eigenen Studien kann abgeleitet werden, dass der analgetische Placeboeffekt klinisch relevant ist. Effektstärken reichen bis $d = 2.29$ (vgl. Vase et al. 2002). Für Überlegungen eines klinischen Einsatzes spielen 2 Fragen eine Rolle. Die erste Frage ist diejenige, ob der Effekt **systematisch reproduzierbar** ist. Ein zufälliges Zustandekommen ist klinisch nicht verwertbar. Zum anderen muss danach gefragt werden, ob das Vorgehen mit **ethischen Richtlinien** vereinbar ist.

Nach dem gegenwärtigen Forschungsstand lässt sich die Entstehung des analgetischen Placeboeffektes bereits zu einem hohen Anteil systematisch nachvollziehen. Die erkennbaren Wirkmechanismen sind reproduzierbar und sollten daher zur Optimierung der Schmerztherapie berücksichtigt werden. Wichtig ist jedoch, dass aus ethischen Gründen nicht alle Möglichkeiten, einen Placeboeffekt zu erzeugen, im klinischen Alltag anwendbar sind.

10.4.2 Wie lässt sich der Placeboeffekt klinisch nutzen?

Überlegungen zur klinischen Nutzung müssen **evidenzbasiert** sein. Die Kenntnis der Prinzipien und Mechanismen der Wirkungsweise ermöglicht vielfältige Anwendungen. Aus den bisherigen Studien ergeben sich folgende Möglichkeiten für die Schmerztherapie (vgl. Finniss u. Benedetti 2005, Klinger et al. 2007):

1. Die Erwartung eines positiven Effektes ergänzt und verstärkt den analgetischen Effekt.
   Konsequenz für die Schmerztherapie: Positive Aspekte der Schmerztherapie sollten betont werden.
2. Kontextvariablen ergänzen und verstärken die analgetische Effektivität.
   Konsequenz für die Schmerztherapie: Es sollte möglichst viel »open medication« in der Schmerztherapie praktiziert werden.
3. Negative Erwartung kann den analgetischen Effekt reduzieren (Noceboeffekte).
   Konsequenz für die Schmerztherapie: Unnötige negative und ängstigende Informationen sollten vermieden werden.

4. Klassische Konditionierung hält den Placeboeffekt aufrecht.
   Konsequenz für die Schmerztherapie: Eine vorab effektive analgetische Schmerzreduktion erzeugt positive Erwartungen für nachfolgende Analgetikagaben und maximiert den Placeboeffekt. Ein effektives Schmerzmittel erlangt demnach einen hohen Anteil zusätzlicher Placeboeffektivität.

▪ Erwartung eines positiven Effektes ergänzt und verstärkt den analgetischen Effekt

Jeder Schmerztherapeut sollte die potenzielle Placebowirkung von Analgetika und auch anderen therapeutischen Maßnahmen voll ausschöpfen, indem er die positive Wirkung des Präparates bzw. der Intervention **realistisch hervorhebt.** Dabei sollte diese Information möglichst nah an dem voraussichtlich zu erwartenden Wirkspektrum liegen, um die Glaubwürdigkeit zu erhalten und Enttäuschungen über den erwarteten Erfolg zu vermeiden. Zu berücksichtigen sind in diesem Zusammenhang auch Aspekte der eigenen Person als **Vermittler** dieser Informationen.

Zum anderen sollte auch ein potenzieller Noceboeffekt so weit wie möglich verhindert werden, z. B. durch Vermeidung negativer, unnötig Angst erzeugender Informationen über das Analgetikum.

▪ Kontextvariablen ergänzen und verstärken die analgetische Effektivität

Eine **offene Analgetikagabe** (z. B. in voller Sicht, Wahrnehmung des Patienten) erzeugt bessere Ergebnisse als eine verdeckte Vergabe (vgl. Benedetti et al. 2003).

> **Je wahrnehmbarer (bezogen auf das Sehen, Riechen, Fühlen, Schmecken) also ein Medikament verabreicht wird, desto mehr kann der Placeboeffekt ausgeschöpft werden.**

Die Grundlage bildet hier das Prinzip der klassischen Konditionierung. Dieser Lernprozess kann im klinischen Alltag gut verwertet werden. Beispielsweise sollte unter diesem Aspekt im stationären Alltag die **Aufmerksamkeitslenkung auf das Medikament**, die Infusion oder Spritze genutzt werden, um den Kontext der Schmerztherapie zu gewichten und an die Medikamentenwirkung zu koppeln. Ein Patient kann beispielsweise direkt darauf aufmerksam gemacht werden, sich das Medikament genau anzusehen, zu riechen und auch auf den Geschmack zu achten. Ebenso sind hier Empfehlungen denkbar, Medikamente bewusst in einem angenehmen, z. B. entspannenden **Setting** (Kontext) einzunehmen und auf diesem Wege zum einen eine Koppelung des Medikamentes mit positiven Kontextvariablen, zum anderen die Kontextvariable mit den positiven medikamentösen Wirkungsweisen zu koppeln.

▪ Negative Erwartung bezüglich eines Analgetikums bzw. die Koppelung negativer Effekte an ein Analgetikum kann dessen analgetischen Effekt reduzieren (Noceboeffekte)

Vergleichbare Wirkmechanismen wie beim Placeboeffekt lassen sich auch auf negative Effekte eines Analgetikums übertragen und bilden hier den sog. Noceboeffekt ab. Hierbei geht es um **negative Erwartungen** und auch **negative Erfahrungen** mit einem Schmerzmedikament (oder einer Schmerztherapie), die dessen (deren) Wirksamkeit deutlich herabsetzen können (Benedetti et al. 2003). Klinisch relevant sind in diesem Zusammenhang wieder die Informationsvermittlung, Kontextvariablen, aber auch Vorerfahrungen über bzw. mit der jeweiligen analgetischen Behandlung. Um Noceboeffekte möglichst zu vermeiden, sollten negative und ängstigende Informationen und Erfahrungen bei der Analgetikagabe so gering wie möglich gehalten werden.

▪ Klassische Konditionierung erzeugt und hält den Placeboeffekt aufrecht

> **Eine vorausgehende effektive Schmerzbehandlung (»pre-conditioning«) führt zu einer positiven Wirkungserwartung bei vergleichbaren nachfolgenden Schmerzbehandlungen und kann damit deren Placeboeffektivität maximieren (Colloca et al. 2008a, 2008b). Ebenso kann eine effektive Schmerzbehandlung auch eine frühere (Placebo-)Erwartung bestätigen und aufrechterhalten (Klinger et al. 2007).**

In beiden Fällen spielt die **reale schmerzlindernde Erfahrung** für das Ausmaß des Placeboeffektes eine wesentliche Rolle. Klinisch bedeutsam ist dies insofern, als ein hochwirksames (effektives) Schmerzmittel auch einen hohen Anteil **zusätzlicher Placeboeffektivität** erzeugen kann. Diesen Effekt könnte man z. B. bei Medikamenten nutzen, die wegen zu hoher Nebenwirkungen abgesetzt werden müssen. Die abwechselnde Gabe von Verum und Placebo und die damit einhergehende (pharmakologische) Dosisreduktion können bei Aufrechterhaltung der (Placebo-)Wirkung die Nebenwirkungen reduzieren.

Beispiel: Die Patientin Frau K. nimmt täglich 2 Kopfschmerztabletten ein; ihre Ärzte raten dringend zu einer Reduktion. Es könnte nun zunächst statt einer der 2 (Verum-)Tabletten 1 Placebotablette genommen werden. Dann könnte diese reduziert werden und im nächsten Schritt die verbleibende Verumtablette nur noch jeden 2. Tag gegeben werden und am anderen Tag durch ein Placebo ersetzt werden.

Dieses Prinzip lässt sich auch als »**intermittierende Verstärkung**« des Placeboeffektes betrachten.

10.4.3 Erste Empfehlung für die klinische Anwendung des Placeboeffektes: AWMF-Leitlinie zur Behandlung von Akutschmerzen

Auf der Basis empirischer Evidenz ist die Empfehlung, den Placeboeffekt so weit wie möglich auszuschöpfen und Noceboeffekte so weit wie möglich zu vermeiden, in die **S3-Leitlinie** der Arbeitsgemeinschaft der Wissenschaftlichen Medizinischen Fachgesellschaften (AWMF) *Behandlung akuter perioperativer und posttraumatischer Schmerzen* aufgenommen worden (http://www.awmf.org; vgl. ► Kap. 4).

Die Empfehlung bedeutet explizit nicht, dass unwissentlich medikamentöse Placebos verabreicht werden sollen. Dies wäre ethisch nicht vertretbar, wenn eine aktive Schmerztherapie möglich ist. Angesprochen ist hier explizit die **additive Placebowirksamkeit**, die die pharmakologischen Effekte eines Medikamentes ergänzt. Die Leitlinie stellt damit eine innovative Empfehlung zum Placeboeffekt dar.

10.5 Zusammenfassung

Analgetische Placebo- und Noceboeffekte nehmen im Bereich der Placeboforschung eine bedeutsame Rolle ein. Es wird angenommen, dass das endogene Opioidsystem und auch das dopaminerge System im ZNS als neurobiologische und neurochemische Basis eine Schlüsselrolle bei der Ausbildung des Placeboeffektes einnehmen. Auf diesem Boden werden Prozesse der klassischen Konditionierung und der Erwartung als zugrunde liegende Wirkmechanismen betrachtet, die den Placeboeffekt steuern. Bisherige Studien zeigen, dass der Placeboeffekt in der Schmerztherapie eine Optimierung spezifischer Behandlungseffekte (z. B. Steigerung der Analgetikawirkung) ermöglicht. Diese Seite wird bislang zu selten in ethische Überlegungen einbezogen. Wenngleich es unumstritten ist, dass Patienten außerhalb einer freiwilligen Teilnahme an Studien mit ausführlicher Aufklärung keine Falschinformationen über eine Behandlungsmaßnahme erhalten dürfen, sollte aber überlegt werden, ob es ethisch vertretbar ist, Patienten die Placebowirksamkeit vor dem Hintergrund seiner hohen klinischen Relevanz vorzuenthalten. Die Ausschöpfung des Placeboeffektanteils muss nicht über die Grenzen des ethisch vertretbaren hinweggehen. Sie eröffnet neue Möglichkeiten für die Schmerztherapie.

Literatur

1. Ader R (1997) The role of conditioning in pharmacotherapy. In: Harrington A (ed) The placebo effect: An interdisciplinary exploration. Cambridge University Press, Cambridge, pp 138–165
2. Amanzio M, Benedetti F (1999) Neuropharmacological dissection of placebo analgesia: Expectation-activated opioid systems versus conditioning-activated specific subsystems. J Neurosci 19: 484–494
3. Amanzio M et al. (2001) Response variability to analgesics: A role for non-specific activation of endogenous opioids. Pain 90: 205–215
4. Benedetti F et al. (2003) Conscious expectation and unconscious conditioning in analgesic, motor and hormonal placebo/nocebo responses. J Neurosci 23(10): 4315–4323
5. Benedetti F et al. (2007) When words are painful – Unraveling the mechanisms of the nocebo effect. Neuroscience 147: 260–271
6. Brody H, Brody D (2002) Der Placebo-Effekt. Die Selbstheilungskräfte unseres Körpers. Deutscher Taschenbuchverlag, München (Amerik. Originalausgabe 2000: The Placebo Response. Cliff Street Books, New York)
7. Colloca L, Benedetti F (2006) How prior experience shapes placebo analgesia. Pain 124: 126–133
8. Colloca L et al. (2004) Overt versus covert treatment for pain, anxiety, and Parkinson's disease. Lancet Neurology 3: 679–684
9. Colloca L et al. (2008a) Learning potentiates neurophysiological and behavioral placebo analgesic responses. Pain 139: 306–314
10. Colloca L, Sigaudo M, Benedetti F (2008b) The role of learning in nocebo and placebo effects. Pain 136: 211–218
11. Deutsche Interdisziplinäre Vereinigung für Schmerztherapie (DIVS) (2008) S3-Leitlinie »Behandlung akuter perioperativer und posttraumatischer Schmerzen«. Deutscher Ärzte-Verlag, Köln und AWMF-Reg.-Nr. 041/001, http://www.awmf.org. Gesehen 31 Mai 2010
12. Enck P, Benedetti F, Schedlowski M (2008) New insights into the placebo and nocebo responses. Neuron 59: 195–206

13 Enck P et al. (2009) The placebo response in functional dyspepsia – reanalysis of trial data. Neurogastroenterol Motil 21: 370–377
14 Finniss DJ, Benedetti F (2005) Mechanisms of the placebo response and their impact on clinical trials and clinical practice. Pain 114: 3–6
15 Fiorillo CD, Tobler PN, Schultz W (2003) Discrete coding of reward probability and uncertainty by dopamine neurons. Science 299: 1898–1902
16 Flaten MA et al. (2006) Cognitive and emotional factors in placebo analgesia. J Psychosom Res 61: 81–89
17 de la Fuente-Fernández R, Stoessl AJ (2002) The placebo effect in Parkinson's disease. Trends Neurosci 25: 302–306
18 de la Fuente-Fernández R, Schulzer M, Stoessl AJ (2004) Placebo mechanisms and reward circuitry: clues from Parkinson's disease. Biol Psychiatry 56: 67–71
19 Kirsch I (1985) Response expectancy as a determinant of experience and behavior. Am Psychol 40: 1189–1202
20 Kirsch I (1997) Specifying nonspecifics: Psychological mechanisms of placebo effects. In: Harrington A (ed) The placebo effect: An interdisciplinary exploration. Cambridge University Press, Cambridge, pp 166–186
21 Kirsch I et al. (2004) The role of Cognition in Classical an Operant Conditioning. J Clin Psych 60(4): 369–392
22 Klinger R et al. (2007) Classical conditioning and expectancy in placebo hypoalgesia: A randomized controlled study in patients with atopic dermatitis and persons with healthy skin. Pain 128: 31–39
23 Klosterhalfen S et al. (2009) Gender and nocebo response following conditioning and expectancy. J Psychosom Res 66: 323–328
24 Levine JD, Gordon NC, Fields HL (1978) The mechanism of placebo analgesia. Lancet II: 654–657
25 Pacheco-Lopez G et al. (2006) Expectations and associations that heal: Immunomodulatory placebo effects and its neurobiology. Brain Behav Immun 20, 430–446
26 Price DD et al. (1999) An analysis of factors that contribute to the magnitude of placebo analgesia in an experimental paradigm. Pain 83: 147–156
27 Scott DJ et al. (2007) Individual differences in reward responding explain placebo-induced expectations and effects. Neuron 55: 325–336
28 Scott DJ et al. (2008) Placebo and nocebo effects are defined by opposite opioid and dopaminergic responses. Arch Gen Psych, 65: 220–231
29 Turner JA et al. (1994) The importance of placebo effects in pain treatment and research. JAMA 271(20): 1609–1614
30 Vase L, Riley III JL, Price DD (2002) A comparison of placebo effects in clinical analgesic trials versus studies of placebo analgesia. Pain 99: 443–452
31 Wickramasekera I (1980) A conditioned response model of the placebo effect: Predictions from the model. Biofeedback Self-Regulation 5: 5–18
32 Williams-Stewart S, Podd J (2004) The placebo effect: dissolving the expectancy versus conditioning debate. Psychol Bull 130: 324–340

Kulturgeschichtliche Bedeutung des Schmerzes

H. C. Müller-Busch

Im Laufe der Kulturgeschichte der Menschheit haben sich mit zunehmender Kenntnis anatomischer Strukturen und physiologischer Mechanismen die **Auffassungen über die funktionelle Bedeutung des Schmerzes** verändert. Philosophische, religiöse und ethische Vorstellungen, aber auch unterschiedliche verbale und nonverbale Möglichkeiten der Kommunikation haben in allen historischen Epochen Wesens- und Sinndeutung, aber auch die Bewertung und den Umgang mit Schmerzen bestimmt. Schon die sprachliche Analyse des Phänomens Schmerz verweist auf **kultur- und geisteswissenschaftliche Dimensionen**, die berücksichtigt werden müssen, wenn wir uns in der Beschäftigung mit Schmerz über ein in einem besonderen Maße von Kultur bestimmtes Konstrukt zu verständigen versuchen. Schmerz als intraindividuelles bzw. soziales Kommunikationsphänomen beinhaltet soziokulturelle Zusammenhänge, deren Komplexität für Schmerzwahrnehmung, -verhalten und -erfahrung auch im Hinblick auf therapeutische Implikationen häufig nicht ausreichend beachtet wird.

11.1 Epistemologische Probleme

11.1.1 Schmerz als Erkenntnisphänomen

Die Frage nach Ursprung, Wesen, Bedeutung, Funktion und Therapie des »physischen« Schmerzes hat im Rahmen der Menschheitsentwicklung immer eine große Rolle gespielt, wie aus zahlreichen Dokumenten aus allen Kulturbereichen und historischen Epochen ersichtlich ist. Die Komplexität des Phänomens Schmerz kann nur verstanden werden, wenn der Begriff Schmerz nicht nur auf pathophysiologische Mechanismen reduziert, sondern auch seine kommunikative Dimension berücksichtigt wird.

Schmerz und Leiden sind kulturell geprägte Bewusstseinsphänomene, deren Verständnis von einer kulturgeschichtlich orientierten Anthropologie nicht zu trennen ist (Bonica 1980, Procacci u. von Maresca 1984).

Schmerz ist nicht nur eine Manifestation der subjektiven Realität, sondern auch eine **besondere Form der Kommunikation**, sowohl mit dem eigenen Körper als auch mit dem sozialen Umfeld, in dem sich ein Mensch mit oder durch Schmerzen befindet.

Trotz aller Erkenntnisfortschritte der letzten 200 Jahre, das »Elementarphänomen Schmerz« (Toellner 1971) zu analysieren und zu objektivieren und dadurch beherrschbar zu machen, wird das soziale Leben unserer Zeit durch die Erfahrung und den Umgang mit Schmerz und Leid wesentlich bestimmt. Das **»Schmerzbewusstsein« des 20. Jahrhunderts** ist allerdings zumindest in den westlichen industrialisierten Ländern dadurch gekennzeichnet, dass Schmerz als fremdes, störendes Übel verstanden wird, das durch entsprechende Techniken und spezielle Therapien »bekämpft« werden muss. In Ivan Illichs (1981) provokativem Essay »Das Abtöten von Schmerz« wird das moderne Schmerzverständnis so charakterisiert, dass Schmerz nicht mehr als unvermeidbarer Teil der subjektiven Realität des eigenen Körpers erlebt und akzeptiert wird und dass die Menschen mehr und mehr verlernt haben, Leiden im Rahmen einer bewussten Auseinandersetzung mit der Wirklichkeit anzuerkennen.

Eine **epistemologische Untersuchung oder Wesensbestimmung des Phänomens Schmerz** muss unter kulturhistorischen Aspekten **2 Fragen** berücksichtigen:
- Wie haben sich die Auffassungen über die funktionelle Bedeutung des Schmerzes mit zunehmender Kenntnis anatomischer Strukturen und physiologischer Mechanismen verändert?
- Wie haben die unterschiedlichen philosophischen, religiösen und ethischen Vorstellungen in verschiedenen Kulturen und geschichtlichen Epochen die ontologische Bestimmung von Schmerz und Leiden beeinflusst?

11.1.2 Sprache und Schmerz

Eine Analyse des Alltagssprachgebrauchs zeigt, dass das Wort »Schmerz« im Deutschen nicht nur für eine Vielzahl **körperlicher Missempfindungen**, sondern auch für **emotionale Zustände** verwendet wird. Sprechen über den Schmerz bedeutet, sich über individuelle Erfahrungen und ein in besonderem Maße kulturbestimmtes Konstrukt zu verständigen.

In der deutschen Sprache gibt es nach Niemann (1993) wohl kaum ein Synonym, das die Zusammenhänge von körperlicher Empfindung, begleitenden Affekten, individuellen Vorstellungen und Phantasien sowie sozialen Konflikten so selbstverständlich voraussetzt wie der Begriff »Schmerz«.

Mit »Schmerz« wird ein Phänomen bezeichnet, das in seiner individuellen und existenziellen Bewusstseins-

und Bedeutungsdimension letztlich allerdings genauso wenig kommunizierbar ist wie Freude, Glück, Lust, Schönheit und Wohlbefinden und nur in Analogie zu eigener sinnlicher Erfahrung verstanden werden kann. Synonyme für Schmerz sind z. B. Leid, Qual, Pein, Traurigkeit. Sauerbruch u. Wenke (1936) haben auf die **unterschiedliche Bedeutung des Wortes Schmerz** – z. B. in Sätzen wie »Ich habe Schmerzen« oder »Ich empfinde Schmerz über etwas« – hingewiesen.

Die **Wurzel des neuhochdeutschen Wortes »Schmerz«** geht zurück auf das lateinische *»modere«* (beißen) und das griechische *»smerdnos«*, das am ehesten mit »grässlich« zu übersetzen ist. Das indogermanische *»smerd«* (reiben) wandelte sich im mittelhochdeutschen Sprachgebrauch in den *»smerze«* und findet im Englischen eine Entsprechung in dem Wort *»smart«*, das auch »scharf« und »beißend« bedeutet. Ursprünglich war damit nur der stechende, scharfe, gut lokalisierte, akute Schmerz gemeint, während für den dumpfen, diffusen, protopathischen, chronischen Schmerz keine etymologische Zuordnung bekannt ist.

Janzen (1968) wies darauf hin, dass erst ab dem 16. Jahrhundert das Wort *»schmertz«* in der Schriftsprache verwendet wurde, während zuvor Begriffe wie *»not«* oder *»seer«* üblich waren, wobei sich allerdings auch heute noch in einigen nördlichen Landstrichen Deutschlands im Plattdeutschen Begriffe wie *»Liefseer«* (Bauchschmerzen) und *»Koppseer«* (Kopfschmerzen) gehalten haben. Während sich das Wort **»Schmerz«** v. a. im Norden Deutschlands und in Mitteldeutschland durchsetzte, wurden in Bayern, Württemberg und Österreich lange Zeit die Wörter **»Pein«** und **»Weh«** zur Kennzeichnung körperlicher Schmerzen verwendet.

Schwierigkeit, Schmerz als körperliche Empfindung begrifflich zu fassen, findet sich allerdings auch in anderen Sprach- und Kulturkreisen. Das englische »**pain**« geht wie »Pein« zurück auf das griechische *»ponos«* (Last, Buße) und das lateinische *»poena«* (Strafe), das althochdeutsche *»pina«* wurde im Mittelhochdeutschen *»pine«* und häufig mit Bestrafung für irdische Sünden in Beziehung gesetzt (Leiss 1975). Das in der französischen Sprache verwendete Wort **»douleur«** oder **»dolor«** im Spanischen und Italienischen bzw. das im Portugiesischen gebräuchliche **»dor«** geht zurück auf das lateinische *»dolor«*, mit dem neben Schmerz auch Reue, Betrübnis und Trauer zum Ausdruck gebracht wurde, das aber ursprünglich mehr »Zerreißen« und »Behauen« bedeutet haben soll.

Das auch im deutschen gebräuchliche **»Weh«**, verwandt mit *»wei«* und *»au«* (neuhochdeutsch *»auweh«)* gilt als onomatopoetische Urschöpfung, um schmerzhafte Empfindungen zum Ausdruck zu bringen. Unser deutsches »Weh« ist verwandt mit dem im Sanskrit verwendeten *»Wedana«*. Ein ebenfalls im Sanskrit verwendetes Wort für Schmerz ist *»Kasta«*, das sich im spanischen und portugiesischen **»castigar«** wiederfindet. Das im Persischen für Schmerz gebräuchliche *»Dard«* bedeutet Gift und Gegengift gleichzeitig, es ist neben Liebe und Tod eines der bedeutendsten und in vielfältigen Bedeutungszusammenhängen verwendete Wort, das auf Leiden des Körpers, der Seele, des Herzens und des Geistes verweist (◘ Abb. 11.1).

mordere - smerdnos - smart - smerze -Schmerz
ponos - poena - pina - pine - peine - pain - Pein
algos - algema - algesis
leit - liden - Leiden
dolor - douleur - dolorous - doi - doll
kasts - castigar - dard - wedana - Weh

◘ **Abb. 11.1** Schmerz – etymologische Beziehungen

Auch die Anzahl der verbalen Möglichkeiten, **verschiedene Qualitäten des Schmerzes** auszudrücken, weist große kulturelle Unterschiede auf. So umfasst das Repertoire der Schmerzsprache in den indoeuropäischen Kulturen nach Lehrl (1983) mehrere Tausend Wörter, während es nach Bagchi (1987) im Hebräischen, Arabischen, Afrikanischen, Japanischen, Koreanischen und Chinesischen nur ganz wenige verbale Ausdrucksmöglichkeiten für Schmerz gibt. Das im Chinesischen für Schmerz gebräuchliche Wort »tong« kann lediglich noch durch »mäßig« oder »stark« ergänzt werden, weitere Möglichkeiten, »Schmerzqualitäten« zu beschreiben, gibt es im Chinesischen nicht. Ots (1987) sieht einen Zusammenhang zwischen den geringeren linguistischen Ausdrucksmöglichkeiten und der in China viel seltener als bei uns geäußerten Beschwerde »Schmerz«.

Der **Bedeutungswandel des Wortes »Schmerz«** wird besonders deutlich, wenn es im Kontext neurophysiologischer, psychologischer, philosophisch-literarischer oder religiös-theologischer Diskussionen gebraucht wird. Die Implikation dieser »Sprachspiele« (Degenaar 1979) für die interpersonelle und interdisziplinäre Kommunikation hat auch Konsequenzen für wissenschaftliche Aussagen und therapeutische Ansätze. Auch die averbalen expressiven Schmerzäußerungen sind kulturell bestimmt. So berichten Fordyce u. Steger (1982), dass die Reaktion von Eskimos auch auf extrem schmerzhafte Traumen wie das Abreißen eines Armes in Lachen besteht.

Schmerzprävalenz wird auch durch die sprachlichen Möglichkeiten, Schmerzen auszudrücken, bestimmt.

11.1.3 Terminologische Probleme

Ansätze, das Phänomen Schmerz zu definieren bzw. ihm terminologisch gerecht zu werden, finden sich in verschiedenen **Systematisierungsversuchen**, die bis ins Mittelalter zurückreichen. So unterscheidet schon Avicenna (980–1055) im *Canon Medicinae* (einer Enzyklopädie, die bis in das 17. Jahrhundert hinein Bestandteil des Unterrichtsprogramms an den medizinischen Fakultäten Europas war) 15 verschiedene Formen des Schmerzes, die auf Veränderungen in der Zusammensetzung der Körpersäfte zurückgeführt wurden (Todd 1985). Hahnemann (1755–1843), der Begründer der Homöopathie, nennt 73 verschiedene Formen der Schmerzempfindung. Sauerbruch u. Wenke (1936) weisen auf die kommunikativen Schwierigkeiten im Beschreiben von Schmerzen hin, dessen Erlebnis- und Bewusstseinsdimension nur unzureichend zu vermitteln ist. Schon Locke hat in seinem Hauptwerk *Abhandlungen über den menschlichen Verstand* diese Problematik zum Ausdruck gebracht:

» Freude und Schmerz lassen sich wie andere einfache Ideen nicht beschreiben und ihre Namen nicht definieren; man kann sie ebenso wie die einfachen sinnlichen Ideen nur aus der Erfahrung kennenlernen. (Sauerbruch u. Wenke 1936) «

11.1.4 Schmerz als Kommunikationsphänomen

Die Schlussfolgerung Bunges u. Ardillas (1990), »das Erlebnis Schmerz sprachlich nicht mehr zu definieren, da nur das Haben des Bewusstseinsinhaltes selbst eine umfassende Bestimmung erlaubt«, ist sicherlich zu verkürzt, auch wenn damit ein wichtiger Aspekt zum Ausdruck gebracht wird, nämlich, dass das Verstehen und die Verständigung über den Schmerz nur reduktionistisch durch Beschränkung auf seine einzelnen Komponenten bestimmt wird. Sicherlich kommen in **verbalen Schmerzäußerungen** in einer besonderen Weise sensorisch-kognitive, affektive und evaluative Komponenten zum Ausdruck, die auf kulturelle Determinanten verweisen (■ Abb. 11.2).

Sowohl die primären als auch sekundären bzw. sensorisch-kognitiven und affektiv-evaluativen Schmerzbegriffe enthalten eine Vielzahl von ätiologischen Vorstellungen und emotionalen Inhalten.

In allen Reaktionen vokaler und nonvokaler Art und besonders in den sog. sozialen und funktionalen Schmerzantworten, die die Verhaltensebene berühren, lassen sich kulturgeschichtlich bestimmte, kommunikative Bedeutungsaspekte erkennen, die in den letzten Jahren zunehmend Beachtung finden. Während die Definition der IASP (International Association for the Study of Pain) sich noch in einem hohen Maße auf die Annahme einer direkten Verbindung bzw. Übereinstimmung zwischen der Erlebensdimension des Schmerzes und der Fähigkeit zu verbaler Schmerzexpressivität stützt – wobei nach Merskey (1991) jedes Individuum den Gebrauch und die Bedeutung des Wortes »Schmerz« durch eigene, in frühen Lebensperioden gemachte Verletzungen und Erfahrungen erlernt hat und versteht –, plädieren Anand u. Craig (1996) für eine **Neudefinition des Begriffes »Schmerz«**, der seine funktionelle und kommunikative Bedeutung stärker berücksichtigt.

Als charakteristische adaptive ontogenetische Reaktionsform lebender Organismen soll sich die Bedeutung des Schmerzes auf unterschiedlichen Entwicklungsstufen durch spezifische kommunikative Signale manifestieren. Die kommunikative Spezifität behavioraler Reaktionen muss also in ihrem jeweiligen entwicklungsgemäßen Bedeutungszusammenhang erkannt, bewertet und ggf. behandelt werden. Sowohl in der Schmerzgestik als auch im Schmerzverhalten finden sich auf unterschiedlichen individuellen und soziokulturellen Entwicklungsstufen ganz verschiedenartige Manifestationsformen (Müller-Busch 2001). Fehlinterpretationen von Körpersignalen, d. h. Störungen der intrapersonalen Kommunikation, aber auch Störungen der interpersonalen Kommunikation scheinen für den Prozess der Schmerzchronifizierung eine wichtige Rolle zu spielen.

Schmerz bedeutet nicht nur Veränderung der Beziehung des Menschen zu seinem Körper, sondern »er befällt die Gesamtheit der Beziehungen zur Welt« (Le Breton 2003).

11.2 Vorstellungen von Schmerz in verschiedenen Kulturepochen

11.2.1 Schmerz in »primitiven« Kulturen

Während bei den Urmenschen Schmerzen, deren Ursachen direkt erkennbar waren – z. B. ein Dornenstich, der Biss eines Tieres, ein Sturz – als etwas Natürliches angesehen und mit primitiven Mitteln behandelt wurden, konnten Schmerzen, deren Ursachen nicht beobachtbar waren – wie Kopfschmerzen, Zahnschmerzen, rheumatische Beschwerden – nur mit dem **Wirken übernatürlicher Kräfte** in Verbindung gebracht werden. Das Eindringen von magischen Gegenständen bzw. Dämonen durch die Körperöffnungen, Mund, Ohren, Nasenlöcher, aber auch durch die Haut, war die Erklärung für solche schmerzhaften Erkrankungen.

Dazu kam die Ansicht, dass Schmerzen auch durch übernatürliche Fähigkeiten des Menschen selbst, durch Zauberei und Hexerei verursacht werden könnten. Magisch-dämonische Vorstellungen über die Entstehung von Schmerzen und Krankheiten kennzeichnen ein Weltbild, das auch heute noch in unterschiedlichen Formen bei den Naturvölkern Afrikas, Asiens und Lateinamerikas zu finden ist, z. B. in Neuguinea, Melanesien, Bali, aber auch bei den Navaho-Indianern und den Kuna-Indianern Panamas. Die Krankheits- und Schmerzvorstellungen der Naturvölker lassen sich nach unseren modernen nosologischen Kriterien allerdings nur sehr eingeschränkt beurteilen.

Hauschild (1982) und Rush (1974) wiesen darauf hin, dass der Glaube an magisch-dämonische Kräfte, an den bösen Blick, an den Geister- bzw. Hexenschuss auch in modernen Kulturen, besonders in den europäischen Mittelmeerländern, durchaus noch eine lebendige Tradition hat.

Die Behandlung schmerzhafter Zustände in den primitiven Gesellschaften bestand darin, durch geeignete **Heilrituale** die mythisch angenommenen Zusammenhänge zwischen Schmerz, Betroffenem, Heilkundigem und Umwelt symbolisch zur Darstellung zu bringen, mit den Geistern zu kommunizieren und durch eine symbolische oder suggestive Extraktion des Dämons bzw. des in den Körper eingedrungenen Gegenstands eine Modifikation organischer Funktionen zu bewirken (Levi-Strauss 1969). Die Extraktion des Leidens durch ekstatische Trance und schamanische Rituale, unterstützt durch den Gebrauch von Heilpflanzen – deren Bedeutung allerdings weniger in ihren pharmakologischen (halluzinogenen) Eigenschaften liegt als in den ihnen zugeschriebenen magischen Kräften – bildet auch heute noch bei vielen Naturvölkern die Grundlage der Behandlung von Krankheiten, Schmerzen und funktionellen Beschwerden.

Unterscheide:

- **Primär klassifikatorische Schmerzbegriffe**
  »Ich habe Kopfschmerzen.«
- **Sekundär beschreibende Schmerzbegriffe**
  »Ich habe seit Stunden starke, hämmernde, pochende Schläfenkopfschmerzen.«
- **Tertiär bewertende Begriffe**
  »Meine wahnsinnigen Kopfschmerzen kamen ohne Vorwarnung, sie sind einfach mörderisch.«

Abb. 11.2 Schmerz und Sprache

Wichtig für den **Therapieerfolg** scheint zu sein, inwieweit es gelingt, eine Identifikation des Kranken bzw. seiner Symptome mit dem schamanischen Zauber bzw. der rituellen Zeremonie zu erreichen. Dabei werden auch durch gruppendynamische Prozesse und suggestive Methoden affektive Situationen geschaffen, in denen Schmerzen in einem veränderten sozialen Zusammenhang erlebt und bewertet werden. Grossinger (1984) und Frank (1981) haben auf die Gemeinsamkeit der magischen Heilverfahren bei indianischen und afrikanischen Naturvölkern mit modernen Psychotherapien hingewiesen. Levi-Strauss (1969) ordnet den Schamanismus zwischen Organmedizin und Psychoanalyse ein und charakterisiert die Psychoanalyse als moderne Form eines schamanischen Rituals.

Schamanische Rituale spielen bei Naturvölkern eine große Rolle in der Schmerzbehandlung.

11.2.2 Archaische und antike Hochkulturen

Auch das **Schmerzverständnis in der babylonisch-assyrischen und altägyptischen Medizin** beruhte noch auf magisch-religiösen Vorstellungen. Erstmals finden sich Beschreibungen von Kopf- und Gesichtsschmerzen (Tainter 1948, Sigerist 1955), die durch anthropomorphe Geister verursacht bzw. als Strafe für die Beleidigung von Göttern gedeutet wurden.

Der Zusammenhang von Krankheitsursachen und Schmerz mit Sünde und Strafe hatte für Diagnostik und Therapie weitreichende Konsequenzen: Es galt nicht nur zu erkennen, welcher Art die Sünde war, sondern auch, wie die Gunst beleidigter Gottheiten wiedererlangt werden konnte.

Die **Babylonier** glaubten, dass Schmerz, der an bestimmten Körperstellen auftrete, die Folge einer moralischen Verfehlung sei, für die die Gottheit diesen Körperteil fordere. Religiöse Waschungen, Gebete und Opfergaben ergänzten die magischen Zauberhandlungen, um die Beleidigung der Gottheit zu sühnen. Allerdings wurden die rituellen Handlungen auch durch empirisch-rationale Methoden zur Linderung körperlicher Beschwerden ergänzt.

In den **antiken Hochkulturen** fanden sich erstmals Spezialisten, die für die Behandlung von Krankheiten und Schmerz zuständig wurden: Priesterärzte, die einerseits zwischen den beleidigten Göttern und den kranken, schmerzgequälten Sündern vermitteln sollten, andererseits aber auch die Aufgabe hatten, spezielle Therapieverfahren durchzuführen. Priesterärzte gab es in allen archaischen Hochkulturen, in Mesopotamien, Ägypten und China.

Nach Schipperges (1985) stellten die Priesterärzte den Beginn einer Professionalisierung der Heilberufe bzw. Institutionalisierung der Heilkunde dar, wobei die Orientierung gesundheitlicher Konzepte in den einzelnen Kulturen allerdings erhebliche Unterschiede erkennen ließ.

Während im **alten Ägypten** der Erhalt der Gesundheit Anliegen der priesterärztlichen Bemühungen war, stand die Welt des Kranken in **Mesopotamien** im Mittelpunkt der Therapie. Bei den **Weden** wurden Gesundheit und Krankheit auf kosmische Zusammenhänge bezogen, im **alten China** auf die soziale Gemeinschaft. Procacci (1980) weist darauf hin, dass die besonders in den assyrisch-babylonischen und hebräischen, aber auch in der wedischen Kultur zu findenden Anschauungen über den Schmerz als Strafe für die Entwicklung einer christlichen Leidensethik eine wichtige Rolle gespielt haben.

Trotz aller mystischen Anschauungen über die magischen Ursachen des Schmerzes gab es in den Hochkulturen auch Bemühungen, anatomische Strukturen für die Schmerzempfindungen zu finden. Die älteste Beschreibung über den **Sitz der Schmerzempfindung** findet sich im Papyrus Ebers, der ein Traktat über Anatomie und Physiologie des Herzens enthält und auf Kenntnisse aus der 3.–6. Dynastie (2660–2160 v. Chr.) verweist. Herz und Gefäße werden als Sitz der Seele, der Gefühle und des Schmerzes angesehen – eine Vorstellung, die sich auch in alten indischen Schriften findet (Todd 1985).

11.2.3 Schmerzvorstellungen in Griechenland

Im Krankheitsverständnis der griechischen Antike hatten alle Krankheiten ihre Ursache in einer Unreinheit der Gedanken, die sich u. a. auch im Schmerz manifestierte.

Die Schmerzvorstellungen im antiken Griechenland lassen sich in den Schriften Homers und Sophokles v. a. an Beispielen der griechischen Mythologie erkennen. In der *Ilias* werden zwar **verschiedene Formen des Schmerzes** (»penteos«, »kedos«, »algos«, »acheos«, »odune«, »pena«) beschrieben, es findet sich jedoch kein Hinweis auf eine Unterscheidung zwischen somatischen oder psychischen Ebenen. Schmerzen werden selten in ihrer unmittelbar erlebten Intensität dargestellt, sondern in einer zeitlichen Dimension bzw. in dem Ausmaß, in dem eine Person auch in zeitlicher Hinsicht bestimmt wird und Schmerz unter zeitlichen Aspekten erlebt (Rey 1993). Neben der Deutung des Schmerzes als Götterzeichen bzw. als Strafe oder Fluch findet sich in Homers *Ilias* eine neue, funktionelle **Bedeutung des Schmerzes als Warnsignal**: Die Vorstellung des »bellenden Wachhundes von Gesundheit« (Sauerbruch u. Wenke 1936). Bauer (1996) wies darauf hin, dass mit dem griechischen »algein« nicht nur eine passive Empfindung, sondern eine aktive Verhaltensweise gemeint war.

Um die Mitte des 1. Jahrtausends v. Chr. wurden in allen Kulturen die religiös-magischen Auffassungen über die Entstehung des Schmerzes durch rationales Denken ersetzt. Für die **Entwicklung der modernen physiologisch orientierten Schmerztheorien** besonders bedeutsam wurden die spekulativen philosophischen Aktivitäten im antiken Griechenland etwa 500–430 v. Chr. Während von Alkmeus, einem Schüler von Pythagoras und Anaxagoras, aufgrund empirischer Untersuchungen das Gehirn als Träger aller Gefühle und des Verstandes angesehen wurde, war Empedokles der Auffassung, dass Blut und Herz Sitz des Denkens, der Gefühle und des Schmerzes seien (Procacci u. von Maresca 1984).

Die physiologischen Überlegungen zum Problem des Schmerzes von Hippokrates, Demokrit, Platon und Aristoteles beruhten weniger auf empirischen Untersuchungen als auf philosophischen Spekulationen. Das **hippokratische Modell der Schmerzentstehung** stützt sich auf die von dem »Vater der Medizin« begründete Säfte- und Temperamentenlehre, die im *Cor-*

pus hippocraticum in der Schrift *Über die Natur der Menschen* formuliert wurde: Schmerz entsteht dann, wenn eine Dyskrasie der im menschlichen Körper bestehenden Säftekonstellation (Blut, Schleim, gelbe und schwarze Galle) eingetreten ist.

Im antiken Griechenland wurden Religion, Mythos und medizinische Erkenntnisse eng miteinander verknüpft, z. B. im Asklepioskult, bei dem die Betroffenen zunächst fasteten und sich reinigten, dann (medikamentös) in einen Heilschlaf versetzt wurden, um von Asklepios, dem Sohn Apolls, von den Schmerzen befreit zu werden.

Nach Platons und Demokrits Auffassung sind Empfindungen wie Schmerz, Freude und Berührung Eigenschaften der im Herz lokalisierten Seele. Sie werden durch das Eindringen atomarer Teile der Elemente Feuer, Erde, Luft und Wasser in das sterbliche Soma ausgelöst, wodurch Erregungen der unsterblichen Psyche entstehen. Auch für **Aristoteles** ist das Herz »sensorium commune«, Empfindungszentrum für Schmerz und andere Gefühle. Schmerz und Freude werden bei ihm allerdings nicht zu den von ihm erstmals beschriebenen 5 klassischen Sinne (Sehen, Hören, Riechen, Schmecken, Tasten) gezählt (Dallenbach 1939).

Bei Epikur bekam der Schmerz erstmals eine individuelle anthropologische Dimension, indem er das Freisein von Schmerz und seelischer Aufregung als höchstes Gut bzw. Glück (Eudämonie) bestimmte. Die hippokratische Humoralpathologie und Symptomatologie, Platons spekulative Ideenlehre und Aristoteles metaphysische Sinnesphysiologie haben das wissenschaftliche Denken in Medizin und Psychologie in Europa bis in die Neuzeit stark beeinflusst, wobei besonders die **Empfindungslehre des Aristoteles** eine dogmatische Bedeutung erlangte (Procacci u. von Maresca 1984).

Platons Ideenlehre und Aristoteles Sinnesphysiologie haben die Auffassungen über den Schmerz in der Neuzeit lange bestimmt.

11.2.4 Nervensystem und Schmerz – Galen

Die Vorstellungen römischer Gelehrter über den Schmerz, besonders von Celsus im 1. Jahrhundert v. Chr. und Galen im 2. Jahrhundert n. Chr., bauten auf der **hippokratischen Lehre**, aber auch auf den empirischen und experimentellen Studien der Schule von Alexandria, v. a. von Herophilos und Erasistratos, auf. Mit zunehmender Kenntnis der Anatomie, physiologischer und pathologischer Vorgänge wurde **Schmerz als Symptom pathologischer Mechanismen**, z. B. einer Entzündung (Celsus), eingeordnet und als diagnostischer Hinweis auf Erkrankungen innerer Organe gewertet.

Der aus Pergamon stammende, aber in Rom wirkende Arzt und Anatom Galen lokalisierte aufgrund der anatomischen Ergebnisse von Herophilos und Erasistratos sowie mithilfe eigener Studien die **Schmerzempfindung im zentralen Nervensystem** und unterschied neben motorischen und sensiblen Nerven solche für den Transport von Schmerzen. Er nahm an, dass deren Hohlräume mit dem von Plato postulierten Seelenpneuma gefüllt seien. In seinem Hauptwerk *De locis affectis* wurden anhand unterschiedlicher Schmerzqualitäten – wie stechend, pulsierend, drückend und bohrend – wichtige diagnostische Kriterien zur Schmerzlinderung genannt, die er als göttliche Aufgabe (»divinum est sedare dolorem«) charakterisierte. Galens Unvermögen – im Gegensatz zu Aristoteles –, für die Seele einen sicheren Sitz im Körper zu finden, hat nach Keele (1962) dazu beigetragen, dass seine wichtigen anatomischen und physiologischen Erkenntnisse über die Entstehung und Leitung von Schmerzen lange Zeit von der christlich dogmatisierten Wissenschaft ignoriert wurden.

Mit dem Untergang des römischen Reiches war jedoch auch eine weitgehende Verschüttung empirisch-rationalen Wissens über die **Mechanismen der Schmerzentstehung** und wohl auch über **analgetische Behandlungsmethoden** verbunden. Hinweise über die Anwendung narkotisch und analgetisch wirksamer Substanzen finden sich in zahlreichen Dokumenten dieser Kulturepoche (Krantz 1978).

Die im antiken Griechenland begonnene Entmythisierung von Krankheit und Schmerz veränderte auch die therapeutischen Konzepte. In Homers Dichtungen finden sich keine Spuren mehr, die auf magische Behandlungsmethoden hinweisen (Baissette 1986).

Aufbauend auf den von den Priesterärzten entwickelten empirischen Maßnahmen zur Schmerzlinderung haben Celsus und Galen die **3 Säulen der klassischen Therapie** formuliert, die auch heute noch für interdisziplinär orientierte Ansätze in der Schmerztherapie Gültigkeit besitzen: **Chirurgie, Pharmazeutik, Diätetik**. Die klassische hippokratische Diätetik kann durchaus als Urform einer verhaltensorientierten Therapie angesehen werden, indem sie nicht nur auf die Veränderung bestimmter Ess- und Trinkgewohnheiten zielte, sondern sich auch auf ökologische, soziale und psychische Aspekte bezog.

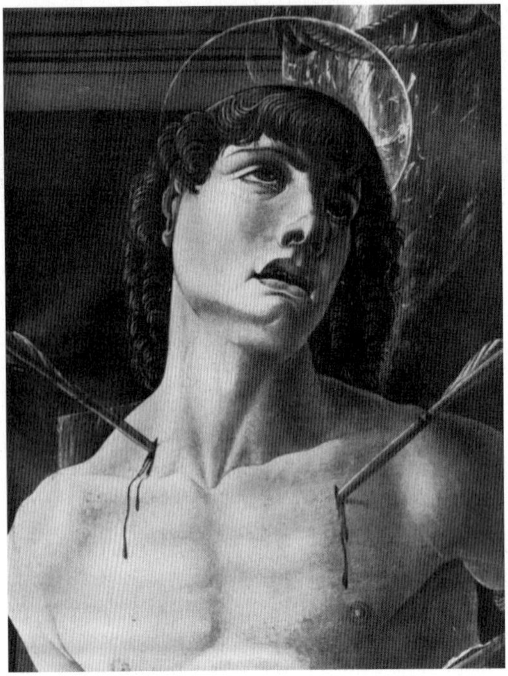

Abb. 11.3 Der Heilige Sebastian von Cosimo Tura, Gemäldegalerie Dresden

Die griechische und römische Diätetik kann als Urform einer verhaltensorientierten Therapie angesehen werden.

11.2.5 Schmerz und christliche Leidensethik

Die frühe christliche Leidenslehre verwarf die tradierten Erkenntnisse der Ägypter, Griechen und Römer als heidnisch. Erneut wurde körperlicher Schmerz, den ja viele der verfolgten Christen selbst erfahren hatten, mystifiziert und in Analogie zum Leidensweg Christi als **eigener Weg zur Erlösung** gesehen.

Die Ideologie des Schmerzertragens hat ihre Wurzeln allerdings nicht nur in der christlichen Glaubenslehre, sondern – wie Illich (1981) bemerkt – schon in den vorchristlichen Philosophien bzw. in neuplatonischen Vorstellungen, wobei stoische, epikureische und skeptische Elemente mit platonischen und aristotelischen Gedanken verbunden werden. Die **Auffassung vom Schmerz als Strafe Gottes** hat in den abendländischen christlichen Kulturen die Haltung zum Schmerz ebenso geprägt wie die Lehre vom *Kismet* als gottgewolltes Schicksal bei den Mohammedanern oder bei den Hindus die Idee des *Karmas*.

Wesentlicher Bestandteil der christlichen Leidenslehre ist die Vorstellung, dass das Ertragen von Schmerzen als Zeichen innerer Kraft gelte und dass Erlösung letztlich nur durch die Gnade Gottes erlangt werden kann.

Im Glauben wird **Schmerz zur Lebensform**, wobei in bestimmten Ritualen, Meditationen, Gebeten, beim Handauflegen, Kreuzschlagen oder der Reliquienverehrung sicherlich auch therapeutisch wirksame suggestive Elemente zu finden sind (Abb. 11.3).

Besonders deutlich wird die christliche Wesensbestimmung des Schmerzes bei **Thomas von Aquin**. Für ihn sind Schmerzen und Freude gleichermaßen Eigenschaften der Seele, Leidenschaften (»passiones«), die durch den menschlichen Willen, durch geistige Kräfte beherrscht werden können. Sein Lehrsatz »Der selige Genuss, der in der Beschauung göttlicher Dinge liegt, vermindert den körperlichen Schmerz, deshalb ertrugen Märtyrer ihre Qualen geduldiger, weil sie ganz in die Liebe Gottes versenkt waren« (Thomas von Aquin: *Summa theologiae III*; zit. nach Sauerbruch u. Wenke 1936) deutet an, welche Kraft dem Glauben bzw. mentalen Fähigkeiten für den **Umgang mit Schmerzen** zugeschrieben wurde. In keiner anderen Religion wurde Schmerz so sehr dogmatisiert, ideologisiert und als schicksalhafter Bestandteil des Lebens angesehen wie im frühen Christentum.

Brodniewicz (1994) hat darauf hingewiesen, dass die Aussage des Thomas von Aquin über Schmerz, Trauer, Freude und Lust und seine Anweisungen zum Umgang mit diesen Affekten auch in der **modernen Psychotherapie** aufgegriffen wurden und im Rahmen verhaltenstherapeutischer Behandlungskonzepte wieder Aktualität bekommen haben.

11.2.6 Das europäische Mittelalter – Paracelsus

Das europäische Mittelalter war gekennzeichnet durch die Beschränkungen, die die Kirche wissenschaftlichem, kulturellem und sozialem Leben auferlegt hatte. Menschen, die Substanzen zur Schmerzlinderung anboten oder einnahmen, wurden als mit dem Teufel im Bunde angesehen bzw. als Hexen verbrannt. Unter dem Dogma, dass **Schmerz eine »Sündenkrankheit«** (Goebel 1982), aber auch ein Weg zur Läuterung sei, wurden alle Anstrengungen, Schmerzen zu lindern, als Versuche angesehen, sich Gottes Willen zu widersetzen. Die Vorstellungen und Bewertungen des

Schmerzes bis zum 16. und 17. Jahrhundert waren im Wesentlichen durch das Gedankengebäude der christlichen Glaubenslehre und Ethik bestimmt.

Jeder Versuch der Behandlung des Schmerzes, der als schicksalhaftes Phänomen im Rahmen einer universellen Gesamtordnung angesehen wurde, konnte nur im Zusammenspiel mit den außerhalb des Menschen wirkenden Kräften erfolgen. Auch von einem Außenseiter wie Theophrastus von Hohenheim, genannt Paracelsus (1493–1541), der mit seiner Lehre der 5 Entien oder Seinsbereiche ein eindrucksvolles kategoriales System geschaffen hat, die Welt des kranken Menschen theoretisch zu erfassen, wurden Krankheit und Schmerz in einen teleologisch-universellen Zusammenhang gestellt und der Arzt sogar als der »**Vollbringer der Werke Gottes**« (Schipperges 1985) angesehen.

Paracelsus' Vorstellung einer auf den 4 Säulen Philosophie, Astronomie, Physik und Chemie begründeten Medizin kann als Übergang zwischen der antiken Säftelehre und einer langsam aufkeimenden, naturwissenschaftlich orientierten, rationalen Krankheits- und Therapielehre eingeordnet werden. Schipperges (1985) weist mit Recht darauf hin, dass die auf einer umfassenden Naturphilosophie begründete **eschatologische Entienlehre des Paracelsus** gerade in der modernen Wissenschaftsgeschichte und bei den »Bemühungen«, Phänomene wie Krankheit, Gesundheit und Schmerz im Rahmen systemtheoretischer Modelle zu erklären, viel zu wenig gewürdigt wird.

Religiöse Dogmen bestimmten das Schmerzverständnis im Mittelalter.

11.2.7 Arabisch-islamische Beiträge zum Schmerzproblem

Außerhalb Europas wurden besonders in der arabisch-islamischen und hebräischen Medizin die griechisch-römischen Ideen zum **Verständnis des Schmerzes** pragmatisch weiterentwickelt. Das Werk Avicennas umfasst nicht nur eine nach rationalen Erklärungsmodellen und klaren nosologischen Kriterien gegliederte Krankheitslehre, sondern auch effektive Therapieverfahren. So wurden im *Canon Medicinae* für die 15 unterschiedenen Schmerzqualitäten kausaltherapeutische, lokalanalgesierende und bewusstseinsverändernde Behandlungsmethoden angegeben. Die Verwendung von Opium (Macht 1915), Mandragora, Bilsenkraut zur Anästhesie und Schmerzlinderung war in der arabischen Medizin weitverbreitet (Zimmermann 2001), während in Europa der Gebrauch narkotisch wirksamer Substanzen bis in das 13. Jahrhundert weitgehend unbekannt bzw. von kirchlicher Seite verboten war.

Schmerzkonzepte von der Antike bis zur Neuzeit
- Schmerz als Zeichen dämonischer Kräfte
- Schmerz als Strafe beleidigter Götter
- Schmerz als Dyskrasie der Körpersäfte
- Schmerz als Zeichen gestörter Diätetik
- Schmerz als Wächter und Hüter des Lebens
- Schmerz als Sinnesempfindung
- Schmerz als Prüfung Gottes
- Schmerz als Störung polarer Beziehungen

11.3 Vorstellungen von Schmerz in der Neuzeit

11.3.1 Entwicklung des mechanistischen Denkens

Bis in das 17. Jahrhundert wurde die Schmerzempfindung als eine Eigenschaft der Seele angesehen, die an unterschiedlichen Stellen des Körpers angesiedelt wurde. Bei Hippokrates und Aristoteles, in der religiös-magischen Medizin und in der christlichen Leidenslehre tauchte die Frage nach den körperlichen Bedingungen des Schmerzes nicht auf, da – wie Toellner (1971), Illich (1981) und Rothschuh (1965) feststellten – es keinen von der Seele unabhängigen somatischen Bereich mit eigenen Gesetzen und eigener Ordnung gab. Dies änderte sich mit **zunehmender Kenntnis anatomischer Strukturen**, sodass nun auch systematisch nach den Mechanismen der Schmerzentstehung gesucht wurde. Während für Harvey (1578–1657) noch das Herz als Zentrum aller Gefühle und Emotionen galt und das zirkulierende Blut als Wohnsitz der Seele, hielt von Helmont (1577–1649), ein Nachfolger des Paracelsus, den Magen für den Sitz der Seele, des Bewusstseins, von Emotionen und von Schmerz (Todd 1985).

Die Grundlagen für die modernen, physiologisch und psychologisch orientierten Schmerztheorien, die eine **somatische und psychische Ebene** unterscheiden, wurden im 17. Jahrhundert v. a. von Descartes (1596–1650) und Spinoza (1632–1677) sowie den englischen Empirikern, besonders Locke (1632–1704), gebildet. Die von Locke in der Auseinandersetzung mit Descartes entwickelte Assoziationstheorie, nach der alle Tätigkeiten der Seele durch besondere Reflexionen wahrgenommen werden können, hat die wissenschaftliche Behandlung des Themas »Schmerz« ebenso bestimmt wie Descartes' und Spinozas mechanistische Affektenlehre.

Descartes' Trennung von erkennendem Subjekt und beobachtetem Objekt hat eine neue Epoche wissenschaftlicher Erkenntnisbemühungen eingeleitet, die durch ein rational-analytisches Herangehen an das Problem der Schmerzempfindung gekennzeichnet ist.

In den berühmten *Passions de l'âme* beschrieb Descartes 1646, wie kleine Feuerpartikel als Reize über die Erregung von Sensoren in Schmerzbahnen weitergeleitet werden, um am Ende im Gehirn als schmerzhafte Empfindung wahrgenommen zu werden. Er begründete damit ein weitgehend mechanistisches Schmerzverständnis, das auch in der heutigen Zeit die naturwissenschaftliche Forschung, aber auch die Behandlungsmethoden des Schmerzes wesentlich bestimmt. Obwohl die meisten Einzelaussagen Descartes' zum Schmerz durch empirische Untersuchungen nicht bestätigt werden konnten, hat der »cartesianische Dualismus«, d. h. die methodische Trennung des Leibes, der Körperwelt (»res extensio«), von der Seele und dem Bewusstsein (»res cogitans«), die im – mit einer Maschine verglichenen – menschlichen Organismus in komplexer Wechselwirkung miteinander stehen, für die **Vorstellung von Schmerz als Warnsignal für körperliche oder seelische Fehlfunktionen** die entscheidende theoretische Grundlage gebildet.

11.3.2 Descartes und die Folgen

Auch wenn bei Descartes und in der von Spinoza weiterentwickelten Affektenlehre Schmerz als ein – wie alle Affekte – Phänomen der Seele bzw. des Bewusstseins dargestellt wird, welches seinen Sitz in der Epiphyse hat, hatte deren **mechanistisches Schmerzverständnis** weitreichende Folgen für die in der modernen Medizin und Psychologie entwickelten Vorstellungen.

Die »Umbewertung des Schmerzes« (Toellner 1971) durch und nach Descartes führte dazu, dass Schmerz nicht mehr als schicksalhaftes Übel, sondern als etwas Nützliches, Gutes angesehen wurde, dessen biologisch-funktionelle Bedeutung es zu erkennen galt, indem – am Kausalitätsprinzip der Physik und Chemie orientierten Untersuchungsmodellen – der Schmerz in physiologische und psychologische Teilaspekte zur wissenschaftlichen Analyse zerlegt wurde.

Sicherlich hat das Paradigma Descartes', **Schmerz als leib-seelische Funktionsstörung** anzusehen, für die Entwicklung differenzierter psychologischer, chirurgischer und pharmakologischer Behandlungsmethoden eine große Bedeutung erlangt – es hat aber auch zu einer oft unreflektierten Versachlichung in der Herangehensweise an das Phänomen Schmerz geführt, die seiner komplexen Problematik nicht immer gerecht wurde.

Weiner (1986) und von Uexküll (1986) haben Descartes gegen den Vorwurf in Schutz genommen, Urheber eines »medizinischen Dualismus« zu sein, der z. B. in der Unterscheidung von seelischem und körperlichem Schmerz zum Ausdruck kommt, da gerade Descartes nicht nur auf die komplizierte Wechselwirkung, sondern auch auf die **Einheit von somatischem und psychischem Sein** im Menschen hingewiesen hat.

Auch wenn – wie Toellner (1971) bemerkt – in der Folge von Descartes eine Flut von physikotheologischer Literatur den Gedanken zu popularisieren versuchte, dass Schmerz nicht »Zeichen einer gefallenen Schöpfung«, sondern »Wächter und Hüter des Lebens« sei, wurde bis in das 19. Jahrhundert hinein die Diskussion um die **Bewertung der Schmerztherapie** doch weitgehend von der noch teilweise von mittelalterlichen Vorstellungen geprägten Haltung der Kirche bestimmt. Die Geschichte der Anästhesie ist ein eindrucksvolles Beispiel dafür, mit welchen Widerständen die Einführung von analgetischen und anästhesiologischen Verfahren zur Geburtserleichterung bzw. zur Durchführung von Operationen im 19. Jahrhundert verbunden war, da in der konservativen Öffentlichkeit der Gebrauch von Narkotika als Verstoß gegen die Gesetze der Natur bzw. als Eingriff in natürliche Heilungsprozesse angesehen wurde (Pernick 1985).

Auch die Auffassung, dass bittere Arzneimittel besonders »wirksam« seien oder »dass Wunden schmerzen müssen, um zu heilen«, lassen sich auf **vitalistische und mystische Konzepte** zurückführen, die die biologisch-funktionelle Bedeutung des Schmerzes mit den Vorstellungen von Sünde und gerechter Strafe in Verbindung bringen.

Bemerkenswert in der Folge von Descartes sind auch darauf begründete **therapeutische Bemühungen zur Schmerzlinderung**. So wurden vor allem im 18. Jahrhundert verstärkt physikalische Methoden zur Schmerzlinderung eingesetzt. Der von dem Wiener Arzt begründete animalische Magnetismus, mit dem er die Heilkraft des damals weit verbreiten Einsatzes von Magneten theoretisch begründete, hat allerdings mit einer direkten elektromagnetischen Wirkung wenig zu tun. Die Erfolge seiner eher auf suggestiven Fähigkeiten beruhenden Methoden haben aber für die Entwicklung psychosomatischer und hypnotherapeutischer Verfahren in der Schmerztherapie wichtige Anregungen gegeben. Auch zur Wirkungsweise der damals auch zur Schmerzlinderung eingesetzten musikalischen Verfahren wurden interessante physiologische Hypothesen – z. B. in einer Dissertation von Johann Christian Albrecht – aufgestellt (Kümmel 1977), die im Zusammenhang mit modernen Erklärungsmodellen der Schmerzentstehung in der von Melzack u. Wall entwickelten Gate-Control-Theorie in ähnlicher Form wieder auftauchen.

Für die Entwicklung differenzierter psychologischer, pharmakologischer und chirurgischer Behandlungsmethoden war der cartesianische Dualismus von großer Bedeutung, auch wenn Descartes selbst immer wieder auf die Einheit von somatischem und psychischem Sein im Menschen hingewiesen hat.

11.3.3 Schmerz als naturwissenschaftliches Problem

Die Profanisierung des Phänomens »Schmerz« im 19. Jahrhundert kann auf die gewaltigen Veränderungen durch Industrierevolution, Agrarreform und soziale Bewegungen, aber auch auf die im Zuge der Aufklärung begonnene Befreiung der Wissenschaften von religiösen Dogmen und auf die Fortschritte in Physik, Biologie und Chemie zurückgeführt werden. Dies führte auch dazu, dass Medizin und Anästhesie nun zunehmend Anerkennung als soziale Errungenschaften fanden. Die moderne Zivilisationsgesellschaft ist ohne die im 19. und 20. Jahrhundert entstandenen Erkenntnisse zur »Schmerzentstehung«, die differenzierten Möglichkeiten zur Schmerztherapie und die daraus resultierenden **Neubewertung des Phänomens »Schmerz«** nicht vorstellbar.

Schmerz wurde zum eigenständigen Wissenschaftsbereich und zum Gegenstand zahlreicher empirischer und experimenteller Forschungen (Zimmermann 2001). Unter der Vorstellung, dass Schmerz Ausdruck der hilfsbedürftigen Begrenztheit der menschlichen Existenz sei, konnte unter humanitären Aspekten eine **Ethik der Schmerzbehandlung** entwickelt werden, durch die im Laufe des 19. Jahrhunderts aus dem Problem der Bewältigung das seiner Beseitigung wurde (Illich 1981).

Ende des 19. Jahrhunderts wurden unter physiologischen und psychologisch-philosophischen Aspekten 3 miteinander konkurrierende **Theorien zur Erklärung des »Naturphänomens Schmerz«** diskutiert:

- In der von Johannes Müller 1837 entwickelten – auf den Erkenntnissen von Aristoteles, Avicenna und Descartes aufbauenden – **Spezifitätstheorie** wurde Schmerz als »Empfindungsmodalität« angesehen, die durch Erregung spezieller sensorischer Systeme hervorgerufen wird.
- In der von Blix und Goldscheider Ende des 19. Jahrhunderts begründeten **Intensitätslehre** galt die zentrale Summation taktiler Empfindungen als wesentliche Ursache der Schmerzwahrnehmung.
- Beide Konzepte bildeten die Grundlage für die von Melzack u. Wall Mitte des 20. Jahrhunderts entwickelte **Gate-Control-Theorie** der Schmerzentstehung (Melzack 1978).

Im Gegensatz zu den naturwissenschaftlichen Theorien Müllers, Blix' und Goldscheiders standen die von der idealistischen und romantischen Naturphilosophie Schellings, von Feuchterslebens, Schlegels und Novalis' beeinflussten Vorstellungen, die im Schmerz ein affektives Begleitphänomen anderer Gefühlsempfindungen bzw. Schmerz und Freude als miteinander verwandte Phänomene sahen. Die **Affekttheorie** wurde in den USA Ende des 19. Jahrhunderts besonders von den Psychologen Marshall und Nichols vertreten, zu deren Bestätigung dann systematisch auch nach Nerven der Freude und Lust gesucht wurde (Dallenbach 1939).

In der sinnes- und wahrnehmungsphysiologisch orientierten wissenschaftlichen Psychologie Wundts und Brentanos werden eine **sensible Schmerzempfindung** und ein **affektives Schmerzgefühl** unterschieden (Sauerbruch u. Wenke 1936). In der frühen Psychoanalyse Freuds werden **somatischer und psychischer Schmerz** streng voneinander unterschieden, wobei psychischer Schmerz in Beziehung zu Freude und Lust gesetzt wird und im Rahmen psychodynamischer und psychoenergetischer Prozesse gedeutet wird.

Für ein Verständnis der funktionellen bzw. verhaltensmäßigen Dimension des Phänomens »Schmerz« sind die Arbeiten des britischen Neurophysiologen und Nobelpreisträgers Sherrington (1857–1952) von Bedeutung. Obwohl auch bei ihm **Schmerz als Wahrnehmungsphänomen** verstanden wird, versuchte er – in Anlehnung an Darwins Evolutionstheorie und Virchows Zellulartheorie – **Schmerz als integrativen Bestandteil des ZNS** zu deuten, dem – in Form des

Nozizeptorreflexes – eine eigenständige Schutzfunktion im menschlichen Organismus zugeschrieben wird.

Schmerzwahrnehmung ist die psychische Manifestation eines durch affektive und sensorische Komponenten bestimmten Reflexgeschehens.

11.3.4 Schmerz als Zivilisationsproblem

Illich (1981) hat darauf hingewiesen, wie sich im 20. Jahrhundert gerade durch die modernen iatrotechnischen, pharmakochemischen und psychotherapeutischen Möglichkeiten der Schmerzunterdrückung auch die Erfahrungen und Einstellungen zum Schmerz verändert haben. Gleichzeitig hat das Problem des Schmerzes eine zunehmende **soziale und ökonomische Bedeutung** erlangt (Sternbach 1986, Zimmermann u. Seemann 1986, Nickel u. Raspe 2001, Lukas-Nülle 2007).

Die inzwischen allgemein anerkannte **Unterscheidung zwischen akutem und chronischem Schmerz** kennzeichnet diese Situation: Die Anzahl von Patienten mit schmerzhaften Befindlichkeitsstörungen, »Schmerzkrankheiten«, scheint trotz aller Erfolge der Spezialisten in der Behandlung akuter Schmerzen zuzunehmen. So haben die Angebote der Medizin zur Schmerzfreiheit eine Nachfrage geschaffen, die in dem Maße steigt, wie sie befriedigt wird (Le Breton 2003).

Kallinke (1988) sieht einen Zusammenhang zwischen steigender »Algophobie«, verminderter Schmerztoleranz und zunehmend spezialisiertem schmerztherapeutischen Angebot, die zu einer passiven Anspruchshaltung des hilflosen zivilisierten Individuums geführt haben.

In zunehmender Anerkennung und in Berücksichtigung der **Bedeutung kultureller und kognitiver Aspekte** ist allerdings in den letzten Jahren auch eine Tendenz zu beobachten, die Verantwortung für den Umgang mit körperlichen Beschwerden wieder an den Leidenden, den Betroffenen, zurückzugeben, z. B. durch Selbsthilfetraining, das Erlernen von Copingtechniken, Biofeedback, aber auch durch »selbstkontrollierte« Medikamentenapplikation.

11.3.5 Ansätze für ein neues Schmerzverständnis

Die auch für den Schmerz gültige These Kuhns, dass anthropologische Orientierungen und paradigmatische Voraussetzungen bestimmen, welche Aspekte der Wahrnehmung im Bewusstsein wirksam werden, haben auch dazu geführt, die als mechanistisch bzw. reduktionistisch charakterisierten Schmerzkonzepte des 19. und der 1. Hälfte des 20. Jahrhunderts stärker zu hinterfragen. So geht es nicht mehr darum, das **Phänomen Schmerz nur als somatische oder psychische Funktionsstörung** zu analysieren, sondern als besonderes Bewusstseins- und Kommunikationsphänomen auf unterschiedlichen Ebenen zu verstehen.

Sowohl für den akuten als auch den chronischen Schmerz gilt, dass dieser nicht nur durch die individuelle Disposition, die soziale Entwicklung und die Spezifität einer Erkrankung entsteht, sondern als **»Empfindungserlebnis«** und **»Verhaltensphänomen«** eine über die »individuelle Wirklichkeit« hinauswirkende Erfahrung ist, die nicht nur die Lebenssituation des Einzelnen, sondern auch sein Lebensumfeld entscheidend bestimmt. Diese Determination ist jedoch nicht einseitig zu sehen:

> » Es ist nicht immer der Schmerz, der das Leben unerträglich macht, sondern häufig ist es umgekehrt, dass das Leben den Schmerz unerträglich macht. (Bresler 1979) «

Anregende Vorstellungen zur **Überwindung des mechanistischen Schmerzverständnisses** finden sich bei Plügge (1962), besonders aber in der anthropologischen Medizin Victor von Weizäckers (1986, 1987), der von einer »Ordnung der Schmerzen« spricht und einen »Zerstörungs- und Werdeschmerz« unterscheidet. Auch Georg von Groddecks (1983) teleologisch gestellte Frage nach dem Sinn der Schmerzen verweist auf eine anthropologische Orientierung, die in der integrierten Psychosomatik von von Uexkülls (1986), aber auch in systemtheoretischen Vorstellungen aufgegriffen und weiterentwickelt wurde (Buytendijk 1962, Engel 1977).

Gemeinsam ist diesen **»ganzheitlichen« Schmerzmodellen**, dass biologische und psychosoziale Determinanten des Schmerzerlebens miteinander verbunden werden und die Frage nach der Bedeutung des Schmerzes als Leib-Seele-Problem unter individuell existenziellen und kulturellen Aspekten als Erkenntnisproblem in der therapeutischen Beziehung mitberücksichtigt wird. Die Einführung systemtheoretischer Modelle zur Beschreibung biologischer, psychologischer und medizinischer Phänomene hat in der Auseinandersetzung mit mechanistischen und vitalistischen Vorstellungen in der Medizin auch dazu geführt, dass eine Neubewertung von traditionellen Behandlungsmethoden, z. B. von Akupunktur und Homöopathie, erfolgte und anstelle der Elimination des Schmerzes das Konzept einer angemessenen Schmerzbewältigung größere Bedeutung erlangte.

Schmerzkonzepte der Neuzeit

- Schmerz als körperliche Funktionsstörung
- Schmerz als mechanisches Reflexgeschehen
- Schmerz als innerpsychischer Konflikt
- Schmerz als Störung regulativer Systeme
- Schmerz als neurophysiologische Reaktion
- Schmerz als biopsychosoziales Phänomen
- Schmerz als Kommunikationsvorgang

Traditionelle Behandlungsmethoden in der Schmerztherapie haben durch systemtheoretische und »ganzheitliche« Schmerzmodelle eine Neubewertung erhalten.

11.4 Kulturelle und geistesgeschichtliche Aspekte

11.4.1 Bedeutung von Kultur

Wolff u. Langley (1968) wiesen darauf hin, dass individuelles Schmerzerleben auch von soziokulturellen und ethnischen Faktoren abhängig ist.

So zeigte Zborowski (1952) in einer klassischen Studie an irischen, jüdischen, italienischen und amerikanischen Schmerzpatienten, dass sich diese in Schmerzwahrnehmung, Verhalten und Bewertung deutlich unterschieden. Amerikaner zeigten die höchste Schmerztoleranz, die jüdischen Schmerzpatienten das stärkste Deutungsbedürfnis und die Italiener das stärkste Verlangen nach symptomatischer Therapie. Auch Sternbach u. Tursky (1965) fanden in experimentellen Studien bei amerikanischen und irischen Frauen höhere Schmerztoleranzen als bei italienischen und jüdischen. Weisenberg (1982) berichtete über eine **unterschiedliche Schmerztoleranz und Verhaltensunterschiede** bei Puerto Ricanern, schwarzen und weißen Amerikanern. Schiefenhövel (1980) führte die von ihm beobachtete höhere Schmerztoleranz bei den Eipos in Westguinea auf frühe Erfahrungen mit Initiationsriten in der Kindheit zurück.

Craig (1980) wies auf die Bedeutung von Lernprozessen, kultureller Sozialisation, familiärer Determinanten und des **Erwerbs einer spezifischen Schmerzsprache** für die Entwicklung einer unterschiedlichen Schmerztoleranz und eines unterschiedlichen Schmerzverhaltens hin.

Besonders für die hochzivilisierte westliche Welt gilt, dass die hohe Bedeutung von Schmerz als Beschwerdesymptom beim Menschen auch durch die entwickelten Möglichkeiten der Kommunikation, v. a. von sprachlichen Ausdruckformen, zustande kommt.

Für ein Verständnis des Phänomens Schmerz im transkulturellen Vergleich sind ferner auch **ethisch-religiöse Paradigmen** bedeutsam, unter denen die individuelle Schmerzerfahrung bewertet und gedeutet wird. Sowohl in der christlichen als auch in der jüdischen Theologie gelten Schmerz und Leid als Folge des Sündenfalls, als Zeichen Gottes. Die christliche Haltung zum Schmerz kann sich sowohl in der Ideologie des Schmerzertragens manifestieren – die in der Verinnerlichung des Schmerzes, in asketischer Verweigerung jeder Hilfe, in büßender Erkenntnis die Nähe Gottes zu suchen – ihre extreme Ausdrucksform findet. Sie kann aber auch in der des Mitleids, in humanitärer Hilfe und Nächstenliebe ihre Entsprechung finden. Die Auffassung von Leiden als notwendigem Bestandteil des menschlichen Lebens auf dem Weg zur Erlösung und als Hinweis auf die Begrenztheit der menschlichen Existenz hat für das Verständnis der Schmerzerfahrung, für die Bewertung von Schmerztoleranz, aber auch für Therapieansätze in den christlich bestimmten Kulturen eine große Bedeutung bekommen.

Im Islam gilt der **Schmerz als Prüfung Gottes**, die in Geduld und Ausdauer bestanden werden kann, wenn Schmerz im Vertrauen auf die göttliche Gnade als vorbestimmtes Schicksal ertragen wird. In der hinduistisch-buddhistischen Weltanschauung wird **Schmerz als schicksalsmäßig dem Leben zugehörig** angesehen und kann durch meditative Übungen beherrscht werden. Die »**4-fache Wahrheit vom Schmerz**« hat eine zentrale Bedeutung in der Lehre Gautama Buddhas, um den Weg zu Erleuchtung und Erlösung zu finden. So lässt sich auch verstehen, dass das geringe Vertrauen der Hindus in die moderne naturwissenschaftliche Medizin darin begründet ist, das diese keine Mantras, Meditationsübungen zur konzentrativen Entspannung, sondern nur Medikamente verschreiben. Pharmakologische Verfahren be-

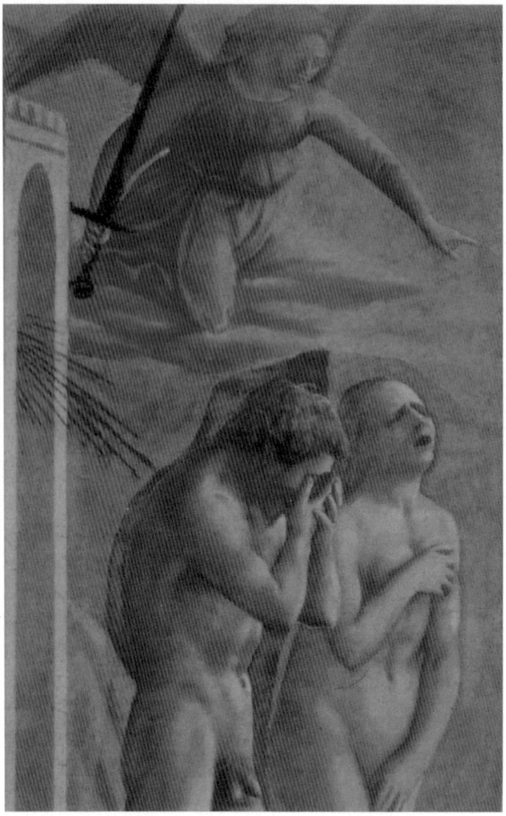

Abb. 11.4 Vertreibung aus dem Paradies von Tommaso Masaccio, 1427, Florenz

hindern jedoch die meditativen Anstrengungen, um die Transzendierung des Schmerzes zu ermöglichen (Pandya 1987).

In der chinesisch-konfuzianischen Tradition dagegen gelten Schmerz und Leiden keineswegs als göttliches Schicksal, sondern als **Wesensmerkmal der menschlichen Existenz**. Im Rahmen einer kosmischen Ordnung, in deren Mittelpunkt der Mensch selbst steht, wird Schmerz in seiner dynamischen Funktion in Beziehung zu den Gesundheit und Krankheit bestimmenden Regulationsprozessen gedeutet. Der westliche Leib-Seele-Dualismus ist der traditionellen chinesischen Denkweise fremd. Schmerz wird als Störung von Energieflüssen, von im Gleichgewicht stehenden polaren Beziehungen verstanden, wobei Krankheit und Schmerz in der traditionellen chinesischen Medizin anderer nosologischer Kriterien bedürfen.

Die Berücksichtigung chinesischer Vorstellungen über den Schmerz könnte allerdings dazu führen, einem umfassenden, von ganzheitlichen Voraussetzungen getragenen Schmerzverständnis näher zu kommen (Tu 1987).

11.4.2 Künstlerische Kreativität und Schmerz

Menschliches Leid und Schmerz haben zu allen Zeiten künstlerische Kreativität und philosophisches Denken beeinflusst (Schipperges 1985, Morris 1991, Grüny 2004). Schmerz war und ist ein zentrales Thema der darstellenden Kunst – auch in der Moderne (Blume et al. 2007). Procaccii (1988) wies darauf hin, dass es fast 1.000 Jahre lang ausschließlich religiöse Themen waren, in denen Schmerz in der bildenden Kunst zur Darstellung gebracht wurde. Beispiele für diese »**ars patiendi**« sind die *Vertreibung aus dem Paradies* von Massaccio (Abb. 11.4), Michelangelos *Pieta Palestrina*, die Werke Giottos. Erst im Barock wurden auch profanere Aspekte des Schmerzes dargestellt, so bei Breughel und Brouwer, auch in Caravaggios *Zahnextraktion*. Im 19. Jahrhundert finden sich dann sogar Karikaturen, z. B. bei Cruikshank oder bei Rolandson über Patienten mit Koliken und Gicht. Die bekanntesten künstlerischen Darstellungen im 20. Jahrhundert, die Schmerz zum Thema haben, sind Munchs *Der Schrei* und Picassos *Guernica*. Besonders zu erwähnen ist auch die mexikanische Malerin Frida Kahlo, die in ihrem nach einem schweren Verkehrsunfall entstandenen künstlerischen Schaffen ihr eigenes Schmerzerleben zum bestimmenden Thema gemacht hat.

Lessing hat in seiner Schrift *Über die Grenzen der Malerei und Poesie*, in der er sich mit der im 16. Jahrhundert aufgefundenen Laokoonstatue beschäftigt, auf die Schwierigkeit der Kunst hingewiesen, Leiden und Schmerz zum Ausdruck zu bringen.

Tolstois großartige Novelle *Der Tod des Ivan Iljitsch* ist vielleicht das beeindruckendste Beispiel in der Literatur, in der der schon im Alten Testament im Buch Hiob gestellten **Frage nach der Bedeutung des Schmerzes** nachgegangen wird. In vielen Arbeiten, die sich mit der ethisch-religiösen und sozialen Dimension des Schmerzes für die Seinsbestimmung des Menschen beschäftigten, finden sich Hinweise auf Tolstoi. Auch Theodor Storms nachdenklich-ahnungsvolles Gedicht *Beginn des Endes* ist ein Beispiel für die zahlreichen

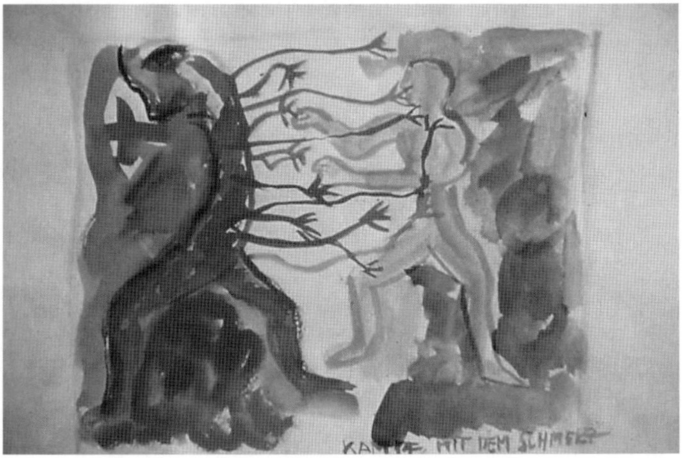

■ **Abb. 11.5** Schmerzzeichnung eines Patienten

Versuche, eigenes Schmerzerleben in eine literarische Form zu bringen.

Novalis und Nietzsche bemühten sich um eine romantisch verklärte »Teleologie des Schmerzes«. »Jeder Schmerz ist eine Erinnerung unseres hohen Ranges«, schreibt der lungenkranke Novalis, für den »das schmerzliche Vergnügen zur Individualisierung« beiträgt (Sauerbruch u. Wenke 1936). Auch für den wahrscheinlich an schweren Migräneanfällen leidenden Nietzsche gehörte körperlicher Schmerz zu den arterhaltenden Werten, dessen Sinn im Leben selbst zum Ausdruck kommt. Die **Heroisierung des Schmerzes als aktives Lebensgefühl**, die sich u. a. bei E. Jünger und N. Hartmann findet, entsprach einer in bürgerlichen Kreisen im ersten Drittel des 20. Jahrhunderts verbreiteten Idealisierung preußisch-spartanischer Einstellung.

Bei Th. Bernhard dagegen, der in seinem autobiografischen Roman *Der Atem* in jungen Jahren selbsterlebte Krankheits- und Schmerzerfahrungen beschreibt, dient Schmerz der **lebensnotwendigen Selbstfindung**. Auch P. Noll versucht, in seinen *Diktaten über Sterben und Tod* im Schmerz einen Sinn zu finden, der die Auseinandersetzung mit der Gegenwart ermöglicht.

Auch die **Schmerztherapie** hat durch die Kunst, insbesondere durch die Musik, schon von alters her immer wieder wichtige Impulse bekommen (Kümmel 1977, Müller-Busch 1997). Unter dem Aspekt, dass Schmerz mehr ist als nur ein physiologischer Defekt, ist es deswegen konsequent, dass die **Anregung kreativer Potenziale durch künstlerische Therapien**, die neue Erlebnisdimensionen eröffnen, zunehmend auch in der Behandlung von Patienten mit chronischen Schmerzen berücksichtigt wird (■ Abb. 11.5).

11.4.3 Philosophie und Schmerz

Degenaar (1979) und Schmitz (1985) haben auf die verschiedenen Ansätze, sich dem »Phänomen« Schmerz aus philosophischer Sicht zu nähern, aufmerksam gemacht. Erkenntnistheoretische Überlegungen finden in den neueren **Schmerztheorien** allerdings nur wenig Berücksichtigung. Dabei gibt es in der – noch nicht geschriebenen – Geschichte der »Schmerzphilosophie« viele Hinweise, die für ein erweitertes Verständnis des Phänomens »Schmerz« bedeutsam sind. So erscheint bei Kant der Schmerz als »Stachel aller Tätigkeiten«, für Pascal wurde er Ansporn zu intellektuellen Höchstleistungen, bei Fichte und Schelling wurde Schmerz transzendiert und als Impuls zur »dauernd kämpfenden Tätigkeit, durch die der Mensch erst seine Freuden und all seinen Genuss findet«, verstanden, bei Nietzsche wurde der Schmerz zum »Befreier des Geistes«, zum »Lehrmeister«, der den Philosophen zwingt, in die letzte Tiefe zu steigen« (Schipperges 1985).

Auch in der neueren Philosophie – bei Kierkegaard, Husserl, Heidegger, Merleau-Ponty und Jaspers – finden sich Beiträge, sich dem Problem des Schmerzes aus phänomenologischer und existenzphilosophischer Sicht zu nähern. In Puccettis (1975) Auseinandersetzung mit Buytendijks (1962) Wertbestimmung von Schmerz als »malum« wird die Notwendigkeit von Schmerzen im Rahmen evolutionärer Prozesse infrage gestellt. Ontologische Bestimmungsversuche und philosophische Untersuchungen zur **Wahrnehmungsproblematik von Schmerzen** wurden von Bieri (1987) aufgegriffen, um am Beispiel des Schmerzes als gleichermaßen Seins- und Bewusstseinsphänomen die Sackgasse des ontologischen Dualismus aufzuzeigen. So ist die Frage nach der Entstehung, dem Wesen und dem Sinn des Schmerzes – trotz aller faszinierenden Befunde der kognitiven Neurobiologie zur Genese psychischer Phänomene – untrennbar mit der Frage nach der Entstehung, dem Wesen und dem Sinn des Bewusstseins verknüpft.

Angesichts der Tatsache, dass trotz aller Fortschritte die **Illusion und Suggestion von Schmerzfreiheit** eine Fiktion bleibt, muss jedoch auch die Relevanz philosophischer Überlegungen hinterfragt werden, wenn damit nicht auch eine Neubestimmung traditioneller Erkenntniswege verbunden wird. So wurden von Aydede (2005) die affektiv evaluativen Dimensionen der Schmerzerfahrung im Hinblick auf ihre Bedeutung und Wertigkeit für den hedonistischen Zeitgeist, aber auch für die wissenschaftliche und therapeutische Herangehensweise wieder stärker hinterfragt. Schmerz ist nicht nur eine individuelle Bewusstseinserfahrung, sondern im sozialen Miteinander auch ein kulturelles Konstrukt. Die Einsicht, dass die »Selbstbefangenheit«, mit der wir dem Phänomen Schmerz begegnen – unter der Prämisse, dass er ganz selbstverständlich zu vermeiden, zu unterdrücken und auch zu bekämpfen ist – auch als Resultat unserer kulturellen Sozialisation anzuerkennen und zu verstehen ist, eröffnet Perspektiven, die für die Sinnbestimmung therapeutischen Tuns von Bedeutung ist.

Philosophische und erkenntnistheoretische Überlegungen finden in den modernen Schmerztheorien, aber auch therapeutischen Konzepten nur wenig Berücksichtigung. Die philosophische Erkenntnis, dass das Erleiden von Schmerz nicht objektiviert werden kann, sondern die Einstellung dazu – die Art, wie sich der Betroffene und sein soziales Umfeld zum Schmerz verhalten – das Bewusstseins- und Kommunikationsphänomen »Schmerz« entscheidend bestimmt, könnte dazu beitragen, auch im therapeutischen Umgang mit dem Schmerz neue Wege zu finden.

11.5 Zusammenfassung

Schmerz und Leiden sind kulturell geprägte Bewusstseins- und Kommunikationsphänomene, deren Verständnis von einer kulturgeschichtlich orientierten Anthropologie nicht zu trennen ist. Die modernen Möglichkeiten der Schmerztherapie haben zu einer Medikalisierung des Phänomens »Schmerz« geführt, durch das die kulturgeschichtlichen und geisteswissenschaftlichen Dimensionen häufig nicht ausreichend beachtet werden. Die Komplexität des Phänomens »Schmerz« kann jedoch nur verstanden werden, wenn auch die historischen, kulturellen, philosophischen und anthropologischen Zusammenhänge unserer eigenen Sozialisation und »Selbstbefangenheit« berücksichtigt werden.

Literatur

1 Anand KJS, Craig KD (1996) New perspectives on the definition of pain. Pain 67: 3–6

2 Aydede M (2005) Pain: New Essays on Its Nature and the Methodology of Its Study. MIT Press, Cambridge, MA

3 Bagchi AK (1987) Pain and Language. Acta Neurochir (Suppl) 38: 182–184

4 Baissette G (1986) Die Medizin bei den Griechen. In: Toellner R (Hrsg) Illustrierte Geschichte der Medizin. Andreas & Andreas, Salzburg, S 179–292

5 Bauer AW (1996) Zwischen Symbol und Symptom: Der Schmerz und seine Bedeutung in der Antike. Schmerz 10: 169–175

6 Bieri P (1987) Pain: a case study for the mind-body problem. Acta Neurochir (Suppl) 18: 157–164

7 Blume E et al. (2007) Begleitbuch zur Ausstellung Schmerz. Dumont Literatur und Kunst Verlag, Berlin

8 Bonica JJ (1980) Introduction. In: Bonica JJ (ed) The management of pain. Lea & Febiger, Philadelphia, pp 1–17

9 Bresler DE, Truro R (1979) Free yourself from pain. Simon & Schuster, New York

10 Brodniewicz J (1994) Über das Schmerzphänomen. Peter Lang, Frankfurt am Main

11 Bunge M, Ardilla R (1990) Philosophie der Psychologie. J.C.B. (Paul Siebeck), Tübingen

12 Buytendijk FJJ (1962) Pain: its modes and functions. University of Chicago Press, Chicago

13 Craig KD (1980) Ontogenetic and cultural influences on the expression of pain in man. In: Kosterlitz HW, Terenius LY (eds) Pain and society. Dahlem Workshop, Verlag Chemie, Weinheim, pp 37–53

14 Dallenbach KM (1939) Pain: history and present status. Am J Psychol 52: 331–347

15 Degenaar JJ (1979) Some philosophical considerations on pain. Pain 7: 281–304

16 Engel GL (1977) The need for a new medical model: a challenge for biomedicine. Science 196: 129–136

17 Fordyce WF, Steger JC (1982) Chronischer Schmerz. In: Keeser W et al. (Hrsg) Schmerz. Fortschritte der Klinischen Psychologie, Bd 27. Urban & Schwarzenberg, München, S 296–349
18 Frank JD (1981) Die Heiler. Klett-Cotta, Stuttgart
19 Goebel R (1982) Vom Schmerz und von der Krankheit. Urachhaus, Stuttgart
20 von Groddeck G (1983) Der Sinn der Krankheit. In: Siefert H (Hrsg) Krankheit als Symbol. Fischer, Frankfurt am Main, S 132–139
21 Grossinger R (1984) Wege des Heilens. Kösel, München
22 Grüny C (2004) Zerstörte Erfahrung – eine Phänomenologie des Schmerzes. Königshausen & Neumann, Würzburg
23 Hauschild T (1982) Medizinische Mythen und Rituale. In: Brinkmann M, Franz M (Hrsg) Nachtschatten im weißen Land. Verlag Gesundheit, Berlin, S 269–283
24 Illich I (1981) Die Nemesis der Medizin. Rowohlt, Reinbek
25 Janzen R (1968) Über den Schmerz. In: Janzen R (Hrsg) Schmerzanalyse als Wegweiser zur Diagnose. Thieme, Stuttgart, S 1–8
26 Kallinke D (1988) Chronische Schmerzpatienten. Spekulationen zur Entwicklung eines neuen Patiententyps. Thesenpapier für die internationale Fachkonferenz Ethnomedizin. Heidelberg 06.–08.05.1988
27 Keele KD (1962) Some historical concepts of pain. In: Keele CA, Smith R (eds) The assessment of pain in men and animals. Universities Federation for Animal Welfare, London, pp 12–27
28 Krantz JC (1978) The rendezvous with pain and home remedies with special reference to the origins of aspirin. JAMA 33/5: 223–224
29 Kümmel WF (1977) Musik und Medizin. Alber, Freiburg
30 Le Breton D (2003) Schmerz. Diaphanes, Zürich
31 Lehrl S (1983) Viele Worte für den Schmerz. Struktur der Schmerzsprache. Forschungsmitteilungen der DFG 2: 21–22
32 Leiss J (1983) Sprache und Schmerz, eine medizinsoziologische Studie. Dissertation, Universität München
33 Levi-Strauss C (1969) Strukturale Anthropologie. Suhrkamp, Frankfurt am Main
34 Lukas-Nülle M (2007) Chronischer Schmerz – soziökonomische Faktoren in ihrer Bedeutung für die Inanspruchnahme von Gesundheitsleistungen. In: Tiesmeyer K et al. (Hrsg) Der blinde Fleck – Ungleichheiten in der gesundheitlichen Versorgung. Hans Huber, Bern, S 323–336
35 Macht DI (1915) The history of opium and some of its preparations and alkaloids. JAMA 64: 677
36 Melzack R (1978) Das Rätsel des Schmerzes. Hippokrates, Stuttgart
37 Merskey H (1991) The definition of pain. Eur J Psychiatry 6: 153–159
38 Morris DB (1991) The culture of pain. University of California, San Francisco
39 Müller-Busch HC (1991) Künstlerische Therapien und chronischer Schmerz. Schmerz 5: 115–121
40 Müller-Busch HC (1997) Schmerz und Musik. Fischer, Stuttgart
41 Müller-Busch HC (2001) Soziokulturelle Aspekte des Schmerzes. In: Bach M, Aigner M, Bankier B (Hrsg) Schmerzen ohne Ursache – Schmerzen ohne Ende. Facultas, Wien
42 Nickel R, Raspe HH (2001) Chronischer Schmerz: Epidemiologie und Inanspruchnahme. Nervenarzt 72(12): 897–906
43 Niemann U (1993) Integration und Verantwortung: Theologische, anthropologische und ethische Aspekte des Schmerzphänomens. In: Zenz M, Jurna I (Hrsg) Lehrbuch der Schmerztherapie. WVG, Stuttgart
44 Ots T (1987) Medizin und Heilung in China. Reimer, Berlin
45 Pandya SK (1987) Hindu philosophy on pain: an outline. Acta Neurochir (Suppl) 38: 136–146
46 Pernick MS (1985) A calculus of suffering. Columbia University Press, New York
47 Plügge H (1962) Wohlbefinden und Mißbefinden. Beiträge zur medizinischen Anthropologie. Niemeyer, Tübingen
48 Procacci P (1980) History of the pain concept. In: Kosterlitz HW, Terenius LY (eds) Pain and society. Dahlem Workshop, Verlag Chemie, Weinheim, pp 3–12
49 Procacci P (1988) Pain and suffering in art. In: Dubner I et al. (eds) Proceedings of the Vth World Congress on Pain. Elsevier, Amsterdam, pp 25–30
50 Procacci P, von Maresca M (1984) Pain concept in western civilization: a historical review. In: Benedetti C et al. (eds) Advances in Pain Research and Therapy, vol 7. Raven Press, New York, pp 1–11
51 Puccetti R (1975) Is pain neccessary. Philosophy 58: 259–269
52 Rey R (1993) History of pain. Éd. la Decouverte, Paris
53 Rothschuh KE (1965) Geschichtliches zur Physiologie des Schmerzes. Documenta Geigy, Basel, S 3–7
54 Rush J (1974) Witchcraft and sorcery. Thomas, Springfield
55 Sauerbruch F, Wenke H (1936) Wesen und Bedeutung des Schmerzes. Junker & Dünnhaupt, Berlin
56 Schiefenhövel W (1980) Verarbeitung von Schmerz und Krankheit bei den Eipo. Med Psychol 6: 219–234
57 Schipperges H (1985) Homo patiens. Piper, München
58 Schmitz H (1985) Der Schmerz als Konflikt in philosophischer Sicht. Therapiewoche 35: 4805–4812
59 Sigerist HE (1955) A history of medicine. Vol 1. Grune & Straton, New York
60 Sternbach RA (1986) Survey of pain in the United States. Clin Pain 2, 49–53
61 Sternbach RA, Tursky B (1965) Ethnic differences among house-wives in psychophysical and skinpotential responses to electric shock. Psychophysiology 1: 241–246
62 Tainter ML (1948) Pain. Ann NY Acad Sci 51: 3–24
63 Todd EM (1985) Pain: Historical perspective. In: Aronoff GM (ed) Evaluation and treatment of chronic pain. Urban & Schwarzenberg, Baltimore, pp 1–16

64 Toellner R (1971) Die Umbewertung des Schmerzes im 17. Jahrhundert in ihren Voraussetzungen und Folgen. Med Hist 6: 36–45
65 Tu WM (1987) A Chinese perspective on pain. Acta Neurochir (Suppl) 38: 147–151
66 von Uexküll T (1986) Geschichte der deutschen Psychosomatik. Philosophische und historische Wurzeln. Psychother Psychosom Med Psychol 36: 18–24
67 Weiner H (1986) Die Geschichte der psychosomatischen Medizin und das Leib-Seele-Problem in der Medizin. Psychother Psychosom Med Psychol 36: 361–391
68 Weisenberg M (1982) Cultural and ethnic factors in reaction to pain. In: Al-Issa I (ed) Culture and psychopathology. University Park, Baltimore, pp 187–198
69 von Weizäcker V (1986/87) Gesammelte Werke, Bd 5, 6, 7. Suhrkamp, Frankfurt am Main
70 Wolff BB, Langley S (1968) Cultural factors and the response to pain. A review. Am Anthropol 70: 494–501
71 Zborowski M (1952) Cultural components in responses to pain. J Soc Iss 8: 16–30
72 Zimmermann M (2001) Zur Geschichte des Schmerzes. In: Zenz M, Jurna I (Hrsg) Lehrbuch der Schmerztherapie. Wiss. Verlagsgesellschaft, Stuttgart, S 3–24
73 Zimmermann M, Seemann J (1986) Der Schmerz – ein vernachlässigtes Gebiet der Medizin. Springer, Heidelberg

Spezielle Patientengruppen

Schmerz bei Kindern

B. Kröner-Herwig und B. Zernikow

Im folgenden Kapitel werden die wesentlichen **entwicklungsphysiologischen und -psychologischen Erkenntnisse zur Schmerzwahrnehmung bei Kindern** dargelegt. Es werden 5 Schmerzbereiche unterschieden: Schmerz infolge akuter Traumen sowie medizinisch-diagnostischer und therapeutischer Interventionen, krankheitsbezogene Schmerzprobleme und funktionelle Schmerzbeschwerden. Die verschiedenen **Methoden der Erfassung von Schmerzerleben bzw. Schmerzverhalten** von Kindern ab Geburt bis zum späteren Alter werden vorgestellt. Der Einsatz von **therapeutischen Verfahren** mit einem Schwergewicht auf psychosozialen Interventionen wird ausführlich beleuchtet, und zwar bei akuten Schmerzzuständen (z. B. nach Operationen) und bei rekurrierendem oder andauerndem Schmerz, der krankheitsbedingt oder funktionell sein kann.

12.1 Einführung

Die Aufmerksamkeit, die dem Phänomen »Schmerz bei Kindern« gewidmet wurde, war bis vor wenigen Jahren erstaunlich gering. Noch 1984 enthielt das *Textbook of Pain* von Wall und Melzack bei 800 Seiten Umfang nur ganze 3 Seiten zum Problem des »paediatric pain«. Im Jahre 1988 erschien in Deutschland ein erstes Buch über **chronische Schmerzen im Kindesalter** (Pothmann 1988). Erst im Jahr 2000 wurde ein umfassendes Herausgeberwerk zu verschiedensten Aspekten des pädiatrischen Schmerzes von Zernikow vorgelegt, das nunmehr in 4. Auflage erschienen ist (Zernikow 2009).

Die Missachtung dieses Bereichs ist nicht nur Zeichen eines speziellen Forschungsdefizits, sondern spiegelt bestimmte, lang gehegte Überzeugungen unter Laien und Experten wider, nämlich dass Schmerz, insbesondere chronischer Schmerz, bei Kindern kein relevantes Problemfeld sei.

So bestand lange die irrige Überzeugung, dass neugeborene Kinder Schmerz nicht wahrnehmen und erleben können (Craig u. Gruneau 1991). Mittlerweile haben Studien gezeigt, dass frühe Schmerzerfahrung von Kindern sogar zu langfristigen Veränderungen in der Schmerzverarbeitung führen (Wollgarten-Hadamek et al. 2009). Während chronischer Schmerz bei Erwachsenen seit Langem ein Schwerpunkt der Forschung ist, wurde das Vorkommen chronischer oder wiederkehrender Schmerzbeschwerden bei Kindern, insbesondere wenn sie nicht als direkte Folge einer zugrunde liegenden Krankheit betrachtet werden können, überhaupt infrage gestellt. Neuere Untersuchungen zeigen dagegen, dass rekurrierende Schmerzzustände an mehr als einer Lokalisation bei ca. 25% der Kinder und Jugendlichen vorkommen (Petersen et al. 2006).

12.2 Entwicklungsphysiologische und -psychologische Aspekte der Schmerzwahrnehmung

Dass Kinder unmittelbar postnatal und sogar schon pränatal schmerzhafte Reize wahrnehmen und darauf mit einer Art Stressreaktion reagieren, ist heute eine gesicherte Erkenntnis (Sandkühler u. Benrath 2009).

Neugeborene, sogar **frühgeborene Kinder** reagieren auf schmerzhafte Reize mit motorischen Reflexen, einer Erhöhung von Herzrate und Atemfrequenz sowie mit einer niedrigeren Sauerstoffsättigung des Blutes. Auch bestimmte mimische Reaktionen und das Schreiverhalten sind als **schmerzspezifische Reaktionen** identifiziert worden (Sandkühler u. Benrath 2009).

Selbst wenn die Myelinisierung der Nervenfasern, z. B. der bei der Nozizeption beteiligten A-Fasern, bei der Geburt noch nicht abgeschlossen ist, so existieren doch bereits die nicht myelinisierten C-Fasern einschließlich ihrer zentralnervösen Verbindungen als ein wesentlicher Bestandteil des **peripheren neuronalen Schmerzsystems**. Dabei führt die zunehmende neuronale Reifung dazu, dass die Schmerzsensitivität zunächst etwa bis zum 3. Monat zunimmt, danach aber die Schmerzschwelle im Verlauf der Zeit eher wieder ansteigt. Dies könnte mit der stärkeren Aktivierung schmerzhemmender neuronaler bzw. humoraler Systeme zusammenhängen (Tyler u. Krane 1990).

Das nunmehr gesicherte Wissen, dass Neugeborene Schmerz wahrnehmen können, beruht wesentlich auf einer verfeinerten Methodik in der Erfassung von behavioralen und physiologischen Schmerzreaktionen bei Kindern, da in diesem Alter die sonst so wichtigen verbalen Schmerzindikatoren ausfallen.

Das zunächst eher globale und diffuse **Schmerzverhalten des Neugeborenen** verändert sich infolge physiologischer Reifung und der psychosozialen Entwicklung bereits im ersten Jahr deutlich. Die Fähigkeit des Kleinkinds, den Schmerz zu lokalisieren und ein spezifischeres motorisches Abwehrverhalten zu initiieren, nimmt zu. Aufgrund der wachsenden Gedächtnisfunktionen kann Schmerz erinnert und antizipiert werden. Somit können **Schmerz und Schmerzerwartung** in verschiedenste Lernprozesse involviert sein, bei denen Angst und Vermeidung eine Rolle spielen. Schmerzinduzierte reflexhafte Verhaltensweisen und gelerntes Verhalten sind die Basis der Überlebensfunktion des Schmerzes.

> **Die früher angenommene Insensitivität von Säuglingen gegenüber Schmerz ist ein Mythos. Selbst unreife Frühgeborene nehmen Schmerzen wahr. Frühe Schmerzerfahrungen von Kindern können eine langfristige negative Auswirkung auf die Schmerzverarbeitung haben.**

Mit der ab dem vollendeten 1. Lebensjahr einsetzenden Sprachentwicklung und der damit möglichen differenzierteren Kommunikation wird das **Schmerzerleben und -verhalten** in einen neuen sozialen Kontext gestellt. Das Kind erlernt Verhalten in Schmerzsituationen, welches unmittelbar durch familiäre Einflüsse geformt, aber auch von kulturellen Determinanten beeinflusst wird. Es bildet besonders auch verbales Verhalten aus, mit dem es sich die maximale Zuwendung der Bezugspersonen sichern kann bzw. eine mögliche Bestrafung minimiert.

So berichteten immerhin 30% der 994 von Ross u. Ross (1984) befragten Kinder zwischen 5 und 12 Jahren von positiven Konsequenzen auf ihre Schmerzäußerungen. Ein ähnlicher Prozentsatz berichtete sogar von **bewusstem Einsatz von Schmerzverhalten** mit der Funktion der Vermeidung aversiver Ereignisse (z. B. Schreiben einer Klassenarbeit; Ross u. Ross 1988).

> **Schmerzausdruck bzw. -verhalten und subjektives Schmerzerleben können aufgrund solcher Lernprozesse dissoziieren.**

Das Erleben eines eher schwachen Schmerzes kann mit ausgeprägtem Schmerzverhalten einhergehen, stark affektiv besetztes Schmerzerleben muss nicht von deutlichem Schmerzverhalten (z. B. Schonung) begleitet sein. Ebenso erlernen die Kinder bestimmte Formen von **Schmerzbewältigungsverhalten,** das wesentlich durch das familiäre Modellverhalten mitgestaltet wird. Aus den Ergebnissen verschiedener Studien ist zu schließen, dass Modelllernen ein wesentlicher Faktor bei der Entwicklung des Schmerzverhaltens ist, insbesondere bei chronischen Syndromen (Edwards et al. 1985, Evans u. Keenan 2007).

Auch Risikoverhalten bezüglich des Aufsuchens bzw. Vermeidens von Situationen, in denen es zu Schmerzerfahrungen kommen kann, entwickelt sich bereits in der vorschulischen Phase. Die Hypothese der **»emotionalen Ansteckung«,** die besagt, dass mütterliche (oder väterliche) Angst, vorrangig über nichtverbale Hinweisreize, dem Kind direkt kommuniziert wird und dort aversive Empfindungen auslöst, konnte mehrfach durch empirische Befunde gestützt werden (Melamed u. Bush 1985).

Die kognitiven Schemata über Schmerz entwickeln sich im Zusammenhang mit der Sprachentwicklung. Zum Verständnis dieser Entwicklung wird vornehmlich auf das **Modell von Piaget** zurückgegriffen. In der sog. **präoperationalen Phase**, die mit einem Alter von 2–7 Jahren korreliert, ist das Schmerzkonzept des Kindes geprägt durch (Gedaly-Duff 1991):

- Egozentrizität
- Konkretheit
- Einfachstruktur
- selektive Fokussierung
- transduktives Denken

So glaubt etwa das Kind, dass die Mutter den Schmerz im Bauch, den es selbst fühlt, auch sehen kann. Das Kind, das nach der Operation aufwacht, weint erst dann vor Schmerz, wenn es den Verband über der Wunde sieht. Kinder, die gefragt werden, was Schmerz ist, beschreiben ihn als »a sore thing«, »a thing that hurts«, »when you fall you get it« (Ross u. Ross 1988). Das Kind, das eine Spritze bekommen soll, die ihm weitere Schmerzen beim medizinischen Eingriff erspart, fokussiert sein Denken nur auf den Einstich und berücksichtigt nicht die zu erwartenden positiven Effekte. Kinder halten in dieser Phase den Schmerz oft für eine **Bestrafung** für »böses«, ungezogenes Verhalten und nicht für die natürliche Folge eines Ereignisses z. B. eines Sturzes.

> **Das Schmerzkonzept des Kindes verändert sich von der präoperationalen Phase (ca. 2. bis 7. Lebensjahr) über die konkret-operationale Phase (bis ca. 11. Lebensjahr) bis hin zur formal-operationalen Phase (ab 12 Jahre) deutlich.**

Im Schulalter (ca. 7–11 Jahre) entwickelt sich das **Denken des Kindes** nach Piagets Modell zum **konkret-operationalen**. Das Kind lernt, zwischen der eigenen Wahrnehmung und derjenigen Fremder zu unterscheiden. Es kann verschiedene Dimensionen einer

Erfahrung unterscheiden und sowohl die Lokalisation als auch die Intensität, aber auch Qualität und Zeitcharakteristik des Schmerzgefühls beschreiben. Dabei benutzt es oft Analogien (Ross u. Ross 1988; z. B. sagt ein 7-jähriges Mädchen über seinen Ohrenschmerz: »Schmerz ist wie ein Vulkan in deinem Ohr«).

Das Kind kann über Veränderung der Bedeutung des Schmerzes seine Schmerzwahrnehmung ändern (die Spritze, die ein »Zaubermittel« enthält, die einen stark und kräftig macht, wie den »Helden« der gerade gelesenen Geschichte, wird als weniger schmerzhaft und bedrohlich wahrgenommen.). Die konkreten **Ursachen des Schmerzes** werden genauer erfasst, etwa Krankheit, Dysfunktionen bestimmter Organe oder Unfälle.

Kinder in der konkret-operationalen Phase verwenden auch bereits kognitive Bewältigungsstrategien, die von Gedankenstopp und Ablenkung bis zu imaginativer Transformation reichen können (Ross u. Ross 1988).

Heranwachsende (ca. ab 12 Jahren) wechseln nach Piaget in die **Phase des formal-operationalen Denkens** über. Die Fähigkeit zur Selbstreflexion setzt ein, Gedanken können selbst Gegenstand des Nachdenkens werden, logische Schlussfolgerungen können gezogen werden. Gaffney u. Dunne (1986, 1987) fanden, dass Kinder in diesem Alter in der Regel zwischen physischen und psychologischen Komponenten des Schmerzes unterscheiden und den aktiven Umgang mit dem Schmerz in den Vordergrund stellen. Zudem wird der eigene Erfahrungsschatz mit konkreten Schmerzereignissen immer größer. Dieser gewinnt bei der wachsenden Effizienz des Gedächtnisses wahrscheinlich immer mehr Einfluss auf das aktuelle Schmerzerleben und den Umgang mit schmerzhaften Erfahrungen.

Die **kognitiven Entwicklungslinien** verlaufen allerdings nicht immer linear zum Alter, sodass die interindividuelle Varianz sehr hoch ist. Kognitive Konzepte sind zudem abhängig vom Typ des Schmerzes, über den Kinder befragt werden.

Schmerzverhalten, Schmerzangst und Schmerzbewältigungsstrategien unterliegen frühen Lernprozessen.

12.3 Typische Schmerzprobleme bei Kindern

Nach Varni (1990) können **verschiedene Kategorien von Schmerzerfahrungen** bei Kindern unterschieden werden, wobei die Kontext- bzw. Auslösebedingungen als Klassifizierungsmerkmal dienen.

Relevante Schmerzbereiche bei Kindern
- Schmerz infolge akuter Traumen
- Schmerz infolge medizinisch-diagnostischer oder therapeutischer Eingriffe
- krankheitsbezogener Schmerz
- Schmerz bei psychophysiologischen Funktionsstörungen

Ehe im Folgenden auf die genannten Bereiche im Einzelnen eingegangen wird, soll auf eine weitere Differenzierung hingewiesen werden, die sich bei Erwachsenen als außerordentlich bedeutsam herausgestellt hat, nämlich die Unterscheidung in **akuten und chronischen Schmerz**.

Auch Kinder weisen Schmerzen auf – und dies viel häufiger als früher angenommen –, die eher dem **chronifizierten Typ**, also häufig wieder auftretendem (rekurrierendem) oder persistierendem Schmerz, zuzuweisen sind. Chronische Schmerzsyndrome können auch bei Kindern zur Beeinträchtigung der Lebensqualität führen (Powers et al. 2003). Sie gehören v. a. den Kategorien »krankheitsbezogener Schmerz« (z. B. Arthritis) und »Schmerz infolge psychophysiologischer Funktionsstörungen« an (z. B. Kopfschmerz). Es soll jedoch bereits an dieser Stelle darauf hingewiesen werden, dass die reine Häufigkeit des Auftretens von Schmerzen, wie sie Kinder selbst berichten, vom Grad der schmerzbedingten Beeinträchtigung unterschieden werden muss. Wenn auch die Prävalenz rekurrierender Schmerzen zum Teil erstaunlich hoch ist, so kommen schwer beeinträchtigende Schmerzen bei Kindern doch eher selten vor (vgl. Kröner-Herwig et al. 2010).

12.4 Schmerz infolge akuter Traumen

Traumata infolge von Unfällen sind wahrscheinlich die **häufigste Schmerzursache** bei Kindern. Sie sind in jedem Fall die häufigste Ursache für Tod im Kindes- und Jugendalter (Tyler u. Krane 1990). Zu den wichtigsten Auslösern gehören Verkehrsunfälle bzw.

Sportunfälle und die intentionale Beibringung von Verletzungen unter den Kindern und Jugendlichen selbst. Aber auch physische Misshandlung durch Erwachsene kann zur Erstmanifestation von Schmerzen führen, die später chronifizieren.

Aus medizinischer Sicht ist **posttraumatischer Schmerz** prinzipiell gut beherrschbar. Eine zeitlich begrenzte Analgetikaversorgung kann die Zeit bis zur »Ausheilung« der Verletzung in der Regel überbrücken. Diese allerdings wurde und wird Kindern nicht immer zuteil, da Schmerz bei Kindern von den Betreuungspersonen eher unterschätzt wird und ein erheblicher psychologisch motivierter Widerstand gegen die Gabe von schmerzstillenden Mitteln, insbesondere zentralnervös wirkender Analgetika vom Opioidtyp, besteht (Beyer et al. 1983).

Kinder und Jugendliche erhalten meist keine ausreichende Schmerzmedikation.

Posttraumatischer Schmerz sollte allerdings nicht nur als ein rein medizinisch behebbares Phänomen gesehen werden, sondern ist eingebettet in einen **psychosozialen Kontext,** der eine spezielle Berücksichtigung erfordert (Labouvie et al. 2009). Verletzungen können erhebliche Ängste bezüglich Dauer, Art und Ausmaß der Beeinträchtigung bei Kindern hervorrufen, sie können einhergehen mit einem Gefühl der Hilflosigkeit und Kontrolllosigkeit. Sie können ebenso begleitet sein von massiven Schuldgefühlen, wenn die Verletzung bei Übertretung eines elterlichen Gebots aufgetreten ist. Ein damit verbundener Klinikaufenthalt kann die erstmalige Trennung vom Elternhaus bedeuten und erhebliche Trennungsängste auslösen.

Im Zusammenhang mit traumatischen Schmerzereignissen ist bislang am intensivsten zum **Verbrennungsschmerz** geforscht worden. Dabei steht die durch die Behandlungsprozeduren erzeugte zusätzliche Belastung der brandverletzten Kinder im Blickpunkt (Maron u. Bush 1991).

Auch traumatisch bedingter akuter Schmerz ist in einem psychosozialen Kontext zu sehen, der bei der Behandlung zu berücksichtigen ist.

Schockeffekte aufgrund des Unfallereignisses, Schmerz durch die Verletzung selbst sowie aufgrund der medizinischen Eingriffe, Angst vor diesen Interventionen, die Befürchtung einer dauerhaften Beeinträchtigung oder Entstellung und schließlich die Effekte einer längeren Hospitalisierung bilden ein **interagierendes System von Belastungsfaktoren**, die bei der Behandlung der Kinder zu berücksichtigen sind.

In einigen Fällen ist davon auszugehen, dass nur eine multidisziplinäre Herangehensweise unter Einschluss von psychosozialen Experten ein adäquates Behandlungsangebot darstellt.

12.5 Schmerzen infolge medizinisch-diagnostischer und therapeutischer Interventionen

Dieser Bereich pädiatrisch relevanter Schmerzsyndrome weist einen engen Bezug zu den zuvor diskutierten Schmerzphänomenen auf. Es handelt sich hier in der Regel eher um Schmerzereignisse, die einmalig sind oder sich in mehr oder weniger größeren Abständen im Verlaufe des Lebens wiederholen können, wie z. B. chirurgische Eingriffe. Es zeigt sich aber auch zum Teil ein fließender Übergang zu **rekurrierenden Schmerzformen**, wenn es um sich häufig wiederholende Ereignisse geht, etwa um invasive medizinische Maßnahmen wie z. B. Injektionen verschiedener Art oder Lumbalpunktionen im Gefolge einer Krebserkrankung.

Typische Schmerzsituationen bei Kindern und Jugendlichen im Zusammenhang mit medizinischen Interventionen

- Verabreichung von Injektionen
- Legung von intravenösen Kathetern
- Lumbalpunktionen
- Knochenmarkentnahmen
- Verbandwechsel bei Brandverletzungen
- zahnärztliche Behandlungen

Bei den medizinischen Interventionen handelt es sich um **invasive Methoden**, die in der Regel antizipatorisch Angst auslösen. Die Angst kann über die Wahrnehmung eines Modells, etwa eines kindlichen Mitpatienten, oder auch im Sinne der »emotionalen Ansteckung« durch eine geängstigte Bezugsperson und/oder durch aversive Konditionierung bei der Prozedur selbst erzeugt werden. Die Angst verstärkt den Schmerz, Schmerz erhöht die Angst. Folge ist das Auftreten von Disstress als Konglomerat beider Prozesse.

Disstress kennzeichnet zunächst das subjektive Leiden des Kindes, führt aber auch aufgrund der damit verbundenen Desorganisation des Verhaltens des Kindes zu einer mehr oder weniger großen Störung der medizinischen Prozeduren. Dies kann wiederum zur Erschwerung und Verlängerung des schmerzhaften Eingriffs und zur Verstärkung der negativen emotionalen Folgen führen. Ältere Kinder zeigen bei medizinischen Eingriffen in der Regel weniger Schmerzverhalten als jüngere Kinder. Zwischen Jungen und Mädchen gibt es keine deutlichen Unterschiede, wie eine Studie von Fowler-Kerry u. Lander (1991) an 180 Kindern im Alter von 5–18 Jahren zeigt, die einer intravenösen Injektion unterzogen wurden.

Kinder bis zum 7. Lebensjahr zeigen in Gegenwart der Mutter vermehrtes Schmerzverhalten.

Schmerzverhalten kann demnach unter diskriminativer Stimuluskontrolle stehen, sodass es bei **Verstärkungserwartung** (Zuspruch, Tröstung) vermehrt gezeigt wird. In großer Mehrheit präferieren Kinder die Anwesenheit der Mutter in diesen Situationen (83%; Gonzalez et al. 1989). Ehe nun der Schluss gezogen wird, dass es günstiger sei, Kinder ohne die Eltern zu behandeln, wäre zu prüfen, ob die Anwesenheit der Eltern langfristige negative emotionale Folgen für das Kind verhindert. Kusch u. Bode (1994) verweisen in diesem Zusammenhang auf die notwendige Differenzierung der zeitlichen Situationsaspekte und Folgen medizinischer Interventionen. Während kurzfristig die Bewältigung der schmerzhaften Prozedur durch das Kind im Vordergrund steht, geht es langfristig um die emotionale Verarbeitung des schmerzhaften Ereignisses, die sich positiv oder negativ auf die Entwicklung des Kindes auswirken kann.

12

Betrachtet man gesondert den **postoperativen Schmerz**, so wird immer wieder hervorgehoben, dass die postoperative Analgesie besonders bei Kindern höchst mangelhaft ist (Tyler u. Krane 1990). Nur 25–30% der Kinder im Vergleich zu 70% bei den Erwachsenen erhalten eine angemessene analgetische Versorgung. Oft bekommen Kinder die von Ärzten verschriebenen Medikamente durch das Pflegepersonal nicht, da dieses generell pharmakologische Schmerzinterventionen bei Kindern nur mit Vorbehalt akzeptiert. Dies geschieht wahrscheinlich im Wesentlichen aufgrund der Überzeugung der Schädlichkeit dieser Art von »Drogen« für Kinder. Ein weiterer Grund ist das Fehlen einer systematischen Erhebung der Schmerzintensität. So deutet das Pflegepersonal etwa Passivität und Apathie nicht als Folge von Schmerzen, sondern eher als Indikator der Schmerzfreiheit.

Eine Reihe von Studien zeigt, dass schon Kinder ab 7 Jahren mit der sog. **patientenkontrollierten Opioidanalgesie** (PCA oder On-Demand-Analgesie) gut zurechtkommen (Berde et al. 1991) und keine unerwünschten Nebeneffekte auftreten.

Bei Schmerz durch medizinische Interventionen ist die analgetische Versorgung deutlich zu verbessern. Die psychosozialen Möglichkeiten der Schmerzminderung (z. B. durch Ablenkung, imaginative hypnotische Transformation, Selbstkontrolle) sind auszuschöpfen (Berrang et al. 2009, Finke et al. 2009). In einer Metaanalyse konnten Uman et al. (2008) nachweisen, dass Ablenkung, Hypnose und eine Kombination verschiedener kognitiv-behavioraler Verfahren im Vergleich zu Kontrollbedingungen eine deutliche Verringerung des Schmerzes bzw. des Disstresses bei medizinischen (»needle related«) Prozeduren bewirken.

Neben dem **durch eine Verbrennung direkt bedingten Schmerz** ist deren Behandlung eine höchst schmerzhafte Prozedur (Maron u. Bush 1991). Der oft mehrmals täglich vorgenommene Wechsel der Verbände, die Offenlegung der Wunde, wobei oft Verband- und Salbenreste aus der Wunde entfernt werden müssen, die Säuberung der Wunde von Geweberesten sind extrem belastende Interventionen, die dazu noch zu einer massiven Konfrontation mit der Verletzung und Entstellung des Körpers führen. Auch die Hydrotherapie zur antibakteriellen Behandlung und »Einweichung« der Haut ist sehr schmerzhaft. Die in späteren Phasen notwendige Physiotherapie zur Wiederherstellung bzw. zum Erhalt der Beweglichkeit verbrannter Körperregionen kann nur unter Schmerzen durchgeführt werden.

Die subjektive Einschätzung der Kinder darüber, ob eine Behandlung »gut« oder »schlecht« für sie ist, und damit letztendlich auch die Kooperation der Kinder mit den Behandlern, hängt stark von der Schmerzhaftigkeit der Behandlung ab.

Die Beobachtung anderer Kinder, die sich gegen die Behandlung wehren und schreien, wirkt sich negativ aus. Auch glauben Kinder zum Teil schreien zu müssen, damit das Pflegepersonal überhaupt bemerkt, dass sie unter Schmerzen leiden. Somit kommt für alle Beteiligten ein höchst unangenehmer **Aufschaukelungsprozess** in Gang.

Im Zusammenhang mit Tumorerkrankungen ist insbesondere die Bedeutung der **Lumbalpunktion** und der **Knochenmarkentnahme** bei hämatologischen Tumorerkrankungen untersucht worden. Eine zufriedenstellende pharmakologische Intervention ist aus verschiedenen Gründen bei diesen Prozeduren schwierig (Manne u. Anderson 1991), sodass insbesondere in den USA und Kanada psychologische Interventionen zur Schmerzlinderung und zur Minderung der Aversität der Verfahren eingesetzt und auf ihre Wirksamkeit überprüft worden sind.

Ob in der **zahnärztlichen Behandlung** wirklich der Schmerz selbst das aversivste Ereignis darstellt, ist durchaus fraglich (Kant 2009). Andere prozedurale Aspekte, wie die Schwierigkeit des Schluckens bei aufgesperrtem Mund, die schrillen Geräusche des Bohrers, die Hilflosigkeit, bedingt durch die halb liegende Position, und die Behinderung der sprachlichen Kommunikation machen die gesamte Situation äußerst belastend. Bei Zahnarztbesuchen ist auch die »Angstansteckung« durch Erwachsene besonders hoch einzuschätzen, da die Mehrheit selbst Angst vor einer zahnärztlichen Behandlung hat. So trägt beim Bohren letztendlich der oft nicht vorhersehbare, intermittierend auftretende Schmerz oder der Verletzungsschmerz zum Gesamtdisstress bei. In diesem Bereich existiert eine besonders eindrucksvolle Forschungsvielfalt zu psychologisch fundierten Interventionen, die neben anästhetischen Prozeduren (Vereisung, Lachgas) zur Verbesserung der Bewältigung der Situation und Minimierung negativer Folgen eingesetzt worden sind (Breuker u. Petermann 1994).

12.6 Krankheitsbedingte Schmerzprobleme

Im Folgenden sollen im Wesentlichen chronische, d. h. **anhaltende oder rekurrierende Schmerzbeschwerden** infolge von Primärerkrankungen betrachtet werden.

Krankheiten, die am häufigsten mit Schmerzen von chronischem Charakter in Zusammenhang stehen (nach McGrath u. Unruh 1987)

- Juvenile Arthritis
- Hämophilie
- Sichelzellenanämie
- Tumorerkrankungen
- Reflexdystrophie (oder komplexes regionales Schmerzsyndrom)

Juvenile Arthritis in ihren unterschiedlichen Formen gehört mit einer geschätzten Inzidenz von 1,1 auf 1.000 Kinder pro Jahr zu den häufigsten chronischen Störungen im Kindesalter. Sie beginnt meist im 1.–3., in aller Regel jedoch vor dem 6. Lebensjahr (Truckenbrod u. von Altenbockum 1994). Die Krankheit befällt das Bindegewebe in den Gelenken und führt zu Schwellungen, Steifheit der Extremitäten, v. a. der Füße, der Hände, der Ellbogen und der Kniegelenke, was langfristig mit einer dauerhaften Schädigung der Gelenke einhergeht.

Diese Prozesse sind zumeist schmerzhaft und führen zu **Schonhaltungen und Vermeidungsverhalten**, was wiederum zu weiteren Schmerzen Anlass geben kann (z. B. über Muskelverspannungen, Bänderdehnungen). Klinische Untersuchungen weisen darauf hin, dass der arthritische Prozess für Erwachsene mit mehr Schmerzen verbunden ist als für Kinder, wobei ältere Kinder über stärkeren Schmerz berichten – vermutlich, weil sie die Bedrohung durch die Krankheit genauer einschätzen können als jüngere Kinder (Beales et al. 1983).

Die Krankheitsaktivität, definiert anhand verschiedener medizinischer Kriterien, korreliert nur mäßig mit der subjektiven Schmerzeinschätzung (Truckenbrod u. von Altenbockum 1994, Vuorimaa et al. 2008).

Hämophilie ist eine Störung der Blutgerinnung, bei der Episoden interner Blutungen auftreten können. Wenn diese Blutungen in Gelenken auftreten, führen sie zu akuten und langfristig u. U. zu überdauernden Schmerzen. Die Bewältigung der chronischen Schmerzen mittels psychologischer Methoden ist nach Walco u. Varni (1991) wichtig, um nicht durch eine hohe Analgetikagabe die Signalfunktion der akuten Schmerzattacken infolge von Blutungen zu eliminieren. Der akute Schmerz ist das wichtigste Signal für eine spezifische, zeitbegrenzte, intravenöse, auf Verbesserung der Gerinnung des Blutes gerichtete Therapie.

Die **Sichelzellenanämie** stellt eine eher seltene, genetisch bedingte Abnormität des Hämoglobins mit einer sichelförmigen Ausprägung der roten Blutkörperchen dar, die häufiger unter Afroamerikanern beobachtet wird. Sichelzellen führen zu einer reversiblen Okklusion der kapillaren Blutgefäße, was mit milden, aber auch extrem heftigen Schmerzattacken einhergehen kann. In der Untersuchung einer Stichprobe von 50 an Sichelzellenanämie erkrankten Kindern kamen bis zum Alter von 5 Jahren ca. 2,3 Hospitalisationen pro Jahr wegen der Schmerzattacken vor, im Alter von 12–16 Jahren noch 1,3 Krisen dieser Art, wobei milde bis mittlere Schmerzintensitätsgrade 1- bis 2-mal im Monat vorkamen (Shapiro et al. 1990).

Der Begriff der **Reflexdystrophie,** oder nach dem heutigen Sprachgebrauch »komplexes regionales Schmerzsyndrom« (CRPS, ► Kap. 28), kann auch bei Kindern auftreten (Sherry et al. 1999, Kachko et al. 2008). Der Begriff kennzeichnet ein sehr schmerzhaftes, sympathisch unterhaltenes Schmerzsyndrom, das nach akuten Traumen von Extremitäten auftreten kann, z. B. nach einer Fuß- oder Handfraktur.

Bei **Tumoren** treten neben interventionsabhängigen Schmerzen auch Schmerzen auf, die tumorbezogen, also krankheitsbedingt sind. Man schätzt diesen Anteil auf ca.60% der kindlichen Neoplasien. Der Schmerz ist vielfältig bedingt durch das verdrängende infiltrierende Wachstum sowie Entzündungen und Durchblutungsstörungen, die zur Nozizeption führen können. Allerdings dominiert meist der interventionsbezogene Schmerz (Zernikow u. Hasan 2009).

12.7 Schmerz bei psychophysiologischen Funktionsstörungen

Die häufigsten funktionellen Schmerzen bei Kindern und Jugendlichen

- Migräne und Kopfschmerz vom Spannungstyp
- rekurrierender Bauchschmerz
- (Rückenschmerz)

Kopfschmerz, insbesondere der rekurrierende und der Dauerkopfschmerz, ist neben dem nicht krankheitsbedingten Bauchschmerz die häufigste funktionelle chronische Schmerzstörung bei Kindern (Ghandour et al. 2004). Etwa 15% der Kinder im Alter von 11–14 Jahren berichten in einer Studie an 4.000 Familien aus Niedersachsen über mindestens 1-mal wöchentlich auftretende Schmerzen (Kröner-Herwig et al. 2010). Studien aus anderen Ländern zeigen zum Teil noch erheblich höhere Prävalenzen auf.

Ein **deutlicher Anstieg** häufig wiederkehrender Kopfschmerzen über die letzten Jahrzehnte ist aus finnischen Studien abzuleiten. Sillanpää (1976) findet bei 4–5% finnischer Kinder im Alter von 7 Jahren Kopfschmerzen, die *mindestens 1-mal* pro Woche auftreten, 1996 sind jedoch schon doppelt so viele Kinder dieses Alters von rekurrierenden Kopfschmerzen betroffen (Sillanpää u. Anttila 1996). Bedeutsam ist auch der Befund von Bille (1982), der zeigt, dass ca. 60% aller Kinder mit Migräne diese in ihr Erwachsenenalter »mitnehmen«. Dies bedeutet, dass kindlicher Kopfschmerz in einem sehr hohen Ausmaß die **Tendenz zur Chronifizierung** über Jahre und Jahrzehnte hat.

> **Die Prävalenz von rekurrierendem Kopfschmerz bei Kindern und Jugendlichen ist relativ hoch und vermutlich in den letzten 3 Jahrzehnten deutlich angestiegen.**

Die meisten epidemiologischen Studien zeigen, dass **Mädchen** insgesamt deutlich **höhere Prävalenzraten** aufweisen als Jungen, zumindest ab einem Alter von etwa 12 Jahren (z. B. Kröner-Herwig et al. 2007). Dies gilt auch für die Migräne. Insgesamt hat aber Kopfschmerz vom Spannungstyp den größten Anteil am Kopfschmerzgeschehen. Eine schwere Beeinträchtigung durch die Kopfschmerzen ist nach Ergebnissen einer deutschen Studie (Kröner-Herwig et al. 2010) bei etwa 1,4% der Kinder im Alter von 11–14 Jahren anzunehmen, die sich in der Einschränkung von häuslichen, schulischen und sozialen Aktivitäten zeigt. Die beiden Hauptformen des primären Kopfschmerzes, **Migräne und Kopfschmerz vom Spannungstyp**, sind bei Kindern oft weniger gut trennbar, sodass bei 20–30% der Kinder keine klare Diagnose zu vergeben ist. Eine Unilateralität des Migräneschmerzes ist seltener als bei Erwachsenen, ebenso wie die Aurasymptome. Auch dauert ein Migräneanfall meist nicht so lang wie bei Erwachsenen (Kröner-Herwig et al. 2007).

Anhaltender Bauchschmerz kann in seltenen Fällen auch klar identifizierbare organische Ursachen haben. Scharff (1997) schätzt deren Anteil auf ca. 5–10% aller Fälle. Die möglichen Ursachen sind vielfältig und reichen von gastrointestinalen Dysfunktionen über Nahrungsmittelunverträglichkeiten, gynäkologische Beschwerden, Tumoren, chronische Infektionen, Stoffwechselanomalien, Komplikationen nach Traumata und hämatologische Krankheiten bis hin zu neurologischen Störungen.

> **Somit muss in jedem Fall eine sorgfältige medizinische Abklärung abdominaler Schmerzen erfolgen.**

Rezidivierender idiopathischer Bauchschmerz (RIB; »recurrent abdominal pain«, RAP) wurde erstmals in der bahnbrechenden Arbeit von Apley u. Naish (1957) definiert. Um RIB zu diagnostizieren, dürfen keine organischen Verursachungsfaktoren zu ermitteln sein. Weiterhin müssen mindestens 3 Episoden in den letzten 3 Monaten aufgetreten sein, die die psychosozialen Aktivitäten der Kinder beeinträchtigt haben. Die Schmerzen sind interindividuell und auch intraindividuell meist sehr variabel hinsichtlich Lokalisation, Qualität und Intensität. Sie gehen oft einher mit anderen gastrointestinalen Beschwerden. Im Weiteren ist charakteristisch, dass eine Reihe von Behandlungsversuchen ohne Erfolg geblieben ist.

In einer Metaanalyse epidemiologischer Studien (Chitkara et al. 2005) zeigte sich, dass die Prävalenz von RIB bei ca. 5% (Median) liegt. Vor dem 5. Lebensjahr ist die Häufigkeit deutlich geringer, während die Spitzenprävalenz etwa bei 8–10 Jahren liegt. Mädchen sind dabei häufiger betroffen. Auch hier liegt der Anteil behandlungsbedürftiger bzw. hoch beeinträchtigender Schmerzen deutlich niedriger (0,3–1,6%).

Scharff (1997) wendet sich explizit gegen die Kennzeichnung des chronischen Bauchschmerzes als psychogenes Phänomen. Sie fordert auch hier eine **biopsychosoziale Sichtweise** ein, wie sie beim Kopfschmerz, dessen biologische Mechanismen allerdings genauer verstanden werden, schon Verbreitung gefunden hat.

Lange Zeit wurde davon ausgegangen, dass **Rückenschmerz** nur ein Beschwerdebild bei Erwachsenen ist. Eine epidemiologische Studie von Ghandour et al. (2004) aus Finnland zeigte, dass immerhin 18% der Jugendlichen zwischen 14 und 16 Jahren von rekurrierendem Rückenschmerz berichteten. Dennoch ist Rückenschmerz im Kindes- und Jugendalter eines der seltensten wiederkehrenden Schmerzsymptome. Auffallend ist, dass die Prävalenz von Rückenschmerz mit steigendem Alter der Jugendlichen sehr viel steiler ansteigt als dies bei Kopfschmerzen der Fall ist, wo die Zunahme im Alter von 7–17 Jahren sehr viel langsamer und weniger deutlich erfolgt (Grøholt et al. 2003). Hestbaek et al. (2006) konnten zeigen, dass rekurrierender Rückenschmerz im Jugendalter ein bedeutsamer Prädiktor für Rückenbeschwerden 12 Jahre später ist. Informationen über rückenschmerzbedingte Beeinträchtigungen bei Kindern und Jugendlichen liegen bis heute praktisch nicht vor.

12.8 Psychologische Aspekte von rekurrierendem Kopf-, Bauch- und Rückenschmerz

Für alle 3 Syndrome wird angenommen, dass **psychologische Faktoren** die Auftretenshäufigkeit und Schwere des Symptoms modulieren, wobei allerdings zum Rückenschmerz noch keine verlässlichen Daten vorliegen. Es gibt eine Reihe von Studien, die auf eine hohe Ängstlichkeit bzw. depressive Verstimmung der Kinder hinweisen (vgl. Metaanalyse von Koetting O'Byrne 2003), insbesondere bei Kopf- und Bauchschmerz. Es ist aber deutlich erkennbar, dass Kinder diesbezüglich vom Mittel einer schmerzunbelasteten Stichprobe weniger abweichen als dies erwachsene Kopfschmerzpatienten tun (Smith et al. 1991). Es mehren sich die Hinweise, dass Ängstlichkeit bzw. Depressivität, auch als internalisierende Störungen bezeichnet, nicht nur mit funktionellen Schmerzen assoziiert sind, sondern auch als Risikovariablen, d. h. als Prädiktoren verstanden werden können (Mulvaney et al. 2006, Larsson u. Sund 2007, Stanford et al. 2008). In einer eigenen Studie zeigte sich, dass Bewältigungsstrategien rekurrierenden Kopfschmerz bzw. auch multiple Schmerzbeschwerden voraussagen (Gaßmann et al. 2009).

Auch Schulprobleme (z. B. Konflikte mit Lehrern, Mobbing durch Mitschüler, negatives Schulklima) zeigen korrelative Zusammenhänge zu funktionellen Schmerzen (Gordon et al. 2004, Kröner-Herwig et al. 2008). Allerdings scheinen Leistungsdefizite keinen direkten Zusammenhang zu diesen aufzuweisen (Metsahonkala et al. 1998).

> **Eine generelle Überzeugung der Betroffenen und auch Experten ist, dass Stressbelastung eine wesentliche Rolle sowohl bei Kopf- als auch bei Bauchschmerz spielt. Pothmann et al. (1994) beschreiben neben Erkältungskrankheiten »Belastungen in der Schule« und »Ärger« als die hauptsächlichen Auslösefaktoren.**

Auf die **Bedeutung sozialer Einflüsse**, insbesondere der Familie, wurde schon eingangs hingewiesen. Es gibt eine Reihe von Befunden, die zeigen, dass die Eltern von Kindern mit funktionellen Schmerzen auch selbst unter Beschwerden, insbesondere chronischen Schmerzbeschwerden, leiden. Kopfschmerz der Eltern war der stärkste Prädiktor für den rekurrierenden Kopfschmerz bei ihren Kindern in einer Untersuchung an 7–14-jährigen deutschen Kindern und Jugendlichen (Kröner-Herwig et al. 2008). Dieser Befund lässt sich sowohl auf genetische Einflüsse zurückführen, die wohl bei der Migräne besonders stark sind, als auch auf soziale Lernprozesse. Mikail u. von Baeyer (1990) fanden, dass Kinder aus »Schmerzfamilien« eine deutlich höhere somatische Fokussierung aufweisen und dass sie im Ausmaß der Beschäftigung mit Gesundheit und Krankheitsproblemen eine große Übereinstimmung mit dem chronisch schmerzkranken Familienmitglied zeigen.

Es gibt Hinweise, dass die Familieninteraktion, z. B. resultierend aus einem negativen Familienklima (Aromaa et al. 2000) und einem ungünstigen Kon-

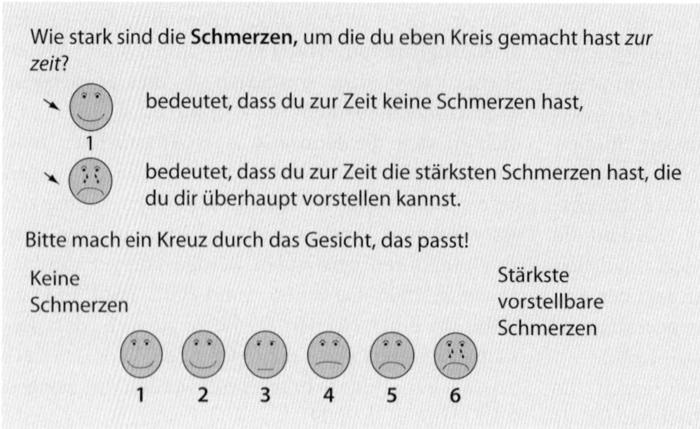

Abb. 12.1 Die Smiley-Analogskala zur Einschätzung der Schmerzintensität

fliktverhalten, sowie dysfunktionales Erziehungsverhalten der Eltern (Inkonsistenz, restriktives Verhalten, Tadel), eine bedeutsame Rolle spielen (Kröner-Herwig et al. 2008). Nach der Lerntheorie von Fordyce sind **operante Prozesse** aufrechterhaltende (nicht ätiologisch relevante) Faktoren für Schmerzverhalten. Eine eigene Untersuchung an 22 Kindern mit chronischem Kopfschmerz zeigt mittels ausführlicher problemanalytischer Interviews mit den Müttern der Kinder, dass bei 19 Kindern operante aufrechterhaltende Bedingungen für den Kopfschmerz zu identifizieren waren (etwa situationsspezifische, besondere Zuwendung oder das Zugestehen spezieller Vergünstigungen (z. B. abendliches Fernsehen bei Schmerzen).

Somit sind »Stressbelastung« – aus verschiedenen Quellen (z. B. Schule, Familie) und eigenen emotionalen Dysfunktionen stammend –, »operantes Lernen« und »Modelllernen« als die wesentlichen psychologischen Einflussfaktoren beim kindlichen Schmerz anzunehmen.

12.9 Schmerzdiagnostik bei Kindern und Jugendlichen

Auch beim pädiatrischen Schmerz ist in der Diagnostik das **Mehrebenenmodell der multidimensionalen Diagnostik** sinnvoll. Je nach Alter der betroffenen Kinder kann die Quelle der Information das Kind selbst und/oder die Eltern sein, wobei eine Reihe von Untersuchungen zeigen, dass Eltern die Schmerzen ihrer Kinder in Häufigkeit und Intensität eher unterschätzen (Kröner-Herwig et al. 2009). Aus den vorangegangenen Erörterungen ist evident, dass neben psychologischen Aspekten auch soziale Variablen (z. B. Familiendynamik, Schulanpassung etc.) zu erfassen sind, die zum Verständnis des Schmerzes bzw. der Disstressreaktion erheblich beitragen. Die »Initiative on Methods, Measurement and Pain Assessment in Clinical Trials« hat Empfehlungen zur Schmerzdiagnostik bei Kindern und Jugendlichen veröffentlicht (PedIMMPACT; vgl. McGrath et al. 2008), die nicht nur für die Forschung, sondern auch für die Praxis der Schmerzdiagnostik und -therapie von Bedeutung sind.

Im Folgenden soll die **Diagnostik des subjektiven Schmerzerlebens** im Mittelpunkt der Betrachtung stehen (Hechler et al. 2009). Selbstverständlich hat die medizinische Diagnostik, d. h. die Suche nach krankheitsbedingten Schmerzursachen, einen vorrangigen Stellenwert, da es zunächst gilt, die Primärerkrankung zu beseitigen oder zu mindern. Dies darf jedoch nicht auf Kosten der Schmerzdiagnostik selbst und der Erfassung der sonstigen den Schmerz beeinflussenden psychosozialen Faktoren geschehen.

Bei der Erfassung des Schmerzerlebens sind die Dimensionen Intensität, Häufigkeit, Dauer und Qualität von Bedeutung.

Zur **Erhebung der Schmerzstärke** sind kindgerechte visuelle Analogskalen oder numerische Ratingskalen, wie sie ähnlich für Erwachsene vorliegen, relativ reliabel einsetzbar. Insbesondere für Kinder ab 3–4 Jahren wurden Bilderskalen entwickelt, z. B. eine sog. »Smiley«-Analogskala (Zernikow 2009; Abb. 12.1, mod. nach Zernikow 2009), die Gesichtsschemata verwendet, oder die Oucher-Skala, die Fotografien von Kindergesichtern sowie eine zusätzliche Skalierung von 0–100 nutzt. Zumindest die Smiley-Analogskala scheint, wie eine Reihe von Untersuchungen zeigt, den Testgüteanforderungen zu entsprechen. Es bleibt festzuhalten, dass in der Regel bei Kindern ab 6 Jahren eine numerische Ratingskala, die als »Schmerzthermometer« eingeführt werden kann, einsetzbar ist (Hechler et al. 2009).

Die **Qualität des Schmerzes**, d. h. die affektiven und sensorischen Aspekte des Schmerzes, wird beim Erwachsenen üblicherweise durch Adjektivlisten erfasst. Diese lassen sich bei Kindern ab ca. 10 Jahren einsetzen. Bei jüngeren Kindern werden häufig nonverbale qualitative Methoden zur Schmerzqualitätserfassung eingesetzt. So werden Kinder aufgefordert, ihren Schmerz zu malen oder die Farbe ihres Schmerzes auszuwählen. Diese Verfahren entziehen sich jedoch weitgehend einer objektiven standardisierten Auswertung (Hechler et al. 2009).

Zur **Erfassung des Schmerzverhaltens** bei Kindern, die aufgrund ihrer Entwicklung noch nicht imstande sind, die Instruktionen und zugrunde liegenden Prinzipien der Instrumente zur Selbstbeschreibung des Schmerzes zu verstehen und umzusetzen, d. h. in erster Linie bei Kindern im Alter bis zu 3 Jahren, steht im Wesentlichen die Fremdbeobachtung des Verhaltens als Methode zur Verfügung (Hechler et al. 2009).

In diesem Zusammenhang sind vor allen Dingen **Messinstrumente zum Akutschmerz** entstanden. Im deutschen Sprachraum wurde ein Beobachtungsinventar von Büttner (1998), die sog. Kindliche Unbehagens- und Schmerzskala (KUSS) entwickelt, die einfach handhabbar und für einen breiten Altersbereich einsetzbar ist. Dabei werden etwa Gesichtsausdruck, Körperbewegungen, motorische Unruhe und Weinen/Schreien als Verhaltenseinheiten beobachtet und kodiert. Speziell für Neugeborene und Säuglinge wurden Schmerzverhaltensbeobachtungssysteme entwickelt, die sich auf das »facial action coding system« zur Analyse von mimischem Ausdrucksverhalten beziehen (Hechler et al. 2009) oder mit stimmspektrografischen Analysemethoden schmerzinduziertes Schreien von anderen Schreiformen unterscheiden wollen (Wolff 1987).

Physiologische und Verhaltensparameter der Schmerzempfindung sind v. a. in der nichtverbalen Phase der kindlichen Entwicklung von Bedeutung.

Sie können besonders bei schmerzinduzierenden medizinischen Interventionen eingesetzt werden, um spezielle Maßnahmen zur Schmerzminderung zu untersuchen. Zu den häufiger genutzten Parametern gehören Herzfrequenz, elektrische Hautleitfähigkeit, Kortisolausschüttung und Sauerstoffdruck. Grundsätzlich problematisch an den physiologischen Parametern bleibt, dass sie eine eher **unspezifische Aktivierung** anzeigen und keineswegs nur als Folge der Intensität des Schmerzes gelten können (Hechler et al. 2009).

Möglichkeiten der Erfassung des Schmerzverhaltens bei Kleinkindern (bis ca. 3 Jahre)
- Systematische Verhaltensbeobachtung (z. B. Weinen, mimischer Ausdruck, Körperbewegungen etc.)
- physiologische Aktivierungsparameter (z. B. Herzfrequenz, Hautleitfähigkeit)

Möglichkeiten der Schmerzerfassung bei Kindern (ab 3–4 Jahren)
- Skalierung des Schmerzes (z. B. Smiley-Skala) durch die Kinder selbst
- systematische Befragung der Bezugspersonen und Kinder
- Tagebuchdokumentation durch die Kinder (ab ca. 9 Jahren)

Für den deutschen Sprachraum liegt bisher nur ein Instrument vor, das für eine systematische Schmerzanamnese insbesondere für rekurrierende und persistierende Schmerzen geeignet ist. Der sog. **Dattelner Schmerzfragebogen für Kinder und Jugendliche** (Zernikow 2009) ist in Anlehnung an den Schmerzfragebogen der Deutschen Gesellschaft zum Studium des Schmerzes entwickelt worden und erfasst die wesentlichen Aspekte der Schmerzgeschichte und -symptomatik durch Befragung der Betroffenen und der Eltern. Auch die Erhebung der Depressivität der Kinder und Jugendlichen ist eingeschlossen.

Von besonderer Bedeutung in der Schmerzdiagnostik, aber auch in therapeutischer und evaluativer Hinsicht, ist das Schmerztagebuch.

In Deutschland sind **Tagebücher** für den Einsatz bei Kopfschmerzen bei Kindern entwickelt worden (◘ Abb. 12.2, mod. nach Denecke u. Kröner-Herwig 2000), die sich in Forschung und Praxis bewährt haben. Diese Tagebücher lassen sich auch auf andere Schmerzsyndrome adaptieren.

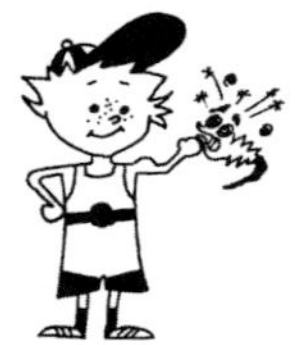

Kopfschmerz-Tagebuch

STOPP den Kopfschmerz!

von: ....

Woche vom .... bis zum	Montag	Dienstag	Mittwoch	Donnerstag	Freitag	Samstag	Sonntag
Hast Du heute etwas Aufregendes erlebt?	nein ☐	nein ☐	nein ☐	nein ☐	nein ☐	nein ☐	nein ☐
Wenn **ja**, war es etwas Schönes oder etwas Unangenehmes? Kreuze bitte an:	ja ja Was denn?	ja ja Was denn?	ja ja Was denn?	ja ja Was denn?	ja ja Was denn?	ja ja Was denn?	ja ja Was denn? ....
Hast Du heute eine Anti-DRAK-Technik angewendet, die Du in unserem Programm gelernt hast?	nein ☐ ja ☐ Was denn?	nein ☐ ja ☐ Was denn?	nein ☐ ja ☐ Was denn?	nein ☐ ja ☐ Was denn?	nein ☐ ja ☐ Was denn?	nein ☐ ja ☐ Was denn?	nein ☐ ja ☐ Was denn? ....
Hattest Du heute Kopfschmerzen?	nein ☐ STOPP! ja ☐ dann bitte weitermachen	nein ☐ STOPP! ja ☐ dann bitte weitermachen	nein ☐ STOPP! ja ☐ dann bitte weitermachen	nein ☐ STOPP! ja ☐ dann bitte weitermachen	nein ☐ STOPP! ja ☐ dann bitte weitermachen	nein ☐ STOPP! ja ☐ dann bitte weitermachen	nein ☐ STOPP! ja ☐ dann bitte weitermachen
Nur bei Kopfschmerz ausfüllen: Wie stark war Dein Kopfschmerz?	0 1 2 3 4 5 6 7 8 9 10	0 1 2 3 4 5 6 7 8 9 10	0 1 2 3 4 5 6 7 8 9 10	0 1 2 3 4 5 6 7 8 9 10	0 1 2 3 4 5 6 7 8 9 10	0 1 2 3 4 5 6 7 8 9 10	0 1 2 3 4 5 6 7 8 9 10
Wie lang dauerte Dein Kopfschmerz? Male bitte die Uhr an; morgens von 7-11 Uhr z.B. so: (12 tagsüber 3 6 9)	mittags mitternachts abends	12 tagsüber 12 nachts	12 tagsüber 12 nachts	12 tagsüber 12 nachts	12 tagsüber 12 nachts	12 tagsüber 12 nachts	12 tagsüber 12 nachts
Hast Du heute wegen Kopfschmerzen in der Schule gefehlt (ganz oder ein paar Stunden)?	ja ☐ nein ☐	ja ☐ nein ☐	ja ☐ nein ☐	ja ☐ nein ☐	ja ☐ nein ☐	ja ☐ nein ☐	ja ☐ nein ☐
Hast Du heute Medikamente gegen Kopfschmerzen genommen?	ja ☐ nein ☐	ja ☐ nein ☐	ja ☐ nein ☐	ja ☐ nein ☐	ja ☐ nein ☐	ja ☐ nein ☐	ja ☐ nein ☐
Hast Du Dich heute wegen der Kopfschmerzen hingelegt?	ja ☐ nein ☐	ja ☐ nein ☐	ja ☐ nein ☐	ja ☐ nein ☐	ja ☐ nein ☐	ja ☐ nein ☐	ja ☐ nein ☐
Das *Tagebuch* verschafft Dir Übersicht, darum hat's soviel Gewicht!	geschafft!	geschafft!	geschafft!	geschafft!	Wochenende!	geschafft!	geschafft!

para/post

Abb. 12.2 Beispiel für ein Kinderkopfschmerztagebuch

Das Tagebuch hat den Vorteil, dass es den Schmerz relativ ereignisnah (mindestens eine Protokollierung pro Tag) erfasst und somit sowohl zur **Bestimmung des »Status quo«** vor der Therapie als auch der **Auswirkungen von Interventionen** gut geeignet ist. Auch Auslösebedingungen, deren Identifizierung wesentlich für die Therapie sein kann, lässt sich mithilfe der Tagebuchmethode auf die Spur kommen. Ebenso können Aspekte der Beeinträchtigung des Kindes durch den Schmerz (Unterbrechung von Aktivitäten, Schulfehlzeiten, Medikamentenverabreichung) im Tagebuch erhoben werden.

Wenn die Tagebücher kindgerecht gestaltet sind (einfache, kurze Fragen, grafisch ansprechend, prägnant) werden sie von den Kindern in der Regel gern und mit Sorgfalt ausgefüllt, insbesondere wenn spezielle Anreize gesetzt werden (Klebepunkte für sorgfältiges Ausfüllen, »Eintausch« der Klebepunkte in tangible Verstärker wie Sticker o. Ä.). **Anreizbedingungen** dieser Art fördern besonders bei jüngeren Kindern die Mitarbeit. Es gibt auch erste Erfolg versprechende Versuche, den Schmerz durch elektronische Tagebücher von den Kindern dokumentieren zu lassen (Stinson 2009).

Die **Tagebuchführung** kann direkt therapeutisch relevante Effekte haben. Das Kind wird durch diese Aufgabe zum Experten für seinen Schmerz gemacht. Es wird aktiv in den Therapieprozess einbezogen und übernimmt Verantwortung. Schmerzminderung kann als Konsequenz des eigenen Handelns wahrgenommen werden, wobei die Tagebuchführung direkte Verstärkerfunktion haben kann. Eine reaktive Wirkung der Tagebuchführung ist in eigenen Untersuchungen zu rekurrierenden Kopfschmerzen regelmäßig zu beobachten gewesen.

Von ganz besonderer Bedeutung ist es, die Beeinträchtigung des Kindes durch den Schmerz zu erfassen, da diese nur moderat durch die Schmerzparameter Häufigkeit und Intensität vorhergesagt werden kann. Hier kann die deutsche Version des Pediatric Pain Disability Index (Hübner et al. 2009) empfohlen werden. Noch nicht für Deutschland adaptiert ist der Bath Adolescent Pain Questionnaire (Eccleston et al. 2005), der nach englischen Ergebnisstudien eine hohe Reliabilität und Validität aufweist. Die PedIMMPACT-Autoren empfehlen zur Bestimmung der Lebensqualität den PedsQL von Varni et al. (1999) einzusetzen.

Von besonderem Interesse könnte auch die Erhebung des Schmerzbewältigungsverhaltens sein (deutsche Version des Pain Coping Questionnaire von Reid et al. 1998) sowie der kognitiven Verarbeitung im Sinne der Katastrophisierung (Pain Catastrophizing Scale for Children; Crombez et al. 2003, deutsche Version erhältlich bei der Autorin). Diese Prozesse, so weiß man, moderieren die erlebte Beeinträchtigung und Behinderung des Kindes durch den Schmerz.

12.10 Therapeutische Interventionen bei akuten Schmerzzuständen

Unzweifelhaft ist die Entwicklung effektiver Strategien zur Schmerzprävention oder -minderung bzw. zur Reduktion negativer Effekte von Schmerz eine **multidisziplinäre Aufgabe**, die in enger Kooperation und gemeinsamer Abstimmung der Betroffenen erfolgen sollte. Die hiervon primär angesprochenen Berufsgruppen sind Ärzte, Schwestern und schließlich auch Psychologen, wobei der Einbezug der Eltern vorausgesetzt wird.

Es ist unstrittig, dass von der Seite der Medizin eine angemessene Analgesie zu gewährleisten ist. Dazu ist zunächst vonnöten, dass eine **adäquate analgetische Versorgung** von Kindern und Jugendlichen als bedeutsames und erreichbares Ziel in den medizinischen Aufgabenkodex aufgenommen werden muss. Weiter ist vorauszusetzen, dass eine **standardisierte und reliable Schmerzerfassung** regelmäßiger Bestandteil der Praxis werden muss. Dabei reicht das Spektrum der möglichen Maßnahmen vom analgetischen Pflaster (sog. EMLA-Pflaster), das etwa 1 h vor einer Injektion auf die Hautstelle aufgebracht wird, über den sorgfältig bedachten und dosierten Einsatz von Analgetika gemäß dem 3-Stufen-Schema der WHO bei pädiatrischen Tumorpatienten bis hin zur postoperativen On-Demand-Opioidanalgesie. Auch nichtmedikamentöse Schmerzbehandlungsstrategien wie TENS (transkutane elektrische Nervenstimulation) oder Akupunktur können bei Kindern mit speziellen Schmerzsymptomen eingesetzt werden (Pothmann 1996, Pothmann u. Meng 2002).

Notwendigkeiten der medizinischen Akuttherapie bei Schmerzen

- Anerkennung des Ziels Schmerzfreiheit
- adäquate Schmerzdiagnostik

Möglichkeiten der medizinischen Akuttherapie bei Schmerzen

- EMLA-Pflaster (Schmerzprophylaxe)
- Anwendung des 3-Stufen-Schemas der WHO (Tumor)
- On-Demand-Analgesie (postoperativ)

- medikamentöse Therapie (z. B. Migräne)
- nichtmedikamentöse Verfahren (TENS, Akupunktur)

Generell muss aufgrund heutiger Erkenntnisse eine verbesserte Praxis bei der **Analgesie und Anästhesie** eingefordert werden. Mittlerweile kann in diesem Bereich auf sachkompetente Empfehlungen und Hinweise zurückgegriffen werden (Zernikow 2009), die eine angemessene analgetisch wirksame Behandlung der Kinder und Jugendlichen gewährleisten sollte.

Die Schmerzbehandlung kann dabei nicht auf Strategien verzichten, die über **psychosoziale Prozesse** wirksam werden, wie etwa (Kuttner 1989):

- Angemessene Vorbereitung der Kinder und ihrer Angehörigen auf Eingriffe
- Gestaltung einer beruhigenden Atmosphäre
- positiver, das Selbstgefühl des Kindes unterstützender Kontakt
- Miteinbeziehung der Patienten in die Maßnahmen zur Stärkung des Kontrollgefühls der Kinder
- hypnotherapeutische Verfahren

Bei eingriffsbedingtem, etwa operativem Schmerz können die **Phasen vor, während und nach der Intervention** unterschieden werden. Die jeweils geeigneten Interventionen zur Belastungs- und Schmerzminderung werden im Folgenden diskutiert.

12

In der **Vorphase von Eingriffen**, insbesondere bei Operationen oder anderen ernsthaften Interventionen, hat sich die Vorbereitung des kindlichen Patienten und der Angehörigen als bedeutsame Einflussgröße herausgestellt. Die vermittelte Information sollte sowohl die Art des Eingriffs als auch das Ziel fokussieren.

Ross u. Ross (1988) betonen die Bedeutsamkeit der Ehrlichkeit der Informationen und ihrer Konkretheit. Aussagen wie »Das tut überhaupt nicht weh« oder »Du wirst nichts spüren« sind somit obsolet.

Die Autoren verweisen aber auch darauf, dass das **Ausmaß an Information**, das für ein bestimmtes Kind angemessen ist, individuell unterschiedlich ist und aus der Reaktion des Kindes »herausgelesen« werden muss. Die Informationsvermittlung kann verbal sein, sollte aber auch, wenn eben möglich, über direktes Erleben das Kind auf die Prozedur vorbereiten (z. B. den Untersuchungsraum genau ansehen lassen, den Zahnarztstuhl ausprobieren lassen, Demonstration des Eingriffs an einer Puppe etc.; Mühlig u. Petermann 1994).

Teil der Vorbereitung sollte auch eine vorwegnehmende Hilfestellung für die **Bewältigung der akuten Schmerzsituation** sein. Dazu gehört das Erfragen von Ängsten (die u. U. auf Missverständnissen der Kinder beruhen), wie das Hinweisen auf Bewältigungsmöglichkeiten oder die Vorbereitung durch einen Modellfilm, in dem ein anderes Kind die gleiche Situation adäquat bewältigt. Diese Vorbereitung sollte immer gemeinsam mit allen beteiligten Personen im räumlichen Setting des späteren Eingriffs stattfinden.

Ziele der Vorbereitung sind somit:

- Maximal mögliche Reduktion der Erwartungsangst
- Schaffung von Vertrauen in die Behandlung
- Minderung der Unvorhersagbarkeit und Bedrohlichkeit des bevorstehenden Eingriffs
- Stärkung der Bewältigungskompetenz

Mühlig u. Petermann (1994) weisen darauf hin, dass es bei der Vorbereitung keine generell wirksamen Standardrezepte gibt, sondern das Alter des Kindes, seine Persönlichkeitsmerkmale, insbesondere die allgemeine Ängstlichkeit, Schmerzvorerfahrungen und der Einfluss der Eltern eine Rolle spielen, sodass die Intervention immer individuenzentriert abgestimmt werden muss.

Auch die **Art des Eingriffs** und der **Zeitpunkt der Vorbereitung** (längere Zeit oder kurz vor dem Eingriff) sind zu berücksichtigen. So sollte bei Operationen längere Zeit (etwa 1 Woche) vorher eine erste Vorbereitung stattfinden, in der die Ziele der Operation (z. B. »dass du wieder ohne Schmerzen spielen kannst«) und die Ablaufstrukturen demonstriert (u. U. nachspielbar zu Hause mit Puppen) sowie die Vertrautheit mit Klinik und Personal hergestellt werden können.

Dagegen sollte insbesondere bei einem voraussichtlich einmaligen Eingriff mit nur kurzzeitigen Folgen die Information kurz vorher erfolgen und auf die sensorische Vorbereitung und effektive Formen der Bewältigung fokussiert sein. In jedem Fall sollte das **Risiko einer Angst- und Empfindungssteigerung** durch die Information berücksichtigt werden.

Kognitiv-behaviorale Interventionen während der Schmerzinduktion sind immer dann wichtig, wenn keine bewusstseinsausschaltende Narkose erfolgt. Diese Interventionen sind natürlich auch vorzubereiten (z. B. durch Ansicht eines Modellfilms), ggf. sollten sie vorher eingeübt werden. Man kann verschiedene Interventionskomponenten unterscheiden, wobei meist mehrere berücksichtigt werden.

Interventionen zur Schmerzminderung im Umgang mit schmerzhaften Eingriffen (vgl. Duke University Medical Center Durham, USA; http://www.pain.mc.duke.edu)

- Säuglinge
  - Lageänderung, Windeln wechseln
  - Wiegen, streicheln
  - Schnuller geben
  - sanfte Musik, Wiegenlieder, sanfte Stimme
  - Licht dämmen, Vermeidung lauter Hintergrundgeräusche
  - visuelle Ablenkung (z. B. Mobile in Bewegung setzen)
  - Zugang zu Eltern ermöglichen
- Kleinkinder
  - mit Kind vor und nach Eingriff spielen
  - Gegenstand, der Sicherheit vermittelt (z. B. Kuschelkissen)
  - beruhigende Stimme
  - Seifenblasen
  - Halten oder Drücken der Hand
  - Kuckuck-Spiel
  - Ablenkung (z. B. Zugang zu Eltern ermöglichen, Pop-up-Bücher, Gameboy, singen)
  - Zauberstab
  - Musik (Entspannung herbeiführen, z. B. Wiegenlied/Kinderlied singen)
  - Vorbereitung durch Informationen
- Schulkinder
  - Vorbereitung durch prozedurale, sensorische und Copinginformationen
  - Entspannung durch Atemtechniken
  - geführte Imaginationen
  - Musik nach Wunsch (mit Kopfhörer)
  - Halten oder Drücken der Hand
  - Ablenkung (Unterhaltung, attraktive Bücher ansehen, elektronische Spiele)
  - evtl. Zauberstab
  - visuelle Fokussierungstechniken (Blickkontakt mit Vertrauensperson, Fixierung eines Punktes im Raum)

Diese Strategien sind zum Teil schon in den **Verhaltensrepertoires** von Kindern enthalten, wie dies Ross u. Ross (1988) anhand von Beispielen sehr anschaulich beschreiben, und können dann im Einzelfall gezielt gefördert werden.

Externe Aufmerksamkeitsablenkung kann besonders gut durch emotional positiv besetzte, individuell interessierende Reizbedingungen erfolgen. Die konkrete Intervention reicht vom Einsatz spannender Geschichten über Wortspiele, audiovisuelle Medien (Comics) bis zur Konzentration auf vorhandene Umweltreize (Zählen von Medizinflaschen im Regal). Selbstverständlich sollen mit diesen Ablenkungsstrategien Kinder, insbesondere ältere Kinder, nicht »übertölpelt« werden, sondern sie sollten sich bewusst darauf einlassen können. Aufmerksamkeitslenkungsstrategien sind nahezu ad hoc einsetzbar, relativ einfach, individuell gut anzupassen und effektiv. Insgesamt kommt ihnen eine hohe Priorität innerhalb des Instrumentariums zur Schmerz-Disstress-Minimierung sowohl *vor* als auch *während* einer schmerzhaften Intervention zu.

Innere Aufmerksamkeitslenkung ist eng verbunden mit imaginativen Prozessen. Dabei können Kinder angeregt werden, die Geschichte einer Comicfigur weiterzuentwickeln oder eine Geschichte um das Schmerzereignis zu »bauen«, in der sie selbst eine Hauptrolle als »tapferer Held« spielen. Diese imaginativen Prozesse können in selbsthypnotische Prozesse übergehen. Dabei wird mit den Kindern z. B. zuvor die Funktion eines »Zauberhandschuhs« oder eines »Schmerzschalters« besprochen, der vor Schmerz schützt. Mithilfe der Eltern oder eines Therapeuten ziehen sich die Kinder vor dem Eingriff den »Zauberhandschuh« über, der sie schmerzunempfindlich macht, oder legen den »Schmerzschalter« im Gehirn um, der den Schmerz dämmt.

Entspannungstechniken, insbesondere Atemtechniken, können nicht nur eine emotionale Aufschaukelung während des Interventionsprozesses verhindern, sondern sind gleichzeitig auch als Ablenkung zu verstehen. Das langsame Ausblasen des Atems ist verbunden mit Entspannung, gleichzeitig kann es dazu dienen, einen imaginären »Luftballon« aufzublasen, der in den schönsten Farben strahlt und auf und davon fliegt. Bei jüngeren Kindern kann man mit Seifenblasen den Schmerz »wegfliegen« lassen.

> **Aber nicht nur Interventionen zur Ausblendung des Schmerzereignisses sind sinnvoll (vgl. Uman et al. 2008), sondern auch Verfahren, in denen die Prozedur fokussiert, aber dem Kind mehr Kontrolle übertragen wird.**

Zum Beispiel kann die Alkoholreinigung der Haut vor einer Injektion vom Kind selbst durchgeführt werden und es sollte selbst bestimmen, zu welchem Zeitpunkt die Prozedur beginnt. Dabei sollte gleichzeitig die **Überzeugung der Bewältigungsfähigkeit** gefördert werden (»Ich trau' dir zu, dass du es schaffst, nicht zu weinen, selbst wenn es ein bisschen weh tut«). Das Abmachen von klaren Signalen zwischen Arzt/Schwester und Patient darüber, wann ein Eingriff begonnen oder unterbrochen werden sollte, kann ebenso geeignet sein, dem Kind ein Kontrollgefühl zu vermitteln (Ross u. Ross 1988). **Objektive Kontrolle** und die Überzeugung der eigenen Bewältigungsfähigkeit sind geeignet, die Bedrohlichkeit des Schmerzereignisses zu mindern und das Schmerzverhalten abzubauen. Selbstverständlich ist die Verstärkung von Bewältigungsverhalten nach Abschluss der Intervention von allergrößter Bedeutung, insbesondere wenn es sich um wiederholte Eingriffe handelt.

Eine Reihe von kontrollierten Studien, insbesondere aus den USA und Kanada, zeigen, dass die Implementierung von Hilfen dieser Art in die Praxis zum besseren Umgang mit Schmerz sowohl bei den involvierten Kindern als auch den Eltern zu einer erheblichen Disstressverminderung beiträgt. Jay et al. (1986) berichten in ihrer Überblicksarbeit über die erfolgreiche Anwendung eines **kognitiv-behavioralen Interventionsprogramms** mit einem Modellfilm, atmungsinduzierter Entspannung, Anleitung zu emotional positiven Imaginationen, Aufmerksamkeitsablenkungsstrategien, der gezielten Verstärkung von Bewältigungsverhalten sowie Verhaltensübungen bei Kindern im Alter von 3–13 Jahren, die sich im Zusammenhang mit ihrer Krebserkrankung häufiger Knochenmarkentnahmen und Lumbalpunktionen unterziehen mussten. Der Einbezug von Eltern in dieses Programm fördert noch seine Wirksamkeit.

Eine weitere kontrollierte Studie an 83 Kindern zwischen 3,5 und 12 Jahren untersuchte die Frage, ob oral verabreichtes Valium die Wirkung des kognitiv-behavioralen Programms noch verbessert (Jay et al. 1991). Die zusätzliche Gabe von Valium förderte das Erlernen der Selbstkontrollstrategien nicht, sondern behinderte es sogar. Die Autoren selbst weisen allerdings auf die unvollkommene Wirkung der psychologischen Strategien zur Schmerzminderung hin und plädieren für den Einsatz der in Europa bereits üblichen **Kurzanästhesie** zur Verhinderung von Schmerzen bei medizinischen Eingriffen. Nur wenn deren Anwendung aus spezifischen Gründen nicht möglich ist, sollten demnach kognitiv-behaviorale Programme zum Einsatz kommen.

Jay et al. (1986) berichten ausführlich über weitere Studien bei krebskranken Kindern, die zeigen konnten, dass **hypnotische Techniken** zur Ablenkung und Imaginationsbildung besonders effektiv sind.

Ausschöpfung aller direkten und indirekten Methoden zur Minderung akuter Schmerzen durch den Arzt

- Medikamentöse Verfahren (z. B. 3-Stufen-Schema der WHO, patientenkontrollierte Analgesie)
- nichtmedikamentöse Verfahren (z. B. TENS, Akupunktur)
- angemessene Information, Aufklärung und Beratung von Kindern und Eltern
- systematische Nutzung von psychosozialen Interventionen (z. B. Ablenkung)

Unterstützung durch den Psychologen

- Optimierung schmerzmindernder Interventionen (z. B. hypnotische Verfahren)
- systematisierter Einsatz von Modellen zur Schmerzbewältigung
- Anleitung der Eltern zur Unterstützung der Schmerzbewältigung

Positive Ergebnisse werden auch über den **Einsatz kognitiv-behavioraler Strategien** beim Wechseln der Verbände brandverletzter Kinder, bei der Blutentnahme, Routineimpfungen und Zahnbehandlungen berichtet. Auch hier fand in der Regel eine deutliche Reduzierung des Disstresses statt.

12.11 Die Behandlung von wiederkehrenden Schmerzen und Dauerschmerzen

Die Entwicklung psychologischer Interventionsmethoden ist v. a. im Bereich **chronischer Kopfschmerzen** vorangetrieben worden. Hier nehmen Studien zur Wirksamkeit von **Entspannungsverfahren** sowie Biofeedback einen großen Raum ein. Dabei wird Entspannung in der Regel entweder über eine auf Kinder adaptierte Form der progressiven Muskelrelaxation (PMR) (Kröner-Herwig et al. 1998) oder über Biofeedback induziert. Biofeedback bezieht sich dabei meist auf die Stirnmuskelspannung oder die Rückmeldung der Handtemperatur, wobei es mit autogenen Selbstinstruktionen (»Ich bin ganz ruhig ...«) ergänzt wird. Die letztere Variante wird insbesondere bei der Migräne angesetzt. Biofeedback ist gerade für Kinder hoch motivierend. Das Training wird an Computern durchgeführt, wo verschiedenste (auch witzige) Feedbackprozeduren (»der Elefant, der den

Stabhochsprung schafft«) durch das Kind individuell ausgewählt werden können. Relaxation und auch Biofeedback werden immer durch häusliches Üben begleitet.

Zusammenfassend lässt sich feststellen, dass Relaxationstrainings und Biofeedback bei Kindern mit Kopfschmerz im Alter ab etwa 9 Jahren zumeist erfolgreich sind, indem sie die Kopfschmerzhäufigkeit bedeutsam reduzieren (Trautmann et al. 2006).

Ein heute weit genutzter Therapieansatz im Bereich chronischer Kopfschmerzen, der auch auf andere funktionelle rekurrierende Schmerzen übertragen werden kann, ist das von McGrath u. Unruh (1987) konzipierte und von Denecke u. Kröner-Herwig (2000) auf deutsche Verhältnisse adaptierte **kognitiv-behaviorale Therapieprogramm »Stopp den Kopfschmerz«**. Die deutsche Version wurde für Kinder im Alter von 9–14 Jahren mit rekurrierendem Kopfschmerz entwickelt. Dieses 8 Zielbereiche umfassende Programm ist am multimodalen Schmerzbewältigungstraining für erwachsene Schmerzpatienten orientiert. Es enthält:

- Selbstbeobachtungsanleitung
- Entspannungsübungen
- Psychoedukation zu Kopfschmerz und Stress
- Prüfung unrealistischer und dysfunktionaler Einstellungen und Gedanken zu Schmerz und Stress
- Anleitungen zur kognitiven Umstrukturierung und zu imaginativen Bewältigungsprozessen
- Aufmerksamkeitslenkungsstrategien
- Unterstützung der Selbstbehauptung
- Hilfen zum Problemlösen und zur Stressbewältigung

Denecke u. Kröner-Herwig (2000) haben dieses Programm als therapeutengestützte Gruppentherapie (8 Sitzungen, 5–6 Kinder pro Gruppe) bzw. als »Selfhelp«-Programm für Kinder von ca. 10–14 Jahren konzipiert. Das **Selbsthilfeprogramm** besteht aus schriftlichen, mit Cartoons und Grafiken angereicherten Materialien, die durch Tonbandkassetten ergänzt werden. Selbstbeobachtungsbögen und Hausaufgabeninstruktionen vervollständigen die Therapiematerialien. In der Selbsthilfeversion überwacht der Therapeut den Umgang des Kindes mit dem Programm 1-mal pro Woche per Telefon und gibt ggf. Beratung und Anregung.

In der von Kröner-Herwig u. Denecke (2002) durchgeführten Untersuchung an ca. 80 Kindern war die Selbsthilfeversion nahezu so wirksam wie die therapeutengeleitete Version. Die Gruppenversion wurde in einem »Praxistest« überprüft, an dem mehr als 20 Therapeuten teilnahmen, die über 200 Kinder mit Kopfschmerzen in ihren Praxen oder Kliniken therapierten. Dieser Praxistest fiel nach Beurteilung der Therapeuten, Eltern und Kinder sehr positiv aus. Die Evaluation erbrachte eine bedeutsame Reduktion der Kopfschmerzhäufigkeit und eine Abnahme katastrophisierender Gedanken sowie eine Zunahme der Selbstwirksamkeit der behandelten Kinder (Kröner-Herwig u. Denecke 2007).

In neuester Zeit wurde für Jugendliche bis 18 Jahren ein internetbasiertes Selbstmanagementprogramm entwickelt und evaluiert, das eine komprimierte Version (6 Lektionen) des ursprünglichen »Stopp-den-Kopfschmerz«-Programms darstellt. Das Selbstmanagementprogramm ist gegen Kostenerstattung über die Website http://www.www.stopp-den-Kopfschmerz.de erreichbar.

Eine erste Evaluation des Trainings erbrachte positive Effekte, wenn auch nicht in der Größenordnung der Effekte des Gruppentrainings (Trautmann u. Kröner-Herwig 2010). Ob das kognitiv-behaviorale Programm ein breiteres Wirkungsspektrum etwa im Vergleich zum Biofeedback hat, müsste geprüft werden.

Zusammenfassend ist zu sagen, dass in der Regel eine **Verringerung der Kopfschmerzaktivität** um 60–90% (▪ Tab. 12.1, mod. nach Kröner-Herwig et al. 1998, Kröner-Herwig u. Denecke 2002) infolge der Therapien zu beobachten ist. In fast allen Studien wurden Kopfschmerztagebücher in der Evaluation eingesetzt, sodass eine Überschätzung des Behandlungserfolgs, wie sie sich bei globaleren Erfassungsmethoden zeigt, ausgeschlossen werden kann. Die Wirksamkeit der Trainings zeigt sich im Wesentlichen in der Reduktion der Anzahl der Kopfschmerzanfälle bzw. dem Anstieg der kopfschmerzfreien Tage. Die Dauer und die Intensität der verbleibenden Anfälle werden ebenfalls positiv beeinflusst. Ein Hinweis auf eine differenzielle Effektivität der Therapien bei Spannungskopfschmerz bzw. Migräne zeigte sich bislang nicht.

Besonders beachtenswert ist, dass die Anzahl der Trainingssitzungen von kaum mehr als 6 im Vergleich zu dem bei Erwachsenen üblichen Trainingsumfang bei gleichzeitig höheren Erfolgsquoten sehr klein ist (Sarafino u. Goehring 2000).

Tab. 12.1 Prozentsatz der Kinder mit klinisch bedeutsamer Kopfschmerzveränderung (Reduktion 50%) und Prozentsatz der Nonresponder (Kopfschmerzaktivität ≥100%, bezogen auf Baseline) bei Anwendung von Biofeedback und multimodalem Gruppentraining

		Biofeedback (n=20)	Multimodales Gruppentraining (n=27)
Erfolg	Nach Therapie	71,7	56,3
	Follow-up (6 Monate)	81,7	76,2
Kein Erfolg	Nach Therapie	8,3	19,5
	Follow-up (6 Monate)	3,3	2,4

Generell ist die **Stabilität der beobachteten Effekte** selbst in den Katamnesen sehr zufriedenstellend. Weiter deuten die Ergebnisse der Studien darauf hin, dass die Behandlung so früh wie möglich einsetzen sollte, da die Erfolgsraten bei Jugendlichen (ab etwa 14 Jahren) geringer scheinen als bei jüngeren Kindern.

Schlussfolgernd lässt sich festhalten, dass eine **psychologisch fundierte Kopfschmerzbehandlung** bei Kindern und Jugendlichen unabhängig vom Typ des Kopfschmerzes eine hohe Erfolgswahrscheinlichkeit aufweist. Auch die langfristige Wirkung bis ca. 2 Jahre ist nachgewiesen. Damit ist diese Form der Prophylaxe der medikamentösen Prophylaxe bei Migräne vorzuziehen. Die genannten nichtmedikamentösen Verfahren der Kopfschmerztherapie sind somit als evidenzbasierte Behandlungsmethoden gemäß den Level-I-Kriterien (Wirksamkeitsnachweis durch Metaanalysen von randomisierten Kontrollgruppenstudien; vgl. Trautmann et al. 2006, Eccleston et al. 2009) zu bezeichnen.

Psychologische Verfahren, die bei häufigen Kopfschmerzen (Migräne, Kopfschmerz vom Spannungstyp) im Vordergrund stehen sollten

- Entspannungsverfahren (z. B. progressive Muskelrelaxation)
- Biofeedbackverfahren (z. B. EMG-Feedback des Frontalismuskels, Hauttemperaturfeedback)
- kognitiv-behaviorale Programme (z. B. das Gruppentherapieprogramm »Stopp den Kopfschmerz«)
- internetbasierte Selbstmanagementprogramme

TENS und Akupunktur sowie ggf. Ernährungsumstellung sind weitere nichtmedikamentöse Möglichkeiten der Behandlung, Analgetika und Migränemittel können auch für Kinder und Jugendliche zur Akutbehandlung, insbesondere der Migräne, eingesetzt werden.

Selbst wenn man heute der Auffassung ist, dass eine gelegentliche Akutmedikation auch für Kinder nicht schädlich ist, sollte zur Verhinderung ungünstiger Lernprozesse, die zu Missbrauch von Schmerzmitteln führen können, die Begrenzung der Medikamenteneinnahme angestrebt werden (Pothmann et al. 2001).

Nur wenige Studien widmen sich der Unterstützung eines kognitiv-behavioralen Therapieprogramms bei dem zweitbedeutsamsten chronischen Schmerzsyndrom, dem **rekurrierenden idiopathischen Bauchschmerz** (RIP). Sanders et al. (1994) setzten ein der Kopfschmerzbehandlung ähnliches Therapieprogramm ein (mit Selbstbeobachtung, differenzieller Verstärkung zur Erhöhung schmerzfreier Phasen, Ablenkung und Aufbau positiver Aktivitäten, Verbesserung der schmerzbezogenen Selbstinstruktionen, Selbstwirksamkeitserhöhung, Entspannung, Selbstbelohnung, Imagination) und verglichen es mit einer Wartegruppe bzw. konventioneller medizinischer Therapie mittels Umstellung auf eine ballaststoffreiche Ernährung und allgemeiner Beratung der Eltern über die Funktionsstörung. Die psychologisch behandelten Kinder waren im 12-Monats-Follow-up zu 59% schmerzfrei, die in der Standardbehandlung nur zu 39%.

Keine statistisch bedeutsamen Vorteile eines **Biofeedbacktrainings** gegenüber der medizinischen

Standardbehandlung fanden Humphreys u. Gevirtz (2000). Weitere Studien sind in diesem Bereich dringend vonnöten, um zu eindeutigeren, methodisch zufriedenstellenden Aussagen zu kommen (Huertas-Ceballos et al. 2008).

> **Maßnahmen nach Ausschluss direkter organischer Verursachung bei chronischem Bauchschmerz (RIB)**
> - Umstellung auf ballaststoffreiche und zusatzstoffarme Kost
> - ggf. kognitiv-behaviorale Therapie

Bezüglich der Therapie **anderer rekurrierender Schmerzstörungen**, die infolge primärer Erkrankungen auftreten, wie Hämophilie, Sichelzellenanämie, Arthritis oder Tumorerkrankungen, gibt es über die medizinische Therapie der Primärerkrankungen hinausgehend nur wenige publizierte Erfahrungsberichte.

Bei der **Hämophilie** können sowohl rekurrierende akute Schmerzattacken als auch lang anhaltende (arthritische) Schmerzbelastungen auftreten.

Fallbeispiel

Varni et al. (1981) berichten beispielhaft von dem Fall eines 9 Jahre alten Jungen, der aufgrund seiner Beschwerden immer höhere Dosen analgetischer Medikamente benötigte und in einem Zeitraum von 4–5 Jahren 16-mal aufgrund seiner Beschwerden hospitalisiert worden war, wobei er ca. 50% der Zeit auf einen Rollstuhl angewiesen war. Nach einem intensiven Entspannungstraining (PMR kombiniert mit Atem- und Imaginationsübungen) konnte der Junge die mittlere Intensität seines Schmerzerlebens von 7 auf 2 (10-Punkte-Skala) reduzieren. Weitere Verbesserungen waren hinsichtlich der Mobilität, der Schlafqualität und der generellen Funktionsfähigkeit zu beobachten. Der Junge benötigte dabei deutlich weniger Medikamente.

Die **Sichelzellenanämie** ist gekennzeichnet durch wiederkehrende Schmerzattacken. Zeltzer et al. (1979) vermittelten einer jugendlichen Patientin Selbstkontrollstrategien (PMR, Imagination, Selbsthypnose, Entspannungssuggestion) als Bewältigungsstrategie bei einsetzenden Schmerzen. Dabei wurden sowohl die Häufigkeit von Besuchen der Klinikambulanz als auch die Dauer der Hospitalisierung deutlich verringert.

Walco u. Varni (1991) berichten über eine **kognitiv-behaviorale Therapie bei arthritischem Schmerz**, deren Interventionsbausteine denen der Programme von McGrath u. Unruh (1987) und Sanders et al. (1994) sehr ähnlich sind. Sie schildern eine geradezu dramatische Schmerzreduktion bei fast allen Kindern (Reduktion des VAS-Werts von 4,89 auf 0,68). Die Autoren betonen, dass die in der Klinik gelernten Strategien von den Kindern recht gut auf die häusliche Situation übertragen werden können. Auch die täglichen Aktivitäten, Schulfehlzeiten und das Wohlbefinden der Kinder werden durch das Therapieprogramm generell positiv beeinflusst.

> **Auch bei juveniler Arthritis, Hämophilie, Sichelzellenanämie und Tumorschmerz sollten psychosoziale Interventionen zur Verbesserung der Schmerzbewältigung und Lebensqualität der Kinder und Jugendlichen eingesetzt werden.**

Aufgrund der Zweifel an der Relevanz der Beschwerden bei Kindern und Jugendlichen sind – soweit bekannt – bisher keine Behandlungsstudien zum **rekurrierenden Rückenschmerz** durchgeführt worden. Allerdings hat es einige wenige Präventionsprojekte gegeben (z. B. Balagué et al. 1996).

12.12 Ausblick

International hat die **pädiatrische Schmerzforschung** in den letzten Jahren einen deutlichen Aufschwung genommen, während in der Bundesrepublik Deutschland Forschungsaktivitäten auf diesem Gebiet und die Implementierung von neuem Behandlungswissen in die Praxis bislang eher zurückhaltend gehandhabt werden. Ohne dass an dieser Stelle für alle Sektoren der pädiatrischen Schmerzforschung wichtige zukunftsweisende Forschungsfragen und -perspektiven formuliert werden können, soll doch auf einige bedeutsame Fragestellungsbereiche hingewiesen werden.

Die **Weiterentwicklung quantitativer behavioraler und physiologischer Schmerzerfassungsmethoden**, ggf. unter Berücksichtigung von Variablenmustern, ist dringend notwendig, um die Wirkung von schmerzdämpfenden Interventionen bei Säuglingen besser erfassen und optimieren zu können. Auch sollte die Schmerzdiagnostik bezüglich älterer Kinder und Jugendlicher verbessert werden. Dazu brauchen wir Verfahren, die für den deutschen Sprachraum entwickelt und validiert werden. Auch der Entwicklungsverlauf der Schmerzreaktivität und die darauf Einfluss nehmenden Faktoren könnten dann besser erforscht werden.

Besonders interessant – sowohl im Zusammenhang des Umgangs mit akutem als auch mit chronischem Schmerz – ist der Einfluss der Familie.

Obgleich für den chronischen Schmerz die **Bedeutsamkeit familiärer Strukturmerkmale** erkannt worden ist, wissen wir über die Mediatoren zwischen der Schmerzbelastung der Eltern und dem erhöhten Risiko für die Kinder bisher zu wenig, um gezielte Präventionsmaßnahmen planen zu können. Generell wird hier die Frage nach den Prädiktoren einer funktionellen Schmerzbeschwerde im Jugend- oder Erwachsenenalter angesprochen. Was sind die Risikofaktoren, die das Auftreten von Kopfschmerzen oder chronischen Rückenschmerzen fördern? Es gilt, dies in longitudinalen Studien Risiko- und Protektionsfaktoren zu identifizieren. Erst wenn wir hier genauere Kenntnisse besitzen, können präventive Maßnahmen optimiert werden.

Chronische Schmerzprobleme verursachen in allen industrialisierten Ländern ein hohes Ausmaß an individuellem Leid und immense Sozialkosten, sodass eine Schwerpunktsetzung auf sekundäre Prävention, u. U. sogar primäre Prävention, in unserem Gesundheitssystem dringend nötig wäre.

Die Evaluationsforschung zu **kognitiv-behavioralen Interventionen** bei schmerzhaften medizinischen Eingriffen hat prinzipiell bereits die Effektivität bestimmter Behandlungsstrategien nachgewiesen. Es wäre aber dringlich zu untersuchen, wie solche Strategien optimal in Klinikabläufe oder die Praxisroutine integriert werden könnten. Insgesamt sollten Experten in diesem Feld schon zum jetzigen Zeitpunkt mehr Augenmerk darauf richten, dass bereits gesicherte Erkenntnisse nutzbringend in die Behandlungspraxis übernommen werden. Dazu bedarf es einer wirksamen Aufklärungsarbeit in der Fach- und Laienöffentlichkeit. Der Impetus für die Implementierung schmerzmindernder kognitiv-behavioraler Verfahren (z. B. einfacher Ablenkungsprozeduren) bei Routineimpfungen oder Verfahren zur Vorbereitung auf eine Operation und ihre Folgen sollte in Gang gesetzt werden.

Eine Befragung von Eltern zeigte, dass die überwiegende Mehrzahl sich wünscht, ihren Kindern in diesen Situationen besser beistehen zu können, und sich zu diesem Zweck mehr Informationen und Anleitung vonseiten des Klinikpersonals erhofft (Watt-Watson et al. 1990).

Auch im Bereich **funktioneller Schmerzbeschwerden**, etwa Kopf- und Bauchschmerz, kann jetzt schon die Anwendung psychologischer Verfahren zur Behandlung für die Praxis ohne weitere Forschung empfohlen werden. Forschung bedarf es aber noch bei der Prozessaufklärung der Wirkmechanismen und der Entwicklung hocheffizienter, d. h. ökonomischer und wirksamer Therapieansätze. Weiter ist hier die Nachhaltigkeit des Behandlungserfolgs (z. B. durch 5- bis 10-Jahres-Follow-ups) zu prüfen.

Schmerz bei Kindern bleibt somit noch auf lange Sicht eine Herausforderung für Forscher und Praktiker.

12.13 Zusammenfassung

Neuere Befunde lassen keinen Zweifel daran, dass bereits Säuglinge ein ausgeprägtes Schmerzempfinden besitzen. Weiter zeichnet sich ab, dass früh erlebter Schmerz, etwa durch medizinische Eingriffe, der nicht analgetisch behandelt wird, eine **langfristige Sensibilisierung für noxische Reize** zur Folge haben könnte. Befunde aus verschiedenen Ländern weisen weiter darauf hin, dass die medikamentöse Analgesie bei akuten Schmerzen, z. B. nach einer Operation, gerade bei Kindern und Jugendlichen mangelhaft ist und hier dringend Abhilfe geschaffen werden muss.

Die **Schmerzdiagnostik** bei Kindern und Jugendlichen hat in den letzten Jahren erhebliche Fortschritte gemacht und reicht von Methoden der Verhaltensbeobachtung anhand von Kategoriensystemen bei Säuglingen bis zur Tagebuchdokumentation von Schmerzerleben und Schmerzverhalten, das von Kindern ab ca. 8 Jahren durchgeführt werden kann. Ihre Optimierung und wissenschaftliche Überprüfung muss allerdings systematisch angegangen werden.

Als wesentlicher Fortschritt in der Schmerzdiagnostik wäre die systematische Implementierung dieser Verfahren in die Behandlungspraxis zu werten.

Forschungsergebnisse belegen, dass **psychologische Maßnahmen** auch bei akuten Schmerzen infolge von Traumata oder medizinischen Eingriffen indiziert sein können. Dazu gehören Interventionen wie Ablenkungsmethoden, Entspannungs- und Atemtechniken, aber auch die Übertragung von Kontrolle über medizinisch notwendige Prozeduren auf das Kind. Eltern sollten in diese Interventionen einbezogen werden.

Die häufigsten rekurrierenden **funktionellen Schmerzsyndrome** bei Kindern sind Kopf- und Bauchschmerzen. Hier haben sich neben Entspannungstraining und Biofeedbackverfahren multimodale kognitiv-behaviorale Programme als sehr wirksam erwiesen und sollten in die schmerztherapeutische Praxis integriert werden.

Auch bei **krankheitsbedingten Schmerzen**, wie z. B. Arthritis, sollten psychologische Verfahren der Schmerzminderung und -bewältigung eingesetzt werden.

Die **Schmerztherapie bei Kindern und Jugendlichen** ist ein lange vernachlässigtes Thema in Medizin und Psychologie gewesen, sodass ein erheblicher Rückstand in Forschung und Praxis aufzuholen ist.

Literatur

1 Apley J, Naish N (1957) Recurrent abdominal pains: A field study of 1.000 school children. Archives of Diseases of Childhood 32: 165–170

2 Aromaa M, Sillanpää M, Rautava R, Helenius H (2000) Pain experience of children with headache and their families: A controlled study. Pediatrics 106: 270–275

3 Balagué F, Nordin M, Dutoit G, Waldburger M (1996) Primary prevention, education, and low back pain among school children. Bulletin oft he Hospital Joint Diseases 55: 130–134

4 Beales J, Keen JH, Holt PJ (1983) The child's perception of the disease and the experience of pain in juvenile chronic arthritis. Journal of Rheumatology 10: 61–65

5 Berde CB, Lehn BM, Yee JD, Sethua NF, Russo NC (1991) Patient controlled analgesia in children and adolescents – a randomized prospective comparison with intramuscular administration of morphine for post-operative analgesia. Journal of Pediatrics 118: 460–466

6 Berrang J, Vosschulte P, Zernikow B (2009) Schmerzreduktion bei Blutabnahmen und Injektionen. In: Zernikow B (Hsrg) Schmerztherapie bei Kindern, Jugendlichen und jungen Erwachsenen, 4. Aufl. Springer, Berlin Heidelberg New York Tokio, S 227–238

7 Beyer JE, DeGood DE, Ashley LC, Russell G (1983) Patterns of postoperative analgesic use with adults and children following cardiac surgery. Pain 17: 71–89

8 Bille B (1982) Migraine in childhood. Panminerva Medica 71: 57–62

9 Breuker D, Petermann F (1994) Angst und Schmerz in der pädiatrischen Zahnheilkunde: Verhaltensmedizinische Behandlungsansätze. In: Petermann F, Wiedebusch S, Kroll T (Hrsg) Schmerz im Kindesalter. Hogrefe, Göttingen, S 345–368

10 Büttner W (1998) Die Erfassung des postoperativen Schmerzes beim Kleinkind. Arcis, München

11 Chitkara DK, Rawat DJ, Talley NJ (2005) The epidemiology of childhood recurrent abdominal pain in western countries: A systematic review. The American Journal of Gastroenterology 100: 1868–1875

12 Craig KD, Gruneau RV (1991) Developmental issues: infants and toddlers. In: Bush JP, Harkins SW (eds) Children in pain. Springer, Berlin Heidelberg New York Tokio, pp 171–194

13 Crombez G, Bijttebier P, Eccleston C, Tamara M, Mertens G, Goubert L et al. (2003) The child version of the Pain Catastrophizing Sscale (PCS-C): A preliminary validation. Pain 104: 639–646

14 Denecke H, Kröner-Herwig B (2000) Kopfschmerztherapie mit Kindern und Jugendlichen: Ein Trainingsprogramm. Hogrefe, Göttingen

15 Eccleston C, Jordan A, McCracken LM, Sleed M, Connell H, Clinch J (2005) The Bath Adolescent Pain Questionnaire (BAPQ): Development and preliminary psychometric evaluation of an instrument to assess the impact of chronic pain on adolescents. Pain 118: 263–270

16 Eccleston C, Palermo TM, Williams AC, Lewandowsky A, Morley S (2009) Psychological therapies for the management of chronic and recurrent pain, in children and adolescents. Cochrane Database of Systematic Reviews, 2. DOI 10.1002/14651858

17 Edwards PW, Zeichner A, Kuczmierczyk AR, Boczkowski J (1985) Familial pain models: the relationship between family history of pain and current pain experience. Pain 21: 379–384

18 Evans S, Keenan TR (2007) Parents with chronic pain: Are children equally affected by fathers as mothers in pain? A pilot study. Journal of Child Health Care 11: 143–157

19 Finke W, Dubbel G, Sittl R (2009) Postoperative Schmerztherapie. In: Zernikow B (Hrsg) Schmerztherapie bei Kindern, Jugendlichen und jungen Erwachsenen. Springer, Berlin Heidelberg New York Tokio, S 258–278

20 Fowler-Kerry S, Lander JR (1987) Management of injection pain in children. Pain 30: 169–175

21 Fowler-Kerry S, Lander J (1991) Assessment of sex differences in children's and adolescents' self-reported pain from venipuncture. Journal of Pediatric Psychology 16: 783–793

22 Gaffney AA, Dunne EA (1986) Developmental aspects of children's definition of pain. Pain 26: 105–117

23 Gaffney AA, Dunne EA (1987) Children's understanding of the causality of pain. Pain 29: 91–104

24 Gaßmann J, Vath N, van Gessel H, Kröner-Herwig B (2009) Risikofaktoren für Kopfschmerzen bei Kindern. Deutsches Ärzteblatt 31: 506–516

25 Gedaly-Duff V (1991) Developmental issues: Preschool and school-age children. In: Bush JP, Harkins SW (eds) Children in pain. Springer, Berlin Heidelberg New York Tokio, pp 195–230

26 Ghandour RM, Overpeck MD, Huang ZJ et al. (2004) Headache, stomachache, backache, and morning fatigue among adolescent girls in the United States: Associations with behavioral, sociodemographic, and environmental factors. Archives of Pediatric and Adolescent Medicine 158: 797–803
27 Gonzales JC, Routh DK, Saab PG, Armstrong FD (1989) Effects of parent presence on children's reactions to injections: Behavioral, physiological, and subjective aspects. Journal of Pediatric Psychology 14: 449–462
28 Gordon KE, Dooley JM, Wood EP (2004) Self-reported headache frequency and features associated with frequent headaches in Canadian young adolescents. Headache 44: 555–561
29 Grøholt EK, Stigum H, Nordhagen R, Kohler L (2003) Recurrent pain in children, socio-economic factors and accumulation in families. European Journal of Epidemiology 18: 965–975
30 Hechler T, Dennecke H, Hünseler C, Schroeder S, Zernikow B (2009) Messen und Erfassen von Schmerz. In Zernikow B (Hsrg) Schmerztherapie bei Kindern, Jugendlichen und jungen Erwachsenen, 4. Aufl. Springer, Berlin Heidelberg New York Tokio, S 49–74
31 Hestbaek L, Leboeuf-Yde C, Kyvik KO (2006) Is comorbidity in adolescence a predictor for adult low back pain? A prospective study of a young population. BMC Musculoskeletal Disorders 16: 29
32 Hübner B, Hechler T, Dobe M, Damschen U, Kosfelder J, Denecke H et al. (2009) Pain-related disability in adolescents suffering from chronic pain: Preliminary examination of the pediatric pain disability index (P-PDI). Schmerz 23: 20–32
33 Huertas-Ceballos A, Logan S, Bennett C, Macarthur C (2008) Dietary interventions for recurrent abdominal pain (RAP) and irritable bowel syndrome (IBS) in childhood. Cochrane Database Syst 1. Rev 2009: 1. CD003019. DOI: 10.1002/14651858.CD003019.pub3
34 Humphreys PA, Gevirtz RN (2000) Treatment of recurrent abdominal pain: components analysis of four treatment protocols. Journal of Pediatric and Gastroenterology and Nutrition 31: 47–51
35 Jay SM, Elliott CH, Varni JW (1986) Acute and chronic pain in adults and children with cancer. Journal of Consulting and Clinical Psychology 54: 601–607
36 Jay SM, Elliot CH, Woody PD, Siegel S (1991) An investigation of cognitive-behavior therapy combined with oral valium for children undergoing painful medical procedures. Health Psychology 10: 317–322
37 Kachko L, Efrat R, Ben Ami S, Mukamel M, Katz J (2008) Complex regional pain syndromes in children and adolescents. Pediatrics International 50: 523–527
38 Kant JM (2009) Angst und Schmerz in der Kinderzahnheilkunde. In: Zernikow B (Hrsg) Schmerztherapie bei Kindern, Jugendlichen und jungen Erwachsenen. Springer, Berlin Heidelberg New York Tokio, S 378–385
39 Koetting O'Byrne K (2003) Psychosocial factors in pediatric tension and migraine. Headache: A meta-analysis. Dissertation Abstracts International: Section B: The Sciences and Engineering 64: 3536
40 Kröner-Herwig B, Denecke H (2002) Cognitive-behavioral therapy of pediatric headache: Are there differences in efficacy between therapist-administered group training and a self-help format? Journal of Psychosomatic Research 53: 1107–1114
41 Kröner-Herwig B, Denecke H (2007) Die Behandlung von Kopfschmerzen bei Kindern und Jugendlichen: Eine Praxisstudie. Verhaltenstherapie und Verhaltensmedizin 28: 373–385
42 Kröner-Herwig B, Mohn U, Pothmann R (1998) Comparison of biofeedback and relaxation in the treatment of pediatric headache and the influence of parent involvement on outcome. Applied Psychophysiology and Biofeedback 23: 143–157
43 Kröner-Herwig B, Heinrich M, Morris L (2007) Headache in German children and adolescents: A population-based epidemiological study. Cephalalgia 27: 519–527
44 Kröner-Herwig B, Morris L, Heinrich M (2008) Biopsychosocial correlates of headache: What predicts pediatric headache occurrence? Headache 48: 529–544
45 Kröner-Herwig B, Morris L, Heinrich M, Gaßmann J, Vath N (2009) Agreement of parents and children on characteristics of paediatric headache, other pains, somatic symptoms and depression in an epidemiological study. Clinical Journal of Pain 25: 58–64
46 Kröner-Herwig B, Heinrich M, Vath N (2010) The assessment of disability in children and adolescents with headache: Adopting PedMIDAS in an epidemiological study. European Journal of Pain 2010 Mar 24. DOI: 10.1016/j.epain.2010.02.010
47 Kusch M, Bode U (1994) Vorbereitung auf schmerzhafte Prozeduren: Psychologische Grundlagen. In: Petermann F, Wiedebusch S, Kroll T (Hrsg) Schmerz im Kindesalter. Hogrefe, Göttingen, S 223–248
48 Kuttner L (1989) Management of young children's acute pain and anxiety during invasive medical procedures. Pediatrician 16: 39–44
49 Labouvie H, Kusch M, Hechler T (2009) Psychologische Interventionen bei akuten Schmerzen. In: Zernikow B (Hrsg) Schmerztherapie bei Kindern, Jugendlichen und jungen Erwachsenen. Springer, Berlin Heidelberg New York Tokio, S 152–169
50 Larsson B, Sund AM (2007) Emotional/behavioural, social correlates and one-year predictors of frequent pains among early adolescents: Influences of pain characteristics. European Journal of Pain 11: 57–65
51 Manne SL, Anderson BJ (1991) Pain and pain related distress in children with cancer. In: Bush JP, Harkins SW (eds) Children in pain. Springer, Berlin Heidelberg New York Tokio, pp 337–372
52 Maron M, Bush JP (1991) Injury and treatment pain. In: Bush JP, Harkins SW (eds) Children in pain. Springer, Berlin Heidelberg New York Tokio, pp 275–296
53 McGrath PJ, Unruh AM (1987) Pain in children and adolescents. Elsevier, New York

54 McGrath PJ, Cunning SJ, Lascelles MA, Humphreys P (1990) Help yourself. A treatment for migraine headaches. University of Ottawa Press, Ottawa
55 McGrath PJ, Walco GA, Turk DC, Dworkin RH, Brown MT, Davidson K et al. (2008) Core outcome domains and measures for pediatric acute and chronic/recurrent pain clinical trials: Pedimmpact recommendations. Journal of Pain 9: 771–783
56 Melamed BG, Bush JP (1985) Family factors in children with acute illness. In: Turk DC, Kerns RD (eds) Health, illness, families: A lifespan perspective. Wiley, New York, pp 183–219
57 Metsahonkala L, Sillanpaa M, Tuominen J (1998) Social environment and headache in 8- to 9-year-old children: A follow-up study. Headache 38: 222–228
58 Mikail SF, v. Baeyer CL (1990) Pain, somatic focus and emotional adjustment in children of chronic headache sufferers and controls. Soc Sci Med 31: 51–59
59 Mühlig S, Petermann F (1994) Verhaltensmedizinische Intervention zur Angst- und Schmerzreduktion bei invasiven Prozeduren. In: Petermann F, Wiedebusch S, Kroll T (Hrsg) Schmerz im Kindesalter. Hogrefe, Göttingen, S 249–280
60 Mulvaney S, Lambert EW, Garber J, Walker LS (2006) Trajectories of symptoms and impairment for pediatric patients with functional abdominal pain: A 5-year longitudinal study. Journal of the American Academy of Child and Adolescent Psychiatry 45: 737–744
61 Petersen S, Brulin C, Bergström E (2006) Recurrent pain symptoms in young schoolchildren are often multiple. Pain 121: 145–150
62 Pothmann R (1988) Chronische Schmerzen im Kindesalter. Hippokrates, Stuttgart
63 Pothmann R (1996) Transkutane elektrische Stimulation (TENS) zur Schmerztherapie. Kinderarzt 21: 706–712
64 Pothmann R, Meng A (2002) Akupunktur in der Kinderheilkunde, 2. Aufl. Hippokrates, Stuttgart
65 Pothmann R, von Frankenberg S, Müller B, Sartory G, Hellmeier W (1994) Epidemiology of headache in children and adolescents: evidence of high prevalence of migraine among girls under ten. International Journal of Behavioral Medicine 1: 76–89
66 Pothmann R, Luka-Krausgrill U, Seemann H, Naumann E (2001) Kopfschmerzbehandlung bei Kindern – Empfehlungen für Therapeuten aus dem Arbeitskreis Schmerztherapie bei Kindern der DGSS. Der Schmerz 15: 256–271
67 Powers SW, Patton SR, Hommel KA, Hershey AD (2003) Quality of life in childhood migraines: Clinical impact and comparison to other chronic illnesses. Pediatrics 112,: e1–e5
68 Reid GJ, Gilbert CA, McGrath P J (1998) The Pain Coping Questionnaire: Preliminary validation. Pain 76: 83–89
69 Ross DM, Ross S (1984) The importance of type of question, psychological climate and subject set in interviewing children about pain. Pain 19: 71–79
70 Ross DM, Ross S (1988) Childhood pain. Urban & Schwarzenberg, München
71 Sanders MR, Shephard RW, Cleghorn G, Woolford H (1994) The treatment of abdomial pain in children: A controlled comparison of cognitive-behavioral family intervention and standard pediatric care. Journal of Consulting and Clinical Psychology 62: 306–314
72 Sandkühler J, Benrath J (2009) Das nozizeptive System von Früh- und Neugeborenen. In: Zernikow (Hrsg) Schmerztherapie bei Kindern. Springer, Berlin Heidelberg New York Tokio, S 18–28
73 Sarafino EP, Goehring P (2000) Age comparisons in aquiring biofeedback control and success in reducing headache pain. Annals of Behavioral Medicine 22: 10–16
74 Scharff L (1997) Recurrent abdominal pain in children: A review of psychological factors and treatment. Clinical Psychological Review 17: 145–166
75 Shapiro BS, Dingers DF, Orne EC, Ohene-Frempong K, Orne M (1990) Recording of crisis in sickle cell disease. In: Tyler DC, Krane EJ (eds) Advances in pain research and therapy: Pediatric pain. Raven Press, New York, pp 313–322
76 Sherry DD, Wallace CA, Kelley C, Kidder M, Sapp L (1999) Short- and long-term outcomes of children with complex regional pain syndrome type I treated with exercise therapy. Clinical Journal of Pain 15: 218–223
77 Sillanpää M (1976) Prevalence of migraine and other headache in Finnish children starting school. Headache 15: 288–290
78 Sillanpää M, Anttila P (1996) Increasing prevalence of headache in 7-year-old schoolchildren. Headache 36: 466–470
79 Smith MS, Womack WM et al. (1991) Anxiety and depression in the behavioral treatment of headaches in children and adolescents. International Journal of Adolescent Medicine and Health 5: 17–35
80 Stanford EA, Chambers CT, Biesanz JC et al. (2008) The frequency, trajectories and predictors of adolescent recurrent pain: A population-based approach. Pain 138: 11–21
81 Stinson JN (2009) Improving the assessment of pediatric chronic pain: Harnessing the potential of electronic diaries. Pain Research and Management 14: 59–64
82 Taimela S, Kujala UM, Salminen JJ, Viljanen T (1997) The prevalence of low back pain among children and adolescents: a nationwide, cohort-based questionnaire survey in Finland. Spine 22: 1132–1136
83 Trautmann E, Kröner-Herwig B (2010) A randomized controlled trial of internet based self- help training for recurrent hedache in childhood and adolescence. Behaviour Research and Therapy 28: 28–37
84 Trautmann E, Lackschewitz H, Kröner-Herwig B (2006) Psychological treatment of recurrent headache in children and adolescents – a meta-analysis. Cephalalgia 26:1411–1426
85 Truckenbrodt H, von Altenbockum C (1994) Schmerzen bei juveniler Arthritis: Auswirkungen auf den Bewegungsapparat. In: Petermann F, Wiedebusch S, Kroll T

(Hrsg) Schmerz im Kindesalter. Hogrefe, Göttingen, S 301–312
86 Tyler DC, Krane EJ (eds) (1990) Advances in pain research and therapy: Pediatric pain. Raven Press, New York
87 Uman LS, Chambers CT, McGrath PJ, Kisely S (2008) A systematic review of randomized controlled trials examining psychological interventions for needle-related procedural pain and distress in children and adolescents: An abbreviated cochrane review. Journal of Pediatric Psychology 33: 842–854
88 Varni J (1990) Behavioral management of pain in children. In: Tyler DC, Krane EJ (eds) Advances in pain research and therapy: Pediatric pain. Raven Press, New York, pp 215–224
89 Varni JW, Gilbert A, Dietrich SL (1981) Behavioral medicine in pain and analgesia management for the hemophilic child with factor VIII inhibitor. Pain 11: 121–126
90 Varni JW, Seid M, Rode CA (1999) The PEDQL: Measurement model for the pediatric quality of life inventory. Medical Care 37: 126–139
91 Vuorimaa H, Tamm K, Honkanen V, Konttinen YT, Komulainen E, Santavirta N (2008) Empirical classification of children with JIA: A multidimensional approach to pain and well-being. Clinical and Experimental Rheumatology 26: 954–961
92 Walco GA, Varni JW (1991) Chronic and recurrent pain: hemophilia, juvenile rheumatoid arthritis, sickle cell disease. In: Bush JP, Harkins SW (eds) Children in pain. Springer, Berlin Heidelberg New York Tokio, pp 297–335
93 Wall P, Melzack R (1984) The textbook of pain. Churchill-Livingstone, London
94 Watt-Watson JH, Evernden CE, Lawson C (1990) Parent's perception of their child's acute pain experience. Journal of Pediatric Nursing 5: 344–349
95 Wolff PH (1987) The development of behavioral states and the expression of emotions in early infancy. University Press, Chicago
96 Wollgarten-Hadamek I, Hohmeister J, Demirakça S, Zohsel K, Flor H, Hermann C (2009) Do burn injuries during infancy affect pain and sensory sensitivity in later childhood? Pain 141: 165–172
97 Zeltzer LK, Dash J, Holland J (1979) Hypnotically induced pain control in sickle cell anemia. Pediatrics 64: 533–536
98 Zernikow B (Hrsg) (2009) Schmerztherapie bei Kindern, Jugendlichen und jungen Erwachsenen, 4. Aufl. Springer, Berlin Heidelberg New York Tokio, S 279–310
99 Zernikow B, Hasan C (2009) Schmerztherapie bei lebensbedrohlichen und lebenslimittierenden Erkrankungen jenseits der Neugeborenenphase. In: Zernikow B (Hrsg) Schmerztherapie bei Kindern, Jugendlichen und jungen Erwachsenen, 4. Aufl. Springer, Berlin Heidelberg New York Tokio, S 279–310

Schmerz und Alter

H. D. Basler

Aufgrund der demografischen Alterung der Bevölkerung werden chronische Schmerzkrankheiten – v. a. diejenigen, die auf degenerative Prozesse zurückzuführen sind – in Zukunft häufiger auftreten.

Zurzeit wird sowohl die **Schmerzdiagnostik** als auch die **Schmerztherapie** im hohen Lebensalter als unbefriedigend angesehen. Komorbiditäten sowie kognitive und sensorische Beeinträchtigungen müssen berücksichtigt werden. Für die Schmerzdiagnostik sollten speziell für diese Zielgruppe entwickelte Messinstrumente eingesetzt werden. Wie auch bei jüngeren Menschen sollte die Therapie interdisziplinär erfolgen und pharmakologische, physiotherapeutische und psychologische Interventionen umfassen, die vom Hausarzt koordiniert werden müssen. Allerdings sind altersspezifische Besonderheiten der therapeutischen Verfahren zu beachten.

13.1 Ausmaß des Problems

13.1.1 Demografie

Die demografische Entwicklung der Bevölkerung in den entwickelten Ländern legt es nahe, sich den **spezifischen Gesundheitsproblemen älterer Menschen** verstärkt zuzuwenden. Sowohl der Anteil der alten Menschen an der Bevölkerung als auch die durchschnittliche **Lebenserwartung** werden nach derzeitigen Prognosen weiterhin zunehmen. Nach der Sterbetafel 2004/2006 beläuft sich die Lebenserwartung von 60-jährigen Männern auf weitere 20,6 Jahre, die der 60-jährigen Frauen auf weitere 24,5 Lebensjahre. Der Anteil derjenigen, die 65 Jahre und älter sind, wird von heute etwa 15% bis zum Jahre 2020 in den entwickelten Ländern bereits auf 20–25% der Population ansteigen.

> **Beachtenswert ist die Diskrepanz der Lebenserwartung zwischen Männern und Frauen. Die typische geriatrische Schmerzpatientin ist die Frau mit bereits verstorbenem Partner.**

Menschen höheren Lebensalters können weder hinsichtlich ihres psychischen noch ihres körperlichen Befindens als eine homogene Gruppe angesehen werden. Häufig wird z. B. eine weitere **Unterteilung hinsichtlich des Lebensalters** vorgenommen. So wird von den »jungen Alten« (60+), den Alten (75+), den Hochbetagten (90+) und den Langlebigen (100+) gesprochen. Geriater kritisieren jedoch häufig die Klassifikation nach dem Lebensalter und schlagen stattdessen eine Orientierung an physischen und psychischen Funktionen vor. Geriatrische Patienten besitzen demnach ein erhöhtes Risiko

- der kognitiven und sensorischen Beeinträchtigung,
- der Komorbidität,
- der Multimedikation und multipler therapeutischer Interventionen sowie
- des Verlustes an Aktivität und Partizipation.

Die Schmerzdiagnostik und Schmerztherapie im höheren Lebensalter muss diese Risiken berücksichtigen.

13.1.2 Epidemiologie

Chronischer Schmerz ist in der Gruppe der geriatrischen Patienten häufig anzutreffen. Die Prävalenz chronischen Schmerzes nimmt mit steigendem Lebensalter bis zur 7. Dekade zu und liegt in bevölkerungsbezogenen Studien an älteren Menschen bei 50% (Jones u. Macfarlane 2005, Hadjistavropoulos et al. 2007), wobei die Angaben je nach Zielgruppe und eingesetzten Erhebungsmethoden schwanken. Nicht alle Schmerzerkrankungen sind allerdings in gleicher Weise von dem altersbedingten Anstieg betroffen. Jones u. Macfarlane (2005) sprechen von 4 verschiedenen Verlaufsformen.

- Zur 1. Gruppe gehören Schmerzen im Bereich des unteren Rückens, der Schulter und der Arme, die bis zur 6. Dekade an Häufigkeit zunehmen und anschließend seltener beobachtet werden können. Sie sind wahrscheinlich auf psychophysische Belastungen zurückzuführen und werden mit dem Ausscheiden aus dem Berufsleben geringer.
- Zur 2. Gruppe gehören Schmerzen im Bereich von Hüfte, Knie und Fuß, die mit dem Eintritt in das höhere Lebensalter deutlich zunehmen und wahrscheinlich auf degenerative Veränderungen des Skelettsystems zurückzuführen sind.
- Eine 3. Gruppe wird als altersunabhängig bezeichnet. Sie bezieht sich nach den Aussagen der Autoren auf Kopfschmerzen, Brustschmerzen und Schmerzen im oberen Rücken. Bischoff u. Traue (2004) halten diese Aussage allerdings nur für den episodischen Kopfschmerz vom Spannungstyp für richtig. Migräne hingegen werde im Alter seltener – bei Frauen infolge der Menopau-

Tab. 13.1 Internationale Klassifikation der Krankheitsfolgen

Schädigung	Aktivitäten	Teilhabe am sozialen Leben	Rahmenbedingungen
Verlust oder nicht normaler Zustand einer körperlichen, geistigen oder seelischen Struktur oder Funktion	Art und Umfang der Funktionsfähigkeit auf individueller Ebene	Art und Umfang der Funktionsfähigkeit auf sozialer Ebene	Soziale oder physikalische Einflussgrößen, innerhalb derer sich jegliche Einschränkung ereignet und die einen positiven oder einen negativen Einfluss auf Art und Ausmaß der Einschränkung haben können

se – und chronischer Kopfschmerz vom Spannungstyp werde mit dem Alter häufiger.

- Zur 4. Gruppe nach Jones u. Macfarlane gehören der Bauchschmerz und der Gesichtsschmerz, Erkrankungen, die mit dem Alter insgesamt seltener auftreten.

Kritisch ist zu sehen, dass die meisten epidemiologischen Studien nur Personen mit eigenem Haushalt einbeziehen, dass aber Schmerzkranke ein höheres Risiko der Hospitalisierung haben und daher in solchen Studien unterrepräsentiert sind. Unbestritten ist, dass bei Personen in Alten- und Pflegeheimen die **Prävalenz chronischer Schmerzen** deutlich höher ist als in der Gemeinde. Sie erreicht bis zu 80% (Royal College of Physicians 2007).

> **Mit der Zunahme alter Menschen in der Bevölkerung wird es auch eine Zunahme chronischer Schmerzkrankheiten geben.**

In nahezu allen Untersuchungen werden **degenerative Gelenkerkrankungen** (einschließlich der Wirbelgelenke) als häufigste Ursache chronischer Schmerzen im Alter genannt. Es folgen:

- Karzinomschmerzen
- Schmerzen bei Osteoporose
- Herpes zoster
- Arteriitis temporalis
- rheumatische Schmerzen
- Polyneuropathien
- Schmerzen infolge zeitlich zurückliegender Knochenbrüche

13.1.3 Risiken

Wenngleich chronische Schmerzzustände auch im jüngeren Lebensalter das **Risiko psychischer und sozialer Beeinträchtigung** erhöhen, so sind doch ältere Schmerzpatienten in besonderem Maße gefährdet, als Folge eines Schmerzproblems ihre soziale Unabhängigkeit einzubüßen. Insbesondere die häufigen degenerativen Erkrankungen führen zu einer Einschränkung der Mobilität und dadurch zu einer Bedrohung der Selbstständigkeit. Die erhöhte Prävalenz der Schmerzkrankheiten unter Heimbewohnern weist auf das gesteigerte **Risiko der Hospitalisierung** hin, wenn nämlich aufgrund des eingeschränkten sozialen Netzwerkes im Alter die schmerzbedingten Funktionsbeeinträchtigungen nicht mehr kompensiert werden können.

> **Bei alten Menschen gilt es noch stärker als bei jüngeren, die Krankheitsfolgen zu beachten und zu verhindern, dass eine körperliche Schädigung zu einer Einschränkung der Aktivitäten und der Teilhabe am sozialen Leben führt, wie es von der Weltgesundheitsorganisation (WHO) beschrieben wurde (WHO 2001; Tab. 13.1).**

13.1.4 Versorgung

Trotz der Häufigkeit schmerzrelevanter Erkrankungen im Alter wird die schmerztherapeutische Versorgung als wenig befriedigend geschildert. Verschiedene Autoren berichten im Gegenteil von einer deutlichen **Unterversorgung älterer Schmerzpatienten**, die besonders gravierend bei Patienten mit kognitiven Beeinträchtigungen zu beobachten ist. Die Unterversorgung wird auf verschiedene Ursachen zurückgeführt:

- Fehlinterpretationen der Befunde zum Schmerzempfinden älterer Menschen durch die Behandler
- unzureichende Schmerzdiagnostik
- Fehleinschätzungen der Therapieerfolge

13.2 Schmerzerleben im Alter

13.2.1 Befunde aus dem Labor

Aufgrund der Erfahrung, dass sich bei vielen Personen die akustische, optische, gustatorische und olfaktorische Wahrnehmung mit steigendem Lebensalter verschlechtert, wurden Untersuchungen zu altersbedingten Veränderungen auch für das Schmerzerleben durchgeführt. Sollte es tatsächlich zu einer **Veränderung der Schmerzwahrnehmung** kommen, könnte dem ja durchaus ein Sinn zugeschrieben werden. Eine verringerte Schmerzwahrnehmung könnte als adaptiv angesehen werden. Ältere Menschen erlebten dann einen nozizeptiven Reiz nicht in gleicher Weise als schmerzhaft wie jüngere Menschen. Ihr Leiden unter dem Schmerz wäre voraussichtlich geringer. Bei gleicher Organpathologie benötigten sie möglicherweise andere oder weniger intensive Therapien.

Studien, in denen untersucht wurde, ob sich die Schmerzempfindung mit steigendem Lebensalter verändert, bedienen sich der **Methoden der Psychophysik** zur Bestimmung

- der Schmerzschwelle,
- des Diskriminationsvermögens für nozizeptive Reize unterschiedlicher Intensität,
- der Schmerztoleranz.

Unter einer Schwelle versteht man die Bezeichnung für die Grenzwerte bei Empfindungen. Ein **Schwellenreiz** ist die geringste wahrnehmbare Reizstärke bzw. die Reizstärke, die eine eben merkliche Reaktion hervorruft. Das **Diskriminationsvermögen** wird gemessen, indem die Reizintensität so lange gesteigert wird, bis eine von der ersten deutlich unterscheidbare Erhöhung der Reizstärke wahrgenommen wird. Die **Toleranz** stellt die Zeitdauer dar, die eine Person bereit ist, einen Reiz zu ertragen, ehe sie sich ihm entzieht (▶ Kap. 17).

> **Experimentelle Schmerzmessung bezieht sich auf die Bestimmung der Schmerzschwellen, der Diskriminationsfähigkeit für Schmerzreize und der Schmerztoleranz.**

Als **nozizeptive Reize** werden im Regelfall entweder Hitze- oder Kältereize, Druck oder elektrische Reize eingesetzt, die in ihrer Intensität gut zu kontrollieren sind. In Bezug auf die Schmerzschwellen zeigen die Studien ein uneinheitliches Bild. In etwa der Hälfte der Publikationen wurde gefunden, dass ältere Menschen höhere Schmerzschwellen als jüngere haben. Das heißt, ältere Menschen benötigten eine größere Reizintensität, ehe sie einen potenziell nozizeptiven Reiz als schmerzhaft bezeichneten. In anderen Studien hingegen wurden keine Alterseffekte festgestellt, und in einer Studie wird sogar über eine niedrigere Schwelle bei den Älteren berichtet.

Lautenbacher (1999) fand signifikante **Erhöhungen der Schwellen** nur bei Messungen am Fuß, nicht aber bei Messungen an der Hand. Er betont, dass Altersveränderungen der Schmerzwahrnehmung nicht überall am Körper zum gleichen Zeitpunkt und bei gleicher Lokalisation in Erscheinung treten. In einer weiteren Untersuchung berichten Lautenbacher et al. (2005) zudem, dass bei Druckreizen, die nicht nur auf die Hautoberfläche, sondern auf die Muskulatur ausgeübt wurden, bei älteren Menschen eine niedrigere Schmerzschwelle gefunden wurde als bei jüngeren. Die Autoren schließen daraus, dass die zuvor berichtete gesteigerte Schmerzschwelle im Alter ein Artefakt der eingesetzten Untersuchungsmethode sein könnte.

Übereinstimmend zeigen die vorliegenden Untersuchungen, dass die **Diskriminationsfähigkeit für Schmerzreize** bei älteren Menschen geringer ist als bei jüngeren und dass die **Schmerztoleranz** mit steigendem Lebensalter abnimmt, wobei als nozizeptive Reize in diesen Studien Elektroschocks, Druck auf die Achillessehne und Eiswasser (Cold-Pressor-Test) verwendet wurden.

Es ist allerdings fraglich, ob die **verringerte Diskriminationsfähigkeit im Alter** als Indiz für eine geringere Schmerzempfindsamkeit zu interpretieren ist. Die erzielten Ergebnisse können ebenso auf die verwendeten Messverfahren zurückgeführt werden. Die Versuchspersonen hatten nämlich die Aufgabe, die Intensität eines elektrischen Reizes auf einer Ratingskala mit 6 Abstufungen einzuschätzen. Eine zutreffende Zuordnung der erlebten Schmerzintensität zu der tatsächlichen Reizstärke erforderte von ihnen einen Vergleich der unterschiedlichen Intensität zeitlich aufeinanderfolgender Reize. Diese Aufgabe kann am besten von Personen mit einer hohen »fluiden« Intelligenz (Anpassung an neue Aufgaben, Orientierung in neuen Situationen, schlussfolgerndes Denken) gelöst worden, die im Gegensatz zu der »kristallinen« Intelligenz (Erfahrungswissen, Sprachverständnis) mit dem Lebensalter abnimmt. In Wirklichkeit könnten also in dem Experiment nicht Unterschiede der Schmerzdiskriminierung, sondern Unterschiede spezifischer intellektueller Fähigkeiten gemessen worden sein. Nicht die Diskriminierung der Schmerzreize, sondern die intellektuellen Fähigkeiten wären demnach altersabhängig.

Schlussfolgerungen, die aus dieser Datenlage gezogen werden, sind unterschiedlich. Einige Autoren vertreten die Auffassung, das **Schmerzempfinden älterer Menschen** sei im Vergleich zu dem jüngerer verringert. Sie stützen diese Interpretation auch auf tierexperimentelle Untersuchungen, nach deren Ergebnissen die Befundlage offenbar eindeutiger ist (Gagliese u. Farrell 2005). Auf dem Hintergrund neuerer Untersuchungen ist die Gültigkeit dieser Auffassung allerdings zu bezweifeln. Zum einen sind selbst in den älteren Studien, die sich auf die Reizung der Hautoberfläche beziehen, die Unterschiede der Schmerzschwellen zwischen jüngeren und älteren Personen so gering, dass sie klinisch keine große Bedeutung zu haben scheinen – insbesondere wenn es um den chronischen und nicht den akuten Schmerz geht. Zum anderen scheint der v. a. im Alter klinisch relevantere Tiefenschmerz bei gleicher Reizung von älteren Menschen sogar intensiver erlebt zu werden als von jüngeren.

Als gesichert kann hingegen das Ergebnis einer **geringeren Schmerztoleranz im Alter** gelten. Dennoch stellt sich die Frage, inwieweit experimentell induzierter Schmerz im Labor repräsentativ für den Umgang mit chronischem Schmerz im Alltag sein kann.

Age is not an analgesic!

13.2.2 Befunde aus Schmerzkliniken

Aus amerikanischen Schmerzkliniken liegen einige Studien vor, in denen untersucht wurde, ob sich ältere von jüngeren Patienten hinsichtlich der Diagnosen und der bei den jeweiligen Diagnosen berichteten **Schmerzintensität bzw. Beeinträchtigung** sowie der eingesetzten Therapieverfahren unterscheiden (Katz et al. 2005). Hiernach waren in den Kliniken bei über 65-Jährigen die Diagnosen Osteoporose und Herpes zoster überrepräsentiert. Unter ihnen fanden sich seltener als bei Jüngeren solche Personen, deren Schmerz auf ein traumatisches Ereignis oder auf Bedingungen am Arbeitsplatz zurückgeführt werden konnte.

Die Größe der als schmerzhaft angegebenen Körperoberfläche unterschied sich bei älteren und jüngeren Patienten mit derselben medizinischen Diagnose nicht. Die älteren Patienten wiesen zwar bei der Aufnahme eine größere Anzahl organpathologischer Befunde als jüngere Patienten auf, die berichtete Schmerzintensität, die berichtete emotionale Beeinträchtigung und die berichtete Funktionsbehinderung wichen allerdings in den Altersgruppen bei gleicher Diagnose nicht voneinander ab. Die in der Klinik behandelten älteren Patienten hatten zwar 4-mal so viele Arztkontakte und Krankenhausaufenthalte aufzuweisen wie die jüngeren, dennoch gaben sie **keine Unterschiede in der erlebten Schmerzintensität** an, wohl aber beschrieben sie sich als emotional stärker beeinträchtigt. Als problematisch ist anzusehen, dass die älteren Patienten weniger therapeutische Zuwendung erhielten als die jüngeren.

Es kann davon ausgegangen werden, dass die in multidisziplinäre Kliniken aufgenommenen älteren Patienten sich hinsichtlich ihres Schmerzerlebens nicht bedeutsam von den dort aufgenommenen jüngeren Patienten unterscheiden.

Auch dieser Sachverhalt macht deutlich, dass die in Laborstudien gefundene **Altersabhängigkeit der Schmerzschwelle** offenbar für die klinische Versorgung nur von geringer Relevanz ist.

13.3 Schmerzdiagnostik im Alter

Experten gehen davon aus, dass Schmerz im Alter generell unterdiagnostiziert ist und deshalb auch zu wenig behandelt wird. Seit vielen Jahren bereits wird darauf hingewiesen, dass viele ältere Menschen Schmerz für ein normales Phänomen des Alters halten und daher weniger spontan als jüngere darüber berichten (»underreporting of pain«). Diese Auffassung wird auch von vielen Ärzten geteilt, die sich daher nicht spontan nach dem Schmerz der Patienten erkundigen. Bei der routinemäßigen Befragung von Patienten in allgemeinärztlichen Praxen wurden bei 15% der Personen im Alter von 70 Jahren und darüber unentdeckte Schmerzen festgestellt (Sandholzer et al. 2004). Dieses Phänomen ist auch aus Alten- und Pflegeheimen bekannt. Befragungen der Bewohner ergeben durchweg eine höhere Prävalenz von Schmerzen als Befragungen von Pflegepersonen oder Ärzten zu den Schmerzen der Bewohner. Kamel et al. (2001) fanden, dass die in einem Altenheim erhobene Schmerzdiagnose stark von der Methode der Befragung abhängt. Verlässt sich der Untersuchende auf den spontanen Bericht der Patienten, werden deutlich seltener solche Diagnosen gestellt als wenn gefragt wird »Leiden Sie an Schmerzen?« Noch häufiger sind die Diagnosen bei Einsatz einer standardisierten Messskala.

> **Es ist daher wichtig, direkt nach dem Schmerz zu fragen, wenngleich die Diagnostik des Schmerzes allein durch eine solche Frage nicht als ausreichend angesehen werden kann.**

Das Problem der **Unterdiagnostizierung** von Schmerz verstärkt sich mit zunehmender kognitiver Beeinträchtigung und **Demenz**. Epidemiologische Studien in Europa zeigen Prävalenzzahlen für Demenz, die sich mit zunehmendem Alter alle 5 Jahre nahezu verdoppeln. Bei den 60- bis 64-Jährigen ist nur 1% von Demenz betroffen, während diese Krankheit bei nahezu 1/3 aller Menschen im Alter von 90 Jahren diagnostiziert werden kann (Sandholzer et al. 2004). Aus Pflegeheimen wird berichtet, dass die Häufigkeit von Schmerzdiagnosen bei Demenzpatienten nur 1/3 bis die Hälfte der Diagnosen bei kognitiv wenig beeinträchtigten Personen beträgt (Snow u. Shuster 2006). Zudem ist auch die Verordnung von Analgetika bei Demenzpatienten deutlich seltener. Dies gilt unabhängig von der Art der Analgetika (Opioide, Nichtopioide) und der untersuchten Population (Heimbewohner, in Familien Lebende, Akutpatienten). Nach Schenkelhalsfraktur erhalten nicht demente alte Menschen z. B. 3-mal so viel Morphiumäquivalent wie demente alte Menschen.

Die zunächst angenommene Erklärung, dass die neurodegenerative Erkrankung zu einer Abschwächung des Schmerzerlebens führe, konnte durch laborexperimentelle Befunde von Lautenbacher et al. (2007) nicht bestätigt werden. Diese Autoren fanden, dass die spezifische Mimik, mit der Schmerz ausgedrückt wird, bei den Patienten erhalten blieb und eindeutig auf ein Schmerzerleben hinwies. Entgegen der Erwartung zeigte sich sogar, dass Demenzpatienten im Vergleich zu kognitiv gesunden Personen in Schmerzsituationen mimisch stärker reagierten. Zudem konnte eine signifikant stärkere schmerzkorrelierte Aktivierung von Hirnarealen, die zur bekannten **Schmerzmatrix** gehören (Gyrus cinguli, SI, SII, Insula), beobachtet werden. Aufgrund dieser Befunde ist die Schlussfolgerung erlaubt, dass Demenzpatienten sogar einer Verstärkung nozizeptiver Prozesse unterliegen und in der Folge wahrscheinlich mehr unter Schmerz leiden als kognitiv Gesunde, ohne dieses aufgrund ihrer Erkrankung verbal kommunizieren zu können.

Für die Schmerzbehandlung dementer Personen haben Befunde der Studiengruppe um Benedetti große Bedeutung gewonnen (Benedetti et al. 2006). Die Wirkung eines Analgetikums beruht neben dem Verum- auch auf einem Placeboeffekt (Erwartungseffekt). Die Autoren fanden bei der analgetischen Behandlung von Alzheimerpatienten eine verringerte Placebokomponente. Hierdurch wurde die Wirksamkeit des Analgetikums verringert, sodass, um eine Schmerzlinderung zu erreichen, die Dosis des Präparates erhöht werden musste.

> **Aufgrund dieser Befunde ist die analgetische Unterversorgung von Demenzpatienten in keiner Weise zu rechtfertigen.**

Aufgrund kognitiver Leistungseinbußen oder sensorischer Beeinträchtigungen ist die **Anamnese** bei alten Menschen häufig erschwert. Aus denselben Gründen ist auch der Einsatz von Fragebögen mit Schwierigkeiten verbunden und sollte bei kognitiver Beeinträchtigung nicht erfolgen. Das am häufigsten verwendete Instrument zur Erfassung der kognitiven Beeinträchtigung ist die **»Mini-Mental State Scale«** (Folstein et al. 1975), deren Einsatz allerdings einen Zeitaufwand von etwa 20 min erfordert und die deswegen in der Praxis der Schmerzdiagnostik außerhalb von spezialisierten Einrichtungen wenig angewandt wird.

Nach eigenen Untersuchungen kann ein Eindruck über die **kognitiven Fähigkeiten** eines Patienten allerdings durch eine Merkaufgabe gewonnen werden, die in Analogie zu einer entsprechenden Aufgabe aus der Skala entwickelt wurde. Wenn ein Patient nicht in der Lage ist, auch nur ein einziges Item dieser Aufgabe zu erinnern, sollte auf den Einsatz der üblicherweise bei jüngeren Menschen zur Schmerzmessung eingesetzten Instrumente verzichtet werden (Basler et al. 2001).

Screeningaufgabe zur kognitiven Beeinträchtigung (nach Basler et al. 2001)

- Interviewer: Die Begriffe langsam und deutlich – im Abstand von jeweils ca.1 s – nennen, ggf. die Begriffe wiederholen, bis alle 3 gelernt wurden. Die Anzahl der notwendigen Versuche wird notiert (max. sind 6 Versuche zulässig). Wenn nicht alle 3 Begriffe zu diesem Zeitpunkt reproduziert werden können, erübrigt es sich, den nachfolgenden Gedächtnistest durchzuführen.
- »Und nun eine Frage zu Ihrem Gedächtnis. Bitte merken Sie sich: *Haus, Brot, Hand*. Wiederholen Sie bitte jetzt diese Begriffe.«
- »Haus« beim ersten Versuch reproduziert
  - 1: ja
  - 2: nein
- »Brot« beim ersten Versuch reproduziert
  - 1: ja
  - 2: nein
- »Hand« beim ersten Versuch reproduziert
  - 1: ja

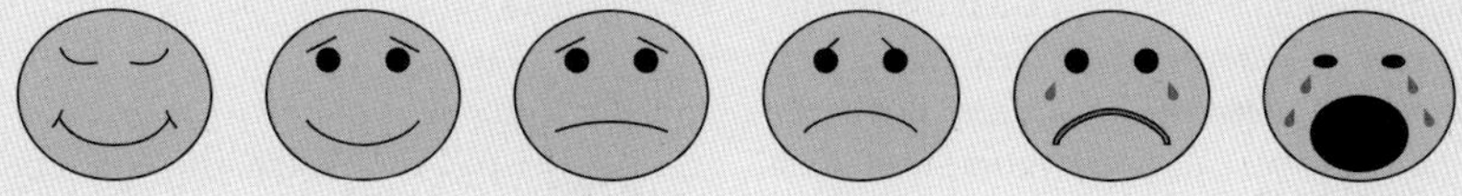

Abb. 13.1 Beispiel für eine visuelle Schmerzskala

- 2: nein
- Anzahl der Versuche: _______
- Nach etwa 2–3 min, in denen das Interview mit anderen Fragen fortgesetzt wird: »Und nun zurück zu den Dingen, die Sie sich gemerkt haben. Was waren die Dinge, die ich Ihnen vorhin genannt habe?«
- »Haus« reproduziert
  - 1: ja
  - 2: nein
- »Brot« reproduziert
  - 1: ja
  - 2: nein
- »Hand« reproduziert
  - 1: ja
  - 2: nein
- Anzahl der reproduzierten Items: _______

13.3.1 Schmerzintensität und Lokalisation

Auch im Alter werden zur Diagnostik der Schmerzintensität die **visuelle Analogskala (VAS)** oder die **numerische Ratingskala (NRS)** eingesetzt:
- Bei der VAS handelt es sich um eine 10 cm lange Linie mit den Polen »kein Schmerz« und »schlimmster vorstellbarer Schmerz«, wobei die Patienten gebeten werden, den Punkt zu markieren, der ihrer eignen Schmerzerfahrung entspricht.
- Die NRS verwendet zusätzlich eine numerische Skalierung (im Regelfall mit den Polen 0 und 10).

Diese Verfahren führen zu reliablen und validen Befunden, wenngleich die Anzahl falscher Selbsteinstufungen mit dem Alter zunimmt.

Viele ältere Menschen kommen mit einer verbalen Ratingskala besser zurecht als mit der visuellen Analogskala.

Bei der **verbalen Ratingskala** wird eine Abstufung in diskreten Schritten vorgenommen, wobei als Ankerreize Adjektive zur Beschreibung der Intensität verwendet werden, z. B. geringer, starker, unerträglicher Schmerz. Bei kognitiver Beeinträchtigung in höherem Lebensalter wird darüber hinaus vorgeschlagen, wieder auf Messinstrumente zurückzugreifen, wie sie bei Kindern verwendet werden, so z. B. auf visuelle Schmerzskalen mit »Smileys«, d. h. auf Schablonen von Gesichtern, die durch die dargestellte Mimik unterschiedliche Ausmaße des Schmerzes kundtun (Abb. 13.1).

Zur **Dokumentation der Lokalisation** wird im Regelfall ein Körperschema verwendet, wobei ältere, kognitiv oder sensorisch beeinträchtigte Patienten abweichend von jüngeren die schmerzenden Stellen nicht selbst in dieses Schema einzeichnen sollten, sondern vom Untersucher aufgefordert werden, die schmerzenden Stellen mit dem Finger zu umfahren, wobei anschließend die Dokumentation durch den Untersucher vorgenommen wird (Basler et al. 2001).

13.3.2 Schmerzanamnese

Bei der Schmerzanamnese sind mögliche kognitive Leistungseinbußen oder sensorische Beeinträchtigungen zu beachten.

Hier hat sich ein **strukturiertes Schmerzinterview** bewährt, das die Bereiche »Schmerzlokalisation«, »Schmerzintensität«, »Schmerzdauer und -persistenz« und »Beeinträchtigung« sowie emotionale und kognitive Reaktionen umfasst und auch bei mittelgradiger kognitiver Beeinträchtigung zuverlässige Angaben erlaubt (Basler et al. 2001). Ergänzend wird eine Fremdanamnese zu Medikation, vorherigen Behandlungen und Wohnsituation vorgegeben.

Ist die Demenz allerdings so weit fortgeschritten, dass auch die verbale Kommunikationsfähigkeit beeinträchtigt ist, ist der Diagnostiker auf die **Beobachtung des Schmerzverhaltens** angewiesen (Hadjistavropoulos et al. 2007). Zu diesem Zweck sind verschiedene Beobachtungsskalen entwickelt worden, die sich unter anderem darin unterscheiden, ob der Beobachter mit dem Patienten vertraut sein muss, weil auch Verhaltensänderungen über die Zeit erfasst werden, oder aber ob er den Schmerz unabhängig vom vorherigen Umgang mit dem Patienten beurteilen kann.

Konsens besteht darüber, dass die folgenden Beobachtungskategorien einbezogen werden sollten:

- **Gesichtsausdruck (z. B. Grimassieren, Stirnrunzeln),**
- **Verbalisation (z. B. Stöhnen, Schreien, Schimpfen),**
- **Körpersprache (z. B. Schonbewegung, Abwehr, Schaukeln),**
- **Atmung (z. B. Keuchen, Pressen) sowie**
- **eventuell Veränderungen des Verhaltens (z. B. Wechsel des Appetits, Veränderung des Schlafes, Reizbarkeit, Zurückgezogenheit) bei Verfahren, die auch Veränderungen des Verhaltens einbeziehen (American Geriatric Association 2002).**

Eine große Schwierigkeit besteht darin, dass außer einer spezifischen Schmerzmimik die anderen Kategorien in Bezug auf die Schmerzerfassung eher als unspezifisch bezeichnet werden müssen und auch auf andere Probleme wie Depression, Langeweile, Agitiertheit oder Über- bzw. Unterstimulation hinweisen können. Das Schmerzverhalten kann zwar zuverlässig bestimmt werden (gute Reliabilität der Instrumente), aber es bleibt häufig unklar, ob tatsächlich subjektiv erlebter Schmerz gemessen wird (Validität der Instrumente). Dennoch wird in allen publizierten Leitlinien empfohlen, Beobachtungsskalen einzusetzen, um die Versorgungssituation Demenzkranker zu verbessern.

Als Beispiel für eine Beobachtungsskala, in der auch auf Veränderungen des Verhaltens eingegangen wird, sei die Kurzform der **DOLOPLUS-2-Skala** erwähnt (Pautex et al. 2007). Sie besteht aus 3 Dimensionen, die das aktuelle Schmerzverhalten beschreiben (Klagen über somatische Beschwerden, abwehrende und schützende Körperhaltungen in Ruhe, Schutz- und Schonverhalten in Bezug auf bestimmte Körperteile), sowie aus 2 Dimensionen, die auf Verhaltensänderungen hinweisen (veränderte Kommunikationsweisen und veränderte Teilnahme am sozialen Leben). Die Korrelation mit dem Rating auf der visuellen Analogskala bei kommunikationsfähigen Patienten beträgt 0.48 (entspricht 23% gemeinsamer Varianz), wobei der Zusammenhang beider Skalen mit zunehmender Demenz abnimmt.

Als Beispiel für Skalen, die eine Ein-Punkt-Messung ohne vorherige Kenntnis des Patienten ermöglichen, sei die **BESD-Skala** genannt (Beobachtung des Schmerzverhaltens bei Demenz). Hierbei handelt es sich um eine Übersetzung der PAINAD-Skala (Pain Assessment in Advanced Dementia) aus dem Englischen, die vom Arbeitskreis »Alter und Schmerz« der Deutschen Gesellschaft zum Studium des Schmerzes vorgenommen und evaluiert wurde (■ Abb. 13.2). In Deutschland wurden bisher 99 demenzkranke Bewohner aus 8 Pflegeeinrichtungen mit einem Durchschnittsalter von 84 Jahren (SD=7) in die Evaluation des Beobachtungsinstrumentes einbezogen. Als Maße für die interne Konsistenz (Cronbach's Alpha) ergaben sich bei der Beobachtung durch Pflegende Werte zwischen 0.85 und 0.86. Die Inter-Rater-Reliabilität beträgt für die Pflegenden zwischen r=0.72 und 0.82. Die Wiederholungsreliabilität mit einem Abstand von 2 bis 3 Wochen beläuft sich auf Werte zwischen 0.60 und 0.76. Die Beobachtung ist zuverlässiger in Situationen, in denen die Beobachteten mobilisiert werden, als in Ruhesituationen. Als Validitätshinweis wird die Tatsache gewertet, dass sich Personen, die als akut unter Schmerzen leidend eingestuft werden, sich hinsichtlich der BESD-Werte signifikant von denen unterscheiden, denen keine Schmerzen zugeschrieben werden. Weiterhin verringert sich das Schmerzverhalten unter analgetischer Medikation (Basler et al. 2006, Schuler et al. 2007).

13.4 Therapie

In höherem Lebensalter wird aufgrund der häufiger vorliegenden **degenerativen Erkrankungen** sowie aufgrund der **Multimorbidität** häufiger als bei jüngeren Menschen die Ursache des Schmerzes gar nicht oder nur sehr schwierig zu beheben sein.

Schmerzfreiheit als Therapieziel ist daher unrealistisch und würde bei Patienten und Therapeuten zu Frustrationen führen.

Als Therapieziel tritt aus diesem Grunde noch stärker als bei jüngeren Menschen die **Förderung der Lebensqualität** trotz weiterhin vorhandener Schmerzen in den Vordergrund. Dieses Ziel kann erfolgreich durch einen multidisziplinären Behandlungsansatz erreicht werden, in dem neben pharmakologischen Maßnahmen auch bewegungstherapeutische, psychologische,

Name des/der Beobachteten: ....

Beobachten Sie den Patienten/die Patientin zunächst 2 Minuten lang. Dann kreuzen Sie die beobachteten Verhaltensweisen an. Im Zweifelsfall entscheiden Sie sich für das vermeintlich beobachtete Verhalten. Setzen Sie die Kreuze in die vorgesehenen Kästchen.
Mehrere positive Antworten (außer bei Trost) sind möglich.

☐ Ruhe
☐ Mobilisation, und zwar durchfolgende Tätigkeit: ....

Beobachter/in: ....

Atmung (unabhängig von Lautäußerungen)	**Nein**	**Ja**	**Punktwert**
Normal	☐	☐	0
Gelegentlich angestrengtes Atmen	☐	☐	1
Kurze Phasen von Hyperventilation (schnelle und tiefe Atemzüge)	☐	☐	
Lautstarkes angestrengtes Atmen	☐	☐	2
Lange Phasen von Hyperventilation (schnelle und tiefe Atemzüge)	☐	☐	
Cheyne-Stokes-Atmung (tiefer werdende und wieder abflachende Atemzüge mit Atempausen)	☐	☐	
Negative Lautäußerungen			
Keine	☐	☐	0
Gelegentliches Stöhnen oder Ächzen	☐	☐	1
Leise negative oder missbilligende Äußerungen	☐	☐	
Wiederholtes beunruhigtes Rufen	☐	☐	2
Lautes Stöhnen oder Ächzen	☐	☐	
Weinen	☐	☐	
Gesichtsausdruck			
Lächelnd oder nichtssagend	☐	☐	0
Traurig	☐	☐	1
Ängstlich	☐	☐	
Sorgenvoll	☐	☐	
Grimassierend	☐	☐	2

Abb. 13.2 Beobachtung des Schmerzverhaltens bei Demenz (BESD)

pflegerische und sozialtherapeutische Interventionen vertreten sind.

> **Schmerztherapie im Alter sollte stets multidisziplinär erfolgen und die Komorbidität berücksichtigen, wobei die Koordination der Behandlung in den Händen des Hausarztes liegt.**

Häufigste psychische **Komorbiditäten** bei Schmerz im Alter sind **Schlafstörungen, depressive Verstimmungen** und **Ängste**. Es wird angenommen, dass das gemeinsame Auftreten von Schmerz, Angst und Depression auf ein gemeinsames neurochemisches Substrat im serotonergen System hinweist. Es ist bekannt, dass jede fünfte Person über 65 Jahre unter Schlafproblemen leidet. Personen mit chronischen Schmerzen dieser Altersgruppe leiden zu mindestens 50% an Schlafstörungen. Noch höhere Prävalenzzahlen werden für depressive Verstimmungen angegeben. Bereits aus laborexperimentellen Studien ist bekannt, dass Schlafentzug das Schmerzerleben durch eine Herabsetzung der Schmerzschwelle verstärkt, dass Schlafentzug mit muskuloskeletalen Schmerzen assoziiert ist und zu Beeinträchtigungen der Stimmung führt. Ähnliches gilt für depressive Verstimmungen. Auch Depressionen verstärken das Schmerzerleben, sie sind mit katastrophisierendem Denken sowie mit Hilflosigkeit, Hoffnungslosigkeit und Passivität verbunden und erschweren daher die Mitarbeit in der Therapie, vor allem aber auch den Einsatz von Selbsthilfetechniken zur Bewältigung des Schmerzes (Entspannung, Ablenkung, etc.). So kann ein Circulus vitiosus aus Schmerz, Depression und Schlafstörung entstehen.

Es wird daher empfohlen, bei allen älteren Patienten mit chronischen Schmerzen ein Screening auf Schlafstörungen und depressive Verstimmungen vorzunehmen. Eine internationale Arbeitsgruppe des Royal College of General Practitioners (Sandholzer et al. 2004) empfiehlt die folgenden Fragen.

Fragen zum Screening auf Schlafstörungen und depressive Verstimmungen

- Hatten Sie, bezogen auf den vergangenen Monat, irgendwelche Schlafstörungen?
- Haben Sie sich während des vergangenen Monats oft hoffnungslos oder deprimiert gefühlt?
- Waren Sie im vergangenen Monat häufig lustlos oder konnten sich an nichts richtig erfreuen?

Bei positiver Beantwortung sollte der Zusammenhang mit dem Schmerz näher bestimmt werden, evtl. sollten auch zusätzliche normierte Instrumente, wie die Geriatrische Depressionsskala, eingesetzt werden.

Besondere Probleme der Schmerztherapie stellen **Patienten im terminalen Stadium** dar. In einer Metaanalyse konnten Pan et al. (2000) nachweisen, dass komplementäre Verfahren – wie transkutane elektrische Nervenstimulation (TENS), Akupunktur, Massage – und Entspannungsverfahren, wie die progressive Muskelrelaxation, auch bei Patienten im Endstadium ihres Leidens positive Wirkungen auf den Schmerz entfalten können. Eine hohe Wirksamkeit konnte auch für imaginative und hypnotische Techniken zusätzlich zu einer pharmakologischen Therapie nachgewiesen werden.

Unabhängig von der Art der Intervention sollte auch im klinischen Alltag deren Erfolg überprüft werden. Die in dem vorausgegangenen Abschnitt dargestellten Methoden des Schmerzassessment sollten daher auch zur **Therapieüberprüfung** eingesetzt werden. Hierbei sind Schmerztagebücher, die entweder von den Betroffenen oder den betreuenden Personen zu jedem Messzeitpunkt mindestens über eine Woche geführt werden sollten, zuverlässiger als einmalige Erhebungen der Schmerzintensität.

13.4.1 Pharmakologische Therapie

Obwohl Menschen über 65 Jahre die häufigsten Konsumenten von verschreibungspflichtigen Arzneimitteln sind, liegen kaum klinische Studien vor, die der Verordnung als Entscheidungsgrundlage dienen könnten. Im Regelfall werden ältere Personen aufgrund der häufig zu beobachtenden **Multimorbidität** und ihrer im Vergleich zu jüngeren Personen veränderten Stoffwechsellage aus klinischen Prüfstudien ausgeschlossen. Vielleicht ist das ein Grund, weshalb unerwünschte Arzneimittelwirkungen bei älteren Patienten öfter als bei jüngeren zu beobachten sind.

Die aufgrund der Vielzahl der Diagnosen erforderliche **Polymedikation** macht es zudem notwendig, die Wechselwirkungen der Medikamente zu berücksichtigen und eine geeignete Galenik und Dosierung auszuwählen, durch die alterstypische Veränderungen der Pharmakokinetik und Pharmakodynamik berücksichtigt werden. Wie bei jüngeren Menschen gilt auch im Alter, dass Medikamente zeitkontingent und nicht schmerzkontingent verabreicht werden sollten.

> **Auch im Alter gilt es bei der Behandlung chronischer Schmerzen als Kunstfehler, Medikamente nach Bedarf und nicht nach einem festen Zeitschema zu verordnen!**

Unter Berücksichtigung des Wissens über **Veränderungen der Pharmakokinetik und -dynamik im Alter** können grundsätzlich alle Schmerzmedikamente, die sich in klinischen Studien als wirksam erwiesen haben, auch im Alter gegeben werden. Hierbei sollte unabhängig von der Schmerzdiagnose das **Stufenschema der WHO** berücksichtigt werden. Dieses wurde ursprünglich für die Behandlung von Tumorschmerzen entwickelt, gewinnt aber zunehmend Bedeutung für die Behandlung chronischer Schmerzzustände. Auf der 1. Stufe stehen die nichtopioidhaltigen Analgetika. Sie werden bei unzureichender Schmerzlinderung mit schwachen Opioiden kombiniert. Wird auch hierdurch der Schmerz nicht ausreichend gelindert, werden starke Opioide, wie Morphin oder Methadon, eingesetzt. Adjuvant werden bei entsprechender Indikation Antidepressiva und Antikonvulsiva verordnet.

Es sei darauf hingewiesen, das die langfristige Verordnung von WHO-Stufe-I-Analgetika wegen der bei **Dauergabe** verstärkt auftretenden unerwünschten Wirkungen auf Nieren- und Leberfunktion nur unter ärztlicher Überwachung und bei fortlaufender Kontrolle der Organfunktionen erfolgen sollte. Außerdem soll beachtet werden, dass das Verteilungsvolumen hydrophiler Medikamente, wie zum Beispiel von Morphin, aufgrund des verringerten Anteils des Gesamtkörperwassers abnimmt. Die Einzelgabe führt somit zu höheren Spitzenkonzentrationen. Deshalb sollte die Initialdosis reduziert werden. Da hierdurch die Zeitdauer bis zu dem erhofften schmerzlindernden Effekt verlängert wird, soll dem Patienten, um die Mitarbeit in der Therapie zu sichern, das Therapieschema erläutert werden.

> **Für die Titrierung der Schmerzmedikation im Alter gilt die Faustregel: »Start low, go slow!«**

13.4.2 Physiotherapie, Trainingstherapie, physikalische Therapie

Die **Bedeutung körperlicher Inaktivität für den Prozess der Chronifizierung** des Schmerzes ist bekannt. Schmerz führt häufig zu Schonverhalten, Schonverhalten zu einem Funktionsdefizit, das die Gefahr von Verletzungen und damit weiteren Schmerzen erhöht. Hierdurch bildet sich ein Circulus vitiosus, der ein Dekonditionierungssyndrom begünstigt.

In der Literatur wird auf die **Möglichkeiten der physiotherapeutischen Behandlung von Schmerzen im Alter** noch wenig eingegangen. Dabei ist bekannt, dass der mangelnde Trainingszustand im Alter zur Reduktion der Muskelkraft, zu Haltungsschwäche, Muskeldysbalancen, zur leichteren Ermüdbarkeit und auch zu Stimmungsschwankungen führen kann.

Die **Vorteile eines aeroben Krafttrainings** werden bei älteren Patienten durch mehrere Untersuchungen belegt. Für Patienten mit chronischen Gelenk- und Muskelschmerzen wird eine Physiotherapie und aktive Trainingstherapie zur Reduktion der Gelenkbelastung, zum Erhalt bzw. Aufbau der Muskelkraft, zur Verbesserung von Koordination und Stabilität sowie zur Erhaltung der Mobilität von einigen Autoren sogar als unerlässlich angesehen (Scudds u. Scudds 2005).

Diese Auffassungen werden durch die Empirie gestützt und durch die **Erfolge einer Trainingstherapie** bei Patienten mit chronischem Rückenschmerz auch in Deutschland bestätigt (Pfingsten 1998). Einschränkend ist zu sagen, dass sich die meisten Studien auf ein gemischtes Patientengut beziehen, d. h. auf jüngere wie auch ältere Patienten.

> **Studien, die sich ausschließlich auf ältere Patienten beziehen, lassen es allerdings als wahrscheinlich erscheinen, dass eine den Bedürfnissen älterer Personen angepasste Trainingstherapie nicht nur zu einer verringerten Schmerzintensität, sondern auch zu einer Verbesserung von depressiven Verstimmungen sowie Angst- und Spannungszuständen führt, die ja häufig den chronischen Schmerz begleiten (Gloth u. Matesi 2001).**

Bei **physikalischen Maßnahmen** im engeren Sinne wird der Organismus Reizen in Form von Druck und Zug, elektrischem Strom, ionisierenden Strahlen, Temperaturen, Licht, Luft und klimatischen Einflüssen ausgesetzt. Solche Maßnahmen können die Schmerzbehandlung unterstützen, sie sollten aber ausschließlich in Kombination mit Verfahren eingesetzt werden, die den Patienten aktivieren – also z. B. in Kombination mit einer Trainingstherapie oder den im Folgenden abgehandelten psychologischen Verfahren.

13.4.3 Psychologische Therapie

Psychologische Verfahren streben an, den Patienten von einer Fremdkontrolle zu einer **Selbstkontrolle des Schmerzes** zu führen.

> **Psychologische Verfahren sind ohne eine aktive Mitarbeit des Patienten nicht durchführbar.**

Der Patient wird von einem Empfänger medizinischer Dienstleistungen zu einem **aktiven Partner des Therapeuten**. Schulungen der Patienten sowie Übungs- und Trainingsprogramme für die Umsetzung des Erlernten in den Alltag sind unverzichtbare Bestandteile einer jeden Therapie und werden häufig auch als Programme zum Schmerzmanagement bezeichnet.

Untersuchungen über **Alterseffekte multidisziplinärer Programme** liegen ebenfalls aus amerikanischen multidisziplinären Schmerzzentren vor. Einige frühe Publikationen aus den 1980er Jahren haben dazu geführt, eher ungünstige Effekte mit steigendem Lebensalter zu erwarten. Die Erfolgsraten der Behandlung nahmen mit steigendem Lebensalter ab. Als Konsequenz daraus wurde z. B. empfohlen, Biofeedbackverfahren wegen angeblicher Unwirksamkeit bei älteren Patienten nicht einzusetzen.

Allerdings müssen diese Studien kritisch bewertet werden, da bei der Messung des Therapieerfolgs das jeweilige Ausgangsniveau der Patienten nicht berücksichtigt und da älteren Patienten nicht dasselbe Therapieprogramm wie jüngeren angeboten worden war. Zwar scheinen sich bei gleicher Diagnose ältere von jüngeren Patienten hinsichtlich der erlebten **Schmerzintensität** nicht zu unterscheiden. Wie allerdings zuvor dargelegt wurde, haben ältere Patienten häufig andere **Schmerzdiagnosen** als jüngere, sie weisen in höherem Ausmaß als jüngere eine **Multimorbidität** auf und haben daher bereits bei Eingang in die Studien eine den jüngeren Patienten nicht vergleichbare Ausgangslage.

Wenn jetzt, wie das in den Studien geschehen ist, diese unterschiedlichen Bedingungen nicht berücksichtigt werden, wenn zudem noch einige nur bei Jüngeren als wirksam angesehene Verfahren gar nicht eingesetzt werden, ist ein ungünstiges Ergebnis zulasten der Älteren wahrscheinlich. Wird hingegen bei der Erfolgsmessung die **Multimorbidität** der Patienten berücksichtigt, werden die beobachteten Effekte bei den Älteren im Vergleich zu den Jüngeren deutlich besser.

Eine Übersicht über die in den letzten Jahren zu dieser Thematik durchgeführten Studien findet sich bei Gibson u. Weiner (2005). Die Befürchtung, ältere Patienten seien nicht motiviert oder nicht befähigt, erfolgreich an einer **aktivierenden Therapie** mitzuwirken, hat sich als grundlos herausgestellt.

> **Voraussetzung für den Therapieerfolg ist es allerdings, dass die therapeutischen Strategien den Bedürfnissen der älteren Patienten angepasst werden.**

Modifikation therapeutischer Strategien

- Die Instruktionen müssen vereinfacht und häufig wiederholt werden, sie sollen zudem schriftlich vorliegen (z. B. bei physiotherapeutischem Training oder bei Entspannungsverfahren).
- Der Kontakt zwischen Therapeut und Patient soll intensiviert werden. Hierzu gehört es auch, dass während der Instruktion der räumliche Abstand zwischen Therapeut und Patient gering gehalten werden sollte, um das Hörverständnis zu erleichtern. Die Therapeuten sollen besonders deutlich und langsam sprechen und sich auf mögliche Hörbehinderungen einstellen.
- Die Anzahl der Sitzungen soll erhöht und ihr jeweiliger zeitlicher Umfang verringert werden, um einer möglichen verringerten Aufmerksamkeitsspanne entgegenzukommen.
- Während des Programms zur Steigerung der körperlichen Aktivität soll die Steigerung des Schwierigkeitsgrades in sehr kleinen Abstufungen vorgenommen werden. Damit wird der Tatsache Rechnung getragen, dass es bei älteren Patienten leichter als bei jüngeren bei zunehmender Beanspruchung zu einem Aufflammen des Schmerzes kommt.
- Vor einer Übungsbehandlung soll die Medikation insbesondere bei solchen Patienten überprüft werden, die regelmäßig Benzodiazepine einnehmen. Durch diese Präparate wird die Lernfähigkeit beeinträchtigt, was eine Verhaltensänderung erschweren kann.
- Psychologische Therapie sollte als Teil einer interdisziplinären Behandlung erfolgen, die sowohl eine adäquate Pharmakotherapie als auch eine physiotherapeutische Übungsbehandlung unter Einschluss aktiver und passiver Maßnahmen umfasst.

- Der alte Mensch benötigt einen konstanten Ansprechpartner. Für diese Funktion ist am besten der Hausarzt geeignet.

13.5 Pflege

Die **häusliche Pflege** des älteren Patienten mit chronischen Schmerzen wird im Regelfall durch den etwa gleich alten Partner oder die eigenen Kinder vorgenommen, wobei ggf. eine Unterstützung durch soziale Pflegedienste erfolgt.

Um die Compliance in der Schmerztherapie zu fördern, ist eine eingehende Information der Pflegepersonen über das Therapieschema sowie über die für die Erfolgskontrolle benötigte Schmerzmessung erforderlich.

Den Angehörigen müssen **Schmerztagebücher**, die zur Therapieüberwachung eingesetzt werden, ebenso wie die zur Schmerzdiagnostik verwendeten **Ratingskalen** erklärt werden. Auch hier gilt die Regel, dass schriftliche Informationen die mündlich gegebenen ergänzen sollen. Das Therapieschema muss so verständlich dargestellt werden, dass die Gefahr einer Über- oder Untermedikation vermieden wird.

Bei der **Verordnung von Opioiden** muss auf die zu erwartenden Ängste und Befürchtungen eingegangen werden, die nicht nur bei den Patienten, sondern auch bei den Angehörigen zu finden sind. Um die Compliance zu erleichtern, sind Dosierungshilfen in Form von Tablettenschachteln hilfreich, durch die der Tages- und Wochenbedarf den Einnahmezeiten zugeordnet wird.

Des Weiteren sollen die Angehörigen darüber aufgeklärt werden, dass die häusliche Hilfe nicht zu einer **Infantilisierung** des Patienten führen darf. Aus laborexperimentellen Studien ist bekannt, dass eine selektive Zuwendung des Partners bei Schmerzäußerungen und Schonverhalten des Patienten zu einer Zunahme des Schmerzerlebens und einer Einschränkung der körperlichen Aktivität mit den oben genannten negativen Folgen führt.

Die Angehörigen sollten daher ermuntert werden, die Aktivität der Patienten und nicht deren Schonverhalten zu verstärken. Ablenkung vom Schmerz durch eine anregende häusliche Umgebung und Förderung sozialer Kontakte können die medikamentöse Schmerztherapie unterstützen.

Nicht zu kontrollierender Schmerz ist häufig eine Ursache dafür, dass Patienten ihre Selbstständigkeit aufgeben und ein **Alten- oder Pflegeheim** aufsuchen müssen. Dieser Grund trägt dazu bei, dass – wie zuvor berichtet – die Prävalenz chronischer Schmerzzustände in diesen Einrichtungen erhöht ist. US-amerikanische Studien zeigen auf, dass jeder vierte Heimbewohner mit chronischen Schmerzen gar nicht oder nicht adäquat algesiologisch versorgt wird. Das betrifft auch die **Versorgung dementer Patienten**. Erklärungen hierfür liegen darin, dass das Personal nicht ausreichend geschult wurde, Schmerzzustände zu erkennen, oder wegen des damit häufig verbundenen Aufwands nicht ausreichend motiviert ist, eine adäquate Schmerztherapie zu veranlassen. Die betroffenen Patienten selbst ergreifen dann keine Initiative, wenn sie sich entweder hilflos fühlen, kognitiv beeinträchtigt sind oder die bereits zuvor zitierte Auffassung teilen, Schmerz gehöre zum Alter und müsse daher fatalistisch ertragen werden. Eine Verbesserung der Situation kann durch eine verbesserte Ausbildung des Pflegepersonals (»pain nurse«) und die Einführung von Expertenstandards erreicht werden (Osterbrink u. Stiehl 2004).

13.6 Zusammenfassung

Im Alter ist von einem »**underreporting**« des Schmerzes auszugehen. Die Ursache hierfür liegt in der von Therapeuten und Betroffenen geteilten Überzeugung, Schmerz gehöre zum Alter und müsse daher ertragen werden. Folglich soll der Behandler von sich aus auf den Schmerz zu sprechen kommen und den Bericht darüber nicht der Initiative des Patienten überlassen. Hierbei sollten **standardisierte Messinstrumente** eingesetzt werden.

Eine wirksame **Schmerzbehandlung** unterbleibt oft deshalb, weil Fehlurteile über das Abhängigkeitspotenzial von Opioiden verbreitet sind und weil ein multidisziplinärer Behandlungsansatz nicht für effektiv gehalten wird. Entgegen dieser Annahme ist auch im Alter eine multidisziplinäre Behandlung einer ausschließlichen medikamentösen Therapie überlegen. So gibt es keinerlei bedeutsame Hinweise darauf, dass ältere Menschen nicht in gleicher Weise wie jüngere von einer **multidisziplinären Behandlung des Schmerzes** profitieren können.

Voraussetzung für die Mitarbeit und den Erfolg ist es, sich auf die **spezifischen Bedürfnisse älterer Menschen** einzustellen und das Therapieprogramm entsprechend anzupassen. Die medikamentöse Schmerztherapie soll durch trainingstherapeutische und andere den Patienten aktivierende Maßnahmen ergänzt werden. Die Steigerung der Übungsanforderungen muss in sehr kleinen Schritten erfolgen. Weiterhin ist zu beachten, dass viele Patienten Angst haben, die Aktivität könne ihnen schaden und den Schmerz verstärken. Eine Aufklärung der Patienten und der pflegenden Angehörigen über den Zusammenhang zwischen Schmerz und Aktivität sowie über die Vor- und Nachteile einer effektiven Schmerztherapie sind unerlässlich, um die Mitarbeit in der Therapie zu sichern.

Wie die zur Verfügung stehende Literatur ausweist, ist die empirische Basis zur **Beurteilung diagnostischer und therapeutischer Verfahren** für ältere Patienten noch schmal. In Anbetracht der zu erwartenden Zunahme des Anteils älterer Schmerzpatienten und der höheren Anforderungen, die an die schmerztherapeutische Versorgung dieses Personenkreises in Zukunft gestellt werden, sollte die Forschung über Schmerzkrankheiten im Alter und deren Behandlung intensiviert werden.

Literatur

1 American Geriatric Association (2002) Panel on persistent pain in older persons. Journal of the American Geriatric Society 50: S205–S224

2 Basler HD, Bloem R, Casser HR et al. (2001) Ein strukturiertes Schmerzinterview für geriatrische Patienten. Schmerz 15: 164–171

3 Basler HD, Hüger D, Kunz R, Luckmann J, Lukas A, Nikolaus T, Schuler MS (2006) Beurteilung von Schmerz bei Demenz (BESD) – Untersuchung zur Validität eines Verfahrens zur Beobachtung des Schmerzverhaltens. Schmerz 20: 519–526

4 Benedetti F, Arduino C, Costa S, Vighetti S, Tarenzi L, Rainero I, Asteggiano G (2006) Loss of expectation-related mechanisms in Alzheimer's disease makes analgesic therapies less effective. Pain 121: 133–144

5 Bischoff C, Traue HC (2004) Kopfschmerz. Fortschritte der Psychotherapie, Bd 22. Hogrefe, Göttingen

6 Folstein MF, Folstein, SE, McHugh PR (1975) Mini-Mental State: A practical method for grading the state of patients for the clinician. Journal of Psychiatric Research 12: 189–198

7 Gagliese L, Farrell MJ (2005) The neurobiology of aging, nociception, and pain: An integration of animal and human experimental evidence. Progress in Pain Research and Management, vol 35. IASP Press, Seattle, pp 25–44

8 Gibson SJ, Weiner DK (eds) (2005) Pain in older persons. Progress in Pain Research and Management, vol 35. IASP Press, Seattle

9 Gloth MJ, Matesi AM (2001) Physical therapy and exercise in pain management. Clinics in Geriatric Medicine 17: 525–535

10 Hadjistavropoulos T, Herr K, Turk DC et al. (2007) An interdisciplinary expert consensus statement on assessment of pain in older persons. Clinical Journal of Pain 23: S1–S43

11 Jones GT, Macfarlane GA (2005) Epidemiology of pain in older persons. Progress in Pain Research and Management, vol 35. IASP Press, Seattle, pp 3–24

12 Kamel HK, Phlavan M, Malekgoudarzi B, Gogel P, Morley JE (2001) Utilizing pain assessment scales increases the frequency of diagnosing pain among elderly nursing home residents. Journal of Pain and Symptom Management 21: 450–455

13 Katz B, Scherer S, Gibson SJ (2005) Multidisciplinary pain management clinics for older adults. Progress in Pain Research and Management, vol 35. IASP Press, Seattle, pp 309–328

14 Lautenbacher S (1999) Die Klinik der Schmerzwahrnehmung – Normalität und Pathologie der Schmerzverarbeitung. Urban & Vogel, München

15 Lautenbacher S, Nielsen J, Bär S, Strate P, Arendt-Nielsen L (2005) Age effects on pain thresholds, temporal summation and spatial summation of heat and pressure pain. Pain 115: 410–418

16 Lautenbacher S, Kunz M, Mylius V, Scharman S, Hemmeter U, Schepelmann K (2007) Mehrdimensionale Schmerzmessung bei Demenzpatienten. Schmerz 21: 529–538

17 Osterbrink J, Stiehl M (2004) Der Schmerzpatient in der Pflege. ComMed, Basel

18 Pan CX, Morrison RS, Ness J, Fugh-Berman A, Leipzig RM (2000) Complementary and alternative medicine in the management of pain, dyspnea, and nausea and vomiting near the end of life: a systematic review. Journal of Pain and Symptom Management 20: 374–387

19 Pautex S, Herrmann, FR, Michon A, Giannakopoulos P, Gold G (2007) Psychometric properties of the Doloplus-2 observational pain assessment scale and comparison to self-assessment in hospitalised elderly. Clinical Journal of Pain 23: 774–779

20 Pfingsten M (1998) Aktivierende Behandlung – Ergebnisse, Prognostik und Konsequenzen eines Wandels. In: Pfingsten M, Hildebrandt J (Hrsg) Chronischer Rückenschmerz – Wege aus dem Dilemma. Huber, Bern

21 Royal College of Physicians, British Geriatrics Society and British Pain Society (2007) The assessment of pain in older people: national guidelines. Concise guidance to good practice series, no 8. Royal College of Physicians, London

22 Sandholzer H, Hellenbrand W, Renteln-Kruse W, Von Weel C, Walker P et al. (2004) STEP – Standardized assessment of elderly people in primary care. Deutsche Medizinische Wochenschrift 129: S183-S226

23 Schuler M, Becker S, Kaspar R, Nikolaus Th, Kruse A, Basler HD (2007) Psychometric properties of the German »Pain Assessment in Advanced Dementia Scale« (PAINAD-G) in nursing home residents. Journal of the American Medical Directors Association 8: 388–395
24 Scudds RJ, Scudds RA (2005) Physical therapy approaches to the management of pain in older adults. Progress in Pain Research and Management, vol 35. IASP Press, Seattle, pp 223–238
25 Snow AL, Shuster JL (2006) Assessment and treatment of persistent pain in persons with cognitive and communicative impairment. Clinical Psychology 62: 1379–1387
26 WHO (2001) International classification of functioning, disability, and health. World Health Organization, Geneva

Schmerz und Geschlecht

C. Zimmer-Albert und E. Pogatzki-Zahn

Laborexperimentelle Untersuchungen scheinen die Alltagserfahrung zu bestätigen: Frauen reagieren empfindlicher als Männer auf Schmerzreize. Die **erhöhte Schmerzsensitivität** könnte möglicherweise ein Risikofaktor für die Entstehung chronischer Schmerzzustände sein. Auch in der klinischen Praxis sind deutliche Unterschiede in der **Prävalenz von Schmerzdiagnosen zulasten der Frauen** zu beobachten, wenngleich eine Differenzierung nach der Schmerzlokalisation vorgenommen werden muss. Zur Erklärung der beobachteten Unterschiede zwischen den Geschlechtern werden **sowohl biologische als auch psychosoziale Bedingungen** diskutiert. Sowohl die Wirkung der Sexualhormone als auch die Reagibilität des endogenen Schmerzkontrollsystems, die vorhandenen Geschlechterrollenstereotype und die Emotionalität werden als bedingende Variablen berücksichtigt. Das Wissen um geschlechtsbezogene Unterschiede des Schmerzerlebens und Schmerzverhaltens könnte durch eine Berücksichtigung geschlechtsspezifischer Wirkfaktoren zu einer Verbesserung der Therapie beitragen.

14.1 Einleitung

Die meisten Menschen nehmen an, dass Frauen und Männer unterschiedlich auf Schmerz reagieren. Allerdings sind die Meinungen geteilt, wie diese Unterschiede beschaffen sind. So wird häufig vermutet, dass Männer weniger schmerzempfindlich seien und ihre Sozialisation darauf hinziele, **Schmerzäußerungen als Zeichen von Schwäche** zu erachten und dementsprechend zu unterdrücken, während Frauen dazu ermutigt würden, ihre Gefühle zu äußern und auch Schmerzen mitzuteilen.

Andererseits wird häufig das Stereotyp bemüht, dass Männer »wehleidiger« seien als Frauen und die Menschheit schon längst ausgestorben sei, wenn die Fortpflanzung davon abhinge, dass Männer Kinder bekommen und den Geburtsschmerz ertragen müssten. Trotz dieser landläufigen Annahmen zu geschlechtsbezogenen Unterschieden in der Schmerzempfindung waren diese in der Schmerzforschung lange Zeit kein Thema. So konstatierte Karen Berkley in einem Artikel mit dem provokativen Titel *Vive la différence* 1992 nach einer Recherche in etwa 100 neurowissenschaftlichen Zeitschriften, dass in etwa 45% der Publikationen das Geschlecht der Probanden bzw. Versuchstiere nicht mitgeteilt wird, und plädierte für die **wissenschaftliche Untersuchung von geschlechtsbezogenen Unterschieden**. Weitere Stimmen schlossen sich diesem Urteil an (z. B. Fillingim u. Maixner 1995, Unruh 1996) und der *Global Day against Pain* 2007 widmete sich schließlich dem Thema Frauen und Schmerz. Heute, nach fast 20 Jahren, können wir auf eine beträchtliche klinische und experimentelle Forschungsliteratur zu diesem Thema zurückgreifen.

Roger Fillingim kommt in einer Übersichtsarbeit zum Thema Schmerz und Geschlecht aus dem Jahre 2000 zu dem Schluss: »**Women and men really are different**«, obwohl die Meinungen geteilt sind und bezweifelt wird, dass die Varianz zwischen Männern und Frauen größer sei als die erhebliche Variabilität innerhalb der Geschlechter (Fillingim 2000c).

Nachdem man sich lange Zeit fast ausschließlich mit der Frage beschäftigt hat, ob geschlechtsbezogene Unterschiede in Schmerzwahrnehmung, -verarbeitung und -verhalten überhaupt existieren, und nachdem nun zu dieser Frage differenzierte Ergebnisse vorliegen, ist es heute von besonderem Interesse, die Mechanismen dieser Unterschiede zu erforschen und die **praktische Relevanz für den klinischen Alltag** zu ermitteln (Fillingim 2000a). Allerdings mangelt es heute noch immer an einem plausiblen Modell darüber, auf welche Art und Weise die Geschlechtszugehörigkeit die Schmerzsensitivität beeinflussen kann.

14.2 Geschlechtsbezogene Unterschiede in der Epidemiologie von Schmerzsymptomen und klinischen Schmerzsyndromen

Das **Erleben von Schmerzen** ist ein weitverbreitetes Phänomen, und fast jeder leidet im Laufe eines Jahres einmal oder mehrmals an Schmerzen (Kohlmann u. Raspe 1992).

> **Epidemiologische Studien zeigen darüber hinaus generell auf, dass Frauen über eine größere Anzahl von Schmerzsymptomen berichten, mehr betroffene Körperareale angeben und aufgrund von Schmerzen häufiger professionelle Hilfe in Anspruch nehmen.**

Ein Beispiel dafür ist die Übersicht von Unruh (1996), die insgesamt 118 internationale epidemiologische Studien zu häufig auftretenden Schmerzarten – wie Kopfschmerz, Gesichtsschmerz, muskuloskeletale Schmerzen, Rücken- und abdominelle Schmerzen – untersuchte. Bei fast allen **Schmerzarten** zeigten sich stärkere, häufigere und länger anhaltende Schmerzen bei Frauen. Hinzu kamen mäßig bis stark ausgeprägte frauenspezifische Schmerzen aufgrund von Menstruation, Schwangerschaft und Geburt.

In 2 repräsentativen Querschnitterhebungen in Deutschland aus den Jahren 1975 und 1994, in denen mittels des Gießener Beschwerdebogens (GBB) aktuell auftretende Schmerzen erfasst wurden, zeigte sich, dass das Geschlecht der befragten Personen einen bedeutsamen Einfluss auf das Schmerzerleben hatte.

Bei der Erhebung im Jahre 1975 wurden bei fast allen untersuchten Schmerzlokalisationen **signifikante geschlechtsbezogene Unterschiede** erkennbar: Frauen berichteten über ausgeprägtere Glieder-, Rücken-, Nacken- und Kopfschmerzen. Lediglich bei Magenschmerzen ergab sich kein signifikanter Geschlechtseffekt. Interessanterweise zeigten sich in der Folgestudie von 1994 signifikante geschlechtsbezogene Unterschiede allein noch bei Nacken- und Kopfschmerzen, während sich die Prävalenzraten bei Glieder-, Rücken- und Magenschmerzen zwischen Frauen und Männern nicht bedeutsam voneinander unterschieden (Schumacher u. Brähler 1999). Die Geschlechtsabhängigkeit von körperlichen Beschwerden scheint demnach in der deutschen Bevölkerung zurückgegangen zu sein.

Das **Bundesgesundheitssurvey 1998** beinhaltete schmerzepidemiologische Fragen und gestattete für die deutsche Bevölkerung erstmals differenzierte Aussagen zur Prävalenz von Schmerzen sowie zu deren Lokalisation und Intensität und ermöglichte eine Differenzierung nach Alter, Geschlecht und Schichtzugehörigkeit. Bei Frauen ergab sich über alle Schmerzlokalisationen und Altersgruppen hinweg durchgängig eine größere Prävalenz von Schmerzen. Hier bildete lediglich der Brustschmerz eine Ausnahme, bei dem Männer eine geringfügig höhere Auftretenshäufigkeit angaben (Bellach et al. 2000). Bis zum Alter von 40 Jahren klagten Frauen am häufigsten über Kopfschmerzen, Männer über Rückenschmerzen. Mit Ausnahme der Kopfschmerzen, deren Prävalenz sich bei beiden Geschlechtern mit dem Älterwerden verringerte, nahm bei allen anderen Schmerzlokalisationen die Häufigkeit der Nennung mit steigendem Alter zu.

Dies steht im Gegensatz zu Befunden aus anderen Studien, in denen eine Verminderung der Schmerzhäufigkeit mit steigendem Alter gefunden wurde (Unruh 1996). Dieser augenscheinliche Widerspruch kann dadurch aufgelöst werden, dass zum einen zwischen Schmerz und Alter häufig eine umgekehrt U-förmige Beziehung mit einem Prävalenzmaximum in der Altersgruppe der 45- bis 64-Jährigen zu finden ist (Brattberg et al. 1989). Zum anderen muss die Schmerzart berücksichtigt werden. Brustschmerz nimmt beispielsweise bei beiden Geschlechtern mit dem Alter zu, abdomineller Schmerz dagegen nur bei Frauen. Muskuloskeletale Schmerzen steigen bei Männern insgesamt mit dem Alter an, allerdings bilden Rücken- und Hüftschmerzen, bei denen es zu einer Abnahme kommt, eine Ausnahme (Brattberg et al. 1997). Es ergeben sich somit bereits sehr differenzierte Prävalenzmuster, wenn man lediglich die **Prävalenzen der verschiedenen Schmerzarten in ihren Altersverläufen** untersucht. Berücksichtigt man zusätzlich das Geschlecht, so werden, wie im Folgenden zu sehen sein wird, die Muster noch komplexer.

Geschlechtsbezogene Unterschiede im Auftreten von Schmerzen sind in fast allen Altersstufen zu verzeichnen (Brattberg et al. 1989, 1996, 1997).

Brattberg et al. (1996) konnten aufzeigen, dass Frauen im Vergleich zu Männern im Alter von etwa 18–44 Jahren und schließlich im hohen Alter ab 77 Jahren mehr Schmerzen aufweisen. Dieser **Geschlechterunterschied** ist in den mittleren Jahren und im frühen Alter nicht derart stark ausgeprägt.

LeResche (2000) berichtet hinsichtlich der Prävalenz von insgesamt 5 verschiedenen chronischen Schmerzzuständen (Rückenschmerz, Kopfschmerz, Magenschmerz, Brustschmerz und temporomandibulärer Schmerz), dass Frauen bis zum Alter von etwa 65 Jahren sowohl häufiger Schmerzen als auch mehr Schmerzlokalisationen angeben als Männer. Im höheren Lebensalter nähern sich Frauen und Männer wieder einander an. Dennoch sind die Zusammenhänge auch hier nicht ganz so einfach wie eben dargestellt. Die **Prävalenzraten** von Gelenkschmerzen, Fibromyalgie und Schulterschmerz sind bei Frauen durchweg höher als bei Männern, zudem steigen sie bei beiden Geschlechtern bis zum Alter von 65 Jahren an. Bei Rückenschmerz sind die Geschlechterunterschiede weniger stark ausgeprägt, und es ist im höheren Alter eine Abnahme zu beobachten. Auch bei abdominellen Schmerzen und Kopfschmerzen scheinen die Prävalenzraten mit dem Alter abzunehmen, wobei die Altersabnahme am stärksten bei den Kopfschmerzen der Frauen zu beobachten ist.

Ein weiteres interessantes Ergebnis ist die Tatsache, dass sich bei der statistischen Kontrolle weiterer soziodemografischer Variablen wie Bildungsstand und ethnischer Zugehörigkeit sowie somatischer und psychiatrischer Komorbidität der **Einfluss des Geschlechts auf die Anzahl der Symptome** nicht verringerte, sondern sich vielmehr akzentuierte (Kroenke u. Spitzer 1998).

Zu einem ähnlichen Ergebnis kam auch eine neuere Prävalenzstudie von Schneider et al. (2006) in Deutschland. Es zeigte sich, dass signifikant mehr Frauen als Männer über Rückenschmerzen berichten. Selbst bei statistischer Kontrolle einer Reihe von biopsychosozialen Risikofaktoren zeigte sich ein höheres Rückenschmerzrisiko für die Frauen. Keine der untersuchten Variablen konnte zu einer zufriedenstellenden Erklärung für die gefundenen Geschlechterunterschiede beitragen. Die Autoren schließen daraus, dass es notwendig sei, weitere Konstrukte wie Geschlechterrollenerwartungen, Angst oder auch familiäre Faktoren in künftige Untersuchungen mit einzubeziehen.

> **Der Geschlechtseffekt scheint also unabhängig von soziodemografischen Variablen und der psychiatrischen Komorbidität zu bestehen.**

Nach Berkley (1997) entstehen Probleme bei der Beurteilung geschlechtsbezogener Unterschiede bei Schmerzen zusätzlich durch die Tatsache, dass sich auch die **Symptome bestimmter Erkrankungen** (z. B. Colon irritabile, Migräne, koronare Herzerkrankung) bei beiden Geschlechtern in unterschiedlicher Form präsentieren, wodurch die Diagnose und damit die Prävalenz der Erkrankung beeinflusst werden.

Es gibt eine komplexe Beziehung zwischen dem Geschlecht und dem Auftreten von Schmerzen. Bei den meisten Schmerzarten ist eine etwa **1,5-fach erhöhte Prävalenz bei Frauen** festzustellen. Ebenso berichten Frauen über intensivere und länger andauernde Schmerzen und geben mehr betroffene Körperareale an. Über die Lebensspanne sind die geschlechtsbezogenen Unterschiede in fast allen Altersstufen vorhanden. Die Größe der Unterschiede ist abhängig von der Art der Schmerzen. Werden soziodemografische Faktoren und Komorbidität kontrolliert, so ergibt sich dennoch ein unabhängiger Effekt des Geschlechts.

In diesem Zusammenhang wird meist die Frage gestellt, ob Schmerzen bzw. mit Schmerzen verbundene Störungen bei Frauen wirklich häufiger auftreten oder ob Frauen lediglich auf gleich starke Schmerzreize intensiver reagieren als Männer, was bedeuten würde, dass sich die **Prozesse der Schmerzverarbeitung** zwischen den Geschlechtern unterscheiden. Neben den bisher aufgezeigten geschlechtsbezogenen Unterschieden in Häufigkeit, Intensität und Dauer von Schmerzen berichten klinische Studien tatsächlich von **geschlechtsbezogenen Differenzen in der Verarbeitung der Schmerzen** sowie in den beobachteten Schmerzfolgen (Fillingim 2000b). So zeigten sich zwar keine Unterschiede im Gesamtniveau der Depressionswerte von Patientinnen und Patienten mit chronischen Schmerzen, die Geschlechter unterschieden sich aber qualitativ hinsichtlich der Ausprägung einer Reihe von depressiven Symptomen, wie Erschöpfung und Verzerrung der Körperwahrnehmung. Darüber hinaus war das **Ausmaß der Depressivität** bei den Schmerzpatientinnen mit der Schmerzintensität assoziiert, bei den männlichen Schmerzpatienten dagegen mit der schmerzbedingten körperlichen Behinderung.

> **Es kann festgehalten werden, dass**
> - **Frauen über häufigere und intensivere Schmerzen berichten,**
> - **es für bestimmte Schmerzarten entweder eine weibliche oder eine männliche Dominanz gibt,**
> - **die Symptome einiger mit Schmerzen verbundener Erkrankungen sich bei Frauen und Männern unterscheiden,**
> - **die Unterschiede zwischen den Geschlechtern sich nur unzureichend durch die bisher untersuchten soziodemografischen und biopsychosozialen Faktoren erklären lassen,**
> - **Prozesse der Verarbeitung chronischer Schmerzen sich möglicherweise geschlechtsbezogen unterscheiden.**

14.3 Geschlechtsbezogene Unterschiede bei experimentell induziertem Schmerz

Geschlechtsbezogene Unterschiede bei laborexperimentell induzierten Schmerzen wurden mit einer Vielzahl unterschiedlicher Schmerzinduktionsmethoden und Schmerzmessmethoden untersucht. Fillingim u. Maixner (1995) berichten in einer Übersichtsarbeit, dass Frauen bei **Druckschmerz** durchweg eine höhere Schmerzsensitivität aufweisen als Männer. Neuere Studien konnten dies bestätigen (Chesterton et al. 2003). Auch in Studien, die mit **elektrischer Stimulation** arbeiten, ergibt sich bis auf wenige Ausnahmen eine **höhere Schmerzsensitivität bei den Frauen**.

Weniger einheitlich sind die Ergebnisse von Studien zu **Hitzeschmerz**, die teilweise keine geschlechtsbezogenen Unterschiede feststellen konnten, andererseits aber herausfanden, dass Frauen die Schmerzstimulation früher abbrachen und somit weniger als die an der Studie teilnehmenden Männer motiviert waren, auch intensive Hitzereize zu tolerieren.

Lautenbacher u. Rollman (1993) konnten in einer Studie unter Verwendung von 2 unterschiedlichen Schmerzstimulationsmethoden belegen, dass der Nachweis geschlechtsbezogener Unterschiede von der Art der Schmerzstimulation abhängt. Inkonsistente Ergebnisse in experimentellen Schmerzstudien können folglich durch die verwendete Stimulationsmethode bedingt sein (Fillingim 2000c).

Fillingim u. Maixner (1995) vertreten die Auffassung, dass geschlechtsbezogene Unterschiede am ehesten bei **Schmerzinduktionsmethoden** zu beobachten sind, die eine tiefe, tonische Schmerzsensation bewirken (z. B. mechanischer, ischämischer oder Kälteschmerz) und somit »natürlichen« Schmerzen ähnlich sind (z. B. Kopfschmerz, Krämpfe, Muskelschmerzen, Muskelübersäuerung). Diese Auffassung wird bestätigt durch eine Metaanalyse, die quantitative Daten über das Ausmaß von geschlechtsbezogenen Unterschieden bei experimentell induziertem Schmerz erbringen sollte (Riley et al. 1998). Die Analyse ergab mittlere bis hohe Effektstärken in Abhängigkeit von der verwendeten Schmerzinduktionsmethode sowie vom eingesetzten Schmerzmessparameter. Die höchsten Effektstärken ergaben sich sowohl für die Schmerz- als auch für die Toleranzschwellen bei Druckschmerz und elektrischer Stimulation. Hitzeschmerzreize zeigten geringere und variablere Effekte. Berkley (1997) konstatiert in ihrer Übersicht, dass bei sorgfältiger Betrachtung die gefundenen geschlechtsbezogenen Unterschiede in experimentellen Studien letztlich nur gering und zudem unter streng kontrollierten experimentellen Bedingungen nur inkonsistent nachweisbar seien.

Neuere experimentelle Studien versuchen, geschlechtsbedingte Unterschiede nicht nur bei Applikation nozizeptiver Schmerzreize, sondern auch für pathophysiologisch relevantere Schmerzphänomene (wie z. B. Hyperalgesie und Allodynie) und damit für die Schmerzchronifizierung herauszuarbeiten. So zeigen sich z. B. deutliche Unterschiede bei der Ausprägung einer Hyperalgesie nach Injektion von Glutamat; Frauen weisen z. B. nach subkutaner Injektion von Glutamat im Stirnbereich ein deutlich größeres Hyperalgesieareal auf (Gazerani et al. 2006). Wiederholte Glutamatinjektionen im Bereich des Trapeziusmuskels führten bei Frauen zu einer deutlich geringeren Adaptation der Schmerzintensität (Ge et al. 2005). Hierzu passen Befunde schon älterer Arbeiten, bei denen gezeigt werden konnte, dass Frauen bei repetitiver Reizung ein deutlich stärkeres Wind-up-Phänomen zeigen (Riley et al. 1998, Sarlani u. Greenspan 2002, Sarlani et al. 2004).

Fillingim (2000b) kommt zu dem Ergebnis, dass die zusammengetragenen Daten zwar die **Annahme einer erhöhten Schmerzsensitivität bei Frauen** bestätigen, dass aber eine große Variabilität im Ausmaß dieser Effekte vorliege. Die Frage »Gibt es geschlechtsbezogene Unterschiede in der Schmerzwahrnehmung?« kennzeichne jedoch nur den Anfang der Forschung auf diesem Gebiet. Während diese heute mit den eben genannten Differenzierungen getrost mit Ja beantwortet werden könne, so gelte es mittlerweile komplexere Sachverhalte zu untersuchen, wie z. B. die Art des Zusammenspiels der an der Entstehung dieser Unterschiede beteiligten Mechanismen. Insbesondere für die Chronifizierung relevante Mechanismen sollten hierbei im Vordergrund stehen, da erste experimentelle Ansätze hierzu deutliche Geschlechterunterschiede postulieren. Dies ist insofern von Bedeutung, als geschlechtsbedingte Unterschiede bei Chronifizierungsprozessen geeignet wären, Ansätze für die Therapie chronischer Schmerzen geschlechtsspezifisch zu entwickeln.

Geschlechterunterschiede der Schmerzsensitivität gelten in laborexperimentellen Studien als gesichert. Sie treten besonders deutlich bei der Induktion von Tiefenschmerz auf. Erste Untersuchungen zeigen darüber hinaus einen deutlichen Unterschied bei den möglicherweise mit der Schmerzchronifizierung im Zusammenhang stehenden Mechanismen zwischen den Geschlechtern.

14.4 Zusammenhang zwischen experimentellen und klinischen Befunden

Gibt es einen Zusammenhang zwischen der größeren Schmerzsensitivität bei laborexperimentell induzierten Schmerzen und dem höheren Ausmaß der in der Klinik berichteten Schmerzsymptome bei Frauen? Fillingim (2000b) vertritt die Hypothese, dass geschlechtsbezogene Unterschiede in der Sensitivität für experimentelle Schmerzreize einen **Risikofaktor für**

die Entwicklung chronischer Schmerzsyndrome bei Frauen darstellen.

Bisher gibt es für diese Annahme fast ausschließlich korrelative Befunde. So zeichnen sich beispielsweise einige bei Frauen häufiger als bei Männern vorkommende Schmerzsyndrome (z. B. Kopfschmerz vom Spannungstyp, Fibromyalgie, temporomandibulärer Schmerz und Colon irritabile) durch eine **erhöhte Schmerzsensitivität** bei experimentell induziertem Schmerz aus. Weiterhin konnten Studien belegen, dass eine **stärkere Schmerzwahrnehmung** im Laborexperiment mit intensiver erlebtem klinischem Schmerz einherging.

Da nicht auszuschließen ist, dass eine in einer klinischen Stichprobe erhöhte Schmerzsensitivität im Laborexperiment eine Folge und nicht eine Ursache der **chronischen Schmerzsymptomatik** darstellt, gingen Fillingim et al. (1999) der Frage nach, ob gesunde Probandinnen und Probanden, die über häufigere Schmerzereignisse im letzten Monat berichteten, ebenfalls eine erhöhte Sensibilität bei der Messung von Schmerzschwelle und -toleranz auf einen thermischen Schmerzreiz erkennen ließen. Es stellte sich heraus, dass die weiblichen Versuchsteilnehmer eine höhere Anzahl an Schmerzorten sowie eine höhere Sensibilität bei der experimentellen Schmerzstimulation aufwiesen. Besonders interessant war, dass eine höhere Anzahl an Schmerzepisoden im letzten Monat lediglich bei Frauen mit einer höheren Schmerzsensibilität bei der thermischen Stimulation zusammenhing, nicht aber bei den untersuchten Männern.

Es könnte also sein, dass experimenteller Schmerz für Frauen klinisch relevanter ist als für Männer. Weiterhin wird nahegelegt, dass klinischer und experimenteller Schmerz miteinander in Beziehung stehen. Um die Frage zu klären, ob die laborexperimentell erfasste Schmerzsensitivität tatsächlich ein **Prädiktor für die Entwicklung klinischer Schmerzen** ist, wären groß angelegte prospektive Studien vonnöten.

Studien, die den Zusammenhang zwischen klinischen und experimentellen Schmerzen untersuchen, unterstützen die Annahme, dass klinischer und experimenteller Schmerz miteinander in Beziehung stehen. Dieser Zusammenhang scheint v. a. für Frauen klinisch relevant zu sein.

14.5 Geschlechtsbezogene Unterschiede in der Schmerzsensitivität – Einflussfaktoren und Mechanismen

Auf welche Faktoren sind diese gefundenen Unterschiede zurückzuführen? Besitzen Frauen eine **höhere Wahrnehmungssensitivität** für noxische Reize? Liegt die Schwelle, einen Stimulus als schmerzhaft zu bewerten, bei Frauen niedriger als bei Männern? Sind Sozialisationsunterschiede verantwortlich, die es für Frauen akzeptabler machen, Schmerz zu zeigen?

Die heute favorisierten multidimensionalen und biopsychosozialen Modelle gehen von einem komplexen Zusammenspiel biologischer, psychologischer und sozialer Faktoren aus.

Geschlechtsbezogene Unterschiede können auf mehreren **Ebenen der Schmerzverarbeitung** auftreten, sodass die anspruchsvolle Aufgabe in einer Klärung der Rolle und des Zusammenspiels der einzelnen Faktoren und Ebenen besteht.

Pragmatisch wird zumeist zwischen **biologischen und psychosozialen Erklärungsansätzen** unterschieden. Diese Differenzierung darf die Interaktionen und Interdependenzen der beteiligten Mechanismen nicht vernachlässigen: So entfalten psychologische und psychosoziale Faktoren ihre Effekte über biologische Mechanismen, und biologische Zustände können wiederum auf psychologische und psychosoziale Prozesse einwirken. ◻ Abb. 14.1 (mod. nach Fillingim 2000a) zeigt die schematische Darstellung einer biopsychosozialen Sichtweise von geschlechtsbezogenen Unterschieden bei Schmerz mit den wichtigsten Einflussfaktoren, die heute diskutiert werden.

Wenn man nun davon ausgeht, dass die aufgeführten Aspekte die **verschiedenen Stadien der Verarbeitung eines Schmerzreizes** beeinflussen können, und wenn man zudem annimmt, dass Frauen und Männer sich in einigen dieser Bereiche unterscheiden, so wäre es eher überraschend, *keine* geschlechtsbezogenen Unterschiede in der Reaktion auf Schmerzen zu finden. Notwendig ist es nun, anhand der vorliegenden Einzelergebnisse ein komplexes theoretisches Modell zu entwickeln, das die bisherigen Befunde einordnet und spezifische Hypothesen für die weitere Forschung ermöglicht.

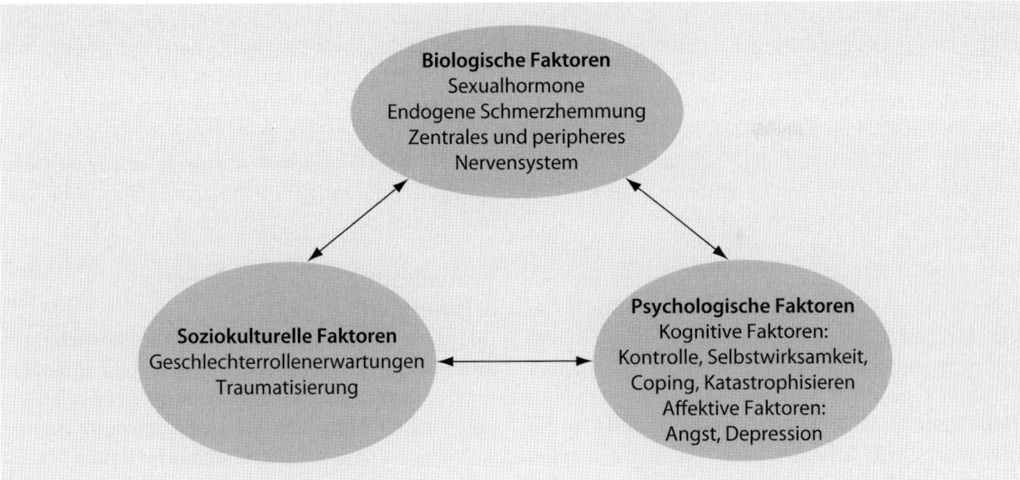

Abb. 14.1 Schematische Darstellung von Einflussfaktoren auf die Entwicklung geschlechtsbezogener Unterschiede bei Schmerz

14.5.1 Biologische Unterschiede

Welche biologischen Unterschiede in den Mechanismen der Schmerzverarbeitung führen dazu, dass Frauen eine höhere Schmerzsensitivität aufweisen als Männer? Als besonders bedeutsam in diesem Zusammenhang werden **hormonelle Faktoren**, speziell die Sexualhormone, sowie Unterschiede in der **Funktionsweise endogener Schmerzkontroll- und Neurotransmittersysteme** eingeschätzt (Berkley 1997, Fillingim 2000c). Als weitere biologische Faktoren werden Blutdruck und Körpergröße genannt, deren differenzieller Einfluss auf die Schmerzsensitivität bei Frauen und Männern nach heutigem Erkenntnisstand aber eher als gering beurteilt werden muss (Rollman et al. 2000).

Hormonelle Faktoren – Einfluss der Sexualhormone auf Schmerz

Die 3 Sexualhormone oder Steroidhormone **Östrogen, Progesteron und Testosteron** sind jeweils bei beiden Geschlechtern vorhanden, sodass es eigentlich nicht korrekt ist, von »weiblichen« und »männlichen« Hormonen zu sprechen. Allerdings bestehen zwischen den Geschlechtern große Unterschiede sowohl in der Produktion, den Biorhythmen und den biologischen Funktionen als auch im Metabolismus der Sexualhormone. Allein diese Differenzen legen die Annahme nahe, dass Sexualhormone an Prozessen, bei denen geschlechtsbezogene Unterschiede beobachtet werden, beteiligt sind.

Weiterhin kann vermutet werden, dass diejenigen biologischen Prozesse, an denen Sexualhormone beteiligt sind, geschlechtsbezogene Unterschiede aufweisen (Berkley 1997). Dementsprechend wird die **Wirkung der Steroidhormone** häufig zur Erklärung geschlechtsbezogener Unterschiede in der Schmerzwahrnehmung herangezogen. Tatsächlich gibt es sowohl aus tierexperimentellen Untersuchungen als auch aus Untersuchungen am Menschen deutliche Hinweise für die schmerzmodulierenden Eigenschaften von Sexualhormonen. So ist beispielsweise aus Tierstudien bekannt, dass Nozizeption und endogene Schmerzmodulation bei weiblichen Tieren mit dem Menstruationszyklus variieren. Eine Beteiligung von Sexualhormonen an nozizeptiven Prozessen zeigen auch experimentelle Studien im Humanbereich (Berkley 1997, Fillingim 2000b, Riley et al. 1998). Dieses Ergebnis wurde bereits vor 12 Jahren durch eine Metaanalyse von Studien bestätigt, die Schmerzreaktionen auf verschiedene experimentelle Schmerzreize in Abhängigkeit von der menstruellen Zyklusphase untersuchten (Riley et al. 1998).

In einer Vielzahl humanexperimenteller Studien zeigte sich, dass Reaktionen auf experimentell induzierten Schmerz vom Menstruationszyklus abhängig sind.

Die höchste Schmerzsensitivität wurde bei fast allen experimentellen Schmerzstressoren während der **Lutealphase** (wenn Östrogen- und Progesteronspiegel hoch sind) gefunden. Dies stimmt überein mit Untersuchungen an Patienten mit chronischen Schmerzen (z. B. Fibromyalgiepatientinnen), deren Schmerz am stärksten in der Lutealphase war (Korszun et al. 2000). Eine Bedeutung hoher Östrogenplasmaspiegel für klinisch relevante Schmerzen wie Migräne, Kopfschmerzen oder temporomandibuläre Schmerzen (Marcus 1995, Dao u. LeResche 2000, Hellstrom u. Anderberg 2003) konnte ebenfalls gezeigt werden.

Aber nicht bei allen Arten von Schmerzen (abhängig vom Stressor) scheinen hohe Östrogenspiegel mit einer vermehrten Schmerzhaftigkeit verbunden zu sein. Elektrisch induzierter experimenteller Schmerz zeigt z. B. eine höhere Sensitivität in der Follikelphase (wenn Östrogen- und Progesteronspiegel niedrig sind). Hohe Östrogen- und Progesteronwerte in der Schwangerschaft scheinen die Schmerzschwellen eher zu steigern und damit das Schmerzempfinden zu dämpfen. Auch eine schnelle Änderung des Östrogenspiegels wird mit vermehrter Schmerzhaftigkeit in Verbindung gebracht (LeResche et al. 2003).

Nicht in allen humanen Studien wird die Schmerzreaktion bei Frauen von der Zyklusphase beeinflusst (Klatzkin et al. 2010). Insgesamt besteht deshalb noch deutlicher Forschungsbedarf hinsichtlich des Einflusses des Menstruationszyklus und von Sexualhormonen auf Schmerzen, insbesondere bei verschiedenen klinisch relevanten Schmerzerkrankungen. Der derzeitige Erkenntnisstand lässt bisher nur den Schluss zu, dass Zykluseffekte – wenn überhaupt – nur einen Teil der Variabilität von weiblichen und männlichen Schmerzreaktionen erklären können. Wichtig ist aber in diesem Zusammenhang, dass in zukünftigen Studien zur Geschlechtsabhängigkeit von Schmerzen der Hormonstatus von Frauen mit in die Auswertung einbezogen werden muss.

Weiblicher Zyklus und Lernmechanismen

Obwohl auch Männer chronobiologischen Veränderungen unterworfen sind, erfahren sie insgesamt wesentlich geringere Hormonschwankungen als Frauen. Berkley (1997) nimmt an, dass sowohl akute Schmerzreaktionen als auch persistierende Schmerzen bei Frauen über den **Lernmechanismus der klassischen Konditionierung** beeinflusst sein könnten.

Im Rahmen der hormonellen Veränderungen während des weiblichen Zyklus könnten Menstruationsschmerzen über Lernprozesse eine Kopplung mit einer bestimmten Hormonkonzentration erfahren. Letztere wird zu einem konditionierten Stimulus und damit zum Schmerzanlass.

Dies könnte auch Schmerzen von Frauen nach der Menopause erklären, die weiterhin unter Symptomen von Dysmenorrhö leiden. Obwohl es aus Tierstudien einige Belege für solche **Konditionierungsprozesse** gibt, ist derzeit noch unklar, ob dies auch für den Menschen zutrifft. Allerdings könnten assoziative Lernprozesse eine gute Erklärung für Schmerzzustände ohne Vorliegen einer klaren Organpathologie liefern.

Sexualhormone und endogene Schmerzhemmung

Endogene Systeme, die die **Schmerzwahrnehmung modulieren**, scheinen bei Frauen und Männern unterschiedlich zu reagieren. Ein in Tierstudien gut untersuchter Bereich ist die stressinduzierte Analgesie (SIA). So fand man, dass weibliche Ratten bei verschiedenen Stressoren sowohl eine geringere opioid- als auch nichtopioidvermittelte SIA zeigten als männliche Ratten. Diese Effekte sind offenbar durch Sexualhormone vermittelt (Fillingim 2000c, Berkley 1997).

Generell scheinen hormonelle Bedingungen, die entweder durch einen erhöhten Östrogenspiegel oder auch durch einen erhöhten Östrogenspiegel in Kombination mit einem erhöhten Progesteronspiegel gekennzeichnet sind, mit erhöhten Schmerzreaktionen und verminderten analgetischen Reaktionen auf Stress in Zusammenhang zu stehen (Fillingim u. Ness 2000).

Mogil et al. (1993) konnten zudem im Tierversuch qualitative Unterschiede der Morphinwirkung belegen. Diese Autoren fanden, dass weibliche und männliche Mäuse zwar ein gleiches Ausmaß an Analgesie bei Schwimmstress aufwiesen, diese aber bei den männlichen Tieren durch eine Opioidrezeptorblockade aufgehoben werden konnte, bei den Weibchen dagegen nicht.

In Belastungssituationen ist die stressinduzierte (opioidvermittelte) Analgesie bei Frauen wahrscheinlich schwächer ausgeprägt als bei Männern.

Auch humanexperimentelle Studien konnten Unterschiede in endogenen Hemmmechanismen zwischen Frauen und Männern nachweisen, bei denen wahrscheinlich Sexualhormone eine modulatorische Rolle spielen (Granot et al. 2008). Um zu verstehen, warum das so ist, wurden bildgebende Untersuchungen, insbesondere PET-Untersuchungen, durchgeführt. Mithilfe dieser Technik konnte z. B. gezeigt werden, dass bei Frauen (zyklus- und altersabhängig) eine deutlich verminderte basale Opioidrezeptorexpression in solchen Hirnregionen vorliegt, die an endogenen Hemmmechanismen beteiligt sind (Smith et al. 1998, Zubieta et al. 1999). Dies scheint eine funktionelle Bedeutung zu haben.

Eine ausgesprochen interessante Studie aus diesem Bereich konnte darauf aufmerksam machen, dass ein als identisch empfundener Schmerzreiz bei Männern eine stärkere opioidvermittelte Aktivierung in für endogene Hemmung wichtigen Hirnarealen auslöst als bei Frauen (Zubieta et al. 2002). Bei Frauen kam es nicht nur zu einer verminderten Aktivierung, sondern sogar zum Teil zu einer Deaktivierung dieser Hirnareale. Während es somit bei Männern zu einer aktiven (deszendierenden) Hemmung der Schmerzen kommt, wird bei Frauen eine derartige Hemmung nicht ausgelöst, sondern eher sogar verstärkt (Zubieta et al. 2002).

Dies macht deutlich, dass Frauen wahrscheinlich schlechter »in der Lage sind«, bei einem auftretenden schmerzhaften Ereignis die Schmerzempfindung zu unterdrücken, und deshalb den Schmerz möglicherweise stärker empfinden bzw. eher zu einer Chronifizierung der Schmerzen neigen. Hierbei spielen Östrogene eine Rolle: Eine in der Follikelphase (wenn Östrogenspiegel bei Frauen niedrig sind) wie oben beschriebene Deaktivierung der hemmenden Hirnareale konnte durch exogene Östrogenzufuhr umgekehrt und damit der Aktivierung bei Männern angenähert werden (Smith et al. 2006). PET-Studien konnten auch zeigen, dass viszerale Schmerzen im Gehirn bei Frauen und Männern unterschiedlich verarbeitet werden und ähnlich wie bei somatischen Schmerzen deszendierende Hemmsysteme hierbei eine mögliche Rolle spielen (Bermann et al. 2006).

Beeinflussung des zentralen und peripheren Nervensystems durch Sexualhormone

Sexualhormone beeinflussen mehrere Wege der Schmerzmodulation, bei denen das ZNS beteiligt ist. So verändern sie die Konzentrationen einer Reihe von neuroaktiven Substanzen, die an der Schmerzverarbeitung beteiligt sind, wie z. B. Substanz P, Aminosäuren – wie GABA (Gammaaminobuttersäure) und Glutamat – und andere Neurotransmitter wie Serotonin, Dopamin und Noradrenalin (Berkley 1997, Fillingim u. Ness 2000).

> **Interaktionen zwischen den Sexualhormonen und zentralen neuromodulatorischen Systemen könnten die grundlegende Schmerzsensitivität sowohl durch eine Herabregulierung der endogenen Schmerzkontrollmechanismen als auch durch die Modulation der analgetischen Reaktionen auf pharmakologische Substanzen verändern (Fillingim u. Ness 2000).**

Neben der Wirkung auf zentralnervöse Prozesse wird weiterhin angenommen, dass Sexualhormone die **Nozizeption** bereits in der Peripherie auf der Ebene der primären Afferenzen beeinflussen. Hier gibt es Ergebnisse aus Tierstudien, dass eine Östrogengabe Eigenschaften der rezeptiven Felder der primären Afferenzen des Trigeminusnervs verändern kann. Schwangerschaft und das Hormon Progesteron beeinflussen die Nervenleitfähigkeit von somatischen und viszeralen peripheren Nerven für die Wirkung von Lokalanästhetika (Fillingim u. Ness 2000). Die bisherige Forschungslage legt nahe, dass Sexualhormone periphere wie auch zentrale Effekte ausüben, die die Schmerzmodulation beeinflussen. Allerdings muss die praktische Relevanz dieser Befunde noch geklärt werden.

> **Die Sexualsteroide beeinflussen sowohl periphere als auch zentrale Mechanismen, die an der Verarbeitung eines Schmerzreizes beteiligt sind. Allerdings sind das Ausmaß der Effekte sowie die Rolle, die sie in der Pathophysiologie spielen, derzeit noch unklar.**

Die Sexualsteroide können die vorgefundenen **Unterschiede in der Schmerzsensitivität** zwischen Männern und Frauen teilweise, aber nicht vollständig erklären. Geschlechtsbezogene biologische Faktoren stellen jedoch nur eine Auswahl von Variablen dar, die die Schmerzreaktion beeinflussen. Es muss davon ausgegangen werden, dass der Einfluss soziodemografischer, psychologischer und psychosozialer Faktoren diese Beziehungen modulieren oder auch maskieren kann.

Genetische Faktoren

In den letzen Jahren konnten genetische Faktoren identifiziert werden, die neben hormonellen Effekten zudem für geschlechtsabhängige Unterschiede in der Schmerzempfindlichkeit eine Rolle spielen könnten. Eines der bekanntesten Beispiele ist das Melanokortin-1-Rezeptor-Gen, das einen modulierenden Effekt auf die Wirkung von Opioiden zu haben scheint. Interessant hierbei ist, dass bei Frauen mit 2 Allelvarianten des Melanokortin-1-Rezeptor-Gens, die typischerweise rotes Haar und blasse Haut aufweisen (Mogil et al. 2003), κ-Opioide analgetisch wirken, bei Männern mit dieser Allelvariante (und bei Frauen und Männern ohne diese Variante) nicht. Da der Melanokortin-1-Rezeptor in Gliazellen des Gehirns und Neuronen des periaquäduktalen Graus (einer Hirnregion, die bei deszendierenden Hemmmechanismen eine Rolle spielt) vorkommt, ist seine Beteiligung an antinozizeptiven Prozessen nicht überraschend. Dennoch ist die Tatsache, dass dies nur bei den weiblichen und nicht den männlichen Allelträgern von Bedeutung für den Schmerz zu sein scheint, interessant und ursächlich bisher nicht erklärbar, insbesondere auch deshalb, da das Gen für diesen Rezeptor nicht auf einem Geschlechtschromosom liegt.

Genetische Faktoren spielen eine wichtige Rolle bei geschlechtsbedingten Unterschieden hinsichtlich der Schmerzhaftigkeit und der Wirksamkeit von Schmerzmitteln. Zu diesem Punkt befindet sich die Forschung allerdings noch in den »Kinderschuhen«.

Weitere Beispiele für die Bedeutung genetischer Faktoren für Geschlechterunterschiede beim Schmerzgeschehen sind z. B. G-Protein-gekoppelte, einwärtsströmende Kaliumkanäle (GIRK), die postsynaptische G-Protein-gekoppelte Rezeptoragonisteneffekte (z. B. über Opioidrezeptoren) und die präsynaptische Inhibition einer Neurotransmitterausschüttung vermitteln. Die Mutation des GIRK-2-Kanals führt bei männlichen Mäusen zu einer reduzierten Schmerzschwelle und einer verminderten analgetischen Wirkung von Clonidin, die den unter normalen Bedingungen bestehenden Unterschied zwischen weiblichen und männlichen Mäusen aufhebt (weibliche Mäuse zeigten eine reduzierte Schmerzschwelle und verminderte Effekte bei Gabe von Clonidin; Mitrovic et al. 2003). Möglicherweise kann also eine vermehrte GIRK-2-Expression in männlichen Mäusen (und ggf. parallel dazu beim Menschen) die verminderte Schmerzsensitivität von Männern (über endogene α-adrenerge Mechanismen) erklären.

14

Unterschiedliche Analgetikawirkungen

Frauen und Männer zeigen in vielerlei Hinsicht unterschiedliche Reaktionen auf Analgetika. Hierbei ist zu beachten, dass viele Unterschiede gerade alter, seit Langem zugelassener Substanzen gar nicht bekannt sind; bis zum Jahr 1994 war es nämlich unerheblich, welche Geschlechter in Studien eingeschlossen wurden, die zur Zulassung und Anwendung von Pharmaka führen sollten. Dies führte dazu, dass vor 1994 in die meisten Studien ausschließlich Männer eingeschlossen wurden (der Grund für die mangelnde Berücksichtigung von Frauen waren Probleme wie Schwangerschaften, mögliche Varianzen aufgrund von Hormonschwankungen etc.). Der in diesen einseitig durchgeführten Studien erhobene Effekt (einschließlich Dosierung, Nebenwirkungsspektrum etc.) wurde und wird noch immer in der klinischen Praxis auf beide Geschlechter übertragen (da es in den meisten Fällen keine neueren Studien auch an Frauen gibt). Seitdem 1994 von den National Institutes of Health (NIH) eine Richtlinie ausgegeben wurde, die besagt, dass auch Frauen (und Minderheiten) in klinische Studien eingeschlossen werden müssen, hat sich die Situation verbessert. Pharmakologische Studien, die ausreichende Kraft haben, Unterschiede zwischen den Geschlechtern zu identifizieren, sind aber immer noch selten.

Wahrscheinlich gibt es deutlich mehr Unterschiede zwischen den Geschlechtern hinsichtlich der Wirksamkeit verschiedener Analgetika als bisher bekannt. Da vor 1994 aber die meisten Studien an Männern durchgeführt worden sind und viele Zulassungen von Analgetika auf diesen Studien beruhen, ist über unterschiedliche Analgetikawirkungen bei Frauen und Männern insbesondere der »alten« Substanzen wenig bekannt.

Zu unterscheiden ist im Zusammenhang mit pharmakologischen Unterschieden der pharmakokinetische vom pharmakodynamischen Aspekt. Ein **pharmakokinetischer Unterschied** zwischen Frauen und Männern beruht darin, dass Frauen einen höheren Körperfettanteil und ein vermindertes Körperwasservolumen aufweisen. Dies führt dazu, dass bei einer Initialdosis einer lipophilen Substanz die Plasmakonzentration bei Frauen geringer ist, bei einer hydrophilen Substanz hingegen höher. Bei Langzeitgabe einer Substanz ist dies jedoch nicht mehr relevant. Wichtig ist auch, dass Frauen meist ein geringeres Gewicht aufweisen als Männer.

Ein weiterer wichtiger pharmakokinetischer Unterschied zwischen Frauen und Männern besteht in der Aktivität von Leberenzymen, die Analgetika abbauen bzw. in Metaboliten umwandeln, wie z. B. verschiedene Zytochrom-P450-Enzyme. Dies führt zu einer unterschiedlichen Metabolisierungsrate der Analgetika und damit zu unterschiedlichen Wirkstärken (z. B. bei Tramadol, Morphin) oder Nebenwirkungsraten (z. B. bei Morphin). Ursächlich spielen hierbei u. a. Hormone eine Rolle, sodass dieser Effekt z. T. abhängig vom Menstruationszyklus sein kann. Ebenfalls interessant ist der Effekt oraler Kontrazeptiva oder einer Schwangerschaft auf verschiedene CYP-Enzyme (Pleym et al. 2003). Nicht zu vergessen ist die unterschiedliche Glukuronidierungsrate bei Frauen und Männern, die den Abbau verschiedener Analgetika (wie z. B. Morphin, Paracetamol) beeinflusst. Inwieweit pharmakokinetische Unterschiede bestimmter Analgetika (z. B. für Morphin und Paracetamol) deren Effekte und Nebenwirkungen bestimmten, ist allerdings bisher weitgehend unklar.

Pharmakodynamische Unterschiede von Analgetika sind deutlich weniger bekannt, da sie bisher selten untersucht worden sind. Am besten erforscht sind unterschiedliche pharmakodynamische Effekte von Opioiden bei beiden Geschlechtern. So konnte z. B. gezeigt werden, dass Frauen ein größeres μ-Opioidrezeptor-Bindungspotenzial aufweisen als Männer (Zubieta et al. 1999). Dementsprechend scheint die **analgetische Wirkung von Opioiden** bei Frauen insgesamt stärker ausgeprägt zu sein; das belegen insbesondere Studien bei postoperativen Patienten mit einer Morphin-PCIA (patientenkontrollierte intravenöse Analgesie; Gear et al. 1999). In diese Richtung weisen auch weitere Untersuchungen, die die analgetische Wirkung unterschiedlicher Morphinderivate prüften (Fillingim 2000a). Besonders interessant sind Befunde, die zeigen, dass κ-Opioidrezeptoren einen z. T. gegensätzlichen Effekt bei Frauen und Männern haben. Während sie bei Frauen dosisabhängig zu einer Analgesie führen, sind sie bei Männern (in niedrigen Dosierungen) eher hyperalgetisch wirksam (Gear et al. 1996, 1999).

> **Die analgetische Wirkung von μ-Opioidagonisten scheint bei Frauen stärker ausgeprägt zu sein. Opioidagonisten am κ-Rezeptor zeigen bei Frauen in bestimmten Dosierungen eine schmerzhemmende (agonistische) und bei Männern eine schmerzsteigernde (hyperalgetische) Wirkung.**

Der analgetische, nicht aber der hyperalgetische Effekt, konnte hierbei durch Naloxon antagonisiert werden. Inwieweit diese Effekte klinische Relevanz haben, muss noch geprüft werden. Nicht zuletzt gibt es auch kontroverse Ergebnisse, die auf eine gesteigerte Wirkung von Morphin bei Männern hinweisen könnten. Aubrun et al. (2005) konnten z. B. zeigen, dass Frauen in der frühen Phase nach Operationen deutlich mehr Morphin benötigen als Männer. Dieser Effekt scheint sich mit höherem Lebensalter aufzuheben. Möglicherweise spielt hier die unterschiedliche pharmakokinetische Wirkung von Morphin bei Frauen und Männern eine Rolle; bei Frauen flutet Morphin später an, wirkt aber dafür länger (Sarton et al. 2000). Pharmakodynamische Unterschiede anderer Analgetika sind wenig untersucht. Eine experimentelle Studie fand eine deutlich bessere analgetische Wirkung von Ibuprofen bei Männern (Walker u. Carmody 1998). Die klinische Relevanz dieser Untersuchung ist jedoch fragwürdig.

14.5.2 Psychologische Faktoren

Kognitive Faktoren

Experimentelle Studien, die kognitive Faktoren in die Untersuchung geschlechtsbezogener Unterschiede bei Schmerz einbeziehen, sind bisher noch rar (Robinson et al. 2000), obwohl man annimmt, dass sie beim **Prozess der Schmerzverarbeitung** eine bedeutende Rolle spielen.

Kontrolle und Selbstwirksamkeitserwartungen. Seit einiger Zeit wird dem Einfluss von Selbstwirksamkeitserwartungen auf die Schmerzsensitivität vermehrt Beachtung geschenkt. Die Befundlage ist allerdings uneinheitlich, und es ist bisher auch nur unzureichend geklärt, über welche Mechanismen Selbstwirksamkeitserwartungen ihre Wirkung entfalten. Sie könnten zum einen direkte Einflüsse auf die Evaluation von Schmerzen ausüben, zum anderen aber auch als kognitive Mediatoren von eingesetzten Copingstrategien wirksam werden.

> **Bei der Betrachtung experimenteller Studien zum Zusammenhang zwischen kognitivem Coping, Selbstwirksamkeitserwartungen und Schmerz zeigt sich allgemein, dass ausgeprägte Selbstwirksamkeitserwartungen die Anwendung von Schmerzbewältigungsstrategien sowie den Grad der Schmerztoleranz günstig beeinflussen.**

Kognitive Copingstrategien zeigten bessere Effekte, wenn sie mit positiven statt mit negativen Selbstwirksamkeitserwartungen verbunden waren. Fillingim et al. (1996) wiesen allerdings nach, dass sich die Korrelationsmuster zwischen psychologischen Variablen und der Reaktion auf einen thermischen Schmerzreiz geschlechtsbezogen unterscheiden: Höher ausgeprägte Kontrollannahmen und Selbstwirksamkeitserwartungen waren ausschließlich bei Frauen mit einer geringeren Schmerzsensitivität assoziiert. Bei Männern dagegen bestand eine positive Korrelation zwischen Angst und Schmerzsensitivität. Die psychologischen Variablen »Selbstwirksamkeit« und »Kontrollerwartung« könnten also in geschlechtsbezogener Weise die Schmerzreaktionen von Frauen und Männern beeinflussen, allerdings bieten die Autoren nur Spekulationen über die Ursache der beobachteten Unterschiede an.

Studien, die die Kognitionen von Patientinnen und Patienten mit chronischen Schmerzen untersuchten, bestätigen diese in experimentellen Untersuchungen gefundenen Geschlechterunterschiede nicht. Es existieren somit keine ausreichenden Belege für die **klinische Relevanz** der in den experimentellen Studien gefundenen Ergebnisse.

Copingstile und katastrophisierende Kognitionen. Es gibt nur wenige Studien, die geschlechtsbezogene Schmerzbewältigungsstile direkt untersucht haben, obwohl eine Reihe von Autoren annimmt, dass Frauen und Männer durch soziale Einflüsse unterschiedliche Copingstile zum Umgang mit Schmerzen erwerben (Robinson et al. 2000). Eine Umfrage von Unruh et al. (1999) ergab beispielsweise, dass Frauen mehr bewältigende Selbstinstruktionen aufwiesen und mehr soziale Unterstützung einholten. Auch palliative Bewältigungsformen wurden eher von Frauen angewendet. Insgesamt gesehen legt die Literatur nach der Übersichtsarbeit von Robinson et al. (2000) nahe, dass Frauen und Männer solche Copingstile zur Stressbewältigung einsetzen, die den gängigen Geschlechterrollenstereotypen entsprechen: Danach konzentrieren Frauen sich mehr auf interpersonale und emotionale Aspekte einer Situation, während Männer eher instrumentelle und problemlösende Strategien verfolgen. Studien, die Schmerzbewältigungsstrategien bei Männern und Frauen untersuchten, zeigen übereinstimmend auf, dass Frauen eine breitere Palette verschiedener Copingstrategien verwenden, diese Strategien eher in den Alltag integrieren und mit höherer Wahrscheinlichkeit soziale Unterstützung erbitten. Männer ignorieren oder reinterpretieren ihre Schmerzen häufiger und verwenden mehr bewältigende Selbstinstruktionen.

Katastrophisierende Kognitionen werden übereinstimmend als weiterer wichtiger Faktor sowohl für die Schmerzbeurteilung als auch für die Beziehung zwischen Schmerz und negativem Affekt angesehen. So konnte in einer experimentellen Studie mit dem Cold-Pressor-Test gezeigt werden, dass das Ausmaß des Katastrophisierens Geschlechterunterschiede in Schmerzintensität und Schmerzverhalten erklären kann (Sullivan et al. 2000, 2001, Keefe et al. 2000). Obwohl nur wenige Studien vorliegen und die Befundlage zudem uneinheitlich ist, lässt sich vorsichtig schlussfolgern, dass Frauen eine stärkere Tendenz zu katastrophisierenden Kognitionen aufweisen als Männer. Dieser Befund müsste allerdings durch weitere Studien erhärtet werden.

Eine neue Studie von Lautenbacher (2009) untersuchte die Bedeutung eines verwandten Konstrukts, nämlich der **Hypervigilanz**, d. h. der Fokussierung der Aufmerksamkeit auf schmerzhafte Reize, auf den Verlauf postoperativer Schmerzen, und die Anforderung von postoperativen Analgetika. Hier zeigte sich, dass Hypervigilanz ein guter Prädiktor für den subjektiv wahrgenommenen postoperativen Schmerz war. Allerdings wurde diese Untersuchung nur an männlichen Probanden durchgeführt, sodass hier lediglich auf die mögliche Bedeutung dieser Variable für akute postoperative Schmerzen hingewiesen werden kann.

> **Schmerzbezogene Copingstile und Kognitionen werden als bedeutsame Faktoren bei der Ausprägung geschlechtsbezogener Unterschiede sowohl im klinischen als auch im experimentellen Bereich angesehen.**

Allerdings ist hier noch viel Forschungsarbeit zu leisten: Nur wenige Studien beschäftigen sich direkt mit der Überprüfung unterschiedlicher Kognitionen bei Frauen und Männern bzw. mit der Frage, auf welche Weise **geschlechtsbezogene Unterschiede kognitiver Faktoren** sich auf die Schmerzsensitivität bzw. auf den Zusammenhang zwischen Schmerz und negativem Affekt auswirken könnten.

Affektive Faktoren – Unterscheiden sich Frauen und Männer in ihren affektiven Reaktionen auf Schmerz?

Die im Zusammenhang mit Schmerz am meisten untersuchten emotionalen Reaktionen sind **Angst und depressive Verstimmung**. Mittlerweile wird auch der Bedeutung anderer Emotionen – wie z. B. Ärger oder Frustration – mehr Beachtung geschenkt. Es existieren aber nur wenige Studien, die sich in diesem Zusammenhang mit geschlechtsbezogenen Unterschieden auseinandergesetzt haben. Daher wird im Folgenden das Augenmerk v. a. auf Angst und Depression gerichtet.

Rollman (1995) nimmt an, dass geschlechtsbezogene Unterschiede bei laborexperimentellen Schmerzen durch Angst mitbedingt sein könnten. Im Rahmen von Experimenten, bei denen die »State-Angst« als affektives Maß erfasst wurde, stellte sich heraus, dass Frauen signifikant höhere Werte aufwiesen als Männer. Darüber hinaus zeigte sich in einer Studie, bei der mehrfach **Bestimmungen der Schmerzschwelle** vorgenommen wurden, bei Frauen ein Anstieg der

Ängstlichkeitsscores, wohingegen bei Männern die Werte stabil blieben.

Rollman nimmt an, dass Frauen und Männer der experimentellen Untersuchungssituation mit unterschiedlichen Angstniveaus begegnen und die gefundenen Unterschiede in der Schmerzsensitivität durch die **Konfundierung von Schmerz und Angst** bedingt sein könnten. Als Beleg für diese Annahme wertet er die Tatsache, dass jene männlichen und weiblichen Versuchspersonen, die gleiche Werte für »State-Angst« aufwiesen, bei Schmerzinduktion durch einen Hitzereiz keine signifikanten Unterschiede hinsichtlich ihrer Schmerzschwellen erkennen ließen.

Klinisch ist gut belegt, dass Angst und Depression bei Frauen häufiger auftreten als bei Männern und zudem eine **hohe Komorbidität** mit Schmerz sowie mit anderen physischen Symptomen besteht (Kroenke u. Spitzer 1998).

Robinson et al. (2000) geben einen Überblick über affektive Reaktionen bei klinischem Schmerz und vermuten, dass sich **geschlechtsbezogene Unterschiede in der emotionalen Schmerzreaktion** auf die Schilderung klinischer Schmerzen auswirken könnten. So scheint bei Frauen ein signifikanter Zusammenhang zwischen Depression und Schmerz zu bestehen, während bei Männern ein Zusammenhang zwischen Depression und Aktivitätsgrad, nicht aber zwischen Depression und Schmerz beobachtet wird.

Angst und Depression sind die hinsichtlich ihrer Einflussnahme auf Schmerz am besten untersuchten affektiven Reaktionen. Insgesamt gesehen weisen Frauen ein höheres Ausmaß an Angst in experimentellen Schmerzsituationen auf, sodass sich eine Konfundierung von Schmerz und Angst vermuten lässt. Weiterhin ist bei Frauen der Zusammenhang zwischen Schmerz und Depression stärker ausgeprägt als bei Männern.

14.5.3 Soziokulturelle Faktoren

Geschlechterrollenerwartungen

Geschlechterrollenerwartungen und **soziale Rollenmodelle** werden häufig als Einflussfaktoren auf Schmerz angenommen, wurden aber relativ selten direkt untersucht (Robinson et al. 2000).

Nach traditionellen Geschlechterrollenstereotypen wird erwartet, dass die männliche Rolle es verlange, Schmerz zu unterdrücken, um nicht unmännlich zu erscheinen, während es von Frauen erwartet wird, expressiv zu sein, offenes Schmerzverhalten zu zeigen sowie soziale Unterstützung zu suchen.

In Bestätigung dieser Annahmen berichteten männliche Versuchsteilnehmer in der Studie von Klonoff et al. (1993), dass es ihnen peinlich sei Schmerzen zu zeigen und sie dies vermeiden würden. Die an der Studie beteiligten Frauen äußerten dagegen, dass sie auf Schmerzen mit **Angst und Irritation** reagierten und dies mit hoher Wahrscheinlichkeit auch ihrer Umwelt mitteilen würden. Auch Unruh (1996) betont, dass Frauen und Mädchen bei Schmerzen stärker offen irritiert sind und Unruhe zeigen.

In einer viel zitierten Studie versuchten Levine u. De Simone (1991) die **Auswirkungen von Geschlechterrollenstereotypen** direkt während eines Experiments mit dem Eiswassertest zu untersuchen. Weibliche und männliche Probanden wurden randomisiert weiblichen oder männlichen Versuchsleitern zugeteilt, die nach ihrer physischen Attraktivität ausgewählt worden waren und für das Experiment mit Minirock bzw. Muskelshirt in geschlechtsstereotyper Weise gekleidet waren. Es stellte sich heraus, dass die männlichen Probanden bei der weiblichen Versuchsleiterin signifikant weniger Schmerzen angaben als bei dem männlichen Versuchsleiter. Dieser Unterschied war bei den weiblichen Versuchspersonen nicht signifikant, obwohl auch sie tendenziell dem männlichen Versuchsleiter mehr Schmerzen mitteilten.

Die Autoren schlossen daraus, dass die Schmerzkommunikation durch den sozialen Kontext beeinflusst ist und sich die Unterschiede in den Schmerzschilderungen zwischen den Geschlechtern nicht allein auf die Schmerzsensitivität zurückführen lassen.

Zu beachten ist, dass Feine et al. (1991) die geschilderten **Interaktionen** ohne die die Geschlechterrollen betonende Aufmachung nicht nachweisen konnten.

Otto u. Dougher (1985) untersuchten die Beziehung zwischen biologischem Geschlecht, psychologischem Geschlecht (Gender), sozialer Erwünschtheit und der Schmerzsensitivität bei Frauen und Männern. Zur **Erfassung des psychologischen Geschlechts** wurde das Bem Sex Role Inventory verwendet, welches Einstellungen und Erwartungen zu weiblichen und männlichen Geschlechterrollen (Femininität und Maskulinität) erfragt. Die Ergebnisse zeigten eine signifikante Interaktion zwischen den Scores für Maskulinität und Femininität und biologischem Geschlecht: Männer mit hohen Werten in der Maskulinitätsskala wiesen – ganz dem männlichen Geschlechterrollenstereotyp entsprechend – die höchsten Werte für die Schmerztoleranz auf. Die Schmerztoleranz bei Frauen hingegen wurde nicht durch ihr psychologisches Geschlecht beeinflusst.

Jones u. Rollman (1999) untersuchten ebenfalls den Einfluss der Geschlechterrolle auf die Schmerzreaktion. Höhere Werte in der Bem-Femininitätsskala gingen bei Frauen mit einer niedrigeren Schmerzschwelle sowie höheren Ratings der Schmerzintensität einher. Bei Männern korrelierten hohe Werte in der Maskulinitätsskala mit geringeren Schmerzratings. Die Autoren nehmen an, dass diese Ergebnisse frühe **Sozialisationsunterschiede** hinsichtlich des Umgangs mit Schmerz reflektieren.

Offen bleibt die Frage, ob sich der **Einfluss dieser geschlechtsbezogenen Einstellungen** nicht nur auf den experimentellen, sondern auch auf den klinischen Schmerz bezieht, der im Gegensatz zum experimentellen Schmerz zumeist länger andauert und sich v. a. der Kontrolle des Individuums entzieht. Aussagekräftige Daten hierzu fehlen.

Traumatisierung

> **Es gibt eine wachsende Anzahl von Belegen für die Annahme einer Beziehung zwischen chronischem Schmerz und körperlichem oder sexuellem Missbrauch.**

Toomey et al. (1995) berichten bei Schmerzpatienten von Prävalenzraten zwischen 34% und 66% über verschiedene Schmerzsyndrome und Arten des Missbrauchs hinweg und stellten dar, dass betroffene Frauen v. a. unter **chronischen Abdominalschmerzen und Kopfschmerzen** leiden. Es bestehe eine positive Beziehung zwischen Missbrauch, der Diagnose einer funktionellen Störung sowie einem hohen Ausmaß der Inanspruchnahme des Gesundheitswesens. Während sich die Schmerzbeschreibungen zwischen Missbrauchsopfern und Nichtmissbrauchten nicht voneinander unterschieden, ergaben sich signifikant ungünstigere Scores im Copingverhalten, der Belastung und der Inanspruchnahme des Gesundheitswesens für die Missbrauchsopfer.

Spertus et al. (1999) berichten, dass eine **traumatische Erfahrung** (die Definition beinhaltete hier neben Erfahrungen von körperlichem oder sexuellem Missbrauch auch lebensbedrohliche Ereignisse, traumatische Todesfälle und Zeugenschaft bei traumatischen Ereignissen) v. a. bei Männern die Fähigkeit, mit chronischen Schmerzen konstruktiv umzugehen, negativ beeinflusste.

> **Soziodemografische Faktoren beeinflussen den berichteten Schmerz: In laborexperimentellen Untersuchungen sind Schmerzberichte abhängig von Geschlechterrollenstereotypen. In klinischen Studien wird die große Bedeutung von Traumatisierungen für das Schmerzerleben deutlich, wobei möglicherweise Männer durch Traumata in der Schmerzbewältigung stärker beeinträchtigt werden als Frauen.**

14.6 Praktische und klinische Implikationen

Die Untersuchung geschlechtsbezogener Unterschiede in der Schmerzsensitivität von Frauen und Männern ist nicht nur von akademischem Interesse, sondern hat weitreichende praktische und klinische Implikationen. Obwohl mögliche Konsequenzen der hier berichteten Forschungsergebnisse sich erst unscharf abzeichnen, können wir doch davon ausgehen, dass geschlechtsbezogene Unterschiede die **Diagnose und Behandlung von Schmerzpatientinnen und -patienten** in Zukunft mehr beeinflussen werden.

> **Fillingim (2000c) führt aus, dass die Untersuchung von geschlechtsbezogenen Unterschieden bei Schmerz helfen könnte, die Pathophysiologie bestimmter Schmerzerkrankungen besser als bisher zu klären.**

Untersucht man beispielsweise Störungen, die hauptsächlich Frauen betreffen, so könnte der **Einfluss der Sexualhormone** auf pathophysiologische Prozesse deutlicher zutage treten. Darüber hinaus gibt es Anhaltspunkte, dass bestimmte Opioide bei Frauen eine bessere **analgetische Wirkung** haben als bei Männern (Fillingim 2000c, Fillingim u. Ness 2000), wohingegen Ibuprofen bei Männern besser wirkt (Fillingim u. Ness 2000). Es scheint daher sinnvoll, die medizinisch-somatische Schmerzbehandlung und Auswahl von Analgetika auf das Geschlecht der Patienten abzustimmen. Insgesamt könnte das bessere Verständnis der geschlechtsbezogenen neuralen und hormonellen Mechanismen zur **Entwicklung neuer und auch effektiverer medizinischer Behandlungsmöglichkeiten** führen.

Gleiches gilt für **interdisziplinäre und schmerzpsychotherapeutische Konzepte**. Da psychologische und psychosoziale Faktoren Schmerz in geschlechtsbezogener Weise beeinflussen, liegt die Vermutung nahe, dass sich eine optimale psychologische Schmerzbehandlung bei Frauen und Männern unterscheiden muss. Es gilt, die bisherige am Mann orientierte Sichtweise und die Ungleichbehandlung zum Nachteil der Frauen abzubauen. Dies ist möglich durch eine geschlechts- und gendersensitive Prävention, Therapie und Rehabilitation, die spezifische Schmerzverarbeitungs- und bewältigungsformen beider Geschlechter berücksichtigt und in ihre Konzepte einfließen lässt. Hier besteht noch ein großer Forschungs- und Handlungsbedarf.

14.7 Zusammenfassung

Die Untersuchung von geschlechtsbezogenen Unterschieden in der Schmerzsensitivität ist von weitreichendem klinischem Interesse. Epidemiologische Studien weisen eine etwa **1,5-fach erhöhte Prävalenz von Schmerz bei Frauen** nach, wobei allerdings nach der Schmerzart differenziert werden muss. Experimentelle Schmerzstudien belegen, dass Frauen eine erhöhte Schmerzsensitivität aufweisen. Die höchsten Effektstärken finden sich für Druckschmerz und elektrische Stimulation.

Es wird vermutet, dass klinischer und experimenteller Schmerz miteinander in Beziehung stehen und die experimentell vorgefundene Schmerzsensitivität v. a. bei Frauen ein **Prädiktor für die Entwicklung von Schmerzerkrankungen** sein könnte.

Obwohl die Theoriebildung noch nicht abgeschlossen ist, gibt es Befunde, die das **komplexe Ineinandergreifen von biologischen, psychologischen und psychosozialen Faktoren** beleuchten. Unter biologischer Perspektive beeinflussen Sexualsteroide sowohl periphere als auch zentrale Mechanismen, die an der Verarbeitung eines Schmerzreizes beteiligt sind. Frauen und Männer unterscheiden sich wahrscheinlich zugunsten der Frauen sowohl quantitativ als auch qualitativ in endogenen, opioidvermittelten Hemmmechanismen. Auch die analgetische Wirkung einiger Opioide ist bei Frauen und Männern verschieden, was nahelegt, medizinische und analgetische Behandlungen auf das Geschlecht abzustimmen. Hier besteht allerdings noch deutlicher Forschungsbedarf hinsichtlich geschlechtsbedingter pharmakodynamischer Unterschiede einzelner Analgetika. Nicht zuletzt spielen auch genetische Faktoren eine Rolle für geschlechtsspezifische Unterschiede zwischen Männern und Frauen; auch hier muss die Zukunft zeigen, inwieweit diese Faktoren eine Bedeutung für klinisch relevante Schmerzen haben.

In Bezug auf **psychosoziale Variablen** wissen wir, dass Frauen im Vergleich zu Männern ein höheres Ausmaß an katastrophisierenden Kognitionen aufweisen. Sie scheinen allerdings eine breitere Palette an Copingstrategien zur Verfügung zu haben. In experimentellen Schmerzsituationen zeigen sie ein höheres Ausmaß an Angst, sodass sich eine Konfundierung von Schmerz und Angst vermuten lässt. Weiterhin ist bei Frauen der Zusammenhang zwischen Schmerz und Depression stärker ausgeprägt als bei Männern. Traditionelle Geschlechterrollenerwartungen zeigen zwar einen Einfluss auf Schmerzbewertungen, können diese aber weniger gut vorhersagen als das biologische Geschlecht.

Bisher ist noch nicht geklärt, in welchem Ausmaß all diese Faktoren geschlechtsbezogene Unterschiede bei Schmerz erklären können. Weitere Forschung könnte dazu beitragen, **unterschiedliche Behandlungsansätze für Frauen und Männer** zu entwickeln.

Literatur

1 Aubrun F, Salvi N, Coriat P, Riou B (2005) Sex- and age-related differences in morphine requirements for postoperative pain relief. Anesthesiology 103: 156–160
2 Bellach BM, Ellert U, Radoschewski M (2000) Epidemiologie des Schmerzes – Ergebnisse des Bundes-Gesundheitssurveys 1998. Bundesgesundheitsblätter Gesundheitsforschung Gesundheitsschutz 43: 424–431
3 Berkley KJ (1992) Vive la différence! Trends in Neuroscience 15: 331–332
4 Berkley KJ (1997) Sex differences in pain. Behavioral and Pain Sciences 20: 371–380
5 Berman S, Munakata J, Naliboff BD, Chang L, Mandelkern M, Silverman D, Kovalik E, Mayer EA (2000) Gender differences in regional brain response to visceral pressure in IBS patients. European Journal of Pain 4: 157–172
6 Berman SM, Naliboff BD, Suyenobu B, Labus JS, Stains J, Bueller JA, Ruby K, Mayer EA (2006) Sex differences in regional brain response to aversive pelvic visceral stimuli. Am J Physiol Regul Integr Comp Physiol 291(2): R268–276
7 Brattberg G, Thorslund M, Wikman A (1989) The prevalence of pain in a general population. The results of a postal survey in a county of Sweden. Pain 37: 215–222
8 Brattberg G, Parker MG, Thorslund M (1996) The prevalence of pain among the oldest old in Sweden. Pain 67: 29–34
9 Brattberg G, Parker MG, Thorslund M (1997) A longitudinal study of pain: reported pain from middle age to old age. The Clinical Journal of Pain 13: 144–149
10 Chesterton LS, Barlas P, Foster NE, Baxter GD, Wright CC (2003) Gender differences in pressure pain threshold in healthy humans. Pain 101(3): 259–266

11 Dao TT, LeResche L (2000) Gender differences in pain. Journal of Orofacial Pain 14: 169–184
12 Feine JS, Bushnell MC, Mirron D, Duncan GH (1991) Sex differences in the perception of noxious heat stimuli. Pain 44: 255–262
13 Fillingim RB (2000a) Sex, gender and pain: a biopsychosocial framework. In: Fillingim RB (ed) Sex, gender and pain. IASP Press, Seattle, pp 1–6
14 Fillingim RB (2000b) Sex, Gender and Pain: women and men really are different. Current Review of Pain 4: 24–30
15 Fillingim RB (2000c) Sex-related differences in the experience of pain. APS Bulletin 10: 1–15
16 Fillingim RB, Gear RW (2004) Sex differences in opioid analgesia: clinical and experimental findings. European Journal of Pain 8(5): 413–425
17 Fillingim RB, Maixner W (1995) Gender differences in the response to noxious stimuli. Pain Forum 4: 209–221
18 Fillingim RB, Ness TJ (2000) Sex-related hormonal influences on pain and analgesic responses. Neuroscience and Biobehavioral Reviews 24: 485–501
19 Fillingim RB, Keefe FJ, Light KC, Booker DK, Maixner W (1996) The influence of gender and psychological factors on pain perception. Journal of Gender, Culture and Health 1: 21–36
20 Fillingim RB, Edwards RR, Powell T (1999) The relationship of sex and clinical pain to experimental pain responses. Pain 83: 419–425
21 Gazerani P, Wang K, Cairns BE, Svensson P, Arendt-Nielsen L (2006) Effects of subcutaneous administration of glutamate on pain, sensitization and vasomotor responses in healthy men and women. Pain 124: 338–348
22 Ge HY, Madeleine P, Arendt-Nielsen L (2005) Gender differences in pain modulation evoked by repeated injections of glutamate into the human trapezius muscle. Pain 113: 134–140
23 Gear RW, Miaskowski C, Gordon NC, Paul S, Heller PH, Levine JD (1996) Significantly greater analgesia in females compared to males after j-opioids. Nature Medicine 2: 1248–1250
24 Gear RW, Miaskowski C, Gordon NC, Paul SM, Heller PH, Levine JD (1999) The kappa opioid nalbuphine produces gender and dose dependent analgesia and antianalgesia in patients with postoperative pain. Pain 83: 339–345
25 Granot M, Weissman-Fogel I, Crispel Y, Pud D, Granovsky Y, Sprecher E, Yarnitsky D (2008) Determinants of endogenous analgesia magnitude in a diffuse noxious inhibitory control (DNIC) paradigm: do conditioning stimulus painfulness, gender and personality variables matter? Pain 136: 142–149
26 Hellstrom B, Anderberg UM (2003) Pain perception across the menstrual cycle phases in women with chronic pain. Perceptual and Motor Skills 96: 201–211
27 Jones KS, Rollman GB (1999) Gender-related differences in response to experimentally induced pain: the influence of psychosocial variables. Abstracts of the 18th Annual Meeting of the American Pain Society. American Pain Society, p 127
28 Keefe FJ, Lefebvre JC, Egert JR, Affleck G, Sullivan MJ, Caldwell DS (2000). The relationship of gender to pain, pain behavior and disability in osteoarthritis patients: the role of catastophizing. Pain 87: 325-334
29 Klatzkin RR, Mechlin B, Girdler SS (2010) Menstrual cycle phase does not influence gender differences in experimental pain sensitivity. Eur J Pain.14(1): 77–82
30 Klonoff EA, Landrine H, Brown M (1993) Appraisal and response to pain may be a function of its bodily location. Journal of Psychosomatic Research 37: 661–670
31 Kohlmann T, Raspe HH (1992) Deskriptive Epidemiologie chronischer Schmerzen. In: Geissner E, Jungnitsch G (Hrsg) Psychologie des Schmerzes. Beltz Psychologische Verlags-Union, Weinheim, S 11–23
32 Korszun A, Young EA, Engleberg NC, Masterson L, Dawson EC, Spindler K, McClure LA, Brown MB, Crofford LJ (2000) Follicular phase hypothalamic-pituitary-gonadal axis function in women with fibromyalgia and chronic fatigue syndrome. Journal of Rheumatology 27: 1526–1530
33 Kroenke K, Spitzer RL (1998) Gender differences in the reporting of physical and somatoform symptoms. Psychosomatic Medicine 60: 150–155
34 Lautenbacher S, Huber C, Kunz M, Parthum A, Weber P, Griessinger N, Sittl R (2009) Hypervigilance as predictor of postoperative acute pain: its predictive potency compared with experimental pain sensitivity, cortisol reactivity, and affective state. The Clinical Journal of Pain 25: 92–100
35 Lautenbacher S, Rollman G (1993) Sex differences in responsiveness to painful and non-painful stimuli are dependent upon the stimulation method. Pain 53: 255–264
36 LeResche L (2000) Epidemiologic perspectives on sex differences in pain. In: Fillingim RB (ed) Sex, gender and pain. IASP Press, Seattle, pp 233–249
37 LeResche L, Mancl L, Sherman JJ, Gandara B, Dworkin SF (2003) Changes in temporomandibular pain and other symptoms across the menstrual cycle. Pain 106(3): 253–261
38 Levine FM, De Simone LL (1991) The effects on experimenter gender on pain report in male and female subjects. Pain 44: 69–72
39 Marcus DA (1995) Interrelationships of neurochemicals, estrogen, and recurring headache. Pain 62: 129–139
40 Mitrovic I, Margeta-Mitrovic M, Bader S, Stoffel M, Jan LY, Basbaum AI (2003) Contribution of GIRK2-mediated postsynaptic signaling to opiate and alpha 2-adrenergic analgesia and analgesic sex differences. Proceedings of the National Academy of Sciences of the United States of America 100: 271–276
41 Mogil JS, Sternberg WF, Kest B, Marek P, Liebeskind JC (1993) Sex differences in the antagonism of swim stress-induced analgesia: effects of gonadectomy and estrogen replacement. Pain 253: 17-25

42 Mogil JS, Wilson SG, Chesler EJ, Rankin AL, Nemmani KV, Lariviere WR, Groce MK, Wallace MR, Kaplan L, Staud R, Ness TJ, Glover TL, Stankova M, Mayorov A, Hruby VJ, Grisel JE, Fillingim RB (2003) The melanocortin-1 receptor gene mediates female-specific mechanisms of analgesia in mice and humans. Proceedings of the National Academy of Sciences of the United States of America 100: 4867–4872
43 Otto MW, Dougher MJ (1985) Sex differences and personality factors in responsitivity to pain. Perceptual and Motor Skills 61: 383–390
44 Pleym H, Spigset O, Kharasch ED, Dale O (2003) Gender differences in drug effects: implications for anesthesiologists. Acta Anaesthesiol Scand. 47(3): 241–259
45 Riley JLIII, Robinson ME, Wise EA, Myers CD, Fillingim R (1998) Sex differences in the perception of noxious experimental stimuli: a meta-analysis. Pain 74: 181–187
46 Robinson ME, Riley JLIII, Myers CD (2000) Psychosocial contributions to sex-related differences in pain responses. In: Fillingim RB (ed) Sex, gender and pain. IASP Press, Seattle, pp 41–68
47 Rollman GB (1995) Gender differences in pain. Pain Forum 4: 231-234
48 Rollman GB, Lautenbacher S, Jones KS (2000) Sex and gender differences in responses to experimentally induced pain in humans. In: Fillingim RB (ed) Sex, gender and pain. IASP Press, Seattle, pp 165–190
49 Sarlani E, Farooq N, Greenspan JD (2003) Gender and laterality differences in thermosensation throughout the perceptible range. Pain 106: 9–18
50 Sarlani E, Greenspan JD (2002) Gender differences in temporal summation of mechanically evoked pain. Pain 97(1–2): 163–169
51 Sarlani E, Grace EG, Reynolds MA, Greenspan JD (2004) Sex differences in temporal summation of pain and aftersensations following repetitive noxious mechanical stimulation. Pain 109: 115–123
52 Sarton E, Olofsen E, Romberg R, den Hartigh J, Kest B, Nieuwenhuijs D, Burm A, Teppema L, Dahan A (2000) Sex differences in morphine analgesia: an experimental study in healthy volunteers. Anesthesiology 93: 1245–1254
53 Schneider S, Randoll D, Buchner M (2006) Why do women have back pain more than men? The Clinical Journal of Pain 22: 738–747
54 Schumacher J, Brähler E (1999) Prävalenz von Schmerzen in der deutschen Bevölkerung. Ergebnisse repräsentativer Erhebungen mit dem Gießener Beschwerdebogen. Schmerz 13: 375–384
55 Smith YR, Zubieta JK, Del Carmen M, Dannals RF, Ravert H, Zacur H, Frost JJ (1998) Brain mu opioid receptor measurements by positron emission tomography in normal cycling women: relationship to LH pulsatility and gonadal steroid hormones. Journal of Clinical Endocrinology and Metabolism 83: 4498–4505
56 Smith YR, Stohler CS, Nichols TE, Bueller JA, Koeppe RA, Zubieta JK (2006) Pronociceptive and antinociceptive effects of estradiol through endogenous opioid neurotransmission in women. The Journal of Neuroscience 26: 5777–5785
57. Spertus IL, Burns J, Glenn B, Lofland K, McCracken L (1999) Gender differences in associations between trauma history and adjustment among chronic pain patients. Pain 82: 97–102
58 Sullivan MJL, Tripp DA, Santor D (2000) Gender differences in pain and pain behavior: the role of catastrophizing. Cognitive Therapy and Research 24: 121–134
59 Sullivan MJL, Thorn B, Haythornthwaite JA, Keefe F, Martin M, Bradley LA, Lefebvre JC (2001) Theoretical perspectives on the relation between catastrophizing and pain. The Clinical Journal of Pain 17: 52–64
60 Toomey TC, Seville JL, Mann D, Abashian SW, Grant JR (1995) Relationship of sexual and physical abuse to pain description, coping, psychological distress, and healthcare utilization in a chronic pain sample. The Clinical Journal of Pain 11: 307–315
61 Unruh AM (1996) Gender variations in clinical pain experience. Pain 65: 123–167
62 Unruh AM, Ritchie JRN, Merskey HDM (1999) Does gender affect appraisal of pain and pain coping strategies? The Clinical Journal of Pain 15: 31–40
63 Walker JS, Carmody JJ (1998) Experimental pain in healthy human subjects: gender differences in nociception and in response to ibuprofen. Anesthesia and Analgesia 86: 1257–1262
64 Zubieta JK, Dannals RF, Frost JJ (1999) Gender and age influences on human human brainmuopioid receptor binding measured by PET. American Journal of Psychiatry 156: 842–848
65 Zubieta JK, Smith YR, Bueller JA, Xu Y, Woike T, Kilbourn M, Meyer C, Koeppe RA, Stohler CS (2002) Opioid receptor mediated antinociception differs in men and women. Journal of Neuroscience 22: 5100 –5107

Schmerz bei Migranten aus der Türkei

Y. Erim und B. Glier

15.1 Einleitung

Somatoforme Beschwerden und somatoformer Schmerz sind universelle Symptome; sie stellen Korrelate psychischen Stresses dar. Ihre Form und Ausprägung wird durch Laientheorien, im kulturellen Kontext eingebettet, wesentlich mitbestimmt. Ob somatoforme Beschwerden bei Migranten häufiger vorkommen als bei Einheimischen und ob die Bereitschaft, psychische Belastungen durch somatoforme Syndrome darzustellen, mit der zunehmenden Integration in die neue Gesellschaft abnimmt, wurde in vielen Studien untersucht und in der Mehrheit bestätigt. Die Somatisierungsbereitschaft der Migranten wurde nicht nur durch den kulturellen Unterschied, sondern auch durch den Migrationsstress erklärt. Auch das Nachlassen der somatoformen Beschwerden bei zunehmender Aufenthaltsdauer im neuen Land kann im Zusammenhang mit der Abnahme des Migrationsstresses gesehen werden. Diese These wurde in neueren Studien auch für deutsche Verhältnisse bestätigt. Neben einer »unterschiedlichen kulturellen Prägung« scheinen also die schwierigen Lebensbedingungen und schichtspezifische Belastungen eine wichtige Rolle in der Genese somatoformer Beschwerden bei Migranten zu spielen. Nicht nur sprachliche Verständigungsschwierigkeiten, sondern insbesondere unzureichende kulturspezifische Kenntnisse und Kompetenzen der Behandler sowie geringe Kenntnisse über die Angebote des Versorgungssystems aufseiten der Migranten behindern Akzeptanz und Wirksamkeit therapeutischer Angebote. In der Diagnostik sollte deswegen eine ausführliche Anamnese der aktuellen Lebensbedingungen einschließlich der stattgefundenen Veränderungen erhoben werden. Wichtige Prädiktoren für chronischen Schmerz bei Migranten sind geringe Adaptation in die Aufnahmegesellschaft, Inaktivität, weibliches Geschlecht und unkritischer Umgang mit Schmerzmitteln. Aus diesem Grunde sollten die Förderung der Integration in die neue Lebenswelt, körperliche Aktivierung und Psychoedukation Ziele in der Psychotherapie sein.

Dieses Kapitel befasst sich ausschließlich mit **somatoformen Schmerzen**. Es sollte jedoch nicht übersehen werden, dass auch organisch begründeter Schmerz bei Migranten vorkommt und kulturspezifisch verarbeitet wird. Im allgemeinärztlichen, aber auch psychotherapeutischen Alltag wird oft angenommen, dass Migranten ihre emotionalen Belastungen nicht durch psychische, sondern durch somatische Beschwerden zum Ausdruck bringen und somatoforme Störungen, insbesondere somatoforme Schmerzstörungen bei ihnen häufig vorkommen. Eine Reihe internationaler Studien hat die Beziehung zwischen unterschiedlichen Kulturen und der Somatisierung sowie den Einfluss von Migration und Akkulturation auf somatoforme Symptombildungen untersucht (Übersicht bei Escobar u. Gureje 2007).

Es gibt eine universelle Tendenz, psychologische Belastungen in Form von körperlichen Symptomen darzustellen und hierfür die Aufmerksamkeit der behandelnden Mediziner zu bekommen. In den meisten Kulturen sind die somatoformen Symptome bekannt und führen zu vermehrter Frequentierung der Ärzte sowie zur Durchführung nicht notwendiger medizinischer Untersuchungen mit der Möglichkeit, dass diese Prozesse iatrogene Schäden hervorrufen können. In einer Studie der Weltgesundheitsorganisation, in die 15 Zentren aus 14 Ländern einbezogen wurden (n=5.438), konnte lediglich ein konsistentes Ergebnis im internationalen Vergleich festgestellt werden: In lateinamerikanischen Ländern gibt es eine signifikant erhöhte Somatisierungsrate (Gureje 2004).

Somatoforme Symptome stellen Korrelate des erlebten psychischen Stresses dar. Laientheorien (Bermejo u. Muthny 2008), in den kulturellen Kontext eingebettet, bestimmen ihre Form und ihre Ausprägung wesentlich mit. Wie Körpersensationen und körperliche Krankheit in der jeweiligen Kultur wahrgenommen und welche Gewohnheiten der ärztlichen Inanspruchnahme kulturell vorgegeben werden, mag dabei eine wichtige Rolle spielen. Im internationalen Vergleich wird deutlich, dass die Unterschiede weniger in der Prävalenz somatoformer Störungen als vielmehr in deren Ausgestaltung liegen. Symptomlisten ermöglichen diesen Vergleich.

Folgt man aktuellen epidemiologischen Untersuchungen zur **Prävalenz von Schmerzen** in der deutschen Bevölkerung (Zimmermann 2000), so gehören Schmerzen sowohl in der Allgemeinbevölkerung als auch in klinischen Populationen zu den am häufigsten berichteten körperlichen Beschwerden. Ein vergleichsweise hoher Anteil dieser Schmerzen ist als chronisch einzustufen, da sie länger anhaltend oder dauerhaft bestehen oder aber immer wiederkehrend auftreten.

> **Von ca. 80 Mio. Einwohnern der Bundesrepublik Deutschland sollen mindestens 5 Mio. Menschen von starken und lebensbestimmenden chronischen Schmerzen betroffen sein.**

Angaben hierzu schwanken je nach Studie und darin verwendeter Erhebungsmethode. In klinischen Populationen liegt die **Prävalenzrate für chronische Schmerzen** deutlich höher. Willweber-Strumpf et al. (2000) ermittelten die Häufigkeit chronischer Schmerzen an 900 Patienten, die 5 Bochumer Facharztpraxen aufgesucht hatten. Sie lag bei 36%. Die häufigsten Schmerzlokalisationen waren der Rücken, der Kopf, die Gelenke und die Beine. Frauen waren doppelt so häufig betroffen wie Männer. Die Erhebung wurde nur an deutschen Patienten durchgeführt.

In den letzten 15 Jahren wurde sowohl in der Forschung als auch in der Versorgung ein erfreulicher Trend deutlich, was die Entwicklung **spezifischer schmerztherapeutischer Versorgungsstrukturen und Behandlungsangebote** betrifft. Leider fehlen wichtige, z. B. epidemiologische Untersuchungen im Bereich von Migranten. Auch konnten die Migranten von dem Umschwung im Versorgungsbereich noch nicht profitieren. Dabei nimmt die Anzahl von Patienten mit Migrationshintergrund in der Inanspruchnahmeklientel von medizinischen Einrichtungen parallel zu der stetigen Zunahme von Migranten in der Allgemeinbevölkerung zu (Birg 2000; Zentrum für Türkeistudien: Endbericht zur Untersuchung, Bestandsaufnahme und Situationsanalyse von nachreisenden Ehepartnern aus der Türkei, 2003).

Die türkeistämmige Gruppe, die hier beispielhaft skizziert wird, bildet mit 2.637.000 die größte ethnisch-kulturelle Einheit unter den Migranten, zusätzlich sind ca. 500.000 kurdischstämmige Menschen – aus der Türkei kommend – oft über die türkische Sprache erreichbar (Sauer 2002). Anfang der 1960er-Jahre beginnend, wurden bis zum Anwerbestopp im Jahr 1973 Arbeitsmigranten aus der Türkei rekrutiert. Danach setzte sich die Migration durch den Zuzug der Ehepartner, ca. 16.000 Personen jährlich, und der politischen Flüchtlinge fort (Zentrum für Türkeistudien 2003).

15.2 Leitsymptom »Schmerz«

Wenn sich türkische Migranten in ärztliche Behandlung begeben, geschieht dies häufig über das Leitsymptom »Schmerz«.

Nach einer Untersuchung von Borde u. David (2007) klagten 6% der deutschen und 20% der türkischen Patienten in der Notfallambulanz über Kopfschmerzen. Demnach scheint Schmerz im **Beschwerdebild türkischer Patienten** einen besonderen Stellenwert einzunehmen. Wer sich allerdings für genauere Angaben zu Krankheitsbildern oder zu Fragen der Inanspruchnahme des Gesundheitswesens oder Versorgungswünschen dieser Klientel interessiert, findet kaum aktuelle Daten.

In einer Untersuchung an einer Gruppe von 275 türkischen Migranten (Glier u. Rodewig 2000), die im Jahre 1999 eine stationäre psychosomatische Rehabilitationsmaßnahme absolviert hatten, fanden sich

- 240 Patienten (87%), die im Erstinterview über Schmerzen als vorrangige Symptomatik berichteten,
- 180 Patienten (75%), bei denen chronisch-unspezifische Rückenschmerzen an erster Stelle des Beschwerdebildes standen,
- 140 Patienten (51%), die die Kriterien einer somatoformen Schmerzstörung laut ICD-10 erfüllten und
- 170 Patienten (61%), bei denen eine depressive Störung vorlag mit Schmerzen als Leitsymptom unter den somatischen Äquivalenten.

Betrachtet man die **soziodemografischen und sozioökonomischen Kennwerte** für Schmerzpatienten der genannten Untersuchungsgruppe, fallen folgende Besonderheiten auf (vgl. auch Glier et al. 1998):

- Der überwiegende Anteil (ca. 90%) entstammt der **1. Migrantengeneration**. Es handelt sich um türkische Mitbürger, die in der Regel im jungen Erwachsenenalter aus wirtschaftlichen und finanziellen Gründen emigrierten.
- Migranten der 1. Generation sind in der Türkei zumeist in einem **ländlichen Lebensumfeld** aufgewachsen. In dieser sozialen Umgebung ist die **Schul- oder Berufsausbildung** der konkreten Bewältigung alltäglicher Lebensaufgaben nachgeordnet. Folgerichtig war in dieser Klientel ein hoher Anteil von Patienten, die keine Schule besucht haben (18%), einen kürzeren Schulbesuch aufweisen und keinen Schulabschluss erlangt haben (17%). Von mangelnder schulischer Qualifikation sind vor allem die weiblichen Patienten betroffen, weil sie als junge Mädchen überwiegend im Haushalt der Mutter oder in der Landwirtschaft helfen mussten.
- Entsprechend der mangelnden Schulbildung findet sich in dieser Klientel mit einem Anteil von 18% eine große Anzahl **Analphabeten**. Ähnliche Zahlen (ca. 20%) berichtet Collatz (1996) von seinen Untersuchungsbefunden an türkischen Mitbürgern der 1. Migrantengeneration. Damit

lässt sich auch erklären, dass die Fähigkeiten zum Erlernen einer neuen Sprache begrenzt sind und ein Großteil ungenügende deutsche Sprachkenntnisse aufweist.

- Hinsichtlich der **beruflichen Situation** fällt auf, dass über 90% der Patienten in der zuletzt ausgeübten Tätigkeit angelernte Arbeiter waren. Nur jeder 4. Patient verfügt über eine abgeschlossene Berufsausbildung. Damit findet das niedrige Bildungsniveau auch in der beruflichen Qualifikation seine Entsprechung.
- Hinzu kommt, dass ein Großteil der Patienten langzeitarbeitsunfähig und arbeitslos ist. Nur jeder 5. Patient bezieht sein Einkommen aus eigenem Arbeitsverdienst. 80% erhalten ihre Einkünfte aus Einrichtungen der sozialen Sicherung. Es handelt sich somit um eine Klientel mit einem hohen Anteil **sozialmedizinischer Problemfälle**.
- Beim **Familienstatus** fällt auf, dass der überwiegende Teil der Patienten (86%) verheiratet ist. Nur 8% sind geschieden oder getrennt lebend, 3% sind ledig. In einer Vergleichspopulation deutscher Patienten finden sich dagegen 56% Verheiratete und 37% Alleinstehende (Geschiedene und Ledige). Von den verheirateten türkischen Migranten geben 43% an, dass ihre Ehe traditionell vermittelt wurde, ein Hinweis, der für die kulturelle Verbundenheit mit traditionellen Wertvorstellungen in dieser Generation spricht.
- Mit ca. 65% ist ein auffallend **hoher Frauenanteil** vertreten, der in einer deutschen Vergleichspopulation bei 55% deutlich niedriger liegt.

Für die Bewertung solcher Daten, insbesondere auch des hohen Anteils an Patienten mit einer chronischen Schmerzsymptomatik, muss allerdings einschränkend hervorgehoben werden, dass es sich bei der genannten Studie um die Untersuchung einer speziellen **Inanspruchnahmepopulation** handelt, hier einer Klientel, die sich in einem hochchronifizierten Krankheitsstadium befindet, bei der ambulante Behandlungsmöglichkeiten weitestgehend ausgeschöpft sind und die Rehamaßnahme häufig von Leistungsträgern unseres Sozialversicherungssystems (Rentenversicherungsträger, Krankenkassen) veranlasst worden ist.

Im Unterschied dazu fiel der Anteil chronischer Schmerzsyndrome in der Klientel türkischer Patienten, die die Ambulanz der Klinik für Psychotherapie und Psychosomatik in Essen aufgesucht haben, erheblich niedriger aus. Von 109 türkischen Patienten des Jahres 1999 wiesen insgesamt nur 9 Patienten (8,2%) die Diagnose einer somatoformen Schmerzstörung auf. Die Symptomdauer umfasste einen Range von 6 Monaten bis 8 Jahren. Depressive Störungsbilder bildeten die häufigste komorbide Diagnose. Dass Schmerzstörungen in der Inanspruchnahmeklientel der Ambulanz in Essen nicht so stark vertreten sind wie z. B. in der Stichprobe der Fachklinik Hochsauerland, ist möglicherweise dadurch zu erklären, dass die Essener Klinik den Patienten in einem frühen Stadium der Symptombildung mit einem heimatnahen Angebot begegnet und überregionale Angebote vermehrt von »ausgesuchten« chronifizierteren Patienten genutzt werden. Denkbar ist darüber hinaus auch, dass sich Schmerzpatienten mit einem traditionell eher **somatischen Krankheits- und Behandlungskonzept** weniger durch eine psychotherapeutische Ambulanz angesprochen fühlen.

In ihrer Übersichtsarbeit hebt Boos-Nünning (1998) hervor, dass Migranten immer wieder ein höheres Gesundheitsrisiko und eine höhere Anfälligkeit für Krankheitsbilder zugeschrieben wird, dass jedoch epidemiologische Untersuchungen, die einen Vergleich türkischer Migranten mit der einheimischen Bevölkerung ermöglichen, bis heute fehlen.

Die meisten Studien zur Prävalenz von Störungsbildern bei Migranten untersuchen Inanspruchnahmepopulationen.

In der Studie von Borde u. David (2007) klagten 6% der deutschen und 20% der türkischen Patienten in der Notfallambulanz über Kopfschmerzen. Die Migranten nahmen die Notaufnahme häufiger in Anspruch, wurden jedoch seltener stationär aufgenommen. Die behandelnden Ärzte stellten bei den Migranten eine niedrigere Kooperationsbereitschaft als bei einheimischen Patienten fest, was durch die sprachlichen und interkulturellen Verständigungsprobleme zu erklären ist. Kavuk et al. (2006) untersuchten Häufigkeiten **chronischer Kopfschmerzen**, Integrationsgrad und Inanspruchnahmeverhalten bei türkischen und einheimischen Mitarbeitern (n=523) eines Unternehmens. 7,2% der Untersuchten wiesen chronische Kopfschmerzen auf. Diese waren mit unkritischem Gebrauch von Kopfschmerzmedikamenten und der Zugehörigkeit zur 1. Migrantengeneration assoziiert. In der 2. Generation war die Prävalenz von Kopfschmerzen nicht erhöht. Die Migranten der 1. Generation hatten keine Kontakte zum Facharzt, wurden nicht migräneprophylaktisch behandelt, waren also unzureichend versorgt.

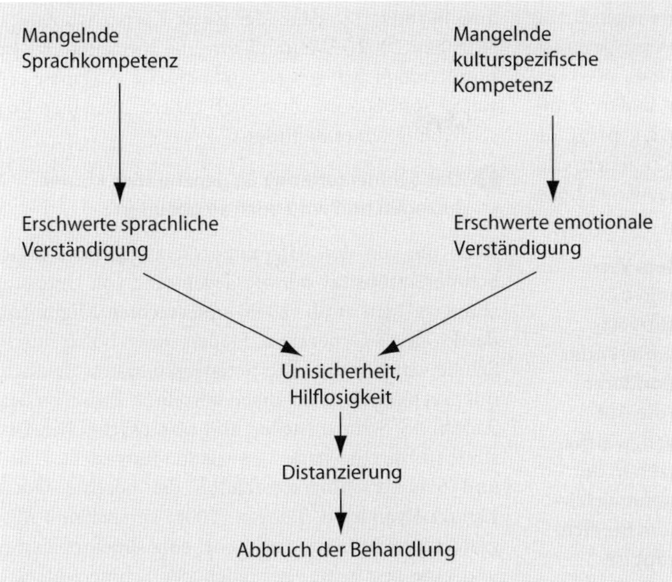

Abb. 15.1 Interaktionsprobleme in bikulturellen Arzt-/Therapeut-Patient-Kontakten

15.3 Probleme im herkömmlichen medizinisch-therapeutischen Versorgungssystem

Wenn türkische Migranten wegen Schmerzen die Praxis eines deutschen Arztes aufsuchen, verlaufen solche Kontakte oftmals für beide Seiten unbefriedigend und frustrierend. Neben sprachlichen Verständigungsproblemen bestehen Kommunikationsbarrieren häufig in kulturell bedingten Missverständnissen (Abb. 15.1).

So berichteten deutsche Ärztinnen in der Diskussion nach einer Fortbildungsveranstaltung (es handelte sich um einen Qualitätszirkel für Hausärztinnen), dass es ihnen wegen sprachlicher und kultureller Barrieren schwerfalle, diffuse Angaben zur Schmerzsymptomatik bei türkischen Migrantinnen weiter zu klarifizieren, da sie befürchteten, von den Patientinnen als »zu streng« oder »zu bestimmend« erlebt zu werden. Diese **»Berührungsangst«** ging sogar so weit, dass sie Patientinnen im angekleideten Zustand untersuchten und nicht darauf bestanden, z. B. den Oberkörper frei zu machen. Sie vermuteten, dass das Auskleiden beim Arztbesuch Schamgefühle auslösen oder verpönt sein könnte. Bei deutschen Patienten würden sie dies auf keinen Fall zulassen. Es konnte im Weiteren erarbeitet werden, dass hinter diesem Verhalten **Schuldgefühle** der Ärztinnen gegenüber den Migrantinnen standen. Als Zugehörige der »Dominanzkultur« (Rommelspacher 2000) waren sie bestrebt, besonders einfühlsam und rücksichtsvoll gegenüber einer Gruppe zu sein, die sie als sozial benachteiligt erlebten. Schließlich fühlten sich die türkischen Patientinnen möglicherweise benachteiligt, weil sie nicht so gründlich untersucht wurden wie Deutsche.

Mangelnde Sprachkompetenz und unzureichende kulturspezifische Kenntnisse und Kompetenzen führen häufig dazu, dass nicht nur die sprachliche Verständigung, sondern auch die emotionale Verständigung in der Arzt-Patienten-Beziehung erschwert abläuft. Daraus resultieren auf Behandlerseite oftmals Gefühle von Unsicherheit und Hilflosigkeit, auf die dann mit Distanzierung zum Patienten reagiert wird, der auf die empfundene Ablehnung mit dem Abbruch der Behandlung reagiert. Gerade **Schmerzäußerungen** türkischer Migranten, aber auch anderer Ethnien aus südeuropäischen Ländern, werden von deutschen Ärzten und Therapeuten häufig als übertrieben wahrgenommen und in ihrem Krankheitswert und ihrer Bedeutung für den Hilfe suchenden Patienten abgewertet, z. B. mit Bezeichnungen wie »Mittelmeersyndrom« oder »Morbus Bosporus«. Daten einer älteren Studie des Zentralinstituts für die Kassenärztliche Versorgung in Deutschland, die aus den 1980er-Jahren stammt, weisen darauf hin, dass Migranten ihre

Beschwerden größtenteils als schwerwiegend einschätzten, während die behandelnden Ärzte gegenteiliger Auffassung waren (EVaS-Studie 1989).

Dabei ist Schmerz wie kaum eine andere Empfindung durch **kulturbedingte Einflüsse** geprägt, die zwangsläufig Auswirkungen auf das Krankheitserleben, das Krankheitsverständnis und das Krankheitsverhalten nach sich ziehen (McGoldrick 1982).

Vor diesem Hintergrund kommt dem Verständnis der Laientheorien (Bermejo u. Muthny 2008), fremdartiger subjektiver Schmerzkonzepte und daraus resultierender Behandlungserwartungen ein besonderer Stellenwert zu. Dazu gehört auch die Aufgabe, zu erkennen und zu verstehen, welche Bedeutung die geklagten Schmerzen in der Gestaltung und im Erleben zwischenmenschlicher Beziehungen zukommt, einem Bereich, der deutlich kulturspezifisch geprägt ist.

Fehlen diese interkulturellen Kompetenzen, trifft man auf erhöhte Abbruchraten (Gün 2007, Erim 2009a), wird in Ermangelung adäquater medizinisch-therapeutischer Behandlungsmöglichkeiten häufig eine übermäßige Verordnung von Medikamenten, insbesondere Psychopharmaka vorgenommen (Korporal 1985), kommt es zu vermehrten Krankschreibungen und auch zu einer deutlich höheren Rate von Frühberentungen im Vergleich zu deutschen Versicherten (Hackhausen 1999). Sabbioni u. Eugster (2001) stellten in einer 2-Jahres-Katamnese nach einer psychosomatischen Schmerzbehandlung fest, dass der Grad der Integration das Therapieoutcome bei Schmerzstörungen beeinflusst. Einheimische Schweizer gaben bessere Therapieergebnisse an als Patienten italienischer oder spanischer Herkunft. Migranten mit besserer Integration berichteten ein besseres Outcome.

Auch in deutscher Sprache liegen Untersuchungen vor, die einen geringen Therapieerfolg bei somatoformen Syndromen türkischstämmiger Migranten konstatieren (Schmeling-Kludas et al. 2003).

15.4 Medizinische, psychologische und soziale Besonderheiten türkischer Schmerzpatienten

15.4.1 Symptom- und Krankheitspräsentation

Häufig wird die Frage des Arztes oder Therapeuten nach den vorliegenden Beschwerden mit der Feststellung beantwortet, dass »der ganze Körper schmerzt« (Kizilhan 2009). Während für eine sorgfältige Diagnostik möglichst genaue anatomische Angaben erwartet werden, antwortet der Patient mit einer Beschreibung seines **Befindens**.

Das Schmerzerleben ist ganzheitlich körperbezogen und wird auch so geäußert.

Auch die von den Migranten oft angegebene hohe **Schmerzintensität** war oft Gegenstand von Untersuchungen. Lien et al. (2005) untersuchten Migranten der 1. oder 2. Generation. Frauen waren höher durch Schmerzen belastet. Die Schmerzen waren deutlich mit psychischen Belastungen korreliert. Zwischen der Anzahl der Schmerzstellen und dem psychischen Distress wurde eine starke Assoziation festgestellt. Hals- und Schulterschmerzen hatten die höchste Odds Ratio. Löfvander u. Taloyan (2008) verglichen 3 Migrantengruppen, eine türkische, eine südeuropäische und eine gemischte, bezüglich der Schmerzintensität. Zwischen den kulturellen Gruppen wurden keine Unterschiede festgestellt. Bei Männern waren Depressivität und geringe Schulbildung, bei Frauen die Depressivität Prädiktoren für hohe Schmerzintensität. Frauen gaben insgesamt eine höhere Schmerzintensität als Männer an.

In einer eigenen Studie lag nach dem Screening für Somatoforme Störungen (SOMS; Rief et al. 1997) die Häufigkeit somatoformer Symptome – der Beschwerdenindex – bei türkischen Ambulanzpatienten ($n=114$) sowohl im Vergleich zu deutschen Patienten der Referenzgruppe als auch gegenüber gesunden türkischen Migranten ($n=105$) signifikant höher. Türkische gesunde Migranten wiesen verglichen mit deutschen Kontrollpersonen ebenfalls einen signifikant höheren Beschwerdenindex auf (Erim et al. 2009d). Hinsichtlich der Schmerzsymptomatik wurden von türkischen Patienten häufiger Schmerzen in den Armen oder Beinen, Schmerzen beim Geschlechtsverkehr, Schmerzen beim Wasserlassen sowie Schmerzen im Enddarm berichtet als von Patienten in der Validierungsstichprobe.

Kulturübergreifend muss berücksichtigt werden, dass körpernahe Symptomdarstellungen und auch Somatisierungssymptome häufiger in Patientengruppen mit niedrigem sozialen Status anzutreffen sind, wie Freedman u. Hollingshead bereits 1957 in ihrer bekannt gewordenen Arbeit über die Prävalenz von neurotischen Erkrankungen in unterschiedlichen sozialen Schichten aufzeigen konnten. In einer neueren Studie von Brekke u. Hjortdahl (2004) war der Migrantenstatus neben der Zugehörigkeit zu schwachen sozialen Schichten, körperlicher Inaktivität und psychischen Belastungen der wichtigste Prädiktor für das Vorliegen von Schmerzen im Bewegungssystem.

> **Somit müssen einige Auffälligkeiten in der Klientel türkischer Schmerzpatienten, wie z. B. auch die unter ► Abschn. 15.4.2 erwähnten Wissensdefizite bezüglich Anatomie und Funktionsweise des eigenen Körpers, auch unter schichtspezifischem und nicht ausschließlich kulturspezifischem Blickwinkel gewertet werden.**

Eine andere Besonderheit besteht darin, dass türkische Patienten Schmerzempfindungen oftmals in einer sehr **symbol- und bildhaften Sprache** mitteilen: Sie sprechen von einer Schlange, die durch ihren Körper wandert oder von Zwergen, die im Körper sitzen und ihm Schmerzen zufügen oder von kribbelnden Ameisen, die im Körper umherwandern. In Unkenntnis dieser sprachlichen Besonderheiten laufen solche Patienten unter Umständen Gefahr, fälschlicherweise psychotische Symptome diagnostiziert zu bekommen.

15.4.2 Wissensdefizite

Aufgrund der geringen schulischen Bildung trifft man auf beträchtliche **Defizite in Bezug auf medizinische und biologische Grundkenntnisse**. So berichtet Kentenich aus dem Fachgebiet der Frauenheilkunde und Geburtshilfe, dass in einem Wissenstest auf die Frage zum Zusammenhang zwischen Hormonen und Monatsblutung nur 13% der türkischen Frauen die richtige Antwort identifizierten (im Vergleich zu 40% der deutschen Frauen; zit. nach Rieser 2000). Wissensdefizite bestehen auch hinsichtlich biopsychosozialer Zusammenhänge. Wie Özelsel (1990) in ihrer Untersuchung zeigen konnte, verfügen Türken gegenüber Deutschen (bei ähnlicher Schulbildung) über ein signifikant geringeres Wissen um die psychische und soziale Mitbedingtheit von Erkrankungen – ein Umstand, der gerade auch in der Behandlung chronischer Schmerzen von großer Bedeutung ist.

15.4.3 Subjektive Krankheits- und Körperkonzepte

In den volksmedizinischen Vorstellungen orientalischer Länder wird Krankheit als etwas betrachtet, das »von außen kommt«, beispielsweise durch Luft oder Wasser übertragen wird oder durch den »bösen Blick« oder magische Einflüsse zustande kommt. Neurologische oder psychiatrische Krankheitsbilder werden in diesem Kontext auch oftmals durch Besessenheit von Geistern erklärt (Ruhkopf et al. 1993). In der Klientel türkischer Schmerzpatienten in der Fachklinik Sauerland (Glier u. Rodewig 2000) nehmen 75% der Fälle eine **externale Ursachenzuschreibung** vor. Am häufigsten werden belastende Umweltbedingungen, Schicksal, Strafe oder magische Vorstellungen genannt. In Übereinstimmung damit steht die Kontrollattribution und Behandlungserwartung. Hier nehmen über 60% der Patienten eine **fatalistisch-passive Haltung** ein, 15% erwarten eine Veränderung ihrer gesundheitlichen Situation durch andere Personen (Ärzte, Therapeuten, Heiler, Angehörige).

Bei bevorzugter **Inanspruchnahme religiöser Heiler** (Hodca) sollte grundsätzlich bedacht werden, inwieweit ein solches Verhalten auch beeinflusst sein kann durch unzureichende institutionelle Strukturen und Angebote in der medizinischen Versorgung. So ist der Kontakt zu religiösen Heilern für türkische Migranten der 1. Generation in ländlichen Gebieten möglicherweise die einzige »Behandlungsmöglichkeit« gewesen. Eine Untersuchung der Kinder- und Jugendpsychiatrischen Universitätsklinik in Essen konnte darüber hinaus aufzeigen, dass in türkeistämmigen Migrantenfamilien westliche und traditionelle Bewältigungsstrategien nebeneinander eingesetzt werden (Schepker et al. 1999). Ein ähnlicher Polypragmatismus wäre auch in der Schmerzbehandlung denkbar. Es fehlen jedoch noch systematisch erhobene empirische Belege.

15.4.4 Kollektives Selbstbild

Türkische Migranten der 1. Generation stammen zumeist aus Gebieten mit eher agrarischer Lebensweise, in denen noch eine weitgehend **systemische Sichtweise** vorherrscht. Der Einzelne ist wichtig im Sinne seiner Einbettung in die übergeordneten Systeme der Großfamilie und der Nachbarschaft (Özelsel 2000). Die Beziehungsstrukturen sind von großer interpersoneller Verbundenheit in festgelegten, einander ergänzenden sozialen Rollen geprägt.

> **Damit wird eine Gruppe von Menschen zu einem einzigen »kollektiven« Lebewesen. Der Einzelne erlebt sich nicht als individuelles, autonomes Selbst, sondern als kollektives Selbst.**

Man ist einander sozial verpflichtet, jeder Einzelne ist verantwortlich für die Funktion der Gemeinschaft. In einer solchen traditionellen **kohäsiven Familienstruktur** sind Männer gegenüber Frauen, Ältere gegenüber Jüngeren dominant. Wichtige traditionelle Wertvorstellungen in diesem sozialen Gefüge sind Ehre und Integrität (Erim-Frodermann 2000).

Das kollektive Selbstbild korrespondiert mit den unter ▶ Abschn. 15.4.3 erwähnten Besonderheiten im Krankheitserleben und Krankheitsverständnis und erklärt, warum die Suche nach Entstehungsbedingungen bevorzugt externalisiert abläuft. Nicht der Einzelne mit seinen persönlichen Merkmalen und eigenen Anteilen, sondern **außerhalb des Individuums liegende Faktoren** wie familiäre, berufliche oder soziale Bedingungen werden in hohem Maße verantwortlich gemacht für Wohlergehen oder Erkrankung. Eigene Schwächen werden eher als Folge äußerer gesellschaftlicher Verhältnisse verstanden.

So begründet ein türkischer Schmerzpatient seine Beschwerden etwa mit dem nicht kulturkonformen Verhalten von Familienangehörigen (z. B. die Tochter, die ihren türkischen Ehemann verlassen hat und die Scheidung will) oder mit schlechten Bedingungen am Arbeitsplatz. Demzufolge sieht er auch seine Genesung in der Veränderung externaler Bedingungen. Daraus resultiert aus unserer Sicht ein passives Krankheitsverhalten mit Schon- und Rückzugsverhalten als bevorzugten Copingstrategien.

Bei chronischen Schmerzen von Frauen mittleren Alters spielen externale Attributionen und projektive Abwehrmechanismen eine wichtige Rolle. Die Patientinnen erleben sich im Rückblick auf ihre weibliche Biografie als hilflos, ausgeliefert, zuerst ihren Eltern, anschließend ihren Ehemännern unterworfen. Obwohl sie inzwischen als ältere Frauen mehr Einfluss auf eigene und familiäre Entscheidungen haben, nutzen sie diese Freiräume nicht und ziehen sich mit der Schmerzsymptomatik aus dem Alltagsleben zurück. Oft wird der Schmerz eingesetzt, um die Aufmerksamkeit und Zuwendung der Kinder zu erhalten.

In der Therapie ist eine systemische Sichtweise empfehlenswert, welche die Dynamiken innerhalb der Familie nicht übersieht, die sich im Kontext der Schmerzbeschwerden formieren (▶ Fallbeispiele in diesem Kapitel).

15

15.4.5 Religiöses Weltbild

Die meisten Migranten der 1. Generation, vor allem solche, die aus dörflichen oder kleinstädtischen Strukturen stammen, sind religiös mit dem Islam verwurzelt, richten sich in ihrem alltäglichen Leben danach aus und gehen den allgemeinen Pflichten nach. Die oben beschriebene kollektive Verbundenheit in der Familie ist auch als **religiöse Gemeinschaft** zu verstehen. Im Unterschied zum Christentum, das mehr Individuation und Einflussmöglichkeiten des Einzelnen auf die eigene Lebensgestaltung fördert, betont der Islam, Lebensereignisse als Schicksal und Gottgegebenheit zu verstehen und anzunehmen. Krankheiten oder andere Schicksalsschläge können vor diesem Hintergrund auch **religiöse Bedeutungszuschreibungen** erhalten, indem sie als göttliche Bestrafung oder Prüfung verstanden werden.

15.5 Kulturspezifische Dynamik der Schmerzsymptomatik

Wie bereits in ▶ Abschn. 15.4 angesprochen, ist die traditionelle türkische Familie einerseits von kollektiver Verbundenheit, andererseits von einer geschlechts- und generationenabhängigen Hierarchie geprägt. In der traditionellen Familienorganisation haben beide Generationen durch die kohäsive Beziehungsstruktur Vorteile. Die erwachsenen Kinder können einen erheblichen Teil der Kinderbetreuung an die Elterngeneration abgeben, dadurch kann jungen Frauen die Fortsetzung ihrer Berufstätigkeit erheblich erleichtert werden. Die ältere Generation, insbesondere die Frauen, ziehen sich mit dem Eintritt in die Großelternschaft, die nach ihrer eigenen zeitigen Heirat oft sehr früh realisiert ist, aus dem außerhäuslichen Erwerbsleben zurück. Sie beteiligen sich intensiv am Leben ihrer Kinder, dadurch wird ein Gefühl von Zusammengehörigkeit der Familie über 3 Generationen hinweg aufrechterhalten. Die »Ehrerbietung« der jüngeren gegenüber der älteren Generation, die Einbeziehung dieser Generation in wichtigste Entscheidungen, wie Berufswahl und sogar Partnerfindung, gehören zu diesem kohäsiven »Familienselbstbild«.

In der türkischen Sprache wird diese Zusammengehörigkeit der beiden Generationen verdeutlicht im Begriff des **»mürüvvet«**, ein Wort, das das Teilhaben der Elterngeneration an dem (Entwicklungs-)Glück der jüngeren Generation bedeutet. Ereignisse wie Beschneidungsfeier, Schulabschlüsse und Hochzeiten werden als »mürüvvet« bezeichnet. Die Eltern gehören dabei nicht mehr zu den aktiv Agierenden. Für die jüngere Generation ist es wichtig, dass die Älteren ihren Segen für die bevorstehenden Lebensabschnitte geben. Diese Absegnung wird in vielen **rituellen Handlungen** auch symbolisch abgebildet. Eine ähnliche Abhängigkeit der jüngeren Generation von der älteren, des Sohnes vom Vater, beschreibt Ardjomandi (1993) für den persischen Kulturkreis. Im Alter von Kindern und einer zusammenhaltenden Familie umgeben zu sein, ist das höchste Lebensglück für Senioren dieses Kulturkreises. Ein enger familiärer Zusammenschluss gilt als Zeichen für funktionierende, wertschätzende Beziehungen in der Familie.

Vor diesem Hintergrund ist nachvollziehbar, dass es für die ältere Generation eine große psychische Belastung bedeutet, die enge Bindung zu und ihren Einfluss auf ihre Kinder zu verlieren oder gar zu vereinsamen.

Diese **Vereinsamungsängste** können im Entstehen von Schmerzsymptomen eine große Rolle spielen und sind für einheimische Psychotherapeuten, die sich mit den kulturellen Besonderheiten ihrer Patienten noch nicht auseinandergesetzt haben, zunächst nicht verstehbar. Letztere sehen nämlich im Auszug und in der Ablösung der erwachsenen Kinder eher einen wichtigen Schritt in einer autonomen Entwicklung und halten die Nähewünsche der türkischen Patienten für übertrieben oder krankhaft.

Die **Stellung der Frauen in der Familienhierarchie** steigt mit ihrem Alter. Sie gewinnen gleichzeitig im Sinne der oben beschriebenen Ehrerbietung mehr Einfluss. So wird ein »milder« Schmerz manchmal als symbolisches Attribut des Alterns eingesetzt und hat die Funktion, die neue Rolle einer Frau im System der Familie deutlich zu machen.

Fallbeispiel 1

Frau G., 42 Jahre, war in einer türkischen Kleinstadt als Dritte von 4 Geschwistern aufgewachsen. Die Eltern waren Landwirte und verheirateten die Patientin im Alter von 19 Jahren mit einem Cousin väterlicherseits, mit dem sie als Arbeitsmigrantin nach Deutschland zog. Aus der Ehe gingen 2 Söhne, 23 und 18 Jahre alt, hervor. Die Patientin ist in Deutschland jahrelang als Fabrikarbeiterin berufstätig gewesen.

Als der Ehemann sich nach Bekanntschaft mit einer neuen Partnerin abrupt von der Patientin trennte, entwickelte diese zuerst eine depressive Symptomatik, die sich anschließend trotz stationärer psychosomatischer Behandlung in eine anhaltende Schmerzsymptomatik wandelte. Sie habe ständig Schmerzen »in allen Gelenken und in inneren Organen«. Wenige Monate nach Entwicklung der Schmerzsymptomatik gab der 22-jährige Sohn seine gemeinsame Wohnung mit einer jungen Frau auf und kehrte nach Hause zurück, um die Patientin zu betreuen. Er befürchtete, dass die Mutter bei den nächtlichen Schmerzzuständen ersticken könnte. Durch die Schmerzsymptomatik sicherte die Patientin die emotionale Zuwendung wichtiger Bezugspersonen, deren Verlust sie befürchtete.

In der Behandlung dieser Patientin war es schwierig, angemessene persönliche Therapieziele zu finden. Ausgehend von den oben beschriebenen traditionellen Aufgaben im Lebenszyklus schien uns die Progression am ehesten im Zusammenhang mit Entwicklungsaufgaben der Kinder möglich, denen die Patientin ihre Unterstützung geben könnte. So ergab sich in Familiengesprächen als mögliches Ziel für die Patientin die Unterstützung ihres Sohnes bei der Suche nach einer neuen Partnerin.

Bei Abschluss der Behandlung waren die Schmerzen weitestgehend zurückgegangen. Im Vordergrund hatte die Bearbeitung der Trauer gestanden. Die Patientin dekompensierte bei Belastungen immer wieder mit depressiven Beschwerden und wurde nach langen Krankschreibungen berentet. Mutter und Sohn verständigten sich schließlich darauf, dass es noch nicht an der Zeit sei, sich nach einer Partnerin für diesen umzuschauen. Der Sohn blieb weiterhin bei der Patientin wohnen. Die Patientin konnte zu diesem Zeitpunkt die Vorstellung zulassen, dass sich ihre Befindlichkeit mit der Zeit stabilisieren würde.

Fallbeispiel 2

Frau F., 45 Jahre, war als Tochter einer Migrantenfamilie in Istanbul aufgewachsen. Die Eltern, muslimische Albaner, waren kurz vor ihrer Geburt in die Türkei ausgesiedelt. Der Vater war ein selbstständiger, tüchtiger Schreinermeister, der sich in der neuen Stadt schnell hocharbeitete, die Mutter Hausfrau. Als Jüngste von 3 Geschwistern und einzige Tochter wurde die Patientin von ihren Eltern in jeder Hinsicht gefördert und verwöhnt. Sie beschrieb eine sehr enge Bindung an beide Eltern, die es ihr schwer gemacht hätte, sich im Alter von 20 Jahren für ihre Heirat zu entscheiden und zu ihrem Ehemann nach Deutschland zu ziehen. Mit diesem verstand sie sich gut. Bis auf ihren Erziehungsurlaub war sie als Fabrikarbeiterin tätig. Sie bekam 3 Kinder, eine 22-jährige Tochter und 2 Söhne, 20 und 15 Jahre alt.

Bei dem jüngsten Sohn wurden im Alter von 3 Jahren eine Entwicklungsstörung und später eine Minderbegabung festgestellt. Die Patientin ging überbehütend mit diesem um, was unter anderem dazu führte, dass der Sohn keine behindertengerechte Erziehung bekam. Zu ihrer Tochter, die sie als ihre nächste Vertraute bezeichnete, hatte die Patientin eine sehr enge Beziehung. Als die Tochter mit 21 Jahren einen »guten Aspiranten« hatte und in eine vermittelte Ehe mit einem BWL-Studenten einwilligte, reagierte die Patientin mit ambivalenten Gefühlen. Einerseits nahm sie ihre traditionelle Aufgabe als Mutter wahr, indem sie sich in die Fertigstellung der Aussteuer und die Hochzeitsvorbereitungen stürzte, andererseits wurde sie schwer krank. Ihr Diabetes war nicht mehr durch orale Antidiabetika einzustellen, sie wurde auf Insulin eingestellt. Anschließend setzte eine heftige Schmerzsymptomatik ein, wobei alle Extremitäten, vor allem aber beide Arme, einbezogen waren. Von neurochirurgischer Seite wurde eine Bandscheibenprotrusion in der HWS festgestellt, die die Schmerzsymptomatik jedoch nicht ausreichend erklären konnte. Der unbewusste Versuch der Patientin, die Tochter durch die körperlichen Beschwerden zu binden, scheiterte.

Nach Heirat und Auszug der Tochter suchte sie eine muttersprachliche Therapie auf. In der therapeutischen Beziehung erlangte sie immer wieder eine Erleichterung und Beruhigung, nachdem sie über ihre als aussichtslos erlebte Lebenssituation berichtet hatte. Dabei ging es in erster Linie um die Betreuung ihres behinderten Sohnes, der nachts einnässte und aggressive Verhaltensweisen entwickelte.

Leider gelang es der Patientin wenig, anstehende Veränderungen in ihrem Familiensystem oder eigene Individuationsschritte zuzulassen. In der Psychotherapie kam es zu einer zeitlich begrenzten Symptombesserung, wobei die Therapeutin als sog. Partialobjekt genutzt wurde. Die Patientin erwartete von der Therapeutin, dass diese den Berichten über äußere Geschehnisse zuhörte und ihre Sichtweise bestätigte. Mit klärenden oder gar konfrontierenden Interventionen konnte sie nur schwer umgehen, war vielmehr erstaunt und enttäuscht, wenn die Therapeutin ihre Lebenssituation abweichend beurteilte. In diesem Zusammenhang wurde ihre enge und ungelöste Bindung an die Mutter deutlich.

Bei Versuchen, die Therapie zu beenden, kam es zu einem Sistieren der Schmerzsymptomatik. Immer mehr rückte die Beziehungsproblematik in den Vordergrund der therapeutischen Arbeit. Es wurde deutlich, dass die symbiotisch anmutenden Beziehungsstrukturen in der Ursprungsfamilie der Patientin der Abwehr von unbearbeiteter Trauer bezüglich der ersten Migration von Albanien in die Türkei gegolten hatten. Nachdem sie diese Hintergründe bearbeitet hatte, gelang es der Patientin, sich von ihrer Tochter mehr abzulösen und einige hilfreiche Veränderungen in der Betreuung ihres Sohnes vorzunehmen. Die Schmerzsymptomatik reduzierte sich danach auf ein niedrigeres Niveau.

15.6 Konsequenzen für adäquate Behandlungsstrukturen und Therapieangebote

15.6.1 Therapeutische Qualifikation

Die besonderen Merkmale der Klientel türkischer Schmerzpatienten machen für eine angemessene Behandlung Personal erforderlich, das über die fachspezifischen Qualifikationen hinausgehend sowohl über entsprechende sprachliche als auch kulturspezifische Kompetenzen verfügt. Solche Bedingungen sind in jenen Einrichtungen optimal realisiert, die über bilinguales Fachpersonal verfügen. Wird auf diese Weise ethnomedizinischen Besonderheiten Rechnung getragen, wächst auch die Bereitschaft und Motivation zur Inanspruchnahme solcher therapeutischer Angebote. Erim-Frodermann (1998) berichtet hierzu, dass nach Einführung eines muttersprachlichen Angebotes für türkische Mitbürger in der Klinik für Psychotherapie und Psychosomatik der Universitätsklinik Essen die Anzahl der Patienten zunahm und innerhalb von 2 Jahren das Dreifache erreichte.

Von solchen wünschenswerten Konstellationen sind wir aber in der Realität noch weit entfernt. Macht man sich die Tatsache bewusst, dass eine adäquate Behandlung von Patienten mit chronischen Schmerzen ohnehin an ein interdisziplinär arbeitendes Fachteam gebunden ist, so wird man gegenwärtig nur wenige Institutionen finden, die sowohl die fachlichen als auch die sprach- und kulturspezifischen Voraussetzungen erfüllen.

Andererseits sind seit Beginn der Gründung spezieller medizinischer und psychotherapeutischer Versorgungseinrichtungen für türkische Migranten in der ersten Hälfte der 1990er-Jahre inzwischen weitere qualifizierte Anbieter hinzugekommen, was auf einen insgesamt positiven Trend auch für diese besondere Klientel hinweist. Eine Liste fremdsprachiger Psychotherapieangebote in NRW findet sich auf der Homepage der Essener LVR-Klinik für Psychosomatische Medizin und Psychotherapie (http://www.rk-essen.lvr.de/behandlungsangebote/ambulanzen/migrationundgesundheit.htm).

15.6.2 Therapeutische Haltung

▪ Interkulturelle Offenheit

Unter interkultureller Offenheit des Therapeuten verstehen wir eine neugierige, respektvolle und akzeptierende Haltung gegenüber dem fremden Patienten. Viele Autoren (u. a. Eberding 1995, El Hachimi u. von Schlippe 2000) machen auf die Notwendigkeit aufmerksam, den kulturellen Hintergrund von Begriffen im Wertesystem des fremden Patienten zu verstehen.

> **An erster Stelle sind die Einfälle des Patienten in der therapeutischen Sitzung wichtig. Sie geben oft Hinweise auf seine besondere Konfliktdynamik.**

In der oben geschilderten 2. Kasuistik würde die Patientin auf die Frage, warum sie die Förderung ihres minderbegabten Sohnes in einer Spezialschule nicht zugelassen habe, erwidern, dass es nach ihrer Vorstellung eine Schande sei, wenn Eltern ihre Kinder, seien sie noch so schwierig in der Erziehung, an andere abgeben und nicht selbst versorgen. Neben diesem höchsten kulturellen Gebot würde man erste biografische Hinweise auf Objektverlustängste und daraus resultierende Nähewünsche der Patientin erhalten.

▪ Frühzeitige Therapiezielbestimmung

Es empfiehlt sich, bei der Klärung der Therapieziele den kohäsiven Familienstrukturen mit einem systemischen Ansatz Rechnung zu tragen und die Therapieziele bezüglich ihrer Tragbarkeit in Familie und Bezugsgruppe zu überprüfen.

▪ Aktive unterstützende Interventionen des Therapeuten

Der Therapeut sollte aktiv intervenieren, wenn er durch offene Unterstützung das Eintreten des gewünschten Verhaltens beschleunigen kann. Hierzu gehört auch die Beratung des Patienten in wesentlichen alltagspraktischen Bereichen mit Informationen über den Umgang mit Behörden, Einschulung, Einbürgerung usw. Im Sinne der verhaltenstherapeutischen Methode des Shaping sollte der Patient im Aufbau von sozial kompetentem, z. B. durchsetzungsfähigem Verhalten gefördert werden.

▪ Förderung der Individuation

Dazu gehört in erster Linie die Erschließung abgegrenzter sozialer Beziehungen, z. B. durch Teilnahme an regelmäßigen Aktivitäten bei Vereinen, Sprachkursen oder durch die Unterstreichung einer **Abgrenzung des Individuums** durch Aktivitäten wie Lesen, einen Spaziergang usw.

> **Eine gute Möglichkeit, den innerpsychischen Raum des Patienten zu betonen, besteht in der Arbeit mit Metaphern. Hierbei kann man den Patienten z. B. fragen, ob ihm zu einem bestimmten Thema ein Sprichwort in seiner Muttersprache, eine Fabel oder ein Märchen einfällt.**

▪ Ressourcen des Kollektivs erfragen und aktivieren

Man kann durch direktes Erfragen, ob der Patient jemanden aus seinem Bekanntenkreis kennt, der mit einem ähnlichen Problem zu tun hatte, und zu welchen Lösungswegen dieser gefunden hat, mögliche Lösungswege in Erfahrung bringen, die für die ethnische Bezugsgruppe akzeptierbar sind. Mit dem Patienten kann dann überlegt werden, ob diese Lösungen auch für ihn infrage kämen.

15.6.3 Psychoedukation

Psychoedukative Maßnahmen gehören mittlerweile zum Standard eines jeden multimodalen Schmerztherapieangebotes und bilden die Grundlage für gezielte kompetenzfördernde Interventionen zur verbesserten Schmerzbewältigung. Die Bedeutung der Psychoedukation wächst mit dem Ausmaß an Defiziten in Bezug auf medizinische und biologische Grundkenntnisse. Neben der Vermittlung grundlegender anatomischer und physiologischer Sachverhalte steht hierbei als weitere Aufgabe das geleitete Entdecken und Verstehen **psychophysiologischer und biopsychosozialer Zusammenhänge** im Fokus der therapeutischen Arbeit.

> **Angesichts eines potenziell hohen Anteils an türkischen Schmerzpatienten, die Analphabeten sein können, ist es wichtig, nicht nur schriftliches Informationsmaterial bereitzuhalten, sondern Informationsvermittlung möglichst auch über Videos anzubieten.**

15.6.4 Kompetenzförderung

Schmerzedukation bildet üblicherweise die Vorstufe für das anschließend darauf aufbauende Training von Methoden, mit denen Schmerzerleben und Schmerzverhalten beeinflusst werden können (Entspannung,

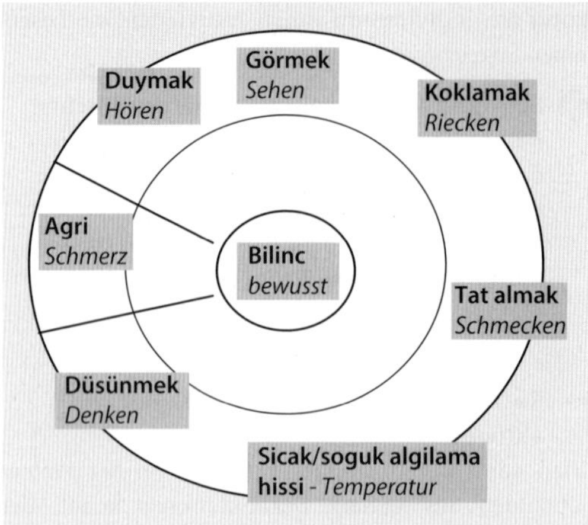

Abb. 15.2 Aufmerksamkeitsscheinwerfer »Ilgi Feneri«

Schmerzdefokussierung, positive Selbstinstruktion etc.). In Anlehnung an bekannte und bewährte Schmerzbewältigungstrainingsprogramme, die im deutschen Sprachraum bereits existieren (Basler u. Kröner-Herwig 1998, Basler 2001), sind Materialien entstanden, die sich auch in der therapeutischen Arbeit mit türkischen Schmerzpatienten einsetzen lassen. Abb. 15.2 enthält als Beispiel hierfür den sog. Aufmerksamkeitsscheinwerfer, anhand dessen die Funktionsweise menschlicher Wahrnehmung erläutert werden kann, als Grundlage für Übungen zum Erlernen internaler und externaler **Aufmerksamkeitslenkung**.

Um solche Methoden in der Therapie mit türkischen Schmerzpatienten erfolgreich vermitteln zu können, bedarf es vor allem vieler konkreter, anschaulicher, einfach verständlicher und erlebnisnaher praktischer Beispiele aus dem gewöhnlichen Alltagsleben, um den Patienten **Selbstwirksamkeitserfahrungen** zu verdeutlichen und zu einem **aktiven Verarbeitungs- und Bewältigungsmodus** ihrer Schmerzsymptomatik anzuregen – Erfahrungen, die Dissonanzen zu traditionellen schicksalsabhängigen und -beeinflussten Krankheitskonzepten hervorrufen sollen.

Zur Vermittlung von Schmerzbewältigungstechniken gehört auch die Förderung von **Entspannungsfähigkeit**. »Westliche« Entspannungsmethoden wie z. B. die progressive Muskelrelaxation (PMR) existieren inzwischen auch in türkischer Sprache und sind auch als Audiokassette erhältlich. Weniger rationale, sondern mehr erlebnisorientierte Zugänge zu verbesserter Entspannungsfähigkeit, die dem orientalischen Kulturkreis entstammen und von vielen traditionell verbundenen türkischen Schmerzpatienten bevorzugt werden, lassen sich über meditative türkische Musik oder das Rezitieren von Koranversen vermitteln.

Aus der Sicht der Psychoanalyse und der Tiefenpsychologie stellen **Märchen** als Produkte des gemeinsamen Unbewussten Vorbilder menschlichen Verhaltens dar, schildern Konflikte und Reifungskrisen, die in der Natur des Menschen liegen und im Rahmen des jeweiligen kulturellen Umfeldes und kulturspezifischer Verhaltensmuster gelöst werden (Bettelheim 1975, Kast 1988). Märchen oder Erzählungen, die den Patienten aus ihrer Kindheit vertraut sind und in denen Helden zu aktiv handelnden Menschen werden, die Herausforderungen auf sich nehmen und bewältigen, bieten die Themen der Autonomie und der Selbstwirksamkeit in einer symbolhaften Verdichtung an. Diese Themen steigen nach der Beschäftigung mit dem Märchen schneller ins Bewusstsein und werden schneller bearbeitet. Patienten können in Identifikation mit diesen Figuren und quasi über solche »Stellvertreter« ein Erleben von Stärke und Mobilisierung eigener Kräfte herbeiführen (Erim 2009b).

15.6.5 Körperliche Aktivierung

Wie geschildert, verdeutlichen die Ergebnisse wissenschaftlicher Studien immer klarer, dass körperliche Inaktivität mit somatoformen Schmerzstörungen assoziiert ist. Um die antidepressive Wirkung von körperlicher Aktivität zu nutzen und körperliche Ursachen der Schmerzentstehung wie Übergewicht zu reduzieren, ist es empfehlenswert, Programme zur Förderung der körperlichen Aktivität in die Therapie einzubauen.

15.6.6 Bearbeitung schmerzassoziierter Problembereiche

Hierbei geht es schwerpunktmäßig um die Klärung, Bewältigung oder Lösung häufig anzutreffender **Problem- und Belastungssituationen** von Migranten, von denen anzunehmen ist, dass sie die chronische Schmerzsymptomatik begünstigen und aufrechterhalten. Zu diesen Themen gehören beispielsweise Probleme mit der Kindererziehung in Deutschland, speziell auch der religiösen Erziehung, oder Probleme im Umgang zwischen Männern und Frauen, des Weiteren die Bewältigung des Verlustes der ursprünglichen Heimat oder die Auseinandersetzung mit misslungener Integration.

In der Fachklinik Hochsauerland wurde hierzu im stationären Setting eine **themenzentrierte interaktionelle Gruppentherapie** geschaffen (vgl. Rodewig 2000). Über die Vorgabe bestimmter häufig vorkommender Problem- und Konfliktsituationen durch den Therapeuten werden so die Schamgrenzen des Einzelnen im Eingeständnis persönlicher Schwierigkeiten und Schwächen berücksichtigt und respektiert. Damit verringert sich die Hemmschwelle für die Beteiligung an der Gruppentherapie.

Die allgemeine, mit anderen Gruppenteilnehmern stattfindende Erarbeitung von Lösungs- und Veränderungsmöglichkeiten erlaubt es, über einen solchen »indirekten« Weg auch zu individuellen Wegen der Problem- oder Konfliktklärung zu gelangen.

In einer muttersprachlichen Gruppentherapie, die in der Klinik für Psychosomatische Medizin und Psychotherapie etabliert wurde, fällt es den Teilnehmerinnen nicht schwer, über ihre interpersonellen Probleme zu sprechen. Ritualisiert tauchen körperliche Beschwerden und Schmerzen immer wieder dann auf, wenn die Bearbeitung von interaktionellen und zentralen unbewussten Konflikten schwierig wird und psychische Kraft erfordert (Erim 2009c).

15.6.7 Schmerz im interaktionellen Kontext

Aufgrund des kulturbedingten **kollektiven Selbstbildes** und der **kohäsiven Familienstrukturen** türkischer Migranten (▶ Abschn. 15.4.4, ▶ Abschn. 15.5) gewinnt gerade die Frage nach der Funktionalität chronischer Schmerzen in der Ausgestaltung und im Erleben zwischenmenschlicher Beziehungen besondere Bedeutung für Diagnostik, Therapiezielbestimmung und Behandlungsplanung solcher Patienten. Die beiden in ▶ Abschn. 15.5 dargelegten Kasuistiken sind beredte Beispiele für die kulturspezifische Beziehungsdynamik der Schmerzsymptomatik und lassen es ratsam erscheinen, möglichst frühzeitig den Partner oder die Familie in den Therapie- und Veränderungsprozess mit einzubeziehen.

15.6.8 Der Therapieraum als interkultureller Raum, der eine bessere Integration ermöglicht

Ausgehend von unserer klinischen Erfahrung, dass eine kultur- und sprachfremde Umgebung Angst und Distress auslöst, und den oben zitierten wissenschaftlichen Ergebnissen, dass Schmerzwahrnehmung oft mit geringer Integration ins Aufnahmeland assoziiert ist, erachten wir Maßnahmen als ratsam, die die **kulturelle Integration** der Patienten fördern. Schon der Kontakt zu einer einheimischen Institution und zu einheimischen Behandlern hat hier eine besondere Bedeutung und heilsame Effekte. In den Therapien nehmen Patientinnen parallel zur Auflösung ihrer Konflikte und zum Gelingen von Verhaltensänderungen den Wunsch wahr, eine stärkere Bindung zu der Gesellschaft aufzunehmen, in der sie leben. Dieser Wunsch wird durch Sprachkurse, die Rückkehr zur Arbeitstätigkeit oder die Übernahme ehrenamtlicher Aufgaben realisiert. Dieser Aspekt sollte berücksichtigt und die neue »Beheimatung« der Patienten in der Therapie durch aktive Maßnahmen gefördert werden.

15.6.9 Sozialmedizinische Begutachtung

In der Begutachtung ausländischer Patienten bzw. Klienten sollte grundsätzlich besonderer Wert darauf gelegt werden zu prüfen, ob der Proband tatsächlich die sprachlichen Voraussetzungen für eine ausreichende Verständigung besitzt, die auch emotionale Aspekte umfasst. Anderenfalls sollte die Übersetzung des Gesprächs durch vereidigte Dolmetscher übernommen werden.

Unter den Probanden, die in die psychosomatische Begutachtung kommen, nehmen Schmerzsyndrome einen großen Raum ein (Knecht 2009). Oft handelt es sich dabei um lang anhaltende Beschwerdebilder sowie um einen überdurchschnittlich langen Begutachtungsprozess. Viele Gutachter bleiben in der Beurteilung der verbliebenen Leistungsfähigkeit zurückhaltend, obwohl sie eine psychische Beeinträchtigung und die somatoforme Schmerzstörung als psychische Störung beschreiben. Dieses führt zu wiederholten Gutachtenerstellungen, die Probanden fühlen sich in diesem Prozess unzureichend wahrgenommen und verstanden. Von den Betroffenen wird die **Begutachtung als eine wiederholte Kränkung** erlebt. So begegnen die Schmerzpatienten dem Untersucher oft mit Gefühlen von Wut und Aggression, weil sie eine Enttäuschung erwarten.

Solche spürbaren Emotionen offen anzusprechen, kann die Atmosphäre in der Begutachtungssituation entspannen helfen. Oftmals müssen muttersprachliche Gutachter feststellen, dass die Rentenantragsteller über die bei ihnen diagnostizierten somatischen Krankheiten **nicht ausreichend informiert** sind. Diesen somatischen Krankheitsbildern wird dann unter Umständen unnötigerweise eine große Gefährdung der eigenen Gesundheit oder eine Lebenszeitverkürzung zugeschrieben. Eine problemlos internistisch behandelbare Eisenmangelanämie kann z. B. mit der Bezeichnung »Blutarmut« fälschlicherweise als lebensbedrohliche Krankheit missverstanden werden.

In der Beurteilung der Leistungsfähigkeit können Kenntnisse der traditionellen kulturspezifischen Alltagsgestaltung von Nutzen sein.

Dabei ist die Beschreibung des Tagesablaufes ein wichtiger Ankerpunkt. Oft wird bei einer genauen Schilderung des Tagesablaufes erst deutlich, ob die Probanden auf der psychischen, körperlichen und sozialkommunikativen Ebene Einbußen erlitten haben oder einen Rückzug aus dem Arbeitsleben praktizieren, wie er ihren **kulturellen Vorstellungen vom Lebenszyklus** entspricht. Die Rentenanwartszeit in der Türkei ist um 15 Jahre kürzer als in Deutschland. Eine mit Schmerzen einhergehende Schonhaltung kann nach Knecht (2009) für die Betroffenen eine Möglichkeit bieten, einen Rückzug aus »einer klaren Überlastungssituation«, z. B. als Mutter, Hausfrau und Berufstätige, anzutreten.

Es ist auch zu berücksichtigen, dass die Migranten der 1. Generation bis auf wenige Ausnahmen Kinderarbeit geleistet haben, in der Schulzeit von Haus- und Feldarbeit nicht verschont wurden und dass die **Lebensarbeitszeit** insgesamt deutlich länger ist als die von gleichaltrigen Einheimischen. Wenn die Betroffenen zusätzlich die Ich-Fähigkeiten der adaptiven Regression zur Entspannung und Erholung nicht haben, wird ihr Erschöpfungsgefühl und ihr Erleben, seit langen Jahren überlastet zu sein und keine Kraft mehr zu haben, noch deutlicher sein. Schließlich beschreibt Leyer (1991) die Tendenz der Migranten, sich mit Arbeit zu überlasten und aufnahmeunfähig zu machen, um die Unsicherheits- und Hilflosigkeitsgefühle in kulturfremder Umgebung zu verdrängen.

Literatur

1 Ardjomandi ME (1993) Die fremde Kultur der Schiiten. Scham, Schuld und Narzißmus in der psychoanalytischen und psychotherapeutischen Behandlung von Iranern. In: Streeck U (Hrsg) Das Fremde in der Psychoanalyse. 2. Aufl. J. Pfeiffer, München, S 65–77

2 Basler H-D (2001) Chronische Kopf- und Rückenschmerzen. Psychologisches Trainingsprogramm. Vandenhoeck & Ruprecht, Göttingen

3 Basler H-D, Kröner-Herwig B (1998) Psychologische Therapie bei Kopf- und Rückenschmerzen. Quintessenz, München

4 Bermejo I, Muthny FA (2008) Laientheorien zu Krebs und Herzinfarkt – ein transkultureller Vergleich gesunder Deutscher und Spanier. In: Muthny FA, Bermejo I (Hrsg) Interkulturelle Medizin – Laientheorien, Psychosomatik und Migrationsfolgen. Deutscher Ärzte-Verlag, Köln, S 15–26

5 Bettelheim B (1975) Kinder brauchen Märchen. dtv, München

6 Birg H (2000) Perspektiven der Bevölkerungs- und Wanderungsentwicklung mit ihren Chancen und Risiken für den Wirtschafts- und Wohnstandort »Ländlicher Raum«. In: ILS (Hrsg) Ländliche Räume in Nordrhein-Westfalen. ILS-Schriften 85, hrsg vom Institut für Landes- und Siedlungsentwicklungsforschung (ILS) im Auftrag des Ministers für Umwelt, Raumordnung und Landwirtschaft des Landes Nordrhein-Westfalen und von der Akademie für Raumforschung und Landesplanung. ILS, Dortmund, S 29

7 Boos-Nüning U (1998) Migrationsforschung unter geschlechtsspezifischer Perspektive. In: Koch E et al. (Hrsg) Chancen und Risiken von Migration. Lambertus, Freiburg im Breisgau, S 293–297

8 Borde T, David M (2007) Nutzen Migranten die Notfallambulanz häufiger? MMW Fortschr Med 42: 38–39

9 Brekke M, Hjortdahl P (2004) Musculo-skeletal pain among 40- and 45-year olds in Oslo: differences between two socioeconomically contrasting areas, and their possible explanations. Int J Equity Health 3: 10

10 Collatz J (1996) Die Lebenssituation von Migranten und strukturelle Bedingungen ihrer psychosozialen und medizinischen Versorgung. (Vortrag auf der Bad Fredeburger Tagung zur Psychosomatik und Psychotherapie)

11 Dietzel-Papakyriakou M (1990) Das Alter der Arbeitsmigranten: ethnische Ressourcen und doppelte Benachteiligung. Z Gerontol 23: 345–353

12 Eberding A (1995) Sprache und Migration. Verlag für interkulturelle Kommunikation, Frankfurt/M

13 El Hachimi M, von Schlippe A (2000) Systemische Therapie und Supervision in multikulturellen Kontexten. System Familie 13: 3–13

14 Erim Y (2009a) Interkulturelle Beziehungsdynamik, kollektive Übertragungsbereitschft von Migranten, einheimischen und ethnischen Therapeuten. In: Erim Y

(Hrsg) Klinische Interkulturelle Psychotherapie. Ein Lehr- und Praxisbuch. Kohlhammer, Stuttgart, S 42–50
15 Erim Y (2009b) Türkischstämmige Patientinnen mit masochistischen Persönlichkeitsanteilen und der Einsatz von Märchen als kultursensible Intervention. In: Erim Y (Hrsg) Klinische Interkulturelle Psychotherapie. Ein Lehr- und Praxisbuch. Kohlhammer, Stuttgart, S 64–76
16 Erim Y (2009c) Muttersprachliche Gruppentherapie mit türkeistämmigen Migrantinnen. In: Erim Y (Hrsg) Klinische Interkulturelle Psychotherapie. Ein Lehr- und Praxisbuch. Kohlhammer, Stuttgart, S 226–241
17 Erim Y (2009d) Somatoforme Symptome bei türkischstämmigen MigrantInnen: Die Validierung der türkischen Version des SOMS. In: Schneider F, Grözinger G (Hrsg) Psychische Erkrankungen in der Lebensspanne – Abstractband zum DGPPN Kongress 2009, 25.–28. November 2009 in Berlin. Deutsche Gesellschaft für Psychiatrie, Psychotherapie und Nervenheilkunde
18 Erim-Frodermann Y (1998) Muttersprachliche Psychotherapie als Ort der interkulturellen Begegnung in der einheimischen Institution. In: Kiesel D, von Lüpke H (Hrsg) Vom Wahn und vom Sinn. Brandes & Apsel, Frankfurt am Main, S 71–85
19 Erim-Frodermann Y (2000) Psychotherapie mit Migranten – Aspekte der interkulturellen Psychotherapie. In: Senf W, Broda M (Hrsg) Praxis der Psychotherapie. Thieme, Stuttgart, S 634–638
20 Escobar JI, Gureje O (2007) Influence of cultural and social factors on the epidemiology of idiopathic somatic complaints and syndroms. Psychosom Med 69(9): 841–845 (Review)
21 EVaS-Studie (1989) Eine Erhebung über die ambulante medizinische Versorgung in der Bundesrepublik Deutschland. Deutscher Ärzte-Verlag, Köln
22 Freedman LZ, Hollingshead AB (1957) Neurosis and social class. Am J Psychiatry 3: 769–775
23 Gießener Modellprojekt (1987) Psychosomatische Probleme türkischer Arbeitnehmer und ihrer Familien. Zentrum für Psychosomatische Medizin, Universität Gießen
24 Glier B, Rodewig K (2000) Schmerz bei türkischen Migranten. Schmerz 14 (Suppl 1): 17
25 Glier B, Tietz G, Rodewig K (1998) Stationäre psychosomatische Rehabilitation für Migranten aus der Türkei. In: David M, Borde T, Kentenich H (Hrsg) Migration und Gesundheit. Mabuse, Frankfurt am Main, S 189–205
26 Gün AK (2007) Interkulturelle Missverständnisse in der Psychotherapie. Gegenseitiges Verstehen zwischen einheimischen Therapeuten und türkeistämmigen Klienten. Lambertus, Freiburg
27 Gureje O (2004) What can we learn from a cross-national study of somatic distress? J Psychosom Res 56(4): 409–412
28 Hackhausen W (1999) Qualitätsmanagement in der sozialmedizinischen Begutachtung. Überlegungen zur Entwicklungsperspektive in der Sozialmedizin, Prävention und Rehabilitation – mit einem Exkurs über die Begutachtung von Arbeitsmigranten. In: Collatz J, Hackhausen W, Salman R (Hrsg) Begutachtung im interkulturellen Feld. Verlag für Wissenschaft und Bildung, Berlin, S 57–86
29 Kast V (1988) Wege zur Autonomie. Märchen psychologisch gedeutet. dtv, München
30 Kavuk I et al. (2006) One-year prevalence and socio-cultural aspects of chronic headache in Turkish immigrants and German natives. Cephalalgia 26(10): 1177–1181
31 Kizilhan JI (2009) Interkulturelle Aspekte bei der Behandlung somatoformer Störungen. Psychotherapeut 54: 281–288
32 Knecht T (2009) Somatoforme Schmerzstörungen. Kann abnormales Krankheitsverhalten adaptiv sein? Neurologie 3: 31–34
33 Korporal J (1985) Arzneimittelverordnungen, physikalische Therapie, Heilverfahren und Rehabilitation bei Arbeitsmigranten. In: Collatz J, Kürsat-Ahlers E, Korporal J (Hrsg) Gesundheit für alle. Die medizinische Versorgung türkischer Familien in der BRD. Rissen, Hamburg, S 213–229
34 Leyer EM (1991) Migration, Kulturkonflikt und Krankheit. Westdeutscher Verlag, Opladen
35 Lien L et al. (2005) Bodily pain and associated mental distress among immigrant adolescents. A population-based cross-sectional study. Eur Child Adolesc Psychiatry 14(7): 371–375
36 Löfvander M, Taloyan M (2008) Pain intensity and severe pain in young immigrant patients with long-standing back pain. Eur Spine J 17(1): 89–96
37 McGoldrick M (1982) Ethnicity and family therapy: an overwiev. In: McGoldrick M, Pearce JK, Giordano J (eds) Ethnicity and family therapy. The Guilford Press, New York London, pp 3–30
38 Özelsel M (1990) Gesundheit und Migration – eine empirische Untersuchung an Deutschen sowie Türken in Deutschland und in der Türkei. Profil, München
39 Özelsel M (2000) Die »andere Mentalität« – Eine empirische Untersuchung zur sekundären Krankheitssicht türkischer MitbürgerInnen. In: Rodewig K (Hrsg) Identität, Integration und psychosoziale Gesundheit. Psychosozial-Verlag, Gießen, S 171–181
40 Rief W, Hiller W, Heuser J (1997) SOMS – Das Screening für Somatoforme Störungen. Manual zum Fragebogen. Hans Huber, Bern
41 Rieser S (2000) Migranten im Gesundheitswesen. »Türken haben Kultur, Deutsche eine Psyche«. Deutsches Ärzteblatt 97(8): 344–345
42 Rodewig K (2000) Stationäre psychosomatische Rehabilitation von Migranten aus der Türkei. Sind monokulturelle Behandlungseinheiten sinnvoll? Psychotherapeut 45: 350–355
43 Rommelspacher B (2000) Interkulturelle Beziehungsdynamik in Beratung und Therapie. In: Strauß B, Geyer M (Hrsg) Psychotherapie in Zeiten der Veränderung. Westdeutscher Verlag, Gießen, S 161–171

44 Ruhkopf H, Zimmermann E, Bartels S (1993) Das Krankheits- und Therapieverständnis türkischer Migranten in der Bundesrepublik Deutschland. In: Nestmann F, Niepel N (Hrsg) Beratung von Migranten. Neue Wege der psychosozialen Versorgung. VWB, Berlin, S 233–254
45 Sabbioni ME, Eugster S (2001) Interactions of a history of migration with the course of pain disorder. J Psychosom Res 50(5): 267–269
46 Sauer M (2002) Die Einbürgerung türkischer Migranten in Deutschland. Befragung zu Einbürgerungsabsichten und dem Für und Wider der Einbürgerung. In: Goldberg A, Halm D, Sauer M (Hrsg) Migrationsbericht des Zentrums für Türkeistudien. Bd 4. LIT-Verlag, Münster, S 165–228
47 Schepker R, Toker M, Eberding A (1999) Eine Institution in der psychosozialen Versorgung von türkischen Migrantenfamilien. Praxisrelevante Ergebnisse des Projekts »Familiäre Bewältigungsstrategien«. In: Gogolin I, Nauck B (Hrsg) Migration, gesellschaftliche Differenzierung und Bildung. Resultate des Forschungsschwerpunktes FABER (Folgen der Arbeitsmigration für Bildung und Erziehung). Leske und Buderich, Leverkusen, S 255–278
48 Schmeling-Kludas C, Fröschlin R, Boll-Klatt A (2003) Stationäre psychosomatische Rehabilitation für türkische Migranten: Was ist realisierbar, was ist erreichbar? Rehabilitation 42: 363–370
49 Sercan M, Yüksel S (1990) Depresif Bozukluklarda Bedensel Belirtilerin Baskinligi (Die Prädominanz von somatoformen Symptomen bei depressiven Störungen). Türk Psikiyatri Dergisi 1: 2
50 Willweber-Strumpf A, Zenz M, Bartz D (2000) Epidemiologie chronischer Schmerzen – Eine Befragung in 5 Facharztpraxen in Bochum. Schmerz 14: 84–91
51 Zimmermann M (2000) Epidemiologie des Schmerzes. Schmerz 14: 67–68

Diagnostik

Schmerzanamnese

P. Nilges und A. Diezemann

In diesem Beitrag werden wir auf Voraussetzungen und Besonderheiten eingehen, die bei der **psychologischen Anamnese von Patienten mit chronischen Schmerzen** wichtig sind. Ausgehend von unseren eigenen Erfahrungen schlagen wir – nach einer kurzen theoretischen Einführung – Strukturierungshilfen vor, geben Hinweise auf typische Hürden und Probleme und gehen auf mögliche weitere Konsequenzen für die Patienten ein. Unsere Absicht ist es, v. a. praktische Hilfen und Hinweise sowie eine praxisnahe Anleitung mit beispielhaften Gesprächssequenzen und Vorschlägen zur Problemlösung zu geben.

16.1 Einleitung

Der Begriff »**Anamnese**« wird weitgehend synonym mit den Bezeichnungen »klinisches Interview«, »Erstgespräch«, »Exploration« und »Befragung« gebraucht. In der angloamerikanischen Literatur wird nahezu ausschließlich der Terminus »Interview« verwendet.

Die **Anamneseerhebung** ist im klinischen Alltag ein diagnostisches Routineverfahren ohne verbindliche Standardisierung. Die Inhalte und Methoden sind variabel, Grundsätze oder Empfehlungen basieren auf klinischen Erfahrungen. Dadurch sind Vollständigkeit, Vergleichbarkeit und Kommunizierbarkeit von erhobenen Informationen eingeschränkt. Mit dieser methodischen Offenheit ist die Gefahr verbunden, lediglich »selbst versteckte Ostereier zu finden«, d. h. entsprechend der theoretischen Orientierung implizite Hypothesen durch Selektion und Gewichtung von Fragen und Informationen scheinbar zu bestätigen.

Dem **Mangel an Standardisierung** stehen allerdings entscheidende **Vorteile** gegenüber, über die unabhängig von der Therapierichtung zwischen Klinikern Übereinstimmung besteht:

- Die Reaktionsmöglichkeiten auf die Patienten sind variabler, die sprachliche Ebene kann freier und lebendiger angepasst werden.
- Themen, die sich während des Interviews als wesentlich herausstellen, können leichter fokussiert werden.
- Nonverbales Verhalten kann besser registriert werden.
- Die Interaktionsstile von Patienten entwickeln sich realitätsnäher, mögliche Stärken oder Defizite werden dadurch prägnanter.

Nach unserer Erfahrung sind die **vielfältigen Aspekte chronischer Schmerzen** ohne diese Offenheit eines Interviews nicht explorierbar.

16

> **Bei einer Befragung von über 100 Schmerzkliniken und -zentren in den USA wurde deutlich, dass das klinische Interview das wichtigste und am häufigsten angewendete Verfahren in der Diagnostik darstellt: Über 96% der befragten Psychologen setzen diese Methode ein (Hickling et al. 1985).**

Die meisten Kliniker folgen eher vagen Regeln bezüglich **Form und Inhalt der Anamnese**. Im klinischen Alltag bestehen außerdem notwendige Kompromisse und Begrenzungen, z. B. durch Zeitdruck.

Eine vertrauensvolle Atmosphäre zu schaffen ist eine wesentliche Voraussetzung, um zuverlässige Informationen zu erhalten. Von anderen Interviewformen unterscheidet sich das klinische Interview v. a. dadurch, dass **situative und nonverbale Aspekte** (Gefühle, Verhalten) registriert und in die Hypothesenbildung einbezogen werden.

Der Vielfalt der unterschiedlichen Schmerzarten entsprechend bestehen Unterschiede hinsichtlich möglicher **Charakteristika und Schwerpunkte bei der Erhebung einer Anamnese.** Prägend für dieses Arbeitsfeld ist der ständige Bezug auf somatische Prozesse. Während in der klinischen Psychologie/Verhaltensmedizin für unterschiedliche Beschwerden multifaktorielle Konzepte die Regel darstellen und Krankheit/Gesundheit weniger als klar abgrenzbare Klassen, sondern vielmehr als Kontinua angesehen werden, neigen sowohl Schmerzpatienten als auch somatische Behandler eher zu möglichst einfachen Ursache-Wirkung-Modellen. Zu Beginn und bei Veränderungen eines Schmerzproblems ist die Suche nach Ursachen der angemessene Algorithmus. Bei der überwiegenden Zahl der Patienten mit längerer Schmerzanamnese gleicht diese Jagd nach den »eigentlichen Ursachen« dem Huhn-Ei-Dilemma. Dieses Vorgehen ist oft über Jahrzehnte leitend für (ergebnislose) Diagnostik und (erfolglose) Therapie.

> **Idealerweise findet die psychologische Anamnese als fester Bestandteil der Schmerzdiagnostik in einem interdisziplinären Team statt. Für eine einzelne Person allein ist es bei den komplexen somatisch-psychischen Wechselwirkungen kaum möglich, alle relevanten Informationen zu ermitteln und v. a. deren Relevanz einzuschätzen.**

Wir verstehen die **Anamnese bei Schmerzpatienten** als Gespräch zur Erhebung von Informationen zu Art, Umfang und Entwicklung gegenwärtiger und vergangener Beschwerden, zu Erfahrungen, Einstellungen und Erwartungen in Hinsicht auf Entstehungsbedingungen und Änderungsmöglichkeiten, zu vergangenen und gegenwärtigen Einflüssen durch Lebensumstände und Bezugspersonen sowie zu Änderungsmotivation, -zielen und -möglichkeiten.

Vor allem zu Beginn der Schmerzforschung waren – als Gegenposition zu monokausalen biomedizinischen Modellen – einfache psychologische Ätiologiekonzepte weitverbreitet. Dazu gehörte z. B. das **Konzept des »pain-prone patient«** oder des **Schmerzes als Depressionsäquivalent** (Engel 1959, Blumer u. Heilbronn 1982). Diese Konzepte betonen nach den Ergebnissen der neueren Forschung – und auch nach unserer klinischen Erfahrung – psychopathologische Besonderheiten von hoch ausgelesenen Patientengruppen. Dadurch entsteht der irreführende Eindruck, es handele sich bei Patienten mit chronischen Schmerzen um eine homogene Gruppe mit einer im Vergleich zur übrigen Bevölkerung hohen Prävalenz psychischer Störungen und einem gleichartigen Muster von Beeinträchtigung in der biografischen Entwicklung.

Die Angaben zur **Prävalenz von Depressionen, Angststörungen und somatoformen Störungen** schwanken jedoch erheblich und sind abhängig vom Behandlungsrahmen (Turk u. Rudy 1990). Chronischer Schmerz ist somit kein Grund, per se auf eine psychische Störung zu schließen, wie epidemiologische Studien eindrucksvoll belegen (Demyttenaere et al. 2007).

Eigene Studien zeigen eine hohe Abhängigkeit der Häufigkeit von Diagnosen vom Grad der Chronifizierung, klassifiziert mit dem **Chronifizierungsschema nach Gerbershagen** (1995). Während im niedrigsten Chronifizierungsstadium Diagnosen nach DSM-III-R (Wittchen et al. 1989) aus den Störungsgruppen »somatoforme Schmerzstörungen« bei 6%, »affektive Störungen« bei 18% und »Angststörungen« bei 13% der Patienten gestellt wurden, lagen im höchsten Chronifizierungsstadium die entsprechenden Störungen bei 22%, 39% bzw. 25% vor (Wurmthaler et al. 1996).

Selbst in Untersuchungen mit nachgewiesen **erhöhter Prävalenz von psychischen Störungen in Schmerzpopulationen** stellt sich die Frage nach der Spezifität: Der (Kurz-)Schluss auf eine ätiologische Bedeutung etwa depressiver Störungen für bestimmte Schmerzsymptome ist kaum möglich, und selbst bei Patienten mit klaren psychopathologischen Befunden bedeutet dies selbstverständlich nicht, dass körperliche Faktoren zu vernachlässigen sind.

> **Psychische Störungen immunisieren nicht gegen körperliche Erkrankungen. Umgekehrt bestehen auch bei klarer somatischer Pathologie häufig psychische Einflussfaktoren, die den weiteren Verlauf der Beschwerden entscheidend beeinflussen können.**

Verantwortlich für die Unterschiede – selbst bei vergleichbaren Untersuchungs- und Klassifikationsinstrumenten – sind u. a. **Selektionseffekte** auf mehreren Ebenen:

- Nur ein Teil der Menschen mit Schmerzen sucht einen Arzt auf.
- Nur ein Teil der Patienten mit chronischen Schmerzen wird an Schmerzambulanzen oder -kliniken überwiesen.
- Nur ein Teil dieser Patienten wiederum wird zu psychologischen/psychiatrischen Untersuchungen geschickt.

Schmidt (1990) merkte an, dass bei der Psychodiagnostik auf dem Gebiet der Gesundheits- und medizinischen Psychologie »in jüngerer Zeit eine deutliche Abwendung von der »Klinifizierung« festzustellen« sei. 10 Jahre später konstatiert Margraf (2000b, S. 142), dass mit der Entwicklung empirisch fundierter, reliabler und valider Systeme, wie dem DSM-IV (Saß et al. 1996) und der ICD-10 (Dilling u. Dittmann 1990), »die **Klassifikation psychischer Störungen** heute wieder als eine Basis verhaltenstherapeutischer Arbeit akzeptiert« wird.

Die Integration in die klinisch-psychologische Arbeit mit Schmerzpatienten wird dadurch möglich und sinnvoll, dass insbesondere im DSM-IV die Diagnostik multiaxial und deskriptiv angelegt ist. Erst mit dieser Weiterentwicklung ist es möglich, einen Wechsel von vereinfachenden Ursache-Wirkung-Annahmen hin zu komplexen, aber angemessenen Modellen zu erreichen und die **Bedeutung psychischer Faktoren als aufrechterhaltende Prozesse** angemessen zu berücksichtigen. Für Rücken- und Nackenschmerzen konnte dies von Linton (2000) in einer Überblicksarbeit gut belegt werden.

Diese Entwicklung hat auch für das **Vorgehen bei der Anamneseerhebung** unmittelbare Bedeutung. Die Frage »Was hat den Schmerz ursprünglich verursacht?« tritt in den Hintergrund gegenüber der Frage »Was hat akute Schmerzen daran gehindert, wieder zu verschwinden, welche Risikofaktoren waren und sind Barrieren gegenüber einer Remission?« (Main u. Spanswick 2001). Konsequenz dieser Veränderungen ist die Erweiterung der deutschen Fassung der ICD-10: 2009 wurde die Diagnose »chronische Schmerzstörung mit somatischen und psychische Faktoren« (F45.41; Nilges u. Rief 2010) aufgenommen, bei der solche meist subklinischen Faktoren als Kriterien enthalten sind.

Für **Patienten von Schmerzambulanzen und -kliniken** bestehen folgende wesentliche Gemeinsamkeiten und damit zu erwartende Schwierigkeiten:

- Nur wenige Patienten haben eine Eigenmotivation, das Gespräch mit Psychologen zu suchen - sie werden »geschickt«.
- Sie sind verunsichert, fühlen sich abgeschoben, haben Angst um ihre Glaubwürdigkeit.
- Sie haben falsche Vorstellungen von dem, was sie erwartet, z. B. Angst vor Manipulation durch den Psychologen.
- Ihnen fehlt das Verständnis für psychophysiologische Zusammenhänge.
- Sie gehören sicherlich in der Mehrzahl auch nicht zum üblichen Klientel psychologischer Praxen.
- Sie sind nur schwer zu einer psychologischen Behandlung motivierbar, selbst wenn die Indikation eindeutig ist.

Bei dieser Ausgangslage wundert es nicht, dass auch für viele Psychologen **Schmerzpatienten als schwierige Patienten** gelten. Egan (1989) stellt fest (hier sinngemäß übersetzt): »Vermutlich alle Schmerztherapeuten, egal welcher Profession, erleben Phasen, in denen sie in einem Meer der Verzweiflung aufgrund von Misserfolgen untergehen« - und hoffentlich auch wieder auftauchen.

Ein Beitrag des kanadischen Arztes Goldman (1991) beleuchtet das Thema aus der Patientenperspektive. Er trägt den Titel »Chronic-pain patients must cope with chronic lack of physician understanding« (Patienten mit chronischen Schmerzen müssen chronisches Unverständnis der Ärzte bewältigen).

Uns liegt viel daran, für diese »heikle« Patientengruppe Verständnis zu wecken und Hilfen für die Überwindung der typischen Hindernisse im **Erstkontakt** zu beschreiben. Wir möchten auf typische Fallen hinweisen, in die Psychologe und Patient geraten können, und scheinbare »Umwege« zeigen, die eher zum Ziel führen.

Besonderheiten im **Interaktionsverhalten von Schmerzpatienten** können mit der Bedeutung der Schmerzen für die Patienten zu tun haben, sie können auch mit ihren bisherigen Erfahrungen im Gesundheitswesen zusammenhängen. »Schließlich sollte man nicht verkennen, dass der Patient mit chronischen Schmerzen wohl praktisch ohne Ausnahme schon lange ein ‚Verlierer' im Umgang mit dem medizinischen Versorgungssystem ist. Gemeint ist hier, dass der Patient wiederholt versucht hat, eine Lösung für sein Schmerzproblem zu finden und dass ihm dies nicht gelungen ist. Außerdem ist es … fast sicher, dass ihm angedeutet wurde, dass der Schmerz weitgehend oder teilweise ‚eingebildet', ‚nur im Kopf' usw. sei« (Fordyce 1980).

Fast jeder Patient hat schon solche Hinweise von medizinischen Fachleuten, Freunden oder Angehörigen gehört. Die Folge davon kann sein, dass die Patienten misstrauisch, skeptisch, wütend, hilflos und resigniert sind. Statt ein psychologisches **Anamnesegespräch als Hilfsangebot** zu verstehen, sehen sie es eher als Angriff auf ihre Ehrlichkeit und Aufrichtigkeit und als Versuch, ihr Schmerzproblem »auf die Psyche abzuschieben«.

Diese Erfahrungen prägen die meisten Patienten ganz entscheidend - mit beträchtlichen Auswirkungen auf den **Verlauf der Anamneseerhebung**. Patienten äußern ihre Vorbehalte selten direkt im ersten Kontakt. Deshalb ist es besonders wichtig, für die Einstellung, mit der der Patient zum Gespräch kommt, sensibel zu sein.

Vorbehalte der Patienten gegenüber einer psychologischen Anamnese sind bei Patienten mit primär somatischen Symptomen üblich. Sie stellen eine nachvollziehbare und typische Hürde im Kontakt dar, die als lösbares Problem akzeptiert und angesprochen werden sollte.

16.2 Formen der Kontaktaufnahme

In wenigen Fällen suchen Schmerzpatienten ohne Arztüberweisung psychologische Hilfe. Bei Patienten, die sich direkt an psychologische Praxen oder innerhalb einer Klinik an Psychologen wenden, finden wir unterschiedliche **Motive**: Dies geht von bereits vorhandenem Wissen bezüglich psychophysiologischer Einflussfaktoren bei Schmerz über psychische Störungen oder psychosoziale Belastungen, bei denen Hilfe erwartet wird, bis hin zu der sog. Flucht in die Psyche als veränderbarem Faktor, wenn Patienten insgeheim befürchten, an einer unheilbaren chronischen Krankheit zu leiden. Zunehmend häufiger werden Psychotherapien auf Empfehlungen von Anwälten begonnen, um während eines laufenden Renten- oder Schmerzensgeldverfahrens »Punkte zu sammeln«. Arbeits-, Sozial- und Gesundheitsämter fordern manchmal eine Therapie als Auflage.

Vor Beginn einer Psychotherapie ist eine diagnostische (Mit-)Abklärung durch einen Arzt selbstverständlich.

Psychologische Praxen sollten Kontakte zu Ärzten oder Kliniken aufbauen und pflegen, die nicht zu bedenkenloser Maximaldiagnostik neigen. Denn dabei besteht wiederum die Gefahr, dass eine Fülle von Nebenbefunden erhoben wird, die dann ins Zentrum der Aufmerksamkeit von Arzt und Patient rücken. Mit den eigentlichen Beschwerden haben sie nichts zu tun, gleichzeitig verzögern sie aber eine **suffiziente psychologische (Mit-)Behandlung** und fördern – so die Ergebnisse einiger Studien – die Chronifizierung (Kendrick et al. 2001, Indahl et al. 1995).

Kontakte über niedergelassene Ärzte haben den Vorteil, dass meist ein direkter Bezug zu den Lebensumständen der Patienten besteht. So ist mit vielen Hausärzten ein guter Informationsaustausch über **psychosoziale Hintergrund- und Einflussfaktoren** möglich. Oft suchen sie nach einer kompetenten Stelle, die zusätzliche Überzeugungsarbeit bei den Patienten leistet. Denn viele Hausärzte (und zunehmend auch Zahnärzte) fühlen sich zeitlich und fachlich überfordert, wenn Patienten wiederholt klagend in ihre Praxis kommen und keine Besserung feststellbar ist.

Die **Überweisung zum Psychologen** nach Abschluss der medizinischen Abklärung ist sicherlich die häufigste, aber gleichzeitig die ungünstigste Ausgangslage. Nachdem eine – oft ausgedehnte – medizinische Diagnostik keine plausiblen Befunde erbracht hat, wird eine psychologische Untersuchung angeordnet: Zu Recht argumentieren Patienten, sie würden »als ‚psychisch' abgestempelt, weil man sonst nichts findet«.

> **Bei Patienten, die bereits im ärztlichen Aufnahmegespräch Hinweise auf psychische Belastungen und/oder Einflussfaktoren erkennen lassen, sollte der Diagnose- und Behandlungsplan die psychologische Konsultation beinhalten. In diesem Fall und bei von Beginn an gemeinsamer Diagnostik und Therapie durch Arzt und Psychologen ist in der Regel ein geringerer Widerstand zu erwarten.**

Wünschenswert und mittlerweile in spezialisierten Einrichtungen weitgehend üblich ist eine **interdisziplinäre Diagnostik** bei allen Patienten mit chronischen Schmerzen. Gerade Patienten mit eindeutigen körperlichen Erkrankungen – z. B. klinisch relevantem Bandscheibenvorfall, Tumor – sind psychisch belastet; sie sind nicht immun gegen psychische Störungen. Ohne Frage müssen die notwendigen und möglichen medizinischen Therapien primär durchgeführt werden. Psychologie muss jedoch auch für diese Patienten über einen Status der »gutartigen Vernachlässigung« (Turk u. Fernandez 1990) hinauskommen.

Resultat und Atmosphäre der Anamnese hängen wesentlich von den **Rahmenbedingungen** ab. Bereits vor dem ersten Anamnesegespräch trägt es wesentlich zur Akzeptanz bei, wenn

- die Überweisung für den Patienten nachvollziehbar erklärt wird,
- die Patienten die Interdisziplinarität als selbstverständlich erleben können,
- Einführungsvorträge mit patientengerechter Darstellung der Bedeutung psychologischer Faktoren angeboten werden.

16.3 Vorbereitung der Anamnese

Nach unseren Erfahrungen hat sich ein **sorgfältiges Durcharbeiten vorhandener Unterlagen mit vorbereitenden Notizen** bereits vor dem ersten Kontakt aus verschiedenen Gründen als sehr sinnvoll erwiesen:

- Patienten fühlen sich ernst genommen, wenn sie merken, dass man den Inhalt ihrer Akten kennt, besonders wenn sie bereits negative Erfahrungen mit Therapeuten gemacht haben, die die Vorbefunde und die Krankheitsgeschichte trotz mehrerer Kontakte nicht kennen.
- Das Ansprechen von somatischen Befunden schafft Vertrauen darauf, dass der Psychologe medizinische Kenntnisse hat und die Somatik ernst nimmt.
- Patientenunterlagen können Informationen zu psychologischen Fragestellungen geben, z. B. jahrelange Behandlung wegen »wechselnder Beschwerden«, ärgerlicher Unterton in Arztbriefen, auffallende Häufung von Arztbefunden in bestimmten Zeiträumen.
- Einige Schmerzpatienten vergessen oder bagatellisieren frühere Krankheiten und besondere Lebensereignisse. Gezieltes Nachfragen aufgrund von Vorbefunden ergibt häufig ein vollständigeres Bild.
- Dokumentierte Informationen von Schwestern und Ärzten zu Angaben und Verhalten (z. B. am Aufnahmetag und in der ärztlichen Untersuchungssituation) können wertvolle Hinweise zur Entwicklung diagnostischer Hypothesen geben (z. B. wer brachte den Patienten, kam der Patient liegend, mit Gehstützen, im Rollstuhl?).
- Die Patienten erwarten berechtigterweise, dass ihre Vorarbeit berücksichtigt wird. Das heißt, wenn Patienten (wie inzwischen Standard) schon vor der Aufnahme einen Schmerzfragebogen

mit darin enthaltenen psychologischen Fragebögen ausfüllen, ist es sinnvoll, sich bereits in der Anamnese auf diese Informationen zu beziehen. Vorliegende Fragebogenergebnisse können als wichtige Hilfe dienen – die Exploration wird wesentlich erleichtert, wenn im Gespräch die Vorangaben der Patienten als Anknüpfungspunkte gewählt werden.

Die Unterlagen sollten allerdings mit der nötigen **Distanz** gelesen werden. Kenntnisse zu den üblichen Erfahrungen, die Patienten auf dem Weg in die Chronifizierung machen, den iatrogenen Faktoren im Chronifizierungsprozess sowie den häufigsten Missverständnissen und Wissensdefiziten im Gesundheitswesen sind dabei sinnvoll. Bei mangelnden körperlichen Befunden, bei verschiedenen Schmerzlokalisationen oder auch einem appellativen oder affektiven Schmerzverhalten tauchen in den Akten geradezu inflationär Diagnosen wie die »somatoforme Schmerzstörung« oder eine »Somatisierungsstörung« auf, welche vielleicht fälschlicherweise die Bedeutung von psychologischen Aspekten überbetonen. Bei genauerer Diagnostik werden jedoch häufig die diagnostischen Kriterien nach ICD-10 bzw. DSM-IV nicht erfüllt und die Vergabe der Diagnose durch die Vorbehandler war ein Ausdruck ihrer Hilflosigkeit im Umgang mit der schwer zu beeinflussenden Symptomatik.

> **Auch darf man sich als Psychologe nicht von wohlklingenden medizinischen Diagnosen »ins Bockshorn jagen« lassen. Viele Diagnosen imponieren durch Pseudowissenschaftlichkeit (Nilges u. Gerbershagen 1994; ◘ Tab. 16.1).**

16.4 Erster Kontakt

> **Patienten äußern ihre Skepsis gegenüber einer psychologischen Anamnese selten direkt, sondern verhalten sich zunächst meist angepasst. Sie befürchten negative Konsequenzen bei einer offenen Ablehnung.**

Die gelegentlich vorgeschlagene **Einstiegsfrage** »Was führt Sie zu mir?« oder ähnliche offene Fragen am Gesprächsanfang sind meist unpassend und provozierend, sie fördern nach unserer Erfahrung eher die Reaktanz. Fast immer kommen darauf Antworten wie »Ich wurde geschickt, ich weiß nicht warum.« Dadurch wird die Beziehungsaufnahme eher behindert.

Zu **Beginn der psychologischen Anamnese** ist eine kurze Erläuterung des Ziels, der Inhalte sowie der voraussichtlichen Dauer des Gesprächs sinnvoll (viele Patienten sind Kurzkontakte von 5–10 min gewöhnt), z. B.:

- »Frau G., ich habe mir vorhin Ihre Unterlagen durchgesehen und mir dazu Notizen gemacht. Ich möchte mit Ihnen gemeinsam noch einmal einige Punkte durchgehen. Wir haben dafür heute etwa 1 h Zeit.«
- »Viele Patienten mit chronischen Schmerzen berichten, dass ihre Lebensqualität beeinträchtigt sei, dass sie im Beruf und auch im Familienleben Einschränkungen erfahren, dass sie sich hilflos im Umgang mit ihren Beschwerden fühlen.«
- »Dieses Gespräch soll dazu dienen, mit Ihnen zusammen einmal in Ruhe zu besprechen, wie Sie mit dem Schmerz leben und welche Auswirkungen der Schmerz auf Ihr Leben hat.«

Diese und ähnliche **Einleitungen** finden meist auch bei Patienten Zustimmung, die skeptisch auf die Frage nach psychischen Ursachen warten: Auswirkungen der Schmerzen auf ihr Leben nehmen fast alle wahr.

Manche Patienten verhalten sich sozial erwünscht, kommen zum Gesprächstermin, haben aber bereits vorher »beschlossen«, nichts von ihrer tatsächlichen Situation preiszugeben. Falls Patienten diesen Eindruck im Gespräch vermitteln, sollten die möglichen Ursachen für dieses Verhalten freundlich, aber eindeutig angesprochen und **entlastende Informationen** gegeben werden. So können Beispiele von anderen Patienten in einer ähnlichen Situation wesentlich zur Entspannung beitragen: »Viele Patienten erwarten, dass Psychologen nur nach Problemen fragen oder nach Schwierigkeiten in der Familie und am Arbeitsplatz. Niemand spricht gerne darüber, auch wenn diese Dinge völlig normal sind. Aber oft sind es gar nicht diese Themen, die eine Rolle für die Schmerzen spielen. Bei den meisten Patienten sind es ganz normale Alltagsbelastungen, an die man sich scheinbar schon gewöhnt hat, die gar nicht mehr registriert werden, aber trotzdem auf die Nerven gehen können.«

> **Der Patient sollte das Gefühl haben, selbst darüber entscheiden zu können, was und wie viel er über sich erzählen möchte. Dies sollte auch an kritischen Stellen im Gespräch betont werden.**

Im Folgenden sind einige typische Beispiele für **Patientenreaktionen** zu Beginn eines psychologischen Anamnesegesprächs aufgeführt:

16

■ Tab. 16.1 Häufig gestellte medizinische Schmerzdiagnosen und ihre Übersetzung

Diagnose	Übersetzung
Lumbalgie	Kreuzschmerz
Lumbalsyndrom	Kreuzschmerz
Lumbago	Kreuzschmerz
Lumboischialgie	Kreuz-Bein-Schmerz
LWS-Syndrom	Meist: Kreuzschmerz
HWS-Syndrom	Meist: Nacken-/Kopfschmerz
Degenerative Veränderungen der Wirbelsäule	Bei den meisten Menschen Normalbefund
Diskrete Protrusion L4/5	Kaum sichtbare Vorwölbung der Bandscheibe, meist ohne klinische Relevanz
Schulter-Arm-Syndrom	Schulter-Arm-Schmerz
Zervikalsyndrom	Meist: Nacken-/Kopfschmerz
Trigeminusneuralgie	Klar definierte Form von Gesichtsschmerzen, zumeist aber »diagnostischer Mülleimer« für Gesichtsschmerzen
Atypische Trigeminusneuralgie	Gesichtsschmerzen, die keine Trigeminusneuralgie sind
Okzipitalisneuralgie	Schmerzen im Hinterkopf
Kokzygodynie	Steißbeinschmerzen

- **»Ich hab' doch alles schon so oft erzählt!«** – Dieser Satz signalisiert selten eine grundsätzlich ablehnende Haltung. Häufig genügt es, diesen Ausruf – meist verbunden mit einem Seufzer – als Ausdruck echten Ärgers und der Resignation von Patienten darüber zu verstehen, dass sie ihre Krankengeschichte wiederholt erzählt haben, ohne dass sich ihre Situation bisher wesentlich verändert hat. Wird angemessenes Verständnis vermittelt, ist ein Einstieg in das Anamnesegespräch sehr viel leichter möglich. Zudem kann der Psychologe/die Psychologin auf eigene »Vorleistungen« zurückgreifen: »Ich habe mir schon gedacht, dass Sie die vielen Fragen, die Ihnen immer wieder gestellt wurden, nicht zum hundertsten Mal wieder beantworten wollten. Deshalb habe ich mir einige Punkte aus ihren Akten notiert, die ich gerne mit Ihnen gemeinsam durchgehen möchte.«
- **»Das steht doch alles in meinen Akten, ich habe ja die ganzen Fragen beantwortet.«** – Die Bearbeitung des Schmerzfragebogens kostet viel Zeit. Viele Patienten haben das Gefühl, diese Zeit unnötig investiert zu haben, da sie doch wieder ähnliche Fragen beantworten sollen. Wenn der Fragebogen bei dem Gespräch vorliegt, kann man darauf zurückgreifen und erklären, dass man manche Dinge noch genauer oder besser verstehen und deshalb bestimmte Aspekte noch einmal ansprechen möchte. Erforderlich ist dabei natürlich, dass man auch tatsächlich den Inhalt des Fragebogens kennt, um gezielt nachfragen zu können.
- **»Ich weiß gar nicht, was ich hier soll! Ich hab' keine Probleme, ich hab' doch nur Schmerzen!«** – Unter dem scheinbaren Widerspruch – an körperlichen Beschwerden zu leiden, die jedoch keine nachweisbare organische Ursache haben sollen – verspüren Patienten den Druck, beweisen zu müssen, dass sie »wirklich« und nicht »eingebildet« krank sind. Parallel dazu werden Konflikte und selbst alltägliche Belastungen oft präventiv negiert und bagatellisiert. Hier ist es u. U. sinnvoll, die Frage zurückzugeben: »Haben Sie eine Vermutung?« oder »Was vermuten Sie, was hat sich Ihr Arzt gedacht, als er Sie hier anmeldete?«. Die Befürchtungen direkt anzusprechen, ist eine weitere Möglichkeit: »Denken

Sie, dass Ihre Schmerzen für eingebildet gehalten werden?«, »Glauben Sie, man hält Sie für nervenkrank?« Direkt und möglichst frühzeitig sollte vermittelt werden, dass Schmerzen nicht durch Einbildung entstehen können: »Warum sollte man sich Schmerzen einbilden? Wenn es Einbildung überhaupt gibt, würde man sich sicherlich etwas Angenehmes einbilden – z. B. keine Schmerzen mehr zu haben.«

- **»Stellen Sie nur Ihre Fragen, bei mir ist alles in Ordnung; ich hab' nichts zu verbergen.«** – Obwohl dieser Satz vordergründig meist freundlich gesagt wird und scheinbar Kooperationswillen ausdrückt, ist die Abwehr hier u. U. besonders stark. Diese Patienten haben den Wunsch, das Gespräch zu steuern und lassen nicht selten den Interviewer »auflaufen«.

Vorsicht ist bei der von uns so bezeichneten **»Flucht in die Psyche«** erforderlich. Das betrifft diejenigen Patienten, die gleich zu Beginn des Gesprächs psychische Probleme als Ursache ihrer Schmerzen in den Vordergrund stellen. Obwohl es den Psychologen freuen mag, so ist hier dennoch Skepsis geboten. Zum einen kann hinter dieser »Flucht in die Psyche« die Furcht vor einer chronischen körperlichen Erkrankung stecken. Zum anderen kann dies Verhalten eine »Pseudokooperation« bedeuten: »Auch die zahlreichen psychotherapeutischen Maßnahmen haben nicht geholfen!« oder »Wenn die Ärzte nicht weiterwissen, dann kann es vielleicht wirklich psychisch sein – also soll sich der Psychologe mal anstrengen.«

Einige dieser Patienten haben bereits **Vorerfahrung mit psychosozialen Versorgungseinrichtungen** (»Ich habe schon eine Psychotherapie gemacht, aber das hat leider für die Schmerzen auch nichts genutzt«). Art und Ausmaß einer solchen Vorbehandlung müssen genau abgeklärt werden. Oft stellt sich dann heraus, dass eine suffiziente Behandlung nicht durchgeführt wurde, dass lediglich 2 Termine bei einem Psychologen oder unregelmäßige Gesprächskontakte beim Hausarzt stattfanden.

> **Gelegentlich findet man auch den Wunsch, den Experten als »Schiedsrichter« einzusetzen: Der Kontakt zum Psychologen dient manchen Patienten v. a. dazu, die Ausweglosigkeit zu betonen und sich von kompetenter Seite bestätigen zu lassen, dass Lösungen unwahrscheinlich sind.**

Die möglichen **»Funktionen« von Schmerz bzw. Schmerzverhalten in sozialen Beziehungen** lassen sich gelegentlich aus dem Verhalten in der Anamnesesituation erschließen. Von Beginn des Gesprächs an sollte darauf geachtet werden, was der Patient mit seinem Verhalten beim Interviewer »bewirken will«, welche Einstellungen, impliziten Regeln und Pläne sein Verhalten steuern und welche Hypothesen sich dazu aus der sozialen Situation des Interviews entwickeln lassen (vertikale Verhaltensanalyse). Absichten und Einstellungen drücken sich indirekt in Gesprächsäußerungen aus, wobei dies umso deutlicher wird, je freier und ungesteuerter der Patient über sich berichten kann:

- **Laute Schmerzäußerungen und Stöhnen** können bedeuten »Sieh', wie schlecht es mir geht, tu' was für mich, kümmere dich um mich« und drücken meist den Wunsch nach Zuwendung, Verständnis und Entlastung aus.
- **»Das Schmerzzentrum ist meine letzte Hoffnung!«** – Die mögliche Bedeutung wäre hier etwa: »Alle anderen Ärzte waren Versager. Jetzt strengen Sie sich mal an und tun Sie mehr für mich als die anderen.«
- **»Bisher konnte mir keiner helfen. Selbst Professor B. sagte, einen Fall wie mich habe er noch nie gehabt.«** – Dies lässt sich meist übersetzen mit: »Schon so viele haben versucht mir zu helfen – Sie werden es auch nicht können« oder »Mir geht es besonders schlecht – ich verdiene besondere Beachtung«.
- **»Mein Hausarzt sagt, ich soll die Rente einreichen.«** – Dieser Satz kann indirekt sowohl etwas über die subjektive Schwere der Erkrankung aus als auch über die Einstellung zur persönlichen Verantwortung für eine Veränderung aussagen.
- **Bagatellisieren der Beschwerden und Unterdrücken von Entlastungsmöglichkeiten, wie z. B. Aufstehen im Gespräch** kann Ausdruck dafür sein, dass der Patient verdeutlichen möchte, wie sehr er sich zusammenreißt, oder dass er keine »Schwäche« zeigen möchte.

16.5 Exploration

> **Ziel der Exploration ist es, mögliche Einflussfaktoren auf die Beschwerden zu erkennen. Diese können prädisponierende, auslösende und stabilisierende Bedeutung haben (zum Ursachenbegriff: Margraf 2000a).**

Ein weiteres Ziel besteht darin, eine **erste diagnostische Zuordnung** zu erhalten, und mit dem Patienten gemeinsam die eventuelle Indikation und mögliche Schwerpunkte für eine psychologische Weiterbehandlung herauszuarbeiten. In unserer Arbeit orientieren wir uns intern am DSM-IV, nach außen werden die entsprechenden ICD-10-Diagnosen verwendet.

Eine **schmerzspezifische Klassifikation psychosozialer Faktoren** (MASK-P) mit operationalisierten Achsen haben Klinger et al. (2000) vorgelegt. Kriterien für die Klassifikation von Verhalten, Emotionen, Kognitionen, Krankheitskonzepten, Stressoren, aktuellen und biografischen Traumata, Personenmerkmalen, Aspekten der Stressverarbeitung, der Psychophysiologie, Konfliktverarbeitungsstilen sowie einer Einschätzung der für Entwicklung bzw. Aufrechterhaltung bedeutsamen Faktoren werden formuliert (▶ Kap. 18). Ziel ist es, eine stärker an der Behandlung orientierte Strukturierung der Exploration von Informationen zu erreichen.

Im klinischen Alltag sind aus zeitlichen Gründen Begrenzungen auf **Interviewschwerpunkte** notwendig. Trotzdem ist es sinnvoll, sich mit strukturierten Methoden vertraut zu machen. Sie zur eigenen Schulung wiederholt zu benutzen ist eine sinnvolle Vorgehensweise (und sei es auch nur, um hinterher festzustellen, welche wichtigen Fragen nicht gestellt worden sind!). Ein Beispiel dafür ist das »Strukturierte Klinische Interview (SKID)« auf der Grundlage des DSM-IV (Wittchen et al. 1997).

Im Laufe unserer klinischen Tätigkeit entwickelte sich aufgrund unserer spezifischen Erfahrungen und der Integration strukturierter Vorgaben eine Vorgehensweise, die klare **Ordnungsgesichtspunkte** enthält. Beispielfragen, Interviewsequenzen und Hinweise auf weitere Informationsquellen (Fragebögen, Schmerzskalen etc.) sowie Besonderheiten finden sich im folgenden Abschnitt. Über Vor- und Nachteile sind wir uns im Klaren, kritische Punkte sind u. a. die Zuverlässigkeit der erhobenen Informationen und der Bezug zur späteren Therapie.

Bei einem Vergleich zwischen Erstgespräch und SKID finden sich allerdings Belege dafür, dass auch mit dem klinischen Erstgespräch eine valide Diagnostik möglich ist und dass gegenüber einer sehr strukturierten Vorgehensweise auch gewisse Vorteile bestehen (Saile et al. 2000).

Dies betrifft insbesondere die **Akzeptanz durch Patienten** – ein Gesichtspunkt, der bei Schmerzpatienten besondere Bedeutung hat. Im klinischen Alltag nutzen wird das SKID üblicherweise auf 2 Arten: entweder zur genaueren Absicherung spezifischer diagnostischer Hypothesen auch innerhalb der Anamnese selbst (z. B. bei Hinweisen auf depressive Verstimmungen, eine Panikstörung, eine Somatisierungsstörung) oder als zusätzliches Verfahren nach dem Erstgespräch bei Patienten mit komplizierten und lückenhaften Krankengeschichten. Konsequent bei jedem Patienten ein SKID durchzuführen ist zwar prinzipiell wünschenswert, im klinischen Alltag mit knapper Zeit und knappem Personal jedoch kaum zu realisieren.

16.5.1 Themenschwerpunkte, Explorationshilfen und Fragebögen

Tab. 16.2 gibt einen Überblick über Themenschwerpunkte und kann als **Richtlinie für die Anamnese** betrachtet werden.

Die Themen sollen sich möglichst selbstverständlich im Gespräch entwickeln, d. h. der Interviewer hat die Gliederungspunkte im Kopf (oder auf einem strukturierten Anamnesebogen vermerkt), knüpft aber an das an, was vom Patienten bereits angesprochen wurde. Damit bleibt der Gesprächscharakter erhalten, Überleitungen erfolgen nicht abrupt, und der Patient fühlt sich nicht »ausgefragt«.

Wir halten es für **unerlässlich, während der Anamnese Notizen anzufertigen**. Die Rekonstruktion der oft zahlreichen Daten aus dem Gedächtnis nach einem Gespräch ist bei den üblicherweise komplexen Schmerzanamnesen unmöglich. **Stichpunktartige Aufzeichnungen** vorher und v. a. während des Gesprächs stören den Ablauf nur unwesentlich und haben einige Vorteile:

- Sie können ein wichtiges Hilfsmittel zur (Vor-) Strukturierung sein.
- Sie sind zur Dokumentation unverzichtbar.
- Hypothesen können notiert und markiert werden, auf die im späteren Gesprächsverlauf zurückzukommen ist.
- Wichtige und erwünschte Äußerungen von Patienten können gezielt und wirksam verstärkt werden: »Können Sie das bitte noch einmal wiederholen? Das möchte ich mir unbedingt aufschreiben.«

Das Ziel der Notizen sollte dem Patienten erläutert werden, besonders wenn gegenüber der psychologischen Anamnese Skepsis besteht. Wichtig erscheint uns hierbei, immer wieder den Blickkontakt mit dem Patienten zu suchen und sich nicht »hinter den Notizen zu verschanzen«.

Tab. 16.2 Themenschwerpunkte der Anamnese

Themenschwerpunkt	Ergänzende Information
Aktuelle Beschwerden	
Schmerzlokalisation, Schmerzqualität, Häufigkeit, Dauer, Intensität, Schmerzbeginn	DGSS-Fragebogen, Schmerzzeichnung, SES, numerische Ratingskala
Entwicklung und Grad der Chronifizierung	
Behandlungsbeginn, Behandlungsversuche, Medikamentenanamnese, sozialmedizinische Verfahren	Mainzer Stadieneinteilung des Schmerzes (MPSS; Gerbershagen 1995, Frettlöh et al. 2003), Graduierung nach von Korff (1990)
Einflussfaktoren, Bedingungen und Folgen	
Verstärkungs- und Linderungsfaktoren, Schmerzverhalten, Eigenaktivität, Medikamenteneinnahmeverhalten, vorhandene Bewältigungsstrategien, emotionale Reaktion auf den Schmerz, Reaktionen von Bezugspersonen, Ausmaß der Beeinträchtigung durch Schmerz (Alltag, Arbeit, soziale Kontakte, Sexualität, Lebensqualität)	Schmerzprotokoll, Aktivitätenliste, PDI, FESV, FFbH, KSI, SF-36 bzw. SF-12
Krankheitskonzept	
Subjektive Erklärungsmodelle, Einstellungen wie Akzeptanz der Schmerzen und der Beeinträchtigungen, krankheitsbezogene Metakognitionen wie »fear-avoidance beliefs« und »endurance beliefs«, Kontrollüberzeugungen, Kausalattributionen, Veränderungserwartung und -motivation	KKG, FABQ, FF-STABS, CPAQ
Sonstige Beschwerden	
Aktuelle Beschwerden (Zusammenhang mit Hauptschmerz?), aktuelle Krankheiten, frühere Beschwerden, frühere Erkrankungen, Unfälle, Operationen, depressive Symptomatik (früher/heute), Ängstlichkeit (früher/heute), Angstanfälle, vegetative Symptome, Psychopathologie	BL, STAI, ADS, SCL-90-R, U-Fragebogen, HADS
Familienanamnese	
Krankheiten der Angehörigen, Todesfälle, Familienstruktur (Geschwisterreihe, Rollen, Aufgabenverteilung), emotionale Atmosphäre, Erziehungsstil	–
Entwicklung und aktuelle Lebenssituation	
Beziehung zur Herkunftsfamilie, Ablösung vom Elternhaus, schulische/berufliche Entwicklung (Arbeitsstil, Ziele, Beziehung zu Kollegen, Betriebsklima, Arbeitszufriedenheit, Bezahlung), Partnerschaft/Ehe/Sexualität, Kinder, Wohnsituation, finanzielle Situation, soziale Kontakte, Interessen, Hobbys (bei allen Themen: Veränderungen durch Schmerz?)	Lazarus-Fragebogen zur Lebensgeschichte, AVEM

■ Tab. 16.2 Fortsetzung

Themenschwerpunkt	Ergänzende Information
Persönlichkeit, Bewältigungsstrategien	
Selbstbeschreibung, Fremdbeurteilung, Stressbewältigungsverhalten	Selbstbeurteilungsfragebögen, Stressverarbeitungsfragebögen, Copingfragebögen

ADS Allgemeine Depressionsskala, *AVEM* Arbeitsbezogene Verhaltens- und Erlebensmuster, *BL* Beschwerdenliste, *CPAQ* Chronic Pain Acceptance Questionnaire, *DGSS* Deutsche Gesellschaft zum Studium des Schmerzes, *FABQ* Fear-Avoidance Beliefs Questionnaire, *FESV* Fragebogen zur Erfassung der Schmerzverarbeitung, *FFbH* Funktionsfragebogen Hannover, *FF-STABS* Freiburger Fragebogen – Stadien der Bewältigung chronischer Schmerzen, *KKG* Kontrollüberzeugungen zu Krankheit und Gesundheit, *HADS* Hospital Anxiety and Depression Scale, *KSI* Kieler Schmerz-Inventar, *MPSS* Mainz Pain Staging System, *PDI* Pain Disability Index, *SES* Schmerzempfindungsskala, *SCL-90-R* Symptom-Checkliste 90-R; *STAI* State-Trait Anxiety Inventory, *SF-36* Medical Outcome Study Short-Form 36 Health Status Questionnaire, Fragebogen zum Gesundheitszustand (*SF-12* als abgekürzte Version mit 12 Items), *U-Fragebogen* Unsicherheitsfragebogen

16.5.2 Erläuterung der einzelnen Anamnesethemen

Schmerzspezifische Fragen und typische Schwierigkeiten sollen im Folgenden anhand von Beispielen erläutert werden. Die folgenden »**Regeln**« haben sich im Laufe unserer klinischen Praxis entwickelt. Sie können als grobe Orientierung dienen, können helfen, häufige und typische Fehler zu vermeiden, und können zu einer guten Arbeitsbasis beitragen:

- Symptomatischer Zugang, d. h. Beginn mit den Schmerzen selbst
- Wechsel zwischen Information und Exploration
- keine Kategorisierung in psychogen vs. somatogen
- Integration der Vorbefunde, d. h. möglichst viele Vorinformationen nutzen
- Prozessanalyse, d. h. der Schwerpunkt liegt auf der Entwicklung und den aufrechterhaltenden Faktoren, auslösende Situation und »eigentliche« Ursache sind oft nicht mehr rekonstruierbar oder irrelevant
- Fremdanamnese, wenn möglich

16.5.3 Aktuelle Beschwerden

Bei Patienten mit langer Krankengeschichte ist die eigentliche **Schmerzlokalisation** meist unter einer Fülle von medizinischen Daten, Begriffen und Vorstellungen begraben:

- *Psychologe:* »Wo haben Sie die Schmerzen?«
- *Patient:* »Ich hab's mit der Bandscheibe« oder »L4/L5« oder: »Ich habe eine Fibromyalgie«.

> **Das Bedürfnis nach kausalen Zuschreibungen führt zur Übernahme von medizinischen Begriffen, deren Bedeutung für den Patienten erfragt werden sollte.**

Bei genauerer Nachfrage stellen sich die genannten Diagnosen oft als **Verdachtsdiagnosen** heraus, auch kann die angegebene Lokalisation eher der privaten medizinischen Theorie der Patienten als bekannten anatomischen Verhältnissen entsprechen, wenn beispielsweise die »Bandscheibe L4/L5« Schmerzen verursacht, die den gesamten Rücken bis in den Nacken hinein und beide Beine rundum betreffen.

Die **Lokalisation der Schmerzen** kann unter physiologischen und psychologischen Aspekten eingeschätzt werden. Obwohl in erster Linie Aufgabe des Arztes, ist es für Psychologen wichtig, abwägen zu können, ob eine Schmerzausbreitung eher physiologischen (z. B. radikuläre oder neuropathische Schmerzen), psychophysiologischen (z. B. Spannungskopfschmerzen) oder keinen bekannten Mechanismen entspricht.

> **Wichtig ist es zudem, auf den Ausdrucksgehalt der Schmerzlokalisation mit seinen verschiedenen Bedeutungen zu achten.**

Schmerzen können den Beschwerden ähneln, die bei Familienangehörigen oder anderen wichtigen Menschen aufgetreten sind. Sie können Hinweise auf befürchtete Erkrankungen liefern (linksseitig lokalisierte Brustschmerzen als Ausdruck eines befürchteten Herzinfarkts) oder Ausdruck des Befindens sein (»Ich habe ständig so einen Druck im Kopf, ich kann nicht klar denken und fühle mich einfach niedergeschlagen«).

Fragen dazu sind z. B.:
- »Jetzt im Moment, welche Schmerzen haben Sie da?«
- »Welches sind Ihre Hauptschmerzen? Zeigen Sie bitte möglichst mit einem Finger, wo der Schmerz beginnt, wohin er ausstrahlt, wo er aufhört.«
- »Wo haben Sie noch Schmerzen? Sind diese Schmerzen unabhängig von den anderen Schmerzen?«
- »Wo haben Sie noch Schmerzen?« (So lange fragen, bis nichts mehr genannt wird.)

Die Patienten sollten, wenn nicht bereits im Schmerzfragebogen erfolgt, mit einem breiten Farbstift ihre Schmerzareale in ein Schema vom menschlichen Körper einzeichnen. Dieses Verfahren ist sinnvoll, um Informationen über das Ausmaß der Beeinträchtigung zu erhalten. Die Angaben können zudem für die Bewertung von Therapieergebnissen Bedeutung haben. Je mehr Beschwerden bestehen, desto größer ist das Risiko für die Chronifizierung von Schmerzen (Thomas et al. 1999, Ohrbach u. Dworkin 1998).

Bei der Schmerzqualität werden traditionell die **3 Dimensionen von Melzack** (1975) unterschieden:
- Sensorisch (z. B. stechend, brennend, pochend)
- affektiv (z. B. erschöpfend, grausam, bestrafend)
- evaluativ (z. B. unerträglich, stark)

Inzwischen haben empirische Überprüfungen im englischen und deutschen Sprachraum eine Reduzierung auf die beiden Dimensionen »sensorisch« und »affektiv« zur Folge (zur Übersicht: Geissner 1996). Die **affektive Dimension** beschreibt dabei den »Leidensaspekt«; enge Beziehungen zu Angst, Depression und Hilflosigkeit sind feststellbar.

> **Eine hohe Ausprägung auf der affektiven Schmerzdimension weist auf die Bedeutung psychischer Einflussfaktoren hin. Dies besagt nichts über die Genese: Auch Schmerz bei einer Krebserkrankung kann stark affektiv gefärbt sein.**

16

Fragen dazu sind z. B.:
- »Können Sie mir bitte Ihre Schmerzen schildern. Manche Patienten sagen z. B., ‚die sind stechend'. Wie ist das bei Ihnen?«
- »Schildern Sie den Schmerz bitte einmal mit den Worten: ‚als ob …'!«
- »Wie würden Sie Ihre Schmerzen beschreiben?«
- »Waren die Schmerzen von Anfang an so?«

Schmerzbeschreibungen können sehr bildhaft sein, z. B. »wie ein Betonblock im Rücken« oder auch – bei einem Spannungskopfschmerz – »wie ein Band oder eine Klammer um den Kopf« oder »wie im Schraubstock«. Solche bildhaften Kennzeichnungen sind kein Ausdruck für eine psychische Auffälligkeit, sondern sie unterstreichen häufig visuell den sensorischen Charakter des Schmerzes und können auch Hinweise auf die Art des Schmerzes geben (myofaszial, eher neuropathisch).

Ergänzend dazu sind **standardisierte Schmerzskalen** empfehlenswert, bei denen der Patient seine Schmerzen anhand vorgegebener Items mit Intensitätsabstufungen quantifizieren kann. Inzwischen am weitesten verbreitet und Teil des Fragebogens der DGSS (Deutsche Gesellschaft zum Studium des Schmerzes) ist die **Schmerzempfindungsskala** (SES; Geissner 1996). Eine Besprechung dieses Verfahrens mit den Patienten kann ein Ausgangspunkt für die Einführung psychologischer Aspekte sein: »Bei Durchsicht und Auswertung ihrer Unterlagen ist mir aufgefallen, dass Sie sich – auch im Vergleich mit anderen Schmerzpatienten – besonders stark durch ihre Beschwerden belastet fühlen, dass sie Ihnen besonders viel auszumachen scheinen. Haben Sie eine Idee warum?«

Typische **Fragen zu Häufigkeit und Dauer** (»Wie oft tritt der Schmerz auf?«, »Wie lange hält der Schmerz an?«, »Gibt es schmerzfreie Zeiten?«) zielen auf Besonderheiten in der Schmerzwahrnehmung und -beschreibung ab: »Ich hab' mich schon so an den Schmerz gewöhnt, dass ich ihn manchmal gar nicht mehr wahrnehme«, »Manchmal weiß ich gar nicht, ob der Schmerz noch da ist – aber wenn ich darauf achte, dann ist er doch noch da« vs. »Wenn ich mich auf mein Hobby konzentriere, dann vergesse ich den Schmerz auch schon mal«.

Viele Patienten neigen zu **Generalisierungen in der Schmerzbeschreibung**: Sie haben immer Schmerzen, nichts lindert die Beschwerden, nie können sie sich vom Schmerz ablenken, jede Bewegung tut weh.

> **Für das beobachtbare Verhalten während der Anamnese gilt: Besteht eine Diskrepanz zwischen dem geschilderten Schmerz und dem Verhalten, und woran kann diese Diskrepanz liegen? Hierbei kann eine inadäquate Selbsteinschätzung (zu negativ, zu positiv) genauso eine Rolle spielen wie Aufmerksamkeitsfaktoren in Form von Ablenkung, Konzentration und Konstanzphänomene.**

Zur **Erfassung der Schmerzintensität** sind einfache Verfahren gebräuchlich. Dabei hat sich die numerische Ratingskala (NRS von 0–10) inzwischen gegenüber der traditionell verwendeten visuellen Analogskala (VAS) durchgesetzt (Seemann u. Nilges 2001). Insbesondere im Klinikalltag gewöhnen die Patienten sich sehr schnell an die Angabe der Schmerzstärke.

Schmerzintensität kann sich beziehen auf:
- Schmerz im Augenblick
- Schmerz in der letzten Woche
- durchschnittlichen Schmerz
- frühere Schmerzintensität
- nächtlichen Schmerz
- Schmerz morgens sofort nach dem Aufwachen
- Schmerz in vielen spezifischen Situationen

Schwierigkeiten bei der Einschätzung haben gelegentlich ältere Patienten.

Angaben zur Schmerzintensität beinhalten nicht nur Informationen über die Stärke der Beschwerden, sondern können z. B. auch Appell sein oder Informationen über die emotionale Befindlichkeit, den Leidensdruck oder auch die Beeinträchtigung beinhalten.

Schmerzangaben unterliegen zudem Erinnerungsverzerrungen und sind situationsabhängig. Auch die Schmerzerfahrung hat Einfluss auf die Einschätzung der Intensität. Diese verschiedenen Einflussfaktoren auf die Schmerzangaben konnten in einer Studie von Williams et al. (2000) eindrucksvoll nachgewiesen werden.

Der **Schmerzbeginn** kann mit folgenden Fragen erfasst werden:
- »Wann haben Sie diesen Schmerz erstmals bemerkt?«
- »Wann wurde er stärker/schwächer?«
- »Hatten Sie früher schon einmal ähnliche Schmerzen?«

Die scheinbar einfache **Frage nach dem Beginn und dem zeitlichen Verlauf der Beschwerden** führt nicht selten zu einer Aufzählung bisheriger Behandlungen:
- *Psychologe:* »Wann haben Sie erstmals Kopfschmerzen bemerkt?«
- *Patient:* »Also seit der chiropraktischen Behandlung 1986 kann ich überhaupt nicht mehr sitzen, und dann haben die mir in der Kur eine Massage verpasst, seitdem habe ich diese wahnsinnigen Kopfschmerzen.«

Immer wieder werden als Beginn z. B. von Gesichtsschmerzen zahnärztliche Eingriffe angegeben. Bei Nachfrage (»Warum wurden die Zähne denn gezogen?«, »Hatten Sie vorher schon einmal Gesichtsschmerzen?«) wird oft berichtet, dass Schmerzen bereits vor dem Eingriff bestanden, hinterher jedoch stärker oder zu Dauerschmerzen wurden. Schmerzen, die ausschließlich oder überwiegend direkte Operationsfolge sind, treten häufig auf (Perkins u. Kehlet 2000). Notwendig ist es jedoch, gerade bei **Ursachenzuschreibungen** durch Patienten genauer nachzufragen. Häufig lassen sich Aussagen wie »Die haben mich verpfuscht« oder »Es wurde ein Nerv verletzt« von medizinischer Seite nicht bestätigen.

> **Die Entwicklung von Schmerzen bzw. Dauerschmerzen nach Operationen ist häufig und kann mit einer Vielzahl von Faktoren zusammenhängen, die ohne ein kompetentes und v. a. vorurteilsfreies interdisziplinäres Team nicht mit ausreichender Sicherheit zu ergründen und zu gewichten sind.**

Bei der Frage nach **Auslösern der Schmerzen** erwarten die Patienten oft die Suche nach Problemen – und reagieren ablehnend. Dies lässt sich umgehen, indem geeignete Beispiele anderer Patienten vorgeschlagen werden:
- »Sie haben erstmals im Juni 1983 diese Kreuzschmerzen bemerkt. Waren Sie damals körperlich sehr belastet?«
- »Manche Patienten entwickeln ja Kreuzschmerzen, wenn sie sehr viel zu tun haben, z. B. beruflich, und dann noch nebenbei ein Haus bauen, den Nachbarn helfen oder einen Umzug haben. Wie war das bei Ihnen?«
- »Wissen sie noch den Tag, an dem es anfing? Wie kommt es, dass Sie sich den Tag so gut merken konnten?« (Manchmal sind es Geburtstage, Todestage von Angehörigen und andere markante Zeitpunkte, aber auch Zeiten der Überforderung, die den Patienten den Schmerzbeginn gut erinnern lassen und erste Hinweise auf mögliche Auslösefaktoren geben.)

Weitere **Fragen** dazu sind z. B.:
- »Was haben Sie unternommen, nachdem der Schmerz anfing?«
- »Was haben Sie gedacht, gefühlt?«
- »In welcher Lebenssituation haben Sie sich damals befunden?«
- »Wer hat Sie damals unterstützt?«
- »Wie reagierte Ihre Frau/Ihr Mann damals, wie reagiert sie/er heute?«

16.5.4 Entwicklung und Chronifizierung

Hier sollte zwischen **Schmerzbeginn** und **Behandlungsbeginn** unterschieden werden. Im Anamnesebogen der DGSS und des Schmerzzentrums findet sich die Frage nach dem genauen Datum des Schmerzbeginns. Häufig tragen Patienten hier den Tag des ersten Arztbesuchs oder die erste Krankschreibung wegen Schmerzen ein. Auch in der Anamnese werden solche Zeitpunkte als eigentlicher Beginn genannt. Bei Nachfrage wird regelmäßig deutlich, dass die Schmerzen bereits vor diesen markanten Daten bestanden.

Nur wenige Patienten entwickeln von einem auf den anderen Tag anhaltende Schmerzen mit hoher subjektiver Beeinträchtigung. Die meisten berichten von wiederkehrenden Schmerzen über einen größeren Zeitraum, die sie längere Zeit gut bewältigt haben. Die eigentliche **chronische Phase** mit dauerhaften Schmerzen, Behinderungen im Alltag und wiederholten Arztbesuchen entwickelt sich häufig parallel mit einer Zunahme von Belastungen oder lebensverändernden Ereignissen, die zusätzliche Anpassungsleistungen erfordern.

Fragen dazu sind z. B.:

- »Wann wurde der Schmerz so schlimm, dass Sie erstmals zum Arzt gingen?«
- »Wann wurde es so schlimm, dass Sie häufiger zum Arzt gingen?«
- »Ab wann haben die Tabletten nicht mehr richtig geholfen?«
- »Ab wann wurde der Schmerz so schlimm, dass Sie Ihre Arbeit nicht mehr so gut bewältigen konnten wie früher?«
- »Wann haben Sie den Arzt gewechselt?«

> **Die Anzahl bisheriger Behandlungsversuche sollte ebenso erhoben werden wie die Bewertung der fehlgeschlagenen Behandlungen durch die Patienten.**

Dabei ist die **Arzt-Patienten-Interaktion** von Bedeutung: »Schlimmer wurde es seit der Krankengymnastik – aber man hatte mich ja gezwungen, das zu machen, obwohl ich genau gewusst habe, dass ich diese Übung nicht machen konnte«, »Professor S. meint auch, ich werde die Schmerzen nicht mehr los«.

Das in der Literatur als **»doctors hopping«** bezeichnete Verhalten kann sowohl vom Patienten ausgehen als auch von einem unsicheren Hausarzt, der nichts übersehen möchte und immer weiter überweist. Häufig geben Patienten an, schon alle Behandlungsmöglichkeiten »probiert« zu haben. Zu prüfen ist dabei, wie intensiv die jeweilige Methode durchgeführt wurde und mit welchem Grad an Verantwortungsübernahme dies geschah (»Ich habe alles genauso gemacht, wie der Doktor gesagt hat, aber es hat nichts genützt«). Insbesondere Methoden, die Eigeninitiative erfordern (Krankengymnastik, Entspannungsverfahren), werden leider sehr schnell wieder aufgegeben. Die häufig festzustellende Tendenz, Verantwortung für das eigene Befinden zu delegieren, ist sicherlich auch durch die Erfahrungen mit unserem Gesundheitssystem sowie damit verbundenen **unrealistischen Erwartungen** geprägt:

- »Mein Hausarzt sagt auch, ich könne in dem Zustand nicht mehr arbeiten.«
- »Der Orthopäde sagte, alle diese Übungen seien nicht gut für mich, weil meine Wirbelsäule kaputt ist.«
- »Das hat auch nichts genützt, ich habe immer noch Schmerzen.«
- »Es gibt keine unheilbaren Krankheiten, es gibt nur unfähige Ärzte.«

Mangelnde Selbstverantwortung findet sich auch beim **Medikamenteneinnahmeverhalten** nicht selten. Allerdings entwickelt sich ein verstärkter Medikamentenkonsum schon allein aufgrund des Missbrauchs- und Abhängigkeitspotenzials vieler Schmerzmittel. Ein hoher Medikamentenkonsum wird leicht verurteilt. Zu bedenken ist jedoch, dass dabei mangelnde alternative Behandlungsangebote, leichtfertige Verschreibungspraxis und Einstellungen der Patienten miteinander in Wechselwirkung treten.

> **So werden bei Kopfschmerz fast automatisch Medikamente eingenommen und/oder verordnet. Bei einer regelmäßigen Einnahme (>15 Einnahmetage im Monat) tritt als häufige Nebenwirkung ein medikamenteninduzierter Dauerkopfschmerz auf, sodass den Medikamenten selbst ein maßgeblicher Anteil am Chronifizierungsprozess zukommt (Kopfschmerzkomitee 2003). Hierbei handelt es sich häufig um Präparate wie ASS, Paracetamol oder auch Ibuprofen, besonders in Kombination mit Koffein oder anderen beigesetzten Substanzen.**

Eine psychologische Behandlung ist bei Vorliegen dieser Problematik in aller Regel erst nach einer stationären Entzugsbehandlung möglich. Fragen zur **Medikamentenanamnese** sind:

- »Welche Medikamente helfen am besten?«
- »Welche Medikamente halfen früher?«

- »Welche Medikamente haben Sie sonst noch ausprobiert?«
- »Wie viel müssen Sie nehmen, um eine deutliche Linderung zu spüren?«
- »Wann müssen Sie die Medikamente nehmen?«
- »Wie stark sind die Schmerzen üblicherweise vor und nach der Medikamenteneinnahme?«

Patienten, bei denen eine **Suchtproblematik** im Vordergrund steht, werden zum Teil über Jahrzehnte mit wechselnden und immer stärkeren Mitteln behandelt, ohne dass dieses Problem erkannt wird: »Ich bin schon immer gegen Tabletten gewesen. Lieber würde ich sie nicht nehmen. Ich nehme sie auch nur, wenn es gar nicht mehr anders geht. Wenn Sie mir den Schmerz nehmen, brauche ich auch keine Tabletten mehr.«

Sozialmedizinische Verfahren können einen zentralen Stellenwert haben. Ein Entschädigungswunsch, z. B. nach einem Unfall, kann entscheidend zur Festschreibung der Krankenrolle beitragen. Ein Rentenwunsch oder ein bereits laufendes Rentenverfahren lässt Rückschlüsse auf den Grad der Invalidisierung zu und verschlechtert die Behandlungsprognose. Pauschale Schlussfolgerungen (typische Stichworte: »Rentenjäger«, »Sozialgangster«) sind dabei jedoch nicht hilfreich: Viele Patienten geraten mit anhaltenden Schmerzen zunehmend in finanzielle Notlagen und sind gezwungen, zur Existenzsicherung Rentenanträge zu stellen, andere wiederum werden schlicht falsch beraten (»Mein Hausarzt hat gesagt: versuchen Sie's mal, schaden kann's nicht«) und haben unrealistische Vorstellungen über die Konsequenzen und Aussichten eines Rentenantrags.

Bevor in diesem Zusammenhang vorschnell von einem »sekundären Krankheitsgewinn« gesprochen wird, ist es notwendig, sowohl »Gewinne« als auch »Verluste« des Patienten zu explorieren, um einen bestehenden Zielkonflikt zu verstehen. Die Konfrontation in der Gesprächsführung führt eher zu Widerstand. »Motivierende Gesprächsführung als Ambivalenzmanagement gleicht hier eher einer ‚freundlichen Schachpartie' als einem ‚Frontalangriff auf eine Festung'« (Miller u. Rollnick 2009).

Bei einer anderen Patientengruppe lässt sich die Entwicklung von beruflicher Überforderung, häufigen Krankschreibungen, Aussteuerung und Rentenantragsstellung auf das Ausmaß der bereits vor der Chronifizierung bestehenden **psychischen Beeinträchtigung** zurückführen.

16.5.5 Einflussfaktoren und -bedingungen

Die Beobachtung der Patienten, wodurch der **Schmerz beeinflussbar** ist, spielt für die Diagnostik und v. a. für die weitere Behandlung eine zentrale Rolle: Schwankt die Schmerzstärke in Abhängigkeit von verschiedenen Faktoren oder erleben sie die Beschwerden als konstant?

> **Schmerztagebücher führen zu lassen und gemeinsam auszuwerten ist der erste Schritt, um von globalen Einschätzungen (»Mein Schmerz ist immer gleich«) zu differenzierter Wahrnehmung und zu Ansatzpunkten für Veränderungen zu gelangen. Befürchtungen, dass sich eine Selbstbeobachtung ungünstig auswirkt bzw. schmerzverstärkend sein könnte, lassen sich nicht bestätigen (von Baeyer 1994).**

Führt übersteigerte körperliche Aktivität oder vermehrte Stressbelastung zu einer Schmerzverstärkung, Ablenkung und Entspannung dagegen zu einer Reduktion? Viele Patienten berichten dagegen, dass gerade unter Stress und hoher Arbeitsbelastung der Schmerz in den Hintergrund rückt. Hierbei handelt es sich um einen günstigen Ausgangspunkt für die **Exploration von Leistungs- und Stressverhalten**. Zur Vorbereitung dieses Gesichtspunkts sind gezielte Informationen zur Entlastung der Patienten ratsam. Oft zögern Patienten, ihre Selbstbeobachtungen mitzuteilen – aus Angst, das bedeute, ihr Schmerz sei »eingebildet«. So berichtet eine Patientin: »Ich muss Ihnen mal etwas Eigenartiges erzählen. Ich habe doch fast immer Kopfschmerzen. Letztens habe ich über 1 h mit meiner Freundin telefoniert. Ich bin hinterher richtig erschrocken, weil ich merkte, dass mein Kopfweh weg war. Das kann doch eigentlich gar nicht sein.«

Entlastend wirkt es, wenn mit plausiblen Beispielen Informationen über **psychophysiologische Zusammenhänge bei Schmerz und Stress** vermittelt werden und der Patient verstehen kann, dass bestimmte Zusammenhänge »ganz normal« sind: »Viele Patienten mit Kopfschmerzen neigen dazu, an schmerzfreien Tagen alles das nachzuholen, was sie an Tagen mit Schmerzen versäumt haben, und haben dann am nächsten Tag wieder starke Beschwerden. Wie ist das bei Ihnen?«

Die Verwendung von alltagsnahen Beispielen und eigenen Erfahrungen der Patienten erhöht die **Plausibilität psychophysiologischer Modelle**. Die als Metapher verwendete Gate-Control-Theorie des Schmerzes (Melzack u. Wall 1965) ist im Erstgespräch nach unserer Einschätzung meist noch zu kompliziert. Im Therapieverlauf kann diese jedoch hilfreich sein.

Die Exploration vorhandener Bewältigungsstrategien kann bereits erste Ansatzpunkte für Behandlungsziele bieten. Die Betonung vorhandener sinnvoller und erfolgreicher Aktivitäten im Umgang mit Schmerz oder zur Linderung ist dabei ebenso wichtig wie die Analyse inadäquater Copingstrategien.

Fragen dazu sind z. B.:
- »Was haben Sie bei der ersten Schmerzattacke unternommen?«
- »In welchen Situationen tritt der Schmerz (verstärkt) auf?«
- »Womit können Sie den Schmerz etwas lindern?«
- »Gibt es Situationen, in denen Sie sich ganz gut vom Schmerz ablenken können?«
- »Zu welcher Tageszeit sind die Schmerzen am schlimmsten?«

Mit **Fragebögen** kann dieser Aspekt zusätzlich erfasst und dokumentiert werden. Die Ergebnisse dieses Verfahrens sollten zur gezielten Exploration von Defiziten bzw. Exzessen in der Schmerzbewältigung genutzt werden.

Viele Patienten betonen ihre »Tapferkeit« im Umgang mit Schmerz. Typisch dafür sind Angaben wie »Ich lasse mich nicht hängen«, »Ich lasse mir meinen Schmerz nicht anmerken«, »Ich arbeite fast so weiter wie immer«. Dies kann einmal die **Beschreibung von Schmerzverhalten** im Sinne des »Ignorierens« und »Durchhaltens« sein, das langfristig eher schmerzaufrechterhaltend wirkt, es kann aber auch **Ausdruck einer unrealistischen Selbsteinschätzung** sein, die bei einer Fremdanamnese sehr schnell relativiert werden muss. Wenn keine Fremdanamnese möglich ist, bietet sich als Hilfsmittel zur Exploration dieses Aspekts **zirkuläres Fragen** an, z. B.:
- *Patientin:* »Ich lass' mir die Schmerzen nicht anmerken – ich will die anderen schließlich nicht belasten.«
- *Psychologe:* »Wenn ich Ihren Mann fragen würde, woran er sieht, dass Sie starke Schmerzen haben, was wird er sagen?«
- *Patientin:* »Die muss sich dann überall abstützen und hinkt dann.«
- *Psychologe:* »Was würde er dann sagen oder tun?«
- *Patientin:* »Leg' dich doch hin.«
- *Psychologe:* »In welchen Situationen werden die Schmerzen stark, was würde Ihr Mann sagen?«
- *Patientin:* »Ach, der würde sagen, die übertreibt immer alles. Dabei lasse ich doch schon so viel liegen. Früher war ich doch noch viel schlimmer.«

Die Reaktion wichtiger Bezugspersonen hat eine zentrale Bedeutung für die Stabilisierung von Schmerzverhalten: Veränderung der Aufgabenverteilung in Partnerschaft und Familie, »Krankheitsgewinn« der Angehörigen, Erfüllung von uneingestandenen Bedürfnissen nach Schonung und Rücksichtnahme, Schwierigkeiten, direkt um Hilfe zu bitten oder Wünsche und Bedürfnisse auszudrücken.

Fragen dazu sind z. B.:
- »Wie hat sich Ihr Tagesablauf im Vergleich zu der Zeit, bevor Sie Schmerzen hatten, verändert?«
- »Welche Tätigkeiten mussten andere Familienmitglieder übernehmen?«
- »Beschreiben Sie doch einmal einen typischen Tag aus der letzten Woche.«

Ein Fragebogen, der u. a. Verhaltensweisen der Partner als Reaktion auf das Schmerzproblem erfasst, also z. B. zuwendende, ablenkende, bestrafende Reaktionen, ist das **Multidimensional Pain Inventory** (MPI) in der deutschen Fassung von Flor et al. (1990).

Ein anderes dysfunktionales Schmerzverhalten sind Vermeidung und Schonung, welche eine körperliche Dekonditionierung und ein sehr kontrolliertes Bewegungsmuster (»guarded movement«) (Main u. Watson 1996) begünstigen. »Guarded movement« geht häufig mit einer erhöhten Anspannung der Muskulatur und einer erhöhten schmerzbezogenen Angst vor einer weiteren Schädigung oder Schmerzverstärkung einher. So werden bei Kreuzschmerzen typischerweise Bücken, Tragen, Heben vermieden und die Patienten haben ein »rückengerechtes« Bewegungsmuster internalisiert (in die Knie gehen, über die Seite rollend aus dem Bett aufstehen). Nackenschmerzpatienten vermeiden häufig Überkopfarbeit sowie Extensionen der HWS, z. B. beim Friseur oder Zahnarzt. Zur gezielteren Exploration der vermiedenen Belastungen kommt die **PHODA** (Photograph Series of Daily Activities; Dubbers et al. 2003) zum Einsatz.

Eine sinnvolle Ergänzung zur Anamnese stellt auch eine **Liste zur Erfassung alltäglicher Aktivitäten** dar, die es in vielen Variationen gibt. Protokolliert werden Tätigkeiten im Verlauf des Tages. Dieses Verfahren ist für die Diagnostik wichtiger Einflüsse auf den Schmerz ebenso nützlich wie als Baseline für eine sich anschließende Therapie (z. B. Aktivitätsaufbau, adäquatere Arbeitseinteilung, Integration von Entspannungssequenzen im Alltag).

Als Screeningverfahren zur Einschätzung des Grades der subjektiven Beeinträchtigung lässt sich der mit 7 Items kurze **Pain Disability Index** (PDI; Dillmann et al. 1994) verwenden. Dieses Instrument wird auch von den Patienten gut akzeptiert. Im Vergleich zu anderen Verfahren ist der PDI weniger syndromabhängig, d. h. er ist bei Kopfschmerzpatienten ebenso verwendbar wie bei Patienten mit Rückenschmerzen. Bei Migränepatienten ist jedoch zu berücksichtigen, dass der Patient während der Attacke hohe Werte angibt und in den schmerzfreien Phasen dazwischen gar nicht beeinträchtigt sein kann. Auch der **Funktionsfragebogen Hannover** (FFbH; Kohlmann u. Raspe 1994) erfasst diese Aspekte.

Neben den Einschränkungen im Alltag und Beruf sollte die Sexualität genauer exploriert werden. Dieses Thema ist häufig sowohl aufseiten des Patienten als auch des Therapeuten tabu. Viele Patienten sind jedoch regelrecht entlastet, wenn dieses Thema angesprochen wird, da häufig die sexuelle Appetenz verringert ist, die sexuelle Aktivität aus Angst vor einer Schmerzverstärkung vermieden wird oder die Beschwerden in die Genitalien ausstrahlen. Ängste können auch schon in der Anamnese in diesem Zusammenhang durch gezielte Informationen reduziert werden.

16.5.6 Krankheitskonzepte

Die Exploration der subjektiven Krankheitstheorie und daraus resultierender Erwartungen ist von entscheidender Bedeutung für den weiteren Verlauf der Beschwerden und ihre Behandlung.

Fast alle Patienten gehen explizit oder implizit von einem **Akutschmerzkonzept** für ihre chronischen Schmerzen aus. Häufig bestehen unrealistische Hoffnungen auf eine schnelle Heilung. Diese Erwartungen sind verständlich, sie müssen ernst genommen und angesprochen werden, um eine Basis für die Übernahme von Eigenverantwortung und damit für eine effiziente Schmerzbehandlung aufzubauen. Hierbei reicht meistens nicht die rationale Erklärung, vielmehr ist der Abschied von solchen Vorstellungen oft »Trauerarbeit« (Williams 1998).

Einige **Erklärungsmodelle** können entscheidend zur Entwicklung und **Stabilisierung der Chronifizierung** beitragen, ohne Kenntnis und Veränderung dieser Konzepte kann psychologische Arbeit aussichtslos sein:
- Schmerz als Hinweis auf eine bösartige Krankheit
- Schmerz als Hinweis darauf, dass etwas übersehen worden ist
- Schmerz als Hinweis darauf, dass etwas Schlimmes passieren wird (z. B. baldiges Angewiesensein auf einen Rollstuhl)

Gelegentlich äußern Patienten zunächst irritierende Vorstellungen von der Mechanik ihres Körpers, sie erinnern sich vermutlich selektiv und verzerrt an Aussagen von Vorbehandlern. Diese führen dann im Sinne einer **sich selbst erfüllenden Prophezeiung** zu Passivität, zunehmender Behinderung und verstärkten Beschwerden:
- »Es springen Wirbel heraus.«
- »Der Arzt bei der Röntgenuntersuchung damals hat schon gesagt, dass ich mit dieser Wirbelsäule noch mal Ärger bekommen werde.«
- »Als der Doktor damals mein Röntgenbild gesehen hat, hat der sich gewundert, dass ich noch keine Schmerzen hatte.«
- »Der Arzt sagte, ich sei eigentlich 40 Jahre zu jung für meine Wirbelsäule.«
- »Wenn ich mich falsch bewege, bricht etwas kaputt, und ich bin gelähmt.«
- Arzt zu einer 80-jährigen Patientin: »Für Ihre Knochendichte sind sie noch erstaunlich mobil.«
- Zitat aus einem Arztbrief: »Herr D. stellte sich am … bei mir vor und gab an, ihm seien 3 Halswirbelkörper operativ entfernt worden. Seit der Zeit könne er seinen Kopf nicht mehr halten (das könnte ich auch nicht).«

Obwohl sich gerade bei **Rückenschmerzen** in den letzten Jahren Ätiologie- und Therapiekonzepte drastisch veränderten, wird noch immer den mit bildgebenden Verfahren festgestellten degenerativen Wirbelsäulenveränderungen von Arzt- und Patientenseite eine unverhältnismäßig große Bedeutung beigemessen. Die Prävalenz dieser Auffälligkeiten ist sehr hoch, und die klinische Relevanz ist oft fragwürdig (z. B. Jensen et al. 1994). Solche iatrogenen Faktoren bei der Chronifizierung – allein schon durch die Diagnosestellung samt simplifizierender Erklärungen und Prognosen – haben eine nachgewiesene Wirkung auf das Ausmaß der Beschwerden und die mit Schmerz verbundene Behinderung (Abenhaim et al. 1995, Indahl et al. 1995, Kendrick et al. 2001).

Die Krankheitskonzepte der Patienten spiegeln regelmäßig ihre Erfahrungen in einem primär auf somatische Pathologie ausgerichteten System von Diagnostik und Behandlung wieder. Ihre sog. somatische Fixierung

ist eine häufige Konsequenz von missverständlichen und falschen Informationen, Diagnosen und Empfehlungen.

Häufig lässt sich das Erklärungsmodell schon in einem Rahmen mit der Beschwerdenentwicklung explorieren. Fragen wie »Was glauben Sie, wo ihre Schmerzen herkommen« erscheinen nicht günstig. Sinnvoller ist es, auf die beschriebenen Zusammenhänge mit Alltagsbelastungen, bestimmten Lebensphasen, aber auch auf Aussagen von Behandlern und Interpretationen von Befunden zurückzugreifen. Einfache Erklärungsmodelle und Kausalattributionen wie ein Modell der »lokalen Pathologie: die Bandscheibe« finden sich hier sehr häufig und schon während der Anamnese können Hypothesen über weitere Einflussfaktoren zur Erweiterung des subjektiven Modells angeboten werden.

Einstellungen und Haltungen wie eine Akzeptanz gegenüber den Schmerzen und den damit verbundenen Beeinträchtigungen lassen sich mit Fragebögen wie dem **CPAQ** (Chronic Pain Acceptance Questionnaire; McCracken et al. 2004, in der deutschen Übersetzung von Nilges et al. 2007) erfassen. Das Ausmaß der Akzeptanz gibt Hinweise auf dysfunktionale Bewältigungsstrategien wie Durchhalten und »Kampf gegen den Schmerz« bzw. Vermeidung und damit verbundene zunehmende Einschränkungen. Der CPAQ erfasst, inwiefern der Patient bereit ist, trotz des Schmerzes aktiv zu bleiben und sich an anderen Zielen als der Schmerzfreiheit zu orientieren.

Hinweise für eine **mangelnde Akzeptanz** sind:
- Ausgeprägte Wut, Ärger auf den Schmerz und über die Beeinträchtigung
- »Kampf gegen den Schmerz«
- Bestimmung des Denkens, des Handelns und der Emotion durch den Schmerz (»Schmerz sitzt am Steuer«)
- Ignorieren von Leistungsgrenzen
- Festhalten an bisher erfolglosen Bewältigungsbemühungen
- ständige Suche nach neuer Diagnostik und weiteren Behandlungsmöglichkeiten
- Vermeiden von Belastungen, die Schmerz hervorrufen können
- Resignation, Passivität, Niedergeschlagenheit

16

Die Erfassung der Akzeptanz spielt auch für die **Therapieplanung** eine wichtige Rolle. Mit zunehmender Chronifizierung spielen akkomodative Bewältigungsstrategien wie der Aufbau von realistischen Zielen, das Absenken des Anspruchsniveaus und die Akzeptanz eine immer wichtigere Rolle. Strategien der Akzeptanz- und Commitment-Therapie (ACT) werden zunehmend in die Behandlungsprogramme integriert (Hayes et al.2004, Dahl et al. 2005).

Ebenfalls bedeutsam für eine Therapieplanung ist die **Veränderungserwartung und -motivation** des Patienten. Das Transtheoretische Modell von Prochaska und Di Climente (1982) wurde ursprünglich für die Veränderungsmotivation bei Suchtpatienten entwickelt. Kerns (Kerns et al. 1997, Kerns u. Rosenberg 2000) beschreiben in Anlehnung an dieses Modell 4 »pain stages of change« (deutsche Übersetzung FF-STABS, Freiburger Fragebogen zu den Stadien der Bewältigung von chronischen Schmerzen, Maurischat et al. 2002). Abhängig von dem Veränderungsstadium, in dem sich der Patient befindet, werden in der Therapieplanung zu Beginn erst einmal informative, edukative und klärungsorientierte Strategien zum Einsatz kommen. Gerade diese Inhalte können – im Wechsel mit der Exploration – schon im Erstgespräch vermittelt werden.

Schmerzbezogene Metakognitionen wie »endurance beliefs« oder »fear-avoidance beliefs« werden häufig im Zusammenhang mit den Schmerzbewältigungsstrategien und auch der psychischen Reaktion auf die Beschwerden erfasst.

16.5.7 Sonstige Beschwerden

Weitere **aktuelle und frühere körperliche und psychische Beschwerden** zu erfassen ist erforderlich. Einige Patienten schildern sich als »außer den Schmerzen kerngesund«. Erst gezieltes Nachfragen bringt manchmal zutage, dass auch der Magen »schon immer empfindlich war – jetzt nur noch mehr durch die Medikamente«, dass gegen den hohen Blutdruck schon seit Jahren Medikamente eingenommen werden und dass es noch eine Reihe anderer Beschwerden gibt, die auf die »Wechseljahre« zurückgeführt werden. Frühere Erkrankungen sind oft nur mühsam explorierbar, z. B.:
- *Psychologe:* »Gab es früher schon einmal zeitweise körperliche Beschwerden?«
- *Patient:* »Nein, nie.«
- *Psychologe:* »Hatten Sie schon mal etwas mit dem Magen oder mit dem Herzen?«
- *Patient:* »Nein, ich war immer gesund, bevor ich die Schmerzen bekam.«
- *Psychologe:* »Wurde schon mal ein EKG gemacht?«
- *Patient:* »Ja, aber das ist schon lange her – da war aber alles o. k.«
- *Psychologe:* »Bei welcher Gelegenheit zum ersten Mal?«

- *Patient:* »Ach, das war, als ich so Mitte 20 war – da war ich mal beim Hausarzt, weil ich so Herzbeschwerden hatte – es war aber nichts am Herzen. Der Hausarzt sagte, das sei nervös.«

Weitere Nachfragen führten zu klaren Hinweisen, dass der Patient längere Zeit unter wiederkehrenden »Herzattacken« gelitten hat, die auf funktionelle Herzbeschwerden oder Panikattacken hinwiesen.

> **Art, Anzahl und Zeitpunkte früherer Operationen können Hinweise auf eine Tendenz zur Entwicklung körperlicher Beschwerden in Zeiten erhöhter Belastung geben, die Bewertung von Eingriffen lässt Rückschlüsse auf die Einstellung gegenüber dem eigenen Körper und seiner Unversehrtheit zu. Eine lange Liste von Operationen, zunächst bagatellisiert, kann sich auf Nachfrage als Abfolge langwieriger Komplikationen und Häufung von Eingriffen mit zweifelhaften Indikationen herausstellen.**

Auch bei primär körperlich oder mechanisch begründbaren Schmerzen und nachfolgenden Operationen ist es oft aufschlussreich, sich die Begleitumstände, den Heilungsverlauf, die erinnerten Aussagen von Ärzten und die Art der damaligen Beschwerden schildern zu lassen. Es geht nicht darum, Schuld zuzuweisen oder die damalige Operationsindikation infrage zu stellen (was zum Gesprächsabbruch führen kann, wenn Patienten diesen Eindruck gewinnen!). Ziel ist es vielmehr, die **emotionale Verarbeitung der Beschwerden und Operationen** zu verstehen. Häufig ist die Krankengeschichte nicht von Anfang an auffällig. Eine oder zwei Operationen werden zunächst anscheinend gut bewältigt. Ab einem bestimmten Zeitpunkt aber tritt eine Entwicklung mit Chronifizierung ein. Viele, auch kleinere Unfälle in der Vorgeschichte sind weniger ein Beweis für die Existenz eines »Unfalltyps« als ein möglicher Hinweis auf einen ungünstigen Umgang mit dem eigenen Körper und seinen Leistungsgrenzen.

Zu beachten ist auch an dieser Stelle, dass Erklärungen nicht vorschnell im Bereich der Psychopathologie zu suchen sind: Viele der im Chronifizierungsprozess bedeutsamen Faktoren sind eher als normalpsychologische Varianten zu werten. Es sind häufig positiv bewertete Verhaltensweisen, die aber im Sinne von Risikofaktoren berücksichtigt werden müssen (»hart gegen sich selbst sein«, »keine Schwächen zeigen«, Nichtbeachtung von Stressreaktionen des Körpers). Während Schonung und Rückzug inzwischen als Risikofaktoren gut erforscht sind, werden »Verhaltensexzesse« noch immer leicht übersehen. Die Ergebnisse von Hasenbring (1992) belegen jedoch die Bedeutung von **»Durchhaltestrategien«** für die Entwicklung und Chronifizierung von Beschwerden.

Viele unterschiedliche Beschwerden können auch im Rahmen einer **Somatisierungsstörung** auftreten (DSM-IV; Saß et al. 1996). Auf Nachfrage werden dann zahlreiche Beschwerden angegeben, die bereits in der Jugend oder im frühen Erwachsenenalter begannen. Die Symptome der Somatisierungsstörung sollten auf jeden Fall abgefragt werden. Dies ist z. B. mit dem entsprechenden Abschnitt des SKID (Wittchen et al. 1997) sehr zuverlässig möglich. Weitere Hinweise auf Diagnostik und Behandlung dieser Störung finden sich bei Rief u. Hiller (1998).

Im Rahmen von Schmerzerkrankungen und Medikamenteneinnahme treten allerdings auch begleitend vielfältige **vegetative Symptome** wie vermehrtes Schwitzen und Frieren, kalte Akren, Unruhe, Schlafstörungen, Schwindel, Parästhesien, Pollakisurie etc. auf.

An diesem Punkt des Interviews sind auch **psychische** und psychopathologische Symptome zu erfragen. Da es in der Anamnese bis zu diesem Punkt primär um körperliche Beschwerden ging, ist das Vertrauen der Patienten oft schon gewonnen.

Möglich ist eine Orientierung an den **Screeningfragen des SKID**. Allerdings müssen bei diesem Vorgehen mithilfe des eigentlichen Interviewteils zusätzliche Informationen zu depressiven Verstimmungen erhoben werden, da sich im Screeningteil keine entsprechenden Fragen finden.

Abhängig von der Gesprächsatmosphäre und der Kooperation der Patienten kann es manchmal sinnvoll sein, die Fragen nach psychischen Beschwerden zunächst deutlich als **Frage nach psychischen Reaktionen auf den Schmerz** zu stellen, z. B.: »Viele Menschen mit chronischen Schmerzen berichten, dass die Stimmung sehr darunter leidet, dass sie gereizt oder ängstlich werden, dass das Interesse an verschiedenen Dingen nachlässt. Wie ist es bei Ihnen?«

> **Nach unserer Erfahrung ist die Suggestivwirkung solcher Aussagen eher gering. Dafür ist die Hilfe groß, wenn solche Vorgaben dem Patienten vermitteln, dass psychische Reaktionen auf Schmerzen »normal« sind und nichts mit »verrückt« oder »nervenkrank sein« zu tun haben.**

Einige Patienten werden jedoch auch diese »Brücken« nicht akzeptieren und angeben, dass sie keine Veränderungen in ihrem **psychischen Erleben** bemerkt hätten.

In diesem Interviewabschnitt sollten **depressive und ängstliche Symptome** exploriert werden. Dabei ist zu unterscheiden zwischen häufigen Begleitreaktionen von chronischem Schmerz (Schlafstörungen, Nervosität und sozialer Rückzug) und klinisch relevanten depressiven Störungen – eine häufig schwierige Differenzierung. Patienten betonen oft, dass psychische Veränderungen erst seit Schmerzbeginn aufgetreten seien. Damit haben sie meist recht, wie einige Studien und Übersichtsarbeiten inzwischen belegen (Fishbain et al. 1997, Dohrenwend et al. 1999), z. B.:

- *Psychologe:* »Seit wann bestehen die Nervosität und die Schlafstörungen?«
- *Patient:* »Seitdem ich die starken Schmerzen habe.«
- *Psychologe:* »Hatten Sie denn auch früher schon mal Zeiten, in denen sie schlechter schlafen konnten?«
- *Patient:* »Ja, schon mal, das ist aber schon länger her.«
- *Psychologe:* »Wie lange?«
- *Patient:* »So vor 8 Jahren.«
- *Psychologe:* »Wie ging es Ihnen zu der Zeit sonst?«
- *Patient:* »Ich war nervös, hatte so ein Tief.«
- *Psychologe:* »Können Sie das Tief näher beschreiben?«
- *Patient:* »Wie gesagt, ich konnte nicht schlafen, war nervös und mir war alles zu viel. Ich hatte zu nichts mehr Lust.«
- *Psychologe:* »Was haben Sie dagegen unternommen?«
- *Patient:* »Der Arzt hat mir Tabletten verschrieben.«

Die Tatsache, dass vom Arzt verschriebene Medikamente eingenommen wurden, weist auf die klinische Bedeutung der Beeinträchtigung hin. Die weitere Anamnese und der Vergleich mit der Schmerzentwicklung können zeigen, dass die anderen Beschwerden 3–4 Jahre vor den Schmerzen im Rahmen einer Belastungssituation begannen.

Ein Problem für die Therapieplanung ist regelmäßig das »Beharren« der Patienten auf der **Schmerzbedingtheit depressiver Verstimmungen:** »Wenn Sie mir meine Schmerzen nehmen, bin ich wieder der glücklichste Mensch der Welt.« Diese alleinige Orientierung auf Schmerzfreiheit als Voraussetzung für eine Verbesserung der Stimmung lässt kaum Spielraum für Psychotherapie. Ziel sollte es an dieser Stelle sein, die »feste Verbindung« zwischen Schmerz und Stimmung zu lockern: Einige Patienten geben relativ konstante Schmerzen über Jahre an, während für die depressiven Stimmungen abgrenzbare Phasen bestehen. Hier ist es sinnvoll zu fragen »Wie schaffen Sie es, dass es ihnen trotz Schmerzen manchmal noch einigermaßen gut geht?«

Ängste sind sehr sorgfältig zu explorieren, da sie sich – vor allem bei längerer Krankengeschichte – häufig hinter rein körperlich beschriebenen Symptomen verbergen. Sie werden als **posttraumatische Belastungsstörungen** besonders bei Patienten, die Schmerzen nach Unfällen entwickeln, nicht selten beobachtet.

> **Angstentwicklungen werden unserer Erfahrung nach besonders häufig verkannt. Hinweise im Interview dafür sind Brustschmerzen – auch als Dauerschmerz –, ausgesprochene Vermeidungsfunktion von Schmerzen sowie die vegetativen Angst- und Panikäquivalente.**

Die Ergebnisse einer prospektiven Studie scheinen zu belegen, dass Angst auch für die Entwicklung von **Migräne** eine wichtige Bedeutung hat (Merikangas et al. 1990).

Zur **Abklärung von Angst und Depression** sollte auf Fragebögen zurückgegriffen werden: Die Allgemeine Depressionsskala (ADS; Hautzinger u. Bailer 1993) thematisiert schmerzübergreifend depressive Symptome. Bei der Verwendung der ADS ist zu berücksichtigen, dass das Instrument auch viele vegetative Symptome erfasst und deshalb viele Schmerzpatienten recht hohe Werte erreichen, ohne dass eine Depression vorliegt. Allgemeine Ängstlichkeit kann durch den STAI (State-Trait Anxiety Inventory; Laux et al. 1981) erhoben werden. Ebenfalls verwendet wird die HADS (Hospital Anxiety and Depression Scale; Hermann et al. 1995), welche für Patienten mit körperlichen Beschwerden entwickelt wurde. Dieser Fragebogen ist Bestandteil des deutschen Schmerzfragebogens.

Zunehmende Bedeutung erlangen allerdings solche Verfahren, bei denen ein expliziter Bezug zu den Beschwerden hergestellt wird. Dazu gehören der **Fragebogen zur Erfassung der Schmerzverarbeitung** (FESV; Geissner 2001), der u. a. schmerzbezogene Hilflosigkeit, Depression, Angst und Ärger erfasst. Besonders Letzerer sollte genau exploriert werden. Es finden sich vielfältige Ärgerquellen im Zusammenhang mit chronischen Schmerzen: z. B. der Schmerz selbst, die Behandler, Gott, die Arbeitgeber, die eigene Person, das soziale Umfeld etc. (Fernandez u. Turk 1995). Aber auch der Umgang mit Ärger, die damit verbundenen körperlichen Reaktionen (z.B. hormonell und muskulär) sowie die Ärgerintensität weisen

Zusammenhänge mit dem Schmerzerleben und auch dem Verhalten während der Schmerztherapie auf (Burns et al. 2000).

Ebenfalls häufig und vor allem bei Patienten mit Rückenschmerzen verwendet wird der **FABQ** (Fear-Avoidance Beliefs Questionnaire) in der Übersetzung von Pfingsten et al. (1997). Dieser erfasst Kognitionen dazu, inwiefern körperliche Anstrengung und Arbeit Auslöser für die Schmerzen sind, dem Körper schaden und deshalb vermieden werden sollten. Spezifische körperliche Angstsymptome (z. B. Herzrasen, Kloßgefühl) werden u. a. mit der **Beschwerdenliste** (von Zerssen 1976) erfasst.

Als **Screeningverfahren** für sehr unterschiedliche Bereiche eingesetzt wird auch die **SCL-90-R** (Derogatis 1977). Die Skala Somatisierung wird allerdings besonders schnell »auffällig«, da sie u. a. Schmerzen selbst erfasst und damit für die Gruppe der Schmerzpatienten nur eingeschränkt interpretiert werden kann. Dieses Problem besteht bei allen Verfahren, bei denen die Validierungsstichproben aus körperlich gesunden Probanden bestehen.

Zu einer sorgfältigen Anamneseerhebung gehört die Erfassung verschiedener Belastungsbereiche (u. a. Depression, Angst, sonstige Beschwerden) mit verschiedenen Verfahren (Gespräch, Fragebögen). Dabei sind Interpretationsgrenzen zu bedenken, wenn Fragebögen eingesetzt werden, die nicht für Menschen mit primär körperlichen Beschwerden normiert wurden. In diesen Fällen besteht die Gefahr, dass körperliche Symptome als vermeintliche Psychopathologie fehlinterpretiert werden.

16.5.8 Familienanamnese

Fragen nach Krankheiten und Todesfällen in der Herkunftsfamilie sind unerlässlich, um Erfahrungen, Einstellungen und Modelle bei Krankheit und Gesundheit nachvollziehen zu können.

Die Exploration früherer Krankheiten in der Familie ermöglicht einen günstigen Einstieg in die **biografische Anamnese** (Krankheiten, Todesursachen, ähnliche Beschwerden, chronische Krankheiten, Schmerzverhalten der Angehörigen). Ein Beispiel: Eine Patientin mit linksseitigem Gesichtsschmerz beschreibt ihre Schmerzen als »inneren Krampf in der Wange« und als Schmerz in der Schläfe. Bei der Familienanamnese schildert sie, die Mutter sei an einem »Gehirnschlag« gestorben und deutet dabei automatisch auf ihre eigene Schmerzstelle an der Schläfe.

In diesem Rahmen bietet es sich an, auch die **Beziehungen zu den Familienmitgliedern** zu explorieren: Beziehung zu den Eltern, die Position in der Geschwisterreihe und die Beziehung unter den Geschwistern. Bei einigen Schmerzpatienten findet eine frühe Verantwortungsübernahme innerhalb der Familie mit einem hohen Ausmaß an Arbeitsbelastung statt (z. B. Sorge für jüngere Geschwister, Eltern durch Arbeit sehr belastet, ein Elternteil früh verloren).

Die Idealisierung der Beziehungen und der Atmosphäre in der Herkunftsfamilie ist nach unseren Beobachtungen die Regel. Oftmals kommt erst im späteren Verlauf der Behandlung ein hohes Ausmaß an Belastungen zutage. So heißt es im Erstgespräch hellhörig zu sein, ohne jedoch den Patienten zu bedrängen. Dabei können Fragen nach dem Ausmaß noch bestehender Kontakte einen Eindruck von der **Qualität der Beziehungen** vermitteln (»Wie oft treffen sich die Familienmitglieder?«, »Wann haben Sie zum letzten Mal mit ihrer Schwester geredet?«).

Einige Patienten berichten nach einigem Zögern von hohen Belastungen wie Alkoholismus und/oder sexuellem Missbrauch in der Herkunftsfamilie. Sie haben oft erstmals in einer Schmerzklinik oder -ambulanz Gelegenheit, über diese **traumatisierenden Erfahrungen** zu sprechen. Gleichzeitig ist die Angst ausgeprägt, dass diese Informationen missbraucht werden, um die Beschwerden »als psychisch abzustempeln«. Bei dieser Patientengruppe ist es besonders wichtig zu vermitteln, dass Schmerz und damit auch dessen Behandlung mehrgleisig zu sehen ist. Dazu gehört auch, dass anhaltend quälende Erfahrungen, die nie verarbeitet wurden, unsere Fähigkeiten einschränken, aktuelle Belastungen wie Schmerz zu bewältigen. Dass die Lokalisation der Beschwerden mit der ursprünglichen Traumatisierung zusammenhängt (z. B. Unterleibsschmerzen bei sexuellem Missbrauch), ist eine gelegentliche Beobachtung. Gefährlich ist allerdings der – leider ebenfalls noch immer häufige – Umkehrschluss.

16.5.9 Persönliche Entwicklung und aktuelle Lebenssituation

Bei der Exploration der persönlichen Entwicklung und aktuellen Lebenssituation des Patienten ist besonders auf zeitliche Zusammenhänge mit dem Beginn oder der Zunahme körperlicher Beschwerden zu achten.

Besondere Lebensereignisse (z. B. Ablösung vom Elternhaus, Heirat, Geburt der Kinder, Ablösung der Kinder, berufliche Veränderungen), Krisen (z. B. Trennung, Scheidung, Nichtverwirklichung von Zielen, gehemmte berufliche Entwicklung), Konflikte (intra- und interpersonelle Konflikte) und Belastungen (z. B. Pflege von Angehörigen, vermehrte berufliche Verantwortung) finden sich regelmäßig zu den Zeiten, in denen auch Beschwerden einsetzen oder zum Problem werden. Dabei feststellbare **Parallelen zwischen der Schmerzanamnese und der Lebensgeschichte** müssen – bei aller Faszination, die mit diesen Phänomenen verbunden ist – mit der gleichen Vorsicht behandelt werden wie alle retrospektiven Daten: Es kann sich um entscheidende Informationen von ätiologischer Relevanz handeln, es können jedoch auch lediglich zeitliche Parallelen bestehen, die weder subjektiv noch objektiv in Bezug zu den Beschwerden stehen. Solche Informationen sollten als Ausgangspunkt für Hypothesen gewertet und im weiteren Verlauf überprüft werden.

Hypothesen, die sehr verschlossene Patienten als »gefährlich« erleben könnten, können als »abwegige Vermutungen« formuliert werden: »Mir fällt da gerade eine Patientin mit ähnlichen Beschwerden ein, bei der war es …«.

Die eigene Einschätzung sollte als Hypothese mit Patienten offen besprochen und damit die Plausibilität überprüft werden. Erst dadurch werden auch **Änderungsmotivation** und notwendige Schritte auf Patientenseite klar (»Also Kreuzschmerzen hatte ich ja schon immer, aber die gingen auch wieder weg, aber seit ich meine Mutter zu mir genommen habe – die ist ja immer verwirrter geworden – kenne ich gar keine schmerzfreien Tage mehr«).

Zu klären sind weiterhin Veränderungen in wichtigen Lebensbereichen aufgrund der Schmerzen und seit dem Schmerzbeginn. Diese Fragen haben das Ziel, **Hypothesen über mögliche funktionale Bedeutungen der Schmerzen** zu entwickeln. Fragen dazu sind z. B.:

- »Wenn Sie morgen früh wach werden und die Beschwerden wären weg, was würde sich für Sie verändern?«
- »Was hat sich geändert, seit Sie die Schmerzen haben?«
- »Wie hätte sich Ihr Leben entwickelt, wenn Sie nicht diese Schmerzen bekommen hätten?«
- »Was ist das Schlimmste an diesen Schmerzen für Sie?«

Antworten der Patienten können sein:

- »Ich hätte mir wieder eine Arbeitsstelle gesucht, als die Kinder aus dem Haus gingen.«
- »Wir hätten wohl noch ein Kind gekriegt.«
- »Ich hätte vielleicht den Mut gehabt, mich scheiden zu lassen.«
- »Ich wäre beruflich weitergekommen.«
- »Ich hätte dann mein Diplom machen können.«
- »Ich könnte dann wieder alles so schnell erledigen wie früher.«

16.5.10 Persönlichkeit, Bewältigungsstrategien

Nicht nur die direkten Schmerzbewältigungsstrategien sind interessant, sondern auch die sonstigen **Muster beim Umgang mit Problemsituationen und Stress**. Bei der Exploration dieser Verhaltens- und Erlebensweisen werden ebenfalls mögliche Funktionen der Schmerzen deutlich. Einen neutralen Einstieg ermöglicht hierbei die Arbeits- und Berufssituation. Fragen dazu sind z. B.:

- »Haben Sie Stress an Ihrem Arbeitsplatz? Wie sieht der aus?«
- »Wie würden Sie Ihren Arbeitsstil beschreiben?«
- »Was würde Ihr Chef über Sie sagen?«
- »Wie sieht Ihr Arbeitsplatz aus? Wann machen Sie Feierabend, Pausen etc.?«
- »Was macht Ihnen an Ihrer Arbeit am meisten Spaß?«
- »Was ärgert Sie an Ihrer Arbeit?«
- »Was ärgert Sie an Kollegen?«

Mögliche **Verstärkungsfaktoren und Funktionen der Schmerzen** stehen oft in Zusammenhang mit mangelnder sozialer Kompetenz (nicht Nein sagen können, nicht um Hilfe bitten können), mit Perfektionismus (nichts liegen lassen können) oder mit mangelnder Entspannungsfähigkeit (nicht abschalten können).

Hierbei geht es um die **Exploration möglicher Verhaltensdefizite**, bei denen Schmerz nicht nur Symptom von Überforderung sein kann, sondern auch ausgleichende Funktionen übernehmen kann. Dies betrifft beispielsweise assertive Fähigkeiten wie sich abzugrenzen, sich durchzusetzen, sich unbeliebt zu machen, direkte Forderungen zu stellen oder sich vor Überforderung zu schützen, z. B.:

- *Psychologe:* »Wie ist es für Sie, wenn Sie Arbeit liegen sehen?«
- *Patient:* »Ach, das kann ich ganz gut.«
- *Psychologe:* »Wie haben Sie das gelernt?«
- *Patient:* »Seit ich die Schmerzen habe, musste ich das lernen.«

oder:

- *Psychologe:* »Wie reagieren Sie, wenn Ihre Mutter anruft und möchte, dass Sie helfen?«
- *Patient:* »Es geht eben jetzt oft nicht mehr. Ich kann einfach vor Schmerzen nicht.«

Einige dieser Aspekte können zuverlässig mit Fragebögen erfasst werden: Der **U-Fragebogen** (Ullrich u. de Muynck 1998) erfasst z. B. Defizite sozialer Kompetenz, der **Fragebogen zur Erfassung der Schmerzverarbeitung** (Geissner 2001) oder das Kieler Schmerz-Inventar (KSI, Hasenbring 1994) eine Reihe von Bewältigungsformen mit explizitem Schmerzbezug. Die Ergebnisse können im Gespräch als Anknüpfungspunkte genutzt werden. Ähnlich wie Laborwerte haben Punktwerte und Prozentränge für die meisten von uns – und erst recht für Patienten in primär somatischen Settings – eine höhere Plausibilität als »einfache Vermutungen«: »Sie haben den Fragebogen wie besprochen ausgefüllt und mir zukommen lassen. Bei der Auswertung hat sich die Vermutung aus unserem letzten Gespräch bestätigt, dass Sie sich schwerer als andere tun, wenn es um Durchsetzung geht. Sehen Sie hier, dieser Punktwert ist sehr hoch und bedeutet, dass Sie auf jeden Fall etwas gegen diese Schwierigkeiten unternehmen sollten.«

Fragebögen zum Umgang mit Stress (Fragebogen zur Stressverarbeitung; Janke et al. 2000) können Hinweise auf übergreifende dysfunktionale Verhaltensweisen und Defizite geben, wie mangelndes emotionales, kognitives oder auch soziales Coping. Habituelle Besonderheiten wie z. B. überhöhte Ansprüche an sich und andere, ausgeprägter Perfektionismus, Gerechtigkeitssinn oder Zwanghaftigkeit können ein dysfunktionales Durchhalten begünstigen und damit zu einer Schmerzaufrechterhaltung beitragen.

Die Ergebnisse von Fragebögen sollten mit Patienten detailliert besprochen werden. Die Plausibilität der Diagnostik und der Therapieempfehlungen kann dadurch noch zunehmen, dass die im Gespräch erkennbaren Problembereiche (z. B. nicht Nein sagen können) durch einen entsprechenden Messwert (erhöhter Punktwert) in einem Fragebogen bestätigt werden.

16.6 Auswertung der Anamnesedaten

16.6.1 Integration von Informationen aus unterschiedlichen Quellen

Die Anamnese verstehen wir als Startpunkt für die Entwicklung und Überprüfung von Hypothesen. Diagnostische Vermutungen sollten anhand anderer Quellen überprüft werden. Es ist notwendig, die erhobenen Informationen, beispielsweise zur Entwicklung der Beschwerden, mit den Angaben der Patienten im Schmerzfragebogen, bei der (dokumentierten) ärztlichen Anamnese sowie in den Vorbefunden miteinander zu vergleichen und damit die **Reliabilität der eigenen Daten** sicherzustellen. Dies gilt ebenso für die anderen Inhalte der Anamnese: Depression, Angst, sonstige körperliche Beschwerden, Reaktionen der Angehörigen oder Angaben zur sozialen und beruflichen Situation sollten mit vorhandenen Außenkriterien in Bezug gesetzt werden. Wenn möglich, sollten zusätzlich **Fremdanamnesen** erfolgen.

Psychologe und Patient sind nicht gegen selektive Wahrnehmungen und Bewertungen resistent. Je weniger standardisiert die Anamneseerhebung ist – mit allen eingangs genannten Vorteilen – desto größer ist diese Gefahr.

Informationen, die zur **Komplettierung der eigenen Hypothesen** beitragen, sind im stationären Setting durch andere Arbeitsbereiche verfügbar: Physiotherapeuten und Pflegepersonal erleben die Patienten meist in alltagsnahen Situationen und können die eigenen Schlussfolgerungen ergänzen oder korrigieren. Hypothesen über Art und Ausmaß psychischer Störungen müssen ebenfalls mittels vorhandener oder zusätzlicher Informationen (z. B. durch ergänzende Testverfahren, SKID) überprüft werden.

Häufig haben wir feststellen müssen, dass sich das einigermaßen vollständige Bild von Art, Ausmaß und psychosozialen Hintergrün-

den der Beschwerden unserer Patienten erst skizzieren lässt, wenn solche Zusatzinformationen und Vergleiche unterschiedlicher Datenquellen genutzt werden.

16.6.2 Verhaltens- und Problemanalyse

Modelle der Problemanalyse haben sich in der klinischen Psychologie und Verhaltenstherapie als Erweiterung einer Systematisierungs- und Orientierungshilfe aus der ursprünglichen Verhaltensanalyse entwickelt. Diese Erweiterung umfasst die Analyse des Problemverhaltens auf 3 Ebenen: das Verhalten in der Situation, die Ebene von Regeln und Plänen und die Ebene der Systemregeln. Es entsteht ein erweitertes Verständnis der Problemgenese, was eine systematische Strukturierung des Therapieprozesses mit Ziel- und Mittelanalyse erleichtert (Kanfer et al. 1996).

Die Anamnesedaten sind die Basisdaten für eine erste Strukturierung und Reflexion der Problemstellung. Hierbei ist es sinnvoll, vorläufige **Ist-Soll-Diskrepanzen** zu erfassen. Es können gleichzeitig mehrere Probleme nebeneinander als behandlungsbedürftig bestehen: Der Patient möchte z. B. weniger Schmerzen haben, es bestehen depressive Verstimmungen, die mit einem sozialen und sexuellen Rückzug und Konflikten in der Partnerschaft einhergehen, und es wird ein ausgeprägtes Angstvermeidungsverhalten deutlich. Aufgabe von Therapeut und Patient ist es, gemeinsam die Problembereiche zu identifizieren und voneinander abzugrenzen, aber auch die Zusammenhänge zu erkennen. Für die weitere Therapieplanung sollten dann erste Ansatzpunkte für eine Problembearbeitung ausgewählt werden.

Funktionales Bedingungsmodell

Zunächst wird eine horizontale Verhaltensanalyse auf der Ebene des Verhaltens in Situationen mit dem Patienten erarbeitet: »Wie sieht das konkret aus?« In diesem funktionalen Bedingungsmodell werden Hypothesen darüber erstellt, welche vorausgehenden, vermittelnden oder nachfolgenden Bedingungen das Problemverhalten aufrechterhalten (im Überblick Bartling et al. 1998, S. 42)

Dieses Modell soll nun beispielhaft am Angstvermeidungsverhalten eines Rückenschmerzpatienten erläutert werden:

- **Die interne und externe Situation als zeitlich vorausgehende Bedingung oder Ereignis:**
  - **S1e:** Aussage des behandelnden Arztes: »Passen Sie bloß auf, sonst rutscht die nächste Bandscheibe auch noch raus«, »Immer schön rückengerecht bewegen und nichts schwer heben«
  - **S2e:** Stress am Arbeitsplatz, Zeitdruck
  - **Si:** ängstliche Stimmungslage, verunsichert, angespannt
- **Wahrnehmungsprozess (Orientierung, Aufnehmen, Kodieren von Informationen):** Hierzu gehören z. B. die Richtung der Informationsaufnahme (innen/außen, lage- bzw. handlungsorientiert, die bevorzugte Sinnesmodalität)
  - **WP:** Patient ist visuell auf die Wirbelsäulendarstellung im Magnetresonanztomogramm (MRT) orientiert, sieht Wirbelsäule als fragiles Gerüst, dies wird durch die Aussage des Arztes noch unterstützt
- **Innere Verarbeitung als Bewertung und Interpretation der Situation und als Handlungsvorbereitung:** Die innere Verarbeitung bezieht sich z. B. auf kognitive Prozesse wie Kausal- und Kontrollattributionen, Erwartungen, Ziele, Bedürfnisse oder die Selbstwirksamkeitserwartungen
  - **IV:** »Die Rückenschmerzen sind durch die körperliche Belastung verursacht, deshalb ist die Bandscheibe herausgerutscht«, »Ich muss aufpassen und darf mich nicht zu sehr belasten, sonst passiert das Gleiche wieder«
- **Verhalten in seinen Modalitäten:** Dies ist das Kernstück der praktischen Arbeit, von hier aus wird das Problemverhalten zunächst gemeinsam mit dem Patienten beschrieben und dann erst werden die vorangegangenen und nachfolgenden Bedingungen analysiert
  - **Vm (motorisch):** Vermeidung von Heben und Bücken, Abstützen beim Aufstehen, rückengerechtes (über die Seite rollendes) Aufstehen aus der liegenden Position
  - **Ve (emotional):** unsicher, ängstlich
  - **Vk (kognitiv):** »Pass bloß auf«, »Immer in die Knie gehen!«, »Oh Vorsicht, nicht zu krumm werden«, »Das lass ich lieber die Kinder tragen«
  - **Vph (physiologisch):** erhöhter Muskeltonus in der paravertebralen Muskulatur
- **Konsequenzen:** Diese werden nach verschiedenen Aspekten unterteilt: Zeitpunkt (kurzfristig/langfristig = k/l); Entstehungsort (extern/intern = e/i); Qualität: Eintreten einer positiven Konsequenz (+ = Belohnung), Wegfall einer antizipierten positiven Konsequenz (+ durchgestrichen = Löschung), Eintreten eines negatives Zustandes (– = Bestrafung), Wegfall einer antizipierten negativen Konsequenz (– = negative Verstärkung)

- **Kki–**: erwartete Schmerzverstärkung wird vermieden, Angst vor Bewegung wird vermieden
- **Kli–**: Vermeidung eines antizipierten erneuten Bandscheibenvorfalls, Arbeitsunfähigkeit und damit Vermeidung körperlich anstrengender Arbeit
- **Kkle+**: Familie übernimmt Aufgaben im Haushalt, evtl. vermehrte Zuwendung
- **Kli–**: Angst um den Arbeitsplatz, finanzielle Nöte, zunehmendes Disuse-Syndrom (Abbau der Kondition, Muskulatur)

Ebene der Regeln und Pläne

An die Problemanalyse in horizontaler Ebene schließt sich nun die Analyse in vertikaler Ebene an. Hierbei werden situationsübergreifend Ziele betrachtet. Im Folgenden werden Prozesse der Handlungsregulation wie übergeordnete Schemata, Verhaltensmuster, Reaktionsbereitschaften, längerfristige Motivationen und Lernprozesse etc. berücksichtigt. Relevante Aspekte bei Schmerzpatienten können hier z. B. die »endurance beliefs«, »avoidance beliefs«, ausgeprägter Perfektionismus und eine hohe Selbstverpflichtung oder auch Reaktionsbereitschaften in Form von Impulsivität der Ärgerreaktionen, einhergehend mit vegetativen Reaktionsmustern sein.

Die praktische Plananalyse kann grundsätzlich von 2 Richtungen vorgenommen werden (Caspar 1989).

Bottom up (von unten nach oben). Von häufig auftretendem Verhalten in Situationen wird ein **gemeinsamer Nenner** gesucht, wie beispielhaft bei folgender Patientin, bei der ein ausgeprägter Durchhalteappell und ein starkes Leistungsmotiv vorherrschen:

1. Frau A. überfordert sich regelmäßig bei Hausarbeiten, macht keine Pausen.
2. Trotz massiver Schmerzverstärkung führt sie ihre physiotherapeutischen Übungen weiter durch, ohne nachzufragen, ob dies so seine Richtigkeit hat bzw. welche Veränderungen sie bei ihrem Übungsprogramm vornehmen sollte.
3. Die Hilfsangebote von Nachbarn und Verwandten schlägt sie aus.
4. Sie zeigt Schwierigkeiten beim Entspannungstraining und kann keine hedonistischen Aktivitäten benennen.

Wichtige Anhaltspunkte für übergeordnete Pläne kann auch das Interaktionsverhalten des Patienten geben: Was löst der Patient in mir aus? Welches Bild möchte der Patient eventuell bei mir von sich erwecken?

Top down. Ein weiteres Vorgehen für die Planerschließung ist dasjenige von oben nach unten. Im Gespräch mit dem Patienten wird günstigerweise von Bedürfnissen, Zielen, Regeln oder wiederkehrenden Mustern gesprochen, die dem Verhalten X übergeordnet sind.

Fragen, um Regeln und Pläne zu beurteilen sind z. B.:

- Durch welches Ziel wird ein erwünschtes, aber nicht gezeigtes Verhalten blockiert?
- Welche Ziele stehen im Widerspruch zueinander?
- Ist die Zielsetzung rational und realistisch?

Deutlich werden hierbei häufig Zielkonflikte, die auftreten können: Der Patient möchte aktiv am Leben teilnehmen, seinen Kindern ein guter Vater sein (und z. B. mit ihnen Fußball spielen), aber gleichzeitig jegliche Schmerzverstärkung und potenzielle Gefährdung seiner Gesundheit vermeiden. Oder der Patient würde gerne arbeiten, da dies eine wesentliche Quelle seines Selbstwertgefühls darstellt, aber er traut sich dies nicht zu und möchte die finanzielle Unsicherheit vermeiden, indem er eine Rente beantragt.

Die Plananalyse kann somit einen wesentlichen Beitrag zum Verständnis der Aufrechterhaltung der Probleme des Patienten darstellen.

Ebene der Systemregeln

Die individuellen Regeln und Pläne werden maßgeblich durch die Systeme, die der Patient für sich als verbindlich ansieht, mitbestimmt. Systemregeln stellen Vorschriften für das Zusammenleben und die Interaktionen in sozialen Systemen dar und haben einen großen Einfluss auf das individuelle Verhalten.

Es lassen sich verschiedene Systeme wie die Familie, der Freundeskreis, die Selbsthilfegruppe, die Arbeitskollegen oder auch das medizinische Versorgungssystem oder das Subsystem Therapeut-Patient unterscheiden.

Die Systemregeln sind häufig implizite Regeln, die nicht klar formuliert oder ausgesprochen werden. Die Regeln verschiedener Systeme können auch im Widerspruch zueinander stehen.

So kann z. B. eine implizite Regel in der Familie herrschen: »Wir belasten andere nicht durch unsere Sorgen und Probleme und zeigen keine Schwäche.« Der Patient hat nicht gelernt, über seine Schmerzen und

Probleme zu sprechen, er zeigt keine Gefühle und weist ein dysfunktionales Durchhalten auf, welches im Widerspruch zu der Regel im Therapeut-Patient-System steht, welche eine Kommunikation über die Beschwerden während der Physiotherapie voraussetzt, um eine individuelle Passung zu erreichen.

Folgende Aspekte sind nach Kanfer et al. (1996) von Bedeutung:

Problemstabilisierung durch das System. Bei einem Schmerzpatienten könnte dies im medizinischen System das Beibehalten der passiven Maßnahmen sein. Sobald der Patient Ansätze von Eigenaktivität zeigt, zeigt der behandelnde Neurologe, der eine rein medikamentöse Behandlung favorisiert, seinen Unmut gegenüber dem Patienten. Die implizite Regel lautet, dass der Patient den Empfehlungen des Arztes folgt und keine selbstständigen Überlegungen zum Therapiekonzept vornimmt.

Systemstabilisierung durch das Problem. Welche Bedeutung hat das Problem für die Mitglieder des Systems? Das fürsorgliche Verhalten der Ehefrau gegenüber dem schmerzgeplagten Ehemann stabilisiert die Ehe und verhindert eine Distanzierung der Frau durch vermehrtes Nachgehen eigener Interessen nach dem Erwachsenwerden der Kinder.

Systemdynamik. Welche Veränderungen der Systemregeln sind vorstellbar? Welche Entwicklungsprozesse sind erkennbar? Welche Auswirkungen können bestimmte therapeutische Interventionen haben?

Zielanalyse

Die Phase der Problemanalyse erfasste vorläufig Ist-Soll-Diskrepanzen und widmete sich dann der ausführlichen Ist-Analyse. Die Zielanalyse geht nun über den rein diagnostischen Aspekt hinaus und befasst sich im weiteren therapeutischen Prozess mit dem Soll-Zustand. Was möchte der Patient erreichen? Was soll sich verändern? Welche Ressourcen bringt er mit? Welche Erwartungen hat er? Was ist der Patient bereit zu investieren (Zeit, Energie, andere Veränderungen, die er bei Erreichen des Soll-Zustandes akzeptieren müsste)? Welche fördernden und hemmenden Faktoren gibt es durch das Umfeld? Was soll erreicht werden? Wie sehen Zwischenziele aus? Wie realistisch sind die Ziele? Besonders die letzte Fragestellung wird über die Anamnese und Diagnostik hinaus einen wesentlichen Einfluss auf die therapeutische Beziehungsgestaltung haben.

Auch wenn sich nach anfänglichen Motivationsblockaden vonseiten des Patienten gegenüber einer psychologischen Mitbehandlung eine therapeutische Beziehung aufbauen lässt, kommt es doch häufig vor, dass die Patienten unrealistische Ziele wie z. B. »Schmerzfreiheit« haben. Dabei können auch falsche Vorstellungen über das therapeutische Vorgehen eine Rolle spielen: »Sie können mir doch die Schmerzen weghypnotisieren«.

Einer sorgfältigen Zielanalyse sollte deshalb nach der Anamnese und Problemanalyse ausreichend Raum zugeschrieben werden.

16.6.3 Bericht für den Arzt

Psychologen, die in Kliniken arbeiten, werden eine zusammenfassende Darstellung ihrer diagnostischen Befunde und therapeutischen Empfehlungen an den zuständigen Arzt weiterleiten oder als Teil des Entlassungsberichts ausarbeiten. Diese Form der Informationsübermittlung ist zwar notwendig, aber für beide Seiten nicht ausreichend: Aus zeitlichen Gründen ist eine **Beschränkung auf zentrale Punkte** erforderlich, die Darstellung von Schlussfolgerungen ist meist nur sehr verkürzt möglich, gelegentlich erfolgt auch eine »Selbstzensur« der offiziellen (und hinsichtlich der Weitergabe kaum kontrollierbaren) Berichte. Als Kompromiss bietet es sich an, eine »Notizseite« in der Textverarbeitung der Klinik-EDV einzurichten, auf der, auch für den behandelnden Arzt einsehbar, Hypothesen, Vermutungen, Gesprächsinhalte, Vereinbarungen mit Patienten (z. B. »Hausaufgaben«) und das geplante weitere Vorgehen »ins Unreine« geschrieben werden. Diese »persönlichen Notizen« können dann als Grundlage für den endgültigen Bericht dienen und lassen sich bei weiteren Gesprächen abrufen und ergänzen.

Ein detaillierter Austausch von Informationen innerhalb des Behandlungsteams sollte auf jeden Fall im Rahmen von Teambesprechungen erfolgen. Im ambulanten Setting sind regelmäßige konsiliarische Erörterungen unerlässlich.

16.6.4 Diagnostische Schlussfolgerung

Die heute gebräuchlichsten **Klassifikationssysteme** für psychische Störungen sind das **DSM-IV** (Saß et al. 1996) und die **ICD-10** (International Classification of Diseases der WHO; Dilling u. Dittmann 1990). Hinsichtlich der Aspekte Operationalisierung, Differenzierung und Kommunizierbarkeit ist dem DSM-IV der Vorzug zu geben.

> **Eindeutige klassifikatorische Einordnungen anhand gut definierter und nachvollziehbarer Kriterien sind aus verschiedenen Gründen notwendig. In Zeiten knapper Kassen werden zunehmend Gesichtspunkte der Qualitätskontrolle und damit klarer Behandlungsindikationen an Bedeutung gewinnen. Zudem dienen die Diagnosen einer besseren Kommunikation unter den Behandlern, wenn eindeutige Diagnosekriterien beachtet werden. Verstärkt werden auch juristische Aspekte eine Rolle spielen, da Gerichtsverfahren wegen Schmerzensgeld oder Rentenanträgen zunehmen.**

Mit einer »Ein- oder Zweiwortdiagnose« oder einer »Ziffer« ist es selbstverständlich nicht getan. **Ziel der psychologischen Diagnostik** sollten Begründung, Entwicklung und Planung weiterer Handlungsmöglichkeiten sein. Die derzeit zur Verfügung stehenden diagnostischen Klassifikationssysteme stellen zwar gegenüber traditionellen Konzepten einen wichtigen Fortschritt dar, sie sind jedoch bei Weitem noch nicht ausreichend, um differenzierte Beschreibungen der Entwicklung chronischer Schmerzen und Indikationen für spezifische therapeutische Vorgehensweisen zu ermöglichen. Stärker therapieleitend für die meisten Patienten werden die Diagnosen bzw. Klassifikationen nach MASK-P sein (Klinger et al. 2000).

16.6.5 Implikationen für die Weiterbehandlung

Maßgebliche **Ziele der Anamnese** sind die Entscheidung über die weiteren therapeutischen Maßnahmen und die mögliche Planung einer psychologischen Weiterbehandlung. Oft sind Kombinationen von psychologischen, physiotherapeutischen und medizinischen Verfahren sinnvoll.

Eine **psychologische Weiterbehandlung** kann eine primär symptomatische Zielsetzung haben, d. h. der Vermittlung psychologischer Verfahren zur direkten Schmerzbeeinflussung, zur Verarbeitung von Schmerzen und zum verbesserten Umgang mit körperlichen Beeinträchtigungen dienen. Psychologische Behandlung kann darüber hinaus auf die Therapie psychischer Störungen im Zusammenhang mit Schmerz gerichtet sein: Depressionen und Ängste als Reaktion auf Schmerz, als disponierende, aufrechterhaltende oder ätiologische Faktoren stellen (auch bei nachgewiesener somatischer Erkrankung) in der Regel eine Indikation für eine psychologische (Mit-) Behandlung dar. Dies gilt ebenso für Risikofaktoren, die bei einer ausschließlich somatischen Therapie körperlicher Probleme zu Komplikationen führen können (z. B. habituelle Überforderung der körperlichen Leistungsfähigkeit, unrealistische Erwartungen oder ausgeprägte Ängste bei operativen Eingriffen).

> **Die Anamnesedaten geben erste Hinweise für eine differenzierte Therapieindikation: Die Planung der weiteren psychologischen Behandlung und eine genauere Problembeschreibung orientieren sich zunächst an diesen Informationen, eine ständige Überprüfung im weiteren Verlauf ist notwendig.**

16.7 Motivationsblockaden und Motivierungsstrategien

Die in der Anamnese gewonnenen Informationen dienen u. a. der Entscheidung, ob eine **psychologische Weiterbehandlung** empfohlen wird und sinnvoll ist. Die Motivation aufseiten des Patienten gilt dabei meist als Voraussetzung, sie wird als »0-1-Variable« betrachtet: Ist sie vorhanden, umso besser für Patient und Psychologen, fehlt sie, hat der Patient »Pech gehabt«. Für den größten Teil unserer Schmerzpatienten wäre die psychologische Arbeit recht früh zu Ende, falls diese rigide Sichtweise beibehalten würde. In der Regel bestehen bei Schmerzpatienten diverse Vorbehalte gegen eine psychologische Behandlung.

> **Motivationsblockaden zu explorieren und frühzeitig zu klären ist Voraussetzung für die Entwicklung einer tragfähigen therapeutischen Beziehung.**

Ursachen für Motivationsblockaden können sein:

- **Informationsdefizite über Schmerz:** Akuter und chronischer Schmerz werden nicht unterschieden, es wird von »echten« und »eingebildeten« Schmerzen ausgegangen.
- **Informationsdefizite über die psychosoziale Versorgung:** Die Unterschiede zwischen Psychologe, Psychiater und Psychotherapeut sind meist nicht bekannt.
- Regelmäßige **Konnotationen im Zusammenhang mit Psychologie** sind »anormal«, »geistig krank« oder »verrückt«.
- **Zweifel an der Glaubwürdigkeit** wurden bereits früher geäußert, Begriffe wie »Einbildung«, »Ag-

gravation« oder »Simulation« belasten die Beziehungen zu den Behandlern.

Das erste und entscheidende Motivationshindernis besteht für die meisten Patienten in **unrealistischen Vorstellungen und Erwartungen** im Hinblick auf ein Verständnis ihres »Körpers als wartungsfreier Maschine mit unbegrenzter Lebensdauer« (Franz 1990) und den damit verbundenen Konsequenzen für die Bewertung und Verarbeitung von Schmerz. Die ungenügende Exploration und Bearbeitung dieses Aspekts sind nach unserer Einschätzung eine wesentliche Ursache für oftmals fehlende Akzeptanz gegenüber psychologischen Maßnahmen oder gar für das Scheitern psychologischer Behandlungen. Die feste Überzeugung, dass ein körperlicher Defekt entweder mit ausschließlich medizinischen Mitteln oder überhaupt nicht mehr behebbar ist, lässt psychologische Verfahren zur verbesserten Bewältigung körperlicher Erkrankungen belanglos erscheinen, z. B.:

- *Patient:* »Ich habe Verschleiß an der Wirbelsäule, der Arzt hat doch auch gesagt, das sind degenerative Veränderungen. Je mehr ich mich belaste und bewege, umso schlimmer wird es doch!«
- *Psychologe:* »Beim Auto ist es tatsächlich so, dass etwa die Kupplung, je öfter sie benutzt wird, umso schneller verschleißt und umso schneller abnutzt. Unser Körper ist zum Glück nicht mit einem Auto zu vergleichen. Knochen und Gelenke werden dann Probleme machen, wenn sie über- oder unterbelastet werden. Schonung über längere Zeit ist dabei ein sicheres Mittel, unseren Körper zu schädigen. Durch schrittweise zunehmende Beanspruchung und Belastung, also durch Training, können wir unsere Leistungsfähigkeit verbessern. Dabei haben viele Patienten das Problem, dass sie zwischen kurzzeitiger Überforderung und anschließender Resignation hin und her kippen. Oft ist es sinnvoll, die Hilfe eines Außenstehenden in Anspruch zu nehmen, um eine bessere Balancierung zu erlernen.«

In der Auseinandersetzung mit möglichen somatischen Ursachen entwickeln einige Patienten **Strategien der kognitiven Vermeidung:** Ähnlich wie bei manchen Phobien wird die Auseinandersetzung mit dem »phobischen Reiz«, in diesem Fall der vermuteten körperlichen Erkrankung, nur graduell gesucht und bei steigender Angst abgebrochen. Oft werden medizinische Schlagworte oder bruchstückhafte Informationen, die miteinander sogar teilweise inkompatibel sind, gesammelt und je nach Situation als Erklärung in den Vordergrund gestellt. Im Unterschied zu einer (wünschenswerten) multifaktoriellen Sichtweise handelt es sich hier um multiple monokausale Konzepte.

Medizinisch-anatomische Grundkenntnisse sind notwendig, um sich als Diagnostiker nicht völlig verwirrt zu fühlen: So ist es äußerst unwahrscheinlich, dass Kopfschmerzen, die seit 20 Jahren in gleichbleibender Intensität bestehen, mit einem Tumor zusammenhängen. Eine Hilfe für die Patienten kann darin bestehen, die vermuteten Ursachen konsequent zu Ende zu denken und zu möglichen logischen Widersprüchen zu kommen: Am Ende wird in der Regel deutlich, dass völlig unzusammenhängende Ursachen nebeneinander bestehen – z. B. der »Verschleiß an der HWS«, »Hormone, die mir fehlen«, »eingeklemmte Nerven«, »das Amalgam, das ich neben dem Gold im Mund habe« und »die Vererbung durch meine Mutter« gleichzeitig als Ursache für Migräneanfälle.

> **Eine heimliche Befürchtung ist meist zusätzlich ein Tumor.**

Diese Ängste, Vermutungen und »Ahnungen« werden erst auf gezielte Nachfrage hin geäußert, sie können, falls diese Aspekte übersehen werden, zu »unerklärlicher« **Stagnation in psychologischen Behandlungen** führen, z. B.:

- *Patient:* »Ich spüre das doch wirklich, ich kann mir das doch nicht einbilden.«
- *Psychologe:* »Es gibt keine körperliche Erkrankung ohne psychische Beteiligung. Der einzige zuverlässig schmerzfreie Zustand ist beim Menschen die völlige Ausschaltung seiner Psyche – die Vollnarkose. Umgekehrt gibt es keine seelischen Vorgänge, die nicht auch in irgendeiner Weise körperliche Folgen haben. Einige Ausdrücke beschreiben das recht gut. So sagt man etwa, ‚dem sitzt die Faust im Nacken', wenn jemand unter starkem Druck steht, und viele Menschen haben in solchen Situationen tatsächlich Nackenschmerzen. Andere ‚beißen die Zähne zusammen' und belasten dadurch die Gesichtsmuskulatur.«

Ein kurzer Umweg mit dem Patienten zusammen kann aus dem **Konflikt »somatisch oder psychisch«** herausführen. Nach einer systematischen Sammlung der vom Patienten vermuteten körperlichen Ursachen können weitere Einflussfaktoren erfasst werden. Alle Einflüsse können dann entsprechend ihrer Gewichtung durch den Patienten zu einem »Kuchendiagramm« auf 100% zusammengestellt werden. Dadurch ist zum einen die Konzentration auf veränderbare Komponenten möglich, zum anderen kann die scheinbar statische »organische« Ursache weiter differenziert werden. Wenn z. B. »die LWS« mit 50% angegeben wird, kann weitergefragt werden: »Was davon ist ‚Knochenmasse', wie viel gestehen Sie der Muskulatur zu, welchen Anteil hat die Körperhaltung?« etc., z. B.:

- *Patient:* »Aber das bedeutet doch, dass ich versagt habe, wenn ich damit nicht fertig werde und eine Therapie beim Psychologen machen soll!«
- *Psychologe:* »Schmerz ist zunächst ein Warnsignal, Sie haben also völlig ‚gesund' auf eine für Sie schwierige Situation reagiert. Würden Sie auf die Idee kommen, sich einen Blinddarm selbst herausoperieren zu wollen? Warum der Anspruch, eine schwierige Situation alleine ohne fachliche Hilfe lösen zu wollen?

Einige Patienten haben jedoch auch ein sehr psychisch orientiertes Krankheitsmodell und weisen deshalb vielleicht eine zu geringe Motivation für physiotherapeutische Behandlungen und Eigenübungen auf. Das »Kuchendiagramm« kann hier helfen, andere Faktoren wie zu schwache und verspannte Muskulatur, Schonhaltungen etc. aufzugreifen, aber auch eine Entlastung zu schaffen, wenn Patienten sich selbst zu sehr »die Schuld zuschieben«: »Ich habe nie auf meinen Körper geachtet und mich kaputt gemacht«, »Wenn ich nicht so empfindlich wäre, hätte ich diese Probleme nicht«.

Wichtige **Bezugspersonen** (»beste Freundin«, erwachsene Kinder, Partner) haben gelegentlich schon »Tipps« gegeben, die an dieser Stelle aufgegriffen werden können, z. B.:

- *Psychologe:* »Sie sagten, dass Sie das beste Verhältnis zu Ihrer mittleren Tochter haben, dass die eher wie eine Freundin ist. Sie kennt Ihr Schmerzproblem ja schon lange, und Sie haben sicher schon einige Male darüber gesprochen, was Sie verändern müssten, damit es Ihnen besser geht. Was sagt sie denn zu Ihnen?«
- *Patientin:* »Na ja, sie meint, ich würde mich immer zu schnell verrückt machen. Außerdem sei ich zu nachgiebig gegenüber meinem Mann und würde alles schlucken. Sie hat mir mal gesagt, ich soll das mit einem Psychologen oder so durchsprechen.«

Die Vermittlung von Informationen über Ursachen, Modelle und Einflussfaktoren auf Schmerz – auch als normale Variante menschlicher Reaktionen – ist in der Regel ein erster notwendiger Schritt, um Patienten zur weiteren psychologischen Behandlung zu motivieren.

Vermittelt werden sollten Informationen, die entlastend wirken: Die **ausführliche Erklärung psychophysiologischer Zusammenhänge** zwischen Stress, Anspannung und Schmerz bietet beispielsweise eine Erfolg versprechende Ausgangsbasis. Die Einbettung der Erklärungen in den beruflichen/sozialen Kontext der Patienten und die gemeinsame Erarbeitung alltagsnaher Beispiele sind hierbei selbstverständlich.

Fallbeispiel 1

Der 52-jährige Dreher und Fräser konnte nach einer chiropraktischen Behandlung wegen Arm- und Kreuzschmerzen vorübergehend seinen Kopf nicht mehr bewegen. Er klagte nun zusätzlich zu den alten Beschwerden über starke Kopfschmerzen. Eine mehrmonatige Krankschreibung, zunehmende Probleme am Arbeitsplatz und Angst vor Arbeitsplatzverlust waren die Folge, gleichzeitig setzte eine hartnäckige Suche nach dem, »was da kaputt gegangen ist«, ein. Der Patient war sehr aggressiv, muskulär erheblich angespannt, seine Werte im Elektromyogramm-(EMG-)Biofeedback waren auffallend erhöht. Gleichzeitig entwickelte er starke depressive Symptome und körperbezogene Ängste.

Auf die Frage nach bisherigen Behandlungen mit schmerzlinderndem Ergebnis fiel ihm kein Verfahren ein. Insbesondere die progressive Muskelentspannung sei für ihn unmöglich, er könne »überhaupt nicht entspannen«, wisse auch gar nicht, wie er sich dann fühlen solle, wenn er entspannt sei, er sei »ja eigentlich immer ein ruhiger Mensch«.

Die Exploration ergab, dass er zum Ausgleich für seine körperlich anstrengende Tätigkeit als Freizeitimker aktiv war. Er könne stundenlang seinen Bienen zuschauen und fühle sich dabei ruhig und wohl. Auf detaillierte Nachfrage hin berichtete er, dass er selbst oft nicht spüre, wenn er »geladen« sei. Er bemerke jedoch anhand der Häufigkeit, mit der ihn seine Bienen stechen, dass »etwas nicht in Ordnung« mit ihm sei – wenn er z. B. Ärger in der Firma oder Krach mit Verwandten habe. Auch seine Frau schaue manchmal nur auf seine zerstochenen Arme und wisse dann schon, dass er wieder »nervös« sei.

Anhand dieser Information konnten mit ihm auf sehr anschauliche Art Bezüge zwischen psychischen und somatischen Vorgängen erarbeitet werden. Die Einflüsse von Angst und damit verbundener reflektorisch erhöhter Muskelspannung bei bereits ausgeheilter Verletzung waren für ihn nachvollziehbar.

Direkt beobachtbares **erwünschtes Verhalten** ist ein überzeugender Ansatzpunkt zur Förderung einer differenzierten Wahrnehmung, der Entwicklung von Problembewusstsein und Unterstützung der Selbstwirksamkeitsüberzeugung bereits in der Anamnese. Patienten mit Rückenschmerzen eröffnen das Gespräch gelegentlich mit Bemerkungen wie »Ich kann nur 10 min sitzen«. Bei guter Konzentration und entspannter Gesprächsatmosphäre ist es für fast alle dieser Patienten möglich, eine längere Zeit zu sitzen. Diese Information wird häufig negativ bewertet, als »Diskrepanz zwischen Aussagen und Verhalten«, als Hinweis auf Aggravation oder Simulation der Patienten. Tatsächlich handelt es sich um einen guten Ansatzpunkt für die Vermittlung der unterschiedlichen Aspekte von Schmerz: Bei seiner Bewertung unterschätzt der Patient, für ihn unmittelbar nachvollziehbar, seine tatsächlichen Fähigkeiten. Erwünschtes Verhalten kann so direkt aufgegriffen und verstärkt werden.

Auch in einer späteren Behandlung zu bearbeitendes **Problemverhalten** sollte unmittelbar bei Auftreten »markiert« werden.

Fallbeispiel 2

Die 47-jährige Patientin mit 2–3 Migräneanfällen pro Woche berichtete in der ersten Anamnesestunde von Selbstwertproblemen, Selbstabwertung und Ängstlichkeit. Dies sei ihr immer wieder von Mann und Tochter gesagt worden, sie selbst könne das nicht nachvollziehen. Tatsächlich bestand dieses Problem »lediglich« in privaten Beziehungen. Im Beruf war die Patientin sehr gut durchsetzungsfähig und selbstsicher, ihre Professionalität und langjährige Erfahrung hatten ihr zu einer guten Position verholfen.

Als Hausaufgabe bis zur 2. Sitzung wurde sie gebeten, Situationen zu notieren, die ihr zu dieser Thematik während des Klinikaufenthalts auffielen. Sie zog zu Beginn des 2. Termins einen Zettel aus der Tasche und begann mit den Worten: »Das ist sicher ganz dumm und auch nicht chronologisch, was ich mir da aufgeschrieben habe, aber …«. Der Einstieg fiel für den Psychologen hier besonders leicht: »Können Sie bitte noch mal langsam zum Mitschreiben wiederholen, was Sie gerade gesagt haben?«

Die für die Patientin in dieser Situation direkt erlebbaren und damit einprägsam nachvollziehbaren Selbstwertdefizite standen in engem Bezug zur Auslösung und Verstärkung ihrer Kopfschmerzen. Sie begann eine ambulante psychologische Behandlung.

> **Es ist ein Kunstfehler, sich während der Exploration auf Auseinandersetzungen darüber einzulassen, ob es sich um einen »organischen« oder »psychischen« Schmerz handelt. Der damit für die Patienten verbundene Angriff auf ihre Glaubwürdigkeit ist mit dem Aufbau einer vertrauensvollen Patient-Therapeut-Beziehung nicht vereinbar.**

Sinnvoll kann es sogar sein, angebotene übersimplifizierende Vermutungen von Patienten über die möglichen psychischen Einflussfaktoren während dieser frühen Phase infrage zu stellen und mit der Exploration fortzufahren. Wichtig ist dieser Punkt u. a. bei **»naiven« Konzepten zur Entstehung von Krebs:** Einige Patienten belasten sich zusätzlich dadurch, dass sie bei Krebserkrankungen nach der eigenen Verantwortung suchen (»Ich habe oft gedacht, ich habe Magenkrebs, weil ich in meinem Leben so viel geschluckt habe«).

Günstig für die Entwicklung einer tragfähigen Therapiemotivation, die auch die ersten Schwierigkeiten (z. B. Fragen der Kostenübernahme durch Krankenkassen, Suche nach einem Therapieplatz) übersteht, ist es, **Ziele** zu erarbeiten, die parallel zur unmittelbaren Schmerzreduzierung für den Patienten Bedeutung haben. Die Behandlungsbedürftigkeit beispielsweise einer Angststörung mit erheblichen Einschränkungen der Lebensqualität besteht unabhängig von damit verbundenen Kopfschmerzen. Wenn es gelingt, dies auch dem Patienten zu vermitteln, ist ein wesentliches Hindernis für eine psychologische Behandlung beseitigt, können zu erwartende Stagnationen oder Rückschläge im therapeutischen Prozess und kann auch die zu erwartende und in den meisten Therapien immer wieder auftretende »Rivalität« mit somatischen Krankheitskonzepten besser aufgefangen werden.

Zur Vorbereitung der Überweisung zur ambulanten Psychotherapie, aber auch als Startpunkt für Behandlungen bei ambivalenter Motivation, hat es sich nach unserer Erfahrung bewährt, den Patienten als Hausaufgabe zur nächsten Stunde die **Beantwortung von 2 Fragen** »aufzugeben«:

- Welche Gründe sprechen gegen eine Psychotherapie?
- Was müsste sich in 6 Monaten in Ihrem Alltag als Folge der Behandlung ändern, damit Sie sagen würden, das war erfolgreich?

> **Diese Form der Vorbereitung hilft, die Motivation zu klären, Hindernisse frühzeitig zu erkennen und realistische Ziele zu entwickeln, die auch kurzfristige Durststrecken zu überwinden helfen.**

16.8 Zusammenfassung

Wir haben uns an charakteristischen Patienten, Gesprächsverläufen, Schicksalen und Schwierigkeiten orientiert, denen wir bei unserer Arbeit täglich begegnen. Ziel unserer Darstellung war es, Themengebiete, Gesprächsinhalte, Strategien und Techniken darzustellen, die für diesen Tätigkeitsbereich kennzeichnend sind. Wir sind jedoch überzeugt, dass deren Kenntnis und Anwendung allein nicht ausreicht, um mit Patienten zu arbeiten, die häufig »schwierig« sind. Die **Therapeutenmerkmale** Akzeptanz, Wohlwollen, Echtheit, Direktheit – und sehr viel Geduld – sind nach unserer Einschätzung in besonderer Weise gefordert, um mit den Patienten gemeinsam Wege aus den oft ausweglos erscheinenden Situationen zu finden.

Diese Konstellation macht einen Teil der Faszination und Herausforderung im positiven Sinne aus. Auch wenn unsere eigene Frustrationstoleranz dabei manchmal überschritten wird und Resignation sowie Pessimismus einen festen Platz in unserem beruflichen Alltag haben: Wir erleben unsere Tätigkeit als sinnvoll, spannend und lohnend, wenn es gelingt, aus einem verwirrenden Puzzle von psychologischen, medizinischen und sozialen Informationen zu diagnostischen Schlussfolgerungen und therapeutischen Konsequenzen zu gelangen, die für unsere Patienten den Anstoß zu erfolgreichen Veränderungen geben.

Literatur

1 Abenhaim L, Rossignol M, Gobeille D, Bonvalot Y, Fines P, Scott S (1995) The prognostic consequence in the making of the initial medical diagnosis of work-related back injuries. Spine 20: 791–795
2 von Baeyer C (1994) Reactive effects of measurement of pain. Clin J Pain 10: 18–21
3 Bartling G, Echelmeyer L, Engberding M (1998) Problemnanalyse im therapeutischen Prozess. Kohlhammer, Stuttgart
4 Blumer D, Heilbronn M (1982) Chronic pain as a variant of depressive disease. The pain-prone disorder. J Nerv Ment Dis 170: 381–406
5 Bullinger M, Kirchberger I (1998) Fragebogen zum Gesundheitszustand. (SF 36). Hogrefe, Göttingen
6 Burns JW (2000) Repression predicts outcome following multidisciplinary treatment of chronic pain. Health Psychol 19: 75–84
7 Caspar F (1989) Beziehungen und Probleme verstehen. Eine Einführung in die psychotherapeutsiche Problemanalyse. Hans Huber, Bern
8 Dahl JC, Wilson KG, Luciano C, Hayes SC (2005) Acceptance and commitment therapy for chronic pain. Context Press, Reno
9 Demyttenaere K, Bruffaerts R, Lee S, Posada-Villa J, Kovess V, Angermeyer MC et al. (2007) Mental disorders among persons with chronic back or neck pain: results from the world mental health surveys. Pain 129: 332–342
10 Derogatis LR (1977) SCL-90 R (Revised version) Administration, scoring, and procedures manual. Psychometric research. John Hopkins University School of Medicine, Baltimore
11 Dilling H, Dittmann V (1990) Die psychiatrische Diagnostik nach der 10. Revision der internationalen Klassifikation der Krankheiten. Nervenarzt 61: 259–270
12 Dillmann U, Nilges P, Saile H, Gerbershagen HU (1994) Behinderungseinschätzung bei chronischen Schmerzpatienten. Schmerz 8: 100–110
13 Dohrenwend BP, Raphael KG, Marbach JJ, Gallagher RM (1999) Why is depression comorbid with chronic myofascial face pain? A family study test of alternative hypotheses. Pain 83: 183–192
14 Dubbers AT, Vikström MH, de Jong JR (2003) The Photograph series of Daily Activities (PHODA): Cervical spine & Shoulder. CD-Rom-verisons 1.2. Hogeschool Zuyd, University Maastricht and Institute for Rehabilitations Research (NL)
15 Egan KJ (1989) Behavioral analysis: the use of behavioral concepts to promote change of chronic pain patients. In: Loeser JD, Egan KJ (eds) Managing the chronic pain patient. Raven Press, New York, pp 81–93
16 Engel GL (1959) »Psychogenic« pain and the pain-prone patient. Am JMed 26: 899–918
17 Fernandez E, Turk D (1995) The scope and significance of anger in the experience of chronic pain. Pain 61: 165–175
18 Fishbain DA, Cutler RB, Rosomoff H, Steele-Rosomoff R (1997) Chronic pain-associated depression: antecedent or consequence of chronic pain? Clin J Pain 13: 116–137
19 Flor H, Rudy TE, Birbaumer N, Streit B, Schugens MM (1990) Zur Anwendbarkeit des West Haven-Yale Multidimensional Pain Inventory im deutschen Sprachraum: Daten zur Reliabilität und Validität des MPI-D. Schmerz 4: 82–87
20 Fordyce WE (1980) Verhaltenstheoretische Konzepte bei chronischen Schmerzen und Krankheiten. In: Davidson PO (Hrsg) Angst, Depression und Schmerz. J Pfeiffer, München, S 199–250
21 Franz C (1990) Therapieerfolge durch Veränderung von Einstellungen zur Krankheit. (Vortrag, gehalten am 7.12.1990, Schmerzambulanz Göttingen: Neue Behandlungs- und Rehabilitationskonzepte für Patienten mit chronischen Rückenschmerzen)

22 Frettlöh J, Maier C, Gockel H, Hüppe M (2003) Validität des Mainzer Stadienmodells der Schmerzchronifizierung bei unterschiedlichen Schmerzdiagnosen. Schmerz 17(4): 240–251
23 Geissner E (1996) Die Schmerzempfindungsskala (SES). Hogrefe, Göttingen
24 Geissner E (2001) Fragebogen zur Erfassung der Schmerzverarbeitung (FESV). Hogrefe, Göttingen
25 Gerbershagen HU (1995) Quality of life research in pain patients. In: Guggenmoos-Holzmann I, Bloomfield K, Brenner H, Flick U (eds) Quality of life and health. Blackwell, Berlin, pp 107–124
26 Goldman B (1991) Chronic-pain patients must cope with chronic lack of physician understanding. CMAJ 144: 1492–1497
27 Hasenbring M (1992) Chronifizierung bandscheibenbedingter Schmerzen. Schattauer, Stuttgart
28 Hasenbring M (1994) Das Kieler Schmerz-Inventar. Hans Huber, Bern
29 Hautzinger M, Bailer M (1993) Allgemeine Depressionsskala. Beltz, Weinheim
30 Hayes SC, Strohsahl KD, Wilson KG (2004) Akzeptanz- und Commitmenttherapie. CIP-Medien, München
31 Herrmann C, Buss U, Snaith RP (1995) Hospital Anxiety and Depression Scale – Deutsche Version (HADS-D). Manual. Hans Huber, Bern
32 Hickling EJ, Sison GF, Holtz JL (1985) Role of psychologists in multidisciplinary pain clinics: A national survey. Prof Psychol – Res Pr16: 868–880
33 Indahl A, Velund L, Reikeraas O (1995) Good prognosis for low back pain when left untampered. Spine 20: 473–477
34 Janke W, Erdmann G, Kallus W (2000) Fragebogen zur Stressverarbeitung (SVF). Hogrefe, Göttingen
35 Jensen MC, Brant-Zawadski MN, Obuchowski N, Modic MT, Malkasian D, Ross J (1994) Magnetic resonance imaging of the lumbar spine in people without back pain. NEJM 331: 69–73
36 Kanfer FH, Reinecker H, Schmelzer D (1996) Selbstmanagement-Therapie. Springer, Berlin Heidelberg New York Tokio
37 Kendrick D, Fielding K, Bentley E, Kerslake R, Miller P, Pringle M (2001) Radiography of the lumbar spine in primary care patients with low back pain: randomised controlled trail. BMJ 322: 400–405
38 Kerns RD, Rosenberg R (2000) Predicting responses to self-management treatments for chronic pain: application of the pain stages of change model. Pain 84: 49–55
39 Kerns RD, Rosenberg R, Jamison RN, Caudill MA, Haythornthwaite J (1997) Readiness to adopt a self-management approach to chronic pain: the Pain Stages of Change Questionnaire (PSOCQ). Pain 72: 227–234
40 Klinger R, Hasenbring M, Pfingsten M, Hürter A, Maier C, Hildebrandt J (2000) Die Multiaxiale Schmerzklassifikation MASK. Deutscher Schmerzverlag, Hamburg
41 Kohlmann T, Raspe HH (1994) Zur Graduierung von Rückenschmerzen. Ther Umsch 51: 375–380
42 Kopfschmerzkomitee der Internationalen Headache Society (2003) Die Internationale Klassifikation von Kopfschmerzerkrankungen, 2. Aufl. Nervenheilkunde 22: 531–670 (deutsche Übersetzung unter http://www.kopfschmerzzentrum.de)
43 von Korff M, Dworkin SF, LeResche L (1990) Graded chronic pain status: an epidemiological evaluation. Pain 40: 279–91
44 Laux L, Glanzmann P, Schaffner P, Spielberger CD (1981) Das State-Trait-Angstinventar. Beltz, Weinheim
45 Linton S (2000) A review of psychological risk factors in back and neck pain. Spine 25: 1148–1156
46 Lohaus A, Schmitt M (1989) Fragebogen zur Erhebung von Kontrollüberzeugungen zu Krankheit und Gesundheit (KKG). Hogrefe, Göttingen
47 Main CJ, Spanswick C (2001) Pain management. An interdisciplinary approach. Churchill Livingstone, Edinburgh
48 Main CJ, Watson PJ (1996) Guarded Movement: development of chronicity. J Muskuloskelet Pain 4: 163–170
49 Margraf J (2000a) Grundprinzipien und historische Entwicklung. In: Margraf J (Hrsg) Lehrbuch der Verhaltenstherapie. Springer, Berlin Heidelberg New York Tokio, S 1–30
50 Margraf J (2000b) Klassifikation psychischer Störungen. In: Margraf J (Hrsg) Lehrbuch der Verhaltenstherapie. Springer, Berlin Heidelberg New York Tokio, S 125–143
51 Maurischat C, Härter M, Bengel J (2002) Der Freiburger Fragebogen-Stadien der Bewltigung chronischer Schmerzen (FF-STABS): Faktorenstruktur, psychometrische Eigenschaften und Konstruktvalidierung. Diagnostica 48(4): 190–199
52 McCracken LM, Vowles KE, Eccleston C (2004) Acceptance of chronic pain: component analysis and a revised assessment method. Pain 107: 159–166
53 Melzack R (1975) The McGill pain questionnaire: major properties and scoring methods. Pain 1: 277–299
54 Melzack R, Wall PD (1965) Pain mechanisms: a new theory. Science 150: 971–979
55 Merikangas KR, Angst J, Isler H (1990) Migraine and psychopathology. Arch Gen Psychiat 47: 849–853
56 Miller WR, Rollnik S (2009) Motivierende Gesprächsführung. Lambertus, Freiburg
57 Nilges P, Gerbershagen HU (1994) Befund und Befinden – Probleme und Gefahren einer somatisch fixierten Diagnostik und Therapie. Report Psychologie 19: 12–25
58 Nilges P, Rief W (2010) F45.41 Chronische Schmerzstörung mit somatischen und psychischen Faktoren. Eine Kodierhilfe. Schmerz 24: 209–212
59 Nilges P, Köster B, Schmidt CO (2007) Schmerzakzeptanz: Konzept und Überprüfung einer deutschen Fassung des Chronic Pain Acceptance Questionnaire. Schmerz 21: 57–67
60 Ohrbach R, Dworkin SF (1998) Five-year outcomes in TMD: relationship of changes in pain to changes in physical and psychological variables (see comments) Pain 74: 315–326

61 Perkins FM, Kehlet H (2000) Chronic pain as an outcome of surgery. A review of predictive factors. Anesthesiology 93(4): 1123–1133
62 Pfingsten M, Leibing E, Franz C, Bansemer D, Busch O, Hildebrandt J (1997) Erfassung der »fear-avoidance-beliefs« bei Patienten mit Rückenschmerzen. Deutsche Version des fear-avoidance-beliefs questionnaire« (FABQ-D). Schmerz 11: 387–395
63 Prochaska JO, DiClemente CC (1982) Transtheoretical therapy: toward a more integrative model of therapy. Psychother Theory Res Practice 19:267–288
64 Rief W, Hiller W (1998) Somatisierungsstörung und Hypochondrie. Hogrefe, Göttingen
65 Saile H, Weiland-Heil K, Schwenkmezger P (2000) Lassen sich in klinischen Erstgesprächen valide Diagnosen stellen? Zeitschrift für klinische Psychologie 29: 214–220
66 Saß H, Wittchen HU, Zaudig M (1996) Diagnostisches und statistisches Manual psychischer Störungen – DSM-IV. Hogrefe, Göttingen
67 Schaarschmidt U, Fischer A (2006) Arbeitsbezogene Verhaltens- und Erlebensmuster (AVEM). Harcourt Tests Services, Frankfurt am Main
68 Schmidt LR (1990) Psychodiagnostik in der Gesundheitspsychologie. In: Schwarzer R (Hrsg) Gesundheitspsychologie. Hogrefe, Göttingen, S 79–92
69 Seemann H, Nilges P (2001) Schmerzdokumentation. In: Zenz M, Jurna I (Hrsg) Lehrbuch der Schmerztherapie, 2. Aufl. Wiss. Verlagsgesellschaft, Stuttgart, S 159–174
70 Thomas E, Silman AJ, Croft PR, Papageorgiou AC, Jayson MIV, McFarlan GJ (1999) Predicting who develops chronic low back pain in primary care: a prospective study. BMJ 318: 1662–1667
71 Turk DC, Fernandez E (1990) On the putative uniqueness of cancer pain: do psychological principles apply? Behav Res Ther 28: 1–13
72 Turk DC, Rudy TE (1990) Neglected factors in chronic pain treatment outcome studies – referral patterns, failure to enter treatment, and attrition. Pain 43: 7–25
73 Ullrich R, de Muynck R (1998) ATP (Assertivness Training Programm): Einübung von Selbstvertrauen und sozialer Kompetenz. Pfeiffer, München
74 Williams AC (1998) Depression in chronic pain: mistaken models, missed opportunities. Scand J Behav Ther 27: 61–80
75 Williams AC, Davies HTO, Chaduri Y (2000) Simple pain rating scales hide complex idiosyncratic meanings. Pain 85: 457–462
76 Wittchen HU, Sass H, Zaudig M, Koehler K (1989) Diagnostisches und statistisches Manual psychischer Störungen DSM-III-R Revision. Beltz, Weinheim
77 Wittchen HU, Wunderlich U, Gruschwitz S, Zaudig M (1997) Strukturiertes klinisches Interview für DSM-IV. Hogrefe, Göttingen
78 Wurmthaler C, Gerbershagen HU, Dietz G, Korb J, Nilges P, Schillig S (1996) Chronifizierung und psychologische Merkmale – Die Beziehung zwischen Chronifizierungsstadien bei Schmerz und psychophysischem Befinden, Behinderung und familiären Merkmalen. Z Gesundheitspsychologie 4: 113–136
79 von Zerssen D (1976) Die Beschwerdenliste. Beltz, Weinheim

Schmerzmessung und klinische Diagnostik

B. Kröner-Herwig und S. Lautenbacher

Zunächst werden die Prinzipien der **experimentellen Schmerzmessung** dargestellt und ihre Rolle im klinischen Feld diskutiert. Anders als beim klinischen Schmerz kann beim experimentellen Schmerz sowohl die Reiz- wie die Reaktionsseite quantifiziert werden. Die wesentlichen **Schmerzinduktionstechniken** und **Schmerzreaktionsparameter** werden vorgestellt. Ein besonderer Abschnitt befasst sich mit der Schmerzsensibilität im **aktivierten Schmerzsystem.**

Anschließend werden kurz einige besondere Probleme der **biomedizinischen Diagnostik** thematisiert und im Folgenden ausführlich die wesentlichen Bereiche der **psychosozialen klinischen Diagnostik** dargestellt. Verfahren zur Erhebung des Schmerzerlebens sowie zur Beschreibung der kognitiv-emotionalen, behavioralen und sozialen Dimensionen des chronischen Schmerzes werden beschrieben, soweit sie der klinischen Syndrombeschreibung bzw. -analyse und Therapieevaluation dienen. Empfehlungen für eine **Standarddiagnostik** werden gegeben.

17.1 Experimentelle Schmerzmessung

Warum bedarf es neben der Messung klinischer Schmerzen zusätzlich der Induktion und Messung experimenteller Schmerzen beim Schmerzpatienten? Meist bleiben bei der klinischen Schmerzmessung die Übertragungseigenschaften des Schmerzsystems und deren Störung unbestimmt. Die experimentelle Induktion und Messung von Schmerzen ermöglicht dagegen sowohl den Input (Reiz) als auch den Output (Reaktion) aus dem Schmerzsystem differenziert zu messen. Bei Schmerzpatienten können daher mit der experimentellen Schmerzmessung beispielsweise regionale oder überregionale (systemische) **Hyperalgesien, Amplifizierungstendenzen** (z. B. verstärkte zeitliche Summation) und **Schmerzinhibitionsdefizite** erfasst werden. Hierdurch wird es teilweise auch möglich, die Beiträge der Noxe, der peripheren und zentralen Nozizeption sowie der psychischen Schmerzverarbeitung zu trennen.

Dies wird am Beispiel der Feststellung einer erhöhten Druckschmerzhaftigkeit durch Fingerpalpation deutlich, die oft zentraler Bestandteil der Definition und Diagnose bestimmter rheumatischer und orthopädischer Erkrankungen ist und eine experimentelle Schmerzmessung darstellt. Schon hierbei sind alle wesentlichen Elemente dieser Messstrategie zu finden. Der Schmerz tritt nicht spontan auf, sondern wird zum Zweck der Untersuchung induziert. Der Untersucher beobachtet das offene oder verdeckte Verhalten des Patienten daraufhin, ob bestimmte als schmerzindikativ angenommene Reaktionen auftreten. Der Zeitpunkt des Auftretens oder die Intensität der Reaktion geben dem Untersucher Hinweis auf die lokale oder – bei wiederholter Prüfung an verschiedenen Orten – generelle Reagibilität des Schmerzsystems auf Druck.

Ursprünglich wurde die experimentelle Schmerzmessung nur eingesetzt, um die basale Schmerzsensibilität zu prüfen. Mittlerweile wird das Schmerzsystem aber teilweise auch in aktiviertem Zustand untersucht, um physiologische Schmerzverstärkungs- und -hemmformen nachvollziehen zu können und damit die diagnostische Aussagekraft der Schmerzmessung zu erhöhen (■ Tab. 17.1). Auf diese neuen Strategien in der experimentellen Schmerzmessung wird am Ende dieses Abschnittes genauer eingegangen.

17.1.1 Schmerzinduktionstechniken

Die Induktion von Schmerzen zum Zwecke der Sensibilitätsprüfung muss exakt kontrollierbar sein, zum einen um die Risiken für den Patienten zu minimieren und dessen Toleranzen zu respektieren, zum anderen um physikalisch präzise angeben zu können, welcher **Reizstärke** der Patient ausgesetzt war (Arendt-Nielsen u. Lautenbacher 2004, Gracely 2006). Letzteres ist unerlässlicher Teil der Schmerzsensibilitätsprüfung, da die exakte Reizkontrolle hier – im Gegensatz zur Messung klinischer Schmerzen – erlaubt, die subjektive, behaviorale oder physiologische Reaktion quantitativ auf den Auslöser, sprich die experimentelle Noxe zu beziehen.

Früher ist man größtenteils von der physiologischen und psychologischen Äquivalenz der verschiedenen Schmerzinduktionsmethoden ausgegangen und es war daher eher die technische Verfügbarkeit, die über den konkreten Einsatz der verschiedenen Methoden entschied. Heute ist bekannt, dass die verschiedenen Schmerzinduktionsmethoden unterschiedliche Ergebnisse bezüglich der Schmerzsensibilität eines Individuums gewinnen lassen (Neddermeyer et al. 2008). Was zunächst eher als Fehlervarianz angesehen wurde, wird jetzt als **systematische Unterschiedlichkeit** verstanden, da die verschiedenen Schmerzinduktionsformen das Schmerzsystem in unterschiedlichen Teilen mit unterschiedlicher räumlicher Ausdehnung und zeitlicher Dynamik aktivieren.

So stimulieren Druckreize eher tiefer liegende Nozizeptoren, die auch spinal anders verschaltet sind und verarbeitet werden, während Hitzereize ihre Wir-

Tab. 17.1 Messstrategien bei der experimentellen Schmerzmessung

Messziel	Vorgehen	Physiologische Grundlage
Basale Schmerzsensibilität	Applikation von Testreizen in größeren Intervallen; Quantifizierung der Reaktionen mit psychophysikalischen und psychophysiologischen Methoden	Individuumspezifische Sensibilität des Schmerzsystems in Ruhe
Sensibilität im aktivierten Schmerzsystem		
– Zeitliche Summation	Applikation einer Serie von kurzen Testreizen in kurzen Intervallen; Quantifizierung der Reaktionen wie oben	Veränderung der Sensibilität bei wiederholter bzw. dauerhafter Einwirkung einzelner Noxen (z. B. monolokulärer Dauerschmerz)
– Räumliche Summation	Gleichzeitige Applikation von Testreizen an mehreren Orten; Quantifizierung der Reaktionen wie oben	Veränderung der Sensibilität bei gleichzeitiger Einwirkung mehrerer Noxen (z. B. multilokulärer Schmerz)
– DNIC[a] oder CPM[b]	Gleichzeitige Applikation eines langen konditionierenden Reizes und von kurzen Testreizen; Quantifizierung der Reaktionen wie oben	Veränderung der Sensibilität, wenn DNIC-Hemmung über konditionierenden Reiz ausgelöst wird (z. B. Schmerzdämpfung durch vorbestehende Schmerzen)

[a] Diffuse Noxious Inhibitory Controls oder [b] Conditioned Pain Modulation: physiologische Grundlage des Phänomens, dass ein lang anhaltender, relativ intensiver Schmerzreiz heterotop zur Hemmung der Verarbeitung weiterer Schmerzreize führt (»Schmerz unterdrückt Schmerz«)

kung auf die Hautnozizeptoren beschränken (Rollman u. Lautenbacher 2001). Das Eintauchen in eiskaltes oder heißes Wasser stimuliert größere Areale als die punktuelle Reizung mit einem Laserstrahl. Die minutenlangen (tonischen) experimentell induzierten Ischämien eines Körperteils aktivieren andere primäre Afferenzen (größtenteils C-Nervenfasern) und stellen andere Verarbeitungsanforderungen an das Schmerzsystem als die millisekundenkurze (phasische) Stromstimulation mittels Elektroden (größtenteils A_δ-Nervenfasern).

Die so bedingten Unterschiede bezüglich der aktivierten Afferenz- und Efferenzsysteme (deszendierenden Schmerzinhibitionssysteme) sowie bezüglich der räumlichen und zeitlichen Summation nozizeptiver Signale sind auch mit unterschiedlichen **subjektiven Schmerzqualitäten** verbunden. Manche experimentellen Schmerzen wirken daher vertraut und wenig bedrohlich, während andere äußerst artifiziell und ungewohnt erscheinen. Je nach Fragestellung in Diagnostik und Forschung muss hier eine Auswahl getroffen werden. ◘ Tab. 17.2 gibt einen Überblick über die gängigsten Verfahren zur Schmerzinduktion.

Wesentliche Kriterien einer guten Schmerzinduktionsmethodik sind:

- Kein Risiko einer Gewebeschädigung
- Wiederholbarkeit
- Auslösung einer eindeutigen Schmerzqualität
- präzise Reizkontrolle (Intensität, Zeit)
- Anwendbarkeit an verschiedenen anatomischen Orten
- Sensitivität gegenüber natürlichen therapiebedingten Veränderungen der Schmerzsensibilität

17.1.2 Psychophysikalische Messverfahren

Die gängigen psychophysikalischen Verfahrenstypen sind in ◘ Tab. 17.3 zur Übersicht dargestellt; die jeweiligen spezifischen Ausformungen und Verfahrenskombination können hier in ihrer Vielzahl nicht mehr dargestellt werden (Arendt-Nielsen u. Lautenbacher 2004, Gracely 2006). Ähnlich wie bei der Auswahl der richtigen Schmerzinduktionsmethode muss bei der Auswahl der Verfahren zur Erfassung der experimentellen Schmerzen bedacht werden, dass die

Tab. 17.2 Methoden der Schmerzinduktion

Physikalische Dimension	Methode
Mechanische Stimulation	Nadelstich, von Frey-Borsten
	Druck auf Muskelgewebe oder Knochen[a]
	Quetschen von Hautfalten
	Dehnung von Viszera
Thermische Stimulation	Strahlungshitze (Infrarot, Laser)
	Kontakthitze[b] (Peltier-Elemente, Heizstäbe, Thermoden mit zirkulierenden Flüssigkeiten)
	Eis- bzw. Heißwasser
Elektrische Stimulation	Transkutane Elektroden
	Intrakutane Elektroden
	Intramuskuläre Elektroden
	Dentale Elektroden
Chemische Stimulation	Kutane Anwendung von Capsaicin, Senföl etc.
	CO_2-Reizung der Nasenschleimhaut
	Intramuskuläre Infusion von hypertoner Kochsalzlösung
Blockade der Gewebedurchblutung	Gewebeischämie, ausgelöst durch Blutdruckmanschette am Oberarm mit oder ohne Muskelarbeit

[a] Häufig angewendete Methode (Druckdolorimeter); Stimulatoren mit manueller oder computergesteuerter Druckregulation (sehr sicher, mittlere Präzision) kommerziell erhältlich
[b] Häufig angewendete Methode (Kontaktthermoden); Stimulatoren mit computergesteuerter Temperaturregulation (sehr sicher, hohe Präzision) kommerziell erhältlich, aber kostenintensiv

unterschiedlichen Messmethoden nicht äquivalent sind, sondern unterschiedliche Aspekte des Schmerzgeschehens abbilden.

Das am häufigsten eingesetzte psychophysikalische Verfahren ist die Messung der **Schmerzschwelle**, also die Feststellung der minimalen physikalischen Stärke eines Reizes, die zuverlässig eine Schmerzreaktion auslöst. Die Schmerzschwelle legt das untere Ende des Schmerzbereiches fest. Am oberen Ende des Schmerzbereiches liegt die **Toleranzschwelle**, definiert als die Reizstärke, die während einer Untersuchung gerade eben noch als tolerierbar zugelassen wird, bzw. die Reizstärke, bei der der Proband oder Patient die Schmerzinduktion abbrechen lässt. Der Vorteil dieser Verfahren ist, dass sie in ihren Anforderungen für Untersucher wie Patient gleichermaßen einfach sind.

Gerade der Stellenwert der Schmerzschwelle ist, obwohl häufig kritisiert, nach wie vor hoch, da die metrisch exquisiteren Alternativen Patienten mit geringerer Schulbildung, höherem Alter und eingeschränkter Sprachfähigkeit leicht überfordern. Wesentlichste Einwände gegen die Schwellenmessungen sind die mangelhafte Trennung von sensorischen, emotionalen und motivationalen Komponenten der Schmerzreaktion und ihre punktartigen Abbildungseigenschaften, die nur Anfang oder Ende des Schmerzbereiches abbilden.

Da die Schmerz- und Toleranzschwellen in Reizstärkeeinheiten (Intensität oder Zeit) ausgedrückt werden, gelten sie als **»stimulusabhängige« Methoden** (Gracely 2006). Gängige psychophysikalische Prozeduren zur Feststellung der Schmerz- und Toleranzschwellen sind die Grenzwertmethode, die Herstellungsmethode und die Methode der konstanten Reize, wobei die ersten beiden Verfahren im klinischen Kontext am gängigsten sind. Für die wieder-

■ Tab. 17.3 Verfahrenstypen der psychophysikalischen Schmerzmessung

Verfahrenstyp	Skalierung des Ergebnisses	Messbereich
Schmerzschwelle	Stimulusabhängig	Punktuell im unteren Schmerzbereich
Toleranzschwelle	Stimulusabhängig	Punktuell im oberen Schmerzbereich
Verbale Kategorialskala	Reaktionsabhängig	Gesamter Schmerzbereich
Numerische Ratingskala	Reaktionsabhängig	Gesamter Schmerzbereich
Visuelle Analogskala	Reaktionsabhängig	Gesamter Schmerzbereich
Größenschätzverfahren	Reaktionsabhängig	Gesamter Schmerzbereich

holte Messung von Schwellen, die eine zeitlich engmaschige Verlaufsmessung erlaubt, sind sog. Staircase- bzw. Trackingprozeduren entwickelt worden, bei denen die Reizstärken kontinuierlich in Abhängigkeit von den vorausgehenden Reaktionen schwellennah gehalten werden.

Mit der Methode der Schmerzschwellenmessung konnten einige typische Veränderungen der Schmerzsensibilität bei chronischen Schmerzsyndromen nachgewiesen werden. Während sich Patienten mit Fibromyalgie als generell schmerzempfindlicher (nicht nur an den Tender Points und nicht nur bei Druck) erwiesen haben, konnte bislang für Patienten mit chronischem Rückenschmerz keine eindeutige Veränderung gezeigt werden. Bei Patienten mit mehr regionalen chronischen Schmerzen wie mit temporomandibulärem Schmerzsyndrom, bestimmten Formen myofaszialer Schmerzen und mit primären Kopfschmerzen (Spannungs- und Clusterkopfschmerz, Migräne) waren die Hypersensibilitäten im symptomatischen Körperteil besonders ausgeprägt, aber keineswegs immer auf diesen Ort beschränkt (Lautenbacher u. Fillingim 2004).

Für die Erfassung der psychophysikalischen Zusammenhänge zwischen Reiz und Reaktion über den gesamten Schmerzbereich kann eine Reihe von **Beurteilungsskalen** eingesetzt werden (■ Abb. 17.1). Die meisten Beurteilungsskalen, z. B. visuelle Analogskalen, verbale und numerische Beurteilungsskalen, eignen sich sowohl zur Beurteilung experimenteller als auch zur Beurteilung klinischer Schmerzen.

Man muss sich bei der Auswahl immer im Klaren darüber sein, dass generelle Empfehlungen nicht sinnvoll sind. Eine Erhöhung der kategorialen Auflösung, beispielsweise auf mehrere Zehnerbereiche beim Verfahren der Kategorienunterteilung (Goebel 1992), oder gar der Übergang zur kontinuierlichen Messung, wie bei der visuellen Analogskala, steigert potenziell die metrische Qualität, sie steigert jedoch auch die kognitiven Anforderungen an den Beurteiler/Patienten (Rollman 1992).

Ein weiteres mögliches Problem stellt die Auswahl geeigneter **Skalenanker** bzw. -markierungen dar. Beispielsweise hängt die individuelle Bedeutung des verbalen Ankers »stärkster vorstellbarer Schmerz« stark von den Vorerfahrungen sowie der aktuellen Stimmung und gegebenenfalls dem gegenwärtigen Schmerz ab. Folge können interindividuell unterschiedliche Verteilungen von Schmerzurteilen auf einer Schmerzskala trotz ähnlicher Schmerzen sein.

Da bei allen eben dargestellten Verfahren das Ergebnis in Skaleneinheiten der Beurteilung vorliegt, werden sie auch als **»reaktionsabhängige« Methoden** bezeichnet. Diese Skalen können durch entsprechende Instruktionen, Skalenbezeichnungen und -markierungen auch zur mehrdimensionalen Schmerzmessung eingesetzt werden. So ist der parallele Einsatz zweier visueller Analogskalen zur Messung von Schmerzsensorik und -affekt (Unangenehmheit oder »unpleasantness«) mittlerweile gängige Praxis in psychophysikalischen Experimenten (Price u. Harkins 1987).

Spezialverfahren in der Schmerzpsychophysik, die hier nur benannt, aber nicht diskutiert werden können, sind Methoden der Signal-Entdeckungs-Theorie (alternativ: Sensorische Entscheidungstheorie), Forced-Choice-Verfahren und Methoden der funktionellen Schmerzmessung (vgl. auch Gracely 2006).

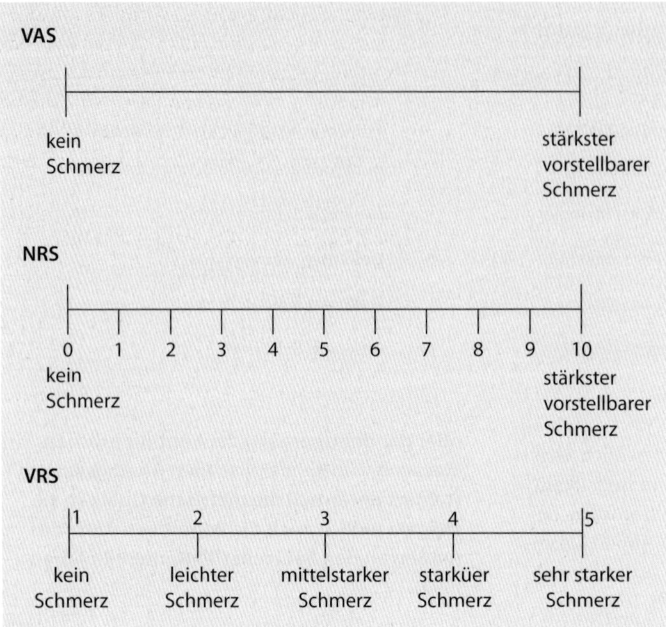

Abb. 17.1 Skalenformate zur Erhebung der Schmerzintensität. *VAS* visuelle Analogskala, *NRS* Numerische Ratingskala, *VRS* verbal markierte mehrstufige Ratingskala

17.1.3 Psychophysiologische Messverfahren

Die Zeiten, in denen man subjektive Schmerzparameter sowohl in der experimentellen als auch in der klinischen Schmerzmessung am liebsten vermeiden und durch objektive, nicht auf dem Erleben des Patienten basierende, ersetzen wollte, sind glücklicherweise vorbei.

> **Die Messung subjektiver Schmerzparameter hat sich allerseits zur anerkannten Disziplin gemausert (Gracely 1999). Trotzdem sind physiologische Reaktionen auf experimentelle Schmerzreize interessant, wenn das Gesamt an nozizeptiven Prozessen erfasst werden soll.**

Viele vegetative und endokrine Reaktionen sind jedoch sehr unspezifisch und zeigen eher den mit dem Schmerz assoziierten Stress oder die Neuartigkeit der Reizung als den Schmerz selbst an. Daher lassen sie auch oft trotz des Persistierens des subjektiven Schmerzerlebens nach, wenn der Schmerz seine Stresshaftigkeit bzw. »novelty« verloren hat (Gracely 2006). Geht es jedoch um die Interaktion von Schmerz mit Angst, Aktivierung, Stress und Immunreaktion, sind vegetative und endokrine Reaktionsgrößen sicherlich relevant, aber oft nur im Rahmen von Forschungsprojekten zu erheben.

Ein interessanter somatischer Indikator von Schmerz ist der **nozifensive Beugereflex** (R-III-Reflex), der mittels elektrischer Reizung des N. suralis ausgelöst und über die Reaktion des M. biceps femoralis quantifiziert wird (Skljarevski u. Ramadan 2002). Die Korrelation mit subjektiven Indikatoren der Schmerzsensibilität ist gut und durch die Existenz supraspinaler Einflüsse ist der Reflex auch nicht nur Spiegel spinaler nozizeptiver Reagibilität. Hier bietet sich eine Alternative zu den schmerzevozierten Hirnpotenzialen in der Untersuchung von Patienten, bei denen subjektive Indikatoren der Schmerzsensibilität aufgrund sprachlicher oder kognitiver Defizite oder anderer kommunikativer Probleme nicht zu gewinnen sind (Gracely 1999). Jedoch kann auch der nozifensive Beugereflex nur in Speziallabors erhoben werden.

Schon seit einiger Zeit werden **Hirnpotenziale** infolge schmerzhafter Reize untersucht (Treede 2003, Arendt-Nielsen u. Lautenbacher 2004). Diese wurden nach ihrem häufigsten Ableitungsort Vertexpotenziale genannt. Es sind schwache Potenzialschwankungen, die nur durch entsprechende Mittelungsverfahren sichtbar gemacht werden können. Sie zeigen in ihrer Amplitude eine enge Korrelation mit der empfundenen Schmerzintensität und gelten daher als »Schmerzpotenziale«.

Tatsächlich sind die Potenziale, die oberhalb der Schmerzschwelle ausgelöst werden, in ihrer Form kaum anders als die unterhalb ausgelösten und nur durch ihre größere Amplitude unterscheidbar. Die schmerzevozierten oder – vorsichtiger ausgedrückt – schmerzkorrelierten Hirnpotenziale mit Latenzen zwischen 80 ms und 1.400 ms sind sicherlich Korrelate des Schmerzerlebens, spiegeln aber nicht eindeutig dessen funktionelle neuronale Grundlage wider. Hierfür spricht, dass die schmerzevozierten Hirnpotenziale gegenüber Aufmerksamkeits- und Habituationseffekten sowie parallel ablaufenden motorischen Prozessen sehr empfindlich sind, was bei zeitgleicher Messung des subjektiven Schmerzempfindens nicht in der Form zu beobachten ist (Gracely 1999).

Eine weitere Einschränkung ist die methodisch begründete Notwendigkeit, nur artifizielle Schmerzreize verwenden zu können. Die Reize müssen alle sehr kurz sein und einen präzise kontrollierbaren sowie feststellbaren Beginn aufweisen; sie sollen möglichst in nicht vorhersagbaren Intervallen verabreicht werden, um reliabel Potenziale auslösen zu lassen. Hierzu werden in der Regel Laserreize eingesetzt.

> **Die Messung schmerzevozierter Hirnpotenziale ist trotz der beschriebenen methodischen Einschränkungen und der schwierigen Quellenanalysen zur Ortung des zerebralen Sitzes der Potenzialgeneratoren sicherlich eine wertvolle Spezialmethode, die Aufschlüsse über die strukturelle und funktionelle Integrität der nozizeptiven Bahn- und Verarbeitungssysteme erlaubt und daher bei ausgewählten Patienten in Kombination mit somatosensorisch evozierten Potenzialen zur Anwendung kommen sollte (Treede 2003).**

Der Nachweis zentraler nozizeptiver Prozesse bei länger andauernder experimenteller Stimulation ist im Prinzip mit der Elektroenzephalografie (EEG) möglich. Die mit dieser Technik erhobenen Befunde waren aber bislang recht unspezifisch und variabel. Bessere Ergebnisse versprechen in diesem Zusammenhang die Magnetenzephalografie (MEG), die Positronenemissionstomografie (PET) und die funktionelle Kernspintomografie (fMRT; Casey u. Bushnell 2000). Unter experimenteller Schmerzstimulation konnten speziell mit dem fMRT die kortikalen und subkortikalen Schmerznetzwerke mit den Knotenpunkten somatosensorischer Kortex I und II, Inselkortex, anteriorer und posteriorer Gyrus cinguli, Thalamus und Zerebellum dargestellt und in ihrer Funktionalität analysiert werden. Dies geschah jedoch bislang in wissenschaftlichen Untersuchungen an gesunden Personen und Patienten (Apkarian et al. 2005). Für die diagnostische Prüfung des Schmerzsystems sind diese geräte-, personal- und kostenintensiven Methoden der Bildgebung meist durch Fehlen von Normwerten noch nicht geeignet.

17.1.4 Messung der Sensibilität im aktivierten Schmerzsystem

Zeitliche Summation. Sie kann mit Serien von Schmerzreizen mit relativ kurzen Intervallen (<2 s) ausgelöst werden, sodass spätere Schmerzreize in der Serie stärkere Empfindungen auslösen (Arendt-Nielsen u. Lautenbacher 2004). Sonst nicht schmerzhafte Reize können auf diese Weise auch schmerzhaft werden. Die wiederholte Reizung führt zu einer Addition synaptischer Potenziale in Rückenmarksneuronen, die letztendlich eine verstärkte neuronale Reaktion hervorruft, was zu einer kurzfristigen **Sensitivierung** führt. Diese Sensitivierung kann jedoch auch nach Beendigung der peripheren Reizung fortbestehen (Dickenson u. Sullivan 1987). Dieses Phänomen wird **Wind-up** genannt und gilt als wichtiger pathophysiologischer Mechanismus für die Auslösung und Aufrechterhaltung akuter und chronischer Schmerzen.

Zeitliche Summation kann durch wiederholte thermische, mechanische oder elektrische Reizung ausgelöst werden, wobei als Stimulationsorte die Haut, Muskel und sogar Viszera infrage kommen (Arendt-Nielsen u. Lautenbacher 2004). Die zeitliche Summation kann sowohl mit den dargestellten psychophysikalischen als auch den psychophysiologischen (vor allem R-III-Reflex) Methoden gemessen werden. Besonders bei Patienten mit Fibromyalgie wurde konsistent eine deutlich verstärkte zeitliche Summation nachgewiesen, was als klarer ätiologischer Hinweis auf das Vorliegen einer zentralen Sensitivierung angesehen wird (Staud u. Spaeth 2008).

Räumliche Summation. Sie tritt auf, wenn potenziell schmerzhafte Reize auf eine größere Fläche verabreicht werden (Arendt-Nielsen u. Lautenbacher 2004). Je größer das Hautareal ist, auf dem Hitze, Kälte oder Druck verabreicht werden, desto niedriger wird die Schmerzschwelle. Dieser Effekt ist besonders ausgeprägt bei Applikationen innerhalb eines Dermatoms, aber auch über mehrere Dermatome hinweg nachweisbar (Nielsen u. Arendt-Nielsen 1997). Als vergleichsweise einfache Induktionsmethode bietet sich das variabel tiefe Eintauchen eines Körperteils in kaltes oder heißes Wasser an. Für die Quantifizierung der Summationseffekte werden in der Regel psychophysikalische Verfahren verwendet.

DNIC. Es handelt sich hierbei um eine spezielle Form der **Schmerzhemmung**, nämlich die Diffuse Noxious Inhibitory Controls (DNIC). Dieser Begriff wurde geprägt, um die Beobachtung zu beschreiben, dass nozizeptive Neurone im Rückenmark oder in den Trigeminalkernen von noxischen Reizen gehemmt werden, welche auf Körperteile weitab von den rezeptiven Feldern dieser Neurone verabreicht werden (LeBars et al. 1979). Diese Art der Schmerzhemmung kann beim Menschen untersucht werden, indem gleichzeitig an ganz unterschiedlichen Körperstellen (heterotop) ein intensiver, lang anhaltender Reiz als konditionierender Stimulus und ein in der Regel schwächerer und kürzerer Reiz als Teststimulus appliziert werden. Typische Kombinationen von konditionierendem und Teststimulus sind Eis- oder Heißwasser einerseits und kurze Elektro- oder Hitzereize andererseits (Willer et al. 1984).

Zur DNIC-Quantifizierung werden in der Regel Beurteilungsskalen (■ Abb. 17.1) verwendet und die Differenz zwischen der Beurteilung der Testreize mit und ohne zeitgleiche Applikation des konditionierenden Reizes berechnet. Die apparativ sicherlich aufwendige Methode erlaubt recht zuverlässig die Erfassung von **Defiziten der Schmerzhemmung**, wie sie bereits bei einigen chronischen Schmerzsyndromen (Fibromyalgie und andere muskuloskeletale Schmerzsyndrome, Migräne, Spannungskopfschmerz, Reizdarm) nachgewiesen wurde (Pud et al. 2009). Die Frage bleibt, ob die defizitäre Schmerzhemmung eine Prädisposition darstellt oder als physiologische Erschöpfung in Folge chronischer Schmerzen zu sehen ist.

> **Die experimentelle Prüfung der Schmerzsensibilität ist immer dann angezeigt, wenn Störungen der Übertragungscharakteristika im Schmerzsystem vermutet werden.**

Solche Veränderungen können beispielsweise regional durch entzündliche Prozesse und überregional (systemisch) durch zentrale Sensitivierung bei wiederholten Noxen zustande kommen. Bei der experimentellen Schmerzmessung, die von der einfachen Fingerpalpation bis zur hochtechnisierten Schmerzinduktion mittels Laser reicht, sind exakte Reizkontrolle und genaue Reaktionsmessung oberstes Gebot. Nur so gewinnt die experimentelle Schmerzmessung den notwendigen Wert als Ergänzung der klinischen Schmerzmessung, bei der in der Regel immer nur die Reaktionsseite gegeben und messbar ist. Mittlerweile haben sich neben der experimentellen Messung der Sensibilität des Schmerzsystems im Ruhezustand einige Messstrategien etabliert, um das Schmerzsystem im aktivierten Zustand (Untersuchung von Summations- und Hemmungsmechanismen) zu untersuchen.

17

17.2 Klinische Diagnostik bei chronischen Schmerzen

Die **Multidimensionalität chronischer Schmerzsyndrome** erfordert eine Diagnostik, die sowohl die biomedizinische und psychosoziale Ebene des Problembereiches erfasst als auch innerhalb der Ebenen verschiedene Aspekte differenziert. **Ziel der Schmerzdiagnostik** ist zum einen die angemessene **Deskription** des Schmerzsyndroms inklusive seiner psychosozialen Korrelate, zum anderen die Analyse der auslösenden und aufrechterhaltenden Bedingungen der Störung. Die Schmerzdiagnostik dient damit der Behandlungsplanung im Sinne der Ziel- und Interventionsbestimmung. Auch die Inhalte und Verfahren der Therapieprozesskontrolle sowie der Effektivitätsüberprüfung lassen sich aus der Diagnostik ableiten.

Aufgaben der Schmerzdiagnostik

- Beschreibung des Syndroms und seiner psychosozialen Korrelate
- Analyse der auslösenden und Aufrechterhaltungsbedingungen
- Ableitung von Behandlungszielen
- Ableitung von Therapieprozess- und Erfolgsvariablen

17.2.1 Methodische Aspekte biomedizinischer Schmerzdiagnostik

Die biomedizinischen Methoden der Schmerzdiagnostik können an dieser Stelle weder ausführlich dargestellt noch fachlich angemessen diskutiert werden. Auf einige allgemeine methodische **Probleme der biomedizinischen Schmerzdiagnostik** soll dennoch eingegangen werden, da sie innerhalb der multiprofessionellen Zusammenarbeit in Forschung und Praxis relevant werden.

> **In der schmerztherapeutischen Versorgung hat die biomedizinische Diagnostik einen vorrangigen Stellenwert. Es wird immer zunächst zu analysieren sein, ob somatische**

Schmerzursachen vorliegen, deren Behebung mit einiger Sicherheit zur Behebung der Schmerzen führt.

Ihre Methoden sind äußerst vielfältig und umfassen neben konventionellen Verfahren (z. B. Muskelpalpation) auch hochkomplexe apparative Untersuchungsmethoden (z. B. Magnetresonanztomografie, MRT). Ein Schwerpunkt der diagnostischen Aufgaben des medizinischen Schmerztherapeuten liegt auf der **Sichtung, Gewichtung und Integration der vielfältigen Befunde**, die schon zuvor von Fachärzten verschiedener Disziplinen erhoben worden sind.

Entgegen der Erwartung ist in der Praxis der schmerzmedizinischen Diagnostik ein nicht zu verkennender **Mangel an Standardisierung des Vorgehens** und Objektivierung oder Quantifizierung bezüglich der Befunde zu erkennen. Eine Problematisierung dieser Schwierigkeiten findet aber nur selten statt, vielleicht deshalb, weil medizinischen Diagnostikverfahren im Vergleich zu psychologischen sozusagen »von Natur aus« ein hoher Grad an Objektivität und Reliabilität zugesprochen wird.

Auf einen weiteren, besonders prekären Schwachpunkt medizinischer Diagnostik weisen Nilges u. Gerbershagen (1994) in eindrücklicher Weise hin:

Viele Befunde empirischer Studien, genauso wie die klinischen Erfahrungen, zeigen, dass häufig korrelative medizinische Befunde zu organischen Schädigungen als kausal für das Schmerzgeschehen beurteilt werden. Dabei scheint insgesamt ein extremer »Diagnosedruck« auf dem Arzt zu liegen, der ihn verleitet, »Diagnosen« zu stellen, wo eigentlich keine ausreichend sicheren Befunde vorhanden sind.

Dies ist besonders eindrücklich bei **chronischen Rückenschmerzen**, die nach der übereinstimmenden Sicht von Experten zu über 90% ohne eine zu spezifizierende »Ursache« auftreten (Waddell 1998), bei denen aber immer wieder »Kausalfaktoren« diagnostiziert werden. Dabei werden »wissenschaftlich« klingende Diagnoselabel benutzt (Lumbalgie, LWS-Syndrom, Lumboischialgie). Diese bedeuten nichts anderes, als dass der Patient Schmerzen im unteren Bereich des Rückens hat und enthalten sonst keinerlei zusätzliche Information.

Ein besonderes Problem der biomedizinischen Diagnostik des chronischen Schmerzsyndroms: ein somatischer Befund – Korrelat oder Kausalfaktor?

Weiterhin zeigt sich immer wieder, dass generell **somatische Aspekte** der Störung **überbewertet** werden. Diese Prozesse können zu extrem nachteiligen Folgen für die Patienten führen, von iatrogen schädigenden invasiven Eingriffen bis zur »Betonierung« von organischen Defektmodellen des Schmerzes, die die Patienten daran hindern, eigene aktive Bewältigungsbemühungen als aussichtsreich und nützlich wahrzunehmen.

Objektivität, Reliabilität und Validität bestimmter diagnostischer Maßnahmen müssen daher in Zukunft auch im biomedizinischen Bereich stärker reflektiert und genauer untersucht werden. Erste Ansätze hierzu lassen sich bereits erkennen. Mit der Entwicklung des sog. **Multiaxialen Klassifikationssystems für Schmerzstörungen** (▶ Kap. 18) ist ein wichtiger Schritt zur Vereinheitlichung diagnostischer Prozeduren getan worden, was langfristig zu einer Verbesserung der Reliabilität und Validität der Schmerzdiagnostik führen sollte. Als ein Schritt auf dem Weg zu einer standardisierten systematischen Schmerzdiagnostik ist auch die Entwicklung des **Deutschen Schmerzfragebogens** zu betrachten, dessen Beantwortung von jedem Schmerzpatienten vor Beginn der Behandlung eingefordert werden soll (Download von der Webseite des DRK Schmerz-Zentrums Mainz, http://www.drk-schmerz-zentrum.de, Schmerzfragebogen).

Deutscher Schmerzfragebogen der Deutschen Gesellschaft zum Studium des Schmerzes (DGSS): Erfassungsbereiche

- Identifizierende Daten zur Person (Krankenversicherung, Hausarzt etc.)
- eine ausführliche subjektive Schmerzbeschreibung (Lokalisation, zeitlicher Verlauf, Intensität etc.)
- schmerzlindernde und -verstärkende Bedingungen, Begleitsymptomatik
- die subjektive Schmerzempfindung durch die Schmerzempfindungsskala (SES)
- Krankheitsverlauf inkl. bisherige Behandlungen, Medikamenteneinnahme und behandelnde Institutionen
- medizinische Komorbidität
- Ausmaß depressiver Symptomatik durch die Allgemeine Depressionsskala (ADS)
- Erfassung der schmerzbedingten Beeinträchtigung durch den Pain Disability Index (PDI)
- Schul-/Berufsausbildung, derzeitige Arbeitssituation und Rentenstatus; privater sozialer Status

- Einschränkungen der gesundheitsbezogenen Lebensqualität (Gesundheitsbezogene Lebensqualität SF-36 Health Survey)

17.2.2 Bereiche der klinischen Schmerzdiagnostik

Traditionell werden die Bereiche, die eine psychosoziale Diagnostik zu erfassen hat, bestimmt durch Parameter

- der kognitiv-emotionalen (oder subjektiven) Ebene,
- der behavioralen (oder motorischen) Verhaltensebene sowie
- der physiologischen Ebene.

An dieser Stelle soll dieser Einteilung nur bedingt gefolgt werden, da die physiologische Datenerfassung der biomedizinischen Diagnostik zugerechnet wird. Dessen ungeachtet kann die Messung bestimmter **physiologischer Parameter** natürlich auch von psychologischen Schmerztherapeuten vorgenommen werden und für diese relevant sein (z. B. im Zusammenhang mit Biofeedback als Interventionsmethode).

Schmerzerleben

Hierbei geht es um die Erfassung der quantitativen Variablen, wie der **Schmerzstärke,** die mittels verschiedener Skalen (◘ Abb. 17.1) erfasst werden kann.

Natürlich sind auch Informationen zur **Schmerzdauer und -häufigkeit** (vgl. z. B. Deutscher Schmerzfragebogen) zu erheben. Auf die Erfassung der **Qualität des Schmerzerlebens** wird im Verlauf des Kapitels noch gesondert eingegangen.

Im Folgenden wird im Wesentlichen auf eine besondere Form der **Tagebucherhebung** des Schmerzerlebens (und weiterer Variablen) eingegangen.

Die **Erhebung der quantitativen Schmerzerlebensvariablen** sollte in der Regel ereignisnah (also zeitlich eng gekoppelt an das Erleben) erfolgen und als Verlaufsmessung konzipiert werden. Dazu werden meist sog. Schmerztagebücher eingesetzt. Zu Vergleichszwecken können auch globale Informationen wie »stärkster Schmerz« oder »durchschnittlicher Schmerz« in den »vergangenen 4 Wochen« o. Ä. eingeholt werden. Einige Therapeuten lassen auch die **Erträglichkeitsgrenze** des Schmerzes skalieren.

Zumeist wird eine numerische Ratingskala als Grundlage der Protokolleintragungen in einem **Schmerztagebuch** (◘ Abb. 17.2) verwendet, in dem täglich zu vorgegebenen Zeitpunkten neben anderen Informationen die Schmerzstärke dokumentiert werden soll. Aus raumökonomischen Gründen braucht dann nur noch eine Zahl eingetragen zu werden. Ist das Raster der täglichen Eintragungen eng (z. B. stündlich), so ergibt sich die Dauer des Schmerzes direkt aus diesen Eintragungen. Ansonsten hat eine gesonderte Einschätzung zu erfolgen. Bei episodischen Schmerzen (z. B. Migräne) ist die Häufigkeit von Schmerzepisoden für einen repräsentativen Zeitraum zu erfassen. Dieser sollte nicht unter 4 Wochen liegen. Ansonsten richtet sich die Dauer der Tagebuchdokumentation nach diagnostischen und therapeutischen Erwägungen im Einzelfall.

Farrar u. Young (2001) konnten zeigen, dass unabhängig vom Ausgangsniveau eine Änderung in den Ratingwerten der Schmerzintensität um ca. 30% als »klinisch bedeutsam« gelten kann. Dieser Befund ermöglicht die Einschätzung der Relevanz von Veränderungen.

Das Schmerztagebuch gilt trotz seiner potenziellen Mängel immer noch als der Königsweg zur Dokumentation des Therapieprozesses und der -wirkung bezogen auf das Schmerzerleben.

Der Nachteil der Tagebuchmethode, die nicht kontrollierbare »Verfälschung« der Daten durch mangelnde **Compliance im Protokollverhalten** des Patienten (z. B. nachträgliches, stereotypes Ausfüllen der Tagebücher), kann durch den Einsatz sog. elektronischer Tagebücher minimiert werden (Ott et al. 2000, Peters et al. 2000). Hier wird der Patient durch besondere Signalgebung an die Dokumentation erinnert und das Protokollverhalten kann selbst mit erhoben werden (z. B. durch Speicherung der Eingabezeiten).

Die Befürchtung, dass infolge der täglichen Protokollierung durch die besondere Aufmerksamkeitszuwendung die **Schmerzwahrnehmung intensiviert** wird, ist empirisch nicht bestätigt worden (von Baeyer 1994). Dennoch sollte die Tagebuchführung nur so lange durchgeführt werden, wie sie zur Informationsgewinnung gebraucht wird.

Im Schmerztagebuch kann die Erfassung der Schmerzintensität in **Zusammenhang mit bestimmten Aktivitäten** des Patienten ein wichtiges therapeutisches Instrument für die Veränderung der Selbstwahrnehmung des Patienten sein. So zeigt sich z. B. die vom Patienten vermutete enge Korrelation von Schmerz und körperlicher Aktivität nicht, oder der »immer gleiche« Schmerz erweist sich als veränder-

Positive Erfahrungen, Gedanken, Empfindungen: Notieren Sie ein »+«, »++« oder »+++«, je nachdem, wie viel Positives Sie in der betroffenen Stunde erlebt haben. Falls gar nichts Positives zu berichten ist, notieren Sie »–«.
Aktivität: Schreiben Sie auf, welche *Haupt*aktivität Sie in den verschiedenen Positionen durchgeführt haben. Notieren Sie, wie viel Zeit in Minuten Sie in der Stunde im Sitzen, Gehen/Stehen bzw. Liegen verbracht haben. Die Zeiten 1, 2 und 3 müssen zusammen pro Zeile *60* min ergeben. Bitte kontrollieren Sie das!
Medikamente: Notieren Sie den Buchstaben des unten von Ihnen aufgeführten Medikaments und die eingenommene Dosis.
Schmerzstärke: Notieren Sie die durchschnittliche Stärke des Schmerzes pro Stunde (0 = kein Schmerz, 10 = stärkster vorstellbarer Schmerz).

Tag: ____________________ **Datum:** ____________________

Uhrzeit	Positive Erfahrungen Gedanken Empfindungen	Aktivität						Tab. Zeit 1 + Tab. Zeit 2 + Tab. Zeit 3 = 60 min	Medikamente		Schmerzstärke (0–10)
		sitzend	Zeit 1	gehend	Zeit 2	liegend	Zeit 3		Art	Dosis	
24–1											
1–2											
2–3											
3–4											
4–5											
5–6											
6–7											
7–8											
8–9											
9–10											
10–11											
11–12											
12–13											
13–14											
14–15											
15–16											
16–17											
17–18											
18–19											
19–20											
20–21											
21–22											
22–23											
23–24											

Haben Sie sich heute durch Ihre Schmerzen beeinträchtigt gefühlt? gar nicht |—|—|—|—|—|—|—|—|—|—| sehr stark

Medikamente

A: __ __ __ __ __ __

B: __ __ __ __ __ __

C: __ __ __ __ __ __

D: __ __ __ __ __ __

Abb. 17.2 Schmerztagebuch

lich in Abhängigkeit von bestimmten Situationen oder dem allgemeinen Befinden des Patienten. Die Aufdeckung und therapeutische Nutzung solcher vom Patienten zunächst nicht erwarteten Zusammenhänge bzw. Diskrepanzen ist allerdings nur möglich, wenn Therapeut und Patient die protokollierten Daten gemeinsam systematisch analysieren.

Bei der **Dokumentation von Kopfschmerzen** kann es nützlich sein, auch vorausgehende oder korrelierende Symptome (z. B. Unilateralität des Schmerzes, Übelkeit) pro Schmerzepisode zu erfassen. Auch dies kann in Tagebüchern berücksichtigt werden (■ Abb. 17.3).

Der erste Ansatz zu einer umfassenden Erhebung der **erlebten Schmerzqualität** stammt sowohl konzeptuell als auch verfahrenstechnisch von Melzack (1975), der mit seinem McGill Pain Questionnaire den sensorisch-diskriminativen Anteil des Schmerzerlebens (z. B. Erleben des Schmerzes als reißend, stechend, pochend) von dem kognitiv-evaluativen und dem motivational-affektiven Anteil unterscheiden wollte. Die beiden letzten Komponenten lassen sich aber empirisch nicht trennen, da sie gemeinsam den »Leidensaspekt« des Schmerzes (der Schmerz ist unerträglich, beängstigend, mörderisch) thematisieren.

In Deutschland liegt als das ausgereifteste Instrument zur Schmerzqualitätsbestimmung die Schmerzempfindungsskala (SES) von Geissner (1996) vor, die mehrere sensorische und 2 affektive Skalen identifiziert, aber auch zu einem globalen »sensorischen« wie auch einem »affektiven« Skalenwert führt (▶ Abschn. 17.2.1, Deutscher Schmerzfragebogen).

Der **sensorische Score** beschreibt das Ausmaß der Wahrnehmungsdifferenzierung des Schmerzes, während der **affektive Score** die emotionale Bewertung des Schmerzes beschreibt. Ein früher häufig geäußertes Missverständnis soll an dieser Stelle ausgeräumt werden: Der affektive Score sagt nichts über den sog. psychogenen Anteil des Schmerzes aus. Therapeutische Interventionen wirken meist auf beide, die sensorisch-diskriminative Dimension wie auch die affektive Dimension der Schmerzwahrnehmung ein, die in der Regel in einem mittleren Ausmaß positiv miteinander korrelieren.

Neben der Qualität sollte auch die Lokalisation der Schmerzen erfasst werden. Es erwies sich manchmal auch als nützlich, die **Lokalisation des Schmerzes** nicht nur zu erfragen, sondern vom Patienten anhand einer Zeichnung festhalten zu lassen (Ohlund et al. 1996; ■ Abb. 17.4). Dies kann z. B. für den Mediziner bei der Beurteilung des »physiologischen« Hintergrunds der Schmerzausbreitung oder die Beurteilung der Chronifizierung hilfreich sein.

Erfassung des Schmerzerlebens
- Schmerzintensität (numerische Ratingskala/ NRS im Tagebuch)
- Schmerzqualität: SES
- Lokalisation: Schmerzzeichnung

Kognitiv-emotionale Prozesse bei chronischen Schmerzen

Auf die **Erhebung komplexerer Verarbeitungsprozesse** auf der kognitiv-emotionalen Ebene zielen Verfahren ab, die bestimmte Erwartungen, Überzeugungen und Einstellungen hinsichtlich des Schmerzes bzw. seiner Folgen sowie begleitende emotionale Prozesse erfassen, wie z. B. im **Fear-Avoidance Beliefs Questionnaire** (Pfingsten et al. 2000) erfasst. Die 3 Subskalen erfassen die Überzeugung, dass **»Arbeit«**
- der »Grund für die Schmerzen« ist,
- »mit Schmerzen unmöglich« ist und
- »körperliche Aktivitäten die Schmerzen verschlimmern«.

Ein hohes Ausmaß an »fear-avoidance beliefs« hat sich als negativer Prognosefaktor für den Therapieerfolg erwiesen (▶ Kap. 7). Eine Berücksichtigung dieser Überzeugungen in frühen Phasen der Therapie sollte dabei helfen, therapeutische Misserfolge zu vermeiden.

Der Verarbeitungsmodus **Katastrophisierung**, der sich als bedeutsame Determinante der subjektiven Schmerzstärke und der erlebten Beeinträchtigung erwiesen hat (Sullivan et al. 2001, Keefe et al. 2004) wird in dem Fragebogen zur Erfassung schmerzbezogener Selbstinstruktionen (FSS; Flor 1991) erhoben und dort als »hinderliche« Selbstinstruktion beschrieben. Auch im Kieler Schmerz-Inventar (KSI; Hasenbring 1994) wird das Konstrukt erfasst. Die von Quint (2006) übersetzte Version des Schmerzangstfragebogens (PASS) enthält auch eine Skala zur Katastrophisierung.

Die Rolle von **Attribuierungsprozessen** für chronische Krankheiten wird in Hinblick auf ihre Relevanz bei der Therapieplanung und für den Therapieerfolg vielfach diskutiert. So gibt es Ansätze, die sog. Ursachenattributionen bei Patienten mit chronischen

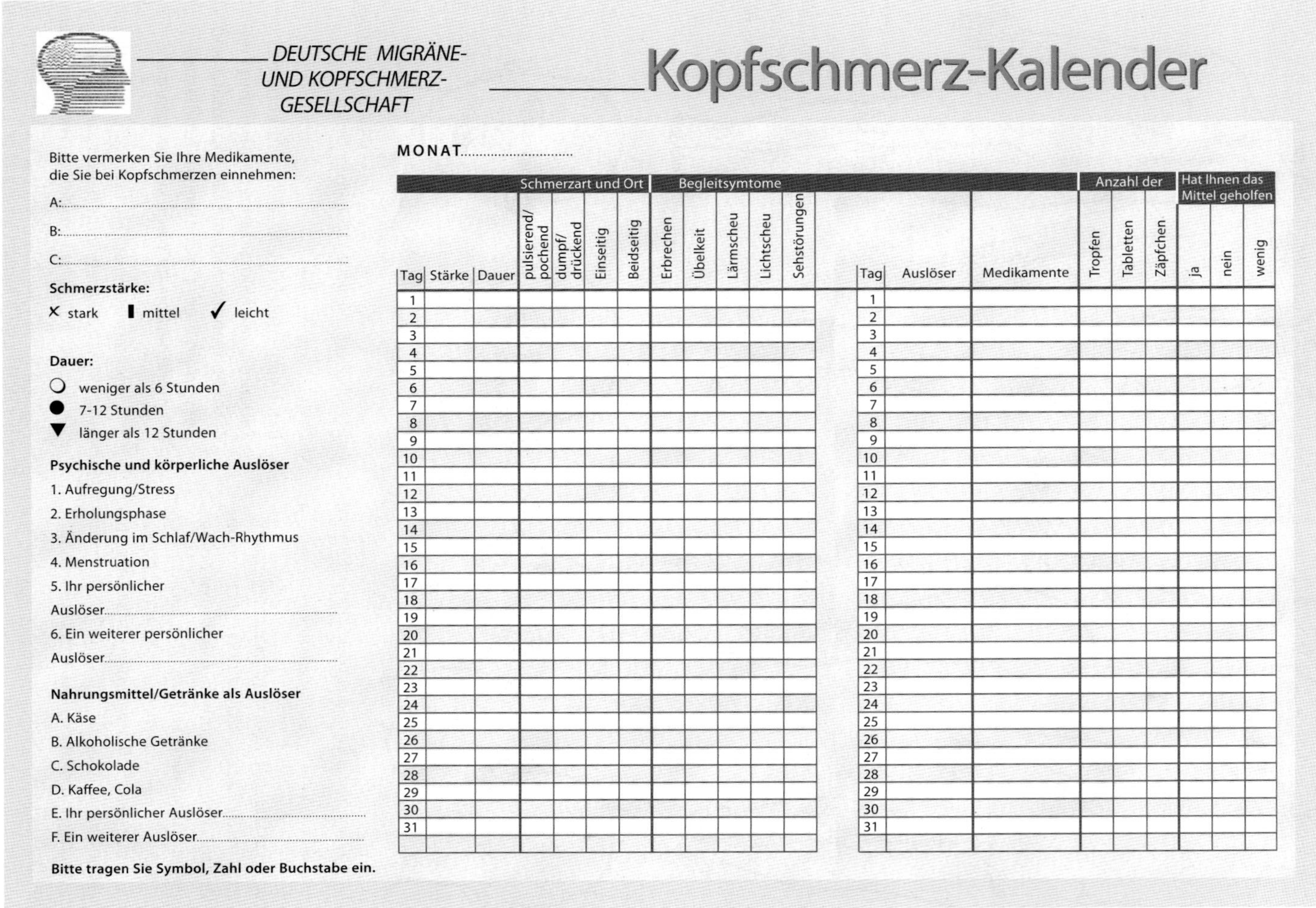

DEUTSCHE MIGRÄNE- UND KOPFSCHMERZ-GESELLSCHAFT

Kopfschmerz-Kalender

Bitte vermerken Sie Ihre Medikamente, die Sie bei Kopfschmerzen einnehmen:

A:

B:

C:

Schmerzstärke:

X stark ▌ mittel ✓ leicht

Dauer:

○ weniger als 6 Stunden
● 7-12 Stunden
▼ länger als 12 Stunden

Psychische und körperliche Auslöser

1. Aufregung/Stress
2. Erholungsphase
3. Änderung im Schlaf/Wach-Rhythmus
4. Menstruation
5. Ihr persönlicher Auslöser
6. Ein weiterer persönlicher Auslöser

Nahrungsmittel/Getränke als Auslöser

A. Käse
B. Alkoholische Getränke
C. Schokolade
D. Kaffee, Cola
E. Ihr persönlicher Auslöser
F. Ein weiterer Auslöser

Bitte tragen Sie Symbol, Zahl oder Buchstabe ein.

MONAT

			Schmerzart und Ort				Begleitsymtome				
Tag	Stärke	Dauer	pulsierend/ pochend	dumpf/ drückend	Einseitig	Beidseitig	Erbrechen	Übelkeit	Lärmscheu	Lichtscheu	Sehstörungen
1											
2											
3											
4											
5											
6											
7											
8											
9											
10											
11											
12											
13											
14											
15											
16											
17											
18											
19											
20											
21											
22											
23											
24											
25											
26											
27											
28											
29											
30											
31											

			Anzahl der			Hat Ihnen das Mittel geholfen		
Tag	Auslöser	Medikamente	Tropfen	Tabletten	Zäpfchen	ja	nein	wenig
1								
2								
3								
4								
5								
6								
7								
8								
9								
10								
11								
12								
13								
14								
15								
16								
17								
18								
19								
20								
21								
22								
23								
24								
25								
26								
27								
28								
29								
30								
31								

Abb. 17.3 Kopfschmerzkalender der Deutschen Migräne- und Kopfschmerzgesellschaft (DMKG; Website-Download http://www.dmkg.de)

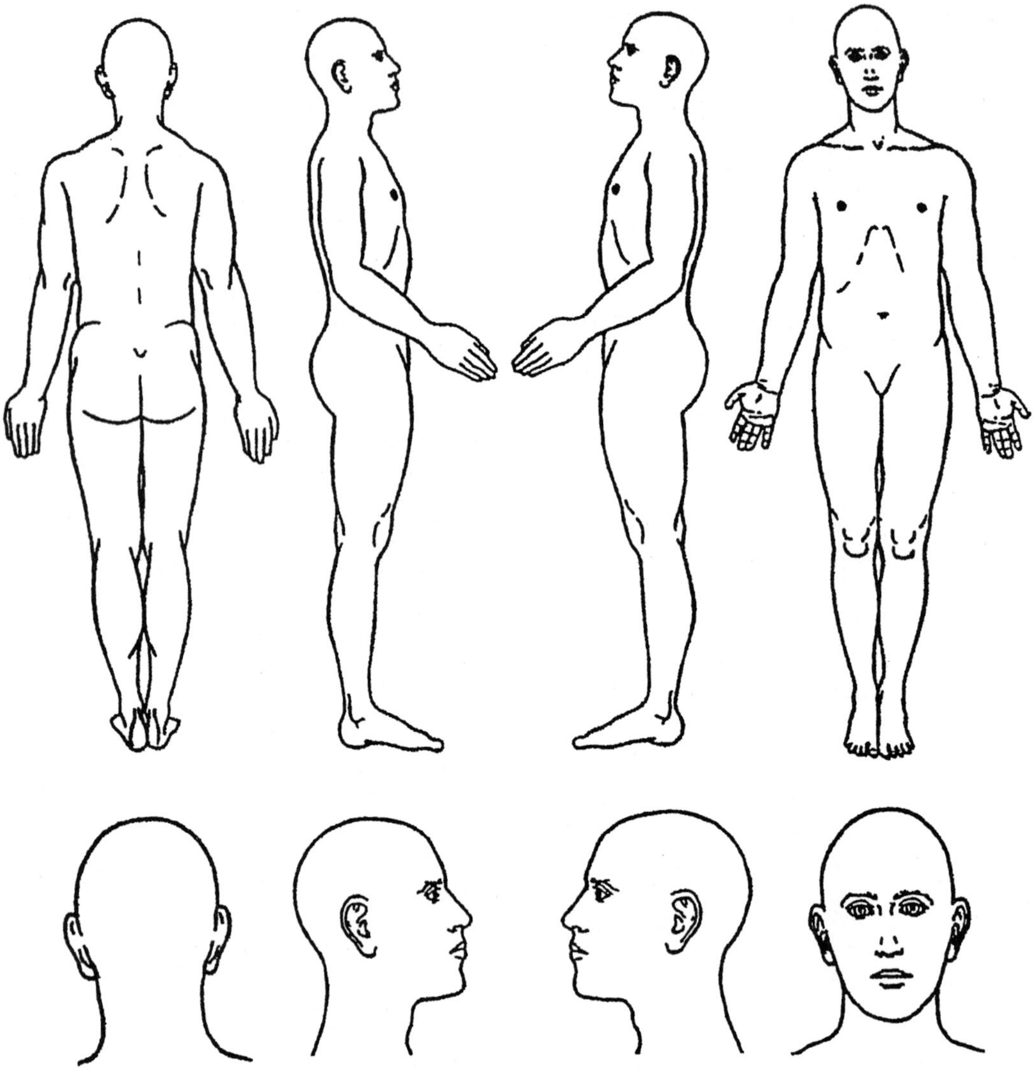

Abb. 17.4 Zeichnung zur Eintragung der Schmerzlokalisation. (Aus: Deutscher Schmerzfragebogen der DGSS)

Schmerzen zu erfassen. Dabei wird zwischen internalen und externalen Kausalattributionen (Hasenbring 1994) oder zwischen medizinischen und psychologischen Kausalattributionen (KAUKON; Kröner-Herwig et al. 1993) unterschieden. Auch Kontrollattributionen im Sinne des **Selbstwirksamkeitskonzeptes** können erhoben werden, da diese möglicherweise besonders wichtig für den Aufbau von funktionalem Bewältigungsverhalten sind.

Die Erhebung von Attributionsprozessen und allgemeinen Schmerzüberzeugungen ermöglicht dem Therapeuten einen Einblick in die sog. subjektive Krankheitstheorie des Patienten und eine gezielte Bearbeitung von Krankheitsannahmen, die der Akzeptanz und dem Erfolg einer psychologisch fundierten Schmerztherapie im Wege stehen könnten.

Wie bei anderen chronischen Erkrankungen spielen **Bewältigungsstrategien** eine bedeutsame Rolle für den Verlauf der Krankheit bzw. den Grad der Beeinträchtigung durch die Krankheit, wie u. a. Jensen u. Karoly (1991) und Kröner-Herwig et al. (1996) zeigen konnten. Bei gleicher Schmerzintensität sind dysfunktionale Bewältigungsstrategien starke Prädiktoren für ein hohes Ausmaß an Beeinträchtigung durch den

Tab. 17.4 Diagnostik kognitiver Verarbeitung und Bewältigung in multidimensionalen Fragebögen

Instrumente	Bereiche und Skalen
FESV (Geissner 2000)	Kognitive Schmerzbewältigung: kognitive Umstrukturierung, Kompetenzerleben, Handlungsplanungsfertigkeit
	Behaviorale Schmerzbewältigung: mentale Ablenkung, Ruhe und Entspannung, gegensteuernde Aktivitäten
KSI (Hasenbring 1994)	Copingreaktion in Schmerzsituationen (CRSS): Vermeiden sozialer Aktivität, Bitte um soziale Unterstützung, Vermeiden körperlicher Aktivität, nichtverbaler/motorischer Ausdruck, entspannungsfördernde Ablenkung, Durchhaltestrategien, passive Maßnahmen, aktive Maßnahmen
	Kognitive Reaktionen in Schmerzsituationen (KRSS): Hilf- und Hoffnungslosigkeit, Behinderung, Katastrophisieren, Durchhalteappell, Copingsignal, Bagatellisieren, psychologische Kausalattribution
Schmerzakzeptanzfragebogen (Nilges et al. 2007)	Aktivitätsbereitschaft Schmerzbereitschaft
KAUKON (Kröner-Herwig et al. 1993)	Psychosoziale und medizinische Attributionen zur Ursache und Kontrollierbarkeit von Schmerz

FESV Fragebogen zur Erfassung der Schmerzverarbeitung, *KSI* Kieler Schmerz-Inventar, *KAUKON* Inventar zur Erfassung der Kausal- und Kontrollattributionen chronischer Schmerzpatienten.

Schmerz. Man kann behaviorale und kognitive Strategien unterscheiden (Geissner 2000), wobei Letztere sich nur schwer von bestimmten Verarbeitungsprozessen wie den sog. Selbstinstruktionen oder der Katastrophisierung unterscheiden lassen, die selbst auch als Bewältigungsversuche verstanden werden können.

Im deutschen Sprachraum liegen mehrere multidimensionale Instrumente vor, u. a. der **Fragebogen zur Erfassung der Schmerzverarbeitung** (FESV; Geissner 2000) oder das **Kieler Schmerz-Inventar** (KSI; Hasenbring 1994), die auch Bewältigungsstrategien erfassen.

Der **FESV** erfasst als behaviorale Bewältigungsstrategien die »mentale Ablenkung«, »gegensteuernde Aktivitäten« sowie »Ruhe und Entspannungstechniken«. Im Bereich »kognitive Schmerzbewältigung« thematisiert die Skala »kognitive Umstrukturierung« die gedankliche Fähigkeit und Haltung, Schmerzen zu relativieren und als Teil des Lebens zu akzeptieren, also einen bestimmten Satz von Überzeugungen und Einstellungen zum Umgang mit dem Schmerz. »Kompetenzerleben« und »Handlungsplanung« sind weitere Skalen dieses Bereiches.

Das **KSI** erfasst in dem Teilinventar »Copingreaktionen in Schmerzsituationen« (CRSS) verschiedene Bewältigungsstrategien primär behavioraler Art, während im Teilinventar »kognitive Reaktionen in Schmerzsituationen« (KRSS) mehr Verarbeitungsweisen oder – im Sinne Geissners – Überzeugungen, Einstellungen und Haltungen operationalisiert sind. Aus der Darstellung der Skalen in Tab. 17.4 ist erkennbar, dass insbesondere im KSI kognitive und emotionale Verarbeitung überlappen.

Im Rahmen der Konzepte der sog. Akzeptanz- und Commitment-Therapie des chronischen Schmerzes ist ein Inventar zur Erfassung der Akzeptanz entwickelt worden (Chronic Pain Acceptance Questionnaire/CPAQ, McCracken et al. 2004). Der Fragebogen wurde von Nilges et al. (2007) übersetzt und psychometrisch überprüft. Er umfasst die Skalen »activity engagement« (Aktivitätsbereitschaft: Bereitschaft, Lebensziele ungeachtet des Schmerzes zu verfolgen), »pain willingness« (Schmerzbereitschaft: Überzeugung, dass absolute Vermeidung und Kontrolle des Schmerzes unmöglich sind). Wie die Katastrophisierung und dysfunktionales Coping (z. B. Vermeiden) ist bei chronischem Schmerz eine geringe Akzeptanz mit einem niedrigeren Funktionsniveau assoziiert (Nilges et al. 2007).

Viele klinische Fallberichte ebenso wie eine große Anzahl empirischer Untersuchungen mit standardisierten Erhebungsinstrumenten zeigen, dass bei Schmerzpatienten depressive Symptome sehr häufig sind (Romano u. Turner 1985).

Tab. 17.5 Erfassung emotionaler Reaktionen bei Schmerz

Instrumente	Skalen
FESV (Geissner 2000)	Schmerzbedingte Hilflosigkeit und Depression, schmerzbedingte Angst, schmerzbedingter Ärger
KSI (Hasenbring 1994)	Angst/Depression, gereizte Stimmung, gehobene Stimmung (s. auch »KRSS« in Tab. 17.4)
ADS (Hautzinger u. Bailer 1993; auch Bestandteil des Deutschen Schmerzfragebogens)	Depression
BDI (Hautzinger et al. 1994)	Depression
HADS-D (Hermann et al. 1995)	Depression, Angst

FESV Fragebogen zur Erfassung der Schmerzverarbeitung, *KSI* Kieler Schmerz Inventar, *ADS* Allgemeine Depressionsskala, *BDI* Beck-Depressionsinventar, *HADS-D* Hospital Anxiety and Depression Scale (deutsche Version).

Für ein erstes **Screening** stehen sehr ökonomische und psychometrisch valide Instrumente zur Verfügung (z. B. ADS; Tab. 17.5), die darüber hinaus auch **Verlaufsmessungen** ohne eine große Belastung des Patienten ermöglichen.

Sollte das Screening auffällige Werte ergeben, ist eine weitergehende Diagnostik einzuleiten. Hier kann das in der Depressionsdiagnostik am häufigsten verwendete **Beck-Depressionsinventar** (BDI) eingesetzt werden, das den Vergleich mit verschiedenen Subpopulationen ermöglicht (normale Eichstichprobe, Patienten mit klinischer Depressionsdiagnose etc.). Dies gilt auch für die **Hospital Anxiety and Depression Scale** (HADS-D), die sich besonders für die Erfassung der Depression auch körperlich erkrankter Patienten eignet, da sie bestimmte krankheitsbezogene Symptome nicht als Depressionszeichen wertet. Auch die multidimensionalen Inventare der FESV und KSI enthalten depressionsrelevante Informationen, die direkt die emotionale Verarbeitung des Schmerzes betreffen. Hohe Depressionswerte können Anlass sein, Interventionen, die primär und spezifisch auf die Modifizierung des depressiven Erlebens und Verhaltens zugeschnitten sind, Vorrang zu geben.

Ob sich die getrennte Erfassung des Merkmals **Ängstlichkeit** lohnt, ist fraglich, da Depressivität und Ängstlichkeit hoch korrelieren und eine spezifische Therapieindikation kaum abzuleiten ist. Außerdem werden beide Merkmale in den multidimensionalen Schmerzfragebögen FESV und KSI schmerzbezogen miterfasst. Diskutiert wird in letzter Zeit, ob die Erfassung des Konstruktes **Schmerzangst** (Gheldof et al. 2006, Carleton et al. 2009) bei Patienten mit chronischen Schmerzen einen zusätzlichen Gewinn in der klinischen Diagnostik bringt. Denkbar ist, dass eine hohe Schmerzangst die therapeutische Nutzung von Konfrontationsübungen, wie sie von Boersma (2004) konzipiert wurden, nahelegen könnte. Zur Erfassung der Schmerzangst sind der englischsprachige Fragebogen Pain Anxiety Symptom Scale (PASS, McCracken et al. 2001; dt. von Quint 2006) geeignet. Die Tampa Scale of Kinesiophobia (Woby et al. 2005; dt. von Nigbur et al. 2009) erfasst direkt die bewegungsbezogene Angst vor Neuverletzung oder Schmerzverschlimmerung, wie sie im Fear-Avoidance-Modell (► Kap. 7) thematisiert wird.

Als weitere emotionale Variable von möglicher Bedeutung für die Diagnostik ist besonders in letzter Zeit der **Ärger** diskutiert worden (Okifuji et al. 1999). Selbst wenn sein Stellenwert für die Therapie noch nicht hinreichend geklärt ist, könnte doch die Erfassung sinnvoll sein. Hier kann wieder auf die Erhebung des schmerzbezogenen Ärgers im FESV und KSI hingewiesen werden.

Behaviorale Aspekte des chronischen Schmerzsyndroms

Die behavioralen Aspekte chronischer Schmerzen sind in ihrer besonderen Bedeutung zuerst von Fordyce (1976) herausgestellt worden. Unter **Schmerzverhalten** wird verstanden:

- Verbaler Schmerzausdruck (Klagen, Beschwerden)
- paraverbaler Schmerzausdruck (Stöhnen, Gestik, Mimik und Körperhaltung)
- Rückzugs- und Schonverhalten (zum Teil als behaviorales Bewältigungsverhalten deklariert)

17

Weitere wichtige Verhaltensklassen sind der **Medikamentengebrauch** sowie das Verhalten im Gesundheitsversorgungssystem **(Inanspruchnahmeverhalten)**.

Als in gewisser Weise »paradox« kann man die Tatsache ansehen, dass trotz der immer wieder betonten **Wichtigkeit des offenen Verhaltens** dieses in der Regel nicht direkt, also durch unabhängige Beobachter, optimalerweise im natürlichen Verhaltensraum, erfasst wird. Meistens wird das »Verhalten« durch Selbstbericht des Patienten erhoben. Hierbei können kognitive Verarbeitungsprozesse zum Tragen kommen, die u. U. realitätsverzerrend wirken (Kremer 1981).

Als direktes Verhaltensbeobachtungsinstrument ist vorrangig das von Keefe u. Block (1982) entwickelte Beobachtungsverfahren zu nennen, das sich aber in der Praxis nicht bewähren konnte.

Die Autoren erfassen per Video **Schmerzverhalten in standardisierten Situationen** (Sitzen, Gehen, Stehen) und beurteilen es hinsichtlich verschiedener Kategorien (»guarding«, »bracing«, »rubbing«, »grimacing«, »sighing«). Die Validität hinsichtlich unterschiedlicher Schmerzsyndrome und der Übertragbarkeit des Schmerzverhaltens auf natürliche Lebenssituationen ist beschränkt.

Möglicherweise erbrächte eine Verhaltensbeobachtung in spezifisch konzipierten Leistungssituationen (mit kognitiven Anforderungen wie Konzentrationstests bzw. physischen Anforderungen wie dem Heben von Lasten) validere Aussagen über diesen Bereich des Schmerzverhaltens, wie sich dies in einigen Untersuchungen andeutet (Thieme et al. 2007). Verfahren dieser Art sind allerdings bislang nicht systematisch für Ziele der klinischen Einzeldiagnostik entwickelt worden. Ähnlichkeit mit diesem Ansatz hat die von Waddell (1998) vorgeschlagene Erfassung der **»non-organic signs«** bei Rückenschmerzpatienten, die aus dem Patientenverhalten während der ärztlichen Untersuchung abgeleitet wird. Problematisch hieran ist, dass diese mit Exazerbations- oder Simulationstendenzen in Verbindung gebracht wurden.

Verhaltensaspekte beinhalten natürlich auch **Parameter der Inanspruchnahme des Gesundheitssystems** (z. B. Arztbesuche, Inanspruchnahme von Massagen, Physiotherapien, Klinikaufenthalte), die vor und nach einer Schmerzbehandlung ebenso erfasst werden sollten wie die Häufigkeit und Dauer von **Arbeitsunfähigkeitszeiten** (▶ Abschn. 17.2.1, Deutscher Schmerzfragebogen).

Ein Instrumentarium, das die Nachteile globaler Selbstbeurteilungsfragebögen – die u. U. eher Überzeugungen abbilden als dass sie als Verhaltensbericht gelten können – zu vermeiden sucht, ist das schon im Zusammenhang mit der Erfassung des Schmerzerlebens dargestellte Schmerztagebuch, in dem auch Aktivitäten protokolliert werden.

Neben den eigentlichen Schmerzerlebensparametern kann der Patient auch sein **Medikamenteneinnahmeverhalten** und seine **Aktivitäten** kontinuierlich (z. B. pro Stunde) über den Tag hinweg beobachten und protokollieren (◘ Abb. 17.2). Dieses Dokumentationsforum stellt hohe Anforderungen an den Patienten, an Motivation, Disziplin, Sorgfalt und Genauigkeit. Diese Art der Tagebuchführung kann Erkenntnisse über das Aktivitätsspektrum eines Patienten, d. h. insbesondere das Ausmaß von Rückzugs- und Schonverhalten und damit auch über die **behaviorale Seite von Depressivität und Schmerz** erbringen, zu denen man aufgrund des globalen Selbstberichts des Patienten nie gelangen würde.

Auch **Einschränkungen auf der Verhaltens- bzw. Handlungsebene** werden in der Regel nicht direkt, sondern durch Self-Report-Instrumente erhoben. Hier ist das sog. **Sickness Impact Profile** (SIP; Westhoff 1993) hervorzuheben. Dieses Instrument, das als Interview wie als Fragebogen verwendbar ist, versucht so weit wie möglich, den **aktuellen behavioralen Status** zu erheben, indem es direkt nach bestimmten Verhaltensweisen des Patienten in der letzten Woche fragt. Nachteilig sind sein großer Umfang und die relativ geringe Differenzierungsfähigkeit bei Schmerzpatienten. So ist eine Reihe von Items eher auf die Differenzierung von »todkranken« und »sehr kranken« Patienten ausgerichtet, was bei Schmerzpatienten wenig nützlich ist.

Die Verhaltensbeeinträchtigung wird vom **MPI-D** (Multidimensional Pain Inventory, deutsche Version; Flor et al. 1990), einem weiteren international sehr gebräuchlichen multidimensionalen Fragebogen über die subjektive Einschätzung des Patienten und über die Erhebung der absoluten **Frequenz alltäglicher Aktivitäten** erhoben, was einer behavioralen Erfassung nahekommt. Verhaltensnah ist auch der Fragebogen **Funktionsfragebogen Hannover Rücken** (FFbH-R; Kohlmann u. Raspe 1996), der über behavioral formulierte Items die Behinderung des Patienten durch Rückenschmerz erfasst. Dies gilt auch für die jeweiligen Versionen für Polyarthritis- und Coxarthrose-Patienten. Alle Fragebögen können von der Webseite des DRK Schmerz-Zentrums Mainz heruntergeladen werden. Auch der **Tübinger Bogen zum Schmerz-**

verhalten (TBS; Flor u. Heimerdinger 1992) versucht über Selbstbericht des Patienten verhaltensbezogene Informationen zu erhalten.

Erfassung des Schmerzverhaltens
- Direkte Fremdbeobachtung (keine validen Instrumente vorhanden)
- Fragebögen/Interviews: SIP, MPI-D, FFbH-R und weitere Versionen, TBS

Subjektive Beeinträchtigung

Der Erhebung der Beeinträchtigung soll ein eigener Abschnitt gewidmet werden, obwohl sowohl im kognitiv-emotionalen als auch im behavioralen Diagnostikbereich bereits über beeinträchtigungsrelevante Dimensionen berichtet wurde. Die subjektive Beeinträchtigung ist von besonderer Bedeutung, insofern sie als **Indikatorvariable für psychologische Schmerztherapie** gelten kann, deren Ziel insbesondere die Minderung kognitiv-emotionaler und behavioraler Beeinträchtigung des Patienten ist.

Es besteht unter den meisten Schmerztherapeuten Konsens, dass »Beeinträchtigung« als die Kernvariable des Therapieoutcomes gelten kann.

Patienten können trotz verbleibender Restschmerzen, im Extremfall sogar bei gleichbleibender Schmerzstärke und -dauer, durch die Therapie eine **bedeutsame Minderung der Beeinträchtigung** erfahren und damit ein höheres Ausmaß an Lebensqualität erlangen.

Die Beeinträchtigung wird zumeist über die **Einschätzung des Patienten** selbst erfasst und ist somit ein subjektiver Kennwert. Die Verfahren der Erhebung unterscheiden sich. Die im letzten Abschnitt dargestellten Verfahren erfassen sie über Art, Häufigkeit oder Umfang der Einschränkung spezifischer Verhaltensweisen (z. B. FFbH-R). An dieser Stelle werden Verfahren dargestellt, die stärker die Bewertung und Einschätzung des Patienten hinsichtlich seiner Behinderung erfassen. Der bereits erwähnte MPI-D erfasst die Beeinträchtigung auch als subjektive Einschätzung. Der FESV sowie das KSI erheben besonders die emotionale Beeinträchtigung (◘ Tab. 17.5).

Der **PDI** (Bestandteil des Deutschen Schmerzfragebogens; Dillmann et al. 1994) erhebt die Beeinträchtigung mittels eines Patientenratings auf einer NRS (0–10) in 7 Lebensbereichen (◘ siehe Übersicht). Sinnvoll ist die Nutzung des Gesamtmittelwerts bzw. der Gesamtsumme, da in der Regel die 7 Einzelskalen stark korrelieren. Gegebenenfalls können die Diskrepanzen in der Einschätzung der Beeinträchtigung zwischen verschiedenen Lebensbereichen wichtige Hinweise auf die individuelle Situation des Patienten liefern. Der PDI ist sehr ökonomisch einzusetzen und lässt sich auch für die Einschätzung der Beeinträchtigung durch andere (komorbide) Störungen nutzen (z. B. Angststörungen).

Der sog. **Von-Korff-Index** (von Korff et al. 1994, Raspe u. Kohlmann 1994) nimmt gewissermaßen eine Zwischenstellung ein. Er erfasst die Schwere des Schmerzes und lässt den Patienten auf NRS die Beeinträchtigung in 3 Lebensbereichen einschätzen. Aus den gewonnenen Daten wird eine Klassifikation der Patienten mit einer Graduierung der Schmerzstadien vorgenommen, die eine »geringe Beeinträchtigung« bei einer geringen oder hohen Schmerzstärke vorsieht und weiter eine Graduierung nach »mäßiger« und »hochgradiger« Einschränkung vornimmt.

Die sprachliche Fassung des Graduierungssystems ist zumindest im Deutschen semantisch etwas verwirrend, sodass für die Klassifizierung im deutschsprachigen Bereich häufiger das **Mainzer Stadienmodell** (Mainz Pain Staging System/MPSS; Schmitt 1990) genutzt wird, welches im Wesentlichen auch den Grad der Beeinträchtigung thematisiert, dabei aber von Chronifizierungsstadien spricht. (Download unter http://drk-schmerz-zentrum.de, eigene Publikationen). Die komplementäre Seite der Beeinträchtigung erfassen Fragebögen zur Lebensqualität bzw. zur Lebenszufriedenheit (► Abschn. 17.2.2.5).

Skalen des PDI zur Einschätzung der Beeinträchtigung
- Familiäre und häusliche Verpflichtungen
- Erholung
- Soziale Aktivitäten
- Beruf
- Sexualleben
- Selbstversorgung
- lebensnotwendige Tätigkeiten

Soziale Aspekte des Schmerzgeschehens

Besonders in der angloamerikanischen Schmerztherapie wird großer Wert darauf gelegt, die Wahrnehmungen, Bewertungen und das Verhalten der nächsten Angehörigen (»significant other«; Turk et al. 1983) in Bezug

17

Tab. 17.6 Empfehlungen zur Schmerzstandarddiagnostik

Instrumente	Erfasste Merkmale
SICS	Diverse (z. B. Kognitionen, Verhalten, Stimmung, soziale Interaktion)
Schmerztagebuch über 1 Woche	Intensität (numerische Ratingskala: 1–10), Dauer, Medikamente, ggf. Aktivitäten, Stimmung, Beeinträchtigung
SES	Schmerzqualität
FESV oder KSI	Vgl. Tab. 17.4
PDI	Schmerzbedingte subjektive Beeinträchtigung
ADS	Depression
SCL-90-R	Psychopathologische Symptombelastung
BL	Psychosomatische Beschwerden
FLZ	Lebenszufriedenheit
DIPS	Psychische Störungen

ADS Allgemeine Depressionsskala, *BL* Beschwerdenliste, *DIPS* Diagnostisches Interview bei psychischen Störungen, *FESV* Fragebogen zur Erfassung der Schmerzverarbeitung, *FLZ* Fragebogen zur Lebenszufriedenheit, *KSI* Kieler Schmerz-Inventar, *SCL-90-R* Symptom-Checkliste 90-R, *SICS* Strukturiertes Interview zum chronischen Schmerz (Kröner-Herwig 2000), *SES* Schmerzempfindungsskala, *PDI* Pain Disability Index

auf den Schmerzpatienten zu erfassen, da davon ausgegangen wird, dass diese Einfluss auf das Verhalten und Erleben des Patienten sowohl in der Phase der Chronifizierung als auch für die Zeit während und nach der Therapie ausüben.

Das **MPI-D** erfasst die partnerbezogene Wahrnehmung des Schmerzpatienten, d. h. inwieweit er das Verhalten der engsten Bezugsperson als »strafend«, »unterstützend« oder »ablenkend« wahrnimmt. Dabei ist »unterstützendes« Verhalten in Übereinstimmung mit lerntheoretischen Annahmen mit stärkerer Beeinträchtigung der Patienten korreliert. Aber auch die Einstellung des Partners zum Patienten kann mit einer modifizierten Version des MPI-D (Befragung des Partners) direkt erfasst werden.

Ein deutschsprachiger Fragebogen für Angehörige von Patienten wurde von der Autorin dieses Teilkapitels selbst entwickelt **(Significant-Other-Fragebogen, SOF).** Er erfasst durch Befragung des Partners und/oder des Patienten (2 Versionen) aus der Sicht des Partners oder der Sicht des Patienten die folgenden Parameter:

Vom Significant-Other-Fragebogen erfasste Parameter
- Kommunikation und Verhalten bei Schmerz
- emotionale Einstellung zum Schmerz
- Beziehungs- und Lebensveränderung
- Behandlungserwartung
- Schmerzmodell des Partners

Der SOF bietet damit die Möglichkeit, die Sicht der **beiden Partner** direkt auf **Übereinstimmungen und Diskrepanzen** zu prüfen, was äußerst wichtige Hinweise auf die Partnerinteraktion bzw. Bewertungsverzerrungen der Beteiligten geben kann. Allerdings wurde dieses Instrument nicht psychometrisch validiert und es liegen keine Vergleichsdaten vor. Ein weiteres Verfahren zur Einschätzung der **familiären Adaptabilität und Kohäsion** mit den Skalen »Adaptibilität«, »Umgang«, »Verstrickung«, »Loslösung« und »Entfremdung« wurde von Saile u. Dieterich (1992) vorgelegt.

17.2.3 Rolle des problemanalytischen Interviews

In den vorangegangenen Kapiteln war im Wesentlichen von objektiven Verfahren (bezüglich ihrer Durchführung und Auswertung) zur psychosozialen Diagnostik chronischer Schmerzsyndrome die Rede. Eine der wichtigsten Methoden aus der Sicht der Kliniker ist und bleibt aber das **problemanalytische Interview**. Ein am SORCK-Modell (Stimulus – Organismus – Reaktion – Kontingenz – Konsequenz; Kanfer u. Saslow 1965; ▶ Kap. 16) orientiertes Schmerzinterview ist die Basis einer funktionalen Verhaltensanalyse.

Im Sinne eines systematisierten und strukturierten Vorgehens ist die Nutzung eines Interviewleitfadens empfehlenswert (Strukturiertes Interview zum chronischen Schmerz, SICS; Kröner-Herwig 2000).

Mit dem Interview können Aspekte erfasst werden, die sich über psychometrische Self-Report-Instrumente nicht erschließen lassen. Insgesamt ist die Problemanalyse geeignet, funktionelle Zusammenhänge zwischen Umweltkontingenzen und Verhalten und Erleben des Patienten aufzudecken. Dies gilt insbesondere für **operante und respondente Prozesse** in der Schmerzaufrechterhaltung. Auch die **Rolle von Moderatorvariablen** (z. B. Zusammenhang zwischen dem Auftreten bestimmter automatischer Gedanken und Schmerzverstärkung) kann mit Mitteln des problemanalytischen Gesprächs aufgeklärt werden. Weiterhin können Werthaltungen und Zielvorstellungen des Patienten – insbesondere auch konfliktbesetzte bzw. ambivalente – exploriert werden.

Im problemanalytischen Gespräch besteht zudem die Möglichkeit, dass der Patient Themenbereiche spontan einbringt, die von Schmerzfragebögen nicht erfasst werden, aber für das individuelle Schmerzgeschehen von hoher Relevanz sein können.

Wesentlichen Stellenwert erhält das problemanalytische Interview dadurch, dass seine Daten zur **Ableitung psychologischer Hypothesen** über aufrechterhaltende Faktoren des Schmerzgeschehens und die wesentlichen Bereiche der Beeinträchtigung dienen, was wiederum die Zielbestimmung und Planung der therapeutischen Intervention bestimmt.

17.2.4 Instrumente der allgemeinen klinischen Psychodiagnostik

Schulte (1995) hat vorgeschlagen, neben der problembereichsspezifischen Diagnostik immer auch eine **allgemeine Psychodiagnostik** durchzuführen. Der empfohlene Einsatz von depressionsdiagnostischen Instrumenten, wie ADS oder BDI, entspricht diesem Vorschlag. Ebenso ist der Einsatz eines psychopathologischen Screeninginstruments angezeigt, wie es die SCL-90-R darstellt, die einen Messwert für die Einschätzung des Ausmaßes psychopathologischer Gesamtbelastung darstellt, auf Einzelskalenebene aber nicht interpretiert werden sollte (Franke 1995). Dieser Kennwert erlaubt die Einordnung des Patienten in verschiedene Vergleichspopulationen. Sämtliche dieser diagnostischen Instrumente lassen sich auch für die **Wirksamkeitsbestimmung** der Schmerztherapie einsetzen. Es kann empfohlen werden, auch den allgemeinen psychosomatischen Symptomstatus über eine Beschwerdenliste (z. B. BL; von Zerssen 1976) zu erfassen.

In neuerer Zeit wird immer wieder vorgeschlagen, als störungsübergreifendes und unspezifisches Maß die »**Lebensqualität**« zu erheben.

Dies wird ganz besonders von Medizinern propagiert, die erkannt haben, dass einzelne objektive, somatische Symptommaße (z. B. Wundheilung nach einer Operation) wenig über das Gesamtbefinden des Patienten in seinem Lebensalltag aussagen.

In diesem Zusammenhang ist immer wieder der **Einsatz des SF-36** (Bullinger 1996) diskutiert worden, der international viel genutzt wird und ein ökonomisches Instrument darstellt (▶ Abschn. 17.2.1, Deutscher Schmerzfragebogen). Es kann an dieser Stelle nicht auf das Für und Wider der Diskussion um das Konstrukt der Lebensqualität eingegangen werden (Fillip u. Ferring 1992), wobei die Autoren eher den Kritikern zugeneigt sind. Ein unbestreitbarer Gewinn des generellen Einsatzes dieses Instruments in der Schmerzdiagnostik wäre allerdings die Möglichkeit des Datenvergleichs zwischen Studien, Patientenpopulationen, Zentren, Therapieansätzen, Störungen usw.

Während viele sog. Lebensqualitätsfragebögen Lebensqualität eigentlich nur mit umgekehrten Vorzeichen, also die Mängel, Defizite und Belastungen, erfragen, wird hier die direkte Erfassung im Sinne der »subjektiven Lebenszufriedenheit« vorgeschlagen. Hier liegt ein einfach einsetzbares Instrument vor, das die Zufriedenheit des Patienten in verschiedenen Bereichen seines Lebens, auch der Gesundheit, erfasst (Henrich u. Herschbach 2000).

Für die **psychopathologische Charakterisierung** des Schmerzpatienten ist zu erwägen, generell eine Diagnoseerhebung nach ICD-10 oder DSM-IV vorzunehmen. Dies wäre weniger in Hinsicht auf die Diagnose der sog. somatoformen Schmerzstörung wichtig (Neuerung zur ICD-Klassifikation: ▶ Kap. 18) sondern hinsichtlich des Vorliegens komorbider Diagnosen (z. B. einer Dysthymie, Angststörung). Zu diesem Zweck ist der Einsatz strukturierter Interviews, wie das **Diagnostische Interview bei psychischen Störungen** (DIPS; Margraf u. Schneider 2000) oder das **Strukturierte Klinische Interview für DSM-IV, Achse-I** (SKID-I; Wittchen et al. 1997) im Sinne einer systematischen und reliablen Erhebung von Vorteil (▶ Kap. 18). Eine Empfehlung für die **Schmerzstandarddiagnostik** gibt ◘ Tab. 17.6

17.2.5 Offene Fragen der klinischen Schmerzdiagnostik

Es ist bereits zu Anfang dieses Beitrags auf die besonderen Probleme der **biomedizinischen Diagnostik** hingewiesen worden. Mit gewissen Besonderheiten lassen sich diese auch in der **psychosozialen Diagnostik** erkennen. So ist z. B. die Relevanz der Erhebung bestimmter Variablen für die Beschreibung der Schmerzsyndrome, für die Indikation bzw. Prädiktion und die Therapieplanung bislang zum Teil nicht ausreichend geklärt (z. B. der Kausal- und Kontrollattributionen).

Auch im psychologischen Bereich ist weiter an der Entwicklung reliabler, konstruktvalider und ökonomischer Messinstrumente zu arbeiten.

Konstruktunschärfen sind insbesondere im Bereich der Erhebung von Bewältigungs- und Verarbeitungsprozessen zu finden. Die Erfassung von Schmerzverhalten und behavioralen Beeinträchtigungen bedarf einer Weiterentwicklung (z. B. Überprüfung in standardisierten, möglichst validen Situationen, Entwicklung von möglichst allgemein verwendbaren Verhaltensparametern).

Eine generelle Frage betrifft den Zusammenhang von Daten der Fremdbeobachtung und Self-Report-Daten. So wäre es wichtig zu wissen, ob **Selbstberichtdaten**, die leichter zu erheben sind, einen generellen Bias aufweisen. Einige Untersuchungen zeigten, dass ein relativ enger Zusammenhang zwischen Selbstberichtdaten des Patienten und den Aussagen seiner engsten Bezugspersonen besteht (Stieg et al. 1987). Dies könnte bedeuten, dass der Patient als reliable und valide Datenquelle zu betrachten ist und sich aufwendige Fremdbeobachtung erübrigen könnte.

Auch das Problem der **Datenintegration** ist im psychosozialen Bereich noch nicht gelöst. Ein empirischer Versuch zur Datenreduktion und Klassifikation von Schmerzpatienten ist von Turk u. Rudy (1988) unternommen und mehrfach repliziert worden. Sie konnten aufgrund der Integration der Skalen des MPI 3 Gruppen von Schmerzpatienten unterscheiden.

Klassifizierung von Patienten mit chronischen Schmerzen (mod. nach Turk u. Rudy 1988)

- Dysfunktionales Profil
  - hohe Schmerzintensität
  - hoher Grad an Interferenz von Schmerz mit Aktivitäten
  - niedriges Ausmaß an Kotrollerleben
  - hohe affektive Beeinträchtigung
  - niedriges Aktivitätsniveau
- Interpersonales Stressprofil
  - mangelnde soziale Unterstützung
- »Adaptive copers/minimizers«
  - niedrige Schmerzintensität
  - niedrige affektive Beeinträchtigung
  - hohe Kontrolle
  - hohes Aktivitätsprofil

Strategier u. Chawlisz (1997) untersuchten als Erste die prognostische Bedeutung dieser Schmerzklassifizierung für den **Therapieerfolg bei Rückenschmerzpatienten** und fanden die stärksten Veränderungen bei den sog. dysfunktionalen Patienten und ansonsten Interaktionen zwischen Schmerztypus, Behandlungsform und Art der Erfolgskriterien.

Einen anderen, weniger an einer Typologie orientierten Weg wählte eine deutsche Arbeitsgruppe, zusammengesetzt aus Schmerzmedizinern und -psychologen, mit der Erstellung des **Multiaxialen Schmerzklassifikationssystems (MASK)**, das neben der medizinischen auch eine psychosoziale Achse aufweist (▶ Kap. 18). Die praktische Bewährung dieses Instruments, dessen Intention aus konzeptuellen Erwägungen heraus als sehr positiv zu beurteilen ist, steht noch aus.

Da das MASK eine sehr detaillierte und aufwendige Diagnostik und Dokumentation voraussetzt, wird vermutlich die Anwendung auf größere, qualitätssicherungs- und forschungsorientierte Institutionen beschränkt bleiben.

17.3 Zusammenfassung

Im ersten Abschnitt des Kapitels wird die Bedeutsamkeit der Anwendung experimenteller Schmerzmessungsmethoden auch beim klinischen Schmerz verdeutlicht. Dies gilt besonders für die Erhebung von Reiz-Reaktions-Charakteristiken im »aktivierten« System. Diese Messungen können besonders zur Entwicklung von Hypothesen zu Sensitivierungsprozessen oder auch defizitärer Schmerzhemmung bei bestimmten Schmerzsyndromen beitragen. Ob der Einsatz in der individuellen Diagnostik und Schmerztherapieevaluation lohnt, muss weitere Forschung zeigen.

Das Kapitel hat Probleme der medizinischen Schmerzdiagnostik verdeutlicht, insbesondere die Tendenz, somatische Kausaldiagnosen ohne ausreichende Grundlage zu formulieren, die auch den psychologischen Schmerztherapeuten in seiner Sicht des Schmerzpatienten beeinflussen können.

Die verschiedenen quantitativen und qualitativen Aspekte des subjektiven Schmerzerlebens wurden diskutiert. Es wurden wichtige Konstrukte der kognitiv-emotionalen Diagnostik – wie Attributionen, Selbstwirksamkeit, Bewältigung und Katastrophisierung – erläutert und dafür geeignete Messinstrumente vorgestellt.

Als wesentlicher Bestandteil der **Diagnostik** wurde die Erfassung der Beeinträchtigung hervorgehoben. Auf die bisher mangelhafte direkte Erfassung behavioraler Aspekte wurde hingewiesen und die hilfsweise Erhebung von Verhaltensaspekten durch Selbstbeobachtung und Selbstbericht geschildert. Die Möglichkeiten der Erfassung der Bedeutung des Schmerzes für Bezugspersonen des Patienten wurden dargestellt.

Die Bedeutung und Potenziale der **Problemanalyse** im Schmerzbereich wurden beleuchtet. Der Sinn problemübergreifender Diagnostik wurde dargestellt und Möglichkeiten dazu vorgestellt.

Zum Schluss wurden verschiedene Problembereiche der psychosozialen Diagnostik beschrieben und auf die Integration von Daten im Sinne einer **Kategorisierung** von Patiententypen mit prognostischem Wert eingegangen.

Literatur

1 Apkarian AV, Bushnell MC, Treede RD, Zubieta JK (2005) Human brain mechanisms of pain perception and regulation in health and disease. Eur J Pain 9:463–484
2 Arendt-Nielsen L, Lautenbacher S (2004) Assessment of pain perception. In: Lautenbacher S, Fillingim RB (Hrsg) Pathophysiology of pain perception. Kluwer Academic/Plenum Publishers, New York, S 25–42
3 von Baeyer CL (1994) Reactive effects of measurement of pain. Clinical Journal of Pain 10: 18–21
4 Boersma K, Linton S, Overmeer T, Janssona M, Vlaeyen V, de Jong J (2004) Lowering fear-avoidance and enhancing function through exposure in vivo. A multiple baseline study across six patients with back pain. Pain 108: 8–16
5 Bullinger M (1996) Erfassung der gesundheitsbezogenen Lebensqualität mit dem SF-36. Health Survey. Die Rehabilitation 35(3): XVII–XXVII
6 Carleton RN (2009) The multidimensionality of fear of pain: construct independence for the Fear of Pain Questionnaire-Short Form and the Pain Anxiety Symptoms Scale-20. Journal of Pain 10: 29–37
7 Casey KL, Bushnell MC (2000) Pain imaging. IASP Press, Seattle
8 Dickenson AH, Sullivan AF (1987) Evidence for a role of the NMDA receptor in the frequency dependent potentiation of deep rat dorsal horn nociceptive neurones following C fibre stimulation. Neuropharmacology 26:1235–1238
9 Dillmann U, Nilges P, Saile H, Gerbershagen HU (1994) Behinderungseinschätzung bei chronischen Schmerzpatienten. Schmerz 8: 100–110
10 Farrar JT, Young JP (2001) Clinical importance of changes in chronic pain intensity measured on an 11-point numerical pain rating scale. Pain 94: 149–158
11 Filipp SH, Ferring D (1992) Lebensqualität und das Problem ihrer Messung. In: Seifert G (Hrsg) Lebensqualität in unserer Zeit – Modebegriff oder neues Denken? Vandenhoeck & Ruprecht, Göttingen, S 89–109
12 Flor H (1991) Psychobiologie des Schmerzes. Hans Huber, Bern
13 Flor H, Heimerdinger K (1992) Erfassung des Schmerzverhaltens. In: Geissner E, Jungnitsch G (Hrsg) Psychologie des Schmerzes – Diagnose und Therapie. Beltz Psychologische Verlags-Union, Weinheim, S. 99–106
14 Flor H, Rudy TE, Birbaumer N, Streit B, Schugens MM (1990) Zur Anwendbarkeit des West-Haven-Yale Multidimensional Pain Inventory im deutschen Sprachraum. Daten zur Reliabilität und Validität des MPI-D. Schmerz 4: 82–87
15 Flor H, Behle DJ, Birbaumer N (1993) Assessment of pain-related cognitions in chronic pain patients. Behavior Research and Therapy 31: 63–73
16 Fordyce WE (1976) Behavioral methods for chronic pain and illness. Mosby, St. Louis
17 Franke GH (1995) SCL-90-R. Die Symptom-Checkliste von Derogatis. Deutsche Version. Manual Beltz, Göttingen

18 Geissner E (1996) Die Schmerzempfindungsskala – SES. Hogrefe, Göttingen
19 Geissner E (2000) Fragebogen zur Erfassung der Schmerzverarbeitung. Hogrefe, Göttingen
20 Gerber WD, Haag G (1982) Migräne. Springer, Berlin Heidelberg New York Tokio
21 Gheldof ELM, Vinck J, Bussche Evd, Vlaeyen JWS, Hidding A, Crombez G (2006) Pain and pain-related fear are associated with functional and social disability in an occupational setting: evidence of mediation by pain-related fear. European Journal of Pain 10: 513–525
22 Goebel H (1992) Schmerzmessung: Theorie, Methodik, Anwendung bei Kopfschmerz. Gustav Fischer, Stuttgart
23 Gracely RH (1999) Pain measurement. Acta Anaesthesiol Scand 43:897–908
24 Gracely RH (2006) Studies of pain in human subjects. In: McMahon SB, Koltzenburg M (Hrsg) Textbook of pain (5th edition). Elsevier/Churchill Livingstone, Edinburgh, S 267–289
25 Hasenbring M (1994) Kieler Schmerzverarbeitungsinventar (KSI). Hans Huber, Bern
26 Hautzinger M, Bailer M (1993) Allgemeine Depressions-Skala. Beltz, Weinheim
27 Hautzinger M, Bailer M, Worall H, Keller F (1994) Beck-Depressions-Inventar (BDI). Bearbeitung der deutschen Ausgabe. Testhandbuch. Hans Huber, Göttingen
28 Henrich G, Herschbach P (2000) Questions on Life Satisfaction (FLZ-super(M)): a short questionnaire for assessing subjective quality of life. European Journal of Psychological Assessment 16: 150–159
29 Hermann C, Buss U, Snaith RP (1995) Hospital Anxiety and Depression Scale – Deutsche Version (HADS-D). Ein Fragebogen zur Erfassung von Angst und Depressivität in der somatischen Medizin. Hans Huber, Bern
30 Jensen MP, Karoly P (1991) Control beliefs, coping efforts and adjustment to chronic pain. Journal of Consulting and Clinical Psychology 59: 431–438
31 Jensen MP, McFarland CA (1993) Increasing the reliability and validity of pain intensity measurement on chronic pain patients. Pain 55: 195–203
32 Kanfer FH, Saslow G (1965) Behavioral analysis. Archives of General Psychiatry 12: 529–538
33 Keefe FJ, Block AR (1982) Mini-series on behavioral analysis of chronic pain. Behavior Therapy 13: 363–375
34 Keefe FJ, Rumble ME, Scipio CD, Giordano LA, Perri LM (2004) Psychological aspects of persistent pain: current state of the science. The Journal of Pain 5: 195–211
35 Klinger R, Hasenbring M, Pfingsten M, Hürter A, Maier C, Hildebrandt J (2000) Die multiaxiale Schmerzklassifikation MASK, B 1. Deutscher Schmerzverlag, Hamburg
36 Kohlmann T, Raspe HH (1996) Der Funktionsfragebogen Hannover zur alltagsnahen Diagnostik der Funktionsbeeinträchtigung durch Rückenschmerzen (FFbH-R). Rehabilitation 35: 1–8
37 Kohlmann T, Nuding B, Raspe H (1992) Funktionsbehinderung, schmerzbezogene Kognitionen und emotionale Beeinträchtigung bei Rückenschmerzen. In: Geissner E, Jungnitsch G (Hrsg) Psychologie des Schmerzes – Diagnose und Therapie. Beltz Psychologische Verlags-Union, Weinheim, S 107–121
38 von Korff M, Stewart W, Lipton R (1994) Assessing headache severity. New directions. Neurology 44: 40–46
39 Kremer EG (1981) Behavioral approaches to treatment of chronic pain: the inaccuracy of patient self-report measures. Med Phys Med Rehab 62: 188–191
40 Kröner-Herwig B (2000) Rückenschmerz. Hogrefe, Göttingen
41 Kröner-Herwig B, Greis R, Schilkowsky J (1993) Kausal- und Kontrollattributionen bei chronischen Schmerzpatienten – Entwicklung und Evalution eines Inventars (KAUKON). Diagnostica 39: 120–137
42 Kröner-Herwig B, Jäkle C, Seemann H, Peters K, Frettlöh J et al. (1996) Beeinträchtigung durch chronischen Schmerz – Welche Rolle spielen psychologische Variablen? Zeitschrift für Gesundheitspsychologie 4: 87–96
43 Lautenbacher S, Fillingim RB (2004) Pathophysiology of pain perception. Kluwer Academic/Plenum Publishers, New York
44 LeBars D, Dickenson AH, Besson JM (1979) Diffuse noxious inhibitory controls. I. Effects on dorsal horn convergent neurons in the rat. Pain 6: 283–304
45 Lohaus A, Schmitt GM (1989) Fragebogen zur Erhebung von Kontrollüberzeugungen zur Krankheit und Gesundheit (KKG). Hogrefe, Göttingen
46 Margraf J, Schneider S (2000) Diagnostik psychischer Störungen mit strukturierten Interviews. In: Margraf J (Hrsg) Lehrbuch der Verhaltenstherapie. Springer, Berlin Heidelberg New York Tokio
47 McCracken LM, Vowles KE, Eccleston C (2004) Acceptance of chronic pain: component analysis and a revised assessment method. Pain 107: 159–166
48 Melzack R (1975) The McGill Pain Questionnaire: major properties and scoring methods. Pain 1: 277–299
49 Neddermeyer TJ, Flühr K, Lötsch J (2008) Principle component analysis of pain thresholds to thermal, electrical, and mechanical stimuli suggests a predominant common source of variance. Pain 138: 286–291
50 Nielsen J, Arendt-Nielsen L (1997) Spatial summation of heat induced pain within and between dermatomes. Somatosens Mot Res 14: 119–125
51 Nigbur K, Rusu AC, Hallner D, Hasenbring M (2009) Fear of movement/(re)injury in chronic pain: preliminary validation of a German version of the Tampa Scale for Kinesiophobia. European Journal of Pain 13(1): S239
52 Nilges P, Gerbershagen HU (1994) Befund und Befinden. Report Psychologie 19: 12–25
53 Nilges P, Köster B, Schmidt CO (2007) Schmerzakzeptanz – Konzept und Überprüfung einer deutschen Fassung des Chronic Pain Acceptance Questionnaire. Schmerz 21: 57–67
54 Ohlund C, Eek C, Palmbald S, Areskoug B, Nachemson A (1996) Quantified pain drawing in subacute low back pain. Validation in a nonselected outpatient industrial sample. Spine 21: 1021–1031

55 Okifuji A, Turk DC, Curran SL (1999) Anger in chronic pain: investigations of anger targets and intensity. Journal of Psychosomatic Research 47: 1–12
56 Ott R, Hinkel M, Scholz OB (2000) Das elektronische Bonner Schmerztagebuch (EBST): Vorstellung einer PC-Desktop-Version für den stationären Bereich. Verhaltenstherapie 10: 160–165
57 Peters M, Sorbi M, Kruise D, Kerssens J, Verhaak P, Bensing J (2000) Electronic diary assessment of pain, disability and psychological adaption in patients differing in duration of pain. Pain 84: 181–192
58 Pfingsten M, Kröner-Herwig B, Leibing E, Kronshage U, Hildebrandt J (2000) Validation of the German version of the Fear-Avoidance Beliefs Questionnaire (FABQ). European Journal of Pain 4: 259–266
59 Price DD, Harkins SW (1987) Combined use of experimental pain and visual analogue scales in providing standardized measurement of clinical pain. Clin J Pain 3: 1–8
60 Pud D, Granovsky Y, Yarnitsky D (2009) The methodology of experimentally induced diffuse noxious inhibitory control (DNIC)-like effect in humans. Pain 144: 16–19
61 Quint S (2006) Die Pain Anxiety Symptom Scale D 65+: Adaptation und psychometrische Überprüfung an älteren Patienten mit chronischem Rückenschmerz. Institut für Medizinische Psychologie, Marburg
62 Raspe H, Kohlmann T (1994) Disorders characterised by pain: A methodological review of population surveys. Journal of Epidemiology and Community Health 48: 531–537
63 Rollman GB (1992) Cognitive effects in pain and pain judgement. In: Algom D (Hrsg) Psychophysical approaches to cognition. Elsevier, Amsterdam, S 515–574
64 Rollman GB, Lautenbacher S (2001) Sex differences in musculoskeletal pain. Clin J Pain 17: 20–24
65 Romano JM, Turner JA (1985) Chronic pain and depression: does the evidence support a relationship? Psychological Bulletin 97: 18–34
66 Saile H, Dieterich U (1992) Zur Überprüfung des Circumplex-Modells: Familiäre Adaptibilität und Kohäsion bei chronischen Schmerzpatienten. System Familie 4: 223–235
67 Schmitt N (1990) The Mainz Pain Staging System (MPSS) for chronic pain. Pain (Suppl) 5: 484
68 Schulte D (1995) Wie soll Therapieerfolg gemessen werden? Zeitschrift für Klinische Psychologie 22: 374–393
69 Skljarevski V, Ramadan NM (2002) The nociceptive flexion reflex in humans (review). Pain 96: 3–8
70 Staud R, Spaeth M (2008) Psychophysical and neurochemical abnormalities of pain processing in fibromyalgia. CNS Spectr 13(3 Suppl 5): 12–17
71 Stieg RL, Flor H, Rudy TE, Turk DC (1987) Significant others' perceptions of and responses to chronic pain patients. Pain 4: 165
72 Strategier LD, Chawlisz K (1997) Multidimensional assessment of chronic low back pain: predicting treatment outcomes. Journal of Clinical Psychology in Medical Settings 4: 91–110
73 Sullivan MJL, Thorn B, Haythornthwaite JA, Keefe F, Martin M, Bradley LA, Lefebvre JC (2001) Theoretical perspectives on the relation between catastrophizing and pain. Clinical Journal of Pain 17: 52–64
74 Thieme K, Turk DC, Flor H (2007) Responder criteria for operant and cognitive-behavioral treatment of fibromyalgia syndrome. Arthritis Care and Research 57: 830–836
75 Treede RD (2003) Neurophysiological studies of pain pathways in peripheral and central nervous system disorders. J Neurol 250: 1152–1161
76 Turk DC, Rudy TE (1988) Toward an empirically derived taxonomy of chronic pain patients: integration of psychological assessment data. Journal of Consulting and Clinical Psychology 56: 233–238
77 Turk DC, Meichenbaum D, Genest M (1983) Pain and behavioral medicine: a cognitive-behavioral perspective. The Guildford Press, New York
78 Waddell G (1998) The back pain revolution. Churchill Livingston, Edinburgh
79 Westhoff G (1993) Handbuch psychosozialer Messinstrumente – Ein Kompendium für epidemiologische und klinische Forschung zu chronischer Krankheit. Hogrefe, Göttingen
80 Willer JC, Roby A, LeBars D (1984) Psychophysical and electrophysiological approaches to the pain-relieving effects of heterotopic nociceptive stimuli. Brain 107: 1095–1112
81 Wittchen HU, Wunderlich U, Gruschwitz S, Zaudig M (1997) Strukturiertes Klinisches Interview für DSM-IV, Achse-I (SKID-I). Hogrefe, Göttingen
82 Woby SR, Roach NK, Urmston M, Watson PJ (2005) Psychometric properties of the TSK-11: a shortened version of the Tampa Scale for Kinesiophobia. Pain 117: 137–144
83 von Zerssen D, Koeller DM (1976) Die Beschwerdenliste. Beltz, Weinheim

Klassifikation chronischer Schmerzen: »Multiaxiale Schmerzklassifikation« (MASK)

R. Klinger

Im folgenden Kapitel werden **Möglichkeiten der Klassifikation chronischer Schmerzen** im Rahmen der Internationalen Klassifikation der Krankheiten – ICD (bzw. des diagnostischen und statistischen Manuals psychischer Störungen »DSM« statt des ICD-Kapitels V (F)), der Klassifikation der International Association of the Study of Pain (IASP) und der Kopfschmerzklassifikation der International Headache Society (IHS) skizziert. Die mit den meisten dieser Diagnosen verbundenen Probleme werden aufgezeigt. Vor diesem Hintergrund wird eine speziell für die Systematisierung chronischer Schmerzen geschaffene Klassifikation, die Multiaxiale Schmerzklassifikation (MASK), vorgestellt. Die **psychosoziale Dimension der MASK** (MASK-P) bietet sowohl unter klinischen als auch wissenschaftlichen Gesichtspunkten bedeutsame Vorteile für eine Systematisierung chronischer Schmerzen und lässt sich mit den internationalen Klassifikationsansätzen verbinden. Mit der Aufnahme der neuen Diagnose »Schmerzstörung mit somatischen und psychischen Faktoren« (F45.41) ist es gelungen, die biopsychosoziale Perspektive nun auch in der ICD-10-GM umzusetzen.

18.1 Einführung: Diagnostik und Klassifikation chronischer Schmerzen

Die Quintessenz eines diagnostischen Prozesses ist die Diagnose. Sie lässt sich im günstigsten Fall einem **Klassifikationssystem** zuordnen und sollte zumindest global Hinweise auf Therapieindikationen ermöglichen. Welche Schwierigkeiten bei der Klassifikation chronischer Schmerzen auftreten können, wird im Folgenden geschildert. Hierzu ein Fallbeispiel:

Fallbeispiel

Frau W., 34 Jahre alt, leidet seit dem 17. Lebensjahr unter chronischem, linksseitigem Gesichtsschmerz, anfallartig auftretend. Die Schmerzen traten wenige Tage nach einer für die Patientin emotional stark belastenden Situation auf. Vor dem Hintergrund diverser somatischer Untersuchungen und der im Folgenden gestellten rein somatischen Diagnose »Trigeminusneuralgie« erfolgte zwischen dem 17. und dem 26. Lebensjahr eine ausschließlich medikamentöse Behandlung.

Es kam schleichend zu einer Beschwerdezunahme, die schließlich so heftig war, dass eine neurochirurgische Intervention (Janetta-Operation) durchgeführt wurde. Bis zum 31. Lebensjahr waren die Schmerzen deutlich gelindert. Im Folgenden kam es dann jedoch zu einer Entwicklung mit wechselnder Beschwerdesymptomatik, einhergehend mit ebenso häufig wechselnden somatischen Diagnosen (z. B. wurde neben der Diagnose »Trigeminusneuralgie« auch die einer »Myoarthropathie« gestellt). Ebenso kam es zu starken Beeinträchtigungen im privaten und beruflichen Bereich, verbunden mit depressiven Symptomen und ausgeprägter Selbstwertproblematik.

Die Patientin zog sich mehr und mehr aus dem sozialen Leben zurück. Schließlich war die Patientin in einem psychisch derart desolaten Zustand, dass während eines stationären Aufenthalts in einer Kieferklinik die Diagnose »Trigeminusneuralgie« gänzlich in Zweifel gezogen und eine psychische Genese der Schmerzen angenommen wurde. Mit der nunmehr nur noch deskriptiven Formulierung »chronische Gesichtsschmerzen im linken Oberkiefer« wurden sämtliche somatischen Behandlungen abgesetzt und der Patientin eine psychiatrische Behandlung empfohlen.

Bei Patienten mit chronischen Schmerzen kommt es nicht selten zum mehrfachen **Wechsel der Diagnosen**. Als Konsequenz folgt in der Regel ein ebenso häufiger **Wechsel der Therapieverfahren**, insbesondere vollzieht sich im längerfristigen Verlauf häufig ein Wandel der »somatogenen« Sicht des Schmerzproblems in Richtung einer »psychogenen« Sichtweise.

Diagnosen sind therapierelevant und sollten eine Indikation für das **Therapiekonzept** geben. Erhebliche Probleme entstehen aber, wenn die Auswahl an Diagnosemöglichkeiten begrenzt ist und sie zudem a priori Entscheidungen erzwingt, die dem gegenwärtigen Verständnis und Stand des Wissens von Schmerzproblemen nicht gerecht werden können. Dies wird in dem beschriebenen Fallbeispiel deutlich. Der diagnostische Prozess war charakterisiert durch die scheinbar erforderliche Entscheidung, ob es sich entweder um eine somatische oder um eine psychische Ursache der Schmerzen handelt. Doch genau diese dichotome Anordnung wird der Multidimensionalität von Schmerzen nicht gerecht und verhindert eine dem aktuellen Stand der Wissenschaft angemessene, nämlich interdisziplinäre Behandlung des Schmerzpatienten.

Die **Aufhebung der somatischen Diagnose** hatte in dem Fallbeispiel die direkte therapeutische Konsequenz, sämtliche somatische Therapien einzustellen und als »Restkategorie« eine psychiatrische Behandlung zu empfehlen. Aus dem Verlauf der Schmerzentwicklung der Patientin wird deutlich, dass bereits zum Zeitpunkt der Entstehung der Gesichtsschmerzen psychische Faktoren zumindest korrelativ relevant waren. Unabhängig davon, ob diese nun im kausalen Zusammenhang mit der Schmerzentstehung standen oder nicht, scheinen sie aber in der weiteren Entwicklung der Schmerzen eine immer stärkere Rolle zu gespielt zu haben (sozialer Rückzug, Ängste, depressive Entwicklung infolge der Schmerzen). Allerdings schließen sie die Existenz somatischer Faktoren bei der Diagnose »Trigeminusneuralgie« nicht aus. Es ist also erforderlich, beide Seiten angemessen in einer Diagnose darzustellen und beide Seiten auch in ein interdisziplinäres Behandlungskonzept aufzunehmen. Dieses diagnostische und therapeutische Vorgehen setzt ein biopsychosoziales Krankheitsverständnis voraus.

Die Diagnostik und Klassifikation chronischer Schmerzen ist generell schwierig und für die weitere Behandlung konsequenzenreich. Es empfiehlt sich ein kritischer Umgang mit Diagnosen und klassifikatorischen Zuordnungen.

18.2 Beschreibung und Bewertung von Ansätzen zur Klassifikation chronischer Schmerzen

Das Fehlen einer universell akzeptierten **Taxonomie chronischer Schmerzen** wird seit Langem bemängelt (Bonica 1979) und ihr Bedarf immer wieder hervorgehoben (Merskey u. Bogduk 1994). Für die Klassifikation chronischer Schmerzen wird üblicherweise der internationale Diagnoseschlüssel herangezogen, die **ICD** (Internationale Klassifikation von Krankheiten). Anstelle des Kapitels V (F) »Psychische und Verhaltensstörungen« der ICD-10 steht zudem das ebenfalls international anerkannte Verfahren **DSM** (Diagnostisches und Statistisches Manual Psychischer Störungen) zur Verfügung. Verschiedene Fachgesellschaften haben zudem eigene Systematiken zur Klassifikation von Schmerzen entwickelt.

Systematiken zur Klassifikation von Schmerzen

- **IASP:** Klassifikation der International Association of the Study of Pain
- **IHS:** Kopfschmerzklassifikation der International Headache Society
- **MASK:** Multiaxiale Schmerzklassifikation der Deutschen Gesellschaft zum Studium des Schmerzes

18.2.1 Klassifikationsmöglichkeiten innerhalb des international gebräuchlichen Diagnoseschlüssels ICD (bzw. DSM)

Der Internationalen Klassifikation von Krankheiten der Weltgesundheitsorganisation (**ICD**: International Classification of Diseases, ICD-10-GM: German Modification, Version 2009, Deutsches Institut für Medizinische Dokumentation und Information; ICD-10-WHO: World Health Organisation, Version 2007) kommt weltweit große Bedeutung zu. Sie ist die offizielle Diagnoseklassifikation und Basis für die international vergleichbare Todesursachenstatistik der WHO, die sowohl für den wissenschaftlichen als auch den klinischen Bereich von allen Fachgebieten zur Systematisierung von Diagnosen verwendet wird.

Die ICD ist die Grundlage der Krankenhausdiagnosenstatistik und ermöglicht die Abrechnung nach dem Vergütungssystem der Diagnosis Related Groups (DRG). Für den deutschsprachigen Bereich arbeitet das Deutsche Institut für Medizinische Dokumentation und Information (DIMDI; http://www.dimdi.de) als WHO-Kooperationszentrum für Klassifikationen eng mit der WHO zusammen. Das Institut ist in mehreren Arbeitsgruppen der WHO-Klassifikationszentren aktiv und an der Pflege der Original-ICD-10 durch die WHO beteiligt. Das DIMDI erstellt neben der deutschsprachigen ICD-10-WHO (gemäß WHO-Originalausgabe) für die Todesursachenstatistik auch die ICD-10-GM, die an das deutsche Gesundheitswesen angepasste Fassung.

Die ICD-10-WHO-Onlineversion sowie die jährlich aktualisierten Fassungen der ICD-10-GM gibt das DIMDI in verschiedenen Dateiformaten kostenfrei heraus (Download: http://www.dimdi.de/static/de/klassi/diagnosen/icd10/index.htm). Die englischsprachige Originalversion findet sich online unter http://www.who.int/classifications/apps/icd/ icd10online/.

Seit dem 1.1.2000 ist die ICD verbindlicher Diagnoseschlüssel sowohl für niedergelassene Ärzte als auch für die Krankenhäuser.

Wenngleich die ICD aufgrund der Möglichkeiten für einen internationalen Vergleich unübersehbare Vorteile bietet, bereitet sie für die Verschlüsselung chronischer Schmerzen einige Probleme. Die 10. Revision der ICD setzt sich aus 21 Kapiteln zusammen, die Krankheiten und verwandte Gesundheitsprobleme aus unterschiedlichen Fachgebieten beinhalten. Für das **psychiatrische Kapitel V** wird speziell für Forschungsfragen oft auch das Diagnostische und Statistische Manual Psychischer Störungen (**DSM-IV**; American Psychiatric Association 1994 und 1996) verwendet, weil es spezifischere Kriterien beschreibt.

Für die **Schmerztherapie** ergibt sich nun das Problem, dass die verschiedenen Schmerzdiagnosen über diese 21 Hauptkapitel mit über 250 Krankheits- bzw. Verschlüsselungsgruppen verstreut sind und so keine übersichtliche Systematik mehr vorliegt. Spannungskopfschmerzen (ICD-10 G44.2) werden z. B. unter dem Hauptkapitel VI »Erkrankungen des Nervensystems (ICD-10 G)« subsummiert, Rückenschmerzen (ICD-10 M54.x) z. B. unter Kapitel XIII »Erkrankungen des Muskel-Skelett-Systems und des Bindegewebes«.

Es wird nicht von einem standardisierten Ordnungsschema für Schmerzen ausgegangen, sondern es werden **unterschiedliche Bezugssysteme** (auslösende Ursache, Lokalisation, Art der Krankheit, Körpersystem, Symptom vs. Krankheit) zugrunde gelegt. Zum Beispiel wird der medikamenteninduzierte Kopfschmerz unter G44.4 »arzneimittelinduzierter Kopfschmerz, anderenorts nicht klassifiziert« in dem Kapitel G00–G99 »Krankheiten des Nervensystems« subsummiert. Der Missbrauch von Analgetika ist unter der Ziffer F55.2 im psychiatrischen Kapitel F5 »Verhaltensauffälligkeiten mit körperlichen Störungen und Faktoren« zu kodieren.

Aus Sicht der Schmerztherapeuten ist diese Klassifikation damit sehr unsystematisch. Sie müssen im Grunde sehr gute Kenntnis *aller* Kapitel der ICD haben, um die Diagnosen richtig verschlüsseln zu können.

Darüber hinaus gibt es auch inhaltliche Gründe, die für die Schmerztherapie problematisch sind. Dies gilt besonders für die **Beschreibung von Chronifizierungsprozessen**. In den Kategorien G43 »Migräne«, G44 »Sonstige Kopfschmerzsyndrome« oder M54 »Rückenschmerzen« gibt es so gut wie keine Differenzierung in Hinblick auf den zeitlichen Verlauf verschiedener Schmerzsyndrome. In der Unterkategorie G44.2 »Spannungskopfschmerzen« werden beispielsweise chronische und episodische Kopfschmerzen zusammengefasst. Die Anwendung einer derart globalen Kategorie (ICD-10) beinhaltet die Gefahr einer Pseudobetrachtung von Krankheiten, die nur aufgrund mangelnder Zuordnungsalternativen entsteht und deshalb für epidemiologische Auswertungen nicht brauchbar ist. Aus schmerztherapeutischer Sicht sind Kodierungen zur Differenzierung der Verlaufsform oder der Häufigkeit sehr wichtig.

Seit 1.1.2009 ist im Rahmen der ICD-10-GM eine interdisziplinäre Diagnose, die bei chronischen Schmerzproblemen unumgänglich ist, möglich. Die neue Diagnose »Schmerzstörung mit somatischen und psychischen Faktoren« (F45.41) überwindet das bisher dichotome Konzept zwischen somatischen und psychogenen Schmerzen.

Eine integrative Darstellung von somatischen und psychosozialen Anteilen war bis vor kurzer Zeit in der ICD nicht ohne Weiteres umsetzbar. Seit Januar 2009 – bislang allerdings nur in der deutschen Version (ICD-10-GM, German Modification, Version 2010) – ist dies mit der neuen Diagnose »Schmerzstörung mit somatischen und psychischen Faktoren« (F45.41) möglich. Die ICD orientierte sich damit an der **IV. Ausgabe, Textrevision des DSM** (American Psychiatric Association 2000, 2003). Hier gibt es neben der »Schmerzstörung in Verbindung mit psychischen Faktoren« (DSM-IV-TR 307.80) auch die »Schmerzstörung in Verbindung mit sowohl psychischen Faktoren wie einem medizinischen Krankheitsfaktor« (DSM-IV_TR 307.89; zusätzlich wird die somatische Diagnose unter Angabe des ICD-Codes angegeben). Bei beiden Diagnosen kann bestimmt werden, ob es sich um akute (Dauer <6 Monate) oder chronische (Dauer >6 Monate) Schmerzen handelt.

Prinzipiell sind weitere mögliche Wege der Klassifikation von Schmerzen in der ICD bzw. DSM denkbar. Alle sind jedoch mit einigen **Problemen** behaftet, die im Folgenden skizziert werden:

- Neben der somatischen Schmerzdiagnose wird eine Diagnose aus dem psychiatrischen Kapitel der ICD-10 vergeben. Grundlage ist dabei das gesamte Diagnosespektrum. Das Problem besteht darin, dass psychosoziale Beeinträchtigungen bei chronischen Schmerzen in den meisten Fällen nicht die Kriterien einer psychiatrischen Erkrankung erfüllen. Es besteht die Gefahr einer falsch positiven Diagnose, die den Patienten stigmatisieren und das Schmerzgeschehen fälschlicherweise als psychogen darstellen könnte.
- Es wird die ICD-10-Diagnose F45.4 »Anhaltende somatoforme Schmerzstörung« vergeben. Es ergibt sich das Problem, dass die Diagnose in ihren Kriterien sehr unklar und unspezifisch bleibt und sie lediglich über Ausschlusskriterien definiert wird – die Schmerzen werden als psychogen betrachtet.
- Neben der somatischen Diagnose wird die ICD-10-Diagnose F54 »Psychologische Faktoren oder Verhaltensfaktoren bei andernorts klassifizierten Erkrankungen« vergeben. Der Vorteil besteht

darin, dass diese Diagnose eine integrative Darstellung somatischer und psychischer Anteile am Schmerz ermöglicht. Es ergibt sich aber das Problem, dass die Diagnose inhaltlich nahezu leer bleibt, denn es bleibt unklar, um welche psychischen Faktoren es sich handelt.

- Unter dem Kapitel »Persönlichkeits- und Verhaltensstörungen« wird die Ziffer F62.8 »Sonstige andauernde Persönlichkeitsänderungen« vergeben. Diese Ziffer beinhaltet andauernde Persönlichkeitsänderungen nach Erlebnissen, die nicht Extrembelastungen oder psychische Erkrankungen darstellen, wie z. B. »Persönlichkeit bei chronischem Schmerzsyndrom«. Die Zuordnung von Schmerzpatienten in diese Kategorie ist sehr kritisch zu betrachten, da sie letztendlich eine Zuordnung in die Kategorie der Persönlichkeitsstörungen bedeutet und damit eine tief greifende Veränderung der Persönlichkeit mit nur geringen Chancen der therapeutischen Beeinflussung bedeuten würde. Sie bleibt ebenso einem dichotomen Krankheitsmodell verhaftet.
- Ein unter dem Gesichtspunkt der Differenzierung geeigneter Weg ist es, ergänzend zu der medizinischen Diagnose auf die Z-Kodierungen der ICD-10 zurückzugreifen (z. B. Z63.0 »Probleme in der Beziehung zum Ehepartner oder Partner«, Z73.0 »Ausgebranntsein«, Z73.2 »Mangel an Entspannung oder Freizeit«). Diese Kodierungen stellen keine Krankheiten als solche dar, sondern eher »psychosoziale Zustände, die der Beobachtung bedürfen« und fallen damit nicht unter den Katalog behandlungsbedürftiger Diagnosen. Sie sind als Ergänzung einer Diagnose in Betracht zu ziehen und können für die Einleitung einer Behandlung relevant sein.

F45.41: Chronische Schmerzstörung mit somatischen und psychischen Faktoren (nach ICD-10-GM, Kap. **V (F); WHO, DIMDI 2010)**

Im Vordergrund des klinischen Bildes stehen seit mindestens 6 Monaten bestehende Schmerzen in einer oder mehreren anatomischen Regionen, die ihren Ausgangspunkt in einem physiologischen Prozess oder einer körperlichen Störung haben. Psychischen Faktoren wird eine wichtige Rolle für Schweregrad, Exazerbation oder Aufrechterhaltung der Schmerzen beigemessen, jedoch nicht die ursächliche Rolle für deren Beginn. Der Schmerz verursacht in klinisch bedeutsamer Weise Leiden und Beeinträchtigungen in sozialen, beruflichen oder anderen wichtigen Funktionsbereichen. Der Schmerz wird nicht absichtlich erzeugt oder vorgetäuscht (wie bei der vorgetäuschten Störung oder Simulation). Schmerzstörungen insbesondere im Zusammenhang mit einer affektiven, Angst-, Somatisierungs- oder psychotischen Störung sollen hier nicht berücksichtigt werden.

Ausschluss

- Andauernde Persönlichkeitsänderung bei chronischem Schmerzsyndrom (F62.80)
- Psychologische Faktoren oder Verhaltensfaktoren bei anderenorts klassifizierten Krankheiten (F54)

F54: Psychologische Faktoren oder Verhaltensfaktoren bei andernorts klassifizierten Erkrankungen (nach ICD-10, Kap. **V (F); WHO, DIMDI 2010)**

Diese Kategorie soll verwendet werden, um psychologische und Verhaltenseinflüsse zu erfassen, die wahrscheinlich eine wesentliche Rolle in der Ätiologie körperlicher Erkrankungen spielen, die in anderen Kapiteln der ICD-10 klassifiziert werden. Diese psychischen Störungen sind meist unspezifisch und lang anhaltend (wie Sorgen, emotionale Konflikte, ängstliche Erwartung etc.) und rechtfertigen nicht die Zuordnung zu einer anderen Störung im Kapitel V.

Inklusive

- Psychische Faktoren, die körperliche Störungen bewirken
- Beispiele für den Gebrauch dieser Kategorie sind:
  - Asthma (F54 und J45.–)
  - Colitis ulcerosa (F54 und K51.–)
  - Dermatitis (F54 und L23–L25)
  - Magenulkus (F54 und K25.–)
  - Mukomembranöse Kolitis (F54 und K58.–)
  - Urtikaria (F54 und L50.–)
- Soll eine assoziierte körperliche Krankheit angegeben werden, ist eine zusätzliche Schlüsselnummer zu benutzen.

Exklusive

- Spannungskopfschmerz (G44.2)

F45.4: Anhaltende somatoforme Schmerzstörung (nach ICD-10, Kap. **V (F); WHO, DIMDI 2010)**

Die vorherrschende Beschwerde ist ein andauernder, schwerer und quälender Schmerz, der durch einen physiologischen Prozess oder eine körperliche Störung nicht vollständig erklärt werden kann. Er tritt in Verbindung mit emotionalen Konflikten oder psychosozialen Problemen auf. Diese sollten schwerwiegend genug sein, um als entscheidende ursächliche Einflüsse zu gelten. Die Folge ist gewöhnlich eine beträchtliche persönliche oder medizinische Betreuung oder Zuwendung. Hier nicht zu berücksichtigen ist ein vermutlich psychogener Schmerz im Verlauf einer depressiven Störung oder Schizophrenie. Schmerzen aufgrund bekannter oder psychophysiologischer Mechanismen wie Muskelspannungsschmerzen oder Migräne, die wahrscheinlich auch psychogen sind, sollen unter Verwendung von »F54« (Psychische Faktoren oder Verhaltenseinflüsse bei andernorts klassifizierten Erkrankungen) sowie einer zusätzlichen Kodierung aus einem anderen Teil der ICD-V-10 (z. B. Migräne, G43.x) klassifiziert werden.

Dazugehörige Begriffe

- Psychialgie
- Psychogener Rückenschmerz

Differenzialdiagnose

- Das Hauptproblem ist die Differenzierung dieser Störung von der histrionischen Verarbeitung organisch verursachter Schmerzen. Patienten mit körperlichem Schmerz, bei denen eine eindeutige körperliche Diagnose noch nicht zu stellen ist, können leicht verängstigt oder vorwurfsvoll werden und schließlich ein aufmerksamkeitssuchendes Verhalten entwickeln. Bei den Somatisierungsstörungen treten vielerlei Schmerzen auf, die aber, verglichen mit den anderen Beschwerden, nicht so anhaltend und so vorrangig sind.

Ausschluss

- Schmerz, andernorts nicht klassifizierbar (R52)
- Spannungskopfschmerz (G44.2)
- Nicht näher bezeichnete Rückenschmerzen (M54.9)

Die Verwendung der ICD-10-Diagnose F45.4 »Anhaltende somatoforme Schmerzstörung« ist für eine **integrative Sichtweise von Schmerzen** sehr problematisch. Sie bietet keine Möglichkeit, den somatischen Anteil der Schmerzen mit anzugeben, und geht von einem dichotomen Konzept von Schmerzen (psychogen *oder* somatogen) aus. Die Kategorie soll für andauernde, schwere und quälende Schmerzen verwendet werden, die nicht durch einen physiologischen Prozess oder eine körperliche Störung erklärt werden können. **Migräne** und **Spannungskopfschmerzen** werden hierbei ausgeschlossen. Während der Spannungskopfschmerz dem Kapitel G der ICD zugeordnet wird, soll die Migräne als F54 (Psychische Faktoren oder Verhaltenseinflüsse bei andernorts klassifizierten Erkrankungen) unter Angabe der somatischen ICD-Diagnose verschlüsselt werden.

Als Beispiel für einen zugehörigen Begriff der Kategorie F45.4 wird der sog. **Psychogene Rückenschmerz** genannt. Doch was ist als psychogener Rückenschmerz definiert? Wenngleich spezifische Krankheitsprozesse bei Rückenschmerzen selten zugrunde liegen, so sind im überwiegenden Maße degenerative und funktionelle Veränderungen im Muskel-/Skelettbereich die Ursache. Betroffen sind dabei die Bandscheiben, die kleinen Wirbelgelenke sowie der Halte- und Stützapparat der Wirbelsäule (Muskeln und Bänder). Eine Veränderung der biomechanischen Integrität der Wirbelsäule bedingt letztendlich eine Schwächung des Bewegungssegments mit kompensatorischer muskulärer Beanspruchung und dadurch entstehenden Schmerzen (Hildebrandt u. Schöps 2001).

Eine Interaktion somatischer Faktoren mit psychologischen Faktoren wird seit Langem nicht mehr in Zweifel gezogen (Flor 1991, Hasenbring 1992, Hildebrandt u. Schöps 2001, Flor u. Stolle 2006). Vor diesem Hintergrund ist die Zuordnung von Rückenschmerzen als entweder psychogen oder somatogen unzureichend.

In der Kategorie F45.4 wird weiterhin angegeben, dass die Abgrenzung von der histrionischen Verarbeitung organisch verursachter Schmerzen differenzialdiagnostisch wichtig sei. Ebenso wichtig, aber nicht explizit als Kriterium angeführt, erscheint die Abgrenzung von komplizierten und oft nur Schmerzspezialisten geläufigen Schmerzstörungen. Diese **Differenzialdiagnostik** setzt voraus, dass schmerztherapeutisch versierte Organmediziner vor dem Hintergrund der Zusammenschau aller erforderlichen Befunde diese Beurteilung abgeben. Oft wird die Diagnose F45.4 aber in Zentren gestellt, denen diese fachlichen Kompetenzen gar nicht zur Verfügung stehen. In diesen Fällen besteht die Gefahr einer hohen Zahl falsch positiver F45.4-Diagnosevergaben.

Die Klassifikation chronischer Schmerzen in der **IV. Ausgabe, Textrevision des DSM** (American Psychiatric Association 2000, 2003) ist mit der »Schmerzstörung in Verbindung mit psychischen Faktoren« (DSM-IV-TR 307.80) oder »Schmerzstörung in Verbindung mit sowohl psychischen Faktoren wie einem medizinischen Krankheitsfaktor« (DSM-IV-TR 307.89) in Äquivalenz zur ICD zu sehen.

Die DSM-Diagnose **»Schmerzstörung in Verbindung mit psychischen Faktoren«** subsummiert Schmerzen, bei denen psychischen Faktoren die Hauptrolle für deren Beginn, Schweregrad, Exazerbation oder Aufrechterhaltung beigemessen wird. Wenn ein medizinischer Krankheitsfaktor vorhanden ist, spielt dieser keine große Rolle für Beginn, Schweregrad, Exazerbation oder Aufrechterhaltung der Schmerzen.

Die Kategorie **»Schmerzstörung in Verbindung mit sowohl psychischen Faktoren wie einem medizinischen Krankheitsfaktor«** misst dagegen sowohl psychischen als auch einem medizinischen Krankheitsfaktor eine wichtige Rolle für Beginn, Schweregrad, Exazerbation oder Aufrechterhaltung der Schmerzen bei. Der damit zusammenhängende medizinische Krankheitsfaktor oder – für den Fall, dass der medizinische Krankheitsfaktor noch nicht klar angegeben werden kann – die anatomische Region des Schmerzes wird auf Achse III (Ebene für die somatische Krankheit) mit der ICD kodiert (z. B. 307.89 »Schmerzstörung in Verbindung mit sowohl psychischen Faktoren wie einem medizinischen Krankheitsfaktor« auf Achse I, 357.2 »Diabetische Polyneuropathie« auf Achse III).

Zusammenfassend kann festgehalten werden, dass die Aufnahme der Diagnose F45.41 »Schmerzstörung mit somatischen und psychischen Faktoren« als Äquivalent der DSM-IV-TR-Diagnose 307.89 »Schmerzstörung in Verbindung mit sowohl psychischen Faktoren wie einem medizinischen Krankheitsfaktor« einer biopsychosozialen Sichtweise des chronischen Schmerzes gerecht wird und eine interdisziplinäre Diagnose ermöglicht. Der aktuelle Stand der Schmerzforschung hat damit auch auf dem Gebiet der Klassifikation Berücksichtigung gefunden.

Die Diagnose sieht keine weitergehende differenzierte Systematisierung der jeweiligen »psychischen Faktoren« vor. Wünschenswert wäre dies, um aus der Diagnose Therapieindikationen ableiten zu können.

18.2.2 IASP-Taxonomie

Die IASP-Taxonomie (Merskey 1986, Merskey u. Bogduk 1994) ist eine Systematik, die speziell für den Bereich chronischer Schmerzen entwickelt wurde und als **vorläufiger Versuch einer standardisierten Darstellung relevanter Schmerzsyndrome** gilt. Sie umfasst sowohl eine Beschreibung von Schmerzsyndromen nach bestimmten Kriterien (z. B. Definition, Schmerztopik, betroffenes System, Begleitsymptome) als auch ein Kodierungssystem mit 5 Achsen (Merskey 1986, Bonica 1990, Merskey u. Bogduk 1994):

- Körperregion
- System
- zeitliches Auftreten der Schmerzen
- Intensität und Dauer der Schmerzen
- Ätiologie

> **Obwohl die IASP-Taxonomie auch psychologische Aspekte umfasst, ist eine integrative Darstellung gemeinsam mit den somatischen Aspekten in einer Diagnose kaum möglich.**

Psychische Einflüsse lassen sich zum einen im Sinne des Vorhandenseins einer psychiatrischen Erkrankung verschlüsseln, wobei auf den Ausschluss einer organischen Ursache hingewiesen wird. Oder sie lassen sich unter ätiologischen Gesichtspunkten als »dysfunktional inkl. psychophysiologisch« oder »psychischer Genese, z. B. Konversionsstörung, depressive Halluzination« zuordnen.

Sofern die IASP-Taxonomie universell Anwendung finden soll, müsste sie hinsichtlich ihrer **psychologischen Diagnosemöglichkeiten** deutlich erweitert und überarbeitet werden. Hinsichtlich ihrer praktischen Anwendbarkeit kann – wie es auch für andere differenziertere Systeme möglich ist – die Gefahr bestehen, dass die Anwender das System aufgrund der Komplexität nur bis zu einem gewissen Grad umsetzen können, d. h. eine Selektion wichtiger Kodierungsmöglichkeit treffen, die übrigen dagegen nicht beachten.

18.2.3 Kopfschmerzklassifikation der IHS

Für den Bereich der Kopf- und Gesichtsschmerzen existiert eine sehr differenzierte Klassifikation der International Headache Society, die International Classification of Headache Disorders (ICHD-II), die mittlerweile in ihrer 2. Auflage erschienen ist (International Headache Society 2004; deutsche Version: International Headache Society 2003). Sie umfasst insgesamt **14 verschiedene Kategorien**, neben denen zusätzlich die zeitliche Dauer und das Ausmaß der Chronifizierung kodiert werden kann.

Die neue IHS-Kopfschmerzklassifikation (ICHD-II) bietet für eine differenziertere Sichtweise von Kopfschmerzen für den klinischen und Forschungsbereich wichtige Ansatzpunkte. Besonders hervorgehoben werden ihre Vorteile für die klinische Anwendung mit der klaren und präzisen Charakterisierung der einzelnen Syndrome, verbunden mit zahlreichen differenzialdiagnostischen Verweisen und ihrer unkomplizierten Beschwerdenzuordnung bei den symptomatischen Kopfschmerzformen (Olesen et al. 2003). Jedoch ist es generell fraglich, ob es sinnvoll ist, für einzelne Schmerzsyndrome (also z. B. Kopfschmerz, Rückenschmerz) spezielle Klassifikationen zu schaffen. Für die Anwendungspraxis ist vielmehr eine übergreifende Systematik der Schmerzklassifikation erforderlich.

In die ICHD-II wurde die Kategorie 12 »Kopfschmerz zurückzuführen auf psychiatrische Störungen« mit den 2 Subkategorien 12.1 »Kopfschmerz zurückzuführen auf eine Somatisierungsstörung« (F45.0) und 12.2 »Kopfschmerz zurückzuführen auf eine psychotische Störung« (der psychotischen Störung entsprechender ICD-Code) neu aufgenommen. Unklar bleibt, aus welchen Gründen die Wahl genau auf diese 2 Störungen bzw. Störungsbereiche der ICD fiel. Kritisch ist zudem anzumerken, dass von psychischen Einflussfaktoren ansonsten in der neuen ICHD-II nicht die Rede ist und diese demzufolge auch nicht verschlüsselt werden können. Es wird damit keine Möglichkeit geschaffen, neben den somatischen auch psychische Anteile des Kopfschmerzes in einer umfassenden Diagnose integrativ darzustellen. Wieder ist man gezwungen sich dichotom zu entscheiden, also entweder eine somatogene oder psychogene (in diesem Falle psychiatrische) Diagnose zu wählen, wenngleich Kopfschmerz sicherlich der Bereich ist, bei dem die Aufnahme psychischer Faktoren im Sinne der Modulation des Schmerzgeschehens in die Diagnose sinnvoll und erforderlich ist. So wird zwar bei der Migräne unter dem Zusatz »aggravierende Faktoren« auch der Begriff »psychosoziale Stressfaktoren« genannt; eine Systematik, mit der genauer beschrieben wird, um welche Faktoren es sich handelt, gibt es allerdings nicht. Genau dies wäre aber wichtig, um diese Aspekte auch therapierelevant hervorzuheben. Eine Kombination mit der MASK-P (► Abschn. 18.3) stellt hierbei eine sinnvolle Ergänzung dar.

18.3 Multiaxiale Schmerzklassifikation MASK der DGSS

Vor dem Hintergrund der Möglichkeiten zur Klassifikation chronischer Schmerzen stellt die Multiaxiale Schmerzklassifikation – MASK von Klinger et al. (1992, 2000) und Hildebrandt et al. (1992) einen **alternativen Ansatz zur Systematisierung von Schmerzen** dar. MASK ermöglicht eine »interdisziplinäre Diagnose«, indem die Beschreibung des Schmerzbildes immer somatische und auch psychosoziale Anteile umfasst. Eine Beispieldiagnose aus dem Bereich Rückenschmerz zeigt die folgende Übersicht.

MASK-Diagnose: Rückenschmerz (Schmerzregion)

- Radikulärer Rückenschmerz nach offener Bandscheibenoperation mit epiduraler Vernarbung (MASK-S 59512)
- bei ängstlich-vermeidender Schmerzverarbeitung (MASK-P 4.11.1.1)

Das MASK-System besteht aus 2 Teilen, der **psychosozialen Dimension »MASK-P«** (Klinger et al. 2000; s. Abb. am Schluss des Kapitels) und der **somatischen Dimension »MASK-S«** (Pfingsten u. Hildebrandt 2001; als Manuskript über die Deutsche Gesellschaft zum Studium des Schmerzes (DGSS) zu beziehen).

Gesamtaufbau MASK

- Schmerzregion (Zuordnung der Schmerzen nach MASK-S-Ziffer 1)
- MASK-S: somatische Ebene mit den Achsen 1–6, MASK-S-Textdiagnose
- MASK-P: psychologische Ebene mit den Achsen 1–11, MASK-P-Textdiagnose
- MASK-Diagnose (Schmerzregion und endgültige somatische/psychologische Diagnose), ggf. zusätzliche ICD- (Kap. V) bzw. DSM-Diagnose

Die **psychosoziale Dimension »MASK-P«** lässt sich auch mit anderen somatischen Klassifikationsschlüsseln kombinieren, z. B. der Taxonomie der IASP oder auch mit somatischen Diagnosen der ICD-10, sofern die Diagnose entsprechend obiger Übersicht aufgebaut wird.

> **MASK ermöglicht eine dem internationalen Forschungsstand entsprechende Integration somatischer und psychosozialer Anteile bei der Vergabe von Schmerzdiagnosen.**

MASK-S. Die Schmerzbilder werden in dem somatischen Teil der MASK weitgehend phänomenologisch-deskriptiv erfasst. MASK-S umfasst einen Diagnosekatalog für einzelne Schmerzsyndrome und ein Achsensystem zur Verschlüsselung medizinisch-somatischer Informationen. Die Diagnose setzt sich aus einem 5-Ziffern-Code zusammen, der entsprechend der 5 hierarchisch aufgebauten Ebenen eine fortschreitend spezifischere Differenzierung des Schmerzbildes ermöglicht.

Verschiedene Schmerzgruppen (1. Ebene), denen die Diagnose zuzuordnen ist
1. Kopfschmerz
2. Gesichtsschmerz
3. Schmerz bei Gefäßerkrankungen
4. Schmerz bei Läsion oder Erkrankung des Nervensystems
5. Schmerz im Bereich der Wirbelsäule
6. Schmerz im muskuloskeletalen System (außer Rückenschmerz)
7. Viszeraler Schmerz
8. Akuter perioperativer und posttraumatischer Schmerz
9. Schmerz ohne klinischen oder anamnestischen Hinweis auf eine somatische Ätiologie

Beispiel für den hierarchischen Aufbau der MASK-S
1. Ebene: 2 »Gesichtsschmerz«
2. Ebene: 2.3 »Neurogener Gesichtsschmerz«
3. Ebene: 2.3.1 »Trigeminusneuralgie (Tic douloureux)«
4. Ebene: 2.3.1.3 »Trigeminusneuralgie, postinfektiös (außer Herpes)«
5. Ebene: (Entfällt in diesem Fall, da keine weitere ätiologische oder anatomische Spezifizierung möglich ist)

Ziffern 1–5. Die 1. Ziffer ermöglicht eine Zuordnung der Schmerzen zu einer nach pragmatischen Gesichtspunkten definierten Schmerzgruppe. Die 2. Ziffer beinhaltet eine wesentlich differenziertere Diagnose (z. B. Unterschied zwischen Migräne und Spannungskopfschmerz). Die 3. Ziffer ermöglicht eine weitere Differenzierung nach spezieller Diagnostik (z. B. ophthalmoplegische Migräne). Die 4. bzw. 5. Ziffer lässt eine weitere Differenzierung hinsichtlich ätiologischer und anatomischer Gesichtspunkte zu (z. B. Schmerzen im Bereich der unteren LWS, distal ausstrahlend mit vermuteter Radikulopathie bei knöcherner lateraler Stenose; der Befund ist durch entsprechende Spezialröntgenaufnahmen, z. B. Computertomografie, verifiziert worden).

Zusätzlich können auf **weiteren 6 Beschreibungsachsen** quantitative und qualitative Angaben gemacht werden:
1. Schmerzlokalisation (z. B. Oberschenkel, Rücken)
2. Topografie der Schmerzen (Ausbreitungsmuster der Schmerzen, z. B. Versorgungsgebiet peripherer Nerven)
3. Zeitliche Charakteristika (z. B. Dauerschmerz, paroxysmale Attacken)
4. Allgemeine Genese der Schmerzen (z. B. degenerative Veränderungen)
5. Schmerzqualität (z. B. brennend, stechend)
6. Neurologisch relevante Zusatzbefunde (z. B. sensorische Störung, z. B. Allodynie, oder motorische Störung, z. B. Parese)

MASK-P. Die psychologischen Beschreibungsachsen der MASK ermöglichen dem Diagnostiker eine **deskriptive Erfassung psychosozialer Variablen** auf 10 Beschreibungsachsen und die **Vergabe einer Schmerzdiagnose** auf Achse 11, »MASK-P-Diagnosen«.

MASK-P: Psychosoziale Dimension der »Multiaxialen Schmerzklassifikation«

Achse 1:	Motorisch-verhaltensmäßige Schmerzverarbeitung
Achse 2:	Emotionale Schmerzverarbeitung
Achse 3:	Kognitive Schmerzverarbeitung
Achse 4:	Krankheitsbezogene Metakognitionen
Achse 5:	Aktuelle Stressoren
Achse 6:	Traumata/Belastungen in der Lebensgeschichte
Achse 7:	Habituelle Personenmerkmale
Achse 8:	Maladaptive Stressverarbeitung

MASK

MULTIAXIALE SCHMERZKLASSIFIKATION - PSYCHOSOZIALE DIMENSION (MASK-P)

RATING-BOGEN

Patientin/Patient: ______________________ geb.: __________ Datum: __________

Achsenzusatzkodierung: *Für alle MASK-P-Achsen wird jeweils eines der folgenden Merkmale vergeben:*

1 Achse wurde nicht untersucht
2 Keine Auffälligkeiten identifizierbar
3 Patient/-in sieht Auffälligkeiten nicht
4 Patient/-in sieht Auffälligkeiten

Achse 1 Motorisch-verhaltensmäßige Schmerzverarbeitung

☐ Achsenzusatzkodierung *(kodiere 1, 2, 3 oder 4)*

☐ 1 Ausgeprägt nonverbales Schmerzverhalten
☐ 2 Ausgeprägt verbales Schmerzverhalten
☐ 3 Diskrepanz zwischen verbalem und nonverbalem Schmerzverhalten
☐ 4 Defizite im Bitten um soziale Unterstützung
☐ 5 Ausgeprägte Vermeidung körperlicher Aktivitäten
☐ 6 Ausgeprägte Vermeidung sozialer Aktivitäten
☐ 7 Ausgeprägtes Durchhalteverhalten
☐ 8 Nichteinhaltung erforderlichen Gesundheitsverhaltens

Achse 2 Emotionale Schmerzverarbeitung

☐ Achsenzusatzkodierung *(kodiere 1, 2, 3 oder 4)*

☐ 1 Traurig-niedergeschlagene Stimmung
☐ 2 Ärgerlich-gereizte Stimmung
☐ 3 Ängstliche Stimmung
☐ 4 Leichte innere Erregbarkeit
☐ 5 Eingeschränktes emotionales Erleben
☐ 6 Mangelnder Emotionsausdruck
☐ 7 Übertrieben positiver Emotionsausdruck

Achse 3 Kognitive Schmerzverarbeitung

☐ Achsenzusatzkodierung *(kodiere 1, 2, 3 oder 4)*

☐ 1 Hilflosigkeit/Katastrophisieren
☐ 2 Resignation/Hoffnungslosigkeit
☐ 3 Suizidgedanken
☐ 4 Mangelhafte Wahrnehmung körperlicher Vorgänge
☐ 5 Ausgeprägte Bagatellisierung körperlicher Vorgänge
☐ 6 Ausgeprägte Selbstaufmerksamkeit für körperliche Vorgänge
☐ 7 Ausgeprägter Durchhalteappell

Abb. 18.1 Multiaxiale Schmerzklassifikation, psychosoziale Dimension (MASK-P)

Achse 4 Krankheitsbezogene Metakognitionen

☐ Achsenzusatzkodierung *(kodiere 1, 2, 3 oder 4)*

☐ 1 Ausgeprägtes somatisches Krankheitsmodell
☐ 2 Ausgeprägte stabile Ursachenattribution
☐ 3 Ausgeprägte externale Kontrollattribution
☐ 4 Ausgeprägte internale Kontrollattribution
☐ 5 Schuldzuschreibungen
☐ 6 Ausgeprägte Fear-Avoidance-Beliefs
☐ 7 Ausgeprägte Endurance-Beliefs

Achse 5 Aktuelle Stressoren

☐ Achsenzusatzkodierung *(kodiere 1, 2, 3 oder 4)*

☐ 1 Physikalische Belastungen am Arbeitsplatz
☐ 2 Psychosoziale Belastungen am Arbeitsplatz
☐ 3 Unklarer beruflicher Status
☐ 4 Erhebliche finanzielle Belastungen
☐ 5 Probleme im Familien- und/oder Freundeskreis
☐ 6 Ehe-/Partnerschaftsprobleme
☐ 7 Belastungen durch zusätzliche gesundheitliche Probleme
☐ 8 Krisenhafte Ereignisse
☐ 9 Belastungen im Freizeitbereich

Achse 6 Traumata/Belastungen in der Lebensgeschichte

☐ Achsenzusatzkodierung *(kodiere 1, 2, 3 oder 4)*

☐ 1 ☐ Verlust naher Angehöriger/Bezugspersonen
☐ 2 ☐ Konflikte innerhalb der Familie/Partnerschaft
☐ 3 ☐ Konflikte am Arbeitsplatz
☐ 4 ☐ Körperliche und/oder psychische Misshandlungen
☐ 5 ☐ Verlust/Bedrohung der existenziellen Basis
☐ 6 ☐ Akute Lebensbedrohung
☐ 7 ☐ Harte Erziehungsbedingungen mit emotionaler Entbehrung
☐ 8 ☐ Schwere körperliche/psychische Erkrankung naher Bezugspersonen
☐ 9 ☐ Eigene schwere körperliche/psychische Erkrankung

↑

Zeit-Zusatzkodierung: *(für jede beobachtete Belastung ist der relevante Zeitraum zu kodieren)*

1 Kindheit (bis 6 Jahre)
2 Jugendzeit (bis 18 Jahre)
3 Erwachsenenalter (ab 18 Jahre)
4 Kindheit und Jugendzeit
5 Jugendzeit und Erwachsenenalter
6 Kindheit und Erwachsenenalter
7 Kindheit, Jugend und Erwachsenenalter

Abb. 18.1 (Fortsetzung)

Achse 7 Habituelle Personenmerkmale

☐ Achsenzusatzkodierung *(kodiere 1, 2, 3 oder 4)*

- ☐ 1 Selbstüberforderung bei exzessivem Leistungsanspruch
- ☐ 2 Mangelnde soziale Kompetenz
- ☐ 3 Selbstwertdefizite
- ☐ 4 Starre Norm- und Wertvorstellungen
- ☐ 5 Mangelnde Selbstreflexion/Introspektionsfähigkeit
- ☐ 6 Mangelnde Fähigkeit zur Wahrnehmung eigener Stressreaktionen
- ☐ 7 Psychophysiologische Reaktionsstereotypie
- ☐ 8 Abhängigkeitsverhalten

Achse 8 Maladaptive Stressverarbeitung

☐ Achsenzusatzkodierung *(kodiere 1, 2, 3 oder 4)*

- ☐ 1 Katastrophisierende/vermeidende Stressverarbeitung
- ☐ 2 Resignative/rückzugsbetonte Stressverarbeitung
- ☐ 3 Ärgerbetonte Stressverarbeitung und Kontrollillusion
- ☐ 4 Mangelnde Wahrnehmung und Bagatellisierung von Stressreaktionen
- ☐ 5 Übermäßige körperliche Ablenkung bei Stress
- ☐ 6 Mangel an entspannungsfördernden Formen der Stressbewältigung
- ☐ 7 Mangel an emotionsregulierenden Formen der Stressbewältigung
- ☐ 8 Mangel an sozial kompetenter Stressverarbeitung

Achse 9 Psychophysiologische Dysregulation

☐ Achsenzusatzkodierung *(kodiere 1, 2, 3 oder 4)*

- ☐ 1 Situationsspezifisch erhöhte Aktivität symptomrelevanter Muskulatur
- ☐ 2 Habituell erhöhte Aktivität symptomrelevanter Muskulatur
- ☐ 3 Situationsspezifisch erhöhte Aktivität verschiedener Muskeln
- ☐ 4 Habituell erhöhte motorische Unruhe
- ☐ 5 Situationsspezifisch erhöhte symptomrelevante vegetative Aktivität
- ☐ 6 Habituell erhöhte symptomrelevante vegetative Aktivität
- ☐ 7 Situat life onsspezifisch erhöhte Aktivität verschiedener vegetativer Systeme
- ☐ 8 Habituell erhöhte Aktivität verschiedener vegetativer Systeme

Achse 10 Konfliktverarbeitungsstil

☐ Achsenzusatzkodierung *(kodiere 1, 2, 3 oder 4)*

- ☐ 1 Schizoider Verarbeitungsstil
- ☐ 2 Depressiver Verarbeitungsstil
- ☐ 3 Zwanghafter Verarbeitungsstil
- ☐ 4 Histrionischer Verarbeitungsstil
- ☐ 5 Narzisstischer Verarbeitungsstil
- ☐ 6 Borderline-Verarbeitungsstil

Abb. 18.1 (Fortsetzung)

Achse 11 MASK-P-DIAGNOSEN: FUNKTIONALE ZUSAMMENHÄNGE

*Schmerzlokalisation:*____

Achsenzusatzkodierung *(kodiere 1, 2, 3 oder 4 bei jeder zutreffenden Diagnose vor dem Punkt)*

☐ **_.111 bei maladaptiver Schmerzverarbeitung**

- ☐ _.1111 bei ängstlich-vermeidender Schmerzverarbeitung
- ☐ _.1112 bei depressiv-suppressiver Schmerzverarbeitung
- ☐ _.1113 bei betont heiter-suppressiver Schmerzverarbeitung
- ☐ _.1114 bei ärgerlich-gereizter Schmerzverarbeitung
- ☐ _.1115 bei aufmerksamkeitsfokussierter Schmerzverarbeitung

☐ **_.112 bei klassischen Konditionierungsprozessen**

- ☐ _.1121 bei sensorischer Konditionierung
- ☐ _.1122 bei interozeptiver Konditionierung
- ☐ _.1123 bei emotionaler Konditionierung

☐ **_.113 bei operanten Konditionierungsprozessen**

- ☐ _.1131 bei schmerzkontingenter negativer Verstärkung durch das soziale Umfeld
- ☐ _.1132 bei schmerzkontingenter positiver Verstärkung durch das soziale Umfeld
- ☐ _.1133 bei negativer Verstärkung durch Verringerung von Stress und Konflikten
- ☐ _.1134 bei negativer Verstärkung durch Vermeidung einer Selbstwertbedrohung
- ☐ _.1135 bei positiver Verstärkung durch Erhöhung des Selbstwertempfindens

☐ **_.114 bei Einfluss von psychosozialem Stress**

- ☐ _.1141 bei Einfluss aktueller Stressoren
- ☐ _.1142 bei Einfluss maladaptiver Stressverarbeitung

☐ **_.115 bei Schmerz als Teil einer Reaktion auf schwere Belastungen und kritische Lebensereignisse**

☐ **_.116 bei Somatisierung psychischen Leidens**

- ☐ _.1161 bei Umwandlung von Affekten in eine psychophysische Daueranspannung
- ☐ _.1162 bei Konversion
- ☐ _.1163 bei narzisstischem Mechanismus

☐ **_.117 bei Schmerz auf der Basis früherer Belastungen und Überforderungen**

☐ **_.118 bei beziehungsstabilisierender Funktion**

- ☐ _.1181 bei beziehungsstabilisierender Funktion im partnerschaftl./familiär. System
- ☐ _.1182 bei beziehungsstabilisierender Funktion im beruflichen System
- ☐ _.1183 bei beziehungsstabilisierender Funktion im Behandlungskontext

Abb. 18.1 (Fortsetzung)

Achse 9:	Psychophysiologische Dysregulation
Achse 10:	Konfliktverarbeitungsstil
Achse 11:	MASK-P-Diagnosen – funktionale Zusammenhänge

Die **Diagnosenachse 11,** die die eigentliche MASK-P-Diagnose darstellt, ist eine Art logische Verknüpfung im Sinne funktionaler Zusammenhänge der deskriptiven Merkmale *(Achsen 1–10)*. Auf jeder Teilebene können so viele Ziffern wie nötig vergeben werden. Die einzelnen Unterpunkte aller Achsen sind in einem **ausführlichen Manual** (Klinger et al. 2000) genau operationalisiert, auch unter Angabe möglicherweise hinzuzuziehender Testverfahren.

Abgrenzung der MASK-P-Ziffern zu psychopathologischen Störungen nach ICD/DSM. Die Unterpunkte aller Achsen stellen psychische Faktoren dar, die bei der Entstehung und Aufrechterhaltung der Schmerzen eine Rolle spielen können. Sie werden in Abgrenzung zu psychopathologischen Störungen gemäß DSM bzw. ICD als »Auffälligkeiten« bezeichnet. Damit soll auf einem hypothetischen Kontinuum der Bereich zwischen »unauffällig« und »psychopathologisch« gekennzeichnet werden, der am ehesten »normale psychologische Reaktionen« umfasst. Wenn die Kriterien eines psychopathologischen Störungsbildes erfüllt sind, dann ist zunächst die entsprechende Verhaltensauffälligkeit in MASK-P zu kodieren. Ergänzend wird im Diagnose- und Befundbogen unter »ICD-10-/DSM-IV-Diagnosen« die entsprechende Diagnose im Klartext und unter Angabe der Verschlüsselung angegeben.

Achsenzusatzkodierung. Jeder Achse ist eine sog. Achsenzusatzkodierung mit den Ziffern 1–4 vorangestellt. Die Ziffern 1 und 2 erklären sich selbst. Die Ziffer 3 bedeutet, dass der Patient bzw. die Patientin das Vorliegen der entsprechenden Auffälligkeiten der Achse nicht nachvollziehen kann, also nicht mit dem Urteil des Untersuchers übereinstimmt. Die Ziffer 4 bedeutet das Gegenteil: Der Patient stimmt mit dem Urteil des Untersuchers überein. Für jede der Achsen 1–11 wird *eine* Achsenzusatzkodierung vergeben, die bei der Dokumentation aus technischen Gründen der Datenverarbeitung der inhaltlichen Kodierung vorangestellt und durch einen Punkt getrennt wird.

Zeitzusatzkodierung. Achse 6 »Traumata/Belastungen in der Lebensgeschichte« hat abweichend von den übrigen Achsen eine »Zeitzusatzkodierung«, die für jede beobachtete Belastung zu kodieren ist. Hierdurch ist eine genaue Angabe möglich, welchem Zeitraum der Lebensgeschichte die explorierten Belastungen zuzuordnen sind. Kodiert wird eine Ziffer zwischen 1 und 7.

Diagnosenachse 11: MASK-P-Diagnosen. Auf der Diagnosenachse werden Hypothesen zur Entstehung und/oder Aufrechterhaltung von Schmerzen formuliert. Sie beinhalten Annahmen über biopsychosoziale Wechselwirkungen und Zusammenhänge aus verhaltenstheoretischer, tiefenpsychologischer oder systemtheoretischer Sicht. Die Grundlage für die Ziffernvergabe auf dieser Achse ist eine eingehende Diagnostik auf der Basis dieser theoretischen Richtungen. Die Ziffern .111–.114 bilden die verhaltenstheoretischen, die Ziffern .115–.118 die tiefenpsychologisch bzw. systemtheoretischen Bezüge ab. Die Unterziffern (z. B..1112 »Schmerz bei depressiv-suppressiver Schmerzverarbeitung«) stellen Differenzierungen der Oberziffern dar.

Sofern noch keine weitere Spezifizierung der Diagnosekategorie möglich ist oder Unsicherheiten bestehen, soll die jeweils globalere Diagnose vergeben werden, um mögliche falsch positive Diagnosen zu vermeiden. Neben der differenzierten und systematisierten Darstellung der Schmerzsyndrome anhand der MASK-P-Achsen werden durch die verschiedenen Diagnosen auf Achse 11 auch Vergleichsmöglichkeiten unterschiedlicher Schmerzprobleme, z. B. für Forschungszwecke, geschaffen.

Ableitung von Therapieindikationen. Die MASK-P-Systematisierung bietet die Möglichkeit, differenzierte Hinweise auf Therapieindikationen abzuleiten und einer interdisziplinären Schmerztherapie gerecht zu werden. Beispielsweise besagt die Angabe der Ziffern 17 »Ausgeprägtes Durchhalteverhalten«, 26 »Mangelnder Emotionsausdruck« und 71 »Selbstüberforderung bei exzessivem Leistungsanspruch«, dass die psychologische Schmerzbehandlung dem Patienten sowohl Strategien für die Umsetzung eines ausgewogeneren Wechsels zwischen Be- und Entlastung als auch für einen adäquateren Ausdruck von Gefühlen vermitteln sollte. Darüber hinaus muss der Patient seine habituell vorhandene Selbstüberforderung abbauen und zu einem angemessenen Leistungsverhalten und -maßstab angeleitet werden.

Nutzen für Ausbildungszwecke. Die psychosoziale Dimension (MASK-P) kann als idealer Leitfaden zur strukturierten Informationserhebung bei der psychologischen Anamnese verwendet werden. Sie gehört zu den Lehrinhalten der Ausbildung »Psychologische Schmerzpsychotherapie« der Akademie für Schmerzpsychotherapie der DGPSF e.V. (http://www.schmerzpsychotherapie.net). In Ausbildung befindliche psychologische Schmerztherapeuten können sich durch die Systematik einen Überblick über zu erhebende Aspekte bei chronischen Schmerzen verschaffen und die Anamnese vervollständigen. Durch die zusätzlich für die einzelnen Unterpunkte angegebenen Fragebögen sind Kriterien angegeben, die eine Evaluation des diagnostischen Prozesses ermöglichen.

18.4 Zusammenfassung

Die **ICD** ist in den meisten Bereichen unseres Gesundheitssystems obligatorisch. Es empfiehlt sich für die Verschlüsselung chronischer Schmerzsyndrome in den überwiegenden Fällen eine Kombination der somatischen Diagnose mit der neuen ICD-10-Kodierung F45.41 (entsprechend DSM-IV 307.89). Für den Fall, dass bei einem Schmerzpatienten oder einer -patientin die Kriterien einer psychopathologischen Störung im Sinne der ICD bzw. DSM voll erfüllt sind, sollte der Zusammenhang mit Schmerzen überprüft und dokumentiert werden.

> **Für Spezialeinrichtungen zur Schmerztherapie bietet es sich zum gegenwärtigen Entwicklungsstand an, parallel zur ICD/DSM mit der MASK zu klassifizieren. Die in den ICD/DSM-Diagnosen nicht näher bezeichneten »psychischen Faktoren« können nach MASK-P (s. Abb. 18.1) auch im Diagnosenteil des Befundberichts ergänzt werden und wichtige Therapieindikationen liefern.**

Im Folgenden wird eine mögliche **Schreibweise** am Beispiel unseres eingangs skizzierten Falles »chronischer Gesichtsschmerz« verdeutlicht:

- Trigeminusneuralgie (ICD-10 G 50.0, MASK-S 2.3.1)
- Schmerzen bei klassischen Konditionierungsprozessen (ICD-10-GM F45.41/DSM-IV 307.89, MASK-P 4.112)
- MASK-P-Befund:
  - *Achse 1:* 4.11, 16
  - *Achse 2:* 4.21, 23, 24, 26
  - *Achse 3:* 4.32, 33
  - *Achse 4:* 4.46
  - *Achse 5:* 4.52, 55
  - *Achse 6:* 4.69.2
  - *Achse 7:* 4.73, 77
  - *Achse 8:* 3.82
  - *Achse 9:* 3.95, 96
  - *Achse 10:* 4.102
- ICD-10 Komorbidität: Soziale Phobie (ICD-10 F 40.1/DSM-IV 300.23), Depressionen, rezidivierend (ICD-10 F 33.2/DSM-IV 296.33)

Erläuterung: Die Schreibweise z. B. »4.11« bedeutet: 4 = Pat. sieht Auffälligkeit; 11 = 1. Achse, 1. Auffälligkeit.

Hierdurch wird die Diagnose spezifischer und auch therapierelevant. Anhand der **psychosozialen Dimension der MASK** ist es möglich, Informationen systematisch zu erfassen und zu dokumentieren. Ein solcher Befund ermöglicht es, für die Weiterbehandlung konkrete Ansatzpunkte für therapeutische Implikationen abzuleiten. Die MASK-P bietet gemeinsam mit der MASK-S bzw. der somatischen Diagnose nach ICD oder IASP-Klassifikation die Möglichkeit, eine **interdisziplinäre Schmerzdiagnose** abzubilden.

Literatur

1 American Psychiatric Association (1989) Diagnostisches und statistisches Manual psychischer Störungen, DSM-III-R (dt. Bearbeitung und Einführung von Wittchen HU, Saß H, Zaudig M, Köhler K). Beltz, Weinheim
2 American Psychiatric Association (2000) Diagnostic and Statistical Manual of Mental Disorders: DSM-IV, 4th edn (Text revision DSM-IV-TR). APA, Arlington
3 American Psychiatric Association (2003) Diagnostisches und statistisches Manual psychischer Störungen (DSM-IV-TR). Textrevision (deutsche Bearbeitung und Einführung von Saß H, Wittchen HU, Zandig M, Houlen I). Hogrefe, Göttingen
4 Bonica JJ (1979) The need of a taxonomy (Editorial). Pain 6: 247
5 Bonica JJ (1990) Definitions and taxonomy of pain. In: Bonica JJ (ed) The management of pain, vol I. Lea & Febinger, Philadelphia, p 18
6 Bundesministerium für Gesundheit (1986) Internationale Klassifikation der Krankheiten, Verletzungen und Todesursachen (ICD) in der 9. Revision, Bd I–II. Kohlhammer, Köln
7 DIMDI (Deutsches Institut für Medizinische Dokumentation und Information) (2010) Internationale Klassifikation der Krankheiten, German Modifikation 2010, ICD-10-GM Version 2010. http://www.dimdi.de/static/de/klassi/diagnosen/icd10/htmlgm2010/block-f40-f48.htm. Gesehen 18 Mai 2010
8 Flor H (1991) Psychobiologie des Schmerzes. Huber, Göttingen

9 Flor H, Stolle AM (2006) Learning, brain plasticity and pain – implications for treatment. Nervenheilkunde 25(6): 445–461
10 Hasenbring M (1992) Chronifizierung bandscheibenbedingter Schmerzen. Risikofaktoren und gesundheitsförderndes Verhalten. Schattauer, Stuttgart
11 Hildebrandt J, Schöps P (2001) Schmerzen am Bewegungsapparat, Rückenschmerzen. In: Zenz M, Jurna I (Hrsg) Lehrbuch der Schmerztherapie. Wiss. Verlagsgesellschaft, Stuttgart, S 577–586
12 Hildebrandt J, Pfingsten M, Maier C, Klinger R, Hasenbring M (1992) Zum Problem der Klassifikation chronischer Schmerzsyndrome – Multiaxiale Schmerzklassifikation MASK. Anaesthesiologie, Intensivmedizin, Notfallmedizin, Schmerztherapie 27: 366
13 International Headache Society (2004) Headache Classification Subcommittee. The International classification of headache disorders. Cephalalgia 24 (Suppl): 1–160. http://ihs-classification.org/com/. Cited 18 May 2010
14 International Headache Society (2003) The German Version of the second Edition of the Headache Classification of the International Headache Society. Nervenheilkunde 22(11): 531–670. http://ihs-classification.org/de/. Cited 18 May 2010
15 Klinger R, Hasenbring M, Pfingsten M (1992) Zum Problem der Klassifikation chronischer Schmerzen. In: Geissner E, Jungnitsch G (Hrsg) Psychologie des Schmerzes – Diagnose und Therapie. Beltz, Weinheim, S 205
16 Klinger R, Hasenbring M, Pfingsten M, Hürter A, Maier C, Hildebrandt J (2000) Die Multiaxiale Schmerzklassifikation MASK – Bd 1: Psychosoziale Dimension MASK-P. Deutscher Schmerzverlag, Hamburg
17 Merskey H (1986) Classification of Chronic Pain. International Association for the Study of Pain. Subcommittee on Taxonomy. Pain 3 (Suppl): 1
18 Merskey H, Bogduk N (1994) Classification of chronic pain: descriptions of chronic pain syndromes and definitions of pain terms. International Association of the Study of Pain, Task Force on Taxonomy, 2nd edn. IASP Press, Seattle
19 Olesen J, Goadsby P, Steiner T (2003) The International Classification of Headache Disorders, 2nd ed. Lancet Neurology 2(12): 720
20 Pfingsten M, Hildebrandt J (2001) Nomenklatur/Definitionen. In: Zenz M, Jurna I (Hrsg) Lehrbuch der Schmerztherapie. Grundlagen, Theorie und Praxis für Aus- und Weiterbildung, 2. Aufl. Wiss. Verlagsgesellschaft, Stuttgart, S 175–188
21 Thoden U (1989) Zur neuen Migräneklassifikation, Teil 1, Teil 2. Schmerz 3/98: 152
22 WHO (Weltgesundheitsorganisation) (2005) Internationale Klassifikation psychischer Störungen ICD-10, Kap V (F) – Klinisch-diagnostische Leitlinien. Hrsg: von Dilling H, Mombour W, Schmidt MH. Huber, Göttingen
23 WHO (World Health Organisation) (2007) International Statistical Classification of Diseases and health related Problems, ICD-10-WHO. http://www.who.int/classifications/icd/icd10updates/en/. Cited 18 Feb 2010

Begutachtung von Personen mit chronischen Schmerzen

R. Dohrenbusch und A. Pielsticker

Psychologische Gutachten über Personen mit Schmerzen gewinnen in unterschiedlichen Rechtsbereichen an Bedeutung. In sozial- und zivilrechtlichen Verfahren werden Diplom-Psychologen verstärkt zur Entscheidungsfindung etwa bei Fragen zur sozialrechtlichen Bewertung von Schmerzen und Schmerzfolgen, zur Verursachung somatoformer Schmerzen, zur Therapie- oder Rehaindikation oder zu prognostischen Fragen hinzugezogen. Der folgende Beitrag vermittelt eine Übersicht über Besonderheiten der psychologischen Begutachtung von Personen mit chronischen Schmerzen. Er liefert Informationen über die Rolle des Sachverständigen und über typische gutachterliche Fragestellungen. Besondere Schwerpunkte liegen auf Empfehlungen zur Erstellung psychologischer Gutachten und auf der Identifikation und Bewertung bewusstseinsnaher motivationaler Einflüsse.

19.1 Einführung

Gutachterliche Tätigkeit hat bisher in der psychologischen Schmerzdiagnostik und -therapie eine eher untergeordnete Rolle gespielt. Immerhin wird die Beantragung eines psychodiagnostischen Zusatzgutachtens inzwischen eher als Qualifikationsnachweis des Hauptgutachters (gemeint sind nachfolgend immer Personen beiderlei Geschlechts) angesehen (Dertwinkel et al. 1999). Zugleich scheint die Zahl der Sozialrichter und Entscheidungsträger zuzunehmen, die chronifizierte Schmerz- und Krankheitsfolgen auch von Psychologen bewerten lassen wollen.

> **Eine interdisziplinäre Zusammenarbeit zwischen ärztlichen und psychologischen Sachverständigen kann den Abschluss eines Verfahrens beschleunigen und durch Vermeidung unnötiger Untersuchungen auch Kosten sparen.**

Die Bedeutung sozialmedizinischer Begutachtung kommt u. a. in den **Statistiken der Deutschen Rentenversicherung** zum Ausdruck. Beispielsweise wurden im Jahr 2005 insgesamt ca. 164.000 Personen aufgrund von Krankheiten als erwerbsgemindert eingeschätzt. In ca. 30.000 Fällen wurden schmerzhafte Erkrankungen des Skeletts, der Muskeln und des Bindegewebes als Berentungsgrund genannt, in ca. 53.000 Fällen psychische und Verhaltensstörungen, die ebenfalls häufig mit körperlichen Beschwerden oder Schmerzen einhergehen. Im gleichen Zeitraum wurden allein über 240.000 stationäre Rehabilitationsmaßnahmen zur Wiederherstellung der Arbeitsfähigkeit aufgrund von meist schmerzhaften muskuloskeletalen Erkrankungen und über 126.000 Maßnahmen aufgrund psychischer und Verhaltensstörungen durchgeführt. Nach Dertwinkel et al. (1999) werden mehr als 50% aller Anträge auf Frühberentung aufgrund von Wirbelsäulenleiden gestellt, bei denen die Betroffenen eine Berentung nicht primär aufgrund der Bewegungseinschränkungen, sondern aufgrund von Schmerzen anstreben.

Da Rechtsentscheidungen zur Minderung der Erwerbsfähigkeit oder zum Grad der Behinderung (▶ Abschn. 19.2.5) häufig mit mehrfachen Begutachtungen einhergehen, spiegeln die Statistiken einen **erheblichen Begutachtungsbedarf** wider. Psychologischer Begutachtungsbedarf entsteht insbesondere dann, wenn sich die gutachterlichen Fragestellungen nicht primär auf diagnostische oder therapeutische Aspekte, sondern auf die Auswirkungen von Erkrankungen oder psychischen Störungen auf das Funktions- und Leistungsniveau der Betroffenen beziehen. Dies ist in sozialrechtlichen Zusammenhängen sehr häufig der Fall. Zwar kann die Frage, welche schmerzverursachende Erkrankung vorliegt, zunächst nur von Ärzten schlüssig beantwortet werden. Wenn aber ärztlicherseits eine eindeutige körperliche Verursachung der beklagten Beschwerden ausgeschlossen wurde, wenn das Krankheitsverhalten chronifiziert ist oder wenn psychische Störungen das Krankheitsbild bestimmen und zu Beeinträchtigungen der Arbeitsfähigkeit oder der Alltagsbewältigung führen, dann steht die Beurteilung von Funktions-, Aktivitäts- und Partizipationsstörungen im Vordergrund. Ebenso sind bei Verdacht auf bewusstseinsnahe Entlastungsmotive und demonstratives Klageverhalten psychologische Begutachtungen in der Regel erforderlich.

Die Beurteilung sog. Störungen der Teilhabe am Leben (vgl. ICF; WHO 2005), die durch chronische Schmerzen bedingt sein können, erfordert in der Regel psychologisches und medizinisches Fachwissen, vor allem aber psychodiagnostische Kompetenz. Hier sind Psychologen gefordert, durch Einsatz geeigneter diagnostischer und statistischer Methoden und unter Berücksichtigung psychologischer Test- und Messmodelle ihren Beitrag zur Entscheidungsfindung zu leisten. Grundlage psychologischer Begutachtung ist in der Regel ein **multimethodales Vorgehen**, bei dem Informationen mithilfe verschiedener Methoden (z. B. Interview, Fragebogen, Verhaltensbeobachtung, körperliche Funktionstests, psychologische Funktions- und Leistungstests, psychophysiologische Tests, Symptomvalidierungstests) aus verschiedenen Datenquellen (Proband, Sachverständiger, behandelnde Ärzte, Vorgutachter, Angehörige) gewonnen und vergleichend aufeinander bezogen werden.

Psychologische Begutachtung ist dann angezeigt, wenn der körperliche Schaden nur vage mit den Beschwerden oder dem Beeinträchtigungsgrad assoziiert ist, bei komorbiden psychischen Störungen und wenn Fragen der Verhaltensmotivation oder der Gültigkeit (Validität) von Beschwerdeaussagen im Vordergrund stehen.

19.2 Grundlagen der Begutachtung

19.2.1 Rechtliche Stellung des Sachverständigen

Diplom-Psychologen sind ebenso wie Ärzte zur Übernahme von Gutachtenaufträgen, insbesondere von Gerichten und Justizbehörden, verpflichtet (**Begutachtungspflicht**). Sie können als Haupt- oder Nebengutachter benannt werden. Richter sind frei in ihrer Entscheidung, welchen Sachverständigen sie mit einer Begutachtung beauftragen.

Bei der Begutachtung von Patienten mit chronischen Schmerzen und anderen körperlichen Beschwerden bzw. Erkrankungen müssen zwingend medizinische Gutachten oder Untersuchungsergebnisse zu Art und Schwere der körperlichen Erkrankung vorliegen.

Wird der psychologische Sachverständige als Hauptgutachter benannt, ohne dass zuvor alle relevanten körperlichen Schäden medizinisch untersucht und bewertet wurden, muss er dazu medizinische Zusatzgutachten anfordern. Der Sachverständige unterliegt bezüglich der Untersuchungsergebnisse nicht der Schweigepflicht, sondern ist gehalten, die Untersuchungsergebnisse im Gutachten und gegebenenfalls auch vor Gericht zu erläutern.

Ein Auftrag zu einem Gutachten kann nicht ohne Angaben von Gründen abgelehnt werden. Die möglichen Gründe, wie z. B. dass eine Fragestellung nicht in das eigene Fachgebiet fällt, die eigenen Kenntnisse überfordert oder auch einfach Zeitmangel, müssen dem Auftraggeber dargelegt werden.

Die **rechtlichen Grundlagen** der Durchführung der Sachverständigentätigkeit finden sich in den Prozessordnungen (§§ 402–414 ZPO »Beweise durch Sachverständige«, §§ 72–85 StPO »Sachverständige und Augenschein«, § 109 SGG »Vorschlagsrecht für Sachverständige«). Weitere Hinweise und Kommentare zur rechtlichen Stellung des Sachverständigen sowie zu den sozialrechtlichen Grundlagen klinischer Begutachtung liefern Erlenkämper (2002) sowie Roth u. Seibel (2003).

19.2.2 Definition von Gutachten

Ein psychologisches Gutachten ist eine wissenschaftliche Leistung, die darin besteht, aufgrund wissenschaftlich anerkannter Methoden und Kriterien nach feststehenden **Regeln** der Gewinnung und Interpretation von Daten zu konkreten **Fragestellungen** fundierte **Feststellungen** zu treffen. Es handelt sich dabei um die Antwort eines Experten auf Fragen, zu denen aufgrund psychologischen Fachwissens, des aktuellen Forschungsstandes und einschlägiger Berufserfahrung Stellung genommen wird (Kühne u. Zuschlag 2001).

Anstelle eines Gutachtens kann auch eine weniger umfangreiche **gutachtliche Stellungnahme** (Stellungnahme nach Aktenlage) erstellt werden. Hierbei handelt es sich meist um die Beantwortung eines weniger komplexen Sachverhalts oder um ergänzende Fragen, die sich aus einem bereits vorliegenden Gutachten ergeben haben.

19.2.3 Anforderungen an Gutachten

Der Sachverständige sollte bei der Erstellung eines Gutachtens einen meist vom Auftraggeber festgelegten **Zeitraum** einhalten. Wissenschaftlich begründet ist das Gutachten dann, wenn es sich auf **wissenschaftliche Methoden** stützt und am **aktuellen wissenschaftlichen Kenntnisstand** orientiert. In Bezug auf die Bewertung chronifizierter Schmerzverläufe bedeutet das zum Beispiel, dass das Krankheitsgeschehen in der Regel als multipel determiniert und von unterschiedlichen prädisponierenden, auslösenden und aufrecht erhaltenden Einflüssen abhängig zu verstehen ist. Je nach Fragestellung kann es erforderlich sein, die neueste wissenschaftliche Literatur zu einem bestimmten Thema zu sichten und diese Kenntnisse in die gutachterliche Bewertung mit einzubringen.

Ein Gutachten muss in einem akzeptablen Zeitraum erstellt, wissenschaftlich begründet und in verständlicher Sprache erstellt werden.

Es wird erwartet, dass der Sachverständige sein **Fachgebiet** beherrscht und die **einschlägige Fachliteratur** kennt. Bei aller Professionalität und Wissenschaftlichkeit sollte das Gutachten in verständlicher Sprache abgefasst werden, weil es sich an Personen ohne spezifisches Fachwissen richtet.

Außerdem erwartet der Auftraggeber vom Sachverständigen neben Fachkompetenz **Neutralität** (Unparteilichkeit), **Objektivität**, **Unbestechlichkeit**, **Vertraulichkeit** (Schweigepflicht gegenüber Dritten) sowie einen am **Datenschutz** orientierten Umgang mit den zur Verfügung gestellten Daten. Wesentliche inhaltliche Forderungen an das Gutachten selbst sind die **Nachvollziehbarkeit** der Auswahl und Bewertung der zugrundegelegten Informationen, die **Schlüssigkeit** der Argumentation und die sachliche **Nachprüfbarkeit** des Gutachtens, sodass es sowohl für den Auftraggeber als auch für die Begutachteten und andere Verfahrensbeteiligte überzeugend ist.

19.2.4 Fragestellungen und Auftraggeber

Gutachterliche Fragestellungen können mögliche Ursachen von Schmerzzuständen, das Erscheinungsbild der Schmerz- und Beschwerdesymptomatik, die Auswirkungen der Beschwerden auf das Funktions- und Leistungsniveau sowie die Prognose von Schmerzverläufen oder Behandlungserfolgen betreffen. Auftraggeber können **Versicherungsträger** (z. B. Kranken-, Renten-, Unfallversicherung), **Behörden** (z. B. Bundesagentur für Arbeit), **Berufsgenossenschaften, Gerichte** (z. B. Sozialgericht) und auch **Privatpersonen** sein.

Je nach Auftraggeber können die Fragestellungen, die methodischen Zugänge sowie die sich aus den Begutachtungsentscheidungen ergebenden Konsequenzen unterschiedlich sein.

Anfragen von **Krankenkassen** können die Arbeitsunfähigkeit bzw. den daraus resultierenden Anspruch auf Krankengeld oder auch die Begutachtung der Wirksamkeit von bestimmten Therapiemaßnahmen betreffen. **Rentenversicherer** beauftragen Sachverständige mit der Klärung von Fragen zum Grad der Behinderung, zur Berufs- und Erwerbsunfähigkeit, zum Rehabilitationsbedarf oder zu Möglichkeiten einer beruflichen Umschulung. **Unfallversicherungen** interessiert meist die Frage nach der Kausalität, d. h. der Verursachung von (z. B. schmerzbedingten) Erkrankungen und deren Folgen. Bei Erklärungslücken zwischen vermuteter Ursache (z. B. geringfügiger Schädigung durch ein Unfallereignis) und Wirkung (z. B. weitreichender Funktionsstörung) können psychologische Konzepte dazu beitragen, funktionale Zusammenhänge zu erklären und die Rechtmäßigkeit von Leistungsansprüchen zu begründen. Auch **Bundesländer** oder **kommunale Einrichtungen** können Auftraggeber sein, wenn es etwa um die Anerkennung von Versorgungsansprüchen geht (z. B. nach dem sozialen Entschädigungsrecht bei Opfern von Gewalttaten oder dem Schwerbehindertenrecht). Bleiben die Bewertungen der Krankheitsfolgen zwischen Betroffenen und Versicherern strittig, dann werden **Sozialgerichte** mit der Klärung des strittigen Sachverhalts beauftragt. Der folgende Überblick zeigt Beispiele gutachterlicher Fragestellungen für die wichtigsten Auftraggebergruppen.

Gutachterliche Fragestellungen ausgewählter Auftraggeber

- Krankenversicherung
  - Stellt die Schmerzerkrankung eine hinreichende Erklärung für die Arbeitsunfähigkeit des Probanden dar?
  - Wie Erfolg versprechend ist eine ambulante/stationäre psychotherapeutische Behandlung?
  - Wie ist der weitere Verlauf der Schmerzsymptomatik prognostisch zu beurteilen?
- Rentenversicherung
  - Ist der Versicherte noch in der Lage, trotz der Schmerzen bis zu x % der normalen Arbeitszeit in seinem Beruf/auf dem allgemeinen Arbeitsmarkt tätig zu sein?
  - Ist der Versicherte in der Lage, einer leichten/mittelschweren/schweren Tätigkeit im Umfang von x h pro Woche nachzugehen?
  - Inwiefern ist der Versicherte in seiner geistigen Leistungsfähigkeit/in Bezug auf die Übernahme verantwortungsvoller Tätigkeiten/in Bezug auf Arbeiten mit Publikumsverkehr eingeschränkt?
  - In welchem Umfang ist eine Besserung durch eine Rehabilitationsmaßnahme zu erwarten?
  - Könnte der Versicherte die beklagten Beeinträchtigungen mit zumutbarer Willensanspannung selbst überwinden?
  - Ist die psychische Belastbarkeit des Versicherten im Vergleich zum Zeitpunkt vor 2 Jahren (Beginn der Zeitrente) unverändert eingeschränkt?

- Unfallversicherung
  - Inwiefern können die Restbeschwerden des Versicherten auf den Unfall zurückgeführt werden?
  - Welche unfallunabhängigen Einflüsse haben die nach dem Schadensereignis aufgetretenen Schmerzen mit überwiegender Wahrscheinlichkeit mit beeinflusst?
  - Wären die Beschwerden auch durch jeden anderen geringfügigen Anlass ausgelöst worden?
  - Wurden bestehende Leiden durch den Unfall wesentlich verschlimmert?
- Pflegeversicherung
  - Ist aufgrund der Schwere der Schmerzsymptomatik die Zuweisung des Versicherten in eine andere Pflegestufe erforderlich?
  - Ist der Versicherte durch die Schmerzen im Alltag so beeinträchtigt, dass er die wichtigsten Verrichtungen ohne fremde Hilfe nicht selbst vornehmen kann?
- Land (z. B. soziales Entschädigungsrecht)
  - Sind die Schmerzen, die nach dem Überfall bei der Klägerin aufgetreten sind, zum ganz überwiegenden Teil durch die Straftat verursacht worden oder sind sie zum ganz überwiegenden Teil auf straftatunabhängige Einflüsse zurückzuführen?

19.2.5 Grad der Behinderung (GdB) und Minderung der Erwerbsfähigkeit (MdE) bzw. Grad der Schädigungsfolgen (GdS)

GdB und MdE bzw. GdS sind Maße für die körperlichen, psychischen und sozialen Auswirkungen einer Funktionsbeeinträchtigung aufgrund eines Gesundheitsschadens. Die Begriffe quantifizieren die Auswirkungen von Funktionsbeeinträchtigungen in allen Lebensbereichen und nicht nur Einschränkungen im allgemeinen Erwerbsleben. MdE/GdS und GdB unterscheiden sich allein dadurch, dass die MdE/GdS kausal (nur auf Schädigungsfolgen) und der GdB final (auf alle Gesundheitsstörungen unabhängig von ihrer Ursache) bezogen ist. Die über GdB und MdE/GdS vorgenommenen Bewertungen orientieren sich an der jeweiligen Abweichung gegenüber dem für das Lebensalter typischen Zustand. Damit gewinnen altersnormierte Testverfahren in der Begutachtung an Bedeutung.

Für die Einschätzung des GdB und der MdE wurden bis zum 31.12.2008 die »**Anhaltspunkte für die ärztliche Gutachtertätigkeit** im sozialen Entschädigungsrecht und nach dem Schwerbehindertengesetz« zugrunde gelegt (BMAS 2008). Seit dem 1.9.2009 gelten die »**Versorgungsmedizinischen Grundsätze**« mit der Unterscheidung von GdB und GdS.

Hinsichtlich der **Beurteilung von Schmerzen** ist zu berücksichtigen, dass die in den GdB-/MdE-Tabellen angegebenen Werte die bei den Erkrankungen oder Verletzungen üblicherweise bestehenden Schmerzen mit einschließen. Insofern aber eine »über das übliche Maß hinausgehende, eine spezielle ärztliche Behandlung erfordernde Schmerzhaftigkeit anzunehmen ist«, können höhere Werte angesetzt werden (BMAS 2008, S. 24). Dies gilt zum Beispiel bei Kausalgien, starken Stumpfbeschwerden oder auch Wirbelsäulenschäden. Treten Schmerzen im Zusammenhang mit psychischen Störungen auf (z. B. einer Schmerzstörung), so gelten die dafür vorgesehenen Bewertungen. Diese orientieren sich am nicht näher definierten »Schweregrad« der Störung und den damit verbundenen »Anpassungsschwierigkeiten«.

19.3 Psychologie der Begutachtungssituation

Die Begutachtungssituation selbst ist in der Regel geprägt durch komplementäre **soziale Rollen**, spezifische **Erwartungshaltungen** sowie eine meist unterschiedliche **emotionale Beteiligung** der Untersuchungsbeteiligten. Während der Sachverständige zu Objektivität und persönlicher Zurückhaltung verpflichtet ist, ist der Proband offensichtlich persönlich beteiligt. Er hat ein aktives Interesse am Ausgang der Begutachtung und kann dieses auch zum Ausdruck bringen.

Die Begutachtung von Patienten mit chronischen Schmerzen stellt sich meist nicht als eine objektive Sammlung und Auswertung von Beschwerdeinformationen dar, sondern als ein dynamischer Prozess, der vom wechselseitigen Verhalten der Untersuchungsbeteiligten (Proband und Sachverständigem) bestimmt ist.

Die Dynamik der Begutachtungssituation lässt sich aus verschiedenen Perspektiven beschreiben. Die Kenntnis der Perspektiven kann dem Sachverständigen helfen, situative Einflüsse bei der Auswahl und

Bewertung entscheidungsrelevanter Informationen zu erkennen.

19.3.1 Begutachtung als soziale Interaktion mit komplementären Rollenerwartungen

Die Rolle des Sachverständigen ist durch Bemühen um **Objektivität**, **Wissenschaftlichkeit**, **Ergebnisorientierung** und **Neutralität** gegenüber Proband und Auftraggeber gekennzeichnet. Die Rollenerwartungen an den Probanden betreffen vor allem dessen Bereitschaft, offen und zutreffend über gesundheitliche Sachverhalte **Auskunft** zu geben. Damit verbunden ist in der Regel auch sein Einverständnis in die erforderlichen diagnostischen Maßnahmen. Komplementär sind die Rollen insofern, als der Sachverständige die Bedingungen (Untersuchungsmethoden, Fragen) in der Regel vorgibt und der Proband gehalten ist, sich diesen Vorgaben anzupassen. Allerdings ist die Komplementarität der Rollen bzw. die scheinbare Kontrolle der Abläufe durch den Sachverständigen dadurch begrenzt, dass der Proband zu allen Maßnahmen sein Einverständnis geben muss. Auch kann dem Probanden unangepasstes oder abweisendes Untersuchungsverhalten (z. B. Verweigerung einer Untersuchung, Abwehr von Themen) nur dann negativ ausgelegt werden, wenn es nicht Ausdruck eines krankheitswertigen Leidens ist. Andernfalls muss der Sachverständige dies in die Bewertung des Störungsbildes mit einfließen lassen. Proband und Sachverständiger verfügen also trotz teilweise gegensätzlicher Rollen über Gestaltungsmittel, um die Interaktion und so letztlich auch das Untersuchungsergebnis zu beeinflussen.

19.3.2 Begutachtung als soziale Interaktion mit charakteristischen Attributionsmustern

Mit Rollenerwartungen können charakteristische Attributionsmuster verbunden sein, die die Abläufe in der Begutachtung mit beeinflussen können.

Es ist z. B. von Bedeutung, welche zugrunde liegenden Motive oder Absichten sich Proband und Sachverständiger in Bezug auf bestimmte Verhaltensweisen gegenseitig zuschreiben.

Beispielsweise kann eine kritische Frage des Sachverständigen zum bisherigen Therapieverhalten die Überzeugung des Probanden verstärken, der Gutachter stelle seine Behandlungsmotivation generell infrage. Diese Zuschreibung kann Auswirkungen auf das nachfolgende Antwort- oder Testverhalten haben. Zeigt der Proband danach auffallend schlechte Testleistungen oder demonstratives Klageverhalten, dann kann es entscheidend sein, ob der Sachverständige diese Auffälligkeiten eher unbewussten bzw. krankheitswertigen Einflüssen oder bewusstseinsnahen Verfälschungsmotiven zuschreibt. Im ersten Fall könnte das Klageverhalten als Beleg für die Schwere der Beeinträchtigung, im letzten Fall als Hinweis auf die Überwindbarkeit der Beschwerden interpretiert werden.

Die Wahrscheinlichkeit einer sozialrechtlichen Anerkennung schmerzbedingter Funktionsbeeinträchtigungen nimmt zu, wenn der Sachverständige überzeugend darlegen kann, dass die Beeinträchtigungen stabilen und willentlich nicht kontrollierbaren (krankheitswertigen) Personenmerkmalen zuzuschreiben sind.

19.3.3 Begutachtung als soziale Interaktion mit antizipierten Konsequenzen

Jede Begutachtungssituation ist durch antizipierte Konsequenzen der Begutachtungsentscheidung mit bestimmt. Je gravierender die antizipierten Konsequenzen der Begutachtung für den Probanden sind, umso mehr gewinnen üblicherweise Fragen der **Beschwerdevalidierung** und der Identifikation verzerrter Beschwerdedarstellungen in der Praxis an Bedeutung. Antizipierte Konsequenzen können auch dazu beitragen, dass »**demand characteristics**« an Bedeutung gewinnen. Darunter versteht man Bemühungen des Probanden, die Untersuchungshypothese des Sachverständigen aus der Untersuchungssituation heraus zu erschließen und das eigene Verhalten auf die vermutete Hypothese abzustimmen.

Für den Sachverständigen kann es entscheidend sein, ob er die Konsequenzen seiner gutachterlichen Bewertungen für die Konfliktparteien (häufig Proband vs. Versicherung) gleichermaßen antizipiert und reflektiert oder ob er die Konsequenzen einseitig gewichtet. In diesem Zusammenhang ist sowohl auf die Gefahr der Überidentifikation des Sachverständigen mit den Interessen der Auftraggeber (z. B. Rentenversicherung) als auch mit den Interessen des Probanden hingewiesen worden (z. B. Konrad 1992, Dertwinkel et al. 1999).

> **Ist das Begutachtungsergebnis für den Patienten mit erheblichen Konsequenzen verbunden, so steigt das Risiko verzerrter Beschwerdedarstellungen. In diesen Fällen sollten Beschwerdevalidierungsmaßnahmen ergriffen werden.**

19.3.4 Rahmenbedingungen der Begutachtung

Schließlich spielen Rahmenbedingungen der Untersuchung in der Interaktion und wahrscheinlich auch für die Entscheidungsfindung eine Rolle. Zum Beispiel konnte für Merkmale wie die Freiwilligkeit der Teilnahme an der Untersuchung, spezifische Erwartungen, Art und Verständlichkeit von Instruktionen, Merkmale des Untersuchungsortes, die Anwesenheit Dritter oder den Ausbildungsstand des Untersuchers bei experimentellen Untersuchungen ein Einfluss auf das Untersuchungsergebnis nachgewiesen werden (Mertens 1975). Die meisten dieser Merkmale lassen sich auf Begutachtungsbedingungen übertragen.

19.4 Probanden mit Schmerzen in sozialmedizinischer Begutachtung

> **Personen in sozialmedizinischer Begutachtung befinden sich häufig in einer Ausnahmesituation, die von körperlichen, psychosozialen und beruflichen bzw. einkommensbezogenen Beeinträchtigungen gekennzeichnet ist.**

Probanden in sozialmedizinischer Begutachtung unterscheiden sich in mehreren Punkten von Patienten im Therapiesetting. Unterschiede zwischen beiden Personengruppen scheinen Art und Ausmaß der Beschwerden, vor allem aber das Bewältigungsverhalten sowie arbeitsplatzbezogene Faktoren zu betreffen. Der Sachverständige sollte diese Besonderheiten kennen und die Untersuchung darauf abstimmen. Generell ist auf personenbezogene Merkmale, Einflüsse aus den prozeduralen und zeitlichen Rahmenbedingungen und Einflüsse aus der Ambivalenz des Probanden, die sich in der Interaktion mit dem Sachverständigen zeigt, hinzuweisen. Sie alle können die Abläufe in der gutachterlichen Untersuchung und damit auch das individuelle Begutachtungsergebnis beeinflussen.

19.4.1 Personenmerkmale

Chronisch schmerzkranke Probanden in sozialrechtlicher Begutachtung haben relativ häufig die Erfahrung einer zunehmenden Verschlechterung ihrer gesundheitlichen Situation gemacht. Sie verfügen nur noch über eingeschränkte Möglichkeiten, **Funktions- und Leistungsausfälle** zu kompensieren. Aus einer zunächst unlösbar scheinenden sozialen oder beruflichen Situation heraus können sich berufliche Entlastungsforderungen oder ein Rentenwunsch entwickeln. Letzterem voraus gehen häufig vermehrte **Arbeitsunfähigkeitszeiten**.

Studien haben gezeigt, dass ein krankheitsbedingter **Rentenwunsch** gehäuft mit psychosozialen Veränderungen einhergeht. Nach einer Studie zur beruflichen Belastungserprobung sind Patienten mit Rentenwunsch durch eine wesentlich negativere Beurteilung ihres aktuellen **Leistungsvermögens** gekennzeichnet als vergleichbar kranke Patienten ohne Rentenwunsch (Hillert et al. 1998).

> **Chronisch Schmerzkranke mit manifestem beruflichem Entlastungswunsch stellen Funktionsbeeinträchtigungen stärker heraus und bewerten ihre berufliche Situation pessimistischer.**

Diese negativere Selbsteinschätzung korrespondiert mit einer pessimistischeren Einschätzung der Möglichkeit, in Zukunft wieder berufliche Leistungen erbringen zu können. Hierzu zeigt eine Studie an Rückenschmerzpatienten (Grossmann et al. 1998), dass Personen mit **negativen berufsbezogenen Zukunftsvorstellungen** und subjektiv reduzierter Leistungsfähigkeit (Arbeitsunfähigkeit, Rentenwunsch) durch folgende Merkmale gekennzeichnet sind:

- Negativere Beurteilung des bisherigen Behandlungserfolgs
- ausgedehntere und dauerhaftere Schmerzen
- seltenere Schmerzlinderung durch Aktivität und Bewegung
- subjektiv stärkere schmerzbedingte Funktionsbeeinträchtigung, insbesondere in den Bereichen Beruf, Erholung und soziale Aktivitäten

Mitunter fordern auch Arbeitgeber in dieser Situation die Betroffenen auf, wegen ihrer körperlichen Probleme nach externen Lösungen zu suchen. Die dann eingeleiteten Behandlungs- oder Rehabilitationsversuche sind oft wenig erfolgreich.

Auch die Schmerzsymptomatik sowie Angaben zum Therapieerfolg können Hinweise auf bestehende Entlastungsmotive liefern.

Patienten mit **Rentenwunsch** geben nach einer Studie von Geissner et al. (1996) tendenziell ausgedehntere **Schmerzen** und ein stärker ausgeprägtes affektives und sensorisches **Schmerzerleben** an. Zugleich berichten sie über einen höheren **Schmerzmittelkonsum** sowie über stärkere Beeinträchtigungen durch **komorbide psychische Symptome**. Sehr häufig genannt werden psychovegetative Allgemeinsymptome wie innere Unruhe, Anspannung, Schlaflosigkeit, Reizbarkeit oder emotionale Labilität (vgl. Marx et al. 1988). Gemessen an der psychischen Begleitsymptomatik und ausgewählten Persönlichkeitsmerkmalen schienen Patienten mit Rentenwunsch weniger von den Behandlungsangeboten der Klinik zu profitierten.

In die gleiche Richtung weisen die Ergebnisse eines dänischen Schmerzzentrums. Hier erwies sich der **Rentenstatus** als guter Prädiktor für den **Therapieerfolg** (Becker et al. 1998), da Patienten mit laufendem Rentenverfahren nach 3 und 6 Monaten keinerlei Verbesserungen hinsichtlich der Schmerzintensität und der Lebensqualität mehr zeigten; hingegen gaben bereits berentete Patienten eine signifikante Abnahme ihrer Schmerzintensität durch die Schmerzbehandlung an.

Chronisch schmerzbeeinträchtigte und beruflich entlastungsmotivierte Probanden schätzen im Vergleich zu Patienten aus dem Therapiesetting ihren Gesundheitszustand tendenziell schlechter ein, sie zeigen negativere leistungsbezogene Einstellungen und Erwartungen und reagieren meist schlechter auf Behandlungsversuche.

Auch die Schmerzempfindlichkeit stellt sich in Abhängigkeit vom Rentenwunsch der zu Begutachtenden unterschiedlich dar. Eine eigene Studie (Dohrenbusch 2002) konnte an 70 Patienten mit Fibromyalgie zeigen, dass Patienten mit Rentenwunsch verstärkt dazu neigen, die Schmerzhaftigkeit von Druckreizen im Verhältnis zu den erinnerten klinischen Schmerzen zu beurteilen. Patienten mit Rentenwunsch gaben an den Körperregionen eine größere Schmerzempfindlichkeit an, an denen sie in ihrer Erinnerung starke Schmerzen hatten. Das Ergebnis spricht für eine **mangelnde Diskrimination** zwischen provozierten und klinischen Schmerzen und für ein **verändertes kognitives Bezugssystem** bei der Schmerzbeurteilung in dieser Personengruppe.

19.4.2 Einfluss prozeduraler und zeitlicher Rahmenbedingungen

Rechtliche, prozedurale und zeitliche Bedingungen der Begutachtung können das Untersuchungsverhalten des Probanden und damit letztlich auch das Untersuchungsergebnis mit beeinflussen.

Neben Krankheitsmerkmalen können sich auch organisatorische und prozedurale Einflüsse auf das Begutachtungsgeschehen auswirken. Meist hängt der konkrete **Begutachtungszeitpunkt** weniger von medizinischen Bedingungen und Erfordernissen als vielmehr von Versicherungsfristen ab. Begutachtung ist häufig an bestimmte **Zeitpunkte** oder **Fristen** gebunden (z. B. Ende der Lohnfortzahlung, Ende der Kassenleistung oder der Zeitrente, Aufnahme oder Abschluss einer Rehabilitationsmaßnahme, gesetzliche Widerspruchsfristen). Dadurch können sich zeitliche Verschiebungen ergeben, sodass längst vergangene Beschwerden oder Krankheitsverläufe zu bewerten sind. Auf diese Weise wird einer **stereotypen Beschwerdedarstellung** (insbesondere bei wiederholter Begutachtung) Vorschub geleistet.

19.4.3 Interaktionsbezogene Merkmale

Probanden mit chronifizierten Beschwerden oder Schmerzen unterliegen in der Begutachtung dem Dilemma, einerseits deutlich machen zu müssen, dass die Beschwerden und Beeinträchtigungen **gravierend genug** sind, um Entlastungsforderungen zu begründen. Dazu kann es gehören, dass die Beschwerden verdeutlichend in der Untersuchung präsentiert werden, wodurch sich der Eindruck verstärkt, der Begutachtete übertreibe seine Beschwerden oder er bemühe sich nicht hinreichend um deren Kompensation. Im Einzelfall kann das demonstrative Herausstellen von Beschwerden zur Annahme einer geringeren Schwere der Beeinträchtigungen oder zu der Annahme führen, die Beschwerden würden bewusst übertrieben und könnten daher noch mit »zumutbarer Willensanspannung« (▶ Abschn. 19.7.3) überwunden werden.

Andererseits riskiert der Proband die Anerkennung seiner Beeinträchtigungen, wenn er **dissimuliert**, Behandlungserfolge betont oder seine noch erhaltene Funktionsfähigkeit herausstellt. Verweist er nachdrücklich auf seine Kompensationsleistungen, berichtet er über Rehabilitationserfolge oder über noch vorhandene Ressourcen, dann fördert dies den Eindruck, sein Leiden sei insgesamt nicht gravierend genug, um Entlastungsforderungen zu rechtfertigen. Hinweise auf die noch erhaltene Funktionsfähigkeit des Patienten können dann als Argumente gegen die Entlastungswünsche angeführt werden und deren Rechtfertigung infrage stellen.

Schließlich riskiert der Proband die Zurückweisung seiner Entlastungsforderungen, wenn er keine ausreichende **Bereitschaft** zur Wiederherstellung seiner Gesundheit und Arbeitsfähigkeit signalisiert. In diesem Fall kann der Sachverständige die Beeinträchtigungen auf bewusstseinsnahe motivationale, d. h. prinzipiell änderbare Verhaltenseinflüsse zurückführen.

Eine Möglichkeit, diesem Dilemma zu entgehen, besteht für Probanden darin, ihre Bereitschaft zur Kompensation der gesundheitlichen Beeinträchtigungen und ihre bisherigen Kompensationsbemühungen gegenüber dem Sachverständigen herauszustellen, zugleich aber auf die geringe oder zeitlich limitierte Wirksamkeit dieser Bemühungen hinzuweisen. Auf diese Weise werden **Doppelbindungen** erzeugt (Watzlawick et al. 2000), da gesundheitsbezogenes Handeln als motiviert und zielgeleitet und zugleich sinnlos qualifiziert wird. Sichtbar werden können solche widersprüchlichen Botschaften ganz unmittelbar in der Exploration, aber auch im Vergleich unterschiedlicher Test- und Erhebungsergebnisse.

Vor diesem Hintergrund bewegen sich chronisch schmerzkranke Probanden in der Begutachtung teilweise auf einem **schmalen Grat** zwischen Verdeutlichung und Dissimulation, also dem Risiko der Zuschreibung übertriebener Beschwerdedarstellungen und dem Risiko, dass die gesundheitlichen Beeinträchtigungen unterschätzt werden. Um Entlastungsforderungen als begründet darzustellen, müssen die Betroffenen sowohl die Intensität der Beeinträchtigungen als auch eingeschränkte Kompensationsmöglichkeiten und -fähigkeiten überzeugend darstellen.

Der Sachverständige sollte sich dieser Zusammenhänge, insbesondere auch der Ambivalenz des Probanden, bewusst sein und sie bei der Bewertung des Beschwerdebildes berücksichtigen. In der Regel erfordert dies einen hohen Grad an **kommunikativer Kompetenz**, in diesem Fall die Fähigkeit, widersprüchliche Botschaften sicher zu erkennen und adäquat darauf zu reagieren.

Das Interaktionsmuster zwischen Proband und Gutachter kann durch Ambivalenzen, widersprüchliche Botschaften und antizipierte Konsequenzen mitbestimmt sein. Deren Berücksichtigung erfordert vom Sachverständigen eine hohe kommunikative Kompetenz.

19

19.5 Planung, Aufbau und Formulierung des schriftlichen Gutachtens

Die Planung und Durchführung der Begutachtung orientiert sich grundsätzlich an der jeweiligen Fragestellung des Auftraggebers und den daraus abgeleiteten psychologischen Hypothesen.

Eine systematische Zusammenstellung möglicher Gutachtengliederungen findet sich bei Zuschlag (2002). Für den Aufbau des psychologischen Gutachtens wird in Anlehnung an Fisseni (1997), Zuschlag (2002) und Dohrenbusch (2007) folgende Gliederung vorgeschlagen.

Gutachtengliederung

- Formale Angaben
  - Art des Auftrags (z. B. Gutachten, Stellungnahme)
  - Auftraggeber, Auftragsdatum, Aktenzeichen des Auftraggebers
  - Personaldaten des Untersuchten
  - Informationsquellen (z. B. Akten, Vorgutachten, Explorationen, Verhaltensbeobachtungen)
  - Untersuchungstermine
- Anlass und Auftrag bzw. Fragestellung
  - Anlass für die Begutachtung (z. B. Unfall, Krankheit)
  - Fragestellung des Auftraggebers (die Wiederholung der konkreten Fragestellungen wird von manchen Auftraggebern aus Platzgründen explizit nicht gewünscht)
  - beweisfragenabhängig ggf. ergänzende Formulierung der psychologischen Fragestellung
  - Informationen aus der Akte (relevante Vorbefunde)
- Untersuchungsbericht
  - Verhaltensbeobachtung
  - Anamnese
  - Ergebnisse objektiver Testverfahren (Fragebögen, Funktions- und Leistungstests)
  - Ergebnisse zur Beschwerdevalidierung
  - ggf. Zusammenfassung der Ergebnisse
- Stellungnahme
  - Beantwortung der Beweisfragen
- Literaturangaben
  - Verzeichnis der für die wissenschaftliche Begründung verwendeten Literatur

19.5.1 Formale Angaben

Nachfolgend wird ein Beispiel für die **formalen Angaben** zu Beginn des Gutachtens gegeben.

Fallbeispiel
An das Sozialgericht K.
z. Hd. Frau Richterin C.
<Adresse>
Ort, xx.xx.2009
AZ XXXXXXX

Psychologisches Gutachten
Im Auftrag des Sozialgerichts K vom xx.xx.2009 erstatte ich das folgende psychologische Gutachten. Anlass ist die Klage der Versicherten Frau X, geb. xx.xx.xxxx, gegen die XY-Versicherung wegen Gewährung einer Rente.

Das Gutachten soll zu den Folgen des Unfalls am xx.xx.2006 Stellung nehmen. Insbesondere soll beurteilt werden, wie sich die nach dem Unfall aufgetretenen Schmerzen auf die geistige Leistungsfähigkeit der Klägerin ausgewirkt haben und in welchem Umfang durch die Folgeschäden eine Minderung der Erwerbsfähigkeit besteht. Außerdem soll eine ausführliche Auseinandersetzung mit Vorgutachten erfolgen.

Das Gutachten stützt sich auf:
- Eine Exploration im Umfang von insgesamt 1,5 h Dauer, das mit Zustimmung der Versicherten aufgezeichnet wurde,
- die Ergebnisse der verwendeten psychologischen Testverfahren zur Leistungs-, Befindens- und Schmerzdiagnostik sowie
- auf die in den Akten vorliegenden Befunde und Stellungnahmen.

Die psychologische Untersuchung fand am xx.xx.2009 in den Räumen der Klinik Y statt.

19.5.2 Vorgeschichte und Aktenlage

Bei der Zusammenstellung der Vorgeschichte nach Aktenlage sollte die bisherige Krankheitsgeschichte **chronologisch**, **spezifisch** und **wertungsfrei** dargestellt werden. Spezifisch bedeutet, dass nach Möglichkeit nur die für die Beantwortung der Beweisfragen relevanten Informationen tabellarisch oder stichwortartig zusammengestellt werden. Im Beispielfall sollte die Akte z. B. auf Informationen zur geistigen Leistungsfähigkeit im bisherigen Krankheitsverlauf hin überprüft werden, sodass alle für die Beantwortung der Beweisfragen notwendigen Informationen übersichtlich zusammengestellt sind. Wertungsfrei bedeutet, dass keine Vorsortierung von Informationen zugunsten einer Konfliktpartei (Versicherte oder Versicherung) vorgenommen wird.

19.5.3 Untersuchungsbericht und Ergebnisse der Untersuchung

Grundsätzlich sollten Untersuchungsergebnisse aus mindestens 3 Datenquellen getrennt dargestellt werden: aus **Verhaltensbeobachtung**, **Exploration** und standardisierten bzw. normierten psychologischen **Testverfahren**. Ein gesonderter Teil sollte sich auf Erkenntnisse zur **Gültigkeit** der beklagten Beschwerden und Beeinträchtigungen beziehen (Beschwerdevalidierung).

Alle Ergebnisse werden in der **Vergangenheitsform** dargestellt.

Verhaltensbeobachtung
Das beobachtete Verhalten prägt den Eindruck, den der Sachverständige unmittelbar vom Probanden gewinnt. Informationen zu folgenden Merkmalen sollten nach Möglichkeit erhoben und dokumentiert werden:
- **Psychopathologische Verhaltensauffälligkeiten:** Hinweise aus dem Untersuchungsverhalten auf Störungen der Wahrnehmung, des Bewusstseins, der Aufmerksamkeit oder des Gedächtnisses, formale oder inhaltliche Denkstörungen, Störungen des Affekts, des Sozialverhaltens, der Affektregulation, der Psychomotorik
- **Interaktionsverhalten:** Konzentration und Aufmerksamkeit im Interaktionsverlauf, soziales Rollenverhalten, widersprüchliche Botschaften, soziale Kompetenz, Kritikfähigkeit, (Über-)Angepasstheit
- **Beschwerdeverhalten:** Art und Umfang des verbalen und nonverbalen Klageverhaltens, spontane Wechsel zu schmerzbezogenen Themen, Stöhnen, Schmerzgestik, Mimik, Körperhaltung, Abhängigkeit des Beschwerdeverhaltens von sozialen oder sonstigen situativen Bedingungen
- **Arbeitsverhalten:** Instruktionsverständnis, Daueraufmerksamkeit, Sorgfalt und Ausdauer bei der Bearbeitung von Fragebögen oder Tests, Testmotivation, Pausenbedürfnis und Pausengestaltung

Exploration
In Anlehnung an die aktuellen Leitlinien zur Schmerzbegutachtung der medizinischen Fachgesellschaften

(Widder et al. 2008) sollten anamnestische Informationen zu folgenden Bereichen exploriert werden:
- **Arbeits- und Sozialanamnese:** Berufsausbildung, Arbeitsbiografie, besondere psychische und physische Belastungen am Arbeitsplatz, Dauer und Begründung für Arbeitslosigkeit und Arbeitsunfähigkeit, Entwicklung der familiären Situation
- **Allgemeine Anamnese:** Entwicklung der körperlichen Erkrankungen und psychischen Störungen, bei Fragestellungen zur Bewertung von Schädigungsfolgen (Kausalität) außerdem Angaben zu prämorbiden Besonderheiten bzw. vulnerablen Einflüssen, zum Unfallereignis und zum weiteren Verlauf
- **Spezielle Schmerzanamnese:** Lokalisation, Häufigkeit und Charakter der Schmerzen, Abhängigkeit von äußeren und inneren Bedingungen, Verlauf mit/ohne Remissionen, biografische Schmerzerfahrungen: körperliche Misshandlung, emotionale Vernachlässigung, mehrfache postoperative Schmerzsituationen, Schmerzmodell bei wichtigen Bezugspersonen
- **Behandlungsanamnese :**Dauer, Intensität und Ergebnis bisheriger Behandlungsmaßnahmen, insbesondere Häufigkeit und Regelmäßigkeit eigener Bewältigungsaktivitäten, bei chronischen muskuloskeletalen Schmerzen Art und Umfang trainingsorientierten Bewegungsverhaltens, Häufigkeit und Dauer der Einnahme von Medikamenten und deren Nebenwirkungen, Intensität physiotherapeutischer Behandlungen, symptomlindernde oder -verstärkende ärztliche Maßnahmen
- **Einschränkungen in den Aktivitäten des täglichen Lebens:** Schlaf, Tagesablauf, Mobilität, Selbstversorgung, Haushaltsaktivitäten wie Kochen, Putzen, Waschen, Bügeln, Einkaufen, Gartenarbeit, erforderliche Ruhepausen, Fähigkeit zum Auto- und Radfahren, bei Kausalitätsbegutachtungen Angaben zum prämorbiden Aktivitätsniveau
- **Einschränkungen der Partizipation in verschiedenen Lebensbereichen:** Familienleben einschließlich Sexualität und schmerzbedingter Partnerprobleme, soziale Kontakte; Freizeitbereich wie Sport/Hobbys/Vereinsleben, soziale Unterstützung und Qualität der Partnerbeziehung, bei Kausalitätsbegutachtungen Angaben zu prämorbiden Partizipationseinschränkungen
- **Selbsteinschätzung:** eigene Einschätzung des positiven und negativen Leistungsbildes (z. B. anhand der Diskussion von geläufigen Verweistätigkeiten mit geringer körperlicher Beanspruchung
- **Fremdanamnese:** Exploration z. B. von engen Familienmitgliedern, Freunden oder Arbeitskollegen mit Einverständnis des Probanden

Ergebnisse psychologischer Testverfahren

Die folgenden Gruppen von Erhebungs- und Testverfahren eignen sich zur Begutachtung von Probanden mit chronischen Schmerzen:
- **Standardisierte und normierte Fragebögen:** z. B. Fragebögen zur Schmerz- und Krankheitsbewältigung, zu Funktions- und Leistungsbeeinträchtigungen, Persönlichkeitsmerkmalen, Verhaltensmotiven, psychopathologischen Auffälligkeiten
- **Psychologische Funktions-und Leistungstests:** z. B. zu Konzentrationsfähigkeit, Lernfähigkeit, Gedächtnis, Intelligenz, kognitiver Leistungsfähigkeit, Ausdauer, Sorgfalt
- **Psychophysikalische Tests:** zu Besonderheiten der Wahrnehmung, insbesondere der Schmerzwahrnehmung
- **Psychophysiologische und (ggf. körperliche) Funktionstests:** Tests zur psychophysiologischen Reaktivität, zur körperlichen bzw. kardiovaskulären Belastbarkeit und Fitness, Kraft- Ausdauer- und Beweglichkeitstests

Eine kurze **Beschreibung** der eingesetzten Testverfahren mit Hinweisen zur **Interpretation** der ermittelten Werte sollte dem Ergebnisbericht jeweils vorausgehen, um das Verständnis der Testergebnisse und der daraus gezogenen Schlussfolgerungen zu erleichtern. Die Testergebnisse sollten vor ihrer inhaltlichen Interpretation auf ihre wahrscheinliche **Gültigkeit** überprüft werden (▶ Abschn. 19.5.3.4). Sofern vorhanden, sollten Normwerte sowohl in Bezug auf die Normalbevölkerung als auch in Bezug auf Schmerzpatientenkollektive Grundlage der Interpretation sein (▶ Fallbeispiel).

Fallbeispiel

Bei den Verfahren zur Erfassung affektiver Beeinträchtigungen zeigten sich stark erhöhte Belastungen durch depressive Verstimmungen und allgemeine körperliche Beschwerden. Die erreichten Prozentränge lagen außerhalb der für die Normalbevölkerung geltenden Grenzen und gingen auch über den bei Schmerzpatienten üblichen Rahmen deutlich hinaus.

Es ist in der Regel sinnvoll, die Ergebnisdarstellung so zu ordnen, dass die Ergebnisse den Beweisfragen leicht **zugeordnet** werden können (z. B. Ergebnisse zu körperlichen, emotional-affektiven, kognitiven

19

und sozialen Beeinträchtigungen). Die Darstellung von Ergebnissen einzelner Untersuchungsmethoden sollte mit einer kurzen Zusammenfassung dazu abgeschlossen werden, welchen Erkenntnisgewinn dieses Ergebnis liefert.

Fallbeispiel

Zur Beurteilung der konzentrativen Belastbarkeit im Untersuchungsverlauf wurde der Konzentrationstest d2 jeweils zu Beginn und am Ende der Untersuchung durchgeführt. Der Test eignet sich zur Beurteilung der Konzentrationsleistung, der Sorgfalt und des Arbeitstempos bei einfachen Tätigkeiten.

Zwischen der 1. und der 2. Erhebung zeigte sich eine statistisch bedeutsame Abnahme des Arbeitstempos und der allgemeinen Konzentrationsleistung. Die Leistungsgüte war in beiden Erhebungen durchschnittlich, was auf eine gute Willensanstrengung und Genauigkeit schließen lässt. Die Konzentrationsleistung war in der 2. Erhebung unterdurchschnittlich ausgeprägt. Die Ergebnisse lassen darauf schließen, dass die Konzentrationsleistung im Verlauf einer 3-stündigen konzentrativen Belastung bedeutsam abfällt.

Ergebnisse zur Beschwerdevalidierung

Ergebnisse zur Beschwerdevalidierung betreffen Informationen zur Gültigkeit von Klagen und Beschwerden. Es existieren unterschiedliche Vorschläge und Kriterienlisten, welche Methoden zur Validierung von Schmerz- und Beschwerdeangaben geeignet sind (vgl. Widder et al. 2008, Dohrenbusch 2007, 2009). Die in der Begutachtungsliteratur verbreitete Unterscheidung von unbewussten **Verdeutlichungstendenzen** und bewusstseinsnaher **Aggravation** oder **Simulation** erscheint bislang nicht hinreichend operational gesichert und liefert dem Sachverständigen allenfalls eine vorläufige und behelfsmäßige Orientierung.

Insbesondere bei Klagen über chronifizierte und generalisierte Schmerzen mit deutlichen Diskrepanzen zwischen Befund, Befinden und beklagten Funktionsbeeinträchtigungen sowie erhöhter Komorbidität mit psychischen Störungen und deutlichen Entlastungsmotiven sollten die folgenden Kontrollmaßnahmen erfolgen:

- **Erfassung formaler Antworttendenzen:** z. B. mithilfe von Kontrollskalen zur Ja-sage-Tendenz, Nein-sage-Tendenz, Tendenz zum vagen Antworten/Tendenz zur Mitte
- **Erfassung inhaltlicher Antwortmuster:** z. B. Kontrollskalen zum sozial erwünschten Antworten, zu Impression-Management-Tendenzen
- **Überprüfung intraindividueller Inkonsistenzen:** situationsabhängig voneinander abweichende mündliche oder schriftliche Angaben oder Testleistungen des Probanden, sofern diese das Beschwerdebild, den Beschwerdeverlauf, die bisherige Behandlung oder die krankheitsbedingten Funktions- und Partizipationsbeeinträchtigungen betreffen; hierzu eignen sich aufgrund ihrer psychometrischen Qualitäten insbesondere normierte psychologische Testverfahren
- **Überprüfung von Inkonsistenzen zwischen Angaben des Probanden und Angaben Dritter:** Vorgutachter, behandelnde Ärzte, Angehörige
- **Ergebnisse spezieller Tests zur Symptomvalidierung:** z. B. bei neurologischen Ausfällen oder beklagten kognitiven Funktionsbeeinträchtigungen

Bei der Bewertung diskrepanter oder extrem unwahrscheinlicher Ergebnisse oder Angaben ist zu beachten, dass **kein einzelnes Kontrollverfahren** eine **bewusste Täuschungsabsicht** des Probanden definitiv beweist. Häufen sich jedoch aufgrund auffälliger Kontrollskalenwerte und multipler inter- und intraindividueller Inkonsistenzen Hinweise darauf, dass die angegebenen Beschwerden und Beeinträchtigungen mit **überwiegender Wahrscheinlichkeit** nur fraglich gültig sind, dann steigt damit auch die Wahrscheinlichkeit, dass der Untersuchte den rechtlich geforderten Nachweis (»Vollbeweis«) seiner gesundheitlichen Beeinträchtigungen nicht erbringen konnte. In diesem Fall kann zwar nicht bestritten werden, dass der Proband an angegebenen Schmerzen oder Beschwerden leidet. Es kann aber ergebnisabhängig bestritten werden, dass er die Schmerzen und Beschwerden/Beeinträchtigungen in der jeweils **angegebenen Qualität** oder **Intensität** aufweist. Diese Einschränkung sollte im Gutachten dann auch explizit aufgeführt sein.

19.5.4 Stellungnahme

In der Stellungnahme werden die Beweisfragen beantwortet. Dabei kommt es darauf an, Bewertungen und Argumente **möglichst konkret und verständlich** und mit erkennbarem Bezug zu vorliegenden Akteninformationen und neu gewonnenen Untersuchungsergebnissen zu formulieren.

Die Ausführungen sollten **auf wissenschaftlicher Grundlage**, zugleich aber für den Auftraggeber auch **nachvollziehbar begründet** werden. Sie sollten dem aktuellen Stand der Forschung entsprechen, zugleich aber die **gesetzlichen Vorgaben berücksichtigen**. Diese Anforderungen können zu Problemen führen.

Fallbeispiel

So stimmt zum Beispiel der sozialrechtliche Kausalitätsbegriff nicht mit dem medizinisch-wissenschaftlichen Ätiologiebegriff überein. Gilt die Beweisfrage der Kausalität (Verursachung) einer Störung (z. B. einer Schmerzstörung), dann muss sich der Sachverständige in seiner Beurteilung zwar an wissenschaftlichen Ergebnissen und Erkenntnissen zur Ätiologie der Störung orientieren. Ausschlag gebend für die Beantwortung der Beweisfragen ist aber letztlich, wie sich diese Erkenntnisse in den sozialrechtlichen Denkansatz zur Kausalität integrieren lassen. Es kann z. B. sein, dass ein geringfügiger Schaden, der aus wissenschaftlicher Sicht allenfalls ein nachgeordneter Risikofaktor für die Entstehung einer Erkrankung ist, im Einzelfall durchaus als wesentliche Bedingung für den später eingetretenen Gesundheitsschaden anzusehen ist, der dann auch Entschädigungsforderungen begründet.

Die wahrscheinlich häufigste einleitende Beweisfrage zielt auf den **Krankheitswert** der Beschwerden bzw. auf die **klassifikatorische Diagnostik** nach ICD-10. Die Diagnose einer psychischen Störung erfordert immer eine medizinische Voruntersuchung.

> **Bei Klagen über chronische Schmerzen sind medizinische Befunde unverzichtbar, auch wenn ganz überwiegend Krankheitsfolgen zu bewerten sind.**

Können die beklagten Schmerzen und Beschwerden keinem medizinischen Krankheitsfaktor und auch keiner psychischen Störung zugeordnet werden, dann ist der Krankheitswert der Beschwerden fraglich. Dadurch können im Einzelfall die **Voraussetzungen zur Anerkennung der Krankheitsfolgen** entfallen. Bei folgenden **krankheitswertigen psychischen Störungen** können **chronische Schmerzen** das Beschwerdebild bestimmen: chronischer Schmerz mit somatischen und psychischen Faktoren (seit 2009 in der deutschen ICD-10), somatoforme Schmerzstörung, Somatisierungsstörung, somatoforme autonome Funktionsstörung, hypochondrische Störung, psychologische Faktoren und Verhaltensfaktoren bei andernorts klassifizierten (ggf. schmerzhaften) Erkrankungen, Vaginismus, Dyspareunie, Anpassungsstörung als Reaktion auf einen schmerzhaften Zustand, artifizielle Störung, Entwicklung körperlicher Symptome aus psychischen Gründen.

Geht es um die Einschätzung der schmerz- und krankheitsbedingten Funktions-, Aktivitäts- und Partizipationsbeeinträchtigungen, dann sind häufig **GdB- oder GdS-Bewertungen** gefragt (▶ Abschn. 19.2.5). Nach den »Versorgungsmedizinischen Grundsätzen« sind GdB und GdS in Zehnergraden (0–100) und die MdE in Prozentsätzen anzugeben. GdB und GdS setzen eine über einen Zeitraum von mindestens **6 Monaten** sich erstreckende Gesundheitsstörung voraus. Schwankungen im Gesundheitszustand sind mit geschätzten Durchschnittswerten zu berücksichtigen.

> **Die sozialrechtliche Bewertung psychischer Störungen kann zwischen GdB-/GdS-Graden von 0–100 variieren. Sie bemisst sich vor allem daran, wie stark die Erlebnis- und Gestaltungsfähigkeit des Betroffenen eingeschränkt und soziale Anpassungsschwierigkeiten ausgeprägt sind. In diesem Zusammenhang gewinnen psychologische Mess- und Testverfahren sowie Maßnahmen zur Beschwerdevalidierung an Gewicht.**

Liegen mehrere Funktionsbeeinträchtigungen vor, so sind zwar Einzel-GdB/GdS-Grade anzugeben. Bei der Ermittlung des **Gesamt-GdB/GdS-Grades** durch alle Funktionsbeeinträchtigungen dürfen die einzelnen Werte aber **nicht addiert** werden. Vielmehr sind die Auswirkungen der einzelnen Funktionsbeeinträchtigungen in ihrer Gesamtheit unter Berücksichtigung ihrer **wechselseitigen Beziehungen** maßgebend.

Fallbeispiel

Ich schlage vor, die Folgen des Unfalls in Form der somatoformen Schmerzstörung auf die Erlebnis- und Gestaltungsfähigkeit der Versicherten mit einem GdS von 30 v. H. und die Auswirkungen der rezidivierenden depressiven Episode mit einem GdS von 20 zu bewerten. In der Summe bewerte ich die unfallbedingten Beeinträchtigungen mit einem Gesamt-GdS von 40.

Begründung: Beide Störungen lassen sich als gesonderte krankheitswertige Störungen mit jeweils spezifischen Auswirkungen auf Alltagsfunktionen bestimmen. So gehen wie oben beschrieben die Schmerzen mit verminderter Belastbarkeit am Arbeitsplatz, Erschöpfungsgefühlen und sozialem Rückzug einher (…). Im Alltag gehen bei der Versicherten Schmerzen und depressive Symptome teilweise ineinander über, da Schmerzzunahme bei ihr häufig depressive Antriebsminderungen auslöst und der geminderte Antrieb eine Zunahme der Schmerzen erkennbar fördert.

19.5.5 Schlussformel

Nach den gesetzlichen Bestimmungen muss der Sachverständige sein Gutachten selbst erstatten, er kann es also nicht an andere Personen delegieren. Sofern weitere Personen an der Datenerhebung oder der Erstellung des Gutachtens beteiligt waren, sollte das Gutachten mit dem Vermerk schließen »**Einverstanden aufgrund eigener Untersuchung und Urteilsbildung**«. Mit seiner Unterschrift weist sich der Sachverständige als Autor des Gutachtens aus.

19.6 Auswahl und Zusammenstellung der Untersuchungsmethoden und -instrumente

Normierte Testverfahren und standardisierte Fragebögen gehören zur **Grundausstattung psychologischer Begutachtung** und werden im Sozialgerichtsverfahren auch ausdrücklich gefordert. Zwar wird in den Leitlinien zur Schmerzbegutachtung der medizinischen Fachgesellschaften betont, dass diese Verfahren für die Begutachtungssituation nicht valide seien. Wir teilen diese Einschätzung aber ausdrücklich nicht, weil die Verfahren bei sachkundiger Anwendung zur **Beschwerdevalidierung**, zur inhaltlichen **Interpretation des Beschwerdebildes** und zum rechtlich geforderten **Abgleich mit Altersnormen** genutzt werden können. Selbstverständlich setzt die inhaltliche Interpretation der Testergebnisse in der Begutachtung vorgeschaltete Validierungsbemühungen voraus. Das bedeutet aber nicht, dass diese Verfahren in der Begutachtung generell nicht valide seien. Problematischer erscheinen da die fragliche Reliabilität und Validität freier Interviews, auf die bislang viele Gutachter (nach Ausschluss medizinischer Krankheitsfaktoren) ihre sozialmedizinischen Bewertungen stützen.

Im Einzelfall kann es nützlich sein, die gemessenen Individualwerte des Probanden auf **spezifische Normkollektive** zu beziehen. Es ist z. B. sinnvoll, die Angaben eines Probanden zur Qualität seiner arthrosebedingten Schmerzen mit Werten anderer Arthrosepatienten zu vergleichen. Der Gebrauch psychologischer Testverfahren in der sozialrechtlichen Begutachtung erfordert aber nicht zwingend spezifische Vergleichsnormen. Es ist daher auch nicht erforderlich, dass die verwendeten Verfahren an Probanden aus Begutachtungssituationen entwickelt oder normiert worden sind.

Sofern generalisierte Antworttendenzen und Verfälschungstendenzen zuvor kontrolliert wurden, sind bevölkerungsnormierte psychologische Testverfahren für Begutachtungszwecke geeignet (vgl. Dohrenbusch et al. 2008).

Schließlich sollte sich gemäß rechtlicher Vorgaben die Bewertung krankheitsbedingter Beeinträchtigungen aus dem Vergleich zu altersgleichen Normalpersonen ableiten und nicht aus dem Vergleich zu anderen Personen in sozialrechtlichen Konfliktsituationen.

Auswahl und Zusammenstellung der Test- und Erhebungsmethoden orientieren sich entweder direkt an den Beweisfragen oder an den auf die Beweisfragen ausgerichteten psychologischen Fragestellungen.

Eine umfangreiche **Testübersicht** findet sich bei Biefang et al. (1999), im *Brickenkamp Handbuch psychologischer und pädagogischer Tests* (Brähler et al. 2002) sowie in den aktuellen Testkatalogen der Firmen Hogrefe in Göttingen sowie Swets und Zeitlinger in Frankfurt. Eine Auswahl häufig eingesetzter Testverfahren ist in der nachfolgenden Übersicht aufgeführt. Die Literaturangaben zu den hier genannten Verfahren können den genannten Quellen entnommen werden.

Überblick über Untersuchungsmethoden und -instrumente

- Klassifikatorische Diagnostik: Strukturierte klinische Interviews (SKID, CIDI, DIA-X)
- Fragebögen zu Schmerzdiagnostik und Coping
  - Kieler Schmerz-Inventar (KSI)
  - Fragebogen zur Erfassung der Schmerzverarbeitung (FESV)
  - Schmerzempfindungsskala (SES)
  - Mehrdimensionale Schmerzskala (MDSS)
  - Freiburger Fragebogen zur Krankheitsbewältigung (FKV)
- Fragebögen zu Funktionsbeeinträchtigungen
  - SF-36-Fragebogen zum Gesundheitszustand (SF-36)
  - Pain Disability Index (PDI)
  - Funktionsfragebogen Hannover (FFbH)
- Testverfahren zu psychosozialen Beeinträchtigungen
  - Allgemeine Depressionsskala (ADS)
  - Depressivitätsskala (DS/DS')
  - Hospital Anxiety and Depression Scale (HADS)
  - Symptom-Checkliste (SCL-90-R)
- Testverfahren zur Leistungsdiagnostik
  - Aufmerksamkeits-Belastungs-Test d2
  - Benton-Test (BT)
  - Diagnostikum für Zerebralschädigung (DCS)

  - Verbaler Lern- und Merkfähigkeitstest (VLMT)
  - Wechsler-Intelligenztest für Erwachsene – Revision 2006 (WIE)
  - Intelligenz-Struktur-Test 2000 R (IST-2000 R)
  - Zahlenverbindungstest (ZVT)
- Testverfahren zur Beschwerdevalidierung/ Instrumente mit Kontrollskalen
  - Freiburger Persönlichkeitsinventar (FPI-R)
  - Minnesota Multiphasic Personality Inventory 2 (MMPI-2)
  - 16-Persönlichkeitsfaktoren-Test (16 PF)
  - Testbatterie zur Forensischen Neuropsychologie (TBFN)

19.6.1 Klassifikatorische Diagnostik

Die klassifikatorische Diagnostik (Vergabe der ICD-10-Diagnose) kann durch strukturierte Interviews abgesichert werden. Allerdings erscheint der damit verbundene Aufwand im Verhältnis zum Nutzen eher hoch, weil es in der sozialmedizinischen Begutachtung chronischer Schmerzen entweder um deren Verursachung (Kausalität) oder um Erkrankungsfolgen (GdB), aber nur selten primär um differenzialdiagnostische Fragestellungen geht. Für die Bewertung der Beschwerdefolgen kann es unerheblich sein, ob sie auf eine Somatisierungsstörung oder eine somatoforme Schmerzstörung zurückgeführt werden.

19.6.2 Testverfahren zur Schmerzdiagnostik

Schmerzdiagnostische Methoden sollen dazu beitragen, das Erscheinungsbild und den Erlebnischarakter von Schmerzen zu objektivieren. Es können Methoden zur Schmerzdeskription, zur Schmerzverarbeitung und zur Messung der Schmerzempfindlichkeit unterschieden werden.

Eine orientierende Erfassung der erlebten Schmerzintensität leisten **nummerische Ratingskalen (NRS)** oder **Körperschema-Bildvorlagen**. Weiteren Aufschluss über die sensorische und affektive Qualität der Schmerzen geben Deskriptorenlisten wie z. B. die Mehrdimensionale Schmerzskala (MDSS) oder die Schmerzempfindungsskala (SES). **Fragebögen zur Schmerzverarbeitung** bilden unterschiedliche Formen des Umgangs mit chronischen Schmerzen ab. Eine gängige Unterscheidung betrifft dabei die zwischen schmerzfokussierenden und schmerzvermeidenden Bewältigungsstrategien. Wenig verbreitet sind bislang in der Begutachtung chronisch Schmerzkranker kontrollierte **Schmerzempfindlichkeitsmessungen**. Allenfalls bei fibromyalgischen Beschwerden werden sie durchgeführt. In diesem Zusammenhang ist darauf hinzuweisen, dass sich Empfindlichkeitsmessungen gut zur Abschätzung der Reliabilität individueller Schmerzurteile eignen. In einer Untersuchungsreihe konnten wir zeigen, dass geringe Zuverlässigkeit und erhöhte Kontextabhängigkeit von Schmerzempfindlichkeitsurteilen mit vermehrtem Krankheits- und Inanspruchnahmeverhalten einhergehen. Über weitere Methoden der Schmerzdiagnostik informiert Dohrenbusch (2001).

19.6.3 Testverfahren zu psychosozialen Beeinträchtigungen und Funktionsbeeinträchtigungen im Alltag

Patienten mit chronischen Schmerzen weisen im Verlauf ihrer Erkrankung gehäuft **spezifische psychische Veränderungen** sowie **allgemeine Funktionsstörungen** im Alltag auf (Pielsticker et al. 2005). **Orientierende Hinweise** auf die aktuelle Beeinträchtigung durch psychische Symptome gibt z. B. die Symptom-Checkliste (SCL-90-R). Das Verfahren misst die subjektiv empfundene Beeinträchtigung durch körperliche und psychische Symptome innerhalb der letzten 7 Tage. Je nach angegebenen Beeinträchtigungen können ausgewählte psychische Bereiche vertiefend erfasst werden. Bei Probanden mit chronischen Schmerzen sind die folgenden Merkmale häufig auffällig: gedrückte Stimmung oder Stimmungslabilität, Erschöpfung oder Neurasthenie, Reizbarkeit oder erhöhte Aggressivität, körperbezogene oder generalisierte Ängste, innere Unruhe, Einschlaf- oder Durchschlafstörungen, Probleme mit der Einnahme psychotroper Substanzen, sozialer Rückzug. Zur **vertiefenden dimensionalen Diagnostik** dieser Beschwerden eignen sich störungsspezifische Verfahren (z. B. zu Depressivität, Angst, somatoformen Beschwerden) sowie Persönlichkeitsfragebögen.

Die Auswahl der Verfahren zur Erfassung von Funktionsbeeinträchtigungen im Alltag (z. B. Haushalt, Körperpflege, Bewegung, Kommunikation) sollten wenn möglich **auf das zu begutachtende Krankheitsbild abgestimmt** werden. Dazu stehen jeweils spezifische und an relevanten Vergleichskollektiven normierte Fragebögen zur Verfügung (z. B. für Probanden mit rheumatoider Arthritis, Fibromyalgie, chronischen Rückenschmerzen, Hüftarthrose, Kopfschmerzen).

> **Zur dimensionalen Diagnostik und Schweregradbeurteilung psychosozialer Beeinträchtigungen und komorbider psychischer Störungen sollten störungsspezifische Fragebögen, Persönlichkeitsfragebögen und Fragebögen zu Funktionsbeeinträchtigungen verwendet werden.**

19.6.4 Testverfahren zur Leistungsdiagnostik

Leistungsdiagnostische Verfahren sind zur Beurteilung schmerzbedingter Leistungsbeeinträchtigungen unverzichtbar. Häufig wird bei Probanden mit chronischen Schmerzen die Frage gestellt, in welchem Umfang sie noch leichte (sitzende) Tätigkeiten erbringen können. Übersetzt in eine psychologische Terminologie bedeutet das beispielsweise: Wie lange und wie gut kann sich der Proband trotz Schmerzen und Schmerzmedikation noch konzentrieren? Wie beeinträchtigt sind Lern- und Denkfähigkeit? Wie gut können komplexe Tätigkeiten bewältigt werden?

Zur Beurteilung kognitiver Funktionen existiert ein **breites Spektrum** leistungsdiagnostischer Verfahren zu verschiedenen Aspekten der Konzentration (z. B. Wachheit, Vigilanz, selektive und geteilte Aufmerksamkeit, Interferenzneigung), des Gedächtnisses (Arbeitsgedächtnis, semantisches, episodisches/autobiografisches, prospektives Gedächtnis) und des Denkens (Intelligenz, spezielle kognitive Funktionen). In der Praxis hat sich bei Probanden mit chronischen Schmerzen zumindest eine **orientierende Diagnostik** zur **Konzentrationsfähigkeit** und zum **Arbeitsgedächtnis** bewährt, zumal viele schmerzkranke Probanden über Konzentrations- und Vigilanzprobleme klagen.

19.6.5 Testverfahren zur Beschwerdevalidierung

Zu unterscheiden sind Fragebögen mit Kontrollskalen für **generalisierte Antwort- und Verfälschungstendenzen** sowie **Beschwerdevalidierungstests**. Zur 1. Gruppe gehören Instrumente wie die Allgemeine Depressionsskala, der 16PF-Persönlichkeitsfragebogen, das Freiburger Persönlichkeitsinventar oder der Minnesota Multiphasic Personality Inventory (MMPI-2). Diese Verfahren enthalten **Kontrollskalen**, die über die inhaltliche Gültigkeit und damit über die Interpretierbarkeit des individuellen Skalenwertes informieren. Überschreitet ein Proband z. B. das sog. Lügenkriterium der Allgemeinen Depressionsskala, dann ist das Antwortverhalten so inkonsistent, dass das Ergebnis nicht inhaltlich interpretiert werden sollte. Entsprechend ist eine deutlich erhöhte Neigung zu sozial erwünschtem Antworten ein Hinweis darauf, dass der Proband sich in seinem Antwortverhalten auffällig stark an moralischen Standards und weniger an realen Verhältnissen orientiert.

Ein **Prinzip von Beschwerdevalidierungstests** besteht darin, die Abweichungen eines individuellen Antwortmusters von Zufallsverteilungen zu testen. Ein anderes Prinzip besteht darin, Testaufgaben (z. B. zur Konzentration) zur Bearbeitung vorzugeben, die so leicht sind, dass sie auch von schwer neurologisch geschädigten oder beeinträchtigten Probanden problemlos gelöst werden können. Macht ein deutlich weniger schwer geschädigter Proband dann in einem solchen Test auffällig viele Fehler, dann kann dies als Hinweis auf (bewusstseinsnahe) motivationale Einflüsse im Untersuchungsverhalten gewertet werden. Die umfangreichste deutschsprachige Zusammenstellung derartiger Tests haben Heubrock u. Petermann (2000) vorgelegt.

19.7 Spezielle Probleme der Integration und Bewertung von Untersuchungsergebnissen

> **In einer Zusammenstellung von Erfahrungen mit stationärer Rentenbegutachtung konnte auf der Grundlage von ca. 10.700 Einzelgutachten gezeigt werden, dass Schwankungen in den Leistungsbeurteilungen zu einem erheblichen Teil nicht vom jeweiligen Schweregrad der Erkrankung, sondern von den individuellen Gewichtungen der Sachverständigen bestimmt waren (Marx et al. 1988).**

Demnach waren die **individuellen Bewertungen des Beschwerdebildes** nicht ausreichend von wertneutralen Entscheidungskriterien bestimmt. Auch wenn die Bemühungen um eine Vereinheitlichung des gutachterlichen Vorgehens und um Qualitätssicherungsstandards in der Begutachtung von Schmerzpatienten in den letzten Jahren zugenommen haben (Sieber u. Stelzer 1994, Widder et al. 2008), so bleiben für den

Einzelfall doch immer noch erhebliche **Entscheidungsspielräume**. Neuere aussagekräftige Zahlen zum Einfluss personengebundener Kriterien auf Begutachtungsentscheidungen liegen unseres Wissens nicht vor, sodass die von Marx et al. (1988) vorgelegten Zahlen zumindest als eine Schätzung auch des aktuellen Sachstands gelten können.

Die Gründe für die **interindividuelle Variabilität** von Gutachterentscheidungen sind vielfältig. Eine deutliche Einschränkung sachlich begründeter Entscheidungen ergibt sich aus der eher schwachen empirischen Begründung von Bewertungskriterien. Entscheidende Aspekte der Urteilsfindung bleiben den individuellen Maßgaben der Sachverständigen überlassen. Dies betrifft so zentrale Aspekte wie die Beurteilung von Aggravations- und Dissimulationstendenzen oder die Einschätzung, ob der Proband die beklagten Beeinträchtigungen mit »zumutbarer Willensanspannung« noch überwinden könnte.

19.7.1 Verdeutlichungstendenz, Aggravation, Simulation

Ein Grund für die interindividuelle Variabilität sozialmedizinischer Begutachtungsentscheidungen kann in der Schwierigkeit vermutet werden, zwischen **willkürlich-zielgerichteten** und **unwillkürlich auftretenden** Verhaltens- und Beschwerdeäußerungen zu unterscheiden.

In der Praxis wird diese Differenzierung durch **Leitlinien** angestrebt. So formuliert die Deutsche Rentenversicherung Bund (Grosch et al. 2006):

» **Aggravation** beschreibt eine bewusst intendierte gravierende Darstellung einer vorhandenen Störung zu bestimmten, klar erkennbaren Zwecken. Sie ist in der Begutachtungssituation häufig – in unterschiedlichen Ausmaßen – anzutreffen. «

Abzugrenzen ist Aggravation von einer eher unbewussten **Verdeutlichungstendenz** vorhandener Beschwerden, die in der Untersuchungssituation primär aus dem Motiv heraus geschieht, den Gutachter vom Vorhandensein der Beschwerden zu überzeugen. Sie ist in der Untersuchungssituation häufig anzutreffen. Wenn der Gutachter Verdeutlichungs- und/oder Aggravationstendenzen begründet vermutet bzw. nachweist, muss er dies bei der Beurteilung des Schweregrads der Störung und bei der Beurteilung der Leistungsfähigkeit berücksichtigen.

Simulation ist definiert als das bewusste Vortäuschen einer krankhaften Störung zu bestimmten, klar erkennbaren Zwecken. Im Zusammenhang mit der Vermeidung von Wehrdienst, Haft- oder Strafverfolgung oder der Erlangung illegaler Drogen ist sie häufig anzutreffen. Bei der Begutachtung im Rentenverfahren wird sie selten beobachtet (Grosch et al. 2006, S. 17). Die Unterscheidungen der DRV sind eine allgemeine Orientierungshilfe, sie liefern aber keine verlässlichen Kriterien zur Unterscheidung einer »bewusst intendierten« und einer »nicht vollständig bewusst intendierten« Verdeutlichung. Dies ist umso problematischer, als der Sachverständige zwar über die **Situationsangemessenheit eines Schmerzverhaltens** durch Vergleich mit anderen Patienten befinden kann; ob ein Verhalten aber »bewusst intendiert« oder »nicht vollständig bewusst intendiert« ist, kann kaum durch gängige Begutachtungsmethoden (insbesondere nicht nur durch Interviews und Verhaltensbeobachtung) zuverlässig ermittelt werden. Die Ausrichtung der Bewertung an der Bewusstseinsnähe und der Situationsangemessenheit stellt daher ohne weitere Hilfe eine Überforderung für Sachverständige dar, die vielfach nur durch Rückgriff auf implizite Theorien gelöst werden kann (vgl. Dohrenbusch 2009).

Um ein Schmerzverhalten als »aggravierend« oder »bewusst zielgerichtet« qualifizieren zu können, sind in aller Regel multiple Vergleiche unterschiedlicher Untersuchungsergebnisse aus verschiedenen Datenebenen und Datenquellen erforderlich.

In der Begutachtungspraxis sollten **Maßnahmen zur Beschwerdevalidierung** multiple Vergleiche zwischen explorativ, testdiagnostisch und durch Beobachtung gewonnenen Ergebnissen sowie Fremdberichten beinhalten. Zur Validierung von Schmerzangaben im engeren Sinne (ohne Funktionseinschränkung und komorbide Störungen) eignen sich folgende Vergleiche bzw. Prozeduren:

- **Intraindividuelle Vergleiche** zur Schmerzintensität, Schmerzausdehnung oder Schmerzerträglichkeit, etwa mittels Messwiederholung nach kurzer Pause oder nach Ablenkung. Deutliche intraindividuelle Abweichungen innerhalb kurzer Zeit können Hinweise auf die Beteiligung motivationaler Faktoren an der Schmerzbeschreibung sein. Dies gilt v. a. für individuell skalierte Schmerzangaben (Scholz 1994).
- Vergleich der individuellen **sensorisch-diskriminativen Schmerzcharakteristik** mit einem in Bezug auf die Schmerzen vergleichbaren Patientenkollektiv. Auffällig erhöhte Werte für sensorische Schmerzqualitäten, die als uncharakteristisch für das zu bewertende Beschwerdebild

gelten, können auf die eingeschränkte Gültigkeit der individuellen Angaben hinweisen (Windemuth 1997).

- Überzufällige Abweichungen zwischen den **Skalenwerten** konvergent valider Testverfahren zur Schmerzqualität oder zur Schmerzbewältigung (inkonsistente Testwerte).
- Kontrolle der **Abhängigkeit des Schmerz- und Klageverhaltens von sozialen Bedingungen**. Variiert das verbale oder nonverbale Schmerzverhalten erheblich z. B. in Abhängigkeit von der Anwesenheit des Sachverständigen oder anderer Personen, dann kann das dafür sprechen, dass der Proband sein Schmerzverhalten auffällig zur Interaktionsgestaltung nutzt. Die situationsabhängig gezeigten Beschwerden können dann nicht problemlos auf andere Situationen generalisiert werden.
- Erfassung von **Verdeutlichungstendenzen**. Verdeutlichungstendenzen zeigen sich z. B. im diagnostischen Interview durch fortgesetzten »spontanen« Wechsel des Probanden hin zu schmerzbezogenen Themen, katastrophisierende Wortwahl, demonstratives nonverbales Schmerzverhalten und eine inhaltliche Fokussierung auf nicht veränderbare Schmerzursachen. Zugleich werden eng umschriebene Fragen zu Schmerzen und Beeinträchtigungen unnötig ausführlich oder weitschweifig beantwortet. Dies kann auch in schriftlichen Selbstberichten oder Schmerzratings zum Ausdruck kommen. Häuser (2007) hat zeigen können, dass Fibromyalgiepatienten mit Rentenwunsch höhere Schmerzintensitäten angeben als vergleichbare Schmerzambulanzpatienten ohne Rentenwunsch.
- Bei **experimenteller Schmerzmessung** mit unterschiedlichen Reizintensitäten kann der Anstiegsgradient, der das Verhältnis der Empfindung zur Reizintensität beschreibt, Hinweise auf Verdeutlichungstendenzen liefern. Liegt der Gradient über einem Wert, der aufgrund von Messungen vergleichbarer Patientengruppen mit vergleichbarem Reizmaterial zu erwarten ist, so kann dies ein Hinweis auf Aggravation sein (Scholz 1994).
- Bei **experimenteller Druckschmerzmessung** kann die Abweichung einer mittleren Schmerzschwelle von der zuvor ermittelten individuellen Schmerzschwelle gegen die Zuverlässigkeit der Schmerzangaben sprechen. Bei auffälliger Abweichung ist der Proband nicht in der Lage, seine eigenen Schmerzschwellenurteile nach kurzer Pause hinreichend zuverlässig zu replizieren. Ebenso kann die forcierte Ausrichtung lokaler Schmerzempfindlichkeitsurteile an der Intensität lokaler klinischer Schmerzen Zweifel an der Gültigkeit von Schmerzschwellenurteilen begründen (Dohrenbusch 2002).
- Überprüfung der Konsistenz der **Angaben zur analgetischen Medikation**. Bei Hinweisen auf mangelhafte Medikamentencompliance sollte eine Kontrolle des Serumspiegels im Labor erfolgen.

Geeignete Verfahren zur Schmerz- und Beschwerdevalidierung in der Begutachtung

- Methoden der systematischen Verhaltensbeobachtung mit festgelegten Zielkriterien für auffällig verdeutlichendes oder situationsabhängiges Beschwerdeverhalten
- Vergleich der individuellen sensorischen Schmerzqualität mit störungsspezifischen Normen
- wiederholte Schmerzschwellenmessungen zur Schätzung individueller Reliabilitätskennwerte sowie Kombination von klinischer und experimenteller Schmerzmessung
- generalisierte Antworttendenzen, auffällige Inkonsistenzen (► Abschn. 19.5.3)
- Laborkontrolle des Medikamentenserumspiegels

Liegt nur ein Merkmal isoliert vor, so begründet dies in der Regel noch keinen Verdacht auf eine insgesamt unzutreffende Beschwerdedarstellung.

Bei der Bewertung von Aggravations- oder Simulationstendenzen ist zu berücksichtigen, dass die in der Untersuchung demonstrativ verzerrt oder verfälschend dargestellten Schmerzen und Beschwerden **reale Beeinträchtigungen** des Probanden im Alltag **nicht prinzipiell ausschließen**. Bislang liegen kaum empirisch gestützte Erkenntnisse dazu vor, inwieweit aufgrund motivational verzerrter Angaben in Begutachtungssituationen Beeinträchtigungen im Alltag zuverlässig vorhergesagt werden können.

Ob Beschwerden oder Schmerzen in einer Untersuchungssituation tatsächlich vorgetäuscht wurden, lässt sich selbst unter Einbeziehung einer aufwendigen psychologischen Diagnostik meist nur näherungsweise bestimmen. Letztlich ist es entscheidend, ob die für die Beantwortung der Beweisfragen relevanten Sachverhalte mit der nötigen

Sicherheit (im juristischen Sinne eines »Vollbeweises«) festgestellt werden können. Eine verallgemeinernde Unterscheidung (Täuschungsverhalten liegt vor – liegt nicht vor) sollte vermieden werden.

19.7.2 Dissimulation

Als Dissimulation wird die Tendenz bezeichnet, Störungen oder Beschwerden in **abgeschwächter Form** oder verharmlosend darzustellen oder sie in ihrer Qualität oder Intensität zu leugnen. Mitunter dissimulieren Probanden mit chronischen Schmerzen ihre körperlichen Beschwerden in der Begutachtung, um so auf ihre **Anstrengungs- und Durchhaltebereitschaft** hinzuweisen (»Das ist im Grunde kein Problem, ich schaff das schon«, »Drücken Sie ruhig fest, im Vergleich zu meinen sonstigen Schmerzen ist das nichts«). Diese Verhaltenstendenz scheint aber eher mit misslungener Anpassungsleistung einherzugehen. Hasenbring et al. (1994) konnten an Patienten mit chronischen Schmerzen zeigen, dass fortgesetzte Durchhaltestrategien mit Nähe zu Verleugnungs- und Dissimulationstendenzen eine Schmerzchronifizierung begünstigen.

Manche Probanden neigen in der Begutachtung dazu, schmerzbegleitende **psychische Störungen** oder **psychosoziale Beeinträchtigungen** verharmlosend darzustellen oder zu leugnen, um so auf die körperliche Bedingtheit ihrer Beschwerden hinzuweisen. Die Probanden scheinen bemüht, ihre Schmerzen nicht als komplexes, multifaktoriell bedingtes Geschehen zu interpretieren, sondern als Folge und Ergebnis einer körperlichen Schädigung. Durch die Dissimulation psychosozialer Einflussfaktoren weisen sie die eigene Verantwortung für den bisherigen Krankheitsverlauf tendenziell zurück und delegieren diese an (bislang meist erfolglose) Ärzte oder Therapeuten. Nicht selten ist dissimulierendes Verhalten dabei Ausdruck einer Dysbalance zwischen schmerzfokussierenden und schmerzvermeidenden Bewältigungsstrategien, die sich langfristig dysfunktional auswirkt und einen eher passiven Verarbeitungsstil kennzeichnet.

Der Sachverständige sollte vor diesem Hintergrund prüfen, inwiefern die beobachteten Dissimulationstendenzen als Ausdruck eines **situationsübergreifenden Copingstils** zu bewerten sind. Nur in diesem Fall kommt ihnen eine negative prognostische Valenz zur Abschätzung des weiteren Krankheitsverlaufs zu. Weist der Proband durch Beschwerdeverharmlosung oder Schmerzverleugnung in der Untersuchungssituation hingegen vor allem auf seine Selbstkontrollbemühungen hin, so kommt diesen dissimulierenden Verhaltensweisen nach derzeitigem Kenntnisstand keine prognostische Bedeutung zu.

Dissimulation im Begutachtungskontext kann als Hinweis auf die Selbstkontrollbemühungen des Probanden, aber auch als Ausdruck einer Dysbalance zwischen schmerzfokussierenden und schmerzvermeidenden Bewältigungsstrategien interpretiert werden. Ist die beobachtete Dissimulationstendenz Ausdruck eines allgemeinen dissimulierenden Schmerzcopingstils, so kommt ihr eine negative prognostische Valenz zu.

19.7.3 Zumutbare Willensanspannung

Ein weiteres Begutachtungsproblem betrifft die Frage der Überwindbarkeit der gesundheitlichen Beeinträchtigungen mittels »zumutbarer Willensanspannung«. Oft wird bei GdB- und MdE-/GdS-Entscheidungen gefragt, ob der Proband die **Beschwerden in absehbarer Zeit mit zumutbarer Willensanspannung überwinden** könnte. In den Leitlinien der Deutschen Rentenversicherung für die sozialmedizinische Beurteilung von Menschen mit psychischen Störungen heißt es dazu:

> » Liegt eine bewusstseinsnahe Verdeutlichungstendenz vor, wird davon auszugehen sein, dass der Proband die Hemmungen, die einer Arbeitsaufnahme entgegenstehen, mit zumutbarer Willensanspannung innerhalb von 6 Monaten (juristisch festgelegte Frist) überwinden kann. (…) Wenn ein Proband die Hemmungen, die einer Arbeitsaufnahme entgegenstehen, mit zumutbarer Willensanspannung nicht mehr überwinden kann, muss die Leistungsfähigkeit als aufgehoben betrachtet werden, unabhängig davon, dass ein zeitlich uneingeschränktes körperliches Leistungsvermögen besteht. (Grosch et al. 2006) «

Inhaltlich ist die zur Überwindung der Beschwerden erforderliche »zumutbare Willensanspannung« in der Literatur kaum spezifiziert. Praktisch wird zumeist die **Prognose proportional zum bisherigen Krankheitsverlauf** beurteilt. Demnach spreche ein bisher insgesamt ungünstiger Verlauf im Allgemeinen gegen die zukünftige Überwindbarkeit der Beschwerden. Diese Heuristik erscheint jedoch aus unserer Sicht problematisch (vgl. Dohrenbusch 2007). Will man Beweisfragen zur zumutbaren Willensanspannung mit Bezug auf bewährte psychologische Motivationskonzepte beantworten, dann können die folgenden Fragen dazu orientierend beitragen:

- Wie erfolgreich ist die Behandlung der beklagten Beschwerden im Normalfall?
- Welche eigeninitiativen Anstrengungen hat der Proband bisher zur Überwindung seiner gesundheitlichen Beeinträchtigungen unternommen?
- Welche motivationalen Einflüsse haben dazu beigetragen, dass die Behandlung/Rehabilitation im Falle des Probanden bisher nicht/nicht ausreichend erfolgreich war?
- Inwieweit verfügt der Patient über das Potenzial, durch Training oder verstärkte Anpassungsleistungen gesundheitliche Beeinträchtigungen in Zukunft besser zu bewältigen?
- Inwieweit ist die Willensausprägung oder der Antrieb durch Persönlichkeitsmerkmale oder psychische Störungen beeinträchtigt?

Nach Foerster (2001) entfällt bei somatoformen und anderen psychischen Störungen die Frage der Zumutbarkeit, wenn die **psychischen Voraussetzungen** einer Willensanspannung nicht vorliegen. Dies wird im Rahmen der Schmerzbegutachtung v. a. dann der Fall sein, wenn die Schmerzen mit krankheitswertigen affektiven Störungen einhergehen.

Insgesamt ist die **Interpretation** einer »zumutbaren Willensanspannung« mit erheblichen Freiheitsgraden für den Sachverständigen verknüpft. Eine stärkere konzeptionelle Klärung und fachliche Abstimmung darüber, wie bewusstseinsnahe Motive und das damit verbundene Bewältigungs- und Inanspruchnahmeverhalten in die sozialrechtliche Bewertung chronisch schmerzkranker Personen integriert werden können, erscheint derzeit geboten.

Die Beantwortung der Frage, ob der Proband die Beschwerden mit zumutbarer Willensanspannung überwinden könnte, ist mit erheblichen Interpretationsunsicherheiten für den Sachverständigen verknüpft. Eine Annäherung an die Entscheidungsfindung können psychologische Motivationskonzepte leisten.

Literatur

1 Becker N, Hojsted J, Sjogren P, Eriksen J (1998) Sociodemographic predictors of treatment outcome in chronic nonmalignant pain patients. Do patients receiving or applying for disability pension benefit from multidisciplinary pain treatment? Pain 77/3: 297–287

2 Biefang S, Potthoff P, Schliehe F (1999) Assessmentverfahren für die Rehabilitation. Hogrefe, Göttingen

3 BMAS (Bundesministerium für Arbeit und Soziales) (2008) Anhaltspunkte für die ärztliche Gutachtertätigkeit im sozialen Entschädigungsrecht und nach dem Schwerbehindertenrecht (Teil 2 SGB IX). BMAS, Bonn

4 Brähler E, Holling H, Leutner D, Petermann F (Hrsg) (2002) Brickenkamp Handbuch psychologischer und pädagogischer Test. Hogrefe, Göttingen

5 Dertwinkel R, Graf-Baumann T, Zenz M (1999) Die Begutachtung in der Schmerztherapie. Schmerz 13: 283–291

6 Dohrenbusch R (2001) Schmerzmessung in der Praxis: Konzepte und Methoden. arthritis + rheuma. Zeitschrift für Rheumatologie und Orthopädie 21: 87–97

7 Dohrenbusch R (2002) Schmerzurteil und Kontext. Beiträge zur Klassifikation generalisierter Schmerzen. Cuvillier, Göttingen

8 Dohrenbusch R (2007) Begutachtung somatoformer Störungen und chronifizierter Schmerzen. Kohlhammer, Stuttgart

9 Dohrenbusch R (2009). Symptom- und Beschwerdevalidierung chronifizierter Schmerzen in sozialmedizinischer Begutachtung. Teil 1: Terminologische und methodologische Zugänge. Schmerz 23: 231–240

10 Dohrenbusch R, Nilges P, Traue H (2008) Leitlinie für die Begutachtung von Schmerzen (Kommentar). Psychotherapeut, 53(1): 63–68

11 Erlenkämper A (2002) Arzt und Sozialrecht. Steinkopff, Darmstadt

12 Fisseni HJ (1997) Lehrbuch der psychologischen Diagnostik. Hogrefe, Göttingen

13 Foerster K (2001) Stellenwert psychischer Störungen in der Begutachtung – Grundlagen der Begutachtung. Der Medizinische Sachverständige 97: 33–35

14 Geissner E, Heuser J, Goebel G, Fichter M (1996) Stationäre verhaltensmedizinische Therapie bei Patienten mit chronischen Schmerzen: Behandlungsansatz und Evaluation. Zeitschrift für Gesundheitspsychologie 4: 152–176

15 Grosch EV, Fischer K, Irle H, Legner R (2006) Leitlinien für die sozialmedizinische Beurteilung von Menschen mit psychischen Störungen. In: Deutsche Rentenversicherung (Hrsg) DRV-Schriften, Bd 68. Wdv, Bad Homburg

16 Grossmann P, Wellpott P, Grossmann S, Ostermann H-W (1998) Berufliche Zukunftsvorstellungen von Patienten nach orthopädischer Rehabilitation: Wie drücken sie sich aus? Welche Faktoren beeinflussen sie? Rehabilitation 37: 68–77

17 Hasenbring M, Marienfeld G, Kuhlendahl D, Soyka D (1994) Risk factors of chronicity in lumbar disc patients. A prospective investigation of biologic, psychologic and social predictors of therapy outcome. Spine 15/19: 2759–2765

18 Häuser W (2007) Rentenbegehren, selbst eingeschätzte Schmerzintensität und Behinderung von Probanden mit Fibromyalgiesyndrom. Der Schmerz 21: 539–544

19 Herrmann Ch, Buss U, Snaith, RP (1995) HADS-D Hospital Anxiety and Depression Scale – Deutsche Version. Bern, Huber

20 Heubrock D, Petermann F (2000) Testbatterie zur Forensischen Neuropsychologie TBFN. Neuropsychologische Diagnostik bei Simulationsverdacht. Swets & Zeitlinger, Frankfurt
21 Hillert A, Cuntz U, Heldwein C, Froben B, Fichter M (1998) Die berufliche Belastungserprobung im Rahmen klinisch-stationärer Verhaltenstherapie: Praktische Durchführung, soziodemographische und psychologische Charakteristika der Patienten als Verlaufsprädiktoren. Praxis Klinische Verhaltensmedizin und Rehabilitation 42: 28–34
22 Konrad N (1992) Die psychiatrisch-psychologische Beurteilung neurotischer Störungen im Rentenverfahren auf der Basis eines strukturell-sozialen Krankheitsbegriffs. Versicherungsmedizin 44: 45–48
23 Kühne A, Zuschlag B (2001) Richtlinien für die Erstellung psychologischer Gutachten. Deutscher Psychologen Verlag, Bonn
24 Marx I, Grafe G, Weishaupt H (1988) Erfahrungen mit stationärer Rentenbegutachtung. Deutsche Rentenversicherung 4–5: 275–300
25 Mertens W (1975) Sozialpsychologie des Experiments. Hoffmann & Campe, Hamburg
26 Pielsticker A, Haag G, Zaudig M, Lautenbacher S (2005) Imparment of pain inhibition in chronictension-type-headache. Pain 118(1–2): 215–223
27 Roth S, Seibel E (2003) Gesetzliche Grundlagen der Rentenversicherung. In: Verband Deutscher Rentenversicherungsträger (Hrsg) Sozialmedizinische Begutachtung für die gesetzliche Rentenversicherung. Springer, Berlin Heidelberg New York Tokio, S 3–28
28 Scholz OB (1994) Schmerzmessung und Schmerzdiagnostik. Methoden, Analysen, Ergebnisse am Beispiel rheumatischer Erkrankungen. Karger, Basel
29 Sieber G, Stelzer E (1994) Qualitätssicherung in der Rentenbegutachtung – Ergebnisse und praktische Erfahrungen mit einem Qualitätssicherungsprogramm. Gesundheitswesen 56: 701–705
30 Watzlawick P, Beavin J, Jackson DD (2000) Menschliche Kommunikation. Formen Störungen Paradoxien. Huber, Bern
31 WHO (Weltgesundheitsorganisation) (2005) ICF – Internationale Klassifikation der Funktionsfähigkeit, Behinderung und Gesundheit. http://www.dimdi.de/static/de/klassi/icf/index.htm. Gesehen 27 Apr 2010
32 Widder B, Dertwinkel R, Egle UT et al. (2008) Leitlinie zur Begutachtung von Schmerzen. Psychotherapeut 52: 334–346
33 Windemuth D (1997) Möglichkeiten der psychologischen Aggravationsdiagnostik bei orthopädischen Schmerzpatienten durch den Einsatz einer mehrdimensionalen Schmerzskala. Verhaltenstherapie und Verhaltensmedizin 18: 407–414
34 Zuschlag B (2002) Das Gutachten des Sachverständigen. Hogrefe, Göttingen

Krankheitsbilder

Kopfschmerz vom Spannungstyp

C. Bischoff und H. C. Traue

Die Kategorie »Kopfschmerzen vom Spannungstyp« (KST) umfasst Kopfschmerzformen, die ehemals KST, Muskelkontraktionskopfschmerz, Stress- oder psychogener Kopfschmerz genannt wurden. In diesem Kapitel werden, ausgehend von der Klassifikation der internationalen Kopfschmerzgesellschaft, zunächst Diagnose, Differenzialdiagnose und Probleme bei der Diagnosestellung erörtert. Nach Darstellung der Epidemiologie erarbeiten wir ein verhaltensmedizinisches Modell von KST, das pathophysiologische und lerntheoretische Mechanismen integriert. Diesem Krankheitsmodell entsprechend werden somatologische und psychotherapeutische Behandlungsansätze und deren Kombination diskutiert.

20.1 Diagnose und Diagnoseprobleme

20.1.1 Klassifikation von Kopfschmerzen

Derzeit richtungsweisend bei der Klassifikation von Kopfschmerzen ist das System der **International Headache Society** (IHS) in seiner 2. Auflage (IHS 2003; vergleiche auch ► Kap. 18). Jede Kopfschmerzform wird mit einer Kurzbeschreibung eingeführt und es werden operationale Kriterien definiert, die zur Diagnosestellung einer bestimmten Kopfschmerzform erfüllt sein müssen. Das Klassifikationssystem besteht aus 14 Hauptkategorien:

- Die Kategorien 1–4 charakterisieren idiopathische oder **primäre Kopfschmerzerkrankungen** – Kopfschmerzen, die Störungen sui generis sind und nicht als Symptom einer organischen oder psychiatrischen Grunderkrankung interpretiert werden können. Die beiden wichtigsten primären Kopfschmerzformen sind Migräne (Kategorie 1) und Kopfschmerz vom Spannungstyp (Kategorie 2).
- Die Kategorien 5–12 beschreiben **symptomatische oder sekundäre Kopfschmerzerkrankungen**, die also Symptom einer anderen Grunderkrankung oder Störung sind. Dazu zählen neuerdings auch »Kopfschmerzen, zurückzuführen auf psychiatrische Störungen« (Kategorie 10). Diese können vom Phänotypus her einem KST ähneln – woraus sich diagnostische Probleme ergeben (► Abschn. 20.1.3).
- Die Kategorien 13 und 14 laufen unter der Überschrift **»Kraniale Neuralgien, zentraler und primärer Gesichtsschmerz und andere Kopfschmerzen«**.

Im klinischen Alltag müssen Diagnosen nach der International Classification of Diseases, 10. Revision (ICD-10) bzw. nach der differenzierteren ICD-10 NA (Neurological Application) verschlüsselt werden. IHS-Diagnosen und ICD-Diagnosen lassen sich ineinander überführen – wobei die IHS-Klassifikation die detaillierteste von den dreien ist. ◘ Tab. 20.1 zeigt den Zuordnungsschlüssel für Kopfschmerz vom Spannungstyp.

20.1.2 Diagnostische Kriterien von Kopfschmerz vom Spannungstyp

Die Hauptunterscheidung in der IHS-Klassifikation ist diejenige zwischen episodischem und chronischem KST.

Episodischer Kopfschmerz vom Spannungstyp besteht in wiederkehrenden, Minuten bis Tage dauernden Kopfschmerzepisoden. Die Schmerzqualität ist drückend bzw. spannend, die Intensität schwach bis mittel. Der Schmerz wird vom Patienten bilateral lokalisiert und verschlimmert sich bei körperlichen Alltagsaktivitäten nicht. Licht- oder Lärmempfindlichkeit können vorkommen, nicht aber Übelkeit. Wer an episodischem KST leidet, erlebt im Jahr mehr Tage ohne als mit Schmerz. Eine andere Erkrankung als Kopfschmerzursache darf hier nicht vorliegen. Patienten mit *sporadisch* auftretendem episodischem Kopfschmerz vom Spannungstyp haben nach der neuen Definition an weniger als einem Tag im Monat, Patienten mit *häufig* auftretendem episodischem Kopfschmerz vom Spannungstyp zwischen 1 und max. 14 Tagen im Monat ihr Leiden. Der sporadische Typ ist im medizinisch-klinischen Bereich ohne Belang. Wenn in diesem Beitrag von episodischem KST die Rede ist, bedeutet dies häufig auftretender KST.

Bei Patienten mit **chronischem Kopfschmerz vom Spannungstyp** überwiegen die Tage mit Kopfschmerz. Als Begleitsymptom kann milde Übelkeit auftreten, nicht aber Erbrechen. Ansonsten gilt die Beschreibung des episodischen Kopfschmerzes vom Spannungstyp. Von chronischem Kopfschmerz vom Spannungstyp kann erst gesprochen werden, wenn er mindestens 3 Monate vorliegt. ◘ Tab. 20.2 zeigt die Symptome im Überblick.

Episodischer und auch chronischer KST können mit oder ohne erhöhte **Schmerzempfindlichkeit in der perikranialen** (den Schädel umgebenden) **Muskulatur** auftreten. Die erhöhte Schmerzempfindlichkeit wird durch manuelle Palpation mit kontrolliertem Druck oder mit Druckalgesimetrie festgestellt.

Tab. 20.1 Vergleich der verschiedenen Klassifikationen beim KST

	IHS-Kode	ICD-10-NA-Kode	ICD-10-Kode
Kopfschmerz vom Spannungstyp	2	G44.2	G44.2
Sporadisch auftretender episodischer Kopfschmerz vom Spannungstyp	2.1	G44.2	G44.2
– Assoziiert mit perikranialer Schmerzempfindlichkeit	2.1.1	G44.20	G44.2
– Nicht assoziiert mit perikranialer Schmerzempfindlichkeit	2.1.2	G44.21	G44.2
Häufig auftretender episodischer Kopfschmerz vom Spannungstyp	2.2	G44.2	G44.2
– Assoziiert mit perikranialer Schmerzempfindlichkeit	2.2.1	G44.2.1	G44.2
– Nicht assoziiert mit perikranialer Schmerzempfindlichkeit	2.2.2	G.44.22	G44.2
Chronischer Kopfschmerz vom Spannungstyp	2.3	G44.2	G44.2
– Assoziiert mit perikranialer Schmerzempfindlichkeit	2.3.1	G44.23	G44.2
– Nicht assoziiert mit perikranialer Schmerzempfindlichkeit	2.3.2	G44.24	G44.2
Wahrscheinlicher Kopfschmerz vom Spannungstyp			
– Sporadisch auftretend	2.4.1	G 44.28	G 44.8
– Häufig auftretend	2.4.2	G 44.28	G 44.8
– Chronisch	2.4.3	G 44.28	G 44.8

ICD-10 International Classification of Diseases, 10. Revision, *IHS* International Headache Society, *NA* Neurological Application

Tab. 20.2 Kriterien des KST

Hauptmerkmale	Kriterien
Häufigkeit	Episodischer KST: weniger als 15 Tage im Monat
	Chronischer KST: 15 und mehr Tage im Monat
Dauer	Episodischer KST: 30 min bis 7 Tage
	Chronischer KST: für Stunden oder dauernd
Kopfschmerzcharakteristika (mind. 2)	Beidseitigkeit
	Drückende oder beengende Schmerzqualität, nicht pulsierend
	Leichte bis mittlere Intensität
	Keine Verstärkung durch körperliche Aktivität
Begleiterscheinungen der Kopfschmerzen	Kein Erbrechen
	Licht- oder Lärmempfindlichkeit möglich
	Beim chronischen KST: geringgradige Übelkeit möglich
Organische Krankheitsursache	Durch ärztliche Untersuchung ausgeschlossen

Wenn die Kopfschmerzen eines Patienten sowohl die Kriterien für Kopfschmerz vom Spannungstyp als auch diejenigen für Migräne erfüllen, werden beide Diagnosen vergeben.

20.1.3 Diagnostische Probleme

Diagnostische Unschärfe

Die diagnostischen Kriterien der IHS stellen aufgrund der Sprachvereinheitlichung einen Fortschritt dar. Auch in der Praxis erlauben sie eine präzise Unterscheidung zwischen Migräne und Kopfschmerz vom Spannungstyp. Allerdings scheinen die IHS-Kriterien für KST eine geringe Sensibilität zu haben – bei 55% der Kopfschmerzen, die auf KST hinweisen, sind die Kriterien nicht voll erfüllt. Dem Diagnostiker bleibt hier nur die Einordnung der Kopfschmerzen in die Kategorie 2.3 – Wahrscheinlicher KST – (ICD-10 G44.8), die wie eine eigens wegen dieser misslichen Situation entwickelte Verlegenheitsdiagnose wirkt. Wenn Ärzte Patienten wegen Kopfschmerzen krankschreiben, verwenden sie – so der Gesundheitsreport der DAK von 2007 (IGES 2007) – wahrscheinlich auch deswegen häufiger (in 41,1% der Fälle) die Kategorie »Nichtklassifizierbarer Kopfschmerz« (ICD-10 R51) als die Kategorie »Kopfschmerz vom Spannungstyp« (7,5%) an.

KST und Migräne: verschiedene Krankheitseinheiten oder Pole eines Kontinuums?

Weiterhin in der Diskussion ist, ob Migräne und KST überhaupt als verschiedene Krankheitseinheiten zu verstehen sind. Bakal (1982) schlug aufgrund mehrerer empirischer Studien über typische Kopfschmerzsymptome ein **eindimensionales Kontinuum-Modell** vor, das Kopfschmerzen nach ihrem Schweregrad beschreibt, wobei Kopfschmerzen mit migränoiden Symptomen in der Regel die schwereren seien (zu Einzelheiten ► Abschn. 20.3).

Probleme bei der Diagnostik muskulärer Überempfindlichkeit

Die Unterscheidung der IHS zwischen Kopfschmerz vom Spannungstyp mit und ohne Überempfindlichkeit der perikranialen Muskulatur hat den großen Vorteil, die früher häufig aufgetretene Mehrdeutigkeit des Begriffs der Spannung (Spannung als seelische Spannung, als Schmerzqualität, als Muskelverspannung) zu beseitigen. In der 1. Auflage der IHS-Klassifikation wurden als Möglichkeiten zur Operationalisierung die manuelle Palpation, EMG oder Druckalgesimetrie vorgeschlagen. In der 2. Auflage stellt das Komitee ohne weitere Begründung fest, nur die manuelle Palpation habe sich als hilfreich erwiesen. Nach unserer Kenntnis handelt es sich bei dieser Problemlösung um die praktikabelste – für den Kliniker sind EMG-Messungen, die ja in diesem Fall mit Oberflächenelektroden und über längere Zeiträume vorgenommen werden müssten, sehr aufwendig. Es gibt jedoch keine Vorschriften zur standardisierten Durchführung der Palpation, und die Inter-Rater- und Retest-Reliabilität der Palpationsbefunde von klinisch arbeitenden ärztlichen Schmerztherapeuten sind eher niedrig (Bischoff u. Lê Hô'ng 1991). Elektronische Druckalgesimeter versprechen Abhilfe, lösen das Problem aber nicht (Arendt-Nielsen et al. 2003).

20.1.4 Differenzialdiagnosen

KST – Migräne

Um die Differenzialdiagnose von KST und Migräne zu erleichtern, werden in ◘ Tab. 20.3 die wichtigsten definierenden Symptome der beiden Störungen einander gegenübergestellt.

KST – Kopfschmerz zurückzuführen auf psychiatrische Störungen

Nach IHS-Kriterien ist Kopfschmerz bei psychiatrischen Störungen ein Schmerz, der ausschließlich im Zusammenhang mit einer psychiatrischen Störung auftritt – mit dieser beginnt und endet. Bei den fraglichen psychiatrischen Störungen werden ausdrücklich die Somatisierungsstörung und die psychotische Störung genannt, aber auch andere Störungen in die engere Wahl gezogen, voran Major Depression, Angststörungen aller Art und die posttraumatische Belastungsstörung. Nicht unerwähnt bleiben soll, dass »Spannungskopfschmerz« bereits in der ICD-10 als Symptom von psychiatrischen Störungen genannt wird, zum Beispiel neben anderen unangenehmen körperlichen Empfindungen als Symptom der Neurasthenie (F48.0). Die neue IHS-Kategorie hat den Vorteil, den Kliniker auch für psychiatrische Störungen als mögliche Kopfschmerzursache zu sensibilisieren. Sie birgt aber Probleme. Jeder erfahrene Psychiater oder Psychotherapeut weiß, dass bei den psychiatrischen Störungen, auf die nach Aussage der IHS Kopfschmerzen zurückzuführen sein können, Beginn und Ende nicht immer präzise anzugeben sind, u. a. des-

Tab. 20.3 Differenzialdiagnostik von Migräne und KST

Merkmal	Migräne	Kopfschmerz vom Spannungstyp
Lokalisation	Unilateral > bilateral	Bilateral
Schmerzqualität	Pulsierend	Drückend, beengend
Schmerzintensität	++ bis +++	+ bis ++
Vegetative Symptome	+++	0 bis +
Verstärkung bei körperlicher Routineaktivität	++	0 bis +

0: nicht vorhanden, +: geringe Stärke, ++: mittlere Stärke, +++: extreme Stärke

wegen, weil die definierenden Symptome nicht alle gleichzeitig auftreten bzw. remittieren. Die depressive Episode kann sich mit Kopfschmerzen vom Phänotypus eines KST ankündigen und sich erst 1/2 Jahr später auch in affektiven Symptomen zeigen – oder war es doch ein »echter« Kopfschmerz von Spannungstyp? Der depressive Affekt kann bereits bestehen, und Kopfschmerzen vom Phänotypus eines KST treten allmählich hinzu, sodass man sich auch fragen könnte, ob es sich um einen primären KST handelt, der durch die Depression als Stressor ausgelöst wurde. Aufgrund dieser Unsicherheiten empfehlen wir, in solchen Fällen den Kopfschmerz als primären Kopfschmerz zu betrachten, ihn als solchen zu verschlüsseln und zusätzlich die psychiatrische Diagnose zu vergeben. In der ICD-10 ist im Übrigen eine Kategorie für Kopfschmerzen im Rahmen von psychiatrischen Störungen überhaupt nicht vorgesehen.

KST – Kopfschmerz durch Medikamentenübergebrauch

Bei regelmäßiger Einnahme von Schmerzmitteln an 10–15 Tagen im Monat, eingesetzt gegen KST (und andere primäre Kopfschmerzformen), kann sich ein zusätzlicher, das ursprüngliche Leiden überlagernder oder gar ersetzender Kopfschmerz entwickeln (vergleiche auch ▶ Kap. 22). In der Regel hat er kein eigenständiges Erscheinungsbild, sondern verstärkt lediglich den KST in Intensität, Häufigkeit und Dauer. Definitionsgemäß besteht er an mindestens 15 Tagen im Monat, kann also mit chronischem KST verwechselt werden. Die Differenzialdiagnose klärt sich, wenn die Entzugsbehandlung, welche in diesem Fall Priorität vor allen anderen Interventionen hat, das Sistieren der Kopfschmerzen zur Folge hat. Geht das Leiden deutlich zurück, ohne ganz zu verschwinden, sind beide Diagnosen – KST und Kopfschmerz durch Medikamentenübergebrauch – zu vergeben.

KST – Zervikogener Kopfschmerz

Eine v. a. bei Orthopäden – und ihren Patienten – gängige Diagnose ist die des zervikogenen Kopfschmerzes (IHS-Kategorie 11.2.1; ICD-10-Verschlüsselung mit M99 und G44.8). Es handelt sich um einen Schmerz, der von seinem Ursprung im Bereich der Halswirbelsäule in einen oder mehrere Bereiche des Kopfes oder Gesichts projiziert. Der Kopfschmerz beruht – so die Definition – auf einer als Schmerzursache allgemein anerkannten Störung oder Schädigung der Halswirbelsäule oder der Halsweichteile. Der Nachweis einer solchen Störung oder Schädigung ist durch die klinische Untersuchung, laborchemisch oder mittels bildgebender Verfahren zu erbringen. Es muss auf jeden Fall klinische Zeichen geben, die eine zervikale Schmerzquelle nahelegen. Als solche gelten: Provozierbarkeit der typischen Schmerzen durch Kopfbewegungen und Abhängigkeit der Schmerzen von der Kopfhaltung und entsprechend Beibehaltung schmerzlindernder Kopfhaltungen. Außerdem muss der Schmerz durch diagnostische Blockaden (Injektion von Analgetika) ausgeschaltet werden können (Krämer et al. 2008). Gemessen an diesen scharfen Kriterien wird zervikogener Kopfschmerz in der Praxis zu oft diagnostiziert, bei okzipitaler Lokalisierung meist fälschlicherweise statt KST.

KST – Chronischer posttraumatischer Kopfschmerz

Kopftraumata können Kopfschmerzen im Gefolge haben. Von chronischen posttraumatischen Kopfschmerzen spricht die IHS, wenn der Schmerz innerhalb von 7 Tagen nach der Verletzung auftritt und länger als 12 Wochen anhält. Vom Erscheinungsbild her ist chronischer posttraumatischer Kopfschmerz sehr variabel. Am häufigsten ähnelt er der Symptomatik von KST. Man würde in diesem Fall allerdings von sekundärem KST sprechen.

20.1.5 Komorbide psychische Störungen

KST kann – wie oben erläutert – als Symptom einer psychischen Störung auftreten. Mit einer in Relation zur Allgemeinbevölkerung erhöhten Wahrscheinlichkeit treten KST und psychische Störungen aber auch als eigenständige Krankheitsbilder komorbid auf (Übersichten geben Nicholson et al. 2007, Nickel u. Nickel 2008). Besonders hohe Komorbiditätsraten werden zwischen KST und Depressionen bzw. Angststörungen berichtet. Über die Art möglicher Kausalbeziehungen, sofern sie bestehen, ist damit zunächst nichts ausgesagt. Psychische Störungen können Folge schwerer Kopfschmerzleiden sein, sie können die Auslösung von KST durch Stress fazilitieren und sie können selbst Stressor sein, der bei entsprechender Disposition Kopfschmerzen triggert.

Auf jeden Fall empfiehlt es sich, bei der Diagnose von primären Kopfschmerzen obligatorisch das Augenmerk auf das Vorliegen von psychischen Störungen zu lenken.

20.2 Epidemiologie

Primäre oder idiopathische Kopfschmerzen – also Kopfschmerzen, die nicht als Symptom einer umschriebenen organischen Grunderkrankung auftreten – sind epidemiologisch bei Weitem in der Überzahl. Ihr Anteil wird auf 90% geschätzt. Primäre Kopfschmerzen nehmen überwiegend die Form von **Migräne** und **KST** an.

In Deutschland wurde erstmals von Göbel et al. (1994) eine große repräsentative Stichprobe von Personen (n=5.000) gemäß den Kriterien der IHS befragt. Bezogen auf die zurückgeschickten Fragebogen (Rücklaufquote: 81,2%) leiden 71,4% der Personen zumindest zeitweise an Kopfschmerzen: etwa 28% nach den IHS-Kriterien an Migräne, 38% an KST (Lebenszeitprävalenz). Die Schmerzintensität wird bei der Migräne als stärker beschrieben als bei KST. Die Prävalenzrate der Migräne liegt bei Frauen höher als bei Männern (32% zu 22%). Bei KST dagegen ist hinsichtlich der Prävalenz kein Unterschied zwischen Frauen und Männern zu finden (36% zu 34% bei episodischen, 3% zu 2% bei chronischen KST). Episodischer KST scheint weitgehend altersunabhängig zu sein, während chronischer KST mit dem Alter eher häufiger auftritt. Im Alter nimmt allerdings auch die Häufigkeit sekundärer Kopfschmerzen zu, die oft fälschlicherweise für chronischen KST gehalten werden. Nach aktuellen Zahlen leiden 3–5% der Bevölkerung an täglichen chronischen Kopfschmerzen. Nach diesen Zahlen haben hierzulande etwa 12–14% aller Frauen und 6–8% aller Männer Migräne. Jedes 2. Kind zwischen 7 und 14 Jahren klagt über Spannungskopfschmerzen. (BMBF-Newsletter 2006, Radke und Neuhauser 2008)

Nur etwa 1/5 aller Personen mit Kopfschmerzen geht zum Arzt. Dabei sind die von stärkeren Schmerzen Betroffenen, also v. a. die Migräniker, eher zum Arztbesuch bereit: 32% der in einer neurologischen Universitätsklinik ambulant und stationär konsekutiv behandelten Patienten sind nach IHS-Kriterien Migräniker, im Gegensatz zu 25% der Patienten mit Kopfschmerz vom Spannungstyp (Göbel et al. 1994). Durchschnittlich vergehen 18 Jahre, bis Kopfschmerzpatienten sich Rat bei einem spezialisierten Schmerztherapeuten holen.

Auch andere Autoren (Holroyd et al. 2000) fanden eine vergleichbar stark ausgeprägte **»Arztscheu« von Personen mit KST.** Dies impliziert aber keineswegs dessen sozialmedizinische Unerheblichkeit. Episodischer KST beeinträchtigt bei 44% der Befragten merklich die Effektivität bei der Arbeit, in der Schule und zu Hause, auch wenn er nicht so oft (bei 8%) und lange (bei den Betroffenen durchschnittlich 9 Tage) zu Fehlzeiten führt. Chronischer KST ist mit stark reduzierter Effektivität bei der Arbeit und – bei den Krankgeschriebenen – langen Fehlzeiten (durchschnittlich 27 Tage) verbunden. Die höchsten Arbeitsunfähigkeitsziffern wegen KST hat die Altersgruppe zwischen 15 und 24 Jahren. Besonders betroffen sind Beschäftigte in der öffentlichen Verwaltung, in Organisationen und Verbänden, in den Bereichen Datenverarbeitung, Bildung, Kultur und Medien (DAK-Gesundheitsreport 2007).

Eine Kopfschmerzerkrankung – wie die meisten anderen Störungen auch – kann nicht hinreichend durch den IHS- bzw. ICD-10-Kode charakterisiert, sie muss ergänzend durch ihren »impact« beschrieben werden. Dieser lässt sich mit den ICF-Komponenten der Beeinträchtigungen der Körperfunktionen (Schmerzdichte, Grad des affektiven Lei-

Tab. 20.4 Beteiligte physiologische Systeme am Kopfschmerz vom Spannungstyp mit und ohne Störung der perikranialen Muskulatur

Schmerzform	Störung des Systems	Konsequenz
Kopfschmerz vom Spannungstyp ohne Störung der perikranialen Muskulatur und chronische KST	β-Endorphinsystem	Erhöhte Schmerzempfindlichkeit, Schmerzsensationen ohne Stimulation
	Serotoninsystem	Erhöhte Schmerzempfindlichkeit, erniedrigte Schmerztoleranz, Hemmung der ES2
	Stickstoffoxid (NO)	Erniedrigte Schmerzschwelle
Kopfschmerz vom Spannungstyp mit Störung der perikranialen Muskulatur	Periphere Muskulatur (und Konditionierung)	Erhöhte Anspannung, lokale Ischämie, pH-Wert-Verschiebung, erhöhte Schmerzempfindlichkeit, Myogelosen, räumliche Ausweitung der Schmerzempfindungen, Schmerzerwartungen

ES2 Exterozeptive Suppression, 2. Phase

dens), der Aktivitäten und der Teilhabe (DIMDI 2005) erfassen – eine Betrachtungsweise, die in der medizinischen Rehabilitation inzwischen als Standard gilt.

20.3 Physiologische und psychophysiologische Befunde zur Entstehung und Aufrechterhaltung von Kopfschmerzen

Die psychophysiologischen Grundlagen von KST sind nicht vollständig bekannt. Es werden periphere (myofasziale und vaskuläre) und zentrale Mechanismen diskutiert. Bei KST ohne Störungen der perikranialen Muskulatur sind wahrscheinlich zentralnervöse Schmerzmechanismen wirksam, beim KST mit Störungen der perikranialen Muskulatur sowohl zentralnervöse als auch periphere Schmerzmechanismen (Fumal u. Schoenen 2008; Tab. 20.4).

Es spricht einiges für die Hypothese, dass beim episodischen KST ohne Störung der perikranialen Muskulatur und bei chronischem KST eine Funktionsstörung zentraler antinozizeptiver Systeme in Richtung einer Steigerung der Schmerzempfindlichkeit vorliegt.

20.3.1 Myofasziale Mechanismen

Seit den 1970er Jahren sind zahlreiche Studien mit dem Ziel durchgeführt worden, **Parameter der Muskelaktivität** zu identifizieren, die den Patienten mit der älteren Diagnose »Spannungskopfschmerz« von schmerzfreien Vergleichspersonen zu unterscheiden erlauben. Dabei wurde die Diagnose »Spannungskopfschmerz« meist nach dem Exklusionsverfahren gestellt, wenn sich die Kopfschmerzen als nicht organisch und nicht migränoid beschreiben ließen. Die IHS unterscheidet zwischen KST mit und ohne perikraniale Schmerzempfindlichkeit (Tab. 20.1). Die von Bischoff u. Traue (1983) geprägte diagnostische Gruppe **der myogenen Kopfschmerzen** ist nah verwandt dem neuen IHS-Begriff des KST mit Störung der perikranialen Muskulatur. Er ist aber enger als dieser, insofern als er die Verursachung der Schmerzen durch dysfunktionale Muskelaktivität zum Definitionskriterium macht, während der IHS-Begriff offen lässt, ob ein ursächlicher Zusammenhang zwischen Kopfschmerz und Störung der perikranialen Muskulatur gegeben ist, und wenn ja, in welcher Weise. Eine aktuelle Bestätigung des Konzeptes der Myogenie von KST ergab die experimentelle, 30 min dauernde Steigerung der statischen Nackenmuskulatur um 10% der Maximalspannung. Nach dieser Stimulierung war noch 24 h später die Schmerzempfindlichkeit gesteigert und mehr als 60% der Patienten mit KST reagierten auf die Prozedur mit Kopfschmerzen (Christensen et al. 2005).

Bei Personen mit »Spannungskopfschmerzen« (!) wurden bereits vor der Einführung der jetzt gültigen IHS-Kriterien im Labor und im Feld in den unterschiedlichsten physikalischen und psychosozialen Belastungssituationen **EMG-Verlaufswerte** (Anstiege, Rückbildungszeiten, Variabilität) verschiedener Muskeln (meist Stirnmuskel, Musculus temporalis, M. trapezius) untersucht. In einigen Studien ließen die Parameter der Muskelaktivität eine Unterscheidung zwischen Personen mit und ohne Spannungskopfschmerz zu, in anderen nicht. In der Metaanalyse von Wittrok (1997) über 28 Studien ergab sich, bezogen auf die Muskelaktivität in Baselinephasen, eine differenzierende Effektstärke von d=0.4 zwischen KST und Kontrollen. Patienten mit chronischen KST haben nicht nur ein erhöhtes EMG, ihre Muskulatur ist auch palpatorisch härter. Das Ausmaß der Verhärtung korreliert allerdings nicht mit dem Ausmaß der aktuell erlebten Kopfschmerzen (Ashina et al. 1999). Peripher zeigt sich eine – vermutlich vegetativ bedingt – erhöhte Vasokonstriktion bei chronischen KST, die dazu führt, dass mit muskulären Übungen keine Steigerung des Blutflusses in der betreffenden Muskulatur erzielt werden kann (Ashina et al. 2002).

> **Ist erst einmal Schmerz entstanden, besteht die Gefahr, dass durch positive Rückkopplung ein Teufelskreis von Muskelspannung und Schmerz entsteht.**

Für den Mechanismus **der Wechselwirkung zwischen muskulärer Anspannung und Schmerzerleben** sind 2 Pfade denkbar: Muskeln erzeugen ein Kontraktionsmuster in Form eines **Flexorreflexes** (Wegziehbewegung oder Muskelspannung als Relikt des Schutzreflexes). Zudem kommt es über die γ-Schleife zu einer generellen **Erhöhung der Muskelspannung** in den beteiligten Muskeln. Außerdem führt Schmerz als psychophysiologische Belastung – ob tatsächlich erlebt oder auch nur erwartet – zu bedeutsamen Muskelspannungsanstiegen (Bischoff et al. 1982, Wittrock u. Myers 1998).

Im gespannten und nicht adäquat mit Sauerstoff versorgten Muskel entstehen mit der Zeit durch Degeneration von Muskelgewebe knötchenhafte Verhärtungen (Myogelosen). **Myogelosen** sind sog. Triggerpunkte: Werden sie durch Druck oder Dehnung mechanisch gereizt, entstehen in typischen Referenzzonen »übertragene Schmerzen« (Fernández-de-las-Peñas et al. 2007b). Die **physiologische Basis übertragener Schmerzen** ist nicht vollständig geklärt. Es steht allerdings fest, dass auf die Dorsalhornneurone, in denen nozizeptive Signale aus einem Muskel verarbeitet werden, auch afferente Informationen aus anderen Muskeln, der Haut und aus den Eingeweiden konvergieren und eine räumliche Ausweitung der Schmerzempfindung bedingen. Bei starker Schmerzreizung kann es sogar zu einer erworbenen Ausdehnung der spinalen rezeptiven Felder kommen.

Ein weiterer Mechanismus kommt hinzu: Unter **emotionaler Belastung** ist die elektromyografische Aktivität in den Triggerpunkten – gemessen mit Nadelelektroden – nahezu doppelt so groß wie im umgebenden Muskelgewebe. Diese Aktivität wird durch sympathisch-efferente Innervation der intrafusalen Muskelfasern erzeugt (Mc Nulty et al. 1994).

> **Stress kann also über die Erregung des sympathischen Nervensystems sehr direkt Schmerzen in der Muskulatur auslösen.**

20.3.2 Neurophysiologische Mechanismen

Chronische KST gehen mit einer **größeren Empfindlichkeit für Druckschmerz** an den Kopfmuskeln, aber auch – wenngleich weniger ausgeprägt – an anderen Muskeln und Sehnen einher. Diese erhöhte Schmerzempfindlichkeit, die man über verschiedene Druckstärken mit einem Druckalgesimeter ermittelt, wird auch als Beleg für periphere und zentrale Mechanismen bei chronischem KST gedeutet. Die erhöhte Schmerzempfindlichkeit (»tenderness«) imponiert bei Palpation im Kopfbereich in schmerzfreien Zeiten und ist noch größer während der Schmerzphasen. Es findet sich ein signifikanter Dosis-Wirkungs-Zusammenhang zwischen Palpationsdruck und subjektiv erlebter Schmerzintensität. Auch die **Schmerzschwelle** und **Schmerztoleranz** von Patienten mit KST während der Kopfschmerzen und im schmerzfreien Intervall sind **erniedrigt.**

Für KST mit Störungen der perikranialen Muskulatur wird angenommen, dass zentrale und periphere, im Muskelstoffwechsel verankerte, Mechanismen für die Entstehung der Kopfschmerzen verantwortlich sind. Mit Betonung auf diesen, durch die kurz- und längerfristige Aktivität der Muskulatur bedingten, zentralen und peripheren Mechanismen sprechen wir (Bischoff u. Traue 1983) von **myogenen Kopfschmerzen.** Ein zentraler Mechanismus besteht darin, dass ein anhaltender nozizeptiver Einstrom aus myofaszialen Geweben die nozizeptiven Neurone sensibilisiert (Ashina et al. 2003). Um die peripheren Mechanismen zu verstehen, muss man wissen, dass die mechanische Schwelle der Nozizeptoren im Muskel nahe bei der Maximalkontraktion des Muskels liegt. Erst bei einer relativen oder absoluten Ischämie wird Muskelgewebe auch bei geringeren Anspannungsgraden schmerzempfindlich. Ischämie bewirkt über die Erniedrigung des pH-Levels die **Freisetzung von Schmerzstoffen** (Bradykinin, Serotonin, Prostaglandine). Diese Stoffe können einerseits direkt chemosensible Nozizeptoren reizen, andererseits senken sie die Schwelle der mechanosensiblen Nozizeptoren, sodass bereits eine geringe muskuläre Aktivität Schmerzen auslösen kann (Hyperalgesie).

Studien bestätigen, dass der nozizeptive Input aus der Muskulatur bei KST-Patienten durch eine erhöhte periphere Sensitivität entsteht (Schmidt-Hansen 2007). In einer experimentellen, placebokontrollierten Studie konnten Mork et al. (2004) nachweisen, dass die intramuskuläre Infusion eines Cocktails aus Bradykinin, Serotonin, Histamin und Prostaglandin E in die Trapeziusmuskulatur zu einer prolongierten lokalisierten Schmerzempfindlichkeit (»tenderness«) führte. Jensen und Bendtsen (2006) zeigten in ihrer Studie, dass verlängerte nozizeptive Stimuli der perikranialen myofaszialen Muskulatur das zentrale Nervensystem sensibilisieren und daher zu einer erhöhten generellen Schmerzsensitivität führen. Sie folgern, dass muskuläre Faktoren von daher einen bedeutsamen Einfluss auf die Konvertierung eines episodischen zu einem chronischen Kopfschmerz haben.

20.3.3 Kombination muskulärer und vaskulärer Faktoren

Kopfschmerz vom Spannungstyp und Migräne wurden in unserer bisherigen Darstellung als unterschiedliche und unterscheidbare Störungseinheiten behandelt. Bakal (1982) vertritt dagegen, abgeleitet aus seinen empirischen Studien, ein eindimensionales Konzept, das Kopfschmerzen nach ihrem Schweregrad ordnet. Auch seine Überlegungen basieren auf dem **Diathese-Stress-Modell**, das jedoch durch eine Komponente der Krankheitsentwicklung erweitert ist. Danach könnte als Diathese eine **Prädisposition zu erhöhter Muskelaktivität im Kopf-/Nackenbereich** angenommen werden. Wenn der unter Kopfschmerz Leidende nicht in der Lage ist, daraus erwachsende Kopfschmerzen zu bewältigen, entstehen schwerere Kopfschmerzen mit zunehmend **vaskulärer Beteiligung.** Die Disposition zum Kopfschmerz ändert sich strukturell dahingehend, dass sie immer mehr physiologische Systeme einschließt. Je schwerer die Kopfschmerzen, desto eher treten sie unabhängig von psychosozialen Stressoren auf – tageszeitlich betrachtet meist schon morgens – und das Leiden verselbstständigt sich.

Für ein Kontinuum entlang des Schweregrads sprechen auch Studien, die von einer **muskulären, sympathischen und vaskulären Dysregulation als Voraussetzung für die Chronizität** ausgehen. Ostertag et al. (1998) haben eine Studie vorgelegt, in der Migräne- und KST-Patienten ähnlich fehlregulierte vegetative Reaktionen bei verschiedenen Tests (Ewing, Atemtest, Valsalva etc.) im Vergleich zu Kontrollpersonen aufwiesen. Für Gemeinsamkeiten in den Mechanismen der Kopfschmerzformen KST und Migräne ohne Aura sprechen auch die erhöhten visuell evozierten Potenziale bei beiden Kopfschmerzformen im Vergleich zu Kontrollpersonen. Beide Studien sind nur eingeschränkt interpretierbar, weil sie nicht prospektiv die Fehlregulation nachweisen. Eine Unterstützung erfährt das Einheitsmodell durch pharmakologische Studien, in denen nachgewiesen wurde, dass Triptane bei KST, der gemeinsam mit Migräne auftritt, auch hinsichtlich des KST wirksam sind, nicht jedoch, wenn KST allein vorliegt (Lipton et al. 2000).

20.3.4 Zentrale Schmerzmechanismen

Abgesenkte Schmerzschwellen und Druckschmerzempfindlichkeit der perikranialen Muskulatur bei chronischen KST sprechen für eine zentral gesteigerte Vulnerabilität für Kopfschmerzen. Diese zentralen Schmerzmechanismen können durch neuronale und biochemische Prozesse entstehen.

Nozizeptive zentralnervöse Aktivität

Ein für KST spezifischer zentraler Schmerzmechanismus wird in Auffälligkeiten der sog. exterozeptiven Suppression gesehen. Diese kurzzeitige exterozeptive Suppression der willkürlichen Muskelaktivität der trigeminal gesteuerten Muskulatur wird durch schmerzhafte Stimulation bewirkt und als Schutzmechanismus gedeutet. Nach de Tommaso et al. (2003) fehlt bei Patienten mit KST die **2. Phase der exterozeptiven Hemmung (ES2)**. Möglicherweise spricht die fehlende ES2 für nicht ausreichend aktivierte hemmende Interneurone. Folgt man Ergebnissen aus Tierversuchen, so ist dieses Fehlen auf Störungen des serotonergen antinozizeptiven Systems in periaquäduktalem Grau, Raphekern und pontobulbärer Formatio reticularis zurückzuführen – Strukturen, die unter Einfluss des limbischen Systems stehen, also durch emotionale Erlebnisse moduliert werden.

> **Das Fehlen der exterozeptiven Hemmung geht auf der Erlebensseite mit einer erhöhten Schmerzempfindlichkeit Hand in Hand.**

Ein 2. Weg neuronal getriggerter Schmerzempfindlichkeit deutet sich durch die Stimulierung mit lasergesteuerten Hitzeschmerzen an, die bei Patienten mit chronischen KST zu einer erhöhten Amplitude der P200-Komponente im evozierten Potenzial führt. Die P200 korreliert proportional mit der Schmerzempfindlichkeit durch Palpation (Sandrini et al. 2006) und adaptiert bei wiederholter Schmerzstimulation weniger als bei Kontrollpersonen. Insbesondere der letztgenannte Befund wird als inhibitorisches Defizit gedeutet (Buchgreitz et al. 2008). Schmidt-Wilcke et al. (2005) fanden in einer MRI-Studie bei Patienten mit chronischen KST eine reduzierte Hirndichte in Arealen der neuronalen Schmerzmatrix. Es bleibt abzuwarten, ob sich diese als Folge einer dauerhaften Überstimulation gedeutete Atrophie in weiteren Untersuchungen bestätigen lässt.

Neurotransmitter

Als schmerzauslösende Substanz wird neuerdings in erhöhter Konzentration vorliegendes Stickoxid (NO) im Blut angenommen (Ashina 2004). NO stammt aus einem Enzym in den Zellen der Gefäßinnenwand, der neuronalen NO-Synthese in Nervenzellen und – nach entsprechender Stimulation, z. B. durch Entzündungsmediatoren – aus Endothelzellen. Bei Patienten mit chronischem KST ist NO via Langzeitpotenzierung (»long-term potentiation«, LTP) entscheidend an Lernprozessen beteiligt. Eine anhaltende Aktivierung von Schmerzneuronen kann daher durch NO-Mechanismen über Konditionierungsvorgänge zur Chronifizierung beitragen.

Patienten mit KST oder Migräne haben einen **erniedrigten β-Endorphinspiegel** in Plasma und Zerebrospinalflüssigkeit. Dieser niedrige Spiegel ist entweder konstitutionell oder er ist aufgrund von chronischen Stress- oder Hilflosigkeitserfahrungen erworben. Der Endorphinstoffwechsel ist eng mit dem zentralen antinozizeptiven System verbunden. Einem erniedrigten Endorphinspiegel entspricht eine erhöhte Empfindlichkeit für Schmerzreize aus der Peripherie. Möglicherweise haben die Patienten sogar Schmerzsensationen ganz ohne periphere noxische Stimulation. Der verminderte Endorphinspiegel ist assoziiert mit einer erhöhten Konzentration von Substanz P, einem Neuropeptid, das wahrscheinlich an der erniedrigten Schmerzschwelle beteiligt ist.

Zum Serotoninstoffwechsel liegen sehr widersprüchliche Befunde vor. Allenfalls die Häufigkeit von KST korreliert negativ mit Serotonin im Plasma. Man muss hierbei allerdings bedenken, dass eine veränderte Regulation von Neurotransmittern nicht spezifisch für Kopfschmerzen ist, sondern auch bei anderen Schmerzen eine Rolle spielt.

Genetische Aspekte von KST

Neuere Genanalysen deuten auf Variationen in der Katecholamintransferase hin, einem Enzym, das gleichermaßen die Schmerzverarbeitung, kognitive Funktionen und die emotionale Reizverarbeitung moduliert (Nackley et al. 2006). Bei Trägern des Haplotyps für geringe Schmerzempfindlichkeit ist das Risiko für myofasziale Schmerzen nur etwa halb so groß wie bei solchen ohne diesen Haplotyp. Auch die Rolle von Serotonin bei chronischem KST scheint genotypisch vermittelt. Zwillingsstudien weisen auf eine genetische Verankerung von chronischen bzw. häufigen KST hin, während episodische KST dieses Merkmal nicht aufweisen und eher durch äußere Faktoren wie psychische Stressoren, körperliche Überlastung oder unergonomische Arbeitshaltungen ausgelöst werden.

20.4 Psychologische Faktoren

In der umfänglichen klinischen Literatur werden zahlreiche **psychosoziale Faktoren** – z. B. Angst, Depression, Arbeitsstress, zwischenmenschliche Belastungen, Schlafstörungen, sexuelle Probleme – und **physikalische Faktoren** – z. B. Kopftraumata, Skoliose – benannt (◘ Tab. 20.5), die mit KST zusammenhängen oder ihn verursachen sollen. Eine wissenschaftliche Fundierung dieser Annahmen – den direkten Nachweis der Auslösbarkeit von KST durch einen dieser Faktoren – liegt jedoch oft nicht vor.

Aber auch die wenigen vorliegenden experimentellen Studien sind nur begrenzt aussagekräftig. Oft sind sie ökologisch wenig plausibel oder sie beschränken sich auf Einzelfälle.

Von mehreren untersuchten **optischen Stressoren** (◘ Tab. 20.5) führten in einer eigenen experimentellen Studie (Traue u. Lösch-Pötsch 1994) nur Lichtblitze zu einem signifikanten Anstieg der Muskelspannung in der Stirnmuskulatur. Keiner der optischen Reize bedingte eine Aktivitätssteigerung der Nackenmuskulatur, 95% der Patienten mit KST reagierten auf diese Stressoren mit Spannungsgefühlen, 50% mit Kopfschmerzen. Die Kontrollpersonen blieben nahezu beschwerdefrei. Die Befunde dieser Studie sprechen für ein differenzielles Ansprechen der Muskulatur auf spezifische Belastungen.

Vanagaite et al. (1998) applizierten **visuelle und akustische Stressoren** bei Patienten mit KST und zervikogenem Kopfschmerz. Beide Patientengruppen hatten eine im Vergleich zu schmerzfreien Personen signifikant geringere Toleranz gegenüber diesen physikalischen Belastungen. Patienten mit KST waren in Zeiten mit Schmerzen signifikant empfindlicher als

Tab. 20.5 Auslöser für erhöhte Muskelspannung und subjektive Kopfschmerzen (aus klinischen und experimentellen Studien)

Untersuchungsart	Auslöser
Klinische Beobachtungen	Angst, Depression, Arbeitsstress, zwischenmenschliche Belastungen, Schlafstörungen, sexuelle Probleme, physikalische Faktoren (z. B. Kopftraumata, Skoliose)
Experimentell überprüfte Auslöser	Physikalische Stressoren (z. B. Lärm, optischer Stress), sozialer Stress, Alltagsstress, Schmerzerwartung, emotionale Hemmung

in schmerzfreien Perioden. Der Schluss, dies sei zu erwarten, wäre voreilig, da dies auf die zervikogenen Kopfschmerzen nicht zutraf. Die geringere Toleranz ist nicht einfach ein Effekt des Schmerzleidens selbst.

Alltagsstress wird in den verschiedenen Definitionen von Spannungskopfschmerz als Auslöser genannt. In mehreren Studien konnte mit dem reliablen Daily Stress Inventory (DSI; deutsch: Alltagsbelastungsfragebogen, ABF; Traue et al. 2000) gezeigt werden, dass KST-Patienten mehr Stress berichten als Kontrollpersonen (Wittrock u. Meyers 1998). In einer zeitreihenanalytischen Studie mit dem DSI fanden Mosley et al. (1991) bei 13 von 20 KST-Patienten einen Zusammenhang zwischen Schmerzsymptomatik und Alltagsbelastungen. Der vom DSI abgeleitete deutschsprachige **Alltagsbelastungsfragebogen** (ABF; Traue et al. 2000) ermöglicht die tägliche Messung von Alltagsstress anhand von 58 Items zu potenziell belastenden alltäglichen Ereignissen. Für den individuellen Patienten können die Anzahl der aufgetretenen Ereignisse (Frequenz), die Summe der Bewertungen dieser Ereignisse (Summe) und die durchschnittliche Belastung (Summe/Frequenz) bestimmt werden. Der ABF ist besonders für die zeitreihenanalytische Untersuchung der Kovariation von Stress und Schmerzsymptomen geeignet. Traue et al. (2005) untersuchten in einer Längsschnittstudie die Zusammenhänge zwischen Kopfschmerzsymptomatik, subjektiv empfundener Alltagsbelastung und emotionaler Befindlichkeit und Emotionskontrolle über die Dauer von 3 Monaten. Es wurden die Verlaufsdaten von 31 Patienten, überwiegend mit chronischen Kopfschmerzen vom Spannungstyp, täglich mithilfe eines Tagebuches erfasst. Der Anteil an Patienten mit stressabhängiger Symptomatik (Stressresponder) betrug in der untersuchten Stichprobe 35,5%. Es fanden sich ausschließlich zeitgleiche Zusammenhänge zwischen den Variablen Alltagsstress und Kopfschmerz. Bei der Mehrzahl der Patienten fanden sich zusätzlich hohe Korrelationen (bis zu r=.79) zwischen Kopfschmerz und verschiedenen Parametern der emotionalen Befindlichkeit und der emotionalen Hemmung.

Schlote (1989) untersuchte anhand von **Langzeitregistrierungen des Trapezius-EMG** im Alltag, ob – wie von Klinikern und auch schon in früheren Definitionen des KST behauptet – Alltagsstress tatsächlich als möglicher Auslöser von Muskelverspannungen und Kopfschmerzen infrage kommt. Allerdings fand sie keine Korrelationen zwischen den subjektiven Stresseinschätzungen der Patienten während ihrer beruflichen Tätigkeit und ihren Muskelspannungen oder Kopfschmerzen im selben Zeitraum. Interessanterweise schätzen diese Patienten ihren Alltagsstress im Durchschnitt sogar als geringer ein als Kontrollpersonen ohne Schmerz. Dies ist möglicherweise Ausdruck eines lerntheoretisch begründbaren Wahrnehmungsdefizits.

Der Zusammenhang zwischen subjektivem Stresserleben und Schmerz ist verhaltensanalytisch oft nur schwer diagnostizierbar. Er ist meist nur dann nachweisbar, wenn die Patienten, beispielsweise durch die Benutzung von Schmerz- und Stresstagebüchern, in der Selbstbeobachtung geschult und für Belastungen sensibilisiert würden – und wenn die Therapeuten die Tagebuchdaten entsprechend differenziert auswerten.

Wenn Stressoren KST auslösen können, stellt sich die Frage, ob Patienten defizitäre oder maladaptive Copingstrategien gegenüber Stress aufweisen. In einem Überblick berichten Heckmann u. Holroyd (2006) zahlreiche Befunde, die dafür sprechen, dass Patienten mit KST mehr als andere katastrophisieren, eher die aktive Stressbewältigung meiden und zum Rückzug neigen. Diese ungünstigen Copingstrategien sind allerdings mit Depression assoziiert, die ihrerseits komorbid oft vor allem bei chronischem KST auftritt. Alimentäre Faktoren können auch im Kontext von Coping beachtet werden, da Patienten nicht selten unter dem Einfluss von Stressoren ihr Ess- oder

Trinkverhalten ändern. In kontrollierten Studien sind Alkoholkonsum und Koffeinentzug als Auslöser von KST nachgewiesen. Neuerdings werden Hungertrigger infolge des Auslassens von Mahlzeiten und Dehydrierung infolge zu geringer Trinkmengen diskutiert (Holzhammer u. Wöber 2006).

Eine weitere wichtige Frage ist, worin **KST-auslösende psychosoziale Stressoren** bei Kindern und Jugendlichen bestehen. Kindern mit niedrigem sozialem Status haben erhöhte Kopfschmerzprävalenzen (Kristjansdottir u. Wahlberg 1993). Jugendliche mit KST wachsen im Vergleich zu Migränepatienten und schmerzfreien Personen häufiger in Haushalten mit geschiedenen Eltern auf und hatten weniger Freundschaften (Karwautz et al. 1999). Jugendliche Kopfschmerzpatienten berichten auch vermehrt über Schulprobleme. Sie sind länger mit den Hausaufgaben beschäftigt, können sich nicht richtig entspannen und fühlen sich nach der Schule erschöpfter als ihre schmerzfreien Schulkameraden (Carlsson et al. 1996).

20.5 Verhaltensmedizinische Konzepte

20.5.1 Lerntheoretisches Modell myofaszialer Schmerzmechanismen

Ausgehend von den physiologisch-biochemischen Mechanismen myofaszialer Kopfschmerzen stellen wir **dysfunktionale myofasziale Aktivität** in das Zentrum unserer lerntheoretischen Annahmen (Bischoff u. Traue 1983). Diese dysfunktionalen myofaszialen Aktivitäten können nach unseren theoretischen Überlegungen wie folgt zustande kommen durch

- übermäßige Anstiege in Belastungssituationen,
- verlängerte Rückbildungsphasen nach Belastungen,
- Häufung oder übermäßige Dauer von Belastungssituationen,
- Verspannungen in Ruhesituationen.

> **Dysfunktionale myofasziale Aktivität, wie auch immer sie zustande kommt, ist eine notwendige, aber keine hinreichende Bedingung für die Myogenie der Kopfschmerzen eines Patienten – dies muss man bei den nachfolgenden Experimentalberichten im Auge behalten.**

In diesen Studien arbeitete unsere Forschungsgruppe meist mit Kopfschmerzpatienten, die nach heutigen diagnostischen Kriterien als KST diagnostiziert würden und deren Kopfschmerz nicht sekundär durch organische Faktoren – abgesehen von myofaszialen Mechanismen – bedingt war, die keine zusätzliche migränoide Beteiligung aufwiesen, nicht mit einem ausgeprägten depressiven Syndrom einhergingen und nicht nachweisbar durch operante Konditionierung aufrechterhalten wurden (forcierte Ausschlussdiagnostik). Als positive Anzeichen für die Myogenie der Kopfschmerzen wurde das **Vorliegen physiodiagnostischer Indikatoren** gewertet.

In der Untersuchung von Schlote (1989) wurden Kopfschmerzpatienten und schmerzfreie Kontrollpersonen unter Alltagsbedingungen über eine Woche hinweg bei ihrer normalen Arbeitstätigkeit elektromyografisch erfasst. Die Patienten akkumulierten – auch während der Arbeitspausen – nahezu doppelt so viel Trapeziusaktivität wie die Kontrollpersonen. Nicht unterschiedlich war hingegen die kardiovaskuläre Aktivität.

> **In der Psychotherapie lassen sich als Auslöser von Kopfschmerzen oftmals interpersonelle Belastungen identifizieren.**

Aversive soziale Stressoren waren auch in Laboruntersuchungen besonders gut geeignet, Patienten mit Spannungskopfschmerzen von Kontrollpersonen in ihren muskulären Reaktionen zu trennen. Die Patienten waren durch größere Anstiege, höhere Absolutspannungen und verzögerte Rückbildungszeiten gekennzeichnet (Traue 1995).

Ebenfalls bedeutsam sind **Schmerzreizung und Schmerzerwartung** als bedingte und unbedingte Stimuli, die bei Personen mit Spannungskopfschmerz stärker zu dysfunktionaler myofaszialer Aktivität führen als bei gesunden Kontrollpersonen (Wittrock u. Myers 1998). Diese Kausalbeziehung zwischen Schmerzerwartung und Spannungsanstieg kann als wichtiges Bindeglied zum Verständnis der Aufrechterhaltung von Spannungskopfschmerzen gewertet werden.

Emotionale Reaktionen in sozialen Situationen, die – weil unter Bestrafungsbedingungen stehend – nicht offen ausgedrückt werden, bleiben mit ihren motorischen und autonomen Komponenten erhalten. In solchem Hemmungsverhalten sehen wir eine wichtige Quelle Schmerz erzeugender Muskelaktivität. Tatsächlich zeigen Patienten mit Spannungskopfschmerz unter sozialem Stress eine verminderte Expressivität und reduzierte kommunikative Bewegungen der Arme und des Kopfes. Gleichzeitig korreliert die Hemmung mit überhöhten Muskelspannungswerten. Die Hemmung expressiven Verhaltens führt jedoch nicht nur zur Akkumulation von Muskelspannung, sondern stellt eine ineffiziente Strategie zur Bewältigung von sozialem Stress dar und behindert den Aufbau eines sozialen Unterstützungssystems (Traue 1995).

Nach innen gerichteter Ärger (»anger-in«) als emotionsspezifische Form der Unterdrückung von emotionalen Reaktionen erwies sich bei Nicholson et al. (2003) als einziger Prädiktor von KST, wenn man Feindseligkeit, Depression und Angst statistisch kontrolliert. In einer 3-monatigen Zeitreihenstudie korrelierten bei Traue et al. (2005) die täglich erfasste Neigung, Gefühle zu unterdrücken, bei etwa 40% ihrer Stichprobe mit der Intensität der Kopfschmerzen.

Lerntheoretisch lässt sich die Entstehung dysfunktionaler myofaszialer Aktivität als Folge **klassischer und operanter Konditionierung** verstehen, auch wenn es hierzu bislang nur wenige empirische Nachweise gibt. Dysfunktionale Muskelspannungen sind besonders dann operant konditionierbar, wenn sie als motorische Aktivität die physiologische Basis von Handlungen und Bewegungen bilden. So ist Muskelmehrarbeit z. B. als Korrelat von beruflicher Tätigkeit, v. a. bei einseitiger Beanspruchung bestimmter Muskelgruppen, durch **direkte positive Verstärkung** (z. B. mehr Geld für Akkordarbeit) oder indirekt durch die **Bestrafung** von Ruhepausen (z. B. durch kritische Blicke des Vorgesetzten) konditionierbar. Auch kann durch Bestrafung von emotionalem Ausdrucks- und Bewegungsverhalten übermäßige muskuläre Anspannung als somatisches Korrelat der Ausdruckshemmung operant konditioniert werden (Traue et al. 2005).

Einseitige motorische Beanspruchung kann durch negative Verstärkung konditioniert und aufrechterhalten werden, wenn die kognitiv-emotionale Verfassung des Patienten ohne diese Beanspruchung aversiv besetzt ist, z. B. wenn der Betreffende in eine depressive Stimmungslage verfallen würde.

Die Wahrnehmung muskulärer Aktivität **(Propriozeption)** hat beim Gesunden eine handlungsregulierende Funktion. Sie signalisiert körperliche und mentale Anstrengung und ist dadurch auch Hinweisreiz für notwendige Erholung und Pausen. Bei emotionaler Stimulierung werden über das muskuläre Feedback qualitative emotionale Informationen verarbeitet. Wenn die motorische Aktivität, die mit Muskelmehrarbeit einhergeht, positiv oder negativ verstärkt wird, verliert die Wahrnehmung der Muskelspannung diese Funktionen und wird gelöscht.

> **Tatsächlich lässt sich bei Patienten mit KST experimentell ein Wahrnehmungsdefizit für Muskelspannungen nachweisen.**

Dieses **Wahrnehmungsdefizit für Muskelspannungen** ist spezifisch für Patienten mit KST. Migräniker nehmen ihre Frontalisspannung genauso gut wahr wie schmerzfreie Kontrollpersonen. Das Defizit kann also nicht als Folge der Schmerzsymptomatik interpretiert werden (Bischoff 1989).

Das lerntheoretische Modell myofaszial bedingter Kopfschmerzen (◘ Abb. 20.1) basiert auf den oben beschriebenen physiologischen und psychophysiologische Befunden zur Entstehung und Aufrechterhaltung der KST und integriert diese Schmerzmechanismen in ein umfassendes Krankheitsmodell mit myofaszialen und zentralen Schmerzmechanismen. Diese Schmerzmechanismen können unabhängig und gemeinsam auf dem Hintergrund einer genetisch bedingten Vulnerabilität am KST beteiligt sein.

Überwiegen dabei die myofaszialen Schmerzmechanismen, dann stehen Muskelverspannungen im Bereich von Kopf, Schultern, Nacken und Halswirbelsäule im Vordergrund der Störung. Chronische Muskelverspannungen führen zu Veränderungen wie Muskelhartspann und druckschmerzhaften Knoten direkt in der betroffenen Muskulatur. Dauerstress, ständige Belastungen und Überforderungen verändern darüber hinaus den Hirnstoffwechsel. Die Schmerzschwellen im Gehirn sinken, d. h. das Gehirn reagiert empfindlicher auf Schmerzreize aller Art. Auf der Seite des Erlebens führen Dauerbelastungen meist auch zu Nervosität und Angst, Selbstzweifeln, negativen Gedanken, Stimmungsschwankungen, Antriebs- und Konzentrationsstörungen und zu einer großen Zahl weiterer Beschwerden. Es handelt sich dann um KST ohne muskuläre Beteiligung, die ausschließlich auf zentralnervösen Steigerungen der Schmerzempfindlichkeit beruhen.

20.5.2 Verhaltens- und Erlebensstile als disponierende Faktoren

Patienten mit Kopfschmerzen (Migräne, KST) haben keine typische Persönlichkeit mit einem für Kopfschmerzen spezifischen ätiologischen Erklärungswert. Allerdings haben Kopfschmerzpatienten in Persönlichkeitstests (wie andere Störungsgruppen auch) im Vergleich zu gesunden Kontrollgruppen erhöhte Neurotizismus-, Depressions- und Angstwerte. Allerdings können Persönlichkeitsmerkmale sowie **kognitiv-emotionale Erlebens- und Verhaltensstile** in Interaktion mit bestimmten Belastungssituationen störungsrelevant werden. Neuere spezifische Persönlichkeitsskalen deuten in diese Richtung. So berichten DiPiero et al. (2001), dass Patienten mit KST als

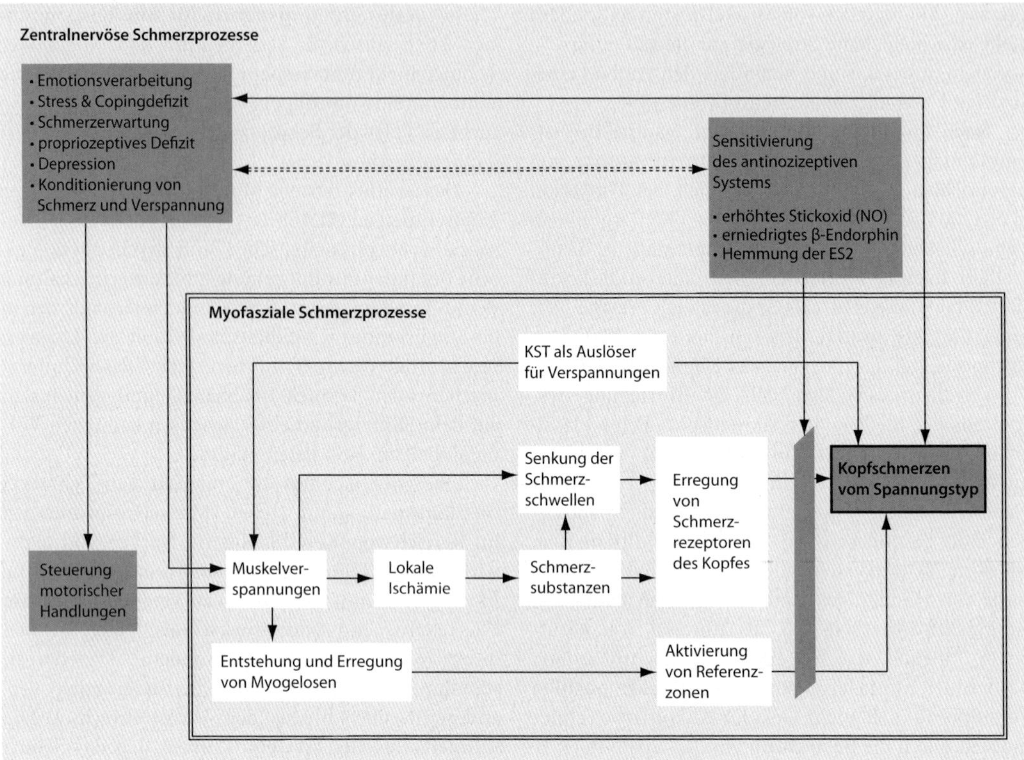

Abb. 20.1 Bedingungsmodell myogener Kopfschmerzen. *ES2* Exterozeptive Suppression, 2. Phase, *KST* Kopfschmerzen vom Spannungstyp

vermeidend-selbstunsicher (»harm-avoidance«) auffallen. In Übereinstimmung mit den biochemischen Befunden korreliert dieses Merkmal mit einer Störung der serotonergen Übertragung. Erwartungsgemäß sind auch die Depressionswerte von Patienten KST erhöht, die dadurch gegenüber Stressoren vulnerabler sind (Janke et al. 2004).

Im Sinne des Interaktionsmodells von Mischel (1968) werden **psychische Dispositionen** im Kontext von Schmerzerkrankungen als Informationsverarbeitungs-, Emotionsverarbeitungs- oder Bewältigungsstil in (Stress-)Situationen verstanden (Nicholson et al. 2003). Auf diese Weise stellt sich heraus, dass Kopfschmerzpatienten – Migräniker ebenso wie Patienten mit KST – in konkreten Stresssituationen die Belastung eher mit sich selbst abzumachen versuchen und weniger soziale Unterstützung in Anspruch nehmen als gesunde Vergleichspersonen (Stronks et al. 1999), ja sie bewerten subjektiv gar das Ausmaß Ihrer Stressbelastung im Vergleich zu Kontrollpersonen als geringer (Traue et al. 2005).

Ähnlich verhält es sich mit der emotionalen Gehemmtheit. Mit der deutschen 18-Item-Version zur Ambivalenz gegenüber emotionaler Expressivität (AEQ-G18) kann die subjektiv erlebte emotionale Ambivalenz hinsichtlich der Fähigkeit, positive Emotionen zu zeigen, und hinsichtlich der Befürchtungen über die Auswirkungen von negativen Emotionen erfasst werden (Deighton u. Traue 2006). Dabei korreliert die subjektiv erlebte Unfähigkeit, anderen Personen positive Gefühle zu zeigen, mit einem Mangel an sozialer Unterstützung; zudem korrelieren Schmerzsymptome sowie körperliche Symptome der Depressivität mit der Hemmung, negative Emotionen offen zu zeigen. Psychische Dispositionen als habituelle Erlebens- und Verhaltensstile in Situationen zu betrachten (als »habits«, die unter der Kontrolle von Situationen und Konsequenzen stehen), ist mit dem lerntheoretischen Ansatz sehr gut vereinbar.

Im ► Abschn. 20.4 über psychologische Faktoren wird auf eine erhöhte Rate von Stressrespondern unter KST-Patienten hingewiesen. Sofern die Interpretation von Lebenssituationen als stresshaft zur Belastung der Patienten beiträgt (und weniger das objektive Ausmaß der Stressoren), könnte die Wechselwirkung zwischen aversivem emotionalem Erleben und den subjektiv erlebten KST auf einem kognitiven Stress-Diathese-Mechanismus beruhen. In einem komplexen kognitiven Assoziationstest fanden Armstrong et al. (2006), dass KST-Patienten im Vergleich zu Kontrollgruppen Kopfschmerzsymptome stärker und schneller mit Begriffen negativen Erlebens assoziieren. Das Erleben körperlicher Empfindungen oder stresshafter Situationen könnte dadurch zu einer stärkeren Aktivierung des semantischen Netzwerkes der Kopfschmerzsymptomatik führen. Dieser kognitive Mechanismus würde erklären, dass Kopfschmerzpatienten stresshaftes Erleben eher mit Begriffen des Schmerzes beschreiben als Gesunde. Diese Annahme ist eine kognitive Variante des Diathese-Stress-Modells.

Die Kenntnis psychometrisch erfasster Merkmale der Persönlichkeit und von Verhaltensstilen bzw. -defiziten kann dem Therapeuten in der Verhaltensanalyse Anhaltspunkt für seine Fragerichtung sein. Es enthebt ihn jedoch nicht der »idiografischen« Aufgabe, beim einzelnen Patienten störungsrelevante individuelle Erlebens- und Verhaltensstile in Situationen zu identifizieren.

20.5.3 Chronifizierungsfaktoren

In den letzten Jahren wurde der Begriff der chronischen täglichen Kopfschmerzen geprägt. Diese Kopfschmerzform umfasst überwiegend Kopfschmerz vom Spannungstyp. Ihre Prävalenz beträgt weltweit etwa 3% in der Allgemeinbevölkerung. Für den Einfluss sozialer Faktoren auf die Chronifizierung spricht u. a. das erhöhte Risiko für Menschen mit geringem sozioökonomischem Status. Risikofaktoren sind nach empirischen Studien zudem Übergewicht (Odds Ratio, OR=1,7), Schnarchen (OR=3,3), komorbide Schmerzen (OR=2,4) und Kopf- und Nackenverletzungen (OR=3,3; Wiendels et al. 2006). Das erhöhte Auftreten von »life events« im Jahr vor Beginn der chronischen täglichen Kopfschmerzen bestätigt die Bedeutung von Stressfaktoren am Schmerzgeschehen (Scher et al. 2008).

20.6 Therapeutische Ansätze

20.6.1 Somatologische Verfahren

Möglichkeiten der somatologischen Behandlung von KST sind:

- Medikamentöse Therapie
- physio- und sporttherapeutische Maßnahmen
- die sog. alternativen Verfahren:
  - therapeutische Lokalanästhesie, v. a. in Form von Triggerpunktinfiltration,
  - transkutane Nervenstimulation
  - Akupunktur

Starker **episodischer Kopfschmerz vom Spannungstyp** kann medikamentös – so die gültigen **Empfehlungen der deutschen Migräne- und Kopfschmerzgesellschaft** (http://www.dmkg.org/arch/spann.htm) – mit 500–1.000 mg Azetylsalizylsäure oder Paracetamol, 400–600 mg Ibuprofen, 500– 1.000 mg Naproxen oder mit topisch appliziertem Pfefferminzöl oder Tigerbalsam reduziert werden. Im Gegensatz zu früher fast apologetisch vertretenen Empfehlungen, ausschließlich Monosubstanzen einzusetzen, steht man seit der groß angelegten Studie von Diener et al. (2005) der Kombination von ASS bzw. Paracetamol mit Koffein positiver gegenüber. Triptane sind gegen KST wirkungslos – es sei denn, es besteht parallel ein Migräneleiden: In diesem Fall ist Sumatriptan auch gegen episodischen KST effektiv.

Wegen der Gefahr von Organschäden und von medikamenteninduziertem Kopfschmerz sollten pro Monat an höchstens 15 Tagen Analgetika und diese an höchstens 3 Tagen hintereinander eingenommen werden. **Chronischer Kopfschmerz vom Spannungstyp** sollte aus diesen Gründen niemals ausschließlich mit Analgetika behandelt werden. Als Standardmedikamente gelten hier trotz der bekannten Nebenwirkungen die trizyklischen Antidepressiva Amitriptylin (Tagesdosis: 25–150 mg) bzw. Amitriptylinoxid (Tagesdosis: 30–120 mg). Es wird empfohlen, jeweils mit niedrigen Dosierungen einzusteigen und bei starken Nebenwirkungen auf 25–150 mg Doxepin oder 75–150 mg Clomipramin umzusteigen. Als wirksames Prophylaktikum gilt neuerdings auch das zentral wirksame Muskelrelaxans Tizanidin (14–16 mg). *Cave:* Gegen episodischen KST werden Antidepressiva nicht empfohlen (Leitlinien für Diagnostik und Therapie in der Neurologie 2008).

Während sich Tizanidin, ein zentral wirkendes Muskelrelaxans, neuerdings als brauchbares Prophylaktikum erweist, spricht die Mehrzahl an Metaanalysen inzwischen eindeutig gegen eine Wirksamkeit des peripher ansetzenden Muskelrelaxans Botulinum Typ A (Straube et al. 2008).

Für Kinder werden bei episodischem KST dieselben Medikamente und Dosierungen empfohlen wie bei einer leichten Migräneattacke (10 mg/kg KG Ibuprofen, 15 mg/kg KG

Paracetamol). Von Antidepressiva gegen chronischen KST wird dagegen abgeraten. Insgesamt ist die Studienlage bei Kindern unbefriedigend.

Zum **Problem des Medikamentenabusus** ist anzumerken, dass aus den Erfahrungen der Schmerzambulanzen und -kliniken hervorgeht, dass viele Patienten mit KST inadäquate Medikamente oder Medikamente in gesundheitsschädlichen Mengen einnehmen. In diesen Fällen ist eine drastische Einschränkung des Medikamentenverbrauchs geboten (▶ Kap. 22). Bei schweren Formen von Abusus oder Abhängigkeit gelingt dies in der Regel nur im stationären Rahmen – entweder über einen Totalentzug oder ausschleichend mit einem Schmerzcocktail. Bei leichteren Formen von Abusus können motivierte Patienten die Medikamente auch ambulant absetzen bzw. reduzieren.

Die Rückfallgefahr bei Medikamentenabusus ist gerade bei Patienten mit KST besonders hoch. Weitere Risikofaktoren sind männliches Geschlecht, eine gleichzeitig vorliegende Depression oder zusätzlicher Abusus anderer Medikamente (Fritsche 2000).

Wegen der geringen Nebenwirkungen erfreut sich **Akupunktur** bei Patienten großer Beliebtheit. Als Prophylaktikum zeitigt sie bei KST nachweislich positive Resultate – die allerdings nur statistisch grenzwertig über die von Pseudoakupunktur, bei welcher die Nadeln nicht an den Akupunkturpunkten und nur oberflächlich gestochen werden, hinausgehen (Linde et al. 2009). Offensichtlich hat die Prozedur des Akupunktierens als solche einen starken Placeboeffekt.

Physiotherapie in ihren Varianten (klassische Massage, Bindegewebsmassage, Cyriax, manuelle Traktion, kraniosakrale Technik, Chiropraktik) hat sich in einer Metaanalyse (Fernández-de-las-Peñas et al. (2006) als nicht wirksam herausgestellt, wobei die methodische Qualität der Studien in diesem Sektor sehr zu wünschen übrig lässt.

Viele Patienten schwören auf Ausruhen, Frischluft, Ausdauersport und Dehnübungen als **Hausmittel** gegen KST. Systematisch untersucht wurde deren Wirksamkeit bisher nicht.

20.6.2 Psychotherapeutische Ansätze

Motivationsprobleme

Kopfschmerzpatienten lehnen oftmals jede Form von psychologischer Therapie ab. Der 1. Behandlungsschritt besteht deshalb darin, sie für die biopsychosoziale Perspektive zu gewinnen.

Die Ablehnung ist nachvollziehbar, da sich das Leiden zuallererst von der körperlichen Seite bemerkbar macht und die Patienten entsprechend nach körperlichen Ursachen des Symptoms suchen. In ihrer kritischen Haltung gegenüber psychologischen Vorgehensweisen werden sie dadurch bestärkt, dass seitens der Medizin meistens gefordert wird, Kopfschmerzen organisch gründlich abzuklären. Wird selbst nach ausführlichen Untersuchungen keine organische Grunderkrankung dingfest gemacht, sieht sich der Patient leicht dem Verdacht ausgesetzt, sich das Kopfschmerzproblem nur »einzubilden« oder gar zu simulieren.

Um dem Patienten den Einstieg in den verhaltensmedizinischen Ansatz zu erleichtern, ist es deshalb wichtig, ihn mit seinen Symptomen und seiner Krankheitstheorie ernst zu nehmen und auch eine interdisziplinäre Zusammenarbeit mit medizinisch auf Kopfschmerz spezialisierten Fachleute zu realisieren. Es empfiehlt sich, ihm vorzuschlagen, ein **Kopfschmerztagebuch** zu führen, um eine neue Beobachtungsbasis seiner Probleme zu schaffen. Er sollte dazu nach einem festen Zeitplan 1-mal bis mehrfach am Tag Eintragungen vornehmen und festhalten, wie stark die Schmerzen gerade sind, was er jetzt und unmittelbar zuvor getan, gedacht, gefühlt hat, wie er starke Schmerzen zu bewältigen versuchte, wie wichtige Bezugspersonen auf Schmerzäußerungen reagiert haben, ob er Medikamente eingenommen hat und wenn ja, welche, usw. (Jakob et al. 1995, Traue et al. 2000, Traue et al. 2005). Über diese Realitätskontrolle erhält er die Gelegenheit, seine bisherige Krankheitstheorie zu überprüfen und zu korrigieren und – so es ihn gibt – den psychosozialen Kontext der Kopfschmerzen kennenzulernen.

Eine andere Möglichkeit, den Patienten zur Mitarbeit zu gewinnen, besteht darin, ihm zunächst ein **Entspannungs- oder Biofeedbacktraining** anzubieten und über seine Erfahrungen mit der Entspannung die »Selbstexploration« in Gang zu bringen (vgl. Bischoff u. Traue 2004).

Kopfschmerz vom Spannungstyp ist oft eine von mehreren Störungen. Die hohe Komorbidität mit psychischen Erkrankungen macht folglich eine umfassende verhaltensanalytische Diagnostik notwendig, innerhalb deren Funktionalität der KST bestimmt werden muss. Das vollständige verhaltensanalytische Bedingungsmodell ist die Grundlage für therapeutische Interventionen und Entscheidungen über die Priorität einzelner Behandlungsschritte.

Die nachstehend beschriebenen, klassischen psychologischen Therapieverfahren wurden für KST als Monosymptomatik entwickelt und validiert. Dies ist zu berücksichtigen, um ihren Stellenwert richtig einzuschätzen.

Entspannungstraining und Biofeedback

Die am häufigsten angewandten und am besten bewährten verhaltenstherapeutischen Verfahren zur Behandlung des KST sind progressive Muskelrelaxation und EMG-Biofeedback. **Progressive Muskelentspannung** wird in der Regel in 4- bis 10-wöchigen Kursen mit 1 oder 2 Sitzungen/Woche und täglichen Hausaufgaben gelehrt. Manchmal wird ein verbaler Hinweisreiz an den Zustand der Entspannung gekoppelt, damit der Patient die Entspannungsreaktion später besser abrufen kann (»**cue-controlled relaxation**«). Mitunter werden auch Instruktionen zur differenziellen Entspannung gegeben: Der Patient soll alle Bewegungen und Haltungen mit dem geringstmöglichen Kraftaufwand durchführen.

EMG-Biofeedback wird »klassisch« als Feedback der Aktivität des Stirnmuskels praktiziert, wobei die Patienten, in einem Entspannungsstuhl sitzend, lernen sollen, das Spannungsniveau zu senken. Es gibt jedoch auch Varianten (Bischoff u. Traue 2004):

- Biofeedback wird gemeinsam mit progressiver Muskelentspannung gelehrt.
- Es wird mit Biofeedback die Entspannung eines anderen Muskels trainiert, z. B. des M. trapezius oder des M. temporalis.
- Die Patienten sollen die Kontrolle der Muskelspannung lernen, z. B. indem sie die Spannung auf einem bestimmten Niveau halten.
- Die Patienten erhalten Biofeedback in sozialen Situationen, z. B. während eines Gesprächs mit dem Therapeuten, während sie sich belastende Situationen vorstellen oder in ihrem Alltag.
- Die Patienten erhalten Biofeedback in unterschiedlichen Körperhaltungen oder während dynamischer Körperbewegungen.

In ihrer Metaanalyse von 53 hochwertigen Studien kommen Nestoriuc et al. (2008a, 2008b) zu dem Ergebnis, dass Muskelentspannungstraining und Biofeedback beide wirksame und bessere Interventionen gegen KST sind als verschiedene Placebokontrolltherapieformen. Biofeedback, besonders EMG-Biofeedback, zeitigt mittlere bis große Effekte (d=.73; Konfidenzintervall=0.61–0.84), die sich in Follow-up-Untersuchungen nach durchschnittlich 15 Monaten als stabil erweisen. Der größte Effekt betrifft die Kopfschmerzhäufigkeit. Positive Wirkungen hat EMG-Biofeedback hinsichtlich Selbsteffizienzerwartung, Ängstlichkeit, Depressivität und Medikamentenkonsum. Es geht auch mit einer Reduktion des muskulären Anspannungsniveaus einher. Die Effekte von EMG-Biofeedback übersteigen die von Entspannungstraining allein. Am höchsten sind die Therapieerfolge allerdings bei der Kombination von EMG-Biofeedback und Entspannungstraining.

> **Nach klinischer Erfahrung hängt der Therapieerfolg von Biofeedback von Störungs- und Patientenmerkmalen ab. Am meisten scheinen jüngere, nichtdepressive Patienten mit episodischem KST und einem geringen Medikamentenkonsum zu profitieren, deren Kopfschmerzverhalten nicht unter operanter Kontrolle steht.**

Für das Biofeedback werden 2 **Wirkmechanismen** diskutiert:

- Die **Hypothese des physiologischen Lernens** besagt, dass die Reduktion der Kopfschmerzen durch die Reduktion der Muskelspannung erzielt wird. Die Hypothese impliziert also die Myogenie der Kopfschmerzen.
- Die **Hypothese des psychologischen Lernens** erklärt die Wirkung von Biofeedback mit einer Steigerung der Selbsteffizienzerwartung.

Es ist schon lange bekannt, dass die Korrelationen zwischen Veränderungen der Muskelspannung und der Kopfschmerzaktivität im Zuge eines Trainings niedrig oder gar nicht nachweisbar sind. Auch unserer Forschergruppe war es trotz mehrerer Anläufe, dem physiologischen Lernen als Mechanismus Chancen zu geben die unstrittige Wirksamkeit von EMG-Biofeedback zu erklären (Ableitung unter Alltagsbedingungen, Ableitung über Triggerpunkte), nicht möglich, diesen Nachweis zu führen. Es hat den Anschein, als hätte das Modell des psychologischen Lernens (Rains 2008) das Rennen gemacht (vgl. Bischoff u. Traue 2004).

Autogenes Training scheint bei KST zu helfen, und zwar in einem Ausmaß, das dem von progressiver Muskelentspannung vergleichbar ist. Allerdings sind die wenigen empirischen Studien dazu überwiegend methodisch anfechtbar (Kanji et al. 2006).

Multimodale verhaltensmedizinische Therapieprogramme

Solche Programme können entweder nach dem Prinzip des Schrotschusses angewendet werden, d. h. alle Module werden durchgearbeitet – nach der Devise: Das Wesentliche wird dabei immer mit getroffen –, oder der Therapeut kann in Abhängigkeit von der Diagnose einen **spezifischen Behandlungsplan** aus den Modulen zusammensetzen. Das letztere Verfahren sollte angewendet werden, wenn eine Einzeldiagnostik möglich ist. Im Gruppensetting ist aufgrund der zu erwartenden Unterschiede zwischen den Patienten hingegen meist ein standardisiertes Vorgehen empfehlenswert.

- **Multimodale Therapieprogramme basieren auf 2 Annahmen:**
  - Chronische Kopfschmerzen haben keine einzelne identifizierbare Schmerzursache, sondern sind das Ergebnis vielfältiger Ursachen und Einflussfaktoren.
  - In der Behandlung chronischer Schmerzen ist – zumeist unabhängig von der spezifischen Schmerzkrankheit (KST, Migräne, Rückenschmerz) – ein Cocktail aus verschiedenen therapeutischen Interventionen erfolgreich.

Wir können heute auf empirisch gut gesicherte deutschsprachige Programme zurückgreifen. Die meisten dieser Programme folgen im Wesentlichen einem **verhaltenstheoretischen Konzept** der Schmerzentstehung und -aufrechterhaltung auf der Basis einer psychobiologischen Schmerztheorie, wie sie diagnostisch am ehesten im MASK-P realisiert wird (Klinger et al. 2000). Kernannahmen sind die Konditionierbarkeit von Schmerzverhalten, Annahmen über gesundheitsförderndes Coping und über die emotionalen, kognitiven und physiologischen Anteile der Stressreaktionen.

Das von Basler u. Kröner-Herwig (1998) herausgegebene **Marburger Schmerzbewältigungsprogramm** soll als Beispiel eines manualgesteuerten Behandlungsprogramms für die Gruppen- und Einzeltherapie vorgestellt werden.

Ziele des Marburger Schmerzbewältigungsprogramms

- Dysfunktionale Kognitionen sollen erkannt und verändert werden.
- Die psychophysische Aktivierung durch Stressoren (auch die durch den Stressor Schmerz) soll verringert werden.
- Die Patienten sollen ihre Gesundheit trotz vorhandener Beschwerden fördern, aktiver werden, weniger beeinträchtigt sein sowie Genuss und Lebensfreude finden.

Um diese allgemeinen Ziele zu erreichen, wird ein Manual bereitgestellt, in dem alle Behandlungsschritte detailliert mit allen Materialien für die Arbeit mit den Patienten enthalten sind. Die Behandlung gliedert sich in eine **Einführung und 12 Behandlungseinheiten**, die jeweils 2–3 h Bearbeitungszeit erfordern. Zerlegt man die Behandlungseinheiten für die klinisch-praktisch üblichen Stunden, dürfte die Behandlung etwa 38 h ausmachen und bei wöchentlichen Sitzungen ca. 1 Jahr dauern. Im Folgenden sollen die **Behandlungsschritte** kurz beschrieben werden:

- Den Patienten wird neben der Erteilung krankheitsspezifischer Informationen verdeutlicht, dass das Schmerzerleben immer auch durch psychologische Prozesse, wie die emotionale und kognitive Verarbeitung, beeinflusst wird. Ein vereinfachtes Modell der Physiologie der Schmerzhemmung wird ebenso dargestellt wie das programmatische Ziel der Gruppenarbeit, nämlich durch aktive Beteiligung zunehmend Selbstkontrolle über Gedanken, Gefühle und Verhaltensweisen zu erlangen. Dazu wird u. a. ein Videofilm eingesetzt, dessen Wirksamkeit zuvor in einer experimentellen Studie überprüft wurde. Des Weiteren werden durch die behandelnden Ärzte Informationen zur Schmerzmedikation gegeben.
- Als 1. Schritt auf dem Weg zur Selbstkontrolle des Schmerzes lernen die Patienten die Methode der progressiven Muskelrelaxation. Ziel ist es nicht nur, eine zunehmende Entspannung zu erreichen, sondern auch sensibel zu werden für unterschiedliche Spannungszustände des Organismus, um frühzeitig einen Circulus vitiosus von Anspannung und Schmerz zu unterbrechen. Auf diese Weise wird angestrebt, Schmerzzuständen vorzubeugen. Durch eine allmähliche Verkürzung der Entspannungsinstruktion und eine Übertragung der Entspannungsreaktion auf den Alltag sollen schmerzverstärkende Muskelverspannungen in belastenden Situationen reduziert und Selbstmanagementerfahrungen vermittelt werden.
- In einem 2. Schritt werden den Patienten Techniken der Imagination vermittelt, um den Schmerz zumindest zeitweise ausblenden zu können (Me-

thode der inneren Ablenkung). Die Bedeutung der Aufmerksamkeit für das Schmerzerleben wird durch Übungen zur geleiteten Wahrnehmung erfahrbar gemacht.

- Parallel zum Erlernen der Entspannungsmethode setzen sich die Patienten durch Selbstbeobachtung mit Bedingungen auseinander, die ihr Schmerzerleben modulieren. Hierzu werden Schmerztagebücher eingesetzt. Schmerzverstärkende Bedingungen (Auslöser) werden erkannt und zunehmend kontrolliert. Hierbei werden auch Strategien zur Förderung von Problemlösungen eingesetzt, falls sich herausstellt, dass die Schmerzverstärkung in einem Zusammenhang mit einem Defizit an solchen Kompetenzen steht.
- Des Weiteren wird dysfunktionales Denken, das die durch Krankheit und Schmerz hervorgerufene Belastung verstärkt, durch Selbstbeobachtung bewusst gemacht und Schritt für Schritt durch Gedanken ersetzt, die die Bewältigung fördern. Der Zusammenhang zwischen negativen Emotionen, wie z. B. Angst, Depression oder Wut, und dem dysfunktionalen Denken wird den Patienten verdeutlicht.
- Um Depression und Leiden zu verringern, werden die Patienten ermutigt, Strategien der Ablenkung einzusetzen. Sie werden angeleitet, ihre Aufmerksamkeit von solchen Aktivitäten, die sie krankheitsbedingt nicht durchführen können, auf solche umzulenken, die sie genießen und an denen sie sich erfreuen können (Methode der äußeren Ablenkung). Hierzu werden auch Übungen zum Training der Wahrnehmung durchgeführt.
- In einem nächsten Schritt werden Pläne für eine zunehmende körperliche und soziale Aktivierung entworfen. Die Patienten handeln entsprechend diesen Plänen und berichten in nachfolgenden Sitzungen über ihre Erfahrungen. Erwünschte Verhaltensänderungen werden sowohl vom Therapeuten als auch von der Gruppe verstärkt.
- Letztendlich prüfen die Patienten auch, welche Funktion der Schmerz in ihrem Leben erfüllt. Sie gehen der Frage nach, ob sie durch den Schmerz Ziele erreichen, von denen sie meinen, sie auf andere Weise nicht erreichen zu können. Werden solche Ziele gefunden, werden gemeinsame Überlegungen angestellt, auf welche andere Weise Problemlösungen zu erreichen sind. Hierbei werden als didaktisches Hilfsmittel auch Rollenspiele zum Training sozialer Kompetenz eingesetzt.

Die neuen Medien haben auch in die Kopfschmerzbehandlung Einzug gehalten. Die Effektivität eines multimodalen, internetbasierten Selbsthilfeprogramms mit den Elementen progressive Muskelentspannung, autogenes Biofeedbacktraining und Stressmanagement belegt eine Studie von Devineni u. Blanchard (2005).

20.6.3 Kombination und differenzielle Effektivität von somatologischen und psychotherapeutischen Verfahren

Vielfach praktiziert, aber selten systematisch untersucht, sind Kombinationsbehandlungen von somatologischen und psychotherapeutischen Verfahren. Mathew (1981) verglich bei Patienten mit KST und Migräne EMG-Biofeedbacktraining mit der Kombinationsbehandlung aus EMG-Biofeedbacktraining und medikamentöser Therapie (Amitriptylin und/oder Propranonol). Insgesamt erbringt die Kombinationsbehandlung zwar bessere Ergebnisse als Biofeedback allein, sie geht aber auch mit einer größeren **Variabilität der Therapieerfolge** einher: Bei manchen Patienten kommt es also zu negativen Interferenzen zwischen den beiden Behandlungsmethoden.

In einer neueren randomisierten und placebokontrollierten Wirksamkeitsstudie verglichen Holroyd et al. (2001) bei 203 Patienten mit **chronischen** Kopfschmerzen vom Spannungstyp die Wirksamkeit von **kognitiver Schmerzbewältigung** oder von **Amitriptylin** oder der **Kombination beider Behandlungen**. Die trizyklischen Antidepressiva und das kognitiv-behaviorale Behandlungsprogramm waren einzeln und in Kombination der Placebobedingung signifikant überlegen. Das Behandlungserfolgskriterium einer 50%igen Reduktion der Kopfschmerzen erreichten unter Kombinationstherapie 64% der Patienten, unter Amitriptylin 38% und unter kognitiver Therapie 35%. Die Kombinationsbehandlung führt also zum größten Erfolg.

Als sehr erfolgreich wird eine **kombinierte krankengymnastische und kognitiv-verhaltenstherapeutische Intervention** bei der Therapie von myofaszialen Kopf- und Nackenschmerzen beschrieben (Graff-Radford et al. 1987). Die Patienten erhielten Übungen zur Mobilisation der Halswirbelsäule und Holroyd's Stressbewältigungstraining.

20.7 Zusammenfassung

Kopfschmerz vom Spannungstyp ist die am weitesten verbreitete Kopfschmerzform. Sie ist oft von komorbiden psychischen Störungen begleitet und hat bei Chronifizierung erhebliche sozialmedizinische Implikationen. In seiner Pathophysiologie spielen nachweislich sowohl periphere Mechanismen aufgrund von dysfunktionaler Muskelaktivität als auch zentrale Mechanismen in Form einer Sensibilisierung für Schmerzreize eine Rolle. Der verhaltensmedizinische Ansatz ist für Diagnostik und Therapie der Erfolg versprechendste. Therapeutisch sind kurzfristig Analgetika nützlich. Langfristig ist jedoch psychologischen Therapieverfahren – Entspannungstraining, EMG-Biofeedback, multimodaler Verhaltenstherapie –, deren Auswahl und Intensität der Problematik anzupassen ist, der Vorzug zu geben. Beim chronischen Kopfschmerz vom Spannungstyp ist die Kombination von Antidepressiva und kognitiv-behavioraler Therapie geboten.

Literatur

1 Arendt-Nielsen L, Mense S, Graven-Nielsen T (2003) Messung von Muskelschmerz und Hyperalgesie. Schmerz 17: 445–449

2 Armstrong JF, Wittrock DA, Robinson MD (2006) Implicit Associations in Tension-Type Headaches: A Cognitive Analysis Based on Stress Reactivity Processes. Headache; 46: 1281–1290

3 Ashina M (2004) Neurobiology of chronic tension-type headache. Cephalalgia 24: 161–172

4 Ashina M, Bendsten L, Sakai F et al. (1999) Muscle hardness in patients with chronic tension-type headache. Cephaalgia 79: 201–205

5 Ashina M, Stallknecht B, Bendsten L et al. (2002) In vivo evidence of altered muscle blood flow in in chronic tension-type headache. Brain 125: 320–326

6 Ashina M, Jensen R, Bendtsen L (2003) Pain sensitivity in pericranial and extracranial regions. Cephalalgia 23: 456–462

7 Bakal DA (1982) The psychobiology of chronic headache. Springer, Berlin Heidelberg New York Tokio

8 Basler H-D, Kröner-Herwig B (Hrsg) (1998) Psychologische Therapie bei Kopf- und Rückenschmerz. Das Marburger Schmerzbewältigungsprogramm zur Gruppen- und Einzeltherapie. Quintessenz, München

9 Bischoff C (1989) Wahrnehmung der Muskelspannung. Signalentdeckungstheoretische Untersuchungen bei Personen mit Muskelkontraktionskopfschmerz. Hogrefe, Göttingen

10 Bischoff C, Lê Hô'ng M (1991) Physiodiagnostische Indikatoren bei Spannungskopfschmerzen. Schmerz 5: 219–225

11 Bischoff C, Traue HC (1983) Myogenic hedache. In: Holroyd KA, Schlote B, Zenz H (eds) Perspectives in research on headache. Hogrefe, Lewiston, pp 66–90

12 Bischoff C, Traue HC (2004) Kopfschmerzen. Fortschritte der Psychotherapie. Hogrefe, Göttingen

13 Bischoff C, Traue HC, Zenz H (1982) Muskelspannung und Schmerzerleben von Personen mit und ohne Spannungskopfschmerz bei experimentell gesetzter und aversiver Reizung. Zeitschrift für experiemelle und angewandte Psychologie 2: 357–385

14 BMBF-Newsletter Schmerzforschung (2006) http://www.gesundheitsforschung-bmbf.de/_media/10_NL_Schmerzforschung.pdf. Gesehen 29 Apr 2010

15 Borgeat F, Hade B, Elie R, Larouche LM (1984) Effects of voluntary muscle tension increases in tension headache. Headache 7: 199–202

16 Buchgreitz L, Lyngberg AC, Bendtsen L, Jensen R (2008) Increased pain sensitivity is not a risk factor but a consequence of frequent headache: a population-based follow-up study. Pain 137: 623–630

17 Carlsson J, Larsson B, Mark A (1996) Psychosocial functioning in schoolchildren with recurrent headache. Headache 36: 77–82

18 Christensen MB, Bendtsen L, Ashina M et al. (2005) Experimental induction of muscle tenderness and headache in tension-type headache patients. Cephalalgia 25: 1061–1067

19 Deighton RM, Traue HC (2006) Emotionale Ambivalenz, Körperbeschwerden, Depressivität und soziale Interaktion: Untersuchungen zur deutschen Version des Ambivalence over Emotional Expressiveness Questionnaire (AEQ-G18). Zeitschrift für Gesundheitspsychologie 14(4): 158–170

20 Devineni T, Blanchard EB (2005) A randomized controlled trial of an internet-based treatment for chronic headache. Behaviour research an therapie 43: 277–292

21 Diener HC, Pfaffenrath V, Pageler L, Peil H, Aicher B (2005) The fixed combination of acetylsalicylic acid, paracetamol and caffeine is more effective than single subsnaces and dual combination for the treatment of headache: a multicentre, randomized, double-blind, single-dose, placebo-controlled parallel group study. Cephalalgia 25: 776–787

22 Deutsches Institut für Medizinische Dokumentation und Information, WHO-Kooperationszentrum für das System Internationaler Klassifikationen (Hrsg) (2005) Internationale Klassifikation der Funktionsfähigkeit, Behinderung und Gesundheit (ICF). Neu Isenburg. http://www.dimdi.de/static/de/klassi/icf/index.htm. Gesehen 29 Apr 2010

23 DiPiero V, Bruti G, Venturi P et al. (2001) Aminergic tone correlates of migraine and tension-type headache: a study using the tridimensional personality questionnaire. Headache 41, 63–71

24 Elie R, Borgeat F, Castonguay LG (1991) Muscular response to the therapist and symptomatic improvement during biofeedback for tension headache. Biofeedback Selfregulation 16/2: 147–155

25 Fernández-de-las-Peñas C, Alonso-Blanco C, Cuadrado ML, Maingolarra JC, Barriga FJ, Pareja JA (2006) Are manual therapies effective in reducing pain from tension-type headache? A systematic review. The Clinical Journal of Pain 22: 278–285

26 Fernández-de-las-Peñas C, Bueno A, Ferrando J, Elliot JM, Cuadrado ML, Pareja JA (2007a) Magnetic resonance imaging study of the morphometry of cervical extensor muscles in chronic tension-type headache? Cephalagia 27: 355–362
27 Fernández-de-las-Peñas C, Cuadrado ML, Arendt-Nielsen L, Simons D, Pareja JA (2007b) Myofascial trigger points and sensitization: an updated pain model for tension-type headache. Cephalagia 27: 383–393
28 Fritsche G, Nitsch C, Pietrowsky R, Diener HC (2000) Psychologische Deskriptoren des Schmerzmittelabusus und des medikamteninduzierten Kopfschmerzes. Schmerz 14: 217–225
29 Fumal A, Schoenen J (2008) Tension-type headache: current research and clinical management. Lancet Neurol 7: 70–83
30 Göbel, H, Peterson-Braun M, Soyka D (1994) The epidemiology of headache in Germany: a nationwide survey of a representative sample on the basis of the headache classification of the International Headache Society. Cephalalgia 14: 97–106
31 Graff-Radford SB, Reeves JL, Jäger B (1987) Management of chronic head and neck pain: Effectiveness of altering factors perpetuating myofascial pain. Headache 27: 186–190
32 Heckmann BD, Holroyd KA (2006) Tension-type headache and psychiatric comorbidity. Current Pain and Headache Reports 10(6): 439–447
33 Holroyd KA, Stensland M, Lipchick GL, Hill FS, O'Donnell HO, Cordingley C (2000) Psychosocial correlates and impact of chronic tension-type headache. Headache 40: 3–16
34 Holroyd KA, O'Donnell FJ, Stensland M, Lipchik GL, Cordingley GE, Carlson BW (2001) Management of chronic tension-type headache with tricyclic antidepressant medication, stress management therapy, and their combination: a randomized controlled trial. JAMA 285/17: 2208–2215
35 Holzhammer J, Wöber C (2006) Alimentäre Triggerfaktoren bei Migräne und Kopfschmerz vom Spannungstyp. Schmerz 20: 151–159
36 Hubbard DR, Berkhoff G (1993) Myofacial trigger points show spontaneous needle EMG activity. Spine 18: 1803–1807
37 IGES – Institut für Gesundheits- und Sozialforschung (2007) DAK Gesundheitsreport 2007. http://www.dak.de/content/filesopen/Gesundheitsreport_2007.pdf. Gesehen 1 Jun 2010
38 IHS – International Headache Society (2004) The International Classification of Headache Disorders, 2nd ed. Cephalalgia 24 suppl 1: 1–160. http://www.ihs-klassifikation.de/de/. Gesehen 1 Jun 2010
39 Jakob C, Hrabal V, Traue HC (1995) Das Ulmer Schmerztagebuch in der Verhaltenstherapie von Kopfschmerzen – Eine Fallbeschreibung. Verhaltensmodifikation und Verhaltensmedizin 1: 55–83
40 Janke EA, Holroyd KA, Romanek K (2004) Depression increases onset of tension-type headache following laboratory stress. Pain 111: 230–238
41 Kanji N, White AR, Ernst E (2006) Autogenic training for tension type headaches: a systematic review of controlled trials. Complementary therapies in medicine 14: 144–150
42 Karwautz A, Wöber C, Lang T et al. (1999) Psychosocial factors in children and adolescents with migraine and tension-type headache: a controlled study and review. Cephalagia 19: 32–42
43 Klinger R, Hasenbring M, Pfingsten M, Hürtner A, Maier C, Hildebrandt J (2000) Die Multiaxionale Schmerzklassifikation MASK. Deutscher Schmerzverlag, Hamburg
44 Krämer J, Theodoridis T, Wiese M, Rubenthaler F (2008) Halswirbelsäule und Kopfschmerz. Nervenheilkunde 27: 265–267
45 Kristjansdottir G, Wahlberg V (1993) Sociodemographic differences in the prevalence of self-reported headache in Icelandic school children. Headache 33: 376–80
46 Leitlinien für Diagnostik und Therapie in der Neurologie (2008) 4. Aufl. Georg Thieme Verlag, Stuttgart, S 654 ff. http://www.uni-duesseldorf.de/AWMF/II/030-077.htm. Gesehen 29 Apr 2010
47 Lehrer PM, Murphy AU, Jurish S (1990) Cognitive coping skills training and relaxation training as treatments for tension headache. Behav Ther 21: 89–98
48 Levenson H, Hudzinski LG (1985) Biofeedback behavioral treatment of headache with locus of control pain analysis: a 20-month retrospective study. Headache 25: 380–386
49 Linde K, Allais G, Brinkhaus, B, Manheimer E, Vickers A, White A (2009) Acupuncture for tension-type headache. Chochrane database of Systematic Rewiews, Issue 1. Art No.: CD007587. DOI 10.1002/14651858.CD007587
50 Lipton RB, Stewart WF, Cady R, Hall C, Quinn S, Kuhn T, Gutterman D (2000) Sumatriptan for the range of headaches in migraine sufferers: results of the spectrum study. Headache 40: 783–791
51 Mathew NT (1981) Prophylaxis of migraine and mixed headache. A randomized controlled study. Headache 21: 242–244
52 Mc Nulty WH, Gevirtz RN, Hubbard DR, Berkhoff GM (1994) Needle electromyographic evaluation of trigger point response to a psychological stressor. Psychophysiology 31: 313–316
53 Mischel W (1968) Personality and Assessment. Wiley & Sons, New York
54 Mork H, Ashina M, Bendtsen L, Olesen J, Jensen R (2004) Tensiontype headache. Headache 44(4): 382–383
55 Mosley Jr TH, Penzien HDB, Johnson CA (1991) Timeseries analysis of stress and headache. Cephalalgia 11: 306–307
56 Murphy AU, Lehrer PM, Jurish S (1990) Cognitive coping skills training and relaxation training as treatment for tension headache. Behav Ther 21: 89–98
57 Nackley AG, Shabalina SA, Tchivileva IE et al. (2006) Human catechol-omethyltransferase haplotypes mo-

dulate protein expression by altering mRNA secondary structure. Science 314: 1930–1933
58 Nappi G, Faccinetti F, Martignoni E et al. (1985) Endorphin patterns within the headache spectrum disorders. Cephalalgia 5: 201–210
59 Nestoriuc Y, Rief W, Martin A (2008a) Meta-analysis of biofeedback for tension-type headache: Efficacy, specificity, and treatment moderators. J Consul Clin Psychol 76: 379–396
60 Nestoriuc Y, Rief W, Martin A, Andrasik F (2008b) Biofeedback treatment for headache disorders: a comprehensive efficacy review. Applied Psychophysiology and Biofeedback 33: 125–140
61 Nicholson RA, Gramling SE, Ong JC, Buenevar L (2003) Differences in anger expression between individuals with and without headache after controlling for depression and anxiety. Headache 43(6): 651–666
62 Nicholson RA, Houle TT, Rhudy JL, Norton PJ (2007) Psychological Risk Factors in Headache. Headache 47: 413–426
63 Nickel R, Nickel U (2008) Komorbide psychische Erkrankungen bei primären Kopfschmerzen. Psychoneuro 34: 350–354
64 Nunes S, Paiva T, Sontes J, Moreira A, Barbosa A, Teizeira J (1982) Effects of frontalis EMG biofeedback and diazepam in the treatment of tension headache. Headache 22: 216–220
65 Ostertag D, Strittmatter M, Schimrig K (1998) Autonome Regulationsstörung bei Migräne und Spannungskopfschmerz. Schmerz 12: 25–29
66 Radtke A, Neuhauser H (2008) Prevalence and Burden of Headache and Migraine in Germany. Headache 49: 79–89
67 Rains JC (2008) Change mechanisms in EMG biofeedback training: cognitive changes underlying improvements in tension headache. Headache 48: 735–736
68 Sandrini G, Rossi P, Milanow I et al. (2006) Abnormal modulatory influence of diffuse noxious inhibitory control in migraine and chronic tensio-type headache patients. Cephalagia 26, 782–789
69 Scher AI, Midgette LA, Lipton RB (2008) Risk factors for headache chronification. Headache 48: 16–25
70 Schlote B (1989) Long-term registration of muscle tension among office workers suffering from tension headache. In: Bischoff C, Traue HC, Zenz H (eds) Clinical perspectives on headache and low back pain. Hogrefe & Huber, Toronto, pp 46–63
71 Schmidt-Hansen PT, Svensson P, Bendtsen L, Graven-Nielsen T, Bach FW (2007) Increased muscle pain sensitivity in patients with tension-type headache. Pain 129: 113–121
72 Schmidt-Wilke T Leinisch E, Straube A et al. (2005) Grey matter decrease in patients with tension-type headache Neurology 65, 1483–1486
73 Schoenen J, Jamart B, Gerard P, Lenarduzzi P, Delwaide PJ (1987) Exteroceptive suppression of temporalis muscle activity in chronic headache. Neurology 37: 1834–1836
74 Seville J, Ray S, Penzien D, Johnson C (1990) Psychophysiological responses of recurrent headache sufferers. Headache 30: 316
75 Straube A, Empl M, Ceballos-Baumann A, Tölle T, Stefenelli U, Pfaffenrath V (2008) Pericranial injection of botulinum toxin type A (Dysport) for tension-type headache – A multicentre, double-blind, randomized, placebo-controlled parallel study. Eur J Neurol 15: 205–213
76 Stronks DL, Tulen JH, Pepplinkhuizen L et al. (1999) Personality traits and psychological reactions to mental stress of female patients. Cephalalgia 19: 566–574
77 de Tommaso M, Guido M, Libro G et al. (2003) Nociceptive temporalis inhibitory reflexes evoked by CO_2-laser stimulation in tension-type headache. Cephalalgia 23: 361–366
78 Traue HC (1995) Inhibition and muscle tension in myogenic pain. In: Pennebaker JW (ed) Emotion, disclosure and health. APA Press, pp 155–177
79 Traue HC, Lösch-Pötsch C (1994) Effects of visual stress in tension type headache. Biofeedback and Self-Regulation 18/3: 191–192
80 Traue HC, Gottwald A, Henderson PR, Bakal DA (1985) Nonverbal expressiveness and activity in tension headache sufferers and controls. Psychosom Res 29: 375–381
81 Traue HC, Bischoff C, Zenz H (1986) Sozialer Stress, Muskelspannung und Spannungskopfschmerz. Z Klin Psychol 15: 57–70
82 Traue HC, Hrabal V, Kosarz P (2000) Der Alltagsbelastungsbogen (ABF): Zur inneren Konsistenz, Validierung und Stressdiagnostik mit dem deutschsprachigen daily stress inventory. Verhaltenstherapie und Verhaltensmedizin 21/2: 15–21
83 Traue HC, Kessler M, Deighton RM, Eckenfels C (2005) Alltagsstress, emotionale Befindlichkeit, Hemmung und chronische Kopfschmerzen: Zeitreihenstatistische Analyse von 31 Einzelfällen. Verhaltenstherapie und Verhaltensmedizin 26(2): 213–239
84 Vanagaite J, Vingen J, Stovner LJ (1998) Photophobia and phonophobia in tension-type headache and cervicogenic headache. Cephalagia 18: 313–318
85 Wiendels NJ, van Haestregt A, Neven AK et al. (2006) Chronic frequent headache in the general population: prevalence and associated factors. Cephalagia 26(12): 1434–1442
86 Wittrock DA (1997) The comparison of individuals with tension-type headache and headache-free controls on frontal EMG level: A meta analysis. Headache 37: 424–432
87 Wittrock DA, Myers TC (1998) The comparison of individuals with recurrent tension-type headache and headache-free controls in physiological response, appraisal, and coping with stressors: a review of the literature. Annals of Behavioral Medicine 20/2: 118–134

Migräne

G. Fritsche und A. May

Migräne ist ein Störungsbild, das medizinisch und psychologisch sehr gut erforscht ist, besser z. B. als alle anderen **chronischen** Schmerzen. Dennoch gibt es über diesen Kopfschmerz sehr viele Irrtümer und Halbwahrheiten, die nur scheinbare Behandlungssicherheiten schaffen. In diesem Kapitel werden evidenzbasierte und auch klinisch plausible Befunde aufgezeigt. Klinische Muster der Migräne, ihre Klassifikation und Epidemiologie werden so dargestellt, dass sich der Leser oder die Leserin auch ohne spezielle Vorerfahrungen in diesem Störungsbild ausreichend orientieren kann. Es werden Befunde insbesondere aus den letzten Jahren, zur **Ätiopathogenese** und zu medizinischen und psychologischen Therapieansätzen dargestellt. Darüber hinaus werden auch syndromspezifische psychologische Behandlungsmöglichkeiten aufgezeigt, deren Evidenznachweis noch aussteht, die sich aber aus den **Pathomechanismen** der Migräne herleiten und die Chance bieten, in Zukunft nicht nur die **Krankheitsbewältigung** zu verbessern, sondern auch direkt in den Krankheitsprozess einzugreifen.

21.1 Einleitung

Migräne ist seit 5.000 Jahren bekannt und beschrieben. Alle Hochkulturen unternahmen **Therapieversuche**, die entweder etwas »Giftiges« aus dem Kopf abführen wollten – z. B. durch Kopfaufbohren (Sumerer), Aderlass und Abführmittel (Römer), Blutegel (Mittelalter) – oder etwas »Gutes« in den Kopf einbringen wollten – wie Stromschläge eines Zitterrochen (Ägypter) oder Cocasaft (Inkas). Die Griechen sahen in der Migräne keine physische, sondern eine psychosomatische Erkrankung und schickten die Betroffenen an die See zur Erholung.

> **Erst in den 1920er-Jahren wurde mit dem Ergotamin – nach mehreren Tausend Jahren vergeblicher Forschung – ein Wirkstoff gefunden, der indirekt die Schmerzmechanismen der Migräne beeinflussen kann.**

Seit 20 Jahren ist nun heute mit den **Triptanen** eine Medikamentenklasse auf dem Markt, die spezifisch in die Attackenmechanismen eingreift und zum ersten Mal seit Tausenden Jahren – selbst spät in der Attacke gegeben – einem Großteil der Betroffenen Linderung verschafft.

Trotz des **hohen Forschungsaufwands** – der sich sicherlich nicht nur aus dem schweren Leiden, sondern auch aus den milliardenschweren Gewinnmöglichkeiten des Pharmamarkts herleitet – ist die Migräne immer noch schwer zu behandeln. Etwa 10% der Betroffenen wissen nicht, dass sie Migräne haben, und 40% behandeln diese Störung wie unspezifische Kopfschmerzen mit selbst verordneten und frei verkäuflichen Medikamenten.

> **Trotz vorhandener und veröffentlichter Leitlinien ist die Medizin noch weit entfernt von einem einheitlichen Behandlungskonzept; Fehldiagnosen und Therapieversagen sind weitverbreitet.**

In der **klinischen Psychologie** ist im Vergleich zu anderen chronischen Schmerzen (z. B. Rückenschmerz) eine verblüffende Zurückhaltung in der Entwicklung migränespezifischer Behandlungsstrategien zu beobachten. Triptane konnten erst entwickelt werden, als man von den Pathomechanismen mehr verstand. Nichtmedikamentöse Maßnahmen dagegen bleiben bis heute überwiegend unspezifisch, da die psychologischen Mechanismen der Migräne weitgehend ungeklärt sind.

Auf die langen Jahre der scheinbaren Gewissheit, dass Migräne eine psychosomatische Erkrankung sei (unterdrückte Feindseligkeit, »typus migraenicus«), die man psychologisch behandeln könnte, folgte eine gewisse Ratlosigkeit, seitdem Migräne von den Kopfschmerzexperten als eine **neurologische Funktionsstörung** angesehen wird.

> **Einmal begonnen, lässt sich eine Migräneattacke auf psychologischem Wege nicht mehr beeinflussen.**

Es deutet sich jedoch an, dass die **Art und Weise der Lebensführung** in der Zeit zwischen den Attacken Einfluss auf die Attackenfrequenz nehmen kann. Wenn es der psychologischen Schmerztherapie gelingt, diese kritischen Aspekte der Lebensführung (▶ Abschn. 21.7.5) hinsichtlich einer Attackenauslösequalität positiv zu beeinflussen, d. h. die Attackenschwelle zu erhöhen und damit den Zeitpunkt einer nächsten Attacke hinauszuschieben, wäre der Nutzen für die Betroffenen außerordentlich groß. Medizinisch heilbar wird die Migräne auf lange Sicht nicht sein.

Dieses Kapitel will den **momentanen medizinischen und psychologischen Wissensstand zur Migräne** zusammenfassen und mit einigen kolportierten Irrtümern und Legenden aufräumen. Ein Schwerpunkt des Kapitels besteht in der Beschreibung des Syndroms und der Darstellung bislang etablierter und evaluierter medizinischer und psychologischer Behandlungsansätze. Einen weiteren Schwerpunkt stellt der Versuch dar, die verschiedenen neurophysiologischen und psychologischen Modellansätze zur Ätiologie zusammenzutragen, zu gewichten und dar-

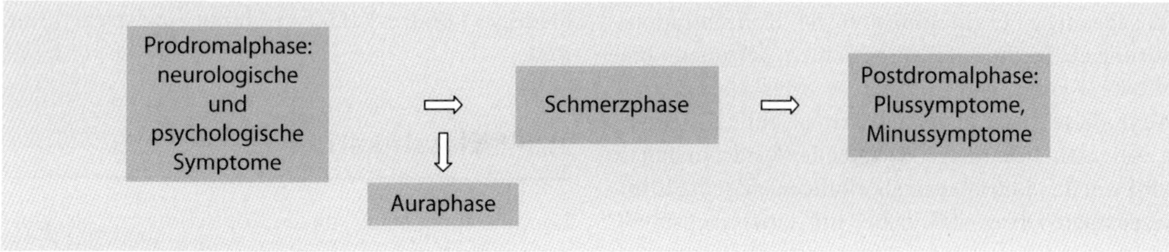

Abb. 21.1 Phasenmodell der Migräne

aufhin abzugleichen, ob sich aus der Verknüpfung somatischer und psychologischer Ätiologiemodelle evtl. psychotherapeutische Maßnahmen ableiten lassen, die direkt in die Entstehungsbedingungen der Attacke einzugreifen vermögen.

21.2 Klinisches Bild

Migräne ist ein idiopathischer Kopfschmerz mit **rezidivierenden Attacken** von 4–72 h Dauer. Die Attacken treten üblicherweise 1- bis 6-mal pro Monat auf. Der Schmerz ist von mittlerer bis starker Intensität, hat pulsierenden Charakter, ist überwiegend unilateral in der Schläfenregion lokalisiert und in der Regel begleitet von Übelkeit und sensorischer Überempfindlichkeit (insbesondere Photo- und Phonophobie).

> **Die 2 häufigsten Formen sind die Migräne mit und die Migräne ohne Aura.**

Bei der **Aura** handelt es sich in der Regel um neurologische Reiz- und Ausfallsymptome visueller Art – wie Lichtblitze, Fortifikationen und Gesichtsfeldausfälle. Es kann aber auch zu Sprech-, Sprach- und Sensibilitätsstörungen sowie zu Paresen kommen. Diese Symptome entwickeln sich über einen Zeitraum von 5–20 min und können bis zu 1 h andauern. Erst nach dieser schmerzlosen Phase schließt sich innerhalb 1 h die Kopfschmerzphase an. Die Schmerzen selbst werden als pochend, klopfend, pulsierend oder hämmernd wahrgenommen und erreichen relativ schnell eine hohe Intensität. Die Migräne ohne Aura macht ca. 65% und die Migräne mit Aura ca. 16% der Fälle aus. Alle übrigen Subtypen sind selten, treten allenfalls in der neurologischen Praxis in Erscheinung, und ihre Differenzialdiagnose ist psychotherapeutisch irrelevant.

> **Die eigentliche Attacke ist nur ein Teil des Migränegeschehens.**

Man unterscheidet folgende **Phasen** in einer Migräneattacke (Abb. 21.1):

- Prodromalphase
- Auraphase
- Schmerzphase
- Postdromalphase

Bei ca. 30% der Betroffenen beginnt die Attacke in den frühen Morgenstunden. Meist wachen sie mit dem Vollbild einer Migräne auf. Die Mehrheit der Patienten bemerkt jedoch Stunden, manchmal sogar Tage vorher das »Nahen« einer Attacke (**Prodromalphase**) in Form von Veränderungen der Stimmung, des Antriebs, des Appetits und des Flüssigkeitshaushalts.

Plussymptome sind in der Regel:

- Hyperaktivität
- Euphorie
- Reizbarkeit
- Harndrang
- Heißhunger

Minussymptome können sein:

- Depressivität
- Erschöpfung
- Konzentrationsstörungen
- Flüssigkeitsretention

In einer Studie von Kelman (2004) an 893 Migränikern einer Tertiäreinrichtung berichteten 33% der Betroffenen **Prodromalsymptome** mit einer durchschnittlichen Dauer von 9,4 h. Die 3 häufigsten Symptome waren Erschöpfung, Stimmungsschwankungen und gastrointestinale Störungen. 17% der Patienten zeigten alle 3 Symptome. Patienten mit Prodromen können auch häufiger eindeutige Trigger ihrer Attacken benennen. Die Frage, inwieweit eine frühzeitige Behandlung der Migräneattacke schon während der Prodromalphase (z. B. mit Triptanen) den Ausbruch einer Attacke verhindern kann, ist jedoch noch nicht geklärt.

Auf die **Schmerzphase**, die unbehandelt bis zu 72 h dauern kann und sich spontan zurückbildet, folgt die sog. **Postdromalphase.** Sie kann bis zu 2 Tage anhalten und ist oft geprägt von depressiver und psychovegetativer Erschöpfung sowie Konzentrationsstörungen. In Einzelfällen berichten Betroffene eine Allodynie und ganzkörperliche Muskelschmerzen. Wenn diese Phase abgeschlossen ist, fühlen sich viele Patienten »wie neugeboren«. Die Postdromalphase wird von den Betroffenen als »Ruhe nach dem Sturm« bezeichnet. Ob es sich dabei um eine eigenständige Phase oder nur um nachlassende Symptome der Schmerzphase handelt, können sie nicht angeben.

Postdromalsymptome werden von 68% der Patienten (Kelman 2006) wahrgenommen. Sie dauern durchschnittlich 25 h. Die häufigsten Symptome sind Erschöpfung (72%), geringgradige Kopfschmerzen (33%) und kognitive Störungen (12%). Patienten mit diesen Symptomen hatten auch häufiger Prodrome, Trigger und eine ausgeprägtere Attackencharakteristik. Das Ausmaß der postdromalen Erlebnisse geht bisher nicht in die Angaben über die Lebensqualität von Migränebetroffenen ein.

Migränepatienten berichten häufig über sog. **Trigger**, von denen sie annehmen, dass diese ihre Attacken auslösen. In einer Studie von Kelman (2007) an 1.207 Patienten wurden von 76% der Patienten solche Trigger beobachtet. Die häufigsten waren Stress (80%), Östradiolschwankungen bei Frauen (65%), unregelmäßiges Essen (58%), Wetter (53%) und unregelmäßiger Schlaf (50%). Frauen erleben mehr Trigger als Männer, Patienten mit Aura häufiger als Patienten ohne Aura. Dass Trigger tatsächlich Attacken auslösen können, wird gestützt durch die exzessive Empfindlichkeit von Migränikern für sensorische Umweltreize (Licht, Geräusche, Gerüche etc.) zwischen den Attacken (▶ Abschn. 21.6.3). Migränetypische kortikale und Hirnstammreaktionen auf diese Reize stützen die Annahme eines speziell sensitivierten Gehirns. Ein Beleg, dass die Vermeidung von Triggern auch eine Attacke verhindern kann, fehlt jedoch.

▪ Migräne und Wetter

Die Mehrzahl der Migränepatienten hat die subjektive Sicherheit, dass das Wetter in erheblichem Ausmaß ihr Migränegeschehen beeinflusst. Am häufigsten werden sowohl Hoch- als auch Tiefdruck sowie Hitze und Kälte genannt. Die kritischste Situation sei, wenn sich das Wetter drastisch ändere. Eine Arbeitsgruppe aus Boston untersuchte dieses Phänomen in einer prospektiven Studie an über 7.000 Patienten, die wegen einer Migräne die Notaufnahme aufsuchten. Zielparameter waren: Temperatur, Luftdruck, Luftfeuchtigkeit und Luftverschmutzung, die in den 24 h vor der Attacke gemessen wurden. Positiver Prädiktor für das Auftreten einer Attacke waren hohe Temperatur und niedriger Luftdruck. Luftverschmutzung spielte keine Rolle.

21.3 Klassifikation

Im klinischen Alltag spielen Kopfschmerzen als Symptom oder Syndrom durch die Häufigkeit ihres Auftretens eine große Rolle. Fast jeder Mensch hat hin und wieder Kopfschmerzen und jede medizinische Fachrichtung kennt Kopfschmerzen als ein Symptom gleich mehrerer verschiedener Erkrankungen ihres Spezialgebietes. Die Differenzialdiagnose erscheint daher auf den ersten Blick sehr breit gefächert und wird durch die Tatsache kompliziert, dass die pathophysiologischen Vorstellungen für die meisten primären Kopfschmerzsyndrome rudimentär sind.

Die eigentliche **Problematik** besteht aber darin, dass 92% aller Kopfschmerzpatienten einen primären Kopfschmerz (also z. B. eine Migräne) haben und es keinerlei apparative Zusatzdiagnostik gibt, diesen von anderen Kopfschmerzen zu trennen.

> **Man ist also allein auf die Anamnese und den neurologischen Untersuchungsbefund angewiesen, um die korrekte Diagnose zu stellen.**

Aus diesem Grund hat die internationalen Kopfschmerzgesellschaft (IHS) 1988 eine **operative Klassifikation** vorgestellt, die 2004 revidiert wurde (Headache Classification Committee of the IHS 2004; dt. Übersetzung: http://www.dmkg.de; ▶ Kap. 18). Diese Klassifikation wurde eigentlich für wissenschaftliche Zwecke erstellt und ist daher für den klinischen Gebrauch zum Teil sehr unhandlich. Sie bietet aber aufgrund umfangreicher Diagnosekategorien (fast 220 Kopfschmerzdiagnosen) die Möglichkeit, fast alle Patienten allein nach Anamnese und neurologischem Untersuchungsbefund diagnostisch zuzuordnen. Die Kategorien sind zudem sehr valide. Wenn ein Kopfschmerz die Kriterien für eine bestimmte primäre Kopfschmerzerkrankung nach IHS-Kriterien trifft und der neurologische Untersuchungsbefund unauffällig ist, liegt z. B. die Wahrscheinlichkeit, dass ein Tumor vorliegt, bei 0,2% und damit nicht höher als in der Allgemeinbevölkerung (May et al. 2008).

Die richtige **Diagnosestellung** ist die Basis für eine erfolgreiche medikamentöse Einstellung und damit ein wichtiger Schritt in der Behandlung von Kopfschmerzpatienten. Die Zuordnung ist relativ eindeutig: Grundsätzlich unterteilt diese Klassifikation die Kopfschmerzen in:

- idiopathische (sog. primäre) Kopfschmerzen und
- sekundäre Kopfschmerzen als ein Symptom eines anderen, zugrunde liegenden Syndroms, z. B. Tumor oder Blutung.

Während eine Heilung der primären Kopfschmerzen im eigentlichen Sinne auch weiterhin nicht möglich ist, haben sich die therapeutischen Möglichkeiten der akuten wie prophylaktischen Therapie in den letzten Jahren dramatisch erweitert, sodass mit einer individuell abgestimmten Medikation unter fachärztlicher Kontrolle in der Regel eine deutliche Verbesserung der Lebensqualität sowie eine Verminderung der Ausfallzeiten erzielt werden kann.

Klassifikation der Migräne nach der International Headache Society (2. Auflage): ICHD-II, 2004

1.1 Migräne

- A. Mindestens 5 Attacken, welche die Kriterien B–D erfüllen
- B. Kopfschmerzattacken, die (unbehandelt oder erfolglos behandelt) 4–72 h anhalten
- C. Der Kopfschmerz weist mindestens 2 der folgenden Charakteristika auf:
  - einseitige Lokalisation
  - pulsierender Charakter
  - mittlere oder starke Schmerzintensität
  - Verstärkung durch körperliche Routineaktivitäten (z. B. Gehen oder Treppensteigen) oder diese führen zu deren Vermeidung
- D. Während des Kopfschmerzes besteht mindestens 1 der folgenden Symptome:
  - Übelkeit und/oder Erbrechen
  - Photophobie und Phonophobie
- E. Nicht auf eine andere Erkrankung zurückzuführen

1.2 Migräne mit Aura

- Die Aura besteht aus mindestens 1 der folgenden Symptome, nicht aber aus einer motorischen Schwäche:
  - vollständig reversible visuelle Symptome mit positiven (z. B. flackernde Lichter, Punkte oder Linien) und/oder negativen Merkmalen (d. h. Sehverlust)
  - vollständig reversible sensible Symptome mit positiven (z. B. Kribbelmissempfindungen) und/oder negativen Merkmalen (d. h. Taubheitsgefühl)
  - vollständig reversible dysphasische Sprachstörungen
- Wenigstens 2 der folgenden Punkte sind erfüllt:
  - homonyme visuelle Symptome und/oder einseitige sensible Symptome
  - wenigstens 1 Aurasymptom entwickelt sich allmählich über ≥5 min hinweg und/oder verschiedene Aurasymptome treten nacheinander in Abständen von ≥5 min auf
  - Dauer jedes Symptoms ≥5 min und ≤60 min

21.4 Epidemiologie

Epidemiologische Studien zeigen, dass die Migräne nach den Kopfschmerzen vom Spannungstyp die zweithäufigste Kopfschmerzform weltweit ist.

Migräne ist eine der häufigsten Kopfschmerzformen. Etwa 6–8% aller Männer und 12–14% aller Frauen leiden unter einer Migräne (Rasmussen 1995, Silberstein u. Lipton 1996, Scher et al. 1998, Lipton et al. 2002). Die Lebenszeitprävalenz liegt bei Frauen bei >25%. Vor der Pubertät beträgt die Häufigkeit der Migräne 4–5%. Zwischen 7 und 14 Jahren beträgt die Prävalenz bei Kindern 7,5%. Jungen und Mädchen sind bis zum 11. Lebensjahr gleich häufig betroffen (Kröner-Herwig et al. 2007). Danach überwiegt die Frauenrate. Die höchste Inzidenz der Migräneattacken tritt zwischen dem 35. und dem 45. Lebensjahr auf. In dieser Lebensphase sind Frauen 3-mal häufiger betroffen als Männer.

In einer deutschen Studie (Göbel 1997) werden deutlich höhere **Prävalenzdaten** angegeben. Danach leiden bis zu 27% der 5.000 per Fragebogen erfassten Personen unter Migräne. Den kompletten Kriteriensatz der IHS erfüllten 11,3% der Befragten, 66% der Betroffenen berichteten von 1–2 Attacken pro Monat. Die Intensität wurde überwiegend (60%) mit »sehr stark« angegeben. Das Geschlechterverhältnis beläuft sich in dieser deutschen Studie auf 1,4:1 zu Ungunsten der Frauen. Die höchste Inzidenz liegt auch hier zwischen dem 35. und dem 45. Lebensjahr. Mit zunehmendem Alter nimmt die Inzidenz ab. Geografische Auffälligkeiten sind nicht zu finden.

Migräne ist wesentlich verbreiteter als bisher angenommen. Frauen sind deutlich häufiger betroffen als Männer. Schon 5% der Kinder und Jugendlichen leiden unter Migräne.

21.5 Pathophysiologie

Das **trigeminovaskuläre System** spielt eine einzigartige Rolle in der zerebrovaskulären Physiologie. Es ist die einzige sensorische (afferente) Innervation der zerebralen Gefäße und hat zusätzlich ein efferentes Potenzial unter pathophysiologischen Bedingungen. Um primäre Kopfschmerzen von der neurovaskulären Perspektive zu verstehen, muss man die Anatomie, die involvierten Neurotransmitter und die Physiologie des trigeminovaskulären Systems kennen.

Anatomie. Das trigeminovaskuläre System besteht aus den Nerven, die aus dem trigeminalen Ganglion entspringen und die zerebralen Gefäße innervieren. Das Ganglion enthält bipolare Zellen, deren peripherer Anteil über eine synaptische Verbindung mit dem peripheren Gefäß und anderen kranialen Strukturen, vor allem den basisnahen schmerzproduzierenden großen Gefäßen und der Dura mater, in Verbindung stehen, und deren zentral projizierenden Fasern mit ihren Synapsen im kaudalen Hirnstamm oder hohen Zervikalmark enden.

Tracingstudien zur Ermittlung anatomischer Projektionen haben den **trigeminalen Nerv** als den afferenten Hauptträger des Schmerzes von Gefäßen und der Dura mater identifiziert. Auch die Innervation der pialen Gefäße über das trigeminale System wurde mittels sensitiver Tracingstudien bewiesen. Diese Fasern existieren vor allem im 1. (ophthalmischen) Ast des trigeminalen Nervs und haben viele ramifizierende Axone, die die ipsilateralen Gefäße innervieren. Dieses System findet sich in fast allen höheren Spezies – von der Ratte über die Katze bis zum Affen.

Die trigeminale Innervation projiziert großenteils zum **Frontalhirn**, aber erstreckt sich posterior bis zum rostralen Anteil der Basilararterie, während die mehr kaudalen intrakranialen Gefäße von den dorsalen Wurzeln C2 und C3 innerviert werden, die wiederum mit den zentralen trigeminalen Neuronen synaptische Verbindungen unterhalten. Für manche dieser Projektionen wurde eine Innervation sowohl zerebraler (Arteria cerebri media) als auch extrazerebraler (Arteria meningea media) Gefäße nachgewiesen.

Transmitter. In den Zellkörpern trigeminaler Neurone wurden mehrere potente **vasodilatorische Peptide** nachgewiesen. Diese Substanzen, »calcitonin gene-related peptide« (CGRP), Substanz P (SP) und Neurokinin A (NKA), kommen in verschiedenen Kombinationen in Neuronen vor, sodass jede Kombination von 1, 2 oder 3 jedes Neuron charakterisiert. Die funktionelle Konsequenz dieser Kombinationsmöglichkeiten ist das Objekt zahlreicher Studien, es ist jedoch wahrscheinlich, dass die trigeminokraniovaskuläre Innervation als ausführendes Organ in ihrer Funktionsweise homogen ist.

Physiologie. Die **Dura mater** und die sie versorgenden Gefäße spielen zum einen eine wichtige protektive Rolle und sind zum anderen ein Eingangstor zum zentralen Nervensystem. Die Dura als eine der wichtigsten schmerzproduzierenden intrakranialen Strukturen wird von **Ästen des N. trigeminus** innerviert. Die Innervation ist somatotopisch gegliedert, indem

- der 1. (ophthalmische) Ast die vordere Schädelgrube und das Tentorium cerebelli versorgt,
- der 2. Ast das Orbitadach und
- der 3. Ast die mittlere Schädelgrube.

Die Dura der hinteren Schädelgrube wird darüber hinaus vom trigeminalen Ganglion und den 2 ersten dorsalen Wurzelganglien innerviert. Mittels Elektronenmikroskopie konnte dargestellt werden, dass die neuronale Innervierung der Dura mater auch eine **neuroexokrine Rolle** übernimmt, indem die sympathischen Fasern aus dem Ganglion cervicale superior eine funktionelle Verbindung mit den Mastzellen in den Gefäßwänden der großen zerebralen Gefäße herstellt. In der Ratte wurde gezeigt, dass die unilaterale elektrische Stimulation des trigeminalen Ganglions eine Degranulation der Mastzellen in der Dura mater und der Zunge zur Folge hat.

Interessanterweise steigt nicht nur der durale, sondern auch der zerebrale Blutfluss um fast 20% an, wenn das trigeminale Ganglion elektrisch gereizt wird – ein Befund, der durch eine distale Nervenresektion unterdrückt wird. Berücksichtigt man den Blutfluss des gesamten karotiden Bettes, ändert die Stimulation des trigeminalen Ganglions den Blutfluss als Ganzes nicht, wohl aber den Blutfluss in spezifischen regionalen Arealen. Die Innervation zerebraler Gefäße durch den N. trigeminus ist somatotopisch gegliedert und es ist wahrscheinlich, dass primäre Kopfschmerzsyndrome die beschriebenen kraniovaskulären Effekte mit einbeziehen, was Teile ihrer Symptomatik erklärt.

Da das Gehirn selbst nicht schmerzsensitiv ist (also keine C-Faser-Versorgung hat und nicht »merkt«, wenn man eine Nadel hineinsticht), muss man davon ausgehen, dass die Aufgabe des trigeminovaskulären Systems neben der afferenten Weiterleitung von Berührungs- oder Schmerzreizen aus dem Gesicht vor allem eine **echte efferente Schutzreaktion** auf z. B. toxische Reize ist. Am leichtesten vorstellen kann man sich diese Aufgabe mit einem einfachen Experiment: einfach ein bisschen Seife in die Augen reiben. Die

Kornea ist fast ausschließlich trigeminal innerviert und das Ergebnis ist sofort überprüfbar: Die Augen werden rot (Vasodilatation) und fangen an zu tränen (parasympathischer Reflex). Dasselbe passiert in der Dura z. B. bei einer Meningitis und erklärt zwanglos, dass dieses System (Trigeminus – Gefäße – Parasympathikus) vor allem eine physiologische Antwort auf einen potenziell gefährlichen Reiz darstellt.

Schmerz hat also auch am Kopf eine Schutzfunktion, die allerdings bei primären Kopfschmerzen wie der Migräne sinnlos geworden ist.

Pathophysiologie der Kopfschmerzen. Lange war angenommen worden, dass die Ursache primärer Kopfschmerzen vaskulär sei. Das pathophysiologische Konzept der vaskulären Kopfschmerzen basierte auf der Vorstellung, dass Änderungen des Gefäßdiameters oder Änderungen des zerebralen Blutflusses den Schmerz auslösen und – zumindest teilweise – die Mechanismen erklären, mittels derer vasokonstriktorische Substanzen wie Ergotamin oder Triptan ihre Wirkung entfalten. Vom physiologischen Standpunkt aus impliziert das Konzept der vaskulären Kopfschmerzen als pathophysiologische Einheit, dass es sich hierbei um eine Gefäßerkrankung handelt.

Die oben ausgeführten anatomischen und physiologischen Überlegungen deuten eine Vasodilatation als Antwort auf einen trigeminal nozizeptiven Reiz jedoch eher als Epiphänomen denn als ursächlich für den Schmerz. Darüber hinaus weisen rein klinisch gesehen die meisten Kopfschmerzsyndrome auf eine **zentrale Genese** hin, d. h. dass sie primär vom Gehirn selbst gesteuert werden. Das gemeinsame anatomische und physiologische Substrat der unterschiedlichen Syndrome ist die neurale Innervation der kranialen Gefäße.

Funktionelle Bildgebung mittels Positronenemissionstomografie (PET) zeigte erstmalig eine Aktivierung des Hirnstammes in der Migräne und des Hypothalamus im Clusterkopfschmerz. Beide Befunde wurden mehrfach von verschiedenen Arbeitsgruppen repliziert und es ist anzunehmen, dass diese zentralen Areale in den Schmerzprozess eher in Form eines **Auslösers** oder Triggers eingreifen, als schlicht eine Schmerzreaktion auf einen trigeminal-nozizeptiven Impuls zu sein.

In einer kürzlich veröffentlichten PET-Studie im Clusterkopfschmerz wurde allerdings auch eine Aktivierung in den großen basisnahen Gefäßen beobachtet. Dies ist auf eine Vasodilatation dieser Gefäße während der Schmerzattacke zurückzuführen und repräsentiert die erste überzeugende Darstellung eines neural vermittelten gefäßerweiternden Mechanismus im Menschen. Die gleiche Beobachtung wurde auch in einer Studie zum experimentellen trigeminalen Schmerz gemacht. Dies legt nahe, dass die Dilatation dieser Gefäße nicht typisch für eine bestimmte Kopfschmerzform ist, sondern einen **prinzipiellen physiologischen Anteil** trigeminal vermittelter Schmerzen darstellt und einen **direkten Einfluss** der trigeminalen neuralen Innervation auf die kraniale Zirkulation bedeutet.

Klinische und tierexperimentelle Befunde lassen vermuten, dass diese Vasodilatation durch einen **trigeminoparasympathischen Reflex** vermittelt wird.

Aufgrund der bekannten Physiologie und Pathophysiologie des beteiligten Systems wurde vorgeschlagen, dass zumindest Migräne und Clusterkopfschmerzen zusammenfassend als neurovaskuläre Kopfschmerzen beschrieben werden sollten, um der Interaktion zwischen den Nerven und den Gefäßen, welche das zugrunde liegende Charakteristikum dieser Syndrome ist, zu unterstreichen (Lance 1991).

21.6 Psychologische Mechanismen

21.6.1 Modell der »Migränepersönlichkeit«

Untersuchungen im 20. Jahrhundert haben häufig obsessive, rigide und zornige Persönlichkeitsstile als charakteristisch für Migränepatienten postuliert. In diesen Studien wurden in der Regel das Minnesota Multiphasic Personality Inventory (MMPI) und der Eysenck Personality Questionnaire (EPQ) zur **Erfassung von Persönlichkeitsstilen** eingesetzt. In einer großen (n = 10.000) populationsbasierten Kontrollstudie (Brandt et al. 1990) wurden für Migräniker erhöhte Werte in der Neurotizismusskala des EPQ gefunden, die im Einzelnen durch ein hohes Scoring in den Subskalen »Angespanntheit«, »Angst« und »Depression« zustande kamen. Migräne*patientinnen* fielen durch erhöhte Werte in der Psychotizismusskala auf, die durch hohes Scoring in den Subskalen »Feindseligkeit« und »interpersonelle Kommunikationsprobleme« zustande kamen. Henryk-Gutt u. Rees (1973) fanden ebenfalls erhöhte Neurotizismus-, Angst- und Somatisierungswerte bei Migränepatienten. Dagegen konnten Merikangas u. Rasmussen (2000) in einem

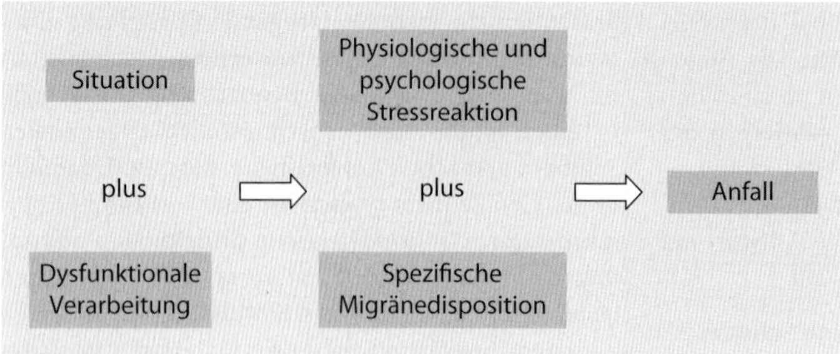

■ **Abb. 21.2** Diathese-Stress-Modell der Migräne

Review sowie viele weitere Autoren in methodisch sorgfältig angelegten Untersuchungen diese Abweichungen nicht feststellen. Die Studienlage zu EPQ- und MMPI-Auffälligkeiten ist also sehr heterogen und widersprüchlich.

> **Übertriebener Ehrgeiz, Obsessivität und Rigidität als »klassische« Charakteristika von Migränebetroffenen wurden in etlichen Studien nicht als migränespezifisch festgehalten (Silberstein et al. 1995).**

Migräne gilt heute nicht mehr als psychosomatische Erkrankung. Dennoch sind einige Persönlichkeitsstile von Migränebetroffenen für erfahrene Migränetherapeuten auffällig und werden auch häufig in der Presse kolportiert. So schreibt z. B. die Schmerzklinik im Arkauwald dazu:

» Obwohl Studien die Theorie von der »Migräne-Persönlichkeit« widerlegt haben wollen, fällt in der täglichen Praxis auf, daß bei Patienten mit einer Migräne die pflichtbewusste Persönlichkeit deutlich überwiegt. Der typische Migränepatient kommt z. B. sehr pünktlich zu einer Verabredung bzw. ist meist schon vor der verabredeten Zeit da. Im Beruf achtet ein Migränepatient sehr darauf, daß alles geordnet abläuft, er mag es nicht, wenn gegen Feierabend noch unerledigte Vorgänge herumliegen. Auffallend ist auch, daß Patienten mit einer Migräne sehr wenige, krankheitsbedingte Fehltage aufweisen. Der Haushalt einer Migräne-Patientin ist in aller Regel sehr geordnet und vor allem sauber (»man könnte fast vom Fußboden essen«). Hinter der »Migräne-Persönlichkeit« steckt also eine gewisse Zwanghaftigkeit. (http://www.miginfo.de/molmain/main.php?docid=52) «

Zum derzeitigen Zeitpunkt der wissenschaftlichen Erkenntnisse ist die Frage, ob es migränespezifische Persönlichkeitsstile gibt, nicht schlüssig zu beantworten (Pompili et al. 2009). Gründe dafür sind, dass »auffällige« Persönlichkeitsmerkmale z. B. hinsichtlich einer beobachtbaren Zwanghaftigkeit auch auf die nachgewiesenen Migränekomorbiditäten »Angst« und »Depression« zurückzuführen wären. Des Weiteren können diese Auffälligkeiten, z. B. Leistungsorientierung und Rigidität, auch **Konsequenz der Migräneerkrankung selbst** sein: Wer mehrmals pro Monat aus seinem beruflichen und privaten Kontext gerissen werden kann, der reagiert nachvollziehbar mit einer erhöhten Leistungsbereitschaft in der attackenfreien Zeit, um seine Ausfälle wieder auszugleichen. Wer mehrmals pro Monat zu einem unvorhersehbaren Zeitpunkt – quasi jederzeit und ohne sich dagegen wehren zu können – stunden- und manchmal tagelang in einen quälenden und äußerst schmerzhaften Zustand versetzt wird, der entwickelt nachvollziehbar ein überhöhtes Kontrollbedürfnis in allen Alltagsbereichen, das sich in Rigidität äußern kann.

21.6.2 Diathese-Stress-Modell

In den 1980er-Jahren wurde die psychologische Migräneforschung von dem sog. Diathese-Stress-Modell dominiert (Cinciripini et al. 1981, Knapp 1983). Dieses Modell versucht, alle auslösenden, verstärkenden, modifizierenden und verursachenden Faktoren aus psychologischen und biologischen Untersuchungen und Erklärungsansätzen in einem **multidimensionalen Ätiopathogenesemodell** zusammenzufassen.

> **Dem Modell liegt die Annahme zugrunde, dass es genetische, psychosoziale, physiologische und biochemische Prädispositionen gibt, sog. Basisanomalien, die sich in Verbindung mit einer dysfunktionalen habituellen Stressverarbeitung zu einer Migräne auswirken können (■ Abb. 21.2).**

Knapp (1983) definiert Stress als »… das Resultat einer spezifischen kortikalen Informationsverarbeitung in einer Situation und einer über das limbische System, insbesondere durch den Hypothalamus, vermittelten emotionalen Reaktion«. Er versteht unter der **gestörten Informationsverarbeitung** kognitive Prozesse, nach denen die Betroffenen eine Belastungssituation als bedrohlich und die eigenen Bewältigungsmöglichkeiten als unzureichend einschätzen und es so zu einem psychischen Stressgefühl kommt.

Die **kognitiven Defizite** wirken nach Knapp auf die physiologischen Prozesse in der Weise, dass sie über eine exzessive Sympathikusaktivierung zu den biochemischen Veränderungen beitragen. Zum Beispiel soll durch die phasischen und stressbedingten Serotoninausscheidungen in einem anlagebedingt reduzierten Serotoninumsatz ein kritischer Schwellenwert erreicht werden, der dann die Migräneattacke auslöst. Demnach haben bei vorbelasteten Personen schon geringfügige idiosynkratische Stressoren – und nicht erst außergewöhnliche Belastungen – eine Triggerfunktion für Anfälle.

Obwohl das Diathese-Stress-Modell über 20 Jahre alt ist und in der Folgezeit nicht weiter expliziert wurde, ist die Bedeutung kognitiv-emotionaler Faktoren, insbesondere der kognitiv-emotionale Umgang mit Stress, für die Entstehung und Aufrechterhaltung chronischer Kopfschmerzen unumstritten (Flor u. Turk 1996).

Werden Migränepatienten gefragt, was ihre Attacken auslöst, so wird am häufigsten »Stress« als Trigger genannt. Das Schlüsselwort hier ist »Trigger«, also *Auslöser* – allzu häufig wird es synonym verwendet mit *Ursache*. Es gibt tatsächlich Hinweise, dass Stress bei prädisponierten Menschen mit dazu beitragen kann, eine Migräneattacke auszulösen, und auch bei der Chronifizierung von Migränekopfschmerzen eine Rolle spielen kann (Sauro u. Becker 2009). Das Erleben von Migräneattacken kann für sich auch einen potenten Stressor darstellen und im Sinne eines Teufelskreises zur Frequenzerhöhung der Attacken beitragen.

Einige Studien fanden heraus, dass Patienten mit chronischen Kopfschmerzen mehr stresshafte Lebensereignisse hatten als gesunde Menschen. Dies galt aber nur für die Zeit unmittelbar vor Beginn der Kopfschmerzerkrankung und nicht für den weiteren Verlauf. Außerdem waren Patienten mit Migräne gleichermaßen betroffen wie Menschen mit Spannungskopfschmerzen (De Benedittis et al. 1990). Die weitverbreitete Annahme, dass Menschen mit Migräne generell mehr Lebensstressoren aufweisen, lässt sich in der Literatur nicht wiederfinden. Es ist eher davon auszugehen (sensu Lazarus), dass sie Lebensereignisse als stressbehafteter und bedrohlicher bewerten und die Stressoren weniger effektiv bewältigen (Holm et al. 1997).

Spierings et al. (1997) beobachteten, dass Entspannung nach Stress sowie anhaltende Anspannung und Müdigkeit, die nicht durch Schlaf reduziert werden können, die Wahrscheinlichkeit für eine Migräneattacke erhöhen. Das häufige Vorkommen einer **Attacke gerade in Erholungszeiten** wird von sehr vielen Betroffenen berichtet. Dahinter wäre ein Dominanzwechsel in der autonomen Balance vom sympathischen zum parasympathischen System zu vermuten. Tatsächlich fanden sich in einer Vielzahl psychophysiologischer Studien, in denen Laborstressoren eingesetzt wurden, bei Migränepatienten deutliche Hinweise für eine migränespezifische vaskuläre, elektromyografische und elektrodermale Reaktivität in Erholungszeiten. Diese korrespondierte jedoch nicht migränespezifisch mit hormonellen oder autonomen Auffälligkeiten, von denen eine Beteiligung an der Attackenentstehung bekannt ist (Stronks et al. 1998). Trotz der »Augenscheinvalidität« einer erhöhten Attackenbereitschaft in Erholungsphasen lässt sich zurzeit aufgrund vorliegender psychophysiologischer Befunde nicht der Schluss ziehen, dass diese Empfindlichkeit von einer dauerhaften autonomen Erregung (verzögerte Erholung) nach Stressepisoden herrührt.

21.6.3 Modell der »Reizverarbeitungsstörung«

Nach dem Modell von Gerber et al. (1996) ist die Migräne als eine kortikale Reizverarbeitungsstörung anzusehen: Danach können Migräniker aufgrund einer exzessiven metabolischen »Überlastung« ihres Gehirns äußere Reize nicht wirksam abwehren. Es kommt zu einer energetischen Krise des Gehirns, in deren Folge Attacken ausgelöst werden. Die Attacke selbst wird als »Überlastungsschutz« angesehen. Für diese Reizverarbeitungsstörung sind bestimmte Zentren im Hirnstamm und im Mittelhirn verantwortlich, die deshalb umgangssprachlich als Migränegenerator bezeichnet werden.

Zu diesem Modell liegen bisher noch nicht ausreichend viele Befunde vor. Sie entstammen überwiegend elektrophysiologischen Hirnstrommessungen. Kröner-Herwig et al. (2005) konnten bei strenger Definition des Konstruktes »Hypersensitivität« in den von ihnen untersuchten Variablen keine Unterschiede zwischen Migränikern und gesunden Kontrollen finden. Zudem ist noch nicht ausreichend geklärt, ob es sich bei der »Hypersensibilität« um Dispositionscharakteristika oder eher um die Folgen einer chronischen Störung mit Krankheitswert handelt. Dennoch decken sie sich in einigen Bereichen mit Befunden zu **Verhaltensauffälligkeiten** kindlicher Migränepatienten, wie z. B. die oftmals von Eltern beklagten Merkmale (Passchier u. Orlebeke 1985):

- Schlafstörungen
- Hyperaktivität
- Nervosität
- generelle Ängstlichkeit
- Stimmungsschwankungen
- Vulnerabilität gegenüber Frustration
- Angst vor Versagen
- Anfälligkeit für Stress

Im klinischen Alltag ist häufig eine **übermäßige Außenreizorientierung** bei Migränepatienten zu beobachten, die mit der Hypothese der »neuronalen Hypersensibilität« korrespondiert. Die Betroffenen berichten, dass sie ihre soziale Umgebung ständig sehr stark nach bedeutsamen Reizen absuchen und auf physikalische Außenreize visueller, auditiver und olfaktorischer Art intensiv reagieren. Dies kann dazu führen, dass sie sich in ihrer Aufmerksamkeitszentrierung »verlieren« und inadäquat auf intrapersonelle Reize, wie eigene Bedürfnisse und Motive, fokussieren.

Obwohl bei Migränepatienten keine Störungen der Persönlichkeit zu beobachten ist, haben sie häufig ein gelerntes persönliches Wertesystem, das sehr stark geprägt ist von Leitideen wie hoher Leistungsbereitschaft oder hoher Verantwortungsübernahme. Diese Grundhaltungen und die damit verbundene hohe generelle Reaktionsbereitschaft ist am ehesten eine Konsequenz der Erkrankung selbst und nicht einer Persönlichkeitsdisposition (▶ Abschn. 21.6.1). Im Verbund mit einer möglichen genetisch bedingten erhöhten Reaktionsbereitschaft (»neuronale Hypersensitivität«) wäre eine solche doppelte Disposition in der Lage, das Grundniveau der Wachsamkeit, Aufmerksamkeit und Vigilanz eines Menschen zu erhöhen und bei Migränikern im Verbund mit einer neuronalen Hyperexzitabilität einen »Energieverschleiß« zu vergrößern.

Insgesamt ist die **Verwendung des Begriffs »Hypersensibilität«** zu ungenau. Dieses Bild ergibt sich auch, wenn man die Literatur der vergangenen Jahrzehnte zur Migräne auf die Verwendung dieses Konstrukts hin analysiert (Stankewitz u. May 2008). Der Begriff »Hypersensibilität« dient der Zusammenfassung einer Vielzahl unterschiedlicher Untersuchungsergebnisse auf verschiedenen Handlungs-, Erlebens- und Messebenen. Dennoch hat das Modell der Hypersensibilität eine nicht unbeachtliche Relevanz für die psychologische Behandlung der Migräne, da sehr wahrscheinlich durch relativ wenig aufwendige Maßnahmen zur Modifikation des Aktivierungsniveaus bei einem Teil der Migränepatienten eine Reduktion der Attackenfrequenz erreicht werden kann.

21.6.4 Schmerzassoziierte Beeinträchtigung

Die Migräneerkrankung führt während der Attacke aufgrund der starken Intensität und den Begleitsymptomen zu einer erheblichen Einschränkung aller Alltagsfunktionen in Beruf, Familie und Freizeit.

Jedoch auch im attackenfreien Intervall fühlen sich viele Migränebetroffene im Alltagsleben stark beeinträchtigt (Dahlöf u. Dimenais 1995). Durch die **Unvorhersehbarkeit der Schmerzattacken** können die Betroffenen sich nicht auf ihre Schmerzen einstellen und leben in ständiger Erwartungsangst. Sie müssen häufig damit rechnen, jederzeit Aktivitäten abbrechen zu müssen, und schränken sich deshalb antizipatorisch in vielen Aktivitäten ein. Um dennoch einen Rest an Kontrolle ausüben zu können, unternehmen die Betroffenen oft große Anstrengungen, etwaige Auslöser wie z. B. Nahrung, Lärm, grelles Licht oder schlechte Luft zu vermeiden. So erleben sich Migränepatienten auch in der schmerzfreien Zeit als stark eingeschränkt und von der Migräne fremdbestimmt.

21.6.5 Chronifizierung

Bis zu 5% der allgemeinen Bevölkerung in den USA (Natoli et al. 2010) leiden an **chronischer Migräne** (CM). Die Variation der Studienergebnisse ist mit 1,3–5,1% jedoch sehr groß. Die CM-Prävalenz ist bei Frauen 2,5- bis 6,5-mal höher als bei Männern.

Die revidierten Kriterien der International Classification of Headache Disorders (Levin 2004)definieren die CM als Komplikationsform der »normalen« Migräne und fordern eine Frequenz von mehr als 15 Kopfschmerztagen mit mindestens 8 Migränetagen pro Monat über einen Zeitraum von mindestens 3 Monaten sowie das Nichtvorliegen eines medikamenteninduzierten Kopfschmerzes (MIKS; ▶ Kap. 22). Eine **CM mit assoziiertem MIKS** liegt bei 0,3–1,1% der allgemeinen Bevölkerung vor. Europäische Studien kommen mit 48–51% (Zwart et al. 2004) zu einer viel größeren Prävalenz von MIKS bei CM-Patienten. Diese regionalen Unterschiede sind zurzeit nicht zu erklären, sind aber sicherlich dem unterschiedlichen Gebrauch der Kriterien zuzuordnen, insbesondere der Sicherheit des Ausschlusses eines MIKS.

Jedes Jahr entwickeln 4% der Migränepopulation (Rothrock 2008) eine CM.

Bei der Suche nach **Ursachen für die Chronifizierung** lassen sich unterschiedliche Ebenen betrachten. Bigal (2009) unterteilt diese Transformation der Migräne in 3 sich teilweise überlappende Formen:

- Die klinische Transformation beschreibt die zeitliche Entwicklung von der episodischen zur chronischen Migräne.
- Die physiologische Transformation behandelt Aspekte wie veränderte Schmerzwahrnehmungsschwellen und -wege.
- Die anatomische Transformation beschreibt Hirnläsionen wie z. B. die sog. »white matter lesions« (WML) bei einigen Migränepatienten.

Die **klinische Transformation** passiert nicht plötzlich, ist auch reversibel und betrifft nur einen kleinen Teil der Patienten. Die häufigsten klinischen Risikofaktoren sind: hohe Attackenfrequenz, Übergewicht, Medikamentenübergebrauch, Übergebrauch von Kaffee, stressbelastete Lebensereignisse, Depression, Schnarchen und Schlafapnoe. Unter **physiologischer Transformation** versteht man Prozesse der Neuromodulation, z. B. die Sensitivierung der peripheren Nozizeptoren oder der zentralen nozizeptiven Neurone, die grundsätzlich die Chronifizierung aller Schmerzen begünstigen. Einen indirekten Hinweis auf die Sensitivierung peripherer und zentraler Neurone bei Migränepatienten findet man in dem Phänomen der Allodynie. Ca. 80% der Migränepatienten berichten, dass eine nicht noxische Reizung (z. B. Berührung) der ipsilateral zur Schmerzlokalisation gelegenen Areale während der Attacke starke Schmerzempfindungen hervorrufen kann (Cevoli et al. 2006). Der direkte Zusammenhang von Allodynie und Migränefrequenz ist wenig verstanden. Als Risikofaktoren gelten die Attackenhäufung selbst, eine hohe Schmerzintensität, eine hohe Schmerzbeeinträchtigung und pharmakologische Nebenwirkungen. Die **anatomische Transformation** kann in Hyperintensitäten der weißen Substanz des Gehirns (WML) beobachtet werden. Das WML-Risiko ist unabhängig von Alter und vaskulären Risikofaktoren (Etminan et al. 2005). Bei den Männern haben nur Aurapatienten ein höheres WML-Risiko, Frauen sind generell häufiger betroffen als gesunde Personen. Die Ursache der WML ist unbekannt (ischämisch, metabolisch).

21.6.6 Komorbidität

Selbstverständlich können auch klinisch relevante Begleiterkrankungen eine Chronifizierung der Migräne begünstigen. Assoziationen zwischen Migräne und einer Reihe **somatischer und psychiatrischer Krankheiten** werden immer wieder beschrieben, seit es Migräneforschung gibt. Dieser Vielzahl an Studien steht eine heute noch immer geringe empirische Evidenz gegenüber, die den Bedeutungsgehalt und die Kausalität komorbider Störungen für die Migräne limitiert. Die Gründe hierfür sind in der methodischen Variabilität der Studien zu suchen, die unterschiedlichste Definitionen und Diagnosekriterien für die Störungen verwenden, aber auch zu kleine Stichproben oder klinische Stichproben mit Biasproblemen untersucht haben.

Reliable Aussagen zu Komorbiditäten sind jedoch nur aus longitudinalen, populationsbasierten, epidemiologischen Studien zu erhalten. An dieser Stelle soll kurz über die meistdiskutierten Komorbiditäten berichtet werden.

Die häufigsten psychischen Komorbiditäten der Migräne sind depressive Störungen und die Gruppe der Angsterkrankungen.

In einem National Health Survey an über 30.000 Personen fanden Victor et al. (2010) ein höheres Migränerisiko für Personen mit **depressiven Symptomen** [Odds Ratio(OR)=2.23] oder mit Angstsymptomen (OR=2.30). Patienten, die sich in laufender psychologischer Behandlung befanden, hatten ein 1,45-fach erhöhtes Migränerisiko. Für die Assoziation zwischen Migräne und Depression scheinen genetische Faktoren eine Rolle zu spielen (Diener et al. 2008). Depressive Stimmungen erhöhen die Wahrscheinlichkeit, dass Stress eine Attacke auslöst, erhöhen die wahrgenommene Schmerzintensität und sind ein negativer Prognosefaktor für den medikamentösen Therapieerfolg (Nicholson et al. 2003).

Auch das Ausmaß des **Angstempfindens** kann den Verlauf einer Migräneerkrankung beeinflussen. Personen mit Kopfschmerzen neigen dazu, trotz des wahrgenommenen inneren Arousals ihre Gefühle nicht nach außen zu kommunizieren und erleben mehr Schmerzintensität und -beeinträchtigung. ◘ Tab. 21.1 zeigt das relative Risiko (OR) einiger ausgewählter populationsbezogener Studien für den Zu-

Tab. 21.1 Populationsbezogene Studien: Odds Ratios für die Komorbidität von Migräne und Depression bzw. Angststörung

Autoren	Patientenzahl (n)	Depression (OR)	Angst (OR)
Victor et al. 2009	30.852	2.2	2.3
Swendsen u. Merikangas 2000	591	2.2	2.7
Stewart et al. 1989	10.169	–	5.3
Breslau et al. 1994	1.007	3.6	1.9
Moldin et al. 1993	914	2.1	2.1
Merikangas et al. 1996	1.218	3.0	2.8

OR Odds Ratio

sammenhang von Migräne und Angststörungen bzw. Depression.

Aufgrund der erheblichen Beeinträchtigung durch die Schmerzen und die sozialen Behinderungen liegt die Annahme nahe, dass die **Häufung der depressiven Symptome** als Reaktion auf die chronische Schmerzerkrankung zu sehen ist. Breslau et al. (1994) wiesen jedoch in einer longitudinalen Studie (n = 1.007) nach, dass das Risiko einer Migräneerkrankung 3,1-fach höher ist, wenn in der Anamnese der Betroffenen zuvor eine prämorbide »major depression« diagnostiziert wurde. Umgekehrt ist das Risiko, eine depressive Störung auszubilden, 3,2-fach höher, wenn bei den Betroffenen eine Migräne bekannt ist. Die **erhöhte Wahrscheinlichkeit des gemeinsamen Auftretens beider Erkrankungen** muss demzufolge als bidirektionales Geschehen mit vermutlichen pathophysiologischen Gemeinsamkeiten angesehen werden (Dysregulation eines biochemischen Systems im Gehirn, z. B. Serotonin). Sehr wahrscheinlich ist, dass das Auftreten einer Störung das Risiko für die andere Störung erhöht.

Tab. 21.1 zeigt, dass Migräne gehäuft in Zusammenhang v. a. mit psychischen Erkrankungen auftritt. Die gründliche Exploration komorbider Störungen sollte demnach wesentliche Voraussetzung der medizinischen und psychotherapeutischen Migränebehandlung sein. In Einzelfällen wird es sogar nötig sein, die komorbide Störung psychologisch vorrangig zu behandeln, falls sie zu einer höheren Lebensbeeinträchtigung führt als die Migräne selbst. Medizinisch liegt die therapeutische Konsequenz in der Auswahl der prophylaktischen Behandlung. Angstpatienten profitieren hinsichtlich der Attackenfrequenz eher von β-Blockern und depressive Patienten eher von trizyklischen Antidepressiva.

> **Die »Migränepersönlichkeit« gibt es nicht. Die Koinzidenz von Migräne und Stress, Angst, Depression ist evident, deren Interaktion für die Entstehungsmechanismen der Migräne aber ungeklärt. Die Migräneattacke ist vermutlich der Endpunkt einer psychophysiologischen (kortikalen) Reizverarbeitungsstörung zwischen den Attacken.**

Zusätzlich zu den psychischen Komorbiditäten sind eine Reihe **medizinischer Erkrankungen** bekannt, die eine positive Assoziation zur Migräne aufweisen. Da jedoch die Zusammenhänge überwiegend in Fall-Kontroll-Studien gefunden wurden und meist nicht sehr bedeutsam sind, sollen sie hier nur kurz erwähnt werden.

- **Schlaganfall:** Nach einer Metaanalyse aus dem Jahr 2005 (Etminan et al.) ist das Risiko für Migränepatienten, einen Schlaganfall zu erleiden, um den Faktor 2,16 erhöht. Patienten mit Aura sind mehr betroffen als ohne Aura (OR = 2.27 vs. 1.83). Das Risiko steigt bei Frauen, die orale Kontrazeptiva nehmen, deutlich an (OR = 8.72). Zusätzliches Rauchen erhöht das Risiko 10-fach (!). Alle Risiken gelten nur für ischämische Insulte, nicht für Hirnblutungen.
- **Koronare Herzkrankheit (KHK):** Trotz vieler Einzelberichte konnte in großen Kohortenstudien keine Assoziation von KHK und Migräne gefunden werden. In einer prospektiven Studie an 27.840 Frauen (Kurth et al. 2006) und korrigiert um traditionelle kardiovaskuläre Risikofaktoren

hatten jedoch Frauen mit Aura ein 2-fach höheres KHK-Risiko als Frauen ohne Aura. Frauen ohne Aura hatten kein erhöhtes Risiko.

- **Epilepsie:** Ottman u. Lipton (1996) fanden eine 2,4-fach erhöhte Migräneinzidenz für Patienten mit gegenüber Patienten ohne Epilepsie. Migräne mit Aura erhöht das Anfallrisiko bei Kindern 8-fach, Migräne ohne Aura erhöht das Risiko nicht. »Spreading depression« (eine sich langsam ausbreitenden Depolarisation der Hirnrinde) wird als Mechanismus für einen durch eine Migräneaura induzierten epileptischen Anfall angenommen (Diener et al. 2008).
- **Gastrointestinale Krankheiten:** Kopfschmerzen, Migräne und gastrointestinale Störungen sind die in Arztpraxen am häufigsten beklagten Patientenbeschwerden. Bauchschmerzen werden von Migränepatienten sehr häufig berichtet. Abdominelle Migräne ist bei Kindern gut bekannt. Tatsächlich ist in einer methodisch gut geführten Studie von Kurth et al. (2006) eine Assoziation von Migräne und häufigen Oberbauchstörungen belegt worden (OR=2.7). Es werden gemeinsame pathophysiologische Mechanismen für beide Erkrankungen angenommen.

21.7 Therapie

21.7.1 Medikamentöse Therapie

Die pharmakologische Therapie gliedert sich in die Akutbehandlung einer vorhandenen Attacke und die Prophylaxe zur Reduktion der Attackenfrequenz.

Attackenbehandlung

Erfolgskriterium für die Behandlung einer Migräneattacke in klinischen Studien sind die Freiheit von Kopfschmerzen nach 2 h oder die Besserung der Kopfschmerzen von schwer oder mittelschwer auf leicht oder kopfschmerzfrei innerhalb 2 h nach Applikation des entsprechenden Präparates. Weiterhin ist die reproduzierbare Wirkung bei 2 von 3 Migräneattacken wichtig. Wenn man diese Kriterien anlegt, ergibt sich nach evidenzbasierten Kriterien (Diener et al. 2008) die folgende Empfehlung:

- Die **Triptane** (in alphabetischer Reihenfolge) Almotriptan, Eletriptan, Frovatriptan, Naratriptan, Rizatriptan, Sumatriptan und Zolmitriptan sind die Substanzen mit der besten Wirksamkeit bei akuten Migräneattacken.
- **Nichtopioidanalgetika** und **nichtsteroidale Antirheumatika** (NSAR) sind bei der Behandlung der Migräne wirksam.
- Wenn man sich für **Analgetika** entscheidet, sind Azetylsalizylsäure (ASS), Ibuprofen, Diclofenac und Paracetamol die Analgetika erste Wahl. Metamizol ist wahrscheinlich ebenfalls wirksam. Analgetika sollten bevorzugt nach der Gabe eines Antiemetikums eingenommen werden.
- **Ergotamin** ist bei Migräne wirksam. Allerdings ist die Wirksamkeit in prospektiven Studien schlecht belegt.
- Bei Patienten, die unter ausgeprägter Übelkeit leiden, können zusätzlich **Antiemetika** wie Metoclopramid oder Domperidon eingesetzt werden. Metoclopramid hat auch eine geringe eigene analgetische Wirkung bei Migräne.

Mittelschwere bis schwere Migräneattacken sollten mit **spezifischen Migränemitteln** (Ergotamine, Triptane) behandelt werden. Die Unterscheidung von Migränemitteln und Analgetika ergibt sich aus dem Umstand, dass Ergotamine und Triptane keine Schmerzmittel und nur bei Migräne (und Clusterkopfschmerz) wirksam sind. Inzwischen sind in Deutschland 7 Triptane mit insgesamt 23 Darreichungsformen zur Behandlung der Migräneattacke zugelassen. Die Vielfalt von Substanzen, die z. T. sehr unterschiedliche pharmakokinetische Eigenschaften haben, eröffnet damit die Chance einer individualisierten Therapie, die auf (fast) alle Besonderheiten des einzelnen Patienten Rücksicht nehmen kann. Ergotamin ist weniger wirksam als Triptane.

Bei 15–40% der Patienten kommt es nach oraler Gabe von Triptanen zu einem Wiederauftreten der Kopfschmerzen, wobei dann eine 2. Gabe der Substanz wieder wirksam ist. Wenn aber die 1. Gabe eines Triptans unwirksam ist, sollte in derselben Migräneattacke keine 2. Dosis appliziert werden. Alle Triptane können bei zu häufiger Einnahme zu einer Erhöhung der Attackenfrequenz und letztlich zu medikamenteninduzierten Dauerkopfschmerzen führen (► Abschn. 21.6.5). Triptane sollten daher an nicht mehr als 8 Tagen im Monat eingesetzt werden, da ab 10 Tagen der medikamenteninduzierte Kopfschmerz entsteht.

Die **Kontraindikationen** beider Substanzgruppen (koronare Herzerkrankung, Morbus Raynaud, arterielle Verschlusskrankheit der Beine, transitorische ischämische Attacke oder Apoplex, nicht oder schlecht eingestellte Hypertonie) ergeben sich aus der gefäßverengenden Wirkung, die bei den Triptanen jedoch deutlich geringer ausgeprägt ist als bei den Ergotaminen. Aufgrund der vasokonstriktiven Wirkung sollten Patienten, die unter einer Migräne mit Aura leiden, ein Triptan aus Sicherheitsgründen erst nach Abklingen der Aura und mit Einsetzen der Kopfschmerzen applizieren. Darüber hinaus wirken Triptane nicht, wenn sie in der Aura gegeben werden, und verhindern dann in der Regel auch nicht den anschließenden Kopfschmerz.

> **Das Wirk-/Nebenwirkungsprofil für den einzelnen Patienten kann durchaus den in Studien herausgearbeiteten Eigenschaften widersprechen. Daher ist es sinnvoll, ein Triptan probeweise zu wechseln, um den individuellen Bedürfnissen gerecht zu werden.**

Bei fehlender Wirksamkeit eines Triptans sollte ein anderes versucht werden. Etwa 20–30% aller Migränepatienten sind sog. Nonresponder für Triptane, d. h. sie zeigen keine ausreichende Wirkung, und es wird diskutiert, ob dies genetisch bedingt ist. Allerdings konnte gezeigt werden, dass etwa 80–90% aller Patienten auf Triptane ansprechen, wenn sie früh behandelt werden und wenn noch keine Allodynie besteht. Die Erfolgsquote sinkt auf 10–15%, wenn die Migräne spät behandelt wird und wenn eine Allodynie vorhanden ist. Dies könnte erklären, warum Triptane, die zu spät in der Attacke eingenommen wurden, nicht wirken. Es ist auf jeden Fall ein valides Argument dafür (mit Ausnahme der Aura und nur bei Patienten, die nicht zu viele Kopfschmerzattacken haben), Triptane möglichst früh zu Beginn einer Migräneattacke einzusetzen.

Migräneprophylaxe

Sinn der medikamentösen Prophylaxe ist eine Reduzierung von Häufigkeit, Schwere und Dauer der Migräneattacken und die Prophylaxe des medikamenteninduzierten Dauerkopfschmerzes. Eine optimale Migräneprophylaxe erreicht eine Reduktion von Anfallhäufigkeit, -intensität und Dauer um mindestens 50%.

Zunächst soll der Patient über 4 Wochen einen **Kopfschmerzkalender** (▶ Kap. 17.2.2.1) führen, um die Anfallfrequenz und den Erfolg oder Misserfolg der jeweiligen Attackenmedikation zu dokumentieren. Kopfschmerzkalender sind über die Internetseite der Deutschen Migräne- und Kopfschmerzgesellschaft (DMKG; http://www.dmkg.de) kostenlos erhältlich und können ausgedruckt und den Patienten mitgegeben werden. Weiterhin findet man dort viele nützliche Tipps, alle aktuellen Therapieleitlinien und »factsheets« zu den einzelnen Kopfschmerzerkrankungen für Patienten, die ausgedruckt und zur Information im Wartezimmer ausgelegt werden können.

Die **Indikation** zu einer medikamentösen Prophylaxe der Migräne ergibt sich bei besonderem Leidensdruck und Einschränkung der Lebensqualität. Anhaltspunkte können sein:
- ≥3 Migräneattacken pro Monat
- Migräneattacken, die regelmäßig länger als 72 h anhalten
- Attacken, die auf eine Therapie entsprechend den oben gegebenen Empfehlungen (inkl. Triptanen) nicht ansprechen und/oder nicht tolerierte Nebenwirkungen der Akuttherapie
- Zunahme der Attackenfrequenz und Einnahme von Schmerz- oder Migränemitteln an ≥10 Tagen im Monat
- komplizierte Migräneattacken mit lang anhaltenden Auren

Etablierte **Prophylaxemittel** sind die β-Rezeptorenblocker Metoprolol und Propranolol und die Membranstabilisatoren Valproat und Topiramat. Die meisten Migräniker haben einen normalen oder sogar niedrigen Blutdruck, trotzdem werden β-Blocker im Regelfall sehr gut vertragen. Die Aufdosierung sollte langsam erfolgen und kann bis 100 mg, in Ausnahmefällen bis 200 mg (Metoprolol) gesteigert werden. Die Medikation sollte abends eingenommen werden, damit ein evtl. niedriger Blutdruck »verschlafen« wird. Ebenfalls wirksam ist Flunarizin (5–10 mg abends), das antidopaminerge, antihistaminerge und antiserotonerge Effekte hat und als Kalziumantagonist wirkt. In mehreren prospektiven Studien hat sich das Antikonvulsivum Valproinsäure in der Migräneprophylaxe bewährt. Die Tagesdosis beträgt 500–600 mg, gelegentlich sind höhere Dosierungen notwendig. Die wirksame Tagesdosis von Topiramat liegt zwischen 50 und 100 mg. Die Aufdosierung muss langsam erfolgen (25 mg/Woche). Limitierend sind kognitive Nebenwirkungen. Häufig auftretende Parästhesien können durch die Einnahme kaliumreicher Nahrungsmittel (Bananen, Trockenobst) gemildert werden. Bei 10% der Patienten kommt es zu einem Gewichtsverlust, der therapielimitierend sein kann. Generell gilt, dass häufige Auren besser mit Flunarizin oder Lamotrigin als mit β-Blockern oder Topiramat behandelt werden sollten.

21.7.2 Verhaltenstherapie

Die psychologische Behandlung der Migräne ist gut dokumentiert und evaluiert (Basler u. Kröner-Herwig 1998). Die Indikation für eine psychologische Behandlung orientiert sich an der Indikation für eine pharmakologische Prophylaxe (Campbell et al. 2004). Danach kommen 3,8% der Deutschen mit einer häufigen Migräne (>2 Attacken pro Monat) und alle Patienten (2%) mit MIKS (>15 Einnahmetage pro Monat) für eine psychologische Behandlung infrage.

Psychologische Behandlungsprogramme sind insbesondere indiziert bei Patienten mit chronischer Migräne, da diese in der Regel unter einer hohen Komorbidität leiden (Andrasik 2003). Die Behandlung der Komorbiditäten ist entscheidend für den Behandlungserfolg sowohl der nichtmedikamentösen als auch der medikamentösen Kopfschmerztherapie.

Die in der Migränetherapie angewandten psychologischen Verfahren entstammen überwiegend der **Verhaltenstherapie** (VT). Für diese Verfahren ist eine zur Beurteilung der Evidenz ausreichende Studienlage verfügbar, während Evaluationsnachweise in diesem Bereich für andere Therapieschulen nicht vorliegen. Metaanalysen zur Wirksamkeit von VT-Verfahren entstammen überwiegend der angloamerikanischen Literatur. Die in Deutschland, der Schweiz, Österreich und den Niederlanden geltenden Richtlinien der Deutschen Gesellschaft für Neurologie und der DMKG (Evers et al. 2009) kommen hinsichtlich des Stellenwerts psychologischer Ansätze zur Migränebehandlung zu dem Schluss:

- Die medikamentöse Therapie sollte durch nichtmedikamentöse Verfahren der Verhaltenstherapie und durch Ausdauersport ergänzt werden.
- Patienten mit einer hochfrequenten Migräne (≥3 Attacken/Monat) sowie erheblicher Einschränkung der Lebensqualität sollten einer psychologischen Therapie zugeführt werden. Es besteht ein erhöhtes Risiko der Chronifizierung.

Unimodale Verfahren in der Verhaltenstherapie

Als gut belegte **unimodale Verfahren** gelten das Hauttemperatur- (thermales) und das Elektromyogramm-(EMG-)Biofeedbacktraining sowie die progressive Muskelrelaxation. Generell gilt die Effektivität verschiedener Biofeedbackverfahren als vergleichbar (Heuser 2000). Zu Entspannungsverfahren finden sich in der neueren Literatur keine Studien. Metaanalysen älterer Studien kommen übereinstimmend zu der Einschätzung, dass Entspannungsverfahren (meist die progressive Relaxation nach Jacobson) im Mittel eine Reduktion der Migränehäufigkeit um 35–45% erreichen (Penzien et al. 2005). Die Effektstärke dieser Verfahren liegt damit in dem Bereich, der für Propranolol angegeben wird.

Multimodale Verfahren in der Verhaltenstherapie

Als multimodales Verfahren kommt die **kognitive Verhaltenstherapie** (KVT) zur Anwendung. Ihr liegt das biopsychosoziale Schmerzmodell zugrunde. Die KVT berücksichtigt die Komponenten und Ebenen eines Menschen, in denen sich die Konsequenzen der Schmerzerkrankung im Einzelfall finden lassen. Das Hauptziel dieses Verfahrens ist die Minimierung der Beeinträchtigung durch den Schmerz sowie die Erhöhung der Selbstkontrolle (Holroyd u. Andrasik 1982). KVT-Verfahren liegen für Kopfschmerzpatienten in gut ausgearbeiteten standardisierten Programmen vor, lassen sich zeit- und kostenökonomisch durchführen (<10 Sitzungen) und sind in der Gruppendurchführung genauso wirksam wie bei Einzeldurchführung.

- Alle VT-Verfahren sind besser wirksam als eine Placebomedikation und in ihrer Wirksamkeit vergleichbar mit einer prophylaktischen Medikation (Blanchard et al. 1980, Blanchard u. Andrasik 1987, Goslin et al. 1999).
- VT-Verfahren verbessern ihre Langzeitwirkung, wenn nach 3 oder 6 Monaten Auffrischsitzungen angeboten werden (Blanchard 1992).
- Additive Effekte sind bei der Kombination Biofeedback mit progressiver Muskelrelaxation und vor allem unter der Kombination von behavioralen und pharmakologischen Verfahren gegeben (Grazzi et al. 2002).
- Die erzielten Verbesserungen im Schmerzerleben sind zeitstabil und auch noch nach mehreren Jahren nachweisbar (Andrasik 2003).
- Insbesondere lässt sich mit Biofeedback die Frequenz der Migräneattacken nachhaltig reduzieren (Nestoriuc u. Martin 2007).
- Behandlungen via Telefon oder Internet sind in der Erprobung und zeigen gute erste Erfolge (Strom et al. 2000).

21.7.3 Therapie der kindlichen Migräne

Neue Metaanalysen zur psychologischen Schmerztherapie bei Kindern und Jugendlichen (Trautmann et al. 2006, Eccleston et al. 2009) und Reviews (Palermo et al. 2010) auf der Basis von Effektstärken, die Prä-Post-Veränderungen wiedergeben, zeigen große positive Effekte für alle Altersklassen in der Kopfschmerzreduktion zum Post- (OR=5.51) und Follow-up-Zeitpunkt (OR=9.91) im Vergleich zu Gesunden. Kognitiv-behaviorale Therapie, Entspannungsverfahren und Biofeedback produzieren dabei gleichermaßen positive Effekte. Verbesserungen in der Befindlichkeit und der emotionalen Gestörtheit waren dagegen eher gering. Studienvergleiche zwischen Selbst- und Fremdtherapie fanden vergleichbare Effekte. Ein validiertes multimodales Programm, das kognitiv-behaviorale und Entspannungsbausteine integriert, wurde deutschsprachig von Denecke und Kröner-Herwig vorgelegt (Denecke u. Kröner-Herwig 2000).

Alle anderen in der Behandlung der kindlichen Migräne eingesetzten Verfahren inklusive der in Deutschland verbreiteten Migränediät (oligoantigene Ernährung) und der Homöopathie haben einen ungeklärten Stellenwert.

21.7.4 Alternative Behandlungsansätze

▪ Akupunktur

Mittlerweile liegt eine Reihe (z. T. multizentrischer) Studien zur Wirksamkeit der Akupunktur bei Migräne vor. Alle Studien sind methodisch – auch bedingt durch die fehlende Verbindung – in dem einen oder anderen Punkt zu diskutieren. Letztlich zeigen aber alle Studien eine Wirksamkeit sowohl der Akupunktur nach klassischen Gesichtspunkten als auch der sog. minimalen oder Scheinakupunktur gegenüber den Kontrollen, die auf eine Akupunkturbehandlung warteten. In Studien, die Akupunktur mit medikamentösen Interventionen verglichen, kam es zu einer vergleichbaren Effektstärke bei besserer Akzeptanz der Akupunktur (Diener et al. 2006a). Die primäre Einstellung der Patienten zu dem Verfahren beeinflusst die Wirksamkeit. Die Effektivität der Akupunktur wird von den Studienautoren als »Superplacebowirkung« interpretiert, da Schein-Akupunkturen (Sham) in einen ähnlichen Wirksamkeitsbereich gelangten.

▪ Homöopathie

Die Homöopathie ist weitverbreitet, obwohl der evidenzierte Nachweis einer (anhaltenden) Wirksamkeit weiterhin fehlt. In randomisierten placebokontrollierten Studien fanden sich negative Ergebnisse (Ernst 1999).

▪ Andere Verfahren

Die Effekte der **transkranialen Gleichstrom- und Magnetstimulation** sind vorerst nicht ausreichend abzuschätzen (Chadaide et al. 2007). Die vielfältigen Methoden der **physikalischen Therapie** (Thermo-, Hydro-, Mechano- oder Elektrotherapie) haben in ihrer Anwendung für die Migräne eine nachgewiesene eigenständige Wirksamkeit (Biondi 2005), insbesondere in Kombination mit verhaltenstherapeutischen Interventionen. Andererseits ist die positive Prophylaxewirksamkeit milder **aerober Ausdauerbelastung** wie Nordic Walking, Joggen, Schwimmen, Radfahren, Gymnastik etc. (Koseoglu et al. 2003) belegbar.

▪ Unwirksame Verfahren

Für die folgenden Therapieverfahren gibt es **keine Effektivitätshinweise**:

Zervikale Manipulation, chiropraktische Therapie, lokale Injektionen in den Nacken oder die Kopfhaut, Manualtherapie, Neuraltherapie, autogenes Training, Hypnose, hyperbare Sauerstofftherapie, Tonsillektomie, Ozontherapie, Fußreflexzonenmassage, Magnetfeldbehandlung, Reizströme, TENS, Aufbissschiene, Gebisskorrektur, Zahnextraktion, Entfernung von Amalgamfüllungen, Psychophonie, Darmspülungen, Sanierung vermeintlicher Pilzinfektionen des Darmes, Diäten, Frischzellentherapie, Corrugatorchirurgie, Hysterektomie und klassische Psychoanalyse.

Die progressive Muskelrelaxation, das Biofeedback und kognitiv-behaviorale Verfahren sind in der Migränetherapie gesichert wirksam. In der kognitiv-behavioralen Therapie sollte der Schwerpunkt auf einer Verminderung von Risikosituationen liegen, die eine Attacke triggern können. Für alle Verfahren, die nicht verhaltenstherapeutischen oder schulmedizinischen Ansätzen entstammen, gibt es keinen Wirkungsbeweis (Ausnahme: Ausdauersport).

21.7.5 Syndromspezifische psychologische Therapie

Obwohl wissenschaftlich noch nicht hinreichend untersucht, werden in der psychologischen Behandlung der unkomplizierten Migräne (<4 Attacken/Monat) syndromspezifische Maßnahmen durchgeführt. Diese Interventionen stützen sich im Wesentlichen auf die neurophysiologischen Untersuchungen zur Hyperaktivität bzw. Hypersensibilität im attackenfreien Intervall (► Abschn. 21.6.3). Nach dem Modell von Gerber et al. (1996) führen die dort beobachteten Phänomene (verzögerte Habituation, Informationsverarbeitungsstörung) in Verbindung mit habituellen Faktoren (exzessives Bemühen um soziale Verstärker) zu einer **interiktalen kortikalen Hyperaktivität**, in deren Folge sich kumulativ eine exzessive metabolische Überlastung des Gehirns einstellt, die zur »spreading depression« (► Abschn. 21.6.3, ► Abschn. 21.6.6) führt. Das Ende dieser Reaktionskette sei die Migräneattacke.

> **Viele Migränepatienten berichten zudem, dass sie auf Unterbrechungen im Alltagsrhythmus besonders empfindlich und oft mit einer Attacke reagieren (»Wochenendmigräne«).**

Ausgehend von der Annahme, dass das Modell zur Hyperaktivität ein wichtiges Reizverarbeitungsmuster von Migränebetroffenen beschreibt und die sensible Reaktion auf den Wechsel von Umgebungsreizen eine besondere »Energieanforderung« für das »Migränegehirn« darstellt, müssten psychologische Maßnahmen zur **Beeinflussung dieser ungünstigen Reizverarbeitung** darauf abzielen, die Reiz-Reaktions-Lage und das generelle Aktivierungsniveau von Migränepatienten in der Zeit zwischen den Attacken zu optimieren.

Die im Folgenden vorgeschlagenen **Interventionen** stellen eine Selektion von Komponenten dar, die zum Teil in unspezifischerer Form schon in multimodalen Verfahren enthalten waren (z. B. Auslöseranalyse, kognitive Umstrukturierung). Die Zusammenstellung orientiert sich an dem Ziel, primär diejenigen psychologischen Verfahren anzuwenden, die aufgrund der vermuteten Pathomechanismen die größte Wirkung bei Migräne versprechen. Durch diese Zielorientierung könnte eine größere Ökonomisierung erreicht werden.

Sport

> **Als präventive Basismaßnahmen gelten das Aufnehmen einer Ausdauersportart und das Erlernen der progressiven Muskelentspannung.**

Als **Ausdauersport** sind alle aeroben Sportarten – wie Schwimmen, Joggen, Fahrradfahren etc. – zu empfehlen, also Sportarten, die den Puls leicht erhöhen (z. B. 130/min) und bei denen man sich noch unterhalten und durch die Nase atmen kann. Der Zielbereich sollte bei mindestens 2-mal 1 h Training pro Woche liegen. Ergometer sind zwar aufgrund der erniedrigten Motivationsschwelle sehr beliebt, haben sich aber in klinischen Beobachtungen in der Langzeitanwendung als ungünstig erwiesen. Alle kompetitiven und anaeroben Sportarten – wie Mannschaftssport, Krafttraining, Tennis etc. – sind eher zu vermeiden.

Entspannung

Im Vergleich zu autogenem Training, Yoga o. Ä. hat sich die **progressive Muskelrelaxation** als nachgewiesen wirkungsvolles Entspannungsverfahren durchgesetzt. In Abänderung zu Durchführungsrichtlinien zur progressiven Muskelrelaxation aus uni- oder multimodalen Schmerzbewältigungstrainingsmethoden sollten Migränepatienten möglichst dauerhaft die Langform (25 min) 1-mal täglich beibehalten, da der Fokus der progressiven Muskelrelaxation bei der Migräne v. a. auf dem Rückzug aus Alltagsanforderungen liegt.

Umgang mit Triggern

Im Behandlungsalltag der Migräne wird sehr viel Aufwand betrieben, um z. B. per Tagebuch etwaige **Auslösefaktoren für eine Attacke** zu finden. Dieses Vorgehen ist sicherlich berechtigt bei eindeutigen und replizierbaren Triggern, wie Alkohol oder Zeitdruck. Bei weniger eindeutigen Triggern (vereinzelte Affinität von Auslöser und Attacke) besteht die Gefahr, dass die Patienten in eine übermäßige Auslösersuche verfallen, ihr Leben nach Auslöserlegenden (z. B. Wetter, Nahrung) ausrichten, durch Vermeidungsverhalten wichtige soziale Verstärker verpassen oder sogar die Aversivität und damit die Potenz vermeintlicher Auslöser erhöhen.

> **Statt exzessiver Auslöseranalyse versprechen einfache Änderungen der Lebensführung für die Reduktion der Attackenfrequenz mehr Erfolg.**

Harmonisierung des Alltagsablaufs

Nach den Richtlinien der kanadischen Kopfschmerzgesellschaft zur nichtpharmakologischen Migräneprophylaxe (Pryse-Phillips et al. 1998) sollten Migränepatienten über die ganze Woche hinweg auf eine möglichst **regelmäßige Tagesstruktur** achten, insbesondere was die Zeiten der Nahrungsaufnahme und das Schlafverhalten betrifft. Bezüglich der Ernährung kommt es weniger darauf an, *was* die Betroffenen essen, sondern *wann* sie das tun. Die meisten sog. Nahrungsmittelauslöser sind keine Auslöser, sondern schon erster Bestandteil (Prodromalphase) der Migräneattacke (z. B. Heißhunger auf Schokolade; Ausnahme: Alkohol).

Gleiches für das **Schlafverhalten:** Hierbei kommt es nicht darauf an, wie viel die Betroffenen schlafen (eine ausreichende Schlafmenge vorausgesetzt), sondern darauf, an allen Wochentagen zur ähnlichen Zeit schlafen zu gehen und aufzustehen.

Zu einem geordneten Alltagsablauf gehört auch die Kontrolle weiterer sog. Reizsprünge, wie sie z. B. bei Schichtarbeit, Fernreisen und Urlaubsfahrten gegeben sind. Sind diese nicht zu vermeiden, so sollten die Betroffenen zumindest auf einen zeitlichen »Puffer« zwischen wechselnden Reizumgebungen Wert legen, z. B. zwischen Arbeitstag und Urlaubsfahrt 1–2 Tage Abstand einlegen, in denen sie allmählich den Anspannungszustand reduzieren können. Das häufige Auftreten einer Attacke zum Wochenende oder zu Beginn des Urlaubs wird von Experten mit eben diesem **abrupten Abfall der Reizbedingungen** begründet.

Ausgewogene Kräfteökonomie

In der psychologischen Exploration fällt auf, dass Migränebetroffene eine **ungünstige Balance zwischen Aktivität und Ruhe** bzw. Engagement und persönlicher Zurückgezogenheit in den verschiedenen Lebensbereichen zeigen. Dies wird auch von den Patienten beklagt, die von sich berichten, dass sie im Alltag kaum Ruhe finden, wenig für sich tun und ihr Handeln als anforderungsgesteuert erleben. Im Falle der Migräne ist eine habituell übermäßige Außenorientierung jedoch eine ungünstige psychologische Disposition, da dabei auf einem hohen Niveau auf sehr komplexe soziale Reize reagiert werden muss und somit das motivationale Aktivierungsniveau ständig erhöht ist und evtl. das neuronale Aktivierungsniveau eher in den Bereich der Erschöpfung bringt.

> **Die Therapie der Kräfteökonomie ist bei Migränepatienten ein Basisbaustein der Verhaltenstherapie. Die Patienten müssen lernen, sich von der generellen »Außenorientierung« abzuwenden, vermehrt Ruhesituationen aufzusuchen, sich mehr auf sich selbst zu beziehen und der Verwirklichung der eigenen Bedürfnisse mehr Platz im Alltag einzuräumen.**

Modifikation des persönlichen Wertesystems

Die kräftezehrende »Außensteuerung« des Handelns wird von Migränepatienten sehr wohl realisiert und als unangenehm wahrgenommen. Darauf angesprochen, antworten die meisten: »Ich kann gar nicht anders!« und »Ich fühle mich wie fremdbestimmt!«. Ihr Verhalten wird offenbar von persönlichen Überzeugungen und Werthaltungen geprägt, die dem Patienten in den einzelnen Situationen nicht mehr zugänglich sind und demzufolge auch nicht korrigiert oder der Situation angepasst werden können. Diese persönlichen Werte stellen in der Regel eine entscheidende **Barriere für Verhaltensänderungen**, z. B. das Erlernen einer »gesunden« Kräfteökonomie, dar. Die Bearbeitung solcher Barrieren sollte in 4 Schritten erfolgen und lehnt sich an die kognitive Verhaltenstherapie (kognitive Restrukturierung) an:

- Bewusstmachung der persönlichen Werte (Beispiel: »Ich muss immer für meine Kinder da sein!«)
- Exploration der Lerngeschichte in Bezug auf die persönlichen Glaubenssätze (Herkunftsfamilie und Sozialisation; Beispiel: »Ich wurde für die Pflege meiner Großmutter immer sehr gelobt.«)
- Hinterfragen der antizipierten Konsequenzen dieser Glaubenssätze (Beispiel: »Weil ich sonst nicht mehr gemocht werde!«)
- Prüfung auf Realität und Aufbrechen der subjektiven Plausibilität (im Sinne der rational-emotiven Therapie nach Ellis)

21.7.6 Schmerzpsychotherapie in der Migränebehandlung im Kontext eines integrierten Versorgungsansatzes

Die wesentlichen Probleme bei der Behandlung von Kopfschmerzen im Versorgungsalltag sind Unterversorgung, unnötige Diagnostik, falsche Diagnosen, eine unwirksame Therapie und ein unimodaler Therapieansatz. Mit der integrierten Versorgung (IV) wurde 2005 zur Verbesserung der Versorgungsqualität unter Wirtschaftlichkeitsaspekten ein sektorenübergreifendes System zur Behandlung von Kopfschmerzpatienten in das deutsche Gesundheitssystem eingeführt. Die **IV Kopfschmerz** nutzt ein multimodales interdisziplinäres Behandlerteam und gliedert sich in mehrere Module, die ambulant, teilstationär und stationär erbracht werden. In mittlerweile 5 deutschen Kopfschmerzzentren betreuen Ärzte, Psychologen und Physio- sowie Sporttherapeuten die Patienten. Außerdem beteiligen sich an dem IV-Modell von Leistungserbringerseite niedergelassene Neurologen, Schmerztherapeuten und bei besonders schweren Fällen neurologische Universitätskliniken.

Das psychologische Konzept, das in der tagesklinischen Behandlung der IV-Patienten zur Anwendung kommt, orientiert sich an den Erfolgen der **Minimal-Contact-Programme** in der psychologischen Migränebehandlung (Goslin et al. 1999, Andrasik 2003). Die Umsetzung und Inhalte werden am Beispiel des IV-Pionierstandortes Essen verdeutlicht:

Die psychoedukative Gruppenbehandlung der Migränepatienten in der IV umfasst 5 Sitzungen mit ca. 10 Teilnehmern und dauert jeweils 1,5 h. Die Inhalte zielen auf die Identifikation und Modifikation von die Migräne fördernden und aufrechterhaltenden

Lebensführungen, eine Krankheitsakzeptanz und auf die kognitive Umstrukturierung von Vermeidungsverhalten.

Zunächst müssen die Patienten lernen, ihre Erkrankung zu akzeptieren. Dies bedeutet zunächst einmal, den Ausfall während der Attacke als unabdingbar und notwendig zu bewerten und die Funktionseinbußen nicht nach der Attacke vor- oder nachzuarbeiten. Um der Hyperaktivität entgegenzusteuern, lernen die Patienten sodann, in ihren verschiedenen Lebensbereichen eine ausgewogene Balance zwischen Aktivität und Ruhe zu etablieren. Der hohen Bereitschaft, auf Außenanforderungen zu reagieren, werden Übungen zum Erlernen von Genuss und zur Durchsetzung von Bedürfnissen entgegengesetzt. Sehr ausführlich muss dabei der hohe Leistungsanspruch therapeutisch bearbeitet werden, von dem viele Migränepatienten angetrieben sind. Die dahinterstehenden gedanklichen Grundüberzeugungen und Werthaltungen werden hinterfragt, im Alltag überprüft und schließlich so modifiziert, dass der Patient zu einer für ihn angemessenen Zielsetzung gelangt.

Zusätzlich zur Gruppenbehandlung absolvieren die IV-Teilnehmer täglich eine 1-stündige Entspannungstherapie und nehmen 1–2 Einzelsitzungen mit einem Schmerzpsychotherapeuten in Anspruch.

Erfahrungen mit der Wirksamkeit der IV bei Kopfschmerzen liegen von ca. 7.500 Patienten aus den Kopfschmerzzentren in Berlin, München und Essen vor. Die von den teilnehmenden Krankenkassen selbst erhobenen Mitgliederbefragungen zeigen eine deutliche Reduktion von über 50% der Kopfschmerztage/Monat bei 70% der Teilnehmer, eine Verminderung der Fehltage bei der Arbeit/Freizeit um 60% bei hoher Patientenzufriedenheit und eine Kostenreduktion im Vergleich zur Regelversorgung (Diener et al. 2006b, Wallasch et al. 2009).

Literatur

1 Andrasik F (2003) Behavioral treatment approaches to chronic headache. Neurol Sci 24(Suppl 2): 80–85
2 Basler HD, Kröner-Herwig B (1998) Psychologische Schmerztherapie bei Kopf- und Rückenschmerzen: Das Marburger Schmerzbewältigungsprogramm zur Gruppen- und Einzeltherapie, 2. Aufl. Quintessenz, München
3 Bigal M (2009) Migraine chronification – concept and risk factors. Discov Med 8(42): 145–150
4 Biondi DM (2005) Physical treatments for headache: a structured review. Headache 45: 738–746
5 Blanchard EB (1992) Psychological treatment of benign headache disorders. J Consult Clin Psychol 60: 537–551
6 Blanchard EB, Andrasik F (1987) Biofeedback treatment of vascular headache. In: Hatch JP, Fisher JG, Rugh JD (eds) Biofeedback: studies in clinical efficacy. Plenum, New York, pp 1–79
7 Blanchard EB et al. (1980) Migraine and tension headache: a meta-analytic review. Behavior Therapy 11: 611–631
8 Brandt J, Celentano D, Stewart WF, Liner M, Folstein MF (1990) Personality and emotional disorder in a community sample of migraine headache sufferers. Am J Psychiatry 147: 303–308
9 Breslau N, Davis GC, Schultz LR, Paterson EL (1994) Migraine and major depression: a longitudinal study. Headache 34: 387–393
10 Campbell JK, Penzien DB, Wall EM (2004) Evidence-based guidelines for migraine headaches: behavioural and psychological treatments. American Academy of Neurology. http://www.aan.com/professionals/practice/pdfs/gl0089.pdf. Cited 12 July 2010
11 Cevoli S, Sancisi E, Pierangeli G, Grimaldi D, Zanigni S, Nicodemo M, Cortelli P, Montagna P (2006) Chronic daily headache: risk factors and pathogenetic considerations. Neurol Sci 27(Suppl 2): S168–173
12 Chadaide Z et al. (2007) Transcranial direct current stimulation reveals inhibitory deficiency in migraine. Cephalalgia 27: 833–839
13 Cinciripini PA, Williamson DA, Epstein LH (1981) Behavioral treatment of migraine headache. In: Ferguson JM, Taylor CB (eds) The comprehensive handbook of behavioral medicine. Vol 2: Syndromes and special areas. MTP Press, Lancaster
14 Dahlöf CGH, Dimenäis E (1995) Migraine patients experience poorer subjective well-being quality of life even between attacks. Cephalagia 15: 31–36
15 De Benedittis G, Lorenzetti A, Pieri A (1990) The role of stressful life events in the onset of chronic primary headache. Pain 40(1): 65–75
16 Denecke H, Kröner-Herwig B (2000) Kopfschmerztherapie mit Kindern und Jugendlichen. Hogrefe, Göttingen
17 Diener HC et al. (2006a) Efficacy of acupuncture for the prophylaxis of migraine: a multicentre randomised controlled clinical trial. Lancet Neurol 5: 310–316
18 Diener HC, Gendolla A, Meier U, Wollny M (2006b) Integrierte Versorgung Kopfschmerz. Info Neurologie Psychiatrie 8: 33–34
19 Diener HC, Küper M, Kurth T (2008) Migraine-associated risks and comorbidity. J Neurol 255(9): 1290–1301
20 Eccleston C, Palermo TM, Williams ACDC, Lewandowski A, Morley S (2009) Psychological therapies for the management of chronic and recurrent pain in children and adolescents. Cochrane Database Syst Rev, Issue 2: CD003968. DOI: 10.1002/14651858.CD003968.pub2
21 Ernst E (1999) Homeopathic prophylaxis of headache and migraine. A systematic review. J Pain Symptom Manage 18: 353–357
22 Etminan M, Takkouche B, Isorna FC, Samii A (2005) Risk of ischaemic stroke in people with migraine: systematic review and meta-analysis of observational studies. BMJ 330(7482): 63

23 Evers S, Afra J, Frese A, Goadsby PJ, Linde M, May A, Sándor PS (2009) European Federation of Neurological Societies. EFNS guideline on the drug treatment of migraine – revised report of an EFNS task force. Eur J Neurol 16(9): 968–981

24 ~~Flor H, Turk DC (1996) Der kognitiv-verhaltensthera-~~peutische Ansatz. In: Basler HD, Franz C, Kröner-Herwig B, Rehfisch HP, Seemann H (Hrsg) Psychologische Schmerztherapie. Springer, Berlin Heidelberg New York Tokio, S 613–630

25 Gerber W (1986) Verhaltensmedizin der Migräne. VCH Verlagsgesellschaft, Weinheim

26 Gerber WD, Kropp P, Schoenen J, Siniatchkin MS (1996) »Born to be wild oder doch gelernt?«. Neue verhaltensmedizinische Erkenntnisse zur Ätiopathogenese der Migräne. Verhaltenstherapie 6: 210–220

27 Göbel H (1997) Die Kopfschmerzen: Ursachen, Mechanismen, Diagnostik und Therapie in der Praxis. Springer, Berlin Heidelberg New York Tokio

28 Goslin RE, Gray RN, McCrory DC, Penzien DB, Rains JC, Hasselblad V (1999) Behavioral physical treatments for migraine headache. Technical Review 2.2. (Agency for Health Care Policy and Research under Contract No. 290–94–2025)

29 Grazzi L, Andrasik F, D'Amico D, Leone M, Usai S, Kass S, Bussone G (2002) Behavioral and pharmacologic treatment of transformed migraine with analgesic overuse: outcome at 3 years. Headache 42: 483–490

30 Headache Classification Committee of the International Headache Society (2004) The International Classification of Headache Disorders, 2nd ed. ICHD-II. Cephalalgia 24(Suppl 1): 1–160

31 Henryk-Gutt R, Rees WL (1973) Psychological aspects of migraine. J Psychosom Med 17: 141–153

32 Heuser J (2000) Biofeedback bei chronischen Kopfschmerzen. Verhaltenstherapie 10: 249–257

33 Holm JE, Lamberty K, McSherry WC, Davis PA (1997) The stress response in headache sufferers: physiological and psychological reactivity. Headache 37: 221–227

34 Holroyd K, Andrasik F (1982) Cognitive-behavioral approach to recurrent tension and migraine headache. In: Kendall PC (ed) Advances in cognitive-behavioral research and therapy. Academic Press, New York, pp 275–320

35 Kelman L (2004) The premonitory symptoms (prodrome): a tertiary care study of 893 migraineurs. Headache 44(9): 865–872

36 Kelman L (2006) The postdrome of the acute migraine attack. Cephalalgia 26(2): 214–220

37 Kelman L (2007) The triggers or precipitants of the acute migraine attack. Cephalalgia 27(5): 394–402

38 Knapp TW (1983) Migräne. Bd 1: Symptomatologie und Ätiologie. Beltz, Weinheim

39 Koseoglu E, Akboyraz A, Soyuer A, Ersoy A (2003) Aerobic exercise and plasma beta endorphin levels in patients with migrainous headache without aura. Cephalalgia 23: 972–976

40 Kröner-Herwig B, Ehlert U (1992) Relaxation und Biofeedback in der Behandlung von chronischen Kopfschmerzen bei Kindern und Jugendlichen. Schmerz 6: 171–181

41 Kröner-Herwig B, Ruhmland M, Zintel W, Siniatchkin M (2005) Are migraineurs hypersensitive? A test of the stimulus processing disorder hypothesis. Eur J Pain 9(6): ~~661–671~~

42 Kröner-Herwig B, Heinrich M, Morris L (2007) Headache in German children and adolescents: a population-based epidemiological study. Cephalalgia 27(6): 519–527

43 Kurth T, Gaziano JM, Cook NR, Logroscino G, Diener HC, Buring JE (2006) Unreported financial disclosures in a study of migraine and cardiovascular disease. JAMA 296(6): 653–654

44 Lance JW (1991) Solved and unsolved headache problems. Headache 31(7): 439–445

45 Lipton R, Scher A, Kolodner K, Liberman J, SteinerT, Stewart W (2002) Migraine in the United States: epidemiology and patterns of health care use. Neurology 58: 885–894

46 May A, Straube A, Peikert A et al. (2008) Diagnostik und apparative Zusatzuntersuchungen bei Kopfschmerzen. Thieme, Stuttgart

47 Merikangas KR, Rasmussen BK (2000) Migraine comorbidity. In: Oleson J, Tfelt-Hansen P, Welch KMA (eds) The headaches, 2nd ed. Lippincott Williams & Wilkins, Philadelphia

48 Natoli J, Manack A, Dean B, Butler Q, Turkel C, Stovner L, Lipton R (2010) Global prevalence of chronic migraine: a systematic review. Cephalalgia 30(5): 599–609

49 Nestoriuc Y, Martin A (2007) Efficacy of biofeedback for migraine: a meta-analysis. Pain 128: 111–127

50 Nicholson RA, Gramling SE, Ong JC, Buenaver L (2003) Differences in anger expression between individuals with and without headache after controlling for depression and anxiety. Headache 43(6): 651–663

51 Ottman R, Lipton RB (1996) Is the comorbidity of epilepsy and migraine due to a shared genetic susceptibility? Neurology 47(4): 918–924

52 Palermo TM, Eccleston C, Lewandowski AS, Williams AC, Morley S (2010) Randomized controlled trials of psychological therapies for management of chronic pain in children and adolescents: an updated meta-analytic review. Pain 148(3)387–397

53 Passchier J, Orlebeke F (1985) Headaches and stress in schoolchildren: an epidemiological study. Cephalagia 5: 167–176

54 Penzien DB, Andrasik F, Freidenberg BM, Houle TT, Lake AE, Lipchik GL, Holroyd KA, Lipton RB, McCrory DC, Nash JM, Nicholson RA, Powers SW, Rains JC, Wittrock DA (2005) Guidelines for trials of behavioral treatments for recurrent headache: American Headache Society Behavioral Clinical Trials Workgroup. Headache 45(Suppl 2): S110–S132

55 Pompili M, Di Cosimo D, Innamorati M, Lester D, Tatarelli R, Martelletti P (2009) Psychiatric comorbidity in patients with chronic daily headache and migraine: a selective overview including personality traits and suicide risk. J Headache Pain 10(4): 283–290

56 Pryse-Phillips WE, Dodick DW, Edmeads JG et al. (1998) Guidelines for the nonpharmacological management of migraine in clinical practice. Canadian Headache Society. Can Med Assoc J 159: 47–54
57 Rasmussen BK (1995) Epidemiology of headache. Cephalalgia 15: 45–68
58 Rothrock JF (2008) What is migraine? Headache 48(2): 331
59 Sauro KM, Becker WJ (2009) The stress and migraine interaction. Headache 49(9): 1378–1386
60 Scher A, Stewart WF, Liberman J, Lipton RB (1998) Prevalence of frequent headache in a population sample. Headache 38: 497–506
61 Sheftell FD, Atlas SJ (2002) Migraine and psychiatric comorbidity: from theory and hypotheses to clinical application. Headache 42: 934–944
62 Silberstein SD, Lipton RB (1996) Headache epidemiology. Emphasis on migraine. Neurol Clin 14: 421–434
63 Silberstein SD, Lipton RB, Breslau N (1995) Migraine: association with personality characteristics and psychopathology. Cephalalgia 15: 358–369
64 Spierings ELH, Sorbi M, Maasan GH, Honkoop PC (1997) Psychophysical precedents of migraine in relation to the time of onset of the headache: the migraine time line. Headache 37: 217–220
65 Stankewitz A, May A (2008) Cortical dysbalance in the brain in migraineurs – hyperexcitability as the result of sensitisation? Schmerz 22(Suppl 1):17–21
66 Stewart WF, Linet MS, Celentano DD (1989) Migraine headaches and panic attacks. Psychosom Med 51(5): 559–569
67 Strom L, Pettersson R, Andersson G (2000) A controlled trial of self-help treatment of recurrent headache conducted via the Internet. J Consult Clin Psychol 68: 722–727
68 Stronks DL, Tulen JHM, Verheij R et al. (1998) Serotonergic, catecholaminergic and cardiovascular reaction to mental stress in female migraine patients: a controlled study. Headache 38: 270–280
69 Victor TW, Hu X, Campbell J, White RE, Buse DC, Lipton RB (2010) Association between migraine, anxiety and depression. Cephalalgia 30(5): 567–575
70 Wallasch TM, Chrenko A, Straube A, Felbinger J, Diener HC, Gendolla A, Zwarg T, Wollny M (2009) Ergebnisse aus der Integrierten Versorgung Kopfschmerz – Erfahrungen aus den Kopfschmerzkliniken Berlin, München und Essen. Nervenheilkunde 28(6): 324–405
71 Zwart JA, Dyb G, Holmen TL, Stovner LJ, Sand T (2004) The prevalence of migraine and tension-type headaches among adolescents in Norway. The Nord-Trøndelag Health Study (Head-HUNT-Youth), a large population-based epidemiological study. Cephalalgia 24(5): 373–379

Medikamenteninduzierter Kopfschmerz

G. Fritsche

Medikamenteninduzierte Kopfschmerzen stellen ein relativ neues, aber rasant wachsendes **chronisches Schmerzproblem** dar. In Europa sind sie nach den Kopfschmerzen vom Spannungstyp und der Migräne die dritthäufigsten Kopfschmerzen. Trotz dieser gesundheitspolitischen Bedeutung stehen nur relativ wenige Behandlungskonzepte zur Verfügung. In diesem Kapitel werden **pathophysiologische und -psychologische Konzepte** zum medikamenteninduzierten Kopfschmerz dargestellt. Medizinische und psychologische **Behandlungsansätze** zum Entzug, zur Prävention und zur Rückfallprophylaxe gründen sich überwiegend auf klinische Erfahrungen und werden hier praxisnah vermittelt. Es wird deutlich darauf hingewiesen, dass medizinische Maßnahmen, wie Entzug und Prophylaxe des Primärkopfschmerzes, unabdingbar sind, der Großteil der Behandlung dieses Syndroms aber von Psychologen getragen werden muss.

22.1 Einleitung

> **Patienten, die an häufigen Migräne- oder Kopfschmerzen vom Spannungstyp (KST) leiden, sind gefährdet, Analgetika oder Triptane zu missbrauchen und in der Folge zusätzlich zu ihrem primären Kopfschmerz einen medikamenteninduzierten Dauerkopfschmerz zu entwickeln.**

International hat sich für den medikamenteninduzierten Kopfschmerz der Begriff **»medication overuse headache (MOH)«** durchgesetzt und wird auch so in dem revidierten Klassifikationssystem (International Classification of Headache Disorders, ICHD-II) der International Headache Society (IHS) bezeichnet (Headache Classification Subcommittee of the IHS 2004). Durch diese Nomenklatur wurden ätiologische Implikationen wie bei der Bezeichnung »medikamenteninduziert« vermieden, die noch nicht ausreichend nachgewiesen sind. Der MOH ist als eigenständige Kopfschmerzentität anzusehen. Er wird durch einen Gebrauch von Schmerz- oder Migränemitteln (opioide oder nichtopioide Analgetika, Serotoninagonisten, Kombinationspräparate mit Koffein oder Kodein) an mehr als 10 bzw. 15 Tagen im Monat hervorgerufen.

Die **Standardtherapie des MOH** besteht in einer Entzugsbehandlung, die meist unter stationären Bedingungen durchgeführt wird. Medizinisch wird unter kontrollierten Bedingungen jegliche Schmerzmedikation abrupt abgesetzt und eine Kopfschmerzprophylaxe angesetzt. Die Rückfallrate nach zunächst erfolgreichem Entzug wird mit bis zu 40% innerhalb eines Jahres angegeben, falls es keine Nachbetreuung gegeben hat.

Die **Pathophysiologie des MOH** ist weiterhin unbekannt (Evers u. Marziniak 2010). Deshalb orientiert sich die Behandlung eher an Erfahrungen als an wissenschaftlichen Hypothesen. Ein dem Entzug nach folgendes Behandlungsprogramm wird zwar immer wieder gefordert, in der Regel aber nicht durchgeführt. Eine psychologische Begleit- und Nachfolgebehandlung existiert nur an einzelnen Therapiezentren, nicht im Allgemeinen. Medikamentenfehlgebrauch basiert auf multiplen Faktoren mit physischen, sozialen und psychologischen Komponenten. Angesichts der hohen Prävalenz (ca. 1–2% der Bevölkerung; Katsarava u. Jensen 2007) und der hohen Rückfallrate ist ein strukturiertes Nachsorgeprogramm unabdingbar. Dieses sollte sich an den bisher untersuchten Rückfallprädiktoren orientieren.

> **Der »medication overuse headache« ist ein häufiges Kopfschmerzsyndrom, das von der medizinischen und psychologischen Schmerzforschung bisher zu wenig untersucht wurde.**

22.2 Klinische Aspekte

Nach den **Klassifikationskriterien** der internationalen Kopfschmerzgesellschaft (Headache Classification Subcommittee of the IHS 2004) kann es bei Kopfschmerzbetroffenen unter einer regelmäßigen Einnahme von Migränemitteln (Triptanen) an mehr als 10 Tagen und/oder anderen Schmerzmitteln an mehr als 15 Tagen im Monat über einen Zeitraum von mehr als 1 Monat in der erforderlichen Mindestdosis zu einem MOH kommen.

Das **klinische Erscheinungsbild des MOH** ist abhängig von der zugrunde liegenden primären Kopfschmerzerkrankung:

- Abususpatienten mit **Kopfschmerz vom Spannungstyp (KST)** missbrauchen in der Regel Kombinationsanalgetika (Göbel 1997) und entwickeln einen dumpf-drückenden Dauerkopfschmerz mit geringer tagesperiodischer Variation, der schon beim Aufstehen vorhanden ist.
- Der Abusus bei **Migränebetroffenen** geht hauptsächlich auf einen Fehlgebrauch von Analgetika und Triptanen zurück (Limmroth u. Diener 1994). Besonders unter Letzteren kommt es zu einer Häufung der Attackenfrequenz, bis sich innerhalb von wenigen Monaten bis Jahren fast tägliche Attacken oder ein »migraine-like« Status

herausbilden können. Der Fehlgebrauch von Ergotaminen spielt aktuell keine Rolle mehr, da diese bis auf 2 Präparate zugunsten der Triptane vom Markt genommen wurden (Diener u. Limmroth 2004).

Der Übergebrauch jeglicher Kopfschmerzmittel (Opioide, Analgetika, Triptane) kann zur Entwicklung eines MOH führen.

22.3 Epidemiologie

Große populationsbasierte Studien identifizierten in den letzten Jahren eine Lebenszeitprävalenz für die tägliche Einnahme von Schmerzmitteln von 1–3% (Lu et al. 2001, Prencipe et al. 2001) In spezialisierten Kopfschmerzambulanzen geht man davon aus, dass ca. 10–15% der dort behandelten Patienten unter einem MOH leiden (Robinson 1993).

Seit der Markteinführung von Sumatriptan Anfang der 1990er-Jahre steigt die Zahl der Triptanabuser heute noch stetig an. Eine populationsbasierte Studie aus Dänemark zeigte eine Prävalenzrate des Sumatriptangebrauchs von 0,8% der Bevölkerung, wobei 5% der Befragten täglich ein Triptan einnahmen (Gaist et al. 1996). Auf der Basis der epidemiologischen Daten muss davon ausgegangen werden, dass ein Missbrauch von Schmerz- oder Migränemitteln häufiger gegeben ist als der Missbrauch von Benzodiazepinen oder Barbituraten. Das durchschnittliche Alter der MOH-Betroffenen beträgt ca. 40 Jahre. Bis es zur Erstvorstellung in einer Einrichtung kommt, hat ein Patient im Durchschnitt eine 15-jährige Dauer des primären und eine 5-jährige Dauer des schmerzmittelinduzierten Kopfschmerzes hinter sich.

Kosten

In Deutschland entstehen der Wirtschaft jährlich Kosten in Höhe von 4 Mrd. €, die durch Arbeitsausfall und Produktivitätseinschränkungen aufgrund von Migräne zustande kommen. Zur gesundheitspolitischen Relevanz des MOH sind noch keine systematischen Daten erhältlich. Dennoch können folgende Zahlen die ökonomische Bedeutung dieses Störungsbildes deutlich machen. Sie beziehen sich nur auf den Verbrauch von Triptanen im Jahr 2002.

In diesem Jahr wurden in Deutschland 8,9 Mio. Dosen von Triptanen verschrieben, womit allein die Kosten für Triptane bei ca. 89 Mio. € liegen (Keseberg u. Günther 2003). Ein MOH-Patient mit einer Triptanmedikation kostet das Gesundheitssystem so also pro Monat:

- Ca. 15 Einnahmetage mit Triptan: 150 €
- 30 Einnahmetage mit einer Prophylaxe: 45 €
- weitere Analgetika (z. B. Aspirin): 25 €

Das bedeutet, dass 220 € im Monat an Kosten für die Medikation und 2.640 € pro MOH-Patient im Jahr anfallen. Geschätzte 32.000 Triptanabuser in Deutschland (Evers et al. 1997) verursachen somit monatliche Kosten von 7.040.000 €.

Der MOH ist nach der Migräne und dem KST der dritthäufigste Kopfschmerz in der Bevölkerung.

22.4 Pathophysiologie

Die Pathophysiologie des MOH ist noch weitgehend ungeklärt. Dieser Kopfschmerztyp tritt nur bei der Migräne und dem KST auf.

Es sind nur sehr seltene Fälle bekannt, in denen dem MOH ein posttraumatischer Kopfschmerz zugrunde liegt. Nichtkopfschmerzpatienten entwickeln trotz regelmäßiger Schmerzmitteleinnahme (z. B. bei Rheuma) keinen MOH. Deshalb ist von einer genetischen **Disposition bei Kopfschmerzpatienten** auszugehen (Katsarava u. Jensen 2007).

Für den Dauergebrauch von Analgetika wird angenommen, dass eine Disposition unklarer Genese plus eine regelmäßige Einnahme zu einer **erhöhten Erregbarkeit zentraler Schmerzrezeptoren** führen (Srikiatkhachorn et al. 1994, 2000, Srikiatkhachorn u. Anthony 1996). Gesichert ist bislang lediglich, dass den Schmerzmitteln beigesetzte psychotrope Substanzen – wie Koffein, Kodein und Barbiturate – eine Abhängigkeit fördern können (Wallasch 1992). Koffein hat eine synergistische Wirkung mit Analgetika (Diamond 1999). Es erhöht die Vigilanz, verhindert Müdigkeit und verbessert die Funktionstüchtigkeit und die Stimmung.

Ein Entzug von Koffein führt bei den Betroffenen zu Nervosität und Unruhe und löst einen Entzugskopfschmerz aus, der Tage andauern kann.

Die **Dauereinnahme von koffeinhaltigen Schmerzmitteln** stellt für den Anwender kurzfristig eine 2-fache positive Verstärkung dar: Sie mildert die Schmerzen und sorgt für ein tägliches Wohlbefinden im Sinne eines adäquaten Aktivierungsniveaus. Langfristig verschlechtert sich jedoch die Schmerzsituation, Dauerschmerz tritt an die Stelle der episodischen Schmerzen, und die Erhaltung des Aktivierungszustands muss überwiegend pharmakologisch gewährleistet werden.

Nichtkoffeinhaltige Schmerzmittel haben keine psychotrope Funktion, für die dementsprechend auch kein Abhängigkeitspotenzial zu erwarten ist. Dennoch zeigt die klinische Erfahrung, dass bei **psychotropen Substanzen** und Schmerzmitteln eine Analogie im Einnahmeverhalten besteht: Letztere werden ebenfalls schmerzinkontingent eingenommen. Eine deutsche Arbeitsgruppe (Heinz et al. 1999) betont in diesem Zusammenhang die Rolle von Transmittersystemen bei der Entstehung der Schmerzmittelabhängigkeit. Die Autoren kommen nach einer Literaturanalyse zum MOH zu dem Schluss, dass der häufige Gebrauch von Schmerzmitteln ähnliche Verhaltensauffälligkeiten erzeugt und eine vergleichbare Wirkung auf monoaminerge Neurotransmittersysteme haben kann wie Suchtsubstanzen. Sie mutmaßen, dass z. B. »… eine serotonerge Dysfunktion das gemeinsame neurobiologische Korrelat der Disposition zur Migräne, zur Depression und Angststörung darstellt und zur Entwicklung und Aufrechterhaltung von Abhängigkeitserkrankungen beitragen könnte«.

Für die Erklärung der Pathophysiologie des **triptaninduzierten Kopfschmerzes** existieren bislang nur Vermutungen. In 2 deutschen Studien (Limmroth et al. 1999, Katsarava et al. 2001) konnte gezeigt werden, dass im Gegensatz zu anderen Schmerz- und Migränemitteln der Abusus von Analgetika überwiegend einen KST-artigen Kopfschmerz verursacht, Triptane im Fall des Missbrauchs jedoch einen migräneartigen Kopfschmerz erzeugen. Ein großer Teil der untersuchten Patienten entwickelte unter Dauergebrauch eine höhere Migränefrequenz. Die Tatsache, dass alle Triptane die Blut-Hirn-Schranke überschreiten, legt eine Beteiligung zentralnervöser Mechanismen an der Entstehung triptaninduzierter Kopfschmerzen nahe. Sicherlich führen aber die hohe analgetische Potenz und die geringen Nebenwirkungen dieser Substanzklasse dazu, dass die Einnahmeschwelle für die Betroffenen sehr niedrig ist.

MOH tritt fast ausschließlich bei Migräne und Kopfschmerzen vom Spannungstyp auf. Auch Triptane können einen MOH verursachen. Präparate mit psychotropen Komponenten (Koffein, Kodein) begünstigen eine Abhängigkeitsentwicklung. Die Entstehungsbedingungen des MOH bei nicht psychotropen Substanzen sind weitgehend ungeklärt.

22.5 Psychologische Mechanismen der Entstehung eines MOH

Ein Schmerzmittelfehlgebrauch entsteht auf der Basis **multipler physischer, sozialer und psychologischer Faktoren.** In einer deutschen Untersuchung (Fritsche et al. 2000) wurden Migränepatienten mit und ohne Abusus hinsichtlich mehrerer klinischer, soziodemografischer und psychologischer Merkmale verglichen. Es zeigte sich, dass die Dauer der Erkrankung, die Intensität oder Frequenz der Attacken für die Ausbildung eines Abusus nicht verantwortlich sind. Das Ausmaß der Hilflosigkeit und depressive Schmerzverarbeitungsstile trennten am besten zwischen Patienten mit und ohne Abusus. In strukturierten Interviews (Fritsche et al. 2000) wurde deutlich, dass die Motivation zur Einnahme von Schmerzmitteln bei Migränepatienten nicht nur von den Kopfschmerzen, sondern vielmehr von der Angst vor der Attacke und dem Wunsch nach Erhalt sozialer Rollenfunktionen geprägt ist.

In einer anderen deutschen Studie (Siniatchkin et al. 1999) konnte gezeigt werden, dass eine beeinträchtigte Lebensqualität ein stärkerer Prädiktor für die Chronifizierung einer Migräne und damit den Abusus ist als der Fehlgebrauch von Analgetika. Ähnliche Ergebnisse werden über die Depression als Prädiktor für die Chronifizierung von Spannungskopfschmerz berichtet.

Es ist zu vermuten, dass die hohe Rate von Angst und Depression für eine hohe Attackenfrequenz und die häufige Einnahme von Migränemedikamenten mitverantwortlich ist. Daher könnte das Ausmaß von Angst und Depression als ein kausaler Faktor für die Entwicklung eines MOH gesehen werden.

Neben verschiedenen physiologischen Veränderungen ist ein wesentlicher Mechanismus für eine gehäufte Schmerzmitteleinnahme im Lernverhalten (Konsequenzen der Medikamenteneinnahme) der Betroffenen zu sehen. Die Betroffenen erfahren zunächst, dass die Einnahme eines Medikamentes ihre Schmerzen und die damit verbundenen Konsequenzen wie Übelkeit, Phono- und Photophobie, aber auch verminderte Lebensqualität (z. B. Müdigkeit und Effektivitätsverlust) weitestgehend beseitigen kann. Zudem fordern Ärzte oft dazu auf, die Medikamente so früh wie möglich einzunehmen, um die Wirksamkeit des Medikaments zu erhöhen bzw. zu gewährleisten. Folglich nehmen zahlreiche Patienten schon bei den ersten möglichen Anzeichen einer Migräneattacke ihr Medikament ein und machen die Erfahrung, dass die

Attacke ausbleibt oder sich bessert. Als Konsequenz dieser **negativen Verstärkung** werden sie auch in späteren Situationen entsprechend handeln, um der Attacke zu entgehen. Oftmals kommt es dann auch zu einer unangemessen frühzeitigen Medikamenteneinnahme, die im Einzelfall möglicherweise gar nicht indiziert ist.

Bigal u. Lipton (2008) gehen davon aus, dass sich durch die vermehrte Einnahme von Schmerzmitteln die Eigenschaften der Schmerzrezeptoren in Richtung einer **Erniedrigung der »Schmerzschwelle«** verändern. Damit kommt es auch zu vermehrten Situationen mit Kopfschmerzen. Der Patient nimmt immer häufiger Schmerzmittel ein und befindet sich in einem Circulus vitiosus.

Die bisherigen ätiologischen Überlegungen gehen beim MOH von einer **sekundären Kopfschmerzform** aus. Ein anderer theoretischer Zugang wäre es, den Schmerzmittelabusus als **Abhängigkeitssyndrom** anzusehen, in dessen Folge der MOH als Leitsymptom auftritt. Für eine solche Interpretation spricht das Therapierational des MOH: Die Patienten werden vom »Suchtmittel« entzogen, mit zum Teil erheblichen suchtassoziierten, meist vegetativen Begleiterscheinungen und einem Cravingverhalten, wie es auch aus der Entzugsbehandlung anderer Drogen bekannt ist.

Nach den **ICD-Kriterien** (International Statistical Classification of Diseases and Related Health Problems) gelten diejenigen Betroffenen als abhängig, die mindestens 3 der folgenden Bedingungen für einen Zeitraum von 1 Monat aufweisen:

- Ein starkes Verlangen oder eine Art Zwang, die Substanz zu konsumieren
- verminderte Kontrolle über den Substanzgebrauch
- ein körperliches Entzugssyndrom, wenn die Substanz abgesetzt wird
- anhaltender Substanzgebrauch trotz eindeutig schädlicher Folgen

Die Mehrzahl der MOH-Patienten erfüllt diese Kriterien. Dennoch fällt eine Einordnung des Medikamentenabusus und des MOH als **Abhängigkeitssyndrom** (F10.2–F19.2) schwer, da die ICD-Kriterien zu allgemein formuliert sind und im Prinzip auf jeden Substanzgebrauch in Extremsituationen (z. B. Durst in der Wüste) zutreffen können.

Falls eine stoffliche Abhängigkeit nicht zutrifft, wäre noch an eine **Verhaltensabhängigkeit** (F63.x) oder einen **schädlichen Gebrauch** (F55.x) zu denken. Eine Verhaltensabhängigkeit bezieht sich in der Regel auf Ersatzhandlungen wie Kaufsucht, Sexsucht, Spielsucht, Internetsucht oder Esssucht, die meist die Funktion haben einen psychophysiologischen Anspannungszustand aufzulösen. Aber auch hier gilt, dass fast jede Form menschlichen Interesses sich zu einer Abhängigkeit steigern kann, der Krankheitswert zukommt.

Realistisch ist der Schmerzmittelübergebrauch zu sehen wie der Fehlgebrauch von z. B. Laxanzien, Vitaminen oder Steroiden. Damit läge laut ICD ein schädlicher Gebrauch vor, dem neben der primären Schmerzminderung eine angst- und depressionsmildernde sowie beruhigende und leistungssteigernde Funktion zukommt. Grundsätzlich sind die Kriterien der ICD oder des DSM (Diagnostic and Statistical Manual of Mental Disorders) zur Beschreibung und Erklärung des MOH aber wenig brauchbar. Sinnvoller wäre es, den MOH statt in distinkten Gruppen in einem Kontinuum abzubilden, das das Ausmaß der Funktionalität des Einnahmeverhaltens und das Ausmaß des Kontrollverlustes reflektiert.

Der MOH ist kein Symptom eines gesicherten Abhängigkeitsverhaltens, denn:

- **»Grundsätzlich kann man über jeden Substanzgebrauch die Kontrolle verlieren.«**
- **»Grundsätzlich hat jeder Fehlgebrauch eine Funktion in der Lebensbewältigung.«**

22.6 Medizinische Entzugsbehandlung

Die Deutsche Gesellschaft für Neurologie (DGN 2008) und die Europäische Kopfschmerzgesellschaft (Steiner et al. 2007) geben folgende grundsätzliche Empfehlungen zur Therapie und zum Entzug des MOH.

Empfehlungen der DGN zur Therapie und zum Entzug des MOH

- Die Behandlung des MOH sollte multidisziplinär durch Neurologen und Psychologen erfolgen.
- Eine Prophylaxe mit Topiramat ist bei einem Teil der Patienten mit Migräne und MOH in der Lage, die Attackenfrequenz so weit zu reduzieren, dass die Kriterien des MOH nicht mehr erfüllt werden.
- Der Medikamentenentzug ist Mittel der Wahl.
- Der Entzugskopfschmerz kann mit Kortison (100 mg für 5 Tage) behandelt werden.

- Gleichzeitig mit der Entzugsbehandlung soll die Prophylaxe des zugrunde liegenden primären Kopfschmerzes (der Migräne bzw. des Spannungskopfschmerzes) eingeleitet werden.
- Zur Vermeidung der Rückfälle sollen die Patienten nach der Entzugsbehandlung über einen Zeitraum von mindestens 1 Jahr regelmäßig neurologisch und psychologisch nachbetreut werden.

Es gibt bisher keine randomisierten Studien, welche die fortgesetzte Einnahme von Schmerz- oder Migränemitteln mit einem Medikamentenentzug vergleichen. Trotzdem wird zur Therapie des MOH der Entzug der übergebrauchten Substanzen empfohlen. Es gibt allerdings viele prospektive Studien, die eine eindeutige Besserung der Kopfschmerzen nach Medikamentenentzug berichten (Katsarava u. Jensen 2007).

Bisher wurde die Meinung vertreten, dass eine medikamentöse Prophylaxe bei Patienten mit MOH nicht wirksam ist, solange täglich oder häufig Migräne- und Schmerzmittel eingenommen werden. Eine Studie zeigte allerdings, dass Patienten mit MOH, die mit Topiramat behandelt werden, in 50% der Fälle eine Reduktion der Migränetage erfahren, die signifikant ist. Diese Patienten reduzieren auch die Zahl der Einnahmetage von Migränemitteln, sodass sie nicht mehr länger die Kriterien eines MOH erfüllen (Diener et al. 2007). Daher ist vor einer formalen Entzugsbehandlung ein Therapieversuch mit Topiramat zur Migräneprophylaxe gerechtfertigt.

22.6.1 Medikamentenentzug

Bei Patienten ohne wesentliche Komorbidität oder Missbrauch psychotroper Substanzen kann der Entzug ambulant oder tagesklinisch erfolgen. Ein stationärer Entzug bietet hier keine Vorteile (Rossi et al. 2006). Der Entzug soll **ambulant oder tagesklinisch** durchgeführt werden, wenn die Patienten keine Barbiturate oder Tranquilizer einnehmen, hoch motiviert sind und eine gute familiäre Unterstützung zu erwarten ist. Ein **stationärer Entzug** ist notwendig, wenn der medikamenteninduzierte Kopfschmerz langjährig besteht, psychotrope Substanzen oder Opioide gebraucht wurden, der Patient schon erfolglose Selbstentzüge versucht hat, eine Depression vorliegt oder die Familienverhältnisse wenig unterstützend sind (Katsarava u. Diener 2003).

22.6.2 Therapie der Entzugserscheinungen

Während des Entzuges von **nichtopioiden Analgetika oder Triptanen** erleiden die Patienten in den ersten 2–6 Tagen Entzugssymptome wie verstärkten (Entzugs-)Kopfschmerz, Übelkeit, arterielle Hypotonie, Tachykardie, Schlafstörungen, Unruhe, Angst und Nervosität. In der Regel steigt die Intensität des Entzugskopfschmerzes in den ersten Tagen nach dem Entzugsbeginn an, um sich dann zwischen dem 6.–8. Tag wieder zu normalisieren (Katsarava et al. 2001). Patienten, die von einem triptaninduzierten Kopfschmerz entzogen werden, haben einen leichteren und kürzeren Entzug als die Patienten mit einem Analgetika- oder Ergotaminentzug.

Der Einsatz von **Opioiden** wird im Zusammenhang mit der Entstehung eines MOH nur sehr selten berichtet, da diese Medikamentenklasse bei Migräne und KST nur sehr schlecht wirkt. Liegt dennoch ein Opioidfehlgebrauch vor, so muss dieser Patient nach den Richtlinien entzogen werden, wie sie auch für Störungsbilder gelten, in denen ein Opiatabusus häufiger vorkommt (z. B. bei neuropathischen oder Rückenschmerzen; Jage et al. 2005).

Zur Behandlung des **Entzugskopfschmerzes** sowie anderer Entzugssymptome sind unterschiedliche Überbrückungstherapien mit Naproxen oder Dihydroergotamin vorgeschlagen worden. Vielversprechend erscheint der Ansatz, den Entzugskopfschmerz mit Kortison zu behandeln (Pageler et al. 2008). Es gibt allerdings auch eine randomisierte Studie, die diese Ergebnisse nicht reproduzieren konnte (Boe et al. 2007).

Gleichzeitig mit der Entzugsbehandlung sollte eine **medikamentöse Prophylaxe des primären Kopfschmerzes** (Migräne oder Spannungskopfschmerz) eingeleitet werden. Die Wirkung der Prophylaxe bleibt aus, wenn die Patienten weiterhin einen Medikamentenübergebrauch betreiben (außer mit Topiramat). Eine Prophylaxe, die vor dem Entzug nicht hilfreich war, kann nach dem Entzug dennoch wirksam werden.

> **In der Regel steigt die Intensität des Entzugskopfschmerzes vom 1. bis zum 4. Tag nach Entzugsbeginn an, um sich dann ca. am 6.–8. Tag zu normalisieren (Diener u. Dahlöf 2000).**

Nach den Empfehlungen der DMKG (Deutsche Migräne- und Kopfschmerzgesellschaft; Evers u. Marziniak 2010) erhalten die Patienten bei schweren Kopfschmerzen im Sinne einer **Überbrückungsme-**

dikation ein Analgetikum. Dies ist zumeist Aspisol in Form einer Infusion (1- bis 2-mal pro Aufenthalt 500 mg i.v.) in Verbindung mit einem Mittel gegen Übelkeit und Erbrechen (z. B. Metoclopramid).

Eine **medikamentöse Prophylaxe** (z. B. β-Blocker, Antikonvulsiva) des Primärkopfschmerzes sollte möglichst früh in der Entzugsbehandlung begonnen werden.

Wenn eine Prophylaxe vor dem Entzug, also unter Abususbedingungen, nicht hilfreich war, so kann sie nach einem Entzug dennoch wirksam werden (Diener u. Dahlöf 2000).

Nach dem Entzug sollte der Patient ein **Kopfschmerztagebuch** (▶ Kap. 17.2.2.1) führen, um sein Medikamenteneinnahmeverhalten genau zu kontrollieren. Die Anzahl der Einnahmetage für Analgetika sollte auf 10–12 pro Monat limitiert sein, da ab 15 Tagen das Kriterium des Abusus und des MOH der IHS erreicht ist. Entscheidend ist die **Anzahl der Einnahmetage**, nicht die Anzahl der eingenommenen Dosen! Da **Triptane** in der Lage sind, einen MOH schneller und mit weniger Einnahmetagen (schon ab 10 Tagen pro Monat) hervorzurufen (Limmroth et al. 2002), legen einige Kopfschmerzzentren sicherheitshalber das Limit für diese Substanzklasse auf 8 Einnahmetage pro Monat fest.

Am Anfang der MOH-Therapie muss immer eine Entzugsbehandlung stehen. Die Medikamente sollten abrupt, nicht schrittweise abgesetzt werden. Schmerzmittelentzug sollte in Spezialeinrichtungen (z. B. Neurologie, schmerztherapeutische Einrichtungen) stattfinden. Eine Entzugsbehandlung ist für den Betroffenen sehr anstrengend.

22.7 Prädiktoren für einen Abusus oder Abususrückfall

Ein großes Versorgungsproblem stellt die hohe Rückfallgefährdung von Entzugspatienten dar. In einer retrospektiven Studie wurden Rückfallquoten von 49% nach 4 Jahren (Fritsche et al. 2001) und in einer prospektiven Studie von 39% nach 1 Jahr (Katsarava et al. 2003) gefunden. Klinische Parameter, die die Schwere einer Kopfschmerzerkrankung abbilden (Intensität, Frequenz, Dauer der Erkrankung etc.), haben nach diesen Studien keine prädiktive Potenz für einen Abusus oder Abususrückfall. Die Risikofaktoren für einen Abusus sind im Wesentlichen die gleichen wie für einen Abususrückfall nach Entzug.

Risikofaktor Kopfschmerz. Der **Kopfschmerztyp** erweist sich als signifikanter Abususprädiktor. Migränepatienten haben eine günstigere Prognose als KST-Patienten (Bahra et al. 2003). Patienten mit Migräne und einem Clusterkopfschmerz haben mit dieser Mischform kein höheres Abususrisiko, obwohl sie in den Clusterepisoden fast täglich Triptane einsetzen. Ebenfalls ist die MOH-Gefährdung bei Patienten mit anderen chronischen Schmerzen (z. B. Arthritis) und einem extensiven Medikamentengebrauch nicht erhöht.

Risikofaktor Medikamentenklasse. Eine günstige Rückfallprognose ist unter der Einnahme von **Monoanalgetika** oder **Triptanen** gegeben (Fritsche u. Diener 2002). Demgegenüber haben Kombinationspräparate, die **Koffein** enthalten, wegen ihrer psychotropen Wirkung und zentralnervöser Störungen bei Entzug (z. B. Unruhe, Nervosität) ein erhöhtes Abususpotenzial (Silverman et al. 1992).

Risikofaktor hoher Medikamentengebrauch. In einer prospektiven Studie von Katsarava et al. (2004) hatten alle Patienten mit einer episodischen Migräne ein 20-fach erhöhtes Abususrisiko, wenn sie an mehr als 10 Tagen im Monat Schmerz- oder Migränemittel zu sich nahmen im Vergleich zu Patienten mit einer Einnahme an weniger als 5 Tagen. Das Risiko verdoppelte sich, wenn 2 oder mehr unterschiedliche Substanzen eingesetzt wurden.

Risikofaktor sozioökonomischer Status. In einer dänischen Kopfschmerzpopulation wurde für Immigranten eine 3-fach und in einer deutschen Studie für türkische Immigranten eine 7-fach erhöhte MOH-Prävalenz im Vergleich zu nativen Einwohnern gefunden (Katsarava et al. 2004). Dies deutet auf einen erheblichen sozioökonomischen Einfluss hin.

Risikofaktor Gesundheitssystem. Ein weiterer klinischer Prädiktor für Abususverhalten besteht darin, dass sich Patienten Schmerzmittel über **mehrere Ärzte** beschaffen, ohne dass diese voneinander wissen. Dies führt dazu, dass die Betroffenen die Kontrolle über das Ausmaß ihrer Medikamenteneinnahme verlieren. Zudem wiegen sie sich in Sicherheit, da die Medikamente vom Arzt verordnet wurden und somit legitimiert zu sein scheinen. Patienten mit hoher Rückfallgefährdung führen außerdem im Alltag ständig erhebliche Mengen an Schmerzmitteln mit sich, wodurch die »**Griffnähe**« zum Medikament verkürzt wird.

Risikofaktor Zeit. Trotz der mangelnden Vergleichbarkeit der Rückfallstudien (Übersicht bei Katsarava et al. 2009) aufgrund methodischer Unterschiede ist ein zeitlicher Trend erkennbar. Die Erfolgsrate einer Entzugsbehandlung ist abhängig vom Zeitpunkt der Nacherhebung und sinkt mit dem zeitlichen Abstand zum Entzug. Innerhalb eines Jahres nach Entzug werden im Durchschnitt der Studien ca. 30% der Patienten wieder rückfällig. In den weiteren 4 Jahren erhöht sich diese Quote nur noch um 2%. Dies bedeutet, dass fast alle Rückfälle innerhalb eines Jahres auftreten und dieser Zeitraum für die Betroffenen die größte Gefährdung darstellt.

Merkmale einer ungünstigen Abususprognose
- Kombinationsanalgetika
- Spannungskopfschmerzen
- hoher Schmerzmittelkonsum
- unzureichende Dokumentation der Medikamenteneinnahme durch Arzt und Patient

Merkmale einer günstigen Abususprognose
- Monopräparate (ASS, Paracetamol, Ibuprofen, Triptane)
- Migräne
- Protokollierung des Einnahmeverhaltens

22.8 Psychologische Behandlung

Die optimale Behandlungsoption für den MOH wäre selbstverständlich die Verhinderung eines Schmerzmittelabusus. Patienten mit hochfrequenten Kopfschmerzen (täglicher KST oder >3 Migräneattacken pro Monat) sollten als Patienten mit hohem Risiko betrachtet werden. Bei dem gegenwärtigen Stand der Erkenntnisse sollten MOH-Risikopatienten behandelt werden wie Entzugspatienten, die vor einem Rückfall geschützt werden müssen. Gegenstand der psychologischen Betreuung sollte also zuerst die Erstellung des sog. **Abususrisikoprofils** der Betroffenen sein.

Im Kontakt mit Kopfschmerzpatienten mit Medikamentenabusus ist bei diesen ein **überhöhtes Anspruchsniveau** bezüglich des beruflichen Engagements zu beobachten. Die Betroffenen fühlen sich durch die Kopfschmerzen in der Umsetzung ihres Anspruchs bedroht und nehmen kompensatorisch verstärkt Schmerzmittel ein. Die Kopfschmerzen und die damit verbundene Angst vor Versagen wird durch die Einnahme reduziert, das Einnahmeverhalten damit belohnt und in nachfolgenden Situationen demzufolge wiederholt. Kopfschmerzpatienten, die ihrem Schmerz nicht so ängstlich gegenüberstehen, erfahren diese Verstärkerfunktion der Schmerzmittel nicht so sehr.

Die Schmerzattributionsstile von Abususpatienten sind in der Regel external ausgerichtet und sie verfügen über sehr wenige Selbstkontrollkompetenzen. Für den klinischen Alltag bedeutet dies, dass die Betroffenen eine patientengerechte Anleitung zur Selbsthilfe bei der Modifikation des Einnahmeverhaltens erhalten müssen. Dafür ist es notwendig, die **Bedingungen der Schmerzmitteleinnahme** genau zu explorieren. Dies umfasst:
- Aufdecken der »äußeren« Reizbedingungen der Einnahme von Medikamenten (Verfügbarkeit, iatrogene Einflüsse)
- Aufdecken der »inneren« Reizbedingungen der Einnahme von Medikamenten (Einstellungsüberprüfung, Kontrolle psychosozialer Risikofaktoren)

Folgende Interventionen sind unverzichtbar zur Rückfallprophylaxe:
- Edukation zum Thema »Medikamentenabusus und Dauerkopfschmerz«
- Überprüfung der bisherigen Empfehlungen und der Compliance hinsichtlich prophylaktischer und Akutmedikation
- Festlegung individueller Ziele bezüglich des Medikamenteneinnahmeverhaltens
- Bewusstmachung äußerer Einflüsse
  - Wurde eine Unbedenklichkeit der Einnahme im Elternhaus gelernt?
  - Besteht in der jetzigen Familie ein Abususproblem?
  - Wie leicht sind Schmerzmittel für den Patienten verfügbar (z. B. Apotheke)?
  - Wo lagert der Patient seine Medikamente?
  - Gibt es iatrogene Risikofaktoren? (Dokumentation? »Doctors hopping«?)
- Anleitung zur Medikamenten-Selbstkontrolle (Protokollbogen)
- Nutzbarmachung von »social support« (z. B. durch Partner/in)

Eine Veränderung der **»inneren« Auslösebedingungen** für die Einnahme von Schmerzmitteln, insbesondere die Identifikation von beruflichen und privaten »Risikosituationen«, erfordert ein gezieltes psychotherapeutisches Vorgehen und sollte bei besonders rückfallgefährdeten Patienten von entsprechend geschulten Behandlern durchgeführt werden.

22.8.1 Evidenz der psychologischen Therapie bei MOH-Patienten

Patienten mit einem chronischen Kopfschmerz ohne Medikamentenabusus erzielen in einer verhaltenstherapeutisch orientierten Behandlung geringere Erfolge als Patienten mit episodischen Kopfschmerzen (13% vs. 52% Symptomreduktion; Bakal et al. 1981).

Migränepatienten mit einem MOH profitieren von alleinigen verhaltenstherapeutischen Ansätzen ebenfalls in geringerem Umfang als Patienten mit einem »normalen« Gebrauch (29% vs. 52% Symptomreduktion; Michultka et al. 1989).

In der Behandlung von Entzugspatienten hat sich die Kombination von verhaltenstherapeutischen und pharmakologischen Verfahren bewährt. Mathew et al. (1990) fanden in einer Studie mit 200 Patienten eine bessere Effektivität für eine kombinierte vs. einer unimodalen medikamentösen Behandlung (72–86% resp. 58%). Blanchard et al. (1992) berichteten für diese Patientengruppe eine Reduktion der Kopfschmerzaktivität von >50%, die noch nach 1 Jahr nachweisbar war. Die 61 kombiniert behandelten Migränepatienten mit MOH aus der Studie von Grazzi et al. (2002) berichteten noch 3 Jahre nach der Behandlung weniger Kopfschmerztage, einen reduzierten Medikamentenverbrauch und eine geringere Rückfallrate als nur medikamentös behandelte Patienten.

Die **psychologische Behandlung** von Risiko- bzw. Abususpatienten sollte möglichst früh einsetzen, d. h. für Risikopatienten bei einer Anzahl von >8 Einnahmetagen pro Monat und bei Entzugspatienten schon während des ambulanten oder stationären Entzugs. Die Behandlung kann dem Risikoprofil entsprechend 2-fach gestuft erfolgen und wird im Folgenden beschrieben (s. a. Fritsche 1999).

22.8.2 Stufe 1: Coaching

Diese Stufe beinhaltet **Basismaßnahmen,** die für alle Risikopatienten gelten. Sie besteht aus den Bausteinen:
- Edukation
- Kontrolle der Medikamenteneinnahme
- adjuvante Maßnahmen

In der **Edukation** wird der Patient über die bisher bekannten physiologischen und psychologischen Pathomechanismen des MOH und die körperlichen und psychischen Konsequenzen einer Dauereinnahme von Schmerzmitteln aufgeklärt. Dabei gilt es, eine ausgewogene Darstellung zu wählen, die Patienten einerseits **beruhigt** in dem Sinne, dass die hochfrequente Einnahme von Medikamenten nicht mit Sucht und Abhängigkeit gleichzusetzen ist und dass sie eine Gefahr für *jeden* Kopfschmerzpatienten sein kann, somit also nicht als persönliche Schuld zu werten ist. Andererseits sind die Ernsthaftigkeit und Bedrohlichkeit der Entwicklung und damit die **Notwendigkeit von Handlungskonsequenzen** hervorzuheben.

> **Eine gute Edukation entlastet den Patienten von Selbstvorwürfen und vermittelt ihm Einsichten, ohne die er die bevorstehenden anstrengenden Maßnahmen zur Veränderung des Umgangs mit Schmerzmitteln nicht durchhalten würde.**

Die **Kontrolle der Einnahme** aufseiten des Patienten setzt klare Empfehlungen hinsichtlich der Akutmedikation und der Prophylaxe durch den Arzt voraus. Ein angemessener Umgang mit Schmerzmitteln beinhaltet für den Patienten die strikte Einhaltung folgender Vorgaben:
- **Regelmäßige Einnahme der prophylaktischen Medikation:** Dies widerstrebt vielen Patienten, da sie akute und prophylaktische Medikamente oft gleichsetzen und eine latente Abneigung gegen alle Medikamente entwickelt haben. Prophylaktische Medikamente wirken in der Regel erst nach 4–6 Wochen. So lange muss der Patient jeden Tag ein Medikament einnehmen, ohne dass er u. U. irgendeine Wirkung auf das Kopfschmerzgeschehen erfährt. Da nicht vorherzusagen ist, welches Medikament bei wem wie wirkt, ist es die Regel, dass verschiedene Medikamente ausprobiert werden müssen. In diesem mühsamen Prozess braucht der Patient oft die wiederholte Motivierung durch den Psychologen.
- **Ausschließliche Einnahme von Monopräparaten (Monoanalgetika oder Triptane):** Schon der Beigebrauch von Kombinationspräparaten erhöht das Abususrisiko. Viele Abususpatienten erfahren jedoch durch Monopräparate keine Linderung mehr. Sie müssen darüber aufgeklärt werden, dass nach einem Entzug oder einer Reduzierung der Einnahmehäufigkeit diese Präparate sehr wohl wieder wirken können.
- **Tägliche Protokollierung der Schmerzmitteleinnahme:** Der Patient muss für mindestens ½ Jahr täglich seine Schmerzmitteleinnahme protokollieren, da in diesem Zeitraum die höchste Rückfallgefährdung vorliegt.

Die **Dokumentation der Schmerzmitteleinnahme** muss so einfach wie möglich gestaltet werden, damit die Compliance aufrechterhalten bleibt. Das hier vorgestellte Dokumentationssystem hat sich in der Essener Abususrückfallprophylaxe sehr bewährt. Es sieht nur 2 triviale abendliche Eintragungen pro Tag vor (■ Abb. 22.1):

- Linke Spalte: mittlere Kopfschmerzintensität des Tages
  - 0: keine Kopfschmerzen
  - 1: leichte Kopfschmerzen
  - 2: mittlere Kopfschmerzen
  - 3: schwere Kopfschmerzen
- rechte Spalte: Einnahme von Schmerzmitteln an diesem Tage, unabhängig davon, wie viele Einzeldosen und welches Präparat (+/–).

Am Ende eines Monats werden die Eintragungen spaltenweise zusammengezählt. In der linken Spalte erhält man die **Anzahl der Kopfschmerztage** (KT) durch Summierung der Eintragungen >0. In der rechten Spalte erhält man die **Anzahl der Schmerzmitteleinnahmetage** (ET) durch Summierung der (+)-Eintragungen. Es gibt 2 »Gesetze«, nach denen der Patient leben muss, wenn er vor einem Rückfall bzw. Abusus geschützt sein möchte.

- **1. Regel:** Da eine bedenkliche Anzahl von Tagen mit Schmerzmitteln bei 10–15 Einnahmetagen pro Monat beginnt, sollte der Patient einen »Sicherheitspuffer« schaffen und nur an bis zu 8 Tagen Schmerz- oder Migränemittel zu sich nehmen. Diese 8 Tage sollte er wie ein Budget über den Monat verteilt ausgeben. In dem Summenkästchen »ET« darf also jede Zahl <9 stehen.
- **2. Regel:** Die Anzahl der Einnahmetage muss immer kleiner sein als die Anzahl der Kopfschmerztage! Diese Regel setzt darauf, dass an Kopfschmerztagen, an denen keine Medikamente genommen werden, die durch die häufige Einnahme von externen Mitteln zurückgebildete körpereigene Schmerzinhibition wieder in Aktion treten kann.

Der Patient sollte sich Rechenschaft darüber geben, welche Kopfschmerztage er nach seinem subjektiven Dafürhalten mit leicht (1), mittel (2) oder schwer (3) in der Intensität bewertet. Die 2. Regel bedeutet, dass der Patient **Medikamente »einsparen«** muss, also Tage mit Kopfschmerzen erduldet, an denen er kein Schmerzmittel einnimmt. Dies wird ihm am ehesten an den Tagen mit Kopfschmerz vom Intensitätsgrad 1 gelingen. Er sollte aber zusätzlich noch so viele »2er-Tage« einsparen, bis es ihm gelingt, die Anzahl der Einnahmetage <9 zu halten.

> **Da der Protokollbogen ½ Jahr umfasst, hat der Patient jederzeit im Blick, wie sich seine Bemühungen um die Schmerzmittelreduktion entwickeln. Hält er sich über die Monate stabil an die beiden Regeln, dient der Protokollbogen der Selbstbekräftigung, im anderen Fall der Alarmierung.**

In regelmäßigen Abständen (spätestens alle 2 Monate) sollten Psychologe und Patient anhand des Bogens den **Verlauf** besprechen. Patienten profitieren in der Regel davon, dass sie einen nahen Angehörigen (z. B. Partner) in ihre Absichten und in die Protokollierung involvieren und somit eine **soziale Kontrolle** installieren.

Das Ziel des Kontrollbogens ist also die **Transparenz der Medikamenteneinnahme** für den Patienten und seine Behandler, weiterhin die Führung eines »Schmerzmittelkontos«, die Selbstbekräftigung bei erfolgreichen Bemühungen und die Zuhilfenahme sozialer Unterstützung.

Da **Ausdauersportarten** – wie Schwimmen, Joggen, Fahrradfahren u. Ä. – in signifikantem Ausmaß den primären Kopfschmerz (KST und Migräne) verbessern (Koseoglu et al. 2003), wird MOH-Patienten empfohlen, aerobe Sportarten als unterstützende Maßnahme auszuüben. Gleiches gilt für ein Muskelentspannungstraining (z. B. progressive Muskelrelaxation).

22.8.3 Stufe 2: Psychotherapeutische Maßnahmen

> **Die 2. Stufe muss für alle Patienten in Betracht gezogen werden, bei denen die Maßnahmen der 1. Stufe keinen ausreichenden Rückfallschutz (d. h. mehrere Monate stabiles Unterschreiten der 9-Tage-Einnahmegrenze) bewirken konnten oder vom Therapeuten als nicht ausreichend für die Problemlage des Patienten beurteilt wurden.**

Dabei handelt es sich in der Regel um Patienten, die im beruflichen und/oder privaten Kontext erheblichen subjektiven Dauerbelastungen ausgesetzt sind, die von ihnen als kaum zu bewältigen eingestuft werden. In dieser **Überforderungssituation** fürchten die Patienten eine Verstärkung der Kopfschmerzen und den Verlust ihrer Funktionstüchtigkeit. Da ihnen alternative Schmerzbewältigungsmaßnahmen nicht zur

Juli			August			September			Oktober			November			Dezember		
Datum	Stärke 0/1/2/3	Medik. +/−	Datum	Stärke 0/1/2/3	Medik. +/−	Datum	Stärke 0/1/2/3	Medik. +/−	Datum	Stärke 0/1/2/3	Medik. +/−	Datum	Stärke 0/1/2/3	Medik. +/−	Datum	Stärke 0/1/2/3	Medik. +/−
1			1			1			1			1			1		
2			2			2			2			2			2		
3			3			3			3			3			3		
4			4			4			4			4			4		
5			5			5			5			5			5		
6			6			6			6			6			6		
7			7			7			7			7			7		
8			8			8			8			8			8		
9			9			9			9			9			9		
11			11			11			11			11			11		
11			11			11			11			11			11		
12			12			12			12			12			12		
13			13			13			13			13			13		
14			14			14			14			14			14		
15			15			15			15			15			15		
16			16			16			16			16			16		
17			17			17			17			17			17		
18			18			18			18			18			18		
19			19			19			19			19			19		
20			20			20			20			20			20		
21			21			21			21			21			21		
22			22			22			22			22			22		
23			23			23			23			23			23		
24			24			24			24			24			24		
25			25			25			25			25			25		
26			26			26			26			26			26		
27			27			27			27			27			27		
28			28			28			28			28			28		
29			29			29			29			29			29		
30			30			30			30			30			30		
31			31			31			31			31			31		
Anzahl	KT=	ET=	Anzahl	KT=	ET=	Anzahl	KT=	ET=	Anzahl	KT=	ET=	Anzahl	KT=	ET=	Anzahl	KT=	ET=

1. Gesetz: Die Anzahl der Einnahmetage (ET) darf nie zweistellig werden!
2. Gesetz: Die Anzahl der Einnahmetage (ET) muss immer kleiner sein als die Anzahl der Kopfschmerztage (KT)!

Abb. 22.1 Dokumentationssystem zur täglichen Protokollierung der Schmerzmitteleinnahme

Verfügung stehen oder für nicht einsetzbar gehalten werden (z. B. aufgrund von Zeitproblemen), wird versucht, die Angst vor Kopfschmerzen und vor Funktionsverlust mit Schmerzmitteln zu kompensieren.

Fallbeispiel

Ein 47-jähriger Gesamtschullehrer mit episodischen Spannungskopfschmerzen und seltenen Migräneattacken wacht morgens um 6.30 Uhr mit leichten Kopfschmerzen auf. Er weiß aus der Vergangenheit, dass sich diese leichten im Laufe des Tages zu schweren Kopfschmerzen auswachsen können. Er hat einen anstrengenden Tag vor sich: Zusätzlich zu der täglichen Belastung, die eine Arbeitszeit von 8–14 Uhr ohne längere Erholungszeit mit sich bringt, wird ihn eine zurzeit besonders schwierige Klasse fordern. Weiter stehen um 13 Uhr eine Lehrerkonferenz und um 15 Uhr ein Elternsprechtag auf der Tagesordnung. Er weiß, dass er sich an diesem Tag keine Kopfschmerzen »leisten« kann. Er hat auch keine Zeit, Maßnahmen zu ergreifen, die ihm ansonsten Linderung verschaffen, wie z. B. eine kalte Dusche oder Jogging im Park. Er nimmt vorsorglich 2 Schmerztabletten ein. Sein Arzt hatte ihm ja gesagt, dass er die Schmerztabletten so früh wie möglich nehmen soll. Er steckt sich weitere Tabletten für den Tag ein.

Weitere Faktoren sorgen dafür, dass dieser Tag ein besonders belastender Tag wird, wie in letzter Zeit immer häufiger: Der Lehrer hat in den letzten Monaten einen Autoritätsverlust in der Klasse hinnehmen müssen, da es ihm nicht gelungen ist, zwischen 2 verfeindeten Klassenfraktionen zu vermitteln. Die Klasseneltern greifen ihn zunehmend an, weil der Ausländeranteil in der Klasse deutlich gestiegen ist und sie um die Leistung ihrer Kinder fürchten. Die Kollegen fragen ihn aufgrund seiner Fehltage des Öfteren, ob er sich dem Schulbetrieb noch gewachsen fühle. Ihn selbst plagen seit einigen Monaten grundsätzliche Zweifel, ob er unter diesem Schulsystem noch ausreichend Einfluss auf das Klassengeschehen ausüben kann.

Zentrale Ziele einer psychologischen Therapie mit MOH-Patienten, für die die Behandlungsstufe 2 indiziert ist, sind die **Identifikation vorhandener und Erarbeitung neuer Bewältigungsressourcen**. Diese müssen optimiert werden, vornehmlich in den folgenden Bereichen:

- **Klärung der Lerngeschichte im Elternhaus:** Mit den Patienten muss erarbeitet werden, wie im Elternhaus mit Medikamenten, speziell mit Schmerzmedikamenten, umgegangen wurde. Das Syndrom des MOH ist erst seit wenigen Jahren in der (Fach-)Öffentlichkeit bekannt. In der Elterngeneration heutiger MOH-Patienten war die besondere Problematik einer regelmäßigen Schmerzmitteleinnahme nahezu unbekannt. Nicht selten ging man mit Analgetika recht unbedenklich um. Dies hatte eine bahnende Wirkung im Sinne von Modelllernen während Kindheit und Adoleszenz für das aktuelle Einnahmeverhalten der Patienten. Der Patient lernt in dieser Therapiephase, Parallelen im Einnahmeverhalten zu entdecken, und kommt anhand der Biografie der Eltern zu der Erkenntnis, dass damals wie heute eine Schmerzmitteleinnahme Schmerzprobleme nicht dauerhaft lösen kann.
- **Identifizierung der situativen Bedingungen der Schmerzmitteleinnahme:** Angesichts eines zum Teil täglichen Bedarfs an Triptanen (Kosten einer Einmaldosis: ca. 10 €) oder von 10 Tabletten eines Kombinationsanalgetikums haben MOH-Patienten oft nicht unerhebliche Schwierigkeiten, an ausreichende Schmerzmittelmengen zu gelangen. Es ist keine Seltenheit, dass dem Ehepartner die Rolle eines Migränepatienten übertragen wird, der wegen Medikamentenbeschaffung zum Arzt geschickt wird. Andere kaufen in 10 Apotheken im Umkreis der Wohnung nach einem systematischen Plan Medikamente ein. Zudem muss häufig die Dauereinnahme vor Familienmitgliedern verschwiegen werden. Es kommt in solchen Fällen zu einer Heimlichkeit der Beschaffung und Einnahme, die eine Korrektur von Außenstehenden unmöglich macht. Aber auch eine einfache Verfügungsgewalt über Medikamente, wie sie z. B. Angehörige des Medizinsystems besitzen, erschwert die Entwöhnung. Diese gelingt in der Regel am besten, wenn eine externe Einnahmekontrolle angestrebt wird, z. B. die Verwaltung des Medikamentenschranks durch den Ehepartner. In diese Phase gehört ebenfalls die Klärung iatrogener Einflüsse des Gesundheitssystems, die zum Abusus beigetragen haben. Kaum ein abususgefährdeter Patient berichtet von einer gründlichen Dokumentation und Kontrolle der Medikation durch seinen Arzt. Meist erhält er sein Rezept, ohne vom Arzt gesehen zu werden. Dem Patienten müssen Prinzipien angemessenen ärztlichen Verhaltens erklärt werden. Diese sollten seine zukünftigen Erwartungen und Anforderungen an die ärztliche Behandlung prägen. Die aggressive Bewerbung von Schmerzmitteln in den Medien kann zwar vom Patienten nicht beeinflusst werden, sollte ihm aber die Aufgabe

der Selbstverantwortung in der Medikamenteneinnahme besonders bewusst machen.
- **Identifizierung häufiger Einnahmesituationen:** Der nächste Interventionsschritt behandelt die Identifizierung von Risikofaktoren für eine häufige Schmerzmitteleinnahme und die Bereitstellung von Bewältigungsstrategien. Ein systematisches Vorgehen könnte wie folgt aussehen: Zunächst sammeln Therapeut und Patient mithilfe der Informationen aus der Exploration alltägliche Kategorien bisheriger Risikosituationen für eine schmerzinkontingente Einnahme von Medikamenten (z. B. Termindruck, Leistungsbewertung etc.). Sodann werden diese Situationen zu Situationskategorien verdichtet (»immer wenn …«) und hinsichtlich des Einnahmeautomatismus skaliert (»fast nie«, »manchmal«, »häufig«, »immer«). In einem weiteren Schritt exploriert der Therapeut die in den Kategorien »fast nie« und »manchmal« angewendeten gedanklichen Bewertungsmuster der Bewältigbarkeit von Situationsanforderungen und der Einschätzung der Bewältigungsmöglichkeiten. Diese Bewertungen und Haltungen werden als »vorhandene Ressourcen« herausgestellt, da sie bislang zu einem Verzicht der Einnahme von Medikamenten geführt haben. Nach der Zusammenstellung dieser Muster wird geprüft, welche Kognitionen sich aus den »Fast-nie-manchmal-Situationen« auf die »Oft-immer-Situationen« übertragen lassen. Ohne Schmerzmittel schwierig zu bewältigende Situationen werden mit verhaltenstherapeutischen Basisinterventionen hinsichtlich der »Auslösermodifikation« angegangen. Dabei wird die Inanspruchnahme von sozialer und familiärer Entlastung in Überforderungssituationen gefördert.

22.9 Psychotherapie bei Komorbiditäten

> **Migräne- und KST-Patienten haben ein erhöhtes Risiko für psychische Komorbiditäten. Überwiegend geht es dabei um depressive Zustände und diverse Angststörungen (Merikangas u. Rasmussen 2000).**

Patienten mit einer hochfrequenten Migräne oder KST haben eine noch höhere psychische Komorbidität als Patienten mit einer unkomplizierten Kopfschmerzerkrankung (Wang et al. 2000). Obwohl die vorliegenden Studien das **Ausmaß der Depressivität** von Kopfschmerzpatienten nicht als Rückfallprädiktor bei MOH identifizieren konnten, sollte für diese Patientengruppe ebenfalls ein erhöhtes Komorbiditätsrisiko angenommen werden. Zum Beispiel kann sich hinter der Tatsache, dass MOH-Patienten mit KST in der Regel koffeinhaltige Kombinationsanalgetika missbrauchen, eine depressive Problematik verstecken, in dem Sinne, dass diese Präparate nicht nur zur Schmerzlinderung, sondern auch zur Stimmungsaufhellung eingesetzt werden. Erhält der Therapeut in der Exploration entsprechende Hinweise für eine komorbide psychische Störung, so ist es unabdingbar, per Fragebogen oder Interview das Ausmaß der Störung zu erfassen. Bei Vorliegen einer klinisch manifesten Angst- oder Depressionsstörung sollte diese gezielt mitbehandelt werden.

Weitere abususrelevante psychische Auffälligkeiten, die häufiger bei Abususpatienten auftreten und eine gesonderte Behandlung erfordern, sind:
- Histrionische Persönlichkeitsstörung
- posttraumatische Belastungsstörung
- hohe Funktionalität der primären Kopfschmerzen
- Vereinsamung bzw. soziale Isolation

22.10 Zusammenfassung

Die Daten zum Langzeiteffekt einer medizinischen Entzugsbehandlung müssen sehr bedenklich stimmen. Die Tatsache, dass nahezu die Hälfte aller Entzugspatienten nach zunächst erfolgreichem Entzug wieder rückfällig wird, erfordert ein **Nachbehandlungsprogramm,** das folgende Aspekte zu berücksichtigen hat:
- Jeder Entzugspatient sollte bei Entlassung klare Empfehlungen hinsichtlich seiner akuten und prophylaktischen Medikation bekommen.
- Der entscheidende Rückfallparameter ist die Anzahl der Einnahmetage pro Zeiteinheit (z. B. Monat). Patienten brauchen im Jahr nach dem Entzug ein einfaches Medikationstagebuch, das ihnen hilft, die Einnahme zu kontrollieren. Die Einnahmeregeln lauten:
  - Obwohl per IHS-Definition der MOH erst bei 10 Einnahmetagen beginnt, sollte die Anzahl der Einnahmetage sicherheitshalber 8 Tage nicht überschreiten. Dies gilt unabhängig von der Substanz und der Anzahl der Einzeldosen.
  - Patienten müssen lernen, leichte und mittelschwere Kopfschmerzen nicht immer zu behandeln, soweit sie Gefahr laufen, Regel 1 zu verletzen.

- Der Entzug ist nur der allererste Beginn einer Rückfallprävention. Nach dem Entzug und der psychotherapeutischen Prävention sollte jeder MOH-Patient möglichst alle 2 Monate vom psychologischen Behandler gesehen werden, um aktuell die Rückfallgefährdung einschätzen zu können.

Die **Voraussetzungen für das Entstehen eines MOH** sind äußerst heterogen. Ein gesicherter MOH wurde schon bei einem Migränepatienten beobachtet, der nur 8–10 Triptan-Einnahmetage pro Monat aufwies. Das bisher extremste beobachtete Beispiel stellt ein in Essen dokumentierter Patient mit Kombinationskopfschmerzen dar, der pro Monat 45 Triptane sowie über 900 (!) Tabletten eines koffeinhaltigen Kombinationsanalgetikums konsumiert hatte.

Als **Orientierung für das therapeutische Vorgehen** sollten die skizzierten Risikofaktoren gelten, die die Wahrscheinlichkeit des Abusus bzw. Rückfalls erhöhen: KST-Patienten haben nach 6 Monaten ein 7,6-fach höheres Abususrückfallrisiko als Migränepatienten. Das 6,3-fach höhere Risiko unter Kombinationsanalgetika betrifft hauptsächlich wiederum die KST-Patienten. Für die überwiegende Mehrzahl der Migränepatienten ist demnach die Stufe 1 der psychotherapeutischen Vorgehensweise ausreichend. Das 4,7-fach höhere Risiko, das dadurch entsteht, dass sich Patienten von mehreren Ärzten Schmerzmittel besorgen, verteilt sich auf beide Kopfschmerzsyndrome und sollte hinsichtlich der Risikobeteiligung im Einzelfall geprüft werden.

Die Medikamentenklasse der **Triptane** nimmt im Abusus- und Rückfallgeschehen einen besonderen Platz ein. Diese Besonderheiten sind für das therapeutische (medizinische und psychologische) Vorgehen von richtungsweisender Bedeutung:

- Triptane haben hinsichtlich der MOH-Gefährdung den Platz der Ergotamine eingenommen.
- Alle Triptane können einen MOH verursachen.
- Der Fehlgebrauch von Triptanen führt zu einer Steigerung der Migränefrequenz.
- Der kritische Cut-off für die Ausbildung eines MOH (Dosis, Einnahmetage, Dauer des Abusus) ist am niedrigsten für die Triptane.
- Der Entzug von Triptanen ist leichter als der Entzug von anderen Schmerzmitteln.
- Ein moderater Gebrauch von Triptanen kann vor einem Abususrückfall schützen.
- Triptanabususpatienten sind weniger depressiv als Analgetikaabususpatienten.

22.11 Kritische Bemerkungen

Schmerzmittelabusus ist nicht nur ein »Problem« des Patienten. Es ist nicht verwunderlich, dass Patienten Schmerzmitteln gegenüber oft recht sorglos sind, da es ein Großteil ihrer Behandler auch ist. Deshalb sollten das **Problembewusstsein** über den medikamenteninduzierten Kopfschmerz verstärkt und das Thema in der Fach- und Laienöffentlichkeit häufiger und intensiver diskutiert werden.

Neben dem Umgang mit Medikamenten in der Herkunftsfamilie beeinflussen eine nachlässige Patientendokumentation durch den Behandler und die zum Teil aggressive Werbung für Schmerzmittel in den Medien das **Medikamenteneinnahmeverhalten** in erheblichem Ausmaß. Abusus ist ein Thema von hoher gesundheitspolitischer Relevanz und volkswirtschaftlichem Interesse. Hier sind neben den Patienten und den Behandlern auch die Politiker gefordert, ohne die ein entsprechender Einfluss nicht zuletzt auf die Pharmaindustrie unrealistisch erscheint. Zum Beispiel sollte angesichts der stabilen Befundlage zum besonderen Abhängigkeitspotenzial der Kombinationsanalgetika deren Gefährdung eindeutig in die Produktbeschreibung aufgenommen werden und Kombinationspräparate sollten nicht länger als frei verkäufliche Medikamente gehandelt werden.

Literatur

1 Bahra A, Walsh M, Menon S, Goadsby PJ (2003) Does chronic daily headache arise de novo in association with regular use of analgesics? Headache 43: 179–190
2 Bakal DA, Demjen S, Kaganov JA (1981) Cognitive behavioral treatment of chronic headache. Headache 21: 81– 86
3 Bigal ME, Lipton RB (2008) Excessive acute migraine medication use and migraine progression. Neurology 71: 1821–1828
4 Blanchard EB, Taylor AE, Dentinger MP (1992) Preliminary results from the self-regulatory treatment of high medication consumption headache. Biofeedback Self Reg;17:179– 202
5 Boe MG, Mygland A, Salvesen R (2007) Prednisolone does not reduce withdrawal headache: a randomized, double-blind study. Neurology 69: 26–31
6 DGN (2008) Kopfschmerz bei Medikamentenübergebrauch. http://www.dgn.org/images/stories/dgn/leitlinien/LL2008/ll08kap_061.pdf. Gesehen 28 Jun 2010
7 Diamond S (1999) Caffeine as an analgesic adjuvant in the treatment of headache. Headache 44: 4778–4779
8 Diener HC, Dahlöf C (2000) Headache associated with chronic use of substances. In: Olesen J, Tfelt-Hansen P,

Welch KMA (eds) The Headaches, 2nd ed. Lippincott, Williams & Wilkins, Philadelphia, pp 871–878
9 Diener HC, Limmroth V (2004) Medication-overuse headache: a worldwide problem. Lancet Neurology 3: 475–483
10 Diener HC, Slomke MA, Limmroth V (2007) Headache and migraine. Nervenarzt 78 (Suppl 1): 7–13
11 Evers S, Marziniak M (2010) Clinical features, pathophysiology, and treatment of medication-overuse headache. Lancet Neurol 9(4): 391–401
12 Evers S, Bauer B, Suhr B, Wieser T, Husstedt I (1997) The epidemiology of sumatriptan abuse. In: Olesen J, Tfelt-Hansen P (eds) Headache treatment: trial methodology and new drugs. Lippincott-Raven, Philadelphia, pp 149–152
13 Fritsche G (1999) Medikamenteninduzierter Dauerkopfschmerz: Eine psychologische Rückfallprophylaxe. In: Kröner-Herwig B, Franz C, Geissner E (Hrsg) Psychologische Behandlung chronischer Schmerzsyndrome. Thieme, Stuttgart, S 37–51
14 Fritsche G, Diener HC (2002) Medication overuse headaches -- what is new? Expert Opin Drug Saf 1(4): 331–338
15 Fritsche G et al. (2000) Psychologische Deskriptoren des Schmerzmittelabusus und des medikamenteninduzierten Kopfschmerzes. Schmerz 14: 217–255
16 Fritsche G, Eberl A, Katsarava Z, Limmroth V, Diener HC (2001) Drug-induced headache: long-term follow-up of withdrawal therapy and persistence of drug misuse. Eur Neurol 45: 229–235
17 Gaist D et al. (1996) Is overuse of sumatriptan a problem? A population-based study. Eur J Clin Pharmacol 3: 161–165
18 Göbel H (1997) Die Kopfschmerzen: Ursachen, Mechanismen, Diagnostik und Therapie in der Praxis. Springer, Berlin Heidelberg New York Tokio
19 Grazzi L, Andrasik F, D'Amico D, Leone M, Usai S, Kass SJ, Bussone G (2002) Behavioral and pharmacologic treatment of transformed migraine with analgesic overuse: outcome at 3 years. Headache 42(6): 483–490
20 Heinz A, Denke C, Ernst G (1999) Medikamenteninduzierter Kopfschmerz – Mögliche Mechanismen der Abhängigkeitsentwicklung. Schmerz 13: 304–314
21 Headache Classification Subcommittee of the IHS (2004) The International Classification of Headache Disorders, 2nd ed (ICHD-II). Cephalalgia 24(Suppl 1): 9–160
22 Jage J, Willweber-Strumpf A, Maier C (2005) Risk factors for substance abuse and dependence in opioid therapy for chronic noncancer-related pain. Schmerz 19(5): 434–440
23 Katsarava Z, Diener HC (2003) Medikamenteninduzierte Kopfschmerzen. In: Diener HC (ed) Kopfschmerzen – Referenzreihe Neurologie. Thieme, Stuttgart, S 213–228
24 Katsarava Z, Jensen R (2007) Medication-overuse headache: where are we now? Curr Opin Neurol 20: 326–330
25 Katsarava Z, Fritsche G, Muessig M, Diener HC, Limmroth V (2001) Clinical features of withdrawal headache following overuse of triptans and other headache drugs. Neurology 57: 1694–1698
26 Katsarava Z, Limmroth V, Finke M, Diener HC, Fritsche G (2003) Rates and predictors for relapse in medication overuse headache: a 1-year prospective study. Neurology 60(10): 1682–1683
27 Katsarava Z, Schneeweiss S, Kurth T et al. (2004) Incidence and predictors for chronicity of headache in patients with episodic migraine. Neurology 62: 788–790
28 Katsarava Z, Holle D, Diener HC (2009) Medication overuse headache. Curr Neurol Neurosci Rep 9(2): 115–119
29 Keseberg A, Günther J (2003) Migränemittel. In: Schwaab S, Paffrath V (Hrsg) Arzneiverordnungsreport 2003: Aktuelle Daten, Kosten, Trends und Kommentare. Springer, Berlin Heidelberg New York Tokio, S 613–619
30 Koseoglu E, Akboyraz A, Soyuer A, Ersoy A (2003) Aerobic exercise and plasma beta endorphin levels in patients with migrainous headache without aura. Cephalalgia 23: 972–976
31 Limmroth V, Diener HC (1994) Der medikamenteninduzierte Kopfschmerz. Psycho 20: 602–608
32 Limmroth V, Katsarava S, Fritsche G, Diener HC (1999) Headache after frequent use of new 5-HT agonists zolmitriptan and naratriptan. Lancet 353: 378
33 Limmroth V, Katsarava Z, Fritsche G, Przywara S, Diener HC (2002) Features of medication overuse headache following overuse of different acute headache drugs. Neurology 59(7): 1011–1014
34 Lu SR, Fuh JL, Chen WT, Juang KD, Wang SJ (2001) Chronic daily headache in Taipei, Taiwan: prevalence, follow-up and outcome predictors. Cephalalgia 21(10): 980–986
35 Mathew NT, Kurman R, Perez F (1990) Drug induced refractory headache – clinical features and management. Headache 30(10): 634–638
36 Merikangas KR, Rasmussen BK (2000) Migraine Comorbidity. In: Oleson J, Tfelt-Hansen P, Welch KMA (eds) The headaches, 2nd ed. Lippincott, Williams & Wilkins, Philadelphia, pp 235–242
37 Michultka DM, Blanchard EB, Appelbaum KA, Jaccard J, Dentinger MP (1989) The refractory headache patient. II: High medication consumption (analgesic rebound) headache. Behav Res Ther 27: 411–420
38 Pageler L, Katsarava Z, Diener HC, Limmroth V (2008) Prednisone vs. placebo in withdrawal therapy following medication overuse headache. Cephalalgia 28: 152–156
39 Prencipe M, Casini AR, Ferretti C et al. (2001) Prevalence of headache in an elderly population: attack frequency, disability, and use of medication. J Neurol Neurosurg Psychiatry 70: 377–381
40 Robinson RG (1993) Pain relief for headaches. Cam Fam Physician 39: 867
41 Rossi P, Di Lorenzo C, Faroni J et al. (2006) Advice alone vs. structured detoxification programmes for medication overuse headache: a prospective, randomized, open-label trial in transformed migraine patients with low medical needs. Cephalalgia 26: 1097–1105
42 Silverman K, Evans SM, Strain EC, Griffiths RR (1992) Withdrawal syndrome after the double-blind cessation of caffeine consumption. N Engl J Med 327: 1109–1114

43 Siniatchkin M, Riabus M, Hasenbring M (1999) Coping styles of headache sufferers. Cephalalgia 19: 165–173
44 Srikiatkhachorn A, Anthony M (1996) Serotonin receptor adaptation in patients with analgesic-induced headache. Cephalalgia 16: 419–422
45 Srikiatkhachorn A, Govitrapong P, Limthavon C (1994) Up-regulation of 5-HT_2 serotonin receptor: a possible mechanism of transformed migraine. Headache 34: 8–11
46 Srikiatkhachorn A, Tarasub N, Govitrapong P (2000) Effect of chronic analgesic exposure on the central serotonin system: a possible mechanism of analgesic abuse headache. Headache 40: 343–350
47 Steiner TJ, Paemeleire K, Jensen R, Valade D, Savi L, Lainez MJ, Diener HC, Martelletti P, Couturier EG, European Headache Federation, Lifting The Burden, The Global Campaign to Reduce the Burden of Headache Worldwide, World Health Organization (2007) European principles of management of common headache disorders in primary care. J Headache Pain Oct; 8 (Suppl 1): S3–47
48 Wallasch TM (1992) Medikamentös induzierter Kopfschmerz. Fortschr Neurol Psychiatr 60: 114–118
49 Wang SJ, Fuh JL, Lu SR et al. (2000) Chronic daily headache in Chinese elderly: prevalence, risk factors and biannual follow-up. Neurology 54: 314–319

Muskuloskeletale Gesichtsschmerzen

J. C. Türp und P. Nilges

Muskuloskeletale Gesichtsschmerzen (schmerzhafte Myoarthropathien) weisen in der Bevölkerung eine erhebliche Prävalenz auf. Nach der Vorstellung der Grundprinzipien einer auf hoher wissenschaftlicher Evidenz stehenden Diagnostik werden Einteilungen für Untergruppen von Patienten mit myoarthropathischen Schmerzen sowie psychologische Behandlungsmaßnahmen vorgestellt.

23.1 Einleitung

Schmerzen in den Kiefermuskeln und/oder Kiefergelenken werden in der deutschsprachigen Fachliteratur unter dem Begriff »myoarthropathische Schmerzen« zusammengefasst. Nach den Odontalgien sind diese muskuloskeletalen Gesichtsschmerzen die am häufigsten vorkommenden Schmerzen im Mund-Kiefer-Gesichts-Bereich. Ebenfalls zu den muskuloskeletalen Gesichtsschmerzen zählen Knochen-/Periostschmerzen der Kiefer sowie (vom Zahnhalteapparat ausgehende) desmodontale Schmerzen; auf diese wird in dem vorliegenden Kapitel jedoch nicht eingegangen.

23.1.1 Epidemiologie

Eine in den Jahren 2000 und 2001 im Ballungsgebiet New York erfolgte telefonische Befragung von knapp 20.000 erwachsenen Frauen, von denen rund 800 anschließend klinisch untersucht wurden, ergab eine 6-Monats-Prävalenz von Kiefermuskelschmerz von 10,5% (Janal et al. 2008). In dem 1 Jahr später (2002) durchgeführten **U.S. National Health Interview Survey** (n=30.978) betrug die 3-Monats-Prävalenz myoarthropathischer Schmerzen 4,6% (Frauen: 6,3%, Männer: 2,8%; Isong et al. 2008).

23.1.2 Behandlungsmittel

Patienten wenden sich zur Abklärung und Behandlung dieser Beschwerden fast immer an Zahnärzte, welche – mehr aus historischen als aus medizinischen Gründen – für diese anatomischen Lokalisationen zuständig sind. Der Großteil der Patienten – rund 80% (Suvinen et al. 2005b) – kann mit einfachen, nichtinvasiven Maßnahmen gut therapiert werden; zu den **Behandlungsmitteln** zählen Aufklärung und Selbstbeobachtung (Truelove et al. 2006), Entspannungstherapie (Gatchel 2010), medikamentöse Therapie (Fussnegger 2007), physikalische Therapie und Krankengymnastik (Medlicott u. Harris 2006) sowie orale Schienen (Klasser u. Greene 2009).

> **Eine im Jahre 2006 durchgeführte Umfrage unter Zahnärzten in den Kammerbezirken Nordrhein und Westfalen-Lippe ergab, dass Schienen mit Abstand am häufigsten als Therapiemittel verwendet werden.**

Allgemeinzahnärzte verordneten diese im Durchschnitt bei 75% ihrer Patienten mit Myoarthropathien (MAP); **Entspannungstherapie** erhielten demgegenüber nur gut 10%, andere **psychotherapeutische Maßnahmen** lediglich rund 2% der Betroffenen (Ommerborn et al. 2010). Unabhängig davon wenden viele Patienten **eigene Strategien** an, ohne dass sie Behandlung suchen (Aaron et al. 2006).

23.1.3 Diagnosen

Gemäß den im Jahre 1992 veröffentlichten Research Diagnostic Criteria for Temporomandibular Disorders (RDC/TMD), die seit dem Jahr 2006 auch in einer offiziellen deutschen Version vorliegen, werden **4 myoarthropathische Schmerzdiagnosen** unterschieden:
- Myofaszialer Schmerz der Kiefermuskeln
- myofaszialer Schmerz der Kiefermuskeln mit eingeschränkter Kieferöffnung
- Arthralgie eines oder beider Kiefergelenke
- aktivierte Arthrose eines oder beider Kiefergelenke

Bei den RDC/TMD handelt es sich um ein 2-achsiges Diagnostik- und Klassifikationssystem für MAP-Patienten. Die Achse I deckt den somatischen Bereich ab (Look et al. 2010). Sie beinhaltet neben den 4 schmerzbezogenen **4 schmerzunabhängige Diagnosen**:
- Verlagerung des Discus articularis mit Reposition desselben bei Kieferöffnung
- Verlagerung des Discus articularis ohne Reposition, ohne eingeschränkte Kieferöffnung
- Verlagerung des Discus articularis ohne Reposition, mit eingeschränkter Kieferöffnung
- Arthrose eines oder beider Kiefergelenke

> **Bei vielen MAP-Patienten sind Schmerzen nicht auf die orofaziale Region beschränkt, sondern treten darüber hinaus auch in anderen Körperregionen auf. Neuere Studienergebnisse weisen auf eine Komorbidität zwischen anhaltenden Rücken- und myoarthropathischen Schmerzen hin (Wiesinger et al. 2007).**

23.1.4 Psychologische und psychosoziale Befunde

Die Achse II der RDC/TMD bezieht sich auf schmerzassoziierte **psychologische und psychosoziale Befunde** (Ohrbach et al. 2010). Die RDC/TMD waren die erste Taxonomie orofazialer Schmerzen, in der diese Aspekte berücksichtigt wurden. Ein erheblicher Teil der an myoarthropathischen Schmerzen leidenden Patienten weist schmerzbegleitende Achse-II-Befunde unterschiedlicher Ausprägung auf. Hierzu gehören Depressivität, Ängstlichkeit, Somatisierungsneigung – diese ist bei Patienten mit ausschließlichen Kaumuskelschmerzen meist höher als bei solchen mit Kiefergelenkschmerzen – und Einschränkungen bei der Verrichtung von Alltagshandlungen (Reißmann et al. 2008). In vielen Fällen können ungünstige Bewertungen (z. B. Katastrophisieren) die Schmerzverarbeitung beeinträchtigen. Die (mundgesundheitsbezogene) Lebensqualität der betroffenen Patienten ist häufig vermindert (Magalhäes Barros et al. 2009).

Definitionsgemäß sind die chronischen myoarthropathischen Schmerzen durch eine begleitende schmerzassoziierte psychologische und psychosoziale Beeinträchtigung der Patienten gekennzeichnet [bezüglich der Begriffe »persistierend« und »chronisch« folgen wir einem Vorschlag von Palla (2006), wonach ein Schmerz dann als chronisch bezeichnet wird, wenn es sich um einen anhaltenden Schmerz handelt, der für den betroffenen Patienten klinisch relevante psychosoziale Folgen hat]. Aus diesen Gründen werden die chronischen myoarthropathischen Schmerzen inzwischen in die Gruppe der sog. **funktionellen somatischen Syndrome** eingeordnet (Henningsen et al. 2009).

23.1.5 Wandlung im diagnostischen Vorgehen

Historisch gesehen – und diese Historie erstreckt sich an einigen Orten bis in die Gegenwart – wurde in der Zahnmedizin die Achse II ignoriert. Jahrzehntelang überwogen, auch auf Patientenseite, **mechanistische Vorstellungen** hinsichtlich der angenommenen Ätiologie und Pathogenese. Dies hatte unmittelbaren Einfluss auf Diagnostik und Therapie (Suvinen et al. 2005b) und führte teilweise zu iatrogenen Schädigungen von Patienten (Overlach 2008).

Seit ihrer Erstvorstellung haben die RDC/TMD zunehmende internationale Anerkennung erfahren. Zum einen liegt dies daran, dass sie einen **standardisierten Untersuchungsprozess** vorgeben, der zu definierten Diagnosen führt. Zum anderen erlauben sie eine diagnostische Umsetzung des für den Umgang mit MAP-Patienten schon früh geforderten, aber erst heute weitgehend anerkannten **biopsychosozialen Schmerzkonzepts** (Suvinen et al. 2005b).

Inzwischen liegen neben dem englischsprachigen Original validierte Fassungen der RDC/TMD in 19 weiteren Sprachen vor.

Bereits im Jahre 2000 hat der interdisziplinäre Arbeitskreis Mund- und Gesichtsschmerzen in der Deutschen Gesellschaft zum Studium des Schmerzes (DGSS) Empfehlungen zur Diagnostik und Klassifikation von Patienten mit myoarthropathischen Schmerzen veröffentlicht; eine Aktualisierung folgte 6 Jahre später (Türp et al. 2006). In ihnen sind die RDC/TMD in einer leicht modifizierten Form integriert. Hinweise auf psychologische und psychosoziale Belastungen des Patienten werden dabei im ärztlichen Gespräch und mittels eines **standardisierten Schmerzfragebogens** erhoben, welchem **psychometrische Filterfragebögen** beigefügt sind (Graduierung chronischer Schmerzen, Beschwerdenliste, Allgemeine Depressionsskala). Dadurch ist es auch Zahnärzten möglich abzuschätzen, ob bedeutsame Achse-II-Belastungen vorliegen und eine weiterführende Diagnostik und Behandlung durch einen Schmerzpsychologen indiziert ist.

Vor Kurzem wurden Vorschläge für eine Überarbeitung der RDC/TMD-Achse I unterbreitet (Steenks u. de Wijer 2009). Parallel dazu entwickelte das **International RDC/TMD Consortium Network** eine Aktualisierung der RDC/TMD (unter Einbeziehung der Achse II) – was 18 Jahre nach ihrer Einführung durchaus notwendig war. Seit Herbst 2010 liegt die neue Version unter dem Namen **Diagnostic Criteria for TMD (DC/TMD)** vor (http://www.rdc-tmdinternational.org).

23.2 Untergruppen von Patienten mit myoarthropathischen Schmerzen

Abhängig von psychosozialen und verhaltensbezogenen Merkmalen sind Gruppen von Patienten mit klinisch vergleichbaren myoarthropathischen Schmerzen identifizierbar. Turk u. Rudy (1988) fanden mit dem speziell für die Beurteilung der Auswirkungen anhaltender Schmerzen auf das Alltagsleben entwickelten **Multidimensional Pain Inventory** (MPI) 3 unterschiedliche Patientengruppen. Sie bezeichneten diese als »anpassungsfähig-bewältigend« (»ad-

Tab. 23.1 Merkmale der 3 Patientengruppen gemäß der Einteilung von Turk u. Rudy (1988)

Anpassungsfähig-bewältigend	Geringere Schmerzintensität
	Relativ niedriges Ausmaß an psychologischem und psychosozialem Distress
	Relativ niedriges Ausmaß an schmerzassoziierter Beeinträchtigung
	Trotz Schmerz relativ hohes Maß an Aktivität
	Trotz Schmerz Gefühl eines relativ hohen Maßes an Kontrolle über das Leben
Zwischenmenschlich gestresst	Hohes Maß an zwischenmenschlichem Distress
	Wenig wahrgenommene positive Unterstützung durch Familie und Freunde
Dysfunktional	Hohe Schmerzintensität
	Starke schmerzbedingte Beeinträchtigung im Alltagsleben
	Hohes Maß an psychologischem und psychosozialem Distress
	Niedriges Maß an Aktivität
	Gefühl des Kontrollverlustes über das Leben

aptive coper/minimizer«), »zwischenmenschlich gestresst« (»interpersonally distressed«) und »dysfunktional« (»dysfunctional«) (Tab. 23.1).

Diese Einteilung erwies sich nicht nur für Patienten mit Kiefermuskel-/Kiefergelenkschmerzen (Rudy et al. 1989), sondern auch für Patienten mit unterschiedlichen Schmerzlokalisationen als robust und behandlungsrelevant (Rudy et al. 1989, Turk u. Rudy 1990, Turk 2005).

Tab. 23.2 zeigt beispielhaft auf der Grundlage der in zwei Studien gewonnenen Ergebnisse, wie sich Patienten mit myoarthropathischen Schmerzen in die 3 Gruppen verteilen.

Suvinen et al. (1997, 2005a) schlugen eine ähnliche Klassifikation vor. Unter Verwendung des von ihnen entwickelten **Temporomandibular Pain Dysfunction Questionnaire** differenzierten sie ebenfalls 3 Gruppen von Patienten mit vergleichbar ausgeprägten myoarthropathischen Schmerzen: eine »einfache«/»unkomplizierte« [»simple« (Suvinen et al. 2005a)/»uncomplicated« (Suvinen et al. 1997)], eine »intermediäre«/»adaptive« (»intermediate/adaptive«) und eine »komplexe«/»maladaptive« (»complex/maladaptive«) Gruppe (Tab. 23.3, Tab. 23.4).

Von Korff et al. (1992) stellten Anfang der 1990er-Jahre einen Fragebogen vor, mit dessen Hilfe das Ausmaß der Schmerzchronifizierung abgeschätzt werden kann: die Graded Chronic Pain Scale (GCPS; deutschsprachige Fassung: **Graduierung Chronischer Schmerzen** – GCS (Türp u. Nilges 2000; Abb. 23.1).

Anhand der erhaltenen Patientendaten wird dem Patienten einer von **4 Dysfunktionsgraden** zugeteilt: Grad I und II stehen für einen funktionalen persistierenden Schmerz (im Sinne von geringer schmerzbedingter Beeinträchtigung im Alltagsleben), Grad III und IV für einen dysfunktionalen chronischen Schmerz (starke Beeinträchtigung im Alltagsleben). Zur Auswertung des Fragebogens und zur Interpretation der Befunde vgl. Türp u. Nilges (2000).

Zwischen »einfachen« (funktionaler persistierender Schmerz) und »komplexen« Fällen (dysfunktionaler chronischer Schmerz) bestehen klinisch relevante diagnostische und prognostische Unterschiede. Hinweise auf psychologische und psychosoziale Beeinträchtigungen bieten einen frühen Anhaltspunkt für **chronische Verlaufsformen**, die therapeutisch allerdings nur in beschränktem Maße zu beeinflussen sind. Daher können Instrumente wie die GCS gleichzeitig zur Abschätzung des **therapeutischen Erfolgs** eingesetzt werden (Dworkin et al. 2002a, 2002b). Bei Verdacht auf relevante psychologische und psychosoziale Belastungen wird eine weitergehende diesbezügliche Diagnostik für sinnvoll und notwendig gehalten (Türp et al. 2006).

Bei Patienten mit anhaltenden myoarthropathischen Schmerzen sind diejenigen mit dysfunktionalem chronischem Schmerz in der Minderheit. Diese Feststellung gilt sowohl für das Patientenklientel von Einrich-

Tab. 23.2 Verteilung von Patienten in die 3 von Rudy u. Turk (1989) definierten Patientengruppen

Autoren	Ort	Patienten	Anpassungsfähig-bewältigend (%)	Zwischenmenschlich gestresst (%)	Dysfunktional (%)
Rudy et al. 1989	Ambulante Schmerzklinik, University of Pittsburgh, School of Medicine	150 konsekutive Patienten (Durchschnittsalter: 32,6 ± 8,3 Jahre) mit anhaltenden myoarthropathischen Schmerzen	32	22	46
Rudy et al. 1995	Ambulante MAP-Klinik, University of Pittsburgh Medical Center	150 konsekutive Patienten (Durchschnittsalter: 32,4 ± 8,4 Jahre) mit anhaltenden myoarthropathischen Schmerzen	32,8	26,2	41

MAP Myoarthropathie

Tab. 23.3 Merkmale der 3 Patientengruppen gemäß der Einteilung von Suvinen et al. (1997, 2005a)

Einfach (unkompliziert)	Vorwiegend somatische Beschwerden
	Geringe schmerzbedingte Beeinträchtigung im Alltagsleben
	Katastrophisieren, Depressivität, Ängstlichkeit, Somatisierungsneigung von allen 3 Gruppen am geringsten ausgeprägt
Intermediär (adaptiv)	Gemäßigter Distress
	Dem Schmerz angepasstes Verhalten
	Moderate schmerzbedingte Beeinträchtigung im Alltagsleben
	Ausgeprägte Copingstrategien mit guter Kontrolle über den Schmerz
	Depressivität, Ängstlichkeit und Katastrophisieren weniger stark ausgeprägt als in der komplexen Gruppe
Komplex (maladaptiv)	Stark ausgeprägter Distress
	Starke schmerzbedingte Beeinträchtigung im Alltagsleben
	Deutliche psychosoziale Belastungen (Depressivität, Ängstlichkeit)
	Dysfunktionale Copingstrategien: Katastrophisieren, Beten und Hoffen
	Ausgeprägte Neigung zur Somatisierung

tungen, die sich auf die Diagnostik und Behandlung orofazialer Schmerzen spezialisiert haben, als auch – und erst recht – für dasjenige niedergelassener Kollegen (Tab. 23.5).

Zusammenfassend deuten diese Ergebnisse darauf hin, dass

1. Patienten mit myoarthropathischen Schmerzen deutliche Unterschiede bezüglich der subjektiven Auswirkungen der Schmerzen zeigen können;
2. in auf Gesichtsschmerzen spezialisierten Einrichtungen psychosozial komplexe Patienten zwischen einem Drittel (31%; Suvinen et al. 1997) und der Hälfte (46%; Rudy et al. 1989) des Klien-

Tab. 23.4 Verteilung von Patienten in die 3 von Suvinen et al. (1997, 2005a) definierten Patientengruppen

Autoren	Ort	Patienten	Einfach (%)	Intermediär (%)	Komplex (%)
Suvinen et al. 1997	Oral Medicine Clinic, The Royal Dental Hospital of Melbourne, Australien	140 konsekutive Patientinnen (Durchschnittsalter: 39,2 ± 16,8 Jahre) mit anhaltenden myoarthropathischen Schmerzen	34	35	31
Suvinen et al. 2005a	Oral Medicine Clinic, The Royal Dental Hospital of Melbourne, Australien	41 konsekutive Patientinnen (Durchschnittsalter: 39,2 ± 16,8 Jahre) mit anhaltenden myoarthropathischen Schmerzen	22	41	37

Tab. 23.5 Verteilung von Patienten mit myoarthropathischen Schmerzen in die durch von Korff et al. (1992) definierten 4 Gruppen

Autoren	Herkunft der Patienten	Anzahl (n)	I (%)	II (%)	III (%)	IV (%)
Von Korff et al. 1992	Krankenversicherung in der Region Seattle (Washington, USA)	391	40,1	43,5	10,5	5,4
List u. Dworkin 1996[a]	MAP-Zentrum, Linköping (Schweden)	82	36	38	11	2
Türp et al. 2000	Zahn-, Mund- und Kieferklinik, Universitätsklinikum Freiburg i. Br.	94	48,5	14,3	24,3	12,9
Paak et al. 2001	Universitäts-Zahnklinik Münster	264	38,3	37,5	16,7	7,6
John et al. 2007	Zahnkliniken der Universitäten Halle und Leipzig	416	25,0	38,0	6,3	3,1

MAP Myoarthropathie
[a] In der Studie von List u. Dworkin (1996) wiesen 13% der Patienten GCS-Grad 0 auf

tels ausmachen, wobei diese Personen durch ein erhöhtes Ausmaß an ungünstigem Coping und Depressivität gekennzeichnet sind und zu weiteren somatischen Beschwerden neigen (Wilson et al. 1994);

3. Patienten unabhängig von der Lokalisation der Schmerzen aufgrund ihrer psychologischen, psychosozialen und verhaltensbezogenen Merkmale mehr gemeinsame Merkmale zeigen können als Patienten mit identischer somatischer Diagnose;
4. psychologisch-psychosozial-verhaltensbezogene Variablen wichtiger für die Chronifizierung von Schmerzen sein können als biologische Faktoren.

23.3 Therapie

Psychologische Behandlungsmaßnahmen sind wichtige Bausteine in der Therapie akuter und chronischer myoarthropathischer Schmerzen. Daher werden in den aktuellen Therapieempfehlungen des interdisziplinären Arbeitskreises Mund- und Gesichtsschmerzen Biofeedback, progressive Muskelentspannung und kognitive Verhaltenstherapie als empfehlenswerte Maßnahmen eingestuft (Hugger et al. 2007, Schindler et al. 2007). Vergleichbare Empfehlungen wurden auch von der European Academy of Craniomandibular Disorders (EACD; De Boever et al. 2008) und der American Academy of Orofacial Pain (de Leeuw 2008) gegeben.

Graduierung chronischer Schmerzen

Bitte beantworten Sie die folgenden sieben Fragen!

Frage 1:
An ungefähr wie vielen Tagen konnten Sie in den letzten sechs Monaten aufgrund Ihrer Schmerzen im Gesichtsbereich Ihren normalen Beschäftigungen (Beruf, Schule/Studium, Hausarbeit) nicht nachgehen?

______ Tage

In den folgenden Fragen 2 bis 4 geht es um die ***Stärke Ihrer Schmerzen*** *im Gesichtsbereich. Sie können die Angaben jeweils auf einer Skala von 0–10 abstufen. Der Wert 0 bedeutet, dass Sie keine Schmerzen haben/hatten, der Wert 10 bedeutet, dass die Schmerzen nicht schlimmer sein könnten. Mit den dazwischen liegenden Werten können Sie Abstufungen vornehmen.*

Frage 2:
Wie würden Sie Ihre Schmerzen im Gesichtsbereich, wie sie *in diesem Augenblick* sind, einstufen?

[0] [1] [2] [3] [4] [5] [6] [7] [8] [9] [10]

Keine Schmerzen — Stärkster vorstellbarer Schmerz

Frage 3:
Wenn Sie an die Tage denken, an denen Sie in den letzten sechs Monaten Schmerzen im Gesichtsbereich hatten, wie würden Sie Ihre *stärksten* Schmerzen einstufen?

[0] [1] [2] [3] [4] [5] [6] [7] [8] [9] [10]

Keine Schmerzen — Stärkster vorstellbarer Schmerz

Frage 4:
Wenn Sie an die Tage denken, an denen Sie in den letzten sechs Monaten Schmerzen im Gesichtsbereich hatten, wie würden Sie die *durchschnittliche Stärke* der Schmerzen einstufen?

[0] [1] [2] [3] [4] [5] [6] [7] [8] [9] [10]

Keine Schmerzen — Stärkster vorstellbarer Schmerz

Im Folgenden (Fragen 5 bis 7) geht es um die ***Beeinträchtigung von Aktivitäten*** *durch Schmerzen im Gesichtsbereich. Sie können Ihre Angaben jeweils auf einer Skala von 0–10 abstufen. Der Wert 0 bedeutet keine Beeinträchtigung, der Wert 10 bedeutet, dass Sie außerstande sind/waren, irgendetwas zu tun. Mit den dazwischen liegenden Werten können Sie Abstufungen vornehmen.*

Abb. 23.1 Fragebogen zur Graduierung chronischer Schmerzen

Frage 5:
Inwieweit haben Ihre Schmerzen im Gesichtsbereich Sie in den letzten sechs Monaten bei Ihren *alltäglichen Beschäftigungen* beeinträchtigt?

[0]	[1]	[2]	[3]	[4]	[5]	[6]	[7]	[8]	[9]	[10]
Keine Beein-trächtigung										Ich war außerstande, irgendetwas zu tun

Frage 6:
Inwieweit haben in den letzten sechs Monaten die Schmerzen im Gesichtsbereich Ihre Fähigkeit, an *Familien-oder Freizeitaktivitäten* teilzunehmen, beeinträchtigt?

[0]	[1]	[2]	[3]	[4]	[5]	[6]	[7]	[8]	[9]	[10]
Keine Beein-trächtigung										Ich war außerstande, irgendetwas zu tun

Frage 7:
Und inwieweit haben in den letzten sechs Monaten die Schmerzen im Gesichtsbereich Ihre Fähigkeit beeinträchtigt, Ihre *Arbeit/Hausarbeit* zu verrichten?

[0]	[1]	[2]	[3]	[4]	[5]	[6]	[7]	[8]	[9]	[10]
Keine Beein-trächtigung										Ich war außerstande, irgendetwas zu tun

Abb. 23.1 Fortsetzung

Ergebnisse aus randomisierten kontrollierten Studien zur Wirksamkeit psychologischer Therapien bei Patienten mit myoarthropathischen Schmerzen sind in begrenzter Zahl vorhanden. Interessanterweise wurden mit einer Ausnahme (Wahlund et al. 2003) alle Untersuchungen in den Vereinigten Staaten von Amerika durchgeführt. Die Ergebnisse werden im Folgenden vorgestellt.

Crider u. Glaros berichteten im Jahre 1999, dass in 5 von 6 randomisierten kontrollierten Studien die therapeutische Wirksamkeit (vor allem hinsichtlich Schmerzreduktion) von **EMG-Biofeedback** bei Patienten mit myoarthropathischen Schmerzen nachgewiesen wurde.

In einer nachfolgenden Arbeit untersuchten Crider et al. (2005) den Nutzen von 3 **biofeedbackbasierten Behandlungsoptionen**, bezüglich derer zum Zeitpunkt der Untersuchung jeweils 2 Artikel mit Ergebnissen aus randomisierten kontrollierten Studien vorhanden waren. Demnach ist Oberflächenelektromyografie-Biofeedback-Training in Kombination mit kognitiver Verhaltenstherapie eine wirksame Therapie, während Oberflächenelektromyografie-Biofeedback-Training der Kaumuskulatur sowie biofeedbackassistiertes Entspannungstraining »wahrscheinlich wirksam« (»probably efficacious«) sind.

Bei Kombination von psychologischen mit somatischen Maßnahmen kann im Vergleich zu einer Monotherapie im Allgemeinen mit einem größeren und nachhaltigeren Behandlungserfolg gerechnet werden. Dabei können auch Patienten, die keine oder lediglich eine geringe psychologische und psychosoziale Beeinträchtigung aufweisen, aus der Anwendung psychologischer Maßnahmen Vorteile ziehen.

Turk et al. (1993) wiesen nach, dass bei Patienten nach einer Beobachtungszeit von 6 Monaten weniger myoarthropathische Schmerzen und ein geringeres Ausmaß an depressiver Verstimmung vorhanden waren, wenn neben einer Therapie mit einer oralen Schiene

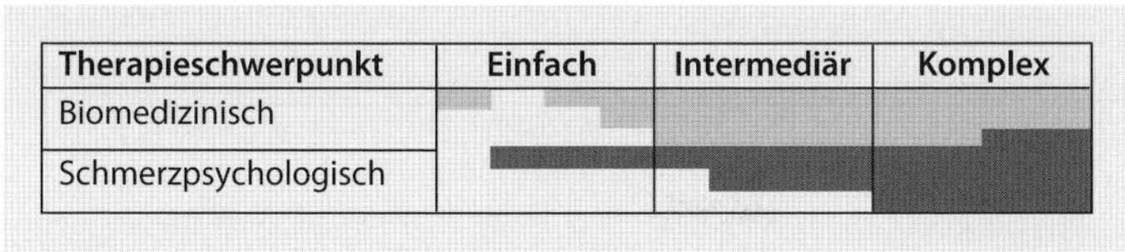

Abb. 23.2 Schematische Darstellung der Therapieschwerpunkte bei Patienten mit myoarthropathischen Schmerzen und verschieden starker Achse-II-Belastung. Bei einfachen Fällen werden in Maßen biomedizinische (*gelb*) und schmerzpsychologische Therapien (*blau*) durchführt, die bei intermediären Fällen an Intensität zunehmen. Bei komplexen Fällen stehen schmerzpsychologische Therapien gegenüber biomedizinischen im Vordergrund (im Sinne von Suvinen et al. 2005b)

gleichzeitig eine Entspannungstherapie (**Biofeedback**) durchgeführt wurde.

Dworkin et al. (2002a) zeigten, dass Patienten, die – bei regelmäßigem Kontakt mit den Behandlern (speziell ausgebildete Dentalhygienikerinnen) – neben Aufklärung und Selbstbeobachtung zusätzlich **Entspannungstraining** und **Stressmanagement** erhielten, 12 Monate nach der Behandlung unter anderem weniger Schmerzen aufwiesen sowie eine geringere schmerzbedingte Beeinträchtigung bei der Verrichtung von Alltagsaktivitäten als Patienten, die lediglich mittels Aufklärung, Physio-, Pharmako- und/oder Schienentherapie behandelt wurde.

In einer schwedischen Studie (Wahlund et al. 2003) erhielten jugendliche Patienten mit myoarthropathischen Schmerzen entweder nur eine kurze **Aufklärung** oder eine kurze Aufklärung in Kombination mit einem **Entspannungstraining** oder einer oralen Schiene. Kurzaufklärung plus Schiene ergab im Vergleich zu alleiniger Aufklärung eine signifikant größere Verringerung der Schmerzhäufigkeit und -intensität sowie des Analgetikaverbrauchs; 60% der Patienten dieser Gruppe erreichten eine klinisch signifikante (mindestens 50%ige) Schmerzverbesserung, die deutlich größer war als in den anderen beiden Gruppen.

Gatchel et al. (2006b) zeigten, dass sich bei akuten myoarthropathischen Schmerzen und hohem Risiko einer Chronifizierung eine zusätzlich zu der »üblichen Therapie« durchgeführte frühzeitige psychologische Intervention (6 wöchentliche Sitzungen mit **kognitivem Verhaltenstraining** und **Biofeedback**) auszahlt: Im Vergleich zu der Kontrollgruppe (übliche Therapie, aber keine psychologische Behandlung) wurden nach einem Jahr signifikant weniger Schmerzen, weniger emotionaler Distress (Depressivität) und verstärkte Copingfähigkeiten festgestellt, und zwar unabhängig davon, ob vorgängig eine diagnostizierte Depression vorhanden war oder nicht (Gatchel et al. 2006a). Zudem waren die kieferbezogenen Gesundheitsausgaben in der psychologischen Interventionsgruppe deutlich niedriger als in der Vergleichsgruppe (Stowell et al. 2007).

Alle »nicht-trivialen« Fälle – »zwischenmenschlich gestresst« und »dysfunktional« nach Turk u. Rudy (1988), »intermediär« und »komplex« nach der Einteilung von Suvinen et al. (1997), »dysfunktional« nach von Korff et al. (1992) – ziehen aus psychologischer Schmerztherapie besonderen Nutzen. Diese können nur im Rahmen eines multimodalen, interdisziplinären Therapieplans, der psychologische und psychosoziale Befunde berücksichtigt, erfolgreich behandelt werden (Turner et al. 2001, Suvinen et al. 2005a, Türp et al. 2007; Abb. 23.2).

Turk et al. (1996) konnten in einer Gruppe mit hoher Achse-II-Belastung – »dysfunktional« gemäß Turk u. Rudy (1988) – zeigen, dass sich der größte Therapieerfolg ergab, wenn neben **oraler Schiene** und **Biofeedback** zusätzlich **kognitive Verhaltenstherapie** angewandt wurde.

Patienten mit chronischen myoarthropathischen Schmerzen profitieren von **Biofeedback**-Behandlung, **kognitiver Verhaltenstherapie** sowie einer Kombination aus beidem: Im Vergleich zu Patienten, die eine solche Therapie nicht erhalten, wurde unmittelbar nach Behandlungsschluss von einem signifikanten Rückgang der Schmerzintensität und der schmerzassoziierten Beeinträchtigungen sowie einer signifikanten Besserung der Stimmung berichtet (Mishra et al. 2000). Insgesamt waren 12 Sitzungen à 1,5 h für die Einzeltherapien und 2 h für die Kombinationsbehandlung abgehalten worden – während der ersten 4 Wochen 2-mal wöchentlich, während der folgenden 4 Wochen 1-mal wöchentlich.

Ein Jahr später konnten im Vergleich zu einer Kontrollgruppe, bei der diese Maßnahmen nicht durchgeführt worden waren, weiterhin weniger Schmerzen und schmerzbedingte Beeinträchtigungen sowie eine verbesserte Unterkieferfunktion festgestellt werden. Die größte Besserung wurde bei einer Kombination aus Biofeedback und kognitiver Verhaltenstherapie erzielt (Gardea et al. 2001).

Dworkin et al. (2002c) stellten fest, dass eine **psychologische Schmerztherapie** (6 Sitzungen), die bei Patienten mit myoarthropathischen Schmerzen und erhöhter schmerzassoziierter psychosozialer Belastung zusätzlich zu Patientenaufklärung, Physiotherapie, medikamentöser Behandlung und Okklusionsschiene durchgeführt wurde, bei Behandlungsende eine vermehrte Schmerzreduktion und eine verstärkte Fähigkeit der Schmerzkontrolle zur Folge hatte. Ein Jahr nach der Behandlung war jedoch kein statistisch signifikanter Unterschied mehr vorhanden.

Eine zusätzlich zu konservativer Schmerztherapie angewandte **verhaltenstherapeutische Intervention** mit 4 über einen Zeitraum von 8 Wochen verteilten Stunden (Turner et al. 2005) führte bei Patienten mit GCS-Grad II, III oder IV (von Korff et al. 1992) im Vergleich zu alleiniger konservativer Schmerztherapie (Aufklärung; Aufmerksamkeitskontrolle: Einnehmen einer entspannten Unterkieferlage; Hitze- und/oder Kälteapplikation; evtl. Medikamente, physiotherapeutische Heimübungen, Schienen) zu einer deutlicheren Verbesserung hinsichtlich Katastrophisieren, Coping und Schmerzkontrolle. Klinisch relevante Unterschiede zwischen den Gruppen (Schmerz, schmerzbedingte Einschränkung von Alltagsaktivitäten, Depressivität, Unterkieferfunktion) waren auch nach einem Jahr noch nachweisbar (Turner et al. 2007).

Es liegen gute Hinweise dafür vor, dass kognitive Verhaltenstherapie mithelfen kann, das Selbstvertrauen von Patienten mit myoarthropathischen Schmerzen und erhöhter schmerzassoziierter psychologischer und psychosozialer Belastung derart zu stärken, dass sie verbesserte Fähigkeiten entwickeln, Kontrolle über ihren Schmerz auszuüben (Selbstwirksamkeit, »*self-efficacy*«; Brister et al. 2006).

23.4 Fazit

Psychosoziale Faktoren sollten frühzeitig in die Diagnostik und Therapie einbezogen werden. Für einen Teil der Patienten mit hoher psychischer Belastung ist eine psychologische Mitbehandlung notwendig; sie verbessert das Behandlungsergebnis entscheidend. Auch für die Mehrzahl der Patienten, die ausschließlich vom Zahnarzt behandelt werden, sind beruhigende Aufklärung, Angstreduktion und die Vermittlung von Möglichkeiten, eigenständigen Einfluss auf die Beschwerden zu nehmen, dringend zu empfehlen.

Literatur

1 Aaron LA et al. (2006) Daily pain coping among patients with chronic temporomandibular disorder pain: an electronic diary study. J Orofac Pain 20: 125–137

2 Brister H et al. (2006) Self-efficacy is associated with pain, functioning, and coping in patients with chronic temporomandibular disorder pain. J Orofac Pain 20: 115–124

3 Crider AB, Glaros AG (1999) A meta-analysis of EMG biofeedback treatment of temporomandibular disorders. J Orofac Pain 13: 29–37

4 Crider AB, Glaros AG, Gevirtz RN (2005) Efficacy of biofeedback-based treatments for temporomandibular disorders. Appl Psychophysiol Biofeedback 30: 333–345

5 De Boever JA et al. (2008) Recommendations by the EACD for examination, diagnosis, and management of patients with temporomandibular disorders and orofacial pain by the general dental practitioner. J Orofac Pain 22: 268–278

6 Dworkin SF et al. (2002a) A randomized clinical trial using research diagnostic criteria for temporomandibular disorders axis II to target clinic cases for a tailored self-care TMD treatment program. J Orofac Pain 16: 48–63

7 Dworkin SF et al. (2002b) Reliability, validity, and clinical utility of the research diagnostic criteria for temporomandibular disorders axis II scales: depression, nonspecific physical symptoms, and graded chronic pain. J Orofac Pain 16: 207–220

8 Dworkin SF et al. (2002c) A randomized clinical trial of a tailored comprehensive care treatment program for temporomandibular disorders. J Orofac Pain 16: 259–276

9 Fussnegger MR (2007) Medikamentöse Begleittherapie bei Patienten mit craniomandibulären Dysfunktionen und orofazialen Schmerzen. Quintessenz 58: 481–487

10 Gardea MA, Gatchel RJ, Mishra KD (2001) Long-term efficacy of biobehavioral treatment of temporomandibular disorders. J Behav Med 24: 341–359

11 Gatchel RJ (2010) Behavioral treatment approaches to temporomandibular joint and muscle disorders. In: Manfredi M (ed) Current doncepts on temporomandibular disorders. Quintessence, London, pp 319–326

12 Gatchel RJ, Stowell AW, Buschang P (2006a) The relationships among depression, pain, and masticatory functioning in temporomandibular disorder patients. J Orofac Pain 20: 288–296

13 Gatchel RJ et al. (2006b) Efficacy of an early intervention for patients with acute temporomandibular disorder-related pain: a one-year outcome study. J Am Dent Assoc 137: 339–347

14 Henningsen P, Zipfel S, Herzog W (2009) Management of functional somatic syndromes. Lancet 369: 946–955

15 Hugger A et al. (2007) Therapie bei Arthralgie der Kiefergelenke: Empfehlungen zum klinischen Management. Schmerz 21: 116–130

16 Isong U, Gansky SA, Plesh O (2008) Temporomandibular joint and muscle disorder-type pain in U.S. adults:

the National Health Interview Survey. J Orofac Pain 22: 317–322
17 Janal MN et al. (2008) Prevalence of myofascial temporomandibular disorder in US community women. J Oral Rehabil 35: 801–809
18 John MT et al. (2007) Oral health-related quality of life in patients with temporomandibular disorders. J Orofac Pain 21: 46–54
19 Klasser GD, Greene CS (2009) Oral appliances in the management of temporomandibular disorders. Oral Surg Oral Med Oral Pathol Oral Radiol Endod 107: 212–223
20 von Korff M et al. (1992) Grading the severity of chronic pain. Pain 50: 133–149
21 de Leeuw R (ed) (2008) Orofacial pain: guidelines for assessment, diagnosis, and management, 4th ed. Quintessence, Chicago
22 List T, Dworkin SF (1996) Comparing TMD diagnoses and clinical findings at Swedish and US TMD centers using research diagnostic criteria for temporomandibular disorders. J Orofac Pain 10: 240–253
23 Look JO et al. (2010) The research diagnostic criteria for temporomandibular disorders. II: Reliability of axis I diagnoses and selected clinical measures. J Orofac Pain 24: 25–34
24 Magalhães Barros V et al. (2009) The impact of orofacial pain on the quality of life of patients with temporomandibular disorder. J Orofac Pain 23: 28–37
25 Medlicott MS, Harris SR (2006) A systematic review of the effectiveness of exercise, manual therapy, electrotherapy, relaxation training, and biofeedback in the management of temporomandibular disorder. Phys Ther 86: 955–973
26 Mishra KD, Gatchel RJ, Gardea MA (2000) The relative efficacy of three cognitive-behavioral treatment approaches to temporomandibular disorders. J Behav Med 23: 293–309
27 Ohrbach R et al. (2010) The research diagnostic criteria for temporomandibular disorders. IV: Evaluation of psychometric properties of the axis II measures. J Orofac Pain 24: 48–62
28 Ommerborn M et al. (2010) A survey on German dentists regarding the management of craniomandibular disorders. Clin Oral Investig 14: 137–144
29 Overlach F (2008) Sprache des Schmerzes – Sprechen über Schmerzen. Eine grammatisch-semantische und gesprächsanalytische Untersuchung von Schmerzausdrücken im Deutschen. De Gruyter, Berlin
30 Paak S et al. (2001) Schmerzbezogene psychosoziale Aspekte bei Patienten der Myoarthropathie-Sprechstunde. Dtsch Zahnärztl Z 56: 317–312
31 Palla S (2006) A need to redefine chronic pain? J Orofac Pain 20: 265–266
32 Reißmann DR et al. (2008) Psychosocial profiles of diagnostic subgroups of temporomandibular disorder patients. Eur J Oral Sci 116: 237–244
33 Rudy TE et al. (1989) An empirical taxometric alternative to traditional classification of temporomandibular disorders. Pain 36: 311–320
34 Rudy TE et al. (1995) Differential treatment responses of TMD patients as a function of psychological characteristics. Pain 61: 103–112
35 Schindler HJ et al. (2007) Therapie bei Schmerzen der Kaumuskulatur: Empfehlungen zum klinischen Management. Schmerz 21: 102–115
36 Steenks M, de Wijer A (2009) Validity of the research diagnostic criteria for temporomandibular disorders axis I in clinical and research settings. J Orofac Pain 23: 9–16
37 Stowell AW, Gatchel RJ, Wildenstein L (2007) Cost-effectiveness of treatments for temporomandibular disorders: biopsychosocial intervention versus treatment as usual. J Am Dent Assoc 138: 202–208
38 Suvinen TI et al. (1997) Psychophysical subtypes of temporomandibular disorders. J Orofacial Pain 11: 200–205
39 Suvinen TI et al. (2005a) Temporomandibular disorder subtypes according to self-reported physical and psychosocial variables in female patients: a re-evaluation. J Oral Rehabil 32: 166–173
40 Suvinen TI et al. (2005b) Review of aetiological concepts of temporomandibular pain disorders: towards a biopsychosocial model for integration of physical disorder factors with psychological and psychosocial illness impact factors. Eur J Pain 9: 613–633
41 Truelove E et al. (2006) The efficacy of traditional, low-cost and nonsplint therapies for temporomandibular disorder: a randomized controlled trial. J Am Dent Assoc 137: 1099–1107
42 Turk DC (2005) The potential of treatment matching for subgroups of patients with chronic pain: lumping versus splitting. Clin J Pain 21: 44–55; discussion 69–72
43 Turk DC, Rudy TE (1988) Toward an empirically derived taxonomy of chronic pain patients: integration of psychological assessment data. J Consult Clin Psychol 56: 233–238
44 Turk DC, Rudy TE (1990) The robustness of an empirically derived taxonomy of chronic pain patients. Pain 43: 27–35
45 Turk DC, Zaki HS, Rudy TE (1993) Effects of intraoral appliance and biofeedback/stress management alone and in combination in treating pain and depression in patients with temporomandibular disorders. J Prosthet Dent 70: 158–164
46 Turk DC et al. (1996) Dysfunctional patients with temporomandibular disorders: evaluating the efficacy of a tailored treatment protocol. J Consult Clin Psychol 64: 139–146
47 Turner JA et al. (2001) The roles of beliefs, catastrophizing, and coping in the functioning of patients with temporomandibular disorders. Pain 92: 41–51
48 Turner JA, Mancl L, Aaron LA (2005) Brief cognitive-behavioral therapy for temporomandibular disorder pain: effects on daily electronic outcome and process measures. Pain 117: 377–387
49 Turner JA, Holtzman S, Mancl L (2007) Mediators, moderators, and predictors of therapeutic change in cognitive-behavioral therapy for chronic pain. Pain 127: 276–286

50 Türp JC, Nilges P (2000) Diagnostik von Patienten mit chronischen orofazialen Schmerzen. Die deutsche Version des „Graded Chronic Pain Status". Quintessenz 51: 721–727

51 Türp JC et al. (2000) Einschätzung schmerzbedingter Beeinträchtigungen bei chronischen Myoarthropathien des Kausystems. Dtsch Zahnärztl Z 55: 207–212

52 Türp JC et al. (2006) Aktualisierung der Empfehlungen zur standardisierten Diagnostik und Klassifikation von Kaumuskel- und Kiefergelenkschmerzen. Schmerz 20: 481–489

53 Türp JC et al. (2007) Is there a superiority of multimodal as opposed to simple therapy in patients with temporomandibular disorders? A qualitative systematic review of the literature. Clin Oral Implants Res 18 (Suppl 3): 138–150

54 Wahlund K, List T, Larsson B (2003) Treatment of temporomandibular disorders among adolescents: a comparison between occlusal appliance, relaxation training, and brief information. Acta Odontol Scand 61: 203–211

55 Wiesinger B et al. (2007) Back pain in relation to musculoskeletal disorders in the jaw-face: a matched case-control study. Pain 131: 311–319

56 Wilson L, Dworkin SF, Whitney C, LeResche L (1994) Somatization and pain dispersion in chronic temporomandibular disorder pain. Pain 57: 55–61

Rückenschmerzen

M. Pfingsten und J. Hildebrandt

Rückenschmerzen sind keine Krankheitsentität. Der zugrunde liegende **Pathomechanismus** reicht von (seltenen) spezifischen Ursachen mit erheblichen Beschwerden bis zu (unbedenklichen) Belastungsschmerzen als Zeichen körperlicher Beanspruchung bei mangelnder Fitness. In den meisten Fällen handelt es sich um rezidivierende Schmerzzustände, die sich nicht auf einen spezifischen Krankheitsprozess zurückführen lassen (sog. nichtspezifische Rückenschmerzen). Dennoch müssen als erstes potenzielle gefährliche Verläufe durch spezifische körperliche Pathologien in der ärztlichen Untersuchung ausgeschlossen werden (»red flags«). Bei der **Chronifizierung** spielen **psychosoziale Faktoren** eine wesentliche Rolle. Bereits bei akuten Rückenschmerzen bestimmen **kognitive Prozesse** im Sinne von Krankheitsbewertungen und das dadurch bedingte Verhalten den weiteren Krankheitsverlauf. Eine frühe Aktivierung sowie eine gute Informierung der Patienten über den gutartigen Verlauf können bei akuten Rückenschmerzen chronische Entwicklungen verhindern. Bei komplizierten chronischen Rückenschmerzen helfen vor allem aufwendige, interdisziplinäre und aktive (sog. multimodale) Konzepte; Inhalte und Steuerungsprinzipien dieser Vorgehensweise leiten sich u. a. aus verhaltensmedizinischen Erkenntnissen ab.

24.1 Epidemiologie und sozialmedizinische Bedeutung

» Back pain is a common phenomenon. (Frymoyer 1991) «

Es gibt kaum ein Krankheitsbild, das in Bezug auf Prävalenz- und Inzidenzraten sowie in Bezug auf die entstehenden Kosten eine derart ansteigende Tendenz aufweist wie muskuloskeletale Beschwerden und insbesondere Rückenschmerzen.

Die aktuellen **Prävalenzzahlen** sind in nahezu allen industrialisierten Ländern vergleichbar: Sie umfassen eine Lebenszeitprävalenz von bis zu 85%, eine Punktprävalenz zwischen 30 und 40% und eine Inzidenz von ca. 2%. Eine gute Datenbasis existiert insbesondere in den skandinavischen Ländern, England und den USA. Im großen europäischen Schmerz-Survey von Breivik et al. (2006) stellte die LWS-Region mit 18% der Nennungen die zahlenmäßig häufigste Lokalisationen dar. In einer 2007 publizierten Studie konnte die Arbeitsgruppe um Thomas Kohlmann aus Greifswald in einer großen bevölkerungsbezogenen Studie mit Ergebnissen von fast 10.000 zufällig ausgewählten Bürgern nachweisen, dass die Punktprävalenz von Rückenschmerzen ca. 35% beträgt (Schmidt et al. 2007). 84% der Betroffenen hatten eher leichte bis mittlere Schmerzen, während 16% unter stark beeinträchtigenden Beschwerden litten. Ein wichtiger Unterschied im Vorkommen von Rückenschmerzen zeigte sich in Abhängigkeit zum Bildungsniveau: Die Prävalenzrate betrug bei niedrigem Bildungsniveau (≤9 Schuljahre) 47%, bei mittlerem (10–11 Jahre) 26% und bei höherem (>12 Jahre) 27%. Das Bildungsniveau ist demnach ein wichtiger Risikoindikator für Kreuzschmerzen.

Die **epidemiologische Entwicklung von Rückenschmerzen** unterscheidet sich dabei insofern, als Erkrankungen des muskuloskeletalen Systems im Gegensatz zu anderen Erkrankungen – deren Auftretenshäufigkeit in den letzten Jahren mindestens stagniert, wenn nicht nachgelassen hat – nahezu in allen industrialisierten Ländern einen stetig aufwärts gerichteten Trend hinsichtlich des Vorkommens sowie insbesondere der damit verbundenen Folgen zeigen. Dies betrifft besonders den Verlust an Arbeitstagen, die Anzahl der dadurch bedingten Krankenhaustage, die Zahl der Rehabilitationsmaßnahmen und Frühberentungen.

Seit der bereits erwähnten Studie aus Greifswald ist auch deutlich mehr über die **Gesundheitskosten** bekannt, die durch Rückenschmerzen verursacht werden: Die extrapolierten Gesamtkosten betragen demnach fast 50 Mrd. € pro Jahr, was 2,2% des Bruttoinlandsproduktes ausmacht. Nach Krauth wurden durch die direkten und indirekten Kosten für Rückenschmerzen ca. 9% aller gesundheitsbezogenen Ausgaben verursacht (Krauth et al. 2004).

Es hat also den Anschein, als würden Rückenschmerzen immer häufiger auftreten und dadurch immer höhere Kosten verursacht. Im Gegensatz zu den epidemiologisch nachgewiesenen Trends wird vom schottischen Orthopäden und international renommierten Rückenschmerzexperten Gordon Waddell aber bezweifelt, dass es in den letzten Jahrzehnten eine Veränderung im Vorkommen von Rückenschmerzen gegeben hat:

» Human being have had back pain all through history, and it is no more common or severe than it has always been. (Waddell 1998) «

Allerdings sei im Vergleich zu anderen chronischen Krankheiten die **Zahl der rückenschmerzbedingten Krankheitstage** in den letzten 30 Jahren mindestens um den Faktor 10 angestiegen. Daher ist offensichtlich zu trennen zwischen einer (nicht vorhandenen) Epidemie von Rückenschmerzen und einer (zunehmenden) Epidemie von subjektiver Beeinträchtigung durch Rückenschmerzen (▶ Abschn. 24.4.2).

24.2 Krankheitsverlauf

» Pain is not the problem but chronicity. (Nachemson 1998) «

Bisher war vielfach die Auffassung zu finden, dass Rückenschmerzen insbesondere im mittleren – produktiven – Lebensalter von 35–55 Jahren auftreten und danach wieder rückläufig sind. Nach neueren **Bevölkerungssurveys** muss diese Annahme jedoch infrage gestellt werden. Der Beginn von Rückenbeschwerden liegt vielmehr zumeist im jüngeren Lebensalter, wobei nach den Ergebnissen einer großen Zwillingsstudie aus Dänemark (n=30.000) bereits 20-Jährige in 50% der Fälle über mindestens *eine* abgelaufene Rückenschmerzattacke berichten (Lebœuf-Yde u. Ohm 1998). Wenn sich **Inzidenz- und Prävalenzraten von Rückenschmerzen** immer mehr ins jüngere Lebensalter »verschieben«, können sie nicht mehr vorrangig als generelle Alterserscheinung interpretiert werden.

Die Beobachtung, dass der Schwerpunkt im mittleren Alter (35–55 Jahre) liegt, ist möglicherweise insofern ein Artefakt für das Auftreten von Rückenschmerzen, als in dieser Altersspanne die *Folgen* der Erkrankung besonders ins Gewicht fallen (z. B. Arbeitsunfähigkeit), sodass bei den entsprechenden Untersuchungen nicht das Auftreten von Rückenschmerzen festgestellt wurde, sondern die dadurch bedingte Beeinträchtigung.

Eine weitere, offensichtlich irrige Annahme besteht darin, dass den hohen Prävalenzraten ein zumeist unproblematischer Verlauf gegenüberstehe. Bis vor Kurzem galt es als allgemein akzeptiert und als ein rückenschmerzspezifisches Merkmal, dass Patienten mit akuten Rückenschmerzen sich generell in einer überschaubaren Zeitperiode wieder erholen und nur eine kleine Minderheit ein **chronisches Geschehen** entwickelt. Diese immer noch akzeptierte Annahme begründet sich u. a. auf die prospektive Kohortenstudie von Coste et al. (1994), die gezeigt hatte, dass sich 90% der Betroffenen mit nicht spezifischen, akuten Rückenschmerzen nach 2 Wochen vollständig erholt hatten. Nur bei 2 der 103 Untersuchten entwickelte sich ein chronischer Krankheitsverlauf.

Mehrere Längsschnittuntersuchungen der letzten beiden Jahre zeigen, dass Patienten mit Rückenschmerzen im Durchschnitt auch nach 6–12 Monaten noch anhaltende und behandlungsbedürftige Beschwerden haben (Linton 1998).

Der Verlauf von Rückenschmerzen ist – im Widerspruch zu Ergebnissen aus früheren Jahren – oftmals nicht unproblematisch: Von 170 Patienten mit Rückenschmerzen, die eine Allgemeinpraxis aufsuchten und die nach einem Jahr noch einmal befragt wurden, gaben nur 25% eine vollständige Remission an. Obwohl nur 8% der Patienten auch nach 3 Monaten die Praxis weiterhin aufsuchten (was die genannte Hypothese weiter bestätigen würde), hatten noch etwa 90% zu diesem Zeitpunkt anhaltende Schmerzen und Beeinträchtigungen (Croft et al. 1998).

Dieses Ergebnis steht damit in deutlichem Widerspruch zu der bisher gültigen Annahme, Rückenschmerzen würden im 1. Monat in mehr als 90% remittieren. Offensichtlich stehen Arztbesuch und Rückenschmerzen nicht unmittelbar in Zusammenhang, und die übliche Vorgehensweise, epidesmiologische Daten anhand von Querschnittsuntersuchungen an Krankenkassendaten zu gewinnen, muss als ungeeignete epidemiologische Methode bewertet werden.

Diese Zahlen werden auch von Raspe u. Kohlmann (1998) für die Situation in Deutschland bestätigt: Wer am Anfang eines (beliebigen) Jahres Rückenschmerzen hat, wird sie im Laufe des folgenden Jahres kaum verlieren. Außerdem haben diejenigen 64%, die eingangs keine Rückenschmerzen hatten, eine annähernd 60%ige »Chance«, im Laufe des Folgejahres Rückenschmerzen zu entwickeln. In neuen epidemiologischen Studien kommt klar zum Ausdruck, dass Personen mit früheren Rückenschmerzen ein 5-fach erhöhtes Risiko haben, später erneut an einer Rückenschmerzepisode zu erkranken (Hestbaek et al. 2003).

In der **»chronischen Phase«** entstehen die höchsten Kosten:

- In den 1980er Jahren hatte eine interdisziplinäre Arbeitsgruppe in den USA (Task Force on Spinal Disorders) festgestellt, dass von nur ca. 10% der Patienten mit Rückenschmerzen nahezu 80% der durch das Krankheitsbild »Rückenschmerz« entstehenden Gesamtkosten verursacht werden (Quebec Task Force on Spinal Disorders 1987).

- In einer Befragung von 2.305 Einwohnern in Schweden konnten Linton et al. (1998) zeigen, dass von nur 6% der Betroffenen mit Rückenschmerzen 41% aller Behandlungsmaßnahmen (1.764) verursacht wurden.
- Williams et al. (1998) konnten anhand der Analyse von Krankenversicherungsdaten von 520 Arbeitern feststellten, dass ca. 20% der Betroffenen mehr als 60% der Gesamtbehandlungskosten verursachten. Es zeigte sich auch, dass durch diagnostische Methoden mit 25% des Gesamtanteils die größten Kosten verursacht wurden.
- In der bereits zitierten Greifswalder Studie konnte gezeigt werden, dass die Patientengruppe mit den leichten bis mittleren Schmerzen (84% aller Betroffenen) 35% der Gesamtkosten und die kleine Gruppe mit starken Schmerzen bzw. hoher Beeinträchtigung (16% der Betroffenen) dagegen 62% der Gesamtkosten verursachten. Interessant war das zusätzliche Ergebnis, dass insbesondere Männer mit einem geringen Ausbildungslevel die höchsten Kosten ausmachen (Schmidt et al. 2007). Dieser Zusammenhang wurde bereits in einer Metaanalyse aus dem Jahr 2001 bestätigt (Dionne et al. 2001).

Rückenschmerzen treten häufig auf, verursachen hohe Krankheitskosten und neigen zur Chronifizierung. Das Problem wird dadurch erheblich erschwert, dass es sich bei Rückenschmerzen nicht um eine abgrenzbare Krankheitsentität handelt, sondern um eine Ansammlung von Symptomen, die durch unterschiedliche Mechanismen hervorgerufen werden können. Im Folgenden erwähnen wir zunächst **somatische Bedingungen** und im Anschluss daran **psychosoziale Faktoren**, denen eine Bedeutung bei der Entstehung und Aufrechterhaltung von Rückenschmerzen zugeschrieben wird.

24.3 Somatische Bedingungen

Das **differenzialdiagnostische Spektrum** umfasst eine große Zahl von Krankheitszuständen. Neben sehr seltenen infektiösen (z. B. Diszitis) und seltenen entzündlichen rheumatischen Erkrankungen (z. B. Morbus Bechterew, Reitersyndrom) können anhaltende Rückenschmerzen in ca. 0,7% als Symptom oder als in den Bereich der Wirbelsäule projizierte Schmerzen auch durch neoplastische Prozesse sowie eine Reihe von gynäkologischen, urologischen und internistischen Erkrankungen (z. B. Endometriose, Nephrolithiasis, Pankreaskarzinom) hervorgerufen werden. Alle diese spezifischen Erkrankungen sind jedoch in Bezug auf das hohe Vorkommen des Symptoms »Rückenschmerz« insgesamt gesehen in weniger als 1% der Fälle als pathologische Grundlage anzusehen (Hildebrandt 2004).

24.3.1 Nichtspezifische Rückenschmerzen

Die überwiegende Mehrzahl aller Rückenschmerzen (ca. 85%) muss derzeit als sog. nichtspezifischer Rückenschmerz angesehen werden. Nichtspezifität bedeutet, dass bei diesen Fällen **kein oder nur ein für die Schmerzsymptomatik irrelevanter pathologischer körperlicher Befund** identifiziert werden kann.

> **Selbst bei im MRT nachgewiesenen degenerativen Veränderungen der Wirbelsäule, wie z. B. Bandscheibenvorfällen und Stenosen, zeigen mehr und mehr Publikationen, dass diese Veränderungen auch bei Menschen ohne jegliche Rücken- oder Beinschmerzen zu finden sind (Deyo 1995).**

Ein Problem besteht in der Einschätzung der **Relevanz körperlicher Befunde** für das Leiden der Patienten. Es ist bei fortgeschrittenem Krankheitsprozess offensichtlich schwierig, zwischen einer schmerzverursachenden Pathologie einerseits und normalen, altersbedingten Veränderungen andererseits zu unterscheiden.

Degenerative Veränderungen an der Wirbelsäule treten im Laufe des Lebens bei nahezu allen Menschen auf und nehmen mit dem Alter zu, wobei sie normalerweise im 3. und 4. Jahrzehnt beginnen. Tatsächlich korrelieren degenerative Veränderungen der Wirbelsäule mit dem Lebensalter, nicht aber mit Symptomen wie Schmerzen (Boos et al. 1995). Rückenschmerzen treten am häufigsten in der Altersspanne um 40 Jahre herum auf, danach sinkt die Inzidenz stetig ab. Im Gegensatz dazu zeigen degenerative Prozesse im Altersverlauf einen ständigen Zuwachs.

> » Disc degeneration is as normal as grey hair.
> (Roland et al. 1996) «

Daher ist ein klarer kausaler Zusammenhang zwischen Rückenschmerzen und degenerativen Prozessen eher unwahrscheinlich.

Die **Entstehung** (im Sinne eines körperlichen pathologischen Prozesses) und die **Aufrechterhaltung der Schmerzsymptomatik** können bei Rückenschmerzen 2 unterschiedliche Aspekte sein. Neben der Frage »Was hat die Schmerzen ausgelöst?« ist auch die Frage zu stellen »Was führte zur Chronifizierung der Schmerzen?« Der letzte Aspekt kann vom ersten weitgehend unabhängig sein. Hier scheinen insbesondere psychosoziale Faktoren und speziell das Krankheitsverhalten der Betroffenen eine große Rolle zu spielen (Pfingsten u. Müller 2004).

Gleichwohl ist es sinnvoll, eine **grobe Einteilung der Beschwerdebilder** vorzunehmen. Man unterscheidet dabei die beiden Hauptgruppen

- radikuläre Schmerzen (die Nervenwurzeln betreffend) und
- nichtradikuläre Beschwerden (andere Strukturen betreffend),

wobei die Unterscheidung der unterschiedlichen Ursachen im Einzelfall aufgrund der Ähnlichkeit klinischer Symptome häufig schwierig ist.

24.3.2 Radikuläre Schmerzen

Durch **Bandscheibenvorfälle** verursachte Rückenschmerzen sind in der Laienätiologie am besten bekannt, obwohl sie zahlenmäßig im Hintergrund stehen. Bei dieser Erkrankung kommt es in erster Linie zu einer mechanischen Kompression bzw. Dehnung der Nervenwurzel durch protrahiertes Bandscheibenmaterial. Die Wurzelkompression geht mit einer lokalen Entzündung und Schwellung der betroffenen Wurzel einher. Manchmal stehen die Entzündungsphänomene im Vordergrund, womit auch physikalisch kleinere Bandscheibenvorfälle erhebliche Schmerzen verursachen können – andererseits können auch größere Bandscheibenvorfälle asymptomatisch bleiben.

Die Beschwerden sind in der Regel einfach zu diagnostizieren, wenn neurologische Zeichen – d. h. Sensibilitätsstörungen, Reflexabschwächungen und evtl. motorische Ausfälle – darauf hinweisen.

Kriterien eines bandscheibenbedingten radikulären Schmerzes

- Schmerzen im Bein (einschließlich Gesäß) stärker als Rückenschmerzen
- Sensibilitätsstörungen in einem typischen Dermatom
- Parese der entsprechenden Kennmuskulatur
- Lasègue-Zeichen <50% des normalen anderen Beines
- 2 von 4 möglichen Zeichen positiv
- Bestätigung durch Computertomografie, Kernspintomografie oder Myelografie

Abgesehen von Bandscheibenvorfällen können radikuläre Schmerzen auch durch **knöcherne Irritationen** bzw. eine **Engpasssituation (Stenose)** im Verlauf des Spinalnervs verursacht werden. Die betroffenen Patienten haben eine typische Beschwerdesymptomatik, die sog. **neurogene Claudicatio**. Sie können nur 50 m oder allenfalls wenige 100 m gehen und müssen dann wegen zunehmender Schmerzen oder Schwäche in den Beinen stehen bleiben, sich vornüberbeugen, hinsetzen oder hinhocken. Nach wenigen Minuten verschwinden die Beschwerden. Typischerweise haben Patienten mit spinaler Stenose wenig Beschwerden, wenn sie Fahrrad fahren. Die neurologischen Symptome sind flüchtig und nicht so manifest wie bei Bandscheibenvorfällen.

Neben Bandscheibenvorfällen und knöchernen Stenosen kann auch eine **Spondylolisthese** (Wirbelgleiten, angeboren oder erworben) zu radikulären Beschwerden führen. Dies ist z. B. der Fall, wenn eine Nervenwurzel über eine entstandene Knochenstufe führt und bei Bewegung gedehnt wird. Viele Spondylolisthesen sind jedoch asymptomatisch.

Diagnostisch verwirrender werden die klinischen Bilder durch die **Kombination verschiedener Störungen.** Es lassen sich z. B. eine zentrale Bandscheibenprotrusion und eine laterale Stenose finden oder eine laterale Bandscheibenprotrusion und eine laterale Stenose, die beide für sich allein keine Beschwerden hervorrufen würden, aber in Kombination doch zu radikulären Schmerzen führen.

24.3.3 Nichtradikuläre Schmerzen

Nichtradikuläre Schmerzen sind dumpf, tief sitzend, schlecht lokalisierbar und können nach proximal oder weit distal ausstrahlen, ohne dass ein eindeutiger pathologischer Befund zu erheben ist.

> **Die nichtradikulär bedingten Beschwerden sind wesentlich häufiger als radikulär bedingte Schmerzen.**

Sie können von **vorderen Anteilen der Wirbelsäule** (Bandscheiben) oder **hinteren Strukturen** (Gelenken, Muskeln, Bändern) ausgehen. Die genauen Ursachen dieser Schmerzen sind wesentlich schwieriger zu diagnostizieren.

Die **Bandscheiben** sind, zumindest in ihrem äußeren Bereich (Anulus fibrosus), nerval versorgt, wobei insbesondere der hintere Bereich viele Schmerzrezeptoren aufweist. Diese Strukturen können durch Degeneration gereizt werden und Schmerzen auslösen (sog. **diskogene Schmerzen**). Provozierbar sind diese

Schmerzen durch eine sog. Diskometrie, bei der vor einer diskografischen (radiologischen) Darstellung mit Kontrastmittel physiologische Kochsalzlösung mit Druck in die Bandscheibe injiziert wird. Dieses diagnostische Verfahren wird jedoch als unsicher angesehen.

Nichtradikuläre Schmerzen können auch im Rahmen einer **segmentalen Instabilität** auftreten, besonders im Laufe des Tages mit zunehmender Belastung (v. a. nach längerem Sitzen und Stehen). Sie bessern sich deutlich im Liegen. Die Diagnose ist jedoch schwierig zu stellen und wird kontrovers diskutiert.

Die hinten liegenden **Zwischenwirbelgelenke** sind häufig in den degenerativen Prozess einbezogen. Möglicherweise kommt es im Gefolge der Bandscheibendegeneration mit Funktionsstörungen im Bewegungssegment zu einer zunehmenden Irritation und zum Teil zur Degeneration dieser Gelenke. Die Beschwerden werden in der Regel im Bereich des Rückens, des Gesäßes und der Hinterseite der Oberschenkel empfunden, manchmal auch in der Leiste und seltener im Unterschenkel und Fuß. Es bestehen morgens nach dem Aufstehen Anlaufschwierigkeiten (»steifes Kreuz«), die sich im Laufe des Tages bessern. Die Schmerzen verstärken sich bei Lagewechsel und wenn längere Zeit eine eintönige Haltung eingenommen wird sowie bei der Reklination und nach dem Wiederaufrichten aus nach vorn gebückter Haltung. Vermutlich sind sie für die nächtlichen Schmerzen beim Umdrehen verantwortlich. In vielen Fällen ist anamnestisch und durch die körperliche Untersuchung eine Abgrenzung dieser Schmerzursache von diskogenen oder muskulären Beschwerden nicht möglich.

Funktionelle Störungen der Iliosakralgelenke (ISG) treten häufig auf. Störungen im Bereich dieser Gelenke gehen mit lokalisiertem Schmerz im Bereich der unteren Wirbelsäule sowie einer Ausstrahlung in die untere Extremität (Gesäß, dorsolateraler Oberschenkel, Wade, laterale Ferse) einher und können akut auftreten (bei Bewegungen, die eine Rumpfbeugung mit gleichzeitiger Rotation und Beckenkippung beinhalten, oder bei einem Sturz sowie während der Schwangerschaft) oder sich langsam einstellen (oft begleitend bei Bandscheibenerkrankungen bzw. nach Bandscheibenoperationen).

Schmerzen muskulärer Genese im Bereich der Wirbelsäule und des Beckens sind häufig sekundärer Natur, können jedoch ganz im Vordergrund der Beschwerden stehen. Die **Verursachungsmechanismen** sind unterschiedlich, zum Teil in ihrer Wirkung additiv:

- Durch eine ständige Überlastung der Wirbelsäule entstehen **Koordinationsstörungen und Fehlinnervationen der Muskulatur,** die wiederum degenerative Veränderungen in allen Bereichen des Bewegungssegments beschleunigen können.
- Eine **segmentale Störung im Bereich der Wirbelsäule** (z. B. Blockierung bzw. Fehlstellung der Gelenke oder Degeneration einer Bandscheibe) hat neben unmittelbarer Reizung der Nozizeptoren (und damit Auslösung von lokalen oder ausstrahlenden Schmerzen) eine reflektorische Muskelverspannung (sog. spondylogenes Reflexsyndrom) mit Hartspann der autochthonen, heterotonen und peripheren Muskulatur zur Folge. Diese reflektorisch bedingte Muskelspannung führt über spezielle physiologische Prozesse zu einer erneuten Nozizeption.
- Lumbalsyndrome sind durch Bewegungs- und Trainingsmangel, durch zum Teil iatrogen verstärkte Inaktivität sowie durch ausgeprägte Schonhaltungen oftmals von einer **muskulären Insuffizienz** begleitet, wobei die Situation in der Regel durch eine Verkürzung der tonischen Muskulatur und Abschwächung der phasischen Muskulatur gekennzeichnet ist.
- Auch **psychische Spannungen** können sich auf die Muskulatur übertragen, da das γ-System (dessen Ausgangsort die Muskelspindeln sind) einer supraspinalen Kontrolle (besonders der Formatio reticularis) untersteht. In Nackenmuskulatur und Erector trunci sind besonders viele Muskelspindeln enthalten. Insofern ist es verständlich, dass sich psychische Spannungen häufig in diesem Bereich in Form von Hartspann und Schulter-, Nacken-, Kopf- bzw. Kreuzschmerzen manifestieren.

24.3.4 Postoperativ fortbestehende Beschwerden

> **Eine operative Behandlung (im Wesentlichen Bandscheibenoperationen) führt bei eindeutig radikulären Beschwerden in den meisten Fällen zum Erfolg, während nichtradikuläre »mechanische« Beschwerden postoperativ in der Mehrzahl persistieren.**

In den Ausführungen der europäischen Leitlinienkommission zur Behandlung von Rückenschmerzen (Airaksinen et al. 2006) ist dargestellt, dass die Komplikationsrate nach operativen Eingriffen an der Wirbelsäule (abhängig von der durchgeführten Technik) im Mittel bei 17–18% liegt. Die hohe Komplikationsrate hat dazu geführt, dass sich dafür eine eigene (diagnostische) Bezeichnung etabliert hat: das »failed back surgery syndrome« (in Deutschland übliche Bezeichnung: Postdiskotomiesyndrom). Einer der wesentlichen Gründe für diese Entwicklung wird in einer **unzureichenden Patientenselektion** gesehen: Diese betrifft sowohl den Fehler, dass Patienten mit nichtspezifischen Rückenschmerzen z. B. aufgrund überbewerteter radiologischer Befunde operiert werden, als insbesondere auch das Nichtbeachten psychosozialer Risikofaktoren, von denen bekannt ist, dass sie für die Entwicklung eines chronischen Schmerzsyndroms relevant sind (▶ Abschn. 24.4).

Abschließend sei ausdrücklich darauf hingewiesen, dass die aufgeführten degenerativen und funktionellen Veränderungen im Bereich der Wirbelsäule an der Entstehung von Schmerzen beteiligt sein *können*, jedoch nicht notwendigerweise zu Schmerzen führen *müssen*. Zwar sind bei den meisten Patienten mehr oder weniger deutlich ausgeprägte **somatische Befunde** bzw. degenerative Veränderungen im Bereich der Wirbelsäule festzustellen, aber sowohl die häufig auftretenden begleitenden Funktionsstörungen (z. B. Blockierungen der ISG, Irritation der Beckenbänder oder muskuläre Verspannungen) als auch die radiologisch fast immer nachweisbaren funktionellen oder in vielen Fällen sichtbaren morphologischen Veränderungen (z. B. Arthrosen der Zwischenwirbelgelenke, Bandscheibenvorfälle, knöcherne Stenosen oder epidurale Verwachsungen) können die Beschwerden der Patienten nicht immer vollständig erklären.

In einer integrativen Sichtweise schließt weder das Vorliegen einer diagnostizierbaren Organschädigung die Beteiligung psychosozialer Faktoren am Schmerzgeschehen aus, noch ist – umgekehrt – beim Fehlen einer objektivierbaren organischen Grundlage automatisch auf eine Psychogenese zu schließen. Diese muss im Einzelfall jeweils positiv verifiziert werden.

24.3.5 Somatische Diagnostik

Die **Objektivierbarkeit der Ursachen von Rückenschmerzen** ist nach wie vor ein großes Problem. Sie wird erheblich erschwert durch die Komplexität der spinalen Innervation und der biomechanischen Funktionszusammenhänge im Bereich der Lendenwirbelsäule. Hinweise auf eine ernsthafte Erkrankung ergeben sich v. a. aus der Anamnese und der klinischen Untersuchung, bei positiven Zeichen erfolgen ggf. weitere diagnostische Absicherungen (vgl. Müller u. Strube 2004). Zur Identifikation von ernsten Erkrankungen als Ursache der Rückenschmerzen ist es erforderlich, **spezifische Warnsignale** genau zu beachten (sog. rote Flaggen oder »red flags«: Tumor in der Vorgeschichte, unklares Fieber, Gewichtsverlust, bakterielle Infektion, Schmerzverstärkung im Liegen, Blasenentleerungsstörung, fortschreitende neurologische Ausfälle etc.). Darüber hinaus sind Schmerz verursachende dynamische Veränderungen in bildgebenden Verfahren nur mangelhaft darstellbar und körperliche Funktionsdefizite schwer zu objektivieren. Die in **bildgebenden Verfahren** gefundenen Veränderungen müssen nicht notwendigerweise mit den Schmerzen in Verbindung stehen – eine Ausnahme bilden eindeutig radikulär bedingte Beschwerden.

Schmerz als subjektives Wahrnehmungsphänomen ist durch radiologische Verfahren nicht nachweisbar.

Boos et al. (1995) konnten in einer aufwendigen Studie zeigen, dass auch bei 85% *schmerzfreien* Kontrollpersonen in der Kernspintomografie **relevante Befunde** nachzuweisen waren. Dies spricht zwar für eine hohe Sensitivität dieser Verfahren (hohe Leistungsfähigkeit in der Entdeckung der Abweichung), aber auch für die sehr geringe Spezifität (d. h. geringe Leistungsfähigkeit in der Entdeckung des Gesunden). Klinisch sinnvolle diagnostische Verfahren zeichnen sich sowohl durch eine hohe Sensitivität als auch eine hohe Spezifität aus. Interessant war in der Studie von Boos, dass die Rate der falsch positiven Zuordnungen durch die Hinzunahme psychologischer Parameter (Arbeitszufriedenheit) von 24 auf 11%, gesenkt werden konnte.

Es besteht durch immer weiter verbesserte radiologische Verfahren die Gefahr, dass es zu einer Überbewertung irrelevanter Befunde kommt. Aufwendige diagnostische Verfahren haben den weiteren Nachteil, dass sie die somatische Fixierung der Patienten weiter verstärken können.

Insgesamt gesehen wird die **Bedeutung der bildgebender Diagnostik** (Röntgenuntersuchung, Computertomografie, Kernspintomografie) bei Rückenschmerzen im Allgemeinen überschätzt. Ca. 1/3 symptomloser Menschen haben ab dem mittleren Alter substanzielle Bandscheibenvorfälle oder -protusionen. Eine Kernspin- oder Computertomografie ist nur bei Verdacht auf spezifische Schädigungen sinnvoll, wobei diese vor allem bereits durch die klinische

Untersuchung zum Ausdruck kommen. International wird nach klinischem Ausschluss von Risikofaktoren in den meisten Leitlinien davon abgeraten, in den ersten 4 Wochen bildgebende Untersuchungen durchzuführen.

Die wenigen aussagekräftigen **Laborparameter** haben eher einen ausschließenden Charakter.

Bei der diagnostischen Zuordnung haben anamnestische Angaben den höchsten Unterscheidungswert, gefolgt vom klinischen Befund.

Bei den diagnostischen Verfahren unterscheidet man **strukturelle Tests** zur Identifikation einer anatomischen Läsion (in den meisten Fällen radiologische Verfahren) von den **funktionellen Tests**, die dem Nachweis einer Störung der motorischen, sensorischen oder nozizeptiven Funktion dienen (z. B. neurologische oder funktionelle Untersuchung).

Der Einklang zwischen berichteten Schmerzen, mechanischer Läsion und den Untersuchungsverfahren ist eine wichtige Forderung für die adäquate Bewertung diagnostischer Ergebnisse und den weiteren Entscheidungsprozess (◘ Abb. 24.1).

Der beim Auftreten von Rückenschmerzen oftmals nicht mögliche Nachweis eines relevanten körperlichen Schadens ist ein Hinweis darauf, dass das ursprüngliche medizinische Pathologiemodell, das als Ursache für eine körperliche Störung nahezu immer eine körperliche Pathologie impliziert, für Rückenschmerzen (wie für andere Schmerzstörungen) offensichtlich nur wenig Gültigkeit besitzt.

» The problem is we cannot assess back pain, we can only assess the person with back pain.
(Waddell 1998) «

Hier ist allerdings einschränkend anzuführen, dass in den letzten Jahren aufgrund neuer Untersuchungsmöglichkeiten auch andere, bisher nicht berücksichtigte somatische Prozesse identifiziert wurden, die an der Entstehung und Aufrechterhaltung von Schmerzen am muskuloskeletalen System beteiligt sein können. Dies betrifft vorrangig **Funktionen bzw. Dysfunktionen muskulärer Strukturen**, z. B. in der Reaktion auf plötzliche Belastungen, sowie **koordinative Fähigkeiten**. Es ist dabei noch unklar, ob diese einen anlagebedingten Risikofaktor darstellen oder z. B. vorrangig aus der Immobilisierung resultieren.

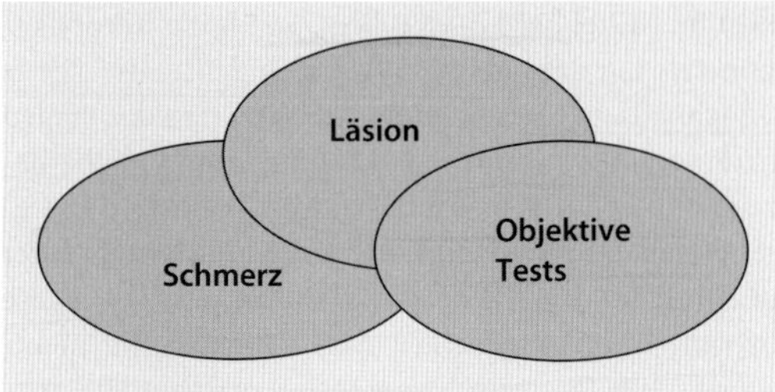

◘ **Abb. 24.1** Schmerzen, anatomische Läsion und objektive Tests

24.4 Psychosoziale Einflussfaktoren im Prozess der Chronifizierung

Die **Beteiligung psychologischer Faktoren bei Schmerzerkrankungen** ist unbestritten (▶ Kap. 7, ▶ Kap. 8, ▶ Kap. 9, ▶ Kap. 10). Gerade bei **chronischen Erkrankungen** treten im Verlauf der Krankheitsgeschichte die ursprünglich krankheitsauslösenden Faktoren in den Hintergrund und der Umgang mit der Erkrankung (Krankheitsbewältigung) bestimmt den weiteren Verlauf. Aus verhaltensmedizinischer Sicht wird das traditionelle Pathologiemodell abgelöst von einem sog. **Folgenmodell**, wobei die aus dem Symptom »Schmerz« resultierenden **Konsequenzen auf verschiedenen Ebenen** für die Aufrechterhaltung der chronischen Symptomatik – im Sinne eines Circulus vitiosus – beurteilt werden (◘ Abb. 24.2).

Es ist schließlich von einem **eigenständigen Krankheitsbild** auszugehen, das geprägt ist durch Auswirkungen auf der körperlichen Ebene (z. B. körperliche Dekonditionierung), psychische Beeinträchtigungen (Angst, Depressivität), Veränderungen im Verhalten (Schon- und Vermeidungsverhalten, »Schmerzmanagement«-Aktivitäten), inadäquate Krankheitsbewältigung sowie soziale Auswirkungen (Arbeitsplatzverlust, soziale Isolation; Pfingsten 1999).

Es ist davon auszugehen, dass mit fortschreitender Chronifizierung von (Rücken-)Schmerzen auch die Bedeutung psychologischer Mechanismen für die Aufrechterhaltung der Schmerzen zunimmt.

Der **Einfluss psychischer Prozesse** – wie z. B. Aufmerksamkeit, Lernen, kognitive Bewertung, emotionale Aktivierung etc. – auf das Schmerzgeschehen ist äußerst komplex. Es ist zu differenzieren zwischen den Mechanismen, die Rückenschmerzen auslösen können, und solchen, die für seine Aufrechterhaltung verantwortlich sind. Bei der Ersterkrankung wirken wahrscheinlich eher exogene Faktoren auslösend, z. B.

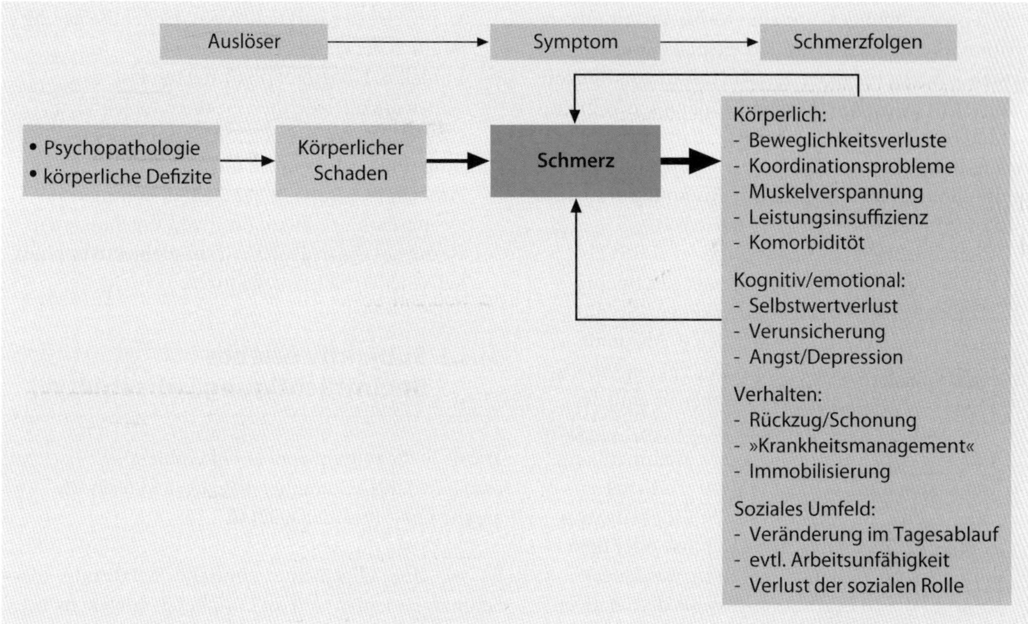

Abb. 24.2 Folgenmodell

die körperliche Belastung am Arbeitsplatz, während psychosoziale Variablen (im engeren Sinne die Krankheitsverarbeitung) bei Rezidiven und der Chronifizierung in den Vordergrund treten. Die gefundenen Zusammenhänge gehen eine komplizierte, vermutlich interindividuell unterschiedliche Interaktion ein.

Abgesehen von individuellen Faktoren und interaktiven Prozessen sind aber auch *generell* wirksame Chronifizierungsmechanismen zu identifizieren.

Im Folgenden werden **3 Aspekte** aufgegriffen, denen insbesondere bei Rückenschmerzen eine besondere Bedeutung zukommt:

- Arbeitsplatzbedingungen
- Beeinträchtigungserleben
- Angst-/Vermeidungseinstellungen

24.4.1 Arbeitsplatzbedingungen

» Disability status does not arise in the workplace. (Fordyce 1995) «

Aus (naiv) biomechanischer Sicht besteht zunächst ein plausibler kausaler Zusammenhang zwischen Arbeitsplatzbedingungen und dem Auftreten von Rückenschmerzen. Für mehrere **Bedingungen des Arbeitsplatzes bzw. Arbeitsbewegungen** konnte dies auch nachgewiesen werden. Insgesamt sind die Ergebnisse aber sehr heterogen (vgl. Schneider 2004).

Selbst wenn nachgewiesen ist, dass Menschen mit größerer mechanischer Arbeitsbelastung mehr Rückenschmerzen haben, so muss dies nicht notwendigerweise allein auf die physikalischen Belastungen im Sinne einer biomechanischen Einwirkung auf den Körper zurückzuführen sein, sondern kann als Ursache durch andere – nicht physikalische – Unterschiede der Arbeitsorganisation, der Arbeitszufriedenheit oder der individuellen kompensatorischen Möglichkeiten erklärt werden.

Andere Publikationen, wie z. B. die sehr ausführliche Metaanalyse von Bigos et al. (1998), lassen erhebliche Zweifel an einem direkten Zusammenhang zwischen **objektiver Arbeitsbelastung** und dem **Auftreten von Rückenschmerzen** aufkommen.

Gäbe es einen solchen eindeutigen Zusammenhang, dann hätte aufgrund der Erleichterung in Bezug auf mechanisch belastende Arbeitsplatzbedingungen der negative Trend ansteigender Prävalenzen von Rückenschmerzen in den Industrienationen in den letzten Jahrzehnten gebremst werden müssen. Dies war aber nicht der Fall: Bereits 1987 haben Bigos und Battie für die USA resümierend festgestellt, dass die nachhaltigen Bemühungen um eine Verbesserung der ergonomischen Situation am Arbeitsplatz zwar enorme Kosten verursacht haben, das **Auftreten von Rückenschmerzen** jedoch nicht haben eindämmen können.

Interessant sind in diesem Zusammenhang Ergebnisse aus Längsschnittuntersuchungen zum **Zusammenhang von beruflichen Risikofaktoren und Rückenschmerzen**:

- In der sog. Boeing-Studie (Bigos et al. 1991) wurden über 3.000 Arbeitnehmer der Boeing-Werke in Seattle in einer prospektiven Studie (4-Jahres-Zeitraum) hinsichtlich prädisponierender Faktoren untersucht. Der Faktor Arbeitsunzufriedenheit erwies sich dabei als eine der wichtigsten Prädiktorvariablen für das Auftreten von Rückenschmerzen. Dieser Zusammenhang war unabhängig von den objektiven Kriterien des Arbeitsplatzes (Schwere der Tätigkeit, Stressoren), der medizinischen Diagnose oder dem körperlichen Zustand (z. B. Kraft/Ausdauer). Obwohl dieses Ergebnis angesichts der relativen Schwäche der Vorhersage *aller* Parameter in der Bewertung leicht überschätzt wurde, wird das Ergebnis gestützt von anderen Untersuchungen (s. u.).
- In einer prospektiv angelegten Studie von Lindström et al. (1994) an 103 Arbeitern der Volvo-Werke stand keine der objektiv erfassten Arbeitsbedingungen (Arbeitshaltungen, -bewegungen) mit der Dauer der später eintretenden Arbeitsunfähigkeit in statistischem Zusammenhang. Es bestand keine Korrelation zwischen der Annahme der befragten Mitarbeiter, schwere Arbeitstätigkeiten zu verrichten, und dem tatsächlich festgestellten Vorkommen oder der Dauer genau dieser Tätigkeiten bzw. Bewegungen. Mehr als 60% der Arbeiter waren aber fest davon überzeugt, dass ihre Beschwerden von der schweren Arbeitstätigkeit herrührten (v. a. durch Heben, einseitige Körperhaltungen und Tragen). Insofern bestand ein Zusammenhang zwischen dem Auftreten von Rückenschmerzen und dem subjektiven Erleben der Betroffenen, dass sie körperlich schwer arbeiten, nicht aber zwischen Rückenschmerzen und tatsächlich schwerer Arbeitstätigkeit.
- In einer großen Studie zur Belastung und Beanspruchung von Pflegekräften einer Hamburger Klinik haben Morlock et al. (1998) festgestellt, dass sich die subjektiven Angaben über das Vorkommen schwerer körperlicher Tätigkeit um den Faktor 10 von den tatsächlich vorkommenden schweren Tätigkeiten unterschied. Das Gefühl der Betroffenen, belastet zu sein, hat die objektive Sichtweise der wirklichen physischen Belastung deutlich verschleiert.
- Lindell u. Hansson (1990) stellten fest, dass Arbeitsunzufriedenheit zu einer subjektiven Überschätzung der objektiven Arbeitsbelastung führt. Studien, die nur eine Befragung zur Arbeitsplatzsituation beinhalten, kommen so zwangsläufig zu falsch positiven Ergebnissen in Bezug auf die negative Wirkung objektiver physikalischer Arbeitsplatzfaktoren.

24.4.2 Subjektiv erlebte Beeinträchtigung (»disability«)

» One of the roots of our current problem with back pain is (...) this assumption that pain and disability are the same. (Waddell 1998) «

Es ist eine allgemeine klinische Erfahrung, dass Schmerzpatienten mit offensichtlich gleichem oder ähnlichem körperlichen Befund (z. B. nach vergleichbaren Operationen) in unterschiedlicher Weise über **postoperative Schmerzen** berichten und sich im **Analgetikaverbrauch** (als einem möglichen Indikator der Schmerzintensität) und dem Schmerzverhalten drastisch unterscheiden können. Man differenziert in diesem Zusammenhang die folgenden **Parameter:**

- Schmerzerleben (z. B. operationalisiert über subjektive Schmerzintensität, Schmerzdauer, Häufigkeit und Höhe der Medikamenteneinnahme)
- objektiv messbare körperliche Einschränkungen (»physical impairment«, z. B. Ausmaß der Wirbelsäulenbeweglichkeit, abgelaufene Operationen oder pathologische, anatomische oder physiologische Abnormitäten, die strukturell oder funktionell sein können)
- subjektiv erlebte Beeinträchtigungen bei Tätigkeiten des Alltagslebens (»disability«)

Der **Begriff »disability«** ist eng verbunden mit der Autorengruppe um Gordon Waddell. Die Autoren konnten zeigen, dass alle 3 genannten Parameter relativ eigenständige Ebenen des Krankheitsgeschehens sein können, die mit zunehmender Chronifizierung voneinander unabhängig werden. Schließlich stehen sie kaum noch miteinander in Verbindung, sodass bei stark chronifizierten Patienten blande Untersuchungsbefunde auf der einen Seite einer hohen subjektiven Schmerzintensität und einer ausgeprägten Unfähigkeit zur Verrichtung alltäglicher Aktivitäten auf der anderen Seite gegenüberstehen (Waddell et al. 1992).

Inzwischen konnte durch Untersuchungen mehrerer Arbeitsgruppen gezeigt werden, dass das Ausmaß der »disability« offensichtlich mehr von psychischen als von körperlichen Faktoren beeinflusst wird (z. B. Dillmann et al. 1994).

»Disability« ist als subjektives Erleben/Bewerten aufzufassen und beeinflusst u. a. auch das **Schmerzverhalten** – in diesem Sinne sind z. B. auch Arbeitsunfähigkeit oder die Inanspruchnahme des Gesundheitssystems (Verhaltens-)Parameter der »disability«. Wie sehr sich jemand beeinträchtigt fühlt und sich entsprechend verhält, hängt nicht allein von der objektiven Schwere der Erkrankung ab, sondern zusätzlich vom Grad der erlebten Kompensationsmöglichkeiten, von der subjektiven Verfügbarkeit von Hilfsmitteln und dem Umfang, in dem die Patienten gelernt haben, Einschränkungen der Beweglichkeit durch veränderte Bewegungsabläufe auszugleichen.

Der Übergang zwischen Schmerz einerseits und dem Umgang mit der Erkrankung andererseits scheint in entscheidender Weise davon abzuhängen, was ein Betroffener denkt – z. B. über die Ursache seiner Beschwerden, wie sie beeinflusst werden können, welches Verhalten ihn/sie vor weiterer Schädigung bewahrt.

24.4.3 Kognitive Überzeugungen (»fear-avoidance beliefs«)

Subjektive Patientenbewertungen sind für die Prognose der Krankheitsentwicklung wahrscheinlich von großer Bedeutung (Vlaeyen et al. 1995, Pfingsten et al. 2001a). Diese Einschätzungen sind im Wesentlichen nicht von der körperlichen Pathologie abhängig, sondern werden vermutlich eher durch Vorstellungen und Glaube der Patienten über die Art der Erkrankung, ihre potenziellen Auswirkungen und ihre Behandelbarkeit sowie die psychische Beeinträchtigung und das Krankheitsverhalten beeinflusst.

Viele Patienten mit Rückenschmerzen sind davon überzeugt, dass Aktivität, Belastung und Bewegung dem Rücken schaden und dadurch Schmerz verursacht oder verstärkt wird. Daraus entwickelt sich eine kognitiv vermittelte (gelernte) Assoziation zwischen Schmerz einerseits und körperlicher Aktivität andererseits (ein sog. **respondenter Lernvorgang** im Sinne des klassischen Konditionierens). Als Konsequenz auf diese Schmerzüberzeugung reagieren die Patienten typischerweise mit einer (angstmotivierten) Vermeidung von Bewegung und Belastung (eine im lernpsychologischen Sinn **»operante« Verstärkung**).

Angst vor Schmerz lässt eine hohe Motivation zur generellen Vermeidung potenziell schmerzhafter Aktivitäten entstehen und führt schließlich zu einer ausgeprägten Immobilisierung (◘ Abb. 24.3, mod. nach Pfingsten et al. 2001a).

Die **Befürchtung/Vorstellung** eines sich (möglicherweise) verstärkenden Schmerzes behindert die Ausübung von körperlicher Aktivität schließlich mehr als die körperlichen Beeinträchtigungen selbst. Dieses **(Vermeidungs-)Verhalten** ist ausgesprochen löschungsresistent, da die betreffende Person aufgrund der (Bewegungs-)Vermeidung nicht mehr die Erfahrung machen kann, dass zwischen Reiz (Bewegung) und Schmerz keine notwendige Verbindung besteht. Vermeidung von Bewegung führt langfristig zu einer fortschreitenden Deaktivierung mit körperlicher Dekonditionierung, Fehlhaltung, Koordinationsstörungen sowie erheblichen Schwächen wichtiger Muskelgruppen im Bereich des Rumpfes (sog. Disuse-Syndrom; Bortz 1984). Abgesehen von den Auswirkungen auf der körperlichen Ebene kommt es auch zu psychosozialen Konsequenzen (◘ Abb. 24.2) und damit im Sinne eines Circulus vitiosus zu einer Verfestigung der Krankenrolle und des Vermeidungsverhaltens.

In mehreren empirischen Studien wurde inzwischen nachgewiesen, dass sich das Vermeidungsverhalten besonders bei denjenigen Patienten ausbildet, bei denen **kognitive Überzeugungen** zum Zusammenhang zwischen Rückenschmerzen einerseits und Bewegung/Belastung andererseits stark ausgeprägt sind (z. B. Crombez et al. 1999, Pfingsten et al. 2001a). Derartige Überzeugungen werden nach Waddell et al. (1993) als **»fear-avoidance beliefs«** bezeichnet. Diese sind offensichtlich nicht allein ein Merkmal des fortgeschrittenen Chronifizierungsprozesses, sondern werden bereits bei akutem Rückenschmerz verhaltensrelevant und bestimmen in der Folge den weiteren Krankheitsverlauf (Pincus et al. 2006, Leeuw et al. 2007).

24.4.4 Iatrogene und sonstige Faktoren

Eine »Schuldzuschreibung« für Chronifizierungsfaktoren darf jedoch nicht am Patienten allein verhaftet bleiben. Auch das aktuelle medizinische Versorgungssystem unterstützt die Laientheorie des Patienten und konserviert ein Modell der »lokalen Pathologie« (Ra-

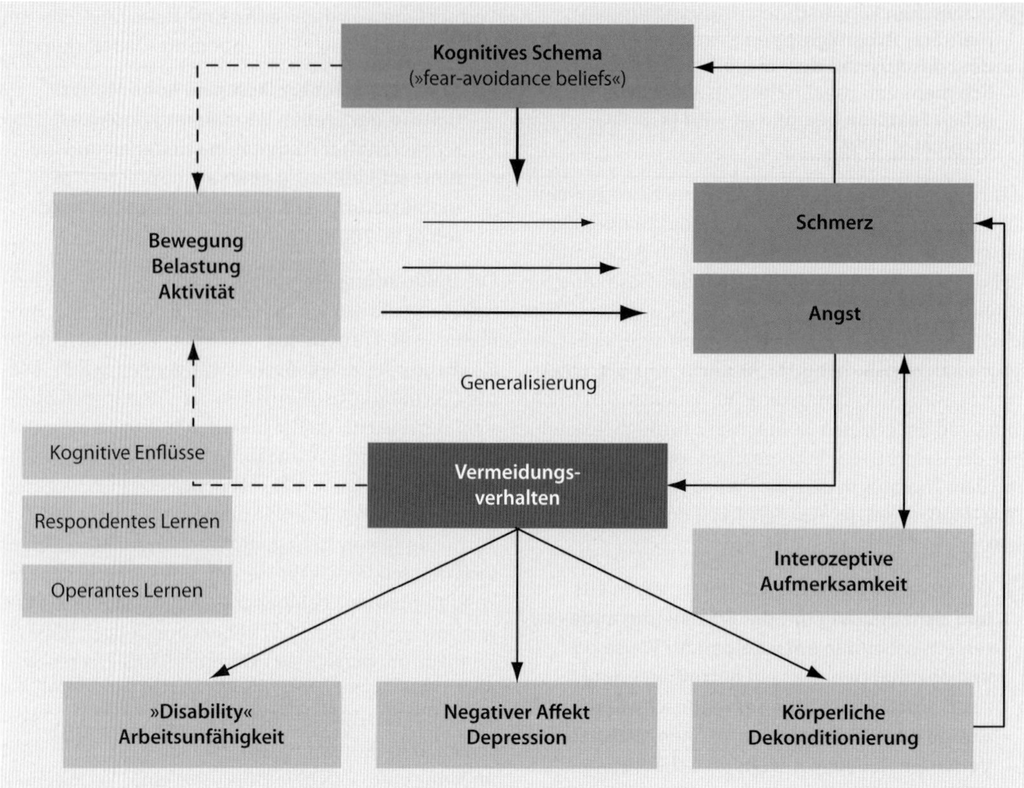

Abb. 24.3 Kognitiv-behaviorales Chronifizierungsmodell

spe 1994), das Heilung nahezu ausschließlich durch passive Maßnahmen und Krankschreibung verspricht.

Es ist des Weiteren unumstritten, dass das **sozial- und gesundheitspolitische System** ebenfalls Auswirkungen auf die Häufigkeit von Rückenschmerzen und seine Therapieresistenz haben. Hier sind insbesondere die lokalen Bedingungen des Arbeitsmarktes sowie die jeweiligen sozialpolitischen Regelungen für den Krankheitsfall zu nennen. Patienten mit niedriger Schulbildung und schlechter beruflicher Qualifikation haben generell eine geringere Wahrscheinlichkeit, in das Berufsleben reintegriert zu werden (► Abschn. 24.1). Dies liegt u. a. daran, dass körperlich gering belastende Tätigkeiten bzw. Teilzeitbeschäftigungen auf dem Arbeitsmarkt selten angeboten werden, womit bereits beeinträchtigten (rückengeschädigten) Patienten der Zugang zum Arbeitsmarkt erschwert wird.

Bereits Keel et al. (1996) haben auf **Summationseffekte** verschiedener Risikofaktoren hingewiesen. In einer Studie über die Behandlungseffektivität eines multidimensionalen Programms in der Schweiz erwiesen sich Fremdarbeiter (Italiener und Jugoslawen) als die Patientengruppe mit den schlechtesten Ergebnissen. Spezifische kulturelle Faktoren sieht Keel als weniger bedeutsam an, sondern vielmehr eine **Akkumulation negativer Faktoren** innerhalb dieses Patientenklientels (körperliche Schwerstarbeit, geringes Ausbildungsniveau und geringe Arbeitszufriedenheit), die letztlich in einer individuellen Gemengelage für diesen Effekt verantwortlich zeichnet.

Für die meisten Patienten ist es darüber hinaus für Umschulungen zu spät. Eine durch hohes Alter, niedriges Bildungsniveau oder Rückenvorschädigung bedingte **geringe »Arbeitsplatzzugänglichkeit«** ist daher vermutlich für einen erheblichen Prozentanteil der »Chronizität« verantwortlich. Da dem Begriff »Arbeitslosigkeit« eine weitaus negativere Bedeutung zukommt als dem Begriff »Krankheit« und das Sozialsystem im Krankheitsfall größere Sicherungen bietet als im Fall der Arbeitslosigkeit, sind Präferierungen zur notwendigen Sicherung der Versorgung verständlich.

Weitere Hindernisse sind durch **Mängel in der Versorgung** bedingt: Neben der zu späten Überweisungspraxis niedergelassener Ärzte, durch die der

Chronifizierungsprozess vorangetrieben wird, ist hier insbesondere die Abgrenzung und Verantwortlichkeitsdiffusion der verschiedenen Leistungsträger (Krankenkassen, Rentenversicherungsträger, Berufsgenossenschaften) zu bemängeln, die dazu führt, dass wertvolle (Behandlungs-)Zeit durch die Klärung der Zuständigkeit (Kostenübernahme der Behandlung) verloren geht.

24.5 Therapie

24.5.1 Inadäquate Versorgungssituation/Defizite traditioneller Behandlungskonzepte

» Prolonged bed rest is the most effective method known to producing a severe disuse syndrome. (Waddell 1998a) «

Die **Versorgungssituation für Patienten mit Rückenschmerzen** ist in Deutschland immer noch unbefriedigend. Dies liegt nicht an einem Mangel an medizinischen Behandlungsmaßnahmen, insbesondere nicht an Kapazitäten effektiver konservativer und operativer Therapie bei spezifischen Erkrankungen, sondern am *generellen* Umgang mit Rückenproblemen, insbesondere von solchen nichtspezifischer Natur.

Eine zufriedenstellende Lösung wird vermutlich erst dann erreicht werden, wenn verbindliche Behandlungsleitlinien, wie sie für den europäischen Bereich seit 2006 bestehen (Airaksinen et al. 2006) auch in Deutschland umgesetzt werden; derzeit gibt es vergleichbare Leitlinien von der Deutschen Gesellschaft für Allgemein- und Familienmedizin (DEGAM 2003) sowie der Arzneimittelkommission der deutschen Ärzteschaft (AkdÄ 2007), aktuell ist eine Nationale Versorgungsleitlinie Rückenschmerz in einer interdisziplinär zusammengesetzten Arbeitsgruppe unter Schirmherrschaft der Ärztlichen Zentralstelle für Qualitätssicherung (ÄZQ) und der Kassenärztlichen Bundesvereinigung (KBV) erarbeitet worden und kann in der Konsultationsfassung im Internet eingesehen werden.

In der Regel wird den Patienten durch die Ärzte weder die Harmlosigkeit ihrer Beschwerden deutlich gemacht noch zu Selbsthilfestrategien oder zur Beibehaltung der körperlichen Aktivität geraten.

Oftmals wird **nichtspezifischen strukturellen Veränderungen** in bildgebenden Verfahren zu große Bedeutung zugemessen und dies den Patienten vermittelt (die das üblicherweise als Bedrohung auffassen). Frühes und wiederholtes Röntgen, häufige Injektionen und Chirotherapie, Verordnung passiver physikalischer Maßnahmen, Anweisungen zur Schonung und Belastungsvermeidung sowie lang anhaltende medikamentöse Behandlung verstärken das Krankheitsgefühl und fördern die Aktivitätsintoleranz. Gleiches gilt für Krankschreibung über längere Zeiten (Kendrick et al. 2001).

Frühe Aktivität und schnelle Rückkehr in die Normalität haben deutlich bessere Effekte hinsichtlich Schmerzstärke, Arbeitsunfähigkeitstagen, Kosten und Vermeidung von Chronifizierung als eine (übliche) medizinische Therapie. Selbst akute radikuläre, bandscheibenbedingte Symptome mit Wurzelkompression und neurologischen Ausfällen werden nicht rascher rückläufig, wenn die Patienten Bettruhe einhalten. Die Einbeziehung der Patienten in die Behandlung ist wesentlich für das Management von Rückenschmerzen. Eine anschauliche Aufklärung über die Erkrankung, die gute Prognose und die Behandlungsmöglichkeiten soll dazu führen, dass die Betroffenen möglichst aktiv bleiben. Schwerpunkt der ärztlichen Aufklärung ist die Tatsache, dass körperliche Bewegung keine Schäden verursacht, sondern eine Linderung der Beschwerden fördert.

Entsprechende Behandlungsempfehlungen setzen sich in Deutschland erst langsam durch bzw. müssen sich im traditionellen ärztlichen Versorgungssystem gegen etliche Widerstände erst noch bewähren.

Im deutschsprachigen Raum hat kürzlich eine Expertengruppe der deutschen Gesellschaft zum Studium des Schmerzes die Bedeutung einer möglichst frühzeitigen Aktivierung in ihren **Empfehlungen zur Prävention der Chronifizierung des Rückenschmerzes** hervorgehoben:

- Bei akuten Rückenschmerzepisoden soll auf eine frühzeitige und ausreichende medikamentöse Therapie mit zeitkontingenter Verabreichung der Medikation geachtet werden.
- Die Zeit der Bettruhe soll auf 1–2 Tage begrenzt werden. Bereits in dieser Zeit soll der Patient Informationen darüber bekommen, wie Alltagsbewegungen (beim Aufstehen aus dem Bett, beim Sitzen, beim Gehen) wirbelsäulengerecht durchgeführt werden.

Tab. 24.1 Normbehandlungstag im tagesklinischen Behandlungsprogramm der Schmerzklinik Göttingen für Patienten mit Rückenschmerzen

Uhrzeit	Dauer (h)	Behandlung
8.00–9.00	1	Ausdauer, Sport, Spiele
9:00–9:15	0,25	Pause/Wegezeit
9.15–11.00	1,75	Muskelfunktionstraining, Kraft-/Ausdauer- und Koordinationstraining
11.00–11:30	0,5	Pause
11.30–12.30	1	Gruppenpsychotherapie (auch Edukation)
12.30–13.00	0,5	Entspannungstraining
13.00–14.00	1	Mittagspause
14.00–15.00	1	»Work-hardening«, Training von Alltagsbewegungen
15.00–15.30	0,5	Entspannung, Körperwahrnehmung
Ab 14:00 (bis 16:00)	Nach Bedarf und begleitend	Einzeltherapeutische Leistungen (Arzt, Psychologe, Physiotherapeut)

- Sobald der Zustand des Patienten es erlaubt, soll (ggf. unter zeitkontigenter Schmerzmedikation) ein Aktivierungs- und Mobilisierungsprogramm erfolgen.

Im präventiven Kontext werden verstärkt sog. **Rückenschulprogramme** eingesetzt, deren Hauptanliegen die Unterrichtung der Patienten in wirbelsäulengerechten Haltungen und Bewegungsabläufen ist. Zu berücksichtigen hierbei ist allerdings eine recht große Heterogenität hinsichtlich der inhaltlichen Qualität, der Organisationsformen und der Intensität dieser Programme (Lühmann et al. 1999). Ein immer noch wichtiger Kritikpunkt an der grundsätzlichen Konzeption von Rückenschulen ist die **Fokussierung auf Bewegungsvermeidung statt auf Bewegungstraining.** Bei Anwendung rückenentlastender (biomechanisch grundsätzlich sinnvoller) Regeln muss nicht nur auf eine dauerhafte Integration rückengerechten Verhaltens in den normalen Alltag geachtet werden, sondern auch auf **Vermeidung unnötiger Schonung** infolge pauschalisierter Informationen.

Für moderne Behandlungskonzepte (▶ Abschn. 24.5.2, ▶ Abschn. 24.5.3) fehlen derzeitig in Deutschland noch berufspolitische und gesetzgeberische Voraussetzungen. Erst langsam finden im kurativen wie im rehabilitativen Bereich sog. **multimodale konzeptgesteuerte Behandlungsprogramme,** deren hohe Effektivität in vielen internationalen Studien nachgewiesen wurden, weitere Verbreitung. Ihre Durchführung ist allerdings an hohe Anforderungen bzw. struktur- und prozessqualitative Voraussetzungen gebunden (▶ Abschn. 24.5.2).

24.5.2 Multimodale Therapie chronifizierter Rückenschmerzen

Bereits vor mehr als 20 Jahren hatte der schwedische Orthopäde Alf Nachemson die Therapieprinzipien für die Behandlung des Rückenschmerzes mit den Schlagworten **»education«, »exercise«, and »encouragement«** zusammengefasst. Diese Ideen wurden ca. 1985 vom Orthopäden Tom Mayer und dem Psychologen Robert Gatchel aufgenommen (beide aus Dallas, Texas), die gemeinsam eine neue Therapieform etablierten, welche explizit sport- und verhaltenstherapeutische Aspekte in den Vordergrund stellte (The Sports Medicine Approach; Mayer u. Gatchel 1988).

Ausgangspunkt des neuen Konzeptes war ein **Defizitmodell der Chronifizierung**, wie es oben im Zusammenhang mit dem Folgenmodell bzw. dem Disuse-Syndrom dargestellt ist. Eine der wesentlichen Prämissen dieses Konzepts ist die Verlagerung des Behandlungsschwerpunkts von der symptomatischen Schmerzbehandlung zur Behandlung gestörter körperlicher, psychischer und sozialer Funktion (daher die Bezeichnung Functional Restoration).

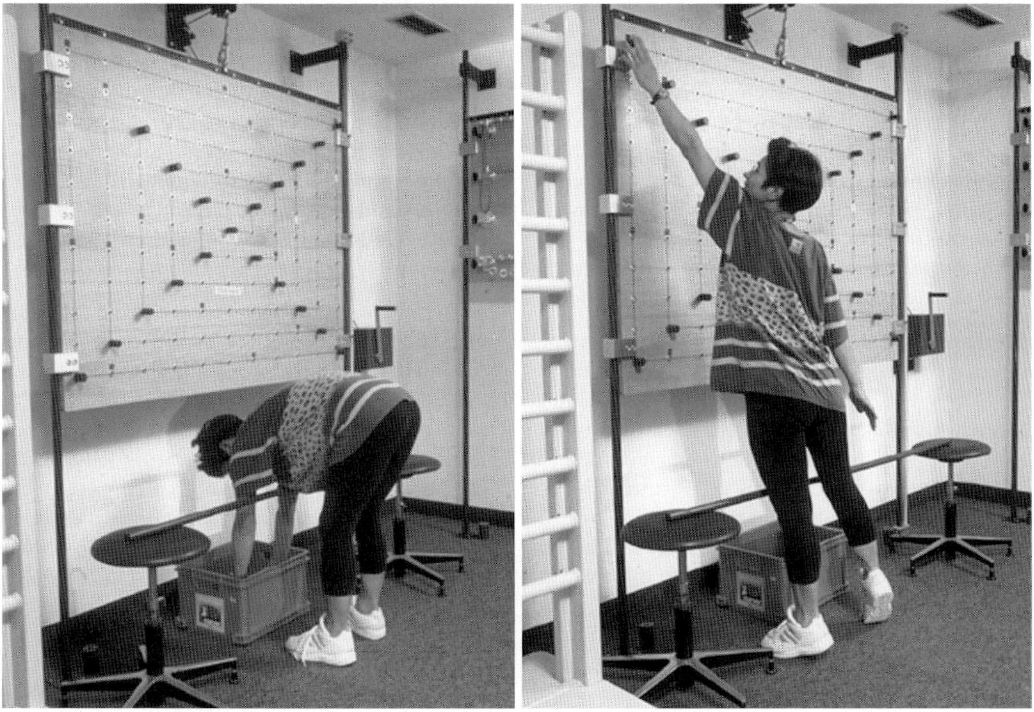

■ **Abb. 24.4** »Work-hardening« als Bestandteil eines multimodalen Programms

> **Der Functional-Restoration-Ansatz zeichnet sich durch eine klare körperlich aktivierende Orientierung unter verhaltenstherapeutischen Prinzipien aus. Das Vorgehen ist konzentriert auf die Verringerung der (subjektiv erlebten) Behinderung mittels einer Veränderung situativer Rahmenbedingungen und kognitiver Prozesse. Primäres Ziel ist eine schnelle Reintegration in den Arbeitsprozess.**

In die Behandlung sind sporttherapeutische, ergotherapeutische, physiotherapeutische und psychotherapeutische Interventionen in einem **standardisierten Gesamtkonzept** integriert (■ Tab. 24.1).

Im **körperlichen Bereich** gehören hierzu in der Regel eine Steigerung der allgemeinen Fitness, die Verbesserung der kardiovaskulären und pulmonalen Kapazität, die Verbesserung der Koordination und Körperwahrnehmung sowie die Verbesserung der Eigenkontrolle hinsichtlich der individuellen Belastungskapazität. Die **psychotherapeutischen Interventionen** dienen der Veränderung der emotionalen Beeinträchtigung (antidepressive Therapie), des auf Ruhe und Schonung ausgerichteten Krankheitsverhaltens sowie der kognitiv repräsentierten Einstellungen bzw. Befürchtungen in Bezug auf Aktivität und Arbeitsfähigkeit.

Neben diesen körperlichen und psychologischen Behandlungsteilen gehört zum multiprofessionellen Vorgehen auch das individuelle Training von Arbeitsbelastungen im sog. **»work-hardening«** (■ Abb. 24.4). Es soll damit eine Anpassung der individuell gegebenen Leistungsfähigkeit an das jeweilige berufliche Anforderungsprofil erreicht werden (sog. *Verhaltensprävention*). Wenn möglich, wird auch versucht, die beruflichen Umgebungsvariablen zu verändern (Umsetzung am Arbeitsplatz, technische Hilfsmittel etc. = sog. *Verhältnisprävention*). Letztere ist nicht auf die Ausschaltung körperlicher Belastungsfaktoren durch ergonomische Arbeitsplatzgestaltung beschränkt, sondern bezieht sich letztlich auch auf psychosoziale Belastungsfaktoren am Arbeitsplatz (Pfingsten et al. 2001b).

Ein derartiges Behandlungskonzept unterscheidet sich stark von der bisherigen Vorgehensweise. Es sind dabei nicht so sehr die einzelnen Bausteine, sondern vielmehr das multiprofessionelle Vorgehen unter einem übergeordneten integrativen Konzept der funktionalen Wiederherstellung auf verschiedenen Ebenen, das diese Behandlungsform auszeichnet. Auch die vorwiegend körperlichen Behandlungsteile folgen dabei einer (kognitiv-) verhaltenstherapeutischen Ratio.

Derartige **multimodale Behandlungsprogramme** sollten nach Möglichkeit **ambulant bzw. im tagesklinischen Setting durchgeführt** werden. Einmal abgesehen von ökonomischen Gründen ist eine ambulante Behandlung der stationären auch deshalb vorzuziehen, weil der Einbezug des Partners bzw. des gesamten sozialen Umfelds im ambulanten Setting zumindest mittelbar besser gelingt. Der Patient hat auf diese Weise jeden Tag die Möglichkeit, gelernte Verhaltensweisen im Alltag bzw. seinem sozialen Umfeld zu erproben. Dadurch sind ein schnellerer Transfer und eine leichtere Generalisierung der Therapieeffekte möglich. Die gleichzeitige interdisziplinäre Intervention ermöglicht es, dem Patienten die Interdependenz der beteiligten biopsychosozialen Faktoren aufzuzeigen, ihre Wechselwirkung zu verstehen und die Notwendigkeit einzelner therapeutischer Maßnahmen für den Gesamteffekt zu erkennen (manualisierte Beschreibung in Hildebrandt et al. 2003).

24.5.3 Effektivität der Functional-Restoration-Behandlung

Dieses Konzept hat das Vorgehen bei der Behandlung von Rückenschmerzen in den letzten Jahren auf internationaler Ebene dominiert. Die Programme erwiesen sich im nationalen wie im internationalen Schrifttum hinsichtlich der Outcomeparameter (z. B. Schmerzintensität, Behinderung, Depressivität, Lebensqualität, Coping) und hinsichtlich sozialökonomischer Faktoren (z. B. Rückkehrrate in den Erwerbsprozess) gegenüber herkömmlichen Therapien, Wartegruppen oder weniger intensiven Behandlungsformen als überlegen (z. B. Guzman et al. 2004, Neubauer et al. 2006, Jensen et al. 2009). Bezüglich des **Erfolgsparameters »Rückkehr an den Arbeitsplatz«** scheint eine gewisse Abhängigkeit der erreichten Ergebnisse von den sozialen und gesundheitspolitischen Bedingungen der verschiedenen Länder gegeben zu sein.

Bezüglich der Wirkungseffekte konnte gezeigt werden, dass psychosoziale Faktoren den Behandlungserfolg am besten vorhersagen können. Insbesondere betrifft dies die Wiederherstellung der subjektiv erlebten Funktionsfähigkeit sowie den Abbau der Angstvermeidungsüberzeugungen und entsprechenden Verhaltens (▶ Kap. 7). Dies bedeutet jedoch nicht den möglichen Verzicht auf die körperlichen Behandlungsanteile.

Zum Beispiel sehen die Patienten selbst den Erfolg der Behandlung eher in körperlichen Faktoren wie dem Kraft- und Beweglichkeitszuwachs begründet, obwohl beide Faktoren in der Statistik kaum einen Zusammenhang zum Erfolg zeigen. Andererseits haben die körperlichen Behandlungsanteile im Rahmen des **Fear-Avoidance-Modells** vermutlich eine erhebliche psychologische Bedeutung, indem die Patienten durch die intensive Bewegung und Belastung die assoziative Verbindung zwischen Bewegung/Belastung einerseits und ihren Rückenschmerzen andererseits verlernen und auf diese Weise Bewegung und Belastung wieder zugelassen werden (Mannion et al. 2001).

Obwohl die **Wirksamkeit spezifischer Mechanismen** (z. B. Angst/Vermeidung) bestätigt werden konnte, ist davon auszugehen, dass die Entwicklung des chronischen Krankheitsgeschehens auf der individuellen Ebene ein mehr- bis multidimensionaler Prozess ist, der sich aus einer Kombination unterschiedlicher Faktoren zusammensetzt. Die Behandlung muss diesen unterschiedlichen Aspekten möglichst umfassend Rechnung tragen, wobei eindimensionale Verfahren – egal ob einseitig somatisch oder eindeutig psychologisch ausgerichtet – vermutlich keinen anhaltenden Effekt haben. Insofern sind auch entsprechende Publikationen, die bei diesem Patientengut den Effektivitätsnachweis einer eindimensionalen Behandlung erbracht haben wollen, mit größter Zurückhaltung zu betrachten.

Erst aus der Identifikation und individuellen Gewichtung von beitragenden Faktoren ist die **Festlegung des Behandlungsprozedere** möglich. Neben einer weitgehenden Standardisierung des Vorgehens ist daher auch eine individuelle Komposition der Inhalte und Ziele erforderlich. Die Kunst liegt darin, die »richtige Therapiemischung« aus den individuell beitragenden Faktoren zu identifizieren. Daher ist im Vorfeld eine **ausführliche Diagnostik** bezüglich der potenziell beitragenden Faktoren unabdingbar (sog. multimodales Assessment; Arnold et al. 2009).

24.5.4 Indirekte Techniken

Wie bereits oben ausgeführt, orientiert sich die gesamte Behandlung an **verhaltenstherapeutischen Prinzipien,** die quasi als Steuerungselemente in alle Programmteile einwirken (Pfingsten 2001):

- Ausführliche Unterrichtseinheiten (Edukation, ▶ Kap. 32) sind notwendig, um dem Kausalitäts- und Kontrollbedürfnis der Patienten nachzukommen und um ihre maladaptiven Kausalitätsannahmen zu beeinflussen. Theoretische Erklärungen sind Patienten meist nur dann plausibel, wenn ihr Erleben dem vermittelten Modell weitgehend entspricht. Eine gelungene Informationsvermittlung schafft für die Patienten die Grundlage zur Definition eigener Therapieziele. Die Vermittlung der wissenschaftlichen Korrektheit des Modells ist dabei von geringerer Bedeutung. Wichtiger ist, dass die Erklärungen für die Patienten verständlich sind und möglichst viele ihrer eigenen Erfahrungen aufgreifen.
- Den Krankheitsmodellvorstellungen der Patienten ist im Rahmen der Behandlung besondere Bedeutung zuzumessen. Sie sind konkret zu erfassen und möglichst verhaltensnah im Sinne eines graduierten Trainings abzubauen (Extinktion des angstmotivierten Vermeidungsverhaltens; Leeuw et al. 2008).
- Alle Therapeuten sind dazu aufgefordert, das u. U. problematische Krankheitsverhalten der Patienten (Stöhnen, Grimassieren, Schmerzäußerungen) zu ignorieren, also im lernpsychologischen Sinne durch Aufmerksamkeitsentzug zu »bestrafen«, und den Therapiezielen förderliches Verhalten (Einhalten der Quoten, Engagement und Beteiligung) mit aufmerksamer Zuwendung zu »belohnen«.
- Vor dem Hintergrund lerntheoretischer Überlegungen zum sog. »Verstärkungscharakter« des Schmerzverhaltens wird das Training nicht nach auftretenden *Schmerzen* ausgerichtet bzw. dadurch limitiert (»working-to-tolerance plan«), sondern es ist vielmehr an einer individuellen *Quotenvorgabe* orientiert (»working-to-quota plan«). Der Schmerz soll damit seine diskriminierende Funktion zur Verhaltenssteuerung verlieren. Quotenpläne stärken das Erleben von Kontrollfähigkeit und Selbsteffizienz. Da ein Misserfolg zu Anfang der Therapie (Nichtschaffen der Quote) stark motivationsmindernd wirkt, ist die Quote anfangs mit einem sehr geringen Wert (Gewicht, Wiederholungszahl) anzusetzen. Insofern bleiben selbst bei standardisierter Durchführung des Trainings (im Hinblick auf Settingbedingungen) die Zielgrößen (Quoten) individuell gestuft. Es unterstützt den Therapieprozess, wenn die Patienten an der Aufstellung der Quotenpläne beteiligt sind. Sie sollten die Pläne selbst führen (Daten eintragen, Abhaken der Leistungserbringung) und so ein ständiges Feedback ihrer Verbesserungen erhalten.
- Während anfangs die Anleitung durch die Therapeuten (Strukturierung, Motivierung, Feedback) eine wichtige Rolle spielt, ist mit zeitlich fortschreitender Behandlung die Enge der therapeutischen Führung zu lockern. Abgesehen davon, dass eine derartige Vorgehensweise zur Stärkung der Selbstverantwortung führt, ist sie notwendig, um bei den Patienten eine Steigerung ihres Selbstwirksamkeitserlebens zu erreichen. Dies wird insbesondere dann entwickelt, wenn Patienten ihre Leistungssteigerungen auf internale Fähigkeiten zurückführen können. Externale Attribuierung (Medikamente, Motivierungsqualität der Behandler, Sicherheit der Geräte) kann im Gegenteil dazu führen, dass die erlebten Kontrollfähigkeiten sinken und es zu keinem Transfer der Verbesserungen in den Alltag kommt.
- Die Durchführung des Trainings mit (medizinischen) Trainingsgeräten kann durch das damit verbundene Sicherheitserleben (geführte, begrenzte Bewegungen) förderlich wirken, jedoch behindern Geräte als »künstliche« Bedingungen die notwendige Umsetzung in den Alltag (Transfer). Daher sollen zu einem möglichst frühen Zeitpunkt der Behandlung Alltagsaktivitäten in das gestufte Vorgehen einbezogen werden. Auch für diese Aktivitäten sind konkrete Quotenpläne mit Erfolgskontrolle und Feedback aufzustellen.
- Körperliches Training führt bei Patienten, die monate- bis jahrelang Bewegungen und Belastungen vermieden haben, anfangs gelegentlich zu mehr Schmerzen (Muskelschmerzen, die aus der Reaktivierung unbenutzter Muskelgruppen entstehen). Dies birgt die Gefahr, dass die kognitiven Annahmen über den Zusammenhang zwischen Schmerz und Bewegung gefestigt und das angstmotivierte Vermeidungsverhalten verstärkt werden. Das bedeutet *nicht*, dass Patienten keinen Schmerz bei den Übungen erfahren dürfen, aber die Schmerzzunahme (»Muskelkater«) muss tolerabel sein und dem vermittelten Konzept nicht zuwiderlaufen bzw. darf dies nicht grundsätzlich infrage stellen. Hier sind u. U. ausführliche Erklärungen vonseiten der Therapeuten erforderlich.

- Das im Rahmen des körperlichen Trainings durchgeführte Prinzip der »konfrontativen Therapie« verlangt von den durchführenden Therapeuten ein hohes Maß an Erfahrung und Flexibilität sowie die Fähigkeit zur genauen Beobachtung der Patienten. Complianceprobleme oder »heimliche« Vermeidungsreaktionen müssen frühzeitig identifiziert und es muss ihnen entsprechend gegengesteuert werden. Insbesondere der Umgang mit Schmerzäußerungen der Patienten setzt langjährige Erfahrung voraus (s. o.).
- Das Bedürfnis der Patienten nach *zusätzlicher* Behandlung oder persönlicher Zuwendung kann sowohl Ausdruck einer weiter anhaltenden Verunsicherung sein als auch darauf hinweisen, dass ein Patient das Behandlungskonzept entweder nicht verstanden hat oder nicht akzeptieren kann. Insbesondere im letzteren Fall stellt der anhaltende Wunsch nach Zusatzbehandlung ein negatives Prognosekriterium dar. Es ist daher von den Therapeuten sehr sensibel zu beobachten, welche Motivation/Ursache dem von den Patienten formulierten Wunsch nach Zusatzbehandlung zugrunde liegt.
- Die konzeptuelle Einheit des Teams ist unbedingte Voraussetzung für einen Therapieerfolg. Unsicherheiten der Therapeuten übertragen sich sofort auf diesen für die Patienten ohnehin sensibilisierten Bereich.
- Da Rückenschmerz und Arbeitsplatz in der Regel eng verknüpft sind, muss die Behandlung durch entsprechende Interventionen ergänzt werden. Dies geschieht idealerweise durch physiotherapeutische Arbeitsberater, durch einen Sozialarbeiter oder wird durch die psychologische Personalstelle mit abgedeckt.
- Zur Erleichterung des Transfers der erzielten bzw. geplanten Veränderungen (soziales wie berufliches Umfeld) in die Alltagsumgebung des Patienten ist ein enger Kontakt zu externen Institutionen (niedergelassenen Ärzten, KV, Krankenkassen bzw. medizinischen Diensten, Rentenversicherungsträgern und Berufsgenossenschaften, Arbeitgebern und Arbeitsämtern) erforderlich. Auch Angehörige der Patienten sollten möglichst einbezogen werden, insbesondere dann, wenn erkennbar ist, dass das soziale Umfeld auf den Krankheitsverlauf bzw. die Aufrechterhaltung Einfluss nimmt.

Strukturelle und prozessuale Voraussetzungen zur Durchführung dieser Programme sind nach Empfehlungen von Arnold et al. (2009):

- Interdisziplinäre Therapie möglichst durch ein konstantes Team
- Einbezug qualifizierten Personals mit spezifischer Kompetenz in der Schmerzbehandlung
- Therapiesteuerung durch regelmäßige (mindestens wöchentliche) Teamsitzungen aller Teammitglieder
- schriftlich ausgearbeitetes Therapiekonzept (die Behandlung erfolgt in Gruppen mit maximal 8 Teilnehmern im kurativen Bereich und maximal 15 Teilnehmern im rehabilitativen Sektor)
- konzeptgesteuerte Behandlung, orientiert z. B. an Functional Restoration und »fear-avoidance beliefs« (► Abschn. 24.4.3, ► Abschn. 24.5.3); die Einbindung passiver Maßnahmen ist auf Einzelfälle zu beschränken und nur bei gesonderter Indikation durchzuführen
- enge Kooperation zwischen Ärzten verschiedener Versorgungssektoren, Krankenkassen bzw. medizinischen Diensten, Rentenversicherungsträgern und Berufsgenossenschaften, Arbeitgebern, Arbeitsagenturen und Betriebsärzten
- Dokumentation des Therapieeffekts einschließlich Verlaufskontrollen
- Folgebehandlungen zur Sicherung der Nachhaltigkeit der Therapieeffekte

Bei Betroffenen mit chronischen Kreuzschmerzen kann durch intensive Therapieprogramme von mehr als 100 h Umfang eine Verbesserung von Schmerz und Funktion erreicht werden. Weniger intensive Programme (1- bis 2-mal/Woche mit einer Therapiedauer <30 h) erreichen dagegen keine Verbesserung der Schmerzen und der funktionellen Einschränkung. Diese Aussage basiert auf den Ergebnissen eines systematischen Reviews von Guzman et al. 2001. Dieser klassifizierte die multimodalen Programme in 2 Gruppen: intensive Programme mit mehr als 100 h Gesamttherapiedauer und Programme mit weniger als 30 h Therapiedauer. Studien, die multimodale Programme mit einer Therapiedauer von 30–100 h untersuchen, wurden nicht gefunden. Daher kann man keine Aussagen über multimodale Programme mit einer Therapiedauer zwischen 30 h und 100 h im Vergleich mit intensiveren oder weniger intensiven Programmen machen.

Vor der Durchführung multimodaler Therapieprogramme sollte ein (strukturiertes) multidisziplinäres Assessment mit interdisziplinärer Diagnostik und Einsatz von Patientenfragebögen durchgeführt werden, um die korrekte Indikationsstellung zu bestätigen oder die Indikation zu verwerfen. Die Ergebnisse des Assessments sollten in einer interdisziplinären Fallkonferenz gewichtet und für die weitergehende diagnostische und therapeutische Planung berücksichtigt werden.

24.6 Management des Rückenschmerzes

Beim Management des Kreuzschmerzes muss Akuterkrankung von chronischer Erkrankung unterschieden werden.

Bei **akuten Rückenschmerzen** sind folgende Ziele zu nennen:

- Möglichst frühe Diagnostik spezifischer Warnhinweise für abwendbar gefährliche Verläufe (»red flags«, Tab. 24.2, mod. nach Empfehlungen zur Therapie der Kreuzschmerzen – AkdÄ 2009), um ggf. eine weiterführende Ursachenklärung und gezielte Behandlung einleiten zu können. Wenn Hinweise für »red flags« vorliegen, sollten weitere diagnostische Maßnahmen entsprechend der Verdachtsdiagnose eingeleitet werden. Finden sich durch Anamnese und klinische Untersuchung keine Hinweise auf gefährliche Verläufe und andere ernst zu nehmende Pathologien, sollen zunächst keine weiteren diagnostischen Maßnahmen durchgeführt werden.
- adäquate Kontrolle der Symptome, d. h. Linderung der Schmerzen, sodass die Betroffenen ihren täglichen Aktivitäten schnellstmöglich nachgehen können
- Prävention einer Chronifizierung (Beachtung von »yellow flags«); ggf. frühe risikobasierte Intervention unter Hinzuziehung schmerzpsychologischer Expertise (▶ Kap. 7)
- Vermeidung von diagnostischen Maßnahmen ohne Konsequenzen, die letztlich die Gefahr einer somatischen Fixierung beinhalten

Bei **chronischen Rückenschmerzen** sollte folgendermaßen vorgegangen werden:

- Überprüfung, ob spezifische Warnhinweise für abwendbar gefährliche Verläufe (»red flags«) zu erkennen sind
- Förderung eines adäquaten (biopsychosozialen) Krankheitsverständnisses
- Verständigung auf ein gemeinsames Krankheitsmodell und Förderung der aktiven Mitarbeit der Patientinnen/Patienten
- Verhinderung von schädigendem Krankheitsverhalten
- Einleitung einer zeitnahen effizienten somatischen Therapiestrategie und umfassende Aufklärung durch die behandelnden Ärztinnen/Ärzte, sofern notwendig auch Einsatz psychotherapeutischer Intervention
- Erhaltung bzw. Wiederherstellung der Arbeits- und Erwerbsfähigkeit
- Beratung über die sozialmedizinischen Auswirkungen der Erkrankung unter Berücksichtigung der Arbeitssituation
- Vermeidung bzw. Verminderung von Behinderung oder Pflegebedürftigkeit

Verlaufskontrolle

Für die Mehrheit der Betroffenen mit akuten nichtspezifischen Rückenschmerzen ist eine systematische Verlaufskontrolle wegen der guten Spontanheilungstendenz nicht notwendig. Der Krankheitsverlauf bei chronisch-rezidivierenden oder chronischen Kreuzschmerzen wird dagegen wesentlich von individuellen Verhaltensfaktoren und der Vermeidung von chronifizierungsfördernden medizinischen Verfahren beeinflusst. Die Aufgabe der Betreuung umfasst damit neben der rein medizinischen Versorgung vor allem auch die kontinuierliche Aufklärung und Motivation der Betroffenen hinsichtlich einer gesunden Lebensführung, die regelmäßige körperliche Bewegung einschließt, die Aufklärung und Beratung bei Veränderungen des Beschwerdebildes und die differenzierte Bewertung diagnostischer Maßnahmen und therapeutischer Interventionen. Diese wohnortnahe Verlaufskontrolle und Langzeitbetreuung ist eine Aufgabe im primärärztlichen Bereich.

Besonderer langfristiger Betreuungsbedarf entsteht in folgenden Situationen:

- Bei Einnahme von Medikamenten gegen Kreuzschmerzen über längere Zeiträume (>4 Wochen)
- bei Entlassung aus einer ambulanten oder stationären schmerztherapeutischen Intervention oder aus einer Rehabilitation (i. d. R. mit weiterführenden Behandlungsempfehlungen)
- bei weiterhin bestehenden Chronifizierungsfaktoren und/oder nachweislich eingetretenen psychosozialen Folgen der Kreuzschmerzen
- bei symptomunterhaltenden oder -verstärkenden Komorbiditäten

◘ Tab. 24.2 Warnhinweise auf eine spezifische vertebragene Ursache mit oft dringendem Handlungsbedarf (»red flags«)

Fraktur	Tumor	Infektion	Radikulopathien/Neuropathien
1. Schwerwiegendes Trauma (z. B. durch Autounfall oder Sturz aus größerer Höhe, Sportunfall)	Höheres Alter	Allgemeine Symptome wie kürzlich aufgetretenes Fieber oder Schüttelfrost, Appetitlosigkeit, rasche Ermüdbarkeit	Kaudasyndrom: - plötzlich einsetzende Blasen-/Mastdarmstörung, z. B. Urinverhalt, vermehrtes Wasserlassen, Inkontinenz - Gefühlsstörung perianal, perineal - ausgeprägtes oder zunehmendes neurologisches Defizit (Lähmung, Sensibilitätsstörung) der unteren Extremität (◘ Abb. 24.1)
2. Bagatelltrauma (z. B. Husten, Niesen oder schweres Heben bei älteren oder potenziellen Osteoporosepatienten)	Tumorleiden in der Vorgeschichte	Durchgemachte bakterielle Infektion	Nachlassen des Schmerzes und zunehmende Lähmung bis zum kompletten Funktionsverlust des Kennmuskels (Nervenwurzeltod)
3. Systemische Steroidtherapie	Allgemeine Symptome: Gewichtsverlust, Appetitlosigkeit, rasche Ermüdbarkeit	I.v. Drogenabusus	
	Schmerz, der in Rückenlage zunimmt, starker nächtlicher Schmerz	Immunsuppression	
		Konsumierende Grunderkrankungen	
		Kurz zurückliegende Infiltrationsbehandlung	
		Starker nächtlicher Schmerz	

24.7 Zusammenfassung

Einfache Lösungen können bei komplexen Problemen nicht erfolgreich sein. Zusätzlich zu somatischen und psychosomatischen Ursachen erklären soziale, arbeitsplatzspezifische und gesundheitspolitische Faktoren mit hoher Wahrscheinlichkeit einen erheblichen Teil der unaufgeklärten Chronifizierungsvarianz. In den meisten Fällen wirken verschiedene Faktoren additiv. Eine Lösung für das Problem Rückenschmerz wird nur in einem Erklärungs- und Therapiemodell zu finden sein, in das medizinische, soziologische und psychologische Aspekte einbezogen sind. Nur eine **ganzheitliche Betrachtung des Phänomens »Rückenschmerz«** kann zum Ziel einer besseren Versorgung bzw. langfristig zu einer Verringerung der Auftretensraten von Rückenschmerzen führen. Wie es der schottische Orthopäde G. Waddell ausgedrückt hat, ist das Geheimnis der Behandlung von Rückenschmerzen im Grunde einfach. Es ist eine veränderte »Blickrichtung« erforderlich, die nicht mehr abgrenzbare Einzelheiten fokussiert, sondern das zusammenwirkende Ganze:

» Treating patients rather than spines. «

Literatur

1 Airaksinen O, Brox JI, Cedraschi C, Hildebrandt J, Klaber Moffett J, Kovacs F, Mannion AF, Reis S, Staal JB, Ursin H, Zanoli (2006) Guidelines for Chronic Low Back Pain. Chapter 4. €pean guidelines for the management of chronic non-specific low back pain. Eur Spine J 15 (Suppl 2): 192–300

2 van Akkerveeken P (1998) Ist die Zeit für einen Paradigmenwechsel gekommen? In: Pfingsten M, Hildebrandt J (Hrsg) Chronischer Rückenschmerz – Wege aus dem Dilemma. Huber, Bern, S 98–114

3 Arnold B, Brinkschmidt T, Casser HR, Gralow I, Irnich D, Klimczyk K, Müller G, Nagel B, Pfingsten M, Schiltenwolf M, Sittl R, Söllner W (2009) Multimodale Schmerztherapie – Konzepte und Indikation. Schmerz 23: 112–120

4 AkdÄ – Arzneimittelkommission der deutschen Ärzteschaft (2007) Evidenzbasierte Therapieleitlinien, 3. Aufl. Deutscher Ärzte-Verlag, Köln

5 Bigos SJ, Battie MC (1987) Acute care to prevent back disability. Clin Orthop 8: 212–221

6 Bigos SJ, Battie MC, Spengler DM et al. (1991) A prospective study of work perceptions and psychosocial factors affecting back injury. Spine 16: 1–6

7 Bigos SJ, Holland J, Webster M (1998) Reliable science about avoiding low back problems. Springer, Berlin Heidelberg New York Tokio

8 Boos N, Rieder R, Schade V, Spratt KF, Semmer N, Aebi M (1995) The diagnostic accuracy of magnetic resonance imaging, work perception, and psychosocial factors. Spine 20: 2613–2625

9 Bortz WM (1984) The disuse syndrome. West J Med 141: 691–694

10 Breivik H, Collett B, Ventafridda V, Cohen R, Gallacher D (2006) Survey of chronic pain in €pe: Prevalence, impact on daily life, and treatment. €p J Pain 10: 287–333

11 Coste J, Delecoeuillerie G, Cohen de Lara A, Le Parc JM, Paolaggi JB (1994) Clinical course and prognostic factors in acute low back pain. Br Med J 308: 577–580

12 Croft PR, Macfarlane GJ, Papageorgiou AC, Thomas E, Silman AJ (1998) Outcome of low back pain in general practice. Br Med J 316: 1356–1359

13 Crombez G, Vlaeyen JW, Heuts PH, Lysens R (1999) Pain related fear is more disabling than pain itself. Pain 80: 329–339

14 DEGAM (Deutsche Gesellschaft für Allgemeinmedizin und Familienmedizin) (2003) Kreuzschmerzen. DEGAM-Leitlinie Nr 3. omikron puplishing, Düsseldorf

15 Deyo RA (1995) Understanding the accuracy of diagnostic tests. In: Weinstein JN, Ryderik BL, Sonntag KH (eds) Essentials of the spine. Raven Press, New York, pp 55–69

16 Dillmann U, Nilges P, Saile A, Gerbershagen HU (1994) Behinderungseinschätzung bei chronischen Schmerzpatienten. Schmerz 8: 100–110

17 Dionne CE, van Korff M, Koepsell TD, Deyo RA, Barlow WE, Checkoway H (2001) Formal education and back pain: a review. J Epidemiol Community Health 55: 455–468

18 Fordyce WE (ed) (1995) Back pain in the work place. IASP Press, Seattle

19 Frymoyer JW (1991) Epidemiology of spinal diseases. In: Mayer TG, Mooney V, Gatchel R (eds) Contemporary conservative care for painful spinal disorders. Lea & Febiger, New York, pp 10–23

20 Guzman J, Esmail R, Karjalainen K, Malmivaara A, Irvin E, Bombardier C (2001) Multidisciplinary bio-psychosocial rehabilitation for chronic low back pain. BMJ 322: 1511–1516

21 Guzman J, Esmail R, Karjalainen K, Malmivaara A, Irvin E, Bombardier C (2004) Multidisciplinary biopsycho-social rehabilitation for chronic LBP. In: The Cochrane Library, Issue 3. Wiley & Sons, Chichester, UK

22 Hestbaek L, Leboeuf-Yde C, Engberg M, Lauritzen T, Bruun NH, Manniche C (2003) Low back pain: what is the long-term course? A review of studies of general patient populations. Eur Spine J 12: 149–165

23 Hildebrandt J (2004) Gibt es einen unspezifischen Rückenschmerz? Z Orthop Ihre Grenzgeb 142: 139–145

24 Hildebrandt J, Müller G, Pfingsten M (Hrsg) (2005) Lendenwirbelsäule. Urban & Fischer, München

25 Hildebrandt J, Pfingsten M et al. (2003) GRIP – Das Manual. Conress-Verlag, Berlin

26 Jensen IB, Busch H, Bodin L, Hagberg J, Nygren A, Bergström G (2009) Cost effectiveness of two rehabilitation programmes for neck and back pain patients: A seven year follow-up. Pain 142: 202–208

27 Keel P, Perrini C, Schütz-Petitjean B (1996) Chronifizierung von Rückenschmerzen, Schlussbericht des Nationalen Forschungsprogramms Nr 26B. Eular-Verlag, Basel

28 Kendrick D, Fielding K, Bentley E, Kerslake R, Miller P, Pringle M (2001) Radiography of the lumbar spine in primary care patients with low back pain: randomised controlled trial. BMJ 322: 400–405

29 Kohlmann T, Schmidt C (2004) Epidemiologie des Rückenschmerzes. In: Hildebrandt J, Müller G, Pfingsten M (Hrsg) Die Lendenwirbelsäule. Urban & Fischer, München, S 3–13

30 Krauth C, Grobe T, Hoopmann M, Schwartz FW, Walter U (2004) Krankheitskosten, und Einsparpotenziale. In: Hildebrandt J, Müller G, Pfingsten M (Hrsg) Die Lendenwirbelsäule. Urban & Fischer, München, S 14–26

31 Lebœuf-Yde C, Ohm K (1998) At what age does low back pain become a common problem? Spine 23: 228–234

32 Leeuw M, Goossens M, Linton S, Crombez G, Boersma K, Vlaeyen J (2007) The fear-avoidance-model of musculoskeletal pain: current state of evidence. J Behav Med 30: 77–94

33 Leeuw M, Goossens ME, van Breukelen GJ, de Jong JR, Heuts PH, Smeets RJ, Köke AJ, Vlaeyen JW (2008). Exposure in vivo versus operant graded activity in chronic low back pain patients: results of a randomized controlled trial. Pain 138: 192–207

34 Lindell V, Hansson T (1990) Work load at an orthopedic department. Lakartidningen 87: 2237–2239

35 Lindström I, Öhlund C, Nachemson A (1994) Validity of patient reporting and predictive value of industrial physical work demands. Spine 19: 888–893

36 Linton SJ (1998) The socioeconomic impact of chronic back pain. Pain 75: 163–168

37 Linton SJ, Hellsing AL, Hallden K (1998) A population-based study of spinal pain among 35–45-year-old individuals. Spine 23: 1457–1463

38 Lühmann D, Kohlmann T, Raspe H (1999) Die Wirksamkeit von Rückenschulprogrammen. ZaeFQ 93: 341–348

39 Mannion AF, Dvorak J, Taimela S, Muntener M (2001) Increase in strength after active therapy in chronic low back pain (CLBP) patients. Schmerz 15: 468–473

40 Mayer TG, Gatchel RJ (1988) Functional restoration for spinal disorders. Lea & Febiger, Philadelphia

41 Morlock M, Bonin V, Hansen I, Schneider E (1998) Statistische und biomechanische Untersuchung. In: Radandt S, Grieshaber R, Schneider W (Hrsg) Prävention von arbeitsbedingten Gesundheitsgefahren. Monade, Leipzig, S 364–395

42 Müller G, Strube J (2004) Anamnese und klinische Untersuchung. In: Hildebrandt J, Müller G, Pfingsten M (Hrsg) Die Lendenwirbelsäule. Urban & Fischer, München, S 188–210

43 Nachemson AL (1998) Perspectives of low back pain research. Unveröffentlichter Vortrag auf dem Deutschen Schmerzkongress, Düsseldorf

44 Neubauer E, Zahlten-Hinguranage A, Schiltenwolf M, Buchner M (2006) Multimodal therapy patients with chronic cervical and lumbar pain. Results of a comparative prospective study. Schmerz 20: 210–218

45 Pfingsten M (1999) Rückenschmerzen – eine Frage psychologischer Haltungen. In: Radandt S, Grieshaber R, Schneider W (Hrsg) Prävention von arbeitsbedingten Gesundheitsgefahren. Monade, Leipzig, S 25–40

46 Pfingsten M (2001) Multimodale Verfahren – auf die Mischung kommt es an. Schmerz 15: 492–498

47 Pfingsten M, Hildebrandt J (2001) Die Behandlung chronischer Rückenschmerzen durch ein intensives Aktivierungskonzept – eine Bilanz von 10 Jahren. AINS 36: 580–589

48 Pfingsten M, Müller G (2004) Vom Symptom zur Krankheit. In: Hildebrandt J, Müller G, Pfingsten M (Hrsg) Die Lendenwirbelsäule. Urban & Fischer, München, S 55–65

49 Pfingsten M, Nilges P (2004) Psychologische Evaluation: Schmerz und Verhaltensdiagnostik. In: Hildebrandt J, Müller G, Pfingsten M (Hrsg) Die Lendenwirbelsäule. Urban & Fischer, München, S 299–318

50 Pfingsten M, Leibing E, Harter W et al. (2001a) Fear-avoidance behavior and anticipation of pain in patients with chronic low back pain. Pain Med 2: 259–266

51 Pfingsten M, Schöps P, Seeger D, Saur P, Hahn J, Hildebrandt J (2001b) Training von Arbeitsbewegungen. Rhys Med Rehab Kur 11: 16–22

52 Pincus T, Vogel S, Burton AK, Santos R, Field AP (2006) Fear avoidance and prognosis in back pain. Arthritis and Rheumatism 54: 3999–4010

53 Quebec Task Force on Spinal Disorders (1987) Scientific approach to the assessment and management of activity-related spinal disorders. Spine 12: S1–S59

54 Raspe HH (1994) Das erwerbsbezogene Leistungsvermögen. Gesundheitswesen 56: 95–102

55 Raspe HH, Kohlmann T (1998) Die aktuelle Rückenschmerzepidemie. In: Pfingsten M, Hildebrandt J (Hrsg) Chronischer Rückenschmerz – Wege aus dem Dilemma. Huber, Bern, S 20–36

56 Roland M, Waddell G, Klaber Moffet J, Burton K, Main C, Cantrell T (1996) The Back Book. Stationary Office, UK

57 Schmidt CO, Raspe H, Pfingsten M, Hasenbring M, Basler HD, Eich W, Kohlmann T (2007) Back Pain in the German Adult Population. Spine 32: 2005–2011

58 Schneider W (2004) Rückenschmerz und Arbeitsplatz. In: Hildebrandt J, Müller G, Pfingsten M (Hrsg) Die Lendenwirbelsäule. Urban & Fischer, München, S 40–55

59 Vlaeyen JW, Kole-Snijders AM, Boeren RG, van Eek H (1995) Fear of movement/(re)injury in chronic low back pain. Pain 62: 363–372

60 Waddell G (1998) The back pain revolution. Churchill Livingstone, Edinburgh

61 Waddell G, Somerville D, Henderson I, Newton M (1992) Objective clinical evaluation of physical impairment in chronic low back pain. Spine 17: 617–628

62 Waddell G, Newton M, Henderson I, Somerville D, Main CJ (1993) A fear-avoidance beliefs questionnaire (FABQ) and the role of fear-avoidance beliefs in chronic low-back pain and disability. Pain 52: 157–168

63 Williams DA, Feuerstein M, Durbin D, Pezullo J (1998) Health care and indemnity costs across the natural history of disability in occupational low back pain. Spine 23: 2329–2336

Bauchschmerzen und gynäkologische Schmerzen

W. Mönch, D. Breuker und U. Middermann

25.1 Bauchschmerzen

W. Mönch und D. Breuker

Rezidivierende oder chronische Bauchschmerzen treten meist als Leitsymptom chronisch-entzündlicher oder funktioneller Erkrankungen des Gastrointestinaltrakts auf. Die medizinischen Behandlungsmöglichkeiten sind oft limitiert, in der Regel symptomorientiert oder operativer Art. Besonders die funktionellen gastrointestinalen Erkrankungen gehen mit weitreichenden **psychosozialen Belastungen** einher, die eine **Mitbehandlung durch Psychologen** dringlich machen. In der psychologischen Schmerztherapie sollte nicht nur das Leitsymptom »Bauchschmerz« behandelt, sondern auch auf psychosoziale Belastungen und deren Bewältigung eingegangen werden. Studien zeigen **Ansätze und Möglichkeiten der psychologischen Schmerztherapie** und deren Effektivität auf.

25.1.1 Einführung

Bedeutung

Bauchschmerzen sind zunächst als ein unspezifisches Symptom zu verstehen, das durch unterschiedliche Verletzungen, Erkrankungen oder organische Veränderungen verursacht wird, aber auch ohne nachweisbare strukturelle Läsionen in jedem Lebensalter auftreten kann. Qualität und Lokalisation der Schmerzen, ihre zeitlichen Charakteristika (akut vs. chronisch, Dauer, Häufigkeit des Auftretens) sowie Veränderungen in der Intensität liefern oft wertvolle **Hinweise auf mögliche Ursachen.**

> **Aufgrund der Vielfalt möglicher Ursachen erfordern Bauchschmerzen eine umfassende medizinische Diagnostik, an der Vertreter unterschiedlicher medizinischer Fachdisziplinen (z. B. Gastroenterologen, Chirurgen, Kardiologen, Gynäkologen, Urologen) beteiligt sein können.**

Dabei wird durch Ausschluss möglicher organischer Ursachen eine **ätiologisch orientierte Differenzialdiagnostik** durchgeführt.

Akute vs. chronisch-rezidivierende Bauchschmerzen

> **Akut auftretende Bauchschmerzen – meist im Kontext des akuten Abdomens – können Symptome einer möglicherweise lebensbedrohlichen organischen Veränderung seln und erfordern unbedingt eine zeitnahe gründliche medizinische Diagnostik und Behandlung.**

Das **akute Abdomen** ist definiert als plötzlich einsetzende oder sich nach langsamer Entwicklung erheblich verstärkende und zu einem bedrohlichen Zustand führende abdominale Symptomatik. Man unterscheidet:

- perakut (absolut lebensbedrohlich)
- akut (Verschlechterung bei Zeitverlust)
- subakut (kein immanenter Zeitdruck)

Als **Ursachen** kommen u. a. Blutungen, Perforationen, Entzündungen oder Ischämien infrage. Die **adäquate Behandlung der Ursachen** des akuten Abdomens führt zu einem Abklingen der Beschwerden; eine psychologische Schmerzbehandlung ist nicht indiziert.

Rezidivierende oder chronisch auftretende Bauchschmerzen sind dagegen meist mit chronischen Erkrankungen assoziiert, die mit und ohne ein organisches Korrelat verbunden sein können. Aufgrund der zeitlichen Dauer der Beschwerden, ihrer Charakteristika und ihrer psychosozialen Konsequenzen ist eine **psychologische Schmerzbehandlung** bei rezidivierenden oder chronischen Bauchschmerzen zu empfehlen. Dabei stellt die Differenzialdiagnose eine sehr hohe Anforderung an den Behandler.

Das Kernelement ist die Erhebung einer genauen Anamnese, die u. a. folgende Aspekte berücksichtigen sollte:

- Vorerkrankungen
- vorausgegangene Operationen
- Schmerzcharakter
- Schmerzlokalisation und -ausstrahlung
- Schmerzbeeinflussung durch Nahrungsaufnahme, Defäkation, Miktion, Menstruation, körperliche Lagewechsel, körperliche Bewegung
- Veränderungen von Urin und Miktion
- verändertes oder wechselndes Stuhlverhalten
- Alkohol und andere Drogen
- Veränderungen in Stress- bzw. Ruhephasen
- orientierende Familienanamnese

Der Erhebung der Krankengeschichte folgt ein klinischer Untersuchungsbefund. Erst dann schließen sich weitere technische Untersuchungen wie Labor, EKG, bildgebende Verfahren und ggf. endoskopische Untersuchungen an.

Voraussetzungen der psychologischen Schmerztherapie

Im Weiteren werden Möglichkeiten der psychologischen Schmerztherapie bei verschiedenen chronischen

Erkrankungen des Gastrointestinaltrakts aufgezeigt. Die psychologische Schmerztherapie betrachtet dabei das Gesamtbild der Erkrankung und sucht es positiv zu beeinflussen. Dieses **Gesamtbild** setzt sich zusammen aus:

- **Krankheitsfaktoren**, z. B. Symptome, medizinische Diagnostik und Behandlung
- **psychosoziale Belastungsfaktoren**, besonders im Zeitraum vor oder zu Beginn der Beschwerden
- **psychosoziale Konsequenzen** der Krankheitsfaktoren, z. B. ängstigende und schmerzhafte medizinische Prozeduren, Einschränkungen in der Lebensführung, Abhängigkeit von Medikamenten oder Hilfsmitteln, wiederholte Operationen
- **psychische Merkmale** des Patienten, z. B. persönliche und soziale Ressourcen, Selbstwirksamkeitserwartungen, Kontrollüberzeugungen, Ängstlichkeit und Depressivität, Bewältigungsstrategien

> **Die adäquate Durchführung einer psychologischen Schmerztherapie verlangt also Kenntnis der medizinischen Faktoren aufseiten des Psychologen.**

Nachfolgend werden häufig auftretende chronische Erkrankungen des Gastrointestinaltrakts ausführlich in ihren medizinischen Merkmalen vorgestellt, da sie von Psychologen in der Regel nur in Spezialeinrichtungen behandelt werden und außerhalb dieser Einrichtungen wenig bekannt sind. Es handelt sich um **komplexe Störungsbilder**, die eines psychologischen Behandlungskonzepts bedürfen, das auf die Leitsymptome sowie die psychosozialen Belastungen und Konsequenzen eingeht. **Ziele eines solchen Behandlungskonzepts** sollten sein:

- **Vermittlung von Informationen** zu der Erkrankung, den notwendigen diagnostischen Untersuchungen sowie den Behandlungsmöglichkeiten
- **Aufklärung und Beruhigung** der Patienten dahingehend, dass ihre (funktionellen) Beschwerden und erlebten Einschränkungen nicht eingebildet sind
- **Motivation der Patienten** zur aktiven und eigenverantwortlichen Mitarbeit in Planung und Durchführung von Behandlungen
- **Vermittlung von Bewältigungsstrategien** (z. B. Stress- und Schmerzbewältigung, Entspannung) und damit **Stärkung der Selbstwirksamkeit** der Patienten

Wurden zunächst die Prinzipien und Ziele jeder **psychologischen Schmerztherapie** auf die chronisch-gastrointestinalen Erkrankungen übertragen, gibt es inzwischen auch speziell entwickelte Interventionen, z. B. die »bauchgerichtete Hypnose« (»gut-directed hypnosis«), eine in England entwickelte Behandlungsmethode für Patienten mit funktionellen gastrointestinalen Störungen (vgl. Moser 2008). Generell sollte die psychologische Schmerztherapie ein **Baustein der Behandlung** sein und nicht als konkurrierendes Verfahren betrachtet werden.

Psychotherapeutische Verfahren gelten inzwischen als wirkungsvolle, zum Teil den medizinischen Behandlungen überlegene Interventionen vor allem bei Patienten mit funktionellen gastrointestinalen Erkrankungen, die auf medizinische Behandlungen nicht reagieren.

25.1.2 Chronisch-entzündliche Darmerkrankungen

Unter diesem Begriff werden die Störungsbilder **Colitis ulcerosa** (CU) und **Morbus Crohn** (MC sowie die **mikroskopischen Kolitiden**) zusammengefasst.

> **Die Entzündungsprozesse bei diesen Erkrankungen werden als idiopathisch angesehen – sie sind nicht auf Infektionen durch Keime, Durchblutungsstörungen oder Strahlenschäden zurückzuführen.**

CU und MC galten lange Zeit als klassische psychosomatische Erkrankungen – eine Einschätzung, die mit aktuellen Erkenntnissen der Medizin bezüglich **somatischer Entstehungsfaktoren** (z. B. Helicobacter pylori, genetische und immunologische Faktoren) relativiert wurde (Faller u. Kraus 1996, Fiocchi 1998, Hinninghofen et al. 2001).

Klinisches Erscheinungsbild

Colitis ulcerosa. Die Erkrankung beginnt zunächst im **Rektum**, das in 100% der Fälle betroffen ist, und breitet sich dann kontinuierlich aufwärts in **weitere Darmabschnitte** aus. Leitsymptome sind Darmblutungen, vermehrte Durchfälle – meist schleimig-blutig – und Bauchschmerzen (Abb. 25.1, mod. nach Klinkenberg 1997). **Weitere Symptome** sind u. a.:

- Beständiger schmerzhafter Stuhldrang
- Malabsorptionssyndrom
- massive Blutungen
- extraintestinale Symptome, meist als Entzündungsprozesse in Gelenken oder Augen

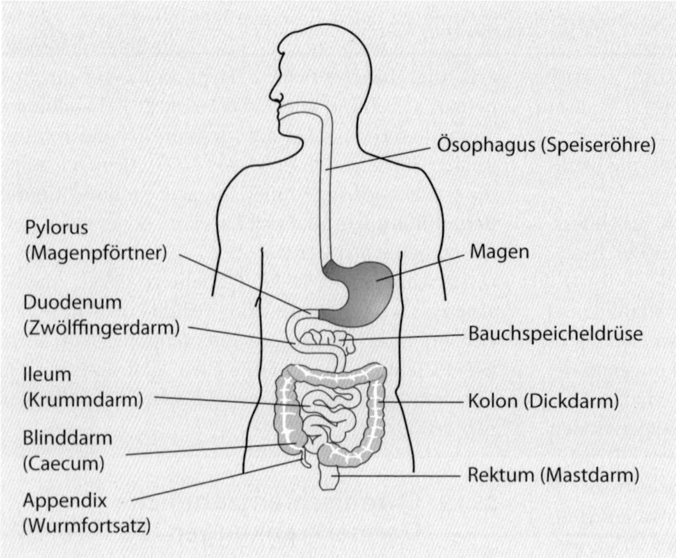

Abb. 25.1 Gastrointestinaltrakt

Als Komplikationen der Colitis ulcerosa gelten das toxische Megakolon – ein lebensbedrohlicher Zustand mit schmerzhaft aufgetriebenem, akutem Abdomen und Symptomen wie Erbrechen, Zeichen eines beginnenden Darmverschlusses, Schock und ggf. Perforation – sowie das erhöhte Krebsrisiko für Patienten mit langjähriger Erkrankung.

M. Crohn. Beim M. Crohn handelt es sich um eine schubweise verlaufende chronisch-entzündliche Darmerkrankung, die den **gesamten Gastrointestinaltrakt** betreffen kann – also jeden Abschnitt zwischen Mund und Anus. In etwa 50% der Fälle sind Ileum und Kolon gemeinsam betroffen, das Ileum allein in etwa 30% und nur das Kolon in etwa 25% der Fälle (Faller u. Kraus 1996). Die **Entzündungen** treten meist in Segmenten des Darmes auf, betreffen alle Schichten der Darmwand (transmural) und führen zu morphologischen Veränderungen wie Abszessen und Fisteln (Hinninghofen et al. 2001). Zu den **Leitsymptomen** zählen oftmals kolikartige Schmerzen im Unterbauch, Durchfall, Gewichtsverlust, leichtes Fieber sowie vermehrte Darmgasentleerung.

Komplikationen des MC sind u. a. Darmstenosen – bedingt durch Verklebungen von Darmschlingen aufgrund der entzündungsbedingten Verdickung der Darmwand –, Fisteln (in bis zu 50% der Fälle), anorektale Abszesse (zu etwa 25%) sowie die Entwicklung eines kolorektalen Karzinoms (Faller u. Kraus 1996, Hinninghofen et al. 2001).

Mikroskopische Kolitis. In Stufenbiopsien zeigen sich typische Verdickungen des Kollagenbands als Ausdruck einer chronischen Entzündung des Bindegewebes der Darmwand (kollagene Kolitis), oder Lymphozyteninfiltrate (lymphozytäre Kolitis) in der Schleimhaut des gesamten Kolons. Klinisch fallen wässrige Diarrhöen, teilweise in Verbindung mit Oberbauchschmerzen und Meteorismus auf. Die Schleimhaut ist granuliert und teilweise vulnerabel.

Epidemiologie

Colitis ulcerosa. Die **Prävalenzrate** der CU wird mit 50–100 Erkrankungen pro 100.000 Einwohner angegeben, die Angaben zur **Jahresinzidenz** schwanken mit 7–13 (Kosarz u. Traue 1997) oder 2,3–14,8 (Faller u. Kraus 1996) Erkrankungen pro 100.000 Einwohner. Die Erkrankung manifestiert sich überwiegend zwischen dem 20. und 40. Lebensjahr, ein 2. Häufigkeitsgipfel liegt nach dem 60. Lebensjahr. Kosarz u. Traue (1997) geben Frauen und Männer als gleich häufig betroffen an, während Faller u. Kraus (1996) Männer als häufiger erkrankt sehen.

M. Crohn. Der M. Crohn tritt seltener auf: Die **Prävalenzrate** wird mit 36 Erkrankungen pro 100.000 Einwohner (Hinninghofen et al. 2001), die **Inzidenzrate** mit 3–4 Neuerkrankungen pro 100.000 Einwohner angegeben (Hinninghofen et al. 2001, Moser 2007). Die Erstdiagnose des MC erfolgt am häufigsten zwischen dem 15. und 30. Lebensjahr. Frauen und Männer scheinen gleich häufig von der Erkrankung betroffen zu sein (Hinninghofen et al. 2001). Rosch et al. (2002) ermittelten die Behandlungsgesamtkosten am Klinikum Ulm von ca. 1.600 € monatlich pro Patient mit M. Crohn. In Deutschland fallen bis zu 3 Mrd. € pro Jahr für die Versorgung von Patienten mit M. Crohn an (Hoffmann et al. 2008).

Mikroskopische Kolitis. Die Prävalenz beträgt 10–15,7 je 100.000 Einwohner, die Zahl der Neuerkrankungen wird mit 0,6–2,3 pro 100000 Einwohner beziffert. Betroffen sind vorwiegend Frauen ab dem 40. Lebensjahr.

Ätiologie und Pathophysiologie

Colitis ulcerosa, M. Crohn, mikroskopische Kolitis. Die Ätiologie der Erkrankungen ist unbekannt. Es wurden unterschiedliche **Hypothesen** aufgestellt, die zu Erkenntnissen über somatische und andere Faktoren geführt haben, denen eine wichtige Rolle bei der Entstehung und Aufrechterhaltung der Erkrankungen zugesprochen wird. Unklar ist auch, ob bei MC und CU unterschiedliche Faktoren an der Entstehung beteiligt sind oder ob sie verschiedene Ausprägungen derselben Störung darstellen (Köhne u. Stallmach 1999).

Genetik. Eine familiäre Häufung, die besonders Verwandte 1. Grades erkrankter Personen betrifft, sowie das erhöhte Aufkommen beider Erkrankungen in bestimmten ethnischen Gruppen weisen auf die **Beteiligung genetischer Faktoren** an der Entstehung hin (Fiocchi 1998, Köhne u. Stallmach 1999, Hinninghofen et al. 2001). Bisher konnten Assoziationen zwischen den Genen *NOD2/CARD 15* (Nucleotide-binding oligomerization domain protein 2/caspase recruitment domain protein 15) und MC (van Limbergen et al. 2007) sowie *NELL1* (nel-like 1 precursor) auf Chromosom 11p15.1 (Franke et al. 2007) und *NOD1/CARD4* (Yamamoto-Furusho 2007) mit MC und CU gezeigt werden. In mehreren Studien gibt es Hinweise auf weitere Assoziationen, doch sind die Ergebnisse nicht einheitlich oder teils kontrovers (van Limbergen et al. 2007).

Immunologische Aspekte. Es wird derzeit davon ausgegangen, dass bei beiden Erkrankungen eine **Immunregulationsstörung** vorliegt (Köhne u. Stallmach 1999). Der Kontakt mit einem spezifischen Antigen soll zu einer Ausschüttung von Interleukin und damit verbunden zu einer Vermehrung von T-Zellen führen. In der entzündlich veränderten Darmschleimhaut führen Antigene zu einer starken Vermehrung der T-Zellen (Köhne u. Stallmach 1999). Dies führt möglicherweise zu einem Ungleichgewicht produzierter Zytokine, die zu weiteren zellulären Veränderungen führen und letztlich eine Immunantwort auf das Antigen bedingen, die mit den Krankheitsbildern vereinbar sind (Köhne u. Stallmach 1999). Ungeklärt ist jedoch, welches Antigen diese Kaskade von Reaktionen des Immunsystems auslöst – es könnte Bestandteil der Nahrung oder aber bakterieller oder viraler Art sein.

Mikrobiologische Faktoren. Ergebnisse histologischer Untersuchungen haben **Ähnlichkeiten zu Befunden bei infektiösen Darmentzündungen** aufgezeigt (Fiocchi 1998). Da diese auf Keime und Bakterien zurückzuführen sind, wird auch bei Colitis ulcerosa und M. Crohn eine Beteiligung mikrobiologischer Faktoren nicht ausgeschlossen – ob diese jedoch zur Manifestation der Erkrankung führen oder als ihre Folge einzuschätzen sind, ist weiterhin unklar. Dieser Ansatz tritt momentan hinter andere Hypothesen zurück.

Psychosoziale Faktoren. Bereits in den 1940er Jahren wurden **spezifische Persönlichkeitsmerkmale** als bedeutsame Faktoren in der Genese chronisch-entzündlicher Darmerkrankungen diskutiert. So wurden beispielsweise Crohn-Patienten als ängstlich und emotional unreif, mit angepasster Abhängigkeit und durch unterdrückten Ärger gekennzeichnet beschrieben (Hinninghofen et al. 2001).

> **Die Bedeutung von Persönlichkeitsmerkmalen in der Krankheitsgenese wird aber bereits seit Jahren kritisch diskutiert und als gering eingeschätzt, was durch Studienergebnisse bestätigt wird (Faller u. Kraus 1996, Kosarz u. Traue 1997, Hinninghofen et al. 2001).**

Zudem werden Studien immer erst nach der Diagnose durchgeführt – ein kausaler Rückschluss auf einen **prämorbiden Persönlichkeitstyp,** der die Erkrankung bedingt, ist also nicht zulässig. Zu Beginn der 1990er Jahre wurde über prospektive Studien an Crohn- und Colitis-ulcerosa-Patienten berichtet, bei denen sich aber keine signifikanten Zusammenhänge zwischen **Lebensereignissen** und Krankheitsschüben oder Verschlimmerungen der Symptomatik ergaben (Hinninghofen et al. 2001). Eine weitere Forschungsrichtung untersuchte Zusammenhänge zwischen **Alltags-**

Tab. 25.1 Übersicht: Diagnostische Untersuchungen

Verfahren	Bedeutung
Konventionelle Labordiagnostik, z. B. Blutbild und Differenzialblutbild, C-reaktives Protein, Natrium, Kalium, Harnstoff, Kreatinin, Elektrophorese, Gesamteiweiß	Bestimmung u. a. von Entzündungsaktivität, Anämie, Leukozytose, Thrombozytose, Eiweißverlust, Elektrolytstörungen, Dehydratation, Malabsorption
Erweiterte Labordiagnostik bei speziellen Fragestellungen, z. B. Gesamt-IgE, Rheumafaktor, Gerinnungsfaktoren, Eisen, Folsäure, Vitamine und Spurenelemente, H_2-Exhalationstest, Autoantikörper	Bestimmung u. a. von gastrointestinal vermittelter Allergie, Vaskulitis, toxischem Megakolon, chronischem Eisenverlust, Anämie
Notwendige Diagnostik bei Erstmanifestation oder Rezidiv, z. B. Amöben, Escherichia coli, Salmonellen, Shigellen, Yersinien	Ausschluss einer infektiösen Entzündung aufgrund von Keimen und Mikrobakterien
Spezielle Diagnostik bei persistierender Krankheitsaktivität, Immunsuppression oder nach antibiotischer Behandlung, z. B. Chlamydien, Gonokokken, Clostridien, Herpesvirus	Ausschluss z. B. von anogenitalen Infektionen und Immundefekten
Endoskopie: Befundung morphologischer Veränderungen, Verteilung vorliegender Veränderungen, Gewinnung von Gewebeproben	Colitis ulcerosa: z. B. Ulzera, vermehrte Verletzlichkeit, granulierte Oberfläche, Erythem
	M. Crohn: z. B. tiefe Ulzera, Schleimhautbrücken, Pseudopolypen, Kopfsteinpflasterrelief, Fistelostien
	Mikroskopische Kolitis: fein granulierte Schleimhaut, teilweise vulnerabel
Bildgebende Verfahren, z. B. MRT-Enteroklysma, Sonografie, Kontraströntgen	Darstellung erkrankungstypischer morphologischer Veränderungen und Komplikationen, wie z. B. Fisteln, Fissuren, Stenosen, Pseudopolyposis

stress und Krankheitssymptomen. Die Hypothese war hierbei, dass alltägliche Stressoren in Beruf, Familie und Freizeit eine Verschlechterung der Symptomatik bewirken und so einen Schub auslösen. Verschiedene Studien zeigen einen solchen Zusammenhang auf, der in seiner Stärke aber nicht überzeugen kann (z. B. Faller u. Kraus 1996, Kosarz u. Traue 1997).

Medizinische Diagnostik und Therapie

Während die **Diagnostik** durch den **Ausschluss verschiedener anderer gastrointestinaler Erkrankungen** geprägt ist, steht im Vordergrund der medizinischen Behandlung neben der Verringerung von Symptomen bei Colitis ulcerosa die Ausheilung der Schleimhaut beim M. Crohn (Hinninghofen et al. 2001). Diese symptomatische Therapie begründet sich aus der unbekannten Ätiologie der chronisch-entzündlichen Darmerkrankungen.

Diagnostik. Differenzialdiagnostisch müssen infektiöse und nichtinfektiöse Entzündungsprozesse sowie Darmerkrankungen anderer Genese ausgeschlossen werden. Die medizinische Diagnostik umfasst die Bestimmung von Laborparametern, bildgebende Verfahren sowie endoskopische Eingriffe (Tab. 25.1, mod. nach Ewe 1994, Ell u. Raithel 1998, Hoffmann et al. 2008). Bossuyt (2006) berichtet, mithilfe von perinukleären antineutrophil-zytoplasmatischen Antikörpern (P-ANCA) und Anti-Saccharomyces-cerevisiae-Antikörpern (ASCA) zwischen CU und MC unterscheiden zu können. Die Messverfahren für ASCA sind zurzeit nicht standardisiert, wodurch sich diese serologische Diagnostik noch nicht etabliert hat.

> **Trotz der anspruchsvollen medizinischen Diagnostik gelingt in 10–15% der Fälle keine eindeutige Differenzierung zwischen MC und CU (Hinninghofen et al. 2001). Zudem kann es im weiteren Verlauf der Erkrankung zu einer Revidierung der anfänglichen Diagnose kommen.**

Therapie. Konservativ wird **diätetisch** für beide Erkrankungen eine Meidung unverträglicher Nahrungsmittel empfohlen. Ein schwerer akuter Entzündungsschub kann eine ballaststofffreie Sondenernährung oder eine parenterale Ernährung erfordern. Bei bestehendem Malabsorptionssyndrom ist meist eine

Tab. 25.2 Übersicht: Medikamentöse Therapie bei M. Crohn

Ileozökaler Befall	Akuter Schub mit geringer bis mittlerer Aktivität (CDAI 150–350)	Budenosid 9 mg p.o./Tag oder Aminosalizylate bis 4,5 g p.o./Tag
	Akuter Schub mit hoher Aktivität (CDAI >350)	Kortikoide (Prednison) systemisch, Anti-TNF-α bei Steroidversagen
	Chronisch-aktiver, steroidrefraktärer oder steroidabhängiger Verlauf	Immunsuppressiva, bei Therapieversagen Anti-TNF-α
Befall des Kolons (»Crohn-Colitis«)	Akuter Schub mit geringer bis mittlerer Aktivität (CDAI 150–350)	Aminosalizylate oder Kortikoide systemisch
	Akuter Schub mit hoher Aktivität (CDAI >350)	Kortikoide (Prednison) systemisch, Anti-TNF-α bei Steroidversagen
	Bei distalem Befall	Begleitende topische Therapie
Fisteln	–	Metronidazol oder Ciprofloxacin. 2. Wahl: Azathioprin. 3. Wahl: Anti-TNF-α, ggf. chirurgische Intervention
Dünndarmbefall, ausgedehnt	Akuter Schub mit geringer bis mittlerer Aktivität (CDAI 150–350)	Kortikoide systemisch
	Akuter Schub mit mittlerer bis hoher Aktivität (CDAI >350)	Frühzeitig Azathioprin. Anti-TNF-α bei Therapieversagen und nach Ausschluss einer chirurgischen Therapieoption

CDA Crohn's Disease Activity Index, *TNF-α* Tumornekrosefaktor-alpha

Substitution verschiedener Bedarfsstoffe (z. B. Vitamine, Eiweiß) angezeigt.

Sollte die Diagnostik eine bestehende Nahrungsmittelallergie aufzeigen, ist eine Allergenkarenz erforderlich (Stange et al. 1997, 2001).

Für die **medikamentöse Therapie des M. Crohn** ist neben der/den Lokalisation/en der Krankheitsaktivitätsindex, der **»Crohn's Disease Activity Index«** (CDAI), ein bestimmender Faktor. Die Therapie erfolgt gemäß formulierter Leitlinien und – bei akutem Schub – angepasst an die Krankheitsaktivität (Tab. 25.2, mod. nach Hoffmann et al. 2008). Eine **aktive Erkrankung** wird unterteilt in geringe, mäßige oder hohe Aktivität, die Stufen sind nicht exakt definiert. Ein CDAI >220 gilt als Wert für eine mäßige bis hohe Aktivität. Ein Abfall unter 150 Punkte gilt als **Remission** (Hoffmann et al. 2008). Ein Abfall des CDAI unter laufender Therapie um mindestens 70 bzw. 100 Punkte, je nach Studie, wird als **Ansprechen** bezeichnet. Wenn in einer Remission erneut Symptome eines aktiven M. Crohn auftreten, muss von einem **Rezidiv** ausgegangen werden. Ein Anstieg des CDAI um >70 Punkte bzw. ein CDAI >150 wird gefordert. Es sei jedoch darauf hingewiesen, dass in der klinischen Praxis, außerhalb von Studien, eine exakte Ermittlung des CDAI von den Fachgesellschaften nicht zwingend gefordert wird (Hoffmann et al. 2008).

Tritt innerhalb von 3 Monaten nach Erreichen einer Remission ein Rezidiv auf, so wird das als **Frührezidiv** bezeichnet. In Fällen einer systemischen Kortisontherapie von mindestens 0,75 mg/kgKG/Tag und einer dokumentierten Krankheitsaktivität über mindesten 4 Wochen spricht man von **»steroidrefraktärem Verlauf«**. So werden Krankheitsverläufe bezeichnet, bei denen die Kortisondosis innerhalb von 4 Wochen nach Behandlungsbeginn nicht ausgeschlichen werden kann, ohne dass ein Rezidiv auftritt, bzw. bei denen innerhalb von 3 Monaten nach Absetzen der Kortisonbehandlung ein Rezidiv auftritt (Hoffmann et al. 2008).

Die Beendigung des **Tabakrauchens** führt langfristig zu einer fast 50%igen Reduktion der Rezidivrate und ist vermutlich eine der wirkungsvollsten Maßnahmen zur Remissionserhaltung (Mahid et al. 2006). **Kortikoide** gelten seit den 1980er Jahren als effektiv in der Behandlung akuter Entzündungsschübe, in 70–

25

Tab. 25.3 Übersicht: Medikamentöse Therapie der Colitis ulcerosa

Aktivität	Ausbreitung der Kolitis		
	Mastdarm	Distal (linkes Hemikolon)	Subtotal oder total
Gering bis mäßig	5-ASA-Zäpfchen	5-ASA-Klysmen oder Kortikoidklysmen	5-ASA oral, bei Therapieversagen Kortikoide oral bzw. i.v.; bei Versagen von Kortison i.v.: Infliximab
Mäßig bis hoch	5-ASA-Zäpfchen + Kortikoidzäpfchen, ggf. systemische Kortikoide	5-ASA-Klysmen oder Kortikoidklysmen, ggf. 5-ASA oral und/oder systemische Kortikoide	Systemische Steroide + transrektale Therapie; bei Versagen von Kortison i.v.: Infliximab
Fulminant	Systemische Steroide i.v. + transrektale Therapie, ggf. Sondenernährung/Antibiotika und dringliche Vorstellung beim Chirurgen		
Remissionserhaltend	5-ASA-Zäpfchen	5-ASA oral, in Kombination mit 5-ASA-Klysmen am effektivsten	5-ASA oral
Chronisch	Immunsuppressiva oder »biologics«, hierbei ist die Nutzen-Risiko-Relation unklar; Diskussion einer Kolektomie[a]		

5-ASA 5-Aminosalizylsäure, *DGVS* Deutsche Gesellschaft für Verdauungs- und Stoffwechselkrankheiten
[a] DGVS-Leitlinie (Dignass et al. 2004, Kornbluth u. Sachar 2004, van Assche et al. 2008

80% der Fälle tritt unter dieser Medikation eine Remission auf, ein Absetzen der Kortikoide führt jedoch in bis zu 36% der Fälle zu einem Rezidiv (Hinninghofen et al. 2001). **Aminosalizylate** sind entzündungshemmende Substanzen, die ihre Wirkung ausschließlich im Darm entfalten und bei einem leichten bis milden Schub eingesetzt werden. Bei chronisch-aktivem, steroidrefraktärem oder steroidabhängigem Verlauf eines MC erfolgt eine 4-jährige Behandlung. Mittel der Wahl sind **Immunsuppressiva** wie Azathioprin oder dessen aktiver Metabolit 6-Mercaptopurin. Methotrexat ist Medikament der 2. Wahl. Beim Versagen von Immunsuppressiva ist eine Therapie mit »**biologics**« indiziert. In Deutschland sind zurzeit Infliximab und Adalimumab zugelassen (Hoffmann et al. 2008). Bei CU werden standardgemäß Aminosalizylate zur Remissionserhaltung angewendet (Hinninghofen et al. 2001). Schulze et al. (2008) berichten, dass das **Probiotikum** Escherichia coli Nissle 1917 zur Remissionserhaltung bei milder CU geeignet ist, jedoch liegen keine positiven Daten zur Behandlung eines MC bzw. einer aktiven CU vor. Erfolgte die Remissionsinduktion durch Immunsuppressiva oder »biologics«, so können diese auch zur Remissionserhaltung eingesetzt werden (van Assche et al. 2008), wobei unter den »biologics« lediglich Infliximab bei CU zugelassen ist.

In den letzten Jahren galt das Forschungsinteresse zunehmend der Behandlung mit Immunsuppressiva, zu denen auch Anti-TNF-α-Antikörper gehört. Immunsuppressiva können die Krankheitsaktivität vermindern, Kortikoide einsparen und die Rezidivrate senken.

Bei der **medikamentösen Therapie der Colitis ulcerosa** ist neben der Krankheitsaktivität auch die Ausdehnung – also die betroffenen Darmbereiche – zu beachten. Die Angaben basieren u. a. auf deutschen (Hoffmann et al. 2004) und amerikanischen Leitlinien (Kornbluth u. Sachar 2004, Langan et al. 2007) (Tab. 25.3). Tritt bei einem schweren Schub der CU innerhalb von 3–5 Tagen unter Kortison i.v. und bestmöglicher supportiver Therapie keine Besserung ein, muss zwischen einer Weiterbehandlung mit Zyklosporin i.v. (**Immunsuppressivum**) oder Infliximab (»**biologic**«) bzw. einer Kolektomie entschieden werden (Lichtenstein et al. 2006, van Assche et al. 2008).

In der aktuellen englischen Leitlinie wird **Anti-TNF-α** als Behandlungsoption im Falle einer akuten Progression eines schweren Schubs bei CU angesehen (NICE technology appraisal guidance 163 2008), jedoch nicht zur Behandlung eines subakuten Verlaufs eines mäßigen bis schweren Schubs empfohlen (NICE technology appraisal guidance 140 2008). Hingegen wird in den USA Anti-TNF-α bei Versagen der konventionellen Therapie eingesetzt (Lichtenstein et al. 2006).

Indikationen für operative Eingriffe stellen beim MC Komplikationen wie Perforationen, Fisteln oder Stenosen dar (Farthmann et al. 1998). Weitere Indikationen zur **Kolektomie** bei CU sind Perforation, schwere untere gastrointestinale Blutung, der hochgradige Verdacht auf ein kolorektales Karzinom, die schwere therapierefraktäre Kolitis mit und ohne toxisches Megakolon sowie inakzeptable Nebenwirkungen einer maximalen medikamentösen Behandlung (Kornbluth u. Sachar 2004). Ein chirurgischer Eingriff ist im Krankheitsverlauf bei etwa 80% der Patienten mit M. Crohn und 40% der Patienten mit Colitis ulcerosa notwendig (Farthmann et al. 1998). Gerade beim M. Crohn können mehrfache Operationen im Krankheitsverlauf erforderlich sein.

Zur akuten Behandlung der **mikroskopischen Kolitis** wird Budenosid eingesetzt, eine Langzeittherapie ist nicht etabliert. Für Probiotika gibt es noch keine ausreichende Datenlage (Schulze et al. 2008).

Psychologische Schmerztherapie

Chronisch-entzündliche Darmerkrankungen gehen mit zahlreichen krankheitsspezifischen Belastungen einher, die im Rahmen einer psychologischen Schmerztherapie positiv beeinflusst werden können. Zu diesen Belastungsfaktoren zählen:

- Rezidivierende Schmerzen
- eingeschränkte Mobilität aufgrund von Durchfall
- Beeinträchtigung der erlebten körperlichen Attraktivität (z. B. aufgrund von Fistelbildungen)
- invasive und schmerzhafte medizinische Prozeduren (vgl. Moser 2007)

Psychologische Schmerztherapie hat als inhärentes Ziel die Veränderung der Schmerzwahrnehmung und der Schmerzverarbeitung.

> **Bei chronisch-entzündlichen Darmerkrankungen kommt der Schmerzwahrnehmung und -verarbeitung eine besondere Bedeutung zu: Die Patienten müssen bei jeder Wahrnehmung von Bauchschmerzen darüber entscheiden, ob diese ein Zeichen von Krankheitsaktivität oder ob sie zu vernachlässigen sind.**

Das Ergebnis dieses Verarbeitungs- und Bewertungsprozesses ist von hoher Bedeutung, da bei korrekter Bewertung durch den Patienten eine notwendige Therapie eingeleitet würde, während bei einer falschen Interpretation möglicherweise wertvolle Zeit verloren ginge. **Schmerzspezifische Ziele der psychologischen Behandlung** sollten bei Patienten mit chronisch-entzündlichen Darmerkrankungen daher die differenzierte Wahrnehmung und Bewertung der Schmerzen sowie der Erwerb von Strategien der Schmerzbewältigung sein.

Selbstbeobachtung. Die Patienten sollten durch Selbstbeobachtung und Dokumentation in **Schmerztagebüchern** lernen, verschiedene Schmerzqualitäten, -intensitäten und -lokalisationen zu diskriminieren. Die Sensibilisierung für und die Wahrnehmung von unterschiedlichen Schmerzintensitäten und -qualitäten kann im Erleben der Patienten eine deutliche Veränderung erzielen: Die Schmerzen können als kontrollierbarer und weniger bedrohlich wahrgenommen werden. Zudem sind Informationen über Schmerzlokalisation, -qualität und -intensität ausschlaggebend für eine korrekte Einordnung durch den Patienten und für die Einleitung seiner weiteren Handlungsschritte.

Selbstinstruktionen. Positive Selbstinstruktionen, die zu einer **Selbstberuhigung** führen sollen (z. B. »Erst einmal durchatmen und die nächsten Minuten abwarten«, »Wenn ich ruhig bleibe und mich entspanne, geht es mir besser«), sind eine wichtige Schmerzbewältigungsstrategie bei chronisch-entzündlichen Darmerkrankungen, da Bauchschmerzen meist mit erneuter Krankheitsaktivität assoziiert werden.

> **Die durch Bauchschmerzen ausgelösten Befürchtungen und Ängste, die häufig mit katastrophisierenden Gedanken (z. B. »Oh nein, nicht schon wieder – nicht noch ein Schub!«, »Hört das denn niemals auf?«) oder einer Aktivierung von Krankheitsängsten (z. B. »Und wenn es doch Krebs ist?«) einhergehen, können das Schmerzerleben zusätzlich – im Sinne einer Schmerzverstärkung – moderieren.**

Positive und beruhigende Selbstinstruktionen dagegen versetzen die Patienten in die Lage, die auftretenden Schmerzen hinsichtlich ihrer Lokalisation, Intensität und Qualität zu beobachten und zu bewerten, um dann Handlungen einzuleiten. Das individuelle Herleiten und Einüben solcher positiven Selbstinstruktionen setzt das Wissen über die Wechselwirkung zwischen physiologisch/biochemischen, behavioralen und subjektiv-kognitiven Faktoren voraus, die das Schmerzerleben modulieren. Dieser Zusammenhang sollte über eine schematische Darstellung und unter Einbezug der individuellen Erfahrungen des Patienten verdeutlicht werden.

Aufmerksamkeitslenkung, Atem- und Entspannungstechniken. Interventionen, die der Aufmerksamkeitslenkung dienen, sollten den Patienten als Bewältigungsstrategien bei anhaltenden Schmerzen von niedriger bis mittlerer Intensität zur Verfügung stehen. Durch **Imagination positiver Situationen** (z. B. ein Strandspaziergang), **Konzentration auf alternative Reize** (z. B. Kreuzworträtsel lösen) oder auf **das Wohlbefinden fördernde Aktivitäten** (z. B. Musik hören) wird die Aufmerksamkeit von den Schmerzen abgezogen, die dadurch in den Hintergrund treten. Atem- und Entspannungstechniken beeinflussen ebenfalls das Schmerzerleben und können die bereits genannten Schmerzbewältigungsstrategien unterstützen: Eine **kontrollierte Atmung** (z. B. Zwerchfellatmung zur Reduzierung von Hypermotilität und Spastik des Darmes) sowie **muskuläre Entspannungstechniken** (z. B. progressive Muskelrelaxation) können Schmerz auslösenden und aufrechterhaltenden Mechanismen entgegenwirken (Glier et al. 1992).

> **Die Auswahl der Interventionen sollte sich an den individuellen Bedürfnissen, Zielen und Ressourcen der Patienten orientieren, die Durchführung durch psychologische Schmerztherapeuten erfolgen.**

25.1.3 Irritables Darmsyndrom (Reizdarmsyndrom)

Das irritable Darmsyndrom (»irritable bowel syndrome«, IBS) zählt zu den häufigsten gastrointestinalen Funktionsstörungen, für die kein morphologisches Korrelat gefunden werden kann. Die Beschwerden sind vielfältig, im Einzelfall auch wechselnd (Hinninghofen et al. 2001).

Klinisches Erscheinungsbild

Das IBS ist durch die **Leitsymptome** Bauchschmerzen, Blähungen und damit verbundenen Stuhlunregelmäßigkeiten [Verstopfung (IBS-C), Durchfall (IBS-D) oder beides abwechselnd (IBS-M)] geprägt. Wechsel zwischen den 3 Formen kommen vor. Darüber hinaus kann es zu **Schleimauflagerungen** auf dem Stuhl und einem sichtbar **aufgeblähten Bauch** kommen (Hinninghofen et al. 2001, Brandt et al. 2009). Die Betroffenen berichten meist von Veränderungen in der Stuhlfrequenz, -konsistenz und -passage.

> **Die Beschwerden verschlimmern sich häufig nach den Mahlzeiten, während nach dem Stuhlgang oftmals von einer Verbesserung der Symptomatik – besonders der Bauchschmerzen – berichtet wird (Hinninghofen et al. 2001).**

Epidemiologie

Die Angaben zur Prävalenz des irritablen Darmsyndroms schwanken: Während Camilleri (2001) sie auf 10% für die westlichen Industrienationen schätzt und Blanchard et al. (2001) sie auf 11–17% für Erwachsene in den USA beziffern, berichten Häuser u. Lempa (2004) für Deutschland eine Prävalenzrate von 15–22%. Die unterschiedlichen Prävalenzraten basieren meist auf differierendem methodischem Vorgehen (z. B. Diagnosekriterien, klinische oder nichtklinische Stichprobe).

Die **Jahresinzidenz** wird von Camilleri (2001) auf 1% geschätzt. Frauen sind häufiger betroffen als Männer, in klinischen Stichproben beträgt das Verhältnis 3–4:1, während in nichtklinischen Stichproben die Frauen nur etwa doppelt so häufig betroffen sind (Camilleri 2001).

> **Bei etwa 10–20% der Bevölkerung kann ein IBS beobachtet werden; 20–50% der Betroffenen suchen wegen der Beschwerden medizinische Hilfe (Moser 2008). Damit stellt das IBS die am häufigsten diagnostizierte und behandelte funktionelle Erkrankung in der Gastroenterologie dar (Camilleri 2001, Hinninghofen et al. 2001).**

Ätiologie und Pathophysiologie

Das irritable Darmsyndrom ist eine Erkrankung mit ausgeprägten körperlichen Symptomen, für die bislang wenig gesicherte biochemische, physiologische oder morphologische Korrelate bekannt sind. Derzeit wird das IBS als eine **multifaktoriell bedingte funktionelle Erkrankung** angesehen, an deren Entstehung und Aufrechterhaltung verschiedene Mechanismen beteiligt sein sollen (Camilleri 2001, Hinninghofen et al. 2001):
- Motilität
- viszerale Hypersensitivität
- psychosoziale Faktoren

Motilitätshypothese. Studien weisen darauf hin, dass IBS-Patienten im Vergleich zu gesunden Personen **veränderte Muster in den Darmbewegungen** aufweisen, die mit den Bauchschmerzen assoziiert sind (Hinninghofen et al. 2001). Des Weiteren konnte gezeigt werden, dass die physiologische Erhöhung der Kolonmotilität nach den Mahlzeiten bei IBS-Patienten verlängert und deutlich stärker ist als bei gesunden Probanden (Hinninghofen et al. 2001). Trotz dieser und weiterer Befunde (Camilleri 2001) konnte aus der Motilitätshypothese keine schlüssige Theorie entwickelt werden, die die Entstehung des irritablen Darmsyndroms erklärt.

Viszerale Hypersensitivitätshypothese. In verschiedenen Studien wurde gezeigt, dass IBS-Patienten empfindlicher als gesunde Probanden auf die Dehnung des Rektums reagieren, die sie als schmerzhaft oder unangenehm empfinden (Hinninghofen et al. 2001). Derzeit wird angenommen, dass eine solche **Überempfindlichkeit** als Folge einer Entzündung entstehen kann, die zu einer **Aktivierung »schlafender« Nozizeptoren** führt, die wiederum eine Hyperalgesie bedingen (Hinninghofen et al. 2001).

Diese Aktivierung bleibt der Modellvorstellung zufolge auch nach Abklingen der auslösenden Entzündung bestehen, wodurch es zu einer zentralen Sensibilisierung kommt – die dauerhafte Aktivierung aufsteigender Bahnen zur Weiterleitung von Schmerzreizen ermöglicht es, dass sie auch durch »normale« physiologische Reize erregt werden können (Hinninghofen et al. 2001).

Psychosoziale Faktoren. IBS-Patienten berichten im Vergleich zu Patienten mit Colitis ulcerosa oder einer Blinddarmentzündung über **mehr belastende Lebensereignisse,** die von 85% der Patienten als symptomverstärkend bewertet werden (Hinninghofen et al. 2001). Dabei geben Männer am häufigsten ihre Karriere, Frauen dagegen die Sorge um die Familie als belastendes Lebensereignis an. Ein krankheitsspezifischer Zusammenhang liegt aber nicht vor – auch bei anderen Erkrankungen wurde eine Assoziation mit belastenden Lebensereignissen beobachtet. Eine direkte kausale Verbindung zwischen **Stress** und den IBS-Symptomen konnte ebenfalls nicht aufgezeigt werden (Hinninghofen et al. 2001). Nach Moser (2008) weisen IBS-Patienten in ca. 60% der Fälle auch psychische Störungen wie Depression, Angst- und Schlafstörungen auf.

Medizinische Diagnostik und Therapie

Diagnostik. Das diagnostische Vorgehen kann in **3 Abschnitte** unterteilt werden:

- Zunächst werden durch eine **umfassende Anamnese** beeinflussbare Ursachen der Beschwerden ausgeschlossen. Medikamentöse Nebenwirkungen, Abusus bestimmter Stoffe (z. B. Koffein, Sorbit) sowie psychische Erkrankungen (Depression, Panikattacken) müssen ebenfalls eruiert werden.
- Dann wird überprüft, ob bestimmte Kriterien, die das klinische Erscheinungsbild unter Nennung zeitlicher Kriterien am besten beschreiben, zur Diagnose eines IBS erfüllt werden. Üblich ist die Anwendung der **Rom-Kriterien**, die es in 3 Versionen gibt. Brandt et al. (2009) verweisen darauf, dass zwar die Kataloge von Manning, Kruis und Rom-I validiert sind (mit Sensitivitäten bis zu 78% und Spezifitäten bis zu 89%), die aktuellen Rom-II- und -III-Kataloge jedoch nicht. Daher definiert die IBS Task Force des American College of Gastroenterology das Syndrom Reizdarm bei Bauchschmerzen oder Unbehagen in Assoziation mit veränderten Darmgewohnheiten, bei Beschwerdepersistenz über einen Zeitraum von mindestens 3 Monaten. Auszuschließen sind Alarmsymptome wie Anämie, ungewollter Gewichtsverlust, positive Familienanamnese bezüglich kolorektaler Karzinome, chronisch entzündliche Darmerkrankungen oder Sprue. Einige dieser Symptome können auch bei IBS vorkommen, sie machen jedoch eine erweiterte Diagnostik zum Ausschluss anderer Erkrankungen notwendig. Bei Patienten, die diese Kriterien erfüllen, bestätigt die Abwesenheit der o. g. Alarmsymptome den Behandler in der Diagnose eines Reizdarmsyndroms.
- Des Weiteren erfolgt eine **körperliche Untersuchung**, an die sich bei auffälligem Befund weitere Untersuchungsverfahren anschließen können. Es handelt sich somit um eine Ausschlussdiagnostik.

Rom-III-Kriterien zur Diagnostik des irritablen Darmsyndroms (nach Moser 2008)
Seit 6 Monaten abdominales Unbehagen oder abdominale Schmerzen an mindestens 3 Tagen während der letzten 3 Monate mit zumindest 2 oder mehr der folgenden Symptome:
- Besserung nach der Defäkation
- Beginn assoziiert mit einer Änderung der Stuhlfrequenz
- Beginn assoziiert mit einer Änderung der Stuhlkonsistenz

Die Rom-III-Kriterien unterscheiden zudem verschiedene Subtypen des IBS:
1. IBS mit Obstipation: harte und knollige Stühle bei mehr als 1/4 der Stuhlentleerungen
2. IBS mit Durchfall: weiche oder wässrige Stühle bei mehr als 1/4 der Stuhlentleerungen

3. IBS gemischt: knollige Stühle bei mehr als 1/4 und weiche oder wässrige Stühle bei mehr als ¼ der Stuhlentleerungen
4. IBS unspezifiziert: erfüllt keine der oben genannten Kriterien

Therapie. Da die Pathomechanismen unbekannt sind, erfolgt eine **symptomorientierte Therapie.** Eine bestimmte Diät wird nicht empfohlen. Alle Therapieformen müssen sich als effizienter erweisen als Placebo. Ballaststoffe, Quellstoffe, Laxanzien, Pfefferminzöl und Spasmolytika sowie Loperamid konnten ihre Effektivität bislang nicht eindeutig nachweisen. Daten über eine positive Beeinflussung von Probiotika auf IBS liegen nicht vor. Für Akupunktur kann keine generelle Empfehlung ausgesprochen werden, weil die Studienergebnisse inhomogen sind. Eine kurzzeitige Behandlung mit nicht resorbierbaren Antibiotika erzielt eine Reduktion von Blähungen und eine allgemeine Symptomlinderung, Daten zur Langzeitsicherheit und -effektivität fehlen. **5-HT_3--Rezeptorantagonisten** haben einen guten Effekt bei Patienten mit IBS und Diarrhö. Die Nebenwirkungsrate ist hoch. Am meisten profitieren Frauen mit ausgeprägten Durchfällen und mangelndem Ansprechen auf eine konventionelle Behandlung. **5-HT_4-Rezeptorantagonisten** zeigen gute Ansprechraten bei IBS-C und IBS-M. **Antidepressiva**, wie trizyklische Antidepressiva und Serotoninwiederaufnahmehemmer, reduzieren die Beschwerden und scheinen abdominale Schmerzen positiv zu beeinflussen, unabhängig vom IBS-Typ (Brandt et al. 2009).

> **Neben der Verringerung der Beschwerden zählt die Reduktion der Anzahl invasiver Untersuchungen zu den vorrangigen Zielen der Therapie.**

Dieses kann nach Hinninghofen et al. (2001) nur durch eine intensive und gute **Arzt-Patient-Beziehung** erreicht werden, die den Patienten aktiv in die Planung des diagnostischen und therapeutischen Vorgehens einbezieht, eine umfassende Aufklärung zum jeweiligen Nutzen der Untersuchungen und Behandlungen sowie eine ausführliche Besprechung aller Befunde beinhaltet.

> **Eine Psychotherapie im engeren Sinne – also eine Therapie zur Behandlung einer psychischen Erkrankung – ist nur dann indiziert, wenn zusätzlich zu den körperlichen Beschwerden auch Symptome von Depressionen oder Ängsten vorhanden sind.**

Psychologische Schmerztherapie

Forschungsergebnisse weisen darauf hin, dass eine **psychologische Mitbehandlung von IBS-Patienten** zu empfehlen ist.

> **In kontrollierten Studien wurde gezeigt, dass die Kombination von verhaltensmedizinisch-psychologischen Interventionen und medizinischer Behandlung in der Symptomreduktion der rein medizinischen Behandlung überlegen ist (Hinninghofen et al. 2001).**

Die Beruhigung der Patienten hinsichtlich der Bedeutung ihrer Beschwerden sowie die Motivation zur aktiven Mitarbeit in der Behandlung sollten auch **Ziel der psychologischen Schmerztherapie** sein, die zudem Strategien zur Bewältigung der Leitsymptome Schmerzen, Verstopfung und Durchfall vermitteln sollte.

Erleben die Patienten, dass sie durch **aktives Handeln** ihre Beschwerden positiv beeinflussen können, wirkt sich dies auch günstig auf die psychischen Belastungen aus, die sich meist als Symptome von Angst und Depression darstellen. Bereits in den 1980er Jahren entwickelte und evaluierte die Arbeitsgruppe um Blanchard ein **verhaltensmedizinisches Behandlungsprogramm,** das aus kognitiver Therapie, Biofeedback und Entspannungsverfahren besteht (Blanchard u. Schwarz 1987). Hinninghofen et al. (2001) berichten, dass auch nach 2 Jahren die Verringerung der körperlichen Symptome stabil war, die zudem mit einer Reduktion von depressiven und Angstsymptomen einherging.

In den 1980er Jahren wurde in Manchester ein **hypnotherapeutisches Verfahren** entwickelt, das die Normalisierung der viszeralen Hypersensitivität beim Reizdarmsyndrom zum Ziel hat. Studien weisen auch auf einen langfristigen Erfolg dieser sog. »Gut-directed«-Hypnose hin (vgl. Moser 2008).

Verschiedene Untersuchungen weisen darauf hin, dass ein Ansprechen auf die generelle psychotherapeutische Behandlung von Patienten mit IBS vor allem dann gegeben ist, wenn

- Stress eine verstärkende oder auslösende Wirkung auf die Symptome hat,
- Angst und Depression in milder Ausprägung vorhanden sind,
- die vorherrschenden Symptome in Schmerzen und Durchfall bestehen,
- sich die Schmerzen unter Nahrungsaufnahme, Defäkation oder Stress verändern,
- die Beschwerden seit relativ kurzer Zeit bestehen. (vgl. Moser 2008)

25.1.4 Rezidivierende Bauchschmerzen bei Kindern

Rezidivierende, also wiederholt auftretende Bauchschmerzen (»recurrent abdominal pain«, RAP) sind weitverbreitet und gehen für die Kinder und ihre Familien mit psychosozialen Belastungen einher (Warschburger u. Groß 2008). Bauchschmerzen gehören zu den häufigsten Beschwerden, mit denen Kinder einem Arzt vorgestellt werden (Berger u. Damschen 2000).

Die **Prävalenzrate** von Bauchschmerzen wird mit 6–30% angegeben (Warschburger u. Groß 2008), der **Altersgipfel** liegt nach Berger u. Damschen (2000) bei 11–12 Jahren, wobei der Anteil der Mädchen leicht überwiegt.

Klinisches Erscheinungsbild

Die Bauchschmerzen treten phasenweise auf, zwischen diesen Schmerzphasen sind die Kinder beschwerdefrei. Zusätzlich zu den Schmerzen können weitere Beschwerden wie Übelkeit, Durchfall oder Verstopfung auftreten. Die Schmerzen sind in der Mehrzahl der Fälle so stark, dass die Kinder in ihren **Aktivitäten sehr eingeschränkt** sind.

Die Schmerzen haben zudem psychosoziale Konsequenzen: Sie führen zu Schulfehlzeiten, erhöhen das Risiko für potenziell gefährliche und unnötige medizinische Prozeduren und sind assoziiert mit der Entwicklung komorbider psychischer Symptome wie Angst und Depression (Campo et al. 2001).

Epidemiologie

Während Berger u. Damschen (2000) schätzen, dass mindestens 10% aller Schulkinder unter rezidivierenden Bauchschmerzen leiden, beziffert Milla (2001) den Anteil auf 15%, während Campo et al. (2001) zusammenfassend 7–25% der Kinder und Jugendlichen, Warschburger u. Groß (2008) sogar bis zu 30% als betroffen angeben. Verschiedene Studien haben sich zudem mit dem **Verlauf rezidivierender Bauchschmerzen im Kindesalter** beschäftigt. Campo et al. (2001) schlussfolgern aus ihren Daten, dass diese Kinder ein erhöhtes Risiko für die Entwicklung von Angststörungen im jüngeren Erwachsenenalter haben. Das Subcommittee on Chronic Abdominal Pain (2005) geht aufgrund von Studien davon aus, dass junge Erwachsene, die als Kinder unter rezidivierenden Bauchschmerzen gelitten haben, ein höheres Risiko für die Entwicklung psychischer Störungen oder einer Kopfschmerzerkrankung aufweisen. Diese Ergebnisse werden von Hotopf et al. (1998) bestätigt, die zudem Hinweise auf eine Häufung somatischer Beschwerden im Erwachsenenalter fanden. Ältere Studien dagegen berichten, dass 25–53% der Probanden noch nach 10–30 Jahren über anhaltende oder wiederholt auftretende Bauchschmerzen klagen (vgl. Berger u. Damschen 2000).

Ätiologie und Pathophysiologie

Es ist wenig bekannt über die Faktoren, die zur Entstehung rezidivierender Bauchschmerzen bei Kindern führen. In der Literatur finden sich **2 Erklärungsansätze**, die in der klinischen Praxis große Beachtung gefunden haben – die organische vs. die psychische Sichtweise.

Hypothesen zu medizinischen Ätiologiefaktoren. Grundsätzlich werden die Beschwerden als Symptome einer organischen Erkrankung (z. B. chronisch-entzündliche Darmerkrankung, Nierenerkrankung, Gastritis), als Zeichen einer Helicobacter-pylori-Infektion oder als Konsequenz morphologischer Veränderungen (z. B. Veränderungen der Darmmotilität, Entzündungszeichen der gastrointestinalen Schleimhaut) angesehen. Die medizinische Diagnostik dient der Suche nach der **organischen Ursache der Beschwerden,** deren kausale Behandlung die Schmerzen beenden würde.

Nur in etwa 10% der Fälle weist die Diagnostik auf eine eindeutige organische Ursache (Berger u. Damschen 2000).

Zur **Rolle des Helicobacter pylori** liegen widersprüchliche Forschungsergebnisse vor, die keine eindeutige Aussage zulassen, und nur bei etwa 19% der Kinder zeigt die Ultraschalluntersuchung des Abdomens organische Auffälligkeiten und Veränderungen, die jedoch die wiederholt auftretenden Bauchschmerzen nicht hinreichend erklären (Berger u. Damschen 2000). Milla (2001) bezeichnet daher die überwiegende Mehrheit der rezidivierenden Bauchschmerzen im Kindesalter als funktionelle gastrointestinale Störungen.

Hypothesen zu psychologischen Ätiologiefaktoren. Forschungsergebnisse weisen darauf hin, dass psychische Faktoren (z. B. Ängstlichkeit, Depressivität, Alltagsstress, negative Lebensereignisse, ungünstige Stressbewältigungsstrategien) eine Rolle bei der Entstehung und Aufrechterhaltung der Beschwerden spielen (Berger u. Damschen 2000). Studien weisen zudem auf Zusammenhänge zwischen dem Gesundheitsstatus der Eltern, erhöhten Angst-, Somatisierungs- und Depressionswerten der Mutter und den Beschwerden der Kinder hin (Hotopf et al. 1998). Diese Befunde belegen aber **keine alleinige psychische Genese** rezidivierender Bauchschmerzen bei Kindern. Zusammenhänge zwischen Stress, Lebensereignissen und Beschwerden ergaben sich auch bei Kindern und Jugendlichen mit Migräne und Kopfschmerzen (Luka Krausgrill u. Reinhold 1996). Psychische, familiäre und soziale Faktoren scheinen jedoch neben organischen Faktoren einen Einfluss auf die Entstehung und Aufrechterhaltung der Beschwerden zu haben.

Medizinische Diagnostik und Therapie

Diagnostik. Eine international anerkannte **Definition** legt fest, dass rezidivierende Bauchschmerzen dann diagnostiziert werden sollen, wenn

- das Kind mindestens 3 Jahre alt ist,
- die Schmerzen seit mindestens 3 Monaten
- mit 3 oder mehr Episoden aufgetreten sind,
- die Schmerzen im Bereich der Bauchnabelregion lokalisiert sind,
- sie von Symptomen wie Übelkeit, Erbrechen oder Schwindel begleitet werden und
- sie zu einer Beeinträchtigung von Alltagsaktivitäten geführt haben (Berger u. Damschen 2000, Warschburger u. Groß 2008).

Die medizinische Diagnostik dient v. a. dem **Ausschluss verschiedener organischer Erkrankungen.** Sie sollte intensiv besonders in den Fällen vorangetrieben werden, in denen die **Anamnese** Hinweise ergibt auf (Berger u. Damschen 2000)

- gastrointestinale Erkrankungen in der Familie,
- Begleitsymptome wie beispielsweise Fieber, Erbrechen, blutige Stühle,
- auffällige Schmerzcharakteristika wie Ausstrahlungsrichtung der Schmerzen, nächtliches Auftreten oder deutliche Nahrungsabhängigkeit.

In der medizinischen Untersuchung sollte auch nach familiären Schmerzbewältigungsstrategien, dem Ernährungsverhalten, möglichen Auswirkungen der Schmerzen auf den Schulbesuch sowie nach Stressoren und den Umgang des Kindes damit gefragt werden (Berger u. Damschen 2000). Bezogen auf diese erhobenen Informationen kann dann eine **individuelle Behandlung** eingeleitet werden, in die auch psychologische Interventionen aufgenommen werden sollten.

Therapie. Als effektive somatische Behandlung hat sich nach Berger u. Damschen (2000) allein die **Umstellung der Ernährung** mit einer Erhöhung des Anteils an Ballaststoffen bei Bauchschmerzen ohne organischen Befund erwiesen. Gemeinsam mit der Familie sollte im weiteren Gespräch versucht werden, individuelle Ursachen oder Einflussfaktoren der Beschwerden zu ermitteln. Hieraus kann sich die Indikation einer psychologischen Behandlung ergeben.

Psychologische Schmerztherapie

Sanders et al. (1994) verglichen eine von ihnen entwickelte psychologische Schmerztherapie, die auch die Eltern der Kinder einbezog, mit einer medizinischen Standardbehandlung. Die psychologische Schmerztherapie umfasste 6 Sitzungen, in denen **Informationen zu den Bauchschmerzen** sowie **Verhaltensfertigkeiten** vermittelt wurden. Die Eltern wurden in einer Sitzung in der **Anwendung unterstützender Verhaltensweisen** geschult, die 44 Kinder (Experimentalgruppe) dagegen erlernten in 3 Sitzungen **spezielle Techniken** wie Entspannung, positive Selbstinstruktion, Ablenkung und Imagination zur Schmerzbewältigung. Die Abschlusssitzung diente der **Rückfallprophylaxe:** Mit den Kindern wurden Problemlösestrategien für Risikosituationen erarbeitet, die zu einem Auftreten oder Verstärken der Schmerzen führen können.

Die **medizinische Standardbehandlung** (Kontrollgruppe) umfasste ebenfalls 6 Sitzungen, während der die Familie ganz allgemein zu einem angemessenen Umgang mit den Schmerzen ermutigt werden sollte (Sanders et al. 1994).

Beide Gruppen wurden vor und nach der Behandlung sowie 6 und 12 Monate später (Follow-up-Untersuchungen) hinsichtlich verschiedener Variablen untersucht. Sanders et al. (1994) stellen folgende **Ergebnisse** besonders heraus:

- Direkt nach der Behandlung sowie 6 Monate später waren signifikant mehr Kinder der Experimentalgruppe schmerzfrei.
- Nach Angaben der Eltern wiesen Kinder der Experimentalgruppe zu beiden Follow-up-Untersuchungen signifikant weniger Schmerzepisoden auf.
- Den Selbstauskünften zufolge erlebten sich die Kinder der Experimentalgruppe zu beiden Follow-up-Zeitpunkten signifikant weniger in ihren Alltagsaktivitäten von den Schmerzen beeinträchtigt als die Kinder der Kontrollgruppe.

Warschburger u. Groß (2008) berichten von ersten Erfahrungen mit einem **kognitiv-behavioralen Behandlungsprogramm** für Kinder mit rezidivierenden Bauchschmerzen. Das 6-wöchige Behandlungsprogramm »Stopp den Schmerz« vermittelt Wissen und

Bewältigungsstrategien, es widmet sich der Veränderung negativer Kognitionen sowie der Förderung positiven Erlebens. Die bisher vorliegenden Daten einer kleinen Stichprobe (n = 11 Kinder) weisen auf eine erzielte Reduktion von Schmerzhäufigkeit, Schmerzintensität, Stresserleben sowie von Angst und negativen Kognitionen während einer Bauchschmerzepisode hin. Hier sind weitere Studien an größeren Stichproben und unter Einbeziehung von Kontrollgruppen erforderlich (Warschburger u. Groß 2008).

> **Rezidivierende Bauchschmerzen gehören zu den häufigen Beschwerden im Kindes- und Jugendalter. Nur in 10% der Fälle ergibt die medizinische Diagnostik Hinweise auf organische Faktoren, die die Schmerzen verursachen. In der Mehrheit der Fälle empfiehlt sich eine psychologische Schmerztherapie, die den Kindern Bewältigungsstrategien vermittelt und damit längerfristig zu einer Reduktion der Beschwerden führt.**

25.1.5 Zusammenfassung

Bauchschmerzen im Kontext chronisch-entzündlicher oder funktioneller Erkrankungen des Gastrointestinaltrakts können in jedem Lebensalter auftreten. Verschiedene Studien weisen auf eine **starke psychische Belastung** der Patienten hin sowie – bei betroffenen Kindern – auf ein erhöhtes Risiko zur Entwicklung psychischer Störungen. Bei den vorgestellten Erkrankungen erscheint eine **psychologische Schmerztherapie**, die auf die Bauchschmerzen, weitere Leitsymptome und die psychischen Belastungen im Kontext der jeweiligen Störung eingeht, unerlässlich. Derzeit scheinen Konzepte für psychologische Schmerztherapie bei gastrointestinalen Krankheiten überwiegend in spezialisierten Rehabilitationskliniken entwickelt und durchgeführt zu werden (Glier et al. 1992, Klinkenberg 1997). Hier ist eine Änderung im Sinne einer intensiven Therapieforschung wünschenswert, die effektive Behandlungskonzepte auch für die ambulante Durchführung zur Verfügung stellt.

25.2 Gynäkologische Schmerzen

D. Breuker und U. Middermann

Akute und chronische Schmerzen im Unterbauch können durch unterschiedliche Erkrankungen aus verschiedenen medizinischen Fachdisziplinen verursacht sein oder – im Falle der chronischen Unterbauchschmerzen – auch ohne organisches Korrelat auftreten. Die Diagnosestellung erfolgt daher durch einen systematischen Ausschluss möglicher Ursachen ebenso wie durch deren Bestätigung. Die Beurteilung einer Patientin mit Unterbauchschmerzen beginnt daher mit einer ausführlichen Anamnese.

Bei der **akut vital bedrohten Patientin** mit dem Hauptsymptom akuter Unterbauchschmerz hat eine schnelle Diagnostik zu erfolgen. Die Therapie erfolgt meist durch Operation oder durch die Gabe von Medikamenten. Bei **chronisch auftretenden Unterbauchschmerzen** ist zunächst eine interdisziplinäre Diagnostik einschließlich der Abklärung des psychischen Befundes durchzuführen. Bei der Behandlung kann auch psychologische Schmerztherapie zum Einsatz kommen.

25.2.1 Allgemeines diagnostisches Vorgehen

Unterbauchschmerzen können aufgrund einer Vielzahl organischer Erkrankungen der medizinischen Fachgebiete Gynäkologie, Urologie, Gastroenterologie, Orthopädie und Neurologie verursacht sein. Nach Gätje (2006) sollten differenzialdiagnostisch folgende Störungen berücksichtigt werden:

- **Gastroenterologie:** irritables Darmsyndrom, M. Crohn, Colitis ulcerosa, chronische Blinddarmentzündung, Verstopfung
- **Urologie:** Steinleiden, chronische Zystitis, Urethralsyndrom
- **Orthopädie:** degenerative Wirbelsäulenerkrankungen, Osteoporose, Skoliose, Fibromyalgie
- **Neurologie:** Bandscheibenvorfall, periphere Neuropathie, Neoplasma

Die Diagnosestellung erfolgt über den systematischen Ausschluss möglicher Grunderkrankungen bzw. durch die Bestätigung verursachender organischer Faktoren.

> **Die allgemeine gynäkologische Diagnostik lässt sich in die Erhebung der gynäkologischen Anamnese, die visuelle Inspektion der Patientin, die gynäkologische Untersuchung und gegebenenfalls weitere erforderliche Untersuchungen (z. B. Labor, Schnittbilddiagnostik) unterteilen.**

Die **gynäkologische Anamnese** sollte folgende Punkte umfassen:

- Schmerzlokalisation

- Schmerzausstrahlung
- Schmerzcharakter
- Schmerzbeginn
- letzte Menstruation
- bestehende Vorerkrankungen

Anschließend erfolgt die **visuelle Inspektion** der Patientin, wobei besonders auf Zeichen eines aufgetriebenen Abdomens, Anzeichen von Unruhe, Blässe und auf psychische Auffälligkeiten geachtet werden sollte. Die daran anschließende **gynäkologische Untersuchung** beinhaltet die Speculumeinstellung von Scheide und Gebärmutterhals, eine sorgfältige bimanuelle Tastuntersuchung sowie die vaginale Ultraschallkontrolle des kleinen Beckens mit dem inneren Genitale. Nach diesen Untersuchungen und möglicherweise weiterführenden Maßnahmen wie Labor- und Schnittbilddiagnostik muss entschieden werden, wie die Patientin weiter zu behandeln ist: In Abhängigkeit von den Befunden wird eine medikamentöse Therapie, eine operative Intervention oder eine weitere Beobachtung der Patientin mit zusätzlicher Diagnostik gewählt.

Die therapeutische Indikationsstellung hängt zunächst von der Entscheidung ab, ob es sich bei den berichteten Schmerzen um ein akutes Ereignis oder eine chronische Erkrankung handelt, die seit mindestens 6 Monaten zu Beeinträchtigungen führt (vgl. Hartono-Kraft et al. 2007).

25.2.2 Gynäkologische Differenzialdiagnose

Bei der gynäkologischen Differenzialdiagnose **akuter Unterbauchschmerzen** sind u. a. zu berücksichtigen:

- Rupturierte Ovarialzyste: geplatzte flüssigkeitsgefüllte Geschwulst des Eierstocks
- Tuboovarialabszess: Abszess im Bereich von Eierstock und Eileiter
- Adnextorsion: ein um die eigene Achse gedrehter Eierstock und Eileiter
- Extrauteringravidität: eine im Bauchraum oder im Eileiter begonnene Schwangerschaft
- postoperative Komplikationen

Zudem ist differenzialdiagnostisch auch an einen malignen Ovarialtumor zu denken, obwohl dieser kaum mit Schmerzen einhergeht.

Chronische gynäkologische Unterbauchschmerzen, die nach Bodden-Heidrich (2007) etwa 15–20% aller Konsultationen in der ambulanten gynäkologischen Versorgung ausmachen, können dagegen zurückgeführt werden auf

- Adnexitis: Entzündung von Eileiter und Eierstock
- Endometriose: Wucherungen der Gebärmutterschleimhaut außerhalb der Gebärmutter
- Dysmenorrhö: schmerzhafte Menstruationsbeschwerden
- Adhäsionen nach Voroperationen

Darüber hinaus können chronische Unterbauchschmerzen ohne organisches Korrelat auftreten.

25.2.3 Akute gynäkologische Unterbauchschmerzen

Akut auftretende, heftige Bauchschmerzen werden als »akutes Abdomen« bezeichnet und können verschiedene Ursachen haben. Bei der Untersuchung der Patientin sollten immer auch **maligne Erkrankungen** (z. B. fortgeschrittenes Zervixkarzinom) oder eine **Endometriose** als mögliche Ursachen der Symptome beachtet werden. Auch ernste **postoperative Komplikationen** – insbesondere nach Laparoskopien oder nach großen onkogynäkologischen Eingriffen – können sich in der Symptomatik eines akuten Abdomens ausdrücken.

Diagnostisches Vorgehen bei akuten gynäkologischen Unterbauchschmerzen

Stellt sich eine Patientin im reproduktionsfähigen Alter mit starken Unterbauchschmerzen vor, erfolgt zunächst die Einordnung der zeitlichen Dimension der Schmerzen. Dabei ist immer zu klären, ob es sich um Schmerzen in Zusammenhang mit einer Schwangerschaft handelt.

Ein Schwangerschaftstest sollte daher stets Bestandteil der Diagnostik sein.

Des Weiteren sollte die Patientin auch nach Faktoren befragt werden, die die Schmerzen auslösen oder in ihrer Intensität beeinflussen können (v. a. Menstruation, Koitus und Stuhlgang). Die Schmerzanamnese kann bereits erste Hinweise auf die Ätiologie geben.

Schmerzanamnese

- *Wie* begann der Schmerz (Schmerzcharakter)?
- *Wann* begann der Schmerz, was ging ihm voraus?
- *Wo* begann der Schmerz, wo ist er jetzt lokalisiert, wohin strahlt er aus?

Darüber hinaus gehören auch Fragen nach schmerzlindernden Faktoren, z. B. Lagewechsel, zur Schmerzanamnese.

Im Weiteren werden die häufigsten gynäkologischen Ursachen akuter Unterbauchschmerzen vorgestellt.

Ovarialtumor

Ätiologie. Der Eierstock besteht aus Keimgewebe, Epithel und Bindegewebe. Aus diesen unterschiedlichen Strukturen kann eine Vielzahl von gutartigen und bösartigen Tumoren entstehen.

Klinik. Charakteristische Symptome fehlen in der Regel. Häufig fallen Ovarialtumore nur durch eine erhebliche Größe mit **Zunahme des Bauchumfangs** auf. Akute **Schmerzen** können bei Druck auf benachbarte Organe, durch Stieldrehung, Ruptur oder Abszessbildung entstehen.

Diagnostik und Therapie. Jeder Ovarialtumor bedarf einer diagnostischen Abklärung und gegebenenfalls einer medikamentösen oder operativen Therapie.

Rupturierte Ovarialzyste

Definition. Ovarialzysten sind die häufigsten gynäkologischen Tumoren im kleinen Becken. Der häufigste Zystentyp bei Frauen im reproduktionsfähigen Alter ist die sog. einfache Follikelzyste. Meist sind Ovarialzysten physiologisch, einseitig und nicht bösartig (David u. Ebert 2008).

Klinik. Die Patientinnen beschreiben einen heftigen, kurzzeitigen und **einseitigen Unterbauchschmerz**, der langsam abklingt und häufig schon bei der Konsultation nicht mehr besteht. Er ist als Zeichen einer Zystenruptur zu verstehen und wird durch eine Bauchfellreizung ausgelöst, deren Ursache neben dem Zysteninhalt manchmal auch eine Sickerblutung in den Bauchraum sein kann.

Diagnostik. Die vaginale **Ultraschalluntersuchung** zeigt den Ovarbefund bzw. die Zystenreste und kann auch das Vorhandensein vermehrter freier Flüssigkeit nachweisen.

Therapie. Die Behandlung erfolgt stationär. Therapeutisch muss aufgrund des Zustands der Patientin, der Schmerzintensität, der intraabdominalen Flüssigkeitsmenge sowie der Dynamik dieser Befunde im zeitlichen Verlauf und auch in Abhängigkeit vom Hb-Wert entschieden werden, ob laparoskopiert werden muss oder ob die Resorption abgewartet werden kann (David u. Ebert 2008).

> **Bei Zunahme von freier Flüssigkeit im Abdomen oder bei Verdacht auf eine intraabdominale Blutung durch eingerissene Blutgefäße ist eine sofortige Operation indiziert.**

Tuboovarialabszess

Definition. Der Tuboovarialabszess ist keine eigenständige Krankheit, sondern vielmehr der Endpunkt einer meist aufsteigenden Genitalinfektion, der »pelvic inflammatory disease« (PID). Die aufsteigende Entzündung betrifft Uterus (Endometritis), Tube (Salpingitis) und Ovar (Adnexitis) und kann dann letztlich auf alle Strukturen des kleinen Beckens übergehen. Ein besonderes Risiko für eine solche Infektion liegt in der langen Liegezeit von Intrauterinpessaren. Auch postoperativ können sich Tuboovarialabszesse entwickeln.

Klinik. Der Tuboovarialabszess stellt sich als ein meist **einseitig betonter Unterbauchschmerz** dar, der gegebenenfalls mit **Fieber** und erheblicher **Abwehrspannung** einhergehen kann. Eine Kombination von klinischen Zeichen und Laborergebnissen führt zur Diagnose PID. Die Einwanderung von Keimen – vor allem von Chlamydien – beginnt meist während oder unmittelbar nach der Regelblutung. Andere häufige Erreger sind nach David u. Ebert (2008) u. a. Mykoplasmen, Streptokokken, Enterobacteriaceae oder E. coli.

Diagnostik. Als typische diagnostische Zeichen gelten akute Unterbauchschmerzen, (hohes) Fieber, z. T. auch Ausfluss oder Abgang von Gewebe, Völlegefühl, Übelkeit, Erbrechen, gelegentlich Durchfall, aber auch Symptome eines Darmverschlusses. Die **bimanuelle Untersuchung** ergibt einen pathologischen Tastbefund, der mit einem deutlichen Druckschmerz verbunden ist und eine Untersuchung unmöglich machen kann. Mithilfe der **Sonografie** lässt sich zudem eine Raumforderung mit unregelmäßigen Binnenechos im kleinen Becken darstellen. Laborchemisch zeigen sich erhöhte **Entzündungszeichen**.

Therapie. Die Patientin muss unverzüglich behandelt werden. Die aktuellen Empfehlungen für eine medikamentöse Therapie bestehen nach David u. Ebert (2008) in der kombinierten Gabe von Cefoxitin/Doxycyclin oder Clindamycin/Gentamycin. Außerdem muss der Abszess operativ, möglichst per Bauchspiegelung, eröffnet und drainiert werden. Meist ist hierbei die Entfernung des betroffenen Adnexes ausreichend, manchmal kann auch zumindest ovarerhaltend vorgegangen werden.

Adnextorsion

Definition. Torsionen gelten als fünfthäufigster gynäkologischer Notfall (David u. Ebert 2008). Dabei wird unter einer Torsion die Drehung um die eigene Achse eines Tumors oder einer Zyste, die durch einen Stiel mit einem Organ verbunden sind, verstanden. Bei der Stieldrehung kommt es zunächst zu einer Kompression der Vene, während die Arterie weiterhin Blut zuführt. Da das Blut nicht abfließen kann, entwickelt sich eine venöse Stauung mit Einblutung und konsekutivem hämorrhagischen Infarkt des betroffenen Organs. Etwa 50–60% der Adnextorsionen sollen durch Ovarialtumoren verursacht sein; 20% der Ovartorsionen ereignen sich in der Schwangerschaft (David u. Ebert 2008).

Klinik. Meist beginnen die Beschwerden aus voller Gesundheit heraus mit akuten, **vernichtenden Schmerzen** im Unterbauch, die sich im Verlauf mehrerer Stunden verschlimmern. Da sich Ovar und Niere die gleiche Innervation teilen, kann der Schmerz demjenigen einer Nierenkolik ähneln. In 1/4 der Fälle treten die Schmerzen beidseitig auf; etwa 70% der Patientinnen berichten zusätzlich über **gastrointestinale Symptome** wie Appetitlosigkeit, Übelkeit und/oder Erbrechen.

Diagnostik. Bei der **gynäkologischen Untersuchung** macht sich eine Abwehrspannung im kleinen Becken bzw. im gesamten Unterbauch bemerkbar. Charakteristisch für die Adnextorsion ist darüber hinaus der Portioschiebeschmerz. Wichtig zur Diagnosestellung ist der **Ultraschallbefund**, der einen deutlich vergrößerten Adnex und einen zystisch-soliden Adnexbefund zeigt. Differenzialdiagnostisch sollte man an eine akute Blinddarmentzündung, einen Tuboovarialabszess, eine Extrauteringravidität und – seltener – an einen Darmverschluss denken.

Therapie. Nur durch eine sofortige Operation zur Erhaltung des Ovars durch Rückdrehung kann der Versuch unternommen werden, Ovar und/oder Tube zu retten. Zeigt sich intraoperativ eine bereits eingetretene Nekrose durch Minderdurchblutung, muss das Ovar entfernt werden.

> **Bei nachgewiesener Adnextorsion ist die sofortige Entfernung des Tumors bzw. der Zyste unabdingbar.**

Extrauteringravidität (EU)

Definition. Es handelt sich um die Einnistung einer Schwangerschaft außerhalb der Gebärmutter; in den meisten Fällen findet die Einnistung im Eileiter statt.

Klinik. Viele Patientinnen klagen über einen meist akut einsetzenden, teilweise heftigen und bisweilen krampfartigen **seitenbetonten Unterbauchschmerz**. Patientinnen, die sich erst in der 4.–6. Schwangerschaftswoche befinden, stellen sich dagegen mit deutlich weniger dramatischen Beschwerden vor: Neben den Schmerzen kommt es meist zu einer **Schmierblutung** nach etwa 6- bis 8-wöchiger Amenorrhö. Typischerweise berichten die meisten Frauen, dass die letzte Regel »irgendwie anders als sonst« (meist viel kürzer, schwächer) gewesen sei (David u. Ebert 2008). Betroffen sind häufig Frauen mit Zustand nach **Adnexitiden** oder Trägerinnen eines **Intrauterinpessars**. Eine vorangegangene Sterilitätsbehandlung oder bereits vorausgegangene extrauterine Schwangerschaften erhöhen ebenfalls das Risiko.

Diagnostik. Bei der vaginalen **Ultraschalluntersuchung** zeigt sich oft eine unterregelstarke Blutung; **palpatorisch** lässt sich ein Portioschiebeschmerz auslösen. Ende der 6. Schwangerschaftswoche sollte sonografisch eine intrauterine Gravidität immer nachweisbar sein: Die **Ultraschalluntersuchung** zeigt bei vorliegen einer EU ein leeres Cavum uteri mit hoch aufgebauter Schleimhaut. Eventuell findet sich freie Flüssigkeit im Bauchraum und es lässt sich, bei entsprechend weit fortgeschrittener Schwangerschaft, die Fruchthöhle mit embryonalen Anteilen im Eileiter nachweisen.

Therapie. Standardtherapie ist die möglichst tubenerhaltende Laparoskopie.

Postoperative Komplikationen

Akute Unterbauchschmerzen oder gar die Entwicklung eines subakuten/akuten Abdomens nach Operationen, wie z. B. diagnostischen oder operativen Laparoskopien, weisen auf eine **Infektion** oder eine verkannte **Perforation** hin. Sollte sich eine Patientin nach (darmnahen) laparoskopischen (oder offenen) Operationen nur schlecht erholen oder gar unter (progredienten) Beschwerden leiden, sollte immer zunächst an eine operationsbedingte **Darmläsion** gedacht werden. Auch kleinere hysteroskopische Eingriffe können zu Komplikationen führen, die ein akutes Abdomen nach sich ziehen.

> **Eine zügige operative Abklärung ist in jedem Fall zu empfehlen.**

25.2.4 Chronische Unterbauchschmerzen

Chronische Unterbauchschmerzen werden als zyklusunabhängige Schmerzen definiert, die über einen Zeitraum von 3–6 Monaten anhaltend oder rekurrierend auftreten. Häufig sind sie Leitsymptom eines Syndroms aus physiologischen, psychischen und sozialen Faktoren. An der Entstehung dieses Schmerzsyndroms können organische Faktoren beteiligt sein, müssen es aber nicht.

> **Da in vielen Fällen die Beschwerden durch organische Veränderungen nicht ausreichend erklärt werden können, wird von einer Beteiligung psychischer Faktoren an der Entstehung und Aufrechterhaltung der Schmerzen ausgegangen. Eine interdisziplinäre, multimodale Therapie ist daher zu favorisieren.**

Chronische Unterbauchschmerzen treten bei ca. 15% der Frauen zwischen dem 18. und 50. Lebensjahr als diffuse Schmerzen auf (Greimel 2006) und machen etwa 10–20% der Konsultationen in der ambulanten gynäkologischen Versorgung aus (Bodden-Heidrich 2001, Gätje 2006, Greimel 2006). Nach Gätje (2006) werden etwa 20% der Laparoskopien und 10% der Hysterektomien in den USA aufgrund chronischer Unterbauchschmerzen durchgeführt; empirische Daten für Deutschland liegen hierzu nicht vor (Zondervan u. Kennedy 2005). Cheong und William Stones (2006) berichten, dass etwa 20% der betroffenen Frauen sich trotz Beschwerden nicht bei einer Gynäkologin/einem Gynäkologen vorstellen und somit auch keine Behandlung erhalten, obwohl die Beschwerden zu Einschränkungen der psychischen und physischen Lebensqualität führen.

Als Ergebnis einer systematischen Literaturanalyse benennen Latthe et al. (2006) u. a. folgende **Risikofaktoren** für die Entwicklung chronischer Unterbauchschmerzen:

- Fehlgeburten
- Endometriose
- entzündliche Genitalerkrankungen
- Adhäsionen
- körperlicher oder sexueller Missbrauch in der Kindheit
- Angststörungen
- Depressionen
- Somatisierungsstörungen

> **Als Begleitsymptome chronischer Unterbauchschmerzen treten häufig Rückenschmerzen, Dysmenorrhö, Dyspareunie, Verstopfung, Depression und andere psychovegetative Reaktionen auf (Greimel 2006).**

Bei der interdisziplinären Diagnostik wird zunächst auf eine mögliche gynäkologische, urologische oder gastrointestinale **Grunderkrankung** hin untersucht. Sollten sich die berichteten Schmerzen nicht durch die erhobenen somatischen Befunde erklären, ist – wenn möglich – eine **psychodiagnostische Untersuchung** zu veranlassen. In der praktischen Umsetzung erweist sich dies häufig als nicht möglich, da es a) bislang nur wenige interdisziplinär arbeitende klinische Einrichtungen gibt und b) die meisten Patientinnen auf eine organische Genese und Heilung ihrer Beschwerden fixiert sind (vgl. William Stones u. Price 2002, Greimel 2006). Diese **organische Fixierung** ist besonders stark ausgeprägt, wenn die Patientinnen bereits mehrere – erfolglose – medizinische Behandlungsversuche hinter sich haben. Um diese organische Fixierung und die damit verbundene ablehnende Haltung gegenüber einer psychologischen Behandlung zu verhindern, ist eine möglichst **frühzeitige Einbeziehung von Psychologen** sinnvoll.

Im Folgenden werden die häufigsten gynäkologischen Ursachen chronischer Unterbauchschmerzen vorgestellt, bevor die Grundzüge einer psychologischen Schmerztherapie beschrieben werden.

Adnexitis

Definition. Es handelt sich um eine Entzündung des inneren Genitales in der Regel durch aufsteigende Infektion.

Klinik. Die Patientinnen berichten über mäßige bis starke **Unterbauchschmerzen**, es kann zu **Fieber** kommen.

Diagnostik. Bei der **Vaginaluntersuchung** zeigt sich verstärkter, möglicherweise eitriger Fluor. Die Entnahme eines **Nativpräparates** führt zum Nachweis von »clue cells« als Hinweis für eine Infektion. Zusätzlich wird ein **bakterieller Abstrich** erstellt; laborchemisch lassen sich Entzündungszeichen nachweisen. Die **bimanuelle Untersuchung** löst einen Druckschmerz rechts und links über den Adnexbereichen aus, auch der Uterus schmerzt bisweilen.

Therapie. Die Behandlung erfolgt medikamentös. Falls hierdurch keine Verbesserung erzielt werden kann, ist ein operativer Eingriff zum Ausschluss eines

Tuboovarialabszesses und anderer möglicher Ursachen der Beschwerden notwendig.

Symptomatisches Myom

Definition. Myome sind gutartige Knoten der glatten Muskulatur der Gebärmutter.

Klinik. Myome sind meist asymptomatisch, können jedoch neben Blutungsstörungen auch mäßige bis starke **Schmerzen** verursachen, z. B. bei Stieldrehung, Nekrotisierung oder extremem Wachstum.

Diagnose. Durch den **bimanuellen Tastbefund** sowie die Durchführung einer **Vaginalsonografie** kann die Diagnose gestellt werden.

Therapie. Das symptomatische, also Beschwerden verursachende Myom ist behandlungsbedürftig.

> **Bei bestehendem Kinderwunsch wird, falls möglich, operativ nur das Myom entfernt. Bei Frauen mit abgeschlossener Familienplanung erfolgt in der Regel die Hysterektomie.**

Endometriose

Definition. Bei etwa 10% der Frauen im gebärfähigen Alter kommt es zur wucherhaften Bildung von Gebärmutterschleimhaut außerhalb der Gebärmutter (Uhl 2006). Bei etwa der Hälfte der betroffenen Frauen ist eine Behandlung z. B. wegen Schmerzen oder Sterilität indiziert.

Klinik. Die Patientinnen klagen über chronische **Unterbauchschmerzen**, **schmerzhafte Regelblutungen**, **Ovulationsschmerzen**, **sexuelle Funktionsstörungen** und bisweilen **schmerzhafte Blasenentleerung** und **Defäkationsschmerzen**. Schätzungen zufolge leiden etwa 10% der Frauen im gebärfähigen Alter an einer Endometriose; nur bei der Hälfte dieser Frauen ist eine Behandlung, z. B. wegen Schmerzen oder Sterilität, indiziert (vgl. Uhl 2006).

Diagnostik. Die **bimanuelle Untersuchung** wird von den Patientinnen häufig als schmerzhaft empfunden. Die **Sonografie** zeigt in der Regel den Verdacht auf eingeblutete Ovarialzysten. Bei Hinweisen auf eine Beteiligung der Blase oder des Darms sollte eine **Zysto- bzw. Rektoskopie** erfolgen. Letztendlich wird die Diagnose durch den **intraoperativen Befund** sowie eine **Histologiegewinnung** gestellt.

Therapie. Die operative Sanierung sollte so vollständig wie möglich erfolgen. Bei sehr ausgedehnten Befunden muss zusätzlich für 6 Monate eine medikamentöse Therapie erfolgen. Daran kann eine Gestagentherapie angeschlossen werden. Die analgetische Therapie kann je nach Bedarf mit nichtsteroidalen Antiphlogistika, Koanalgetika und Opioiden durchgeführt werden.

Dysmenorrhö

Definition und Klinik. Es handelt sich um starke, **krampfartige Unterbauchschmerzen**, die während der **Menstruationsblutung** auftreten. Die Ursachen der Dysmenorrhö sind vielfältig. Gehäuft findet sie sich bei Uterusfehlbildungen oder Lageanomalien sowie bei Frauen mit Myomen oder Endometriose. Auch psychische Faktoren wie Konfliktsituationen in der Partnerschaft, unerfüllter Kinderwunsch oder Probleme bei der Annahme der weiblichen Rolle werden als Ursache der Dysmenorrhö gesehen.

Diagnose. Es erfolgt eine Abklärung der Organanomalien durch **Tastbefund** und **Sonografie**. Die ausführliche **Anamnese** dient unter anderem zur Erhebung psychosozialer Belastungssituationen wie partnerschaftlichen Konfliktsituationen oder unerfülltem Kinderwunsch.

Therapie. Die Therapie richtet sich nach den Ursachen der Dysmenorrhö – Organfehlbildungen, Lageanomalien und Myome werden gegebenenfalls durch Operation, Endometriose wie beschrieben und psychische Ursachen möglicherweise durch Psychotherapie behandelt. Symptomatisch sollten Analgetika, Spasmolytika und gestagenbetonte Kombinationspräparate eingesetzt werden.

Pelvipathiesyndrom (»chronic pelvic pain«, Pelvipathie)

Klinik. Die chronischen Unterbauchschmerzen treten in jeder Schmerzstärke und unter Ruhe, Belastung, bei der Kohabitation sowie vor und/oder während der Menstruation auf. Wenn begleitend auch Sexualstörungen, Kopfschmerzen, Schlafstörungen und Kreislaufdysregulationen auftreten, wird ein Pelvipathiesyndrom diagnostiziert.

Diagnostik. Der Tastbefund sowie die vaginale Sonografie zeigen einen unauffälligen gynäkologischen Befund. Eine diagnostische Laparoskopie wird häufig zum Ausschluss einer organischen Ursache für die Schmerzen durchgeführt.

> **Es besteht hierbei jedoch die Gefahr einer chirurgischen »Übertherapie«, da viele Patientinnen sich immer wieder mit Schmerzen vorstellen: Nicht selten werden Frauen mit chronischen Unterbauchschmerzen mehrmals laparoskopiert – letztlich ohne pathologische organische Befunde – schließlich hysterektomiert und ovarektomiert, ohne dass durch diese Operationen eine Besserung der Beschwerden eintritt.**

Therapie. Das ärztliche Gespräch sollte im Vordergrund stehen. Dabei sollten auch Partnerschaftsprobleme, Konflikte, Belastungen und Traumata angesprochen werden. Bei persistierenden Beschwerden ist eine psychosomatische oder psychotherapeutische Behandlung, gegebenenfalls auch stationär, anzuraten.

Psychologische Schmerztherapie chronischer Unterbauchschmerzen

Bei der Beschreibung der Diagnostik und Therapie der Dysmenorrhö und des Pelvipathiesyndroms wurde erstmals auf psychosoziale Faktoren verwiesen, die bei der Entstehung und Aufrechterhaltung der Beschwerden eine Rolle spielen können. **Neurowissenschaftliche Befunde** zeigen, dass chronische Schmerzen oft kaum noch mit den physiologischen Faktoren zusammenhängen, die ihn ursprünglich auslösten, sondern überwiegend von Lernprozessen determiniert sind (Flor u. Hermann 2006). Eine begleitende psychologische Schmerztherapie wird daher für alle Patientinnen befürwortet, die nicht ausreichend von einer rein somatischen Behandlung profitieren (William Stones u. Price 2002, vgl. auch Greimel 2006, Latthe et al. 2006).

> **Grundlage der schmerzpsychologischen Behandlung ist auch bei chronischen gynäkologischen Schmerzen das verhaltensmedizinische multimodale Erklärungsmodell, das einen Einfluss biologischer, psychologischer und sozialer Faktoren auf die Entstehung und Aufrechterhaltung chronischer Schmerzen benennt (vgl. Flor u. Herrmann 2006).**

- Zu den **biologischen** Faktoren zählen beispielsweise gynäkologische Vorerkrankungen, vorausgegangene Schmerzerfahrungen sowie muskuläre und/oder vaskuläre Veränderungen.
- Zu den **psychologischen** Faktoren zählen z. B. Erwartungen, Einstellungen, Überzeugungen, erlernte Bewältigungsstrategien, Schon- und Vermeidungsverhalten sowie andere Schmerzreaktionen auf verschiedenen Ebenen.
- Zu den **psychosozialen** Faktoren zählen auch kurzfristige und langfristige Verhaltenskonsequenzen in Form von Zuwendung und Aufmerksamkeit durch das soziale Umfeld.

Da sich die Patientinnen in der Regel in gynäkologische Behandlung begeben, kommt den behandelnden Ärzten bei der Weichenstellung für eine interdisziplinäre Behandlung eine besondere Verantwortung zu. Je früher sie darauf verweisen, dass für die Behandlung der komplexen chronischen Unterbauchschmerzen verschiedene Spezialisten erforderlich sind, und je eher sie verschiedene Spezialisten in die Diagnostik und Behandlung einbeziehen, desto eher kann aufseiten der Patientinnen Akzeptanz auch für eine psychologische Schmerztherapie erzielt werden. Dies setzt jedoch voraus, dass eine interdisziplinäre Zusammenarbeit zwischen Gynäkologen und psychologischen Schmerztherapeuten vor Ort überhaupt möglich ist – was derzeit nicht flächendeckend gegeben ist.

Die schmerzpsychologische Diagnostik sollte auch bei Patientinnen mit chronischen Unterbauchschmerzen 3 Kernbereiche umfassen (Ehlert u Heim 1998, Greimel 2006):

- **Schmerzdiagnostik:** aktuelles Schmerzerleben, beobachtbares Schmerzverhalten, Schmerzkognitionen, Schmerzbewältigungsstrategien, sensorische und affektive Schmerzkomponenten, Ausmaß der körperlichen Beeinträchtigung, schmerzrelevante Interaktionsaspekte, schmerzassoziierte Begleitsymptome etc.
- **Psychosoziale und biografische Anamnese:** aktuelle Lebenssituation, Partnerschaft, soziales Umfeld, Sexualanamnese, psychosoziale Belastungsfaktoren, frühere Erkrankungen etc.
- **Verhaltensanalyse und Bewältigungsprozesse:** bisherige Behandlungsversuche, Gesundheitsverhalten, individuelle Bewältigungsstrategien, subjektive Erklärungsmodelle der Entstehung und Aufrechterhaltung der chronischen Unterbauchschmerzen, Veränderungserwartung, Therapiemotivation, Kontrollüberzeugungen etc.

Die psychologische Schmerzbehandlung auf verhaltenstherapeutischer Grundlage gilt als Methode der Wahl, obwohl es aktuell keine Daten zu ihrer Effektivität bei chronischen Unterbauchschmerzen gibt (William Stones u. Price 2002, Greimel 2006, Latthe et al. 2006). Sie umfasst auf der **somatisch-physiologischen Ebene** die Vermittlung von Entspannungstechniken, die zu einer Schmerzreduktion beitragen können (z. B. progressive Muskelrelaxation, autogenes Training, Biofeedback, Hypnosetherapie). Auf der

subjektiv-emotionalen Ebene zielen kognitive Strategien darauf ab, das Schmerzerleben und die Schmerzverarbeitung positiv zu beeinflussen. Mit Techniken der kognitiven Umstrukturierung und Imaginationsübungen werden die Patientinnen dazu befähigt, bewusst ihre mit Schmerzen assoziierten Gedanken zu steuern und aktiv die bedrohliche Bedeutung von Schmerzen zu verändern. Auf der **Verhaltensebene** zielt die psychologische Schmerztherapie darauf ab, schmerzverstärkende Verhaltensweisen (z. B. übertriebene Schmerzäußerungen, Schonverhalten, sozialer Rückzug) zu verändern. Greimel (2006) verweist auf die besondere Bedeutung sozialer Verstärkung und schlägt vor, nach Möglichkeit die Bezugspersonen der Patientin in die Behandlung einzubeziehen.

25.2.5 Zusammenfassung

Die Diagnostik und Therapie von Frauen mit chronischen Unterbauchschmerzen sollte immer dann in interdisziplinärer Zusammenarbeit von Gynäkologen und psychologischen Schmerztherapeuten erfolgen, wenn die Patientinnen von einer rein medizinischen Behandlung nicht ausreichend profitieren. Zukünftig sollte zum einen die interdisziplinäre Zusammenarbeit gefördert werden, zum anderen ist die Durchführung empirischer Studien zur Evaluation psychologischer Schmerztherapien notwendig.

Literatur

1 van Assche G, Vermeire S, Rutgeerts P (2008) Treatment of severe steroid refractory ulcerative colitis. World J Gastroenterol 14(36): 5508–5511
2 Berger T, Damschen U (2000) Rezidivierende Bauchschmerzen. Schmerz 14: 346–350
3 Blanchard EB, Schwarz SP (1987) Psychological assessment and treatment of irritable bowel syndrome. Behavior Modification 11: 67–73
4 Blanchard EB, Keefer L, Galovski TE, Taylor AE, Turner SM (2001) Gender differences in psychological distress among patients with irritable bowel syndrome. Journal of Psychosomatic Research 50: 271–275
5 Bodden-Heidrich R (2001) Chronische Unterbauchschmerzen »chronic pelvic pain syndrome«. Gynäkologe 34: 299–306
6 Bodden-Heidrich R (2007) Schmerzsyndrome in der Gynäkologie. Gynäkologe 40: 178–183
7 Bossuyt X (2006) Serologic markers in inflammatory bowel disease. Clinical Chemistry 52(2): 171–181
8 Brandt LJ, Chey WD, Foxx-Orenstein AE, Schiller LR, Schoenfeld PS, Spiegel BM, Talley NJ, Quigley EMM, Moayyedi P (2009) An Evidence-Based Systematic Review on the Management of Irritable Bowel Syndrome. Am J Gastroenterol 104 (Supp 1): S1–S35
9 Camilleri M (2001) Management of the irritable bowel syndrome. Gastroenterology 121: 1527–1528
10 Campo JV, Di Lorenzo C, Chiapetta L et al. (2001) Adult outcomes of pediatric recurrent abdominal pain: Do they just grow out of it? Pediatrics 108(1):e1. http://www.pediatrics.org/cgi/content/full/108/e1. DOI 10.1542/peds 108.1.e1
11 Cheong Y, William Stones R (2006) Chronic pelvic pain: aetiology and therapy. Best Pract Res Clin Obstet Gynaecol 20: 695–711
12 David, A, Ebert AD (2008) Differenzialdiagnostik bei akuten Unterbauchschmerzen und bei akutem Abdomen in der Gynäkologie. Frauenheilkunde up2date 2: 459–473
13 Dignass AU, Herrlinger K, Schölmerich J (2004) Chronisch aktiver Verlauf. Z Gastroenterol 42: 1012–1016
14 Ehlert U, Heim C (1998) Verhaltensmedizin bei Frauen mit chronischen Unterbauchbeschwerden. Verhaltenstherapie 8: 106–111
15 Ell C, Raithel M (1998) Diagnostischer Standard bei chronisch entzündlichen Darmerkrankungen. Internist 39: 1013–1023
16 Ewe K (1994) Die Rolle der Koloskopie bei Patienten mit chronisch-entzündlichen Darmerkrankungen. In: Sauerbruch T (Hrsg) Richtlinien der Deutschen Gesellschaft für Verdauungs- und Stoffwechselerkrankungen (DGVS). Demeter, Gräfelfingen, S 83–89
17 Faller H, Kraus MR (1996) Der Einfluss somatischer und psychosozialer Faktoren auf Entstehung und Verlauf chronisch-entzündlicher Darmerkrankungen. Psychotherapeut 41: 339–354
18 Farthmann EH, Mappes HJ, Ruf G (1998) Chirurgische Behandlungsstrategien bei chronischen Entzündungen des unteren Verdauungstrakts. Internist 39: 1041–1047
19 Fiocchi G (1998) Inflammatory bowel disease: Etiology and pathogenesis. Gastroenterology 115: 182–205
20 Flor H, Hermann C (2006) Neuropsychotherapie bei chronischen Schmerzen: Veränderung des Schmerzgedächtnisses durch Verhaltenstherapie. Verhaltenstherapie 16: 86–94
21 Franke A, Hampe J, Rosenstiel P, Becker C, Wagner F et al. (2007) Systematic Association Mapping Identifies NELL1 as a Novel IBD Disease Gene. PLoS ONE 2(8): e691. DOI10.1371/journal.pone.0000691
22 Gätje R (2006) Chronisches Unterbauchschmerzsyndrom. In: Kaufmann M, Costa D, Scharl A (Hrsg) Die Gynäkologie. Springer, Berlin Heidelberg New York Tokio, S 304–309
22 Glier B, Wittmann H-B, Spörkel H (1992) Krankheitsverhalten bei chronisch entzündlichen Darmerkrankungen. Praxis der Klinischen Verhaltensmedizin und Rehabilitation 5: 217–226
23 Greimel E (2006) Klinisch-psychologische Diagnostik und Behandlung von chronischen Unterbauchbeschwerden. In: Beiglböck W, Feselmayer S, Honemann E (Hrsg) Handbuch der klinisch-psychologischen Be-

handlung. Springer, Berlin Heidelberg New York Tokio, S 343–353
24 Hartono-Kraft S, Frenkel C, Dall P (2007) Schmerz und medikamentöse Schmertherapie im Bereich der Gynäkologie. Gynäkologe 40: 49–59
25 Häuser W, Lempa M (2004) Reizdarmsyndrom. Schmerz 18: 130–135
26 Häuser W, Lempa M, Jänig W (2002) Bauchschmerzen – ein Stiefkind der Schmerztherapie und Forschung? Schmerz 16: 425–428
27 Hinninghofen H, Musial F, Enck P (2001) Störungen des unteren Gastrointestinaltraktes. In: Flor H, Hahlweg K, Birbaumer N (Hrsg) Anwendungen der Verhaltensmedizin. Hogrefe, Göttingen, S 351–434
28 Hoffmann JC, Kruis W, Zeitz M et al. (2004) Diagnostik und Therapie der Colitis ulcerosa: Ergebnisse einer evidenzbasierten Konsensuskonferenz der Deutschen Gesellschaft für Verdauungs- und Stoffwechselerkrankungen zusammen mit dem Kompetenznetz chronische entzündliche Darmerkrankungen. Z Gastroenterol 42: 979–983
29 Hoffmann JC, Preiß JC, Autschbach F et al. (2008) S3-Leitlinie Diagnostik und Therapie des Morbus Crohn. Z Gastroenterol 46: 1094–1146
30 Hotopf M, Carr S, Mayou R, Wadsworth M, Wessely S (1998) Why do children have chronic abdominal pain, and what happens to them when they grow up? Population based cohort study. British Medical Journal 316: 1196–1200
31 Klinkenberg N (1997) Gastrointestinale Störungen. In: Petermann F (Hrsg) Rehabilitation. Ein Lehrbuch zur Verhaltensmedizin. Hogrefe, Göttingen, S 245–290
32 Köhne G, Stallmach A (1999) Chronisch entzündliche Darmerkrankungen. In: Alexander K, Daniel WG, Diener H-C et al. (Hrsg) Thiemes Innere Medizin. Thieme, Stuttgart, S 615–622
33 Kornbluth A, Sachar DB (2004) Ulceratice colitis practice guidelines in adultes (update): American College of Gastroenterology, Practice Parameter Committee. Am J Gastroenterol 99: 1371–1385
34 Kosarz P, Traue HC (1997) Alltagsstress und Colitis ulcerosa. Psychotherapie, Psychosomatik, medizinische Psychologie 47: 117–122
35 Langan RC, Gotsch PB, Krafczyk MA, Skillinge DD (2007) Ulcerative Colitis: Diagnosis and Treatment. Am Fam Physician 76: 1323–1331
36 Latthe P, Mignini L, Gray R, Hills R, Khan K (2006) Factors predisposing women to chronic pelvic pain: systematic review. BMJ 332: 749–755
37 Lichtenstein GR, Abreu MT, Cohen R, Tremaine W (2006) American Gastroenterological Association Institute Medical Position Statement on Corticosteroids, Immunomodulators and Infliximab in Inflammatory Bowel Disease. Gastroenterology 130: 935–939
38 Limbergen J van, Russel RK, Nimmo ER, Ho GT, Arnott ID, Wilson DC, Satsangi J (2007) Genetics of the innate immune response inflammatory bowel disease. Inflamm Bowel Dis 13:338-355
39 Luka Krausgrill U, Reinhold B (1996) Kopfschmerzen bei Kindern: Auftretensrate und Zusammenhang mit Stress, Stressbewältigung, Depressivität und sozialer Unterstützung. Zeitschrift für Gesundheitspsychologie 4: 137–151
40 Mahid SS, Minor KS, Soto RE et al. (2006) Smoking and inflammatory bowel disease: a meta-analysis. Mayo Clin Proc 81: 1462–1471
41 Milla PJ (2001) Irritable Bowel Syndrome in Childhood. Gastroenterology 120: 287–307
42 Moser G (2007) Psychosomatische Aspekte chronisch entzündlicher Darmerkrankungen. In: Moser G (Hrsg) Psychosomatik in der Gastroenterologie und Hepatologie. Springer, Berlin Heidelberg New York Tokio, S 115–136
43 Moser G (2008) Funktionelle gastrointestinale Störungen. Wiener klinische Wochenschrift Education 3: 119–131
44 NICE technology appraisal guidance 140 (2008) Infliximab for subacute manifestations of ulcerative colitis. http://www.nice.org.uk/TA140. Cited 22 Jan 2009
45 NICE technology appraisal guidance 163 (2008) Infliximab for acute exacerbations of ulcerative colitis. http://www.nice.org.uk/TA163. Cited 17 Jan 2009
46 Rosch M, Leidl R, Tirpitz C et al. (2002) Cost measurement based on a cost diary in patients with inflammatory bowel disease. Z Gastroenterol 40: 217–228
47 Sanders MR, Shepherd RW, Cleghorn G, Woolford H (1994) The treatment of recurrent abdominal pain in children: A controlled comparison of cognitive-behavioral family intervention and standard pediatric care. Journal of Consulting and Clinical Psychology 62: 306–314
48 Schulze J, Sonnenborn U, Ölschläger T, Kruis W (2008) Probiotika. Thieme, Stuttgart
49 Stange EF, Schreiber S, Raedler A et al. (1997) Therapie des Morbus Crohn – Ergebnisse einer Konsensuskonferenz der Deutschen Gesellschaft für Verdauungs- und Stoffwechselkrankheiten. Zeitschrift für Gastroenterologie 35: 541–554
50 Stange EF, Riemann J, von Herbay A et al. (2001) Diagnostik und Therapie der Colitis ulcerosa – Ergebnisse einer evidenz-basierten Konsensuskonferenz der Deutschen Gesellschaft für Verdauungs- und Stoffwechselkrankheiten. Zeitschrift für Gastroenterologie 39: 19–72
51 Subcommittee on chronic abdominal pain (2005) Chronic abdominal pain in children. Pediatrics 115: 812–815
52 Toomey TC, Hernandez JT, Gittelman DF, Hulka JF (1993) Relationship of sexual and physical abuse to pain and psychological assessment variables in chronic pelvic pain patients. Pain 53/1: 105–109
53 Uhl B (2006) Gynäkologie und Geburtshilfe compact, 3. Aufl. Thieme, Stuttgart
54 Warschburger P, Groß M (2008) »Stopp den Schmerz« – ein kognitiv-behaviorales Behandlungsprogramm für Kinder mit Bauchschmerzen. Verhaltenstherapie 18: 162–167
55 William Stones R, Price C (2002) Health services for women with chronic pelvic pain. Journal of the Royal Society of Medcine 95: 531–535

56 Yamamoto-Furusho JK (2007) Genetic factors associated with the development of inflammatory bowel disease. World J Gastroenterol 13(42): 5594–5597
57 Zondervan KT, Kennedy SH (2005) Epidemiology of chronic pelvic pain. Gynecology, Obstetrics, and Reproductive Medicine in Daily Practice 1279: 77–84

Fibromyalgie

K. Thieme und R. H. Gracely

Das folgende Kapitel beschäftigt sich mit dem Krankheitsbild der Fibromyalgie, seiner biomedizinischen und psychosozialen Diagnostik sowie der Pharmakotherapie, Physiotherapie und insbesondere der psychologischen Schmerztherapie. Die im Zusammenhang mit der Erkrankung am häufigsten verwendeten psychodiagnostischen Verfahren werden vorgestellt, ebenso die Ergebnisse der Therapieevaluation. Eine Diskussion zukünftiger Therapieansätze schließt sich an.

26.1 Definition

26

Nach den Klassifikationskriterien des American College of Rheumatology (ACR) von 1990 lässt sich das Fibromyalgiesyndrom (FM) definieren durch das Auftreten von Muskelschmerzen in den oberen und unteren Extremitäten und der rechten und linken Körperhälfte, der Wirbelsäule und der vorderen Thoraxwand mit einer Dauer von mindestens 3 Monaten, wobei mindestens 11 von 18 Druckpunkten bei digitaler Palpation schmerzhaft sind.

Zusätzliche Symptome wie chronische Erschöpfung, Schlafstörungen im Sinne eines nicht erholsamen Schlafes, die mit einem pathologisch veränderten Schlafmuster einhergehen, sowie kognitive Beeinträchtigungen werden als bedeutsam für die Ätiopathogenese der FM diskutiert. ◘ Tab. 26.1 (mod. nach Wolfe et al. 1990) gibt einen Überblick über diese zusätzlichen Symptome.

Des Weiteren kann FM von vielfältigen vegetativen und funktionellen Störungen begleitet sein, zu denen z. B. Colon irritabile, klassische Migräne, Tinnitus oder Tachykardien gehören. FM kann allein oder mit anderen rheumatischen Erkrankungen wie rheumatoider Arthritis, primärem Sjögren-Syndrom oder systemischem Lupus erythematodes auftreten.

Eine Studie berichtet im Vergleich zur Normalbevölkerung ein 4-fach erhöhtes Risiko für FM-Patientinnen, an einem Mammakarzinom zu erkranken, das wiederum mit einem 2-fach erhöhten Mortalitätsrisiko einhergeht (McBeth et al. 2003).

26.2 Pathogenetische Faktoren der FM

26.2.1 Physiologische Faktoren

Ätiologie und Pathogenese der FM sind unklar. Die Leitlinien der Arbeitsgemeinschaft der Wissenschaftlichen und Medizinischen Fachgesellschaften (AWMF) zur Diagnostik und Therapie der FM unterstützen die Annahme, dass **genetische Einflüsse** eine Rolle spielen. Es wurde eine familiäre Häufung in den meisten klinischen Aggregationsstudien nachgewiesen. Untersuchungen von Genen des serotonergen, dopaminergen und noradrenergen Systems erbrachten variable Ergebnisse, die die Annahme von ätiopathogenetischen Subgruppen der FM unterstützen. Am häufigsten wurden Polymorphismen im Gen der Catechol-O-Methyltransferase (COMT) gefunden, das für die Produktion von Noradrenalin im zentralen Nervensystem (ZNS) verantwortlich ist und die Schmerzreaktion beeinflussen kann (Zubieta et al. 2003, Diatchenko et al. 2005).

Auch **endokrine Faktoren** haben einen Einfluss auf die Erkrankung. Den genetischen Untersuchungsergebnissen zu unterschiedlicher COMT-Gen-Aktivität entsprechend wird eine abnormale Noradrenalinproduktion berichtet (Ortega et al. 2009), geprüft im Hypoglykämietest und nach isometrischen Muskelübungen. Des Weiteren ist die FM mit einer Hyperreaktivität des adrenokortikotropen Hormons (ACTH) und einer Hyporeaktivität der Hypothalamus-Hypophysen-Nebennierenrindenachse (HHNA) assoziiert, wobei sowohl die erhöhte ACTH- als auch die verminderte Kortisolproduktion mit einer erhöhten Schmerzwahrnehmung korreliert.

Trotz der hohen Variabilität der endokrinen Befunde wird postuliert, dass die nachweisbare Hyporeaktivität der HHNA Folge einer genetisch bedingten Hyporeaktivität oder einer prolongierten stressbedingten Hyperreaktivität im Sinne einer Erschöpfung sein könnte. Die Ursache-Wirkungs-Relation ist bisher ungeklärt. Des Weiteren wird eine Störung des Wachstumshormonsystems, das u. a. für die Muskelanspannung bedeutsam ist, berichtet. Dagegen sind das Schilddrüsenhormonsystem, die weiblichen Sexualhormone und das Renin-Angiotensin-Aldosteron-System wohl nicht bedeutsam für die Entstehung der FM.

Die Noradrenalinproduktion, basierend auf der COMT-Gen-Aktivität, beeinflusst die Reaktion des **autonomen Nervensystems** (ANS). Es kommt zu verschiedenen Störungen des ANS, die auf unterschiedliche ANS-Subgruppen hinweisen (Thieme et al. 2006b,

Tab. 26.1 Zusätzliche Symptome der Fibromyalgie

Symptome	Symptome bei FM (%)
Muskelschmerz	100
Fatigue	96
Insomnie	86
Gelenkschmerzen	72
Kopfschmerzen	60
Restless Legs	56
Benommenheit	52
Merkfähigkeitsstörungen	46
Beinkrämpfe	42
Konzentrationsstörungen	41
Nervosität	32
Depressive Verstimmung	20

Thieme u. Turk 2006). So lassen sich Subgruppen mit kardiovaskulärer Hyper- oder Hyporeaktivität sowie sudomotorischer und muskulärer Hyperreaktivität unterscheiden. Während die Patienten mit kardiovaskulärer Hyperreaktivität in Ruhe und Stress eine moderate sudomotorische und eine reduzierte muskuläre Reaktion auf mentalen Stress aufweisen, zeigen Patienten mit kardiovaskulärer Hyporeaktivität eine reduzierte sudomotorische und muskuläre Reaktion in Ruhe und unter Stress. Patienten mit sudomotorischer Hyperreaktivität entwickeln eine moderate kardiovaskuläre und eine reduzierte muskuläre Reaktion. Während diese 3 Reaktionsmuster mit einer reduzierten muskulären Reaktion einhergehen, weisen Patienten mit einem erhöhten muskulären Reaktionsmuster eine moderate kardiovaskuläre und sudomotorische Reaktion auf. Im Unterschied zu Patienten mit chronischem Rückenschmerz zeigt nur eine Minderheit der FM-Patienten das letztere Reaktionsmuster.

Des Weiteren scheinen Noradrenalin- und ACTH-Produktion die **Reaktion des ZNS** zu beeinflussen. Es wurden Störungen der zentralen Schmerzverarbeitung nachgewiesen (Nebel u. Gracely 2009). Die ersten Hinweise wurden von Mountz et al. (1995) erbracht, die mithilfe der Single-Photon-Emissionscomputertomografie (SPECT) bei Patienten mit FM einen geringeren zerebralen Blutfluss nachwiesen, der eine reduzierte neurale Aktivität bilateral im Thalamus und Nucleus caudatus im Vergleich zu gesunden Kontrollpersonen widerspiegelte. Funktionale Magnetresonanzstudien konnten zeigen, dass FM-Patienten und gesunde Probanden ein ähnliches Netzwerk von Hirnregionen aufweisen, die in den Prozess der Schmerzverarbeitung involviert sind: Strukturen, die in die

- sensorisch diskriminative Verarbeitung (kontralateraler primärer und sekundärer somatosensorischer Kortex),
- sensorische Assoziation (kontralateraler superiortemporaler Gyrus, inferior-parietaler Lobulus),
- motorische Reaktionen (kontralaterales Putamen und ipsilaterales Zerebellum) und
- affektive Verarbeitung (kontralaterale Insula)

involviert sind. Jedoch zeigte sich bei den FM-Patienten in mehreren Hirnbereichen eine **höhere Aktivierung** als bei Gesunden.

Diese Ergebnisse bestätigen die stärker wahrgenommene Intensität einer standardisierten niedrigen Druckstimulation bei Patienten mit FM und unterstützen die Annahme einer verminderten zentralen Hemmung (Gracely et al. 2003). Das Ausmaß der zentralen Aktivierung korreliert mit den subjektiven Schmerzempfindungen der Patienten (Gracely et al. 2002). Des Weiteren konnte gezeigt werden, dass Schmerzkontrolle, Depression und Katastrophisierung (Gracely et al. 2004) individuell variieren und eine unterschiedliche Aktivierung von Hirnregionen zur Grundlage hat, die eine Heterogenität in der Schmerzwahrnehmung bedingt.

Das international weitgehend anerkannte und in den AWMF-Leitlinien zur Diagnostik und Therapie der FM aufgenommene Modell zur Pathogenese der FM ist das **biopsychosoziale Modell** (Abb. 26.1).

Physische und/oder psychische Stressoren treffen bei der FM auf genetische und lernabhängige Faktoren. Deren Zusammenspiel ruft sowohl biologische als auch psychologische Reaktionen hervor, die mit peripher-physiologischen, endokrinen, zentralnervösen und psychosozialen Veränderungen einhergehen und zu einer Störung der zentralnervösen Schmerzverarbeitung führen. Das veränderte Schmerzerleben fungiert nun als zusätzlicher Stressor und initiiert einen Circulus vitiosus, der eine Chronifizierung der ursprünglich akuten, monolokalisierten Schmerzsymptomatik bedingt und zu der generalisierten Schmerzerkrankung der FM führt.

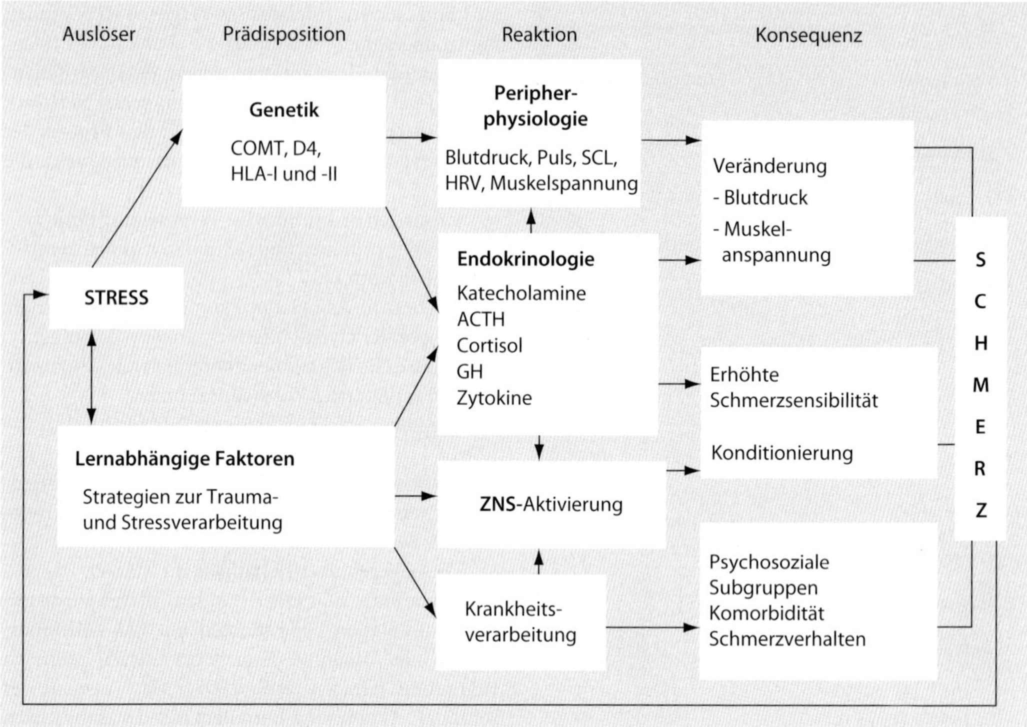

Abb. 26.1 Biopsychosoziales Modell der Fibromyalgie. *ACTH* Adrenokortikotropes Hormon, *COMT* Catechol-O-Methyltransferase, *D4* Dopamin-D4-Rezeptor, *GH* Growth Hormone (Wachstumshormon), *HLA-I/-II* Histokompatibilitätsantigen der Klasse I bzw. II, *HRV* Heart Rate Variability (Herzratenvariabilität), *SCL* Skin Conductance Level (Hautleitfarbigkeitsniveau), *ZNS* zentrales Nervensystem

26.2.2 Psychosoziale Faktoren und Komorbidität

Ein Fallbeispiel soll den Prozess der Chronifizierung illustrieren.

Fallbeispiel

Die 34-jährige adipöse Frau R., klagt über Schmerzen am ganzen Körper, Schlafstörungen, starke Erschöpfung und Konzentrationsstörungen sowie über Migräne, Übergewicht und Agoraphobie. Sie leidet an chronischen Schmerzen, die sich nach einem benignen Tumor in ihrem 17. Lebensjahr entwickelt haben. Nach der Tumoroperation traten erste Schmerzen an Armen und Händen auf.

Als die Schmerzen nach der Tumoroperation nicht verschwanden, konsultierte Frau R. ihren Hausarzt. Sie beschrieb seine Reaktion und den nachfolgenden Prozess wie folgt: »Er sagte mir, dass er nichts diagnostizieren könne. Ich dachte: ‚Er will mir nicht sagen will, dass sich ein Rezidiv entwickelt hat', und verlor das Vertrauen zu ihm. Ich wechselte zu einem andern Arzt. Dem verschwieg ich anfangs die Tumorerkrankung, weil ich wollte, dass er in einer anderen Richtung sucht.

Dieser Arzt schickte mich zu einem Orthopäden und Neurologen. Der Orthopäde schickte mich zu einem Chiropraktiker. Der Neurologe sagte, ich solle Geduld haben. Es seien nur die Nachwirkungen der Tumoroperation. Später überwies er mich zu einem Anästhesisten, der mir Opiate verschrieb. Ich hatte in meinem Leben noch nie Opiate gebraucht und fühlte mich wie eine Drogenabhängige.

Nach nur 3 Monaten hatte ich 6 Ärzte konsultiert, aber niemand schien zu wissen, was ich für eine Erkrankung habe. Derzeit nehme ich außer dem Opiat Tramal Medikamente gegen Schwindel, Kopfschmerzen, Sodbrennen, Migräne, Hautprobleme, Verstopfung und Depression ein. Es sind 16 Stück pro Tag.

Obwohl sich alle ehrlich bemüht haben, ist in mir die schlimme Gewissheit gewachsen, dass ich mir alles nur einbilde wie ein Simulant. Diese Gedanken machen mich mutlos und traurig. Meine Familie unterstützt mich, wo immer sie kann. Statt darauf stolz zu sein, fühle ich mich jedoch als Versager. Vor der

Tumoroperation war ich die verlässliche Stütze meiner Eltern und meines behinderten Bruders. Ich fühlte mich wie ein fest verwurzelter, starker Baum, der jedem Sturm standhält. Nun ist es gerade so, als würde ich mich selbst verlieren.«

Nach 3 Monaten hatte Frau R. das Vollbild einer generalisierten Schmerzerkrankung entwickelt, die als Fibromyalgie diagnostiziert wurde. Sie erhielt diese Diagnose erst 12 Jahre nach der Entstehung ihrer Erkrankung. Nach Belastungen, die mit der Krankheit verbunden sind, befragt, beschreibt Frau R. vor allem die Verunsicherung, die aus der jahrelang fehlenden Diagnose, der damit verbundenen geringen physischen Belastbarkeit und starken Erschöpfung sowie der wenig effektiven Suche nach Behandlung resultierte.

Während sie vor der Erkrankung ganztägig als Sekretärin arbeitete, den Haushalt spielend bewältigte, einen großen Freundeskreis hatte und ihren Freizeitinteressen wie Joggen, Lesen und Spanisch Lernen nachging, war sie schon nach 1 Jahr der Erkrankung nur noch selten in der Lage, ihren Freizeitinteressen nachzugehen oder den Haushalt zu bewältigen. Ihr Ehepartner und später auch ihre Kinder übernahmen die Mehrheit aller Aufgaben.

Gefragt nach dem Arbeitsbereich und der Reaktion der Kollegen, berichtete Frau R., dass sie den Kollegen nichts von ihrer Schmerzkrankheit erzählt habe. Sie war auch 17 Jahre nach Ausbruch der Erkrankung volltags beschäftigt. Der Freizeitbereich sowie der Kontakt zu Freunden und Bekannten hatten sich dagegen auf ein Minimum reduziert.

Auf die Frage nach Belastungen vor der Erkrankung berichtet die Patientin von einer schwierigen familiären Situation. Ihr kleiner Bruder war geistig behindert und benötigte die gesamte Aufmerksamkeit der Eltern. Die Eltern waren mit dem Problem überfordert. Die Patientin wurde schon im jungen Alter zu Aufgaben herangezogen – z. B. auf den geistig behinderten Bruder aufzupassen –, die aufgrund der Schwere der Behinderung zu ungeahnten Schwierigkeiten führten. Die überforderten Eltern reagierten auf diese zusätzlichen Belastungen mit inadäquater Aggression gegen die Patientin. Interessanterweise schilderte die Patientin den emotionalen und physischen Missbrauch der Eltern mit sehr viel Verständnis und hohem Einfühlungsvermögen.

Während die Patientin in ihrer Kindheit oft bestrafendes Verhalten durch ihre Bezugspersonen erlebt hatte, erfuhr sie im Erwachsenenalter während ihrer chronischen Krankheit sowohl von ihren Ärzten als auch ihrem Partner, ihren Kindern und Freunden ein sehr zuwendendes, unterstützendes Verhalten, das zu einer zunehmenden physischen Beeinträchtigung und ausgeprägtem Schmerzverhalten, zur Angst vor Verlust der Selbstständigkeit und einer stärkeren Schmerzwahrnehmung führte. Dagegen war das Verhalten der Arbeitskollegen durch Ablenkung und Beharren auf erfüllbaren Forderungen gekennzeichnet. Sie war fähig, ganztags berufstätig zu sein. Während die Patientin im familiären und Freizeitbereich eine dysfunktionale Verarbeitung zeigte, konnte sie trotz der chronischen Schmerzen den Arbeitsbereich aktiv und erfolgreich bewältigen.

Neben den oben beschriebenen endokrinen, peripherphysiologischen und zentralnervösen Faktoren spielen auch **psychosoziale Faktoren** und **Komorbiditäten** eine wichtige Rolle in der Aufrechterhaltung des Krankheitsbildes der FM, wie das obige Beispiel eindrücklich illustriert, obwohl es nur für eine Gruppe von FM-Patienten typisch ist.

Turk u. Flor beschrieben schon 1989, dass die FM eine heterogene Gruppe von Menschen umfasst, die sich nicht nur in der Art der Symptome voneinander unterscheiden, sondern auch in ihrer Krankheitsverarbeitung und im Auftreten psychischer Störungen. Turk et al. (1996b) demonstrierten, dass FM-Patienten – basierend auf den Werten des West-Haven-Yale Multidimensional Pain Inventory (MPI; Kerns et al. 1985) – in **3 psychosoziale Subgruppen** klassifiziert werden können, die bereits im ▶ Kap. 18 hinsichtlich ihres unterschiedlichen Ausmaßes an Schmerzintensität, schmerzbedingter Beeinträchtigung und affektiver Verstimmung sowie hinsichtlich unterschiedlicher Partnerreaktionen auf den Schmerz näher charakterisiert wurden. Es wird unterschieden zwischen

- dysfunktional verarbeitenden Patienten,
- interpersonell beeinträchtigten Patienten und
- aktiv bewältigenden Patienten.

Im Unterschied zu Karzinompatienten mit Metastasen, bei denen die dysfunktionale Verarbeitung am häufigsten beobachtet wird (72%), sind entgegen dem klinischen Eindruck die 3 psychosozialen Subgruppen bei der FM gleich stark besetzt.

Die Subgruppen unterscheiden sich hinsichtlich der Belastung durch verschiedene **psychische Komorbiditäten** (◼ Abb. 26.2). So zeigen FM-Patienten mit dysfunktionaler Krankheitsverarbeitung überzufällig häufig Angststörungen, während interpersonell beeinträchtigte Patienten eher depressive Verstimmungen aufweisen. Aktive Verarbeiter entwickeln selten psychische Störungen (Thieme et al. 2004). Diese Heterogenität erklärt u. a. die unterschiedlichen Befunde in der Literatur hinsichtlich der Prävalenzraten der

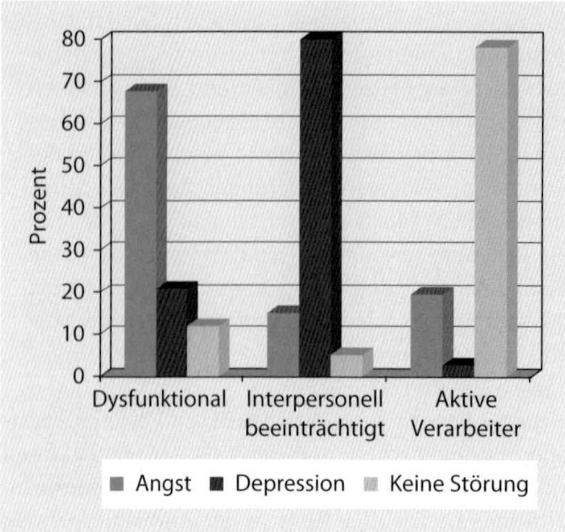

Abb. 26.2 Komorbiditäten der psychosozialen Subgruppen der FM

Depression bei FM (28,6–70,0%) und weist zugleich auf ein diagnostisches Dilemma hin. Viele psychische Störungen haben Symptome, die sich mit dem medizinischen Krankheitsgeschehen überlappen. Somatische Symptome, die dem Schmerz zugeschrieben werden, und Nebenwirkungen von Medikamenten zur Schmerzbehandlung überlappen sich mit Symptomen der klinischen Depression (z. B. Schlafstörung, Antriebsschwäche, Verlust von Freude und Energie, Veränderung von Appetit und Gewicht).

> **Psychische Störungen bei Patienten mit chronischem Schmerz sollten mit besonderer Sorgfalt und Vorsicht diagnostiziert werden. Nicht selten handelt es sich um somatische Symptome des chronischen Schmerzes oder unerwünschte Wirkungen von Medikamenten.**

Ein wichtiger diagnostischer Aspekt dürfte sein, dass die psychischen Störungen unabhängig von der Intensität des chronischen Schmerzes auftreten (Kurtze et al. 1998). Weitere Aspekte sind in der speziellen Charakteristik der psychischen Störungen bei Patienten mit FM zu sehen.

Die Schmerzpatienten mit **Angststörungen** zeigen mehr mit posttraumatischer Stressbelastung (PTBS) verwandte Symptome (61,8%) und berichten häufiger über sexuellen (64,7%) und physischen (38.2%) Missbrauch. Sie weisen aber ein relativ geringes Ausmaß an depressiver Verstimmung auf (Sherman 2000, Thieme et al. 2004) im Vergleich zu Schmerzpatienten, die unter depressiven Störungen leiden oder keine psychischen Komorbiditäten aufweisen. Schmerzpatienten mit Angststörungen weisen die höchste Anzahl an physischen Symptomen sowie das höchste Ausmaß an Beeinträchtigung auf. Zusätzlich berichtete diese Gruppe ein übermäßig zuwendendes Partnerverhalten sowie mehr Vermeidungsverhalten, gepaart mit einer verstärkten Neigung zu Katastrophisierungen.

Dagegen zeigen Patienten, die an **affektiven Störungen** leiden, das höchste Ausmaß an schmerzbezogener affektiver Verstimmung, berichten über ein geringeres Ausmaß an Angststörungen sowie eine geringere Anzahl von physischen Symptomen und zeigen das höchste Aktivitätsniveau. Weiter berichten sie von bestrafendem Partnerverhalten, das mit dem Verlust von sozialer Unterstützung einhergeht. Ein 3. diagnostischer Aspekt ergibt sich aus der Betrachtung der Lebensumstände. Okifuji et al. (2000) zeigte, dass Lebensumstände der FM-Patienten, wie z. B. allein zu leben, die Depressionen fördern.

> **Die unterschiedliche Prävalenz psychischer Störungen in den psychosozialen Subgruppen (Abb. 26.2) unterstützt die Annahme, dass psychische Störungen nicht direkt mit FM assoziiert sind.**

Frühere Erfahrungen, Krankheitsverarbeitungsstrategien, soziale Unterstützung im Allgemeinen und insbesondere das Partnerverhalten dienen als Mediatoren für die Verbindung zwischen FM-Symptomen und psychischer Symptomatik, die als Komorbidität bei FM in Erscheinung tritt. Weitere Forschung ist notwendig, um Faktoren zu finden, die die Entwicklung der FM näher bestimmen, wie die **Art des Reagierens** auf die vorhandenen aktuellen und seit Längerem bestehenden Symptome und die **Behinderung** einzelner Patientengruppen, die diese Diagnose erhielten (Thieme et al. 2004).

26.2.3 Schmerzverhalten

Wie auch bei anderen chronischen Schmerzerkrankungen ist das Schmerzverhalten ein entscheidender, die Krankheit aufrechterhaltender Faktor bei der Chronifizierung der FM. Neben nonverbalen Signalen werden bei Patienten mit FM häufig ein inadäquates **Aktivitätsniveau** (besonders bei dysfunktional verarbeitenden und übermäßig bei interpersonell beeinträchtigten Patienten), eine übermäßige **Medikamenteneinnahme** (besonders von Opioiden), eine erhöhte Anzahl an **Arztbesuchen** sowie **Vermeidungsverhalten** in verschiedenen Lebensbereichen gefunden.

Auch hinsichtlich des Schmerzverhaltens ist eine große Heterogenität zu beobachten (Abb. 26.3).

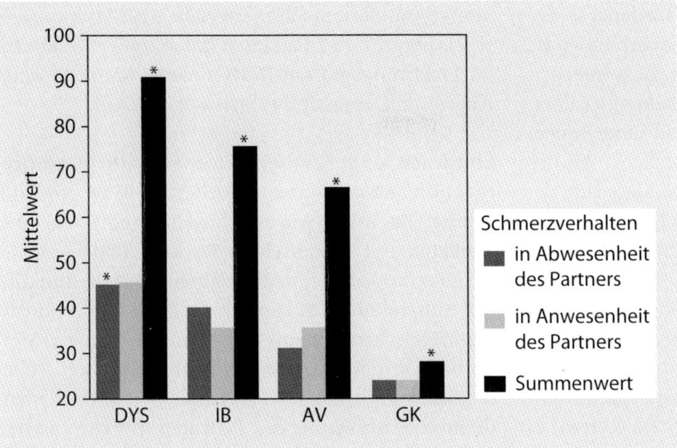

Abb. 26.3 Schmerzverhalten der psychosozialen Subgruppen. *: *Signifikanter Unterschied zwischen den Gruppen bei einem* $p<0.01$, *AV:* aktive Verarbeiter, *DYS:* dysfunktionale Gruppe, *GK:* gesunde Kontrollen, *IB:* interpersonell beeinträchtigt, *y-Achse:* Mittelwert der Anzahl nonverbaler Schmerzverhaltensweisen

Dysfunktional verarbeitende Patienten zeigen dabei signifikant mehr Schmerzverhalten in Anwesenheit ihres Partners als aktive Verarbeiter und interpersonell beeinträchtigte Patienten. Bei Letzteren lässt sich mehr Schmerzverhalten in Abwesenheit des Partners beobachten als in dessen Anwesenheit (Thieme et al. 2005).

Verschiedene Studien konnten zeigen, dass die aufmerksame zuwendende **Reaktion des Partners** ein signifikanter Prädiktor für den Grad des gezeigten nonverbalen Schmerzverhaltens der Patienten mit höherer Schmerzintensität war. In diesem Zusammenhang ist es wichtig zu betonen, dass das Schmerzverhalten kein bewusstes oder manipulatives Verhalten darstellt, wie die Studie von Turk u. Okifuji (1997) zeigte. Vonseiten des Arztes wurde die Beschreibung des Schmerzes direkt und bewusst erbeten, um Schmerzverhalten zu messen. Im Unterschied zu Studien, die indirekt Schmerzverhalten provozierten, zeigten die Patienten nicht nur geringeres Schmerzverhalten. Es wurde zudem nicht mehr durch die zuwendende Reaktion des Partners, in dem Fall des Arztes (Turk u. Okifuji 1997), sondern ausschließlich durch physische Symptome, Kognitionen und Emotionen bestimmt (53% Varianzaufklärung).

Abhängig von der Krankheitsverarbeitung wird das Schmerzverhalten durch unterschiedliche Faktoren bestimmt. Das Schmerzverhalten **dysfunktional verarbeitender Patienten** wird durch eine erhöhte zuwendende Partnerreaktion, eine reduzierte Wachstumshormon- und Kortisolausschüttung sowie eine erhöhte Schmerzintensität bestimmt (77% Varianzaufklärung; Thieme et al. 2005). Dabei war das übermäßig zuwendende Partnerverhalten der entscheidende Prädiktor für das Schmerzverhalten (45% Varianzaufklärung).

Die übermäßige Zuwendung des Partners kann als eine Reaktion, geboren aus Hilflosigkeit und Angst, verstanden werden. Der Patient erlebt diese Zuwendung zuerst als wohltuende Unterstützung, im weiteren Verlauf jedoch als Beweis seiner vermeintlichen Unselbstständigkeit. Dadurch werden seine Ängste erhöht, was auch zu einer Verstärkung der endokrinen Reaktionen führt, wie dem für die FM typischen Hypokortisolimus und der verminderten Wachstumshormonproduktion. Ausgehend von der Erkenntnis, dass Kortisol die sensorischen Schwellen beeinflusst, dürfte die reduzierte Kortisolproduktion zur Schmerzschwellenerniedrigung führen und somit zu einer höheren Schmerzwahrnehmung beitragen.

Das Zusammenwirken dieser 3 Faktoren – dem operanten, dem physischen und dem Schmerzfaktor – ist die entscheidende Voraussetzung dafür, dass der dysfunktional verarbeitende Patient ein vermehrtes Schmerzverhalten zeigt.

Dagegen weist der **interpersonell beeinträchtigte Patient** als einzigen Prädiktor des Schmerzverhaltens eine erhöhte ACTH-Ausschüttung auf (42% Varianzaufklärung). ACTH als Stresshormon wird ebenso wie Kortikotropin-Releasing-Hormon (CRH) und antidiuretische Hormone in Stresssituationen freigesetzt. Born et al. (1987) und Fehm-Wolfsdorf (1996) zeigten, dass eine erhöhte ACTH-Ausschüttung mit einer verstärkten Verarbeitung sowohl verschiedener sensorischer Reize als auch der Schmerzreize verbunden ist.

Ausgehend von der Beobachtung, dass interpersonell beeinträchtigte Patienten trotz bekannter übermäßiger Aktivität nur ein eher gering ausgeprägtes Schmerzverhalten zeigen, lässt ein plötzlicher Anstieg des Schmerzverhaltens den Schluss zu, dass sich der Patient in einer akuten Stresssituation befindet. Während bei den dysfunktional verarbeitenden Patienten eher ein Aktivitätsaufbau indiziert ist, sollte der interpersonell beeinträchtigte Patient dabei unterstützt werden, die akute Stresssituation zu verlassen.

Ähnlich dem interpersonell beeinträchtigten Patienten zeigt auch der **aktiv bewältigende Patient** nur selten ein erhöhtes Schmerzverhalten. Kommt er jedoch in eine akute Stresssituation, steigt das Risiko für dessen Steigerung (23% Varianzaufklärung). Diese Erkenntnisse sind für die Bewertung unserer diagnostischen Ergebnisse und der daraus resultierenden Therapiezielbestimmung von entscheidender Bedeutung, wie unter ► Abschn. 26.3.2 ausgeführt wird.

> **Die Kenntnis um die Zusammenhänge zwischen Prädiktoren und Schmerzverhalten gestattet ein individuelles therapeutisches Vorgehen, das den Abbau des Schmerzverhaltens zum Ziel hat.**

26.2.4 Psychosoziale Charakteristiken psychophysiologischer Subtypen

Die unterschiedliche Art der Krankheitsverarbeitung beeinflusst die Reaktionsweise des ANS auf Stress. Wie bereits oben beschrieben, werden 4 verschiedene psychophysiologische Reaktionsmuster unterschieden. Patienten mit FM zeigen vorwiegend Stressreaktionsmuster mit kardiovaskulärer Hyper- (46,7%) bzw. Hyporeaktivität (41,6%). Eine Minderheit der Patienten wird durch eine sudomotorische (9,5%) oder eine muskuläre Hyperreaktivität (2.5%) charakterisiert. Während die Patienten mit kardiovaskulärer und sudomotorischer Hyperreaktivität häufiger über dysfunktionale Verarbeitungsstrategien, Katastrophisierungen und eine stärkere Schmerzwahrnehmung bei stark vermehrtem Schmerzverhalten sowie über eine Aktivitätsverminderung, einhergehend mit Adipositas und Ödembildung, berichten, zeigen Patienten mit kardiovaskulärer Hyporeaktivität eher ein interpersonell beeinträchtigtes oder ein adaptiertes Verarbeitungsmuster, das mit erhöhter körperlicher Aktivität, einer Neigung zu depressiven Symptomen und vermindertem Schmerzerleben bei Stressanalgesie einhergeht. FM-Patienten mit erhöhter Reaktivität im Elektromyogramm (EMG) leiden verstärkt unter Angst und Depression (Thieme et al. 2010).

Blutdruck und Schmerz Eine erhöhte **Blutdruckreaktion** unter Stress korreliert positiv mit der Schmerzintensität, wie verschiedene Studien auch bei Patienten mit chronischem Rücken- und Gesichtsschmerz zeigen konnten. Dagegen zeigt die funktionelle Interaktion des kardiovaskulären und schmerzregulatorischen Systems bei gesunden schmerzfreien Probanden eine inverse Beziehung zwischen Ruheblutdruck und akuter Schmerzsensitivität. Die fehlende inverse Beziehung bei Patienten mit chronischen Schmerzen geht einher mit einer abnehmenden **Barorezeptorsensitivität** (BRS) und/oder mit der Beeinträchtigung der deszendenten schmerzhemmenden Bahnen, die normalerweise durch eine erhöhte Barorezeptorstimulation aktiviert werden. Die Ursachen für die Abnahme der Sensitivität der Barorezeptoren sind noch nicht gänzlich geklärt. Lernprozesse wie die operante Konditionierung können eine Veränderung der BRS bedingen. Die veränderte Barorezeptorsensitivität dürfte für den chronischen Schmerz perspektivisch nicht nur von diagnostischer, sondern auch von therapeutischer Relevanz sein. Ein Erfolg versprechendes Therapieverfahren könnte das Biofeedback der Herzrate sein. Zukünftige Therapiestudien sollten untersuchen, ob durch gezieltes Biofeedbacktraining eine Schmerzreduktion erzielt werden kann.

Muskelanspannung und Schmerz Verschiedene Untersuchungen konnten zeigen, dass FM häufig durch eine **herabgesetzte Muskelaktivität** charakterisiert ist, welche mit dem Unvermögen einer adaptiven Stress- und Entspannungsreaktion verbunden ist. Der Grund für die herabgesetzte Muskelaktivität bei FM scheint nicht ausschließlich das Resultat einer fehlenden physischen Kondition, sondern durch ultrastrukturelle Muskelveränderungen mitbedingt zu sein, die sich in einer zahlenmäßigen Verminderung und einer Vergrößerung der Mitochondrien als Energieträger zeigen.
Des Weiteren ist der geringe Abbau von **Acetylcholin**, der für die Produktion von Kortikosteroiden und Wachstumshormonen bedeutsam ist (Crofford et al. 2004, Neeck 2000), ein wichtiger Regulator für den verminderten Muskelaufbau und die Muskelkraft (Sheffield-Moore u. Urban 2004). Da die ACTH-Produktion zugleich die Schmerzschwelle beeinflusst, wird erklärbar, warum eine geringe Muskelkraft mit einem erhöhten Schmerzerleben einhergeht.

Die Befunde zur reduzierten Muskelspannung und verminderten Muskelkraft sowie eine damit im Zusammenhang stehende gestörte Wahrnehmung der eigenen Muskelspannung erklären u. U. die **schlechten Therapieergebnisse nach aktiver Physiotherapie**. Physiotherapie überfordert die FM-Patienten, die eine mangelhafte Wahrnehmungsfähigkeit für Muskelanspannung besitzen. Zugleich erklärt die reduzierte Muskelspannung, warum Entspannungstherapie als alleinige Therapie zu einer Schmerzverstärkung oder zu keiner Verbesserung der Schmerzwahrnehmung bei Patienten mit FM führt, wie die AWMF-Leitlinien für Diagnostik und Therapie ausführen.

> **Diese Ergebnisse sind somit von hoher Relevanz für die Therapieplanung.**

Hinsichtlich der Schmerzwahrnehmung von FM-Patienten lässt sich zusammenfassen, dass unterschiedliche Studien darauf hinweisen, dass die Schmerzintensität vom **Blutdruck** (über die BRS) beeinflusst wird, basierend auf unterschiedlichen Typen der COMT-Gen- und β_2-adrenergen Rezeptoraktivität. Zum anderen wird die Schmerzintensität und damit die chronische Schmerzkrankheit von **individualspezifischen Stressreaktionen** beeinflusst, die sowohl genetisch bestimmt sind als auch durch Lernen und psychosoziale Faktoren erworben wurden und therapeutisch beeinflusst werden können. Ein weiterer Mechanismus der Schmerzwahrnehmung findet sich in der **reduzierten Muskelanspannung** und Muskelkraft bei FM-Patienten, die mit vermehrter Schmerzwahrnehmung einhergeht und durch zentrale endokrine Prozesse wie die ACTH-Produktion modifiziert wird.

Die peripherphysiologischen Prozesse der reduzierten BRS stehen in enger Verbindung mit dem ZNS, und zwar im Sinne einer **Beeinträchtigung der deszendenten schmerzhemmenden Bahnen**, welche eine verminderte zentrale Hemmung sowie eine negative kognitiv-affektive Bewertung peripherer Reize zur Folge hat. Der Mechanismus der gestörten inversen Beziehung von Blutdruck und Schmerz, die mit genetischen, peripherphysiologischen und psychosozialen Subtypen verbunden ist, sowie der Mechanismus der verminderten Muskelanspannung und -kraft, verbunden mit erhöhter Schmerzintensität, verlangen ein fibromyalgiespezifisches und subgruppenorientiertes therapeutisches Vorgehen, das sich von dem Vorgehen bei chronischen Rückenschmerzpatienten unterscheidet.

26.3 Therapie

26.3.1 Pharmakologische Therapie

Die Pharmakotherapie der FM umfasst nichtsteroidale Antirheumatika, Muskelrelaxanzien sowie trizyklische Antidepressiva und Serotoninwiederaufnahmehemmer, die direkt oder indirekt Auswirkungen auf die hypothalamohypophysär-adrenerge (HPA-)Achse haben sollen. Die Therapieziele bestehen in der Regulation der HPA-Achse, um die Hauptsymptome der Erkrankung – wie Schmerz, Schwäche, Schlafstörungen und psychologischen Stress – zu verringern. Aufgrund der eher mangelhaften bis mäßigen Effektstärken der genannten Medikamente mit im Mittel 35% Responderraten bei 30%iger Symptomreduktion empfiehlt die AWMF-Leitlinie für FM die Verwendung des trizyklischen Antidepressivums Amitriptylin in einer Dosis von 25–50 mg/Tag, das im Vergleich zur Placebobehandlung zu einer bedeutsamen Reduktion von Schmerzen und der Verbesserung der Schlafqualität führt.

26.3.2 Verhaltenstherapeutische Schmerztherapie

Eine Internetbefragung in den USA (n=2.596 FM-Patienten) fand heraus, dass 86% der FM-Patienten Ruhe und 47% Entspannung als Hilfe wahrnehmen und nur 8% eine kognitive Verhaltenstherapie (KVT) in Anspruch nahmen. Ausgehend von den Erkenntnissen des operanten Schmerzmodells, nach dem Ruhe langfristig betrachtet zu einem verstärkten Schmerzerleben führt, sollte die Effektivität psychologischer Schmerztherapie bei FM differenziert untersucht werden.

Indikationen zur psychotherapeutischen Behandlung bei FM

Eine psychotherapeutische Behandlung bei FM wird bei folgenden klinischen Konstellationen empfohlen:

- Maladaptive Krankheitsbewältigung (z. B. Katastrophisieren, unangemessenes körperliches Vermeidungsverhalten bzw. dysfunktionale Durchhaltestrategien) und/oder
- relevante Modulation der Beschwerden durch Alltagsstress und/oder interpersonelle Probleme und/oder
- komorbide psychische Störungen

Die verhaltenstherapeutische Schmerztherapie für Patienten mit FM kann folgende Therapiebausteine umfassen: Patientenschulung, Biofeedback, progressive Muskelrelaxation oder autogenes Training, therapeutisches Schreiben, Hypnose nach Milton Erickson sowie kognitiv-verhaltenstherapeutische und operante Interventionen. Da die Therapiemodule schon an anderer Stelle des Buches vorgestellt werden, wird an dieser Stelle auf eine detaillierte Beschreibung verzichtet. Eine Übersichtsarbeit (Thieme u. Gracely 2009), die 15 randomisierte, kontrollierte Therapiestudien (RCT) von kognitiver Verhaltenstherapie wie operanter Verhaltenstherapie OVT in Form eines gruppentherapeutischen Angebots untersuchte, fand die höchsten Effektstärken (ES=0.53–2.14) für eine erfolgreiche Schmerzreduktion bei der Gruppentherapie (■ Tab. 26.2). Entspannung als Einzelbehandlung erwies sich nicht als nützlich, Hypnotherapie und therapeutisches Schreiben zeigten geringe Therapieeffekte.

Von den untersuchten 14 KVT/OVT-RCT berichteten 50% Langzeitveränderungen der Schmerzintensität, 21,4% Kurzzeiteffekte und 28,6% keine Veränderungen der Schmerzintensität.

> **Entgegen der bisherigen Annahme, die die Reduktion der schmerzbedingten Beeinträchtigung und der affektiven Verstimmung als primäre Therapieziele determiniert, ist eine Schmerzreduktion durch psychologische Schmerztherapie durchaus möglich. Allerdings sind dafür bestimmte Bedingungen notwendig.**

Behandlungsdauer Die heterogenen Wirksamkeitsbefunde nach KVT/OVT könnten auf die Behandlungsdauer zurückgeführt werden. Die Studien, die Langzeitveränderungen in der Schmerzintensität erreichten, berichteten eine größere Anzahl an Behandlungsstunden (M=23, SD: 12–36) im Vergleich zu weniger erfolgreichen Therapien (mittlere Dauer von 9 h, SD: 6–12) nutzten. Die Effektstärke korrelierte mit der Anzahl der Behandlungsstunden (r=0.45). Sowohl in der KVT als auch in der OVT lernen die Patienten maladaptive Kognitionen und Schmerzverhalten zu reduzieren.

Behandlungssetting Es wurden bisher keine Studien über eine erfolgreiche Schmerztherapie im **Einzelsetting** publiziert. Die **Interaktionen zwischen den Patienten** auf der Basis eines strukturierten zielgerichteten Programms sind von entscheidender Bedeutung für den therapeutischen Fortschritt, wie eine Studie, die eine soziale Diskussionsgruppe als Kontrollgruppe nutzte, zeigen konnte. Im Unterschied zu den mit KVT oder OVT behandelten Patienten wiesen die Patienten, die 12 Wochen unstrukturiert über ihren Schmerz und Stress diskutierten, eine Verschlechterung in der Schmerzintensität, in der schmerzbedingten Beeinträchtigung, im Schmerzverhalten, in der Anzahl der eingenommenen Medikamente und hinsichtlich der depressiven Verstimmung auf (Thieme et al. 2007). Aufgrund des fehlenden Mitpatientenmodells könnte auch ein Einzeltherapiesetting weniger erfolgreich sein.

Indikationen Ausgehend von der Heterogenität des Krankheitsbildes ist eine Indikationsstellung sinnvoll. Werden Responder (Schmerzreduktion um mindestens 50% im Follow-up) mit Nonrespondern zum Zeitpunkt vor KVT oder OVT verglichen, zeigten sich folgende Indikationen:
- Patienten, die von der **KVT** als Responder profitieren (45%), zeigten vor der Therapie eine höhere affektive Verstimmung, gleichzeitig weniger aktive Verarbeitung, weniger zuwendendes Partnerverhalten und wenig Schmerzverhalten.
- Patienten, die von der **OVT** profitierten (54%), wiesen vor der Therapie bedeutend mehr Schmerzverhalten auf sowie eine höhere physische Beeinträchtigung, eine höhere Anzahl an Arztbesuchen, mehr zuwendendes Partnerverhalten und mehr Katastrophisierungsverhalten als die Patienten, die ihre Schmerzintensität langfristig nicht um mindestens 50% reduzieren können (Thieme et al. 2007).

Ausschlusskriterien Patienten, deren Schmerzintensität nach KVT oder OVT um mehr als 50% anstieg, wiesen vor der Therapie entweder eine sehr geringe Schmerzintensität oder starke affektive Verstimmung, gepaart mit einer übermäßigen Anzahl von Arztbesuchen, auf. Das bedeutet, dass sich Patienten mit extremen Werten in der physischen Beeinträchtigung und hohem Schmerzverhalten sich nach psychologischer Schmerztherapie verschlechterten. Aber auch Patienten, die eine geringe Schmerzstärke aufwiesen, jedoch aufgrund hoher Motivation an der psychologischen Schmerztherapie teilnehmen wollten, verschlechterten sich.

> **Diesen Patienten sollte eher eine aktive Physiotherapie empfohlen werden oder der Ausbau des Freizeitbereiches.**

Tab. 26.2 Randomisierte, kontrollierte Behandlungsstudien zur kognitiv- und operant- verhaltenstherapeutischen Schmerztherapie für Patienten mit FM

Autor, Jahr	Anzahl der Sitzungen/ Therapiestunden (n/h)	Follow-up in Monaten	Messung der Schmerzintensität	Effektstärke[a]	Intervention	Vergleichsgruppe
Keine Effekte						
De Voogd 1993	10/10	–	VAS	0.00	Psychomotorische Therapie und Eheberatung (n = 50)	Gruppe ohne Behandlung (n = 50)
Nicassio 1997	10/10	6	MPQ	0.00	KVT	Patientenschulung
Vlaeyen 1996	12/12	12	MPQ	–0.25	Kognitiv-edukativ (n = 44)	Warteliste (n = 45)
	12/12	12	MPQ	0.00	Edukativ (n = 44)	Warteliste (n = 45)
Ohne stabile Effekte						
Redondo 2004	8/20	6	FIQ	0.43 (prä: 0.4)	KVT (n = 21)	Aktive Physiotherapie (n = 19)
Soares 2002	10/20	6	MPQ	0.07 (prä: 0.3)	KVT (n = 18); edukativ (n = 18)	Warteliste (n = 17)
Wigers 1996	14/14	48	VAS	0.1 (prä: 0.4)	Stressmanagement (n = 20); aerobische Übungen (n = 20)	Behandlung wie bisher (n = 20)
Klinisch signifikante Veränderungen der Schmerzintensität						
Bennett 1996	24/36	24	FIQ	0.9	KVT (n = 104)	Warteliste (n = 29)
Burckhardt 1994	6/12	1,5	FIQ	1.1	Selfmanagement mit Patientenschulung (n = 33); Patientenschulung mit aktiver Physiotherapie (n = 33)	Physiotherapie (n = 33)
Garcia 2006	9/18	3	FIQ	1.87	Pharmakotherapie (n = 7); KVT (n = 7); KVT + Pharmakotherapie (n = 7)	Keine Therapie (n = 7)
Kashikar-Zuck 2005	8/16	16	VAS	0.81	Coping Skill Training (n = 15)	Selbstbeobachtung (n = 15)
Keel 1998	15/30	3	VAS	0.53	KVT (n = 14)	Autogenes Training (n = 13)
Thieme 2003	25/75	15	MPI	2.14[b]	Operante Schmerztherapie (n = 40)	Amitriptylin und Relaxation (n = 21)

Tab. 26.2 Fortsetzung

Autor, Jahr	Anzahl der Sitzungen/Therapiestunden (n/h)	Follow-up in Monaten	Messung der Schmerzintensität	Effektstärke[a]	Intervention	Vergleichsgruppe
Thieme 2006	12/24	12	MPI	1.14	KVT (n=42)	Soziale Diskussionsgruppe als Aufmerksamkeitsplacebo (n=40)
	12/24	12	MPI	1.10	Operante Schmerztherapie (n=43)	Soziale Diskussionsgruppe als Aufmerksamkeitsplacebo (n=40)

[a] Die Effektstärke wurde computerbasiert berechnet mit der Formel: TG1 ($Mean_{T2-4}$)–TG2 ($Mean_{T2-4}$)/TG2(Standard Deviation$_{T1}$) (Turner u. Jensen 1993)
[b] Stationäre Behandlung
h: Stunden, *KVT:* kognitive Verhaltenstherapie, *FIQ:* Fibromyalgia Impact Questionnaire, *MPI:* Multidimensional Pain Inventory, *MPQ:* McGill-Schmerzfragbogen, *TG:* Therapiegruppe, *VAS:* visuelle Analogskala

Die psychologischen Schmerztherapieinterventionen der KVT und OVT reduzierten nicht ausschließlich maladaptive Kognitionen und Schmerzverhalten, sondern auch negative Emotionen wie Depression und affektive Verstimmung sowie die Schmerzwahrnehmung. Diese Effekte gingen mit einer **veränderten Aktivität von Hirnregionen** einher. Die erlernten Veränderungen, basierend auf der Nutzung der klassischen und operanten Konditionierung, führten somit zu Veränderungen von neurophysiologischen Prozessen auf der Basis therapiebezogener Veränderungen in den behavioralen, kognitiven, affektiven und sensorischen Komponenten der Schmerzverarbeitung.

26.4 Ausblick

Weitere Studien sind notwendig, um die Ergebnisse der eben dargestellten Studien zu replizieren und die folgenden weiteren Fragestellungen zu untersuchen:
- Verbindung genetischer, endokriner, psychophysiologischer und psychosozialer Subgruppen mit dem Ziel, individuelle Behandlungsstrategien zu erarbeiten
- Effekte einer prospektiven psychologischen Schmerztherapie mit Behandlungsindikation
- Effekte indikativer psychologischer Schmerztherapie in Kombination mit pharmakologischer Behandlung

Literatur

1 AWMF (2010) Leitlinie Definition, Pathophysiologie, Diagnostik und Therapie des Fibromyalgiesyndroms. http://www.uni-duesseldorf.de/AWMF/II/041–004.htm. Gesehen 02 Jul 2010
2 Bennett RM (1996) Multidisciplinary group programs to treat fibromyalgia patients. Rheum Dis Clin North Am 23: 351–367
3 Born J, Brauninger W, Fehm-Wolfsdorf G, Voigt KH, Pauschinger P, Fehm HL (1987) Dose-dependent influences on electrophysiological signs of attention in humans after neuropeptide ACTH 4–10. Exp Brain Res 67: 85–92
4 Burckhardt CS, Mannerkorpi K, Hedenberg L, Bjelle A (1994) A randomized, controlled clinical trial of education and physical training for women with fibromyalgia. J Rheumatol 21: 714–720
5 Crofford LJ, Young EA, Engleberg NC, Korszun A, Brucksch CB, McClure LA, Brown MB, Demitrack MA (2004) Basal circadian and pulsatile ACTH and cortisol secretion in patients with fibromyalgia and/or chronic fatigue syndrome. Brain, Behav Immun, 18: 314-325.
6 Diatchenko L, Slade GD, Nackley AG, Bhalang K, Sigurdsson A, Belfer I, Goldman D, Xu K, Shabalina SA, Shagin D, Max MB, Makarov SS, Maixner W (2005) Genetic basis for individual variations in pain perception and the development of a chronic pain condition. Hum Mol Genet 14: 135–143
7 Fehm-Wolfsdorf G, Nagel D (1996) Differential effects of glucocorticoids on human auditory perception. Bio Psych 42: 117–130

8 Garcia J, Simón MA, Duran M, CancellerJ, Aneiros FJ (2006) Differential efficacy of a cognitive-behavioral intervention versus pharmacological treatment in the management of fibromyalgic syndrome. Psychol Health & Med 11: 498–506
9 Gracely RH, Petzke F, Wolf JM, Clauw DJ (2002) Functional magnetic resonance imaging evidence of augmented pain processing in fibromyalgia. Arthritis Rheum 46: 1333–1343
10 Gracely RH, Grant MA, Giesecke T (2003) Evoked pain measures in fibromyalgia. Best Pract Res Clin Rheumatol 17: 593–609 (Review)
11 Gracely RH, Geisser ME, Giesecke T, Grant MA, Petzke F, Williams DA, Clauw DJ (2004) Pain catastrophizing and neural responses to pain among persons with fibromyalgia. Brain 127: 835–843
12 Kashikar-Zuck S, Swain NF, Jones BA, Graham TB (2005) Efficacy of cognitive-behavioral intervention for juvenile primary fibromyalgia syndrome. J Rheumatol 32: 1594–1602
13 Keel PJ, Bodoky C, Gerhard U, Müller W (1998) Comparison of integrated group therapy and group relaxation training for fibromyalgia. Clin J Pain 14: 232–238
14 Kerns RD, Turk DC, Rudy TE (1985) The West-Haven Multidimensional Pain Inventory (WHYMPI). Pain 23: 345–356
15 Kurtze N, Gundersen KT, Svebak S (1998) The role of anxiety and depression in fatigue and patterns of pain among subgroups of fibromyalgia patients. Brit J Med Psych 71: 185–194
16 McBeth J, Silman AJ, Macfarlane GJ (2003) Association of widespread body pain with an increased risk of cancer and reduced cancer survival. A prospective, population-based study. Arthritis Rheum 48: 1686–1692
17 Mountz JM, Bradley LA, Modell JG, Alexander RW, Triana-Alexander M, Aaron LA, Stewart KE, Alarcón GS, Mountz JD (1995) Fibromyalgia in women: abnormalities of regional cerebral blood flow in the thalamus and the caudate nucleus are associated with low pain threshold levels. Arthritis Rheum 38: 926–938
18 Nebel MB, Gracely RH (2009) Neuroimaging of fibromyalgia. Rheum Dis Clin North Am 35: 313–327
19 Neeck, G. (2000). Neuroendocrine and hormonal perturbations and relations to the serotonergic system in fibromyalgia patients. Scand J Rheumatol 113: 8–12
20 Nicassio PM, Radojevic V, Weisman MH, Schuman C, Kim J, Schoenfeld-Smith K, Krall T (1997) A comparison of behavioral and educational interventions for fibromyalgia. J Rheumatol 24: 2000–2007
21 Okifuji A, Turk DC, Sherman JJ (2000) Evaluation of the relationship between depression and fibromyalgia syndrome: why aren't all patients depressed? J Rheumatol 27: 212–219
22 Ortega E, Garcia JJ, Bote ME, Martin-Codero L, Escalante Y, Saavedra JM, Northoff H, Giraldo E (2009) Exercise in fibromyalgia and related inflammatory disorders: known effects and unknown chances. Exerc Immunol Rev 15: 42–65
23 Redondo JR, Justo CM, Moraleda FV, Velayos YG, Puche JJ, Zubero JR, Hernández TG, Ortells LC, Pareja MA (2004) Long-term efficacy of therapy in patients with fibromyalgia: a physical exercise-based program and a cognitive-behavioral approach. Arthritis Rheum 51: 184-192
24 Sheffield-Moore M, Urban RJ (2004) An overview of the endocrinology of skeletal muscle. Trends Endocrinol Metab 15: 110–115
25 Sherman JJ, Turk DC, Okifuji A (2000) Prevalence and impact of posttraumatic stress disorder-like symptoms on patients with fibromyalgia syndrome. Clin J Pain 16: 127–134
26 Soares JJF, Grossi G (2002) A randomized, controlled comparison of educational and behavioural interventions for women with fibromyalgia. Scand J Occ Ther 9: 35–45
27 Thieme K, Gracely RH (2009) Are psychological treatments effective for fibromyalgia pain? Curr Rheumatol Rep 11: 443–450
28 Thieme K, Turk DC (2006) Heterogeneity of psychophysiological stress responses in fibromyalgia syndrome patients. Arthritis Res Ther 30;8(1) R9. (Epub ahead of print)
29 Thieme K, Gromnica-Ihle E, Flor H (2003) Operant behavioral treatment of fibromyalgia: a controlled study. Arthritis & Rheum 49: 314–320
30 Thieme K, Turk DC, Flor H (2004) Comorbid depression and anxiety in fibromyalgia syndrome: relationship to somatic and psychosocial variables. Psychosom Med 66: 837–844
31 Thieme K, Spies C, Sinha P, Turk DC, Flor H (2005) Predictors of pain behaviors in fibromyalgia patients. Arthritis Rheum 53: 343–350
32 Thieme K, Flor H, Turk DC (2006a) Psychological pain treatment in fibromyalgia syndrome: efficacy of operant-behavioral and cognitive-behavioral treatments. Arth Res Ther 8: R121
33 Thieme K, Rose U, Pinkpank T, Spies C, Flor H, Turk DC (2006b) Psychophysiological responses in patients with fibromyalgia syndrome. J Psychosom Res 61: 671–679
34 Thieme K, Turk DC, Flor H (2007) Responder criteria for operant and cognitive-behavioral treatment of fibromyalgia syndrome. Arthritis Rheum15: 830–836
35 Thieme K, Turk DC, Gracely RH, Maixner W, Flor H (2010) Interaction of psychological and psychophysiological characteristics in fibromyalgia patients. Pain (in press)
36 Turk DC, Flor H (1989) Primary fibromyalgia is greater than tender points: toward a multiaxial taxonomy. J Rheumatol 19: 80–86
37 Turk DC, Okifuji A (1997) Evaluation the role of physical, operant, cognitive, and affective factors in the pain behaviors of chronic pain patients. Behavior Modification 21: 259–280
38 Turk DC, Okifuji A, Starz TW, Sinclair JD (1996a) Effects of type of symptom onset on psychological distress and disability in fibromyalgia syndrome patients. Pain 68: 423–430

39 Turk DC, Okifuji A, Sinclair JD, Starz TW (1996b) Pain, disability and physical functioning in subgroups of patients with fibromyalgia. J Rheumatol 23: 1255–1262
40 Turk DC, Okifuji A, Sinclair JD, Starz TW (1998) Interdisciplinary treatment for fibromyalgia syndrome: clinical and statistical significance. Arthritis Care Res 11: 186–195
41 Turner JA, Jensen MP (1993) Efficacy of cognitive therapy for chronic low back pain. Pain 52: 169–177
42 Vlaeyen JW, Teeken-Gruben NJ, Goossens ME, Rutten-van Mölken MP, Pelt RA, van Eek H, Heuts PH (1996) Cognitive-educational treatment of fibromyalgia: a randomized clinical trial. I: Clinical effects. J Rheumatol 23: 1237–1245
43 de Voogd JN, Knipping AA, de Blécourt ACE, van RijswijkMH (1993) Treatment of fibromyalgia syndrome with psychomotor therapy and marital counseling. J Musculoskel Pain 1: 273–281
44 Wigers SH, Stiles TC, Vogel PA (1996) Effects of aerobic exercise versus stress management treatment in fibromyalgia. A 4.5 year prospective study. Scand J Rheumatol 25: 77–86
45 Wolfe F, Smythe HA, Yunus MB et al. (1990) The American College of Rheumatology 1990 criteria for the classification of fibromyalgia: report of the Multicenter Criteria Committee. Arthritis Rheum 33: 60–172
46 Zubieta JK, Heitzeg MM, Smith YR et al. (2003) COMT val158met genotype affects mu-opioid neurotransmitter responses to a pain stressor. Science 299: 1240–1243

Tumorschmerz

D.-B. Eggebrecht und M. Falckenberg

Dieses Kapitel über Krebsschmerz nimmt Stellung zur Aufklärungsproblematik und streift die ärztliche Diagnostik und Therapie des Krebsschmerzes, um sich besonders der psychischen Komponente des Schmerzerlebens bei schwerstkranken Tumorschmerzpatienten zu widmen. Die enge Verzahnung seelischer und körperlicher Probleme bei Tumorschmerzpatienten mit nicht zufriedenstellend behandelten Schmerzen sowie die Möglichkeiten direkter Schmerzbeeinflussung werden ebenso beschrieben wie die Rolle der Familie in der Tumorschmerzbewältigung und -behandlung. Abschließend wird die Bedeutung des ganzheitlichen Behandlungsansatzes der Palliativmedizin für schmerzgeplagte und sterbende Patienten dargestellt.

27.1 Einleitung

Krebs ist mittlerweile hinter den Herz-Kreislauf-Erkrankungen die **zweithäufigste Todesursache** und ist für die davon Betroffenen in extremer Weise mit Unsicherheit, Hilflosigkeit und Angst besetzt.

Neben der primär im Vordergrund stehenden Hoffnung auf Erfolg der kausalen Therapiemethoden der Medizin wird Krebs mit Sterben und einem Weiterleben unter Schmerzen und Qualen in Verbindung gebracht.

Die Angst, während des noch verbleibenden Lebens nicht entsprechend der eigenen Hilfsbedürftigkeit versorgt zu werden, ist für krebskranke Menschen, aber auch für die sie betreuenden Angehörigen, belastend und zermürbend. Hier fordert die Diagnose »Krebs« von den Betroffenen einen **umfassenden Anpassungsprozess** an eine als völlig neu erlebte physische und psychische Dimension (Heim 1988). Entsprechende persönlich als hilfreich erlebte Bewältigungsstrategien müssen im Verlauf der Erkrankung erprobt werden.

Während für die medizinische Schmerztherapie des Krebsschmerzes festgelegte Behandlungsstandards existieren (Hanekop et al. 1991), stellt die **psychologische Schmerztherapie** des Krebsschmerzes bis heute ein noch weitgehend vernachlässigtes Gebiet dar. Auch epidemiologische Studien zur **Prävalenz von Tumorschmerzen** stehen in Deutschland im Gegensatz zu angelsächsischen Ländern zurzeit noch aus, sodass auf letztere Daten Bezug genommen werden muss. Diese Studien zeigen, dass 60–90% der erwachsenen Tumorpatienten in fortgeschrittenen Krankheitsstadien Schmerzen entwickeln (Bonica 1980, Cleeland 1984). Bonica (1980) registrierte bei primären Knochentumoren in 85% und bei Leukämien nur in 5% der Fälle Schmerzen. Exakte Angaben über die Intensität und Häufigkeit der Schmerzen sind bisher nicht bekannt, da zur Schmerzerfassung immer wieder unterschiedliche Testinstrumente verwandt wurden (Deschamps et al. 1988).

Unter **Krebsschmerz** werden im Folgenden alle Schmerzen verstanden, die im Zusammenhang mit einer malignen Erkrankung auftreten können, und zwar unabhängig vom Zeitpunkt des Auftretens (■ Abb. 27.1).

» Schmerz ist eine subjektive Erfahrung und somit in seiner Intensität, Häufigkeit und Dauer von verschiedenen Einflussgrößen abhängig (Bonica 1979). «

Auch beim Krebsschmerz sind Faktoren wie emotionale Befindlichkeit, Persönlichkeitseigenschaften, individuelles Krankheits- bzw. Schmerzverhalten oder das engere und weitere soziale Umfeld für die Schmerzbewältigung von entscheidender Bedeutung. So unterliegt die Krebsschmerzempfindung zum jeweiligen Zeitpunkt der Erkrankung ebenfalls der Möglichkeit einer psychotherapeutischen Einflussnahme, deren Grenzen, wie bei anderen Schmerzzuständen, durch das Ausmaß der somatischen Veränderungen gesteckt sind.

Während die Literatur zum Schmerzcoping (z. B. Bradeley 1983, Turner u. Clancy 1986, Brown u. Nicassio 1987) zeigt, dass der Einsatz aktiver Bewältigungsstrategien bei chronischen Rückenschmerzen oder rheumatoider Arthritis zu kognitiven Vorgängen, wie wahrgenommenen eigene Kontrollüberzeugungen und Self-Efficacy-Gefühlen (Bandura 1977), führt, die neben Ängsten auch Schmerzen reduzieren können, sind spezielle Copingstrategien bei Krebsschmerzen nicht wissenschaftlich überprüft. Es ist jedoch davon auszugehen, dass kognitive Verfahren (Turk et al. 1983) in Kombination mit imaginativen Verfahren (Simonton et al. 1982, Leuner 1985), Entspannungsverfahren (Bernstein u. Borkovec 1975, Schultz 1979) sowie Hypnosetechniken (Peter u. Gerl 1984) bei Krebsschmerzen neben der medikamentösen Therapie einen schmerzreduzierenden Einfluss haben (Seemann 1989).

27.2 Aufklärung

Viel zu selten können Patienten über umfassende Aufklärungsgespräche berichten, die mit ihnen oder gemeinsam mit ihrer Familie stattfanden. Fragt man genau nach, sind es meist **Aufklärungsmonologe** gewesen, denen sie ausgesetzt waren. Ein gleich-

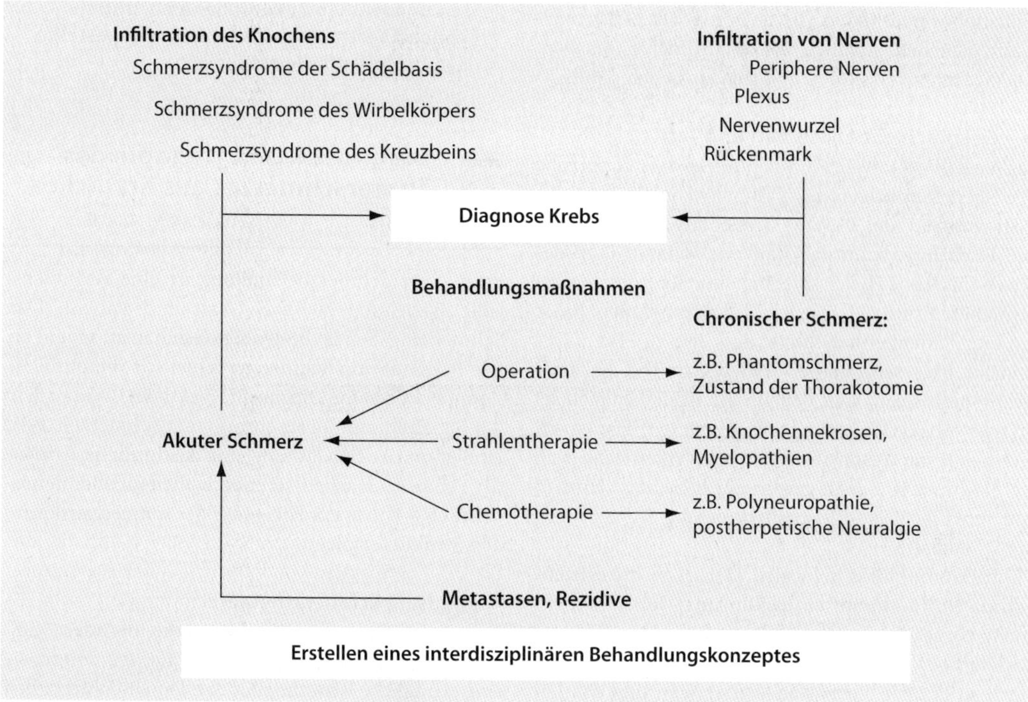

Abb. 27.1 Schmerz: seine Wechselbeziehung zwischen Diagnosefindung und Behandlungsfolgen

berechtigter Austausch über vermeintlich negative Folgen der Behandlung sowie die Möglichkeit, dabei potenzielle Gefühle der Trauer und des Abschieds, z. B. über den Verlust einer Extremität oder der gewohnten Stuhlgangentleerung, zuzulassen, findet nur in Ausnahmen statt.

> **Aufklärung darf sich jedoch nicht auf einer oberflächlichen Ebene bewegen, sie muss die Möglichkeit des emotionalen und verbalen In-die-Tiefe-Gehens eröffnen, und es genügt wahrlich niemandem, Aufklärung darauf zu reduzieren, im Arztbrief zu schreiben: »Der Patient ist aufgeklärt.«**

Im klinischen Alltag zeigt sich, dass Patienten, die eine umfangreiche, ehrliche, aber auch sensibel geführte Aufklärung über ihre Krankheitssituation erfahren haben, nach ersten heftigen emotionalen Reaktionen wie befreit wirken. Oftmals ist es von entscheidender Bedeutung, die **Last der Hoffnung auf Heilung** zu nehmen. In diesem Kontext ist die Bewusstmachung der neuen Dimension »Krebsschmerz« für die Patienten entscheidend; sie erfahren, dass die Warn- oder Alarmfunktion des akuten Schmerzes aufgegeben wird zulasten des chronischen Schmerzes. Sie erfahren aber gleichzeitig, dass die moderne Tumorschmerztherapie beste Möglichkeiten bietet, um das Ziel einer effektiven Tumorschmerzbehandlung zu erreichen. So können idealerweise neue Hoffnungsmodelle wie die Hoffnung auf Lebensqualität und Lebenszufriedenheit entstehen.

Noch offensichtlicher wird der **Mangel an Kommunikation**, wenn die Patienten bei weiterer Nachfrage regelmäßig berichten, dass ihnen im Verlauf ihrer Erkrankung zwar das Optimum an medizinischer Hilfe zuteil geworden sei, eine Person, der sie sich langfristig hätten anvertrauen können, ihnen jedoch nicht begegnet sei (Schara 2001). Wenn alle behandelnden Disziplinen dem Patienten helfen wollen, mag die Frage erlaubt sein, warum sich in Zeiten multidisziplinärer und fächerübergreifender Behandlungsmöglichkeiten so wenig der emotionalen, kognitiven und spirituellen Seite des Patienten zugewandt wird, um die Patienten auch dort zu stützen.

Viele Patienten haben kaum die Chance nachzufragen bzw. zu ergründen, warum sich die **Intensität der Zuwendung** nach Abbruch der kurativen Behandlungsmaßnahmen zunehmend verringert hat. Nimmt man sich also die Zeit für den Dialog nicht oder besteht sie tatsächlich nicht? Entschuldbar ist ein derartiges Rückzugsverhalten nicht. Vielmehr führt es dazu, dass viele Schwerstkranke sich in genau der

Situation wiederfinden, die sie immer am meisten gefürchtet haben, nämlich die Erfahrung zu machen, alleingelassen zu werden und sich einsam zu fühlen.

■ Gespräche über Sterben und Tod

Sicher fällt es schwer zu akzeptieren, dass Gespräche die eigene Endlichkeit zum Thema haben können. Zu sehr sind Sterben, Tod und Trauer aus unseren sozialen Feldern verbannt, als dass wir spontan über das Ende unseres Lebens sprechen können, geschweige denn bereit sind den eigenen Tod anzunehmen. Einer unserer Patienten berichtete, dass erst zu Hause Gespräche über sein Sterben und seinen Tod zustande gekommen seien. Die Zeit im Akutkrankenhaus sei so sehr von Aktionismus geprägt gewesen, dass er von sich aus keine Gesprächsinitiative ergriffen habe, sich im Nachhinein jedoch gewünscht habe, dass jemand mit ihm über seine lebensbedrohliche Situation gesprochen hätte.

Hinzu kommt, dass bei vielen Menschen die **erleichternde Hoffnung auf ein zukünftiges Jenseits** nicht mehr vorhanden ist. So ist es andererseits nicht verwunderlich, dass sich immer wieder Patienten an noch so dünnen Lebensfäden festhalten und das Leben noch nicht loslassen wollen. Nur wenn wir das Sterben nicht tabuisieren, können wir die Patienten in ihrem Versuch unterstützen, ihre persönlichen Ziele noch zu erreichen, auch wenn diese Ziele im Zuge der körperlichen und psychischen Veränderungen immer wieder relativiert werden müssen. Auch die **Phantasie der Selbsttötung** sollte Raum haben, beinhaltet sie doch in der Vorstellung für die Patienten das Gefühl: »Wenn alle Symptome und Schmerzen nicht mehr zu ertragen sind, dann kann ich mich zumindest noch umbringen und muss nicht länger leiden.«

Im Rahmen eines **individuellen Bewältigungsprozesses** ist es selbstverständlich, dass spezielle Abwehrmechanismen des Kranken nicht gezielt durchbrochen werden. Sie können einen sinnvollen Beitrag zur Krankheitsverarbeitung leisten. Wir müssen uns jedoch über ihre jeweilige Funktion für den Kranken im Klaren sein und dies dem Patienten auch verdeutlichen.

> **Eine offene Kommunikation mit Krebskranken, die unter Schmerzen leiden, ist nur möglich, wenn die Patienten eine angemessene, sorgfältige und einfühlende Aufklärung hinsichtlich der Diagnose und Prognose ihrer Krebserkrankung erfahren haben. Ist diese Bedingung erfüllt, entlastet es die Patienten, kann ihnen viele ihrer Ängste vor der ansonsten ungewissen Zukunft nehmen, und sie können Vertrauen in die in Aussicht gestellte Symptomkontrolle entwickeln.**

27.3 Diagnostik und Therapie des Tumorschmerzes aus ärztlicher Sicht

Basis einer Schmerzbehandlung ist eine vertrauensvolle Beziehung zwischen Arzt und Patient. Den Schmerzangaben ist unbedingt Glauben zu schenken. Die Angaben von Schmerzen geben ein Symptom an, sie sind noch keine Diagnose (Foley 2004).Wie auch in der Behandlung anderer chronischer Schmerzen sollte zu Beginn der Behandlung eine ausführliche Analyse der Schmerzursache – somatisch, viszeral oder neuropathisch – sowie ein Erkennen der schmerzauslösenden Struktur erfolgen.

■ Kausale Schmerztherapie

Dem möglichen Einsatz tumorverkleinernder Maßnahmen ist hohe Priorität einzuräumen, sofern sie eine erträgliche Belastung für den Patienten darstellen und berechtigte Hoffnung auf Symptomverringerung besteht. Hohen Stellenwert haben dabei neue radiologische Verfahren, die durch verbesserte Technik sehr punktgenau mit wenig Strahlenbelastung für das ringsum liegende Gewebe vorgehen. Bei eingeschränkter Lebenserwartung ist eine hypofraktionierte Bestrahlung mit kurzer Behandlungsdauer möglich (van Oorschot u. Rades 2009). Neben den klassischen Verfahren einer operativen Tumorverkleinerung gibt es auch neuere Möglichkeiten der Laserchirurgie (Gamma-Knife). Auch die Vielzahl chemotherapeutischer Substanzen bietet immer wieder auch im weiteren Verlauf einer Tumorerkrankung Behandlungsansätze zur Schmerzlinderung (Osanai et al. 2009). Invasive anästhesiologische schmerztherapeutische Verfahren haben einen immer geringeren Stellenwert. In weit fortgeschrittenen Tumorstadien, in denen auch eine Reihe anderer Symptome auftritt, können auch allgemein stabilisierende Maßnahmen wie Bluttransfusionen zur Schmerzverringerung beitragen. Auch physiotherapeutische Maßnahmen, Lagerungstechniken und Lymphdrainage haben nicht nur am Lebensende einen wichtigen Stellenwert (Wilkinson et al. 2008)

Die für einen einzelnen Arzt kaum mehr zu überschauende Vielzahl an möglichen Behandlungsansätzen zur Verringerung von Tumorschmerzen macht eine enge Kooperation aller beteiligten Fachgruppen absolut notwendig. An vielen Orten bestehen aus die-

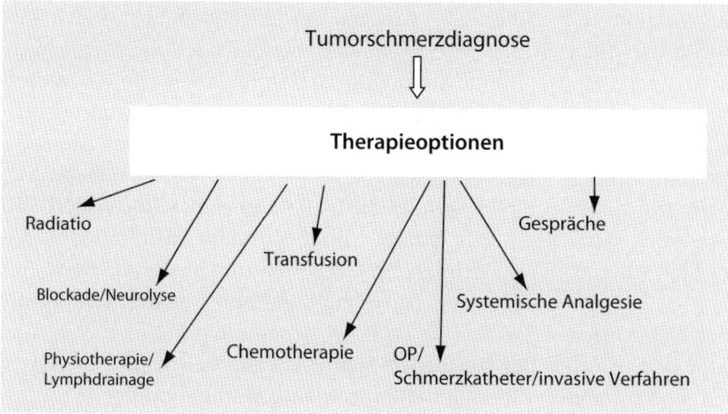

Abb. 27.2 Tumorschmerzdiagnose

sem Grund interdisziplinäre und multidisziplinäre Tumorkonferenzen, in denen die verschiedenen Fach- und Berufsgruppen Lösungsansätze fallorientiert erörtern. Auch in den mindestens wöchentlich stattfindenden Teamkonferenzen der Palliativstationen, Hospize und ambulanten Palliativteams zeigt sich der Vorteil inter- und multidisziplinärer Arbeitsweise in der Tumorschmerztherapie.

Gleichzeitig mit dem ersten ärztlichen Kontakt wegen Schmerzen hat auf jeden Fall eine Medikation zu erfolgen, um unnötige Symptombelastung zu vermeiden. Führen kausale Therapieansätze (Tumorverkleinerung) in der Folgezeit wieder zu einer Schmerzverringerung, wird die Medikation erneut angepasst.

Schmerzeinschätzung. Auch in der Palliativmedizin bzw. Tumorschmerztherapie ist es seit Langem Standard, eine Beurteilung der subjektiv erlebten Schmerzstärke mittels einer visuellen oder numerischen Ratingskala durchzuführen (Max 1990). Das Messinstrument sollte der individuellen Patientensituation angepasst werden.

Orale Analgetika. Die Behandlung mit oralen Analgetika erhält dem Patienten eine größtmögliche Selbstständigkeit und sollte deshalb die Basis sein. Die Medikation erfolgt nach dem WHO-Stufenschema (Ripamonti u. Dickerson 2001). In dem Stufenschema wird die Reihenfolge in der Auswahl der Substanzgruppen beschrieben. Die sog. starken Opiate stellen dabei die analgetisch wirksamste Medikamentengruppe dar, deren Anwendung durch vielfältige Applikationsformen für fast alle Patientensituationen möglich geworden ist. In 90% der Fälle kommt es zu einer akzeptablen Schmerzsituation (Laugsand et al. 2009) Keines der Opiate hat einen grundsätzlich stärkeren Effekt, lediglich die Äquivalenzdosen sind unterschiedlich. Bei Vorliegen von neuropathischen Schmerzen sollte frühzeitig der Einsatz antikonvulsiver und antidepressiver Substanzen erfolgen, um eine unnötige Hochdosierung von Opiaten zu vermeiden. Ergänzend beginnt der frühzeitige Einsatz von Adjuvanzien, um eine nebenwirkungsarme Behandlung zu ermöglichen. Da es sich bei Tumorschmerzen überwiegend um Dauerschmerzen handelt, sollten bei Opiaten als Basis der Behandlung lang wirksame Substanzen gewählt werden, die einen möglichst gleichmäßigen Wirkspiegel erzeugen, und kurz und schnell wirksame zur Behandlung von Schmerzspitzen. Die Bedarfsmedikation sollte etwa 1/6 der oralen retardierten Dosis betragen. Die schnellste Applikationsform ist die subkutane Gabe (1/10 der Tagesdosis). Sehr rasch wirksam ist außerdem Nasenspray (Fentanyl). Hierbei ist die Differenzierung von Schmerzspitzen und attackenartigen neuropathischen Schmerzkrisen zu beachten (Webster 2008).

Die Kombination verschiedener Substanzgruppen führt meist zu einer guten Symptomkontrolle bei niedriger Einzeldosis und damit zur Verringerung von Nebenwirkungen.

Andere Applikationswege. Ist eine orale Medikamentengabe nicht möglich oder sinnvoll, z. B. bei gastrointestinalen Tumoren, bieten sich transdermale Systeme an. Ein Wechsel der Pflaster ist je nach Art nur alle 3–7 Tage notwendig. Die Schmerzpflaster müssen durch schnell wirksame Analgetika gegen Schmerzspitzen bzw. Durchbruchschmerzen ergänzt werden. Weitere Möglichkeiten der Medikamentengabe bestehen in der intravenösen oder subkutanen Applikation. Hierbei werden – besonders im ambulanten Bereich – tragbare, leicht zu bedienende Medikamentenpumpen verwendet, die eine Bolusfunktion für plötzlich auftretende Schmerzspitzen aufweisen. Auch epidurale oder spinale Katheterverfahren sind möglich, bei denen der Katheter implantiert ist und die Pumpe sich außerhalb des Körpers befindet (Christo u. Mazloomdoost 2008). Eine rückenmarknahe Applikation von Opiaten kommt infrage, wenn grundsätzlich von Opioidsensitivität ausgegangen werden kann, die notwendige Dosis jedoch nicht erreichbar ist (z. B. wegen Nebenwirkungen).

In besonderen Fällen kommen auch Substanzen wie Ketamin, Lokalanästhetika, Clonidin oder Ziconotid zur Anwendung. Diese Verfahren sind bislang nicht ausführlich untersucht.

Invasive Schmerztherapie. Da sich die Möglichkeiten der oralen Medikamentengabe mit Einführung der retardierten Substanzen in den vergangenen 20 Jahren erheblich verbessert haben, werden neurodestruktive Verfahren nur noch in wenigen Zentren durchgeführt. Das Prinzip der Destruktion einzelner Nervenplexus oder Wurzeln ist hoch wirksam. Im Gegensatz zu anderen chronischen Schmerzzuständen ist in Anbetracht der kurzen Lebenserwartung der betroffenen Patienten die Entwicklung von Phantomschmerzen nicht zu befürchten. Die Indikation für diese Verfahren muss jedoch in Anbetracht der möglichen Nebenwirkungen sorgfältig gestellt werden.

27.4 Der Patient im Spannungsfeld adäquater Tumorschmerztherapie

Den **Stellenwert der medikamentösen analgetischen Therapie** zeigt eindrucksvoll eine Untersuchung von Ventafridda (1989). Während 1975 am National Cancer Institute in Mailand in über 80% der Fälle neurodestruktive Techniken zur Schmerzbehandlung eingesetzt wurden, waren es 1987 nur noch ca. 10%. Die orale medikamentöse Schmerztherapie zielt darauf ab, mittels eines differenzierten Stufenplankonzepts (WHO 1986, Twycross 1988) zu bestimmten Schmerzzeitpunkten bereits adäquate Therapiemethoden parat zu haben.

Ein wichtiges psychologisches Moment der oralen Schmerzmedikation besteht darin, dass der Patient das Gefühl von Selbstkontrolle über die Schmerzen zurückerhalten kann – es ist für ihn nicht mehr notwendig, um ausreichende Medikation zu bitten.

Sofern die Grenzen der Effektivität der oralen Medikation erreicht sind, besteht noch die Möglichkeit, mithilfe der **periduralen Opioidanalgesie** eine ausreichende Opioidversorgung und damit eine ausreichende Schmerzreduzierung zu gewährleisten. Die substanzabhängigen Nebenwirkungen sind bei dieser Methode geringer, die Infektionsgefahr jedoch ist erhöht.

Wie gezeigt wurde, ist beim chronischen Karzinomschmerz im Gegensatz zum akuten Schmerz, bei dem eine bedarfsmäßige, also schmerzkontingente Medikation indiziert ist, eine regelmäßige, aufgrund der gegebenen Halbwertszeiten auch prophylaktisch wirkende **zeitkontingente Medikation** notwendig.

» Trotz einer solchen, eigentlich unumstrittenen Vorgehensweise besteht bei zahlreichen Ärzten auch heute noch große Unsicherheit hinsichtlich der Anwendung adäquater und effizienter Krebsschmerztherapien (Cleeland 1987). «

Was aber hindert Ärzte an einer effektiven Schmerztherapie? Neben Gründen wie mangelhafter Schmerzanalyse oder Fehlern bei der Verordnung von Analgetika (z. B. Verordnung nach Bedarf, Unterdosierung eines wirksamen Analgetikums bzw. sogar kompletter Verzicht auf Analgetika) sind es

- die unzureichende Berücksichtigung von potenziellen Nebenwirkungen (z. B. Obstipation),
- die irrationale Furcht vor Abhängigkeit und Sucht durch Opioide sowie
- der nach wie vor als zu niedrig eingestufte **Stellenwert der Schmerztherapie**,

welche die differenzialtherapeutische Behandlung für die Mehrzahl der Tumorschmerzpatienten behindern.

Erschwerend kommt hinzu, dass Ärzte wie Patienten den Schmerz häufig – und dann oft auch zu lange – als beinahe normale und zur Krebserkrankung gehörende **vorübergehende Begleitsymptomatik** ansehen. Im Alltag des Patienten hat dies überaus negative Konsequenzen, niemand widmet dem Schmerz die ihm gebührende Aufmerksamkeit, und so erfährt er nicht die notwendige Behandlung. Die gezielte Frage nach Schmerzen stellt sich erst gar nicht. Über Schmerz ausführlich zu sprechen und ihn hinsichtlich Frequenz, Lokalisation, Qualität und Quantität sowie seiner Auswirkungen für den krebskranken Patienten und sein Umfeld zu explorieren, scheint befremdend zu sein.

Der klinische Alltag zeigt dagegen, dass nahezu alle an Krebs erkrankten Patienten große Angst davor haben, dass im Verlaufe ihrer

Erkrankung starke, nicht mehr ausreichend kontrollier- und behandelbare Schmerzen auftreten.

Einen weiteren, im Kontext der Schmerztherapie bisher kaum beachteten Problemaspekt stellt die **Person des Arztes** dar. Im Bewusstsein der Patienten wird er oder sie als die Person angesehen, die mögliche Schmerzen beseitigen oder reduzieren kann, andererseits kann er im Verlauf der Behandlung auch mehr und mehr als Person in Erscheinung treten, die den Schmerz durch Verordnung unterschiedlichster Therapieverfahren herbeiführt. Für die psychotherapeutischen Maßnahmen gegenüber aufgeschlossenen Patienten erlangt der in der Onkologie tätige **Psychologe** daher nicht selten eine Sonderstellung: Er wird als derjenige erlebt, der in dieser Situation begleiten kann, indem er bei der Bewältigung von Hoffnungslosigkeit, Aggression, Trauer, Schmerz etc. Unterstützung bietet, der nur um das Wohl des Patienten besorgt ist und der vor allen Dingen keine Schmerzen bringt.

Einen anderen, nicht zu vergessenden und überaus wichtigen Aufgabenteilbereich stellt die parallel zur Schmerztherapie durchzuführende **Behandlung anderer tumor- oder therapiebedingter Symptome** (z. B. Appetitlosigkeit, Übelkeit und Erbrechen, Obstipation, Dyspnoe, Angstzustände, emotionale Destabilisierung etc.) sowie eine einfühlende und stützende psychosoziale Betreuung (z. B. Kaye 1989, Twycross u. Lack 1989) dar. Diese Aspekte werden in der Behandlungspraxis jedoch nur sehr unzureichend bedacht.

Selbst unter Berücksichtigung der Tatsache, dass nur ein gewisser Prozentsatz der Krebspatienten überhaupt psychotherapeutische Maßnahmen wahrnehmen möchte, liegt hier ein großes Versorgungsdefizit (Eggebrecht et al. 1991). Aktuelle Ergebnisse einer großen Studie zur psychosozialen Unterstützung (Goodwin et al. 2001) bei Frauen mit metastasierendem Brustkrebs können zwar den **lebensverlängernden Effekt psychosozialer Gruppenbehandlung** gegenüber einer vergleichbaren Kontrollgruppe, wie ihn Spiegel et al. (1989) herausfanden, nicht erneuern, zeigen aber signifikant weniger Schmerzen bei den Patienten der Experimentalgruppe. Dies unterstreicht das **Konzept eines Gesamtschmerzes** (»total pain«) von Cicely Saunders (1984) mit seinen sozialen, körperlichen, seelischen und spirituellen Komponenten.

Eine genaue Abklärung der Schmerzursachen hat in jedem Fall zu geschehen. Der kausale Therapieansatz sollte nur versucht werden, wenn er sinnvoll und zumutbar erscheint. Besteht für die sehr selten durchgeführten invasiven, neurodestruktiven oder neuroablativen Verfahren keine Indikation, so führt die medikamentöse nichtinvasive Schmerztherapie in der Regel zu ausreichender Schmerzreduzierung, 90% der Tumorpatienten können durch die orale Gabe profitieren, wobei Morphin nach wie vor den »Goldstandard« darstellt. Die Gabe der Analgetika erfolgt in der Regel nach Zeitplan und in individueller Dosisanpassung. Nebenwirkungen wie Obstipation oder Übelkeit sind bei Opioiden zu beachten.

27.5 Diagnostik des Krebsschmerzes aus psychologischer Sicht

Einem zugrunde liegenden biopsychosozialen Verständnis chronischer Schmerzen entsprechend muss die psychologische Diagnostik neben den somatischen Befunden immer die Gesamtpersönlichkeit des Kranken sowie seine konkreten Lebensumstände würdigen, um so ein möglichst **umfassendes Bild der Entstehung und Aufrechterhaltung des Schmerzes** zu bekommen.

Zur **psychologischen Therapieplanung** ist somit die Durchführung einer ausführlichen biografischen Anamnese und einer am Einzelfall orientierten psychometrischen Diagnostik notwendig (Eggebrecht et al. 1989). Eine solche Schmerzdiagnostik sollte vor allen Dingen Verfahren zur Erfassung der Schmerzqualität und -intensität, psychosomatischer Beschwerden, von Depression oder der Persönlichkeit berücksichtigen, um so zu einer umfassenderen Einordnung des subjektiv wahrgenommenen psychophysischen Allgemeinzustands des Patienten zu gelangen, und darf nicht zu einer Festschreibung des Schmerzes im Sinne einer psychogenen Schmerzätiologie führen. Der Patient muss dabei über Sinn und Zweck des Vorgehens aufgeklärt werden. Ebenso wichtig ist eine differenzierte individuelle Schmerzanamnese (Seemann 1987), die erste Auskünfte über das individuelle Schmerzverhalten ermöglicht.

Zu welchem Zeitpunkt kann bzw. muss eine psychologische Krebsschmerztherapie einsetzen, und wann sind welche **Interventionsstrategien** am sinnvollsten?

Bevor überhaupt über spezielle Schmerzbehandlungen gesprochen werden kann, muss Klarheit darüber bestehen, inwieweit der Patient selbst (und nicht seine Angehörigen) über seine Krankheit und seinen Gesundheitsstatus aufgeklärt ist.

Patienten mit akuten Schmerzen während einer ersten Krebsbehandlungsphase sind in der Regel nicht offen für eine psychologisch orientierte Schmerztherapie. Sie sehen ihren Schmerz, auch wenn er eine Einschränkung der Lebensqualität bedeutet, ebenso wie die Krebserkrankung selbst zeitlich begrenzt in kausalem Zusammenhang mit der jeweiligen Therapie. Weitaus wichtiger ist zu diesem Zeitpunkt ist eine **Hilfestellung zu einer optimalen Krankheitsverarbeitung**, wie z. B. das Eingehen auf Fragen nach der konkreten zukünftigen Lebensbewältigung, dem Umgang mit der ungewohnten körperlichen Verfassung, den möglichen Konfliktsituationen mit Bezugspersonen etc. (Hasenbring 1987).

Während der gesamten Phase der Krebserkrankung können **aktive Leugnungstendenzen** für den Patienten eine Schutzfunktion haben, die es ihm teilweise erlaubt, seine alten Strukturen aufrechtzuerhalten. Tritt jedoch zusätzlich zur Erkrankung ein zunehmend stärker und/oder chronisch werdender Schmerz hinzu, ist die oben beschriebene Funktion beeinträchtigt. Der Schmerz wird zum eigenständigen Stressor.

Coyle u. Foley (1985) nennen eine Reihe den **Krebsschmerz verstärkender Faktoren**:

- Furcht vor Schmerz
- Kontrollverlust
- Mobilitätsverlust
- Verlust der Unabhängigkeit
- das Gefühl, anderen zur Last zu fallen
- Verzweiflung
- Angst vor Sterben und Tod
- finanzielle Probleme
- Unsicherheit bezüglich der Zukunft
- Depression
- Ärger

> **Diese unterschiedlichen Bedürfnisdimensionen aufseiten der Patienten können zeitweise vorrangige Inhalte psychotherapeutischer Einflussnahme sein. Psychologische Schmerztherapie im engen Sinne der direkten Einflussnahme auf Kontrollierbarkeit der Häufigkeit und Intensität des Schmerzgeschehens sollte dementsprechend nie losgelöst von der Gesamtwirklichkeit des Patienten eingeleitet werden.**

Bei gewissenhafter **Therapie- und Veränderungsplanung** ergeben sich somit optimale Zeitpunkte, zu denen die Patienten den größtmöglichen Nutzen aus den verschiedenen therapeutischen Interventionen ziehen können, wie z. B. aus Entspannungsverfahren, Schmerzbewältigungstraining, kognitiven Verfahren, hypnotischen oder imaginativen Verfahren.

27.6 Therapeutische Zielsetzung

Während der akute Schmerz häufig Alarmsignal einer körperlichen Läsion oder Erkrankung ist, kann sich chronischer Schmerz zu einer eigenständigen Krankheit entwickeln (z. B. Rückenschmerz, Migräne). Aufgrund gegebener körperlicher Voraussetzungen kann es dabei oft nicht mehr um die Beseitigung von Ursachen gehen. Die jeweils indizierte Therapie kann vielmehr nur noch eine **Reduzierung bzw. Beseitigung der Schmerzsymptome** anstreben.

> **Bei den meisten Krebsarten ist es in der Regel nicht ein bestimmter Schmerz, der zur Diagnose führt, sondern die üblichen Früherkennungs-, Routine- bzw. Selbstuntersuchungen.**

Der an Krebs erkrankte Mensch ist häufig in mehrfacher Hinsicht plötzlich und unerwartet belastet. Zusätzlich zu der immer noch zuerst mit Tod assoziierten Diagnose »Krebs« und dem damit einhergehenden plötzlich Herausgerissensein aus dem Lebensalltag können akute Schmerzen vorhanden sein bzw. durch rasch eingeleitete operative Eingriffe und/oder durch vorhergehende oder nachfolgende chemo- bzw. strahlentherapeutische Maßnahmen auftreten. Die individuelle körperliche und psychische Belastung, sei es durch eine rational-emotionale direkte Auseinandersetzung mit der Krankheit oder durch den unbewussten massiven Einsatz von Abwehrmechanismen, stellt für die Patienten eine **extreme Stresssituation** dar.

In der Versorgung von Krebspatienten, in der kurative Maßnahmen zwar das anzustrebende, aber nicht immer realisierbare Ziel sind, muss es immer darum gehen, für den Patienten unter den jeweils gegebenen Bedingungen ein **Optimum an Lebensqualität** zu erreichen. Der Patient ist mündig und muss auch so behandelt werden. Für die Schmerztherapie bestehen hier neben den noch zu beschreibenden direkten und indirekten **psychotherapeutischen Maßnahmen** 2 Maximen:

- Dauerhafte Schmerzreduktion durch so viele Analgetika, wie erforderlich sind
- Erhalt von so viel Klarheit und Bewusstheit wie möglich für den Patienten, um ihm die Fähigkeit zu und die Freude an einer aktiven und weitestgehend unabhängigen Lebensführung so lange wie möglich zu erhalten

27.7 Besonderheiten psychologisch-onkologischer Schmerztherapie

Eine psychoonkologische Schmerztherapie sollte sich immer in enger, vertrauensvoller **Kooperation aller Fachdisziplinen** vollziehen, die mit ihrer jeweiligen Fachkompetenz im Einzelfall tätig sind bzw. tätig werden können. Mindestens jedoch muss eine kontinuierliche ärztlich-somatische Diagnostik gewährleistet sein, damit die im Verlauf der Krebserkrankung zu verschiedenen Zeitpunkten und in unterschiedlichen Zusammenhängen auftretenden Schmerzen nicht in ihrer Indikatorfunktion für eine Veränderung des Krankheitsgeschehens unterschätzt werden (◘ Abb. 27.1).

Dabei ist zu berücksichtigen, dass Patienten immer wieder vermittelt wird, die Krebsbehandlung sei (nur) im Rahmen einer »Art größeren Reparaturphase« zu sehen. Damit soll nicht gegen das »Prinzip Hoffnung« geredet werden, jedoch haben Patienten durch eine zu lasche und zu undifferenzierte Aufklärung oft völlig falsche und sich gesundheitlich durchaus negativ auswirkende **Vorstellungen über ihren Gesundheits- bzw. Schmerzzustand**. Auch ist es falsch, sich in diesem Zusammenhang auf das Argument »Der Patient hat nicht weiter nachgefragt« zurückzuziehen.

> **Ein einmaliges Aufklärungsgespräch ist völlig unzureichend, stattdessen ist der Dynamik des Diagnoseverarbeitungsprozesses Rechnung zu tragen. Nur so kann der Patient wiederholt und ganz gezielt noch offene Fragen seinerseits ansprechen.**

Wird der Schmerz chronisch, hat der Patient meist das subjektive Gefühl, von sich aus nichts gegen den Schmerz machen zu können. Mit dieser Einstellung erscheint der Patient in der Therapie. Er fühlt sich als **Opfer des Schmerzes**. Der Schmerz wird plötzlich als zentrales, alles überdeckendes Problem erlebt. Die ausführliche Schmerzanamnese, die bei gleichzeitiger völliger Akzeptanz aller erlebten Schmerzzustände immer eine Realitätsprüfung darstellt, zeigt dem Patienten oftmals in einer Art Selbsterfahrung, dass es noch schmerzfreie Intervalle im Verlauf eines Tages gibt.

> **Häufig wird den Patienten durch eine exakte Anamnese erst wieder bewusst, dass sie auch eigene, zwar begrenzte, doch teilweise sehr wirksame Ab- oder Umlenkungstechniken einsetzen können, um die Schmerzen zu reduzieren – beispielsweise Fernsehen, Lesen, Musikhören, körperliche Bewegung, das Pflegen von Sozialkontakten. Die unterschiedlichen Bezugsdimensionen, in denen der Schmerz chronisch oder chronisch rezidivierend auftritt, müssen also zur Therapieplanung bekannt sein.**

Auch bei der psychologisch-onkologischen Schmerztherapie stellt die **Compliance des Patienten** einen besonderen Problemaspekt dar. Dies hat seine Ursache in der prinzipiellen Unberechenbarkeit des Krankheitsverlaufs bei Krebserkrankungen. Die Erwartungshaltung, die der Patient bezüglich der Schmerztherapie hat, muss abgeklärt werden, wobei Möglichkeiten und Grenzen offenzulegen sind. So sind Patienten, wie oben bereits erwähnt, meist zutiefst enttäuscht bezüglich ihrer an die Medizin gerichteten Erwartungen. Ihre Hoffnungen auf Heilung oder zumindest auf einen Stillstand der Krebserkrankung wurden nicht erfüllt, stattdessen fühlen sie sich zunehmenden Funktionseinschränkungen und Schmerzen ausgesetzt.

Die Compliance solcher Patienten ist oft reduziert, sodass sie sich weiterführenden Behandlungsmaßnahmen verschließen. Verständlich wird dies vor dem Hintergrund der Grundlagenforschung, die darlegen konnte, dass der Mensch bei der **Attribution von Verantwortlichkeit** motivational voreingenommen ist (Heckhausen 1980) – er hat eine generelle Abneigung, Zufall anzuerkennen und Unkontrollierbarkeit anzunehmen, was einer »Immunisierung gegen erlernte Hilflosigkeit« entspricht. Dennoch macht ein Teil der Patienten die frustrierende Erfahrung, dass der in Aussicht gestellte Gesundungsprozess bzw. ein Stillstand der Erkrankung durch die eine oder andere Intervention nicht eintritt.

Bei einer erneuten Entscheidung bezüglich weiterer somatischer Therapien kommt es zu einer **spannungsgeladenen kognitiven Dissonanz** zwischen antizipierten negativen Erfahrungen, d. h. erlebter Unkontrollierbarkeit (»Das nützt ja alles nichts und bringt sowieso nur Schmerzen«) und der erneut in Aussicht gestellten Verbesserung des Krankheitsgeschehens (»Diese Operation kann erfolgreich sein«). Zu diesem Zeitpunkt steht die Compliance des Patienten immer wieder am Scheideweg, und zwar insbesondere dann, wenn vorhergehende therapeutische Interventionen mit einem zwar gut gemeinten, jedoch letztlich unrealistischen Optimismus vermittelt wurden.

Dem Patienten bleiben 2 Wege offen: Entweder er vermindert seine **kognitive Dissonanz** durch realistische medizinische Informationen und akzeptiert die momentane partielle Ungewissheit als gegeben, oder er verschließt sich vollständig weiteren medizinischen Therapien (**Noncompliance**). Solche Patienten gelangen zu einer zweifelhaften Gewissheit bezüglich ihrer Krankheit, indem sie nunmehr ausschließlich solche Informationen suchen und verwerten, die ungebrochene Hoffnung vermitteln und mit denen noch keine negativen Erfahrungen gemacht wurden, die also primär nicht mit Schmerz assoziiert sind (z. B. bestimmte Außenseitermethoden).

Sofern die **Compliance zum Psychotherapeuten** noch nicht beeinträchtigt ist, kann dieser individuell auf bestehende Ängste und Verleugnungstendenzen eingehen und so auch gezielt Einfluss nehmen auf die Attributionen des Patienten hinsichtlich realistischer Einschätzungen des Krankheitsverlaufs und möglicher Veränderungen der Schmerzproblematik. Ein auch medizinisch und in Außenseitermethoden geschulter Psychotherapeut kann dem Patienten Wissen vermitteln und ihn bei seiner Entscheidung für weitere ärztliche, psychotherapeutische, ernährungsphysiologische und/oder Außenseitermethoden unterstützen.

Es ist ein Kommunikationsraum zu schaffen für die persönliche Auseinandersetzung mit den körperlichen und seelischen Folgen der Krebserkrankung, für Nachfragen und Erklärungen. Die Patienten müssen über ihre Situation ins Gespräch kommen und eigene Perspektiven entwickeln. Vor allen Dingen gilt es, Vertrauen für die Behandlung und Betreuung zu schaffen, Unsicherheiten abzubauen und Patienten vor zu unrealistischen Hoffnungen und Erwartungen zu bewahren. Gleichzeitig sind die Patienten zu unterstützen, eigene Kraftquellen zu erhalten oder neue zu entdecken. So kann der Patient sein Recht auf Selbstbestimmung wahrnehmen.

27.8 Schmerz und seine seelischen Folgeerscheinungen – was muss berücksichtigt werden?

Insbesondere verhindern chronische Tumorschmerzen das Ausüben gewohnter Lebensaktivitäten. Hier führt in der Folge eine Spirale aus Hilflosigkeit, Vereinsamung und Depression zu einer **verstärkten Schmerzwahrnehmung** und zu größerem Leid. Breitbart (1989) betont in diesem Zusammenhang die herausragende Bedeutung eines umfassenden multimodalen Behandlungsansatzes bei Krebsschmerzen.

Werden die psychischen Symptome von den betreuenden Ärzten erkannt, erfolgt jedoch häufig und meist zu Unrecht eine »Psychopathologisierung« der Krebspatienten und damit die Einleitung einer in diesem Zusammenhang inadäquaten Zusatzbehandlung mit Psychopharmaka.

In der überwiegenden Mehrzahl der Fälle wäre hier, neben der adäquaten Schmerztherapie, eine **direkte psychotherapeutische Einflussnahme** zur Verbesserung der Gesamtsituation angezeigt, die jedoch eher die Ausnahme darstellt (Dalton u. Feuerstein 1988). Zu unterscheiden sind dabei v. a. depressive Verstimmungen, Angst- und Trauerreaktionen einerseits von klinisch manifesten Depressionen, Suizidalität und psychotischen Phänomenen andererseits.

Dabei ist die **Angst vor einem Leben in Leiden und Hilflosigkeit** ohne ausreichende Lebensqualität bei Krebspatienten oft größer als die Angst vor dem bevorstehenden Tod. So muss in der Behandlung ebenso berücksichtigt werden, dass die Patienten bei Fortschreiten der Krankheit nicht nur ihre Gesundheit partiell weiter verlieren, sie erleben oft auch den Verlust ihrer sozialen Stellung, haben finanzielle Schwierigkeiten, sind mit zusätzlichen körperlichen Symptomen konfrontiert, erfahren häufig ganz real eine Veränderung ihres Körperbildes oder der Körperkontrolle, finden keine innere Ruhe mehr oder können gar nicht mehr in die Zukunft schauen, sind traurig und hoffnungslos.

Ahles (1985) weist darauf hin, dass Tumorpatienten dazu tendieren, die kausale Krebstherapie zu unterbrechen bzw. aufzugeben, wenn schwere Schmerzen hinzukommen, die nicht bzw. nicht ausreichend behandelt werden.

In einem Übersichtsartikel bestätigen Trijsburg et al. (1992) die **Wirksamkeit psychologischer Behandlungen** bei Krebspatienten. Sie unterscheiden dabei neben Interventionen (Gesundheitsberatung, Gesprächstherapie), die besonders die psychische Befindlichkeit (Selbstkonzept, Krankheitseinstellung, Sexualprobleme, Depression etc.) positiv beeinflussen, solche, deren Wirksamkeit sich bei Symptomen wie Angst, Schmerz, Übelkeit und Erbrechen zeigt, wie z. B. kognitiv-behaviorale Schmerzbewältigungs- und hypnotherapeutische Techniken. Ebenso sieht es Levitan (1992), der verschiedene hypnotherapeutische Möglichkeiten bei Krebsschmerzen beschreibt.

Die Rolle, die der Schmerz für ihn im Alltag hat, muss dem Patienten deutlich werden. Dabei kann ihm bewusst werden, dass er mit einer **vorläufigen Akzeptanz des Schmerzes**, als einer direkten oder indirekten Folge der Krebserkrankung (◘ Abb. 27.1), eine Möglichkeit hat, zeitweise nicht mehr (bewusst) wahrgenommene Werte seines persönlichen Lebens zurückzugewinnen.

> **Eine solche, im Hinblick auf dauerhafte Schmerzfreiheit vorgenommene Einstellungsänderung (»Leben mit dem Restschmerz«) ist häufig von ganz entscheidender Bedeutung für die Bereitschaft der Patienten, medikamentöse Interventionen dauerhaft zuzulassen und sich nicht weiter gegen sie zu wehren.**

Die oftmals vorhandene **Suchtangst** sowie **typische Patientenkognitionen** von der Art »Wer bei einer Krebserkrankung regelmäßig Medikamente nimmt, hat die Hoffnung schon aufgegeben« können entkräftet werden. So ist v. a. der **irrationalen Angst vor Opioiden** zu begegnen (Willweber-Strumpf 1993), zumal Patienten auch in fortgeschrittenem Krebsstadium der irrigen Auffassung sind, nun auch noch in eine Sucht zu verfallen bzw. das Präparat der letzten Stunden zu erhalten oder ihren ohnehin schon geschwächten Körper zusätzlich zu beanspruchen. Viel zu wenig ist ihnen bekannt, dass sie durch ihr »Schmerzertragen« ihr Immunsystem zusätzlich schwächen (Liebeskind 1991), indem sie es einer Dauerbelastung aussetzen, und dass sie es nicht, wie sie annehmen, durch die Nichteinnahme von Medikamenten stärken.

▪ Die Rolle des Psychologen

So kann dem Psychologen zum einen die Aufgabe zukommen, den Patienten wieder zum Arzt zurückzuleiten, wissend, dass eine tragfähige und vertrauensvolle Arzt-Patient-Beziehung eine wichtige Grundlage für die weiteren Behandlungsphasen darstellt. Zum anderen kann der Psychologe – wie Seemann (1989) an einem Beispiel ausführt – dazu beitragen, dem Patienten deutlich zu machen, dass aufkommender Schmerz auch Zeichen sein kann für Ängste und innere Anspannung.

Schmerz kann immer auch ein **Hilferuf aus großer Not** sein (Eggebrecht u. Beck 1994). Untersuchungen zeigen, dass bei entsprechender psychosozialer Betreuung offenbar auch verlängerte Überlebenszeiten der Tumorpatienten beobachtet werden können, was die Bedeutung einer umfassenden und frühzeitigen Intervention unterstreicht (Spiegel et al. 1989). In Bezug auf die Reduktion von Angst, Hilflosigkeit und Isolation leistet eine psychosoziale Betreuung auch eine Schmerzreduktion.

> **Neben der direkten medizinischen Behandlung fehlt häufig die Bereitschaft, sich mit dem Patienten über seine seelischen und körperlichen Nöte auseinanderzusetzen. Unter der Berücksichtigung der Mehrdimensionalität von Schmerzen lassen sich adäquate individuelle Behandlungs- und Betreuungsperspektiven entwickeln. Daraus können sich für den Patienten neue Wege eröffnen, die es ihm ermöglichen, Schmerz und Stimmung auch angesichts fortschreitender Krebserkrankung positiv zu beeinflussen.**

27.9 Was ist möglich an direkter Schmerzbeeinflussung?

Unterschiedliche psychologische Methoden und Interventionsstrategien haben sich bei der Behandlung von chronischen Schmerzen bewährt. So können auch Krebsschmerzpatienten durch psychotherapeutische Gespräche oder mittels kurz- bzw. langfristig erlernbarer Strategien selbst etwas gegen ihre Schmerzen unternehmen. Indem sie sich selbst helfen, das Erleben eigener Hilflosigkeit oder das Gefühl des Ausgeliefertseins gegenüber dem Schmerz zu reduzieren, können sie direkt den **Erfolg eigener Bewältigungsstrategien** erfahren.

So konnte ein Patient mit einem malignen Melanom und einem behandlungsbedingten Phantomschmerz mittels **hypnotischer Interventionen** erstmals wieder einen Zustand tolerierbarer Schmerzarmut erleben. Dies half ihm, seine »Alles-oder-nichts-Einstellung« zu überwinden und selbst wieder aktiv zu werden. Er selbst hatte das Gefühl der permanenten Unkontrollierbarkeit seiner Schmerzen verloren. Dabei war er sich bewusst, dass sich an seinem körperlichen Zustand wohl nichts geändert hatte, er jedoch unabhängig davon den Teufelskreis von Schmerz, Angst, Depression, Traurigkeit, Hoffnungslosigkeit und Schmerz erstmals wieder hatte durchbrechen können. Dieser 34-jährige Patient war jedoch erst offen für psychotherapeutische Maßnahmen, als anderes nicht mehr half und er sich in fast allen Bereichen des täglichen Lebens beinahe dauerhaft beeinträchtigt fühlte.

> **Auffällig zeigt sich auch, dass entgegen der Annahme »Wer Schmerzen hat, wird darüber auch sprechen« viele Patienten ihre Schmerzen nicht adäquat äußern (Seemann 1993).**

Bei **regelmäßiger Schmerzmessung** zeigte sich beispielsweise bei einer 38-jährigen Patientin mit einer in die Knochen metastasierenden Brustkrebserkrankung nach 3 Tagen trotz der Einnahme eines Analgetikums eine durchschnittliche Schmerzintensität von 4,2 auf der visuellen Analogskala. Wiederholte Vorschläge, die medikamentöse Schmerztherapie dem Schmerz anzupassen, um ihr dadurch Linderung und verstärkte Mobilität zu gewähren, lehnte die Patientin wiederholt ab. Im Gespräch, in dem sich die Patientin anfangs sehr jammernd und klagend verhielt, stellte sich heraus, dass sie bisher ihre gesamte Krebsbehandlung naturheilkundlich – homöopathisch – geplant hatte und sie sich aktuell nicht damit konfrontieren konnte, dass dieser Therapieweg seine Grenzen erreicht hatte. Als sie akzeptieren konnte, dass der dauerhafte Schmerz, der ihr derzeit jegliche Lebensfreude raubte, durch eine Steigerung der Analgetikadosis bei gleichzeitig zu erfolgender Strahlentherapie prinzipiell behandelbar sein würde, willigte sie ein. Trotz guter schmerztherapeutischer Erfolge grübelte sie noch einige Zeit darüber nach, was sie möglicherweise vorher falsch gemacht hatte.

27

Eine Auswahl unterschiedlicher **Schmerzbewältigungstechniken** findet sich bei Rehfisch et al. (1989) sowie Eggebrecht u. Richter (2001), wobei die entsprechenden Techniken nach den Bedürfnissen und Möglichkeiten des Patienten auszuwählen sind. So kann der Wunsch nach völliger Schmerzfreiheit innerhalb der therapeutischen Beziehung den Blick dafür versperren, dass emotionale und kognitive Faktoren auch stärkste Schmerzen beeinflussen können, und zwar in beide Richtungen. Dies verdeutlicht, dass die **individuelle Schmerzempfindung** von mehr als nur der sensorischen Einflussgröße verändert wird (Brenig et al. 1989), und trägt zur Erklärung intraindividueller Schmerztoleranzen bei sonst konstanten Bedingungen bei.

Die **zentrale Position des Krebsschmerzes** und die damit einhergehenden Phantasien und Ängste lassen Patienten daher oftmals gar nicht wahrnehmen, dass sie noch in der Lage sind, auch angenehme Dinge des Alltags zu vollziehen. Von daher ist es bedeutsam – wohl wissend, dass Krebsschmerzen nicht nur ein körperliches Problem darstellen –, Bedürfnisse und Wünsche des an Schmerzen Leidenden immer wieder neu zu thematisieren, gerade angesichts der häufig realiter vorhandenen Begrenztheit weiteren Lebens.

> **Ziel der direkten Schmerzbeeinflussung ist es, dem Patienten eigenes Kontrollerleben zur Erfahrung zu bringen. Dies kann in Einzelgesprächen im Rahmen patientenzentrierter Gesprächsführung, durch umfassende Informationsvermittlung (z. B. »Schmerz – was ist das?«) sowie durch gezielte verhaltensbezogene Schmerzbewältigungsstrategien geschehen.**

27.10 Bedeutung der Angehörigen in der Krankenbetreuung

> **Nach Cicely Saunders (1984) Konzept vom »total pain« oder Gesamtschmerz, muss bei fortgeschrittenen Krebserkrankungen immer auch die Familie gesehen und einbezogen werden.**

Idealerweise begleiten die Angehörigen den betroffenen Angehörigen über die gesamte Krankenzeit und werden dabei mit den **unterschiedlichsten Stadien der Krankheit** sowie Phasen der Hoffnung und des Abschieds konfrontiert. Die Familie hat im Krankheitsverlauf jedoch viel aufgegeben und geleistet, hat sich mit neuen Verantwortungszuschreibungen auseinandersetzen müssen und hat miterlebt, welche destabilisierenden Folgen die chronischen Tumorschmerzen für den Patienten, aber auch für sie selbst haben und inwiefern die Schmerzen Zeichen für das Fortschreiten der Krebserkrankung sind.

Hilflosigkeit macht sich breit, und die Hoffnung auf Besserung oder hilfreiche Therapiemaßnahmen sinkt. Alles dreht sich um den Tumorschmerz, der familiäre Lebensalltag wird derart tangiert, dass nur bei Schmerzarmut oder -freiheit gute Laune in der Familie herrscht und es ein allgemein anerkannt »guter Tag« ist.

> **Bei schwer oder unzureichend beherrschbaren Schmerzen ist es wichtig, dem Patienten zu vermitteln, dass er nicht zur Last fällt und dass es nicht an seiner Person liegt, dass alles so schwierig ist, sondern an der Aggressivität der Krebserkrankung und dass ihn keine Schuld trifft, wenn es zu unerträglichen Schmerzen oder anderen schwerwiegenden Symptomen kommt.**

Auf diese **Komplexität** sind die Angehörigen hinzuweisen. Die Familie bleibt so im Kontakt und vermeidet idealerweise Kommunikationsabbrüche bzw. Isolations- oder Rückzugstendenzen des Patienten.

Zusätzlich können die Angehörigen noch große Verantwortung bei der **Unterstützung der Compliance** hinsichtlich der regelmäßigen Medikamenteneinnahme tragen. Je mehr auch sie über die Effekte und Besonderheiten einer guten Schmerzbehandlung durch Opioide wissen, umso mehr bauen sich auch bei ihnen spezielle Sorgen und Ängste darüber ab. Sie können so die Patienten immer wieder neu motivieren, die symptomorientierte medikamentöse Schmerzbehandlung dauerhaft durchzuführen, und können bei Fragen, z. B. zur Sucht oder Abhängigkeit, hilfreich zur Seite stehen.

So berichtete ein Angehöriger, dass er nach umfangreicher **Aufklärung über die Tumorschmerzbehandlung** seiner Ehefrau ihr nicht mehr skeptisch und kritisch fragend gegenübertrat, wenn sie ihre Opioidbedarfsmedikation bei Durchbruchschmerzen zu sich nehmen wollte, im Gegenteil sei er sehr viel sensibler für ihre Schmerzproblematik geworden und habe die Schmerzen ernster genommen. Er habe verstanden, dass sie ihre Opioide tatsächlich nur genommen habe, wenn sie in großer Not war. Umgekehrt berichtet die Ehefrau, dass sie von diesem Zeitpunkt an nicht mehr das Gefühl gehabt habe, sich für ihre Schmerzen rechtfertigen zu müssen. Der Umgang mit ihrer Schmerzsituation sei in der Familie jetzt nicht mehr problematisch. Der Schmerz, wenn auch nicht gewollt, gehöre jetzt zu ihr ebenso wie seine Behandlung mit Opioiden.

Angehörige entwickeln in der Langzeitbetreuung des Kranken auch eigene **Bedürfnisse und Nöte**, die es zu beachten gilt, und die – wenn nötig – auch zu behandeln sind. Gute und offene Kommunikation, die Bereitschaft, sich auch mit ihren Nöten auseinanderzusetzen, tut den Angehörigen gut und motiviert sie darin, ihre betroffenen Angehörigen weiter zu versorgen und zu begleiten. Angehörige fühlen sich geachtet, wenn von außen signalisiert wird: »Wir nehmen Ihren emotionalen und körperlichen Arbeitsaufwand wahr und sehen dies nicht als selbstverständlich an.« Angehörige sind aber auch zu schützen: Immer wieder ist zu beobachten, dass besonders aktive Angehörige dazu neigen, sich zu überfordern – bis hin zur Selbstaufgabe.

Patient und Familie werden sich gut aufgehoben fühlen, wenn sie regelmäßig Möglichkeiten zum Austausch haben, um über mögliche Schwierigkeiten der Tumorschmerztherapie sprechen zu können. Solche Gespräche zeigen auch, wo es kriselt, wo aktive zusätzliche Unterstützungsangebote vonnöten sind.

27.11 Palliativmedizinischer Ansatz

Bei wiederholt auftretenden Schmerzzuständen, die nur durch mit sehr starken Nebenwirkungen (z. B. bei rückenmarknaher Opioidanalgesie: querschnittähnliche Symptomatik mit all ihren körperlichen Konsequenzen) verbundenen Therapieeinstellungen beeinflussbar sind, stellt sich für Patienten im fortgeschrittenen Krankheitsstadium die **Frage nach dem eigenen Sterben**.

Eigene **Schmerzbewältigungsmethoden** greifen in diesen Momenten kaum mehr, der durch körperliche Veränderungen hervorgerufene Schmerz ist zu stark und wird als alles überwältigend erfahren. Wer jemals Menschen in derartigen Situationen sich krümmend und vor Schmerzen nach Hilfe schreiend erlebt hat, weiß um den Nutzen und die Wirksamkeit hochpotenter Analgetika bzw. der invasiven Schmerztherapie. Andererseits ist es faszinierend zu sehen, wie schnell Schmerzen durch die entsprechende Behandlung ganz oder auf ein erträgliches Maß zurückgehen.

In solchen Phasen der extrem reduzierten individuellen Lebensqualität wird der eigene Tod von den Patienten nicht selten herbeigesehnt. Sie müssen (erneut) erkennen und zwangsläufig akzeptieren, dass die Krebserkrankung trotz aller und mit viel Hoffnung verfolgter Therapieversuche ihren Weg in die Finalität nimmt.

Besonders im Endstadium ihres Lebens machen viele tumorkranke Menschen die oft lang verdrängte Erfahrung, hilfsbedürftig zu werden. Viele Betroffene erleben in dieser Situation die aktuell **unzureichende Versorgungslage**, die sich bei den meisten Tumorerkrankungen durch das Fehlen kurativer Therapien bei gleichzeitiger Zunahme der Überlebenszeit immer mehr abzeichnet.

Ausgehend von der englischen Hospizbewegung (Saunders et al. 1981, Saunders 1984) entwickelt sich in Deutschland seit ca. 20 Jahren die **Palliativmedizin** (Pichlmaier 1991, Klaschik u. Nauck 1994, Kettler 1997). Die Definition der Deutschen Gesellschaft für Palliativmedizin (DGP) lautet wie folgt:

» Palliativmedizin ist die Behandlung von Patienten mit einer nicht heilbaren, progredienten und weit fortgeschrittenen Erkrankung mit begrenzter Lebenserwartung, für die das Hauptziel der Begleitung die Optimierung der Lebensqualität ist. «

National wie international zeigt sich, dass der weitaus überwiegende Anteil der behandelten Patienten einer Palliativstation Symptome aufweist, die im Zusammenhang mit einer Tumorerkrankung stehen.

Der **interdisziplinäre Ansatz der Palliativmedizin** betrachtet die Patienten aus einem eigenen, neuen Blickwinkel. Die Endlichkeit des Lebens wird hier nicht verdrängt, und trotz der Unheilbarkeit der Erkrankung soll Lebensenergie geweckt werden. Es wird angestrebt, gemeinsam mit dem Patienten, aber auch mit seinen Angehörigen, die letzte Lebenszeit aktiv zu gestalten und damit positiv erlebbar zu machen. Der

Tod wird in diesem Denk- und Handlungsansatz in Kauf genommen und nicht als Niederlage angesehen.

> **Gerade angesichts von Wahrheit und Offenheit und dem Angebot, neue zwischenmenschliche Erfahrungen in der Begleitung und Umsorgung zu machen, entwickelt sich in dieser stationären Zeit häufig ein vertrauensvolles und tragendes Beziehungsmuster zwischen dem Palliativteam und dem Patienten bzw. seinen Angehörigen.**

Die **Beratung des Patienten** nimmt hierbei viel Zeit in Anspruch. Gespräche über eigene Todeswünsche oder Hoffnungen ermöglichen es dem Patienten, sich zu entlasten und zu stärken. Hier zeigt sich der herausragende **Stellenwert der Kommunikation** (Buckman 1998, Husebö u. Klaschik 1998). Die Patienten wünschen sich Offenheit, da bei ihnen auch in der palliativen Krankheitsphase, in der sie oft schon sehr von der Krankheit gezeichnet sind, häufig noch große Unsicherheit darüber besteht, wie sie sich im Umgang mit ihrer Krebserkrankung und ihren Auswirkungen für ihre persönliche Zukunft wohl am besten verhalten sollen. Angesichts vielfältigster Problemstellungen bleiben sie Suchende.

Zahlreiche Patienten bevorzugen daher die offene, aktiv-pragmatische und dabei **ganzheitlich orientierte palliativmedizinische Unterstützung**. Hier können sie Fragen stellen, ihre eigene Krankheitsätiologie diskutieren und haben die Möglichkeit, auch weiterhin ihren persönlichen Beitrag zur Krankheits- und Schmerzbewältigung zu leisten, auch um ihrer inneren Zerrissenheit damit etwas entgegensetzen zu können. Dies geschieht selbst zu Zeitpunkten, an denen sich die Patienten beinahe täglich mit neuen negativen körperlichen Konsequenzen auseinanderzusetzen haben.

> **Einfühlungsvermögen und Verständnis sowie die fortwährende Bereitschaft zum tröstenden und unterstützenden Gespräch sind neben den entsprechenden, meist symptomorientierten medizinischen Behandlungen und der Pflege die entscheidenden Grundlagen, um die letzte Lebenszeit so zu begleiten, dass in erster Linie nicht nur der Körper des Kranken gepflegt wird, wie es de Hennezel u. Leloup (2000) warnend beschreiben, sondern auch der Mensch, der eine Krankheit hat.**

Trotz aller therapeutischen Anstrengungen besteht in der klinischen Praxis Konsens, dass diese Zeit nie vollständig zu beherrschen sein wird. Ebenso ist bekannt, dass rein **mechanistische Gesundheitsvorstellungen**, die Gesundheit als reine Abwesenheit von organischer Krankheit ansehen, nicht taugen, erschweren sie doch die Möglichkeit eines erfüllten Lebens auf einem Kontinuum zwischen den Polen »gesund« und »krank«. Solche starren und unflexiblen Denk- und Handlungsmodelle fördern daher kaum den eigenen Beitrag der Patienten zur Gesundheitserhaltung oder Krankheitsbewältigung bzw. erachten ihn auch als nicht so wichtig. Eine Krankheit mit all ihren Symptomen wie Schmerzen, Leiden und »Siechen« und der drohenden Endlichkeit des eigenen Lebens in den Lebensablauf zu integrieren, fällt schwer oder wird angesichts oben beschriebener Vorstellungen fast unmöglich gemacht.

So führt Roy (1997) in einem Übersichtsbeitrag zu ethischen Fragen in der Palliativmedizin aus, dass die Aufrechterhaltung intensivmedizinischer Therapiemaßnahmen häufig nicht die geeignete Handlungsweise widerspiegelt. Er beschreibt, ohne sich festlegen zu wollen, einen Zeitpunkt, an dem die medizinischen Behandlungen zu nicht mehr als zu einer **Verlängerung des Sterbens** führen und es von daher sowohl klinisch-ethisch als auch juristisch zu vertreten sein muss, diese Behandlungen zu unterlassen oder einzustellen. Dies entspricht auch dem Meinungsbild der deutschen Bevölkerung, die sich im Jahre 1994 zu über 80% für eine aktive Sterbehilfe entscheiden würde, wenn sie die Möglichkeit dazu hätten (Husebö 1998).

Die Fragwürdigkeit solcher Befragungen ist bekannt, haben doch die gesunden Menschen keine Vorstellungskraft von der Liebe der Kranken zum Leben. Selbstkritisch dürfen wir allerdings die Augen vor der deutschen Krankenhauswirklichkeit nicht verschließen, sie ist nicht auf das Sterben eingerichtet. Ihr vorrangiges Ziel bleibt, etwas provokativ ausgedrückt: die **bedingungslose Herstellung und Erhaltung der Gesundung** als Puffer gegen die Unerträglichkeit des Sterbens.

Die demografische Entwicklung deutet zwar auf eine Zunahme alter Menschen in der Gesellschaft hin und damit auch auf einen **Anstieg von im Alter auftretenden Tumorerkrankungen**, jedoch noch ohne grundlegende Veränderungen in der klinischen Behandlung. Die Erfahrung, dass der ganzheitliche palliativmedizinische Ansatz vielen Betroffenen die Auseinandersetzung mit ihren eigenen Ängsten und Unsicherheiten hinsichtlich Sterben und Tod erst ermöglicht und erleichtert, sowohl intra- als auch interpersonell, hat sich also noch nicht ausreichend verbreitet. Palliativmedizin orientiert sich eng an den aktuellen Wünschen des Patienten (Eggebrecht et al. 2000). Dies erfordert den Dialog, die Kommunikation *mit dem Patienten*, nicht *über den Kopf des Patienten hinweg*!

> **Für die seelische Stabilität des Patienten ist es entscheidend, seine persönlichen Behandlungsbedürfnisse oder Ziele auch nach Abbruch der medizinisch-kurativen Behandlung weiter zu erfragen und ihn nicht plötzlich alleinzulassen.**

Zu wenig wird beachtet, dass der Patient sich zu jedem Lebenszeitpunkt in einem sich **stetig erneuernden Anpassungsprozess** befindet (Lazarus u. Folkman 1993). Dies braucht Zeit und ist notwendig, damit die emotionale Befindlichkeit sich immer wieder neu stabilisieren kann.

Die Erkenntnis, dass sich ihr Zustand nicht mehr grundsätzlich bessert, sondern hinsichtlich der vorhandenen Symptome höchstens über eine ungewisse Phase stabil gehalten werden kann, konfrontiert die Patienten wiederholt mit ihrer eigenen Endlichkeit. Im Gespräch über die persönliche Entscheidung hinsichtlich weiterer symptomorientierter Therapieschritte müssen **Fragen nach dem Sinn des Lebens und des Sterbens** Raum haben. Oft haben die Betreuenden nur unzureichende persönliche Vorstellungen zum Thema »Sterben und Tod« (Schara 1988). Ihre Schwierigkeiten, Ängste oder eigenes Unvermögen beim Umgang mit unheilbar Krebskranken beruhen meist auf der Tendenz, die Auseinandersetzung mit dem Thema »Tod« zu vermeiden und die eigene Sterblichkeit zu verdrängen. Dieser Bereich darf auf keinen Fall aus der Behandlung und Begleitung des Patienten ausgeblendet werden, setzt jedoch eine tragfähige und vertrauensvolle Beziehung voraus.

Auch Menschen, die lange und viel über ihr Sterben und ihren Tod nachgedacht, gesprochen oder meditiert haben, sind verunsichert und verängstigt, wenn der Tod plötzlich ganz nah ist. »Das Leben loslassen können, wenn es so weit ist, ja, das habe ich mir immer gewünscht, aber jetzt?« sagte eine wieder schmerzfreie Patientin. Hier wird die **Komplexität von Krebsschmerzen** mit ihren stets vorhandenen somatischen und psychischen Wechselwirkungen deutlich.

Um ihr **seelisches Gleichgewicht** halten zu können, brauchen Kranke derartige inhaltliche Wechsel, entsprechen sie doch der Individualität menschlichen Lebens. Ebenso ist es auch angesichts eines inneren Orientierungsprozesses unmöglich, sich dauernd mit der letzten Lebensphase, dem eigenen Tod, zu konfrontieren. Wir Behandelnden können jedoch signalisieren: »Ich habe Zeit, du kannst mit mir immer wieder darüber sprechen.« So sagte ein Angehöriger: »Welch glückliche Tragik, dass wir in den letzten Lebenstagen meiner Frau auf der Palliativstation aufgenommen werden konnten und die Sprachlosigkeit um uns herum ein Ende hatte.«

> **Die Palliativmedizin erfordert immer wieder sehr individuelle Therapiemaßnahmen, deren Ziel die Erhaltung beziehungsweise die Herstellung einer für den nicht heilbaren und in der Erkrankung weit fortgeschrittenen Patienten akzeptablen Lebensqualität ist. Nur so ist es vielen Menschen möglich, die Krankheitsbewältigung, die innere Akzeptanz des schwächer werdenden Lebens und eine Hinnahme des bevorstehenden Lebens zu erreichen. Es gilt zu vermitteln, dass jederzeit geholfen werden kann und die Patienten dabei nicht auf die der Krankheit innewohnenden Symptome, wie z. B. Schmerz oder Ernährungsstörungen, reduziert werden. Patienten und Angehörige profitieren gleichermaßen von diesem Behandlungs- und Betreuungsangebot.**

27.12 Zusammenfassung

Während in einigen Kurkliniken und schmerztherapeutischen Zentren die psychologische Schmerztherapie, z. B. im Zusammenhang mit Entspannungsverfahren, Schmerzbewältigungstrainings oder kognitiven Therapieverfahren, zum als notwendig und sinnvoll anerkannten Standardangebot gehört, kommen die in freiärztlichen Praxen versorgten Patienten nur selten in den Genuss einer solchen Unterstützung. Aulbert (1988) verweist in diesem Zusammenhang darauf, dass eine **Trennung psychischer und somatischer Anteile** für die Patienten ungünstig sei. Der klinische Alltag zeigt jedoch häufig, dass die tatsächlich sehr notwendige **psychologische Patientenführung** ausbleibt. Häufig kommen Patienten emotional und schmerztherapeutisch unterversorgt in die entsprechenden ambulanten oder stationären Einrichtungen.

Somit bleibt vielen Patienten eine ihnen eigentlich notwendigerweise zu einem frühen Zeitpunkt der Nachbetreuung zustehende wirksame **Hilfe bezüglich der Aufrechterhaltung oder Wiedererlangung von Lebensqualität**, die häufig durch den Krankheitsverlauf auch noch zeitlich begrenzt ist, vorenthalten. Einen Ausweg aus dieser für die Patienten äußerst unbefriedigenden Lage könnte neben einer verbesserten Ausbildung der Ärzte die vermehrte Errichtung von Hospizen und Palliativstationen bringen, die entweder ambulant oder stationär an Krebs erkrankten Menschen eine auf allen Ebenen greifende Schmerz- und psychosoziale Versorgung bieten können und so die Gefühle des Ausgeliefertseins und der immer wieder erlebten Hilflosigkeit gegenüber dem Krebs mindern.

Eine vorläufige Standortbestimmung der **psychotherapeutischen Therapiemethoden** bei Krebsschmerzen zeigt, dass sie Teil psychoonkologischer Behandlungsangebote sind, ohne dabei eine herausragende Bedeutung zu haben. Ihr Stellenwert zeigt sich darin, dass das Wissen und der Einsatz gezielter Schmerzbewältigungstechniken und -verfahren hilft, den Patienten darin zu begleiten, zu unterstützen und zu befähigen, sich nicht nur auf den Schmerz und damit auf die Krebskrankheit selbst zu reduzieren – sie können erfahren, was für sie *noch* möglich ist, nicht, was *nicht mehr* möglich ist.

Eingebunden in die medizinisch notwendigen Behandlungsprinzipien bei Krebsschmerzen fördert die psychologische Schmerztherapie das Gefühl »selbst etwas gegen den Schmerz tun zu können« und hilft, bestehende Begrenzungen in der Lebenswirklichkeit der Patienten zu lockern, z. B. indem ein Patient angesichts stärker werdender Schmerzen seine Angst, Opioide einzunehmen, abbaut oder derart, dass wichtige, immer wieder aufgeschobene und noch unerledigte Dinge angesprochen und vielleicht noch geregelt werden. Damit sieht die psychologische Schmerzbehandlung bei Krebserkrankungen ihre Aufgabe darin, die **somatopsychischen Wechselbeziehungen des Schmerzgeschehens** und deren Folgen für die Krankheitsbewältigung zu behandeln. Gerade für Menschen, die sich in existenziellen Lebenskrisen befinden, muss es in einer so hoch zivilisierten Gesellschaft wie der unseren ein unabdingbares Recht sein, sich ausreichender professioneller ganzheitlicher Hilfe bedienen zu können.

Literatur

1 Ahles TA (1985) Psychological approaches to the management of cancer-related pain. Pain 17: 277–288

2 Aulbert E (1988) Die psychische Dimension des Krebsschmerzes. Schmerz 2: 198–204

3 Bandura A (1977) Self-efficacy: toward a unified theory of behavioral change. Psychol Rev 84: 191–215

4 Bernstein DA, Borkovec TD (1975) Entspannungs-Training. Handbuch der progressiven Muskelentspannung. Pfeiffer, München

5 Bonica JJ (1979) The need of taxonomy. Pain 6: 247–248

6 Bonica JJ (1980) Cancer Pain. In: Bonica JJ (ed) Pain. Raven Press, New York, pp 335–362

7 Bradeley LA (1983) Coping with chronic pain. In: Burish TG, Bradeley LA (eds) Coping with chronic disease. Academic press, New York London, pp 339–379

8 Breitbart W (1989) Psychiatric management of cancer pain. Cancer I 63/11 (Suppl): 2336–2342

9 Brenig M, Eggebrecht D, Hildebrandt J, Pfingsten M, Bautz M (1989) Eine faktorenanalytische Untersuchung zur Erfassung der Dimensionalität klinischer Schmerzbeschreibungen. Diagnostica 35: 2

10 Brown GK, Nicassio PM (1987) Development of a questionnaire for the assessment of active and passive coping strategies in chronic pain patients. Pain 31: 53–64

11 Buckman R (1998) Communication in palliative care: a practical guide. In: Doyle D, Hanks G, MacDonald N (eds) Oxford textbook of palliative medicine. Oxford University Press, Oxford

12 Christo PJ, Mazloomdoost D (2008) Interventional pain treatments for cancer pain. Ann N Y Acad Sci 1138:299–328

13 Cleeland CS (1984) The impact of pain on the patient with cancer. Cancer 54: 2635–2641

14 Cleeland CS (1987) Barriers to the management of cancer pain. Oncol 1(Suppl 2): 19–26

15 Coyle N, Foley K (1985) Pain in patients with cancer: profile of patients and common pain syndromes. Semin Oncol Nurs 1: 93–99

16 Dalton JA, Feuerstein M (1988) Biobehavioral factors in cancer pain. Pain 33: 137–147

17 Deschamps M, Bond PR, Coldman AJ (1988) Assessment of adult cancer pain: shortcomings of current methods. Pain 32: 133–139

18 Eggebrecht DB, Beck D (1994) Psychologische Behandlungsangebote für Tumorschmerzpatienten. Hamburger Ärzteblatt 48: 111–116

19 Eggebrecht DB, Richter W (2001) Psychoonkologische Therapie. In: Hankemeier U, Schüle-Hein K, Krizantis F (Hrsg) Tumorschmerztherapie. 2. Aufl. Springer, Berlin Heidelberg New York Tokio

20 Eggebrecht DB, Bautz MT, Brenig MID, Pfingsten M, Franz C (1989) Psychometric evaluation. In: Camic PM, Brown FD (eds) Assessing chronic pain: A multidisciplinary clinic approach. Springer, Berlin Heidelberg New York Tokio

21 Eggebrecht DB, Gutberlet I, Hanekop GG, Hildebrandt J (1991) Psychosoziale Probleme bei fortgeschrittenen Tumorerkrankungen aus der Sicht von Patienten, Angehörigen und Therapeuten. In: Kochen MM (Hrsg) Rationale Pharmakotherapie in der Allgemeinpraxis. Springer, Berlin Heidelberg New York Tokio

22 Eggebrecht D-B, Beck D, Kettler D (2000) Schaffen und Erhalten psychischer Ressourcen – Möglichkeiten in der Palliativmedizin. In: Aulbert E, Klaschik E, Pichlmaier H (Hrsg) Beiträge zur Palliativmedizin, Bd 3. Schattauer, Stuttgart New York

23 Foley KM (1987) Cancer pain syndromes. J Pain Symptom Manage 2: 13–17

24 Foley KM (2004) Acute and chronic cancer pain syndromes; Oxford textbook of Palliative Medicine

25 Goodwin PM, Leszcz M, Ennis M et al. (2001) The effect of group psychosocial support on survival in metastaic breast cancer. N Engl J Med 345: 1719–1726
26 Hanekop GG, Eggebrecht DB, Gutberlet I, Hildebrandt J (1991) Tumorschmerztherapie. In: Kochen MM (Hrsg) Rationale Pharmakotherapie in der Allgemeinpraxis. Springer, Berlin Heidelberg New York Tokio
27 Hasenbring M (1987) Verarbeitung und Bewältigung einer Krebserkrankung: Theorie, empirische Ergebnisse und praktische Schlußfolgerungen. Verhaltenstherapie und psychosoziale Praxis. Mitteilungen der DGVT 3: 382–400
28 Heckhausen H (1980) Motivation und Handeln. Lehrbuch der Motivationspsychologie. Springer, Berlin Heidelberg New York
29 Heim E (1988) Coping und Adaptivität. Gibt es geeignetes oder ungeeignetes Coping? Psychother Psychosom Med Psychol 38: 35–40
30 de Hennezel M, Leloup J-Y (2000) Die Kunst des Sterbens. Krüger, Frankfurt a. M.
31 Husebö S (1998) Ethik. In: Husebö S, Klaschik E (Hrsg) Palliativmedizin. Springer, Berlin Heidelberg New York Tokio
32 Husebö S, Klaschik E (1998) Palliativmedizin. Springer, Berlin Heidelberg New York Tokio
33 Kaye P (1989) Notes on symptom control in hospice and palliative care. J Clin Psychiatry 59: 447–449
34 Kettler D (1997) Palliativmedizin. Anaesthesist 46: 175–176
35 Klaschik E, Nauck F (Hrsg) (1994) Palliativmedizin Heute. Springer, Berlin Heidelberg New York Tokio
36 Laugsand EA, Kaasa S, de Conno F et al.; Research Steering Committee of the EAPC (2009) Intensity and treatment of symptoms in 3,030 palliative care patients: a cross-sectional survey of the EAPC Research Network. J Opioid Manag Jan–Feb 5(1): 11–21
37 Lazarus RS, Folkman S (1993) Stress, Appraisal, and Coping. Springer, Berlin Heidelberg New York Tokio
38 Leuner H (1985) Lehrbuch des katathymen Bilderlebens. Huber, Bern
39 Levitan AA (1992) The use of hypnosis with cancer patients. Psychiatr Med 10/1: 119–131
40 Liebeskind JC (1991) Pain can kill. Pain 44: 3–4
41 Max M (1990) American Pain Society quality assurance standards for relief of acute pain and cancer pain. In: Proceedings VI world congresson Pain. Elsevier, Amsterdamm, pp 185–189
42 Peter B, Gerl W (1984) Hypnotherapie in der psychologischen Krebsbehandlung. Hypnose und Kognition, Einführungsheft: 56–69
43 Pichlmaier H (1991) Palliative Krebstherapie. Springer, Berlin Heidelberg New York Tokio
44 Oorschot van B, Rades D (2009) Palliative Strahlentherapie. Palliativmedizin 3: 21–35
45 Osanai T, Tsuchiya T, Sugawara M (2009) Rapid pain relief and marked sclerotic change of multiple bone metastases from a synovial sarcoma after treatment with intravenous pamidronate and chemotherapy. J Orthop Sci 14(2): 224–227
46 Rehfisch HP, Basler HD, Seemann H (1989) Psychologische Schmerzbehandlung. Springer, Berlin Heidelberg New York Tokio
47 Ripamonti C, Dickerson ED (2001) Strategies for the treatment of cancer pain in the new millennium. Drugs 61955–61977
48 Roy DJ (1997) Ethische Fragestellungen in der Palliativmedizin. In: Aulbert E, Zech D (Hrsg) Lehrbuch der Palliativmedizin. Schattauer, Stuttgart New York
49 Saunders C (ed) (1984) The management of terminal malignant disease, 2nd edn. Arnold, London
50 Saunders C, Summers DH, Teller N (1981) Hospice: the living idea. Arnold, London
51 Schara J (1988) Gedanken zur Betreuung terminal Kranker mit Krebsschmerz. Schmerz 2: 151–160
52 Schara J (2001) Patientenaufklärung – Rechtliche und humanitäre Forderungen. In: Hankemeier U, Schüle-Hein K, Krizanitis F (Hrsg) Tumorschmerztherapie. Springer, Berlin Heidelberg New York Tokio
53 Schultz IH (1979) Das Autogene Training. Thieme, Stuttgart
54 Seemann H (1987) Anamnesen und Verlaufsprotokolle chronischer Schmerzen in der Praxis. Ein Überblick. Schmerz 1: 3–13
55 Seemann H (1989) Aktuelle Trends bei der Schmerzbekämpfung in der Onkologie. In: Verres R, Hasenbring M (Hrsg) Jahrbuch Medizinische Psychologie, Bd 3: Psychosoziale Aspekte der Krebsforschung. Springer, Berlin Heidelberg New York Tokio
56 Seemann H (1993) Krebsschmerz: Coping und Kommunikation. Schmerz 7/4: 322–333
57 Simonton OC, Matthews-Simonton S, Creighton J (1982) Wieder gesund werden. Rowohlt, Hamburg
58 Spiegel D, Bloom JR, Kraemer HC, Gottheil E (1989) Effects of psychosocial treatment on survival of patients with metastatic breast cancer. Lancet II: 888–891
59 Trijsburg RW, Knippenberg van FC, Rijpma SE (1992) Effects of psychological treatment on cancer patients: a critical review. Psychosom Med 54/4: 489–517
60 Turk DC, Meichenbaum D, Genest M (1983) Pain and behavioral medicine. A cognitive-behavioral perspective. Guilford, New York
61 Turner JA, Clancy S (1986) Strategies of coping with chronic low back pain: relationship to pain and disability. Pain 24: 355–364
62 Twycross RG (1988) Optimal pharmacological control of chronic cancer pain. In: Senn HJ, Glaus A, Schmid L (eds) Supportive care in cancer patients. Recent results in cancer research, vol 108. Springer, Berlin Heidelberg New York Tokio, pp 9–17
63 Twycross RG, Lack SA (1989) Therapeutics in terminal cancer, 2nd ed. Churchill Livingstone, Edinburgh
64 Ventrafridda V (1989) Continuing care is a major issue in cancer pain management. Pain 36: 137–143
65 Webster LR (2008) Breakthrough pain in the management of chronic persistent pain syndromes. Am J Manag Care 14(5 Suppl 1): 116–122

66 WHO (World Health Organization) (1986) Cancer pain relief. World Health Organisation, Genf
67 Wilkinson S, Barnes K, Storey L (2008) Massage for symptom relief in patients with cancer: A systematic review, J Adv Nurs. 9, 63(5): 430–439
68 Willweber-Strumpf A (1993) Mißbrauch, Abhängigkeit. In: Zenz M, Jurna I (Hrsg) Lehrbuch der Schmerztherapie. Wiss. Verlagsgesellschaft, Stuttgart, S 513

Neuropathische Schmerzsyndrome unter besonderer Berücksichtigung von Phantomschmerzen und CRPS

J. Frettlöh, C. Maier und A. Schwarzer

Mit dem vorliegenden Beitrag möchten die Verfasser das Verständnis für die **komplexen Aspekte** bei neuropathischen Schmerzsyndromen, insbesondere **bei Phantomschmerzen und dem CRPS** (»complex regional pain syndrome«, alte Bezeichnung Morbus Sudeck) fördern sowie das **Spektrum der multidisziplinären Behandlungsoptionen** aufzeigen. Einer ausführlichen Beschreibung der Krankheitsbilder folgen detaillierte Ausführungen zu den indizierten Behandlungsverfahren. In einem gesonderten Absatz wird die **klinische Relevanz psychischer Komorbiditäten** am Beispiel des CRPS dargestellt, die zwar nur bei einem begrenzten Anteil der Klientel auftreten, dann aber in besonderer Weise bei der Behandlung neuropathischer Schmerzen zu berücksichtigen sind. Der Beitrag schließt mit einem kritischen Resümee bezüglich des aktuellen Forschungs- und Versorgungsstandes.

28.1 Begriffsbestimmung

Der Begriff »**neuropathische Schmerzen**« hat sich in den letzten Jahrzehnten eingebürgert, um Schmerzen, die auf einer Neuropathie beruhen, von jenen akuten und auch chronischen Schmerzen abzugrenzen, die durch Aktivierung oder Sensibilisierung der Nozizeptoren (für noxische Reize empfindliche Nervenendigungen) selbst generiert werden (Treede et al. 2008, Maier et al. 2009, Maier et al. 2010).

Eine Neuropathie beruht auf z. B. einer Ernährungsstörung der Nerven (wie bei der diabetischen Polyneuropathie), einer Kompression im Rahmen eines Bandscheibenvorfalls (Radikulopathie) oder einer Verletzung des Rückenmarks oder eines peripheren Nervs. Die **Diagnose** eines neuropathischen Schmerzes darf nur gestellt werden, wenn eine Neuropathie durch entsprechende neurologische und/oder bildgebende Verfahren nachweisbar ist oder war. In manchen Fällen darf man sich auch auf einen klinisch plausiblen Zusammenhang berufen, so z. B. wenn der Patient von den typischen, zwischenzeitlich jedoch abgeklungenen Hautveränderungen zu Beginn einer Gürtelrose berichtet, bei der eine neurologische Affektion unterstellt werden darf. Umstritten ist zurzeit, ob der Nachweis einer neuralen Dysfunktion, z. B. einer schmerzassoziierten Hypästhesie wie beim CRPS Typ I ohne eigentliche Nervenverletzung für die Diagnose eines neuropathischen Schmerzes ausreichend ist (Maier et al. 2009).

Es ist daher wichtig, die Begriffe »neuropathischer Schmerz« und »Neuropathie« zu unterscheiden.

Leider werden auch im ärztlichen Sprachgebrauch diese beiden Begriffe fälschlicherweise oft synonym gebraucht. Wenn beispielsweise ein Patient radikuläre, d. h. also genau dem Versorgungsgebiet einer Nervenwurzel zugehörige Schmerzen beschreibt, der Nachweis einer Radikulopathie [Nervenwurzelschädigung, Nachweis durch Elektromyografie (EMG) oder Messung der Nervenleitungsgeschwindigkeit (NLG)] aber nicht gelingt, kann deswegen nicht im Umkehrschluss ein radikulärer Schmerz ausgeschlossen werden (DGN-Leitlinienkommission 2009, Maier et al. 2009).

Eine Neuropathie muss nicht per se **schmerzhaft** sein. Im Gegenteil: Nervenverletzungen und auch manche Polyneuropathien bleiben in der Mehrzahl der Fälle schmerzfrei. Daher ist der Nachweis einer Neuropathie zwar eine notwendige Voraussetzung für die Diagnose, aber noch kein hinreichender Beweis für einen neuropathischen Schmerz. Zudem können neurologische Erkrankungen auch nozizeptive Schmerzen induzieren. So ist die schmerzhafte Muskelspastik bei einer Rückenmarkverletzung *kein* neuropathischer Schmerz (Treede et al. 2008).

Im klinischen Alltag kommen zudem **Mischformen** vor, bei denen sich neuropathische und sog. nozizeptive Schmerzen verbinden. Ein Beispiel hierfür sind radikuläre und nichtradikuläre Rückenschmerzen. Die meisten Patienten mit einer direkten Beeinträchtigung der Nervenwurzel, z. B. durch einen Bandscheibenvorfall oder durch chronische Veränderungen mit daraus resultierender Einengung der Nervenaustrittslöcher (foraminale Stenose) leiden an einem neuropathischen (radikulären) Schmerz und gleichzeitig an nozizeptiven Schmerzen (z. B. an schmerzhaften Arthropathien der kleinen Wirbelgelenke oder auch muskulären schmerzhaften Funktionsstörungen). Aber auch **primär neurologische Erkrankungen** (wie die Zoster-Infektion) können sekundär zu einem erheblichen nichtneuropathischem Schmerzsyndrom führen (▶ Fallbeispiel 1).

Fallbeispiel 1

Ein **76-jähriger Patient** entwickelte eine Herpes-zoster-Infektion im Versorgungsbereich der 2.–4. Nervenwurzel der Halswirbelsäule mit typischen bläschenförmigen Effloreszenzen. Er klagte über heftigen Brennschmerz und Berührungsempfindlichkeit. Unter einer virostatischen Therapie und gleichzeitiger Gabe von Antikonvulsiva kam es zu einer allmählichen Linderung.

Wenige Wochen nach Abklingen der Akutbeschwerden traten jedoch heftigste Hinterkopfschmerzen mit Ausstrahlung in die Stirn und in den Nacken auf. Selbst unter maximaler Dosierung der Antikonvulsiva und Antidepressiva, später auch noch von Opioiden, kam es immer wieder zu heftigsten Schmerzattacken. Bei der körperlichen Untersuchung zeigten sich eine nahezu aufgehobene Beweglichkeit der kleinen Wirbelgelenke der Halswirbelsäule sowie ein schmerzhafter Hartspann der Muskulatur. Allerdings fehlte eine mechanische oder thermische Allodynie, wie sie für einen neuropathischen Schmerz charakteristisch ist. Unter dem Verdacht einer sekundären HWS-Symptomatik erhielt der Patient wenige epidurale Steroidinjektionen und eine vorsichtig mobilisierende Physiotherapie. Nach 4 Wochen bildeten sich die Schmerzen dauerhaft zurück.

28.2 Pathophysiologie

Grundsätzlich ist das Nervensystem an jedem Schmerz beteiligt. Die Entzündung eines Gelenkes (Arthritis, aktivierte Arthrose) oder eine Verbrennung (z. B. bei Sonnenbrand) induziert neben der »normalen« physiologischen Reizgenerierung/-weiterleitung auch Veränderungen in der zentralnervösen Verarbeitung (► Kap. 3), die ohne starke und andauernde Reizung nicht auftreten. Ein Sonnenbrand führt fast immer zu einer Hitzehyperalgesie, sodass auch leichte Temperaturerhöhungen bereits als schmerzhaft empfunden werden. Dieses ist ein Symptom einer peripheren C-Faser-Sensibilisierung, deren biologischer Sinn die Ruhigstellung der Extremität und vermehrter Schutz vor noxischen Reizen sein kann.

Zu diesen »physiologischen« **Sensibilisierungsprozessen** gehören auch die Vergrößerung der sog. rezeptiven spinalen und kortikalen Repräsentation nach einer Gewebeverletzung (z. B. einer Operationswunde) und die Veränderung der endogenen Disinhibition: Das klinische Leitsymptom ist hier u. a. die mechanische Hyperalgesie, also eine besondere Empfindlichkeit gegenüber taktilen Reizen, die im gesunden Gewebe als Druck, nicht aber als Schmerz wahrgenommen werden.

All diese Veränderungen sind aber **physiologische Adaptationen an noxische Reize** und nicht per se pathologisch.

> **Eine Hyperalgesie beweist aus den vorgenannten Gründen auch nicht, dass es sich um einen neuropathischen Schmerz handelt.**

Im Unterschied zu diesen adaptiven ZNS-Prozessen kommt es fast nur bei neuropathischen Schmerzen zu einer oftmals lang anhaltenden, maladaptiven Störung, die durch eine **Gleichzeitigkeit von Verlust- und Überempfindlichkeitssymptomen** gekennzeichnet ist. Dieses Zusammenspiel von Plus- und Minussymptomen charakterisiert die Klinik des neuropathischen Schmerzes.

> **Allgemein gilt: Der Neurologe erfasst im wesentlichen Minussymptome (Reflex- und Kraftausfälle, Verlust der Nervenleitgeschwindigkeit, Sensibilitätsverlust), während der Patient in erster Linie unter den Plussymptomen leidet (Ruheschmerz, thermische oder mechanische Hyperalgesie).**

Neuere Untersuchungen belegen, dass es verschiedene Kombinationen von **Plus- und Minussymptomen** bei unterschiedlich verursachten neuropathischen Schmerzen geben kann. Es gibt allerdings charakteristische Häufungen (Baron 2006, Maier et al. 2010,). So treten zum Beispiel nach einer Gürtelrose sehr viel häufiger Hyperalgesien auf, weshalb diese Patienten charakteristischerweise jede Berührung mit Kleidung ebenso fürchten wie einen kalten Lufthauch. Bei der Polyneuropathie (PNP), z. B. infolge eines Diabetes mellitus, eines chronischen Alkoholkonsums oder anderer Toxine, stehen Verlustsymptome im Vordergrund. Plussymptome imponieren im Wesentlichen als Dysästhesien, sehr viel seltener aber als mechanische Hyperalgesie. Dennoch kann bei jeder dieser Diagnosen jede Kombination von Plus- und Minussymptomen auftreten. Keine Kombination ist für eine Diagnose beweisend.

Zudem dürfen die **Beschreibung** und verwendete Begrifflichkeiten von Patienten nicht mit einer standardisierten Befunderhebung verwechselt werden. So kann eine vom Patienten beschriebene Überempfindlichkeit zum Beispiel auf Kälte- oder Wärmereize in Wirklichkeit auf einer mechanischen Hyperalgesie beruhen, wenn z. B. beim Föhnen eine Bewegung von Härchen auf dem betroffenen Hautareal ausgelöst wird, die unter Umständen bei bestimmten zentralen Erkrankungen zu schmerzhaften Sensationen führen kann, obgleich die Wärmewahrnehmung eigentlich durch die gleiche Krankheit ausgeschaltet ist (Scherens u. Rolke 2009, Maier et al. 2010).

28.3 Diagnostik bei neuropathischen Schmerzen

28.3.1 Symptome

Nervenschmerzen entsprechen im Unterschied zu typischen nozizeptiven Schmerzen **keinem vertrauten Erfahrungsmuster**. Die Symptome sind ungewöhnlich und in den Fällen, in denen die Ursache nicht bekannt ist, oftmals beängstigend und noch dazu für den Patienten nicht oder nur schwer erklärbar (► Abschn. 28.7.1).

Typisch für das klinische Erscheinungsbild ist auch die Vermischung von Schmerz mit anderen oftmals unangenehmen und bisweilen quälenden **Missempfindungen**. Die Patienten klagen über Juckreiz, »Ameisenlaufen«, Empfindungen wie »im Schraubstock eingezwängt zu sein«, und geben andere phantasievolle Beschreibungen zur Charakterisierung der Schmerzen. Die Schmerzen werden vom Patienten fast immer mit Analogien beschrieben, die an dissoziative Wahrnehmungen erinnern könnten:

- »Brennt wie Feuer«
- »Wie mit Sandpapier aufgerissen«
- »Wie mit Messern eingeschnitten«
- »Wie von Pfeilen durchbohrt«

Bestimme **Schmerzdeskriptoren** wie »brennend« sprechen für einen neuropathischen Schmerz, beweisen ihn aber nicht. Es gibt zur Erfassung inzwischen eine Vielzahl von Fragebögen, bei denen sich in der Regel Gruppeneffekte für bestimmte Muster nachweisen lassen, also eine Häufung bestimmter Deskriptoren. Sensitivität und Spezifität dieser Fragebögen liegen in einer Größenordnung von 70–90%.

Die zeitliche Charakteristik bei Nervenschmerzen ist ebenfalls vielgestaltig: Die Patienten leiden entweder unter **Spontanschmerzen**, also solchen, bei denen Schmerzen ohne einen inneren oder äußeren Auslöser existieren, und sog. **evozierten Schmerzen**, zum Beispiel durch Berührung, durch thermische Reize oder auch durch Bewegung. Die Spontanschmerzen können ständig vorhanden sein, es können aber auch ausschließlich Schmerzattacken auftreten. Das klassische Beispiel für Letzteres ist die Trigeminusneuralgie. In sehr vielen Fällen besteht ein Dauerschmerz, allerdings mit Schmerzspitzen, teilweise auch kombiniert mit einschießenden Schmerzattacken. Diese Unterscheidung hat eine größere therapeutische Relevanz (DGN-Leitlinienkommission 2009).

28.3.2 Untersuchungsverfahren

> **Bei der Neuropathie ist die Diagnose immer fachärztlich mit den jeweils üblichen apparativen Verfahren zu sichern (► Kap. 3).**

Zu den klassischen Verfahren der Diagnostik von neurologischen peripheren Störungen zählen vor allem **elektroneurografische Verfahren**. Allerdings sollte man sich bei Verdacht auf einen neuropathischen Schmerz nicht nur auf diese traditionellen Verfahren beschränken. Es gibt eine Reihe von Nervenerkrankungen bzw. Verletzungsfolgen, bei denen beispielsweise ausschließlich die kleinen Nervenfasern, die der elektrophysiologischen Messung entgehen, betroffen sind. Man spricht hier von einer **Small-fiber-Neuropathie**, die auch bei bestimmten erblichen Neuropathien (Morbus Fabry) und auch bei bestimmten Früh- oder Verlaufsformen der Polyneuropathie auftreten können. Dennoch zeigen die Messung der Nervenleitgeschwindigkeit und übliche elektroneurografische Verfahren keine pathologischen Auffälligkeiten. Das Verfahren der Wahl ist hier die **quantitativ-sensorische Testung** (QST), mit der standardisiert Störungen der Detektion sowohl von thermischen als auch von mechanischen Reizen zu untersuchen ist (► Kap. 3). Diese inzwischen in Schmerzkliniken übliche Untersuchungsmethode erlaubt auch eine Abgrenzung von somatoformen, an neuropathische Schmerzen erinnernden Krankheitsbildern, auch wenn bezüglich dieser Frage die Validität von QST noch nicht ausreichend gesichert ist. Ein negativer QST-Befund oder eine sonst charakteristische Symptomatik kann in einem weiteren, invasiveren diagnostischen Procedere dann durch eine Hautbiopsie geprüft werden.

> **In der Regel aber findet sich bei den meisten Patienten mit somatoformen Störungen und auch bei anderen nichtneuropathischen Erkrankungen keine signifikante Veränderung im QST, sofern nach einem standardisierten Verfahren vorgegangen wird (Scherens u. Rolke 2009).**

28.4 Typische Krankheitsbilder

28.4.1 Periphere Nervenschädigung

Neuropathische Schmerzen können nach **Verletzungen** aller Nerven auftreten, in allen Arealen, in denen sensible Fasern verlaufen. Häufig betroffen sind Nerven am Unterarm (z. B. N. radialis) oder an der unteren Extremität (z. B. Peronäusneuralgie). Aber auch am Rumpf können nach operativen Eingriffen neuropathische Schmerzen auftreten (z. B. eine Hypogastricusneuralgie oder Genitofemoralisneuralgie). Die Schmerzen nach Verletzungen eines Nervs werden als **Neuralgien** bezeichnet. Klinisch zu sichern sind sie durch entsprechende neurologische Untersuchungen (Diener u. Maier 2009) sowie dadurch, dass sich klinisch alle Beschwerden exakt auf das Versorgungsgebiet des jeweils betroffenen Nervs beschränken. In einigen Körperregionen gibt es überlappende Versorgungsgebiete (z. B. im vorderen Brustbereich), sodass hier eine Zuordnung klinisch nicht immer sicher möglich ist. Bei Verletzungen von größeren Nervengeflechten (Plexusneuropathien) kommt es zu entsprechend komplexeren Störungsbildern (Finnerup et al. 2007).

Häufige nichttraumatische Ursachen einer Neuralgie sind **Kompressionssyndrome**. Hier werden Nerven an physiologischen Engstellen komprimiert. Das bekannteste Engpasssyndrom ist das Karpaltunnelsyndrom (CTS). Die Engstelle ist in der Hohlhand und betrifft den N. medianus. Die Kompressionssyndrome beruhen auf einer Hypertrophie des Bindegewebes, das den Nervenkanal umschließt, was dann zu charakteristischen Symptomen führt. Beim Karpaltunnelsyndrom ist sehr häufig das Phänomen der zentripetalen Wahrnehmung von Schmerzen zu beobachten, das bedeutet, dass die Empfindung der Schmerzen rumpfnah erfolgt. Einige dieser Patienten berichten primär über Schulterschmerzen und werden aus diesem Grund manchmal falsch behandelt. Die eigentliche Ursache ist aber auch hier am Unterarm zu suchen. Warum in bestimmten Fällen diese Schmerzen dann proximal zuerst wahrgenommen werden, ist unbekannt, zeigt aber erneut die Vielgestaltigkeit der Symptomatik bei eindeutig somatisch begründbaren Nervenläsionen.

Die häufigste **entzündliche Ursache** einer Neuralgie ist die Herpes-zoster-Infektion. Hier handelt es sich um die Reaktivierung einer Varicella-zoster-Infektion, die bei Kindern als Windpocken imponiert. Das Virus überdauert im Spinalganglion und kann durch somatische oder psychische Stressoren, insbesondere bei immunsupprimierten Patienten sowie im Alter, lokal zu einem Rezidiv mit entsprechenden Effloreszenzen führen, die dann als Gesichts- oder Gürtelrose imponieren. Durch den frühzeitigen Einsatz virushemmender Substanzen ist heute die Ausprägung dieser Erkrankungen in westlichen Ländern rückläufig.

28.4.2 Trigeminusneuralgie

Zu den Neuralgien werden auch die **Gesichtsneuralgien** gezählt, obgleich sie aus historischen Gründen meistens gesondert dargestellt werden. Am bekanntesten ist die Trigeminusneuralgie. Hier handelt es sich um eine ätiologisch nicht sicher erklärbare Erkrankung, bei der charakteristischerweise keine direkte Störung der neurologischen Funktion der Gesichtsnerven nachweisbar ist. In manchen Fällen lässt sich jedoch eine Einengung des Nervs durch eine Begleitarterie nachweisen, deren Beseitigung in einer Vielzahl der Fälle auch zu einem Verschwinden der Symptome für viele Jahre oder Jahrzehnte führen kann (Operation nach Janetta).

Im Gesicht können jedoch auch periphere Trigeminusneuralgien auftreten. Diese sind besonders häufig nach zahnärztlichen oder sonstigen ärztlichen Eingriffen im Gesicht und haben ansonsten eine ähnliche Symptomatologie wie die Neuralgien an den Extremitäten. Sie werden häufig auch als Trigeminusneuropathien bezeichnet; sie sollten nicht unter den Sammelbegriff atypische Gesichtsschmerzen fallen (Cruccu et al. 2008).

28.4.3 Polyneuropathie

Polyneuropathien sind generalisierte Erkrankungen der peripheren Nerven, die mit sensiblen oder motorischen Ausfällen einhergehen (Ziegler u. Bierhaus 2007, DGN-Leitlinienkommission 2009, Tavee u. Zhou 2009). Im Prinzip können alle peripheren Nerven mit unterschiedlichem Ausprägungsgrad betroffen sein; meist sind die langen Nervenfasern zuerst betroffen, sodass sich die Symptomatik zuerst an Füßen und Unterschenkeln zeigt. Die wichtigsten **Ursachen** für Polyneuropathien sind Diabetes mellitus, chronischer Alkoholkonsum, neurotoxische Medikamente (z. B. Antibiotika), Systemerkrankungen (z. B. Sarkoidose) oder auch sog. paraneoplastische, also durch Tumore bedingte, pathologische Veränderungen. Die Polyneuropathie ist auch eine typische Komplikation einer Chemotherapie bei Karzinomen (Kowalski et al. 2008).

Bemerkenswert bei dieser Nervenerkrankung ist, dass sie gelegentlich auch völlig schmerzfrei verlaufen kann. Die Ursache für diese **unterschiedliche Schmerzausprägung** ist unbekannt; z. B. können Kinder nach Chemotherapien zwar unter schwersten Lähmungen leiden, aber äußerst selten unter neuropathischen Schmerzen. Bei Erwachsenen imponiert dagegen bei Einnahme bestimmter Chemotherapeutika zunächst der Schmerz (z. B. die klassische kälteinduzierte Hyperalgesie nach Oxaliplatin).

Bei einem Teil der Patienten treten zuerst **Muskel- bzw. Reflexausfälle** auf. Die Patienten berichten, dass sie schnell stolpern, oft stürzen und unter allgemeiner Gangunsicherheit leiden. Bei anderen treten gleichzeitig oder erst später typische Dysästhesien auf (häufig bezeichnet als »Ameisenlaufen«), während bei anderen Patienten – vor allem auch jüngeren – Brennschmerzen dominieren. Die Symptomatologie ist sehr vielgestaltig.

Bei Verdacht auf eine Polyneuropathie ist eine fachneurologische Untersuchung möglicher Ursachen unbedingt geboten, da oftmals eine kurative Therapie oder deutliche Verlangsamung dieses Prozesses möglich ist (DGN-Leitlinienkommission 2009).

28.4.4 Schmerzen nach Rückenmarkverletzung

Jede Art von Rückenmarkverletzung kann mit erheblichen Schmerzen einhergehen. Hierfür verantwortlich sind ähnlich wie beim Phantomschmerz (► Abschn. 28.6) Pathomechanismen, die zu zentralen Reorganisationsphänomenen führen können und durch die dann Schmerzen (Deafferenzierungsschmerzen) in ansonsten gefühllosen Körperregionen auftreten.

Diese Schmerzproblematik ist verwandt mit dem Phantomschmerz; sie ist aber häufig deutlich schwerer zu behandeln. Patienten mit einer Querschnittsymptomatik berichten zudem über Schmerzempfindungen in den sog. **Übergangszonen** zwischen erhaltener und beginnend gestörter sensibler Wahrnehmung. Diese Areale können finger- oder handbreit groß sein. Bei diesen Schmerzen treten oft auch Hyperalgesien auf, die aufgrund ihres teilweise attackenförmigen Charakters als besonders belastend erlebt werden (Bowsher 1999).

28.4.5 Zerebrale Schmerzen

Zerebrale Schmerzen beruhen in der Mehrzahl der Fälle auf einem Untergang von Hirngewebe. Besonders häufig treten Schmerzen nach einem lateralen Thalamusinfarkt auf. Diese Schmerzen sind in der Regel auf eine Körperseite, bisweilen auch auf einen Körperquadranten beschränkt und mit den anderen typischen neurologischen Ausfallerscheinungen verbunden. Allerdings können Schmerzen auch als einziges Symptom nach einem solchen Schlaganfall persistieren.

Die **Ursache** dieser Schmerzen ist vermutlich eine massive Beeinträchtigung thalamokortikaler Bahnen und damit jenes zentralen Systems, das auch für die antinozizeptive Fähigkeit des Gehirns von zentraler Bedeutung ist. Die Therapie dieser Schmerzen ist außerordentlich schwierig.

Andere neurologische Systemerkrankungen, die ebenfalls das Gehirn mit beeinträchtigen, können in unterschiedlichem Ausmaß zu neuropathischen Schmerzen führen. Am häufigsten ist dies bei der Multiplen Sklerose (Encephalitis disseminata) der Fall, in deren Gefolge typischerweise auch bestimmte Neuralgien (besonders häufig eine Trigeminusneuralgie) auftreten können. Diese Patienten klagen neben sehr wechselnden Schmerzformen bisweilen auch über schmerzhafte Spastik, deren Diagnostik oftmals eine besondere Herausforderung ist. Bei Morbus Parkinson sind die Schmerzursachen bislang kaum untersucht. Dies gilt auch für andere zentralnervöse Erkrankungen, unter anderem Kollagenosen und rheumatische Erkrankungen, die zu neuropathischen Schmerzsyndromen führen können.

28.5 Therapie typischer neuropathischer Schmerzsyndrome

28.5.1 Somatische Therapie

Interventionelle Verfahren (Überblick in Maier u. Gleim 2010) werden in der Therapie neuropathischer Schmerzen zur Medikamentenapplikation, zur Neurostimulation sowie zur reversiblen (Betäubung, Blockade) oder dauerhaften Ausschaltung bzw. zur Modulation schmerzauslösender oder -leitender Strukturen eingesetzt. Interventionelle Verfahren dienen nicht nur therapeutischen, sondern auch diagnostischen und prognostischen Zielen, werden aber mit zunehmender Zurückhaltung angewandt.

Im Rahmen der **medikamentösen Therapie** (► Kap. 34) ist die Behandlung mit niedrig dosierten trizyklischen Antidepressiva indiziert. **Trizyklische Antidepressiva** zählen mit einer »number needed to treat« (NNT) von 3,6 zu den bevorzugt einzusetzenden Medikamenten bei der Behandlung neuropathischer Schmerzen. Von den neuen Antidepressiva waren bei neuropathischen Schmerzen nur Venlafaxin (NNT = 3,1) und Duloxetin wirksam.

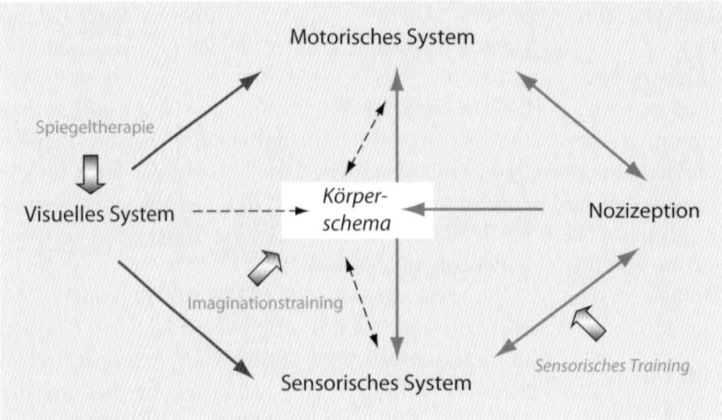

■ **Abb. 28.1** Heuristisches Schema der für die Nozizeption wichtigen Interaktion von motorischem, sensorischem und visuellem System mit Ansatzpunkten verschiedener Therapieverfahren

> **Die neuen selektiven Serotoninwiederaufnahmehemmer (SSRI) scheinen keine empfehlenswerte Therapieoption zu sein.**

Weiterhin besteht die Möglichkeit, die medikamentöse Therapie mit **Antikonvulsiva** – hier vor allem Gabapentin oder Pregabalin – zu ergänzen. Antikonvulsiva sind bei der Behandlung neuropathischer Schmerzen in ihrer schmerzreduzierenden Wirkung ähnlich wie Antidepressiva zu beurteilen. In einer Metaanalyse erzielte Gabapentin eine signifikante Schmerzreduktion mit einer NNT von 4,3. Auch für andere Antikonvulsiva (Carbamazepin, Phenytoin, Clonazepam) zeigten sich positive Effekte bei der Behandlung neuropathischer Schmerzen (je 1 Studie mit einer NNT von 2,1 und 2,3).

Erweitert werden kann diese Medikation durch den Einsatz von **Opioiden**. Nachdem man in früheren Jahren davon ausging, dass Opioide bei neuropathischen Schmerzen nicht wirksam sind, ist ihre analgetische Wirksamkeit heute gerade bei der Behandlung neuropathischer Schmerzen unumstritten (DGSS-Leitlinienkommission 2009). Darüber hinaus haben Opioide neben dem schmerzreduzierenden Effekt einen modifizierenden Einfluss auf kortikale Reorganisationsphänomene. Bei einer Patientenbefragung wurde der Behandlung mit Opioiden im Vergleich zu anderen medikamentösen und nichtmedikamentösen Therapieverfahren die erfolgreichste Schmerzreduktion zugeschrieben.

Eine zusätzliche Therapieoption bei der Behandlung neuropathischer Schmerzen stellen **sensomotorisch-perzeptive Trainingsprogramme** dar. Berücksichtigt man die pathophysiologischen Überlegungen, dass nicht nur Stimulation, sondern auch fehlende Stimulation des Nervensystems Schmerzen hervorrufen kann (■ Abb. 28.1, mod. nach Schwarzer et al. 2007), so folgt als Konsequenz, sensomotorische Trainingsprogramme in die Therapie neuropathischer Schmerzen mit einzubeziehen.

> **Sensomotorisch-perzeptives Training zielt auf eine Veränderung der kortikalen Reorganisation ab. Durch sensomotorisch-perzeptive Interventionen soll bei fehlendem oder verändertem afferenten Input die vormalige kortikale Struktur wiederhergestellt werden, mit dem Ziel, so auch die Schmerzen zu reduzieren.**

28.5.2 Psychotherapeutische Interventionen

Für die meisten Krankheitsbilder dieser Diagnosegruppe liegen weder Studien zu psychologischen Risikofaktoren noch zu spezifischen Behandlungsansätzen vor. In der Übersichtarbeit von Turk et al. (2010) werden 3 kleine Arbeiten angeführt, in denen kognitiv-behaviorale Therapie (KVT) und Hypnose zu einer signifikanten Schmerzlinderung führten. Daneben sind nur noch einige klinische Erfahrungsberichte zu einzelnen speziellen Techniken zu finden.

Die wesentlichen syndromspezifischen Bausteine der **kognitiv-behavioralen Behandlung** sind:

- Ausführliche Edukation über das (meist wenig bekannte) Krankheitsbild
- Verbesserung der Selbstwahrnehmung, adäquate Einschätzung der Belastbarkeit
- Imaginationstraining als Ergänzung des somatosensorisch-perzeptiven Trainings

- Abbau der Bewegungs- und Berührungsangst
- Stress- und Ärgerbewältigung
- Erarbeitung beruflicher und sozialer Aktivitäten bzw. Perspektiven

Ein bereits etwas detaillierteres multimodales Konzept liegt für das CRPS vor (▶ Abschn. 28.7.8). Mehrere der dort beschriebenen psychotherapeutischen Interventionen könnten auch bei Phantom- und Deafferenzierungsschmerz sowie bei peripheren Nervenverletzungen zur Anwendung gebracht werden.

28.6 Phantomschmerzen

28.6.1 Krankheitsbild

Phantomschmerzen sind schmerzhafte Empfindungen in einem nicht mehr vorhandenen Körperteil (Schwarzer et al. 2009). Nach retrospektiven Erhebungen treten sie nach Extremitätenamputation bei bis zu 80% der Patienten auf. Abzugrenzen von Phantomschmerzen sind nicht schmerzhafte Phantomempfindungen und lokalisierte Stumpfschmerzen. Nahezu jeder Patient berichtet nach einer Amputation über Phantomempfindungen; sie sind nicht behandlungsbedürftig. Stumpfschmerzen treten bei ca. 50% der Patienten auf.

Phantomschmerzen beeinträchtigen die Lebensqualität erheblich. Bei einer Befragung von ca. 2.700 amputierten Patienten berichteten 27% der Patienten über täglichen Phantomschmerz von mehr als 15 h (Sherman et al. 1984). Phantomschmerzen sind selten dauerhaft, bei den meisten Patienten treten sie als Attacken bis zu 30 min andauernd und bis zu 10-mal täglich auf. Die Patienten beschreiben sie als einschießend, bohrend, drückend und teils brennend; vorwiegend sind die Schmerzen körperfern betont. Auch die Lage des Phantomgliedes wird unterschiedlich empfunden. Diese **Lageempfindungen** reichen von einem gedanklichen Verblassen des Phantomgliedes (»fading«), über ein Schrumpfen (»telescoping«) bis hin zu einer unphysiologischen oder verkrampften Lage des Phantomgliedes, die von den Patienten oftmals als schmerzhaft empfunden wird.

Bis heute ist unklar, wann Phantomschmerzen nach der Amputation auftreten und warum manche Patienten sie unmittelbar nach der Amputation wahrnehmen, andere erst Jahre nach einem schmerzfreien Intervall. Es zeigen sich Zusammenhänge mit der Schmerzerfahrung vor und direkt nach der Amputation. Prä- und starke postoperative Schmerzen erhöhen vermutlich das Risiko für ein frühes Auftreten von Phantomschmerzen im 1. Jahr nach Verlust der Gliedmaße (Hanley et al. 2007). Die **zeitliche Charakteristik** der Phantomschmerzen ist extrem variabel.

Im Hinblick auf die **Pathophysiologie** von Phantomschmerzen haben in den letzten 10–15 Jahren die Erkenntnisse der modernen Schmerzforschung die Bedeutung kortikaler Veränderungen, der Körperwahrnehmung und des Körperbildes deutlich gemacht, während im Vergleich zu anderen neuropathischen Schmerzen periphere und spinale Mechanismen eher von untergeordneter Bedeutung sind (Flor et al. 2006).

Deafferenzierungsschmerzen mit fehlendem afferenten sensorischen Input, aber auch andere neuropathische Schmerzen ohne peripheres sensorisches Defizit gehen mit einer Verkleinerung des entsprechenden kortikalen Repräsentationsareals einher. Als Folge dehnen sich funktionell im somatosensorischen Kortex die benachbarten Repräsentationsareale in das Gebiet aus, das die nicht mehr vorhandene Extremität zuvor repräsentierte (▶ Kap. 5.3). Je stärker der Phantomschmerz empfunden wird, desto größer sind die **kortikalen Veränderungen** (Flor et al. 1995). Patienten nach Oberarmamputation berichteten über Phantomsensationen bzw. -schmerzen, wenn sie an der ipsilateralen Gesichtshälfte berührt wurden; dies entspricht der Topografie von Hand und Gesicht in der Folge neuroplastischer Veränderungen nach einer Armamputation.

> **Ein gemeinsames Merkmal von Krankheitsbildern mit Deafferenzierungsschmerzen ist die Beeinträchtigung des Netzwerkes aus motorischer Intention, propriozeptivem Feedback und visuellem Eindruck; diese Beeinträchtigung erleben die Patienten als Schmerz.**

Der **visuelle Eindruck** und die **Körperwahrnehmung** bedingen entscheidend die kortikale Repräsentation und die Bewertung der wahrgenommenen Information; gerade der visuelle Eindruck scheint ein besonders potenter Stimulus zu sein. Die Bedeutung der Übereinstimmung von visuellem und sensorischem Eindruck verdeutlicht die folgende Untersuchung von Schäfer et al. (2006). Bei synchroner Stimulation der eigenen und einer in einem Videofilm präsentierten Hand nahmen die Patienten die im Video gezeigte Hand als die eigene wahr; bei asynchroner Stimulation verschwand dieser Eindruck. Gleichzeitig mit der Stimulation veränderte sich die kortikale Repräsentation – allerdings nur, wenn die Patienten die beobachtete Stimulation ihrer eigenen Hand zuschrieben. Dis-

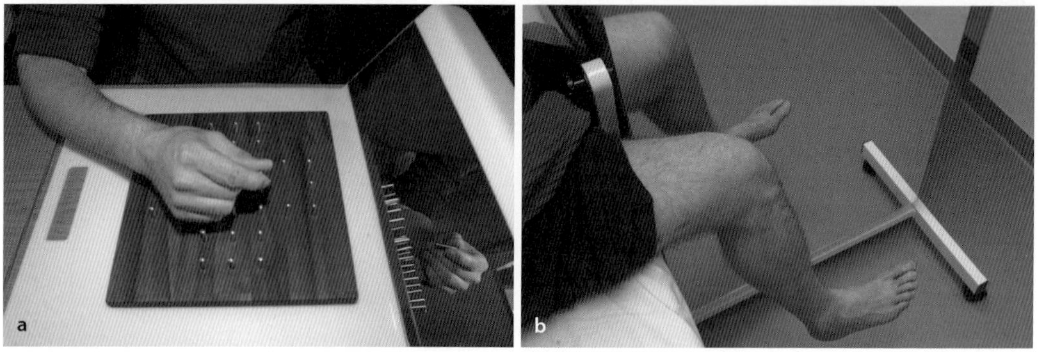

■ **Abb. 28.2a,b** Patienten mit Oberarm- (**a**) bzw. Oberschenkelamputation (**b**) bei der Spiegeltherapie

krepanzen von visuellem Eindruck und motorischer Aktion führen dementsprechend zu Beeinträchtigungen von Bewegungsabläufen.

Psychosoziale Faktoren beeinflussen das Schmerzerleben von Patienten mit Phantomschmerzen ebenso wie bei anderen chronischen Schmerzsyndromen (Sherman et al. 1987). Patienten, die sowohl über Phantom- als auch über Stumpfschmerzen klagten, waren zudem besonders im Hinblick auf ihre psychosoziale Anpassung beeinträchtigt (Desmond et al. 2008).

28.6.2 Therapie

Die Behandlung von Phantomschmerzen führt oftmals zu keiner suffizienten Schmerzreduktion. Verschiedene Therapiemaßnahmen existieren und sollten in Kombination bzw. unter Berücksichtigung der Pathophysiologie eingesetzt werden. Die medikamentöse Behandlung (▶ Abschn. 28.5) wird ggf. durch geeignete chirurgische, prothetische und teilweise interventionelle Verfahren ergänzt (Schwarzer et al. 2009). Eine zentrale Bedeutung kommt vor allem den sensomotorisch-perzeptiven Trainingsverfahren zu, die mit einer Beeinflussung der kortikalen Reorganisation zudem auch Einfluss auf pathophysiologisch relevante Prozesse nehmen. Zu diesen Trainingsverfahren zählen

- Spiegeltherapie,
- Lateralisationstraining und
- Imaginationsverfahren (▶ Abschn. 28.7.10).

Die **Spiegeltherapie** wird heute überwiegend von Ergotherapeuten, in den Anfängen wurde sie allerdings auch von Psychotherapeuten durchgeführt. Das Verfahren zielt darauf ab, die »verletzte oder verlorene Extremität« wieder in das Körperschema zu integrieren (Schwarzer et al. 2007). Mithilfe eines Spiegels wird versucht, die perfekte Illusion einer gesunden Extremität zu erzeugen, um so im Rahmen eines sensomotorischen Trainings die krankheitsbedingt veränderten Verarbeitungsprozesse im Gehirn – und so letztlich den Schmerz – positiv zu beeinflussen (■ Abb. 28.2).

Eine signifikante Schmerzreduktion durch die Spiegeltherapie bei Patienten mit Phantomschmerzen zeigten 2 von 3 kontrollierten Studien. So wurde die Spiegeltherapie in ein umfangreicheres Trainingsprogramm bei Patienten mit verschiedenen Krankheitsbildern (Phantomschmerzen, CRPS und Plexusläsionen) implementiert. Dieses Trainingsprogramm berücksichtigte neben der Spiegeltherapie ein Training der Lateralisationswahrnehmung sowie Imaginationstechniken (Moseley 2006). Es sollte durch die Abfolge der einzelnen Programmbestandteile, die als entscheidend für den Therapieerfolg gilt, eine sequenzielle Aktivierung von prämotorischen und motorischen Kortexarealen erfolgen. Das Trainingsprogramm führte im Vergleich mit einer Standardbehandlung zu einer signifikanten Schmerzreduktion und signifikanten Verbesserung der Extremitätenfunktion; die positiven Effekte zeigten sich weiterhin bei einer Follow-up-Untersuchung 6 Monate später.

Nach einem mehrwöchigen Imaginationstraining wurde ebenfalls eine signifikante Reduktion sowohl der dauerhaften als auch der intermittierend auftretenden Phantomschmerzen erreicht. Diese Schmerzreduktion ging zudem mit der Veränderung der kortikalen Reorganisation einher (MacIver et al. 2008).

Kontrollierte Untersuchungen zur Wirksamkeit kognitiv-behavioraler Therapie liegen bislang nicht vor. Es existieren Fallberichte zur Wirksamkeit von Biofeedback und Hypnose und aus jüngerer Zeit eine Fallserie von 5 Patienten, bei denen die Methode »eye movement desensitation and reprocessing« (EMDR) angewandt wurde (Schneider et al. 2008). Bei allen Patienten konnten sowohl eine relevante Schmerzreduktion als auch eine verbesserte allgemeine psychosoziale Anpassung erzielt werden.

Nach einer Extremitätenamputation treten bei ca. 80% der Patienten Phantomschmerzen auf. Die Behandlung von Phantomschmerzen umfasst die medikamentöse Therapie und den Einsatz sensomotorisch-perzeptiver Therapieverfahren. Der Stellenwert nichtmedikamentöser Verfahren zur Behandlung von Phantomschmerzen könnte in der Zukunft zunehmen, es liegen aber bis heute nur wenige Erfahrungen zur psychologischen Beeinflussung der Symptomatik vor.

28.7 Komplexes regionales Schmerzsyndrom (CPRS)

Bereits 1865 berichtete der Arzt Weir Mitchell über Soldaten, die im amerikanischen Bürgerkrieg Schussverletzungen mit Nervenläsionen an Arm oder Bein erlitten hatten. Sie klagten über heftige Brennschmerzen, extreme Empfindlichkeit bei Berührung, Störung der Hautdurchblutung, Schwellungen sowie über massiven Funktionsverlust in weitaus stärkerem Maße, als dies durch die eigentliche Verletzung erklärbar war. Im Laufe der nächsten 100 Jahre wechselte der Begriff für diese Erkrankung mehrfach (Kausalgie, sympathische Reflexdystrophie, Algodystrophie, Morbus Sudeck), bis sich schließlich eine rein deskriptive, klinisch orientierte Definition und Terminologie durchsetzte. Heute spricht man deshalb von einem **komplexen regionalen Schmerzsyndrom** (»complex regional pain syndrome«, CRPS).

Um **CRPS-Erkrankungen ohne und mit offensichtlicher Nervenschädigung** zu unterscheiden, werden sie mittlerweile eingeteilt in:

- CRPS Typ I (ohne Nachweis gravierender Nervenverletzungen)
- CRPS Typ II (mit Nervenläsionen, bei ansonsten gleicher Symptomatik wie Typ I)

28.7.1 Klinisches Bild

Das CRPS ist im Grundsatz ein **neuropathisches Krankheitsbild**, das sich jedoch von anderen neuropathischen Schmerzen durch einige Charakteristika unterscheidet (Überblick in Maier et al. 2009):

- Nahezu obligat besteht eine **Mitbeteiligung von Gelenk- und Weichteilstrukturen** mit zusätzlicher Einschränkung der Beweglichkeit (Kontraktur; ◘ Abb. 28.3d). Diese Symptome bestimmen die Prognose des Patienten bezüglich der Wiederherstellung einer normalen Funktion der betroffenen Extremität entscheidend.
- Alle Symptome zeigen eine Tendenz zur **distalen Generalisierung**, d. h. sie sind z. B. an der Hand stärker ausgeprägt als am Arm, betreffen aber fast immer die gesamte (distale) Extremität, unabhängig vom Ort und der Art des auslösenden Ereignisses.

Der Schmerz und die übrigen Symptome begrenzen sich *nicht* auf das Ausbreitungsgebiet eines betroffenen Nervs oder einer Nervenwurzel.

Anders als vor noch wenigen Jahren werden mittlerweile scheinbar häufiger falsch positive als falsch negative CRPS-Diagnosen gestellt.

Besonders zu erwähnen ist hier das **Artefakt- oder Münchhausen-Syndrom**, das sich in folgenden Symptomen vom CRPS unterscheidet:

- Ödeme bis hin zur Elephantiasis
- Kontrakturen, die typisch sind für Patienten mit histrionischen Persönlichkeitszügen/-störungen (z. B. fixiert im maximalen Faustschluss)
- auch Hautverletzungen oder -läsionen
- Hämatome (praktisch niemals beim CRPS!) oder Schnürfurchen
- keine Beeinflussbarkeit z. B. durch Immobilisation, Hochlagerung oder Sympathikusblockade

Die neurologischen Symptome basieren auf charakteristischen Störungen aller Teile des peripheren Nervensystems. Man spricht daher von einer **neurologischen Trias**: Störungen der Sensibilität, der Motorik und des autonomen Nervensystems (Überblick zu den diagnostischen Kriterien: Bruehl et al. 1999, Harden et al. 2010).

Jedes der in den nächsten Abschnitten beschriebenen Symptome (auch der Schmerz) kann fehlen und die **interindividuelle Ausprägung** extrem variieren. Oft bestehen auch **komplexe Störungsmuster** mit Koordinationsstörungen, sensiblem Hemisyndrom und gestörter Regulation der Temperatur (z. B. durch Weitstellung der Gefäße).

Somatosensorische Symptome und Schmerz

Insgesamt 90% der Patienten klagen bereits zu Erkrankungsbeginn über **brennende oder bohrende**

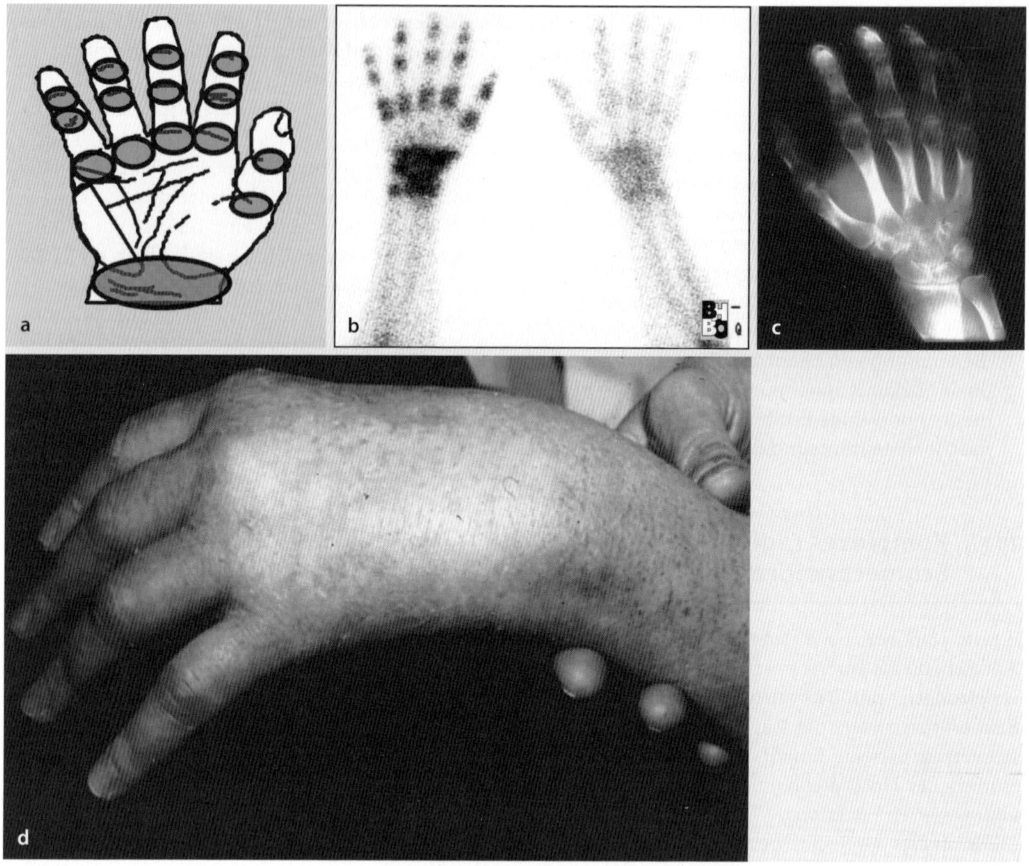

Abb. 28.3a–d Charakteristika des komplexen regionalen Schmerzsyndroms (»complex regional pain syndrome«, CRPS). **a** Periartikulärer Druckschmerz, **b** bandenförmige Mehrbelegung in der Spätphase der Szintigrafie, **c** fleckförmige Entkalkung im Röntgenbild, **d** CRPS Typ I mit Pseudoparese, Kontrakturen, Ödem und Hautveränderung

Schmerzen an Hand oder Fuß, die sich in aller Regel unter körperlicher Belastung und beim Herabhängen der Extremität verstärken. Ebenso typisch ist eine Schmerzverstärkung infolge psychischer Anspannung. Die Beschwerden werden diffus und tief in der distalen Extremität angegeben. Leichte Bewegungen der Finger bzw. Zehen, v. a. aber Druck auf die Gelenke wird als sehr schmerzhaft erlebt. Bei einem Teil der Patienten, v. a. mit einem CRPS Typ II, bestehen auch evozierbare Schmerzen im Sinne einer **Allodynie oder Hyperalgesie**, die mit einer Verkleinerung der kortikalen Repräsentation einhergeht (Pleger et al. 2005, Schwenkreis et al. 2009, Maihöfner u. Seifert 2010).

Autonome Symptome

Die erkrankte Extremität ist bei vielen CRPS-Patienten entweder kälter (20%) oder wärmer (60%) als die gesunde Extremität auf der Gegenseite, was eine **gestörte Hautdurchblutung** widerspiegelt. Die Temperaturregulation ist gestört, daher klagen die Patienten bei warmer Temperatur eher über Kältemissempfindungen, bei Kälte dagegen über eine zu warme Extremität. Oft ist auch die Schweißsekretion gestört (Hyper- wie auch Hypohidrosis; Krumova et al. 2008).

Bei Herabhängen der Extremität führt die inadäquate Vasokonstriktorenreaktion bereits nach wenigen Minuten zu einer lividen Verfärbung der Haut und vermehrter Gefäßzeichnung mit nachfolgendem Ödem. Charakteristisch ist für das CRPS ist eine **Schwellung der dorsalen Extremitätenanteile** (Hand- und Fußrücken), die sich unter adäquater Lagerung meist rasch zurückbildet.

Schmerzintensität und Bewegungsstörungen korrelieren stark mit dem Ausmaß des zu beobachtenden Ödems.

Motorische Symptome

In fast allen Fällen besteht an der betroffenen Extremität eine **Einschränkung der willkürlichen Kraft** aller distalen Muskeln. Im Besonderen sind jedoch komplexe Bewegungen von der Erkrankung betroffen, wie z. B. der Faustschluss oder die Opposition des Daumens zum 5. Finger. Auch ein **Tremor** an der entsprechenden Extremität ist oft zu beobachten, insbesondere bei intendierten Bewegungen.

Charakteristisch für die Erkrankung ist auch, dass die noch vorhandenen motorischen Fähigkeiten nicht mehr »automatisch« ablaufen. Viele Patienten beschreiben, dass sie die erkrankte Hand bzw. den Fuß nur noch unter direkter visueller Kontrolle gezielt bewegen und benutzen können. Man spricht dann von einem motorischen **Neglect-like-Syndrom** (▶ Abschn. 28.7.6.3).

Gelenk- und Knochenveränderungen

Klinisch imponiert die **extreme Druckschmerzhaftigkeit der kleinen Gelenke**, die sich auch szintigrafisch belegen lässt (■ Abb. 28.3b). Das klassische Kontraktionsmuster an der Hand zeigt eine Beugung im Handgelenk und überstreckte Fingergrundgelenke, verbunden mit Streckdefiziten in den Fingermittelgelenken (»Affenhand«). Am Daumen findet sich häufig eine Fehlstellung in Adduktionshaltung, die Greifbewegungen unmöglich macht. Das Ausmaß des Gelenkbefalls ist interindividuell sehr verschieden. Höchst ungünstig ist die Prognose für Patienten, bei denen es rasch zu arthrogenen Beuge- und Streckkontrakturen kommt. Im späteren Verlauf treten zusätzlich Sehnen- und Kapselverkürzungen sowie Muskelatrophien (v. a. der Fingerstrecker) auf.

Trophische Störungen

Aufgrund der beschriebenen autonomen Störung und den Folgen der Kontrakturen sowie der Immobilisation treten trophische Störungen auf. Patienten berichten, dass das **Wachstum der Fingernägel** und die **Behaarung** an der betroffenen Extremität verändert sind. Im Verlauf der Erkrankung können die Ausprägung und die Art dieser Symptomatik mehrfach wechseln. Kennzeichnend sind auch **Verdickungen der Hornschicht** (Hyperkeratose) und eine **Veränderung des Bindegewebes** (Fibrosierung).

Besonderheit des CRPS Typ II

Im Unterschied zum CRPS Typ I bestehen bei diesem Krankheitsbild auch **neurologisch nachweisbare Ausfälle großer Nerven** (überwiegend Nn. medianus, ulnaris, radialis und ischiadicus, seltener N. femoralis). Die übrige Symptomatik unterscheidet sich jedoch nicht, d. h., es liegt die komplette CRPS-Symptomatik vor, erweitert um die typische Symptomatik einer schmerzhaften peripheren Nervenverletzung (Bruehl et al. 1999, Baron u. Wasner 2001).

28.7.2 Differenzialdiagnosen

Für die Differenzialdiagnose ist letztendlich das **klinische Bild** entscheidend (■ Tab. 28.1). Ein CRPS lässt sich mit **laborchemischen Untersuchungen** weder nachweisen noch ausschließen. Auch **radiologische Verfahren** (konventionelle Röntgenaufnahmen, Computer- und Magnetresonanztomografie) haben nur eine untergeordnete Bedeutung.

Für die Früh- und Differenzialdiagnose hilfreich ist die **3-Phasen-Knochenszintigrafie**. Hierbei wird nach Injektion eines radioaktiven Markers die Knochenstoffwechselaktivität geprüft. Die Szintigrafie hat eine sehr hohe Spezifität (98%), während die Sensitivität von anfänglich 90% auf 50% im weiteren Verlauf der Erkrankung sinkt (Wüppenhorst et al. 2010).

> **Ein positiver Szintigrafiebefund in der Spätphase beweist mit hoher Wahrscheinlichkeit ein CRPS, ein negativer Befund schließt bei einem schon länger bestehenden CRPS die Diagnose jedoch keineswegs aus.**

28.7.3 Epidemiologie und auslösende Faktoren

Das CRPS ist eine relativ seltene Erkrankung. Gute epidemiologische Studien liegen zu diesem Störungsbild nicht vor, es finden sich in der Literatur lediglich vage Hinweise auf die **Prävalenz**. So werden bei Patienten nach Radiusfraktur weniger als 1% CRPS-Erkrankungen berichtet. Etwa 60% der Betroffenen sind Frauen. Eine spezifische **Altersverteilung** scheint nicht zu bestehen, obwohl dieses Syndrom bei Kindern nur selten auftritt (Allen et al. 1999, Sandroni et al. 2003).

Die **Analyse auslösender Ereignisse** in einer Schmerzklinik zeigte, dass ca. 40% der Betroffenen ein CRPS nach einem Unfall mit Fraktur (ca. 30% obere Extremität, 10% untere Extremität) insbesondere des Radius ausbilden (Maier u. Gleim 1998). Viele CRPS-Patienten (ca. 30%) entwickeln die Erkrankung nach chirurgischen Eingriffen, insbesondere nach einer Dekompression oder anderen Eingriffen an peripheren Nerven (häufig nach Karpaltunneldekompression). Etwa 15% der Patienten berichten über Traumata, die chirurgisch als Bagatelltrauma eingestuft wurden.

Tab. 28.1 Diagnostische Kriterien der IASP nach Bruehl et al. (1999) und Harden et al. (2010)

1. Anhaltender Schmerz, inadäquat zum vorangegangenen Trauma	
2. Anamnestisch erhobene Symptomatik (Patient benennt mind. 1 Symptom aus jeder Kategorie)	Sensibilität: Hyperästhesie
	Motorik/Trophik: Einschränkung des Bewegungsumfangs und/oder motorische Dysfunktion (Schwäche, Tremor, Dystonie) und/oder trophische Veränderungen (Haut, Haare, Nägel)
	Sudomotorik/Ödem: Ödem und/oder Asymmetrie/Veränderung des Schwitzens
	Vasomotorik: Temperaturveränderung und/oder Asymmetrie der Hautfarbe
3. Medizinische Befunde (Nachweis von mind. 1 Befund in ≥2 Kategorien)	Sensibilität: Hyperalgesie bei Nadelreizen und/oder Allodynie bei leichter Berührung
	Motorik/Trophik: eingeschränkter Bewegungsumfang und/oder motorische Dysfunktion (Schwäche, Tremor, Dystonie), und/oder trophische Veränderungen (Haut, Haare, Nägel)
	Sudomotorik/Ödem: Ödem und/oder Veränderung/Asymmetrie des Schwitzens
	Vasomotorik: Temperaturseitendifferenz und/oder Veränderung/Asymmetrie der Hautfarbe
4. Ausschluss anderer Ursachen, die Schmerz und Bewegungseinschränkungen erklären	

28

Bei sorgfältiger Anamnese zeigt sich, dass bei fast allen Patienten (90–95%) **mindestens 1 passageres Trauma** oder **1 auslösende Erkrankung** in unmittelbarem zeitlichen Zusammenhang mit dem Beginn des CRPS zu explorieren ist. Das Schmerzsyndrom beginnt aber nicht zwangsläufig mit einem primären Ereignis. Es kann auch im Rahmen einer Therapie auftreten, z. B. bei einer Folgeoperation (z. B. Materialentfernung).

Betroffene berichten aber auch, dass sich gravierende Symptome erst unter der **krankengymnastischen Behandlung** entwickelt hätten. Bei diesen Patienten liegen dann bereits leichte Symptome eines CRPS vor, die z. B. durch inadäquate krankengymnastische Übungsbehandlungen, passive Übungen unter dem »Schutz« von Nervenblockaden oder durch ein forciertes Training der Patienten selbst zum Vollbild eines CRPS werden. Die weitverbreitete Behauptung, dass ein CRPS nur nach einer chirurgischen Fehlbehandlung entstehe, ist wissenschaftlich nicht belegt und nach den eigenen Erfahrungen eher unwahrscheinlich.

Das CRPS entsteht in der Regel unmittelbar oder mittelbar nach einem Trauma. Es ist eine Komplikation nach einer Schädigung oder Verletzung und wird durch Behandlungsfehler verschlimmert. Der Schweregrad des CRPS ist unabhängig vom Schweregrad der Verletzung.

Ein **typischer Krankheitsbeginn** ist dem nachfolgenden Tagebuchauszug einer Patientin mit CRPS an der rechten (dominanten) Hand zu entnehmen. Es handelt sich dabei um das Dokument einer Ärztin, die an einem CRPS erkrankt war.

Fallbeispiel 2 – Teil 1: Tagebuchauszüge einer Patientin mit CRPS

- 04.01.: Trümmerfraktur beim Schlittschuhlaufen.
- 05.01.: Dass eine Fraktur mit Schmerzen und Schwellungen einhergeht, ist mir klar. Was ich vorher nicht ahnte: Ich fühle mich irgendwie im Ganzen krank, obwohl doch »nur ein Knochen gebrochen ist«.
- 06.01.: Taubes Gefühl im rechten Klein- und Ringfinger. Der Rat des Arztes: »Immer die Finger bewegen.« Ich trainiere also.

- 10.01.: Die Beweglichkeit der Finger wird geringer, der Schmerz nimmt eher zu. Ich gehe lieber heute schon zum Arzt. Röntgenkontrolle: Stellung gut, ich soll weiter gut üben.
- 16.01.: Brennender Schmerz nimmt zu, diffus in der Hand und am distalen Unterarm. Nachts derart, dass ich kaum schlafen kann. Ich jammere und stöhne und denke, das kann doch nicht wahr sein, dass eine Fraktur nach 5 Tagen so starke Schmerzen verursacht.
- 17.01.: An Schlaf ist nicht mehr zu denken, ich stehe dauernd wieder auf, laufe herum. Bin ich hysterisch, extrem schmerzempfindlich? … Es ist eben die erste Fraktur, die ich am eigenen Leibe zu spüren bekomme, aber das kann doch einfach nicht der normale Verlauf sein!?! Mir kommen die Geburten meiner 3 Kinder in den Sinn: Das waren stärkere Schmerzen, sicher, aber sie gingen wieder vorbei, und sie hatten einen Sinn.
- 20.01.: Dorsale Gipsschiene, superweich gepolstert. Ich wache morgens wieder auf, Schwellungen der Finger und Schmerzen an der ganzen Hand, trotz Gipsabnahme zunehmend. Irgendwann muss ich wohl eingeschlafen sein, denn ich werde plötzlich wach und könnte heulen vor Schmerzen.
- 22.01.: Ich klage Dr. X. meine Schmerzen. Seine Reaktion: »Sie haben einen Sudeck« trifft mich wie ein Schlag. Also weder Superempfindlichkeit noch beginnender Wahnsinn.
- 03.02.: Ich bin ein richtiges »Häuflein Elend« geworden. Ständig diese Schmerzen, diese Nächte mit Herumwandern und Jammern. Ich schaue oft schon mit richtiger Abscheu auf meinen rechten Arm, kann ihn nicht mehr akzeptieren, ich will ihn nicht mehr! Abhacken möchte ich mir den Ellbogen, wenn es dann besser würde … aber das wird es natürlich nicht.

28.7.4 Schweregrad, Verlauf und Prognose

Die in der Literatur sehr kontroversen Auffassungen zum **Spontanverlauf** dieser Erkrankung erklären sich vermutlich durch Unterschiede in der Patientenauswahl, sowohl hinsichtlich des Schweregrades der Schmerzen als auch der Gelenk- und neurologischen Symptome.

Vermutlich existiert eine Reihe sehr leichter Verlaufsformen, die mit und ohne Therapie wieder abklingen, sofern nicht eine Dekompensation durch inadäquate somatische Interventionen oder/und psychische Belastungen ausgelöst wird. Bei Patienten mit höherem Schweregrad (◘ Tab. 28.2) ist die Prognose hinsichtlich einer vollständigen Wiederherstellung der Funktion der erkrankten Extremität eher ungünstig. Diese Verläufe können in eine **chronische Invalidität** münden, die mit erheblicher Einschränkung der Lebensqualität, psychischen Sekundärschäden oder erhöhtem Suizidrisiko einhergeht.

Mehr als 60% der Patienten mit CRPS Typ II leiden trotz intensiver Therapie noch Jahre später an ihrer primären Symptomatik. Nahezu 70% aller CRPS-Patienten klagen noch nach 5 Jahren über eine schwache Muskelkraft, Ruheschmerz oder Gelenksteife, die Feinmotorik ist bei ca. 30% dauerhaft gestört. Diese Patienten können nur unter Blickkontrolle greifen, leiden zum Teil dauerhaft unter Tremor oder dystonen Bewegungsstörungen, was eine berufliche Reintegration selbst bei abgeklungener Schmerzsymptomatik erschwert (Geertzen et al. 1998a).

28.7.5 Pathophysiologie

Die **Pathogenese** der Erkrankung ist bis heute nicht vollständig geklärt. Es gibt Hinweise auf eine genetische Prädisposition, z. B. ein familiär gehäuftes Auftreten mit Häufung von Genvarianten, wie sie auch bei anderen inflammatorischen Erkrankungen bekannt sind (Birklein u. Handwerker 2001). Keines der bislang favorisierten Konzepte zur Pathogenese vermag zu erklären, warum sowohl neurologische als auch arthrogene Symptome gemeinsam auftreten. Eine Hypothese postuliert **Entzündungsvorgänge als Kernmechanismus**. Dies wird gestützt durch die in der Akutphase der Erkrankung vorkommenden klassischen Zeichen der Entzündung sowie die therapeutische Wirksamkeit von Kortikoiden. Es liegen jedoch noch keine Belege für eine bakterielle oder virale Ätiologie vor. Ebenso spekulativ sind Annahmen über eine Autoimmunstörung.

Wie bei anderen neuropathischen Schmerzerkrankungen kann eine **Kopplung von sympathischen und afferenten Anteilen des Nervensystems** (► Kap. 3) eine unterhaltende Funktion bei der Entstehung des CRPS haben. In diesem Fall spricht man auch von einem »sympathisch unterhaltenen Schmerz«, was die gelegentliche Wirksamkeit von Sympathikusblockaden plausibel macht (Maier u. Gleim 2009).

> **Die meisten Genesemodelle gehen mittlerweile von einer zentralnervösen Erkrankung aus. Fast alle Symptome folgen einem Ausbreitungsmuster, das typisch für diese**

Tab. 28.2 Schweregrade des CRPS

Grad I	Grad II	Grad III
Mildeste und zugleich häufigste Form: geringe Schmerzintensität und Funktionsstörung, niedriger Analgetikabedarf, rasche, oft spontane Besserung	Stärkere Schmerzen und Beschwerden als bei Grad I, sofortige Besserung bei Immobilisation und Hochlagerung, protrahierter Verlauf	Keine Schmerzreduktion durch Immobilisation, Verstärkung bereits durch geringe psychische oder körperliche Stressoren, früh trophische Störungen, rasch einsetzende Ankylose und ausgeprägter Funktionsverlust

Erkrankungen ist. Sie scheinen eine Folge von Anpassungsstörungen auf Änderungen äußerer Reize zu sein, wie das Beispiel der inadäquaten Temperaturreaktion bei wechselnder Umgebungstemperatur zeigt.

Das Netzwerk im ZNS, das sensomotorische Abläufe koordiniert, erscheint ebenfalls gestört. Durch Anwendung moderner **elektrophysiologischer** sowie **funktionell-bildgebender Verfahren** [transkraniale Magnetstimulation (TMS), Magnetenzephalografie (MEG), Elektroenzephalografie (EEG), funktionelle Magnetresonanztomografie (fMRT)] konnte eine Verkleinerung der kortikalen Repräsentation der Hand im somatosensorischen Kortex und eine kortikale Disinhibition im motorischen Kortex assoziiert zur Schmerzsymptomatik beim CRPS nachgewiesen werden (Überblick in Schwenkreis et al. 2009, Maihöfner et al. 2010, Maihöfner u. Seifert 2010). Sowohl die inverse Korrelation zwischen der Größe der Handrepräsentation im primären somatosensiblen Kortex und der sensiblen Minussymptomatik beim CRPS wie auch die nur hier gefundene bilaterale kortikale Disinhibition scheinen spezifisch für das CRPS zu sein (Schwenkreis et al. 2010). Sie sind ein Hinweise darauf, dass bei dieser Erkrankung globalere Reorganisationsphänomene auftreten als bei anderen neuropathischen und nichtneuropathischen Schmerzen. Eventuell erklären sich aus einem ähnlichen Mechanismus heraus auch einige der unten beschriebenen psychischen Symptome.

28.7.6 Psychische Symptome und Mechanismen

Im klinischen Alltag werden Patienten mit CRPS von vielen Behandlern als **»psychisch auffälliger«** und **schwieriger in der Interaktion** erlebt als andere Schmerzpatienten. Besonders häufig wird angeführt, Patienten mit CRPS zeigten ein/e

- depressive Stimmungslage (auch agitierte Depression) in Verbindung mit starker Erschöpfung,
- ausgeprägte Affektlabilität,
- erhöhte Reizbarkeit und Ärger,
- früh beobachtbare Ängstlichkeit/Besorgnis (bezüglich bleibender Funktionseinschränkungen),
- forderndes und ungeduldiges Auftreten,
- Selbstwert- und Selbstbildproblem.

Interaktions- und Behandlungsprobleme werden in erheblichem Maße der vermeintlich fehlenden bzw. **unzureichenden Krankheitseinsicht** von CRPS-Patienten zugeschrieben. Die ist jedoch oftmals nur Ausdruck einer tief greifenden Verunsicherung aufgrund der noch so wenig verstandenen Genese und Symptome. Auch von den Behandlern wird das »schwierige Schmerzproblem« oftmals zum »schwierigen Schmerzpatienten« umdefiniert.

Das erklärt vielleicht auch zum gewissen Teil, warum die so eindrücklichen klinischen Beobachtungen und wiederkehrenden Beschreibungen solcher Patientenmerkmale durch wissenschaftliche Studien so wenig belegbar sind. Im Folgenden werden die wichtigsten Modellüberlegungen, bisherigen Untersuchungsbefunde zu psychischen Risikofaktoren und Patientenmerkmalen sowie mögliche Implikationen für die psychotherapeutische Behandlung von CRPS-Patienten unter Bezugnahme auf bedeutsame Überblickarbeiten und Einzelstudien dargestellt.

Psychodynamische Aspekte

Im deutschsprachigen Raum postulierte eine psychodynamisch orientierte Arbeitsgruppe ein erstes psychogenes Ätiologiemodell (Egle u. Hoffmann 1990). Danach wird die Auslösung eines CRPS in engem zeitlichem und emotionalem Zusammenhang mit einer vorangegangenen **psychischen Trauma- bzw. Verlusterfahrung** gesehen. Die zur Untermauerung angeführten Studien lassen jedoch aufgrund erheblicher methodischer Mängel keine begründeten Schlussfolgerungen im Sinne des angenommen Zusammenhangs zu.

In einer Übersichtsarbeit von Van Houdenhove et al. (1992) werden ebenfalls psychodynamische Mechanismen referiert: Das psychodynamische Modell postuliert bei CRPS-Patienten eine **hysterische bzw. narzisstische Persönlichkeitsstruktur**, die in späteren Phasen einer narzisstischen Kränkung dann zur Ausbildung eines CRPS führt. Das traumatisierte Glied soll dabei die psychische Verletzung bzw. den erlittenen Verlust symbolisieren.

Ein weiteres Modell wird von der Autorengruppe als eher psychophysiologisches Modell betrachtet. Hierbei wird von der Grundannahme ausgegangen, dass CRPS-Patienten zeitnah zum physischen Trauma einen **existenziellen psychosozialen Verlust** erleiden (z. B. Bedrohung der Lebensperspektive, Verlust wichtiger Bezugspersonen). Die psychische Ausnahmesituation und die daraus resultierende Hilflosigkeit führe zu maladaptiver Krankheits- bzw. Schmerzbewältigung, was im Zusammenspiel mit einer Kaskade psychophysiologischer Phänomene letztlich die Aufrechterhaltung des CRPS-Geschehens bewirke.

In diesem zweiten Modell postulieren die Autoren ebenfalls prämorbide Persönlichkeitsstrukturen zur Verstärkung oder Beschleunigung der Verursachungskette. Allerdings wird hier auch den **lerntheoretischen Mechanismen** eine wesentliche Bedeutung beigemessen. Ein passiv-vermeidender Umgang mit dem Trauma führe kurzfristig zu einer psychischen Entlastung, ziehe mittelfristig jedoch meist exzessives Krankheitsverhalten mit Immobilität und physischer Dekonditionierung nach sich. Das Stresserleben der Betroffenen steige mit fortbestehender oder auch zunehmender CRPS-Symptomatik. Mechanismen der **operanten Konditionierung** (dysfunktionale Reaktionen wichtiger Bezugspersonen) werden als zusätzliche aufrechterhaltende Faktoren angesehen. Die Autoren führen in ihrer abschließenden Gesamtbeurteilung an, dass den gesichteten Befunden nur eine sehr begrenzte Aussagekraft zugesprochen werden kann.

Persönlichkeitstheoretische Aspekte

Eine Übersichtsarbeit von Lynch (1992), in der insgesamt 29 Beiträge (zumeist Fallberichte) aus den Jahren 1942–1990 zusammenfassend wiedergegeben wurden, kommt unter Berücksichtigung der methodischen Einschränkungen zu dem Schluss, dass die beobachtbaren psychischen Auffälligkeiten bei CRPS *nicht* auf bereits *vor* der CRPS-Erkrankung bestehende psychiatrische Grunderkrankungen (z. B. Neurosen, Persönlichkeitsstörungen, Hypochondrie) zurückzuführen sind. Ihrer Meinung nach bewirke die Diskrepanz zwischen dem auslösenden Ereignis (Bagatelltrauma) und der körperlichen wie psychischen Belastung der Patienten eine **nachhaltige Verunsicherung** aufseiten der Betroffenen und Behandler. Auch die gesichteten Studien mit psychometrischen Testbefunden bewertet Lynch kritisch. Die Beteiligung psychischer Faktoren beim CRPS sei nicht einmal annähernd geklärt – weder die Frage, welche psychischen Auffälligkeiten für CRPS-Patienten typisch sind, noch die Frage, ob psychische Auffälligkeiten als Ursache oder Folge des CRPS angesehen werden können.

Eine Kontrollgruppenstudie legten Ciccone et al. (1997) vor. Insgesamt 25 CRPS-, 21 Patienten mit lokalem neuropathischen Schmerz (Akutpatienten) sowie 44 Rückenschmerzpatienten erhielten eine umfangreiche Testbatterie. Zum einen wurden psychosoziale Merkmale wie »Beeinträchtigungen«, »Befinden«, »Krankheitsverhalten«, »Disstress«, »Depressivität«, »Ängstlichkeit« und zum anderen »erlebte Kindheitstraumata« erhoben. Die CRPS-Patienten unterschieden sich von den Patienten mit lokaler Neuropathie nicht. Die Autoren heben in der abschließenden Diskussion besonders hervor, dass die im CRPS-Kontext vielfach diskutierten **Kindheitstraumata** in allen 3 Schmerzgruppen etwa gleich häufig vertreten waren. Eine Studie aus dem Jahr 1998 von Monti et al. kommt bei einem Vergleich von CRPS- und Rückenschmerzpatienten zu einem ähnlichen Ergebnis.

Eine niederländische Arbeitsgruppe (Geertzen et al. 1998b) verglich bei CRPS-Patienten und präoperativen Patienten mit pathologischen Befunden an der Hand von deren Angaben zu **belastenden Lebensereignissen** (persönlicher, familiärer, beruflicher und finanzieller Art) bei Erstmanifestation und im Verlauf der Erkrankung. Sie legten zudem beiden Untersuchungsgruppen die Symptom-Checkliste (SCL-90) vor. Die Autoren interpretieren ihre Befunde dahin gehend, dass belastenden Lebensereignissen bei der Auslösung und Aufrechterhaltung von CRPS durchaus eine Bedeutung zukomme, was aber nicht als Beleg für einen unmittelbarer kausalen Zusammenhang, sondern als multidimensionales Geschehen zu bewerten sei.

Biopsychosoziale Aspekte

Das differenzierteste psychophysiologische Modell zum CRPS hat bislang Stephen Bruehl vorgestellt (Bruehl 2005, Bruehl u. Chung 2006). Danach gehen CRPS-bedingte Schmerzen im Regelfall mit Vermeidungsverhalten und dramatischem Nichtgebrauch der erkrankten Extremität einher. Nichtgebrauch (»disuse«) als gelernte Vermeidungsreaktion auf Schmerz

(»**fear-avoidance**«) habe wiederum massiv schädigende Auswirkungen, da Ödembildung und Dysregulation der Hautdurchblutung wesentlich von der Lage und dem Gebrauch der Extremität beeinflusst werden. Zudem führe der fehlende taktile und propriozeptive Input zu erheblichen Auswirkungen auf die periphere wie zentrale Reizverarbeitung. Durch den kontinuierlichen Nichtgebrauch der betroffenen Extremität würden **pathophysiologische Prozesse** (z. B. die Katecholaminausschüttung) getriggert, die an der Hyperalgesie und Allodynie beteiligt seien. Auf diese Weise kommt nach Bruehl ein Teufelskreis in Gang, der nur noch schwer zu unterbrechen ist.

Daneben werden **psychische Faktoren** wie Stresserleben, Ängstlichkeit, Ärger und Depressivität als weitere Prädiktoren für einen gesteigerten Katecholaminspiegel und damit auch auf diesem Wege als Einflussfaktoren auf den Krankheitsverlauf gewertet. Für dieses Modell spricht u. a. die klinische Beobachtung, dass psychischer Stress beim CRPS – wie auch bei anderen Schmerzerkrankungen – eine Schmerzexazerbation bewirken kann. Mittlerweile liegen Befunde vor, nach denen CRPS-Patienten ein höheres Stresserleben und auch einen größeren Einfluss des emotionalen Arousals auf die wahrgenommene Schmerzintensität aufzeigen als Patienten mit anderen chronischen Schmerzerkrankungen. Gefunden wurde zudem ein bedeutsamer Zusammenhang zwischen Schmerzintensität und **Ängstlichkeit** sowie **Ärgererleben** (Übersicht bei Bruehl 2005).

Die wichtigste psychologische Komponente des Bruehlschen Störungsmodells stellt jedoch der schmerzbedingte Nichtgebrauch der erkrankten Extremität in Verbindung mit einem gesteigerten emotionalen Arousal dar.

Diese sollen wesentlich zur Exazerbation und Aufrechterhaltung der Schmerzen beitragen. Deshalb müsste nach Meinung dieser Arbeitsgruppe in der Versorgung von CRPS-Patienten den psychologischen, v. a. den behavioralen Interventionen zur Überwindung des Vermeidungsverhaltens eine zentrale Rolle zukommen.

Im Zusammenhang mit dem Nichtgebrauch der CRPS-erkrankten Extremität ist das zuvor bereits angeführte Neglect-like-Syndrom (▶ Abschn. 28.7.1.3) zu beachten. Bei diesem Phänomen wird die erkrankte Extremität von den Betroffenen als fremdartig, nicht zum Körper zugehörig empfunden. Gezielte Bewegungen sind meist nur unter Blickkontakt und hoher Konzentration möglich. Beklagt werden aber auch **unwillkürliche Bewegungen** der erkrankten Extremität.

Erstmalig wurde dieses Phänomen von Galer u. Jensen (1999) untersucht, die die Auffassung, dass die Neglect-like-Symptome nicht primär aufgrund der Immobilität entstehen, sondern ein **eigenständiges Phänomen** der Erkrankung darstellen. Zudem wiesen die Autoren nachdrücklich darauf hin, dass die von ihnen postalisch befragten Patienten von dieser Problematik in höchstem Maße irritiert waren und die dissoziativ anmutenden Symptome aus Scham ihren Behandlern gegenüber oft verschwiegen hatten.

In einer neueren Studie (Förderreuther et al. 2004) konnten bei Patienten mit CRPS an der oberen Extremität (n = 114) erneut Anhaltspunkte für eine gravierende Störung der Körperwahrnehmung aufgezeigt werden. Die betroffene Extremität als körperfremd zu erleben ging mit einer Störung des Fingererkennens einher und trat unabhängig von der betroffenen Körperseite auf. Außerdem konnten die Autoren anhand eines spezifischen Tests aufzeigen, dass diese Störung *nicht* dem eigentlichen neuropsychologischen Neglect-like-Syndrom entsprach.

In einer eigenen kontrollierten Untersuchung zu diesem Phänomen ließ sich an 123 CRPS-Patienten und 117 Kontrollpatienten (überwiegend mit Neuralgien und Arthrosen) zeigen, dass das Neglect-like-Phänomen auch bei anderen Schmerzerkrankungen zu beobachten ist. Allerdings war der Anteil der Patienten, die eine solche Symptomatik aufwiesen, im CRPS-Kollektiv deutlich höher und die Symptomatik war auch deutlich ausgeprägter als im Kontrollkollektiv (Frettlöh et al. 2006).

Neglect-like-Items in deutscher Übersetzung (Frettlöh et al. 2006)

- Wenn man seine Aufmerksamkeit nicht auf die erkrankte Hand* richtet, liegt sie wie leblos da.
- Die erkrankte Hand* fühlt sich an, als würde sie nicht mehr zu dem restlichen Körper gehören.
- Man muss genau auf die erkrankte Hand* schauen, damit sie sich so bewegt, wie man es will.
- Die erkrankte Hand* macht Bewegungen, die man gar nicht machen wollte.
- Die erkrankte Hand* fühlt sich wie abgestorben an.

* alternativ Fuß

Andere Studien lieferten weitere Hinweise für ein körperfremdes Erleben (Schwoebel et al. 2001, Moseley 2004, Lotze u. Moseley 2007). Die Befunde lassen die Schlussfolgerung zu, dass eine **Interdependenz zwischen Körperschema und der Schmerzwahrnehmung** besteht. Vermutlich ist die Integration der betroffenen Extremität in die mentale Repräsentation des Körpers bei Patienten mit CRPS gestört. Voraussetzung für ein intaktes Körperschema ist die Integration propriozeptiver und sensorischer Reize im somatosensorischen Kortex, wobei eine fehlerhafte Rückmeldung über die Stellung der Gelenke und Muskeln dazu führen kann, dass zielgerichtete Handlungen oft nur mühsam ausgeübt oder nur eingeschränkt wieder erlernt werden können.

Die dargestellten Störungen der Körperwahrnehmung und Körperansteuerung werden nicht nur als **Körperschemastörung**, sondern auch als Störung des **Körperbildes** betrachtet. Hinweise für eine gestörte Integration der Hand in das Körperbild finden sich bereits in einigen Studien. Zudem konnten Sumitani et al. (2007) bei Patienten mit CRPS eine Verschiebung der Körpermittellinie ausmachen, wobei aufgrund eines fehlenden Kontrollgruppendesigns offen bleibt, ob die veränderte Körperwahrnehmung spezifisch für eine CRPS-Erkrankung ist. So führte auch ein 3-wöchiger Nichtgebrauch der Hand (Tragen eines Gipses) zu ähnlichen kortikalen Reorganisationen, wie sie beim CRPS zu finden sind (Lissek et al. 2009).

> **Die Frage nach einer Beteiligung psychischer Faktoren beim CRPS ist noch nicht annähernd geklärt. Dies gilt für die Frage nach typischen psychischen Auffälligkeiten bei CRPS-Patienten und mehr noch für die Frage, ob psychische Auffälligkeiten als Ursache oder Folge des CRPS angesehen werden können.**

Die Modellannahme, dass beim CRPS nachhaltig **Störungen der zentralnervösen Reizweiterleitung und Reizverarbeitung** auftreten, wird durch die angeführten Befunde zur Neglect-like-Symptomatik unterstützt. Die Präsenz und Dauer dieser dissoziativ anmutenden Symptomatik imponiert im klinischen Alltag auch bei psychisch wenig vorbelasteten Patienten. Eine bewusste Hinwendung der Aufmerksamkeit auf die betroffene Extremität und ihre adäquate Beanspruchung ist aufgrund komplexer Vermeidungsreaktionen der Patienten nur schwer umsetzbar. Die Integration der betroffenen Extremität ins Körperschema geht vermutlich sukzessiv verloren, wird sozusagen verlernt, wodurch die Störungen der Sensomotorik und die kortikale Reorganisation weiter fortschreiten. Eine Unterstützung dieser Annahme findet sich in zahlreichen Studien mit bildgebenden Verfahren (Übersicht in Maihöfner u. Seifert 2010, Maihöfner et al. 2010).

28.7.7 Psychologische Diagnostik

Einhellige Empfehlungen für die psychologische Diagnostik beim CRPS gibt es bislang nicht. Aufgrund der oben angeführten Befunde bezüglich psychischer Prädiktoren und Risikofaktoren sowie aufgrund des Wissens aus anderen Schmerzbereichen erscheint die Erfassung der **Merkmalbereiche**

- Ärger,
- Ängstlichkeit (»trait«),
- Schmerzangst (»fear of pain«),
- schmerzbedingte Beeinträchtigung,
- Stressverarbeitung und
- Kausal- und Kontrollattributionen

vorrangig. Hierzu eignen sich standardisierte Tests, die es für den deutschsprachigen Raum zahlreich gibt (▶ Kap. 17).

Weitere Bestandteile der psychologischen Diagnostik sollten die Erfassung **psychischer Komorbiditäten** [v. a. Achse-1-Störungen des Klassifikationssystems der DSM (Diagnostic and Statistical Manual of Mental Disorders)] und die Erhebung von Reaktionen wichtiger **Bezugspersonen** im privaten und beruflichen Umfeld sein. Aus der umfassenden Testung lässt sich für jeden Patienten ein individuelles Risikoprofil ableiten, welches bei der psychotherapeutischen, medizinischen sowie physiotherapeutischen Therapieplanung und -durchführung berücksichtigt werden sollte. So ist z. B. bei hochängstlichen oder psychisch traumatisierten Patienten die Indikation für invasive Maßnahmen strenger zu stellen als bei diesbezüglich unbelasteten Patienten.

> **Generell ist darauf hinzuweisen, dass die psychometrischen Befunde dem Eindruck der Behandler oft nicht entsprechen.**

Diese Diskrepanz mag darauf zurückgehen, dass ein Großteil der CRPS-Patienten sehr darum bemüht ist, die körperlichen Symptome in den Behandlungsfokus zu stellen und die psychosozialen Beeinträchtigungen in den vorgelegten Tests eher zu bagatellisieren (DeGood et al. 1993). Da die CRPS-Erkrankung für viele Behandler und Patienten nach wie vor eine »unheimliche« Erkrankung mit unklarer Genese und nicht prognostizierbarem Verlauf darstellt, hegen CRPS-Patienten selbst nicht selten die Befürchtung, die Erkrankung sei Folge oder Ausdruck einer psychischen Störung oder könne von anderen als solche gesehen werden. Um diesem »Verdacht« entgegenzuwirken, negieren sie vielleicht mehr als andere Schmerzpatienten ihre psychischen Beeinträchtigungen und sozialen Probleme.

Patienten, bei denen bereits vor Ausbruch des CRPS eine **psychische Störung** vorlag, benötigen eine spezifische und intensive psychotherapeutische Versorgung, die über den unten beschriebenen Stufenplan hinausgeht. Deshalb muss der Abklärung von schmerzunabhängigen psychischen Komorbiditäten eine hohe Aufmerksamkeit beigemessen werden. In einer tertiären Versorgungseinrichtung wie der Bochumer Schmerzklinik, in der sich überwiegend stark chronifizierte Patienten einfinden, trifft dies auf fast ein Drittel der CRPS-Klientel zu. Hier findet sich neben Angst- oder depressiven Störungen auffällig häufig eine **posttraumatische Belastungsstörung (PTBS)** in der Vorgeschichte.

Die Bedeutung dieser komorbiden Störung für das Schmerzsyndrom und den Behandlungsverlauf soll am Beispiel eines CRPS-Patienten verdeutlicht werden.

Fallbeispiel 3: Herr X., 42 Jahre, verheiratet, 4 Kinder, Beruf: Zimmermeister

- 8/2000 Arbeitsunfall: Sturz aus 1,5 m Höhe; Unfallfolge: Schultergelenkluxation mit Armplexusläsion (links)
- Überweisungsdiagnose CRPS I
- ambulante Standardtherapie nur begrenzt durchführbar: verweigert Ruhigstellung, MRT-Untersuchung, Blockaden, außerdem schlechte Medikamentencompliance u. a.
- Ehefrau berichtet über seine früheren körperlichen Angriffe gegen ärztliche Vorbehandler bei Routinemaßnahmen
- Therapieresistenz über 4 Wochen
- stationäre Aufnahme
- Wiederkehrende krisenhafte Zuspitzung auf Station:
  - Hypervigilanz bei Landungen des Rettungshubschraubers auf dem Klinikdach
  - fehlende Affekt-/Impulskontrolle gegenüber Personal und Mitpatienten
  - aggressives, forderndes, appellatives Auftreten
- psychologische Exploration:
  - wurde als Fremdenlegionär im Algerienkrieg verletzt
  - überlebte Granatenexplosion mit Verschüttung
  - wurde auf Kufen eines Hubschraubers gebunden und im Kugelhagel aus dem Kriegsgebiet geflogen
  - litt längere Zeit an einer nicht diagnostizierten PTBS
  - später nur noch Restsymptome einer PTBS (z. B. phobische Reaktionen in Situationen mit fehlender Kontrollmöglichkeit)
- Konsequenzen für die weitere Behandlung:
  - Akzeptanz des auffälligen Patientenverhaltens bei Pflege und Behandlern
  - Psychotherapie der reaktivierten PTBS
  - nach 30 Sitzungen Wiederaufnahme der CRPS-Standardtherapie bei maximaler Selbststeuerung durch den Patienten (z. B. in der Krankengymnastik, Ergotherapie und v. a. bei invasiven Maßnahmen)

> **Exzessive Erfahrungen von Kontrollverlust, Hilflosigkeit und Angst, die durch das CRPS selbst, aber auch durch bestimmte medizinische und physiotherapeutische Interventionen ausgelöst werden können, führen bei PTBS-Patienten möglicherweise dazu, dass verlernte (inaktive) Reiz-Reaktions-Verbindungen bzw. traumaspezifische kognitive und emotionale Schemata reaktiviert werden.**

In diesem Kontext ist es durchaus denkbar, dass sich durch die PTBS eine **prinzipielle Stressvulnerabilität** ausbildet und dem CRPS die Bedeutung eines retraumatisierenden Ereignisses zukommt. So zeigten Patienten mit einer relativ gut kompensierten, oft Jahre zurückliegenden PTBS im Kontext der CRPS-Erkrankung ein Wiederaufleben ihrer früheren PTBS-Symptome.

Ohne Behandlung der psychischen Komorbidität verläuft eine CRPS-Therapie bei dieser Subgruppe meist frustran. Infolgedessen ist die psychologische Diagnostik und ggf. Therapie bei ersten Anzeichen einer psychischen Störung (Komorbidität) ein unverzichtbarer Bestandteil des Behandlungskonzepts und sollte v. a. invasiven Maßnahmen in jedem Fall vorangestellt werden.

28.7.8 Interdisziplinäre Therapie

> **Bei der Behandlung des CRPS ist ein interdisziplinäres Vorgehen unverzichtbar. Die medizinische Schmerztherapie ist dabei lediglich**

***eine* und in weiten Phasen nicht einmal die wichtigste Komponente des Therapiekonzepts.**

In der Regel ist der Bedarf an **medizinischer Schmerztherapie** zu Beginn unverzichtbar, aber im Laufe der Therapie zunehmend rückläufig. Prinzipiell gilt die Maxime, dass medikamentöse und interventionelle Verfahren nur dann indiziert sind, wenn sie nachweislich zur Verbesserung der aktiven ergotherapeutischen und krankengymnastischen Anwendungen und Übungen beitragen. Einzelheiten zu den aufgeführten Verfahren sind in den einschlägigen schmerztherapeutischen Lehrbüchern nachzulesen (Wilson et al. 2005, Diener u. Maier 2009).

Eine wichtige, in der Vergangenheit oftmals unterschätzte Komponente sind die **ergo-, physiotherapeutischen und physikalischen Maßnahmen**. Die schmerztherapeutische Versorgung von CRPS-Patienten schließt als 3. wesentliche Komponente die psychologische Therapie mit ein, die von allgemeinen Maßnahmen zur Stabilisierung bis hin zu einer Langzeittherapie reichen kann.

Art und Intensität der jeweiligen therapeutischen Maßnahmen hängen vom Schweregrad der CRPS-Erkrankung und der jeweils vorherrschende Symptomatik ab.

Die wichtigste Regel in der CRPS-Behandlung lautet: Jede Maßnahme ist kontraindiziert, die zu einer Zunahme der Schmerzen oder des Ödems und zu einer Verstärkung schon vorhandener Gefühle von Kontroll- und Hilflosigkeit führt.

Besondere Vorsicht sollte bei der Indikation invasiver medizinischer Interventionen walten – wie Blockaden oder Sympathektomien. Bei Patienten mit bestimmten psychischen Komorbiditäten sind diese (insbesondere zu einem frühen Zeitpunkt der Behandlung) eher kontraindiziert. Gleiches gilt auch für die Physiotherapie, die bei zu frühem Einsetzen von Bewegungs- und Kraftübungen zu einer Syndromverschlechterung führen kann.

Solange der Patient aufgrund fehlender Informationen über die Erkrankung und Behandlung oder aufgrund einer psychischen Komorbidität kein Vertrauen und keine Akzeptanz gegenüber den geplanten Maßnahmen aufbringen kann, besteht immer die Gefahr, dass diese scheitern oder vom Patienten kategorisch abgelehnt werden. In diesen Fällen sind **psychologische Maßnahmen zur Complianceförderung** sowie die **Behandlung der bestehenden psychischen Störung** unverzichtbar (▶ Abschn. 28.7.7). Daher sollte während der gesamten Behandlung ein enger Kontakt zwischen dem behandelnden Arzt, dem Psychologen und dem Physiotherapeuten sichergestellt sein.

Die CRPS-Erkrankung und ihre Therapie erfordern von den Betroffenen, aber auch von den Behandlern, ein großes Maß an Geduld und Langmut. Fortschritte sind meist nur sehr langsam und mit viel Ausdauer zu erzielen.

Es sollte frühzeitig eine **realistische Ziel- und Zeitplanung** erfolgen, damit der Patient die mäßigen Therapiefortschritte und damit die Langwierigkeit der Behandlung nicht als persönliches Scheitern oder Verschulden interpretiert. Die generellen **Ziele der CRPS-Behandlung** lassen sich wie folgt zusammenfassen:
- Schmerzlinderung und Ödemrückgang
- kognitive und affektive Stabilisierung
- Wiederherstellung einer adäquaten Wahrnehmung der erkrankten Extremität
- Wiederherstellung der willentlichen motorischen Kontrolle
- Wiederherstellung der Funktion der betroffenen Extremität
- berufliche und private Reintegration

Zur Erreichung dieser Ziele wird folgendes **Stufenschema** vorgeschlagen, das in der Regel mindestens 6 Behandlungsmonate in Anspruch nimmt (◘ Tab. 28.3). Eine ausführlichere Beschreibung dieses interdisziplinären Ansatzes ist bei Maier et al. (2009) zu finden.

Die Therapie darf nicht »weh tun«. Führt eine Therapiemaßnahme zur Symptomverstärkung, muss diese Maßnahme vorerst aufgegeben werden. Eine zu rasche Intensivierung der Therapie ist ebenso gefährlich wie das Hinauszögern adäquater Therapiemaßnahmen. Die Behandlung sollte in jeder Stufe multiprofessionell durchgeführt werden. Ein intensiver Austausch zwischen den Behandlern ist unumgänglich. Bei Behandlungsfehlern, psychischen oder erneuten körperlichen Traumata kann ein Rückschritt in eine vorherige Stufe eintreten.

Fallbeispiel 2 – Teil 2: Fortsetzung der Tagebuchauszüge einer Patientin mit CRPS
- 07.02.: Nun bin ich also auf der Schmerzstation. … Ich lerne, mein Schmerztagebuch zu führen und mich in den Tagesablauf der Station zu fügen.
- 10.02.: Heute habe ich die erste GLOA (ganglionäre lokale Opioidanalgesie) bekommen. Meine

Tab. 28.3 Multimodale Stufentherapie des CRPS

Stufenplan	Behandlungsziel	Medizinische Therapie	Ergo- und Physiotherapie	Psychotherapie
Stufe I	Reduktion von Ruheschmerz und Ödem, psychische Stabilisierung	*Medikation:* Analgetika (WHO-Stufen I–II), trizyklische Antidepressiva, Antikonvulsiva und optional Opioide; *invasive Verfahren:* GLOA, Grenzstrangblockaden mit Lokalanästhetika (selten SCS)	Hochlagerung, Immobilisation, Lagerungsschiene, Lymphdrainage, evtl. Kühlung; *Physiotherapie:* nur kontralateral oder an anderen Körperregionen (Becken, Wirbelsäule), ipsilateral nur an schmerzfreien, d. h. rumpfnahen Gelenken beginnend; *Ergotherapie:* keine	Psychodiagnostik, Edukation, stützende Maßnahmen, ggf. Krisenintervention; ggf. Anbehandlung der komorbiden Störung(en)
Stufe II	Wiederherstellung bzw. Verbesserung der Sensorik, Bewegung und Belastbarkeit	*Medikation:* Kortikoide, Analgetika ausschleichen; *invasive Verfahren:* nur bei positiver Auswirkung auf Bewegungstraining (dann wie unter Stufe I)	Dynamische Funktionsschienen, aufsteigende Bäder; *Physiotherapie:* Übergang zu aktiven, ipsilateralen Interventionen; *Ergotherapie:* sensomotorisch-perzeptives Training; reziproke, später widerstandsarme Bewegungsübungen	Entspannungs- und Körperwahrnehmungstraining, Stressbewältigung, Problemlösetraining, kognitive Verfahren, In-vivo-Übungen (gedachte Bewegungen)
Stufe III	Funktionstraining und psychosoziale Reintegration	*Medikation:* in der Regel keine, nur vorübergehend für kurze Zeit bei besonderen Belastungen; *invasive Verfahren:* keine	*Physiotherapie:* Bewegungs- und Kraftübungen; *Ergotherapie:* Übungen gegen starken Widerstand und in fein- und alltagsmotorischen Fertigkeiten (neurorehabilitatives Training)	Zielanalyse, Aktivitätentraining, Verhaltenserprobung, operante und kognitive Verfahren; *im Einzelfall:* Behandlung der komorbiden Störung(en)

GLOA Ganglionäre lokale Opioidanalgesie, *SCS* Spinal-Cord-Stimulation

Angst war wirklich unbegründet. Frau Dr. X. hat mir gut erklärt, wie ich meinen Kopf halten soll und dass ich während der Injektion nicht schlucken darf. Ich habe ihr voll vertraut, und sie hat es sehr gut gemacht! Der Einstich und das Injizieren sind kaum schmerzhaft. Und tatsächlich gehen die Schmerzen danach für einige Stunden zurück – ich sehe Licht am Ende des Tunnels!

- 18.02.: GLOA Nr. 3: Schmerzstärke geht von 3 auf 1–2 zurück, um nach knapp 3 h den Ausgangswert wieder zu erreichen. Gespräch mit der Schmerzpsychologin: Ich begreife auch dies als eine Chance zur Förderung des Heilungsprozesses, indem ich Belastendes bewusst machen, aussprechen und evtl. andere Sichtweisen als meine bisherige einnehmen kann.
- 20.02.: Beginn mit Krankengymnastik für die linke Hand und den linken Arm sowie für die rechte Schulter. Ein Merkspruch der Psychologin: »Zwei Schilder müssen Sudeckpatienten vor sich hertragen: ‚Kein Schmerz!' und ‚Ich muss *Nein* sagen lernen!'«
- 17.03.: … Ich bekomme ein Schälchen mit rohen Reiskörnern zum Üben für die rechte Hand. Vorerst kann ich nicht viel mehr, als darin herumrühren. Aber dieser Reis ist ein sichtbares Zeichen, dass es vorangeht mit der Heilung. Damit rückt auch die Aussicht näher, nach Hause entlassen zu werden. Denn ich muss zugeben, allmählich spüre ich doch Ungeduld in dieser Hinsicht! …
- 11.03.: … Gespräch mit meiner Psychologin: Wir sprechen über Hilfen zur Schmerzbewältigung und über »sekundären Krankheitsgewinn« …
- 20.03.: … Die Krankengymnastin fängt mit Übungen für die Fingergelenke an und zeigt mir noch viele weitere Übungen für zu Hause. Zu dem Reis gesellt sich ein Schälchen mit Erbsen. Draußen entdecke ich schon blühende Himmelsschlüssel.
- 25.03.: Mir wird in mühevoller Arbeit im Gipsraum eine Übungsschiene angefertigt, auch die Dauer-

schiene wird meiner inzwischen weiter verbesserten Handhaltung angepasst. Und ich bekomme einen Spreizkeil, um die Abduktion und Opposition des Daumens trainieren zu können.

- 26.03.: Entlassung nach Hause! Der Abschied von der Station fällt mir nicht schwer, aber ich empfinde große Dankbarkeit gegenüber allen, die sich hier um mich gekümmert und mir geholfen haben, die bestimmt schwierigste Phase der Sudeck-Erkrankung zu überwinden!
- 01.04.: Erste Behandlung bei »meiner« neuen Krankengymnastin … Das ist mir wichtig, dass es zu Hause sofort losgeht mit der Krankengymnastik … Schon nach der ersten Behandlung habe ich den Eindruck, dass Frau X. ihre Sache sehr gut macht, mit großem Engagement, aber auch mit Fingerspitzengefühl. Sie geht gut auf mich ein, bittet mehrfach um Rückmeldung, wie es mir bei den einzelnen Übungen geht.
- 02.04.: Schmerzstärke 1–2, aber leider ist die Hand wieder angeschwollen – Folge der ersten krankengymnastischen Behandlung? Oder habe ich selbst zu viel geübt?
- 03.04.: Wiedervorstellung in der Schmerzambulanz, wo man eigentlich ganz zufrieden mit mir ist …, wo ich aber auch »zurückgepfiffen« werde: Ich sei viel zu forsch mit dem Üben gewesen, hätte die neuen Knoten in den Gummibändern der Übungsschiene in viel kleinerem Abstand von den ersten Knoten machen sollen! Nun habe ich den Salat, d. h. die erneute Schwellung – ich bin ganz geknickt und gelobe mir, demnächst vorsichtiger zu sein, um derartige Rückschläge zu vermeiden.
- 17.06.: Ich probiere, ob Radfahren schon wieder geht. Vor etwa 1 Woche war es noch zu früh: Ich konnte mich noch nicht genügend abstützen. Heute mache ich dankbar die Erfahrung, dass es geht – für mich ein ganz wichtiger Fortschritt! Aber ich warne mich selbst davor, übermütig zu werden!
- 21.06.: Ich kann wieder mit der rechten Hand schreiben! Noch ist es mühsam, aber mit der Verdickung kann ich den Stift gut halten. Die Finger 4 und 5 kann ich so weit beugen, dass sie beim Schreiben nicht im Weg sind.
- 22.06.: Ich bin das erste Mal wieder Auto gefahren, eine ganz kurze Strecke nur. In den Rückwärtsgang zu schalten, das schaffe ich nur unter Schmerzen. Das Verstellen der Rückenlehne durch Drehen des Handrades war sehr schmerzhaft …
- 30.09.: Mein jetziger Zustand: Faustmachen gelingt noch nicht perfekt, aber schon ganz passabel. Abduktion und Opposition des Daumens gelingen gut, kaum noch eingeschränkt. Beugung in den beiden Daumengelenken noch mangelhaft, daher kann ich den Daumen (noch) nicht in der Faust verstecken. Aber ich habe wieder Kraft in der Hand, kaum Schmerzen und bin in meinem täglichen Leben nicht mehr sehr eingeschränkt. Darüber bin ich sehr froh und dankbar.

28.7.9 Psychotherapeutische Interventionen

Die in diesem Behandlungskonzept angeführten psychotherapeutischen Interventionen basieren auf langjährigen klinischen Erfahrungen. Leitlinien und Evaluationsstudien zur Wirksamkeit psychotherapeutischer Interventionen bei CRPS-Patienten liegen bislang nur unzureichend vor (Bruehl u. Chung 2006).

Stufe I

Die **psychotherapeutischen Interventionen der Stufe I** zielen zunächst darauf ab, die Patienten über ihre Erkrankung und die verschiedenen Behandlungsoptionen gründlich aufzuklären. Viele CRPS-Patienten informieren sich im Internet oder anderswo über die Krankheit und erhalten dabei nicht selten extrem beängstigende und auch falsche Informationen. Die Krankheit ist zunächst wenig »begreifbar«. Nicht nur die Patienten, sondern auch das soziale Umfeld stellen sich die Frage, warum sog. Bagatellverletzungen zu so gravierenden Folgen führen können.

Gleichzeitig nehmen Patienten **Wesensveränderungen** an sich wahr, wie z. B. Affektlabilität, fehlende Impulskontrolle, aber auch depressive und panikartige Reaktionen, von denen sie selbst und die Angehörigen sehr irritiert sind. Es gibt auch CRPS-Patienten, die »auffällig unauffällig« reagieren, d. h. zur Bagatellisierung oder Negierung ihrer Erkrankung neigen. Aus beiden Reaktionsformen resultiert eine **dysfunktionale Umgangsweise mit der Krankheit**, die entweder in übertriebene Schonung oder in anhaltende Überbeanspruchung der erkrankten Extremität münden kann.

Patientenorientierte Aufklärung über das Krankheitsbild, über die Therapie und deren Wirkmechanismen bildet in der ersten Behandlungsphase eine wichtige Grundlage für die notwendige **Compliance** und tragen zudem wesentlich zur **Beruhigung** der Patienten bei.

Des Weiteren gilt es, die bereits beschriebenen stark affektiv überlagerten Reaktionen auf die plötzlich entstandenen **körperlichen und psychischen**

Beeinträchtigungen aufzufangen. Insbesondere Patienten mit CRPS an der Hand sind von einem Tag zum anderen in fast allen Verrichtungen des täglichen Lebens eingeschränkt. Dies betrifft nicht nur berufliche und soziale Aktivitäten, sondern auch alltägliche Verrichtungen, wie z. B. Waschen, Anziehen, Essen und Autofahren. Entsprechend einschneidend ist die Erkrankung für die Lebensführung und das Selbstwertgefühl der Betroffenen.

Gleichzeitig müssen diese Patienten oftmals in ihrem sozialen Umfeld erfahren, dass ihnen weitaus weniger Verständnis für ihre Behinderung entgegengebracht wird als Menschen, die z. B. infolge eines Unfalls oder einer anderen Erkrankung ihren Arm verloren haben. Die emotionalen Reaktionen auf die CRPS-Erkrankung können von Scham bis zu maßloser Enttäuschung sowie Ärger reichen und gehen fast immer mit sozialem Rückzug einher. Neben **Techniken der Krisenintervention** haben sich zur psychischen Stabilisierung v. a. Entspannungsübungen, Phantasiereisen sowie die Fokussierung und Reaktivierung angenehmer, nicht extremitätenorientierter Aktivitäten bewährt.

Oberste Ziele in Stufe I sind die Reduktion des Ruheschmerzes, der Rückgang des Ödems sowie die psychische Stabilisierung des Patienten. Folgende Interventionen werden empfohlen:

- **Adäquate Medikation (im Einzelfall auch durch invasive Methoden)**
- **Hochlagerung der betroffenen Extremität und Tragen einer Lagerungsschiene**
- **Edukation**
- **Krisenintervention sowie stützende Maßnahmen**

Stufe II

Die ersten **psychotherapeutischen Interventionen in der Stufe II** zielen darauf ab, den Wechsel von Schonung und Ruhe (in Stufe I) hin zu einem wohldosierten Training von Bewegung und Belastung (in Stufe II) vorzubereiten. Das Behandlungsrational ist dem Patienten in verständlicher und ausreichender Weise zu erklären.

Damit es unter dem ergo- und physiotherapeutischen Belastungstraining nicht zu unerwünschten Effekten kommt (Überbelastung oder übermäßige Schonung), sollten dem Patienten Techniken vermittelt werden, die zur Selbstwahrnehmung der körperlichen Belastbarkeit anregen und zur **Regulation einer angemessenen körperlichen Ent- und Belastung** beitragen. Hier haben sich im klinischen Alltag neben Entspannungs- und Biofeedbackverfahren v. a. Verhaltensübungen auf der Basis von Verhaltensanalysen sowie kognitive Interventionen zur Überwindung von Bewegungsangst bewährt. Imaginative Übungen, in denen eine bevorstehende Reizexposition zunächst in sensu trainiert wird (z. B. gedachte Bewegungen), können angstfrei auf die physiotherapeutischen Maßnahmen vorbereiten. Auch die Auswahl emotional positiv besetzter Materialien für die ergotherapeutische Desensibilisierung kann eine wichtige Vorbereitung für das In-vivo-Training sein.

Ergotherapeutische Desensibilisierung
Dieser Begriff steht in der Physiotherapie für Konditionierungsmaßnahmen zur Desensibilisierung der meist allodynen Hand. Hierzu erhalten die CRPS-Patienten Materialien (weiche Pinsel, Watte, später Erbsen, Sand, Raps etc.), mit denen sie die betroffene Extremität mehrmals täglich für kurze Zeit stimulieren sollen. Ziel ist es, die erkrankte Körperregion wieder an alltägliche Berührungsreize zu gewöhnen. Die Stimulation verhilft zur Bahnung einer sich »normalisierenden« Wahrnehmung von somatosensorischen Reizen.

Auch TENS kann zur Unterstützung der Desensibilisierung hilfreich sein, obwohl dieses Verfahren eine eher passive Maßnahme ist.

Die psychotherapeutischen Interventionen zielen auch darauf ab, **psychische Belastungsfaktoren** zu identifizieren und dem Patienten adäquate **Bewältigungsstrategien** (z. B. Stressbewältigung, Problemlösestrategien, soziales Kompetenztraining) zu vermitteln. Es sei noch einmal darauf hingewiesen, dass die höchst irritierenden Neglect-like-Symptome sowie die Beobachtung der unmittelbaren Schmerzverstärkung unter psychischem Stress bei vielen Patienten die Befürchtung hervorrufen, das CRPS sei vielleicht doch Folge einer psychischen Störung. Dieser Befürchtung gilt es in der psychotherapeutischen Behandlung entgegenzuwirken.

Die Ziele in Stufe II sind Wiederherstellung der Belastbarkeit und Beweglichkeit, Förderung der Körperwahrnehmung sowie Analyse und Modifikation psychischer Belastungsfaktoren. Folgende Interventionen werden empfohlen:

- **Adjuvante Medikation**
- **physiotherapeutische Maßnahmen wie Traktionsbehandlungen, Bewegungsübungen und Desensibilisierungstraining**
- **psychotherapeutische Maßnahmen wie Entspannungs- und andere Techniken zur Körperwahrnehmung, Stressbewältigungs- und Problemlösetraining sowie kognitive Verfahren**

Stufe III

Die **psychotherapeutische Behandlung** unterstützt den Patienten in **der Stufe III** darin, Geduld und Ausdauer aufzubringen, Phasen der Stagnation und Resignation zu bewältigen und die Aufmerksamkeit immer wieder auf (kleine) Fortschritte zu lenken. Eine weitere Aufgabe besteht darin, für und mit dem Patienten **realistische Pläne zur beruflichen und privaten Rehabilitation** zu erarbeiten. Das Ziel kann darin bestehen, frühere körperliche, soziale und berufliche Aktivitäten allmählich wieder aufzunehmen.

In den meisten Fällen sind jedoch aufgrund **bleibender Bewegungseinschränkung und Restschmerzen** angemessene Alternativen zu früheren Aktivitäten zu erarbeiten, die in bewältigbaren Teilschritten erprobt und verstärkt werden müssen. Wenn Patienten ihre beruflichen und privaten Verpflichtungen und Aktivitäten nur noch partiell oder gar nicht mehr ausüben können, sind damit oft gravierende Veränderungen der früheren Rollenfunktionen verbunden.

> **Die Ziele in Stufe III sind Wiederherstellung der Funktionsfähigkeit der erkrankten Extremität sowie psychosoziale Reintegration. Folgende Interventionen werden empfohlen:**
> - **Adjuvante Medikation**
> - **physiotherapeutische Maßnahmen, die Beweglichkeit, Kraft sowie fein- und alltagsmotorische Fertigkeiten fördern**
> - **psychotherapeutische Maßnahmen, die eine Wiedereingliederung in Beruf, Haushalt und soziales Umfeld anzielen**

Therapiehindernisse

Eine besondere Herausforderung stellen die Patienten dar, bei denen **unbewältigte private und/oder berufliche Probleme** eine Besserung des CRPS verzögern oder gänzlich verhindern. So kann z. B. das Schmerzverhalten und -erleben von hoher inter- und intrapersoneller Bedeutung sein, um vor sich selbst und anderen z. B. das Nichterreichen wichtiger Lebenspläne, aber auch Interaktionsprobleme oder die Erlangung einer vorgezogenen Rente zu rechtfertigen. Ein solcher Zielkonflikt (Wahrung des Selbstbildes vs. Rückgang der körperlichen Symptome) ist für Patienten eigenständig, d. h. ohne professionelle Unterstützung, meist nicht lösbar. Dies gilt für CRPS-Patienten in gleichem Maße wie für andere Schmerzpatienten.

Bei bestehendem **Rentenanliegen** scheitern oftmals Behandlungsbemühungen, wenn der Patient keine ausreichende Änderungsmotivation aufbringt oder die sozialen wie gesellschaftlichen Bedingungen eine prinzipielle Lösung dieses Zielkonflikts nicht ermöglichen (▶ Kap. 29).

28.7.10 Weiterentwicklung psychotherapeutischer Interventionen

Insbesondere durch die bildgebenden Verfahren (fMRT) haben sich in den letzten Jahren neue Einblicke in die fehlgesteuerten Verarbeitungsprozesse bei neuropathischen Schmerzsyndromen ergeben. So konnte gezeigt werden, dass Patienten mit CRPS **kortikale Veränderungen** im sensomotorischen Kortex aufweisen, die in direktem Zusammenhang mit dem Ausmaß der Schmerzintensität stehen. Diese Änderungen sind als Korrelat einer Körperschemastörung zu verstehen.

Daneben gibt es die oben angeführte **Neglect-like-Symptomatik**, die u. U. beim CRPS nicht nur ein nachfolgendes Problem der Immobilität darstellt, sondern auch an der Entstehung der sensorischen und motorischen Defizite beteiligt ist. Die Immobilität würde sich somit nicht nur aufgrund des Schmerzes und der Gelenkerkrankung entwickeln, sondern aus der gestörten, auf Vermeidung ausgerichteten Körperwahrnehmung resultieren. Das oft sehr befremdliche äußere Erscheinungsbild der betroffenen Extremität wirkt auf viele CRPS-Patienten höchst verunsichernd, beängstigend und gelegentlich sogar abstoßend. Üblicherweise wird auf Angst, Abscheu und nicht zuletzt auf Schmerz mit **Vermeidung** reagiert. Die Folge ist, dass das zentrale Nervensystem, v. a. die somatosensorischen Areale des Kortex, nur noch eingeschränkte Informationen über taktile Reize, über die Stellung der Hand im Raum, über motorische und sensorische Abläufe etc. erhalten. Vermutlich geht u. a. auch auf diese Weise die Zugehörigkeit der Hand zum restlichen Körper sowie die Integration ins Körperbild verloren.

Vor dem Hintergrund einer angenommenen Körperschema- und Körperbildstörung (▶ Abschn. 28.7.6) haben neuerdings Imaginationstechniken in Form von **gedachten Bewegungsabläufen** eine größere Bedeutung bei der Behandlung neuropathischer

Schmerzstörungen erhalten. Hier werden in entspanntem Kontext *imaginierte* Bewegungen mit der erkrankten Extremität eingeübt. Ziel ist eine Re-Reorganisation (Wiederherstellung der kortikalen Organisation) sowie eine graduierte Exposition als Vorbereitung auf nachfolgende Realbewegungen, wie sie in der Ergo- und Physiotherapie trainiert werden. Klinisch bewährt hat sich dabei, die gedachte Bewegung in einen für den Patienten persönlich relevanten und emotional positiv besetzten Kontext zu bringen.

Fallbeispiel 4: 32-jähriger Patient, Vater einer 5-jährigen Tochter

Herr B. imaginierte folgende Situation und die damit verbundenen Bewegungsabläufe:

Situation: Bei einem mehrtägigen Ferienaufenthalt auf einem Bauernhof steht er mit seiner 5-jährigen Tochter unter einem Kirschbaum. Dieser trägt viele reife Früchte, was die kleine Tochter dazu veranlasst, den Vater zu bitten, ihr einige dieser verlockenden Früchte zu pflücken.

Instruktion: Der Patient wird nun ganz detailliert dazu angeleitet, sich mit geschlossenen Augen diese Situation vorzustellen und mit der *erkrankten Hand* nacheinander mehrere Kirschen zu pflücken, diese an seine Tochter weiterzureichen, um dann den Arm erneut zu heben und zu einer weiteren Frucht zu greifen. Wichtig dabei ist, dass die gedachten Bewegung in viele Teilbewegungen unterteilt und schrittweise ausgeführt wird. Dabei soll der Patient sich auch an taktile Reize erinnern (wie z. B. die kühle und glatte Oberfläche der Kirsche). Der Therapeut sollte bei den ersten Übungsdurchgängen die einzelnen Bewegungsschritte möglichst selbst mit ausführen, um seine Instruktionen konkret und gezielt formulieren zu können.

Das Training zur **Hand-** bzw. **Lateralisationserkennung** ist weniger bekannt und bislang wissenschaftlich kaum untersucht (Schwoebel et al. 2001, Moseley 2004). Bei diesem Vorgehen werden den Patienten auf einem Computerbildschirm Abbildungen von linken und rechten Händen in vielen verschiedenen Positionen präsentiert. Trainiert wird, diese Bilder möglichst schnell als linke oder rechte Hand zu identifizieren. Aus der eigenen Abteilung liegen ganz neue Befunde vor, welche zeigen, dass CRPS- und auch Phantomschmerzpatienten im Vergleich zu gesunden Probanden vor einer Trainingsphase signifikant schlechtere Leistungen bei der Erkennung der Handlateralisation aufweisen (Veröffentlichung in Vorbereitung).

Eine weitere Option ist die sog. **Spiegeltherapie**, die bei Patienten mit neuropathischen Schmerzen erfolgreich zur Anwendung gebracht wird (► Abschn. 28.6.2). Auch bei Patienten mit CRPS konnte mit Spiegeltherapie in Verbindung mit gedachten Bewegungen und Handerkennungstraining schon nach wenigen Übungssitzungen eine klinisch relevante Schmerzreduktion erzielt werden (Moseley 2005, Bultitude u. Rafal 2010).

Da Patienten initial beim Anblick ihrer »verlorenen« Extremität im Spiegel nicht selten emotional heftig reagieren, kommt den Psychotherapeuten bei diesem Verfahren v. a. die Aufgabe zu, den Patienten gut auf diese Konfrontation vorzubereiten. Weitere Interventionen zur Unterstützung des sensomotorisch-perzeptiven Trainings sind im nachfolgenden Überblick aufgeführt.

Psychotherapeutische Interventionen, die zur Normalisierung des gestörten Körperschemas/-bildes beitragen können

- Identifikation und Modifizierung von Vermeidungsverhalten und Entfremdungsgefühl
- Edukation, v. a. über Folgen von »Distanzierung« oder »Vernachlässigung« der erkrankten Extremität
- kognitive und emotionale Auseinandersetzung mit Verlusterleben
- graduierte Konfrontation, u. a. Anleitung zu Imaginationen von Bewegungen mit persönlich relevantem Kontext, Spiegeltherapie, Handlateralisation
- Anleitung zur körperlichen Selbstfürsorge, insbesondere bei Neglect-like-Symptomatik (erkrankte Extremität nicht pflegen, nicht ansehen, als »das Ding« bezeichnen)

Die angeführten Interventionen sind auch im Gruppensetting gut zu vermitteln, zumal die Patienten von ihren Mitpatienten erfahren können, dass diese ähnlich befremdliche Empfindungen bezüglich der erkrankten Extremität wahrnehmen. Die entlastende Wirkung dieser gemeinschaftlichen Erfahrung und der Austausch darüber ist nicht zu unterschätzen (► Kap. 29.7).

Die weitere Untersuchung von Faktoren einer Körperschema- und Körperbildstörung beim CRPS sowie von deren Zusammenhang ist nicht nur für das Verständnis der Pathophysiologie bedeutsam, sondern wird auch neue Therapieoptionen zur Behandlung dieses prognostisch ungünstigen Krankheitsbildes eröffnen.

28.8 Zusammenfassung

Das CRPS ist ein seltenes, aber schwerwiegendes und hochkomplexes Störungsbild, dessen **Epidemiologie und Ätiologie** noch nicht hinreichend geklärt ist. Dennoch lassen sich aus den bisherigen Befunden und insbesondere aus den klinischen Beobachtungen und Erfahrungen spezifische **Empfehlungen für die Behandlung** ableiten: Die Therapie des CRPS erfordert einen differenzierten und koordinierten Einsatz verschiedener medizinischer, psychologischer und physiotherapeutischer Methoden und eine enge Abstimmung zwischen den Fachdisziplinen.

Eine grundsätzlich richtige Therapie kann symptomverschlimmernd wirken, wenn sie zum falschen Zeitpunkt einsetzt. Eine zu frühe Maßnahme ist ebenso schädlich wie eine späte oder gänzlich unterlassene Therapieoption. Die Mehrzahl frustraner Behandlungsverläufe ist auf eine nicht praktizierte oder nur unzureichende Kooperation zwischen Arzt, Psychologe und Physiotherapeut zurückzuführen. Insofern handelt es sich beim CRPS um ein Krankheitsbild, bei dem sich die Qualität einer **interdisziplinären Kooperation** beweisen muss.

Den Ausführungen im **Behandlungs-Stufenplan** ist zu entnehmen, dass medizinische Maßnahmen bei konsequenter Durchführung der Behandlung zunehmend unwichtiger werden, während die neurorehabilitativen und funktionellen Maßnahmen sowie die psychotherapeutischen Interventionen immer mehr in den Vordergrund rücken. Dieses Vorgehen wird bislang nur in solchen Einrichtungen umgesetzt, die sich auf die Diagnostik und Therapie des komplexen regionalen Schmerzsyndroms spezialisiert haben. Folglich werden niedergelassene Psychotherapeuten bzw. psychologische Schmerztherapeuten bislang vermutlich nur selten CRPS-Patienten zu ihrer Klientel zählen können, da vielen Kollegen das Störungsbild nicht hinreichend bekannt ist und die Patienten bestenfalls auf physiotherapeutische Maßnahmen aufmerksam gemacht werden.

Es sei noch einmal nachdrücklich darauf hingewiesen, dass das vorgestellte **interdisziplinäre Behandlungsprogramm** kognitiv-behaviorale Therapieelemente beinhaltet, deren Wirksamkeit bei CRPS-Patienten bislang wissenschaftlich noch nicht evaluiert ist. Ob sich die beschriebenen psychotherapeutischen Maßnahmen auch bei fundierterem Wissen über Ätiologie und aufrechterhaltende Faktoren beim CRPS durchsetzen können, wird die Zukunft zeigen. Die psychologische Schmerzforschung kann und sollte auf dem Gebiet der neuropathischen Schmerzstörungen (inkl. CRPS) noch viel zur Aufklärung möglicher Risikofaktoren und zur Therapieoptimierung beitragen. Phänomene wie das Neglect-like-Syndrom, Körperbild- und Körperschemastörungen, die Tendenz zur Dissimulation oder die Prävalenz und Relevanz bestimmter psychischer Komorbiditäten stellen dabei nur einige von vielen Forschungsanliegen dar.

Die **Spiegeltherapie** ist eine dieser wenigen syndromspezifischen Interventionen, die bei Patienten mit neuropathischen Schmerzen, insbesondere bei Phantomschmerz, erfolgreich zur Anwendung gebracht wird (▶ Abschn. 28.6). Die Methode wird heute überwiegend von Ergotherapeuten, früher wurde sie aber auch von Psychotherapeuten angeboten. Das Verfahren zielt darauf ab, die »verletzte oder verlorene Extremität« wieder in das Körperbild zu integrieren. Vor allem im Bereich der Phantomschmerzbehandlung hat sich die Spiegeltherapie in den letzten Jahren gut etablieren können. In Verbindung mit Imaginationstechniken kann sie schon nach wenigen Übungssitzungen zu einer klinisch relevanten Schmerzreduktion führen. Ob diese Methode auch bei anderen neuropathischen Schmerzbildern einen schmerzlindernden Effekt zeigen wird, ist noch offen.

Literatur

1 Allen G, Galer BS, Schwartz L (1999) Epidemiology of complex regional pain syndrome: a retrospective chart review of 134 patients. Pain 80(3): 539–544
2 Baron R (2006) Mechanisms of disease: neuropathic pain – a clinical perspective. Nat Clin Pract Neurol 2: 95–106
3 Baron R, Wasner G (2001) Complex regional pain syndromes. Curr Pain Headache Rev 5: 114–123
4 Birklein F, Handwerker HO (2001) Complex regional pain syndrome: how to resolve the complexity? Pain 94: 1–6
5 Bowsher D (1999) Central pain following spinal and supraspinal lesions. Spinal Cord 37: 235–238
6 Bruehl S (2005) Psychological interventions. In: Wilson PR, Stanton-Hicks M, Harden RN (eds) CRPS: Current diagnosis and therapy. Progress in pain research and management. IASP Press, Seattle, pp 201–216
7 Bruehl S, Chung OY (2006) Psychological and behavioural aspects of complex regional pain syndrome management. Clin J Pain 22: 430–437
8 Bruehl S, Harden RN, Galer BS, Saltz S, Bertram M, Backonja M, Gayles R, Rudin N, Bhugra MK, Stanton-Hicks M (1999) External validation of IASP diagnostic criteria for complex regional pain syndrome and proposed research diagnostic criteria. International Association for the Study of Pain. Pain 81(1–2): 147–154
9 Bultitude JH, Rafal RD (2010) Derangement of body representation in complex regional pain syndrome: report

of a case treated with mirror and prisms. Exp Brain Res 204(3): 409–418
10 Ciccone DS, Bandilla EB, Wu W (1997) Psychological dysfunction in patients with reflex sympathetic dystrophy. Pain 71: 323–333
11 Cruccu G, Gronseth G, Alksne J, Argoff C, Brainin M, Burchiel K, Nurmikko T, Zakrzewska JM, American Academy of Neurology Society, European Federation of Neurological Society (2008) AAN-EFNS guidelines on trigeminal neuralgia management. Eur J Neurol 15(10): 1013–1028
12 DeGood DE, Cundiff GW, Adams LE, Shutty MS (1993) A psychosocial and behavioral comparison of reflex sympatethic dystrophy, low back pain and headache patients. Pain 54: 317–322
13 Desmond D, Gallagher P, Henderson-Slater D, Chatfield R (2008) Pain and psychosocial adjustment to lower limb amputation among prosthesis users. Prosthet Orthot Int 32: 244–252
14 DGN-Leitlinienkommission (2009) Leitlinie Neurologie: Diagnostik neuropathische Schmerzen. http://www.uni-duesseldorf.de/AWMF/II/030-132.htm. Gesehen 13 Jul 2010
15 DGSS-Leitlinienkommission (2009) S3-Leitlinie Langzeitanwendung von Opioiden bei nicht tumorbedingten Schmerzen (LONTS). http://www.uni-duesseldorf.de/AWMF/II/041-003l.htm. Gesehen 13 Jul 2010
16 Diener HC, Maier C (Hrsg) (2009) Das Schmerztherapiebuch, 3. Aufl. Urban & Fischer, München
17 Egle UT, Hoffmann SO (1990) Psychosomatische Zusammenhänge bei sympathischer Reflexdystrophie (Morbus Sudeck). Literaturübersicht und erste klinische Ergebnisse. Psychother Med Psychol 40: 123–135
18 Finnerup NB, Sindrup SH, Jensen TS (2007) Chronic neuropathic pain: mechanisms, drug targets and measurement. Fundam Clin Pharmacol 21(2): 129–136
19 Flor H, Elbert T, Knecht S, Wienbruch C, Pantev C, Birbaumer N, Larbig W, Taub E (1995) Phantom-limb pain as a perceptual correlate of cortical reorganization following arm amputation. Nature 375: 482–484
20 Flor H, Nikolajsen L, Jensen TS (2006) Phantom limb pain: a case of maladaptive CNS plasticity? Nat Rev Neurosci 7: 873–881
21 Förderreuther S, Sailer U, Straube A (2004) Impaired self-perception of the hand in complex regional pain syndrome (CRPS). Pain 110: 756–761
22 Frettlöh J, Hüppe M, Maier C (2006) Severity and specificity of neglect-like symptoms in patients with complex regional pain syndrome (CRPS) compared to chronic limb pain of other origins. Pain 124: 184–189
23 Galer BS, Jensen M (1999) Neglect-like symptoms in complex regional pain syndrome: results of a self-administered survey. J Pain Symptom Manage 18: 213–216
24 Geertzen JHB, Dijkstra PU, van Sonderen EL, Groothoff JW, ten Duis HJ, Eisma WH (1998a) Relationship between impairments, disability and handicap in reflex sympathetic dystrophy patients: a long-term follow-up study. Clin Rehabil 12(5): 402–412
25 Geertzen JHB, Bruijn de Kofman AT, Bruijn de H, Weil van de H, Dijkstra PU (1998b) Stressful life events and psychological dysfunction in complex regional pain syndrome type I. Clin J Pain 14: 295–302
26 Hanley MA, Jensen MP, Smith DG, Ehde DM, Edwards WT, Robinson LR (2007) Preamputation pain and acute pain predict chronic pain after lower extremity amputation. J Pain 8: 102–109
27 Harden RN, Bruehl S, Perez RS, Birklein F, Marinus J, Maihofner C, Lubenow T, Buvanendran A, Mackey S, Graciosa J, Mogilevski M, Ramsden C, Chont M, Vatine JJ (2010) Validation of proposed diagnostic criteria (the »Budapest Criteria«) for Complex Regional Pain Syndrome. Pain 150(2): 268–274
28 Kowalski T, Maier C, Reinacher-Schick A, Schlegel U (2008) Schmerzhaftes Hyperexzitabilitätssyndrom unter oxaliplatinhaltiger Chemotherapie. Klinik, Pathophysiologie und Therapieoptionen. Schmerz 22: 16–23
29 Krumova E, Frettlöh J, Klauenberg S, Richter H, Wasner H, Maier C (2008) Long-term skin temperature measurements – a practical diagnostic tool in Complex Regional Pain Syndrome. Pain 15: 1408–1422
30 Lissek S, Wilimzig C, Stude P, Pleger B, Kalisch T, Maier C, Peters SA, Nicolas V, Tegenthoff M, Dinse HR (2009) Immobilization impairs tactile perception and shrinks somatosensory cortical maps. Curr Biol 19(10): 837–842
31 Lotze M, Moseley GL (2007) Role of distorted body image in pain. Curr Rheumatol Rep 9(6): 488–496
32 Lynch ME (1992) Psychological aspects of reflex sympathetic dystrophy: a review of adult and paediatric literature. Pain 49: 337–347
33 MacIver K, Lloyd DM, Kelly S, Roberts N, Nurmikko T (2008) Phantom limb pain, cortical reorganization and the therapeutic effect of mental imagery. Brain 131: 2181–2191
34 Maier C, Gleim M (1998) Diagnostik und Therapie des sympathisch unterhaltenen Schmerzes. Schmerz 12: 232–303
35 Maier C, Gleim M (2009) Interventionelle Verfahren. In: Diener HC, Maier C (Hrsg) Das Schmerztherapiebuch, 3. Aufl. Urban & Fischer, München, S 399–415
36 Maier C, Baron R, Frettlöh J et al. (2009) Neuropathischer Schmerz. In: Diener HC, Maier C (Hrsg) Das Schmerztherapiebuch, 3. Aufl. Urban & Fischer, München, S 141–210
37 Maier C, Baron R, Tölle TR et al. (2010) Quantitative Sensory Testing in the German Research Network on Neuropathic Pain (DFNS): Somatosensory abnormalities in 1.236 patients with different neuropathic pain syndromes. doi: 10.1016/j. Pain
38 Maihöfner C, Seifert F (2010) Complex regional pain syndromes: new pathophysiological concepts and therapies. Eur J Neurol 17(5): 649–660
39 Maihöfner C, Nickel FT, Seifert F (2010) Neuropathische Schmerzsyndrome und Neuroplastizität in der funktionellen Bildgebung. Schmerz 24(2): 137–145
40 Monti DA, Herring CL, Schwartzman RJ, Marchese M (1998) Personality assessment of patients with complex regional pain syndrome type I. Clin J Pain 14: 295–302

41 Moseley GL (2004) Why do people with Complex Regional Pain Syndrome take longer to recognize their affected hand? Neurology 62(12): 2182–2186
42 Moseley GL (2005) Is successful rehabilitation of complex regional pain syndrome due to sustained attention of the affected limb? A randomised clinical trail. Pain 114: 54–61
43 Moseley GL (2006) Graded motor imagery for pathologic pain. Neurology 67: 2129–2134
44 Pleger B, Tegenthoff M, Ragert P, Förster AF, Dinse HR, Schwenkreis P, Nicolas V, Maier C (2005) Sensorimotor retuning in complex regional pain syndrome parallels pain reduction. Ann Neurol 57(3): 425–429
45 Sandroni P, Benrud-Larson LM, McClelland RL, Low PA (2003) Complex regional pain syndrome type I: incidence and prevalence in Olmsted county, a population-based study. Pain 103: 199–207
46 Schäfer M, Flor H, Heinze HJ, Rotte M (2006) Dynamic modulation of the primary somatosensory cortex during seeing and feeling a touched hand. NeuroImage 29: 587–592
47 Scherens A, Rolke R (2009) Quantitative Sensorische Testung. In: Diener HC, Maier C (Hrsg) Das Schmerztherapiebuch, 3. Aufl. Urban & Fischer, München, S 44–49
48 Schneider J, Hofmann A, Rost C, Shapiro F (2008) EMDR in the treatment of chronic phantom limb pain. Pain Med 9: 76–82
49 Schwarzer A, Glaudo S, Zenz M, Maier C (2007) Spiegeltherapie – ein neues Verfahren in der Therapie neuropathischer Schmerzen. Dtsch Med Wochenschr 132: 2159–2162
50 Schwarzer A, Zenz M, Maier C (2009) Phantomschmerzen – Pathomechanismen und Therapieansätze. Anästhesiol Intensivmed Notfallmed Schmerzther 3: 174–180
51 Schwenkreis P, Maier C, Tegenthoff M (2009) Functional imaging of central nervous system involvement in complex regional pain syndrome. AJNR Am J Neuroradiol 30(7): 1279–1284
52 Schwenkreis P, Scherens A, Rönnau AK, Höffken O, Tegenthoff M, Maier C (2010) Cortical disinhibition occurs in chronic neuropathic, but not in chronic nociceptive pain. BMC Neurosci 11: 73
53 Schwoebel J, Friedmann R, Duda N, Coslett HB (2001) Pain and the body schema: evidence for peripheral effects on mental representations of movement. Brain 124: 2098–2014
54 Sherman RA, Sherman CJ, Parker L (1984) Chronic phantom and stump pain among american veterans: results of a survey. Pain 18: 83–95
55 Sherman RA, Sherman CJ, Bruno GM (1987) Psychological factors influencing chronic phantom limb pain: an analysis of the literature. Pain 28: 285–295
56 Sumitani M, Shibata M, Iwakura T, Matsuda Y, Sakaue G, Inoue T, Mashimo T, Miyauchi S (2007) Pathologic pain distorts visuospatial perception. Neurology 68(2): 152–154
57 Tavee J, Zhou L (2009) Small fiber neuropathy. A burning problem. Cleve Clin J Med 76(5): 297–305
58 Treede RD, Jensen TS, Campbell JN, Cruccu G, Dostrovsky JO, Griffin JW, Hansson P, Hughes R, Nurmikko T, Serra J (2008) Neuropathic pain: redefinition and a grading system for clinical and research purposes. Neurology (18): 1630–1635
59 Turk DC, Audette J, Levy RM, Mackey SC, Stanos S (2010) Assessment and treatment of psychosocial comorbidities in patients with neuropathic pain. Mayo Clin Proc 85(3): 42–50
60 Van Houdenhove B, Vasquez G, Onghena P et al. (1992) Etiopathogenesis of reflex sympathetic dystrophy: A review and biopsychosocial hypothesis. Clini J Pain 8: 300–306
61 Wilson PR, Stanton-Hicks M, Harden RN (eds) (2005) CRPS: Current diagnosis and therapy. Progress in pain research and management. IASP Press, Seattle
62 Wüppenhorst N, Maier C, Frettlöh J, Pennekamp W, Nicolas V (2010) Sensitivity and specifity of 3-phase bone scintigraphy in the diagnosis of complex regional pain syndrome of the upper extremity. Clin J Pain 26(3): 182–189
63 Ziegler D, Bierhaus A (2007) Therapie der diabetischen Neuropathie. Dtsch Med Wochenschr 132: 1043–1047

Behandlung

Behandlung chronischer Schmerzsyndrome: Plädoyer für einen interdisziplinären Therapieansatz

B. Kröner-Herwig und J. Frettlöh

Zunächst werden die Probleme der konventionellen Schmerztherapie dargestellt und die **Notwendigkeit einer interdisziplinären Behandlung** begründet. Dabei wird auf die Frage eingegangen, ob psychologische Interventionen grundsätzlich erst nach erfolglosen medizinischen Therapieversuchen indiziert sind bzw. unter welchen Bedingungen ihr Einsatz überhaupt sinnvoll ist. Das Problem der **Motivation** der Patienten für eine psychologische Therapie, die oft durch besondere **Zielkonflikte** negativ beeinflusst wird, wird besonders beleuchtet. Das breite Spektrum der **Ziele der Schmerztherapie** wird ausführlich erläutert. **Verschiedene Behandlungsverfahren, Settings und Rahmenbedingungen**, unter denen Schmerztherapie stattfindet, werden diskutiert und der Status der Schmerzbehandlung in Deutschland dargestellt. Die Befundlage zur **Wirksamkeit** interdisziplinärer Therapie, in der psychologische Interventionen einen hohen Stellenwert einnehmen, wird einschließlich der **Kosten-Nutzen-Aspekte** erläutert. Die Frage, ob und welche **prognostische Faktoren des Therapieerfolgs** identifiziert werden konnten, die zur differenziellen Indikationsstellung bzw. für bestimmte Behandlungsentscheidungen herangezogen werden könnten, wird diskutiert. Zum Schluss wird ein Ausblick auf die weitere Entwicklung der psychologischen Schmerztherapie gegeben.

29

29.1 Status quo der Behandlung chronischer Schmerzen

Ganz sicher findet die Mehrzahl der Behandlungsversuche bei chronischen Schmerzsyndromen heute immer noch in der Praxis des Allgemeinmediziners, des Arztes für Innere Medizin, des Orthopäden oder eines anderen Facharztes statt. Sind erst einmal alle kausalen, d. h. die (angenommene) Ursache des Schmerzes betreffenden Therapieversuche frustran verlaufen, besteht die Behandlung oft nur noch aus der Verordnung von Analgetika oder anderen palliativ wirksamen Medikamenten wie z. B. Antidepressiva – und dies nicht selten, ohne dass die notwendige schmerzmedizinische und spezifische pharmakologische Sachkenntnis vorliegt. Häufig werden zur Schmerzlinderung auch passive Maßnahmen der Physiotherapie oder der physikalischen Therapie wie Massagen, Bestrahlungen und Bäder eingesetzt, obwohl es Hinweise darauf gibt, dass nur **aktive physiotherapeutische Maßnahmen** wirksam sind, insbesondere wenn sie in eine interdisziplinäre Behandlung eingebunden sind (Gloth u. Matesi 2001).

Wie viele Patienten mit chronischen Schmerzen letztendlich von der **konventionellen Therapie** profitieren, ist nicht genau bekannt. Nachemson (1992) behauptet auf der Basis intensiver Literaturrecherchen, dass die meisten konventionellen Verfahren zumindest bei chronischen Rückenschmerzen gänzlich uneffektiv sind. Lang et al. (2000) beschreiben eine Erfolgsquote in der ambulanten Behandlung von Patienten mit chronischen Rückenschmerzen von nur 30%.

> **Noch weniger Wissen gibt es darüber, wie viele Patienten durch eine solche Therapie geschädigt werden. Die langfristige und hoch dosierte Einnahme von Analgetika kann, je nach Typ des Medikaments, zu erheblichen Schädigungen führen (z. B. Schädigung des Magen-Darm-Trakts, Blutbildveränderungen, Leber- und Nierenschädigungen, Abhängigkeitsprobleme).**

Seit längerer Zeit ist bekannt, dass bei Kopfschmerzpatienten die hoch frequente und lang anhaltende Einnahme von Schmerz- und Migränemitteln zu einem sekundären **medikamenteninduzierten Kopfschmerz** führen kann (Katsarava et al. 2009; ► Kap. 22). Analgetische Medikamente oder Antimigränemittel haben ein beträchtliches Missbrauchs- und Abhängigkeitspotenzial, das bei Kombinationspräparaten besonders hoch ist. Auch bei Opioiden ist nach anfänglich starker Zurückhaltung mittlerweile eine Inflation der Verschreibung zu beobachten. Die Opioidgabe in Deutschland hat aktuell eine Selbstverständlichkeit erreicht, die überaus problematisch ist und zu kaum absehbaren Folgeproblemen führen wird, sofern hier kein Umdenken einsetzt (► Kap. 34.4.2). Dabei bleibt festzuhalten, dass das problematische Einnahmeverhalten weniger dem Patienten anzulasten ist, sondern eher durch die Verordnungspraxis der Ärzte bestimmt ist. Die Herausgabe von Behandlungsempfehlungen oder Leitlinien scheint bislang an dem z. T. problematischen Verordnungsverhalten nicht allzu viel verändert zu haben (Lang et al. 2002).

Die Indikatoren und der Erfolg **operativer Eingriffe bei Schmerzbeschwerden**, insbesondere Rückenschmerzen, stehen seit Langem in der Diskussion. Waddell (1998), der prominente Schmerzforscher und orthopädische Chirurg, sieht eine klare Indikation für eine Operation bei chronischem Rückenschmerz nur in etwa 1% der Fälle gegeben. Bei unklarem oder unspezifischem Befund – was bei Rückenschmerzen der weitaus häufigste Fall ist – sinkt die Erfolgsquote des Eingriffs von ca. 70–80% auf unter 40%. In vielen Fällen kommt es nicht nur zu keiner Verbesserung des Schmerzes, sondern sogar zur Verschlimmerung der

Problematik und einer iatrogenen Schädigung des Patienten. Ein Beispiel dafür ist Krankengeschichte der folgenden Patientin, die auf einer interdisziplinären Schmerzkonferenz vorgestellt wurde.

Fallbeispiel 1

Frau F., 46 Jahre alt, leidet seit 8 Jahren an immer häufiger auftretenden Rückenschmerzen. Sie wurde innerhalb von 5 Jahren 4-mal in verschiedenen Kliniken an der Wirbelsäule operiert. Nach den Operationen erlebte sie immer nur eine sehr kurzfristige oder überhaupt keine Erleichterung. Insgesamt ist über die Jahre hinweg der Schmerz stärker und persistierend geworden. Ihre körperliche Mobilität und Belastbarkeit haben erheblich abgenommen. Sie erlebt immer häufiger Phasen tiefer Depression. Seit 3 Jahren arbeitet sie nicht mehr. Frau F. wird wegen der Entscheidung über eine erneute Operation in der Schmerzkonferenz vorgestellt.

Ebenso bitter wie provokativ stellten Allan u. Waddell (1989) fest: »Es ist traurig, aber wir müssen konstatieren, dass Behinderung durch Kreuzschmerzen weitgehend ärztlich bedingt ist«. Die **Zahl »therapieresistenter« chronischer Schmerzpatienten** – also der Menschen, denen eine konventionelle Therapie nicht geholfen hat und die weiter medizinische Hilfe suchen – kann in Deutschland auf ca. 400.000–700.000 Patienten geschätzt werden.

Probleme in der medizinischen Behandlung chronischer Schmerzsyndrome

- Eine kausale, die Ursache des Schmerzes betreffende Behandlung ist oft nicht möglich.
- Die langfristige und häufige Analgetikaeinnahme hat unerwünschte Konsequenzen:
  - somatische Schädigung,
  - Missbrauchs- und Abhängigkeitsgefahr,
  - Entstehung sekundärer Kopfschmerzen (bei Kopfschmerzpatienten).
- Operative Maßnahmen (z. B. bei chronischen Rückenschmerzen) können zu erheblichen iatrogenen Schäden führen.
- Die Mehrzahl der angewandten Maßnahmen ist ineffektiv (besonders bei chronischem Rückenschmerz).

In den letzten Jahrzehnten ist immer deutlicher geworden, dass bei chronischen Krankheiten, eben auch dem chronischen Schmerz, die Konzepte einer **einseitig somatisch ausgerichteten Medizin** versagen und nur wenig zur Verbesserung des Gesundheitszustands der Betroffenen beitragen. Ihre Begrenztheit zeigt sich schon in der unzureichenden Konzeptualisierung des Syndroms selbst, das oft auf seine somatische Dimension reduziert wird.

29.2 Das chronische Schmerzsyndrom und seine Erfassung

Dieser Sammelband macht deutlich, dass chronischer Schmerz nicht auf eine Gewebeschädigung und die damit verbundene Nozizeption zu reduzieren ist. Es handelt sich bei chronischen Schmerzen um ein **multidimensionales Phänomen** (▶ Kap. 1) mit biologisch-somatischen, aber auch kognitiv-emotionalen und behavioralen Aspekten. Erweitert man den Blickwinkel auf das Umfeld des Patienten, so sind auch die sozialen Implikationen unverkennbar. Auf der biologisch-somatischen Ebene lassen sich – aber durchaus nicht immer! – Schädigungen von Organstrukturen erkennen oder es werden komplexe, noch wenig bekannte neurophysiologische Dysfunktionen (Sensitivierungsprozesse, Defizite der Schmerzhemmung) angenommen. Zum Teil sind pathophysiologische Funktionsabläufe identifizierbar (z. B. bei der Migräne). Diese Schädigungen oder Dysfunktionen sind mehr oder weniger eng verbunden mit einer Einschränkung der kognitiven, emotionalen und behavioralen Funktionsfähigkeit und auch einer Einschränkung der gesellschaftlichen Partizipation.

Wichtig ist festzuhalten, dass eine monotone lineare Funktion zwischen dem Ausmaß der körperlichen Schädigung oder Dysregulation und dem Erleben einer Beeinträchtigung nicht nachweisbar ist. Auch der Zusammenhang zwischen physischer Schädigung und der Intensität des Schmerzerlebens ist – entgegen der Vermutung – eher gering.

Die **Schmerzintensität** kann weder aus dem Ausmaß der Schädigung hinreichend gut abgeleitet werden, noch erklärt sie selbst ausreichend das Ausmaß der erlebten Beeinträchtigung. Die relative Unabhängigkeit der verschiedenen Phänomene, die wesentlich durch die Moderatorfunktion psychosozialer Prozesse zu erklären ist, veranschaulicht ◘ Abb. 29.1.

Die kognitiv-emotionale **Schmerzverarbeitung** kommt u. a. in der affektiven Qualität des Schmerzes zum Ausdruck (»Der Schmerz ist mörderisch, zermarternd«). Katastrophisierendes Grübeln über das »Warum gerade ich …« führt zu Verzweiflung oder Wut. Komplexe kognitive Prozesse, wie die persönli-

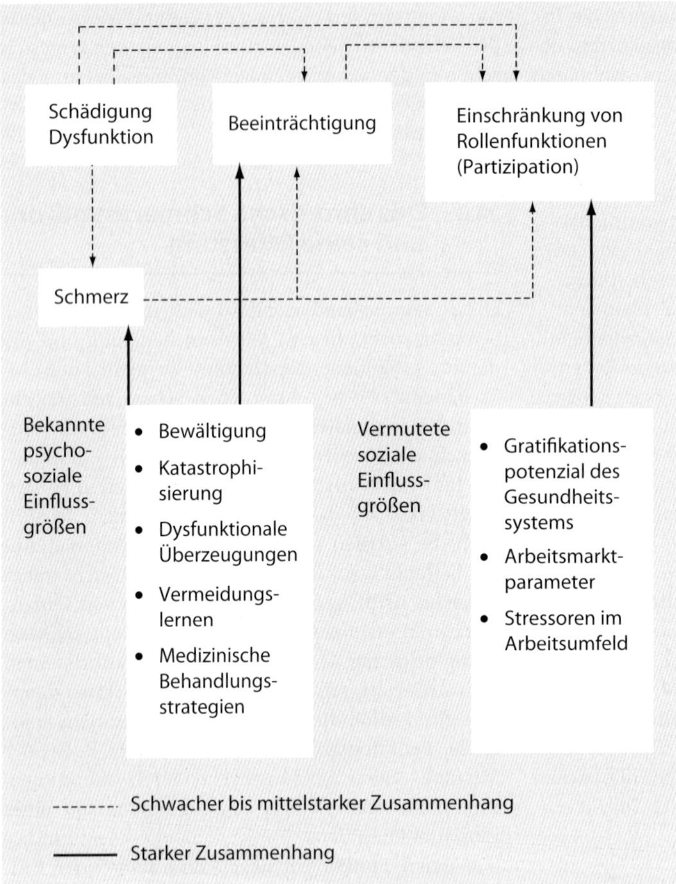

Abb. 29.1 Modell des Zusammenhangs von Schädigung, Beeinträchtigung, sozialem Handicap und Schmerz

chen Überzeugungen des Patienten über die Schmerzursache sowie Annahmen über seine Beeinfluss- bzw. Kontrollierbarkeit, können erhebliche **emotionale und behaviorale Konsequenzen** haben. Die Befürchtung, dass der Schmerz das Anzeichen einer »unheilbaren« Krankheit sei oder die Erwartung »Niemand kann mir mehr helfen« können Angst, Resignation und Depressivität zur Folge haben. Eine mangelnde Selbstwirksamkeitserwartung und ungünstige Bewältigungsstrategien sind wesentlich mitbestimmend für die erlebte Beeinträchtigung durch den Schmerz (Kröner-Herwig et al. 1996).

Die **behaviorale Seite des chronischen Schmerzsyndroms** stellt sich in den unmittelbar schmerzkontrollierenden Verhaltensweisen des Patienten dar, wie z. B. Schonung, Medikamentenkonsum, Inanspruchnahme des Gesundheitssystems, und betrifft im Weiteren viele Aktivitäten in Beruf, Haushalt und Freizeit.

> **Wiederum ist festzuhalten, dass die behaviorale Seite des chronischen Schmerzes in keiner unmittelbaren Abhängigkeitsbeziehung zur erlebten Schmerzintensität steht.**

Soziale Aspekte des Schmerzsyndroms ergeben sich z. T. aus den zuvor berichteten Phänomenen. Arbeitsunfähigkeit führt oft sowohl zu finanziellen Problemen als auch zur Isolierung und Dequalifikation. Die Beziehungen innerhalb des sozialen Bezugssystems des Schmerzpatienten (z. B. Familie) verändern sich häufig zum Negativen, nicht zuletzt auch aufgrund der beruflichen und häuslichen Aktivitätseinengung. Insgesamt wird das soziale Netzwerk des Patienten eher kleiner. In Einzelfällen kann allerdings die Schmerzerkrankung auch zur Erweiterung des sozialen Umfeldes führen, z. B. bei sehr einsamen bzw. alleinlebenden Menschen, die sich Selbsthilfegruppen anschließen oder durch stationäre Aufenthalte und häufige Arztbesuche ihre sozialen Kontakte ausweiten. Soziale Faktoren sind nicht nur als eine Folge des Schmerzes anzusehen, sie sind auch an der Chronifizierung beteiligt, wie z. B. Befunde zur Bedeutung der beruflichen Unzufriedenheit für das Auftreten von Schmerzen zeigen (Linton 2000). Auf den erheblichen Einfluss des Gesundheitssystems und der Arzt-Patienten-Interaktion ist bereits hingewiesen worden.

Bei dieser Konzeptualisierung des chronischen Schmerzes ist evident, dass dieses Syndrom insgesamt nicht dadurch »geheilt« wird, dass ausschließlich auf der physiologisch-organischen Ebene interveniert wird. Die einfache Annahme, dass nur der Schmerz in seiner Intensität – wobei darunter meist eine durch psychosoziale Faktoren »unverfälschte« Nozizeption verstanden wird – gemildert werden müsse und sich als Folge sämtliche anderen Probleme quasi automatisch »erledigen«, ist eine Illusion der konventionellen Schmerztherapie. Gefordert sind Behandlungsansätze, die der **Multidimensionalität des Schmerzsyndroms** gerecht werden.

Vor der Planung einer Therapie steht zunächst die Erfassung der individuellen Komponenten des Schmerzsyndroms. Dazu gehört eine sorgfältige Analyse der aufrechterhaltenden Bedingungen der Schmerzstörung im biologisch-somatischen wie im psychosozialen Bereich.

Die **medizinische Diagnostik** (insbesondere die apparative) des chronischen Schmerzes hat in unserem Gesundheitssystem eine hohe Reputation. Allerdings gibt es gerade im Schmerzbereich starke Zweifel an ihrer Validität, d. h. inwiefern Befunden ausschlaggebende Bedeutung für die Aufrechterhaltung und Prognose des Schmerzsyndroms zukommt. Es kann mittlerweile nicht mehr von der Hand gewiesen werden, dass allzu häufig **korrelative** Befunde als **Belege für Kausalitäten** interpretiert werden und zu falschen Schlussfolgerungen hinsichtlich der Behandlung führen. Die Folge ist der Einsatz medizinischer Behandlungsmaßnahmen, die von vornherein zum Scheitern verurteilt sind und zudem meist eine Verzögerung oder Außerachtlassung psychosozialer Interventionen nach sich ziehen.

Die **psychologische Syndromdeskription und -analyse** erfordert die Anwendung spezifischer diagnostischer Verfahren (► Kap. 17, ► Kap. 18). Hierzu zählen:

- Ein strukturiertes Schmerzinterview
- Selbstbeobachtungsmethoden
- psychometrische Test- und Erhebungsverfahren, die nur von schmerztherapeutisch geschulten Psychologen bzw. Psychotherapeuten kompetent genutzt werden können (► Kap. 17)

Die **Analyse der sozialen Einbettung** des Schmerzsyndroms darf dabei nicht außer Acht gelassen werden.

Diese Ausführungen beinhalten bereits ein Plädoyer für eine **interdisziplinäre Schmerzdiagnostik**, in der Mediziner und Psychologen möglichst von Anfang an gemeinsam tätig werden – idealerweise unter Einbezug von Sport-, Physio- und Soziotherapeuten.

Eine interdisziplinäre Schmerzdiagnostik ist bei chronischen Schmerzen unabdingbar.

Eine ausführliche und stringente psychologische »Problemanalyse« ist der erste Schritt auf dem Weg zur **Formulierung von Therapiezielen**. Dass diese Zielplanung meist sehr viel differenzierter ist und ggf. andere Zielbereiche erfasst, als der Patient und sein Arzt es erwarten, stellt gelegentlich ein Problem für die Akzeptanz psychologischer Behandlung dar. Diese sieht ihre Zielgröße v. a. in der **Minderung der Beeinträchtigung** des Patienten durch den Schmerz, was über die Veränderung von Moderatorvariablen, wie sie zuvor diskutiert wurden, geschehen kann. Das verständlicherweise naheliegende und nachvollziehbare Ziel vollständiger Schmerzbeseitigung ist sowohl unrealistisch als auch kontraproduktiv. Es führt Behandler und Patienten auf einen falschen, mit Frustrationen gepflasterten Weg. Frettlöh et al. (2009) konnten an einer deutschen Stichprobe von mehr als 10.000 Schmerzpatienten zeigen, dass mittlerweile ein Großteil der Befragten dieser unrealistischen Zielvorstellung erfreulicherweise nicht mehr anhängt.

Zur **Minderung der Beeinträchtigung** auf kognitiv-emotionaler und behavioraler Ebene sind interdisziplinäre Behandlungsteams am besten geeignet, die auf der Grundlage eines gemeinsamen Schmerzkonzepts ihr spezifisches Fachwissen in die therapeutische Waagschale werfen.

29.3 Die Frage der Indikation

Von der International Association for the Study of Pain (IASP) wird von Schmerzkliniken bzw. spezialisierten schmerztherapeutischen Behandlungszentren die **Interdisziplinarität in Diagnostik und Therapie** als Selbstverständlichkeit gefordert:

» The task force is strongly committed to the idea that a multidisciplinary approach to diagnosis and treatment is the preferred method of delivering health care to patients with chronic pain of any etiology. [...] There is some question as to whether any pain management facilities which are not multidisciplinary should exist in a developed nation. «

Dieser Sicht hat sich auch die Deutsche Gesellschaft zum Studium des Schmerzes (DGSS) angeschlossen; eine jüngste Studie ergab jedoch, dass die interdisziplinäre Schmerztherapie in der deutschen Gesundheitsversorgung eher die Ausnahme darstellt (Kayser et al. 2008).

Zu fordern ist, dass bei mehr als 3 bzw. 6 Monate persistierendem Schmerz, der ohne hinreichenden Erfolg medizinisch therapeutisch angegangen wurde und offensichtlich den Lebensvollzug der betroffenen Person beeinträchtigende Konsequenzen hat, eine ausführliche psychologische Diagnostik ein obligatorischer Bestandteil der Befunderhebung ist.

29

Dieser Sichtweise wird auch in dem **Multiaxialen Schmerzklassifikationssystem (MASK)** Rechnung getragen, das von einer Arbeitsgruppe der DGSS als diagnostisches Leitsystem entwickelt wurde (▶ Kap. 18).

Die Erfüllung dieser Anforderung ist in klinischen Behandlungsstätten und besonders in den niedergelassenen Praxen außerordentlich schwierig, da hier meist sehr unterschiedliche Patientengruppen mit akuten, subakuten und chronifizierten Schmerzen behandelt werden und zudem oft keine interdisziplinären Teams unmittelbar zur Verfügung stehen. Aufgrund dieses Mangels kann der von Experten geforderte, sehr frühzeitige **Einbezug psychosozialer Aspekte des Schmerzproblems** in die Diagnostik und Therapie nicht oder nur rudimentär umgesetzt werden (Linton 2000). Eine Verhinderung von Chronifizierung wird aber am ehesten dadurch erreicht, dass unangemessene medizinische Maßnahmen gar nicht und psychologische Interventionen frühzeitig eingesetzt werden.

Ein notwendiger Schritt auf dem Weg zur rechtzeitigen Beachtung psychologischer Faktoren wäre sicherlich, die Ärzte der primären und sekundären Versorgung für diesen Sachverhalt zu sensibilisieren und ihnen gleichzeitig ökonomische und leicht handhabbare **Instrumente zum Screening psychosozialer Risikofaktoren** zur Verfügung zu stellen. Letzteres ist eine Aufgabe für Psychologen, die bislang nicht ausreichend verfolgt wurde. Das Ziel eines solchen Screenings bestände darin, sog. »yellow flags«, d. h. psychosoziale Risikofaktoren (Waddell 1998) zu identifizieren, die auf die Notwendigkeit hinweisen, den Patienten einer vertieften psychologischen Diagnostik zuzuführen.

»Yellow flags« (psychosoziale Risikofaktoren) in verschiedenen Bereichen (mod. nach Waddell 1998)

- Einstellungen und Glaubenssätze des Patienten, z. B.
  - »Der Schmerz muss ganz weg sein, bevor ich wieder das machen kann, was ich früher gemacht habe.«
  - »Dieser Schmerz ist nicht zu beeinflussen.«
- Verhalten, z. B.
  - extensive Zeiten der Schonung und Ruhe im Tagesablauf
  - Klage über extrem hohe Schmerzintensität (Rating von »10« auf numerischer Schätzskala)
- Arbeitsunfähigkeit, z. B.
  - länger andauernde Arbeitsunfähigkeitszeiten
  - kein finanzieller Anreiz zur Aufnahme der Arbeit
- Diagnose und Behandlung, z. B.
  - Erfahrung mit widersprüchlichen Diagnosen
  - Dramatisierung der Schmerzen durch Behandler
  - nicht zufriedenstellende Behandlungserfahrungen
  - »doctors hopping«
- Emotionen, z. B.
  - Angst vor Schmerzverschlimmerung durch Aktivität
  - Reizbarkeit
  - depressive Stimmung
- Familie, z. B.
  - überprotektiver Partner
  - keine soziale Unterstützung
  - ungünstige Schmerzmodelle
- Arbeit, z. B.
  - häufige Jobwechsel
  - Unzufriedenheit mit der Arbeit
  - Arbeitsplatzbedrohung

Problematisch bezüglich der Nutzung der »yellow flags« im Sinne einer Handlungssteuerung ist, dass sie bislang unzureichend operationalisiert sind und ihre prospektive Bedeutung nicht hinreichend validiert ist.

Die für Deutschland erstellte Leitlinie »Kreuzschmerzen« der Deutschen Gesellschaft für Allgemeinmedizin und Familienmedizin (DEGAM, Leitlinie 3) fordert ebenfalls die frühzeitige, aufmerksame Beachtung psychosozialer Risikofaktoren in der Diagnostik ein.

Es soll hier prinzipiell für den **parallelen Einsatz medizinischer und psychologischer Therapiemethoden** plädiert werden. Sie sollten nicht als konkurrierende, sich gegenseitig ausschließende oder grundsätzlich konsekutive Interventionen verstanden werden, sondern als eine Möglichkeit, das komplexe Schmerzgeschehen gleichzeitig aus verschiedenen Perspektiven anzugehen. Damit könnte auch gewährleistet werden, dass die Empfehlung einer psychologischen Therapie vom Patienten nicht als ein »Abschieben« verstanden wird, das aus der Hilflosigkeit des Arztes resultiert. Schmerzpsychotherapie sollte als bestmögliche Behandlungsergänzung gesehen und empfohlen werden.

So wie die spezialisierte medizinische Schmerztherapie viele verschiedene Möglichkeiten bietet, den Schmerz zu mindern (z. B. durch den gezielten Einsatz von Analgetika, Psychopharmaka, Nervenblockaden und -stimulationen etc.), kann auch psychologische Therapie dazu beitragen, das Schmerzerleben gezielt zu beeinflussen, z. B. durch Relaxation, Ablenkung, Einsatz von Imaginationen, meditativen Übungen oder auch durch den Abbau negativer Selbstverbalisationen. Auf die Veränderung kognitiv-emotionaler und behavioraler Aspekte wird ausführlich und detailliert in ► Kap. 32.1.2 eingegangen.

Zudem kann die **Akzeptanz** bezüglich einer medizinisch indizierten Medikation oder einer anderen Behandlung durch unterstützende psychologische Interventionen gefördert werden, z. B. das Absetzen oder die Umstellung von Medikamenten.

> **Für ein paralleles Vorgehen spricht zusätzlich der Punkt der Risikominimierung: So könnte u. U. zunächst auf invasive medizinische Verfahren (z. B. Pumpen zur rückenmarknahen Opioidapplikation) zugunsten einer Kombination von psychologischen und weniger invasiven medizinischen Methoden verzichtet werden.**

Wie lässt sich die Forderung für ein **paralleles therapeutisches Vorgehen** begründen? Dazu müssen wesentliche Bewertungskriterien, wie z. B. Effektivität, Ökonomie und Risiken der Behandlung herangezogen werden. Die Autorinnen sind der Auffassung, dass psychologische und medizinische Verfahren – gemeinsam und kooperativ eingesetzt – **wesentlich effektiver** sein können als das alleinige Vorgehen jeder einzelnen Disziplin, wobei dies mit Befunden aus eigenen Forschungsvorhaben belegt werden kann (Basler et al. 1996, 1997, Frettlöh u. Kröner-Herwig 1999). In diesen Studien zeigten Kopf- und Rückenschmerzpatienten, die schmerzmedizinisch **und** -psychologisch behandelt wurden, eine deutlichere Reduzierung ihrer Beeinträchtigung und Verbesserung ihrer Lebensqualität als ausschließlich schmerzmedizinisch behandelte Patienten.

Ökonomische Erwägungen sprechen nur auf den ersten Blick gegen eine kombinierte Therapie. Auf längere Sicht verkürzt sich bei interdisziplinärer Vorgehensweise die Dauer intensiver Behandlungsmaßnahmen und der Erfolg ist anhaltender, wie auch im Folgenden deutlich wird. Die psychologische Therapie bietet insbesondere Gewähr dafür, dass die Eigenaktivität, Selbstkontrolle und Autonomie des Patienten im Umgang mit seiner Schmerzerkrankung gefördert und damit größere Eigenverantwortlichkeit und Unabhängigkeit von der medizinischen Versorgungsleistung erreicht werden.

> **Selbstverständlich setzt eine gleichzeitige medizinisch-psychologische Therapie voraus, dass sowohl der Patient als auch die beteiligten Fachleute prinzipiell ein interdisziplinäres Therapiekonzept befürworten, sich regelmäßig über die konkreten Therapieschritte austauschen und ihr Vorgehen aufeinander abstimmen. Dass diese Voraussetzungen nicht einfach »gegeben« sind, sondern durch spezielle Maßnahmen aktiv gefördert werden müssen, schränkt die Realisierung dieses Ideals im konkreten Behandlungsalltag leider deutlich ein.**

Unabdingbar ist der Einsatz psychologischer Verfahren bei den Schmerzpatienten, die Defizite und Beeinträchtigungen in psychosozial relevanten Bereichen aufweisen, insbesondere auf der kognitiv-emotionalen Ebene (z. B. depressive Schmerzverarbeitung) oder der direkten Verhaltensebene (z. B. exzessives Krankheitsverhalten). Dies gilt ebenso für den Fall, dass psychologische Faktoren bei der Aufrechterhaltung des Schmerzsyndroms (z. B. operante Faktoren) eine Rolle spielen.

Die Indikation für psychologische Behandlungsverfahren ist oft gegeben, jedoch mit durchaus unterschiedlicher Gewichtung zu stellen. Klinische Erfahrungen legen eine Einordnung der Schmerzpatienten mit behandlungsbedürftigen chronischen Schmerzen in 4 psychologisch bedeutsame Subgruppen nahe:

1. Patienten mit einer Schmerzerkrankung, bei denen (bislang) **keine psychischen Beeinträchtigungen** von Krankheitswert aufgetreten sind. Diese Subgruppe zeichnet sich durch stabile persönliche Ressourcen sowie günstige soziale Umgebungsbedingungen aus und schafft eine gute Anpassung an ein Leben mit chronischem Schmerz, benötigt somit keine spezielle Schmerzpsychotherapie.
2. Patienten, die **in Folge der Schmerzerkrankung psychosozial beeinträchtigt** sind und/oder Defizite in der Schmerzbewältigung bzw. Lebens(um)-gestaltung zeigen. Diese Patientengruppe ist in schmerztherapeutischen Arztpraxen und Sekundäreinrichtungen sicherlich am häufigsten vorzufinden. Der Aufbau bzw. die Verbesserung der Bewältigungsressourcen sowie die private und berufliche Resozialisierung stehen hier im Vordergrund der speziellen Schmerzpsychotherapie.
3. Patienten mit **vorbestehenden psychischen/psychiatrischen Komorbiditäten** (z. B. Major Depression, Panikstörung, posttraumatische Belastungsstörung), die unter dem Einfluss der Schmerzerkrankung eine Reaktivierung oder Verstärkung ihrer psychischen Symptome erleben, aus der sich wiederum eine Verschlimmerung der Schmerzsymptomatik ergeben kann. Solche Patienten stellen eine besondere Herausforderung an die interdisziplinäre Zusammenarbeit dar. Hier ist die Einleitung einer Psychotherapie für die Erfolgsaussichten der somatisch ausgerichteten Schmerzbehandlung unabdingbar.
4. Patienten mit **psychischer/psychiatrischer Primärerkrankung** (z. B. dissoziative Bewegungsstörung), bei denen die Schmerzerkrankung ein Teil- oder ein nachgeordnetes Problem dieser psychischen Störung darstellt. Für die diese Patienten steht meist das somatische Korrelat ihres Leidens (der Schmerz) im Fokus der Wahrnehmung und ihres Behandlungsauftrags. Vielfach ist das zugrunde liegende psychische Problem dem Patienten gar nicht bewusst zugänglich oder wird aus Scham und Angst vor Stigmatisierung geleugnet. Eine schmerzzentrierte Behandlung würde unfraglich bei dieser Patientengruppe zu langwierigen und höchst unbefriedigenden Heilverläufen führen.

29.4 Die Frage der Motivation

Bei den oben beschriebenen Subgruppen kann die Diagnostik und v. a. die Therapie zusätzlich durch sog. **Zielkonflikte** erschwert bzw. behindert werden. Wenn psychosoziale Rahmenbedingungen so gestaltet sind, dass eine Besserung der Symptomatik gleichzeitig massive negative Konsequenzen für den Patienten nach sich ziehen, gerät der Betroffene in einen Zielkonflikt: Zum einen möchte er eine Symptombesserung erreichen, und zum anderen ermöglicht ihm die Schmerzerkrankung seine ansonsten schwierige finanzielle Situation abzusichern. Ein Patient hat verständlicherweise wenig intrinsische Motivation eine Genesung mit entsprechender Eigeninitiative und Anstrengung voranzutreiben, wenn er gleichzeitig z. B. befürchten muss, auf dem Arbeitsmarkt keine Chance mehr zu haben. Auch private Lebensumstände können so gestaltet sein, dass ein Patient bei deutlicher Symptombesserung innerhalb des sozialen Umfeldes mit negativen Auswirkungen rechnen muss. Ein persönliches Scheitern, z. B. als Erziehungsberechtigter oder Ehepartner, wird nicht selten mit der eingetretene Schmerzerkrankung begründet, ggf. sogar eine drohende Trennung durch schmerzbedingte Hilfsbedürftigkeit verhindert.

Den Betroffenen selbst sind derartige Zielkonflikte oft nicht bewusst. Der frühere Begriff des sekundären Krankheitsgewinns charakterisiert derartige Problemsituationen nicht zutreffend, da sich lediglich ein Aspekt des bestehenden Konfliktes in dem Begriff wiederfindet. Neben den sog. Krankheitsgewinnen, mögen sie noch so gravierend sein, dürfen die krankheitsbedingten Verluste nicht aus den Augen geraten. Die meisten Zielkonflikte können nach Ansicht der Autorinnen einer der 3 folgenden Kategorien zugeordnet werden.

29.4.1 Sozialleistungsbegehren

Finanzielle Zuwendungen in Form von Verletzten- bzw. Schmerzensgeld, Rentenansprüchen, Versicherungsprämien, Krankenhaustagegeld etc. können sich als behindernde Faktoren bei der Behandlung chronischer Schmerzerkrankungen herausstellen.

Fallbeispiel 2

Herr R. (45 Jahre, verheiratet, 3 Kinder) ist ungelernter Verfuger und stürzt im Mai 2005 aus 9 Metern Höhe vom Gerüst, landet mit Glück auf einem Stapel von Drainagerohren und zieht sich dabei »lediglich« eine Oberschenkelfraktur, Beckenprellungen sowie eine

Joch- und Nasenbeinfraktur zu. Nach 4 Monaten hat er die erste Arbeitsbelastungserprobung (ABE), die er am gleichen Tag wegen Schwindel und Schmerzexzerbation abbricht. Es erfolgt eine erneute Krankschreibung durch den Durchgangsarzt. Nach 4 Wochen wird die zweite ABE angesetzt, auch diese scheitert mit gleicher Symptomatik unmittelbar nach Arbeitsantritt. Der Durchgangsarzt empfiehlt eine Vorstellung in der Schmerzambulanz. In der obligatorischen psychologischen Untersuchung wird eine spezifische Phobie (Höhenangst) diagnostiziert. Der Patient berichtet schamhaft, dass der Schwindel und die Kopfschmerzen mit massiven Angstsymptomen beim Betreten des Gerüstes einhergingen und er deshalb die ABE habe abbrechen müssen.

Nach erfolgreicher Verhaltenstherapie hat der Patient eine ausreichende Kontrolle über die Angstproblematik. Die Schmerzsymptomatik zeigt jedoch nach zunächst gutem Verlauf eine erneute Verschlimmerung.

Wie erklärt sich diese Entwicklung?
In der Zwischenzeit hatte die Firma des Patienten Insolvenz angemeldet. Der aus Bosnien stammende Patient war von der Fehlannahme ausgegangen, dass die private Unfallversicherung bei Genesung die bereits gezahlten Beträge zurückverlangen könne. Zudem fürchtete er, als ungelernte Kraft mit seinen schlechten Deutschkenntnissen auf dem Arbeitsmarkt nicht mehr vermittelbar zu sein und zum Hartz-IV-Empfänger (Arbeitslosengeld II) zu werden.

29.4.2 Nähe-Distanz-Regulation

Hier kann z. B. die Intensivierung oder Beendigung sozialer Beziehungen, Konfliktvermeidung, Schutz vor Verantwortungsübernahme etc. als zugrunde liegendes Motiv für das Schmerzverhalten angesehen werden.

Fallbeispiel 3
Frau M. (54 Jahre, verheiratet, 2 Enkelkinder) ist als Halbtagskraft im Einzelhandel tätig und zieht sich auf dem Weg zur Arbeit bei einem Sturz auf Glatteis eine Radiusfraktur links zu. In der erstversorgenden Unfallklinik wird ein Gips angelegt und Schmerzmittel werden verordnet, im weiteren Verlauf erhält die Patientin Krankengymnastik und Ergotherapie. Über 8 Monate persistieren die Schmerzen bei guter Ausheilung der Fraktur. Seit dem Unfall ist Frau M. durchgehend arbeitsunfähig. Die freundlich zugewandte und änderungsmotivierte Patientin zeigt unregelmäßige Medikamenteneinnahme, nimmt Physiotherapietermine oft nicht wahr und macht (laut Einschätzung der Ergotherapeutin) kaum eigene häusliche Übungen. Trotz Stagnation der Behandlung ist nur ein geringer Leidensdruck wahrnehmbar.

Wie erklärt sich diese Entwicklung?
Die Berufsgenossenschaft leitet eine stationäre interdisziplinäre Diagnostik und Therapie ein. In der 3. Woche des stationären Aufenthaltes berichtet die Patientin im psychologischen Gespräch unter Scham, dass sie seit der Schmerzerkrankung nicht mehr von ihrem gewalttätigen Ehemann geschlagen werde. Die Fraktur habe er ihr bei der letzten Gewalttat zugefügt und sie gezwungen, dies als Wegeunfall anzuzeigen. Auf die finanzielle Absicherung der Berufsgenossenschaft sei sie dringend angewiesen, ebenso wie auf die vermehrte Freizeit für die Betreuung die Enkelkinder, deren Mutter seit Kurzem wieder berufstätig sei. Die Schmerzerkrankung sichert somit zentrale Ziele bzw. Motive der Patientin.

29.4.3 Selbstwertstabilisierung

Nicht erreichte (berufliche und familiäre) Lebenspläne, Rollenkonflikte, interpersonelle Probleme oder auch massive psychische bzw. psychiatrische Komorbiditäten werden selbstwertstabilisierend als schmerzbedingte Fehlentwicklungen gewertet und kommuniziert.

Fallbeispiel 4
Herr S. (24 Jahre, ledig, alleinlebend) studiert im 5. Semester Musik mit Schwerpunkt Klavier und Trompete. Er leidet seit 9 Monaten unter chronischen Schulter-/Arm-Schmerzen, die mit einer durchschnittlichen Intensität von 8 auf der numerischen Ratingskala (NRS) angegeben werden. Aufgrund der Beschwerden kann der Student sein Studium aktuell nicht fortsetzen. Vorübergehend ist er wieder bei den Eltern eingezogen. Der Patient zeigt sich in der Schmerztherapie sehr geduldig, stimmt auch einer stationären Behandlung vorbehaltlos zu. Eine Narkoseuntersuchung der Schulter lehnt der Patient jedoch ab. Die Schmerztherapie bleibt auch in den nachfolgenden Monaten erfolglos.

Wie erklärt sich diese Entwicklung
Herr S. ist gegen den Willen des Vaters nicht in den Betrieb seines Vaters eingestiegen, sondern hat ein Musikstudium aufgenommen. Die Eltern finanzieren das Studium – dafür erwartet der Vater eine außergewöhnliche Karriere von seinem Sohn. Als dieser im

3. Semester erkennt, dass er musikalisch nicht recht weiterkommt, intensiviert er die Übungseinheiten. Er steigert die Arbeit an den Instrumenten auf über 7 h täglich, bis er schließlich unerträgliche Schmerzen in Schulter und rechtem Arm entwickelt. Seitdem erlebt er viel elterliche Fürsorge, insbesondere vom Vater. Herr S. berichtet in den Psychotherapiesitzungen von seinen Zukunftsplänen und hält beharrlich daran fest, bei vollständiger Ausheilung der Beschwerden eine aussichtsreiche Zukunft als Solomusiker vor sich zu haben und damit den Ambitionen des Vaters letztlich doch noch gerecht werden zu können.

Da Zielkonflikte in der Regel zu schlechtem Therapieoutcome führen (Michalak u. Schulte 2002) oder in frustrane Behandlungsverläufe münden, kommt dem Psychotherapeuten die dringliche, aber auch schwierige Aufgabe zu, mögliche Zielkonflikte aufzudecken. Dabei ist es wichtig, dass persönliche Ziele wirklich exploriert und nicht aus dem Kontext erschlossen werden. Die subjektive Wertigkeit von Zielen kann letztlich nur von der betroffenen Person und nicht vom ärztlichen oder psychologischen Untersucher bestimmt werden. Dabei können Fremdanamnesen allenfalls sinnvolle Ergänzungen liefern.

Zielkonflikte müssen zu Beginn einer Krankengeschichte noch gar nicht vorhanden sein und können sich erst im weiteren Verlauf der Erkrankung entwickeln. Sich dieser Dynamik bewusst zu sein, schützt gelegentlich vor der Fehlannahme, der Patient habe den »Krankheitsgewinn« willentlich herbeigeführt. Zielkonflikte psychotherapeutisch zu bearbeiten heißt: Es gibt alternative Möglichkeiten zur Zielerreichung, und der Patient kann auf diese etwa durch einen Zugewinn z. B. an neuen sozialen Kompetenzen zugreifen. Es kann aber auch notwendig sein die ursprünglichen Ziele durch erreichbare alternative Ziele zu ersetzen (z. B. Veränderung der Berufsperspektive, Änderung persönlicher Normen und Wertvorstellungen). Nicht immer erlauben es die psychosozialen und gesellschaftlichen Rahmenbedingungen einen konstruktiven Ausweg aus dem Zieledilemma zu finden. Insbesondere bei beruflichen Hintergrundproblemen (z. B. drohende Arbeitslosigkeit) ist dies oft nicht möglich.

29.5 Ziele und Verfahren in der psychologischen Schmerzbehandlung

Im Folgenden werden typische **Ziele** der speziellen Schmerzpsychotherapie dargestellt, wie sie in meist standardisierten Behandlungsprogrammen (Basler u. Kröner-Herwig 1998) sowohl von amerikanischen Schmerzkliniken (Turk u. Okifuji 1998) als auch von deutschen Schmerzambulanzen und psychosomatischen Kliniken mit verhaltenstherapeutischer Ausrichtung verfolgt werden (Klinger et al. 1999). Die Zielbereiche sind für die Einzelbehandlung wie für die Gruppentherapie gleichermaßen relevant (Frettlöh 1999).

Zielbereiche psychologischer Schmerztherapie

- Erweiterung der subjektiven Schmerztheorie des Patienten (Integration psychosozialer Aspekte)
- Akzeptierung einer realistischen Zielperspektive (Minderung des Schmerzes, nicht Elimination)
- Erlernen von Entspannung als Schmerz- und Stressbewältigungsverfahren
- Verbesserung der Selbstwahrnehmung
- Erkennen und Ausbau eigener Ressourcen im Umgang mit dem Schmerz
- Analyse schmerz- und stressfördernder Bedingungen
- Erwerb und Einsatz systematischer Problemlösungskompetenzen
- Optimierung des Aktivitätsniveaus (Balance von Ruhe und Aktivität)
- Abbau angstmotivierter Vermeidung und Aufbau von Aktivitäten
- Modifikation katastrophisierender und depressiver Kognitionen
- Abbau unangemessener Durchhaltetendenzen
- Aufbau hedonistischer Aktivitäten
- Abbau inadäquater Schmerzkommunikation
- Optimierung eigener Schmerzbewältigungsfertigkeiten (z. B. Ablenkung, Selbsthypnose, Entspannung)
- Verbesserte Autonomie in der Interaktion mit dem Gesundheitssystem
- Entwicklung realistischer Zukunftsperspektiven (Beruf, Familie) und Initiierung der Handlungsplanung
- Verbesserung der sozialen Kompetenz und Selbstbehauptung (auch im Umgang mit dem Gesundheitssystem)
- Einbezug von Bezugspersonen des Patienten zur Förderung der angestrebten Therapieziele

Zur Erreichung dieser schmerztherapeutischen Ziele kommen im Wesentlichen Interventionen der kognitiv-behavioralen Therapie (KVT) oder – wie meist verkürzend benannt – der **Verhaltenstherapie** (▶ Kap. 32), zum Einsatz. Andere psychotherapeutische Verfahren (▶ Kap. 32, ▶ Kap. 33) haben bis heute einen weitaus geringeren Stellenwert in der psychosozialen Versorgung schmerzkranker Patienten.

In den letzten Jahren hat die sog. Akzeptanz- und Commitment-Therapie (ACT) erhebliche Aufmerksamkeit auf sich gezogen und beginnt sich zunehmend einer empirischen Prüfung zu unterziehen. Dieser Therapieansatz, der bezüglich der Schmerzbehandlung besonders von Lance McCracken (2004) vorangetrieben wurde, formuliert als ein wesentliches Ziel für den Patienten die Akzeptanz des Schmerzes. Dies bedeutet das Annehmen der Perspektive, dass der Schmerz nicht beseitigt oder »besiegt« werden kann. Ein verbissener Kampf gegen den Schmerz wird somit nicht erfolgreich sein und den Patienten nur enttäuschen, verbittern und erschöpfen.

Die Anerkenntnis der Dauerhaftigkeit des Schmerzes soll aber nicht verstanden werden als resignative Anpassung an die Realität oder innere Aufgabe, sondern in Verbindung mit dem geforderten Commitment als funktionale Bewältigung der persönlichen Problemsituation. Die Notwendigkeit des Commitments bzw. »engagements« wird dabei dem Patienten in der Therapie immer wieder deutlich gemacht und damit die Sinnhaftigkeit der Aktivierung eigener Kräfte zur aktiven Gestaltung des eigenen Lebens *trotz* der Schmerzen.

> **Damit ist die Zielrichtung dieses Ansatzes letztendlich der Zielsetzung der KVT in weiten Bereichen ähnlich: Sie fördert eine angepasste realistische Zielperspektive beim Patienten und sieht ebenfalls in der aktiven Lebensgestaltung zur Verbesserung der Lebensqualität das Hauptziel der Behandlung.**

Ein deutlicher Unterschied besteht hinsichtlich der Zugrundelegung des sog. kognitiven Modells in der Interventionsgestaltung der KVT. Hier wird in der Interventionsplanung stark auf die steuernde Funktion der Kognitionen gesetzt, die wiederum Auswirkungen auf Emotionen, Verhalten und das Schmerzerleben haben sollen. So wird in der KVT u. a. viel Wert auf kognitive Umstrukturierung dysfunktionaler Überzeugungen, Schemata und Grundhaltungen gelegt. Der Abbau von »Katastrophisierung« ist damit ein Schwerpunkt der Therapie (▶ Kap. 1).

Die ACT vermittelt dagegen dem Patienten, dass Kontrollbemühungen eher kontraproduktiv sind. Dementsprechend soll der Patient eine Haltung entwickeln, die ihm hilft, die Wahrnehmung dessen, was aktuell körperlich und kognitiv-emotional in ihm abläuft, zu verbessern, dies aber ohne jede Bewertung und ohne den Versuch der Einflussnahme. Der Patient soll sich seiner Empfindungen bewusst werden, im Sinne der Registrierung eines momentanen und vergänglichen Zustands. Die ACT hat somit den sog. Mindfulness-Ansatz (Kabat-Zinn 1982) integriert.

29.6 Das Spektrum psychologisch basierter Behandlungsverfahren

Die im Folgenden aufgeführten Interventionen werden heute zumeist in **multimodalen psychologischen Programmen** integriert und nur noch selten als separate Therapieformen eingesetzt.

Zu den bekanntesten Techniken zählen **Entspannungsverfahren** wie die progressive Muskelrelaxation (▶ Kap. 30). Sie haben sich besonders in der Therapie des Kopfschmerzes bewährt.

> **Als gesichert kann die Wirksamkeit von Biofeedback bei der Behandlung von Kopfschmerzen angenommen werden (Nestoriuc u. Martin 2007, Nestoriuc et al. 2008). Auch bei anderen Syndromen kann diese Intervention effektiv sein.**

Auch **hypnotische** Interventionen haben sich als nützlich erwiesen, insbesondere wenn sie in ein verhaltenstherapeutisches Gesamtkonzept eingebettet werden (Jacobs et al. 2001). Allerdings ist die Wirksamkeit bei chronischen im Vergleich zu akuten Schmerzen noch nicht ausreichend belegt.

Sog. **operante Prozeduren** (systematische Fremd- und Selbstverstärkung von Veränderungen des Krankheits- bzw. Gesundheitsverhaltens; Turner u. Chapman 1982, Thieme et al. 2006) haben sich in der Therapie von Rückenschmerz und Fibromyalgie als wirksam gezeigt. Auch erste Versuche zur Anwendung von Expositionsverfahren in der Behandlung von Rückenschmerzpatienten mit hoher Fear-Avoidance-Ausprägung (▶ Kap. 7) haben sich als vielversprechend erwiesen (Boersma u. Linton 2006).

Andere verhaltenstherapeutische Therapiemodule sind in isolierter Anwendung nicht evaluiert worden, sondern immer als Bestandteil komplexer multimodaler Therapiepakete (▶ Kap. 29, ▶ Kap. 32.2). Dies gilt auch für die unterschiedlichen **Strategien der kognitiven Umstrukturierung** (Beck 1999), die heute einen Schwerpunkt in der KVT chronischer Schmerzen einnehmen.

Interventionen zur sog. **Functional Restoration** (Mayer et al. 1987, Pfingsten et al. 1993), also sporttherapeutische Maßnahmen zur Wiederherstellung der physischen Kondition (Ausdauer, Flexibilität, Mobilität), werden in der Regel nicht unter der Verantwortung von Psychologen durchgeführt, sind aber vermutlich primär über psychologische Prozesse wirksam, v. a. durch die Reduzierung von Schmerzangst und die Erhöhung der Selbstwirksamkeitsüberzeugung. Den in die Programme des Functional Restoration einbezogenen Psychologen kommt u. a. die Aufgabe zu, die Aufrechterhaltung und Implementierung der körperlichen Aktivitäten im bzw. in den Lebensalltag des Patienten zu fördern. Des Weiteren sind dabei die negativen Aspekte eines verzerrten Selbstbildes (z. B. behindert oder invalide sein) zu bearbeiten, genauso wie die Schmerz- und Bewegungsangst sowie die daraus folgenden »Schonmythen« oder Durchhaltestrategien.

Spektrum psychologisch wirksamer Interventionsverfahren

- Relaxationsverfahren
- Biofeedback
- Hypnose
- verschiedene verhaltenstherapeutische Interventionen (z. B. operantes Konditionieren, Exposition)
- Functional Restoration (sporttherapeutische Interventionen)
- Akzeptanz- und Commitment-Therapie
- Multimodale KVT (unter Einschluss der meisten oben genannten Interventionen)

Empirisch begründete Aussagen darüber, welche der dargestellten **Interventionsmethoden** bei welchen Schmerzstörungen, zu welchem Zeitpunkt, bei welchem Patienten und unter welchen Rahmenbedingungen angemessen sind, können bislang nicht getroffen werden. Die letztendliche Interventionsentscheidung kann somit nur aus der Zielbestimmung abgeleitet werden (z. B. Aktivitätsaufbau bei identifizierbaren Aktivitätsdefiziten, Angstabbau bei »fear-avoidance«).

29.7 Therapiesetting

Eine mangelhafte Befundlage zeigt sich auch hinsichtlich der Bedeutung des Settings, in dem Schmerzpsychotherapie durchgeführt wird. Die vorliegenden Einzelstudien, Metaanalysen oder Übersichtsartikel (► Abschn. 29.9) erlauben keine sicheren Schlussfolgerungen hinsichtlich der Indikation, komparativen Wirksamkeit oder Effizienz der Behandlung unter verschiedenen Settingbedingungen. Dabei geht es im Wesentlichen um die Wirkung von **Einzel- vs. Gruppentherapie, ambulanter vs. stationärer** und **manualisierter vs. individualisierter** Therapie.

29.7.1 Vergleich manualisierter vs. individualisierter Therapie

Das klassische Konzept der Verhaltenstherapie sah auf der Basis einer ausführlichen Problemanalyse ein spezifisches »tailoring« der Interventionen auf den individuellen Fall vor. Dennoch werden heute in zunehmendem Maße **standardisierte Behandlungsprogramme** eingesetzt. Als Hauptkritikpunkt gegen ein manualgesteuertes Vorgehen wird angeführt, dass hier weder die individuelle Problemlage noch die spezifischen Bedürfnisse sowie die jeweiligen Ressourcen des Patienten ausreichend berücksichtigt werden. Befürworter manualgeleiteter Therapien (z. B. Schulte 1996) halten den Kritikern entgegen, dass es sich bei der manualgesteuerten Therapie um **syndromspezifische Behandlungskonzepte** handelt, die auf der Basis von Ätiologie- und Funktionsmodellen für das jeweilige Störungsbild entwickelt und auf ihre Effektivität hin überprüft wurden. Zudem führe das viel beschworene »klinische Urteil« des Therapeuten nicht selten zu ungünstigen therapeutischen Entscheidungen (Wilson 1996).

Die vorliegenden Evaluationsbefunde zu manualisierten Behandlungsansätzen zeigen, dass diese im Mittel keinesfalls weniger erfolgreich sind als individualisierte Therapien. Es können auch Therapeuten mit geringerer praktischer Erfahrung im Bereich des chronischen Schmerzes mit größerer innerer Sicherheit und Wirksamkeitsüberzeugung unter Manualanleitung in der Therapie agieren. Weiter erhöhen manualisierte Therapieprogramme die »Disziplin« der Therapeuten, d. h. die Strukturiertheit des Vorgehens, indem sie das thematische »Vagabundieren« durch verschiedene Teilaspekte einer Störung einschränken. Es wird zudem eine unreflektierte Auslassung und Vermeidung von als schwierig oder problematisch erscheinenden Interventionen erschwert. Manchen Manualen ist sogar zu entnehmen, an welchen Stellen des Behandlungsprogramms mit Problemen zu rechnen ist, sodass sich die Therapeuten darauf vorbereiten können.

Trotz der prinzipiell hohen Relevanz der Fragestellung liegen im Bereich der psychologischen

Schmerztherapie derzeit noch keine Studien vor, in denen die **Effektivität von manualisierten Behandlungsansätzen** mit individuell angepassten Psychotherapien **systematisch verglichen** wurde.

> **Manualisierte Therapieprogramme ersetzen nicht die therapeutische Kompetenz, sondern fordern sie ein.**

29.7.2 Vergleich Einzel- vs. Gruppentherapie

Im Schmerzbereich wurde der Frage nach der Bedeutsamkeit des Settingaspektes **Einzel- vs. Gruppenbehandlung** bislang nur in sehr wenigen Therapiestudien nachgegangen (Frettlöh u. Kröner-Herwig 1999). In allen bekannten Untersuchungen zu diesem Thema wurde ein randomisierter Kontrollgruppenplan verwendet, das kognitiv-behaviorale Vorgehen, die Sitzungszahl und die Therapeuten in den jeweiligen Behandlungsbedingungen wurden gleich gehalten. Diese Studien lassen keine eindeutigen Schlussfolgerungen bezüglich der Überlegenheit eines der beiden Behandlungssettings zu. Wie bei anderen Störungsbereichen (Frettlöh 1999) weisen einzelne Outcomemaße auf eine Überlegenheit des Einzelsettings, andere auf eine Überlegenheit des Gruppensettings hin (Frettlöh u. Kröner-Herwig 1999). In einer Follow-up-Studie war sogar ein leichter bis deutlicher Vorteil des Gruppensettings in der Langzeitkatamnese zu erkennen (Spence 1991).

> **Es bleibt festzuhalten, dass sich das Therapieoutcome von Behandlung im Einzel- und Gruppensetting weniger als erwartet voneinander unterscheiden.**

Die oft von klinisch tätigen Schmerztherapeuten geäußerte Befürchtung, dass Gruppentherapie aufgrund einer geringeren »Bearbeitungstiefe« weniger bewirken könnte als eine Einzeltherapie, hat sich bisher nicht bestätigt. Vielmehr scheint es sogar so zu sein, dass eine im Gruppensetting durchgeführte standardisierte Schmerztherapie die kognitive Schmerzverarbeitung sowie die Bewältigungskompetenzen langfristig anhaltend positiver beeinflussen kann.

Der therapeutische Erfolg im Gruppensetting hängt vermutlich entscheidend davon ab, ob es dem Therapeuten gelingt, neben der Realisierung der Programminhalte eine **produktive Gruppenatmosphäre** zu schaffen. Dazu bedarf es besonderer interaktioneller Kompetenzen aufseiten des Therapeuten.

> **Kognitive Verhaltenstherapie ist im Gruppensetting mindestens genauso wirksam wie im Einzelsetting und somit nicht zuletzt aus zeit- und kostenökonomischen Überlegungen als fester Bestandteil in die psychotherapeutische Versorgung von Schmerzpatienten zu integrieren.**

29.7.3 Vergleich ambulanter vs. stationärer Therapie

Ein weiterer wichtiger Settingaspekt in der Therapie chronischer Schmerzen betrifft die Frage nach den Vor- und Nachteilen **ambulanter** bzw. **stationärer Behandlung**. Um die Gefahr zu verringern, dass ein schon bestehendes Krankheitsverhalten beim Patienten (z. B. Schonverhalten) noch weiter verstärkt wird, sollte ambulante **Therapie** prinzipiell Vorrang vor stationärer Behandlung haben, sofern keine invasiven Interventionen oder längere Verhaltensbeobachtungen des Patienten notwendig sind. Bei besonders schwierigen oder langwierigen Besserungsverläufen können intensive Fallbesprechungen und zeitnahe Abstimmung im interdisziplinären Behandlungsteam durchaus als plausibles Argument **für** eine stationäre Behandlung angeführt werden.

Bei ambulanter Therapie ist es wiederum einfacher, den Lebenspartner oder andere wichtige Bezugspersonen in die Therapie einzubeziehen. Vor allen Dingen sollte der **Transfer** des neu gelernten Verhaltens in den Alltag des Patienten deutlich leichter gelingen. Für eine ambulante Therapie sprechen nicht zuletzt auch die geringeren Kosten der Behandlung. Eine angemessene ambulante Versorgung setzt jedoch ein gut strukturiertes Gesundheitssystem voraus, das eine multiprofessionelle Therapie möglichst wohnortnah ermöglicht.

Ein Nachteil ambulanter Therapie besteht darin, dass in der Regel kein interdisziplinäres schmerztherapeutisches Angebot gemacht werden kann, das auf die Kooperation verschiedener Berufsgruppen setzt (z. B. Anästhesisten, Neurologen, Orthopäden, psychologische Psychotherapeuten, Physio- und Sporttherapeuten).

> **Ein Vorteil der stationären Therapie liegt in der umfassenderen Beobachtung und damit auch leichteren Einflussnahme auf das Krankheitsverhalten des Patienten (kontingente Beobachtung des Verhaltens und Verstärkung von Gesundheitsverhalten sowie Löschung von Krankheitsverhalten) durch die**

Behandler. Dies kann besonders dann nützlich sein, wenn gravierende Veränderungen im Patientenverhalten erzielt werden sollen und das Krankheitsverhalten im natürlichen Lebensumfeld des Patienten unter operanter Verstärkung steht.

In einigen Fällen ist auch die Herauslösung (»timeout«) des Patienten aus einem ungünstigen, vielleicht sogar **schmerzverstärkenden sozialen Milieu** für eine Modifikation von Verhalten und Erleben von Vorteil.

Es gibt nur wenige empirische Studien mit einer vergleichenden settingbezogenen Evaluation. Härkäpäa et al. (1990) präsentierten eine umfangreiche Vergleichsstudie, in der 459 finnische Schmerzpatienten an einer ambulanten oder stationären Behandlung teilnahmen. Sie konnten keine Überlegenheit der einen oder anderen Variante finden. Fast einhellig wird Medikamentenabhängigkeit als Indikation für einen stationären Aufenthalt angesehen, da eine Entwöhnung erhebliche negative körperliche und psychische Auswirkungen haben kann, die in einer Klinik besser zu beeinflussen und zu kontrollieren sind (▶ Kap. 35).

Über die relative Effizienz, d. h. das **Kosten-Nutzen-Verhältnis** von ambulanter und stationärer Therapie, kann bis heute keine überzeugende, empirisch basierte Aussage gemacht werden, da auch die langfristigen Gesundheits- und Sozialkosten in die Rechnung einbezogen werden müssten.

Eine Alternative zu der konventionellen ambulanten Behandlung mit 1–2 Therapiesitzungen pro Woche oder der stationären Therapie stellt ein **tagesklinisches Behandlungsprogramm** dar (Pfingsten et al. 1993). Dabei nehmen die Patienten über 3–5 Wochen an einem bis zu 8-stündigen Therapieangebot in der Klinik teil, wohnen aber entweder zu Hause oder in einem Hotel. Vorteil dieses Ansatzes ist neben der Interdisziplinarität in diesen Settings die Intensität der Behandlung, wie sie gerade für stark chronifizierte Rückenschmerzpatienten günstig scheint. Weiterhin wird hier die Zuweisung der ansonsten typischen Krankenrolle an den Patienten (in der ihm ein »Bett« zugewiesen wird) explizit vermieden. Das Programm selbst fordert maximale Eigenaktivität des Patienten. Ein Therapieerfolg kann unter diesen Rahmenbedingungen von den Patienten eher als Ergebnis der »eigenen aktiven und konsequenten Bemühungen« wahrgenommen werden und fördert somit in besonderem Maße die Selbstwirksamkeitsüberzeugung. Die Einstellung, Therapie sei ein passiver Prozess des »Geheiltwerdens« von einer Krankheit, kann auf diese Weise besonders gut verhindert oder abgebaut werden.

Vor- und Nachteile ambulanter und stationärer Therapie sind bei der individuellen Indikationsentscheidung sorgfältig abzuwägen. Eine empfehlenswerte, aber noch viel zu selten realisierte Variante der Schmerztherapie ist die tagesklinische Behandlung.

29.8 Angebote interdisziplinärer Schmerztherapie

Zuverlässige, neuere Zahlen über den Stand der Behandlungssituation in Deutschland liegen nur begrenzt vor (Willweber-Strumpf et al. 2000, Frettlöh et al. 2009). Es gibt eine relativ geringe Anzahl von spezifischen (meist universitären) **Schmerzbehandlungsinstitutionen**, die neben ambulanter auch stationäre Therapie anbieten können und größtenteils den Anästhesieabteilungen von Kliniken angeschlossen sind. Es handelt sich bei diesen Kliniken um sog. tertiäre Versorgungseinrichtungen, in denen sich meist hoch chronifizierte Patienten mit zahllosen frustranen Behandlungsversuchen einfinden.

Diese **Schmerzzentren** bieten in der Regel sowohl medizinische als auch psychologische Diagnostik und Therapie an. Auch spezielle physio-, sport- und manchmal auch soziotherapeutische Angebote gehören dazu. Die psychologische Behandlung innerhalb dieser Institutionen wird zumeist als Brücke bzw. Vorbereitung zur Aufnahme einer ambulanten psychologischen Therapie gesehen. Allein auf den Zweck der Therapie des chronischen Schmerzes ausgerichtete Kliniken gibt es nur sehr vereinzelt.

Eindeutig auf stationäre Behandlung ausgerichtet sind die verschiedenen **Rehabilitations- und psychosomatischen Kliniken**, von denen immer mehr dazu übergehen, auch ein Behandlungskonzept für Patienten mit chronischen Schmerzen anzubieten. Rehabilitationskliniken mit schmerztherapeutischen Behandlungskonzepten sind nicht einfach durch ihre Fachgebietsbezeichnung zu identifizieren – mit Ausnahme der orthopädischen Reha-Einrichtungen, die sich in hohem Maße mit muskuloskeletalen Schmerzsyndromen, besonders dem Rückenschmerz, befassen. Die Behandlungskonzepte dieser Rehabilitationskliniken basieren nicht immer auf einem biopsychosozialen Schmerzmodell. Eine interdisziplinäre Behandlung unter Einschluss speziell ausgebildeter psychologischer und ärztlicher Schmerztherapeuten ist hier ebenfalls nicht die Regel.

Ein gemeinsames Profil der Rehabilitations- und psychosomatischen Kliniken kann somit nicht gezeichnet werden.

Aus der großen Zahl der sog. psychosomatischen Kliniken haben gerade **verhaltenstherapeutisch bzw. verhaltensmedizinisch ausgerichtete Kliniken** häufig spezielle Angebote für Schmerzpatienten installiert, die sowohl standardisierte Programme im Gruppensetting als auch ergänzende einzeltherapeutische Angebote umfassen. Hier prägen naturgemäß psychosoziale Interventionen das Behandlungsangebot, während eine spezielle schmerzmedizinische Expertise eher selten ist.

Die **Anzahl ärztlicher schmerztherapeutischer Praxen** lag im Jahre 1994 in der gesamten Bundesrepublik noch unter 100. Seit der Etablierung der Zusatzausbildung »Spezielle Schmerztherapie« haben sich **immer mehr** niedergelassene Mediziner diesem Therapiebereich gewidmet (ca. 500; http://idw-online.de/pages/de/news282508 vom 10.10.2008), praktizieren aber zumeist auch noch in ihrem ursprünglichen Fachgebiet (z. B. Anästhesie, Neurologie, Innere Medizin, Orthopädie). Bezüglich dieser niedergelassenen Mediziner kann nicht garantiert werden, dass alle dem geschilderten biopsychosozialen Modell des Schmerzes folgen oder dieses als Basis ihrer Behandlung verstehen. Sie haben sich zum Teil einzelnen medizinischen Interventionen (z. B. Akupunktur) oder der Behandlung spezieller Schmerzsyndrome (z. B. Kopfschmerz) verschrieben.

Es haben sich bislang nur wenige Praxisgemeinschaften etabliert, in denen niedergelassene Schmerzmediziner und schmerztherapeutisch weitergebildete Psychotherapeuten ein Behandlungsteam bilden. Häufiger findet sich eine Form der Kooperation, in der ein Arzt mit Zusatzausbildung in spezieller Schmerztherapie mit einem Psychotherapeuten eine mehr oder weniger lose Form des Zusammenschlusses im Sinne des gegenseitigen »Überweisens« bzw. der Konsultation bildet.

Institutionen der Schmerztherapie

- Schmerzbehandlungszentren an Kliniken (mit ambulantem und zum Teil stationärem Angebot)
- spezialisierte Schmerzkliniken mit stationärem Angebot (und vereinzelt auch tagesstationärer Versorgung)
- Rehabilitationskliniken (ausschließlich stationär)
- psychosomatische Kliniken (ausschließlich stationär)
- niedergelassene Praxen (Ärzte mit Weiterbildung in spezieller Schmerztherapie)
- niedergelassene psychologische und ärztliche Psychotherapeuten mit spezieller Weiterbildung in psychologischer Schmerztherapie
- psychotherapeutische Ambulanzen an Universitäten mit schmerztherapeutischem Schwerpunkt

Obwohl die Zahl der schmerztherapeutisch interessierten und ausgebildeten psychologischen **Psychotherapeuten** wächst, ist die Gesamtzahl der in der Versorgung Tätigen viel zu gering, um den Bedarf nur annähernd zu decken. Die Weiterbildung in psychologischer Schmerztherapie ist mit Ausnahme von Rheinland-Pfalz noch nicht kammerrechtlich etabliert und wird somit in unserem Gesundheitssystem bislang nicht honoriert.

Informationen zur Fort- und Weiterbildung in »Spezieller Schmerzpsychotherapie (SSPT)« finden sich auf der Internetseite der Deutschen Gesellschaft für psychologische Schmerztherapie und Schmerzforschung (DGPSF) unter http://www.dgpsf.de (▶ Kap. 38).

Insgesamt ist die **Versorgungssituation in Deutschland** weit entfernt von einem zufriedenstellenden Status. Dies gilt zum einen für die zu niedrige Anzahl spezialisierter Behandlungseinrichtungen, wie sich anhand der langen Wartezeiten in klinischen Schmerzambulanzen (bis zu 2 Jahre) ablesen lässt. Dies gilt zum anderen aber auch für die Qualität der Schmerztherapie. Während auf Kongressen der einschlägigen Fachgesellschaften die Multidimensionalität des chronischen Schmerzes beschworen und Interdisziplinarität gefordert wird, findet diese im klinischen Alltag bis heute eher selten eine adäquate Umsetzung.

Dieser Missstand hat weniger mit den unmittelbar involvierten Behandlern und ihrem unzulänglichen Verständnis chronischer Erkrankungen zu tun. Er beruht vielmehr auf den **Strukturen unseres Gesundheitssystems**. Diese erweisen sich immer wieder als äußerst rigide und einengend, wenn es um die Akzeptanz und Etablierung neuer Behandlungskonzepte geht. Das gilt insbesondere, wenn diese dem konventionellen Katalog der Leistungen, die die GKV zu honorieren hat, nicht entsprechen. Genauso schwerfällig zeigt sich unser Gesundheitssystem bei der Förderung kooperativer und interdisziplinärer Strukturen, da es auf Partikularisierung und Abgrenzung angelegt ist. Ebenso wenig ist es – trotz gegenteiliger Behauptungen – auf Effizienz angelegt, wie der nächste Abschnitt belegen wird. Wäre dies der Fall, hätten die interdisziplinären Behandlungskonzepte längst Eingang in die Routineversorgung von Patienten mit chronischem Schmerz finden müssen.

29.9 Effektivität interdisziplinärer und psychotherapeutischer Behandlung

Zunächst einmal sollte bei der Beurteilung der Effektivität unterschieden werden zwischen interdisziplinären Behandlungsprogrammen, bei denen verschiedene Professionen in koordinierter und strukturierter Weise einen Beitrag zur Behandlung leisten, und einer Schmerzpsychotherapie, bei der zu einem gegebenen Zeitpunkt keine andere Profession an der Behandlung beteiligt ist. Dabei ist in der Regel davon auszugehen, dass die Patienten bereits medizinisch vorbehandelt sind bzw. eine medizinische Grundversorgung parallel fortgesetzt wird, die aber mit der Psychotherapie nicht koordiniert ist.

Interdisziplinäre Therapieprogramme sind aus der Erfahrung des Scheiterns traditioneller Behandlungskonzepte entwickelt worden. Dennoch oder gerade deshalb müssen auch sie sich der empirischen Prüfung ihrer Wirksamkeit stellen.

Die Frage nach dem **Erfolg stationärer interdisziplinärer Schmerztherapie** unter Einschluss psychotherapeutischer Interventionen kann relativ eindeutig beantwortet werden: Eine große Anzahl von Studien zum Therapieoutcome zeigt signifikante Verbesserungen auf einer Vielzahl von schmerzrelevanten Variablen im Prä-Post-Vergleich. Allerdings handelt es sich nur bei wenigen Studien zur stationären Behandlung um Untersuchungen mit Kontrollgruppendesign (Poloni 1990, Deardoff et al. 1991, Peters et al. 1992). Zweifellos ist das **Fehlen** angemessener **Kontrollgruppen** (Warte- oder Placebokontrollgruppen oder alternative Behandlung), die in ein randomisiertes Untersuchungsdesign eingebettet sind, aus methodischen Gründen zu kritisieren. Es ist aber darauf hinzuweisen, dass chronifizierte Patienten, die sich in Schmerzkliniken einfinden, in der Regel bereits eine lange »Karriere« im medizinischen System hinter sich haben. Insofern haben sie meist schon mehrere »Vergleichstherapien« ohne nennenswerten Benefit hinter sich gebracht.

Guzmán et al. (2002) legten eine Metaanalyse vor, in der sie für Patienten mit Rückenschmerz von mindestens 3-monatiger Dauer explizit die Wirksamkeit **interdisziplinärer Rehabilitation** bei chronischen Rückenschmerzen (ca. 1.900 Patienten) untersuchten. Ein Programm galt als interdisziplinäre Behandlung, wenn es ein körperliches Trainingsmodul enthielt und ein Modul, das entweder aus psychologischer Beratung bzw. Therapie oder aus einer sozialen bzw. berufsbezogenen Intervention (z. B. »work hardening«) bestand. Als Kontrollbedingung galt jede Form von Behandlung, die diesen Kriterien nicht entsprach.

Es konnten 10 Studien aus den Jahren 1989–1997 analysiert werden. Die Autoren kommen zu dem Schluss, dass es deutliche Hinweise dafür gibt, dass eine interdisziplinäre rehabilitative Behandlung erfolgreicher ist als eine monodisziplinäre Therapie, allerdings einen hohen Behandlungsaufwand voraussetzt (>100 h). Das gilt vor allem für die Verbesserung der Funktionsfähigkeit der Patienten und abgeschwächt auch für das Schmerzerleben.

Morley et al. veröffentlichten 1999 ein systematisches **Review zur kognitiv-behavioralen Therapie** (inkl. Biofeedback) bei erwachsenen Patienten mit chronischem Schmerz (ohne Kopfschmerz). Es konnten 25 Studien für eine Metaanalyse genutzt werden, in die die Daten von ca. 1.600 Patienten eingingen. Die Analysen bezogen sich auf verschiedene Wirksamkeitsbereiche (▣ Tab. 29.1).

Der Vergleich der psychologischen Behandlungsverfahren mit Wartekontrollgruppen (einschließlich Selbstbeobachtung) erbrachte kleine ($ES \geq 0.36$) bis mittelgroße Effektstärken ($ES \leq 0.60$). Der kognitiv-behaviorale Therapieansatz, der in den meisten Studien untersucht wurde, schneidet mit einer Ausnahme in *allen* Vergleichen bezüglich der Erreichung der Therapieziele besser ab als Patienten einer Wartegruppe.

Van Tulder et al. (2000) erstellten für die Cochrane Collaboration (http://www.cochrane.org) eine **Metaanalyse** über Studien zur psychologischen Behandlung bei unspezifischen chronischen Rückenschmerzen, deren Ziel es ist, aktuelle Informationen über die Wirksamkeit von Maßnahmen der Gesundheitsversorgung weltweit und schnell verfügbar zu machen. Die Cochrane Collaboration lässt zu diesem Zweck unter strikten methodischen Anforderungen systematische Reviews zur Wirksamkeit erarbeiten und dokumentiert diese in ihrer Bibliothek. Verwendbar für die Metaanalyse waren 20 randomisierte Kontrollgruppenstudien (RCT) aus den Jahren 1982–1997, in die die Daten von ca. 1.300 Patienten eingingen.

Die Autoren bildeten 3 Therapiezielbereiche: Schmerzintensität, funktioneller Status und Schmerzverhalten. Alle gefundenen Effektmaße sind statistisch signifikant und reflektieren eine kleine bis mittlere

Tab. 29.1 Ergebnisse der Metaanalyse von Morley et al. (1999)

Bereich	Anzahl (n)	Mittlere Effektstärke	Konfidenzintervall 95%
Schmerzerleben	28	0.40	0.22–0.58
Stimmung/Emotionalität: Depression	24	0.36	0.13–0.59
Stimmung/Emotionalität ohne Depression	16	0.52	0.19–0.84
Coping (negativ)	16	0.50	0.27–0.73
Coping (positiv)	11	0.53	0.28–0.78
Verhaltensausdruck	12	0.50	0.22–0.78
Verhaltensaktivität	14	0.46	0.25–0.72
Interferenz mit sozialer Rolle	25	0.60	0.44–0.76
Mittelwert		**0.50**	

n: Anzahl der Studien mit erhobenen Daten in dem entsprechenden Outcomebereich

Wirksamkeit. Bei der Outcomevariable »Schmerzintensität« reichen diese bis in den hohen Wirksamkeitsbereich (ES=0.98). Relativ große Konfidenzintervalle weisen auf die Heterogenität der Ergebnisse in den verschiedenen Originalstudien hin. Wenn ein Vergleich der psychologischen Therapien ausschließlich mit »aktiven« Kontrollgruppen erfolgte, in denen die Patienten mittels anderer therapeutischer Verfahren behandelt wurden, reduzierten sich die Effektstärken (ES=0.03–0.31).

Die Autoren dieser Metaanalyse kommen zu dem Schluss, dass die kognitive Verhaltenstherapie auf eine deutliche empirische Evidenz verweisen kann (Stufe Ia). Das Ausmaß der Effekte ist allerdings klein bis moderat, was jedoch ebenso für medizinische Behandlungsverfahren bei Schmerz gilt, z. B. für Opioide (Reinecke u. Sorgatz 2009). Über die relative Wirksamkeit verschiedener psychologischer Therapieformen (z. B. Relaxationsverfahren, Biofeedback, operante oder kognitiv-behaviorale Therapie) können wegen der geringen Studienzahl keine Aussagen gemacht werden.

In eine neueren und **umfangreichen Metaanalyse** zur Wirksamkeit der KVT bei nichtkanzerogenen Schmerzen konnten Hoffman et al. (2007) 22 randomisierte Kontrollgruppenstudien einbeziehen. Sie werteten die Originalstudien nach strengen, sehr konservativen Regeln aus. Eine moderate Wirksamkeit der psychologischen Interventionen wurde bezüglich der Outcomemaße Schmerzintensität, Lebensqualität und (arbeitsbezogene) Beeinträchtigung nachgewiesen. Die separate Analyse interdisziplinärer Therapie unter Einschluss psychologischer Behandlungsmodule erbrachte, dass diese den monodisziplinär ausgerichteten Behandlungen überlegen war. Das galt insbesondere für die Erfolgsvariablen, die sich auf die Beeinträchtigung im Arbeitsleben bezogen. Die Autoren der Metaanalyse fanden keine erfolgmoderierenden Variablen (wie Alter oder Geschlecht der Patienten).

Die referierten Befunde der obigen Analysen werden durch 2 weitere neuere Reviews (Chou u. Huffmann 2007, Gatchel u. Rollings 2008) bestätigt, die im Auftrag unterschiedlicher Fachgesellschaften angefertigt wurden. Allerdings weist die neueste Metaanalyse zur Wirksamkeit psychologischer Therapien (Eccleston et al. 2009) bezogen auf sämtliche Schmerzsyndrome außer Kopfschmerz auf deutlich niedrigere Effektstärken hin, wobei die Diskrepanz zu vorherigen Reviews und Metaanalysen bisher nicht geklärt werden konnte.

Wenn man gezielt auf Deutschland schaut, so liegen auch hier **positive Befunde** zur Wirksamkeit psychologischer Schmerztherapie vor. Das tagesklinisch organisierte Göttinger Rücken-Intensiv-Programm (GRIP), das dem Konzept der Functional Restoration zuzurechnen ist, erzielte neben vielfältigen Verbesserungen des Befindens bei seinen Teilnehmern auch positive Veränderungen im Funktionsstatus (Pfingsten et al. 1997). Immerhin 69% der Behandelten, die vorher zu 90% arbeitsunfähig waren und somit eine hoch chronifizierte Patientengruppe darstellten, nahmen ihre Arbeitstätigkeit nach Abschluss der Therapie wieder auf.

Eine der wenigen deutschen Untersuchungen, die im ambulanten Bereich eine somatisch orientierte Schmerztherapie mit einer kombinierten (somatischen *und* psychologischen) Behandlung verglichen, belegt den additiven Nutzen psychologischer Maßnahmen bei **chronischen Kopf- und Rückenschmerzen** (Basler et al. 1996, 1997, Frettlöh u. Kröner-Herwig 1999).

Zusammenfassend kann festgehalten werden, dass sich **interdisziplinäre Schmerztherapie**, unter Einschluss kognitiv-behavioral ausgerichteter Therapiemodule, in einem breiten Spektrum von Wirksamkeitsparametern als zumeist erfolgreich erwiesen hat. Dies kann sowohl für ambulante als auch für stationäre Programme gezeigt werden. Gerade in amerikanischen Studien weisen die Behandlungsprogramme oft einen erstaunlich geringen zeitlichen Umfang auf (z. B. 3 Wochen Klinikaufenthalt, 8 Sitzungen Verhaltenstherapie). Dabei ist anzumerken, dass der Behandlungsaufwand bei interdisziplinär angelegter Therapie einen Mindestumfang von ca. 100 Behandlungsstunden umfasst (was bei tagesklinischer oder stationärer Therapie ca. 3–4 Wochen in Anspruch nehmen würde), wenn sie ihre potenzielle Überlegenheit ausspielen will.

29

Psychologische multimodale Programme, die fast immer kognitiv-behavioral ausgerichtet sind, haben ihre Wirksamkeit im Wartelisten- bzw. Placebovergleich nachgewiesen. Sie weisen ein Evidenzlevel von 1 (sicher belegte Evidenz) auf, aber das Ausmaß ihrer Wirkung ist gering bis moderat mit Effektstärken von ES=0.30–0.80. Ob das Profil der erreichten Erfolge zwischen stationären und ambulanten Programmen stark variiert, ist noch nicht absehbar. Auch gibt es noch zu wenig Befunde, um erkennen zu können, ob das Profil des Behandlungserfolgs von den eingesetzten Modulen der Schmerzpsychotherapie abhängig ist. Es besteht generell der Eindruck, dass der Einschluss von Verfahren der Functional Restoration den Therapieerfolg besonders bei muskuloskeletalen und neuropathischen Schmerzproblemen in psychosozialer als auch sozialmedizinischer Hinsicht verbessert. Weiter zeichnet sich ab, dass die interdisziplinäre Therapie einer monodisziplinären überlegen ist.

Eine der wichtigsten Fragen bei der Therapie chronischer Schmerzsyndrome ist die Frage nach der **Nachhaltigkeit der Therapieeffekte**.

> **Ein wesentliches Problem der Follow-up-Untersuchungen besteht darin, dass der Therapieerfolg prinzipiell multidimensional bestimmt werden sollte, was aber katamnestisch nur schwer möglich ist.**

Zum einen sind die als relevant betrachteten Erfolgsvariablen oft nur durch Methoden angemessen zu erheben, die eine aufwendige Selbstbeobachtung erfordern. Dies ist in Follow-up-Untersuchungen kaum möglich. Meistens wird gerade bei längeren katamnestischen Intervallen auf Daten aus postalisch zugestellten, meist eher globalen Fragebögen oder aus Telefoninterviews rekurriert, deren Aussagekraft eingeschränkt ist. Zum anderen zeigt sich wie bei allen katamnestischen Studien das **Problem hoher Drop-out-Raten**. Aufgrund dieser Sachverhalte ist eine reliable und differenzierte Abbildung des Veränderungsprozesses von der Aufnahme bis zum Abschluss der Therapie und darüber hinaus zu verschiedenen Follow-up-Terminen kaum möglich.

> **Insgesamt lassen die Daten der verschiedenen Studien eine relativ große Varianz hinsichtlich der Einschätzung der langfristigen Wirksamkeit erkennen, die zwischen 70% und 30% liegt (Maruta et al. 1990, Flor et al. 1992).**

Über das **Kosten-Nutzen-Verhältnis** der interdisziplinären Schmerztherapie gibt es nur wenige Angaben. Turk (2002) geht auf der Basis verschiedener Informationsquellen davon aus, dass die Einsparungen nach einer interdisziplinären Schmerztherapie ein erhebliches Ausmaß haben. Dabei sind die bedeutendsten Kosteneinsparungen in den Sozialausgaben zu verzeichnen. Konkrete Angaben zur Kosten-Nutzen-Relation stammen von Simmons et al. (1989) und Caudill et al. (1991). Diese geben eine Reduktion der Krankenbehandlungskosten nach einer interdisziplinären Schmerztherapie an, die zwischen 49% und 58% liegt. Bei den 109 in einer »pain clinic« behandelten Patienten der Caudill-Studie ergab sich eine Kostenreduktion pro Jahr und Patient um 23.000 US-$ auf letztlich 12.000 US-$. Somit ist mit einer interdisziplinären Schmerztherapie eine hohe Kosteneffizienz zu erzielen, insbesondere dann, wenn die Sozialkostenersparnisse mit einberechnet werden.

Nach neuen Daten aus England, Deutschland und den USA entstehen die höchsten Krankheits- und Sozialkosten durch Rückenschmerzen und andere muskuloskeletale Erkrankungen. Demzufolge wäre eine effektive Schmerztherapie eine wirkungsvolle Maßnahme zur Verringerung der Gesamtausgaben im Gesundheits- bzw. Sozialsystem westlicher Länder. Turk (2002) kommt zu dem Schluss, dass die Kosten für eine interdisziplinäre Schmerztherapie, die aufgewandt werden müssten, um einen Schmerzpatienten zurück an den Arbeitsplatz zu bringen, deutlich geringer sind als bei allen anderen medizinischen Behandlungsverfahren.

> **Bei Betrachtung der Kosten-Nutzen-Relation interdisziplinärer Schmerztherapie lassen erste Befunde auf die hohe Effizienz interdisziplinärer Schmerztherapie schließen. In Relation zu den anfallenden Behandlungskosten scheint das Einsparungspotenzial an Behandlungs- und Sozialkosten beeindruckend.**

29.10 Prognose des Therapieerfolgs

Die Frage, welche Unterschiede zwischen Patienten bestehen, die **von einer Schmerztherapie profitieren**, und denen, die dies nicht tun, kann bis heute nicht beantwortet werden.

> **Als negatives Prognosekriterium wird immer wieder – insbesondere in den stationären Behandlungsinstitutionen – ein anhängiges Rentenverfahren angeführt. In einer Metaanalyse konnte dies auch z. T. bestätigt werden (Rohling et al. 1995).**

Verschiedene angloamerikanische Studien zur »litigation« oder »compensation« (d. h. Anhängigsein von Rechtsverfahren im Zusammenhang mit dem Schmerz) kommen jedoch zu unterschiedlichen Einschätzungen, die den obigen Befund nicht immer stützen (Jamison et al. 1988). Die Schlussfolgerung für den Einzelfall sollte somit sein, ein negatives Labeling eines Patienten mit **Rentenverfahren** und damit eine sich selbst erfüllende Prophezeiung hinsichtlich eines negativen Therapieausgangs zu vermeiden.

In einigen Studien erwiesen sich die **Eigenprognosen der Patienten** bezüglich der Wiedererlangung der Arbeitsfähigkeit als bester Prädiktor für den Erfolg der Therapie (Pfingsten et al. 1997). Eine etwas jüngere Studie von Marhold et al. (2001) lässt den Schluss zu, dass die Länge der Arbeitsunfähigkeit wegen der Schmerzen ein ungünstiger Prädiktor für den Therapieerfolg ist. Eine Studie zur Behandlung von Fibromyalgie (Thieme et al. 2007) zeigte interessante **differenzielle Effekte**. Patienten mit einem ausgeprägten Schmerzverhalten profitierten stärker von einer operanten Therapie als von KVT.

Symptomdauer, Chronifizierungsgrad, hohe Depressivität und/oder auffällige Befunde in Persönlichkeitstests sowie einseitig medizinische Kausal- und Kontrollattributionen wurden immer wieder als Negativkriterien für eine erfolgreiche Behandlung diskutiert. Allerdings liegen bislang keine eindeutigen und damit auch keine replizierbaren empirischen Befunde dafür vor. Auch das Ausmaß an sozialer Unterstützung, das der Patient genießt, konnte als Prognosekriterium nicht validiert werden.

Bei der Kopfschmerztherapie gelten sowohl eine **hohe Medikamenteneinnahme** als auch **täglicher Schmerz von hoher Intensität** als Prognosekriterium für einen nicht bzw. wenig erfolgreichen Behandlungsverlauf (Blanchard et al. 1989).

> **Ein höheres Lebensalter der Patienten (>65 Jahre) wurde lange Zeit als ein negativer Prädiktor bewertet. Laut einer sorgfältigen, empirisch gestützten Analyse von Kee et al. (1996) kann diese Annahme nicht aufrechterhalten werden, insbesondere wenn die Behandlung (wenig aufwendige) altersadaptierte Interventionen enthält (z. B. Materialien in größerer Schrift).**

Die wichtige Frage, ob sich **syndromspezifische Unterschiede** (z. B. zwischen Rücken- und Kopfschmerzpatienten) in der Erfolgswahrscheinlichkeit der Behandlung ergeben, kann bis heute nicht beantwortet werden. Das mag u. a. daran liegen, dass sich Forschungsprojekte meist auf die Behandlung und Evaluation eines Schmerzsyndroms spezialisieren oder undifferenziert viele verschiedene Syndrome einbeziehen und damit vergleichende Studiendesigns fehlen.

Abgesehen von den Vorteilen einer interdisziplinären Therapie mit Einbezug psychosozialer Interventionen haben wir mit der Erkenntnis zu leben, dass weder die **Therapieform** (Art und Zusammensetzung der Interventionen) noch das **Therapieformat** (Gruppen- und/oder Einzelsetting) oder die **Therapiestrategie** (individualisiert vs. standardisiert) noch die bisher untersuchten **Patientenmerkmale** den Erfolg der Schmerzbehandlung hinreichend genau vorherzusagen vermögen.

29.11 Ausblick

Der Gipfel der **Forschungsaktivitäten**, gemessen an der Anzahl von Studien zur interdisziplinären wie auch psychologischen Schmerzbehandlung, ist überschritten. Betrachtet man englischsprachige Publikationen, dann lag der Höhepunkt der Forschungsaktivität in den englischsprachigen Ländern etwa Mitte der 80er-Jahre, in Deutschland in den 90er-Jahren des 20. Jahrhunderts. Demgegenüber nahm die Zahl von Übersichtsartikeln und Metaanalysen zu. Diese kommen, wie berichtet, meist zu positiven Schlussfolgerungen hinsichtlich der Effektivität der untersuchten Therapieansätze.

In der Fachöffentlichkeit zeichnet sich ein weitgehender Konsens hinsichtlich der Wirksamkeit interdisziplinärer Therapie, insbesondere auch ihrer psychologischen Behandlungskomponenten ab. Die Ehrlichkeit gebietet allerdings zu betonen, dass die Behandlungserfolge moderat sind. Bescheidenheit ist also angesagt: Chronischer Schmerz ist und bleibt ein schwer zu behandelndes Syndrom.

Die nachgewiesene Wirksamkeit bezieht sich vor allem auf die Schmerzbelastung, aber auch die **Abnahme der erlebten schmerzbezogenen Beeinträchtigung** bzw. die **Verbesserung der Lebensqualität trotz** weiter bestehender Schmerzen.

Die vorherigen Abschnitte haben deutlich gemacht, dass noch viele Fragen in der psychologischen Schmerztherapie offen sind, deren Untersuchung dringend notwendig scheint. Dies gilt für die weitere **Überprüfung des manualisierten therapeutischen Vorgehens**. Entsprechende Forschungsergebnisse könnten aufseiten der Therapeuten die Bereitschaft fördern, mit standardisierten Behandlungsprogrammen zu arbeiten, um dabei die Potenziale dieser Behandlungsangebote optimal auszunutzen. Dies gilt ebenso für die Auslotung der spezifischen Potenziale der **Gruppentherapie,** für die Manuale besonders geeignet sind. Um sowohl den Behandlern als auch den Behandelten im Hinblick auf die Effektivität manualisierter Therapieprogramme mehr Sicherheit zu verschaffen, müssen in Zukunft Studien mit differenzierten Fragestellungen (z. B. unter Berücksichtigung institutioneller Rahmenbedingungen, Therapieerfahrenheit des Behandlers oder auch patientenbezogener Prädiktoren) durchgeführt werden.

Um psychologische Schmerztherapie in verschiedenen Settingbedingungen noch effektiver konzipieren und durchführen zu können, sollten sich zukünftige Untersuchungen vermehrt mit **Fragen der Prozessforschung** befassen. Möglicherweise fördert eine Behandlung im Gruppensetting, in der spezifische Wirkfaktoren zum Tragen kommen (z. B. Feedback von Mitbetroffenen, Lernen am Modell, gegenseitige Unterstützung, Altruismus und Hoffnung), bei Patienten mit dysfunktionaler Schmerzverarbeitung und -bewältigung eine therapeutische Veränderung in ganz anderer Weise als eine Behandlung im Einzelsetting. In diesem Zusammenhang wäre auch zu prüfen, ob Patienten mit bestimmten Personenmerkmalen eher von Einzel- oder von Gruppentherapie profitieren. Auch ist das **Indikationsspektrum für ambulante bzw. stationäre Therapie** weiter zu prüfen.

Trotz aller offenen Fragen scheint jetzt die vordringlichste Aufgabe zu sein, die interdisziplinäre Therapie in ausreichendem Maß in der Praxis zu etablieren. Nach Holroyd u. French (1995) kommt es heute besonders auf die **Implementierung der in der Forschung bestätigten Vorgehensweisen** an. Die stärkere Beachtung psychologischer Aspekte des Schmerzes und der Wirkmöglichkeiten psychologischer Interventionen fordert ein frühzeitiges Screening psychosozialer Risikofaktoren bei akuten Schmerzen, für das die Psychologie die geeigneten Instrumente bereitstellen muss.

Eine funktionierende interdisziplinäre Kooperation auf der Ebene primärer Versorgung sollte durch die Etablierung von Qualitätszirkeln im Bereich der Schmerzbehandlung geschaffen werden, die in ihrer qualitätssichernden Funktion den oft unverbindlich bleibenden monatlichen Schmerzkonferenzen überlegen sein sollten.

Krankenkassen und Rentenversicherer sind zu der Erkenntnis zu führen, dass eine effektive interdisziplinäre Therapie viele Millionen Euro einsparen kann. Fachgesellschaften sollten weiterhin die Etablierung interdisziplinärer Teams in speziellen Behandlungszentren fordern. Diese Sicht sollte insbesondere in die Konzeption der **Disease-Management-Programme** Eingang finden. Zunehmend mehr psychologische Psychotherapeuten, aber auch ärztliche Psychotherapeuten sollten sich der Herausforderung der speziellen Schmerzpsychotherapie stellen, indem sie Fort- und Weiterbildungen aufsuchen.

Die **Etablierung interdisziplinärer Schmerztherapie** scheint umso wichtiger, als sich augenblicklich Tendenzen zur Rückkehr zu einem einseitig medizinischen Therapieverständnis abzeichnen. Es wird zum einen den Opioiden der Mythos der »Wunderwaffe« in der Schmerztherapie zugeschrieben und zum anderen in den expandierenden Hightechverfahren (z. B. Laserakupunktur, Mikrochirurgie, intrathekale Opioidpumpen etc.) das »Allheilmittel« der Schmerztherapie gesehen. Würde sich erneut die dahinterstehende vereinfachende Sicht des chronischen Schmerzes als ausschließlich somatisches Symptom durchsetzen – was bei der Struktur unseres Gesundheitssystems und der Sozialisation der Anbieter und Konsumenten nicht ganz unwahrscheinlich ist –, wäre dies ein gravierender Rückschlag für die Schmerztherapie.

> **Ein Schwerpunkt ist vordringlich auf die Implementierung eines in Zahl und Qualität ausreichenden interdisziplinären Schmerztherapieangebotes in der Praxis der Gesundheitsversorgung zu legen.**

29.12 Zusammenfassung

Die Behandlung chronischer Schmerzen orientiert sich häufig noch an Konzepten der Akutschmerztherapie. Das hat zur Konsequenz, dass Erfolge ausbleiben, der Patient iatrogen geschädigt wird und eine interdisziplinäre Diagnostik und Therapie zu lange hinausgezögert wird oder gar ganz unterbleibt. **Interdisziplinäre Therapie** bezieht sowohl biologisch-medizinische Interventionen als auch psychosoziale Interventionen in ein Gesamtbehandlungskonzept ein, das auf die Beeinträchtigungsminderung sowie Verbesserung der Lebensqualität und weniger auf Schmerzfreiheit angelegt ist.

Die psychosozialen Interventionen sind nicht als der »letzte Versuch« in der Therapie zu verstehen, sondern sollten parallel zur und koordiniert mit der schmerzmedizinischen Behandlung erfolgen.

Die **Ziele psychologischer Therapie** sind vielfältig und reichen von der Minderung der erlebten Intensität des Schmerzes bis zur verstärkten Autonomie des Patienten im Zusammenhang mit allen Entscheidungen bezüglich seiner Gesundheit und seiner beruflichen und persönlichen Zukunft. Die Verhaltenstherapie unter Einbezug kognitiver Interventionen und des sog. Functional-Restoration-Trainings hat sich in der Therapie des chronischen Schmerzes bewährt. Die Akzeptanz- und Commitment-Therapie hat sich als »vielversprechendes« Verfahren etabliert, muss allerdings weiter evaluiert werden.

Interdisziplinäre Behandlung unter Einschluss psychologisch fundierter Therapie hat ihre Effektivität und Überlegenheit im Vergleich zu monodisziplinärer medizinischer Behandlung nachgewiesen.

Standardisierte Therapiemanuale werden für gruppentherapeutische Zwecke immer häufiger eingesetzt und sind ähnlich erfolgreich wie eine inhaltlich ähnliche, aber auf den Einzelfall zugeschnittene Therapie. Vorbehalte von Klinikern gegen eine manualgeleitete Therapie sollten ernst genommen, aber auch überwunden werden.

Die verschiedenen Argumente pro und contra **stationäre Therapie** sind im Einzelfall zu prüfen. **Tagesklinische Programme** zur Behandlung chronischer Schmerzsyndrome müssen einen höheren Stellenwert in der Versorgung erhalten. Die vorhandenen Institutionen der Schmerzbehandlung garantieren keine ausreichenden Behandlungsressourcen und keine gleichermaßen hohe Qualität.

Ausreichend abgesicherten **Prognosefaktoren**, die die Wahrscheinlichkeit des Erfolges der Schmerztherapie abschätzen lassen oder gar eine differenzielle Indikation zulassen, liegen bislang ebenfalls nicht vor.

Neben der Beantwortung weiterer Forschungsfragen zur Schmerztherapie wird es ein vorrangiges Ziel sein, die **interdisziplinäre Therapie regelhaft in den Versorgungsalltag zu implementieren.** Dazu bedarf es aufseiten aller Beteiligten neuer Orientierungen im Gesundheitssystem.

Literatur

1 Alan DB, Waddell G (1989) Understanding and management of low back pain. Orthop Scand 60: 1–23
2 Basler HD, Kröner-Herwig B (1998) Psychologische Schmerztherapie bei Kopf- und Rückenschmerzen. Ein Schmerzbewältigungsprogramm zur Gruppen- und Einzeltherapie, 2. Aufl. Quintessenz, München
3 Basler HD, Jäkle C, Kröner-Herwig B (1996) Cognitive-behavioral therapy for chronic headache at German pain centers. International Journal of Rehabilitation and Health 2: 235–252
4 Basler HD, Jäkle C, Kröner-Herwig B (1997) Incorporation of cognitive-behavioral treatment into the medical care of chronic low back pain: a controlled randomized study in German pain treatment centers. Patient Education and Counselling 31: 113–124
5 Beck JS (1999) Praxis der kognitiven Therapie. Beltz, Weinheim
6 Blanchard EB, Appelbaum KA, Radnitz CL, Jaccard J, Dentinger MP (1989) The refractory headache patient. 1. Chronic, daily high intensity headache. Behaviour Research and Therapy 27: 403–410
7 Boersma K, Linton SJ (2006) Expectancy, fear and pain in the prediction of chronic pain and disability: a prospective analysis. European Journal of Pain 10: 551–557
8 Caudill M, Schnable R, Zuttermeister P, Benson H, Friedmann R (1991) Decreased clinic use by chronic pain: response to behavioral medicine intervention. Clinical Journal of Pain 7: 305–310
9 Chenot JF, Becker A, Niebling W, Kochen MM (2003) DEGAM Leitlinie Kreuzschmerzen. Omikron Publishing, Düsseldorf
10 Chou R, Huffmann LH (2007) Nonpharmacological therapies for acute and chronic low back pain: a review of the evidence for an American Pain Society/American College of Physicians clinical practice guideline. Ann Intern Med 147: 492–507
11 Deardorff WW, Rubin HS, Scott DW (1991) Comprehensive multidisciplinary treatment of chronic pain: a

follow-up study of treated and non-treated groups. Pain 45: 35–43
12 Eccleson C, Palermo TM, Williams ACDC, Lewandowski A, Morley S (2009) Psychological therapies for the management of chronic and recurrent pain in children and adolescents. Cochrane Database Syst Rev 2009 (2): CD003968. DOI: 10.1002/14651858.CD003968.pub2
13 Flor H, Fydrich T, Turk DC (1992) Efficacy of multidisciplinary pain treatment centers: a meta-analytic review. Pain 49: 221–230
14 Frettlöh J (1999) Behandlungserfolg in Abhängigkeit des Therapiesettings: Effekte eines ambulanten Schmerzbewältigungstrainings im Einzel- und Gruppensetting. GCA-Verlag, Herdecke
15 Frettlöh J, Kröner-Herwig B (1999) Einzel- und Gruppentherapie in der Behandlung chronischer Schmerzen – Gibt es Effektivitätsunterschiede? Zeitschrift für Klinische Psychologie 28: 256–266
16 Frettlöh J, Hüppe M, Maier C, Gockel H, Zenz M (2009) Patientenkollektiv deutscher schmerztherapeutischer Einrichtungen – Kerndaten von mehr als 10.000 Patienten. Der Schmerz 23: 576–591
17 Gatchel RJ, Rollings KH (2008) Evidence-informed management of chronic low back pain with cognitive behavioral therapy. Spine Journal 8: 40–44
18 Gloth MJ, Matesi AM (2001) Physical therapy and exercise in pain management. Clinics in Geriatic Medicine 17: 525–535
19 Härkäpäa K, Järvikoski G, Mellin G, Jurri H (1990) A controlled study on the outcome of inpatient and outpatient treatment of low back pain, disability, and compliance during a 2.5-year follow-up period. Pain 5 (Suppl): 386
20 Hoffman BM, Papas RK, Chatkoff DK, Kerns RD (2007) Meta-analysis of psychological interventions for chronic low back pain. Health Psychology 26: 1–9
21 Holroyd KA, French JD (1995) Recent developments in the psychological assessment and management of recurrent headache disorders. In: Goreczny AJ (ed) Handbook of health and rehabilitation psychology. Plenum Press, New York
22 Jacobs S, Strack M, Bode G, Kröner-Herwig B (2001) Hypnotherapeutische Interventionen im Rahmen eines verhaltenstherapeutischen Kurzprogramms zur Behandlung chronischer Schmerzen. Verhaltenstherapie und Verhaltensmedizin 22: 199–217
23 Jamison RN, Matt DA, Parris WCV (1988) Effects of time-limited compensation on pain behavior and treatment outcome in low back pain patients. Journal of Psychosomatic Research 32: 277–283
24 Kabat-Zinn J (1982) An outpatient program in behavioral medicine for chronic pain patients based on the practice of mindfulness meditation: theoretical considerations and preliminary results. General Hospital Psychiatry 4: 33–47
25 Katsarava Z, Holle D, Diener HC (2009) Medication overuse headache. Curr Neuro Neurosci Rep 9: 115–119
26 Kayser H, Thoma R, Mertens E, Sorgatz H, Zenz M, Lindena G (2008) Struktur der ambulanten Schmerztherapie in Deutschland. Schmerz 22: 424–432
27 Kee WG, Paulick KL, Middaugh SJ (1996) Persistent pain in the older patient: evaluation and treatment. In: Gatchel RJ, Turk DC (eds) Psychological approaches to pain management: a practitioner's handbook. The Guilford Press, New York, pp 371–402
28 Klinger R, Nutzinger DO, Geissner E, Hafenbrack K, Hahn B, Apelt M (1999) Follow-up-Ergebnisse stationärer verhaltenstherapeutisch orientierter Schmerztherapie. Zeitschrift für Klinische Psychologie 28: 267–272
29 Kröner-Herwig B, Jäkle C, Frettlöh J, Peters K, Seemann H, Franz C, Basler HD (1996) Predicting subjective disability in chronic pain patients. International Journal of Behavioral Medicine 3: 30–41
30 Lang E, Eisele R, Jankowsky H et al. (2000) Ergebnisqualität in der ambulanten Versorgung von Patienten mit chronischen Rückenschmerzen. Der Schmerz 3: 146–160
31 Lang E, Kastner S, Liebig K, Neundörfer B (2002) Verbesserung der ambulanten Versorgung von Patienten mit chronischen Kopfschmerzen. Wie effektiv sind Therapieempfehlungen an Vertragsärzte oder die Realisierung eines multimodalen Therapieprogramms durch Kooperation ambulanter Behandlungsstrukturen? Der Schmerz 16: 22–23
32 Linton SJ (2000) A review of psychological risk factors in back and neck pain. Spine 25: 1148–1156
33 Marhold C, Linton SJ, Melin L (2001) A cognitive-behavioral return-to-work program: effects on pain patients with a history of long-term vs. short-term sick leave. Pain 91: 47–53
34 Maruta T, Swanson DW, McHardy MJ (1990) Three year follow-up of patients with chronic pain who were treated in a multidisciplinary pain management center. Pain 41: 47–53
35 Mayer TG, Gatchel RJ, Mayer H, Kishino ND, Keeley J, Mooney V (1987) A prospective two-year study of functional restoration in industrial low back injury: an objective assessment procedure. Journal of the American Medical Association 258: 1763–1767
36 McCracken LM, Carson JW, Eccleston C, Keefe F (2004) Acceptance and change in the context of chronic pain. Pain 109: 4–7
37 Michalak J, Schulte D (2002) Zielkonflikte und Therapiemotivation. Zeitschrift für Klinische Psychologie und Psychotherapie 31 213–219
38 Morley S, Eccleston C, Williams A (1999) Systematic review and meta-analysis of randomized controlled trials of cognitive behavior therapy and behavior therapy for chronic pain in adults, excluding headache. Pain 80: 1–13
39 Nachemson AL (1992) Newest knowledge of low back pain. Clinical Orthopaedics and Related Research 279: 8–20
40 Nestoriuc Y, Martin A (2007) Efficacy of biofeedback for migraine: a meta-analysis. Pain 128: 111–127
41 Nestoriuc Y, Riew W, Martin A (2008) Meta-analysis of biofeedback for tension-type headache: efficacy, speci-

ficity, and treatment moderators. Journal of Consulting and Clinical Psychology 76: 379–396
42 Nilges P, Gerbershagen HU (1994) Befund und Befinden. Report Psychologie 19: 12–25
43 Peters J, Large RG, Elkind G (1992) Follow-up results from a randomised controlled trial evaluating in- and outpatient pain management programme. Pain 50: 41–50
44 Pfingsten M, Hildebrandt J, Franz C, Schwibbe G, Ensink FB (1993) Ergebnisse eines standardisierten multidimensionalen Gruppenbehandlungsprogrammes für Patienten mit chronischen Rückenschmerzen. Gesundheitswesen 54: 224–244
45 Pfingsten M, Hildebrandt J, Leibing E, Franz C, Saur P (1997) Effectiveness of a multimodal treatment program for chronic low-back pain. Pain 73: 77–85
46 Poloni LD (1990) Long-term outcome in a chronic pain rehabilitation program. Pain 5 (Suppl): 349
47 Reinecke H, Sorgatz H (2009) S3-Leitlinie LONTS. Schmerz 23: 440-447.
48 Rohling ML, Binder LM, Langhinrichsen-Rohling J (1995) Money matters: a meta-analytic review of the association between financial compensation and the experience and treatment of chronic pain. Health Psychology 14: 537–547
49 Schulte D (1996) Standardisierung des diagnostisch-therapeutischen Prozesses. In: Reinecker H, Schmelzer D (Hrsg) Verhaltenstherapie, Selbstregulation und Selbstmanagement. Hogrefe, Göttingen, S 11–22
50 Simmons JW, Avant WS, Demski J, Parisher D (1989) Determining successful pain clinic treatment through validation of cost effectiveness. Spine 13: 342–344
51 Spence SH (1991) Cognitive-behaviour therapy in the treatment of chronic, occupational pain of the upper limbs: a two year follow-up. Behaviour Research and Therapy 29: 503–509
52 Thieme K, Flor H, Turk DC (2006) Psychological pain treatment in fibromyalgia syndrome: efficacy of operant behavioural and cognitive behavioural treatments. Arthritis Research and Therapy 8(4): R121
53 Thieme K, Turk DC, Flor H (2007) Responder criteria for operant and cognitive-behavioral treatment of fibromyalgia syndrome. Arthritis Care and Research 57: 830–836
54 van Tulder MW, Ostelo RW, Vlaeyen JW, Linton SJ, Morley SJ, Assendelft WJ (2000) Behavioural treatment for chronic low back pain. Cochrane Database Syst Rev 2005 (1): CD002014
55 Turk DC (2002) Clinical effectiveness and cost-effectiveness of treatments for patients with chronic pain. Clincal Journal of Pain 18: 355–365
56 Turk DC, Okifuji A (1998) Psychological approaches in pain management: what works? Anaesthesiology 11: 547–552
57 Turner JA, Chapman CR (1982) Psychological interventions for chronic pain. A critical review. II. Operant conditioning, hypnosis and cognitive-behavioral therapy. Pain 12: 23–46
58 Waddell G (1998) The back pain revolution. Churchill Livingston, Edinburgh
59 Willweber-Strumpf A, Zenz M, Barzt D (2000) Epidemiologie chronischer Schmerzen – Eine Befragung in 5 Facharztpraxen in Bochum. Der Schmerz 14: 84–91
60 Wilson T (1996) Manual-based treatments: the clinical application of research findings. Behaviour Research and Therapy 34: 295–314

Entspannung, Imagination, Biofeedback und Meditation

M. Lüking und A. Martin

In diesem Kapitel werden verschiedene Verfahren vorgestellt, die – wenn auch in unterschiedlichem Ausmaß – eines gemeinsam haben: die Induzierung eines Entspannungszustandes und/oder gelassener Aufmerksamkeit. Diesen Zuständen kommt in der Therapie chronischer Schmerzen seit jeher ein hoher Stellenwert zu. Allerdings werden unter dem Oberbegriff der Entspannungsverfahren sehr unterschiedliche Methoden zusammengefasst, die sich beispielsweise vom philosophischen Hintergrund, der Art, wie der Entspannungszustand induziert wird, bzw. dem Ausmaß, in dem Entspannung als eigentlicher Wirkmechanismus betrachtet wird, unterscheiden.

Wir geben daher zunächst einen Überblick über die verschiedenen Verfahren in Hinblick auf ihre Gemeinsamkeiten und Unterschiede und stellen anschließend einzelne Verfahren in Durchführung, Einsatzmöglichkeiten und Wirksamkeit dar.

30.1 Einführung

Verfahren, die einen Entspannungszustand und/oder gelassene Aufmerksamkeit induzieren, gehören in der psychologischen Schmerztherapie seit Langem zu den **Basisverfahren**. Welches dieser Verfahren jedoch differenziell eingesetzt wird, hängt neben verschiedenen anderen Faktoren wie dem zugrunde liegenden Schmerzbild, der Verfügbarkeit des Verfahrens und nicht zuletzt auch der Präferenz des Behandlers im Wesentlichen von dem theoretischen Hintergrund ab, auf dem die Behandlung stattfindet.

So wurden in psychodynamischen Behandlungssettings, in denen die Entstehung und Aufrechterhaltung chronischer Schmerzen als durch **unbewusste Konflikte** verursacht gesehen wird, die es aufzudecken und bewusst zu machen gilt, anfänglich traditionell eher Hypnose, autogenes Training und imaginative Verfahren eingesetzt.

Mit der sog. 1. Welle der Verhaltenstherapie mit ihrer Betonung klassischer und operanter **Konditionierungsprozesse** als verursachende und aufrechterhaltende Faktoren von Störungsbildern wurde Entspannung in der Schmerzpsychotherapie im Wesentlichen unter dem Aspekt der Unterbrechung von Schmerz-, Angst- und Spannungszyklen gesehen. Die hier schwerpunktmäßig am meisten eingesetzten Verfahren waren die progressive Muskelentspannung und das Biofeedback.

Mit der 2. Welle der Verhaltenstherapie und ihrem Fokus auf der inhaltlichen Veränderung von **Kognitionen** als Auslöser von Emotionen und Verhaltensweisen wurde auch in der Schmerzpsychotherapie den Kognitionen (schmerzbegleitend, schmerzauslösend oder schmerzunabhängig) zunehmende Relevanz beigemessen. So wurden Entspannungsverfahren auch unter dem Aspekt der Förderung der Selbstwirksamkeitsüberzeugung und des Selbstmanagements eingesetzt und bildeten häufig die Grundlage für den Einsatz weiterer Techniken (kognitive Umstrukturierung, positive Selbstverbalisation etc.). Aufgrund der Verankerung der kognitiven Verhaltenstherapie im englischen Sprachraum lag auch hier der Schwerpunkt im Wesentlichen auf der progressiven Muskelentspannung sowie dem Biofeedback. Eklektisch kamen – je nach Behandlungssetting – aber auch andere Entspannungsverfahren zum Einsatz.

In Ansätzen, die der sog. 3. Welle der Verhaltenstherapie zugerechnet werden, wird dem **Kontext**, in dem Verhalten auftritt, eine größere Bedeutung beigemessen. In dieser Sichtweise erhalten Gedanken und Gefühle allein durch ihren Kontext verhaltenssteuernde Funktion. Zur Veränderung von Verhalten ist daher nicht die inhaltliche Veränderung von Gedanken erforderlich, sondern es wird die Beziehung zu den Gedanken verändert. Auch in den entsprechenden schmerzpsychotherapeutischen Ansätzen werden Kognitionen daher zunächst einmal nicht bewertend wahrgenommen. Anschließend werden sie hinsichtlich ihres Nutzens vor allem für die langfristige Zielerreichung überprüft. Dabei spielt die Akzeptanz unveränderbarer Schmerzanteile eine zentrale Rolle. Patienten mit chronischen Schmerzen werden dazu angeleitet, problematische Körpersensationen, Gedanken, Gefühle und Handlungsimpulse lediglich beobachtend wahrzunehmen, ohne diese zu bewerten oder sich in diesen zu verfangen und damit von ihnen bestimmen zu lassen. Bei diesem Therapieansatz liegt ein Schwerpunkt auf der Entwicklung einer achtsamen Lebensführung, dies geschieht über formelle und informelle Übungen.

Im Folgenden werden wir zunächst die verschiedenen den Entspannungsverfahren zugrunde liegenden Mechanismen erläutern. Anschließend werden einzelne Verfahren in Durchführung, Einsatzmöglichkeiten und Wirksamkeit dargestellt.

30.2 Entspannungsverfahren im Überblick

Die gängigsten Entspannungsverfahren, die in der Therapie chronischer Schmerzen eingesetzt werden, sind

- die progressive Muskelentspannung nach Jacobson,
- das Biofeedback,
- die imaginativen Verfahren,
- die meditativen Verfahren und
- die Hypnose.

Der Hypnose ist in diesem Buch ein eigenes Kapitel gewidmet, sodass wir sie an dieser Stelle lediglich der Vollständigkeit halber erwähnen möchten. Ein weiteres Entspannungsverfahren, das autogene Training, wird vergleichsweise kurz abgehandelt, da es lediglich im deutschsprachigen Raum eingesetzt wird und wenig kontrollierte Studien für seinen Einsatz bei der Behandlung chronischer Schmerzen vorliegen.

> **All den oben genannten Verfahren ist gemeinsam, dass sie über das Herbeiführen einer Alternativreaktion automatisierte bzw. ungünstige Abläufe unterbrechen und damit eine neue Handlungsweise ermöglichen.**

Bei den meisten Verfahren werden Menschen dazu befähigt, schwerpunktmäßig einen ohnehin zu ihrem natürlichen Verhaltensrepertoire gehörenden Zustand, die Entspannungsreaktion, gezielt herbeizuführen. Die **Entspannungsreaktion** ist durch Veränderungen in verschiedenen Körperfunktionen gekennzeichnet. Zeichen einer Entspannungsreaktion sind nach Vaitl (2009b):

- Neuromuskuläre Veränderungen: Abnahme des Tonus der Skelettmuskulatur, Verminderung der Reflextätigkeit)
- kardiovaskuläre Veränderungen: geringfügige Verlangsamung der Herzrate, Senkung des arteriellen Blutdrucks)
- respiratorische Veränderungen: Abnahme der Atemfrequenz, Gleichmäßigkeit der einzelnen Atemzyklen, Abnahme des Sauerstoffverbrauchs)
- elektrodermale Veränderungen: Abnahme der Hautleitfähigkeit, Abnahme der Spontanfluktuationen
- zentralnervöse Veränderungen: Veränderung der hirnelektrischen Aktivität

Ein tiefer Entspannungszustand ist dem Zustand kurz vor dem Einschlafen vergleichbar (vergleichbare kortikale Aktivität) und wird von den Patienten auch so empfunden.

Die Entspannungsreaktion als rein physiologisches Reaktionsmuster (**somatotropes Wirkprofil**) ist lediglich ein Aspekt bei der Behandlung chronischer Schmerzen. Mindestens ebenso wichtig ist das **psychotrope Wirkprofil** der Entspannungsreaktion, das in einer kognitiven Restrukturierung besteht (Vaitl 2009b). Darunter fallen sehr verschiedene Prozesse, die durch Entspannungsverfahren angestoßen werden können und die zu neuen Erfahrungen führen. Kurzfristig ist dies beispielsweise die Akzeptanz ungewohnter und paradoxer Ereignisse (z. B. das plötzliche Auftauchen innerer Bilder oder des Erlebens eines starken Kältegefühls anstelle eigentlich suggerierter Wärme) als vorübergehende Phänomene innerhalb der eigenen Person, auf welche nicht reagiert werden muss. Längerfristig ergeben sich aus der Entspannungsreaktion Effekte wie die Förderung der Selbstkontrolle, Schulung der Aufmerksamkeit und Konzentration, eine Beruhigung und insgesamt eine Steigerung des Wohlbefindens.

Neuere Untersuchungen zeigen, dass bei den meditativen Verfahren weniger die parasympathische Aktivität dominiert, sondern dass vielmehr eine **gegenseitige Aktivierung** von sympathischem und parasympathischem System im Sinne einer balancierten autonomen Reaktion vorliegt, die sich auch in der Aktivierung entsprechender Hirnareale widerspiegelt (Wootton 2008). Welche Prozesse bei welchem Verfahren fokussiert werden, zeigt ◘ Tab. 30.1:

Welches Verfahren bzw. welche Kombination von Verfahren letztendlich bei der Behandlung eines Patienten mit chronischen Schmerzen eingesetzt wird, ist anhand unterschiedlicher Kriterien zu entscheiden: Was ist für den jeweiligen **Patienten** (Einstellung zu übenden Verfahren generell, Präferenz bzw. Ablehnung eines bestimmten Verfahrens etc., psychische Komorbidität) im jeweiligen **Behandlungskontext** (Behandlungssetting: ambulant, tages-/vollstationär, unimodal vs. multimodal, Verfügbarkeit des Verfahrens und Kostenübernahme vor Ort etc.) mit dem jeweiligen **Schmerzbild** (Kopfschmerz vom Spannungstyp, Rückenschmerz, hoher somatoformer Anteil etc.) sinnvoll?

30.2.1 Klassische Entspannungsverfahren

Zu den klassischen Entspannungsverfahren in der Schmerztherapie zählen die **progressive Muskelentspannung** nach Jacobson (Jacobson 1932, 1938) und das **autogene Training** (Schultz 1932). Beide Verfahren wurden 1932 für klinische Zwecke publiziert, haben aber aufgrund ihrer Geschichte in der Therapie chronischer Schmerzen unterschiedliche Bekanntheitsgrade und Indikationsbereiche. Während die

Tab. 30.1 Entspannungsverfahren und während der Durchführung fokussierte Prozesse

	Entspannung	Aufmerksamkeit	Kontrolle	Akzeptanz
PM	++	++	+	+
AT	++	+	(+)	(+)
Biofeedback	++	++	++	(+)
Imagination	++	(+)	(+)	(+)
Hypnose	++	(+)	–	(+)
Meditation	+	++	–	++

Ausmaß der Fokussierung: *++:* stark, *+:* mittel/teilweise, *(+):* gering, *–:* gar nicht; *AT:* autogenes Training, *PM:* progressive Muskelentspannung

progressive Muskelentspannung von Edmund Jacobson, einem amerikanischen Arzt und Physiologen, aus der Grundlagenforschung entstand und erst später für die klinische Anwendung publiziert wurde, entwickelte der Berliner Nervenarzt Johannes Heinrich Schultz das autogene Training aus klinischen Beobachtungen, die er im Rahmen seiner Tätigkeit als Nervenarzt in einem Hypnoseambulatorium gewonnen hatte, direkt als klinisches Verfahren zur Besserung psychischer und vor allem internistischer psychosomatischer Beschwerden (z. B. »Herzneurosen«).

Bei beiden Verfahren handelt es sich um übende Verfahren, d. h. der Anwendungserfolg hängt wesentlich davon ab, wie sehr die Entspannungsmöglichkeiten gelernt wurden und abgerufen werden können.

Progressive Muskelentspannung

Jacobson hielt »Ruhe für das vielleicht allgemeinste Heilmittel« (zit. nach Hamm 2004). Da diese seiner Meinung nach am stärksten durch eine neuromuskuläre Reduktion des Muskeltonus sichtbar wurde, suchte er nach Möglichkeiten, den Muskeltonus zu reduzieren. Gleichzeitig vermutete Jacobson, dass die Reduktion des Muskeltonus wiederum auch die Aktivität des zentralen Nervensystems herabsetzen und damit zur allgemeinen Entspannung und inneren Ruhe beitragen könnte.

Das Hauptziel des Verfahrens lag ursprünglich in einer Kultivierung der Muskelsinne: Durch das gezielte und willentliche Anspannen und Lösen verschiedener Muskelgruppen sollten die Anwender in der Lage sein, immer schwächere Muskelkontraktionen wahrzunehmen und selbst minimale Muskelspannung immer weiter abzubauen. Der Schwerpunkt des Originalverfahrens lag also zunächst auf der **Körperwahrnehmung**. Interessanterweise setzte Jacobson auch imaginative Elemente ein (Vorstellung eines vorbeifahrenden Autos zur Provokation kleinster Augenmuskelbewegungen), dies jedoch ausschließlich zur Induktion – minimaler – Anspannung, nicht jedoch zur Vertiefung der Entspannungsphase. Ganz bewusst verzichtete er bei der Entspannung auf suggestive Elemente und steht damit in Gegensatz zu Schultz, dessen Entspannungsinduktion auf Autosuggestion beruht.

Originalversion des Entspannungstrainings nach Jacobson

Die Jacobsonsche Originalversion umfasst die ca. 1- bis 2-minütige Kontraktion einzelner Muskelgruppen (sowohl über direkte Anspannung als auch über Visualisierungsübungen) mit gezielter Wahrnehmung der begleitenden Körpersensationen, anschließend die gezielte größtmögliche Lösung dieser Muskelgruppen über ca. 3–4 min. Dabei macht sich die Methode ein physiologisches Phänomen zunutze, nach dem sich ein Muskel nach Beanspruchung ganz automatisch wieder entspannt, um sich optimal für eine neue Leistung regenerieren zu können.

In der Originalversion sind insgesamt ca. 30 Einzelübungen aufgeführt, die unter Anleitung in 50 Einheiten trainiert und pro Muskelgruppe täglich selbstständig 1 h geübt werden sollen. Zusätzlich zu den Einzelübungen gibt es Sprechübungen (Anspannung im Mundbereich) sowie Visualisierungsübungen. Aufgrund dieses hohen Aufwandes konnte sich die progressive Muskelentspannung in ihrer Originalform zunächst nicht für die klinische Praxis durchsetzen.

■ Tab. 30.2 Übersicht über die zu beübenden Muskelgruppen und deren Zusammenfassung

Muskelgruppen (je 2-mal)	Zusammenfassung
Dominante Hand zur Faust ballen	Beide Hände zur Faust ballen, beide Arme im Ellenbogengelenk anwinkeln (2-mal)
Dominanten Arm im Ellenbogengelenk anwinkeln	
Nicht dominante Hand zur Faust ballen	
Nicht dominanten Arm im Ellenbogengelenk anwinkeln	
Augenbrauen in die Höhe ziehen (»Querfalten auf Stirn«)	Gesichtsmuskel gleichzeitig anspannen (»So, als beißen Sie in eine saure Zitrone«) (2-mal)
Augenbrauen über Nasenwurzel zusammenziehen (»Längsfalten über Nasenwurzel«)	
Augen fest schließen und Nase rümpfen	
Lippen aufeinanderpressen, Zähne ganz leicht zusammenbeißen, Zunge nach oben gegen den Gaumen drücken	
Schulterblätter nach hinten zusammenziehen, nach oben in Richtung Ohrläppchen schieben	Schulterblätter nach hinten zusammenziehen und in Richtung Ohrläppchen schieben, Becken nach vorne kippen, Bauch einziehen; Schultern in Richtung Füße schieben, Becken nach vorne kippen, Bauch herausdrücken (1-mal)
Schultern in Richtung Füße schieben	
Becken nach vorne kippen	
Bauch einziehen	
Bauch herausdrücken	
Gesäßmuskeln anspannen	Gesäßmuskeln anspannen und Fußspitzen nach unten in Richtung Fußboden drücken (im Sitzen zusätzlich Beine anheben); Gesäßmuskeln anspannen und Fußspitzen zu sich heranziehen (im Sitzen zusätzlich Beine anheben) (1-mal)
Fußspitzen nach unten in Richtung Fußboden drücken (im Sitzen zusätzlich Beine anheben)	
Fußspitzen zu sich heranziehen (im Sitzen zusätzlich Beine anheben)	

Entspannungstraining nach Jacobson im Rahmen der kognitiven Erweiterung

In den 1950er-Jahren wurde im Rahmen der systematischen Desensibilisierung bei Angsterkrankungen eine veränderte Version eingeführt. Entspannung wurde als angstinkompatible Reaktion im Rahmen der Gegenkonditionierung gezielt eingesetzt. Zur Entspannungsinduktion wurde das Jacobsonsche Originalverfahren gekürzt und suggestive Formeln zur Vertiefung der Entspannungsphasen verwendet. Ebenso wurde auf maximale Kontraktion der Muskulatur in der Anspannungsphase Wert gelegt, um einen größtmöglichen Kontrasteffekt zur Muskellösung zu ermöglichen.

Mit der Einbeziehung kognitiver Faktoren in die Schmerztherapie wurden Entspannungsverfahren zunehmend als Methode des Selbstmanagements eingesetzt und bekamen sowohl als eigenständiges Element als auch als Grundlage für weitere Übungen (Imagination, Stressbewältigung) einen festen Platz in der psychologischen Schmerztherapie. Aufgrund ihrer schnellen Erlernbarkeit sowie aufgrund der Generalisierbarkeit in Alltagssituationen werden heutzutage spezielle Varianten der progressiven Muskelentspannung eingesetzt, wie z. B. das **Abbreviated Progressive Relaxation Training** nach Bernstein u. Borkovec (1992) oder die **angewandte Entspannung** nach Öst (1987), bei denen die Zahl der zu trainierenden Muskelgruppen reduziert wurde.

Bei Bernstein und Borkovec umfasst das Training beispielsweise 17 Muskelgruppen, die erst einzeln beübt, dann anschließend zu größeren Muskelgruppen zusammengefasst werden. Die Muskeln werden abschließend nicht mehr angespannt, sondern nur durch Konzentration auf das geschulte Gefühl der Lockerheit entspannt. Der Transfer in den Alltag erfolgt über die sog. »cue-controlled relaxation«. Hier wird Entspannung an ein Wort (Ruhewort, Rückwärtszählen o. Ä.) gekoppelt und es wird eingeübt, diese Entspannung zunächst in Alltagssituationen, später in Stresssituationen abzurufen.

■ Tab. 30.2 zeigt beispielhaft einige Übungen für die Muskelgruppen sowie deren Zusammenfassung. Viele verschiedene Übungen sind möglich und beschrieben. In diesem Zusammenhang sei auf die – z. T. bereits oben zitierte – vielfältige Fach- und Übungsliteratur verwiesen.

Folgendes Beispiel soll die Übung veranschaulichen:

Beispiel

»Setzen Sie sich so bequem wie möglich zurecht. Wenn Sie möchten, schließen Sie die Augen – wenn Sie die Augen lieber geöffnet lassen möchten, so schauen Sie auf einen Punkt vor sich auf dem Fußboden … Lassen Sie Ihre Muskeln so locker wie möglich – der Atem fließt in seinem eigenen Rhythmus. Ballen Sie die Muskeln der rechten Hand zur Faust – gerade so, dass Sie etwas Anspannung spüren können – und achten Sie jetzt einmal darauf, wie sich die angespannten Muskeln in der Hand anfühlen und wohin diese Anspannung ausstrahlt. Versuchen Sie, die anderen Muskeln im Körper so locker wie möglich zu lassen und nur die Muskeln in der Hand anzuspannen. Halten Sie die Spannung.« (Ca. 10 s)

»… und mit dem nächsten Ausatmen wieder gut entspannen, ganz lockerlassen. Spüren Sie nun einmal in die Hand hinein und versuchen zu beschreiben, wie sich die Hand jetzt anfühlt. Achten Sie auf jeden einzelnen Finger und versuchen Sie dort, wo Sie noch etwas Anspannung spüren, noch etwas lockerer zu lassen.« (Ca. 20 s)

30

Durchführung der progressiven Muskelrelaxation mit chronischen Schmerzpatienten

Bei der Durchführung der progressiven Muskelrelaxation bei chronischen Schmerzsyndromen sollten einige Dinge beachtet werden:

- Vor allem anfangs sollten Patienten dazu ermutigt werden, eine für sie möglichst bequeme Körperhaltung einzunehmen (gegebenenfalls Unterstützung durch Kissen, Knierollen etc.). Dies zum einen, um nicht allein durch eine ungünstige und unbequeme Körperhaltung unnötig Muskelspannung zu provozieren, zum anderen aber auch, um Selbstwahrnehmung und Selbstfürsorge (Entlastung dort, wo Entlastung sinnvoll möglich ist) zu schulen. Bei fortgeschrittenen Entspannungsfertigkeiten kann ein Transfer in alltagsnahe Körperhaltungen erfolgen.
- Patienten sollten darauf hingewiesen werden, dass die Übungen nicht unmittelbar zur Schmerzreduktion eingesetzt werden, sondern sich vorhandene Schmerzen zunächst einmal verstärken können. Gegebenenfalls werden die Patienten angeleitet, eine solche Schmerzverstärkung einfach nur wahrzunehmen und mit der Aufmerksamkeit immer wieder zur Übung zurückzukehren.
- Vor allem Patienten mit Ganzkörperschmerzen sollten nur so weit anspannen, dass diese Anspannung gerade eben wahrgenommen werden kann. Ansonsten kann zur besseren Wahrnehmung aber auch mit Anspannung/Entspannung »gespielt« werden (unterschiedlich stark anspannen; unterschiedlich schnell lösen etc.).
- Sollten sich bei bestimmten Übungen Schmerzen auch bei vorsichtiger Anspannung so unangenehm verstärken, dass dies für die Patienten sehr aversiv ist (z. B. bestimmte Partien im Kopfbereich bei Kopfschmerzpatienten), so kann die Anspannung ausgelassen und stattdessen die Anspannung imaginiert werden.
- Für Patienten mit Morbus Bechterew sind Jacobson-Übungen im Gehen beschrieben. Vorsicht: Dies setzt einen stabilen Kreislauf voraus!
- Vor allem zu Beginn des Entspannungstrainings kann den Patienten zur Unterstützung des häuslichen Übens eine CD mit entsprechenden Übungsanleitungen ausgehändigt werden. Mit zunehmender Übung sollten sich die Patienten allerdings für einen größtmöglichen Transfer in den Alltag immer unabhängiger von dieser CD machen und sie nur noch zur Unterstützung in schwierigen Zeiten bzw. zum Wiedereinstieg nach längerer Übungspause verwenden.

Studien zur Wirksamkeit der progressiven Muskelrelaxation

Die progressive Muskelentspannung ist das **häufigste Entspannungsverfahren**, das bei der Behandlung von Patienten mit chronischen Schmerzen eingesetzt wird. Entsprechend existiert eine Vielzahl von Studien zu deren Wirksamkeit. Problematisch ist, dass die verwendeten Instruktionen und Durchführungsformen (Zahl der Sitzungen, Instruktionen, Trainer vs. CD etc.) sehr heterogen sind, sodass eine direkte Vergleichbarkeit der Studien kaum gegeben ist.

Zudem kommen Entspannungsverfahren in der klinischen Anwendung selten isoliert zum Einsatz, sondern sind vor allem in den modernen verhaltensmedizinisch orientierten multimodalen Schmerzprogrammen in eine Vielzahl anderer Techniken eingebettet. Der Nutzen der einzelnen Komponenten ist dabei kaum zu bestimmen (Turk et al. 2008).

In Bezug auf die Wirksamkeit von Entspannung auf **Kopfschmerzen** (Migräne und Kopfschmerzen vom Spannungstyp) existieren zahlreiche Übersichtsarbeiten. Zusammenfassend lässt sich sagen, dass sich Entspannungsverfahren bei Kindern und Erwachsenen generell sowohl in Bezug auf die körperlichen Parameter (Häufigkeit und Stärke von Kopfschmerzen) als auch auf die mediierenden psychologischen Parameter (z. B. Selbstwirksamkeit, begleitende Ängstlichkeit und Depressivität) bei der Behandlung von Migräne und Kopfschmerzen vom Spannungstyp als wirksam erwiesen haben (Penzien et al. 2002, 2004, Andrasik 2004, Nestoriuc et al. 2008a, 2008b). Die progressive Muskelentspannung erweist sich dabei dem autogenen Training (Niederberger u. Kropp 2004) überlegen.

Bei Kopfschmerzen vom Spannungstyp scheint bis zu einer mittleren Kopfschmerzintensität das Erlernen eines Entspannungsverfahrens allein ausreichend wirksam zu sein, mit zunehmendem Chronifizierungsgrad und damit meist auch zunehmendem Einfluss psychosozialer und Verhaltensfaktoren sollten jedoch die schmerzpsychotherapeutischen Maßnahmen individuell erweitert werden (Nash 2003). So wird anstelle des häufig praktizierten pyramidenartigen Behandlungsaufbaus für Migränepatienten (Entspannung als erste Maßnahme, bei unzureichender Wirksamkeit Einbeziehung weiterer Maßnahmen) gleich eine stratifizierte Behandlung – abhängig vom Schweregrad der Kopfschmerzerkrankung, der Präferenz für das jeweilige Verfahren sowie den Grad der Behinderung durch die Migräne – vorgeschlagen (Holroyd u. Drew 2006).

In Bezug auf chronische **Rückenschmerzen** lässt sich festhalten, dass gerade die progressive Muskelrelaxation die häufigste verhaltensmedizinische Behandlungsmethode – wenn auch meist nur als eine Therapiestrategie unter vielen – darstellt, es jedoch nur wenige Studien zur isolierten Wirksamkeit der progressiven Muskelentspannung bei chronischen Rückenschmerzen gibt. Diese führen zu widersprüchlichen (Rehfisch u. Basler 2007) oder auch nicht klar einzuordnenden Ergebnissen (z. B. positiver Effekt der progressiven Muskelentspannung im Wartegruppenvergleich auf die kurzfristige Schmerzreduktion, jedoch keine Aussage bezüglich der Auswirkung auf den funktionellen Status; Ostelo et al. 2005).

Der Nutzen der progressiven Muskelentspannung bei der Behandlung chronischer Rückenschmerzen liegt daher sicherlich nicht zuletzt auch in seiner Funktion als »Türöffner« für weitere psychotherapeutische Interventionen.

So kann die progressive Muskelentspannung zunächst lediglich ein dem Patienten einleuchtendes Behandlungsrational darstellen (»Mein Rücken ist ja auch völlig verspannt!«), jedoch im Verlauf weitere Prozesse (Selbstwirksamkeit, erhöhte Selbstaufmerksamkeit) in Gang setzen, die den Patienten für psychosoziale Einflussfaktoren sensibilisieren und die Motivation zu deren Veränderung vergrößern können.

In einer kontrollierten Studie zur Wirksamkeit von progressiver Muskelentspannung bei älteren Menschen mit chronischer Osteoarthritis zeigte sich in Bezug auf Schmerzreduktion und selbstberichteter Funktionsfähigkeit im Alltag eine deutliche Überlegenheit der Muskelentspannung gegenüber der gängigen medizinischen Behandlung (Morone u. Greco 2007).

Autogenes Training

Das autogene Training ist zwar in Deutschland das bekannteste Entspannungsverfahren, wird jedoch außerhalb der Landesgrenzen nur wenig angewandt und spielt in der Therapie chronischer Schmerzen generell nur eine untergeordnete Rolle. Aufgrund der guten Verfügbarkeit dieses Verfahrens (Angebote der Krankenkassen und Volkshochschulen auch in eher strukturschwachen Regionen) möchten wir jedoch seinen Stellenwert als Zusatzverfahren in der Therapie chronischer Schmerzen aufzeigen.

Der Berliner Nervenarzt Johannes Heinrich Schultz hatte beobachten können, dass ein Teil fremdhypnotisierter Patienten nach einiger Zeit in der Lage war, sich selbst in einen Ruhezustand zu versetzen. Diese Patienten berichteten, sich nach Verlassen dieses Ruhzustandes ausgeruht und erfrischt zu fühlen und beschrieben darüber hinaus ein Nachlassen körperlicher Beschwerden (z. B. Verspannungen und Kopfschmerzen). Ausgehend von diesen Beobachtungen entwickelte Schultz das Verfahren des autogenen Trainings, in dem sich Patienten über gezielte Autosuggestion diejenigen körperlichen Zustände, die einen Entspannungszustand kennzeichnen (z. B. Schwere als Zeichen der Muskelentspannung und Wärme als Zeichen der Gefäßentspannung) gezielt suggerieren (»Mein rechter Arm ist angenehm schwer«). Insgesamt gibt es 3 Übungskomplexe, wobei gemeinhin lediglich die Unterstufenübungen vermittelt werden. Bei Patienten mit chronischen Schmerzen können die klassischen Übungen um spezielle Übungen erweitert werden (■ Tab. 30.3)

Die Formeln werden in der Übungsphase zunächst vom Übungsleiter vor-, anschließend vom Patienten selbst innerlich nachgesprochen. Die Haltung

Tab. 30.3 Übungsstufen im autogenen Training

Unterstufenübungen	Grundformel (Ruhesuggestion)	6 psychophysiologische Standardübungen:
		Schwere (Arme/Beine/ganzer Körper)
		Wärme (Arme/Beine/ganzer Körper)
		Wahrnehmung Herzschlag
		Wahrnehmung Atmung
		Wärmeempfindung im Bauchraum
		Empfindung Stirnkühle
	Ggf. individuelle Vorsatzformeln	»Ich bleibe ruhig bei Schmerz.«
Spezielle Übungen	Neu entwickelt, sprechen andere Körperregionen an (z. B. Schulter-/Nackenbereich, schmerzende Körperteile o. Ä.)	
Oberstufenübungen	Meditationsähnliche Provokations- und Versenkungstechniken zur vertieften Selbsterfahrung	

ist passiv, was auch in den Formulierungen deutlich wird (z. B. »Mein Atem ist ruhig und regelmäßig – es atmet mich«).

> **Die Einzelübungen sollten am Anfang nicht über 90 s ausgedehnt werden, um die Aufmerksamkeit zu halten. Das Üben zu Hause ist wichtige Voraussetzung zum Erlernen dieser Methode.**

In verschiedenen Untersuchungen hat sich gezeigt, dass die Schwere- und Wärmeübungen zu den intendierten physiologischen Effekten der Muskel- und Gefäßentspannung führen, die anderen Übungen diesen Effekt lediglich unspezifisch vertiefen (Vaitl 2009a). Trotzdem werden meist alle 6 Grundstufenübungen vermittelt.

Durchführung des autogenen Trainings mit chronischen Schmerzpatienten

Bei der Durchführung des autogenen Trainings bei chronischen Schmerzsyndromen sollte Folgendes beachtet werden:

- Auch beim autogenen Training sollten die Patienten vor allem anfangs darin unterstützt werden, eine für sie möglichst angenehme Körperposition einzunehmen.
- Speziell beim autogenen Training treten besonders anfangs häufig somatische und psychische Begleiterscheinungen (Schwindel, Muskelzuckungen, Angstgefühle etc.) auf, die als sehr beängstigend erlebt werden können. Dies sollte mit den Patienten vor- und gegebenenfalls nachbesprochen werden, damit solche Phänomene eingeordnet werden können und nicht zum Therapieabbruch führen.
- Die im Vergleich zur progressiven Muskelentspannung sparsameren verbalen Interventionen liefern den Patienten eher eigenen Gedanken, Gefühlen und Körperempfindungen aus, was vor allem anfangs von vielen Patienten mit chronischen Schmerzen als sehr unangenehm erlebt wird (Kommentar einer Schmerzpatientin: »Ich fühle mich hilflos – wie allein im Ozean!«). Auch hier ist eine entsprechende Vorbereitung hilfreich (z. B. »Während der Entspannung werden Sie viele verschiedene Dinge wahrnehmen. Vielleicht bleiben Sie immer wieder an den gleichen Gedanken hängen, vielleicht spüren Sie unangenehme Dinge stärker. Das ist ganz normal. Immer wenn Sie merken, dass Ihre Aufmerksamkeit zu einer Sache gewandert ist, nehmen Sie das einfach nur wahr und kommen Sie mit Ihrer Aufmerksamkeit wieder zu der Übung zurück.«).
- Das Üben zu Hause kann vor allem anfangs durch entsprechende CDs unterstützt werden.

Studien zur Wirksamkeit des autogenen Trainings

Zur Wirksamkeit des autogenen Trainings bei chronischen Schmerzen existieren aufgrund der vergleichsweise geringeren internationalen Verbreitung des Verfahrens insgesamt auch weniger kontrollierte Studien. In einem Reviewartikel zu 7 kontrollierten Studien zur

Wirksamkeit von autogenem Training bei Patienten mit **Kopfschmerz** vom Spannungstyp kommen Kanji et al. (2006) zu dem Schluss, dass autogenes Training keinen Vorteil gegenüber anderen Entspannungstechniken aufweist.

Auch Stetter u. Kupper (2002) stellen in einer Metaanalyse zur Wirksamkeit von autogenem Training bei verschiedenen klinischen Patientengruppen fest, dass das autogene Training sowohl für Kopfschmerzen vom Spannungstyp als auch für Migränepatienten im Prä-Post-Vergleich und gegenüber Wartekontrollgruppen mittlere bis starke Effektstärken aufweist, jedoch im direkten Vergleich mit anderen Verfahren (bei Kopfschmerz vom Spannungstyp: Biofeedback und progressive Muskelentspannung; bei Migräne: Hypnose) vergleichsweise schlechter abschneidet.

In Bezug auf die Behandlung von Migräne und Kopfschmerzen vom Spannungstyp lässt sich also festhalten, dass das autogene Training als Entspannungsverfahren bei Kopfschmerzen lediglich dann eingesetzt werden sollte, wenn keine anderen Entspannungsverfahren zur Verfügung stehen oder wenn auf bereits positive Vorerfahrungen des Patienten aufgebaut werden kann.

In der gleichen Metaanalyse zeigten sich im Prä-Post-Vergleich für das autogene Training in Bezug auf Maße der Lebensqualität positive Effekte bei der Behandlung von Patienten mit **Fibromyalgie**. Im direkten Vergleich mit der Hypnose war das autogene Training jedoch auch hier unterlegen.

In einer kleinen Fallstudie zur Auswirkung von autogenem Training auf Schmerzintensität und Durchblutung bei **CRPS** (Chronic Regional Pain Syndrome) Typ I konnte Mizutani (2006) bei 3 von 4 Patienten einen unmittelbaren, starken, jedoch kurzfristigen durchblutungsfördernden und schmerzreduzierenden Effekt sowie ein längerfristiges langsames Abnehmen der Schmerzstärke beobachten.

30.2.2 Biofeedback

Biofeedback stellt eine in der verhaltenstherapeutisch und verhaltensmedizinisch orientierten Schmerztherapie häufig angewandte Methode dar, mit deren Hilfe Kontrolle über psychophysiologische Prozesse erworben werden kann (Ray et al. 1979). Das Grundprinzip von Biofeedback besteht in der Erfassung von physischen Vorgängen mit geeigneten Messfühlern und deren kontinuierlicher und nahezu verzögerungsfreier Rückmeldung an die Patienten in Form von optischen oder akustischen Signalen. Entsprechend bezeichnet der Begriff Biofeedback das Feedback sog. Biosignale. Bereits kleinste Veränderungen in die erwünschte Richtung werden erfasst und verstärkt. Auf diese Weise kann beispielsweise die Entspannungsreaktion als Prozess von »Aktiviertheit« zu »Deaktiviertheit« sichtbar oder hörbar gemacht werden, oftmals bevor eine Veränderung des Befindens oder der Körperreaktionen wahrnehmbar ist (Tab. 30.4).

In der Schmerztherapie wird mit dem Einsatz von Biofeedback das grundlegende Ziel verfolgt, dass eine Person **unmittelbar** durch die Kontrolle der schmerzrelevanten körperlichen Funktionen oder **mittelbar** über eine Verbesserung der Entspannungsreaktion auf eine Verbesserung ihrer Schmerzen hinwirken kann. Auch kann mithilfe von Stressprovokationstests die Interaktion zwischen psychischen und physischen Reaktionen vermittelt werden, um ein zu somatisch geprägtes Krankheitskonzept von Patienten um psychosoziale Einflussfaktoren zu erweitern.

Zielsetzungen des Biofeedbacks im Rahmen der Schmerztherapie

- Verbesserung der Kontrolle über körpereigene Vorgänge
- Verbesserung der Wahrnehmung körpereigener Vorgänge (Interozeption)
- Verbesserung der Kontrollüberzeugung durch Erfolgserfahrung
- Identifikation der Faktoren, die das körperliche Geschehen beeinflussen

Anwendung findet das Biofeedback beispielsweise bei Kopfschmerzen vom Spannungstyp, Migräne, atypischem Gesichtsschmerz, Rückenschmerzen, Beckenboden- und vaginalen Schmerzsyndromen. Dabei ist zu unterscheiden, ob Biofeedback als Hauptintervention (wie z. B. bei Kopfschmerz) oder als eine Intervention im Rahmen einer multimodalen Schmerztherapie (wie z. B. bei Rückenschmerzen) eingesetzt wird.

Historische Wurzeln und Aktualität

Biofeedback entwickelte sich Ende der 1960er-Jahre aufgrund der Erkenntnis, dass die Reaktionen des autonomen und somatischen Nervensystems unter willentliche Kontrolle zu bringen sind. Die tierexperimentellen Untersuchungen von Miller und DiCara (Miller u. DiCara 1967, Miller 1969) zeigten, dass

Tab. 30.4 Biofeedbackmodalitäten zur Rückmeldung von Indikatoren der Entspannungsreaktion

Veränderung des physiologischen Prozesses	Biosignal/Sensor	Rückmeldebeispiel
Tonusabnahme der Skelettmuskulatur, muskuläre Entspannung	Elektrische Muskelaktivität/Oberflächen-EMG an relevanter Muskulatur	Die Höhe eines visuell präsentierten Balkens sinkt dem abfallenden Muskeltonus entsprechend; zusätzlich Verstärkung (Ton) bei Erreichen des Übungsziels (Schwellenwert)
Periphere Gefäßerweiterung, Handerwärmung	Hauttemperatur/Thermistor am Finger	Eine Tonfolge wird proportional dumpfer und leiser
Verlangsamung der Atmung	Atemzyklus/dehnungssensibler Atemgurt	Visuelle Kurven zum Abbild der abnehmenden Atemfrequenz und größeren Gleichmäßigkeit einzelner Atemzyklen
Abnahme der sympathisch angeregten Schweißdrüsenaktivität	Hautleitfähigkeit/Sensoren an Handinnenfläche	Visuelle Kurven bilden Abnahme der Amplitude und der Spontanfluktuationen ab

EMG Elektromyografie

physiologische Funktionen nicht nur durch klassisches Konditionieren im Sinne Pawlows, sondern auch durch systematische Manipulation von Kontingenzen zu verändern sind. In der Verhaltenstherapie, welche zu Beginn v. a. grundlegende Lernprinzipien zur Verhaltensänderung einsetzte, wurde die Methode Anfang der 1970er-Jahre für den Humanbereich adaptiert.

Basmajian (1967) beschrieb die Rückmeldung der Muskelaktivität zur Verbesserung der willkürmotorischen Kontrolle. Im Rahmen der neurophysiologischen Forschung wurden einerseits der Zusammenhang zwischen EEG-Aktivität und emotionalen Bewusstseinszuständen und andererseits die Möglichkeiten zu ihrer Kontrolle durch Biofeedback erkannt (Kamiya 1969). Technische Innovationen im Bereich der Biomedizin, wie z. B. die nichtinvasive Messmethodik, die schnellere Datenverarbeitung und -präsentation trugen schließlich zur Verbreitung des Biofeedbacks bei.

Die anfängliche Euphorie hat zwischenzeitlich einer realistischeren Einschätzung der Möglichkeiten und Grenzen von Biofeedback Platz gemacht. Nach wie vor wird aber versucht, die Wirksamkeit der Methode zu verbessern und sie für weitere Krankheitsbilder nutzbar zu machen. So finden sich zum Beispiel erste Ansätze mit funktionaler Magnetresonanztomografie (fMRI) als Feedbackmethode bei chronischen Schmerzen (deCharms et al. 2005).

Wirkmechanismen von Biofeedback

Während sich Biofeedback bei verschiedenen Störungsbildern als wirksame Behandlungsform herausgestellt hat, ist vergleichsweise wenig über seine genauen Wirkmechanismen bekannt. Die traditionelle Sichtweise setzt voraus, dass die tatsächliche Kontrolle über die körperlichen Vorgänge gelingt. Demzufolge sind es »physiologische Lernprozesse«, welche die Symptomverbesserung bewirken. Diskutiert werden hier die Rolle der **operanten Konditionierung** (die Person lernt zunächst durch Versuch und Irrtum; die physiologische Funktionsänderung tritt häufiger auf, wenn sie kontingent zurückgemeldet und positiv verstärkt wird) und die der verbesserten **Interozeption** (Selbstkontrolle physiologischer Prozesse gelingt, wenn diese durch die Feedbackanordnung der bewussten Wahrnehmung zugänglich gemacht werden).

Demgegenüber wird in »kognitiven Theorien« davon ausgegangen, dass psychische Veränderungen wie die Verbesserung der **Selbstwirksamkeits- bzw. Kontrollüberzeugung** entscheidend mit dem Therapieerfolg zusammenhängen, indem sie das Bewältigungsverhalten des Betroffenen verändern (Meichenbaum 1976, Bandura 1977, Holroyd et al. 1984). Demzufolge ist die **Rückmeldung des Erfolges** mithilfe der Feedbackanordnung konstitutiv für ihre Wirksamkeit. Für die Relevanz dieser Prozesse sprechen u. a. positive Ergebnisse von Biofeedback bei Störungen, deren zugrunde liegende Pathophysiologie kaum bekannt ist. Möglicherweise trägt bei manchen Beschwerden auch die Verhinderung Angst auslösenden Grübelns durch Aufmerksamkeitslenkung auf das Feedbacksignal zu ihrer Wirksamkeit bei.

> **Da vermutlich gerade in der Schmerztherapie sowohl physiologische als auch kognitive Prozesse eine Rolle spielen, erscheint es sinnvoll, die Therapie so zu gestalten, dass beide Mechanismen maximal zur Wirkung gelangen.**

Durchführung

Über die Länge und Intensität der Biofeedbackbehandlung besteht kein einheitlicher Standard. Bei chronischen Schmerzen variieren die beschriebenen Behandlungsprotokolle zwischen 4 und 12 Sitzungen. Praktisch kann die Therapie in Einzelfällen durchaus länger dauern, um hinreichende und stabile symptomatische Verbesserungen zu erzielen. Andererseits kann die Einführung anderer Selbsthilfestrategien (z. B. von Entspannungs- oder imaginativen Methoden) auch zu einer deutlichen Verkürzung der notwendigen Sitzungszahl beitragen. Dies wurde eindrücklich in der Kopfschmerztherapie belegt (Haddock et al. 1997).

Je nach Beschwerdebild und Zielsetzungen von Biofeedback kommen unterschiedliche Reaktionssysteme des peripheren und zentralen Nervensystems als Feedbacksignale infrage. Für die Wahl des Rückmeldesignals sind vor allem jene körperlichen Vorgänge von Interesse, von denen bekannt ist oder angenommen wird, dass sie an der Entstehung oder Aufrechterhaltung der Symptomatik des Patienten beteiligt sind. Bei chronischen Schmerzsyndromen wird häufig die Veränderung der neuromuskulären Aktivität mittels Oberflächenelektromyografie (EMG) gemessen. Eine »Multikanalableitung« z. B. mit Messung der peripheren Gefäßreaktionen, Hautleitfähigkeit, Herzrate, Atmung und EMG wird aber häufig wenigstens initial zur Diagnostik und zur Darstellung der körperlichen Reagibilität auf Stressoren oder andere relevante Reize genutzt.

Die Therapie selbst gliedert sich in verschiedene Phasen. Zu Beginn findet die **Diagnostik** der Reaktionsbesonderheiten statt. Die physiologischen Reaktionen werden dazu unter verschiedenen Stimulationsbedingungen zurückgemeldet. Bereits vorhandene **Selbstkontrollstrategien** werden überprüft, indem die Biosignale zwar gemessen, aber noch nicht an den Patienten zurückgemeldet werden.

In den eigentlichen **Trainingssitzungen** soll die Selbstkontrolle auf- und ausgebaut werden. Typischerweise werden zunächst »optimale« Übungsbedingungen geschaffen (z. B. entspannende Atmosphäre und Haltung), sodass die Person die gewünschten Reaktionen erlernt. In den Feedbacksequenzen (mehrere Perioden à 3–5 min) erhält der Patient die unmittelbare Rückmeldung des zu beeinflussenden Parameters.

> **Hilfreich kann der Einsatz von Schwellen sein, die ein Übungsziel markieren. Das Zielkriterium weicht zu Beginn nur leicht vom Ausgangswert ab, um eine positive Rückmeldung zu ermöglichen.**

Das erfolgreiche Erreichen des Zielkriteriums kann mithilfe eines zusätzlichen Signals verstärkt werden. Wenn der Patient das Zielkriterium sicher erreicht, wird der Schwierigkeitsgrad gesteigert.

In der anschließenden Phase des **Anwendungstrainings** sollen die Selbstkontrollstrategien dann in alltagsnahe Bedingungen übertragen werden, indem beispielsweise auch Belastungsstimulationen in die Sitzung integriert werden. Gegen Therapieende wird schließlich die Feedbackfunktion zunehmend ausgeblendet (längere Selbstkontrollphasen). Außerdem werden in der Regel Hausaufgaben zur Anwendung der erfolgreichen Strategien zur Verbesserung des **Alltagstransfers** vereinbart. Für die Umsetzung in der Praxis und das Anwendungsspektrum verweisen wir auf weiterführende Literatur (z. B. Schwartz u. Andrasik 2003, Rief u. Birbaumer 2006, Martin u. Rief 2009).

Anwendung und Wirksamkeit bei ausgewählten Schmerzsyndromen

Kopfschmerzen vom Spannungstyp

Das »klassische« Biofeedback bei Kopfschmerzen vom Spannungstyp geht zurück auf das psychophysiologische Erklärungsmodell, nach dem die gestörte Muskelaktivität des **Kopf-Nacken-Bereichs** eine wesentliche Ursache der Kopfschmerzen darstellt. Eingesetzt wird häufig das bereits von Budzynski et al. (1970) vorgeschlagene EMG-Feedback mit Ableitung an der Stirnmuskulatur (am Venter frontalis des M. occipitofrontalis). Ziel ist es, ungünstige Muskelmehranspannung hinsichtlich ihrer Intensität, Dauer und Häufigkeit abzubauen.

> **Biofeedback kann bei Kopfschmerzen vom Spannungstyp empfohlen werden.**

In die aktuellste Metaanalyse von Nestoriuc et al. (2008a) gingen Daten aus 53 Studien an über 1.500 Patienten mit Kopfschmerzen vom Spannungstyp ein. Hauptergebnis war ein gemittelter Gesamteffekt in der Kopfschmerzreduktion, der im Bereich mittlerer bis großer Effekte liegt. Es zeigte sich, dass Biofeedback nicht nur wirksamer ist als Nichtbehandlung und Placebotherapie, sondern sogar gegenüber reiner Entspannungstherapie eine leichte Überlegenheit aufweist. Die Wirkung zeigt sich zusätzlich hinsichtlich Depressivität, Ängstlichkeit, Schmerzmittelkonsum und Abnahme der Muskelanspannung. Die Therapieerfolge sind bis zu 5 Jahre (im Mittel der Studien 15 Monate) weitgehend stabil.

Migräne

In der Behandlung der Migräne werden verschiedene Biofeedbackmethoden mit unterschiedlichen Zielsetzungen eingesetzt. **EMG-Feedback** und **Temperaturfeedback** (»Handerwärmungstraining«) dienen der Verbesserung der muskulären bzw. der allgemeinen Entspannungsreaktionen und gelten – da sie in den attackenfreien Intervallen als Stressbewältigungsstrategien eingesetzt werden – als Methoden der Intervallprophylaxe.

Demgegenüber ist das Rational des **vasomotorischen Feedbacks**, unmittelbar zur Verhinderung oder Kupierung einer Migräneattacke eingesetzt zu werden. Die Verwendung dieser Methode basiert auf dem pathophysiologischen Modell, das eine Fehlregulation der Schläfenarterie bei Migräneattacken annimmt. Plethysmografisch wird die Blutvolumen-Pulsamplitude (BVP) der Temporalisarterie als Indikator für die Gefäßweite gemessen und beispielsweise durch Darstellung eines Kreises, dessen Durchmesser abhängig vom Dehnungszustand variiert, zurückgemeldet. Der Patient lernt, eine Verengung der Schläfenarterie herbeizuführen, um der Vasodilatation im Rahmen der Migräneattacke durch verstärkte Vasokonstriktion entgegenzuwirken.

30

> **Biofeedback kann bei Migräne als Hauptintervention empfohlen werden.**

Auch hierzu wurde kürzlich eine umfassende Metaanalyse zur Wirksamkeit vorgelegt (Nestoriuc u. Martin 2007, Nestoriuc et al. 2008b). Unter Berücksichtigung aller – auch unkontrollierter – Studien, zeigt sich ein robuster Gesamteffekt mit mittlerer Effektstärke zu Therapieende, mit stabilen Effekten im Follow-up (im Mittel 17 Monate). Auch in 15 kontrollierten Studien zeigt sich ein etwas niedrigerer, aber stabil positiver Effekt von Biofeedback im Vergleich zu nicht behandelten Kontrollgruppen. Die vorliegenden direkten Vergleiche von Biofeedback mit Entspannung lassen jedoch auf keine Überlegenheit einer der Methoden schließen. Auch bestätigt sich, dass keine der beschriebenen Feedbackmethoden eine spezifische Überlegenheit aufweist, auch wenn rein deskriptiv das plethysmografische Feedback die höchste Effektstärke aufweist.

Chronischer Rückenschmerz

Das Ziel von Biofeedback bei chronischem Rückenschmerz besteht in der Regel darin, erhöhte paraspinale Muskelaktivität zu reduzieren. Verwendung findet auch hier das Oberflächen-EMG als Rückmeldesignal, welches meist beidseits der Wirbelsäule an verschiedenen Lokalisationen der Rückenmuskulatur (z. B. am M. trapezius oder M. sacrospinalis) abgeleitet wird. In eher **biomechanisch** geprägten Ansätzen geht es v. a. darum, ungünstige Fehl- und Schonhaltungen abzubauen. Demgegenüber zielen die auf dem **biopsychosozialen** Entstehungsmodell basierenden Behandlungsprotokolle darauf ab, dass die Patienten individuelle Auslösebedingungen für psychische oder muskuläre Anspannungsreaktionen beobachten können, um schließlich entspannende bzw. stressbewältigende Strategien zur Gegensteuerung einzusetzen (Flor u. Birbaumer 1993, Newton-John et al. 1995). Basierend auf Erkenntnissen, dass die Wahrnehmung muskulärer Anspannung bei chronischen Rückenpatienten ungenau ist – sie tendieren zur Überschätzung niedriger Anspannung und Unterschätzung hoher Anspannung – wird ein weiteres Ziel von Biofeedback darin gesehen, diese Wahrnehmung zu verbessern.

> **Biofeedback ist auch bei chronischen Rückenschmerzen aufgrund der vorliegenden überwiegend positiven Wirksamkeitsnachweise zu empfehlen (s. Evidenzüberblick bei Herrmann u. Flor 2009).**

Dabei scheint Biofeedback zumindest eine vergleichbare Effektivität wie etablierte verhaltensorientierte Interventionen (Entspannung, kognitive Verhaltenstherapie) aufzuweisen. Die Befundlage ist jedoch nicht ganz so umfassend wie bei chronischen Kopfschmerzen; auch liegen widersprüchliche Befunde vor.

Das **Behandlungsschema** ist jedoch bei Rückenschmerzen nicht einheitlich. Besonders effektiv scheint Biofeedback zu sein, wenn die Rückmeldung der Muskelanspannung in verschiedenen Körperpositionen, in persönlich relevanten Stresssituationen und bei Durchführung schmerzrelevanter Bewegungen erfolgt. Nach eigenen praktischen Erfahrungen ist Biofeedback bei chronischem Rückenschmerz durchaus ein wirksamer Interventionsbaustein; die Kombination mit weiteren therapeutischen Maßnahmen (z. B. kognitive Verhaltenstherapie, gestufte Aktivierung) ist jedoch gerade zum Umgang mit Krankheitsverhalten

(z. B. ausgeprägtes körperliches Schonverhalten, Medikamentenabusus) zu empfehlen.

Viele Patienten bewerten Biofeedback als Erfolg versprechende und glaubwürdige Methode, um ihre Schmerzen besser bewältigen zu können. Während die Methode bei den dargestellten Beschwerdebildern vergleichsweise gut empirisch abgesichert wurde, steht dies für andere Anwendungsgebiete jedoch noch aus.

Zusammenfassung der Evidenz zur Effizienz von Biofeedback bei Schmerzstörungen (Martin u. Rief 2009)

- Positiver Wirkungsnachweis in mindestens 2 kontrollierten Studien bei:
  - Kopfschmerzen (KST und Migräne)
  - chronischem Rückenschmerz
  - Gesichtsschmerz/temporomandibularer Dysfunktion
- Positiver Wirkungsnachweis in zumindest 1 kontrollierten Studie bei:
  - multiplen somatoformen Störungen
  - Vulvodynie
  - Dyspareunie
- Widersprüchliche oder keine hinreichende Evidenz bei:
  - Fibromyalgie
  - rheumatischer Arthritis

30.2.3 Imaginative Verfahren

Imaginationen werden als Verfahren der Heilkunst schon seit vielen Tausend Jahren zur Behandlung von Krankheiten eingesetzt (Petermann u. Kusch 2004). Von den geführten Traumreisen der Schamanen bis zu den heute eingesetzten Vorstellungsbildern wird über den Einsatz von Imaginationen die Verbindung zwischen Geist und Körper gesucht. Dabei wird unter einer Imagination ein dynamischer psychophysiologischer Prozess verstanden, während dessen sich eine Person eine innere Realität in der Abwesenheit eines äußeren Reizes vorstellt. Klinisch bedeutsam sind Imaginationen aufgrund der dabei meist parallel ablaufenden **inneren Reaktionen** (Emotionen, psychophysiologische Prozesse). So können Imaginationen gezielt eingesetzt werden, um psychophysiologische Prozesse, Bewusstseinszustände, Selbstbilder, körperliche Leistungen oder Verhalten zu verändern (Menzies et al. 2006).

Bildgebende Verfahren haben gezeigt, dass es direkte Zusammenhänge zwischen Vorstellungen und der Aktivierung korrespondierender Hirnareale gibt.

Während imaginative Verfahren wie das **katathyme Bildererleben** nach Leuner, die **aktive Imagination** nach Jung oder die **emotionale Imagination** nach Lang in der Psychotherapie oft als eigenständige Verfahren eingesetzt werden, wird Imagination in der Schmerzpsychotherapie eher als eine Fertigkeit unter vielen vermittelt. Vorgeschaltet ist meist eine kurze Entspannung (z. B. Grundelemente des autogenen Trainings, der progressiven Muskelentspannung, der Atementspannung o. Ä.). Welche Art der Imagination in welcher Ausgestaltung (vom Schmerz ablenkend, den Schmerz transformierend, den Schmerz integrierend) zum Einsatz kommt, hängt dabei wesentlich von dem zugrunde liegenden Therapierational ab.

Formen der Imagination

Grundsätzlich lassen sich **4 Formen von Imaginationen** unterscheiden (Van Kuiken 2004):

- In den **angenehmen Imaginationen** werden die Patienten an eher allgemein positiv besetzte Orte (Strandszenen, Wald, grüne Wiese etc.) oder für sie persönlich positiv besetzte Orte (Lieblingsplatz auf der Terrasse, Urlaubsort etc.) geführt. Es geht um Vorstellungen, die innere Zufriedenheit und Wohlbefinden suggerieren.
- In den **Imaginationen mit physiologischem Fokus** stellen sich die Patienten die Körperprozesse vor, die für eine körperliche Besserung erforderlich sind (z. B. Rückenmuskeln als erschlaffende Gummibänder).
- Beim **mentalen Üben** wird aus einem entspannten Zustand heraus eine bestimmte Aktivität gedanklich vorweggenommen (z. B. Vorstellung einer aus Angst vor Schmerzen längere Zeit nicht mehr durchgeführten – realistischen! – Aktivität), beim **mentalen Umbewerten** wird ein bestimmtes Ereignis vorgestellt und mit seinen auftretenden Emotionen neu interpretiert (z. B. Vorstellung von Schmerzen nach körperlicher Tätigkeit, dabei wird Schmerz nicht Zeichen für neu aufgetretenen Schaden, sondern als auf Muskelkater beruhend beschrieben o. Ä.).
- **Rezeptive Imaginationen** beziehen sich auf aus Körperwahrnehmungen abgeleitete Imaginationen (z. B. welche Oberfläche hätte der gerade wahrgenommene Schmerz, welche Farbe, welchen Ton etc.?).

Tab. 30.5 Beispiele für Imaginationen und deren Ausrichtung

	Schmerz ignorierend	Schmerz transformierend	Schmerz integrierend
Angenehme Imaginationen: Strandszenen etc., persönlich angenehmer Ort	Schmerz wird bewusst nicht im Bild angesprochen	Schmerz wird angesprochen, aber z. B. abgelegt (Rucksack mit Schmerz bleibt da o. Ä.)	Schmerz wird als ein sensorisches Erlebnis unter vielen anderen ins Bild integriert
Imaginationen mit physiologischem Fokus. z. B. Muskelspannung oder Temperatur verändern	–	Migräne: Farbe für warmen Kopf wird in »kühlere« Farbe verändert	–
Mentales Üben/mentales Umbewerten: z. B. Vorstellung einer aus Angst vor Schmerz lange nicht mehr ausgeführten Tätigkeit	Tätigkeit wird vorgestellt, jedoch wird Schmerz in der Instruktion bewusst ausgespart	Schmerz wird ins Bild aufgenommen, aber nach und nach ausgeblendet	Schmerz wird direkt angesprochen und als eine Erlebnisqualität unter vielen integriert
Rezeptive Imaginationen: z. B. Kontaktaufnahme mit dem Schmerz, Betrachtung von außen (u. a. welche Farbe hätte Schmerz, welche Form, welche Oberfläche, was für ein Geräusch macht er etc.)	–	Schmerz im Körper lassen oder herausnehmen, dann verändern (angenehmere/r Ton/Farbe/Oberfläche) oder eigene Distanz zum Schmerz vergrößern	Schmerz aus Körper herausnehmen und von außen ansehen; dann Kontakt mit Schmerz aufnehmen (streicheln, anfassen) und wieder in den Körper aufnehmen

Diese einzelnen Imaginationsformen können, je nach Zielrichtung, in Bezug auf den Schmerz unterschiedlich ausgestaltet werden. Tab. 30.5 gibt einen beispielhaften Überblick.

Die meisten Imaginationen betonen das **Visuelle**. So haben Visualisierungstechniken beispielsweise in der Behandlung von Patienten mit chronischer Polyarthritis ihren festen Platz. Diskutiert wird, ob die positive Wirkung der Visulisierung hier nicht zum Teil auch auf einer positiven Beeinflussung des Immunsystems beruhen könnte (Geissner et al. 1994). In vielen Imaginationen werden jedoch alle Sinneskanäle mit einbezogen bzw. es wird vor allem bei aus dem neurolinguistischen Programmieren (NLP) abgeleiteten Übungen der beim jeweiligen Patienten den Schmerz am deutlichsten abbildende Sinneskanal fokussiert (Besser-Siegmund 1994).

> **Neben dem Einsatz als isolierte Fertigkeit werden Imaginationen häufig auch verwendet, um andere Verfahren zu unterstützen (z. B. Imaginationen als unterstützende Instruktion bei Hauttemperaturbiofeedback: »Stellen Sie sich vor, die Sonne wärmt Ihren Körper« o. Ä.).**

Studien zur Wirksamkeit imaginativer Verfahren

Auch hinsichtlich der Wirksamkeit von Imagination bei chronischem Schmerz zeigen sich wieder die bereits bekannten Probleme der Vergleichbarkeit von Studien aufgrund fehlender Standardisierung bezüglich Anweisung, Durchführung, Übungslänge etc. Nur in wenigen Arbeiten wurden zudem Imaginationstechniken isoliert untersucht. Dabei zeigte sich in einer Studie an älteren Patienten mit chronischen Schmerzen im Vergleich zu einer Wartekontrollgruppe eine signifikante Schmerzreduktion durch Imaginationen (Baird u. Sands 2004).

In einer Studie zur Effektivität von Imaginationen bei 48 Patienten mit **Fibromyalgie** zeigte sich in der Gruppe der Patienten, mit denen Imaginationen durchgeführt wurden, eine Verbesserung der subjektiv berichteten Funktionsfähigkeit sowie der Selbstwirksamkeit im Vergleich zur üblichen Behandlung (»treatment as usual«). Die Schmerzstärke blieb unverändert (Menzies et al. 2006).

In einer weiteren Studie zur Wirksamkeit von Imaginationen bei Fibromyalgie vergleichen Fors et al. (2002) den Effekt von angenehmer Imagination unter Auslassung des Schmerzes mit einer Imagination mit physiologischem Fokus (Vorstellung des schmerzhemmenden Systems) sowie der Gabe von Amitriptylin. Lediglich für die angenehme Vorstellung fand sich eine Schmerzreduktion im untersuchten 28-Tage-Zeitraum. Die Patienten mit der schmerzfokussierenden Imagination zeigten dagegen eher eine Schmerzzunahme. Für das Amitriptylin fand sich kein Effekt.

Diskutiert wurde, welcher **Grad des Schmerzbewusstseins** in Imaginationen angemessen ist, da unangenehme Gefühle sich gerade bei Fibromyalgiepatienten häufig zusätzlich in Schmerz übersetzen und eine Schmerzfokussierungsübung häufig auch unangenehme Gefühle provozieren kann (Eccleston et al. 1997). So ist vielleicht die imaginierte Schmerzintegration eine Möglichkeit, den Schmerz in Vorstellungen zu integrieren, durch die Herausnahme des bewertenden Aspekts jedoch gleichzeitig die innere Verstrickung mit dem Schmerzerlebnis zu minimieren.

30.2.4 Meditative Verfahren

Meditative Verfahren existieren in allen großen Religionen und damit schon teilweise seit weit mehr als tausend Jahren. Erst in den letzten 30 Jahren jedoch wurden einzelne Techniken aus dem spirituellen Hintergrund der Meditation als Mittel größerer geistiger Durchdringung gelöst und gezielt als Möglichkeit zur Verbesserung körperlicher und seelischer Zustände eingesetzt (Wootton 2008).

Versuche, die Reichhaltigkeit der Meditationserfahrungen und -übungen auf eine grundlegende Form zurückzuführen bzw. in **Kategorien** einzuordnen, greifen aufgrund ihrer unterschiedlichen kulturellen Kontexte mit ihren ebenso unterschiedlichen Philosophien zu kurz und sind daher problematisch. Wootton (2008) schlägt dennoch nach Shapiro (1982) zur besseren Übersichtlichkeit, z. B. zum wissenschaftlichen Vergleich verschiedener Techniken in unterschiedlichen Studien, eine Einteilung meditativer Techniken nach ihrer Aufmerksamkeitsausrichtung vor. Es lassen sich auf diese Weise 3 Gruppen bilden.

Einteilung von Meditationsverfahren entsprechend ihrer Aufmerksamkeitsausrichtung (Wootton 2008)

1. Meditationstechniken mit Fokussierung auf das Feld bzw. den Hintergrund der Wahrnehmung und Erfahrung, d. h. der Meditierende wird zum passiven Beobachter
2. Meditationstechniken mit Fokussierung auf ein ausgewähltes spezifisches Objekt, z. B. einen Klang oder ein Mantra
3. Meditationstechniken, die in ihrer Fokussierung zwischen Feld und Objekt wechseln

Meditationstechniken sind dabei entsprechend ihrer operationalen Definition (Cardoso et al. 2004, 2007, 2009) durch folgende Eigenschaften gekennzeichnet:

Meditationstechniken müssen ...

- eine spezifische Technik beinhalten, die konsistent vermittelt werden kann,
- zum Nachlassen überflüssiger Muskelspannung führen,
- die Tendenz des gedanklichen Analysierens, Bewertens oder Erwartens psychischer und körperlicher Effekte unterbrechen oder lösen,
- selbstständig durchführbar sein,
- die Fähigkeit zur Selbstfokussierung (Lenkung der Aufmerksamkeit auf ein Objekt oder ein Feld) beinhalten, um die dauerhafte Ablenkung durch gedankliches Abschweifen, Schlaf, Dissoziation oder innere Erstarrung zu vermeiden.

In der westlichen Medizin und in Bezug auf chronischen Schmerz sind im Wesentlichen 2 Meditationsrichtungen von Bedeutung: die transzendentale Meditation mit ihrer westlichen Weiterentwicklung der Relaxation Response und die Achtsamkeitsmeditation.

Transzendentale Meditation

Die transzendentale Meditation stammt aus der vedischen Tradition in Indien und wurde in den 70er-Jahren des letzten Jahrhunderts über Maharishi Mahesh Yogi in die USA gebracht. Ähnliche Meditationsformen finden sich jedoch auch in allen großen Weltreligionen. Bei dieser Meditationsform wird ein Mantra – ein Wort, ein Ton oder eine kurzer Satz – still wiederholt, um seine Aufmerksamkeit nicht analysierend zu fokussieren und Grübeln und gedankli-

Tab. 30.6 Beispiele für Achtsamkeitsübungen

Formelle Achtsamkeitsübungen	Informelle Achtsamkeitsübungen
Body-Scan	Achtsam Kaffeetrinken
Achtsamkeitsbasiertes Yoga	Achtsam Abwaschen
Atemachtsamkeit	Achtsam Einkaufen
Sitzmeditation	Achtsam Zähneputzen

ches Abschweifen zu verhindern. Der amerikanische Kardiologe Herbert Benson entwickelte aus der transzendentalen Meditation eine eigene Meditationsmethode (**Relaxation Response**), in der das Mantra aus der Wiederholung des Wortes »one« besteht (Benson 2000). Diese Methode wird in ihrer Auswirkung auf verschiedene chronische Krankheiten sowie die zugrunde liegenden physiologischen Mechanismen im eigenen Institut ausgiebig wissenschaftlich erforscht.

Studien zur Wirksamkeit der Relaxation Response konnten mittlere Effektstärken bei der Behandlung von Kopfschmerzen (Kopfschmerzen von Spannungstyp und Migräne) feststellen.

30

Achtsamkeitsmeditation

Die Achtsamkeitsmeditation stammt aus der Tradition des Theravada-Buddhismus. In der Achtsamkeitsmeditation liegt der Aufmerksamkeitsfokus nicht auf einem Konzentrationsobjekt, sondern auf dem Wahrnehmungsfeld. Zentral ist die akzeptierende und nicht bewertende Wahrnehmung des Augenblicks. Während der Achtsamkeitsmeditation wird die gesamte Aufmerksamkeit auf das nicht bewertende Wahrnehmen des Augenblicks gerichtet, z. B. auf innere Wahrnehmungen wie das Ein- und Ausströmen des Atems, den ständigen Fluss von Bildern, Gedanken, Gefühlen, Körperwahrnehmungen oder Handlungsimpulsen oder auch auf äußere Wahrnehmungen wie Geräusche, visuelle Eindrücke etc. Achtsamkeit bedeutet also, ganz bewusst von Moment zu Moment das wahrzunehmen, was ist, zu beobachten, wie es entsteht und wieder vergeht. Achtsamkeit bedeutet aber gleichzeitig auch das Beobachten aus einer bestimmten Haltung heraus: wohlwollend zu akzeptieren, nicht zu bewerten, es nicht anders haben zu wollen oder verändern zu müssen.

Gerade diese beiden Elemente – das Verweilen im Augenblick anstelle von Grübeleien über die Vergangenheit oder Sorgen um die Zukunft sowie die Akzeptanz von dem, was im Augenblick ist – haben achtsamkeitsbasierte Methoden und Techniken für die Schmerztherapie interessant gemacht.

Bei den Achtsamkeitsübungen lassen sich formelle und informelle Übungen unterscheiden (Tab. 30.6). Während formelle Übungen einen standardisierten Rahmen und Vorgaben haben, wird in den informellen Achtsamkeitsübungen die achtsame Haltung in den Alltag getragen. Verschiedene Alltagstätigkeiten (z. B. Zähneputzen, Treppensteigen etc.) werden achtsam durchgeführt, dabei kann man mit der Durchführung »spielen« lassen (achtsames Zähneputzen einmal schnell, einmal langsam o. Ä.).

Bei den achtsamkeitsorientierten Verfahren haben sich vor allem 2 Ansätze in der Therapie chronischer Schmerzen etabliert:
- die **Mindfulness Based Stress Reduction** (MBSR) von Kabat-Zinn (1982) und
- die **Akzeptanz- und Commitment-Therapie** (ACT) von Hayes et al. (1999) bzw. deren schmerzspezifische Ableitung, die **Contextual Cognitive Behavioral Therapy** (CCBT; McCracken 2005).

Beim **MBSR** handelt es sich um ein achtsamkeitsbasiertes Verfahren, das jedoch als direktives, strukturiertes und manualisiertes Therapieprogramm losgelöst von spirituellen Kontexten vermittelt wird. Es handelt sich um ein Gruppenprogramm mit 8 2,5-stündigen Sitzungen in wöchentlichem Abstand sowie einem »Tag der Achtsamkeit«. Das Programm enthält Psychoedukation zu den Themen Achtsamkeit und Stress sowie formelle und informelle Achtsamkeitsübungen. Selbstständiges Üben von ca. 45 min an mindestens 6 Tagen in der Woche wird vorausgesetzt. Therapieziele sind die Entwicklung emotionaler Stabi-

lität und die Auflösung dysfunktionaler Einstellungen und Verhaltensweisen über die Integration der Achtsamkeit in den Alltag.

Bei der **ACT** bzw. der **CCBT** handelt es sich um achtsamkeitsinformierte Verfahren, d. h. Achtsamkeit stellt einen zentralen Behandlungsbaustein neben anderen therapeutischen Elementen dar. Hier werden den Patienten Möglichkeiten an die Hand gegeben, ihre aufgrund der Schmerzen und der damit verbundenen Kontrollversuche zunehmend starren Lebensentwürfe zu überprüfen und ihre Handlungen flexibler in Übereinstimmung mit tatsächlich gewünschten Lebensrichtungen zu gestalten. Über achtsamkeits- und akzeptanzbasierte Übungen (Wahrnehmung des Augenblicks) werden die Patienten dahin geführt, ein größeres Bewusstsein über bisher unbewusst ablaufende Vorgänge zu entwickeln, sodass ungünstige automatische Verhaltensmuster bewusst und damit einer hilfreichen Veränderung zugänglich gemacht werden können. Gleichzeitig werden konkrete Techniken im Umgang mit inneren und äußeren Barrieren vermittelt, die den Patienten flexibleres Handeln – im Sinne von Veränderung von Veränderbarem und Annahme von Nichtveränderbarem – ermöglichen. Die Patienten sollen in der Lage sein, sich bewusst für ihr Verhalten entscheiden zu können.

Studien zur Wirksamkeit achtsamkeitsorientierter Verfahren

In einer Metaanalyse zur Wirksamkeit von **MBSR** bei unterschiedlichen chronischen Schmerzzuständen – den größten Anteil machten Patienten mit multilokulären Schmerzen aus – konnten Koch et al. (2008) mittlere Effektstärken für verschiedene gesundheitsbezogene Parameter nachweisen. Es zeigten sich im Rahmen der homogenen Effekte keine Moderatoren für den Therapieerfolg.

Über welche **Mechanismen** Achtsamkeitsübungen Einfluss auf den Schmerz nehmen, ist noch nicht genau untersucht. Ergebnisse einer narrativen Analyse von Schmerztagebuchdaten einer kleinen Stichprobe (n=27) von älteren Patienten mit chronischem Rückenschmerz, die ein MBSR-analoges Programm durchliefen, weisen auf eine Schmerzreduktion über verschiedene Einflusswege hin:

- Durch Ablenkung vom Schmerz über eine Erweiterung des Aufmerksamkeitsrahmens
- durch größere Aufmerksamkeit für schmerzverstärkende Handlungen und dadurch frühzeitigere Verhaltensänderungen
- durch besseres Zurechtkommen mit dem Schmerz
- durch direkte Veränderung des Schmerzes während der Achtsamkeitsübungen (Morone et al. 2008)

Zahlreiche Studien haben die Wirksamkeit der **CCBT** und der **ACT** bei der Behandlung chronischer Schmerzen vor allem in Bezug auf eine deutliche Besserung schmerzassoziierter Maße (Depressivität, Ängstlichkeit, Lebensqualität) nachgewiesen (z. B. McCracken 2006, 2007, Vowels u. McCracken 2008, Vowels et al. 2009). Der spezifische Effekt der Achtsamkeitselemente lässt sich jedoch in den überprüften mehrdimensionalen Behandlungssettings nur schwer quantifizieren.

30.3 Zusammenfassung

Entspannungsverfahren sind bei der Behandlung chronischer Schmerzzustände wirksam und somit zumindest als **Behandlungsbaustein** aus keiner schmerzpsychotherapeutischen Behandlung wegzudenken. Die differenzielle Wirksamkeit der einzelnen Verfahren ist jedoch aufgrund großer Unterschiede in Bezug auf Durchführung und Einsatz weiterer Behandlungselemente schwer zu bestimmen.

Evidenz liegt vor allem für den Einsatz von **Biofeedback** und **progressiver Muskelentspannung** in der Behandlung von Kopfschmerzen vom Spannungstyp und Migräne vor.

Achtsamkeitsbasierte Verfahren zeigen metaanalytisch mittlere Effektstärken; bei den Studienteilnehmern handelte es sich meist um Patienten mit multilokulären Schmerzen. Achtsamkeitsinformierte Ansätze zeigen bei unterschiedlichen Schmerzbildern positive Effekte auf Maße der Lebensqualität und Affektivität. Der Anteil der eigentlichen Achtsamkeitselemente ist hierbei nicht direkt zu bestimmen. Metaanalysen stehen noch aus.

Imaginative Behandlungselemente lassen sich mit allen anderen vorgestellten Verfahren kombinieren und werden selten isoliert eingesetzt. Ihre Wirksamkeit ist daher besonders schwierig zu bestimmen. Einzeluntersuchungen zeigen vor allem einen Effekt gegenüber der üblichen medizinischen Behandlung. Bei chronischer Polyarthritis haben sich visuelle Imaginationen als besonders günstig erwiesen.

Das **autogene Training** spielt in der Therapie chronischer Schmerzen eine eher untergeordnete Rolle und sollte im Wesentlichen dann gewählt werden, wenn z. B. aufgrund regionaler Gegebenheiten keine anderen Entspannungsverfahren zu Verfügung stehen

oder der Patient bereits auf positive Vorerfahrungen mit dem autogenen Training aufbauen kann.

Allen hier vorgestellten Verfahren ist bei aller Unterschiedlichkeit hinsichtlich ihres Hintergrunds, ihrer Durchführung und Wirksamkeit eines gemeinsam: Es handelt sich um **übende Verfahren**, deren Erfolg maßgeblich von der Bereitschaft der Patienten abhängt, eben dieses Üben und die praktische Umsetzung in ihren Alltag zu integrieren. Unbedingt hilfreich ist für Patienten die Möglichkeit, beim Üben aufgetauchte Erlebnisse und vor allem als frustran empfundene Übungsversuche im Rahmen einer Einzel- oder Gruppensituation nachzubesprechen. Daher sollten Patienten niemals ohne Möglichkeit der Rücksprache ein Verfahren lediglich über eine der CDs erlernen, die vor allem im Bereich der progressiven Muskelentspannung, des autogenen Trainings oder der imaginativen Verfahren vielfältig angeboten werden. CDs sollten lediglich im Sinne einer Hilfskonstruktion vor allem anfangs oder in schwierigen Zeiten unterstützend eingesetzt werden, um eine größtmögliche Unabhängigkeit und damit Erfahrung der Selbstwirksamkeit zu ermöglichen.

Literatur

1 Andrasik F (2004) Behavioral treatment of migraine: current status and future directions. Expert Rev Neurother 4(3): 403–413
2 Baird CL, Sands L (2004) A pilot study of the effectiveness of guided imagery with progressive muscle relaxation to reduce chronic pain and mobility difficulties. J Holist Nurs 5: 97–104
3 Bandura A (1977) Self-efficacy: toward a unifying theory of behavioral change. Psychol Rev 84: 191–215
4 Basmajian JV (1967) Muscles alive: their functions revealed by electromyography. Williams & Wilkins, Baltimore
5 Benson H (2000) The Relaxation Response. Harper Torch, New York
6 Bernstein DA, Borkovec TD (1992) Entspannungstraining. Pfeiffer, München
7 Besser-Siegmund C (1994) Sanfte Schmerztherapie mit mentalen Methoden. Econ, Düsseldorf
8 Budzynski TH et al. (1970) Feedback induced muscle relaxation: applications to tension headache. J Behav Ther Exp Psychiatry 1: 205–211
9 Cardoso R et al. (2004) Meditation in health: an operational definition. Brain Res Brain Res Protoc 14: 58–60
10 Cardoso R et al. (2007) Prefrontal cortex in meditation. When the concrete leads to the abstract. A schematical hypothesis, concerning the participation of the logic for «logic relaxation«. NeuroQuantology 5(2): 233–240
11 Cardoso R et al. (2009) Meditation in health: definition, operationalization, and technique. In: RossiAM, Quick JC, Perrewé P (ed) Stress and quality of working life: the positive and the negative. Information age publishing, Charlotte, NC (USA), pp 143–166
12 deCharms RD, Maeda F, Glover GH et al. (2005) Control over brain activation and pain learned by using real-time functional MRI. Proc Natl Acad Sci U S A, 102(51): 18626–18631
13 Eccleston C et al. (1997) Attention and somatic awareness in chronic pain. Pain 72: 209–215
14 Flor H, Birbaumer N (1993) Comparison of the efficacy of electromyographic biofeedback, cognitive-behavioral therapy, and conservative medical interventions in the treatment of chronic musculoskeletal pain. J Consult Clin Psychol 61(4): 653–658
15 Fors EA et al. (2002) The effect of guided imagery and amitriptyline on daily fibromyalgia pain: a prospective, randomized, controlled trial. J Psychiatr Res 36: 179–187
16 Geissner E et al. (1994) Psychologische Behandlungsansätze bei Schmerz. Eine Therapievergleichsstudie an Patienten mit chronischer Polyarthritis. Z Klin Psychol Psychiatr Psychother 42(4): 319–338
17 Haddock CK et al. (1997) Home-based behavioral treatments for chronic benign headache: a meta-analysis of controlled trials. Cephalalgia 17: 113–118
18 Hamm A (2004) Progressive Muskelentspannung. In: Vaitl D, Petermann F (Hrsg) Entspannungsverfahren – Das Praxishandbuch. Beltz Psychologische Verlags-Union, Weinheim, S. 189–210
19 Hayes SC et al. (1999) Acceptance and Commitment Therapy: an experiential approach to behavior change. The Guildford Press, New York
20 Herrmann C, Flor H (2009) Chronische Rückenschmerzen. In Martin A, Rief W (Hrsg) Wie wirksam ist Biofeedback? Hans Huber, Bern, S 125–136
21 Holroyd KA, Drew JB (2006) Behavioral approach to the treatment of migraine. Semin Neurol 26(2): 199–207
22 Holroyd KA et al. (1984) Change mechanisms in EMG biofeedback training: cognitive changes underlying improvements in tension headache. J Consult Clin Psychol 52(6): 1039–1053
23 Jacobson E (1932) Electrophysiology of mental activities. Am J Psychol 44(4): 677–694
24 Jacobson E (1938) Progressive Relaxation. Chicago University Press, Chicago
25 Kabat-Zinn J (1982) An outpatient program in behavioral medicine for chronic pain patients based on the practice of mindfulness meditation: theoretical implications and preliminary results. Gen Hosp Psychiatry 4: 33–47
26 Kabat-Zinn J (1990) Full catastrophe living: using the wisdom of your body and mind to face stress, pain and illness. Dell, New York
27 Kamiya J (1969) Operant control of the EEG alpha rhythm and some of its reported effects on consciousness. In: Tart C (ed) Altered states of consciousness. Wiley, New York, pp 507–517

28 Kanji N et al. (2006) Autogenic training for tension type headaches: a systematic review of controlled trials. Complement Ther Med 14: 144–150
29 Koch A et al. (2008) Mindfulness-Based Stress-Reduction in der Schmerztherapie – Stand der Evidenz. Der Schmerz 22(Suppl 2): 104
30 Martin A, Rief W (Hrsg) (2009) Wie wirksam ist Biofeedback? Hans Huber, Bern
31 Meichenbaum D (1976) Cognitive factors in biofeedback therapy. Biofeedback Self-Reg 1: 201–216
32 McCracken LM (2005) Contextual cognitive-behavioral therapy for chronic pain. Progress in Pain Research and Management (Vol 33). IASP Press, Seattle
33 McCracken LM (2007) A contextual analysis of attention to chronic pain: what the patient does with their pain might be more important than their awareness or vigilance alone. J Pain 8(3): 230–236
34 Menzies V et al. (2006) Effects of guided imagery on oucomes of pain, functional status, and self-efficacy in persons diagnosed with fibromyalgia. J Altern Complement Med 12(1): 23–30
35 Miller NE (1969) Learning of visceral and glandular responses. Science 163: 434–445
36 Miller NE, DiCara LV (1967) Instrumental learning of heart rate changes in curarized rats: shaping and specifity to discriminative stimulus. J Comp Physiol Psychology 63: 12–19
37 Mizutani M (2006) Hypnotically structured autogenic training applied to CRPS type I patients. Jpn J Hypn 49(2): 7–19
38 Morone NE, Greco CM (2007) Mind-body interventions for chronic pain in older adults: a structured review. Pain Med 8: 359–375
39 Morone NE et al. (2008) «I felt like a new person.« The effects of mindfulness meditation on older adults with chronic pain: qualitative narrative analysis of diary entries. J Pain 9(9): 841–848
40 Nash JM (2003) Psychologic and behavioral management of tension-type headache: treatment procedures. Curr Pain Headache Rep 2: 475–481
41 Nestoriuc AY, Martin A (2007) Efficacy of Biofeedback for migraine: A meta-analysis. Pain 128: 111–127
42 Nestoriuc AY et al. (2008a) Meta-analysis of biofeedback for tension-type headache: efficacy, specificity, and treatment moderators. J Cons Clin Psychol 76: 379–396
43 Nestoriuc AY et al. (2008b) Biofeedback treatment for headache disorders: a comprehensive efficacy review. Appl Psychophysiol Biofeedback 33: 125–140
44 Newton-John TO et al. (1995) Cognitive-behavioral therapy versus EMG biofeedback in the treatment of chronic low back pain. Behav Res Ther 33(6): 691–697
45 Niederberger U, Kropp P (2004) Die nichtmedikamentöse Behandlung der Migräne. Schmerz 18: 415–420
46 Öst L-G (1987) Applied relaxation: description of a coping technique and review of controlled studies. Behav Res Ther 25: 397–409
47 Ostelo RWJG et al. (2005) Behavioral treatment for chronic low-back pain (Review). Cochrane Database Syst Rev 2005 Jan25, 1: CD002014
48 Penzien DB et al. (2002) Behavioral management of recurrent headache: three decades of experience and empiricism. Appl Psychophysiol Biofeedback 27(2): 163–181
49 Penzien DB et al. (2004) Behavioral interventions for tension-type headache: overview of current therapies and recommendation for a self-management model for chronic headache. Curr Pain Headache Rep 8: 489–499
50 Petermann F, Kusch M (2004) Imagination. In: Vaitl D, Petermann F (Hrsg) Entspannungsverfahren – Das Praxishandbuch. Beltz Psychologische Verlags-Union, Weinheim, S 159–176
51 Ray WJ et al. (1979) Evaluation of clinical biofeedback. Plenum Press, New York
52 Rehfisch H-P, Basler H-D (2007) Entspannung und Imagination. In: Kröner-Herwig B, Frettlöh J, Klinger R, Nilges P (Hrsg) Schmerzpsychotherapie, 6. Aufl. Springer, Berlin Heidelberg New York Tokio, S 551–564
53 Rief W, Birbaumer N (eds) (2006) Biofeedback-Therapie. Grundlagen, Indikation und praktisches Vorgehen. Schattauer, Stuttgart
54 Schultz JH (1932) Das autogene Training (konzentrative Selbstentspannung). Versuch einer klinisch-praktischen Darstellung. Thieme, Leipzig
55 Schwartz MS, Andrasik F (eds) (2003) Biofeedback: a practitioner's guide, 3rd ed. The Guilford Press, New York
56 Shapiro DH (1982) Overview: clinical and physiological comparison of meditation with other self-control strategies. Am J Psychiatry 139(3): 267–274
57 Stetter F, Kupper S (2002) Autogenic training: a meta-analysis of clinical outcome studies. Applied Psychophysiology and Biofeedback 27(1): 45–98
58 Turk DC et al. (2008) Psychological approaches in the treatment of chronic pain patients – when pills, scalpels, and needles are not enough. Can J Psychiatry 53(4): 213–223
59 Vaitl D (2009a) Autogenes Training. In: Vaitl D, Petermann F (Hrsg) Entspannungsverfahren – Das Praxishandbuch. Beltz Psychologische Verlags-Union, Weinheim, S 62–80
60 Vaitl D (2009b) Neurobiologische Grundlagen der Entspannungsverfahren. In: Vaitl D, Petermann F (Hrsg) Entspannungsverfahren – Das Praxishandbuch. Beltz Psychologische Verlags-Union, Weinheim, S 18–35
61 Van Kuiken D (2004) A meta-analysis of the effect of Guided Imagery Practice on outcomes. J Holist Nurs 22: 164–179
62 Vowles KE, McCracken LM (2008) Acceptance and values-based action in chronic pain: a study of treatment effectiveness and process. J Cons Clin Psychol 76(3): 397–407

63 Vowels KE et al. (2009) Targeting acceptance, mindfulness and values-based action in chronic pain: findings in two preliminary trials of an outpatient group-based intervention. Cogn Behav Pract (16): 49–58
64 Wootton J (2008) Meditation and chronic pain. In: Audette JF, Bailey A (eds) Contemporary pain medicine: the science and practice of contemporary and alternative medicine in pain management. Humana Press, Totowa, NJ (USA), S 195–209

Hypnotherapie

B. Peter

Hypnose gehört zu den ältesten Methoden psychologischer Schmerzkontrolle. Im folgenden Kapitel werden verschiedene Techniken zur hypnotischen Schmerzkontrolle beschrieben. Diese lassen sich in dissoziative, assoziative, symbolische und psychodynamische Techniken gliedern, ihre Anwendung ist symptom- oder problemorientiert. Anschließend wird eine Auswahl an Studien referiert, welche die Effektivität der hypnotischen Schmerzkontrolle nachweisen.

31.1 Einführung

Hypnotische Trance ist ein durch **hypnotische Rituale** induzierter Bewusstseinszustand, dessen psychologisches Hauptkriterium Dissoziation ist: Üblicherweise zusammengehörige Bewusstseinsinhalte sind mehr oder wenig deutlich voneinander getrennt. Hirnphysiologisch wird dies seit Kurzem mit dem Begriff der Diskonnektion beschrieben: Bestehende Schmerznetzwerke, beispielsweise zwischen dem somatosensorischen und dem anterioren zingulären Kortex, werden aufgelöst.

Hypnotische Suggestibilität ist ein relativ stabiles, normal verteiltes Persönlichkeitsmerkmal, das für den *sensorischen* Anteil insbesondere bei *akuten* Schmerzen eine Rolle spielt; eine befriedigende Anästhesie mit hypnotischen Mitteln allein wird deshalb bei mindestens 1/3 der Patienten nicht möglich sein. In der Hypnotherapie *chronischer* Schmerzen bzw. immer dann, wenn der *affektive* Anteil der Schmerzverarbeitung eine größere Rolle spielt, korreliert Suggestibilität sehr mit situativen Variablen wie z. B. der therapeutischen Beziehung.

Hypnotische Phänomene sind physiologische Prozesse, Emotionen, Kognitionen oder Handlungen, die in hypnotischer Trance mithilfe von (Fremd- oder Auto-) Suggestionen unwillkürlich evoziert werden. Zu ihnen zählen motorisch-kinästhetische, sensorisch-affektive und kognitive Phänomene. Sie haben eine gewisse Ähnlichkeit zu psychopathologischen Phänomenen, unterscheiden sich von diesen jedoch dadurch, dass Kontakt und Kommunikation mit ihnen möglich ist (Peter 2009a).

Gemäß dieser Definition ist **hypnotische Analgesie** eine negative kinästhetische oder sensorisch-affektive Illusion, die durch explizite verbale Kommunikation (Suggestion) erzeugt worden ist und sich damit innerhalb des »Kommunikationsraums« einer Person befindet. Dagegen kann beispielsweise eine somatische Schmerzstörung verstanden werden als Phänomen, das sich außerhalb des Kommunikationsraumes befindet, sodass zu ihm keine Kommunikation mehr möglich ist und es deshalb als Symptom erlebt wird. Hypnotische Trance und hypnotische Phänomene stellen traditionelle therapeutische Rituale dar, um Kontakt und Kommunikation zu solchen und ähnlichen unwillkürlichen Phänomenen wiederherzustellen.

31.2 Indikation, Kontraindikation und Nichtindikation

Für **akute Schmerzen**, z. B. bei operativen Eingriffen in Medizin und Zahnmedizin, ist hypnotische Schmerzkontrolle dann indiziert, wenn chemische Analgetika versagen oder aus anderen Gründen, wie z. B. Unverträglichkeiten, kontraindiziert sind. Hohe Motivation und Suggestibilität sind Voraussetzung.

> **Es gibt inzwischen genügend durch Untersuchungen gestützte Hinweise (z. B. Faymonville 2010, Lang et al. 2000), dass in der Routine- und Akutmedizin die Dosis der verbrauchten Analgetika erheblich reduziert und die Patientenzufriedenheit signifikant gesteigert werden kann, wenn zusätzlich zur Standardmedikation hypnotische Analgesie angewandt wird.**

Mit zunehmender Bedeutung der psychologischen Schmerztherapie wird die hypnotische Schmerzkontrolle insbesondere bei **chronischen Schmerzzuständen** immer wichtiger, hier findet sie ihr Hauptanwendungsgebiet (vgl. Revenstorf u. Peter 2009).

Es gelten grundsätzlich jene Kontraindikationen, die gegen die Anwendung von Hypnose als Behandlungstechnik sprechen (Peter u. Revenstorf 2009). Dies betrifft jene strukturell gestörten Personen, welche zwischen imaginierter und »realer« Wirklichkeit nicht unterscheiden können und welche erhebliche **Kommunikations- und Interaktionsprobleme** haben; das trifft hauptsächlich auf präpsychotische und Borderlinepatienten zu.

Ferner muss ein **Mindestmaß an Hypnotisierbarkeit** gegeben und eine gewisse Fähigkeit zur Imagination und Absorption vorhanden sein, schließlich muss ein **vertrauensvoller Rapport** bestehen sowie Einigkeit zwischen Therapeut und Patient über die geeignete »Form« der Hypnose – direkt oder indirekt, autoritär oder permissiv, explizit oder in Form von Entspannung und Imagination – und das Ziel der Behandlung.

31.3 Techniken hypnotischer Schmerzkontrolle

Die klassische Einteilung in **dissoziative, assoziative und symbolische Techniken** zur hypnotischen Schmerzkontrolle (Peter 1998), ergänzt um **»psychodynamisches Vorgehen«**, soll beibehalten werden.

31.3.1 Dissoziative Techniken

Ziel der dissoziativen Techniken ist es, eine bestehende **»Schmerzgestalt«** ganz aufzulösen bzw. in den Hintergrund treten zu lassen. Die Durchführung eines klassischen Hypnoserituals zur Tranceinduktion (Peter 2006a) ist angezeigt, und eine hohe Suggestibilität häufig Voraussetzung. Aus der Position des beobachtenden Ich kann man Dissoziation in 2 Hauptgruppen einteilen:

- »heraustretend« (das beobachtende Ich verlässt den leidenden Körper) und
- »abspaltend« (der schmerzende Körperteil wird abgespalten oder losgelöst).

Im Fall der **»heraustretenden« Dissoziation** kann dies eine sog. **Ganzkörperdissoziation** (räumlich) und/oder eine komplette **Altersregression** (zeitlich) bedeuten. Die Suggestion zielt darauf ab, den Körper *»vom Hals abwärts einschlafen zu lassen«*, ihn *»mit dem Geist ganz zu verlassen«*, sodass der Patient sich entweder in einer anderen Wirklichkeit befindet und/oder aus räumlicher oder zeitlicher Entfernung – ohne affektive Beteiligung und vielleicht auch mit reduzierter sensorischer Schmerzwahrnehmung – zurückschauen kann. Eine solche **Pseudoorientierung in Raum und Zeit** soll sich auf Situationen beziehen, welche schmerzantagonistischen Charakter haben und lebensgeschichtlich bedeutungsvoll sind.

Mit **»abspaltender« Dissoziation** ist eine **Teilkörperdissoziation** gemeint. Hier wird versucht, den schmerzenden Teil vom Rest des Körpers abzuspalten. Dies gelingt am ehesten bei Schmerzen in den Extremitäten oder bei Schmerzen, die klar umgrenzt und deutlich auf der Körperoberfläche lokalisierbar sind. Solche Teildissoziationen können am leichtesten über Armlevitationen herbeigeführt werden. Jede Levitation setzt kataleptische Prozesse voraus und bewirkt über physiologische Vorgänge (z. B. Vasokonstriktion) und Veränderungen des Körperschemas Parästhesien, welche durch verbale und taktile Suggestionen verstärkt werden können (z. B. *»die Hand/der Arm ist taub, pelzig, kühl, ganz empfindungslos, losgelöst vom Rest des Körpers«* etc.).

Eine par- oder anästhetisch gewordene Hand kann über ideomotorische Bewegung an die schmerzende Körperstelle geführt werden, um dort die parästhetischen Empfindungen hinüberfließen zu lassen (*»Überlassen Sie es ganz Ihrem Unbewussten/dem Bewusstsein Ihres Körpers, die Hand genau dorthin zu führen, wo die Schmerzen sind … und nun lassen Sie diese Taubheit/Pelzigkeit/Kühle aus der Hand hinüberfließen, von der Hand in die Haut und tiefer und tiefer eindringen …«*). Eine solche **»Handschuhanästhesie«** zu erzeugen sowie ihr ideomotorisch-ideosensorischer Transport auf die Wange und den Kiefer ist eine Standardprozedur für Zahnarztpatienten, bei denen Analgetika nicht wirksam oder kontraindiziert sind (Schmierer 2009).

Zu den dissoziativen Techniken gehören auch **Symptomsubstitution** und **Symptomverschiebung**, d. h. dass störende Empfindungen wie z. B. starkes Jucken den Schmerz ersetzen oder ihn räumlich hinsichtlich Größe oder Position verschieben (vgl. Erickson 19671998).

Alle dissoziativen Techniken haben das Ziel, eine gegebene kinästhetische »Schmerzgestalt« aufzulösen, in ihren Grenzen und Proportionen, in ihrer Lokalisation sowie Sinnesmodalität und -qualität zu verändern. Dies ist nur möglich, wenn als Voraussetzungen gegeben sind:

- **Genügend Suggestibilität**
- **keine psychodynamische oder systemische Funktion der Schmerzen**
- **kein primärer oder sekundärer Krankheitsgewinn**

Ein klassisches Hypnoseritual ist von Vorteil. Dissoziative Techniken sind indiziert für ein symptomorientiertes Vorgehen.

31.3.2 Assoziative Techniken

Wenn mit dissoziativen Techniken die »Schmerzgestalt« aufgelöst werden soll, so zielen die assoziativen Techniken auf die **Konstruktion und Modifikation einer Schmerzgestalt**. Das ist sinnvoll

- bei manchen psychosomatischen Schmerzen als Voraussetzung für eine sinnvolle Bedeutungsgebung (▶ Abschn. 31.3.3),

- als Voraussetzung für die Veränderung von Schmerzen hinsichtlich Sinnesmodalitäten und -qualitäten,
- wenn dissoziative Techniken aus anderen Gründen, wie z. B. mangelnder Hypnotisierbarkeit, nicht möglich sind.

> **Assoziative Techniken erfordern weit mehr als die dissoziativen die aktive Mitarbeit und eine hohe Motivation aufseiten der Patienten; die Hypnotisierbarkeit muss indessen nicht so hoch sein.**
>
> **Assoziative Techniken haben allerdings manchmal kurzfristig eine schmerzverstärkende Wirkung und eignen sich deshalb nicht für manche starken bedingten Schmerzen wie z. B. Phantom- oder Krebsschmerzen; hier sollte man gleich dissoziativ oder symbolisch vorgehen.**

Weil der kinästhetische Sinneskanal, auf dem Schmerzen wahrgenommen werden, zu den Nahsinnen gehört, sind Schmerzen nicht so leicht zu ignorieren – man kann nicht einfach wegschauen oder sich die Ohren zuhalten, wie bei den Objekten unserer Fernsinne. Das erklärt, warum Schmerzen willkürlich nicht so leicht kontrollierbar oder modifizierbar sind.

Die Strategie der Konstruktion und Modifikation einer Schmerzgestalt hat zum **Ziel**, die Schmerzwahrnehmung zunächst vom kinästhetischen Sinneskanal wegzulenken und auf andere Sinneskanäle hin auszurichten, auf denen am ehesten eine Externalisierung des Symptoms erzielt werden kann und mit deren Hilfe dann leichter geeignete Modifikationen erreichbar sind. Das sind in erster Linie die visuellen, akustischen und taktilen Modalitäten.

Es ist sinnvoll, zunächst mit einer genauen *Lokalisation* zu beginnen: »*Wo genau im Körper spüren Sie den Schmerz?*« Dann kann man dessen *Grenzen* bestimmen und dadurch indirekt vermitteln, dass es auch schmerzfreie Gebiete gibt. Danach erfolgt durch entsprechende Fragen die **Transposition in eine andere Sinnesmodalität,** z. B. »*Wenn man den Schmerz* sehen *könnte, wie sähe er wohl aus? Hat er eine bestimmte Farbe? … Vielleicht können Sie auch hinhorchen. Wie würde sich Ihr Schmerz anhören? … Wenn Sie versuchen, mit den Fingern den Schmerz zu berühren, was können Sie spüren? Wie ist die Oberfläche, rau oder glatt, fest oder weich, kühl oder warm?*«

Und schließlich folgt der Versuch der **Veränderung der Sinnesqualitäten**, um eine Modifikation der Schmerzempfindung zu erreichen. Hier unterscheidet sich das hypnotherapeutische vom verhaltenstherapeutischen Vorgehen, bei welchem die bisher beschriebene Strategie unter der Bezeichnung »Schmerzfokussierung« ebenfalls bekannt ist. Während in der Verhaltenstherapie der Patient nun aufgefordert wird, die einzelnen Sinnesqualitäten aktiv und willkürlich zu verändern, bittet man in der Hypnotherapie den Patienten, nun noch etwas tiefer in Trance zu gehen und das »Unbewusste« zu bitten, die passenden Modifikationen auszuwählen und vorzunehmen:

»*Nun bitte ich Sie, gehen Sie wieder etwas tiefer in Trance, zeigen Sie Ihrem Unbewussten die genaue Lage und die Form Ihres Schmerzes, berichten Sie ihm, wie er aussieht oder sich anhört, was man fühlt, wenn man ihn mit den Fingern berührt* [nun folgt in etwa denselben Worten, die der Patient zuvor benutzt hat, eine detaillierte Beschreibung der Schmerzgestalt durch den Therapeuten]. *Und dann bitten Sie Ihr Unbewusstes, diese Schmerzgestalt genau zu untersuchen und herauszufinden, an welcher Stelle Veränderungen ganz leicht möglich sind. Die überlassen Sie nun ganz Ihrem Unbewussten; Sie müssen sich nicht einmischen, nichts dazu tun, sondern nur ganz aufmerksam sein, ganz achtsam beobachten, hören und fühlen, wie … Ihr Unbewusstes beginnt, den Schmerz zu verändern, ganz von selbst, ganz von allein. … In dem Maße nun, wie … Ihr Unbewusstes beginnt, tatsächlich den Schmerz Stück für Stück zu verändern, beginnt die linke [oder rechte] Hand nach oben zu gehen* [Armlevitation], *ganz von selbst, ganz von allein. Es ist ganz leicht, und Sie müssen nichts dazu tun, sondern … Sie überlassen alles Ihrem Unbewussten … und beobachten genau, sodass Sie sehen können: Die Farbe beginnt sich zu verändern, der Ton verändert sich, das Gefühl beginnt sich zu verändern … genau in dem Maße, wie Ihre Hand geht in diesen Zustand leichter Steifigkeit und beginnt sich zu heben, geht immer höher und höher … in dem Maße, wie Ihr Unbewusstes verändert den Schmerz mehr und mehr …*« (Die kleinen grammatikalischen Ungenauigkeiten, die in der Schriftsprache hervortreten, sind den Techniken indirekter Suggestionen – hier »eingestreuten« Suggestionen – geschuldet und fallen im gesprochenen Text nicht auf.)

Hier erfolgen nun detaillierte Vorschläge, dass sich beispielsweise ein dunkles Rot aufhellen oder sich die Farbe gar ändern kann, dass sich Töne verändern können etc. All diese Vorschläge erfolgen nun mit der stets wiederholten Aufforderung, alles dem Unbewussten zu überlassen; dieses übernehme nun alle Arbeit der Veränderung und zeige es über die Armlevitation an.

Über die »Fernsinne« soll das Symptom also externalisiert (Dissoziation) und dann mithilfe unwillkürlicher und unbewusster Prozesse (»Unbewusstes«) aktiv manipuliert werden. Das erweitert die Selbstkontrolle und stärkt das Selbstwirksamkeitserleben.

Assoziative Techniken haben als Ziel die Konstruktion und Modifikation einer Schmerzgestalt, sind also für unklare, wandernde oder nicht zu fassende Schmerzzustände indiziert, beispielsweise für »psychosomatische« Schmerzen. Sie erfordern keine formale Hypnose und keine hohe Hypnotisierbarkeit, wohl aber eine hohe Motivation zur aktiven Mitarbeit aufseiten des Patienten. Die verschiedenen Techniken der indirekten Hypnose sind hier von Vorteil. Assoziative Techniken eignen sich sowohl zur symptom- als auch zur problemorientierten Behandlung von Schmerzen.

Die explizite Induktion einer hypnotischen Trance ist aber dennoch sinnvoll, weil bei Hochsuggestiblen offenbar andere Effekte im Gehirn erzeugt werden als durch Entspannung und Imagination allein (vgl. z. B. Peter 2009b). Für Patienten mit geringerer Suggestibilität wirkt die Tranceinduktion dann vermutlich ähnlich wie eine Entspannungsinduktion.

31.3.3 Symbolische Techniken

Aufbauend auf der durch assoziative Techniken konstruierten externalisierten Schmerzgestalt kann man versuchen, eine **Sinn stiftende Bedeutung für den Schmerz** zu finden. Manchmal reicht es, die Gestalt sprechen zu lassen und aufmerksam auf deren Stimme zu hören. Auf der visuellen Ebene entspricht dies der Frage: »*Wenn die Schmerzgestalt ein Gesicht hätte, was könnte man in ihrer Mimik lesen?*« oder umfassender: »*Wenn der Schmerz eine Person wäre, die so etwas mit Ihnen macht wie Ihre Schmerzen: kommt Ihnen das irgendwie bekannt vor, macht das irgend einen Sinn?*« Letztere Frage führt dann leicht zu dem, was weiter unten unter dem Begriff »psychodynamisches Vorgehen« beschrieben wird.

Wenn es nicht gelingt, den Schmerz in Form einer Gestalt zu externalisieren und für diese eine angemessene Bedeutung zu finden – beispielsweise bei somatoformen Schmerzen –, so kann man versuchen, den Patienten aus einer **Beobachterperspektive** heraus diesen »Symptomträger« und danach dessen Gegenteil, einen »Anti-Symptomträger«, genau untersuchen zu lassen. In der Interaktion von beiden, »Symptomträger« und »Anti-Symptomträger«, lässt sich dann manchmal ein sinnvoller Bedeutungsrahmen erarbeiten (ausführlich vgl. Peter 2010).

Hier wird also **das beobachtende Ich »externalisiert«** und dient als eine Art Hilfstherapeut, mit dem kommuniziert werden kann, mit dem man therapeutische Überlegungen hinsichtlich Genese, Bedeutung und Behandlung anstellen kann.

Zu den symbolischen Techniken gehören auch jene **Imaginationsbilder**, wie wir sie z. B. aus dem katathymen Bilderleben kennen. Beispielhaft soll hier die »alte, weise Gestalt« in Stichpunkten angeführt werden: Auf der »grünen Wiese« wird dem Schmerz eine Gestalt gegeben, sodass man ihn in die Hand nehmen oder in einem Gefäß mit sich führen kann. Damit geht man zum »Waldrand«, in den Wald hinein, kommt an ein Gewässer, man erfrischt und wäscht sich, geht tiefer in den Wald (in manchen Varianten einen Berg hinauf) und kommt an eine »Höhle«, betritt sie und stößt auf eine alte, weise Gestalt, einen Mann oder eine Frau, die man begrüßt und der man seine Schmerzgestalt zu Füßen legt mit der Frage/Bitte, damit etwas zu tun, Rat zu geben etc. – um danach den gleichen Weg wieder zurückzugehen. Diese alte, weise Gestalt entspricht dem »therapeutischen Tertium«, der Konstruktion einer Heilergestalt, die es dem Patienten erlaubt, zunächst auf symbolischer Ebene Möglichkeiten der Kontrolle zu finden, auszuprobieren und einzuüben, die er in der Rolle als Patient noch nicht tolerieren kann. Dieses und ähnliche Imaginationsbilder eignen sich auch gut für die Gruppenarbeit.

Symbolische Techniken haben eine Neuinterpretation zum Ziel, sie sollen der Schmerzgestalt eine Bedeutung verleihen. Auch sie erfordern keine formale Hypnose und hohe Hypnotisierbarkeit – obwohl beides von Vorteil ist –, wohl aber Imaginationsfähigkeit. Symbolische Techniken sind für problemorientiertes Arbeiten bei psychosomatischen oder somatoformen Schmerzen gut geeignet, erfordern aber gerade bei Letzteren schon eine gewisse Bereitschaft und Einsichtsfähigkeit, um nicht als bloße »Psychospielereien« abgetan zu werden.

31.3.4 Psychodynamisches Vorgehen

Eine Unterform der problemorientierten Techniken soll hier mit dem traditionellen Begriff »psychodynamisch« bezeichnet werden. Gemeint sind Fälle, in denen ungelöste psychische Konflikte oder fortwirkende Traumata als verursachend angenommen werden. In **hypnotischer Altersregression** (Peter 2009c) kann der Patient die Ursprungssituation(en) rekonstruieren, evtl. abgespaltene Aspekte des Erlebens reassoziieren und so die Erinnerung komplettieren.

Manchmal reicht die rekonstruierte Erinnerung oder auch nur die »Abreaktion der Affekte« schon aus, häufig muss darüber hinaus jedoch eine aktive Umstrukturierung des Erlebens vorgenommen werden. Hierzu können **adäquate Copingstrategien** aus dem jetzigen oder vergangenen Lebensabschnitten des Patienten exploriert und in Trance der damaligen kritischen Situation hinzugefügt werden.

Psychodynamisches Vorgehen ist angezeigt, wenn
- **symptom- oder problemorientierte Techniken versagen,**
- **der Patient selbst von lebensgeschichtlichen Zusammenhängen mit dem Schmerzsyndrom berichtet oder diese in der Exploration deutlich werden,**
- **solche Zusammenhänge durch hypnotische Altersregression oder ideomotorisches Signalisieren erschlossen werden.**

Cave: Innerhalb des hypnotischen Kontextes ist nicht entscheidbar, ob eine in Altersregression gefundene oder wiedererinnerte Situation tatsächlich die historische Wahrheit widerspiegelt oder ob sie nur suggestiv konstruiert wurde, ob es sich also um ein Bottom-up- oder um ein Top-down-Phänomen handelt.

Fallbeispiel: Migräne

Als Beispiel will ich den Fall einer Patientin anführen, die seit ca. 20 Jahren an Migräneattacken litt, welche in den letzten Jahren immer schwerer und häufiger, bis zu 2-mal pro Woche aufgetreten waren. Mit meiner Standardprozedur für Migränepatienten hatte diese Patientin zunächst guten Erfolg: Diese Prozedur besteht aus
- Einübung und täglicher Durchführung von Selbsthypnose,
- unmittelbarer Anwendung der Selbsthypnose zu Beginn eines jeden Prodromalstadiums.

Das Vorhandensein und Erkennen der Prodrome ist Voraussetzung. Ich erkläre den Patienten, dass sie mit jedem Prodromalstadium ein kurzes Zeitfenster zur Verfügung haben, um die dann folgende Attacke zu »kappen«, indem sie mithilfe einer tiefen Selbsthypnose »darunter durchtauchen« können. Ich verwende viel Zeit darauf zu versichern, dass sie alles stehen und liegen lassen, sich zurückziehen und in Selbsthypnose gehen müssen, wenn die ersten Zeichen des Prodromalzustands auftreten, dies sei absolute Notwendigkeit, ansonsten funktioniert das Verfahren nicht. Wenn die Attacke erst eingesetzt hat, helfen die beste Hypnose und der beste Hypnotherapeut nichts mehr, dann könne man nur mehr Tabletten schlucken.

Mit dieser Standardprozedur hatte die Patientin nach ca. 3 Monaten die Frequenz ihrer Attacken auf ungefähr 2 pro Monat reduziert; stolz berichtete sie, dass sie sogar die Intensität der Anfälle reduzieren konnte, wenn sie doch auftraten. Nach einem weiteren Vierteljahr, in dem die Patientin nur jeweils alle 3 Wochen zu mir kam, erlebte sie einen schweren Rückfall, plötzlich war alles beim Alten und die Frequenz und Intensität der Anfälle wie zu Beginn der Therapie, also ca. 2-mal pro Woche.

Ich erklärte ihr, dies könne ein Zeichen sein, dass es in ihrem seelischen Leben vielleicht etwas gibt, was nicht aufgearbeitet ist und deshalb diese Symptome produziert. Mit ihrer Erlaubnis könnten wir gemeinsam versuchen herauszufinden, ob das der Fall sei. Sie willigte ein, ich führte ein kurzes Hypnoseritual (*Fixationstechnik*) durch und bat ihr Unbewusstes, mithilfe ideomotorischer Signale mitzuteilen, ob irgendetwas in ihrer Vergangenheit mit Schmerzen im Zusammenhang stehe. Es hob sich via *Levitation* langsam die »Ja-Hand«, und die Patientin erinnerte sich daran, dass sie zu Beginn ihrer Pubertät im Klassenzimmer sitzt, die Tür aufgeht und eine andere Lehrerin ihr die Mitteilung macht, dass ihre jüngere Schwester bei einem Klassenausflug in den Alpen abgestürzt und tot sei.

Auf mein Nachfragen erzählte sie mir nun ihre inneren Bilder, wie sie sich (damals) vorstellt, dass ihre kleine Schwester ausrutscht und ins Leere fällt, ein ums andere Mal mit dem Kopf aufschlägt, bis der Schädel zerplatzt. In den folgenden Tagen und den Wochen danach waren diese Bilder zu einem zwanghaften idiopathischen Film geworden, der sie von der äußeren Wirklichkeit lange Zeit völlig dissoziiert hatte.

Hinzu kamen Schuldvorwürfe der Art, dass das Ganze nicht passiert wäre, wenn sie dabeigewesen wäre und auf ihre Schwester hätte aufpassen können etc. In nur wenigen Sitzungen haben wir diese Szene aufgearbeitet und in erheblichen Teilen neu konstruiert, also nachträglich mit neuen Informationen versehen (vgl. hierzu Peter 2006b). Damit verschwanden die Migräneattacken bis auf ganz wenige »Anflüge«, die sie gut kontrollieren konnte. Die Situation war bei einer Dreivierteljahrkatamnese immer noch stabil.

Wurde die Hypnose in diesem Beispiel als isolierte Technik angewendet oder im Rahmen eines verhaltensanalytischen Bedingungsmodells begründet? Ist es Ihnen sehr wichtig, das genau zu bestimmen? Kassentechnisch wurde es als Verhaltenstherapie mit hypnotherapeutischen Techniken abgerechnet.

31.3.5 Symptom- und problemorientiertes Vorgehen

Entsprechend dem Missverständnis über Hypnose wird häufig unter hypnotischer Schmerzkontrolle ein bloßes »Wegsuggerieren« des Schmerzes verstanden. Allein die eben skizzierten »Techniken« machen deutlich, dass Hypnotherapie, insbesondere bei chronischen Schmerzen unklarer Genese, ein umfangreiches psychologisches Behandlungskonzept voraussetzt, welches in der einfachen klassischen Suggestivhypnose nicht elaboriert ist.

Am einfachsten und klarsten ist die **symptomorientierte hypnotische Behandlung** bei akuten Schmerzen, wie z. B. bei Zahnbehandlungen oder Knochenmarkpunktionen, darzustellen, wenn die Intervention rein symptombezogen sein kann und sich allein darauf konzentriert, die Schmerzen selbst und v. a. auch die Angst davor zu reduzieren. Solche Interventionen sind meist auf die Dauer des Eingriffs selbst begrenzt. Erfahrungsgemäß kann bei solchen Schmerzen eine effektive Angstreduktion allein schon einen bedeutenden schmerzreduzierenden Effekt erbringen. Eine zusätzliche Reduzierung des sensorischen Schmerzanteils kann über bloße Ablenkung der Aufmerksamkeit bis hin zu starken dissoziativen Erfahrungen erfolgen, wie oben kurz beschrieben.

Der Therapeut ist gewöhnlich anwesend und begleitet und unterstützt den Patienten aktiv. Ein vorheriges **Training in hypnotischer Dissoziation** ist zweckmäßig. Hierbei soll die für den Patienten einfachste Form der Entspannung oder hypnotischen Dissoziation ausgewählt und eingeübt werden. Ferner sollte auch ein spezifisches Signalsystem (z. B. Fingerbewegungen oder Armlevitation) etabliert werden, über welches die jeweilige Tiefe der vorhandenen Analgesie nonverbal mitgeteilt werden kann, damit der Arzt in der medizinischen Behandlung innehalten und dem Patienten gestatten kann, in Ruhe z. B. eine leichter gewordene Analgesie wieder zu vertiefen.

Bei allen chronischen Schmerzen klarer oder unklarer organischer Genese ist ein problemorientiertes Vorgehen angezeigt. Hierbei ist – wie oben dargestellt und oft entgegen den Erwartungen – die **aktive Mitarbeit des Patienten** (und sei es nur durch regelmäßige Selbsthypnose) erforderlich und eine intensive Schmerzexploration hinsichtlich Genese, aufrechterhaltenden Bedingungen, des systemischen Kontextes etc. notwendig.

Bei manchen Patienten mit chronischen Schmerzen erkennt man schon aus der Anamnese und der Geschichte der Behandlungsversuche, dass statt eines symptom- ein **problemorientiertes Vorgehen** angezeigt ist. Damit kann man aber nicht in jedem Fall gleich beginnen, denn es kann sein, dass dem Patienten, wie bei somatoformen Schmerzstörungen häufig, noch die Einsicht fehlt, oder dass das Ausmaß der Schmerzen ohnehin jede kognitive Arbeit unmöglich macht. Und schließlich könnte das konstante Ignorieren der Schmerzen durch den Hypno- oder Psychotherapeuten den Rapport bzw. die therapeutische Beziehung gefährden, was dann zum Behandlungsabbruch führte. Aufgrund solcher und ähnlicher behandlungstechnischer Gesichtspunkte sollte man auch hier zunächst symptomorientiert beginnen, um eine gewisse Kontrolle der Schmerzen mit direkten oder indirekten hypnotischen Methoden zu erreichen, um dann zu problemorientierter Arbeit überzuleiten.

Hypnose bei Schmerzpatienten findet spätestens dann ihre Grenzen, wenn **»begehrensneurotische« Zustände** vorliegen (Peter 1999) oder wenn der Verhaltensaspekt in Form von Vermeidung oder behavioraler Passivität eine zu große Rolle spielt.

31.4 Studien zur hypnotischen Schmerzkontrolle

31.4.1 Laborstudien

Die systematische Erforschung der hypnotischen Schmerzkontrolle wurde seit den 1960er Jahren betrieben, angeregt v. a. durch den Lerntheoretiker Ernest R. Hilgard in Stanford (vgl. z. B. Hilgard u. Hilgard 1975). Das Ergebnis der bis heute durchgeführten Laborstudien lässt sich wie folgt zusammenfassen:

Ergebnisse aus Laborstudien
- Hypnose ist nicht gleich Entspannung: Es bedarf spezifischer analgetischer Suggestionen.
- Hypnose ist nicht gleich Placebo: Hypnotische Analgesie kann (im Gegensatz zu placeboinduzierter Analgesie) durch den Opiatantagonisten Naloxon nicht aufgehoben werden.
- Hypnotische Trance ist hilfreich, zumindest für Hochsuggestible.
- Hypnose beeinflusst die affektive und sensorische Schmerzkomponente.
- Hypnotisierbarkeit beeinflusst den Erfolg hypnotischer Schmerzkontrolle, zumindest in Bezug auf die sensorische Schmerzkomponente.
- Weniger hypnotisierbare Personen benutzen als kognitive Strategie eher Aufmerksamkeitsablenkung, Hochhypnotisierbare eher **Dissoziation**.

31.4.2 Klinische Studien

Im Folgenden sollen nur einige ausgewählte **neuere Untersuchungen** angeführt werden (vgl. auch die Übersichtsarbeiten von Elkins et al. 2007, Jensen u. Patterson 2006).

Hammond (2007) kam nach einer Literatursichtung zum Thema Hypnose bei **Migräne und Kopfschmerz** zu dem Ergebnis, dass Hypnose im Vergleich zu Biofeedbacktechniken und konventionellen medizinischen Behandlungen gleichwertig oder sogar überlegen ist; hierbei würden auch einfache Imaginations-, Entspannungs- oder AT-Techniken ausreichen, wenn sie nur regelmäßig zu Hause durchgeführt würden. Das Gleiche wurde schon mehrfach in früheren Reviews festgestellt. Für solche klassischen Techniken errechneten Bongartz et al. (2002) eine Effektstärke von bis zu $d=0.89$; für Untersuchungen mit moderner Hypnotherapie hingegen kamen sie auf eine Effektstärke von $d=2.70$. In der Zahnarztpraxis ist Hypnose eine in vielerlei Hinsicht hilfreiche Technik (Mehrstedt 1999, Schmierer 2009); für gut kontrollierte Studien führen Bongartz et al. (2002) eine Effektstärke von $d=0.55$ an. In verschiedenen Untersuchungen an **Reizdarmpatienten** konnte die Wirksamkeit von Hypnose zur Reduktion der schmerzhaften Symptome in nur wenigen Sitzungen gut dokumentiert werden (vgl. sowie Hefner u. Csef 2008, Häuser 2009). Haahnen et al. (1991) fanden bei **Fibromyalgiepatienten**, dass hypnotische Suggestionen zur Entspannung, für verbesserten Schlaf und zur Kontrolle von Muskelschmerzen signifikant besser wirkten als bloße Entspannung plus Massage. Von den Patienten, die Paracetamol einnahmen, reduzierten aus der Hypnosegruppe 80% die Dosis, während dies nur 35% aus der Entspannungsgruppe taten. Horton-Hausknecht (2009) konnte zeigen, dass bei **rheumatoider Arthritis** Hypnose ganz deutlich, zu einem geringeren Grad aber auch Entspannung Einfluss auf die Symptome und die Krankheitsaktivität hat. Die Hypnosepatienten zeigten klinisch signifikante Verbesserungen hinsichtlich Gelenkschmerz und Gelenkschwellungen, hinsichtlich der meisten Gelenkfunktions- und Mobilitätsskalen sowie beim wichtigsten Blutparameter, der Erythrozytensedimentationsrate. Jene Patienten, die Selbsthypnose häufiger anwandten, hatten nach 3 und 6 Monaten noch deutlichere Effekte. Bezüglich **Phantomschmerzen** liegen nur einige wenige Fallbeschreibungen vor (Peter 2009d), obwohl erste PET-Untersuchungen den Einsatz von Hypnose als durchaus lohnenswert erscheinen lassen; ähnlich verhält es sich mit dem Einsatz von Hypnose bei **Verbrennungsschmerzen** (Ewin 2009). Wie gut Hypnose auch in der **Routinemedizin** einzusetzen ist, haben Lang et al. (2000) sowie Faymonville (2010) in verschiedenen Untersuchungen gezeigt (zusammenfassend vgl. Flory 2007).

Montgomery et al. (2002) konnten bei Brustbiopsiepatientinnen mit einer nur 10-minütigen standardisierten Hypnoseinduktion unmittelbar vor dem Eingriff die Schmerzen gegenüber der Kontrollgruppe um 2/3 verringern, den Stress um 3/4 und die postoperative Verweildauer um fast 1/3.

31.4.3 Metaanalyse zur Effektivität hypnotischer Schmerzkontrolle

Montgomery et al. (2000) haben in einer Metaanalyse zur Effektivität der hypnotischen Schmerzkontrolle bei 18 Untersuchungen mit insgesamt 933 Patienten eine durchschnittliche **Effektstärke** von $d=0.74$ (nach Stichprobengröße gewichtet entspricht dies $d=0.67$) gefunden, was einer mittleren Effektstärke entspricht. Immerhin zeigten 29% der Untersuchungen eine Effektstärke von >1.00 (■ Abb. 31.1, mod. nach Montgomery et al. 2000).

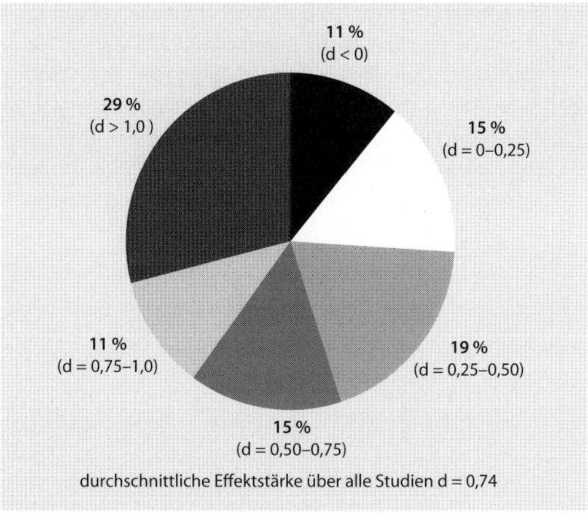

Abb. 31.1 Effektstärken hypnotischer Analgesie. *d:* Effektstärke

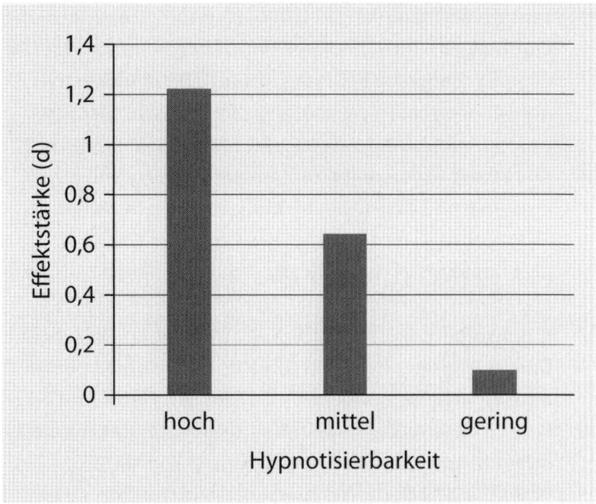

Abb. 31.2 Abhängigkeit der Effektstärke hypnotisch induzierter Analgesie vom Ausmaß der Hypnotisierbarkeit

Zieht man noch die Hypnotisierbarkeit in Betracht, so zeigt sich wieder der große Unterschied zwischen Hoch- und Niedrighypnotisierbaren hinsichtlich der erreichten Schmerzkontrolle, was sich in einem Effektstärkenunterschied von >1.00 niederschlägt (Abb. 31.2, mod. nach Montgomery et al. 2000).

Auch hier wird wieder deutlich, dass Hochhypnotisierbare von hypnotischer Schmerzkontrolle sehr stark profitieren, dass Patienten mit Hypnotisierbarkeit im mittleren Bereich recht gut profitieren können und dass wenig Hypnotisierbare in der Regel keinen Gewinn von **hypnotischer Schmerzkontrolle** haben. Ausnahmen bestätigen sowohl im einen als auch im anderen Fall die Regel.

Eine Reihe von Studien zeigt die Wirksamkeit hypnotischer Schmerzkontrolle. In der Akutschmerztherapie ist Hypnose – häufig als Ergänzung zu medizinischen Maßnahmen – als effektive Behandlungsform gut nachgewiesen. Auch in der Therapie chronischer Schmerzen liegen erste kontrollierte Studien vor, die Hypnose als effektive Behandlungsform ausweisen.

Literatur

1 Bongartz W, Flammer E, Schwonke R (2002) Die Effektivität der Hypnose: Eine meta-analytische Studie. Psychotherapeut 47(2): 67–76
2 Elkins G, Jensen MP, Patterson DR (2007) Hypnotherapy for the management of chronic pain. International Journal of Clinical and Experimental Hypnosis 55: 275–287
3 Erickson MH (1967/1998) Eine Einführung in Theorie und Praxis der Hypnose zur Schmerzkontrolle. In: Rossi EL (ed) Gesammelte Schriften von Milton H Erickson, vol 5. Carl Auer, Heidelberg, S 310–320
4 Ewin DM (2009) Verbrennungen. In: Revenstorf D, Peter B (eds) Hypnose in Psychotherapie, Psychosomatik und Medizin. Ein Manual für die Praxis. Springer, Berlin Heidelberg New York Tokio, S 652–658
5 Faymonville ME (2010) Hypnose in der Anästhesie. Hypnose-ZHH 5 (in Druck)
6 Flory N, Martinez Salazar GM, Lang EV (2007) Hypnosis for acute distress management during medical procedures. International Journal of Clinical and Experimental Hypnosis 55: 303–317
7 Haahnen HC, Hoendors HAT, Hop WC, Hekster B (1991) Controlled trial of hypnotherapy in the treatment of refractory fibromyalgia. J Rheumatol 18: 72–75
8 Hammond DC (2007) Review of the efficacy of clinical hypnosis with headaches and migraines. International Journal of Clinical and Experimental Hypnosis 55: 207–219
9 Häuser W (2009) Reizdarmsyndrom. In: Revenstorf D, Peter B (eds) Hypnose in Psychotherapie, Psychosomatik und Medizin. Ein Manual für die Praxis. Springer, Berlin Heidelberg New York Tokio, S 558–568
10 Hefner J, Csef H (2008) Hypnose als Therapieoption für das Reizdarmsyndrom. Hypnose-ZHH 3: 5–16
11 Hilgard ER, Hilgard JR (1975) Hypnosis in the relief of pain. Kaufmann, Los Altos
12 Horton-Hausknecht J (2009) Rheumatoide Arthritis und andere Autoimmunerkrankungen. In: Revenstorf D, Peter B (eds) Hypnose in Psychotherapie, Psychosomatik und Medizin. Ein Manual für die Praxis. Springer, Berlin Heidelberg New York Tokio, S 569–583

13 Jensen MP, Patterson DR (2006) Hypnotic treatment of chronic pain. Journal of Behavioral Medicine 44: 95–124
14 Lang EV, Benotsch EG, Fick LJ et al. (2000) Adjunctive non-pharmacological analgesia for invasive medical procedures: A randomised trial. Lancet 355: 1486–1500
15 Mehrstedt M (Hrsg) (1999) Zahnärztliche Hypnose. Hypnose und Kognition 16. MEG-Stiftung.de, München
16 Montgomery GH, DuHamel KN, Redd WH (2000) A meta-analysis of hypnotically induced analgesia: How effective is hypnosis? Int J Clin Exp Hypn 48: 138–153
17 Montgomery GH, Weltz CR, Seltz M, Bovbjer DH (2002) Brief presurgery hypnosis reduces distress and pain in excisional biopsy patients. Int J Clin Exp Hypn 50: 17–32
18 Peter B (1998) Möglichkeiten und Grenzen der Hypnose in der Schmerzbehandlung. Schmerz 12: 179–186
19 Peter B (1999) Dammschmerzen. Das Scheitern einer psychologischen Behandlung. In: Kröner-Herwig B, Franz C, Geissner E (Hrsg) Psychologische Behandlung chronischer Schmerzsyndrome. Thieme, Stuttgart, S 163–176
20 Peter B (2006a) Einführung in die Hypnotherapie. Carl Auer, Heidelberg
21 Peter B (2006b) Hypnotherapie bei der Behandlung posttraumatischer Belastungsstörung. In: Maercker A, Rosner R (Hrsg) Psychotherapie der posttraumatischen Belastungsstörung. Thieme, Stuttgart
22 Peter B (2007) Konstruktion von »Schmerzgestalt« und »Symptomträger«. Zwei hypnotherapeutische Strategien bei chronischen Schmerzpatienten. Psychotherapie 12: 116–122
23 Peter B (2009a) Hypnotische Phänomene und psychopathologische Symptome. In: Revenstorf D, Peter B (eds) Hypnose in Psychotherapie, Psychosomatik und Medizin. Ein Manual für die Praxis. Springer, Berlin Heidelberg New York Tokio, S 41–49
24 Peter B (2009b) Wie Hypnose im Gehirn Wirklichkeit schafft: Zur Rolle der hypnotischen Trance in der Psychotherapie. Hypnose-ZHH 3: 127–148
25 Peter B (2009c) Altersregression. In: Revenstorf D, Peter B (eds) Hypnose in Psychotherapie, Psychosomatik und Medizin. Ein Manual für die Praxis. Springer, Berlin Heidelberg New York Tokio, S 287–299
26 Peter B (2009d) Phantomgliedschmerzen. In: Revenstorf D, Peter B (eds) Hypnose in Psychotherapie, Psychosomatik und Medizin. Ein Manual für die Praxis. Springer, Berlin Heidelberg New York Tokio, S 612–621
26 Peter B (2010) Konstruktion von »Schmerzgestalt« und »Symptomträger«. Zwei hypnotherapeutische Strategien bei chronischen Schmerzpatienten. Hypnose-ZHH 5 (in Druck)
27 Peter B, Revenstorf D (2009) Kontraindikationen, Bühnenhypnose und Willenlosigkeit. In: Revenstorf D, Peter B (eds) Hypnose in Psychotherapie, Psychosomatik und Medizin. Ein Manual für die Praxis. Springer, Berlin Heidelberg New York Tokio, S 128–146
28 Revenstorf D, Peter B (eds) (2009) Hypnose in Psychotherapie, Psychosomatik und Medizin. Ein Manual für die Praxis. Springer, Berlin Heidelberg New York Tokio
29 Schmierer A (2009) Zahnärztliche Problempatienten. In: Revenstorf D, Peter B (eds) Hypnose in Psychotherapie, Psychosomatik und Medizin. Ein Manual für die Praxis. Springer, Berlin Heidelberg New York Tokio, S 734–750

Kognitiv-behaviorale Therapie

J. Frettlöh und C. Hermann

Die **verhaltenstherapeutische Behandlung** chronischer Schmerzsyndrome basiert auf den allgemeinen Prinzipien der kognitiven Verhaltenstherapie (KVT; Hautzinger 2000, Margraf u. Schneider 2008). Im Folgenden wird die Anwendung der KVT bei der Behandlung chronischer Schmerzen vorgestellt. Ausgehend von den Grundannahmen der KVT werden die verschiedenen Behandlungsphasen in ihrer Zielsetzung sowie im Ablauf beschrieben. Anschließend wird die Frage der Indikation kognitiver Verhaltenstherapie beleuchtet. Daran schließt sich ein Überblick über die empirischen Befunde zur Wirksamkeit der KVT bei chronischen Schmerzen an. Auf Weiterentwicklungen und Modifikationen der KVT bei chronischem Schmerz wird abschließend eingegangen.

32.1 Der kognitiv-behaviorale Ansatz in der Behandlung chronischer Schmerzen

Dem kognitiv-behavioralen Behandlungsansatz liegt bei der Interventionsplanung und -gestaltung das sog. kognitive Modell der KVT zugrunde. Dies geht davon aus, dass Menschen in ihrem Erleben und Handeln vornehmlich von ihrer subjektiven Wahrnehmung und Interpretation der Welt und nicht den objektiven Charakteristika der Ereignisse bestimmt werden. Folglich betont der kognitiv-verhaltenstherapeutische Ansatz die **steuernde Funktion der Kognitionen**, die wiederum Auswirkungen auf das Verhalten, die Emotionen und das Erleben haben – auch beim chronischen Schmerz. Verändertes Verhalten führ wiederum zu neuen bzw. anderen Erfahrungen und kognitiven Bewertungen. Das Verhalten und die begleitenden bzw. steuernden Kognitionen (Überzeugungen, Einstellungen, Selbstinstruktionen) stellen somit die Basis für die Aufrechterhaltung und Generalisierung einer therapeutischen Veränderung dar.

Kognitiv-behaviorale Schmerztherapie kann in verschiedene **Phasen** eingeteilt werden, die folgende Schwerpunkte zum Inhalt haben:

- Klinisch-psychologische Diagnostik
- Aufbau bzw. Festigung einer multifaktoriellen Sicht des Schmerzes
- Aufbau bzw. Festigung von kognitiv-behavioralen Bewältigungskompetenzen
- Transfer und Rückfallprophylaxe

Die in den Behandlungsphasen zu bearbeitenden Themenschwerpunkte greifen ineinander über, werden also nicht als abgeschlossene Einheiten betrachtet, sondern sukzessive in den Therapieablauf eingebracht und inhaltlich miteinander verbunden. Dabei wird die Aufeinanderfolge der Einzelinterventionen entweder von dem behandelnden Psychotherapeuten aufgrund der vorangegangenen Problemanalyse festgelegt oder in Form standardisierter Behandlungsprogramme und bestimmter Settingbedingungen (▶ Kap. 29.7) vorgegeben. Die einzelnen Phasen der KVT und deren inhaltliche Schwerpunkte werden im Folgenden dargestellt.

32.1.1 Klinisch-psychologische Diagnostik

Es ist ein wichtiger Grundsatz der KVT, die psychotherapeutische Behandlung auf die spezifische Problematik des jeweiligen Patienten auszurichten. Auch standardisierte Therapieansätze müssen diesem Grundsatz nicht entgegenstehen, wenn sie entsprechend personen- und problemorientiert umgesetzt werden.

Dafür ist eine vorhergehende umfassende Psychodiagnostik unverzichtbar, die neben dem Anamnesegespräch auch den Einsatz psychometrischer Instrumente vorsieht.

Zu Beginn der diagnostischen Phase wird zunächst ein (oder auch mehrere) **Explorationsgespräch**(e) durchgeführt, in dem detaillierte Angaben über das Schmerzproblem, seine Auswirkungen auf verschiedene Lebensbereiche und aktuelle Bewältigungsbemühungen erfasst werden (▶ Kap. 16). Im Rahmen der kognitiv-behavioralen Diagnostik lassen sich eine Reihe von **Selbstbeschreibungsinstrumenten** gezielt einsetzen (▶ Kap. 17), um das mehrdimensionale Phänomen und die spezifische Umgangsweise damit aus Patientenperspektive zu erfassen. Als nützlich hat sich dabei auch die Verwendung eines Schmerztagebuchs erwiesen. Der Patient lernt so die Variabilität seiner Schmerzen wahrzunehmen und kann selbst Zusammenhänge von Verhalten, Erleben und Schmerz identifizieren lernen. Chronische Schmerzen gehen häufig mit psychischer Komorbidität wie Depression oder Angststörungen einher, auch dies sollte in der Diagnostikphase abgeklärt werden.

Aufschlussreich ist oftmals auch der Einbezug sog. »significant other«, d. h. **wichtigen Bezugspersonen** des Patienten. Diese können bedeutsame Zusatzinformationen liefern, sind nicht selten auch instrumentell an der Schmerzauslösung und -aufrechterhaltung beteiligt oder leiden selbst erheblich unter den Auswirkungen der Schmerzen. Widerstand gegen eine psychologische Schmerztherapie kann ebenso von wichtigen Bezugspersonen ausgehen wie Therapiemotivation und -zuspruch.

Auf ergänzende **Verhaltensbeobachtungen** sowie **psychophysiologische Untersuchungen** sei besonders hingewiesen. Sie erfordern zwar einen erheblich höheren Aufwand, erlauben aber eine bessere Gesamtbeurteilung und erbringen symptomspezifische physiologische Informationen (Flor 2001). Die gewonnen psychosozialen und psychophysiologischen Befunde sollten stets mit den medizinischen Befunden in Bezug gesetzt werden. Der Vorschlag eines multiaxialen Diagnosesystems (▶ Kap. 18) ist ein erster Ansatz in Richtung einer empirisch fundierten Datenintegration und der darauf aufbauenden Ableitung differenzieller Therapieindikationen.

Bei der Befunderstellung hat es sich als nützlich erwiesen, die diagnostischen Profile einzelner Patienten mit den Durchschnittswerten ihrer Bezugsgruppe zu vergleichen. Neben den Vergleichswerten, die in den jeweiligen Testmanualen angegeben werden, können auch die Befunde aus Untersuchungen der Versorgungsforschung (Frettlöh et al. 2009) herangezogen werden, in denen u. a. psychometrische Daten großer multizentrischer Patientenstichproben vorgestellt werden.

Ziele der diagnostischen Phase

Die diagnostische Phase verfolgt mehrere Ziele: In der Anfangsdiagnostik ist eine möglichst umfassende Beschreibung des aktuellen Schmerzstatus des Patienten wesentlich. Neben der Erhebung von Informationen, die der Ableitung von Therapiezielen sowie als Kriterien für die Erreichung dieser Ziele dienen, gilt es ferner die gesamten Auswirkungen der Schmerzen im Leben des Patienten sowie potenzielle Auslöser zu erfassen. Dabei ist es wichtig, nicht nur eine »Schmerzmessung« zu betreiben, sondern eine klinisch-psychologische Diagnostik, die die aktuellen Alltagsbeeinträchtigungen und Lebensumstände des Schmerzpatienten einschließt.

32.1.2 Aufbau und Festigung einer multifaktoriellen Sicht des Schmerzes

Viele Patienten haben vor dem ersten Kontakt mit einem psychologischen Schmerztherapeuten kaum eine Vorstellung von dem zugrunde liegenden psychologischen Störungs- und Behandlungskonzept und kommen demzufolge mit einer Reihe **unzutreffender Vorstellungen** und Annahmen in die Therapie. Diese beziehen sich im Besonderen auf:

- die Indikation zur psychotherapeutischen Behandlung (»Eine solche Behandlung ist etwas für Simulanten oder Neurotiker«),
- die Ziele (»Ich möchte durch die Behandlung völlig schmerzfrei werden«),
- das eigene Rollenverständnis (»Mit mir wird etwas gemacht, ich werde behandelt«),
- die Rolle des Therapeuten (»Er ist der Experte, der mein Problem lösen wird«),
- die psychotherapeutische Herangehensweise (»Man wird vermutlich in meiner Kindheit nach Ursachen suchen«).

Um eine realistische Arbeitsgrundlage für die therapeutische Zusammenarbeit aufzubauen, werden in einem ersten Therapiebaustein falsche oder unzureichende Annahmen modifiziert. Das erforderliche **Umdenken** von einem rein somatischen zu einem multifaktoriellen Krankheitsmodell sowie die Rekonzeptualisierung der Patienten- und der Therapeutenrolle erstreckt sich zwar über den gesamten Prozess der Behandlung, findet aber gerade in der 1. Phase der Behandlung besondere Beachtung.

Gleiches gilt für das Verständnis von den Herangehensweisen und Zielen einer psychologischen Schmerztherapie. Ohne eine Angleichung der Krankheitsmodelle des Patienten und des Behandlers würde es zu Motivations- und Complianceproblemen kommen, die einen erfolgreichen Verlauf der Behandlung unwahrscheinlich machen.

> **Es muss davon ausgegangen werden, dass in einer Therapie vor allem solche Techniken und Bewältigungsmethoden vom Patienten erfolgreich umgesetzt und beibehalten werden, für die er einen subjektiv nachvollziehbaren Bezugsrahmen und plausible Erklärungen erhält (Bandura 1997, Mühlig u. Jacobi 2006).**

Eine patientengerechte **Edukation über die biopsychosozialen Prozesse** beim Schmerzgeschehen ermöglicht es dem Betroffenen, seine subjektive Theorie über die Schmerzentstehung und -wahrnehmung sowie über die eigenen Kontrollmöglichkeiten mithilfe psychologischer Erklärungsansätze frühzeitig zu erweitern bzw. zu modifizieren. Ferner fördert eine gründliche Edukation den Abbau unrealistischer und kontraproduktiver Zielperspektiven sowie die Ausarbeitung realistischer Therapieziele.

Zu diesem Zweck erhält der Patient didaktisch gut aufbereitete **Informationen**, z. B. in Form von Vorträgen, Broschüren und Lehrfilmen(erhältlich über B. Kröner-Herwig, Abt. Klinische Psychologie, Uni Göttingen), die zur Diskussion in Patientengruppen anregen, aber ebenso in der Einzeltherapie genutzt werden können. Diese sollten Informationen enthalten über

- den Unterschied zwischen akuten und chronischen Schmerzen,
- den Zusammenhang von Schmerz, Stimmung, Gedanken, Verhalten, psychischer und physischer Belastung,
- die Wirkmechanismen einzelner Bewältigungsstrategien,
- Wirkungen und Nebenwirkungen medizinischer, insbesondere medikamentöser Behandlungsoptionen.

Sinnvoll ist auch der edukative Einsatz eines **Biofeedbackgerätes**, mit dessen Hilfe der Patient unmittelbar »hören« oder »sehen« kann, dass z. B. die Muskulatur bei belastenden Vorstellungen und Gedanken verspannt und dies mit einem Schmerzanstieg einhergehen kann. Der Zusammenhang zwischen psychischen und körperlichen Veränderungen wird so unmittelbar erfahrbar.

Wesentlich ist, dass die Edukation nicht zum Ziel hat, das somatische Schmerzkonzept des Patienten zu beseitigen, sondern eine **biopsychosoziale Perspektive** zu vermitteln. Durch diese Erweiterung der subjektiven Krankheitstheorie werden dem Patienten neue Ansatzpunkte für die eigene Einflussnahme eröffnet.

Inhalt und Ziele der Schmerzedukation

- Vermittlung und Diskussion des Modells der multiprofessionellen Schmerztherapie
- Erweiterung des subjektiven, meist somatisch ausgerichteten Krankheitsmodells mit dem Ziel einer biopsychosozialen Perspektive
- Unterscheidung zwischen akutem und chronischem Schmerz
- Förderung der Akzeptanz psychischer Einflussfaktoren auf den Schmerz
- Erarbeitung einer realistischen Zielbestimmung

Medien und Hilfsmittel bei der Schmerzedukation

- Schriftliche Materialien (z. B. Patientenbroschüren, Tagebuchaufzeichnungen)
- Grafiken, Schaubilder, Tabellen
- Vorträge
- Lehrfilme
- Biofeedbackdemonstration (»Damit kann man meinen Schmerz sichtbar machen«)
- ggf. Gruppendiskussionen mit Mitpatienten oder Angehörigen

32.1.3 Aufbau und Festigung von Selbstkontrolle und Bewältigungskompetenzen

Ein zentrales Kernstück der kognitiv-behavioralen Schmerztherapie ist der Aufbau bzw. die Erweiterung des vorhandenen Bewältigungsrepertoires der Patienten. Hierbei liegt der Schwerpunkt nicht nur auf der unmittelbaren Bewältigung des auftretenden Schmerzes, sondern auch auf der **Veränderung von Kognitionen, Emotionen und Verhaltensweisen**, die zur Schmerzauslösung und Verschlimmerung beitragen und somit im dysfunktionalen Sinne schmerzmodulierend sind. Die Patienten lernen, auslösende und verstärkende Bedingungen zu identifizieren, Zusammenhänge zum Schmerzerleben herzustellen, alternative Bewältigungsstrategien anzuwenden bzw. eigene zu optimieren und in den Lebensalltag zu integrieren. Verhaltensübungen und Rollenspiele sind zentrale Strategien zur Vermittlung und Festigung dieser Kompetenzen. Die wichtigsten Interventionstechniken und -strategien hierzu (Basler u. Kröner-Herwig 1998, Turk et al. 2008) werden nachfolgend kurz skizziert.

Selbstbeobachtung

Eine für die Schmerzbewältigung planvolle und selbst gesteuerte Verhaltensmodifikation setzt voraus, dass der Patient in der Lage ist, sein eigenes Verhalten in den entsprechenden Situationen zu beobachten und kritisch zu reflektieren. Selbstbeobachtung stellt

Tab. 32.1 Fallbeispiel Frau B.: 44 Jahre, Einzelhandelskauffrau, seit 5 Jahren geschieden, Tochter (17 Jahre), seit 3 Jahren Inhaberin einer kleinen Boutique

Welche Situation? Was war? Wann? Mit wem?	Wie hat mein Körper reagiert?	Was habe ich in der Situation gedacht?	Welche Gefühle traten auf?	Was habe ich getan?
Tochter mit Auto zur Schule gebracht, um sie zur Klassenfahrt zu verabschieden	Habe feucht-kalte Hände	»Hoffentlich passiert mit diesem alten Bus nichts!«	Besorgnis	Mir nichts anmerken lassen
Dort Mitschüler und Eltern getroffen	Anspannung in Nacken und Schultern	»Hoffentlich kommt sie nicht schwanger zurück!«	Unsicherheit	Im Auto gesessen und geweint, als Tochter fort war
Kurzes Gespräch mit Lehrern und Eltern	Magendrücken mit Übelkeit	»Wird sie sich genug behaupten können?«	Angst	Ins Büro gefahren und mit Arbeit begonnen
Sehe, wie ein alter Bus vorfährt	Verspüre starke innere Unruhe	»Ohne sie wird es sehr still zu Hause sein.«	Hilflosigkeit	2 Stunden später starke Schmerzattacke
Spreche noch mal kurz mit Lisa und nehme sie dann zum Abschied in den Arm	Bemerke erste Anzeichen von Kopfschmerzen	»Jetzt geht sie nur für ein paar Tage, bald wird sie mich ganz verlassen.«	Traurigkeit	
		»Denk bloß nicht weiter drüber nach.«		

stets eine Basisfertigkeit für den weiteren Prozess der Selbststeuerung dar. Die Förderung dieser Basisfertigkeit wird bereits mit dem Führen des Schmerztagebuches eingeleitet und in modifizierter Weise, z. B. anhand differenzierter Verhaltensanalysen, über den nachfolgenden Therapieverlauf fortgesetzt. Dabei steht im Vordergrund, dass der Patient die **Veränderlichkeit des Schmerzes** wieder wahrzunehmen und **Kontingenzen** zwischen Schmerz und inneren oder äußeren Ereignissen zu entdecken lernt. Auf der Basis dieser Beobachtungen und Erkenntnisse können dann Kontrollmöglichkeiten gefunden und etabliert werden.

Inhalt und Ziele der Selbstbeobachtung

- Verbesserte Schmerzwahrnehmung hinsichtlich Verlauf und Veränderungen über die Zeit
- Analyse von Kontingenzen zwischen Schmerz und bestimmten Alltagssituationen und eigenem Verhalten in diesen Situationen
- Analyse von Kontingenzen zwischen innerem Geschehen (Gedanken, Emotionen) und Schmerz
- konkrete Verhaltensbeobachtung (z. B. bezüglich Schon- und Vermeidungsverhalten)
- differenzierte Wahrnehmung der Wirkung therapeutischer Interventionen

Methoden zur Förderung der Selbstbeobachtung

- Schmerztagebuch
- Aktivitätslisten
- Quotenpläne
- roter Punkt (bei Anblick eines roten Punktes eigenes Befinden abfragen)
- Situationsanalysen (Tab. 32.1)

Entspannung und Imagination

Entspannungsverfahren (► Kap. 30) sind ein Bestandteil kognitiv-behavioraler Programme. Unter den zur Auswahl stehenden Entspannungsverfahren hat sich in der Therapie chronischer Schmerzsyndrome die **progressive Muskelentspannung** nach Jacobson als bevorzugte Methode durchgesetzt. Die Effektivität der progressiven Muskelentspannung ist empirisch wesentlich besser belegt als die anderer Entspannungsverfahren (z. B. autogenes Training oder Yoga). Ferner ist sie leicht und verhältnismäßig schnell erlernbar und löst bei vielen Patienten weniger Widerstand und Skepsis aus als die meisten anderen Verfahren. Auch den Patienten mit ausgeprägten somatischen Kausal- und Kontrollattributionen ist dieses Verfahren aufgrund seines muskulären Ansatzes leicht einsichtig zu machen. Häufig werden ergänzend **imaginative Techniken** wie Ruhebilder oder Fantasiereisen eingesetzt, um einen Entspannungszustand zu erreichen.

Eine weitere Möglichkeit ist ein **biofeedbackgestütztes Entspannungsverfahren** wie beispielsweise das EMG-Biofeedback, bei dem der Patient lernt, gezielt Muskeln zu entspannen, und die Wirksamkeit der eigenen Strategie mittels Rückmeldung der gemessenen Muskelanspannung (EMG: Elektromyogramm) erfährt (► Kap. 30). Zur Förderung von Tiefenentspannung bieten sich ebenso **hypnotherapeutische Techniken** an (► Kap. 31).

Entspannungsverfahren, imaginative Techniken und Biofeedback werden im Rahmen einer KVT in erster Linie mit dem Ziel eingesetzt, das Repertoire an Bewältigungsstrategien von Patienten zu erweitern. Dadurch lässt sich ein Zuwachs an Selbstwirksamkeitsüberzeugungen erreichen. Die Patienten lernen, Entspannung als *eine* Möglichkeit der Selbstkontrolle einzusetzen. Gerade auch zur Motivation der Patienten empfiehlt es sich, eine solche Bewältigungstechnik bereits in den ersten Sitzungen der psychotherapeutischen Behandlung zu vermitteln.

Inhalt und Ziele der Entspannung
- Vegetative Stabilisierung
- Reizabschirmung
- Verbesserung der Wahrnehmung von Spannungszuständen
- Vorbeugung von Schmerzepisoden
- Minderung des Schmerzempfindens
- Reduzierung der Stressreagibilität
- Abbau körperlicher und seelischer Anspannung und Aktivierung
- Zugewinn an körperlichem und seelischem Wohlbefinden
- innere Ablenkung und Aufmerksamkeitsverlagerung

Entspannungstechniken
- Progressive Muskelentspannung nach Jacobson
- Atementspannung
- Fantasiereisen
- Ruhewort und Ruhebild
- Spontanentspannung (Ampelübung)

32

Verlagerung der Aufmerksamkeit

Von vielen Patienten wird »Ablenkung« als ein mehr oder weniger zufälliges Ereignis angesehen, das eine unerwartete und vorübergehende Schmerzlinderung mit sich bringt. Verhaltenstherapeutische Schmerzbehandlung zielt darauf ab, die Aufmerksamkeitslenkung als bewusst herbeigeführtes Ereignis zur aktiven Schmerzbeeinflussung zu etablieren.

> **Dabei lassen sich 2 Strategien der Aufmerksamkeitslenkung unterscheiden: die nach innen und die nach außen gerichtete Verschiebung der Aufmerksamkeit.**

Die auf das **innere Milieu** des Patienten gerichtete Aufmerksamkeitsverlagerung umfasst Strategien der konzentrativen Entspannung, die mit der Hinwendung auf schmerzinkompatible Erlebensinhalte gekoppelt werden (z. B. Fantasiereisen und Meditationstechniken). Solche imaginativen Techniken ermöglichen es dem Patienten, ohne zusätzliche Hilfsmittel oder Unterstützung anderer den Aufmerksamkeitsfokus von der Schmerzwahrnehmung auf weniger oder gänzlich schmerzinkompatible Reize zu richten. Hypnose und Techniken der Autosuggestion sind weitere Verfahren zur Aufmerksamkeitsumlenkung.

Eine andere Form der Schmerzdefokussierung ist die **nach außen**, auf Begebenheiten in der Umwelt gerichtete Aufmerksamkeitsverlagerung. Sie zielt auf eine kognitiv-affektive und behaviorale Defokussierung des Schmerzes ab, die durch das Ausführen als positiv erlebter Aktivitäten (z. B. Malen, Musik hören, soziale Kontakte und Aktivitäten etc.) erreicht wird.

Sowohl die nach außen als auch die nach innen gerichteten Strategien zur Aufmerksamkeitsverlagerung dienen der unmittelbaren Bewältigung akuter Schmerzattacken. Darüber hinaus trägt die nach außen gerichtete Aufmerksamkeitsverlagerung auch zur Aktivitätssteigerung und Verbesserung der Aktivitätenvielfalt von Patienten bei. Hierin wird ein weiterer, bei einigen Patienten sogar zentraler Bestandteil psychologischer Schmerzbehandlung gesehen.

Inhalt und Ziele der Aufmerksamkeitsverlagerung
Ablenkung ist eine wirksame schmerzreduzierende Strategie, zunächst unabhängig davon, ob die Hinwendung zu positiven Inhalten erfolgt oder im Sinne einer kognitiven Beschäftigung mit schmerzirrelevanten Inhalten. Besonders motivierend für Patienten ist allerdings, dass Aktivitäten, die mit positiven Erfahrungen gekoppelt sein

können, als besonders wirksam erlebt werden und so vom Leiden »wegführen«. Entsprechend gilt es, die vielfältigen individuellen Möglichkeiten auszuschöpfen bzw. auszuweiten, um das eigene Wohlbefinden für kürzere oder längere Zeiträume zu fördern. Daraus können gezielte Aufmerksamkeitslenkungsstrategien werden, die dazu beitragen, den Schmerz zu defokussieren.

Methoden und Techniken der Aufmerksamkeitslenkung

- Geplante Durchführung positiv besetzter Aktivitäten, unabhängig vom Schmerzniveau (z. B. mit dem Enkel spielen, basteln oder musizieren; mit einer Freundin telefonieren; Fußballspiel im Fernsehen anschauen)
- Übungen zur Fokussierung auf das Hier und Jetzt und zur Achtsamkeit für die »kleinen Freuden des Alltags« (ggf. protokollieren)
- Fantasiereisen (z. B. Ort der Ruhe und Erholung)

Analyse und Modifikation schmerzmodulierender Faktoren (Auslöser und Ressourcen)

Die **Identifizierung relevanter Faktoren**, die zur Auslösung, Verschlimmerung und auch positiver Modulation der Schmerzen beitragen, stellt ein zentrales Grundprinzip bei der Erarbeitung von Kontroll- und Bewältigungsmöglichkeiten dar. Am besten ist dies mit den bereits beschriebenen Selbstbeobachtungstechniken zu erreichen. Situations- bzw. Verhaltensanalysen werden vorrangig zu diesem Zweck durchgeführt und neben den therapeutischen Gesprächen zur weiteren Interventionsplanung genutzt. Das schließt auch die Analyse der diskriminativen Bedingungen mit ein (im Sinne situativer Gegebenheiten), die mit reduzierter Schmerzwahrnehmung einhergehen (◘ Tab. 32.1).

Im Zusammenhang mit Bedingungen, die den Schmerz bzw. Belastungen auslösen oder verstärken, ist die **Erarbeitung adäquater Problemlösestrategien** hilfreich. Hier gilt es v. a., Kompetenzen bzw. Herangehensweisen zu vermitteln, die in einer Vielzahl verschiedener Situationen einsetzbar sind (u. a. Problemlöseschema; Fliegel et al. 1998).

Das **ressourcenorientierte Vorgehen** ist den vergangenen Jahren zu einem weiteren Grundprinzip der KVT geworden. Das gründliche Herausarbeiten vorhandener Ressourcen und Stärken sowie die Ermutigung zur besseren Nutzung oder die Anleitung zur Erweiterung dieser Ressourcen sind gerade im Zusammenhang mit der weiteren Lebensplanung von hoher Bedeutung. Viele Patienten müssen wichtige Aspekte ihrer Lebensplanung umstellen, da mit einer fortbestehenden Schmerzproblematik zu rechnen ist. Interventionen zur Entwicklung positiver Zielvorstellungen (Edukation; ► Abschn. 32.1.2), zur Förderung der Selbstwahrnehmung (Selbstbeobachtung; ► Abschn. 32.1.3.1) und zur Aktivierung positiver Affekte (Aufmerksamkeitsverlagerung; ► Abschn. 32.1.3.3) begünstigen diesen Prozess.

Inhalt und Ziele der Auslöseranalyse

- Erfahrbarmachung des Zusammenspiels von Gedanken und körperlichen Reaktionen (z. B. Verbalisieren von Gedanken und wahrgenommenen körperlichen Veränderungen in einer aktuell belastenden Situation, »Die Heiße-Stuhl-Übung«; vgl. Basler u. Kröner-Herwig 1998)
- Erkennen und Veränderung typischer Situations-Reaktionsmechanismen

Inhalt und Ziele der Modifikation von Bewältigungskompetenzen

- Aufbau lösungs- bzw. bewältigungsorientierter Kognitionen
- Veränderung dysfunktionaler Grundhaltungen bezüglich Krankheit und Gesundheit
- Förderung der Krankheitsakzeptanz
- Ressourcenstärkung mit den Stufen: Klärung, Aktivierung und Nutzung
- Vermittlung von Problemlösekompetenzen

Optimierung der körperlichen und sozialen Aktivitäten

Das **Fear-Avoidance-Modell** (Leeuw et al. 2007) postuliert, dass Personen auf Schmerzen mit Angst vor weiterem Schmerz reagieren. Diese bezieht sich auf alle Bewegungen, die mit Schmerz assoziiert sind, denen eine auslösende oder den Schmerz verschlimmernde Wirkung zugeschrieben wird. Fehlannahmen bezüglich der aufrechterhaltenden Faktoren von Schmerz, wie z. B. »Ruhe und Schonung bringen mir Schmerzlinderung, körperliche Aktivitäten muss ich vermeiden« sind eher die Regel als die Ausnahme.

Die daraus resultierende (Bewegungs-)Angst führt zu Vermeidungsverhalten und Schonung.

Entsprechend dem operanten Konditionierungsparadigma führt die Vermeidung von Bewegung und Aktivitäten zwar zur Reduktion von Angst, zieht aber eine **fortschreitende Immobilisierung** und häufig auch ausgeprägtes soziales Rückzugsverhalten nach sich. Das wiederum geht in der Regel mit weiteren Beeinträchtigungen auf der körperlichen und sozialen Ebene einher und zieht ein Fortschreiten der Chronifizierung nach sich (▶ Kap. 7).

Durch den Aufbau adäquater sozialer und körperlicher Aktivitäten kann in den meisten Fällen die Schmerzwahrnehmung positiv beeinflusst, das Gesundheitsverhalten gefördert und die Lebenszufriedenheit und Lebensqualität des Schmerzbetroffenen verbessert werden. Auf den Schmerz ausgerichtete Verhaltensweisen wie Schonverhalten, sozialer Rückzug und Klagsamkeit werden durch aktivierende Verhaltensweisen (z. B. einem Hobby nachgehen, Spaziergänge oder einen Schaufensterbummel unternehmen, mit Freunden und Bekannten etwas Angenehmes machen) sowie durch körperliche Remobilisierung ersetzt.

Beim Aufbau dieser Strategien sind situative Bedingungen wie die Verfügbarkeit von Personen oder Objekten im Alltag, die persönlich empfundene Attraktivität der Tätigkeiten und nicht zuletzt die körperlichen Ressourcen des Patienten konkret zu berücksichtigen.

Bei Letzteren stellt sich dem Schmerzpsychotherapeuten oft die Frage, wie limitierend die körperlichen Befunde sind bzw. wann eine körperliche Aktivierung gefährdend werden kann. Hier ist eine enge **interdisziplinäre Zusammenarbeit** mit Arzt und Physiotherapeuten nicht nur unverzichtbar, sondern auch entlastend für den behandelnden Psychotherapeuten.

Bei der Aktivitätsmodifikation ist jedoch nicht nur der Aufbau sozialer und körperlicher Aktivitäten angezeigt. Einige Patienten weisen im Umgang mit ihrer Schmerzerkrankung eher **dysfunktionale Durchhaltestrategien**, verbunden mit Schmerzunterdrückung auf. Es kommt zu körperlicher Überlastung und dadurch zu einer Schmerzverschlechterung (Avoidance-Endurance-Modell; ▶ Kap. 7). Das therapeutische Vorgehen zielt bei diesen Patienten darauf ab, eine genau geplante Umsetzung von Ruhe- und Erholungsphasen in die Tagesorganisation zu integrieren. Unangemessene Ansprüche an die eigene Person und Leistungsfähigkeit werden mithilfe entsprechender kognitiver Interventionen identifiziert und bearbeitet.

Gerade überaktive Patienten haben oft sehr **hohe Leistungsansprüche**, die ihnen jede Ruhepause als Zeitverschwendung erscheinen lassen. Hier ist es nützlich zu erörtern, wie Dauerbeanspruchung des Körpers zu verminderter Leistungsfähigkeit und zu Ausfällen aufgrund der Schmerzattacken führt und wie gezielte Entspannungsphasen sowie eine bessere Planung und Organisation des Tagesablaufs hier die Leistung verbessern können.

In diesem Zusammenhang wird bei vielen Patienten auch ein **Defizit an positiver Erlebnisfähigkeit** deutlich. Dies kann durch das Einüben von genussvollem Verhalten und Techniken zur Förderung der Achtsamkeit (▶ Abschn. 32.4.1) verändert werden. Dabei plagt den Patienten jedoch oft die Sorge, wie das persönliche Umfeld zu Hause oder am Arbeitsplatz reagiert, wenn er sozial und körperlich aktiver wird. **Mangelnde Akzeptanz** durch das soziale Umfeld dafür, dass man trotz Erkrankung und trotz mehr oder weniger starker Einschränkungen bei der Erfüllung beruflicher oder alltäglicher Pflichten Freude erlebt oder positiv gestimmt ist, kann zu einem Hindernis für die angestrebte Verhaltensänderung werden. An dieser Stelle sind kognitive Methoden indiziert, um die zugrunde liegenden Werte, Normen und Schemata, gegebenenfalls auch bei den Angehörigen, zu identifizieren und zu modifizieren (▶ Abschn. 32.1.3.6). Deshalb kann es überaus wichtig sein, Bezugspersonen in die Behandlung mit einzubeziehen, um mögliche Fehleinschätzungen zu modifizieren.

Inhalt und Ziele der Aktivitätenregulation

Bei körperlichem wie sozialem **Vermeidungs- und Rückzugsverhalten** sind zunächst sehr detaillierte Problem- und Zielanalysen erforderlich. Unter Berücksichtigung der körperlichen Einschränkungen werden zum einen systematische Verhaltensübungen zur Verbesserung der Beweglichkeit, Kraft und Ausdauer eingeleitet (z. B. Walken, Radfahren, Schwimmen).

Liegt eine generelle Verhaltenstendenz zur **Überforderung** vor, ist eine angemessene Balance von Aktivität und Ruhe anzustreben. Zum anderen wird das Ausmaß des **sozialen Rückzugs** erhoben. Ehemals gewohnte Aktivitäten in Beruf und Freizeit, die aufgrund von Angst vor Symptomverschlimmerung aufgegeben wurden, werden einer aktuellen Überprüfung unterzogen und ggf. systematisch wieder aufgebaut. Falls die körperliche Beeinträchtigung dies (in Teilen) nicht zulässt, werden alternative soziale und berufliche Aktivitäten erarbeitet. Durch neu- oder zurückgewonnene Lebensbereiche kann die Lebensqualität und -zufriedenheit der Betroffenen verbessert werden.

Vorgehen bei der Aktivitätenregulation

- Ausbalancierung von Aktivitäts- und Ruhephasen in der Tagesorganisation
- Regulierung des Anspruchsniveaus im Hinblick auf realistische Ziele
- sukzessiver Aufbau neuer Aktivitäten mit Verstärkungspotenzial
- Aufbau bzw. Reaktivierung genussvollen Erlebens (z. B. Tast- und Riechübung)
- Überwindung der schmerzbezogenen Angst und Abbau von Vermeidungsverhalten

Analyse und Modifikation dysfunktionaler Kognitionen

Da kognitive Prozesse das Schmerzerleben sowie den Umgang mit Schmerzen wesentlich mitbestimmen (► Kap. 1.3) und selbst leichte Schmerzen infolge dysfunktionaler Kognitionen zu einer sehr heftigen und langwierigen Schmerzattacke anwachsen können, nimmt die Bearbeitung dysfunktionaler kognitiver Stile (z. B. dichotomes Denken, v. a. aber Katastrophisierungen; ► Kap. 7) sowie krankheitsbezogener Grundüberzeugungen und -haltungen (»beliefs«) einen zentralen Stellenwert in den kognitiv-behavioralen Behandlungsprogrammen ein. Zu Beginn dieses Therapiebausteins wird dem Patienten vermittelt, dass kognitiv-emotionale Zustände wie Besorgnis, Ärger, Angst, Unsicherheit und wahrgenommener Kontrollverlust naheliegende Reaktionen sind, die jedoch geeignet sind, die physiologische Aktivierung und somit die Schmerzaktivierung zu verstärken oder sogar hervorzurufen.

Übungen mit entsprechendem Selbsterfahrungsanteil (z. B. »Der heiße Stuhl«) erweisen sich in diesem Zusammenhang für die Patienten als höchst eindrucksvoll. Dabei können die Erfahrungen aus einer solchen Übung edukativ genutzt werden, um den unmittelbaren Einfluss von Gedanken und Gefühlen auf körperliche Prozesse und das Schmerzerleben deutlich zu machen.

Der Edukation folgt die Phase der **Identifikation** individueller und situationsabhängiger schmerzverstärkender Kognitionen sowie das Hinterfragen der daraus resultierenden Konsequenzen. Im Anschluss daran sollten besonders belastende und beängstigende Kognitionen einer kritischen Prüfung unterzogen werden. Vorgenommene Bewertungen sowie Antizipation, Zwangsläufigkeit und Unumstößlichkeit dieser Kognitionen sollten im therapeutischen Prozess hinterfragt und modifiziert werden. Es bieten sich **Verhaltensexperimente** an, in denen der Patient alternative Sichtweisen erprobt und die bisher gültigen Bewertungen infrage stellen kann. Schmerzpsychotherapeuten wenden hier vielfach Methoden der kognitiven Umstrukturierung, v. a. das Stufenprogramm von Meichenbaum und Turk, aber auch Elemente aus der rational-emotiven Therapie nach Ellis sowie der kognitiven Therapie von Beck an (Überblick bei Wilken 2008).

Inhalt und Ziele der kognitiven Umstrukturierung

Durch gezielte Analyse eigener Erfahrungen und konkrete Übungen lernt der Patient zunächst den direkten Zusammenhang zwischen kognitiv-emotionalen Zuständen und physiologischer Aktivierung kennen. Damit erschließt sich ihm auch die Kopplung von Kognitionen und Schmerzerleben. Des Weiteren gilt es, mögliche dysfunktionale Kognitionen zu identifizieren, das bedeutet unangemessene Bewertungen und Katastrophisierungen individuell herauszuarbeiten und deren Folgen mit dem Patienten zu hinterfragen.

Methoden im Rahmen der kognitiven Umstrukturierung

- Übung »Der heiße Stuhl«: dem Patienten wird eine belastende Situation (lediglich) angekündigt, anschließend werden die kognitiv-emotionalen Prozesse herausgearbeitet
- Anfertigung von Situationsanalysen (■ Tab. 32.1)
- Rollenspiele zum Aufbau alternativer bzw. funktionaler Selbstinstruktionen
- Rückblick in die Lerngeschichte des Patienten bezüglich »Umgang mit Krankheit und Gesundheit in der Herkunftsfamilie«, um den Ursprung der krankheitsbezogenen Kognitionen nachvollziehbar zu machen

Modifikation des Medikamenteneinnahmeverhaltens

In Bezug auf das Einnahmeverhalten von Medikamenten hat sich der Psychotherapeut zunächst einen möglichst gesicherten Eindruck darüber zu verschaffen, in welchem Ausmaß der Patient Medikamente einnimmt und um welche Präparate es sich dabei handelt. Da bei zahlreichen Patienten mit chronischen Schmerzen die **Gefahr eines Fehlgebrauchs** besteht, gilt diesem Aspekt auch innerhalb einer psychologischen Behandlung besondere Aufmerksamkeit (► Kap. 35). Hier kommt dem Psychotherapeuten die Aufgabe zu, die psychosozialen Faktoren zu erfassen, die die innere und äußere Griffnähe bestimmen und damit zum Risikoverhalten beitragen.

Insbesondere sind Patienten mit **chronischen Kopfschmerzen** gefährdet, die infolge des Fehlgebrauchs einen medikamenteninduzierten Kopfschmerz ausbilden können (► Kap. 22). Erkennbar ist der Medikamentenabusus meist anhand der Aufzeichnungen in den Schmerztagebüchern oder bei der Fremdanamnese, sofern die Diagnosestellung (ICD-10: F11.1, F11.2 oder F55.2) nicht schon durch den behandelnden ärztlichen Schmerztherapeuten erfolgt ist.

> **Liegt ein Medikamentenfehlgebrauch oder sogar eine Abhängigkeit vor, sollte ein stationärer Entzug mit begleitender psychotherapeutischer Unterstützung eingeleitet werden.**

Dies gilt insbesondere für Opioidentzüge, kann aber auch bei anderen Analgetika sinnvoll sein. Liegt eine übermäßige Einnahme ohne die für ein Suchtproblem typischen Anzeichen vor, kann eine Optimierung der Medikamenteneinnahme durchaus auch im Rahmen einer ambulant durchgeführten Schmerztherapie in Betracht gezogen werden. Dabei sollte die **Bereitstellung alternativer Bewältigungsstrategien** möglichst parallel verlaufen oder sogar vorangestellt werden, da sie dem Patienten die Optimierung seines Einnahmeverhaltens erleichtert oder vielfach sogar erst ermöglicht. Eine enge Zusammenarbeit mit dem behandelnden Arzt ist bei der Reduzierung oder Umstellung der Medikation unverzichtbar.

Es gilt auch zu prüfen, ob möglicherweise der Analgetikagebrauch erhöht ist, weil die Einnahme kontingent mit dem Schmerz erfolgt (z. B. wenn der Schmerz besonders schlimm erlebt wird). Hier kann es sinnvoll sein, die Analgetikaeinnahme so umzustellen, dass die einzelnen Dosen regelmäßig zu bestimmten Zeiten erfolgen. Mittelfristig ist so in einigen Fällen eine Reduktion der Gesamtmenge zu erzielen. Auch hier ist eine enge Kooperation mit dem behandelnden Arzt erforderlich (► Kap. 35).

Inhalt und Ziele bei der Modifikation des Medikamenteneinnahmeverhaltens

Dem Schmerzpsychotherapeuten kommt eine wichtige Rolle bei der medikamentösen Schmerztherapie zu. Er kann

- dem Arzt Informationen über das Medikamenteneinnahmeverhalten des Patienten geben, die dieser ihm (z. B. aus Scham) nicht gegeben hat,
- bei dem Patienten zur Medikamentencompliance beitragen (z. B. bei verzögertem Wirkungseintritt bei Prophylaktika) und die Aversionen und Ängste des Patienten gegenüber psychotrop wirksamen Substanzen aufgreifen (Angst vor Abhängigkeit oder Persönlichkeitsveränderungen),
- die kurzfristigen Vorteile einer frühzeitigen Schmerzmitteleinnahme mit dem Patienten kritisch reflektieren und diese den langfristigen Nachteilen gegenüberstellen,
- an der zugrunde liegenden Haltung des Patienten zu Medikamenten arbeiten und diese ggf. modifizieren (► Kap. 10).

32

Umgang mit dem Gesundheitssystem

Für viele Patienten ist es von besonderer Bedeutung, im Umgang mit der Krankheit eine stärkere **Autonomie** zu erlangen. Sie sollen ermutigt werden, Entscheidungen über die Aufnahme neuer medizinischer Behandlungsangebote anhand ihrer eigenen Erfahrungen und Standards – also in möglichst selbstreflexiver Weise – zu überprüfen und ggf. auch abzulehnen. Dabei kann es sinnvoll sein, dass der Psychotherapeut insbesondere über die »Gefahren« exzessiver Inanspruchnahme des Gesundheitssystems informiert. Rollenspiele können sehr hilfreich sein, sozial kompetentes und selbstsicheres Verhalten in der Interaktion mit dem Arzt zu erarbeiten und zu festigen.

Beispiel für eine Erhöhung der Autonomie im Umgang mit dem Schmerz – wenn der Arzt dem Patienten eine neue Behandlung vorschlägt

- **Schritt 1:** Befragung des Arztes
  - Wie schätzt er die Wahrscheinlichkeit des Erfolgs der geplanten Behandlung ein?

  - Welcher Effekt ist realistischerweise zu erwarten?
  - Was sind potenzielle unerwünschte Effekte und wie wahrscheinlich ist deren Eintreten?
  - Welcher Aufwand (auch psychischer) und welche Kosten sind mit der Behandlung verbunden?
- **Schritt 2:** Selbstreflexion
  - Was erwarte ich? Was halte ich aufgrund meiner Erfahrungen und meiner Lebenssituation für wahrscheinlich?
  - Welches Risiko gehe ich vermutlich ein?
  - Wie werde ich mit den unerwünschten Folgen umgehen können?
  - Was sind meine »Kosten« (Aufwand)? Was bedeutet dies für mich und meine Familie?
  - In welchem Verhältnis stehen Nutzen und Kosten?
  - Vorläufige Schlussfolgerungen
- **Schritt 3:** Ggf. Beratung mit einer Vertrauensperson und/oder 2. Expertenmeinung
- **Schritt 4:** Entscheidung
  - Falls positiv, Kriterien aufstellen, die es ermöglichen, die Effekte der Behandlung (systematisch) zu überprüfen, um ggf. über die Weiterführung oder einen Abbruch zu entscheiden zu können
  - Falls negativ, vorab Argumente formulieren, um für das Gespräch mit dem behandelnden Arzt gut vorbereitet zu sein

Bearbeitung von operanten Aspekten der Schmerzaufrechterhaltung

Wie im operanten Störungsmodell postuliert, tragen die Konsequenzen, die ein Patient in seiner sozialen Umgebung auf sein Schmerzverhalten erfährt, zur Aufrechterhaltung oder aber Löschung des vorher gezeigten Verhaltens bei. Fehlende soziale Kompetenzen und/oder dysfunktionales Verhalten in Problemsituationen können zur Folge haben, dass diese Situationen mit Verweis auf den Schmerz verlassen oder vermieden werden. Ebenso können schwer zu verwirklichende Bedürfnisse oder Motive über chronische Beschwerden mehr oder auch weniger bewusstseinsnah verfolgt werden. In diesen Fällen ergibt sich in der Behandlung die Notwendigkeit, die aufgetretenen **Zielkonflikte** (Symptombesserung vs. Verwirklichung anderer Ziele, wie z. B. Sozialleistungsbegehren) zu identifizieren und gegebenenfalls therapeutisch zu bearbeiten (▶ Kap. 29.4).

Eine vorangestellte Einführung in die grundsätzlichen Mechanismen der operanten Aufrechterhaltung von Krankheits- und Gesundheitsverhalten begünstigt das Verständnis und die Einsicht des Patienten in die Erfordernisse der nachfolgenden Interventionen. Unabdingbar ist eine gründliche **Analyse** verschiedenster Schmerz- und Belastungssituationen zur Identifikation möglicher funktionaler Aspekte des Schmerzgeschehens.

Anschließend müssen **Techniken zur Förderung kommunikativer und sozialer Kompetenzen** angewendet werden, die dem Patienten die Möglichkeit eröffnen, seine Ziele und Bedürfnisse adäquat zu vertreten oder auch Konflikte im Umgang mit anderen Personen zu lösen, ohne dafür auf das Schmerzverhalten zurückgreifen zu müssen. Der Zugewinn an Selbstsicherheit führt dazu, die Rollenerwartungen des Patienten in der Familie und am Arbeitsplatz schmerzunabhängig gestalten zu können, und fördert das Gefühl von Selbstkontrolle.

> **Der Einbezug wichtiger Bezugspersonen kann während dieses Behandlungsabschnittes besonders nützlich, in Einzelfällen sogar unabdingbar sein.**

In **protektiven Partnerbeziehungen** tendieren Bezugspersonen dazu, sich dem Patienten bei Schmerzverhalten übermäßig positiv zuzuwenden. Hier ist es wichtig, dass die Bezugsperson lernt, Zuwendung unabhängig vom Schmerz zu zeigen. Geschieht dies nicht, so kann es zum Rückfall, zumindest aber zu Konflikten kommen, sobald der Patient wieder in der alten Umgebung ist. Bei ambulanten Behandlungsansätzen besteht dieses Risiko weniger, da hier der Einbezug des Partners eher möglich ist und der Patient neue Verhaltensweisen in seiner üblichen Umgebung einüben kann. Muss die Behandlung stationär durchgeführt werden, sollten die Bezugspersonen an Besuchstagen möglichst in das Programm mit einbezogen werden.

Inhalt und Ziele bei der Bearbeitung operanter Faktoren

Schmerz kann eine bedeutsame und z. T. sogar unverzichtbare Funktion im Leben der Patienten haben. Daraus erwachsende Zielkonflikte können zu einer Stagnation oder sogar zum Abbruch der

Therapie führen. In der KVT werden mögliche den Schmerz aufrechterhaltende Faktoren bzw. Lebensumstände identifiziert und anschließend einer kritischen Betrachtung unterzogen. Das Vorgehen zielt auf eine Entkoppelung von Schmerz und Krankheitsgewinn ab. Dabei werden dem Patienten Wege aufgezeigt, wie er die angestrebten Bedürfnisse bzw. Ziele (z. B. Aufmerksamkeit des sozialen Umfeldes, berufliche Entlastung oder finanzielle Absicherung) auch ohne Rückgriff auf die Schmerzerkrankung erreichen kann.

Transfer und Rückfallprophylaxe

Dem Transfer der vermittelten Bewältigungsstrategien in das alltägliche Leben des Patienten wird ein weiterer zentraler Stellenwert beigemessen. Die in den Therapiesitzungen erarbeiteten Techniken und Strategien müssen durch **Übungen in alltäglichen Situationen** zu Hause trainiert und sukzessiv gefestigt werden. Hier ist die ambulante der stationären Behandlung überlegen, da sie zwischen den Sitzungen die direkte Umsetzung im Lebensalltag (Familie, Beruf und Freizeit) ermöglicht.

Patienten, die in stationären Versorgungseinrichtungen behandelt werden, müssen diesen Transfer nach der Therapie in der Regel allein vollziehen. Dies hat nicht selten zur Folge, dass die neu erlernten Kompetenzen nach Beendigung der Behandlung nur kurzzeitig oder mit erheblichen Einschränkungen zur Anwendung kommen. Den stationär behandelten Patienten fehlt die Möglichkeit, auftretende Umsetzungsschwierigkeiten mit dem Therapeuten und anderen Betroffenen zu besprechen und unter Anleitung geeignete Bewältigungsmöglichkeiten zu generieren. Gerade diesem Aspekt wird in der ambulanten Schmerztherapie viel Aufmerksamkeit und Zeit eingeräumt.

Zu beachten ist dabei, dass der Patient auftretende Transferprobleme nicht als Beleg für sein persönliches Scheitern ansieht, sondern eine **bewältigende Haltung** zu den Schwierigkeiten einzunehmen lernt. Das Hervorheben jeglichen Fortschritts durch den Therapeuten und gegebenenfalls durch Mitpatienten kann gezielt zur Verstärkung des Alternativverhaltens eingesetzt werden. Der Transfer und die Verhaltensgeneralisierung sind umso wahrscheinlicher, je stärker der Patient den Behandlungserfolg auf die eigenen Bemühungen attribuiert und er generelle Problemlösekompetenzen erworben hat, die auch zukünftige Probleme als bewältigbar erscheinen lassen.

Nach der Vermittlung bzw. Festigung von Bewältigungskompetenzen liegt der Schwerpunkt auf deren **Anwendung und Transfer in den Alltag**. Eine besonders wichtige Rolle spielen dabei Übungen zu Hause bzw. im vertrauten Umfeld (»Hausaufgaben«). Wichtige Punkte dabei sind:

- Verbesserung der Bewältigungskompetenz und Selbsteffizienz
- Wissen darüber, wann und unter welchen Umständen welche Bewältigungsstrategien einzusetzen sind
- Motivation und Verstärkung für den Einsatz von Bewältigungsstrategien
- Wahrnehmung von Selbstkontrolle

> **Es genügt nicht, dass die Patienten wissen, wie sie sich anders verhalten *können*. Vielmehr müssen sie lernen, sich in konkreten Alltagssituationen *tatsächlich* anders zu verhalten.**

Gegen Ende der Behandlung stellt sich die Frage, wie die erzielten Fortschritte mittel- bis langfristig aufrechtzuerhalten sind und wie der Patient mit möglichen Rückfällen umgeht. Eine **differenzierte Reflexion** der vom Patienten in der Behandlung erzielten Fortschritte soll dem Betreffenden noch einmal vergegenwärtigen, mit welchen Strategien er welche Veränderungen herbeiführen kann. Selbsteffizienz- und Selbstkontrollerwartungen prägen den zukünftigen Umgang mit der Erkrankung sowie mit potenziellen Rückschlägen und stellen somit eine wichtige Vorbereitung für die Rückfallprophylaxe dar, die den Abschluss der kognitiv-behavioralen Behandlung bildet.

Da nicht jede Problemsituation vorhersehbar ist, wird der **generelle Umgang** mit zukünftig auftretenden Belastungen und Krisen thematisiert. Zur Aufrechterhaltung des gelernten Bewältigungsrepertoires können auch fest eingeplante Auffrischungssitzungen (sog. Booster-Sessions) angesetzt werden. Bei einer stationären Behandlung ist ggf. eine ambulante psychologische Weiterbehandlung in Betracht zu ziehen, um den Alltagstransfer besser zu gewährleisten.

Zur Aufrechterhaltung des Therapieerfolges wird auch die Teilnahme an **Schmerz-Selbsthilfegruppen** angeraten (► Kap. 37). In diesen Gruppen kommen Patienten zusammen, die das Ziel verfolgen, sich mit Unterstützung anderer Betroffener aktiv mit der Erkrankung auseinanderzusetzen. Meist haben einige Teilnehmer bereits an einer psychotherapeutischen Schmerzbehandlung teilgenommen. Diese können durch gegenseitigen motivationalen und praktischen Beistand den Therapieerfolg stabilisieren und den unerfahrenen Teilnehmern durch Berichte den Zugang zur psychotherapeutischen Behandlung erleichtern. Gerade im Schmerzbereich hat die Einrichtung von Selbsthilfegruppen in den letzten Jahren deutlich zugenommen, sodass immer mehr Patienten dieses Angebot direkt an ihrem Wohnort vorfinden und nutzen können. Allerdings ist die Teilnahme an einer Selbsthilfegruppe nicht in jedem Fall empfehlenswert. Die Zusammensetzung und die Leitung der Gruppen bestimmen im Wesentlichen die Inhalte und die grundsätzliche Perspektive, die dort vermittelt wird.

Inhalt und Ziele der Rückfallprophylaxe

Patienten sollen durch eine Schmerzpsychotherapie letztlich in die Lage versetzt werden, auf (schmerzbedingte) Probleme flexibel und ohne Panik oder Sorgen zu reagieren. Neue Schmerzepisoden sollen weniger als Rückschlag, sondern vielmehr als Auslöser für bewältigendes Verhalten gesehen werden. Diese Einstellung sollte im Verlauf der gesamten Behandlung anhand konkreter Problemsituationen geübt werden.

Techniken der Rückfallprophylaxe

- Erarbeiten eines »Erst-Hilfe-Koffers« bei Schmerzen, ggf. einzelne Stufen schriftlich fixieren
- Vorwegnahme problematischer Situationen und Planen von Bewältigungsstrategien
- Vereinbarung ambulanter Auffrischungssitzungen in bestimmten Zeitabständen (z. B. 1, 3 und 6 Monate nach Therapieende)

32.2 Indikation

Immer noch wird in weniger spezialisierten Einrichtungen erst nach Scheitern der somatischen Therapie eine schmerzpsychotherapeutische Behandlung in Betracht gezogen. In der klinischen Praxis ist aber ebenso zu beklagen, dass Schmerzbeschwerden von Patienten vorschnell als »psychisch überlagert« gewertet werden, wenn die somatische Behandlung frustran verläuft bzw. stagniert oder die Reaktionen des Patienten unverhältnismäßig erscheinen. Hier gilt es, psychische Mechanismen, die regelhaft zur Veränderung des Schmerzverhaltens und -erlebens beitragen können, von psycho*pathologischen* Mechanismen zu unterscheiden. Diese Unterscheidung ist nicht einfach und in der Regel sind mehrere diagnostische Sitzungen erforderlich, um zu entscheiden, ob und in welchem Ausmaß psychische Faktoren an der Aufrechterhaltung bzw. Chronifizierung der Schmerzen beteiligt sind (▶ Kap. 16).

Entsprechend ist die Indikation für eine psychotherapeutische Behandlung mit **unterschiedlicher Zielsetzung und inhaltlicher Gewichtung** zu stellen. Die erforderliche Psychotherapie kann wenige Sitzungen umfassen, aber auch als Langzeittherapie angelegt sein. Die Durchführung ist im ambulanten, tagesklinischen oder stationären Setting machbar, wobei der Schmerzproblematik entweder ein zentraler oder nachgeordneter Stellenwert in der psychotherapeutischen Arbeit beigemessen wird. So können beispielsweise bereits vor oder während der Bearbeitung des ursprünglichen Schmerzproblems andere Konfliktbereiche und psychische Beeinträchtigungen in Erscheinung treten, die nicht oder nur mittelbar mit der Schmerzerkrankung in Zusammenhang stehen.

Obwohl es für die nachfolgende Einteilung von Patienten mit chronischen Schmerzen bislang keine empirisch gesicherte Grundlage gibt, erscheint aufgrund klinischer Erfahrungen eine psychologische Zuordnung zu folgenden 4 Subgruppen durchaus sinnvoll:

- **I:** Patienten mit chronischer Schmerzerkrankung, die **keine psychische Beeinträchtigung** von Krankheitswert aufweisen
- **II:** Patienten, die infolge der Schmerzerkrankung **psychisch deutlich beeinträchtigt** sind und/oder Defizite in der Schmerzbewältigung bzw. Lebens(um)gestaltung haben
- **III:** Patienten mit parallel **bestehender psychischer/psychiatrischer (Vor-)Erkrankung**, die durch die Schmerzerkrankung eine Reaktivierung oder Verstärkung dieser psychischen Symptome erleben, was wiederum zur Verschlimmerung oder Chronifizierung der Schmerzen beitragen kann
- **IV:** Patienten mit psychischer/psychiatrischer Primärerkrankung, bei denen die **Schmerzerkrankung lediglich ein Teil- oder ein nachgeordnetes Problem** dieser psychischen Störung darstellt
- **Z:** Bei allen 4 Subgruppen kann erschwerend (Z = Zusatz) das Problem eines Motivations- bzw. Zielkonfliktes hinzukommen (▶ Kap. 29.4).

Nicht selten wird bereits in der diagnostischen Phase deutlich, dass noch weitere, nicht schmerzbezogene Problembereiche erheblichen Leidensdruck erzeugen. Wie die nachfolgenden Beispiele verdeutlichen, kann es z. B. bei einigen Problemkonstellationen durchaus sinnvoll sein, zunächst die Bearbeitung dieser Konfliktfelder (z. B. Ängste, Arbeitsplatz- oder Partnerschaftsprobleme, Zielkonflikte u. Ä. m.) in den Therapiefokus zu rücken.

▪ Ad I

Patienten mit chronischem Schmerz ohne psychische Beeinträchtigung zeichnen sich durch stabile persönliche Ressourcen sowie günstige soziale Umgebungsbedingungen aus. Diese Subgruppe schafft eine gute Anpassung an ein Leben mit chronischem Schmerz, somit besteht keine Indikation für spezielle Schmerzpsychotherapie (SSPT).

Fallbeispiel 1

Frau M. (61 Jahre, Hausfrau, verheiratet, 2 erwachsene Kinder, 3 Enkelkinder) zieht sich bei einem Treppensturz im Hausflur eine Wirbelkörperfraktur zu. Im Verlauf entwickelt sie einen nichtradikulären Rückenschmerz (∅ NRS=4–6). 10 Monate nach dem Unfall wird sie einer speziellen Schmerztherapie zugewiesen. Die multimodale Schmerztherapie (3×1.000 mg Novalgin, regelmäßig 2-mal wöchentlich Krankengymnastik und Bewegungsbad sowie die Vermittlung eines Entspannungstrainings) erbringt eine gute Wirkung. Frau M. zeigt in der regelhaft durchgeführten psychologischen Untersuchung keine relevanten psychischen Beeinträchtigungen:

- Milde dysthyme Stimmungslage (ADS-Score=21)
- geringe schmerzbedingte Alltagseinschränkungen (PDI-Score=34)
- leichte Einschränkung in der Lebensqualität (SF-36: PSS=47)
- guter sozialer Einbezug
- funktionale Krankheitsbewältigung
- hohe Selbstwirksamkeitsüberzeugung

Psychologische Diagnose und Indikation

Es besteht weder eine relevante psychische Beeinträchtigung infolge des Schmerzes noch eine andere psychische Störung von Krankheitswert. Somit gibt es keine Indikation für eine Psychotherapie.

▪ Ad II

Patienten, die aufgrund einer chronischen Schmerzerkrankung psychisch instabil und therapiebedürftig werden, weisen unzureichende Bewältigungskompetenzen im Umgang mit dem Schmerz und eine erhöhte schmerzbedingte Beeinträchtigung auf. In schmerztherapeutischen Arztpraxen und Sekundäreinrichtungen ist diese Patientengruppe häufig vertreten. Der Aufbau bzw. die Verbesserung der eigenen Bewältigungsressourcen sowie die psychosoziale Resozialisierung stehen hier im Vordergrund der SSPT.

Fallbeispiel 2

Herr T. (34 Jahre, Kranführer, verheiratet, 2 Söhne) zieht sich beim Skilaufen eine Distorsion des linken Fußes zu. Nach Diagnose eines knöchernen Bandausrisses erfolgt für 2 Wochen die Anlage einer Gipsschiene. Nach weiteren 4 Wochen im Rundgips zeigt sich nach Gipsabnahme ein rötlich livider, ödematöser Fuß. Der Patient berichtet seither einen durchschnittlichen Dauerschmerz von NRS=4 sowie Schmerzspitzen von NRS=7.

Nach Ausschluss eines Complex-Regional-Pain-Syndroms (CRPS) wird Herr T. mit der Diagnose »posttraumatischer Schmerz nach Bänder- und Sehnenverletzung« auf Celebrex (2×200 mg/Tag) eingestellt und erhält mehrmals wöchentlich ergotherapeutische und krankengymnastische Anwendungen. In der obligatorischen psychologischen Untersuchung berichtet er relevante psycho-soziale Beeinträchtigungen:

- Klinisch relevante depressive Symptomatik (ADS-Score=32)
- hohe schmerzbedingte Alltagseinschränkungen (PDI-Skalen »Beruf« und »Erholung«=7)
- deutliche Einschränkung der körperlichen Lebensqualität (SF-36: PSS=34)
- ausgeprägte existenzielle Ängste
- dysfunktionale kognitive Grundüberzeugungen und Schmerzkognitionen
- Gereiztheit
- fehlende Krankheitseinsicht mit Überforderungstendenzen, u. a. aufgrund unzureichender Körperwahrnehmung
- gänzlich fehlende Bewältigungskompetenzen
- sozialer Rückzug

Psychologische Diagnose und Indikation

Die Indikation zur SSPT ist gegeben, der geplante Umfang beträgt 25 Sitzungen).

Ebenso können dieser Gruppe auch Patienten mit der ICD-10-Diagnose F54 oder auch F62.8 angehören. Für sie gilt eine ähnliche Therapieempfehlung wie im beschriebenen Fall.

▪ Ad III

Schmerzpatienten, die neben der Schmerzerkrankung eine schmerzunabhängige psychische Komorbidität aufweisen, stellen eine besondere Herausforderung an die interdisziplinäre Zusammenarbeit dar. Eine gleichzeitig bestehende psychische/psychiatrische Komorbidität (im Sinne einer weiteren Krankheitsentität) kann durch die Schmerzerkrankung reaktiviert bzw. verschlimmert werden. Es kann aber durch eine Schmerzerkrankung auch die Auslösung einer bis dahin nicht bestehenden psychischen Störung begünstigt werden. In diesen Fällen ist die Einleitung einer Psychotherapie nicht zuletzt für die Erfolgsaussichten der somatisch ausgerichteten Schmerzbehandlung unabdingbar.

Fallbeispiel 3

Herr H. (42 Jahre, Anlagetechniker, verheiratet, Tochter 8, Sohn 11 Jahre alt) hatte einen fremdverschuldeten Arbeitsunfall auf der Baustelle, die ein CRPS an der linken (dominanten) Hand nach sich zog. Einige Monate nach Beginn der Schmerzerkrankung wird er auf der Straße von 2 unbekannten Männern auf dem Rückweg von einem Dorffest zusammengeschlagen. »Es geschah ohne Vorankündigung, aus dem Nichts heraus. Meine Armschiene hat mich vermutlich als wehrloses Opfer gekennzeichnet«. Bei diesem Übergriff wird Herr H. am Kopf verletzt und verliert einen Schneidezahn.

Seitdem erlebt er in bestimmten Situationen eine ihm unbekannte, extrem erhöhte körperliche Erregung, die mit Angstgefühlen und hoher psychischer Anspannung einhergeht. Die Besorgnis um die eigene körperliche und psychische Integrität sowie um diejenige seiner Familie hat ihn u. a. dazu veranlasst, an seinem Eigenheim eine Überwachungsanlage zu installieren. Darüber hinaus gibt er in der psychologischen Exploration folgende Symptome an:

- Ausgeprägte Ein- und Durchschlafstörungen
- agitierte Depressivität
- Flash-backs und Albträume (Intrusionen)
- Hypervigilanz
- Konzentrationsstörungen
- Vermeidungsverhalten im Straßenverkehr
- Suchtproblematik
- impulsives Verhalten gegenüber dem sozialen Umfeld

Psychologische Diagnose und Indikation

ICD-10: F43.1 Posttraumatische Belastungsstörung (PTBS) sowie ICD-10: F45.41 Chronische Schmerzstörung mit somatischen und psychischen Faktoren. Psychotherapeutisch wird zunächst die PTBS anbehandelt. Nach der Stabilisierungsphase können erste somatische Maßnahmen umgesetzt werden. Die schmerzpsychotherapeutischen Interventionen werden im Rahmen einer mehrwöchigen multimodalen Schmerztherapie begonnen und anschließend ambulant fortgesetzt.

Da die Symptome der PTBS und der Schmerzerkrankung konkurrierend bzw. gegenläufig auftreten können (eine Problematik zeigt geringe Symptomausprägung, während eine Symptomzunahme bei der anderen Erkrankung zu beobachten ist), sollte die Abfolge der therapeutischen Maßnahmen von dem jeweiligen Befinden des Patienten und den geplanten medizinischen Schmerzinterventionen abhängig gemacht werden. Hierbei ergeben sich jedoch im hiesigen Gesundheitssystem oft kaum oder gar nicht lösbare logistische Probleme.

▪ Ad IV

Diese Patientengruppe leidet **primär unter einer psychischen bzw. psychiatrischen Erkrankung**, bei der die beklagte Schmerzproblematik ein nachgeordnetes (Teil-)Problem der primären psychischen/psychiatrischen Störung darstellt. Die Betroffenen stellen oft jedoch das somatische Korrelat ihres Leidens in den Vordergrund ihres Behandlungsanliegens. Der glaubhafte Leidensdruck wird vorrangig auf die begleitende Schmerzsymptomatik projiziert, insbesondere dann, wenn das zugrunde liegende psychische Problem dem Patienten nicht bewusst zugänglich ist oder aus Scham und Angst vor Stigmatisierung geleugnet wird.

Fallbeispiel 4

Frau W. (41 Jahre, Angestellte bei der Stadtverwaltung, geschieden, einzige Tochter lebt beim Vater) wird als Fußgängerin auf dem Weg zur Arbeit von einem Pkw angefahren. Neben zahlreichen Schürfwunden wird sie am rechten Bein verletzt. Seitdem leidet sie unter posttraumatischen Schmerzen am rechten Unterschenkel und nichtradikulärem Rückenschmerz (Ø NRS=7–9). Das Heilverfahren ist gekennzeichnet von zahlreichen Arztwechseln und Therapieabbrüchen. Dem wiederholten Medikamentenfehlgebrauch folgen 2 erfolglose Opioidentzüge. Frau W. vermeidet die Nutzung des von der Berufsgenossenschaft umgebauten Pkw, zeigt ansonsten jedoch keinen Anhalt für sozialen Rückzug.

Im 3. Jahr der Erkrankung wird ihr eine Minderung der Erwerbsfähigkeit (MdE) von 40% zugestanden. Auf Anraten des Rechtsanwaltes klagt Frau W. auf Anerkennung einer PTBS. Daraufhin erfolgt erstmalig eine psychologisch/psychiatrische Untersuchung. Die auffallende und für eine PTBS völlig unplausible Neigung zu ausführlichsten Unfallschilderungen und Reinszenierung von »Blut«-Albträumen sowie fehlendes Vermeidungsverhalten sprechen gegen diese Diagnose.

Nach Abbruch einer durch die Berufsgenossenschaft geförderten Umschulungsmaßnahme wird eine erneute psychodiagnostische Untersuchung veranlasst, bei der sich Hinweise auf eine histrionische Persönlichkeitsakzentuierung ergeben. Zur weiteren diagnostischen Abklärung werden eine stationäre Verhaltensbeobachtung sowie eine Fremdanamnese durchgeführt.

Psychologische Diagnose und Beurteilung
ICD-10: F60.4 Histrionische Persönlichkeitsstörung. Aufgrund ihrer fehlenden Problem- und Änderungsmotivation war eine Psychotherapie der Persönlichkeitsstörung nicht umsetzbar. Dennoch konnten die schmerzbezogenen Einstellungen und Verhaltensweisen unter Berücksichtigung der o. g. Persönlichkeitsstruktur dahingehend modifiziert werden, dass die Patientin in einer ambulanten SSPT eine selbstwertsteigernde und gleichzeitig schmerzbewältigende Umgangsform mit der Schmerzproblematik aufbauen konnte.

▪ Ad Z

In allen 4 Subgruppen kann die Diagnostik und v. a. die Therapie zusätzlich durch **Zielkonflikte** erschwert werden. Zielkonflikte treten für den Betroffenen dann auf, wenn er sich in einer Lebenssituation befindet, in der zu erwarten ist, dass eine Symptombesserung negative Konsequenzen nach sich zieht bzw. die Erreichung anderer wichtiger Ziele gefährdet (▶ Kap. 29.4). In diesen Fällen ginge eine Gesundung bzw. relevante Linderung kurz- oder langfristig mit negativen Konsequenzen einher, die im Sinne eines Verstärkerverlustes oder einer Bestrafung wirksam würden, was letztlich zur Löschung des gezeigten Verhaltens führen würde.

32.2.1 Zusammenfassung Indikation

Generell wird es wenig sinnvoll sein, Patienten schmerzpsychotherapeutisch zu behandeln, denen mit **medizinischen Verfahren** schnell und wirksam geholfen werden kann, vorausgesetzt diese haben keine massiven Nebenwirkungen. Wenn keine einfache und schnelle Hilfe möglich ist, kann ein kognitiv-verhaltenstherapeutisch orientiertes Programm eingesetzt werden. Dieses ist unabhängig vom Vorliegen der organischen Grunderkrankung.

Es sind u. E. keine direkten **Kontraindikationen zur KVT** bekannt. Eine Absprache der geplanten Interventionen mit dem behandelnden Arzt oder Physiotherapeuten ist generell sinnvoll und beim Aktivitätsaufbau oder bei der Optimierung der Medikamente unerlässlich. Geschieht dies nicht, können negative Therapieeffekte eintreten. Auch erscheint es wenig sinnvoll, Patienten die der Gruppe III und IV angehören, allein schmerzpsychotherapeutisch zu behandeln und die parallel bestehende psychische Komorbidität nicht mit zu berücksichtigen.

> **Psychische Beeinträchtigungen und/oder belastende psychosoziale Komorbiditäten und Lebensumstände, die nicht erkannt werden, können zu frustranen und unnötig kostspieligen Therapieverläufen führen. Dabei ist die Indikation für eine psychologische Schmerztherapie unter verschiedenen Gesichtspunkten (z. B. Setting-, Syndrom- und Personenmerkmale) zu stellen. Trotz fehlender wissenschaftlicher Belege erscheint eine erste psychotherapeutische Behandlungsplanung, die sich an den oben beschriebenen Subgruppen orientiert, klinisch plausibel. Danach ist die schmerzbezogene KVT für Patienten der Gruppe I nicht erforderlich, für die Gruppen II und III geeignet, allerdings für die Gruppen III und IV nicht ausreichend.**

32.3 Wirksamkeit der KVT bei chronischen Schmerzsyndromen

Kognitiv verhaltenstherapeutische Verfahren sind ein essenzieller Baustein der multi- bzw. interdisziplinären Schmerztherapie, sie haben sich bei chronischen Schmerzen als überaus effektiv erwiesen (Morley et al. 1999, Gatchel u. Okifuji 2006). Die Wirksamkeit liegt im Mittel bei einer Effektstärke (ES) von 0.4–0.65, wobei Wirksamkeit sich hier nicht auf die Zufriedenheit und den Therapieerfolg aus Patientensicht bezieht, die in der Regel bei KVT-Angeboten sehr hoch ist. Die erhobenen Verbesserungen zeigen sich sowohl im Schmerzverhalten, der Alltagsbeeinträchtigung, der Stimmung und den schmerzbezogenen Kognitionen als auch bei den direkten Schmerzparametern (Intensität, Dauer etc.) und in physiologischen Parametern (z. B. Hauttemperatur, EMG-Reagibilität). Konsistente

Hinweise auf Effektivitätsunterschiede zwischen KVT und anderen psychologischen Therapieansätzen liegen bislang nicht vor.

3 systematische Cochrane-Reviews begutachteten die Studienlage mit der Fragestellung: Welcher Patient profitiert in welchen Merkmalen von welcher Therapie? Guzmán et al. (2001) fanden in einer Stichprobe von 1.964 Rückenschmerzpatienten eine Überlegenheit der KVT gegenüber monodisziplinären Behandlungsansätzen. Insbesondere hinsichtlich der »**Verbesserung von Körperfunktionen**« erwies sich die KVT als wirksamer. Die Überlegenheit dieses Ansatzes hinsichtlich einer Veränderung der »Schmerzintensität« und »Lebensqualität« war dagegen gering. Eine deutliche Verbesserung der Lebensqualität und Reduktion depressiver Reaktionen bestätigte sich in der Metaanalyse von Hoffman et al. (2007).

Van Tulder und Ostelo (van Tulder 2004, Ostelo et al. 2005) berichten in ihren systematischen Übersichten für die Reduzierung der Schmerzintensität eine mittlere ES = 0.62, konnten aber nur eine geringe Überlegenheit psychologischer Behandlungsansätze gegenüber reinen körperlichen Trainingsprogrammen finden. 2 weitere Literaturübersichten zur KVT bei muskuloskeletalen Schmerzen (Vlaeyen u. Linton 2000, Leeuw et al. 2007) belegen eindrücklich den besonderen Wert des Fear-Avoidance-Modells. Die Autoren sehen die **Behandlung der schmerzbezogenen Angst** als den Hauptstärke der kognitiv-behavioralen Schmerztherapie an (▶ Kap. 24), es gibt sogar Hinweise für die Überlegenheit dieses Ansatzes gegenüber anderen Interventionen (Lohnberg 2007). Die Studie von Norton und Asmundson (2004) legt auch bei Patienten mit häufigen Kopfschmerzen eine Fokussierung auf die Behandlung von Schmerzangst nahe.

Eine 2007 veröffentlichte Zusammenschau von Metaanalysen und Übersichtsarbeiten im Bereich der **Kopfschmerzen** (Andrasik 2007) kommt zu folgenden Schlussfolgerungen: KVT-Programme sind erfolgreicher als passive Kontrollbedingungen und Placebomedikation. Es gibt jedoch keine nachweisbaren Effektivitätsunterschiede zwischen verschiedenen KVT-Programmen mit unterschiedlichen Schwerpunktsetzungen. KVT-Programme sind ähnlich wirksam wie eine prophylaktische Medikation, eine Kombination beider Therapieansätze ist den einzelnen Ansätzen deutlich überlegen. Auch Fumal u. Schoenen (2008) berichten über die additiven Effekte von KVT und medikamentöser Behandlung, betonen dabei die bessere Langzeitwirkung von KVT-Programmen gegenüber rein pharmakologischen Behandlungsansätzen.

Nach wie vor ist wenig über die relative Bedeutsamkeit individueller kognitiver Faktoren, Verhaltensmuster und Indikationskriterien für die **Vorhersage des Behandlungserfolgs** bekannt (McCracken u. Turk 2002).

Der kognitiv-verhaltenstherapeutische Ansatz, auch in Kombination mit somatisch ausgerichteten Verfahren, ist inzwischen sehr gut evaluiert. Diese Aussage trifft im Wesentlichen auf Rückenschmerzen, Kopfschmerz vom Spannungstyp und auf Migräne zu.
Für andere Schmerzsyndrome (z. B. neuropathische Schmerzen) liegen nur vereinzelte und meist nur sehr methodenspezifische Studien zur Effektivität psychotherapeutischer Interventionen vor. Somit bleibt auf diesem Gebiet auch weiterhin ein großer Forschungsbedarf, insbesondere bezüglich spezifischer Fragen wie z. B. Indikationsstellung, Therapieumfang, Wirkmechanismen, Settingbedingungen und nicht zuletzt Patientenmerkmalen.

32.4 Modifikationen und Fortentwicklungen der KVT

In der kognitiven Verhaltenstherapie für Patienten mit chronischen Schmerzen lassen sich in den letzten 10 Jahren mehrere neue Entwicklungen feststellen:

Zum einen wurde die anfängliche Anwendung rein kognitiver Strategien von einer **stärkeren Betonung der Verhaltensmodifikation** abgelöst. So kommt mittlerweile der Aufhebung von Schon- und Vermeidungsverhalten bei Patienten mit Rückenschmerz-, muskuloskeletalen sowie neuropathischen Schmerzen eine zentrale Bedeutung zu. Diese Schwerpunktsetzung der KVT ist jedoch noch nicht von allen Psychotherapeuten ausreichend zur Kenntnis genommen worden. Das gilt insbesondere für Psychotherapeuten, die KVT bei chronischem Schmerz gleichsetzen mit überwiegend kognitiven Strategien der Schmerzbewältigung.

Auch die **Integration physikalisch-therapeutischer, krankengymnastischer und medizinischer Interventionen** in die KVT gewinnt immer mehr an Bedeutung. Dabei wird vom gesamten Behandlungsteam eine entsprechende Perspektive erwartet, was zu einer stärkeren Betonung der Schulung des medizinischen und physiotherapeutischen Personals in die Grundprinzipien der KVT geführt hat.

Zum anderen ist angesichts der Bedeutung psychosozialer Faktoren für den Chronifizierungsprozess (Linton 2000) das Interesse an kognitiv-verhaltenstherapeutischen Methoden als **präventiver Ansatz** gewachsen. Erste Studien haben sehr ermutigende Ergebnisse für eine günstige Beeinflussung des Chronifizierungsprozesses bei Rückenschmerzen durch kognitiv-verhaltenstherapeutische Programme erbracht (▶ Kap. 7).

Eine weitere Fortentwicklung des schmerzpsychotherapeutischen Ansatzes besteht in einer **stärkeren Syndromorientierung**, als es bislang vielfach üblich war. KVT-Methoden, wie sie in ▶ Abschn. 32.1 beschrieben sind, zielen syndromübergreifend auf eine verbesserte Schmerzbewältigung sowie auf die Veränderung der psychosozialen Konsequenzen einer chronischen Schmerzerkrankung ab. Die spezifischen Pathomechanismen eines Schmerzsyndroms werden dabei wenig berücksichtigt und gehen meist nicht gezielt in die Interventionsauswahl und -umsetzung ein. In den letzten Jahren wird nun in Fachkreisen immer häufiger eine syndromspezifische Herangehensweise gefordert, die in ihrer Wirkrichtung die Ätiologie der Störung berücksichtigt und in den Krankheitsprozess selbst eingreifen soll. In ▶ Teil IV dieses Buches werden die wichtigsten Schmerzsyndrome und die spezifischen psychodiagnostischen und psychotherapeutischen Besonderheiten dargestellt.

32.4.1 Achtsamkeits- und akzeptanzbezogene Ansätze

Parallel zu Weiterentwicklungen in der kognitiven Verhaltenstherapie wird der Fokus der SSPT zunehmend darauf gerichtet, Patienten darin zu unterstützen, Ziele und Wünsche flexibel an die gegebenen Umstände anzupassen. Das kann durch eine Veränderung des Anspruchsniveaus, durch realistische Zielbestimmungen, Umbewertung der Situation, Akzeptanz und Achtsamkeit erreicht werden. Am traditionellen Schmerzbewältigungsansatz wird kritisiert, dass ständige Versuche, den Schmerz zu kontrollieren und zu beeinflussen, die **Aufmerksamkeit** des Patienten vermehrt auf die Schmerzthematik lenken und damit wesentliche Energie von anderen wichtigen Lebensbereichen abgezogen wird. In den letzten Jahren werden deshalb vermehrt achtsamkeits- und akzeptanzbezogene Interventionen in der Schmerztherapie berücksichtigt.

McCracken u. Eccleston (2003) konnten zeigen, dass bereits eine Haltung der **Schmerzakzeptanz** mit verringerter körperlicher und psychischer Beeinträchtigung einhergeht. Die protektive Wirkung der Schmerzakzeptanz therapeutisch zu vermitteln, ohne dabei Widerstände beim Patienten auszulösen (»Ich will nicht lernen *mit* den Schmerzen zu leben, ich will *ohne* Schmerzen leben!«) erfordert spezielle Kenntnisse und Techniken. Bereits 1985 hat Jon Kabat-Zinn seinen Ansatz der **Mindfulness-Based Stress Reduction** (MBSR) speziell für chronische Schmerzpatienten entwickelt. Ein weiterer Ansatz geht auf Hayes et al. (2004) zurück, nennt sich **Akzeptanz- und Commitment-Therapie** (ACT) und wurde inzwischen von Dahl et al. (2005) auch für die Behandlung chronischer Schmerzsyndrome konkretisiert.

Ein anderer Ansatz stammt von McCracken (2005) und wurde unter der Bezeichnung CCBT (**Contextual Cognitive Behavioral Therapy for Chronic Pain**) bekannt. Kognitive und verhaltensbezogene Strategien werden dabei weniger mit dem Ziel eingesetzt, dem Patienten das Gefühl der Kontrolle über den Schmerz zu vermitteln. Vielmehr soll der Patient trotz der Schmerzen zu einer aktiven und bewussten Lebensgestaltung und Umsetzung persönlich wichtiger Lebensziele befähigt werden. Eine Herangehensweise dabei sind achtsamkeitsbasierte Übungen, die dazu beitragen, die Aufmerksamkeit bewusst auf das Erleben im Hier und Jetzt zu richten. Im Fokus steht nicht die Änderung des Schmerzes, sondern eine **gelassenere Haltung** diesem gegenüber (McCracken et al. 2004).

Inhalt und Ziele der achtsamkeits- und akzeptanzbasierten Herangehensweise

Das Konzept Achtsamkeit stammt ursprünglich aus der buddhistischen Meditationspraxis. Es ist eine spezifische Form der Aufmerksamkeitslenkung, bezieht sich auf den Augenblick, ist nicht wertend und beinhaltet ein Maß an Absicht, Bewusstheit und Akzeptanz. Angestrebt wird eine Veränderung der Haltung gegenüber Gedanken und Gefühlen. Dabei sollen Gedanken als mentale Ereignisse, nicht als Aussagen über die Realität oder Teil des Selbst gesehen werden. Akzeptanz ist die Bereitschaft Ereignisse so zu erleben, wie sie im Moment sind, d. h. ohne Wertung zu erleben. Und letztlich soll die Person befähigt werden, sicher zwischen veränderbaren und zu akzeptierenden Dingen zu unterscheiden.

Methoden zur Förderung der Akzeptanz und Achtsamkeit

- Den eigenen Verarbeitungsmodus auf »Autopilot« umschalten
- Achtsamkeit auf Körper zentrieren (z. B. »Wie sitze ich«, »Was schmecke ich«, »Was rieche ich«)
- Gedanken und Gefühle »in verschiedenfarbige Kartons packen«
- Unterscheiden zwischen Gedanken, Bewertungen, Gefühlen, Impulsen, Erinnerungen
- Achtsamkeit für »kleine« Tätigkeiten (Rosinenübung, mit Achtsamkeit duschen)
- Tast- und Riechübung (mit geschlossenen Augen Gegenstände ertasten und riechen)
- Meditationsübungen zur Atmung

32.5 Zusammenfassung

Die kognitiv-behaviorale Perspektive des chronischen Schmerzes basiert auf einem multidimensionalen Schmerzmodell, in dem sensorische, affektive und kognitive Aspekte der Schmerzerfahrung gleichermaßen betont werden. Der Ansatz ist bei all den Patienten anwendbar, die infolge der Schmerzproblematik psychische Belastungen aufweisen und Schwierigkeiten im Umgang mit ihrem Schmerzproblem zeigen.

Idealerweise ist eine kognitiv-verhaltenstherapeutische Behandlung in ein multimodales Konzept eingebettet, das auch medizinische und bei vorliegender Indikation auch physiotherapeutische Maßnahmen umfasst und dabei einer gemeinsamen Zielsetzung folgt. Je nach Krankheitsverlauf und Grad der Beeinträchtigung bieten sich einzelne und kombinierte psychologische Verfahren im ambulanten wie auch stationären Setting an. Die Hauptziele sind

- Edukation,
- besseres Verständnis von den Schmerz beeinflussenden und aufrechterhaltenden Faktoren und Verhaltensweisen,
- Verbesserung der Selbstwirksamkeit durch adaptive Bewältigungsstrategien,
- und infolge dessen Schmerzreduktion, körperliche und soziale Reaktivierung und letztlich Zugewinn an Lebensqualität.

Das Konzept der »Schmerzbewältigung« wird in Fachkreisen durchaus kontrovers diskutiert, da es die Implikation enthalten kann »Ein Betroffener muss sich nur genügend anstrengen, dann kann er den Schmerz auch besiegen«. Tatsächlich sollte die Schmerzpsychotherapie auf eine Verbesserung der Selbstwirksamkeit, der Bewältigungsstrategien und des konkreten Verhaltens unter besonderer Berücksichtigung individueller Ressourcen abzielen.

Bei Patienten mit ausgeprägter psychiatrischer Komorbidität wie Angst, Depression, Persönlichkeitsstörungen oder Sucht sind zusätzlich oder auch vorrangig störungsspezifische Therapieansätze indiziert. Patienten mit chronischen Schmerzen sollten überall in Deutschland die Möglichkeit haben, kognitiv-behaviorale Behandlungsmethoden in Anspruch zu nehmen. Bis der Bedarf an qualifizierter KVT auch nur annähernd gedeckt ist, wird noch viel Anstrengung und Spezialisierung erfolgen müssen.

Literatur

1 Andrasik F (2007) What does the evidence show? Efficacy of behavioural treatments for recurrent headaches in adults. Neurol Sci 28: 70–77
2 Bandura A (1997) Self-efficacy: the exercise of control. Freeman, New York
3 Basler HD, Kröner-Herwig B (Hrsg) (1998) Psychologische Schmerztherapie bei Kopf- und Rückenschmerzen. Ein Schmerzbewältigungsprogramm zur Gruppen- und Einzeltherapie. 2. Aufl. Quintessenz, München
4 Dahl J, Wilson KG, Luciano C (2005) Acceptance and commitment therapy for chronic pain. Context Press, Reno
5 Fliegel S, Groeger W, Künzel R, Sorgatz H, Schulte D (1998) Verhaltenstherapeutische Standardmethoden: Ein Übungsbuch. Psychologische Verlagsunion, Weinheim
6 Flor H (2001) Psychophysiological assessment of the patient with chronic pain. In: Turk DC, Melzack R (eds) Handbook of pain assessment, 2nd ed. New York, Guilford, pp 76–96
7 Frettlöh J, Maier C, Gockel H, Zenz M, Hüppe M (2009) Patientenkollektiv deutscher schmerztherapeutischer Einrichtungen – Kerndaten von mehr als 10.000 Patienten. Schmerz 23(6): 576–591
8 Fumal A, Schoenen J (2008) Tension-type headache: current research and clinical management. Lancet Neurol 7: 70–83
9 Gatchel RJ, Okifuji A (2006) Evidence-based scientific data documenting the treatment and cost-effectiveness of comprehensive pain programs for chronic nonmalignant pain. J Pain 7: 779–793
10 Guzmán J, Esmail R, Karjalainen K, Malmivaara A, Irvin E, Bombardier S (2001) Multidisciplinary rehabilitation

for chronic low back pain: systematic review. BMJ 322: 1511–1516

11 Hautzinger M (2000) (Hrsg) Kognitive Verhaltenstherapie bei psychischen Störungen, 3. Aufl. Psychologische Verlagsunion, Weinheim

12 Hayes SC, Strohsahl KD, Wilson KG (2004) Akzeptanz und Commitment Therapie. CIP-Medien, München

13 Hoffman B, Papas R, Chatkoff D, Kerns R (2007) Meta-Analysis of psychological interventions for chronic low back pain. Health Psychology 26(1): 1–9

14 Kabat-Zinn (1985) The clinical use of mindfulness meditation for the self-regulation of chronic pain. J Behav Med 8: 163–190

15 Leeuw M, Goossens M, Linton S, Crombez G, Boersma K, Vlaeyen J (2007) The fear-avoidance model of musculoskeletal pain: current state of scientific evidence. J Behav Med 30(1): 77–94

16 Linton SJ (2000) A review of psychological risk factors in back and neck pain. Spine 25(9): 1148–1156

17 Lohnberg JA (2007) A review of outcome studies on cognitive-behavioral therapy for reducing fear-avoidance beliefs among individuals with chronic pain. J Clin Psychol Med Settings 14: 113–122

18 Margraf J, Schneider S (2008) (Hrsg) Verhaltenstherapie. 1: Grundlagen und Verfahren. Springer, Berlin Heidelberg New York Tokio

19 McCracken LM (2005) Contextual cognitive-behavioral therapy for chronic pain. International Association for the Study of Pain, Seattle, USA

20 McCracken LM, Eccleston C (2003) Coping or acceptance: what to do about chronic pain? Pain 105: 197–204

21 McCracken LM, Turk D (2002) Behavioral and cognitive-behavioral treatment for chronic pain: outcome, predictors of outcome, and treatment process. Spine 27(22): 2564–2573

22 McCracken LM, Carson JW, Eccleston C, Keefe F (2004) Acceptance and change in the context of chronic pain. Pain 109: 4–7

23 Morley S, Eccleston C, Williams A (1999) Systematic review and meta-analysis of randomized controlled trials of cognitive behaviour therapy and behaviour therapy for chronic pain in adults, excluding headache. Pain 80: 1–13

24 Mühlig S, Jacobi F (2006) Psychoedukation. In Wittchen HU, Hoyer J (Hrsg) Lehrbuch der Klinischen Psychologie und Psychotherapie. Springer, Berlin Heidelberg New York Tokio, S 543–553

25 Norton PJ, Asmundson GJ (2004) Anxiety sensitivity, fear and avoidance behavior in headache pain. Pain 111: 218–223

26 Ostelo RW, van Tulder MW, Vlaeyen JW, Linton SJ, Morley SJ, Assendelft WJ (2005) Behavioural treatment for chronic low-back pain. Cochrane Database Syst Rev 25(1): CD002014

27 van Tulder MW, Ostelo R, Vlaeyen JW, Linton SJ, Morley SJ, Assendelft WJ (2000) Behavioral treatment for chronic low back pain: a systematic review within the framework of the Cochrane Back Review Group. Spine 25: 2688–2699

28 van Tulder MW, Ostelo R, Vlaeyen JWS, Linton SJ, Morley SJ, Assendelft WJ (2004) Behavioral treatment for chronic low back pain (Cochrane Review). In: The Chochrane Library, Issue 3. John Wiley & Sons, Chichester, UK

29 Turk D, Swanson K, Tunks E (2008) Psychological approaches in the treatment of chronic pain patients – when pills, scalpels, and needles are not enough. Can J Psychiatry 53(4): 213–223

30 Vlaeyen JW, Linton SJ (2000) Fear-avoidance and its consequences in chronic musculoskeletal pain: a state of the art. Pain 85: 317–332

31 Wilken B (2008) Methoden der kognitiven Umstrukturierung – Ein Leitfaden für die psychotherapeutische Praxis. Kohlhammer, Stuttgart

Psychodynamische Psychotherapie bei chronischen Schmerzen

W. Senf und G. Gerlach

Psychodynamische Psychotherapie ist aus psychoanalytischer Sicht bei chronischen Schmerzen die Methode der Wahl, da dieses Therapiekonzept durch seine vielfältigen Anwendungsmöglichkeiten ein sehr breites therapeutisches Spektrum mit verschiedenen Anwendungen bietet. Wesentlich dabei ist die Konzentration des therapeutischen Prozesses durch eine Begrenzung der Behandlungsziele. Bei der Anwendung wird ein bewältigungsorientierter Zugang bei einem tatsächlich vorliegenden somatischen Befund, etwa bei einer Krebserkrankung, von einem kausal-lösungsorientierten Vorgehen bei einer überwiegend psychischen Verursachung unterschieden. Die Vorgehensweisen werden anhand klinischer Beispiele erläutert. Bei der Behandlung von Patienten mit chronischem Schmerz sind die subjektive (innere) Realität, also die Wahrnehmung der Beschwerden und die Bedeutungen, die der Kranke seinen Beschwerden zuschreibt, und objektive (äußere) Realität, also die ärztlichen Befunde vor dem Hintergrund aller medizinischen Maßnahmen, deutlich zu unterscheiden, sie klaffen oft weit auseinander.

33.1 Psychodynamische Psychotherapie

Die psychoanalytisch begründeten Psychotherapieverfahren werden auf Vorschlag des wissenschaftlichen Beirates Psychotherapie (2005) in ihrer Gesamtheit unter dem Oberbegriff **psychodynamische Psychotherapie** zusammengefasst; die gemeinsame theoretische Grundlage ist die psychoanalytische Krankheits- und Behandlungstheorie. Während der wissenschaftliche Beirat Psychotherapie also von einem Verfahren »psychodynamische Psychotherapie« ausgeht, ist in den Psychotherapierichtlinien im Rahmen der Kassenfinanzierung die Differenzierung in **tiefenpsychologisch fundierte Psychotherapie** einerseits und **analytische Psychotherapie** andererseits festgeschrieben (Faber u. Haarstrick 2008).

Wenn wir im Folgenden von **psychodynamischer Psychotherapie** sprechen, beziehen wir uns auf das Konzept der **tiefenpsychologisch fundierten Psychotherapie** (Wöller u. Kruse 2010). Das erfolgt nicht nur, weil es die am häufigsten praktizierte und am besten untersuchte psychoanalytische Therapieform ist (Rudolf u. Rüger 2001), sondern weil dieses Therapieverfahren aus psychoanalytischer Sicht bei chronischen Schmerzen die Methode der Wahl ist. Dieses Therapiekonzept bietet durch seine vielfältigen Anwendungsmöglichkeiten ein sehr breites therapeutisches Spektrum, da es verschiedene Anwendungen (◘ Tab. 33.1) umfasst, die allerdings nicht alle in den Psychotherapierichtlinien abgebildet sind.

Tiefenpsychologisch fundierte Psychotherapie ist in den Psychotherapierichtlinien als eine ätiologisch orientierte Therapieform definiert, die auf »die unbewusste Psychodynamik aktuell wirksamer neurotischer Konflikte und struktureller Störungen unter Beachtung von Übertragung, Gegenübertragung und Widerstand« fokussiert, wobei eine »Konzentration des therapeutischen Prozesses [...] durch Begrenzung des Behandlungszieles, durch ein vorwiegend konfliktzentriertes Vorgehen und durch Einschränkung regressiver Prozesse angestrebt« wird (Psychotherapierichtlinien 2009, § 14a). Die analytische Psychotherapie hat durch die Konzentration des therapeutischen Prozesses auf die der Störung zugrunde liegende psychische Struktur unter Nutzung regressiver Prozesse demgegenüber eine deutlich andere Zielsetzung.

Für das Konzept der tiefenpsychologisch fundierten Psychotherapie gelten die aus der Psychoanalyse abgeleiteten theoretischen psychodynamischen Grundannahmen. In diesem Beitrag kann darauf weder vollständig noch vertiefend eingegangen werden (vgl. Mertens 2007). In ◘ Tab. 33.2 sind einige für das psychodynamische Verständnis wichtige Grundannahmen skizziert.

33.2 Anwendung psychodynamischer Psychotherapie bei chronischem Schmerz

Die tiefenpsychologisch orientierte Psychotherapie ist als psychodynamisches Therapieverfahren bei Patienten mit chronischem Schmerz die Methode der Wahl. Das ergibt sich sowohl aus den besonderen Anforderungen bei der Behandlung dieser Patienten wie aus den vielfältigen Möglichkeiten dieses Therapieansatzes.

Bei der Anwendung psychodynamischer Psychotherapie bei chronischem Schmerz lassen sich die allgemeinen methodenübergreifenden Ziele für die Behandlung von Patienten mit somatoformen Störungen (Rief u. Henningsen 2007) gut integrieren:

- Körperliche Missempfindungen von Krankheitszeichen unterscheiden lernen
- ein realistisches Bild von körperlicher Gesundheit entwickeln

■ Tab. 33.1 Psychodynamische Psychotherapieverfahren

Tiefenpsychologisch fundierte Psychotherapie (z. B. Heigl-Evers u. Heigl 1982, Wöller u. Kruse 2010)		
	Dynamische Psychotherapie	Dührssen 1972
	Psychoanalytisch-interaktionelle Psychotherapie	Heigl-Evers u. Ott 1998
	Strukturbezogene Psychotherapie	Rudolf 2006
	Kurz- und Fokaltherapie	Balint et al. 1973, Malan 1972, Davanloo 1990, Sifneos 1987, Luborsky 1999, Sampson u. Weiss 1983, Strupp u. Binder 1991
	Imaginative Psychotherapie	Leuner 1985, Reddemann 2008
	Supportive Psychotherapie	Freyberger et al. 1996, Rockland 1989
Analytische Psychotherapie		
Psychodynamische Gruppentherapien		
	Analytische Gruppentherapie	
	Tiefenpsychologisch fundierte Gruppentherapie	
	Psychoanalytisch-interaktionelle Gruppentherapie	
Psychodynamisch orientierte Paar- und Familientherapie		
Psychodynamisch orientierte Beratung		
Nichtverbale psychodynamisch orientierte Psychotherapieverfahren		
	Gestaltungstherapie	
	Kunsttherapie	
	Körpertherapeutische Verfahren	
	Musiktherapie	
Stationäre/teilstationäre Psychotherapie		
Kinder- und Jugendlichenpsychotherapie		

- das somatische Erklärungsmodell in psychosomatischer Richtung erweitern
- psychische Begriffe wie Belastung, Überforderung, Stress in das Krankheitsverständnis einführen
- mit körperlichen und psychischen Belastungsgrenzen verantwortlich umgehen lernen
- Aufmerksamkeit für Körpervorgänge reduzieren; das Interesse an der Umwelt fördern
- bestmögliche Lebensqualität erreichen, auch bei Fortbestehen der Symptomatik
- Chronifizierung und Selbstschädigung durch repetitive Diagnostik und riskante Therapien verhindern

Zudem wird die tiefenpsychologisch orientierte Psychotherapie der besonderen Herausforderung im Umgang mit Patienten mit somatoformen Störungen beim Aufbau einer **tragfähigen therapeutischen Beziehung** gerecht. Da bei vielen der Patienten frustrane Behandlungsvorerfahrungen vorliegen, sind sie ausgesprochen misstrauisch gegenüber jeglicher Annäherung. Therapeutisch bedeutet dies für die Behandler, sich in der Anfangsphase aktiv um eine tragfähige Beziehung zu bemühen und distanzierte Interpretationen oder Deutungen zu unterlassen.

Symptombezogene Ziele sind in psychodynamischer Perspektive nicht nur wegen des Leidensdrucks des Patienten von primärer Wichtigkeit, sondern gerade auch weil die gemeinsame Orientierung von Therapeut und Patient auf die Linderung der Symptome ein wichtiges Mittel in der Erarbeitung eines tragfähigen Arbeitsbündnisses darstellt. Darüber hinausgehende, nicht mehr unmittelbar symptombezo-

Tab. 33.2 Psychodynamische Grundannahmen

Grundannahmen	Erläuterungen
Psychologie des Unbewussten und Paradigma der frühen Objektbeziehung: unbewusster Konflikt, unbewusste Fantasie, pathogene Überzeugung auf dem Hintergrund früher Objektbeziehung	Der unbewusste Konflikt resultiert aus ungelösten Konflikten, Belastungen, traumatischen Erfahrungen etc. insbesondere aus der frühen biografischen Entwicklung, vor allem dann, wenn der unbewusste Konflikt aus dem subjektiven Erleben belastender Ereignisse resultiert, welche die Bewältigungs- und Abwehrkompetenz überfordert haben; die daraus resultierenden unbewussten Fantasien und pathogenen Überzeugungen bestimmen die Motivationen und Handlungen in wichtigen Lebenssituationen, der unbewusste Konflikt wird kontinuierlich »reinszeniert«
Paradigma ich- und selbstpsychologischer Entwicklungsdynamik: Entwicklungshemmung, Entwicklungsdefizit, Selbstwertstörung	Unbewusste Konflikte, Traumatisierungen, unbewusste Fantasien und pathogene Überzeugungen können zu Entwicklungshemmungen in bestimmten Entwicklungslinien und -bereichen bis hin zu Entwicklungsdefiziten führen mit einer Reduzierung und Beeinträchtigung eines angemessenen Selbstwertgefühls; im extremen Fall entsteht als Folge von selbstwertregulierenden Gegenmaßnahmen eine narzisstische Persönlichkeitsstörung, im durchschnittlichen Fall resultiert ein beeinträchtigtes Selbstwerterleben
Heilung und Besserung durch Einsicht und positive Beziehungserfahrung	Hilfreiche Beziehung als Grundlage des Therapieprozesses: therapeutische Nutzung von Übertragung und Gegenübertragung

gene Ziele können dann im Therapieverlauf vereinbart werden, wenn sie sich als relevant und realistisch herauskristallisieren.

Weiterhin weist die tiefenpsychologisch orientierte Psychotherapie schon immer auch einen methodenintegrativen Charakter auf, worauf schon die Vielfalt der in Tab. 33.1 dargestellten Verfahren hinweist, und hat entgegen einer vordringlich problem- und störungsorientierten eine entschieden **ressourcenorientierte Ausrichtung**.

Die Aktivierung der persönlichen Ressourcen im Sinne von Grawe (1998) ist eine der wesentlichen Wirkfaktoren auch bei der Behandlung von Patienten mit chronischem Schmerz.

33.3 Psychodynamisches Vorgehen

Aus psychodynamischer Sicht ist die Gestaltung der **Initialphase** der Psychotherapie von zentraler Bedeutung. Patienten mit chronischem Schmerz suchen typischerweise nicht aus eigener Motivation eine fachpsychotherapeutische Hilfe auf. Sie fühlen sich überwiesen, kommen meist mit erheblichem Misstrauen – oder überstiegenen Erwartungen – und letztlich ist bereits die Überweisung in die Psychotherapie für sie eine Bestätigung, in ihren körperlichen Beschwerden nicht ernst genommen und als »Simulant« abgestempelt zu werden. Diese Patienten sind gewöhnlich von einer körperlichen Ursache ihrer Beschwerden überzeugt und widersetzen sich dann auch den Versuchen, die Möglichkeit einer psychischen Ursache oder eines psychosomatischen Hintergrundes überhaupt nur in Erwägung zu ziehen. Dies gilt auch dann, wenn Beginn und Fortdauer der Symptome für den Beobachter eine enge Beziehung zu belastenden Lebensereignissen, Schwierigkeiten oder Konflikten aufweisen.

Bei der Erstuntersuchung geht es zunächst um die grundsätzliche Entscheidung für ein bewältigungsorientiertes oder kausallösungsorientiertes Vorgehen.

33.3.1 Bewältigungsorientiertes Vorgehen

Ein bewältigungsorientiertes Vorgehen ist bei chronischen Schmerzzuständen angezeigt, die sich aus einem tatsächlich vorliegenden somatischen Befund, etwa bei einer Krebserkrankung, nicht ausreichend erklären lassen. Dabei geht es häufig um das Verhältnis von äußerer und innerer Realität der Patienten. **Äußere Realität** meint die **Naturgeschichte der Krankheit** mit all ihren medizinischen und psychosozialen Folgen, **innere Realität** meint die **subjektive Bedeut-**

samkeit, die der Kranke seiner Erkrankung vor dem Hintergrund seiner **Lebensgeschichte** zuschreibt. Die Naturgeschichte der Krankheit kann eng mit der Lebensgeschichte des Kranken verbunden sein.

Fallbeispiel 1

Bei einer Patientin mit einem hoch differenzierten Liposarkom einer Gesäßhälfte mit Resektion im Bereich der rechten Glutealmuskulatur ist das von ihr beklagte Ausmaß an Schmerzen weder aus dem klinischen Befund noch aus der Medikation erklärbar. Sie verlangt immer stärkere Medikamente, die sie dann aber nicht zuverlässig einnimmt. Vorwurfsvoll fordert sie Termine in immer kürzeren Abständen, für die Onkologen wird sie zunehmend zur Belastung.

Erst das ausführliche Gespräch kann zutage fördern, dass der Schmerz auch eine andere Ebene hat, die mit ihrer Lebensgeschichte zusammenhängt.

Sie war immer stolz auf ihren als »makellos« erlebten Körper. In ihrer durch Kränkung und Entwertung belasteten Kindheit und Jugend hatte sie sich immer mit der geheimen Fantasie getröstet, dass sie einmal Tänzerin werde, um damit Aufmerksamkeit zu bekommen und bewundert zu werden. Diesen Wunsch konnte sie tatsächlich vorübergehend realisieren, wenn auch unter nicht sehr glücklichen Umständen. Mit dieser geheimen Fantasie konnte sie sich noch als Erwachsene in seelischen Nöten und bei Krisen trösten.

Nach der Operation erlebt sie nicht nur tiefe Scham darüber, dass sie ihren Körper als »unwiederbringlich beschädigt« erlebt und sich deshalb entwerten muss. Sie kann auch nicht mehr auf die sie tröstende Fantasie, Tänzerin zu sein, zurückgreifen, und damit bei Krisen nicht mehr auf einen wichtigen Bewältigungsmechanismus bauen – eben die Fantasie, eine Tänzerin zu sein –, die sich zuvor für ihre Lebensbewältigung bewährt hatte.

Vor diesem Hintergrund hat das Schmerzerleben eine existenziell wichtige Funktion für die Patientin: Es schützt sie vor der Scham; sie vermeidet durch den Schmerz, mit dem Arzt über sie beschämende Dinge sprechen zu müssen. Zudem hat das Schmerzerleben – so paradox das auch erscheinen mag – auch die tröstende Funktion ihrer ehemals narzisstischen Fantasie übernommen. Das Schmerzerleben ist zum Inhalt ihres Lebens geworden, wobei sie sich damit gleichzeitig viel Aufmerksamkeit und Zuwendung sichern kann. Es ist übrigens in der Psychotherapie aus den genannten Gründen nicht gelungen, ihr die Schmerzen zu nehmen.

Ein bewältigungsorientiertes Vorgehen kann auch bei einer eindeutig psychosomatischen Genese des chronischen Schmerzerlebens im Vordergrund stehen, wenn der unbewusste Konflikt, die unbewusste Fantasie und die pathogenen Überzeugungen nicht »bewusstseinsfähig« sind, etwa vor dem Hintergrund schwerer traumatischer Erfahrungen durch Gewalt und/oder Missbrauch in der Biografie. Es sind dann das Ausmaß der Belastung und die Gefahr einer zu starken **psychischen Labilisierung** durch die Reaktivierung der traumatischen Situationen abzuwägen; daraus ergeben sich Grenzen für das psychodynamische Vorgehen. Dabei kann die Festlegung eines klaren symptombezogenen Fokus hilfreich sein.

Fallbeispiel 2

Eine 55-jährige Patientin wird uns durch die interdisziplinäre Schmerzambulanz vorgestellt, weil bisherige Therapieversuche sich als nicht ausreichend erwiesen haben; psychotherapeutische Vorerfahrungen habe sie nicht. In der biografischen Anamnese wird rasch deutlich, dass sie in ihrer Lebensentwicklung vor dem Hintergrund gravierender enttäuschender Beziehungs- und Verlusterfahrungen die Überzeugung entwickelte, sich am besten auf sich selbst verlassen zu können. Ihr Vater hatte kurz nach ihrer Geburt Suizid begangen, ihre Mutter war an Krebs erkrankt, als die Patientin 14 Jahre alt war, sodass sie auf Bitten der Mutter ihre Ausbildung abgebrochen hatte, um die Mutter zu pflegen. Später verlor sie ihren Ehemann durch Unfalltod und sorgte alleinerziehend für ihre Tochter.

In der aktuellen Lebensphase lebt sie in einer tragfähigen Partnerschaft, ist aber in der Folge einer schweren körperlichen Erkrankung (Darmresektion bei perforierter Sigmadivertikulose mit nachfolgender Lungenembolie), die sie vor 1½ Jahren erlitten hat, weiterhin nur eingeschränkt belastbar. Sie leidet unter einem »Ganzkörperschmerz«.

Ihre aktiven, teils kämpferisch wirkenden und gleichzeitig stark verunsicherten Bewältigungsbemühungen drücken sich zu Beginn der Behandlung auch szenisch aus: Ihre Hilfsbedürftigkeit wird durch das Gehen am Rollator deutlich, andererseits wirkt eine Orthese, vom Daumen über Handgelenk bis zum Unterarm reichend (zur Entlastung bei Karpaltunnelsyndrom) »wie eine Rüstung« zur Abwehr weiterer Schläge.

Nach 3 Wochen wird in der stationären Behandlung der folgende Fokus formuliert: »Ich möchte mehr Selbstwertgefühl haben. Für mich ist wichtig, dass ich mit meinen Schmerzen umgehen verstehe. Ich möchte lernen, Nein zu sagen, und dieses Recht auch durchzu-

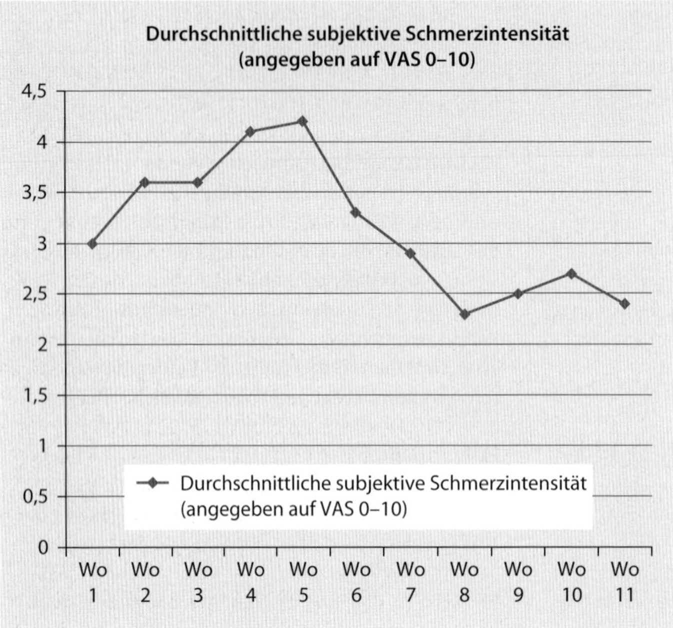

Abb. 33.1 Grafische Darstellung der Angaben zur Schmerzintensität der Patientin aus Fallbeispiel 2 im Schmerztagebuch. *VAS* Visuelle Analogskala, *Wo* Woche

setzen. Meine Schmerzen dürfen für mich nicht mehr vordergründig sein. Mein Körper gibt mir Signale in Form von Schmerzen, deshalb möchte ich erreichen, auf diese Signale zu achten. Es wäre schön, wenn ich es erreichen könnte, mich selbst zu mögen. Ich möchte meine Grenzen erkennen, mich zurücknehmen und nicht mehr das Gefühl haben, ausgegrenzt zu sein. Ein großer Wunsch von mir ist es, den Rollator nicht mehr zu brauchen.«

In ihr Schmerztagebuch (Abb. 33.1) trägt die Patientin mindestens 3-mal täglich ihre Schmerzintensität ein, bewertet auf einer visuellen Analogskala von 0–10 (0=kein Schmerz, 10=stärkster vorstellbarer Schmerz).

Zu erkennen ist, dass die Schmerzintensität in den ersten Behandlungswochen meist mit 3–4 angegeben wird. Die Erarbeitung des oben wiedergegebenen Behandlungsfokus mit der eigenen Formulierung der Patientin erfolgt nach 3 Wochen, das heißt, hier zeigt sich bereits ein psychosomatisches Symptomverständnis, die Patientin hat für sich selbst Anliegen für die psychosomatische Behandlung entwickeln können. Die Schmerzintensität ist zu diesem Zeitpunkt noch nicht erkennbar gebessert, dies verändert sich aber in den darauffolgenden Wochen der insgesamt 12-wöchigen Behandlungszeit.

Die Patientin profitiert sehr von der Behandlung, benötigt u. a. tatsächlich den Rollator nicht mehr. Gegen Ende der Behandlung führt die Patientin bei verbesserter Stimmung, Selbstwirksamkeitserwartung und Selbstakzeptanz Eintragungen in ihr Schmerztagebuch nicht mehr regelmäßig durch, da die Schmerzen, so wie sie es sich in ihrem Fokus erhofft hat, für sie nicht mehr »vordergründig« sind.

33.3.2 Kausal-lösungsorientiertes Vorgehen

Mit dem kausal-lösungsorientierten Vorgehen wird eine überwiegend psychische Verursachung der Beschwerden vorausgesetzt. Zu Beginn des kausal-lösungsorientierten Vorgehens ist es für den therapeutischen Prozess von entscheidender Bedeutung, ob es gelingt, die Grundlage für eine hilfreiche Beziehung zu schaffen. Wichtige Aspekte dafür sind das **Ernstnehmen der Symptome**, das Akzeptieren der **subjektiven Realität** gegenüber der objektiven Realität und die Förderung der Bereitschaft zu einem **biopsychosozialen Eigenverständnis** bei den Patienten.

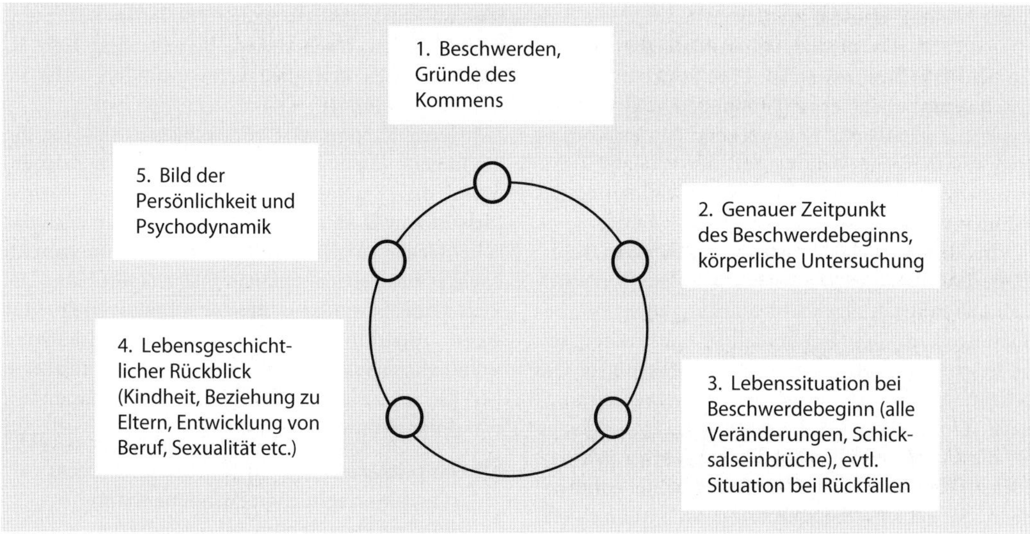

Abb. 33.2 Psychodynamische Diagnostik

Bei Patienten mit chronischem Schmerz ist in der Regel zunächst ein eher niederschwellig-pragmatischer diagnostischer Zugang auf der Grundlage der biografischen Anamnese unter tiefenpsychologischen Gesichtspunkten notwendig, der einen zeitlichen Raum von wenigstens 45 min erfordert, unter Umständen mehr.

Viele Patienten werden überwiesen mit dem Hinweis **»organisch o. B., Psychosomatik«**. Statt einer reinen **Ausschlussdiagnostik** geht es in der psychodynamischen Diagnostik um eine **positive Diagnostik,** das heißt, dass ein psychosomatischer Zusammenhang der Erkrankung grundsätzlich durch positive Hinweise zu sichern ist. Der Ablauf des diagnostischen Vorgehens ist in Abb. 33.2 skizziert (mod. nach Bräutigam et al. 1992) und wird an dem Fallbeispiel Herr K. erläutert.

Zuerst erfolgt eine sorgfältige **Klärung der Beschwerden (Schritt 1** in Abb. 33.2), wobei der Fokus auf die **subjektive Realität** gegenüber der objektiven Realität gerichtet ist.

Fallbeispiel 3 – Teil 1

Herr K., ein 48-jähriger Computerfachmann, wird von der interdisziplinären Schmerzkonferenz einer Universitätsklinik vorgestellt. Es handelt sich um einen hochgewachsenen, kräftigen Mann, der über quälende Kopfschmerzen klagt.

Seit 4 Jahren befinde er sich fast durchgängig in ärztlicher Behandlung: Hausarztpraxis, Neurologie, Kopfschmerzambulanz, Schlaflabor, Schmerztagesklinik, Urologie, ferner 12 Wochen stationäre Therapie in einer psychiatrischen Universitätsklinik, zunächst unter der Diagnose bipolare Störung, die dann in die Diagnose einer schweren depressiven Episode geändert wurde, anschließend 4 Wochen verhaltenstherapeutische stationäre Behandlung in einer Rehabilitationsklinik. Fazit: Alle Behandlungen sind ohne wesentlichen Erfolg geblieben.

Herr K. bringt selbst eine umfangreiche Aktenlage mit in das Erstgespräch. Sie enthält die ausführlichen Befunde der verschiedenen Fachärzte für Neurologie, Psychiatrie, Psychotherapie, u. a. auch aus einer psychosomatischen Universitätsklinik. Sämtliche Behandlungen haben nach Aussage des Patienten keinen wesentlichen Einfluss auf die Symptomatik gehabt, zum Teil sei es sogar zu einer Verschlechterung gekommen. Er ist völlig von einer somatischen Ursache seiner Schmerzen überzeugt und fühlt sich wegen der wiederholten Feststellung »Sie haben doch nichts« als »Simulant« hingestellt. Erschwerend für seine Situation ist, dass er mit einer Versicherung auch um die Anerkennung seiner Berufsunfähigkeit kämpft, ihm werde eine »Rentenneurose« unterstellt.

Subjektive (innere) Realität, also die Wahrnehmung der Beschwerden und die Bedeutungen, die der Kranke seinen Beschwerden zuschreibt, und **objektive (äu-**

ßere) Realität, also die ärztlichen Befunde vor dem Hintergrund aller medizinischen Maßnahmen, klaffen bei Herrn K. auseinander. Er fühlt sich mit seinen Beschwerden nicht ernst genommen und erwartet das Urteil »Simulant«. Entsprechend fällt im Kontakt eine misstrauische Haltung auf, der Patient möchte sich nicht so recht auf eine genaue Schilderung des Schmerzerlebens einlassen.

Im diagnostischen Vorgehen wird Herrn K. erklärt, dass die **objektive Realität** aller medizinischen Befunde in der jetzigen Untersuchung nicht von Bedeutung ist, da diese bisher nicht geeignet waren, seine Beschwerden zu erklären und zu beseitigen. Das bedeute ja nun nicht, dass er die Beschwerden nicht habe (**Ernstnehmen der Symptome**). Im Gegenteil sei diese subjektive Realität seines Schmerzerlebens ebenso real wie ein körperlich verursachter Schmerz, denn »Sie haben ja die Schmerzen, auch wenn es jetzt noch keine Erklärung dafür gibt. Das ist jetzt für uns unwichtig, da es darum geht, zuerst einmal Ihre Schmerzwahrnehmungen zu verstehen«.

In diesem Zusammenhang wird auch seine Beschämung und Empörung darüber thematisiert, dass er sich als »Simulant« hingestellt fühlt, »der es nur auf das Geld der Versicherung abgesehen hat«. Herr K. wird ermutigt, seine Schmerzen jetzt einmal ganz genau so zu schildern, wie er sie erlebt, »auch wenn Sie Angst davor haben, dass Sie gesagt bekommen, das kann doch gar nicht sein, Ihre Schmerzen«. Schon jetzt ist ein Hinweis hilfreich, dass das Schmerzempfinden bei verschiedenen Menschen ganz unterschiedlich sein kann, und dass es auch so etwas gibt wie eine »Begabung für Schmerzwahrnehmung« (**erste Förderung der Bereitschaft zu einem biopsychosozialen Eigenverständnis**).

Fallbeispiel 3 – Teil 2

Herr K. schildert auf diese Intervention hin, dass er unter quälenden beidseitigen Kopfschmerzen in Verbindung mit ausgeprägten Konzentrations- und Merkfähigkeitsstörungen leide. Diese Kopfschmerzen würden im Nacken mit einem »stechenden Schmerz wie Messerstiche im Kopf« beginnen, sie »verbreiten« sich dann über den ganzen Schädel und »beißen sich dort fest«. Zudem habe er »viele Gedächtnislücken« und es bestehe eine extreme Lärmempfindlichkeit. Er verspüre ständig eine ausgeprägte innere Unruhe und habe quälende, sich wie »Endlosschleifen« wiederholende Albträume in Verbindung mit Schlafstörungen.

Herr K. nimmt sich für seine ausführliche Schilderung eine ganze Therapiesitzung, es fallen eine Redundanz und das Fehlen von Affekten auf, die **»Endlosschleifen«** und eine starke Erregung sind in der Beziehung direkt spürbar. Nach seinem Bericht wirkt Herr K. einerseits erleichtert, aber auch verwundert, »dass Sie mir da so zuhören«.

Herrn K. wird jetzt vorgeschlagen, sich für die kommende Sitzung Gedanken darüber zu machen, wann die Beschwerden genau begonnen haben (**Schritt 2** in ◘ Abb. 33.2), dabei solle er sich auch darüber Gedanken machen, ob er solche Schmerzen im Laufe seines Lebens schon einmal verspürt habe. Die Zielsetzung ist zunächst, ihn **zur subjektiven Realität zu ermutigen** und mit der Aufmerksamkeitslenkung auf mögliche biografische Ereignisse auch schon seine Bereitschaft zu einem **biopsychosozialen Eigenverständnis** zu fördern.

> **Das primäre Ziel im diagnostischen Prozess ist es, einen zeitlichen Zusammenhang zwischen dem Beginn der Schmerzsymptomatik und einem biografisch fassbaren Ereignis aufzufinden und einen psychodynamisch verstehbaren Zusammenhang zu der Symptombildung herzustellen – oder aber dessen Fehlen zu registrieren (Schritt 3 in ◘ Abb. 33.2).**

Ein zusätzliches Ziel ist, den **Patienten als Mitarbeiter** zu gewinnen, d. h. ihn für die gemeinsame diagnostische und psychotherapeutische Arbeit zu gewinnen und zu motivieren. Das fördert die Entwicklung einer hilfreichen Beziehung.

Fallbeispiel 3 – Teil 3

Herr K. berichtet in der nächsten Sitzung, die Symptomatik sei erstmalig vor 5 Jahren aufgetreten, den genauen Zeitpunkt könne er aber nicht benennen, es habe sich »schleichend« entwickelt. Er habe aber immer schon bei Belastungen mit Kopfschmerzen reagiert, im Laufe der Jahre sei es »immer toller« geworden. Er könne sich aber nicht erinnern, solche Schmerzen wie jetzt einmal gehabt zu haben.

Nach längerem Zögern bringt er dann seine Symptomatik mit einer ihn »extrem belastenden beruflichen Situation« in Verbindung, allerdings mit einer deutlich wahrnehmbaren Abneigung. Erst nach mehreren Anläufen schildert er sichtlich bewegt: Als internationaler Computerspezialist habe er mit 2 befreundeten Kollegen eine eigene Firma gegründet, die schnell gewachsen sei, in eine Aktiengesellschaft umgewandelt wurde mit der Absicht, an die Börse zu gehen. Wegen verschiedener Umstände, die er vor allem den Kollegen anlastet, habe aber Konkurs angemeldet werden müssen.

Als der Patient diese Umstände schildert, wird durch sein Verhalten und seine emotionale Reaktion offensichtlich, dass er sich damals in einer Situation größter Ohnmacht und Hilflosigkeit befunden haben muss. Der große, kräftige Mann verliert völlig die Fassung, kann kaum über die Ereignisse sprechen und klagt über »unerträgliche Kopfschmerzen«. Er wirkt fast wie ein kleiner, völlig verängstigter Junge, was in einem geradezu krassen Widerspruch steht zu seiner sonst bestimmten, eher kraftvollen und dominanten Ausstrahlung.

Erst später, in einem der nachfolgenden therapeutischen Gespräche, kann er dann – allerdings jedes Mal unter Tränen und mit stockender Stimme – über seine damalige »extreme Angst« sprechen, »dass meine Frau mich verlässt«, was offensichtlich völlig unbegründet war.

Zur aktuellen Lebenssituation des Patienten (**Schritt 4** in ◘ Abb. 33.2) ist zu ergänzen, dass er seit 5 Jahren verheiratet ist, er lernte 19-jährig seine damals 18-jährige Frau kennen. Das Ehepaar hat keine Kinder, lebt finanziell gut abgesichert in einem Eigenheim. Es fällt eine fast vollständige Amnesie für seine Kindheit und weite Teile der Jugend auf, diese Zeit wirkt wie ausgestanzt. Zuerst gibt Herr K. lediglich an, 3 Geschwister zu haben (1 Schwester 1 Jahr älter, 1 Schwester 1¾-Jahr jünger, 1 Bruder 2 Jahre jünger). Die Mutter lebe noch.

Fallbeispiel 3 – Teil 4

Eher beiläufig erwähnt Herr K., sein Vater sei »erschlagen« worden, als er 5–6 Jahre alt gewesen sei, genaue Erinnerungen daran habe er nicht. Darauf angesprochen, ist es offensichtlich, dass er darüber hinweggehen möchte. In der Schule habe er sich lange Zeit nach dem Tod des Vaters schwer getan, habe schlechte Leistungen erbracht. Dann habe er sich nach anfänglichen Schwierigkeiten als technischer Zeichner sehr gut entwickelt, was er auf die persönliche Förderung durch einen Berufsschullehrer (»Das war mein Mentor«) zurückführt. »Das hat mich angespornt«, er war, wie er mit Stolz berichtet, dann im Informatikstudium »einer von 6 unter 100 gewesen, die es geschafft haben«.

Im weiteren Berufsleben habe er allerdings mit Vorgesetzten immer Schwierigkeiten gehabt, da er diese oft als »unzuverlässig« erlebt habe. Für ihn sei es wichtig, »die Sachen selbst zu steuern«, und »was ich selbst mache und kontrolliere, kann nicht schief gehen«. Deshalb habe er sich dann selbstständig gemacht, die Firma sei bald von 5 auf 40 Mitarbeiter gewachsen. Bis es dann zu den Problemen kam.

Herr K. wurde stationär mit einem multimodalen Behandlungsansatz auf psychodynamischer Grundlage behandelt. Die psychodynamische Hypothese (**Schritt 5** in ◘ Abb. 33.2) lautet: Der Patient hat einen aktiven Bewältigungsstil, er ist gewohnt, Probleme aktiv anzugehen und anhand seiner guten Ressourcen mit Intelligenz und Kraft zu lösen. Die sich überstürzenden beruflichen Ereignisse bezüglich seiner Firma haben ihn in eine existenziell bedrohliche Situation gebracht, da er erleben musste, dass seine bisher funktionierenden »Instrumente« zur Bewältigung von Krisen nicht mehr ausreichend funktionierten, um Gefahr abzuwenden. Diese Ereignisse waren geeignet, den Patienten zu traumatisieren, weil er sich hilflos »in einer Sackgasse« gefühlt hat, in welcher seine sonst guten Bewältigungsstrategien völlig scheiterten. Hinzu kam eine existenzielle Angst, seine Frau zu verlieren.

Die Symptomatik wird im Sinne einer chronischen Belastungsreaktion verstanden. Bei der **Bearbeitung dieser Belastungsreaktion** wird dem Patienten klar, dass er entgegen seiner bisherigen Auffassung selbst ganz gut, d. h. ohne großen existenziellen Schaden, aus dem beruflichen Debakel herausgekommen ist. Die Behandlung erfolgte zu der Zeit eines berichteten Flugzeugabsturzes vor der kanadischen Küste. Für den Patienten bildete sich die innere Vorstellung, seinen »Flieger Firma trotz Rauches im Cockpit sicher auf die Erde gebracht« zu haben, was zu einer Besserung der Beschwerden führte, die aber immer noch vorhanden waren.

Den weiteren Behandlungsverlauf bestimmten die folgenden Ergänzungen zur Anamnese, die erst nach und nach im Rahmen der Behandlung in Erfahrung zu bringen waren.

Fallbeispiel 3 – Teil 5

Der Vater von Herrn K., 1895 geboren, sei Polier gewesen, die Mutter 1930 geboren. Beide Eltern stammen aus dem »Osten«, haben sich im Übergangslager kennengelernt. 1961 sei der Vater von einem Nachbarn, der sich durch die jüngere Schwester des Patienten gestört fühlte, mit einem Stock erschlagen worden. Hierzu sagt Herr K., er sehe den Vater wie in einem »flash«. Er wisse nur noch – oder habe erzählt bekommen –, wie »ich mein Messer nehmen wollte, um den Polen zu erstechen«, man habe ihn davon abhalten müssen. Genau erinnere er die Ereignisse nicht. Der Vater sei »vor unseren Augen verblutet« und ist wohl kurz darauf verstorben. Der Täter sei in den »Knast« gekommen. Mit der Mutter habe er bisher nicht darüber gesprochen.

Nach dem Tod des Vaters müsse er angefangen haben, viel zu essen, sei vorher »normal dünn« gewesen, dann jedoch »sehr dick« geworden. Die Mutter habe nach dem Tod des Vaters nicht wieder geheiratet. Der Bruder komme im Leben ganz gut klar, beide Schwestern hätten viele, teils auch psychische Probleme in ihrem Leben.

Aus psychodynamischer Sicht ist es bei dem Patienten in der erlebten »existenziellen Bedrohung« der aktuellen Belastungssituation durch die Insolvenz seiner Firma (aktueller Konflikt) zu einer Reaktivierung der unverarbeiteten traumatischen Situation um die Ermordung des Vaters (unbewusster Konflikt) gekommen. Die längerfristige Aufarbeitung seiner forciert autonomen Haltung (»Ich will die Sachen selbst steuern«, »Was ich selbst mache und kontrolliere, kann nicht schief gehen«), seiner existenziellen Verunsicherung (»Vielleicht krieg ich den Flieger doch nicht runter«) und der dadurch erlebten **Ohnmacht und Hilflosigkeit** schon während der stationären Behandlungszeit sowie die Fortsetzung in einer einzeltherapeutischen Nachbehandlung hat zu einer deutlichen Besserung aller Beschwerden geführt.

Ein sehr wesentlicher Aspekt war dabei, dass Herr K. ausreichend Vertrauen zu dem behandelnden Therapeuten fassen, sich ihm anvertrauen und auch ein Stück weit überlassen konnte. Im Übertragungsgeschehen verglich er den Therapeuten einmal mit seinem **Mentor**.

33.4 Wirksamkeit psychodynamischer Therapieverfahren

Söllner u. Schüßler (2001) fanden in einer umfassenden Literaturrecherche zwischen 1980 und 2000 6, davon 4 randomisierte, kontrollierte Studien zur Wirksamkeit psychodynamischer Therapieverfahren bei Schmerzpatienten, 2 weitere randomisierte kontrollierte Studien kamen in den Jahren 2000 bzw. 2003 hinzu (Svedlund et al. 1983, Pilowsky und Barrow 1990, Guthrie et al. 1991, Egle et al. 1992, Baldoni et al. 1995, Bürkle-Storz 1996, Hamilton et al. 2000, Creed et al. 2003). Die jeweiligen Kontrollgruppen erhielten eine der folgenden Therapieformen: den medizinischen Standard supportive Psychotherapie, in 1 der Studien supportive Therapie + Amitriptylin oder Placebo (Pilowsky u. Barrow 1990) und in 1 weiteren Studie Paroxetin oder Standardtherapie (Creed et al. 2003).

Die Ergebnisse zeigten, dass in 5 der 8 genannten Studien die Therapiegruppe mit psychodynamischer Kurz- bzw. Fokaltherapie in Einzel- und/oder Gruppenform eine **signifikant bessere Schmerzreduktion** erreichte als die jeweilige Kontrollgruppe. In der Studie von Bassett u. Pilowsky (1985) war der Unterschied hinsichtlich der Schmerzreduktion bei chronischen therapieresistenten Schmerzen verschiedener Lokalisation in der Therapiegruppe (46%) gegenüber der Kontrollgruppe (11%) zwar zunächst nicht signifikant, eine signifikante Verbesserung war aber nach 1 Jahr hinsichtlich Verminderung der Schonhaltung und Steigerung der Aktivität nachweisbar. Es handelte sich um eine psychodynamische Kurzzeittherapie, verglichen mit 6 Sitzungen einer kognitiven Form supportiver Therapie.

In der randomisierten Studie von Creed et al. (2003) war zunächst die Psychotherapie gleich wirksam wie Paroxetin in der Behandlung bei schwerem Reizdarmsyndrom, in der Follow-up-Periode führte aber allein die Psychotherapie, nicht die Behandlung mit Paroxetin, zu einer signifikanten Reduktion der Gesundheitskosten im Vergleich zur Standardbehandlung.

Eine aktuellere Einschätzung der Bedeutsamkeit und Effektivität psychodynamischer Verfahren in der Schmerztherapie ist zu finden in einem Cochrane Review von 2006, erläutert in einem Letter to the Editor durch den damaligen Erstautor Abbass (2008): Es wurden 24 veröffentlichte Studien zur Einzel- und Gruppentherapie bei Patienten mit verschiedenen körperlichen Symptomen bei psychischen Störungen aufgeführt, darunter 9 Studien zur Behandlung chronischer Schmerzen.

Dieses Cochrane Review kommt zu dem Ergebnis, dass sich psychodynamische Kurzzeitpsychotherapie unter Berücksichtigung der Studienlage bei psychischen Störungen als effektiv erwiesen hat, um somatische Symptome zu verbessern; verglichen wurde mit Wartelistenkontrollen und Minimalbehandlung sowohl in kurz- und mittel- als auch in langfristiger Hinsicht.

> **Nach Einschätzung von Abbass besteht ein mäßiger und wachsender Evidenzbeleg für die psychodynamische Therapie bei chronischen Schmerzsyndromen (Abbass 2008).**

Er nennt neben der bereits aufgeführten Studie von Bassett u. Pilowsky (1985) 2 weitere kontrollierte, randomisierte Studien zur psychodynamischen Behandlung von Schmerzpatienten verschiedener chronischer Schmerzpopulationen (Bassler et al. 1994,

Monsen u. Monsen 2000) und eine randomisierte Studie zur Behandlung von Schmerzen bei rheumatoider Arthritis und Sjögren-Syndrom (Poulsen 1991). 4 weitere, nicht randomisierte Studien zeigten signifikante Besserungen unter der psychodynamischen Therapie, verglichen mit Symptommessungen vor Therapiebeginn: Ventegodt et al. (2007) bezogen auf Patienten verschiedener Schmerzentitäten, Barnat (1981) bezogen auf Kopfschmerzen, Hawkins (2003) bezogen auf chronischen Rückenschmerz und Baldoni et al. (1995) bezogen auf Pelvipathie und urethrales Schmerzsyndrom.

Abbass et al. (2008a) schlagen zur Diagnostik und Behandlung emotionaler Faktoren bei chronischen Kopfschmerzpatienten eine **intensive psychodynamische Kurzzeitpsychotherapie** (ISTDP) vor. Ergänzend zu traditionellen diagnostischen Methoden wird in der ISTDP vorgeschlagen, Reaktionen des Patienten auf emotionale Aktivierung zu beobachten, z. B. bereits beim Betreten des Sprechzimmers auf sichtbare Angstsymptome des Patienten zu achten und dann in einer unterstützend erlebten therapeutischen Beziehung emotional belastende Situationen zu explorieren. Dabei biete sich die Gelegenheit, als Arzt und Patient direkt zu verfolgen, wie die reaktivierten Emotionen auch mit Körperreaktionen einhergehen.

Abbass bezieht sich auf 6 randomisierte kontrollierte Studien, die inzwischen mit diesem Verfahren durchgeführt worden sind, u. a. eine Studie zu Veränderungen von Immunmarkern unter der Therapie (Ghorbani et al. 2000) und eine bereits oben benannte Studie von Baldoni et al. (1995) zur Behandlung von chronischen Beckenschmerzen und Urethralsyndromen. Das diagnostische Interview der ISTDP habe sich als effektiv in einer gemischten psychiatrisch-psychosomatischen Patientengruppe erwiesen (Abbass et al. 2008b), auch im Hinblick auf die Reduktion somatischer Symptome. In einer naturalistischen Studie habe sich die ISTDP als effektiv für Patienten mit chronischen Kopfschmerzen gezeigt (Abbass 2002).

> **Die Wirksamkeit tiefenpsychologisch fundierter Psychotherapie ist durch randomisierte kontrollierte Studien gut belegt, auch bei somatoformen Störungen (Leichsenring 2010).**

Söllner u. Schüssler (2001) kommen in ihrer umfassenden Literaturrecherche zu den Jahren 1980–2000 jedoch zu dem Ergebnis, dass trotz grundlegender Beiträge der psychoanalytischen Methode zum Verständnis somatoformer Schmerzstörungen die psychodynamischen Therapieverfahren bei der Behandlung chronischer Schmerzsyndrome **nicht die entsprechende Bedeutung** erlangt haben. Eine der Ursachen sehen sie in der von Psychoanalytikern lange praktizierten Weigerung, das psychoanalytische Standardverfahren zu modifizieren.

Sinnvolle Modifikationen, die in den letzten Jahren vor allem im tagesklinischen und stationären Behandlungsrahmen in ein psychodynamisches Konzept integriert wurden, sind

- die ausreichende Vorbereitung der Psychotherapie in Form von Informationen über ein biopsychosoziales Schmerzverständnis und über das psychotherapeutische Verfahren,
- eine enge Kooperation mit somatisch-medizinischer Versorgung und
- die explizite Formulierung eines Behandlungsfokus in Zusammenarbeit mit dem Patienten, um ein sicheres Arbeitsbündnis herzustellen, das auch ressourcenfördernde Interventionen zur Stützung des Selbstwertgefühls beinhaltet.

Aktive Resonanz des Therapeuten und **erlebnisaktivierende Techniken** (Kreativtherapien wie z. B. Gestaltungstherapie und konzentrative Bewegungstherapie) erleichtern den Patienten den Zugang zur eigenen Affektwahrnehmung. Bei einigen Gruppentherapiemodellen bzw. stationären Modellen werden bewusst die gegenseitige Unterstützung in der Gruppe und die **therapeutische Gemeinschaft** als wichtig erachtet.

Literatur

1 Abbass A (2002) Intensive short-term dynamic psychotherapy in a private psychiatric office: clinical and cost effectiveness. Am J Psychother 56: 225–232
2 Abbass A (2008) Re: short-rerm psychodynamic psychotherapies for chronic pain. Can J Psychiatry 53(10): 710
3 Abbass A, Hancock JT, Henderson J et al. (2006) Short-term psychodynamic psychotherapies for common mental disorders (Cochrane review). In: The Cochrane Library, Issue 4. John Wiley & Sons, Chichester, UK
4 Abbass A, Lovas D, Purdy A (2008a) Direct diagnosis and management of emotional factors in chronic headache patients. Cephalalgia 28(12): 1305–1314
5 Abbass A, Joffres MR, Ogrodniczuk JS (2008b) A naturalistic study of intensive short-term dynamic psychotherapy trial therapy. Brief Treatment Crisis Interv 8: 164–170
6 Baldoni, F, Baldaro B, Trombini G (1995) Psychotherapeutic perspectives in urethral syndrome. Stress Med 11: 79–84
7 Balint M, Ornstein PH, Balint E (1973) Fokaltherapie. Suhrkamp, Frankfurt/M

8 Barnat MR (1981) Short-term psychotherapy and refractory headache. Headache 21(6): 257–260
9 Bassett DL, Pilowsky I (1985) A study of brief psychotherapy for chronic pain. J Psychosomatic Res 29(3): 259–264
10 Bassler M, Krauthauser H, Hoffmann SO (1994) Inpatient psychotherapy with chronic psychogenic pain patients. Psychother Psychosom Med Psychol 44(9–10): 299–307
11 Bräutigam W, Christian P, von Rad M (1992) Psychosomatische Medizin. Thieme, Stuttgart
12 Bürkle-Storz S (1996) Die Wirkung psychoanalytisch-orientierter Gruppenpsychotherapie bei Patienten mit somatoformen und dysfunktionellen chronischen Schmerzsyndromen. Unveröff. Diss., Johannes-Gutenberg-Universität, Mainz
13 Creed F, Fernandes L, Guthrie E, Palmer S, Ratcliffe J, Read N et al.(2003) The cost-effectiveness of psychotherapy and paroxetine for severe irritable bowel syndrome. Gastroenterology 124: 303–317
14 Davanloo H (1990) Short-term dynamic psychotherapy. Jason Aronson, New York
15 Dührssen A (1972) Analytische Psychotherapie in Theorie, Praxis und Ergebnissen. Vandenhoeck & Ruprecht, Göttingen
16 Dührssen A (1988) Dynamische Psychotherapie. Springer, Berlin Heidelberg New York Tokio
17 Egle UT, Heucher K, Hoffmann SO, Porsch U (1992) Psychoanalytisch orientierte Gruppentherapie mit psychogenen Schmerzpatienten. Ein Beitrag zur Behandlungsmethodik. Psychother Med Psychol 42: 79–90
18 Faber FR, Haarstrick R (2008) Kommentar Psychotherapie-Richtlinen, 8. Aufl. Elsevier, München
19 Freyberger H, Nordmeyer J, Freyberger H (1996) Supportive Psychotherapie. In: Mayer AE, Freyberger H, von Kerekjarto MV, Liedke R. Speidel H (Hrsg) Jores Praktische Psychosomatik. Hans Huber, Bern, S 148–160
20 Ghorbani N, Dadsetan P, Ejei J, Motiyan H (2000) The consequences of overcoming resistance and emotional disclosure on lymphocyte T-helper and T-suppressor and psychological pathology. J Psychol (Persian) 3: 368–389
21 Grawe K (1998) Psychologische Therapie, Hogrefe, Göttingen
22 Guthrie E, Creed F, Dawson D, Tomenson B (1991) A controlled trial of psychological treatment for the irritable bowel syndrome. Gastroenterology 100: 450–457
23 Hamilton J, Guthrie E, Creed F, Thompson D, Tomenson B, Bennet R et al. (2000) A randomised controlled trial of psychotherapy in patients with chronic functional dyspepsia. Gastroenterology 119: 661–669
24 Hawkins J (2003) The role of emotional repression in chronic back pain: a study of chronic back pain patients undergoing group psychodynamic psychotherapy as treatment for their pain. PhD Thesis, New York University, New York
25 Heigl-Evers A, Heigl F (1984) Was ist tiefenpsychologische fundierte Psychotherapie. Prax Psychother Psychosom 29: 234–244
26 Heigl-Evers A, Ott J (Hrsg) (1998) Die psychoanalytisch-interaktionelle Methode: Theorie und Praxis. Vandenhoeck & Ruprecht, Göttingen
27 Leichsenring F (2010) Wie wirksam ist das Verfahren? In: Wöller W, Kruse J (Hrsg) Tiefenpsychologisch fundierte Psychotherapie. Schattauer, Stuttgart, S 10
28 Leuner H (1985) Lehrbuch des Katathymen Bilderlebens. Hans Huber, Bern
29 Luborsky L (1999) Einführung in die analytische Psychotherapie. Springer, Berlin Heidelberg New York Tokio
30 Malan DM (1972) Psychodynamische Kurztherapie. Rowolt, Reinbek bei Hamburg
31 Mertens W (2007) Grundlagen psychoanalytischer Psychotherapie. In: Senf W, Broda M (Hrsg) Praxis der Psychotherapie. Ein integratives Lehrbuch. Thieme, Stuttgart, S 196
32 Monsen K, Monsen JT (2000) Chronic pain and psychodynamic body therapy: a controlled outcome study. Psychotherapy 37(3): 257–269
33 Pilowsky I, Barrow CG (1990) A controlled study of psychotherapy and amitryptiline used individually and in combination in the treatment of chronic intractable, »psychogenic« pain. Pain 40: 3–19
34 Poulsen A (1991) Psychodynamic, time-limited group therapy in rheumatic disease – a controlled study with special reference to alexithymia. Psychother Psychosom 56(1–2): 12–23
35 Psychotherapierichtlinien (2009) Richtlinie des Gemeinsamen Bundesausschusses über die Durchführung der Psychotherapie (Psychotherapierichtlinie) in der Fassung vom 19. Februar 2009. Veröffentlicht im Bundesanzeiger 2009, Nr. 58: 1399, in Kraft getreten am 18. April 2009
36 Reddemann L (2008) Psychodynamisch Imaginative Traumatherapie. Klett-Cotta, Stuttgart
37 Rief W, Henningsen P (2007) Somatoforme Störungen. In: Senf W, Broda M (Hrsg) Praxis der Psychothjerapie. Ein integratives Lehrbuch. Thieme, Stuttgart, S 529
38 Rockland LH (1989) Supportive therapy: a psychodynamic approach. Basic Books, New York
39 Rudolf G (2006) Strukturbezogene Psychotherapie: Leitfaden zur psychodynamischen Therapie struktureller Störungen. Schattauer, Stuttgart
40 Rudolf G, Rüger U (2001) Zur Differenzialindikation zwischen tiefenpsychologisch fundierter und analytischer Psychotherapie. Psychotherapeut 46: 216–219
41 Sampson H, Weiss J (1983) Testing hypotheses. The approach of the Mount Zion Psychotherapy Research Group. In: Greenberg L, Pinsof W (ed) The psychoanalytic process: a research handbook. The Gilford Press & Weiss, New York
42 Sifneos PE (1987) Short-term dynamic psychotherapy: evaluation and technique. Plenum Medical, New York

43 Söllner W, Schüßler G (2001) Psychodynamische Therapieverfahren bei chronischen Schmerzerkrankungen. Eine systematische Literaturübersicht. Z Psychosom Med Psychother 47: 115–139
44 Strupp HH, Binder JL (1991) Kurzpsychotherapie. Klett-Cotta, Stuttgart
45 Svedlund J, Sjodin I, Ottosson JO, Dotevall G (1983) Controlled study of psychotherapy in irritable bowel syndrome. Lancet 2: 589–592
46 Ventegodt S, Thegler S, Andreasen T et al. (2007) Clinical holistic medicine (mindful, short-term psychodynamic psychotherapy complemented with bodywork) in the treatment of experienced physical illness and chronic pain. Sci World J 7: 310–316
47 Wöller W, Kruse J (Hrsg) (2010) Tiefenpsychologisch fundierte Psychotherapie. Schattauer, Stuttgart

Medikamentöse Therapie

D. Kindler und M. Burian

In diesem Kapitel werden die **Möglichkeiten und Grenzen der medikamentösen Schmerztherapie** bei Patienten mit chronischen Schmerzen aufgezeigt. Beschrieben werden allgemeine Regeln im Umgang mit Schmerzmitteln. Die Einteilung der analgetisch wirksamen Substanzen wird ausführlich dargestellt. Die Indikation, Wirkmechanismen, Nebenwirkungen und Kontraindikationen der am häufigsten eingesetzten Präparate werden besprochen. Probleme bei der Anwendung und die Gefahr des Fehlgebrauchs werden diskutiert.

34.1 Einführung

Die medikamentöse Behandlung ist eine wichtige Säule der Therapie chronischer Schmerzen, wobei der Einsatz von Analgetika *ein* Baustein im multimodalen Therapiekonzept ist. Eine Monotherapie mit Analgetika ist bei diesem Patientenkollektiv selten sinnvoll.

> **Analgetika greifen über unterschiedliche Mechanismen in die Schmerzentstehung, Schmerzweiterleitung oder Schmerzverarbeitung ein und führen zur Aufhebung, Abschwächung oder Modifikation des Schmerzes.**

Analgetika sind die am häufigsten missbräuchlich verwendeten Medikamente. Sie werden oft unkritisch in hohen Dosierungen, ohne Kenntnis der Tageshöchstdosen, eingenommen. Die typischen Kopfschmerzmittel nehmen eine Spitzenstellung bei dem durch Medikamente verursachten Nierenversagen ein, das im Endstadium zu einer Dialysepflichtigkeit führen kann. Die meisten Patienten sind sich dieser Risiken nicht bewusst, da ein großer Teil der Präparate rezeptfrei erhältlich ist. Bei der Medikamentenanamnese kommt es nicht selten vor, dass Patienten die betreffenden Substanzen nicht benennen und keine oder nur ungenaue Dosisangaben machen können.

34.2 Allgemeine Regeln der Analgetikatherapie

Es gibt einige einfache Grundregeln und Richtlinien für die medikamentöse analgetische Therapie bei Patienten mit chronischen Schmerzen:

- Eine kausale bzw. **kurative Therapie** sollte ausgeschöpft werden; bei einigen Erkrankungen ist eine Schmerztherapie nur überbrückend symptomatisch erforderlich und wird im weiteren Krankheitsverlauf überflüssig.
- Die **Applikation** der Medikamente erfolgt primär oral oder transdermal, d. h. nichtinvasiv.
- Für die meisten Medikamente existieren **Dosisempfehlungen**. Anzustreben ist die niedrigste analgetisch wirksame Dosis beim Patienten. Die Dosis orientiert sich am optimalen Verhältnis zwischen Wirksamkeit und Nebenwirkung.
- Es sollten, wenn verfügbar, bevorzugt **retardierte Präparate** mit langer Wirkdauer verwendet werden.
- Einzeldosen und Dosisintervalle richten sich nach der **Pharmakokinetik** der einzelnen Substanz (richtig: Ibuprofen 3 × 800 mg/Tag, falsch: 6 × 300 mg/Tag). Tageshöchstdosen der einzelnen Präparate müssen beachtet werden.
- Das Dosisintervall richtet sich nach der **Wirkdauer** der jeweiligen Substanz. Falls Schmerzen wiederholt vor der nächsten Dosis auftreten, sollte die Dosis erhöht und nicht das Intervall verkürzt werden (z. B. unzureichende bzw. zu kurze Analgesie unter MST 3 × 10 mg: falsch wäre es, das Intervall auf 4 × 10 mg zu verkürzen; richtig ist eine Dosissteigerung auf 3 × 20 mg).
- **Nebenwirkungen** müssen behandelt werden, z. B. Übelkeit in der Anfangsphase bei einer Opioidtherapie, Abführmittel sind bei Patienten unter einer Opioidtherapie zur Behandlung der Obstipation oft dauerhaft notwendig.
- Die **Wirksamkeit** sollte erst nach einem Behandlungszeitraum von frühestens 1 Woche, bei Koanalgetika auch nach einem längeren Zeitraum beurteilt werden.
- **Unwirksame Medikamente** müssen abgesetzt werden.
- Meist kann durch die Kombination verschiedener Medikamentengruppen die Dosierung der einzelnen Substanz reduziert werden, daher hat eine Kombination oft Vorteile gegenüber einer Monotherapie.
- Medikamentöse und nichtmedikamentöse Therapien sollten kombiniert werden.

34.3 Therapieziel

> **Die Therapieziele müssen mit dem Patienten besprochen werden. Ein realistisches Therapieziel bei chronischen Schmerzerkrankungen ist eine Schmerzreduktion von 30–50%.**

Neben der Schmerzreduktion ist die Verbesserung der Schlafqualität und die damit verbundene gesteigerte **Lebensqualität** anzustreben. Die Verbesserung der Lebensqualität führt zum Erhalt der sozialen Aktivität und des Beziehungsgefüges – bei Einzelnen bedeutet dies v. a. den Erhalt der Arbeitsfähigkeit. Unrealistische Therapieziele führen zur Enttäuschung der Patienten und zur weiteren Chronifizierung.

20–40% der Patienten sprechen nur unzureichend auf eine medikamentöse Therapie an oder leiden an nicht tolerablen **Nebenwirkungen**. Nebenwirkungen treten insbesondere zu Beginn der Therapie und bei Aufdosierung der Medikamente auf. Sie sind im weiteren Verlauf und bei stabiler Dosis meist rückläufig. Um einen Therapieabbruch aufgrund von Nebenwirkungen zu vermeiden, ist eine Aufklärung des Patienten über häufige Nebenwirkungen notwendig.

34.4 Analgetika

Früher wurden die Analgetika nach ihrem **Wirkort** eingeteilt, dabei unterschied man zentrale und peripher wirkende Substanzen. Diese Einteilung ist nicht korrekt. Opioidrezeptoren finden sich sowohl an zentralen wie auch an peripheren Nervenendigungen. Bei den sog. peripher wirkenden nichtsteroidalen Analgetika vom Typ der Azetylsalizylsäure (z. B. Aspirin, Togal) wurden Angriffspunkte im zentralen Nervensystem gefunden, über die es zu einer Analgesie kommt. Daher empfiehlt sich eine Einteilung in Nichtopioidanalgetika und Opioidanalgetika.

34.4.1 Nichtopioidanalgetika

Zu den Nichtopioidanalgetika gehören die häufig eingesetzten und frei verkäuflichen Schmerz- und Rheumamittel wie Azetylsalizylsäure (ASS) und Paracetamol. Sie wirken in unterschiedlichem Maße analgetisch (schmerzlindernd), antipyretisch (fiebersenkend) und antiphlogistisch (entzündungshemmend), Metamizol wirkt zusätzlich noch spasmolytisch (krampflösend). Durch die entzündungshemmende Wirkung sind Nichtopioidanalgetika bei Schmerzen, die entzündlichen Ursprungs sind (z. B. Gelenkentzündungen, Knochenmetastasen) unverzichtbar, sie haben hier oft einen besseren analgetischen Effekt als die Opioide.

Nichtopioidanalgetika werden eingeteilt in **saure**, die sich bevorzugt im sauren Milieu (z. B. Magen oder entzündlichem Gewebe) anreichern, und in **nichtsaure Analgetika**, die sich nicht im entzündeten bzw. sauren Gewebe anreichern. Zu den sauren Analgetika zählen Azetylsalizylsäure, Ibuprofen und Diclofenac. Zu den nichtsauren Nichtopioidanalgetika gehören Metamizol, Paracetamol und die neueren COX-2-Inhibitoren. Unter dem Begriff **NSAR** (nichtsteroidale Antirheumatika; engl.: NSAID – »nonsteroidal antiinflammatory drugs«) werden die sauren Analgetika ohne die Azetylsalizylsäure zusammengefasst. Inzwischen unterscheidet man tNSAR (traditionelle NSAR) und Coxibe.

> **Im Gegensatz zu den stark wirksamen Opioiden existieren bei den Nichtopioidanalgetika empfohlene Tageshöchstdosen (**■ Tab. 34.1**). Wird diese Tageshöchstdosis überschritten, kommt es zu keiner weiteren Wirkungsverstärkung, aber zu einer Zunahme der Nebenwirkungen.**

Fast alle Nichtopioidanalgetika sind als **Tabletten** zur oralen Anwendung und als **Zäpfchen** zur rektalen Anwendung verfügbar, einige können auch **intravenös** verabreicht werden (z. B. Paracetamol, Metamizol und Parecoxib).

Paracetamol (z. B. ben-u-ron)

Paracetamol ist ein **Aminophenolderivat**, es wird zur Behandlung leichter und mittelstarker Schmerzen verwendet. Es wirkt analgetisch und gut fiebersenkend, hat aber keinerlei entzündungshemmende Funktion. Es ist bei Einhaltung der Dosierungsempfehlungen ein sicheres Medikament. Es gilt als Mittel der Wahl bei Kindern und hat als eines der wenigen Schmerzmittel einen festen Platz in der Schmerztherapie bei schwangeren und stillenden Frauen. Neuere epidemiologische Untersuchungen deuten auf ein erhöhtes Risiko zur Entwicklung von allergischen Erkrankungen wie Asthma bronchiale bei Langzeitanwendung in der Schwangerschaft und im frühen Kindesalter hin.

Paracetamol galt lange Zeit als harmloses Schmerzmittel. Neuere Untersuchungen belegen jedoch eine engere therapeutische Breite als bisher angenommen. Bei einer vorgeschädigten Leber sind letale Verläufe durch ein Leberversagen schon bei Tagesdosen von ca. 7 g beschrieben, zusätzliche Risikofaktoren sind Alkoholabusus und Kachexie. Im angloamerikanischen Raum stehen Vergiftungen in suizidaler Absicht mit Paracetamol in der Statistik auf einem vorderen Rang. In den USA waren im Jahr 1998 28% aller akuten Leberversagen durch eine inadäquate Einnahme von Paracetamol verursacht, im Jahr 2003 waren dies bereits 51% (Larson et al. 2005).

Tab. 34.1 Nichtopioidanalgetika

Substanz (Handelsnamen/Auswahl)	Einzeldosis; Maximaldosis pro Tag (mg) bei Erwachsenen	Einnahmeintervall; Applikationswege	Kontraindikation (KI); Nebenwirkungen; Besonderheiten
Paracetamol (z. B. ben-u-ron, Perfalgan)	500–1.000; 4.000	3- bis 4-mal; oral, intravenös, rektal	KI: Leberschädigung und Nierenfunktionseinschränkung; *Cave:* geringe therapeutische Breite
Metamizol (z. B. Novalgin, Novaminsulfon-[…])	500–1.000; 4.000	4- bis 6-mal; oral, intravenös, rektal	Am Beginn der Therapie Blutbildkontrollen bei Agranulozytoserisiko
Flupirtin (z. B. Katadolon)	100; 600	Retardierte Form: 1-mal, unretardiert: 2- bis 3-mal; oral, rektal, parenteral	KI: Enzephalopathie, Cholestase, Myasthenie; Kontrollen der Leberwerte, aktuell Hinweis auf Abhängigkeitspotenzial
Azetylsalizylsäure (z. B. ASS, Aspirin, Togal)	500–1.000; 3.000	3- bis 5-mal; oral, intravenös	KI: Magen-Darm-Blutungen in der Anamnese, Analgetikaasthma; alle tNSAR haben in unterschiedlichem Maße ein Risiko für gastrointestinale und kardiovaskuläre Komplikationen; Beeinflussung der Blutgerinnung; Achtung bei Nieren- und Leberfunktionsstörung, Vorsicht bei Dehydratation insbesondere bei alten Patienten; *Indometacin:* Kopfschmerz und Schwindel häufige zentralnervöse Nebenwirkungen
Ibuprofen (z. B. Dolgit, Dolormin)	400–800; 2.400	2- bis 3-mal; oral	
Diclofenac (z. B. Diclac, Voltaren)	50–100; 150	2- bis 3-mal; oral, rektal, lokal, parenteral	
Naproxen (z. B. Dolormin, Naproxen-[…])	150–200; 600	2- bis 3-mal; oral	
Indometacin (z. B. Amuno)	50; 150	2- bis 3-mal; oral, rektal	
Coxibe			
Celecoxib (z. B. Celebrex)	100–200; 400	1- bis 2-mal; oral	Nebenwirkungen wie NSAR, geringere Inzidenz von gastrointestinalen Komplikationen; *Celecoxib:* Kreuzallergie mit Sulfonamiden; *Parecoxib* nur im Akutschmerz zugelassen
Parecoxib (z. B. Dynastat)	40 (i.v.)	1- bis 2-mal; parenteral	
Etoricoxib (z. B. Arcoxia)	60–120; 120	1-mal; oral	

ASS Azetylsalizylsäure, *KI* Kontraindikation(en), *NSAR* nichtsteroidale Antirheumatika

Problematisch ist, dass Paracetamol häufig in Mischpräparaten und »Grippemitteln« enthalten ist, sodass es bei der Behandlung von fieberhaften Infekten v. a. im Kindesalter auch versehentlich überdosiert werden kann.

Hierzulande ist die Paracetamolintoxikation die häufigste Medikamentenvergiftung im Kindesalter. Eine Verordnung von Paracetamol nach Bedarf ohne Angabe einer Tageshöchstdosis ist deshalb als Kunstfehler anzusehen.

Seit Anfang des Jahres 2009 besteht eine Rezeptpflicht für Paracetamol bei Abgabemengen von mehr als 10 g pro Verpackung, um die Anzahl akzidentieller und suizidaler Vergiftungen zu reduzieren.

Metamizol (z. B. Novalgin, Novaminsulfon-[...])

Metamizol gilt als gut verträgliches, stark wirksames Schmerzmittel. Es ist gut **fiebersenkend**, schwach **entzündungshemmend** und wirkt als einziges Nichtopioidanalgetikum **krampflösend** (z. B. Behandlung der Gallenkolik). Es wird angewendet bei der Therapie starker, akuter, postoperativer Schmerzen, in der Tumorschmerztherapie und bei der Behandlung akuter und chronischer Eingeweideschmerzen (viszeraler Schmerz), etwa bei der Behandlung von Koliken. Bei der intravenösen Applikation ist eine langsame Injektion – besser noch die Verabreichung als Kurzinfusion in einer Trägerlösung – wichtig, da es bei zu schneller Injektion zu starken Blutdruckabfällen bis hin zu lebensbedrohlichen Schockzuständen kommen kann.

Eine auf den ersten Blick banale, in der Dauertherapie aber stark einschränkende Nebenwirkung ist das gelegentlich auftretende, dann aber sehr unangenehme, starke Schwitzen der Patienten. Diese Nebenwirkung führt häufig zum Abbruch der Behandlung mit Metamizol.

Selten tritt unter der Therapie mit Metamizol ein Abfall der weißen Blutkörperchen (Leukopenie) auf, im Extremfall eine Agranulozytose (starke Verminderung der weißen Blutkörperchen <500 Zellen/µl Blut) mit massiver Beeinträchtigung der Immunabwehr. Die Agranulozytose ist der Grund für die fehlende Zulassung von Metamizol in den USA und Skandinavien und der Grund für die Verschreibungspflicht in Deutschland. Bei Läsionen im Rachenraum mit Angina, hohem Fieber und Halsschmerzen unter der Therapie mit Metamizol muss an eine Agranulozytose gedacht und diese ausgeschlossen werden. Problematisch ist insbesondere, dass die oben genannten Symptome wiederum mit Metamizol behandelt werden könnten, da sie dem Indikationsspektrum des Medikaments entsprechen. Die Inzidenz der Agranulozytose wird mit 1:3.000 bis 1:1.000.000 angegeben. Relevante Veränderungen des Blutbildes können jedoch häufiger als bislang angenommen auftreten und machen sowohl in der kurzzeitigen wie auch in der Daueranwendung regelmäßige Blutbildkontrollen notwendig.

ASS, tNSAR und Coxibe

Wirkungsmechanismus der NSAR

NSAR hemmen die Zyklooxygenase (COX), sie hat als Enzym einen zentralen Platz bei der Umwandlung von Arachidonsäure zu Prostaglandinen. NSAR hemmen somit die Prostaglandinsynthese. Die Abkömmlinge des Arachidonsäurezyklus haben zahlreiche Wirkungen auf die **Entzündungsreaktion** des Körpers. Die Zyklooxygenase hat 2 Isoenzyme: COX-1 und COX-2. Viele Nichtopioidanalgetika wie Azetylsalizylsäure (ASS), Naproxen, Ibuprofen u. a. hemmen nichtselektiv beide Isoenzyme, in den letzten Jahren sind selektive COX-2-Antagonisten (Coxibe) wie Celecoxib oder Rofecoxib entwickelt worden. Wegen der fehlenden COX-1-Hemmung treten bei den Coxiben seltener gastrointestinale Komplikationen auf. COX-1 wird an zahlreichen Zellen konstitutiv exprimiert (d. h. es ist ständig vorhanden), während COX-2 durch Zytokine wie Interleukin-1 oder TNF (Tumornekrosefaktor) v. a. am Ort einer Entzündung exprimiert wird.

> **Hauptindikation von NSAR und ASS sind entzündlich verursachte Schmerzzustände, wie Schmerzen durch rheumatoide Erkrankungen und Schmerzen, die durch Veränderungen von Sehnen, Muskeln und Bändern verursacht sind. NSAR werden außerdem in der Behandlung von Kopfschmerzen und bei menstruellen Beschwerden eingesetzt. Unverzichtbar sind sie in der Therapie akuter Schmerzen nach Unfällen, Verletzungen und Operationen.**

Die einzelnen Indikationsgebiete der verschiedenen Substanzen dieser Gruppe überlappen. Spezielle Indikationen sind teils historisch bedingt oder beruhen auf Fragestellungen einzelner Studien. Nicht indiziert, da nicht wirksam sind die NSAR bei der Behandlung von neuropathischen Schmerzen (z. B. Polyneuropathie, Trigeminusneuralgie). Bei einem Therapiezeitraum von mehr als 3 Monaten muss aufgrund des Nebenwirkungsprofils (▶ Abschn. 34.4.1.3.2) die Indikation für diese Substanzgruppe kritisch geprüft werden. Aufgrund des unterschiedlichen Wirkmechanismus ist eine **Kombination mit Opioiden** sinnvoll.

Unerwünschte Wirkungen der NSAR und Coxibe

Durch den Wirkungsmechanismus der NSAR und Coxibe erklären sich die Nebenwirkungen, die mehrere Organsysteme betreffen können. Die meisten

Nebenwirkungen nehmen mit zunehmender Therapiezeit und Dosis zu. Durch die Prostaglandine werden die Nierendurchblutung sowie die Regulation des Wasser- und Elektrolythaushaltes in der **Niere** geregelt. Alle NSAR vermindern die Nierenperfusion, verstärkt wird dieser Einfluss durch erniedrigte Blutdruckwerte sowie einen Flüssigkeitsmangel, der bei alten Menschen sowie postoperativ auftritt.

> **Die tNSAR sind die häufigste Ursache für ein medikamenteninduziertes Nierenversagen. Eine vorgeschädigte Niere kann durch diese Präparate weiter geschädigt werden.**

Im **Gastrointestinaltrakt** wirken die Prostaglandine (PGE_2) protektiv, indem sie die Magen- und Darmschleimhautdurchblutung sowie die Schleimproduktion erhöhen. Hier besteht ein wesentlicher Unterschied zwischen der Wirkung der tNSAR und der Coxibe. Die tNSAR hemmen beide Isoenzyme der Zyklooxygenase und führen dadurch auch zur Hemmung der protektiven PGE_2-Synthese. Coxibe hemmen die PGE_2-Synthese dagegen nicht. Durch die tNSAR können Blutungen im oberen und unteren Gastrointestinaltrakt verursacht werden, die häufig Grund für eine Einweisung in ein Krankenhaus darstellen und in 5% eine tödliche Komplikation darstellen. Es gibt Risikofaktoren für diese Komplikation (Magen- oder Darmgeschwüre in der Anamnese, Blutungsanamnese, höheres Lebensalter), die durch eine ausführliche Anamnese erfragt werden müssen. Die Gefahr für gastrointestinale Komplikationen nimmt mit zunehmender Dosis und zunehmender Therapiedauer mit den tNSAR zu.

In den letzten Jahren sind einige Studien mit sehr großen Patientenzahlen (u. a. Vigor-Studie: n=8.076; Target-Studie: n=18.000; Medal-Studie: n=35.000) durchgeführt worden. In diesen Untersuchungen konnte gezeigt werden, dass die Coxibe weniger Komplikationen im Bereich des Gastrointestinaltrakts verursachen als die tNSAR, dieser Vorteil wird aber durch ein erhöhtes Risiko für **kardiovaskuläre Ereignisse** (u. a. Herzinfarkt) wieder relativiert. Grundsätzlich ist wohl bei allen Therapien mit tNSAR und Coxiben das Risiko für kardiovaskuläre Ereignisse erhöht. Coxibe dürfen bei gesicherter Verengung der Herzkranzgefäße, arteriellen Durchblutungsstörungen des Gehirns und der Beine nicht eingesetzt werden. Das sog. aspirinsensitive **Asthma**, das eine Kontraindikation für eine Therapie mit Azetylsalizylsäure darstellt, gilt ebenso für die übrigen NSAR und Coxibe.

Seltenere Nebenwirkungen sind Leberzellschäden sowie dermatologische Reaktionen, die aber in Ausnahmefällen auch einen dramatischen Verlauf nehmen können (Lyell-Syndrom). Neben diesen substanzspezifischen Komplikation gilt für die gesamte Gruppe, dass bei unkontrolliert hoher und häufiger Einnahme für Kopfschmerzpatienten die Gefahr der Entstehung eines zusätzlichen **medikamenteninduzierten Kopfschmerzes** besteht (▶ Kap. 22).

> **Nach einer Therapiezeit von 3 Monaten muss die Indikation für NSAR kritisch geprüft werden.**

Azetylsalizylsäure

Azetylsalizylsäure (ASS) wurde 1877 erstmals synthetisiert und dann als Aspirin vermarktet. Der Markenname Aspirin wird heute noch als Synonym für Schmerzmittel oder Kopfschmerztabletten verwandt. ASS wirkt gut **analgetisch** und **fiebersenkend**, es reichert sich in entzündetem Gewebe an und wirkt stark **antiphlogistisch**. Bereits in niedriger Dosierung (100–300 mg/Tag) führt ASS zu einer **Hemmung der Blutplättchenfunktion**, diese Wirkung wird therapeutisch z. B. bei Herzinfarkt- und Schlaganfallpatienten genutzt. Insbesondere postoperativ kann die erhöhte Blutungsneigung unter einer Medikation mit ASS aber problematisch sein. Azetylsalizylsäure kann per os und intravenös appliziert werden. Die Nebenwirkungen der ASS sind exemplarisch für alle Medikamente, die zu einer Hemmung der Zyklooxygenase führen. ASS gehört zu den Schmerzmitteln, die schlecht magenverträglich sind. Schleimhautblutungen sind häufig, Magen und Zwölffingerdarmgeschwüre mit der Gefahr von lebensbedrohlichen Blutungskomplikationen können auftreten.

Die Gabe von ASS und NSAR führt bei 10–20% der Patienten mit Asthma zu Asthmaanfällen, dem sog. aspirininduzierten Asthma. Grund dieser Nebenwirkung ist die Blockade der Zyklooxygenase und der daraus folgenden gesteigerten Bildung von Leukotrienen. Diese führen am Bronchialsystem zu einer Hyperreagibilität und wirken bronchokonstriktorisch. Die Häufigkeit und der Schweregrad von asthmatischen Beschwerden nach Paracetamol sind deutlich geringer ausgeprägt.

Bei Kindern kann es im Rahmen von viralen Infekten und gleichzeitiger ASS-Einnahme zum sog. **Reye-Syndrom** mit Enzephalopathie und Leberschaden kommen. Die Prognose des Reye-Syndroms ist sehr schlecht: In ca. 40% der Fälle kommt es zum Tod oder es bleiben neurologische Schäden zurück. Wegen der Gefahr des Reye-Syndroms ist die Gabe von ASS bei Kindern und Jugendlichen bis etwa zum 14. Lebensjahr kontraindiziert bzw. bleibt einigen seltenen Indikationen vorbehalten.

Traditionelle NSAR: Ibuprofen, Naproxen, Indometacin, Diclofenac

Ibuprofen gilt als besser magenverträglich als ASS und wird bei Kindern als Schmerzmittel und zur Fiebersenkung (antipyretische Wirkung) und in höherer Dosierung beim Erwachsenen auch als Entzündungshemmer angewandt. Gastrointestinale Nebenwirkungen sind die häufigste Komplikation, treten aber seltener auf als bei äquieffektiven Dosen von ASS.

Naproxen scheint in der Gruppe der tNSAR das geringste Risiko kardiovaskulärer Nebenwirkungen mit sich zu bringen. Die Inzidenz von gastrointestinalen Nebenwirkungen ist im Vergleich zu Ibuprofen höher. Naproxen hat eine lange Halbwertszeit und findet Anwendung in der Prophylaxe der zyklusabhängigen Migräne.

Indometacin gilt als Mittel der ersten Wahl beim Gichtanfall. Die hohe Nebenwirkungsrate (bis zu 30%) und das Auftreten von zentralnervösen Beschwerden wie Kopfschmerzen, Sehstörungen und Schwindel schränkt die Daueranwendung ein. Bei der paroxysmalen Hemikranie, einer seltenen Kopfschmerzform, ist Indometacin Mittel der Wahl.

Diclofenac ist per os, rektal, lokal und als Injektionslösung verfügbar. Im orthopädischen Bereich wird die intramuskuläre Injektion häufig durchgeführt. Diese birgt die Gefahr allergischer Reaktionen, es wird eine mindestens einstündige Überwachung nach Injektion empfohlen. Der Marktanteil von Diclofenac ist in Deutschland mit über 60% sehr hoch.

Coxibe (z. B. Arcoxia, Celebrex, Dynastat)

Durch Hemmung der Zyklooxygenase (COX) kommt es zu einer **Hemmung der Prostaglandinsynthese** (▶ Abschn. 34.4.1.3.1). Prostaglandine steigern die Empfindlichkeit von Schmerzrezeptoren, wirken aber selbst nicht schmerzauslösend. Von dem Enzym COX sind 2 Isoenzyme beschrieben COX-1 und COX-2. Beide Isoenzyme haben komplexe und unterschiedliche physiologische Funktionen. Durch Ihre Hemmung werden damit auch unterschiedliche, zum Teil erwünschte, zum Teil unerwünschte Wirkungen erzielt (z. B. Störung der Blutplättchenfunktion durch COX-1-Hemmung: Dieser Effekt ist vor Operationen wegen der verstärkten Blutungsneigung unerwünscht, bei Durchblutungsstörungen jedoch das therapeutische Ziel). Vorteil der Coxibe gegenüber den tNSAR ist eine **selektive Hemmung des Enzyms COX-2**, dadurch erhofft man sich eine Minimierung der durch die Hemmung der COX-1 auftretenden Nebenwirkungen. Bei der Medikamentengruppe der Coxibe ist eine hochselektive Hemmung der COX-2 mit unterschiedlicher Potenz erreicht. Die Indikation der verfügbaren Coxibe entspricht prinzipiell derjenigen der tNSAR.

Zurzeit stehen 3 Coxibe zur Verfügung: Celecoxib (Celebrex), Etoricoxib (Arcoxia) und das als Injektionslösung vorliegende Parecoxib (Dynastat). Im Herbst 2004 wurde Rofecoxib (Vioxx) wegen kardiovaskulärer Nebenwirkungen, später Valdecoxib (Bextra) wegen negativer Nutzen-Schaden-Bilanz – u. a. wegen schwerer allergischer Hautreaktionen – und Lumiracoxib (Prexige) wegen Leberschäden vom Markt genommen. Die unter Rofecoxib beobachteten kardiovaskulären Ereignisse haben zu einer grundlegenden **Neubewertung der kardiovaskulären Sicherheit** nicht nur der Coxibe, sondern aller tNSAR geführt. Coxibe sind bei höhergradiger Herzinsuffizienz, gesicherter koronarer Herzkrankheit, peripherer arterieller Verschlusskrankheit und zerebrovaskulären Erkrankungen kontraindiziert.

Die Inzidenz gastrointestinaler Ulzera ist unter der Medikation mit Coxiben im Vergleich zu tNSAR bei einer Anwendung von unter einem Jahr geringer. Eine relevante Thrombozytenaggregationshemmung tritt unter den Coxiben nicht auf. Die übrigen Nebenwirkungen entsprechen denen der traditionellen NSAR.

Flupiritin (z. B. Katadolon)

Flupiritin ist ein zentral wirkendes Nichtopioidanalgetikum und wirkt über die Aktivierung zentraler Kaliumkanäle (sog. SNEPCO: »selective neuronal potassium channel opener«) als indirekter NMDA-(N-Methyl-D-Aspartat-)Antagonist. Flupiritin wirkt gut **analgetisch** und **myotonolytisch**, also muskelentspannend. Es ist nicht antiphlogistisch wirksam.

Flupiritin hat häufig auftretende, meist aber gut zu tolerierende Nebenwirkungen. Unter der Therapie sind beschrieben: Müdigkeit, Schwindel, Kopfschmerzen, Übelkeit und Erbrechen, Leberwerterhöhungen. In seltenen Fällen kommt es zu einer Grünfärbung des Urins (im Gegensatz zur gelegentlich beobachteten Rotfärbung bei Metamizol). Flupiritin soll bei Lebererkrankungen, Gallenstau und bei der Muskelschwäche Myasthenia gravis nicht angewandt werden. Einzellfallberichte belegen für Flupiritin ein Fehlgebrauchs- und Abhängigkeitspotenzial.

34.4.2 Opioidanalgetika

Als Opiate werden bestimmte Alkaloide des Opiums bezeichnet. Das Opium, das aus Schlafmohn (Papaver somniferum) gewonnen wird, enthält 10–12% Morphin, 0,3–1% Kodein und 0,2–0,5% Thebain. Daneben enthält Opium noch eine Vielzahl anderer Alkaloide, z. B. Noscapin und Papaverin. Als Opioide werden alle Stoffe bezeichnet, die morphinartige Eigenschaften aufweisen und an Opioidrezeptoren wirken.

Morphin ist das älteste und bedeutendste Alkaloid des Opiums. Es wurde erstmals 1806 vom deutschen Apotheker Friedrich Wilhelm Adam Sertürner isoliert. Die korrekte Formel wurde später im Jahr 1848 durch Laurent ermittelt. Sertürner bezeichnete den Stoff Morphium nach Morpheus, dem griechischen Gott der Träume und des Schlafes. Später bekam die Substanz den Namen Morphin.

Die stark wirksamen Opioide unterliegen der Betäubungsmittel-Verschreibungsverordnung (BtMVV). Für die konkrete Verschreibung heißt dies, dass der verschreibende Arzt spezielle Rezepte bei der Bundesopiumstelle beantragen muss. Auf den Rezepten muss eine spezielle Verordnungsformulierung eingehalten werden, Höchstmengen der Präparate müssen beachtet und Rezeptdurchschläge archiviert werden.

Wirkmechanismus

Opioide wirken über Opioidrezeptoren, die sich sowohl im zentralen wie auch im peripheren Nervensystem befinden. Sie kommen aber auch in vielen anderen Organen, u. a. im Darm vor. Opioide interagieren mit 3 Typen von Opioidrezeptoren: μ-(My-), κ-(Kappa-) und δ-(Delta-)Rezeptoren; es existiert noch ein weiterer Rezeptor, der aber keine Opioide bindet. Durch diese Rezeptoren können unterschiedliche Wirkungen und Nebenwirkungen hervorgerufen werden. Die Wirkung der Opioide am Rezeptor ist von der Bindung am Rezeptor sowie von der intrinsischen Aktivität der bindenden Substanz abhängig. Nach der Rezeptorspezifität unterscheidet man

- reine Agonisten, wie z. B. Morphin, das eine gute Affinität und hohe intrinsische Aktivität besitzt,
- partielle Agonisten, wie z. B. Buprenorphin, das eine agonistische Wirkung am μ- und δ-Rezeptor aufweist und eine antagonistische am κ-Rezeptor,
- reine Antagonisten, wie das Naloxon, haben eine gute Affinität, aber kaum intrinsische Aktivität, dadurch werden die Rezeptoren blockiert; eine Intoxikation mit einem Agonisten (z. B. Morphin) kann durch Naloxon antagonisiert werden.

Die opioidtypischen Wirkungen und Nebenwirkungen werden unter Morphin beschrieben, das als die Referenzsubstanz unter den Opioiden gilt. Die unerwünschten Wirkungen der Opioide sind in Tab. 34.2 zusammengestellt.

Indikation für Opioide

Die Indikation für stark wirksame Opioide sind akute Schmerzen nach Operationen, Verletzungen und Schmerzen, die im Zusammenhang mit einem Herzinfarkt oder einer Entzündung der Bauchspeicheldrüse (Pankreatitis) auftreten können. Eine weitere Indikation sind chronische Schmerzen bei Tumorerkrankungen und einige nicht tumorbedingte Schmerzen. Es gibt eine Vielzahl von Studien, die die Wirkung von Opioiden in der Tumorschmerztherapie belegen, in der Therapie nicht tumorbedingter Schmerzen sind die untersuchten Zeiträume oft kurz und die Fallzahlen gering. Gemäß einer **Empfehlung der DGSS** (Deutsche Gesellschaft zum Studium des Schmerzes / KONTS: Konsensus zur Langzeitanwendung von Opioiden bei Nichttumorschmerzen) ergibt sich die Indikation für eine Therapie mit Opioiden erst nach Abklärung aller ursächlichen Therapiemöglichkeiten sowie nach multimodalem, interdisziplinärem Behandlungskonzept bei Patienten mit:

- Rückenschmerz, bei erheblichen morphologischen Veränderungen (z. B. nach mehrfachen Wirbelsäuleneingriffen, bei Wirbelsäulenverformungen, bei nicht mehr operationsfähiger Spinalkanalverengung)
- Schmerzen bei schweren chronischen entzündlichen Gelenkerkrankungen (z. B. rheumatoide Arthritis und Gelenkerkrankungen degenerativer oder endokrinologischer Genese)
- Schmerzen infolge von Erkrankungen des Gehirns, des Rückenmarks oder peripherer Nerven (z. B. multiple Sklerose, Hirninfarkt, Phantomschmerzen, Polyneuropathie, postzosterische Neuralgie und andere Schmerzen im Rahmen von Nervenläsionen)
- Schmerzen bei chronischen Erkrankungen im Endstadium, z. B. bei chronischer Bauchspeicheldrüsenentzündung, Durchblutungsstörungen oder Schmerzen bei einer HIV-Infektion

> **Kontraindikationen für eine Therapie mit Opioiden sind primäre Kopfschmerzen, funktionelle und somatoforme Störungen. Bei Schmerzen, die ausschließlich attackenweise mit schmerzfreien Intervallen auftreten (z. B. Trigeminusneuralgie), ist eine Therapie mit**

Tab. 34.2 Nebenwirkungen der Opioidanalgetika

Symptom	Häufigkeit	Therapie
Müdigkeit	Sehr häufig zu Beginn der Behandlung	Sollte in den ersten Therapietagen verschwinden. Bei Persistenz: Dosisreduktion
Schwindel, Verschwommen-Sehen	Sehr häufig	Sollte in den ersten Therapietagen verschwinden. Bei Persistenz: Dosisreduktion
Juckreiz	Sehr häufig	Anderes Präparat; Antihistaminika
Übelkeit, Erbrechen	Häufig zu Beginn der Behandlung	Z. B. Metoclopramid. Beschwerden sollten in den ersten Therapiewochen verschwinden. Bei Persistenz: Wechsel auf ein anderes Präparat
Obstipation	Häufig	Laxierende Medikation, ggf. Wechsel auf transdermales Fentanyl oder Oxycodon/Naloxon
Schwitzen	Häufig	Dosisreduktion
Asthma	Selten	Wechsel auf Buprenorphin/Levomethadon
Muskelzucken	Selten	Dosisreduktion?
Sexuelle Dysfunktion, Verminderung von Libido und Potenz	Selten	Dosisreduktion
Hyperalgesie	Selten	Dosisreduktion

Opioiden nicht zu empfehlen. Schmerzen, die vorwiegend aufgrund entzündlicher Erkrankungen auftreten, lassen sich mit Opioiden oft nur unzureichend behandeln, durch NSAR kann bei diesen Krankheitsbildern vielfach eine bessere Schmerzreduktion erreicht werden.

Bevor mit einer Opioidbehandlung begonnen wird, muss der Patient ausführlich informiert werden, idealerweise geschieht dies schriftlich. Inhalt dieser Information sollten die zu erwartenden Wirkungen und Nebenwirkungen sein. Die Wirksamkeit der Opioide ist nur für wenige chronische Schmerzerkrankungen anhand von Studien belegt. Diese Studien erstrecken sich auch meist nur über einen Zeitraum von wenigen Wochen. Durch eine ausführliche Aufklärung über Wirkungen und Nebenwirkungen kann auch die Häufigkeit der Therapieabbrüche reduziert werden.

Ein realistisches **Therapieziel** ist eine Schmerzreduktion von 30–50%. Auch die Möglichkeit einer Beendigung der Therapie sowie deren Gründe müssen geklärt werden. Dem Patienten muss vermittelt werden, dass die Therapie mit Opioiden **keine Monotherapie** darstellen darf, sondern dass sie in ein Konzept mit physiotherapeutischen und psychotherapeutischen Maßnahmen eingebettet sein sollte. Besonders beim Rückenschmerzpatienten ist ein langfristiger Effekt nur zu erwarten, wenn eine Opioidmedikation dazu führt, dass durch ein aktives Übungsprogramm und Muskelaufbau auch eine bessere Mobilisierung erreicht wird. Vor allem am Anfang der Therapie und in Phasen, in denen die Opioiddosis verändert wird, besteht eine eingeschränkte Fahrtüchtigkeit. Aufgeklärt werden muss der Patient auch über die Möglichkeit einer psychischen oder physischen **Abhängigkeit** und das Auftreten von Entzugssymptomen, insbesondere nach abruptem Absetzen oder Vergessen der Medikation. Ein Opioidentzug kann mit schweren Nebenwirkungen vergesellschaftet sein, daher sollten Dosisänderungen immer nur in Rücksprache mit dem verordnenden Therapeuten erfolgen.

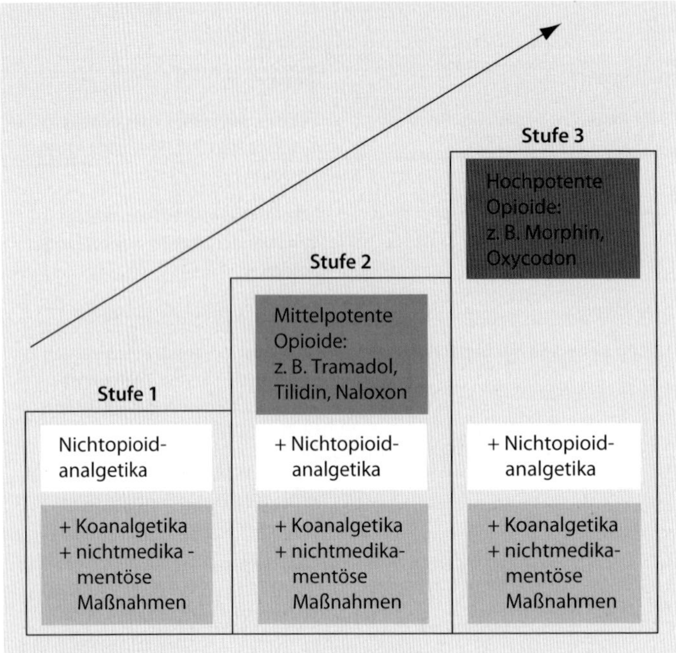

Abb. 34.1 WHO-Stufenschema für die Tumorschmerztherapie

Ein realistisches Therapieziel ist eine Schmerzreduktion von 30–50%. Dem Patienten muss vermittelt werden, dass die Therapie mit Opioiden keine Monotherapie darstellen darf, sondern dass sie in ein Konzept mit physiotherapeutischen und psychotherapeutischen Maßnahmen eingebettet sein sollte.

Applikation/Anwendung

Für eine kontinuierliche Schmerzlinderung sind retardierte Präparate mit langer Wirkdauer erforderlich. Retardierte Präparate haben eine längere Latenz bis zum Wirkungseintritt, wirken dann aber gleichbleibend über einen längeren Zeitraum.

Es gibt neben den retardierten Präparaten auch Zubereitungen, die schnell freigesetzt werden und die v. a. bei Schmerzspitzen in der Tumorschmerztherapie sowie im eingeschränkten Maße auch zur Dosisfindung zu Beginn der Therapie mit Opioiden eingesetzt werden. Nachteil dieser unretardierten Präparate sind ihre euphorisierende Wirkung und das damit verbundene erhöhte Abhängigkeitspotenzial. In der Dauertherapie von chronischen, nicht tumorbedingten Schmerzen haben nicht retardierte Präparate keinen Platz.

Einnahmeempfehlung: »By the ladder, by the mouth, by the clock.«

»By the ladder«

1986 wurde von der WHO – ursprünglich für die Tumorschmerztherapie – ein Stufenplan entwickelt, der es ermöglicht, Schmerzen systematisch zu therapieren. Dieses Schema wird häufig mit leichten Variationen auch auf andere Schmerzsyndrome angewendet. Die Stufe I umfasst die Medikamentengruppe der **Nichtopioidanalgetika** (Abb. 34.1, mod. nach WHO 1986), die Stufe II die der **mittelpotenten Opioide** und die Stufe III die der **stark wirksamen Opioide**. Ursprünglich ist empfohlen worden, die gesamte Leiter zu durchlaufen. Es kann in Einzelfällen durchaus sinnvoll sein, frühzeitig die Therapie auf Präparate der WHO-Stufe III umzustellen bzw. direkt damit zu beginnen. In jeder Stufe kann die Therapie durch Koanalgetika ergänzt werden.

»By the mouth«

Nach der Empfehlung der WHO ist der orale Applikationsweg zu bevorzugen, da dieser Weg einfach und praktikabel ist und die Autonomie des Patienten fördert. Alternativ besteht die Möglichkeit der Applikation über die Haut.

■ »By the clock«

Die Analgetika müssen regelmäßig nach einem festen Zeitschema eingenommen werden. Bei chronischen Schmerzen ist eine Einnahme nach Bedarf ungeeignet. Das Einnahmeintervall richtet sich nach der Wirkdauer der einzelnen Substanz. Die Abstände sollten gleich groß sein, z. B. 3-malige Einnahme, täglich um 6:00/14:00/22:00 Uhr. Die Zeiten sollten dem Schlafrhythmus angepasst werden, damit die Patienten zur Analgetikaeinnahme nicht geweckt werden müssen.

■ **Wechsel des Opioids**

Bei einem Teil der Patienten ist der Wechsel des Opioids innerhalb einer Gruppe bzw. von einem mittelpotenten zu einem hochpotenten Opioid indiziert. Grund hierfür können **unzureichende Wirkung** oder **Nebenwirkungen** sein. Beim Wechsel von einem mittelpotenten zu einem hochpotenten Opioid und auch innerhalb einer Gruppe stellen die Umrechnungsfaktoren bzw. die Umrechnungstabellen (vgl. Lehrbücher der Schmerztherapie) nur grobe Anhaltswerte dar. Die äquianalgetischen Dosen können sehr schwanken und müssen individuell titriert werden. Bei der Umstellung innerhalb der Gruppe der stark wirksamen Opioide ist eine Dosisreduktion von 30–50% empfehlenswert.

Eine Kombination von Opioiden aus den WHO-Stufen II und III ist pharmakologisch nicht sinnvoll.

Nebenwirkungen von Opioiden

Ein Vorteil der Opioide gegenüber den Nichtopioiden ist die Tatsache, dass bislang auch bei langem Anwendungszeitraum keine Organtoxizität bekannt geworden ist. Sie können aber zu einer Reihe von Nebenwirkungen (◻ Tab. 34.2) führen, die die Therapie limitieren können. Circa 20% der mit Opioiden behandelten Patienten klagen zu Beginn der Therapie über **Übelkeit** und **Erbrechen**, diese Beschwerden müssen frühzeitig behandelt werden (z. B. mit Metoclopramid oder Haloperidol), um Therapieabbrüche zu vermeiden. Diese Nebenwirkungen unterliegen einer Toleranz und sollten im Laufe der ersten 2–3 Wochen rückläufig sein. Persistieren sie, muss ggf. die Dosis reduziert, das Opioid gewechselt oder die Indikation neu geprüft werden.

Die **Obstipation** ist die häufigste Nebenwirkung, sie unterliegt keiner Toleranz und muss deshalb über den gesamten Zeitraum der Opioidtherapie behandelt werden. Die obstipierende Eigenschaft der Opioide wird auch in speziellen Präparaten (Loperamid) bei Durchfallerkrankungen therapeutisch genutzt. Die **Miosis** (Verengung der Pupille) ist ein Nebeneffekt der Opioide, der den Patienten subjektiv aber wenig (selten Einschränkung der Nachtsichtigkeit) beeinträchtigt. Eine sehr gefürchtete Nebenwirkung ist die **Atemdepression**, die tödlich sein kann. Der Schmerz ist der physiologische Antagonist der Atemdepression. Das Auftreten einer Atemdepression kann gefördert werden durch falsche Indikation für eine Therapie mit Opioiden, eine zu hohe Opioiddosierung und eine Kombination mit anderen zentral dämpfenden Substanzen. Alle Opioide haben einen hustenreizstillenden (antitussiven) Effekt, dieser wird durch Zusatz von Kodein in Hustensäften genutzt. Zu Beginn einer Therapie mit Opioiden beklagen die Patienten häufig Müdigkeit (**Sedierung**), diese Symptomatik verschwindet aber meist in den ersten 2 Wochen der Behandlung. Weitere Nebenwirkungen unter einer Opioidtherapie sind **Juckreiz**, **Blasenentleerungsstörungen** (häufiger bei Männern mit einer vergrößerten Prostata), **Mundtrockenheit**, **Appetitlosigkeit**, **verminderter Sexualtrieb**, **Immunsuppression** und nicht zuletzt **Euphorie**, die teilweise zu positiven Effekten beim Patienten führen kann, aber auch die Gefahr der psychischen Abhängigkeit birgt.

Die häufigste Nebenwirkung der Opioide ist die Obstipation, die über den gesamten Therapiezeitraum bestehen bleiben kann. Bei Opioiden ist auch bei langfristiger Anwendung keine Organtoxizität beschrieben. Bei fehlerhaftem Umgang können sie zu der gefürchteten Atemdepression führen. Zeichen einer Intoxikation sind Miosis, Atemdepression, Somnolenz sowie Abfall des Blutdrucks.

Toleranz/Abhängigkeit unter Opioiden

Toleranz bedeutet, dass bei gleichbleibender Dosierung Wirkung und Nebenwirkungen einer Substanz nachlassen. Die Toleranz betrifft eine Vielzahl von Opioidwirkungen, z. B. die Analgesie, die Atemdepression, Euphorie und Erbrechen. Dagegen entsteht kaum eine Toleranz gegenüber dem obstipierenden und pupillenverengenden Effekt. Als Ursache für die Toleranzentwicklung werden zelluläre Vorgänge vermutet, die sich an den Opioidrezeptoren abspiele.

Man unterscheidet psychische und physische Abhängigkeit unter einer Therapie mit Opioiden. Die **physische Abhängigkeit** manifestiert sich in Form von Entzugserscheinungen nach abruptem Absetzen des Opioids oder nach Applikation eines Opioidan-

Tab. 34.3 Mittelpotente Opioide

Substanz (Handelsnamen/ Auswahl)	Einzeldosis; Maximaldosis pro Tag (mg) bei Erwachsenen	Einnahmeintervall; Applikationswege
Dihydrokodein (z. B. DHC)	60–300; 700	2- bis 3-mal; oral, intravenös, rektal
Kodein (z. B. Codeinum phosphoricum Compren)	30; 600	4-mal; oral
Tilidin + Naloxon (z. B. Valoron N retard)	50–100; 600	2- bis 3-mal; oral, rektal
Tramadol (z. B. Tramal, Tramundin, Tramundin retard)	50–100; 900	2- bis 3-mal; oral, intravenös, rektal

tagonisten. Symptome des Opioidentzugs sind Mydriasis (weite Pupillen), Gänsehaut, Tremor, Tachykardien, Muskelschmerzen, Erbrechen, Dysphorie und Diarrhö. Entzugserscheinungen können durch schrittweise Dosisreduktion und die Applikation z. B. des α_2-Adrenozeptoragonisten Clonidin gemildert werden.

Die **psychische Abhängigkeit** manifestiert sich durch das unwiderstehliche Verlangen nach Einnahme von Opioiden. Der längerfristige Einsatz von schnell anflutenden Zubereitungen, z. B. Injektionslösungen, Tropfen, Lutscher, Nasenspray, Bukkaltabletten und anderen unretardierten Formen fördern die Entwicklung einer psychischen Abhängigkeit. Sinnvolle Indikation für diese Zubereitungsformen sind Schmerzspitzen in der Tumorschmerztherapie. Diesen schnell anflutenden Zubereitungen stehen die Autoren in der Therapie chronischer, nicht tumorbedingter Schmerzen sehr skeptisch gegenüber.

Mittelpotente Opioide

Eine Aufstellung mittelpotenter Opioide findet sich in Tab. 34.3.

Kodein, Dihydrokodein

10% des aufgenommenen Kodeins wird in der Leber zu Morphin metabolisiert. Das Nebenwirkungsprofil entspricht dem anderer Opioide, es besitzt auch ein Suchtpotenzial. Kodein ist in vielen frei verkäuflichen Mischpräparaten zusammen mit Paracetamol oder Azetylsalizylsäure enthalten. Kodein hat wie alle Opioide einen **antitussiven Effekt** und ist daher Bestandteil vieler Hustenmittel. Es hat in der Therapie chronischer Schmerzen nur eine geringe Bedeutung. Dihydrokodein ist ca. 3-mal stärker analgetisch wirksam als Kodein.

Tilidin plus Naloxon (z. B. Valoron N retard)

Tilidin gilt als Opioid mittlerer Stärke mit der 0,2-fachen Potenz von Morphin, Naloxon ist ein Opioidantagonist. Zur Minimierung des Missbrauchpotenzials, v. a. der intravenösen Applikation der Tropfen, wurde Tilidin in fixer Kombination Naloxon zugesetzt. Durch diese Kombination wird auch die Obstipation, die typische Nebenwirkung der Opioide, reduziert. In der nicht retardierten Tropfenform passiert Tilidin schneller als jedes andere Opioid die Blut-Hirn-Schranke und führt zu ausgeprägten psychomimetischen Nebenwirkungen. Es besteht dann ein deutliches Missbrauchspotenzial.

Eine Daueranwendung von Opioiden in Tropfenform ist als Kunstfehler zu werten.

Tilidin wird als Prodrug in der Leber zum wirksamen Nortilidin metabolisiert. Bei Leberinsuffizienz ist mit einer reduzierten Wirksamkeit zu rechnen, da zum einen der Naloxonanteil nicht vollständig in der Leber metabolisiert wird und zum anderen die Umwandlung zum wirksamen Nortilidin nicht ausreichend stattfindet.

Tramadol

Tramadol hat ähnlich wie Tilidin eine analgetische Potenz, die beim ca. 0,1- bis 0,2-Fachen des Morphins liegt. Es führt insbesondere zu Beginn der Behandlung zu ausgeprägter Übelkeit und Erbrechen. Interessant ist der Wirkmechanismus als nichtselektiver Noradrenalin- und Serotoninwiederaufnahmehemmer – ein Mechanismus, der bei der Behandlung von **Nervenschmerzen** relevant ist und die Wirksamkeit von Tramadol bei dieser Indikation mit erklären könnte. Tramadol senkt die Krampfschwelle und birgt damit die Gefahr von Krampfanfällen in sich.

■ Tab. 34.4 Hochpotente Opioide

Substanz (Handelsnamen/ Auswahl)	Initiale Tagesdosis	Einnahmeintervall bei Erwachsenen	Wirkstärke im Vergleich zu Morphin	Besonderheiten
Buprenorphin (z. B. Temgesic)	0,4–0,6 mg	3- bis 4-mal	75	Geringere Gefahr der Atemdepression
Hydromorphon (z. B. Palladon)	4–8 mg	2- (bis 3-)mal	7,5	Geringe Plasmaeiweißbindung; günstig bei Nieren- und Leberfunktionsstörung
Levomethadon (z. B. L-Polamidon)	2–5 mg	2-mal	2	Vorsichtige Dosistitration; Gefahr der Kumulation bei komplexer Pharmakokinetik und variabler Halbwertszeit
Morphin (z. B. MST Retardtabletten)	20–30 mg	2- bis 3-mal	1	Referenzsubstanz
Oxycodon (z. B. Oxygesic)	20–30 mg	2- (bis 3-)mal	2	–
Oxycodon + Naloxon (z. B. Targin)	20 mg	2- (bis 3-)mal	2	Agonist + Antagonist, dadurch geringere Obstipation; Tageshöchstdosis
Transdermale Applikationsformen				
Buprenorphin (z. B. Transtec Pro, Norspan)	10 µg/h	Pflasterwechsel alle 3–7 Tage je nach Hersteller	75	Wenn orale Applikation nicht möglich
Fentanyl (z. B. Durogesic SMAT)	12 µg/h	Pflasterwechsel alle 3 Tage	100	Wenn orale Applikation nicht möglich; geringere Obstipation

Hochpotente Opioide

Die ■ Tab. 34.4 gibt eine Übersicht über hochpotente Opioide.

Morphin (z. B. MST, Capros, Kapanol)

Morphin ist ein **reiner Agonist** und wirkt fast ausschließlich am **µ-Rezeptor**, nach oraler Gabe ist es zu 15–60% bioverfügbar. Im Körper wird es zu Morphin-3-Glucuronid (M-3-G), das keine analgetische Wirkung besitzt, und in Morphin-6-Glucuronid (M-6-G) metabolisiert. Im Gegensatz zu Morphin-3-Glucuronid bindet Morphin-6-Glucuronid an Opioidrezeptoren, es wirkt stärker analgetisch als Morphin. Diese Metabolisierungsprodukte können sich bei Niereninsuffizienz anreichern und zu Überdosierungserscheinungen führen. Morphin ist in den unterschiedlichsten Applikationsformen verfügbar, es ist oral als Tablette oder auch in Tropfenform, rektal als Zäpfchen, als Injektionslösung zur subkutanen und intravenösen Applikation verfügbar. Es kann auch rückenmarknah (epidural oder intrathekal) appliziert werden. In England wird zur Schmerztherapie überwiegend Diamorphin (Heroin) eingesetzt, das in keinem anderen Land zugelassen ist.

Tab. 34.5 Vorteile und Nachteile transdermaler Systeme [z. B. Buprenorphin (Transtec), Fentanyl (Durogesic)]

Vorteile	Nachteile
Einfache Handhabung	Wirkeintritt sehr langsam (12–24 h), langsames Abfluten
Gleichmäßige Zufuhr der Wirksubstanz	Ungeeignet für Akutschmerz
Hohe Akzeptanz bei Patienten und Therapeuten – Compliance erleichtert	Scheinbar harmloses Wirkprinzip (»Pflaster«)
Günstig bei Schluck- und Passagestörungen	Die Aufnahme über die Haut ist von der Hauttemperatur abhängig. Cave: »Heizkissen«!
Weniger häufig Verstopfung	

Oxycodon (z. B. Oxygesic, Targin)

Oxycodon ist ebenfalls ein **µ-Agonist** und ein **fraglicher κ-Rezeptoragonist**. Es hat eine höhere orale Verfügbarkeit als Morphin (60–90%). Seine Wirkungsstärke wird mit 2-mal stärker als Morphin beschrieben.

Seit 2006 ist Oxycodon auch in **Kombination mit Naloxon** (Targin: 10/5 mg bzw. 20/10 mg) als Tablette zugelassen. Diese fixe Kombination von Agonist und Antagonist, bekannt seit mehreren Jahren auch bei dem mittelpotenten Opioid Tilidin mit Naloxon, bietet den Vorteil der Reduktion der opioidbedingten Obstipationshäufigkeit sowie des geringeren Risikos des Fehlgebrauchs/Missbrauchs.

Buprenorphin (z. B. Temgesic, Transtec Pro)

Buprenorphin ist ein **partieller µ-Agonist** mit hoher Rezeptoraffinität. Durch die hohe Rezeptoraffinität kommt es auf der einen Seite zu einer längeren Wirkdauer und im Falle einer Intoxikation zu einer erschwerten Antagonisierbarkeit mit Naloxon. Aufgrund dieser Rezeptoreigenschaften erklärt sich der sog. **Ceilingeffekt**: Ab einer gewissen Buprenorphindosierung (>4 mg/Tag) lässt sich der analgetische Effekt nicht weiter steigern. Die Indikation sind mäßig starke bis starke Schmerzen. Buprenorphin ist als Tablette, als Injektionslösung und als Pflaster verfügbar.

Bei der Darreichungsform als Tablette muss die sublinguale Applikation (unter die Zunge legen) beachtet werden, da hierbei die Resorption bei 50% liegt. Wird die Tablette geschluckt, sinkt die Resorptionsrate auf 15%. Die sublinguale und auch transdermale Applikation stellt einen deutlichen Vorteil bei Patienten mit Schluck- oder Passagestörungen dar. Die Anwendung bei Patienten mit Niereninsuffizienz ist unbedenklich, die pharmakokinetischen Daten bleiben unverändert. Bei leichter oder mäßiger Leberinsuffizienz ist ebenfalls keine Dosisanpassung erforderlich.

Fentanyl (z. B. Durogesic SMAT Transdermalpflaster)

Fentanyl ist ein **µ-Rezeptoragonist**. Die analgetische Potenz ist etwa 80- bis 100-mal höher als die von Morphin. Wegen der hohen Lipidlöslichkeit ist neben der intravenösen und subkutanen Gabe auch eine transdermale und transmuköse Aufnahme möglich. Fentanyl ist seit 1995 in Deutschland als Wirkstoff in einem transdermalen System (Pflaster, ◘ Tab. 34.5) erhältlich und zur Behandlung von Dauerschmerzen zugelassen. Das Pflaster gibt über mehrere Tage kontinuierlich Wirkstoff an ein Hautdepot ab, die Anflutung des Medikaments ist langsam über einen Zeitraum von 12–24 h, das Steady State wird bei Erstapplikation von der 24. bis zur 72. h erreicht. Die Abklingzeit ist ebenfalls langsam und beträgt circa 16 h nach Entfernen des Pflasters. Daher reicht bei einer Intoxikation weder das alleinige Entfernen des Pflasters noch die einmalige Antagonisierung durch Naloxon. Aufgrund dieser trägen Pharmakokinetik ist bei instabilem Schmerzniveau bzw. bei Schmerzspitzen eine zusätzliche analgetische Medikation mit einem schneller anflutenden Präparat erforderlich. Fentanyl führt seltener zu der Nebenwirkung Obstipation als Morphin.

Hydromorphon (z. B. Palladon, Jurnista)

Hydromorphon ist ein reiner **µ-Agonist**, die analgetische Potenz ist im Vergleich zu Morphin ungefähr 5- bis 7-mal stärker. Das Nebenwirkungsprofil entspricht im Wesentlichen dem des Morphins. Die niedrige Plasmaeiweißbindung und das Fehlen wirksamer Metaboliten macht Hydromorphon auch bei multimorbiden, älteren und niereninsuffizienten Patienten gut verträglich. Hydromorphon kann oral, intravenös und subkutan verabreicht werden. Es sind 2 unterschiedlich retardierte Präparate verfügbar. Durch ein spezielles osmotisches System ist bei Jurnistaeine einmalige Applikation am Tag ausreichend, Palladon wird 2- bis 3-mal täglich eingenommen.

Levomethadon (z. B. L-Polamidon)

L-Polamidon ist ein **synthetisches Opioid**. Im Unterschied zum Methadon, welches eine Mischung aus dem analgetisch nicht wirksamen rechtsdrehenden und dem analgetisch wirksamen linksdrehenden Isomer ist, enthält L-Polamidon nur das analgetisch wirksame Levomethadon. Methadon wird in Deutschland zur Substitution Drogenabhängiger eingesetzt.

L-Polamidon hat ca. die 2-fache analgetische Potenz von Morphin. Neben seinen Eigenschaften als **μ-Rezeptorantagonist** wirkt es als NMDA-Rezeptorantagonist, was die gute Wirksamkeit bei neuropathischen Schmerzen erklären könnte. Es liegt ausschließlich in flüssiger Form zur oralen Anwendung vor, hat einen zügigen Wirkungseintritt und kann gut individuell titriert werden. Meist reicht bei einer klinischen Wirksamkeit von 8–12 h die 2-malige Gabe/Tag aus.

Problematisch ist die extrem variable Plasmahalbwertszeit, die zwischen 8 h und 4 Tagen liegt und zu einer Kumulation und damit Überdosierung des Medikaments führen kann.

Die **Dosisfindung** ist durch diese variable Plasmahalbwertszeit komplizierter als bei anderen Opioiden. Meist muss die Tagesdosis in der Einstellungsphase nach 3–5 Tagen um ca. 1/3 reduziert werden. Die komplexe Pharmakokinetik von Levomethadon macht es zu einem Reserveopioid, das eingesetzt wird, wenn andere Opioide nicht ausreichend wirksam sind. Es gehört in die Hand des erfahrenen Schmerztherapeuten.

34.4.3 Koanalgetika

Koanalgetika sind keine eigentlichen Schmerzmittel, sie können aber bei bestimmten Beschwerdebildern zu einer Schmerzlinderung beitragen. Die Therapie mit Nichtopioidanalgetika und Opioiden ist bei einigen Schmerzsyndromen nicht ausreichend effektiv. Die Koanalgetika können auf jeder Stufe (bei der Tumorschmerztherapie das WHO-Stufenschema) mit einem Analgetikum kombiniert werden. Bei vielen Koanalgetika besteht keine Zulassung für die Behandlung von Schmerzen, man spricht von **Off-Label-Use**. Die Verantwortlichkeit für auftretende Wirkungen bzw. Nebenwirkungen liegt beim verschreibenden Arzt. Zu den Koanalgetika gehören u. a. Antidepressiva, Antikonvulsiva und Kortikosteroide.

Unter Off-Label-Use versteht man die Anwendung zugelassener Arzneimittel außerhalb der genehmigten Anwendungsgebiete (Indikationen).

Antidepressiva

Antidepressiva (■ Tab. 34.6) sind Präparate, die in der Psychiatrie/Neurologie zur Stimmungsaufhellung eingesetzt werden. In niedrigerer Dosierung als bei Depressionen üblich können die Präparate einen schmerzlindernden Effekt haben. Die Schmerzreduktion ist unabhängig von einer vorbestehenden Depression. Der Mechanismus wird durch die präsynaptische Wiederaufnahmehemmung der monoaminergen Neurotransmitter Serotonin und Noradrenalin und damit einer Verstärkung der deszendierenden schmerzhemmenden Bahnen erklärt. Um die Compliance zu verbessern, müssen die Patienten über den analgetischen Effekt aufgeklärt werden, zumal ein Hinweis auf die Schmerzreduktion im Beipackzettel der meisten Präparate fehlt.

Unter den Antidepressiva gelten die nichtselektiven Monoaminwiederaufnahmehemmer (z. B. Amitriptylin, Desipramin) als die am besten analgetisch wirksamen. Hauptindikationsgebiet für die Antidepressiva sind **neuropathische Schmerzbilder**, wie die Polyneuropathie, die postzosterische Neuralgie, periphere Nervenläsionen sowie Rückenschmerzen. Beim **Spannungskopfschmerz** und beim **posttraumatischen Kopfschmerz** können die trizyklischen Antidepressiva sogar als Monotherapeutika wirksam sein. Ein Teil der Präparate hat einen antriebssteigernden bzw. sedierenden Nebeneffekt. Der sedierende Effekt kann bei gleichzeitig bestehenden Schlafstörungen positiv genutzt werden, diese Präparate sollten dann abends eingenommen werden.

Trotz ihrer weiten Verbreitung bei psychiatrischen Krankheitsbildern konnte die Wirksamkeit neuerer und modernerer Antidepressiva, der **SSRI** (reine Serotoninwiederaufnahmehemmer: z. B. Fluoxetin/Fluctin, Citalopram/Cipramil) bislang nicht nachgewiesen werden. Im Gegensatz dazu sind die dualen Serotonin-/Noradrenalinwiederaufnahmehemmer (**SNRI**) (Venlaflaxin/Trevilor, Duloxetin/Cymbalta, Mirtazapin/Remergil) bei der Behandlung neuropathischer Schmerzen wirksam, wobei die Wirksamkeit

Tab. 34.6 Koanalgetika: Antidepressiva (Auswahl)

Substanz (Handelsnamen/Auswahl)	Anfangsdosis; Wirkdosis (mg)	Maximaldosis (mg)	Zulassung[a]; Evidenz in der Schmerztherapie	Kontraindikationen (KI); Nebenwirkungen
Amitriptylin (z. B. Saroten retard)	10; –75	150	PNP, Zosterneuralgie; eindeutig	U. a. Mundtrockenheit, Miktionsstörungen, Obstipation, Akkomodationsstörungen, Herzrhythmusstörungen, Schwindel, Blutbildveränderungen, Gewichtszunahme, Müdigkeit, Tremor; eher sedierend
Clomipramin (z. B. Anafranil)	10; –75	225	Schmerzbehandlung in Gesamtkonzept; eingeschränkt	Wie Amitriptylin; kaum sedierend
Doxepin (z. B. Aponal, Mareen)	25; –75	150	Depression, Angst, leichte Entzugssymptome; eindeutig	Wie Amitriptylin; stark sedierend
Duloxetin (z. B. Cymbalta)	30; –60	120	Diabetische PNP, generalisierte Angststörung; eindeutig	KI: Therapie mit MAO-Hemmern, unkontrollierter Hypertonus
Imipramin (z. B. Tofranil)	10; –75	300	Schmerzbehandlung in Gesamtkonzept; eindeutig	Wie Amitriptylin; kaum sedierend
Mirtazapin (z. B. Remergil)	7,5; –45	45	Depressive Erkrankung; nicht gesichert	Sedierend, wird häufig eingesetzt; *Cave:* Serotoninsyndrom
Venlaflaxin (z. B. Trevilor)	37,5; –225	225	Depression, generalisierte Angststörung, Panikstörung; eingeschränkt	KI: Therapie mit MAO-Hemmern

KI Kontraindikation(en), *MAO* Monoaminooxidase, *PNP* Polyneuropathie
[a]Nach Roter Liste 2009

bei vergleichbarer Nebenwirkungsrate geringer als bei den klassischen trizyklischen Antidepressiva zu sein scheint.

> **Patienten müssen über den analgetischen Effekt der Antidepressiva aufgeklärt werden, um die Indikation zu verstehen bzw. zu akzeptieren.**

Antikonvulsiva

Antikonvulsiva (Tab. 34.7) sind Substanzen, die ihren Platz in der Therapie von Epilepsien haben. Diese Substanzklasse kann auch erfolgreich in der Therapie von Schmerzen eingesetzt werden, insbesondere von **chronischen neuropathischen Schmerzen**. Durch die Blockade spannungsabhängiger Ionenkanäle wirken sie membranstabilisierend und reduzie-

■ Tab. 34.7 Koanalgetika: Antikonvulsiva (Auswahl)

Substanz (Handelsnamen/Auswahl)	Anfangsdosis pro Tag; Maximaldosis (mg)	Zulassung[a]; Evidenz in der Schmerztherapie	Nebenwirkungen; Besonderheiten
Carbamazepin (z. B. Tegretal, Timonil)	150; 900–1.200	U. a. Trigeminusneuralgie, diabetische Neuropathie; eindeutig	Zentralnervöse Nebenwirkungen: Schwindel, Gedächtnisstörungen, Gangunsicherheit, Ataxie, Müdigkeit, Benommenheit, Doppelbilder; kutane Reaktion: Lyell-Syndrom; Leberversagen, Blutbildveränderungen
Gabapentin (z. B. Neurontin)	300; 2.400	Schmerzhafte diabetische PNP, postzosterische Neuralgie; eindeutig	Müdigkeit, Schwindel, Ödeme, Anstieg der Pankreasenzyme; kaum Interaktionen
Lamotrigin (z. B. Lamictal)	25; 400	Keine Zulassung zur Schmerztherapie; eingeschränkt	Exanthem; extrem langsame Aufdosierung erforderlich
Phenytoin (z. B. Phenhydan, Zentropril, Epanutin)	50; 300	Trigeminusneuralgie, zentrale und periphere neurogene Schmerzzustände; eindeutig	Schwindel, Ataxie, Nystagmus, Kleinhirnatrophie, Gingivahyperplasie, Osteomalazie
Pregabalin (z. B. Lyrica)	75; 600	Periphere und zentrale neuropathische Schmerzen, generalisierte Angststörungen bei Erwachsenen; eindeutig	Müdigkeit, Schwindel, Ödeme; kaum Interaktionen
Valproinsäure (Ergenyl, Orfiril)	300; 1.200	Keine Zulassung zur Schmerztherapie; eingeschränkt	Tremor, Verwirrtheit, Thrombozytopenie, Alopezie, Pankreatitis; Hepatotoxizität

PNP Polyneuropathie
[a]Nach Roter Liste 2009

ren die pathologisch gesteigerte Nervenspontanaktivität. Dadurch können Dauerschmerzen und auch einschießende Attacken gelindert werden.

Gabapentin (Neurontin) und Pregabalin (Lyrica) sind strukturelle Analoga des inhibitorischen Neurotransmitters Gammaaminobuttersäure (GABA). **Gabapentin** hat einen positiven Einfluss bei Brennschmerz und Hyperalgesien sowie auf Allodynie und einschießende Schmerzen. In Studien konnte ebenso ein schmerzreduzierender Effekt bei Patienten mit Phantomschmerzen nach Amputation von Gliedmaßen und Patienten mit Rückenmarkverletzungen gezeigt werden. **Pregabalin** hat neben dem schmerzreduzierenden Effekt bei der postzosterischen Neuralgie und der diabetischen Neuropathie sowie Schmerzen im Zusammenhang mit Rückenmarkverletzungen auch einen schlafanstoßenden und angstlösenden Effekt. In der Zulassung wird auch die generalisierte Angststörung (■ Tab. 34.6) als Indikation für dieses Präparat genannt. Es kann dadurch gewisse Vorteile bieten, da diese Komorbiditäten mit therapiert werden.

Für alle Antikonvulsiva gilt, dass zu Therapiebeginn **einschleichend dosiert** werden muss, abhängig von Allgemeinzustand, Alter und Vorerkrankungen des zu Behandelnden. Das heißt, bei älteren, kränkeren Patienten wird man in deutlich kleinen Dosisschritten aufdosieren. Dadurch verringern sich das

Auftreten und die Intensität von Nebenwirkungen und es verbessert sich die Compliance des Patienten. Bei Gabapentin ist in der Anfangsphase eine Kontrolle der Pankreasenzyme sinnvoll.

Aufgrund ihres Nebenwirkungsprofils seltener eingesetzte Antikonvulsiva sind Carbamazepin, Oxcarbazepin und Lamotrigin, sie blockieren spannungsabhängige Natriumkanäle im peripheren und zentralen Nervensystem. Bei der Therapie der **Trigeminusneuralgie** ist Carbamazepin Mittel der ersten Wahl.

> **Die Antikonvulsiva werden in der Schmerztherapie nach Wirkung und nicht nach Blutspiegel dosiert, häufig werden zur Behandlung chronischer neuropathischer Schmerzen aber ähnlich hohe Dosierungen erforderlich wie für die Behandlung der Epilepsie.**

Kortikosteroide

Kortikosteroide finden eine weite Verbreitung in der Medizin und auch in der Schmerztherapie, sie haben eine überragende Bedeutung in der Palliativmedizin. Die Anwendung erfolgt per os, intravenös und lokal, z. B. als Injektionen in ein Gelenk oder bei Rückenschmerzpatienten auch wirbelsäulennah. Kortikosteroide wirken membranstabilisierend, entzündungshemmend und antiödematös. Durch die Verringerung des Ödems z. B. in der Umgebung eines Tumors oder einer Metastase kann eine Schmerzreduktion erreicht werden. Indikationen stellen **Nerveneinengungen**, **Leberkapselschmerz**, **Weichteilinfiltration** und **erhöhter Hirndruck** dar. Kortikosteroide wirken – als positiver Nebeneffekt – stimmungsaufhellend, vereinzelt jedoch auch dysphorisch. Sie steigern den Appetit und vermindern Übelkeit. Die Therapie mit Kortikosteroiden wird durch die ausgeprägten Nebenwirkungen, die v. a. in der Langzeittherapie auftreten, limitiert. Zu den Nebenwirkungen zählen u. a. Magengeschwüre, insbesondere in Verbindung mit NSAR (▶ Abschn. 34.4.1.3), Osteoporose mit der Gefahr von Knochenbrüchen und erhöhte Infektanfälligkeit sowie Herzkreislaufprobleme.

> **Die Nebenwirkungen von Kortikosteroiden limitieren den Einsatz in der Therapie chronischer Schmerzen. In der Kombination mit NSAR und ASS steigt die Gefahr von Magen-Darm-Blutungen sprunghaft an.**

Bisphosphonate (z. B. Aredia, Actonel, Bodronat, Bonviva)

Bisphosphonate sind Präparate, die in den Knochenstoffwechsel eingreifen. Sie hemmen die Osteoklastenaktivität und führen dadurch zu einem verminderten Knochenabbau. Indikationen sind die **Osteoporose** bei postmenopausalen Frauen, **Knochenschmerzen** im Zusammenhang mit Tumorabsiedlungen bei malignen Erkrankungen (häufig: Mammakarzinom, Prostatakarzinom) sowie Erkrankungen, die zu einer erhöhten **Kalziumkonzentration im Serum** führen (z. B. Mammakarzinom, Lungenkarzinom, malignes Myelom). Die verschiedenen Präparate sind in unterschiedlichen Applikationsformen verfügbar (oral, parenteral), insbesondere bei der oralen Applikation sind strenge Einnahmeregeln vom Patienten einzuhalten.

Lidocainpflaster (z. B. Versatis)

Lidocain ist ein Lokalanästhetikum, das durch die Blockade von spannungsabhängigen Natriumkanälen wirkt. Die Bedeutung in der systemischen Therapie hat in den letzten Jahren u. a. aufgrund des ungünstigen Nutzen-Risiko-Profils abgenommen. Lidocain ist seit 2007 zur topischen Anwendung als Pflaster verfügbar. Es wird bei neuropathischen Schmerzen im Rahmen einer **postzosterischen Neuralgie**, bei **fokalen Neuropathien** und **Postmastektomieschmerz** verwendet. Auf die betroffenen Areale werden über einen Zeitraum von 12 h 1–3 Pflaster geklebt, nach dem Tragen folgt eine 12-stündige Pause. Das Präparat hat durch die einfache Handhabung als Pflaster eine hohe Akzeptanz; bislang sind keine gravierenden Nebenwirkungen bei Langzeitanwendung bekannt.

Clonidin (z. B. Catapresan)

Clonidin ist ein α_2-Agonist mit analgetischem Effekt. Es kann die Wirkung von Opioiden verstärken und wird häufig in der Anästhesie verwendet, um die Wirkdauer der Lokalanästhetika zu verlängern. Es wird als Tablette und als Injektionslösung zur epiduralen, spinalen und intravenösen Applikation verwendet. Indiziert ist es als **Koanalgetikum** zusammen mit Opioiden und Lokalanästhetika. Es ist auch ein wichtiges Medikament in der Entzugsbehandlung, hier dämpft es die vegetativen Symptome und sympathikoadrenergen Reaktionen (Herzfrequenz- und Blutdruckanstieg) infolge des Entzuges. Nebenwirkungen sind Blutdruckabfall, Bradykardie, Obstipation sowie eine ausgeprägte Mundtrockenheit.

Benzodiazepine: Diazepam (z. B. Valium), Tetrazepam (z. B. Musaril)

Benzodiazepine wirken **angstlösend**, **muskelentspannend** und **sedierend**. Insbesondere die muskelentspannende Wirkung führt zu einem weitverbreiteten Einsatz in der Therapie von Schmerzen.

Benzodiazepine dürfen in der Behandlung chronischer Schmerzen aufgrund des hohen Suchtpotenzials nicht zur Anwendung kommen.

Cannabinoide (z. B. Sativex, Marinol)

Seit einigen Jahren stehen Cannabinoide zum therapeutischen Einsatz in der Schmerztherapie zur Verfügung. Es sind die Substanzen **9-Tetrahydrocannabinol (THC)** und **Cannabidiol (CBD)**. Beide Substanzen stehen als fixe Kombination in dem als Spray oral angewandten Sativex zur Verfügung. Sativex ist in Kanada als Medikament zugelassen und kann über die internationale Apotheke bestellt werden. Ansonsten kann THC als Rezeptursubstanz und noch nicht als Fertigarzneimittel in Deutschland verordnet werden. Seit ihrer therapeutischen Einführung wird der Einsatz dieser Substanz kontrovers diskutiert. Trotz der bei Einführung der Medikamentengruppe anfänglichen Euphorie und des hohen wissenschaftlichen Interesses an dem therapeutischen Einsatz der Cannabinoide konnten eindeutige Indikationen noch nicht ausgemacht werden.

Dies liegt zum einen in der nur geringen analgetischen Wirkstärke, zum anderen ist ihre Verwendung durch ein **ausgeprägtes Nebenwirkungsprofil** limitiert. Zu den Nebenwirkungen gehören die vom Cannabisgebrauch bekannten psychotropen und halluzinogenen Effekte, Dysphorie, Schwindel und Blutdruckschwankungen, Gangunsicherheit und Müdigkeit. Diese psychotropen Nebenwirkungen sollen unter CBD geringer ausgeprägt sein. In Studien zeigte sich eine Wirksamkeit zur Behandlung der schmerzhaften Spastik bei multipler Sklerose und bei Patienten mit Nervenschmerzen im Rahmen einer HIV-Infektion. Es bleibt abzuwarten, ob etwa bei bestimmten Formen des Nervenschmerzes ein Einsatz von Cannabinoiden sinnvoll ist.

Zurzeit findet sich keine Indikation innerhalb der Schmerztherapie oder auch in der Palliativmedizin, bei der Cannabinoide besser oder auch nur gleich gut abschneiden wie die etablierten Medikamente.

Botulinumtoxin (Typ A: z. B. Botox, Dysport, Xeomin; Typ B: z. B. NeuroBloc)

Botulinumtoxin ist ein hochwirksames Exotoxin, das von dem Bakterium Clostridium botulinum ausgeschieden wird, früher war es als Gift in verdorbenen Lebensmitteln sehr gefürchtet (Botulismus). Das Bakterium kommt ubiquitär v. a. im Erdboden vor. Botulinumtoxin hemmt die Erregungsübertragung von den Nervenzellen zum Muskel, dadurch wird die Kontraktion des Muskels schwächer und kann ganz ausfallen. Es gibt verschiedene Serotypen, wovon nur 2 (Typ A und B) in der Therapie zugelassen sind. Indikationen sind das **myofasziale Schmerzsyndrom** und **schmerzhafte Dystonien**, eine Erkrankung, die mit übersteigerter Muskelaktivität einhergeht.

34.5 Zusammenfassung

Die medikamentöse Behandlung von Schmerzen ist eine wichtige Säule der Schmerztherapie. Die alleinige Medikamentengabe zur Schmerzbehandlung ist selten ausreichend und fast nie sinnvoll. Schmerzmedikamente werden in Opioid- und Nichtopioidanalgetika und Koanalgetika unterteilt. Grundkenntnisse der medikamentösen Schmerztherapie, die wichtigsten Medikamente, ihre Wirkungen, Nebenwirkungen, Kontraindikationen und ihr fakultatives Missbrauchspotenzial sollten schmerztherapeutisch tätigen Psychologen bekannt sein.

Die medikamentöse Therapie chronischer Schmerzen muss nach bestimmten Regeln und Richtlinien erfolgen. Dem Psychologen sollten diese bekannt sein, um Fehler zu erkennen.

Literatur

1 Aktories K, Förstermann U, Hofmann F, Starke K (2009) Allgemeine und Spezielle Pharmakologie und Toxikologie. Begründet von Forth W, Henschler D, Rummel W. 10. Aufl. Urban & Fischer, München
2 Allmers H, Skudlik C, John SM (2009) Acetaminophen use: a risk for asthma? Curr Allergy Asthma Rep Mar;9(2): 164–167
3 Arzneimittelkommission der deutschen Ärzteschaft (2009) Aus der UAW-Datenbank: Abhängigkeit von Flupirtin. Deutsches Ärzteblatt PP 8 März;3: 140
4 Baron R, Strumpf M (2006) Praktische Schmerztherapie. Springer, Berlin Heidelberg New York Tokio
5 Beasley R et al. (2008) Association between paracetamol use in infancy and childhood, and risk of asthma, rhinoconjunctivitis, and eczema in children aged 6–7 years:

analysis from Phase Three of the ISAAC programme. Lancet Sep 20;372(9643): 1039–1048
6 Bombardier C et al. (2006) Response to expression of concern regarding VIGOR study. N Engl J Med Mar 16;354(11): 1196–1199
7 Diener H, Maier Ch (2008) Die Schmerztherapie. Interdisziplinäre Diagnose- und Behandlungsstrategien, 3. Aufl. Urban & Fischer, München
8 Etminan M, Sadatsafavi M, Jafari S, Doyle-Waters M, Aminzadeh K, Fitzgerald JM (2009) Acetaminophen use and the risk of asthma in children and adults: a systematic review and metaanalysis. Chest 136:1316–1323
9 Finnerup NB et al. (2005) Algorithm for neuropathic pain treatment: an evidence based proposal. Pain 118(3): 289–305
10 Freynhagen R et al. (2005) Efficacy of pregabalin in neuropathic pain evaluated in a 12-week, randomised, double-blind, multicentre, placebo-controlled trial of flexible- and fixed-dose regimens. Pain 115(3): 254–263
11 Goldstein DJ et al. (2005) Duloxetine vs. placebo in patients with painful diabetic neuropathy. Pain 116(1–2): 109–118
12 Larson AM et al. (2005) Acute Liver Failure Study Group. Acetaminophen-induced acute liver failure: results of a United States multicenter, prospective study. Hepatology Dec;42(6): 1364–1372
13 Mazer M, Perrone J (2008) Acetaminophen-induced nephrotoxicity: pathophysiology, clinical manifestations, and management. J Med Toxicol Mar;4(1): 2–6
14 Mutschler E, Geisslinger G, Kroemer HK (2008) Arzneimittelwirkungen. Lehrbuch der Pharmakologie und Toxikologie, 9. Aufl. Wiss. Verlagsgesellschaft, Stuttgart
15 Pergolizzi J et al. (2008) Opioids and the management of chronic severe pain in the elderly: consensus statement of an International Expert Panel with focus on the six clinically most often used World Health Organization Step III opioids (buprenorphine, fentanyl, hydromorphone, methadone, morphine, oxycodone). Pain Pract Jul-Aug;8(4): 287–313
16 Persky V et al. (2008) Prenatal exposure to acetaminophen and respiratory symptoms in the first year of life. Ann Allergy Asthma Immunol Sep;101(3): 271–278
17 Pogatzki-Zahn EM, Van Aken HK, Zahn PK (2007) Postoperative Schmerztherapie. Pathophysiologie, Pharmakologie und Therapie. Thieme, Stuttgart
18 Reinecke H, Sorgatz H (2009) S3 guideline LONTS. Langzeitanwendung von Opioiden bei nicht tumorbedingten Schmerzen. Schmerz Oct;23(5): 440–447
19 Rowbotham MC et al. (2004) Venlafaxine extended release in the treatment of painful diabetic neuropathy: a double-blind, placebo-controlled study. Pain 110(3): 697–706
20 Serpell MG (2002) Gabapentin in neuropathic pain syndromes: a randomised, double-blind, placebo-controlled trial. Pain 99(3): 557–566
21 Siddall P et al. (2006) Pregabalin in central neuropathic pain associated with spinal cord injury. A placebo-controlled trial. Neurology 67: 1792–1800
22 Thiel H, Roewer N (2009) Anästhesiologische Pharmakotherapie. Von den Grundlagen der Pharmakologie zur Medikamentenpraxis, 2. Aufl. Thieme, Stuttgart
23 WHO – World Health Organization (1986) Cancer pain relief. WHO, Genf

Probleme der medikamentösen Therapie

B. Glier und J. Lutz

35.1 Medikamentenmissbrauch und -abhängigkeit bei Patienten mit chronischen Schmerzstörungen

B. Glier

Missbräuchliches oder abhängiges Verhalten im Umgang mit Medikamenten ist ein häufig anzutreffendes Problem bei Patienten mit chronischen Schmerzstörungen. Das folgende Kapitel widmet sich zunächst den **diagnostischen Kriterien** zur Erfassung von Medikamentenmissbrauch und -abhängigkeit, beschäftigt sich danach eingehend mit dem komplexen Bedingungsgefüge, das im Zusammenhang mit einer chronischen Schmerzstörung zur **Entstehung und Aufrechterhaltung missbräuchlichen und abhängigen Umgangs mit Medikamenten** führen kann, und stellt anschließend diagnostisch und therapeutisch relevante klinische Aspekte für die **Behandlung** chronischer Schmerzsyndrome mit Medikamentenmissbrauch und -abhängigkeit vor. Der Beitrag endet mit einem Ausblick auf **präventive Maßnahmen**. Neben diesen allgemeinen Ausführungen zu Medikamentenmissbrauch und -abhängigkeit bei chronischen Schmerzstörungen beschäftigt sich ▶ Kap. 22 mit der besonderen Problematik **medikamenteninduzierter Kopfschmerzen** als Folge eines Analgetika- oder Migränemittelabusus. Ein weiterer Beitrag behandelt die Besonderheiten bei der Opioidtherapie chronischer nicht tumorbedingter Schmerzen (▶ Abschn. 35.2).

35.1.1 Diagnostische und klassifikatorische Grundlagen

Einführung

Für die **Definition von Medikamentenmissbrauch und Medikamentenabhängigkeit** stehen uns derzeit 2 international anerkannte diagnostische Klassifikationssysteme zur Verfügung, die ICD-10 der Weltgesundheitsorganisation (International Statistical Classification of Diseases and Related Health Problems, 10. Revision; Dilling et al. 2008) und das **DSM-IV** der Amerikanischen Psychiatrischen Gesellschaft (Diagnostic and Statistical Manual of Mental Disorders, 4. Version; Saß et al. 1998). In beiden Systemen werden Missbrauch und Abhängigkeit von Medikamenten annähernd gleichlautend der Kategorie »Psychische und Verhaltensstörungen durch psychotrope Substanzen« (ICD-10) bzw. »Störungen im Zusammenhang mit psychotropen Substanzen« (DSM-IV) zugeordnet.

Während bis vor einigen Jahren noch beträchtliche Unterschiede zwischen beiden Diagnosesystemen zu verzeichnen waren, hat mit der 10. Revision der ICD eine deutliche Annäherung beider Systeme stattgefunden, die sich auch am Beispiel der **Kriterien für Substanzabhängigkeit** dokumentieren lässt (■ Tab. 35.1).

Substanzabhängigkeit – Medikamentenabhängigkeit

Das DSM-IV benennt als **Hauptmerkmal einer Substanzabhängigkeit** »ein charakteristisches Muster kognitiver, verhaltensbezogener und physiologischer Symptome, die anzeigen, dass das Individuum den Substanzgebrauch trotz einschneidender substanzbezogener Probleme fortsetzt« (Saß et al. 1998).

Abhängigkeit von psychotropen Substanzen wird anhand von **7 Leitsymptomen** spezifiziert (■ Tab. 35.1), von denen mindestens 3 erfüllt sein müssen, um von einer Substanzabhängigkeit sprechen zu können. Darüber hinaus erfordert die Diagnosestellung, dass die Symptome zu beliebigen Zeitpunkten innerhalb derselben 12-Monats-Periode aufgetreten sein müssen.

Abhängigkeit ist wesentlich gekennzeichnet durch einen als unwiderstehlich erlebten Drang zur Substanzeinnahme (**Craving**). Wenngleich es normalerweise zu Toleranzentwicklung und Entzugserscheinungen kommt, sind diese beiden Kriterien jedoch weder notwendig noch hinreichend für die Diagnose der Substanzabhängigkeit. Das DSM-IV trägt im Unterschied zur ICD-10 diesen Besonderheiten Rechnung, indem die Zusatzkodierung »mit körperlicher Abhängigkeit« (Kriterium 1 oder 2 vorhanden) oder »ohne körperliche Abhängigkeit« (Fehlen von Kriterium 1 oder 2) verwendet werden kann.

Auch die ICD-10 benennt als entscheidendes Charakteristikum einer Abhängigkeit eine **verminderte Kontrollfähigkeit** im Umgang mit einer psychotropen Substanz, bemerkbar als »übermächtiger Wunsch« oder »innerer Zwang«, die Substanz konsumieren zu müssen (Dilling et al. 2008).

Die ICD-10 beschreibt 6 Kriterien als **diagnostische Leitlinien** (■ Tab. 35.1), von denen 3 oder mehr während des letzten Jahres gleichzeitig vorhanden gewesen sein müssen, um von einer sicheren Diagnose »Abhängigkeit« sprechen zu können.

Tab. 35.1 Diagnostische Kriterien für Substanzabhängigkeit – DSM-IV und ICD-10 im Vergleich

DSM-IV	ICD-10
Toleranzentwicklung:	Nachweis einer Toleranz
– Verlangen nach ausgeprägter Dosissteigerung	
– Deutlich verminderte Wirkung bei Einnahme derselben Dosis	
Entzugssymptome:	Körperliches Entzugssyndrom bei Beendigung oder Reduktion des Konsums; Aufnahme der gleichen oder einer verwandten Substanz, um Entzugssymptome zu mildern oder zu vermeiden
– Charakteristisches Entzugssyndrom der jeweiligen Substanz	
– Dieselbe […] Substanz wird eingenommen, um Entzugssymptome zu lindern oder zu vermeiden	
Die Substanz wird häufig in größeren Mengen oder länger als beabsichtigt eingenommen	Ein starker Wunsch oder eine Art Zwang, psychotrope Substanzen zu konsumieren
Anhaltender Wunsch oder erfolglose Versuche, den Substanzgebrauch zu verringern oder zu kontrollieren	Verminderte Kontrollfähigkeit bezüglich des Beginns, der Beendigung und der Menge des Konsums
Viel Zeit für Aktivitäten, um die Substanz zu beschaffen, sie zu sich zu nehmen oder sich von ihren Wirkungen zu erholen	Fortschreitende Vernachlässigung anderer Vergnügungen oder Interessen zugunsten des Substanzmissbrauchs; erhöhter Zeitaufwand für Beschaffung, Konsum oder Erholung von den Folgen
Wichtige soziale, berufliche oder Freizeitaktivitäten werden aufgrund des Substanzgebrauchs aufgegeben oder eingeschränkt	–
Fortgesetzter Substanzgebrauch trotz Kenntnis eines anhaltenden oder wiederkehrenden körperlichen oder psychischen Problems […]	Anhaltender Substanzkonsum trotz Nachweis eindeutig schädlicher Folgen

DSM-IV Diagnostic and Statistical Manual of Mental Disorders (4. Version), *ICD-10* International Statistical Classification of Diseases and Related Health Problems (10. Revision)

Kontrollverlust und Craving sind die wesentlichen Merkmale von psychischer Abhängigkeit. Toleranzentwicklung und Entzugssymptome kennzeichnen körperliche Abhängigkeit.

Substanzmissbrauch – Medikamentenmissbrauch

Substanzmissbrauch ist laut DSM-IV ein »fehlangepasstes Muster von Substanzgebrauch, das sich in wiederholten und deutlich nachteiligen Konsequenzen infolge des wiederholten Substanzgebrauchs manifestiert« (Saß et al. 1998).

Die ICD-10 spricht anstelle von Missbrauch von **schädlichem Gebrauch** im Sinne eines Konsummusters, das mit nachweisbarer psychischer oder physischer Gesundheitsschädigung verbunden sein muss (Dilling et al. 2008). Damit sind auch Fälle andauernden oder gelegentlich übermäßigen Medikamentengebrauchs ohne ärztliche Begründung gemeint, wie z. B. die Einnahme eines Medikamentes nicht seiner Indikation, seiner Dosis oder seinem Einnahmeintervall entsprechend.

Die Deutsche Hauptstelle für Suchtfragen (DHS) betont die Bedeutung von Substanzmissbrauch als einem möglichen Initialstadium für eine Abhängigkeitsentwicklung und spricht im Unterschied zu den genannten DSM- und ICD-Definitionen in besonders kritischer Weise bereits von **Medikamentenmissbrauch**, wenn »psychotrope Medikamente nach Bedarf zur Optimierung gestörten Allgemeinbefindens [verordnet und] eingenommen werden« (DHS 1991). Wesentliche Hinweise auf Missbrauch liegen laut DHS dann vor, wenn ein Medikament – qualitativ oder quantitativ – nicht seiner eigentlichen Indikation entsprechend benutzt wird.

In diesem Sinne findet sich in der Literatur auch der Begriff Medikamentenfehlgebrauch oder die Umschreibung als Medikamenteneinnahme, die von der eigentlichen Bestimmung abweicht.

> **Medikamentenmissbrauch ist häufig das Initialstadium für eine Abhängigkeitsentwicklung.**

Anwendung diagnostischer Kriterien für Missbrauch und Abhängigkeit auf Patienten mit chronischen Schmerzstörungen

Patienten mit chronischen Schmerzstörungen verkörpern eine ausgesprochen heterogene Gruppe. Diese Tatsache verlangt demzufolge auch nach einer differenzierten Analyse, wenn die o. g. Kriterien für Medikamentenmissbrauch und -abhängigkeit auf chronische Schmerzpatienten übertragen werden. Studien an Patienten mit chronischen, nicht tumorbedingten Schmerzen (Überblick in Jage et al. 2005) bestätigen die hohe Relevanz dieses Themas, zeigen aber auch auf, dass es hierzu noch an weiter gehenden differenzierten Erhebungen mangelt.

Es handelt sich ohnehin um ein sensibles Thema, weil ein beträchtlicher Anteil der medikamentösen Therapie chronischer Schmerzstörungen aus verschreibungspflichtigen Arzneimitteln besteht und die Behandlung somit unter ärztlicher Verordnung und Kontrolle steht, was die kritische Frage nach **iatrogen** (durch ärztliche Verschreibung/Verordnung, durch ärztliches Handeln) bedingten Missbrauchs- und Abhängigkeitsfällen aufwirft, die eine zunehmende Rolle spielen (Jage et al. 2005, Maier 2008). Ärztliche Kollegen kritisieren demgegenüber, dass es keine klar umschriebenen, einheitlichen Regeln und Leitlinien für die medikamentöse Behandlung von Patienten mit chronischen Schmerzstörungen gibt.

> **Klinische Erfahrungen zeigen auf, dass manifeste Substanzabhängigkeiten mit exzessivem Konsum und Kontrollverlust eher selten anzutreffen sind.**

Bei Schmerzpatienten, die eine Opioidtherapie erhalten, finden sich in der Regel Hinweise auf Toleranz und Entzugssymptome, die nach obiger Definition auf eine körperliche Abhängigkeit hinweisen, die jedoch für sich allein nicht hinreichend für die Diagnose einer Medikamentenabhängigkeit sind. Solche Patienten profitieren auch sehr von einer Entzugstherapie und weisen seltener Rückfälle auf im Vergleich mit Patienten, die eine Substanzabhängigkeit mit deutlicher psychischer Komponente entwickelt haben.

Benzodiazepine, die trotz Kontraindikation in der Langzeitbehandlung von Patienten mit chronischen Schmerzen immer noch verabreicht werden, liegen mit ihrer Dosierung häufig im therapeutischen Bereich. Die auftretenden Entzugssymptome werden oftmals fälschlicherweise als Weiterbestehen der ursprünglichen Beschwerden interpretiert und der weitere Verordnungswunsch damit begründet und unterstützt. Häufig fehlen Toleranzentwicklung und Dosissteigerung. Dieser Sachverhalt wird in der Fachliteratur auch mit dem Begriff der **Niedrigdosisabhängigkeit** (»low-dose dependence«; Poser u. Poser 1996) bezeichnet. Auch in solchen Fällen sind die o. g. DSM- bzw. ICD-Kriterien für eine Substanzabhängigkeit nicht erfüllt. Stattdessen würde man von Substanzmissbrauch sprechen.

Medikamentenfehlgebrauch findet sich auch häufig in der Selbstmedikation mit Analgetika und Migränemitteln, was die Entstehung medikamenteninduzierter Kopfschmerzen begünstigen kann (»medication overuse headache«, MOH). Die Mehrzahl der MOH-Patienten erfüllt nach Fritsche (▶ Kap. 22.5) die Kriterien der ICD-10 für eine Medikamentenabhängigkeit, wenngleich die stoffliche Seite dieser Störung noch nicht hinreichend geklärt ist – weshalb vorgeschlagen wird, von einem Abhängigkeitssyndrom zu sprechen.

Neben den genannten diagnostischen Kriterien können folgende **individuelle Merkmale** auf einen problematischen Umgang mit Medikamenten hinweisen (mod. nach Willweber-Strumpf 1993, Jage et al. 2005):

- Dauereinnahme eines Medikaments ohne erkennbare Indikation
- gleichzeitiger Konsum vieler verschiedener Medikamente
- heimliche Medikamenteneinnahme
- subjektiv angenehme psychische Wirkung eines Medikaments
- ein »Notvorrat«, der ständig bei sich getragen wird (Ausnahme: zeitkontingente Medikamenteneinstellung!)
- Intoxikations- oder Entzugssymptome
- Dosissteigerung und Toleranzbildung (Hinweise auf Gewöhnung)

- wiederholte Episoden von Dosiserhöhungen trotz ärztlicher Vorbehalte
- wiederholte erfolglose Versuche, den Medikamentenverbrauch zu verringern oder zu kontrollieren
- häufiger Arztwechsel
- verschwiegener Medikamentenbezug durch andere Ärzte
- gehäufte Unfälle

Insgesamt betrachtet wird deutlich, dass bei der Anwendung suchtmedizinischer Kriterien für Medikamentenmissbrauch und -abhängigkeit auf Patienten mit chronischen Schmerzstörungen Differenzierungen vorgenommen werden müssen, die u. a. von der vorliegenden Schmerzstörung und der jeweiligen pharmakologischen Substanz mit ihrer spezifischen Wirkung abhängig sind und hierüber komplexe Interaktionen möglich machen.

Die Datenbasis für die Beantwortung derart spezieller Fragen ist noch unzureichend und zeigt einen großen Bedarf an empirischen Untersuchungen, insbesondere Langzeitstudien auf.

35.1.2 Entstehungsbedingungen für Medikamentenmissbrauch und -abhängigkeit

Multidimensionales Bedingungsgefüge

Für die Entwicklung missbräuchlichen und abhängigen Umgangs mit Medikamenten wird ein **komplexes, multidimensionales Bedingungsgefüge** diskutiert (Kielholz u. Ladewig 1972), das sich im Wesentlichen aus **3 Faktoren** zusammensetzt, die in Wechselbeziehung zueinander stehen:

- Das **Medikament** mit seinen pharmakodynamischen Besonderheiten und pharmakologischen Wirkungen auf biologische und psychische Regulationsprozesse (sog. Missbrauchspotenzial)
- das **Individuum** mit seinen sowohl strukturellen als auch spezifischen Merkmalen in einer besonderen Lebenssituation (sog. innere Griffnähe)
- die **Umwelt** mit ihrem Angebot zur Veränderung der physischen und psychischen Befindlichkeit (sog. äußere Griffnähe).

Pharmakologische und pharmakopsychologische Bedingungen

Unter pharmakologischen Gesichtspunkten gelten vor allen Dingen solche Substanzen als abhängigkeitsgefährdend, von denen psychotrope/psychoaktive Wirkungen ausgehen können, die somit in der Lage sind, über zentralnervöse Effekte Erleben und Verhalten zu beeinflussen.

Vor dem Hintergrund der geläufigen medikamentösen Therapie chronischer Schmerzen sind in diesem Zusammenhang insbesondere folgende **Substanzgruppen** zu erwähnen:

- Generell oder spezifisch zentral dämpfende Substanzen:
  - analgetisch wirksame Substanzen vom Opiattyp, sog. Opioide (z. B. Kodein, Tramadol, Tilidin, Morphin, Buprenorphin, Levomethadon)
  - Barbiturate und verwandte zentral sedierende Substanzen
  - Benzodiazepine und verwandte Tranquilizer
- zentral erregende Substanzen: hier ist im Zusammenhang mit Schmerzmitteln insbesondere das Koffein hervorzuheben, das für seine zentralnervöse Stimulierung und die dadurch stattfindende Beeinflussung von Wachheit, Stimmung und psychomotorischer Aktivierung bekannt ist.

■ Opioide

Opioide sind für ihr erhebliches Missbrauchspotenzial bekannt. Dies gilt insbesondere für Substanzen mit hoher Lipophilie (gute Aufnahme in fetthaltigen Geweben – ZNS) und geringer Anflutungszeit, wenn sie diskontinuierlich verwendet werden.

In der medikamentösen Schmerztherapie werden in der Regel **retardierte Opioidpräparate** nach einem kontinuierlichen Plan eingesetzt, unter denen die Plasmaspiegel so langsam ansteigen, dass es zu keiner psychotropen Wirkung kommt (Donner u. Zenz 1994).

Es gibt klinische Hinweise darauf, dass psychische Abhängigkeit oder das suchttypische Verlangen nach Drogen bei Patienten, die Opioide zur Schmerzanalgesie unter **kontrollierten therapeutischen Bedingungen** nehmen, seltener auftritt im Vergleich zu einem **missbräuchlichen Einsatz**, der auf die euphorisierende Wirkung der Substanzen abzielt (Zenz et al. 1990). Damit spielen auch die Motive, die mit der Opioideinnahme verbunden sind, eine wesentliche Rolle für die Entstehung von Missbrauch oder Abhängigkeit.

Im Unterschied zu **starken Opioiden**, die der Betäubungsmittelverschreibungsverordnung (BtMVV) und damit strengeren ärztlichen Auflagen unterliegen, sind Missbrauchsfälle bei sog. **mittelstarken Opioiden**, die nicht unter die Regeln der BtMVV fallen und daher die Gefahr unkritischer Verschreibungspraxis begünstigen können (z. B. Tramadol oder Tilidin + Naloxon), wesentlich häufiger. Insgesamt betrachtet, lassen sich durch Beachtung adäquater Dosierung sowie Überwachung und Einhaltung der Regeln für eine Opioidtherapie, die im Fall einer Langzeittherapie immer auch mit einer psychologischen Schmerztherapie kombiniert sein sollte, Missbrauch und Abhängigkeit weitgehend vermeiden.

> **Der Einsatz von Opioiden ist an eine sorgfältige Indikationsstellung und genaue Einhaltung der Regeln der Opioidtherapie durch Arzt und Patient gebunden.**

Ausführlichere Informationen zur Therapie mit Opioiden finden sich in ► Abschn. 35.2 dieses Buches.

Kodein, das ebenfalls zur Substanzklasse der Opioide zählt, findet sich in der medikamentösen Schmerztherapie als Kombinationspartner in Analgetika und Migränemitteln, zumeist allerdings in (Unter-)Dosierungen, die keinen zusätzlichen analgesierenden Beitrag leisten können, stattdessen aber psychotrope Wirkungen hervorrufen. Sie begünstigen damit die Gefahr des Missbrauchs und sind in der medikamentösen Schmerztherapie kontraindiziert.

▪ Barbiturate

Barbiturate verfügen ebenfalls über ein **erhebliches Missbrauchspotenzial**. Ihr Einsatz in der medikamentösen Schmerztherapie gilt als absolut kontraindiziert.

▪ Benzodiazepine

Benzodiazepine sind eine Gruppe von Arzneimittelwirkstoffen, die als **Entspannungs- und Beruhigungsmittel** oder als **Schlafmittel** verabreicht werden. Eine Verordnung solcher Medikamente in der Therapie von Schmerzpatienten wird häufig dann getroffen, wenn sich diagnostische Hinweise auf schmerzbedingte Beeinträchtigungen der psychophysischen Befindlichkeit oder Komorbiditäten mit psychischen Störungen (z. B. Angststörungen oder depressive Störungen) ergeben. Je nach bevorzugter Komponente des Wirkprofils von Benzodiazepinen sollen sie der Sedierung, Anxiolyse und/oder Muskelrelaxation dienen.

Das hohe Missbrauchs- und Abhängigkeitspotenzial von Benzodiazepinen sollte hinlänglich bekannt sein. Von insgesamt etwa 1,5 Mio. Medikamentenabhängigen in Deutschland entfallen etwa 1,1 Mio. auf eine Abhängigkeit von Benzodiazepinderivaten (Glaeske 2005). Hiervon ist wiederum der weitaus größte Teil von sog. **Niedrigdosisabhängigkeit** (»low-dose dependence«) betroffen, die sich in aller Regel auf die zu lang andauernde Verordnung von Benzodiazepinen zurückführen lässt (**iatrogene Abhängigkeit**; Poser u. Poser 1996).

Hocker (1994) berichtet für eine deutsche Population chronischer Schmerzpatienten über **hohe Abhängigkeitsraten von Benzodiazepinen**. In einer Untersuchung von Kouyanou et al. (1997) an Patienten mit chronischen Schmerzen lag die Abhängigkeit von Benzodiazepinen an 2. Stelle hinter Opioidmissbrauch und -abhängigkeit.

Die Verordnung von Benzodiazepinen muss aufgrund des hohen Missbrauchspotenzials an klare und zeitlich eng begrenzte **Indikationen** gebunden sein. Eine Dauermedikation mit Benzodiazepinen gilt heutzutage als absolut kontraindiziert.

> **Benzodiazepine haben keine analgesierende Wirkung, verfügen über ein hohes Abhängigkeitsrisiko und sind in der medikamentösen Langzeitbehandlung von Schmerzpatienten nicht indiziert.**

▪ Andere Psychopharmaka

Neuroleptika und Antidepressiva finden in der Behandlung chronischer Schmerzstörungen häufig Anwendung. Für trizyklische Antidepressiva ist nachgewiesen, dass sie bei bestimmten Schmerzzuständen analgetisch wirken (Jurna u. Motsch 1993). Neuroleptika werden v. a. zur Sedierung eingesetzt. Mittlerweile ist auch von Antidepressiva bekannt, dass es bei abrupter Beendigung der Medikation zu Absetzsymptomen kommen kann, die jedoch nicht als Hinweis auf eine abhängigkeitserzeugende Wirkung angesehen werden; Kriterien für ein »typisches Suchtverhalten« seien nicht zu beobachten. Allerdings wird einschränkend diskutiert, dass es sich bei der vorliegenden Befundlage um die Ergebnisse kurz dauernder Zulassungsstudien handelt und eine endgültige Differenzierung Langzeituntersuchungen vorbehalten bleiben muss. Im Übrigen sind diesbezüglich auch keine Erhebungen an Patienten mit chronischen Schmerzen als Klientel bekannt.

■ **Mischanalgetika**

Abschließend sei noch auf das Risiko von **Schmerzmittelkombinationspräparaten** (Medikamenten, die aus mehreren Wirkstoffen bestehen) hingewiesen. Werden Schmerzmitteln psychotrope Substanzen beigesetzt (z. B. Koffein, Kodein), können sie eine Abhängigkeitsentwicklung fördern (Wallasch 1992). In frei verkäuflichen Analgetika findet sich häufig ein **Koffeinzusatz.** Koffein hat eine synergistische Wirkung mit Analgetika. Es kann eine zentralnervös stimulierende Wirkung entfalten und hierüber die Vigilanz erhöhen bzw. Müdigkeit reduzieren oder verhindern. Aufgrund dieser Wirkungen wird es als stimmungsaufhellend und die Funktionstüchtigkeit verbessernd empfunden.

Schmerzmittelkombinationspräparate haben durch den Zusatz der psychotrop wirksamen Komponenten Koffein und/oder Kodein ein Abhängigkeitspotenzial.

Individuelle Bedingungen

Fehlende Belege für die ursprüngliche Annahme einer typischen »**Suchtpersönlichkeit**« haben zu einer differenzierten Untersuchung individueller, v. a. psychischer Bedingungen geführt, die die Entwicklung missbräuchlichen bzw. abhängigen Umgangs mit Medikamenten begünstigen können.

Im Folgenden sollen einige dieser Faktoren im Hinblick auf chronische Schmerzstörungen genannt und kommentiert werden:

■ **Ursachenzuschreibung und Veränderungserwartung (Kausal- und Kontrollattributionen)**

Analysen subjektiver Krankheitstheorien von Patienten mit chronischen Schmerzen können aufzeigen, dass ein großer Anteil eine **überwiegend organmedizinische Kausalattribution der Schmerzen** vornimmt. Entsprechend einer solchen Ursachenzuschreibung sind internale Kontrollüberzeugungen eher schwach ausgeprägt (Nilges 1992, Kröner-Herwig 2007).

Die **Therapieerwartung** des Patienten ist vielmehr auf medizinische Interventionen gerichtet, die zumindest eine Linderung, besser noch eine Ausschaltung der Schmerzursachen herbeiführen sollen.

Im Fall einer chronischen Schmerzstörung, die immer auch unter dem Einfluss psychischer und psychosozialer Faktoren steht, verhindert eine ausschließlich medikamentenorientierte Therapie die adäquate Auseinandersetzung mit einer multidimensionalen Bedingungsanalyse und begünstigt stattdessen eine Medikamentenmissbrauchsentwicklung und Chronifizierung der Schmerzstörung.

■ **Konsumverhalten**

Eng verbunden mit einer passiven Veränderungskontrollerwartung herrscht die Einstellung vor, einen Anspruch auf Beschwerdefreiheit zu haben (»**Anrecht auf Wohlbefinden**«) und dieses auf schnellstmöglichem Wege einfordern bzw. herbeiführen zu können (»**instant relief**«).

Eine solche Haltung bahnt den Griff zu einem Medikament, das deutliche und rasche Wirksamkeit verspricht.

Ein intensiv ausgeprägtes **affektiv-emotionales Schmerzverhalten** beeinflusst wiederum das ärztliche Handeln: »Je drängender Patienten auftreten, umso eher sind Behandler zur Verschreibung bereit« (Nilges 2005, S. 244).

■ **Leistungsorientierung**

Ein anderer struktureller Aspekt, der Medikamentenmissbrauch begünstigen kann, findet sich in verhaltenssteuernden Normen wieder, die sich am Ideal orientieren, immer voll **funktionstüchtig und leistungsfähig** zu sein und sich keine Schwächen zu erlauben.

■ **Geringe Selbstwirksamkeitserwartung**

Mit dieser Variablen ist die **Antizipation fehlender oder unzureichender Kompetenzen im Umgang mit Schmerzen** gemeint. Damit verbundene Erwartungsängste oder Hilflosigkeitsüberzeugungen richten sich vielfach auf die Schmerzsymptomatik selbst (»Ich kann nichts gegen meine Schmerzen tun«, »Ich habe keinen Einfluss auf meine Schmerzen«) oder auf Einbußen hinsichtlich der Leistungsfähigkeit und Belastbarkeit, insbesondere bei ausgeprägter Leistungsorientierung.

Solche Kognitionen begünstigen die Inanspruchnahme fremdgesteuerter Schmerzkontrolle, die erfahrungsgemäß bevorzugt in medikamentöser Beeinflussung des Schmerzgeschehens besteht.

▪ **Vermeidungsverhalten**

Wenn eine niedrige Selbstwirksamkeitserwartung mit geringer Schmerz- und Frustrationstoleranz oder erhöhter Ängstlichkeit einhergeht, kommt es häufig zur Entwicklung von Vermeidungsverhalten. Die Einnahme schmerzlindernder Medikamente erfolgt dann bereits vor dem Auftreten erwarteter Schmerzen (**prophylaktische Einnahme**) und schließlich völlig unabhängig von der eigentlichen Indikation – ein Prozess, der in eine Erhöhung der Einnahmefrequenz und oft auch der Dosierung mündet und damit in einen Circulus vitiosus.

▪ **Psychische Komorbidität**

Ein weiterer individueller Risikofaktor liegt dann vor, wenn bereits vor dem Auftreten der Schmerzstörung eine psychische Erkrankung bestanden hat. Diese sog. psychische Komorbidität in Form von depressiven Störungen, Angst- und Persönlichkeitsstörungen oder auch posttraumatischen Belastungsstörungen ist bei Patienten mit chronischen Schmerzen und Hinweisen auf Medikamentenmissbrauch höher ausgeprägt als bei denjenigen ohne Missbrauch (Fishbain et al. 1998). Von der psychischen Komorbidität müssen differenzialdiagnostisch häufig sich entwickelnde Anpassungsstörungen als maladaptive Bewältigung der chronischen Schmerzstörung abgegrenzt werden, die mit dem zumeist damit verbundenen dauerhaften Distress aber auch einen nicht unerheblichen Risikofaktor für die Entstehung von Missbrauch oder Abhängigkeit darstellen können.

> **Organmedizinische Kausal- und Kontrollattributionen, mangelnde Selbstwirksamkeitserwartungen, angstmotiviertes Vermeidungsverhalten, hohe Leistungsorientierung und psychische Komorbidität sind Missbrauch und Abhängigkeit begünstigende individuelle Faktoren.**

Umweltbedingungen

Zu diesem Komplex müssen neben der **Bedeutung des sozialen Umfelds**, insbesondere der Familie mit ihrer Modellfunktion für den Umgang mit Beeinträchtigungen der psychophysischen Befindlichkeit, diejenigen Instanzen hervorgehoben werden, die an der Herstellung, der Verbreitung, ggf. der Verschreibung und schließlich dem Verkauf von Medikamenten beteiligt sind (pharmazeutische Industrie, Werbeindustrie, Ärzte, Apotheker). Von diesem Bedingungsgefüge haben wir im vorliegenden Kapitel bereits **iatrogene Faktoren** angesprochen und diskutiert.

Zu den **Missbrauch begünstigenden Bedingungen** zählen im Einzelnen (DHS 1991):

- Ungenügende Beachtung psychotroper Substanzen in Kombinationspräparaten
- unkritische Übernahme der Pharmawerbung
- unzureichende Anamnese/Exploration bisheriger/derzeitiger Einnahmegewohnheiten im Umgang mit Medikamenten und anderen psychotropen Substanzen (z. B. Alkohol!)
- wunschadäquate Verschreibung von Medikamenten
- Verschreibung (Wiederholungsrezepte, Weiterverordnungen) ohne genügende Kontrolle und ohne persönlichen Kontakt zum Patienten

An weiteren Aspekten, die das Angebot an Medikamenten und damit deren Verfügbarkeit (»äußere Griffnähe«) beeinflussen, muss vor allen Dingen die **fehlende Rezeptpflicht** für eine große Anzahl von Arzneimitteln hervorgehoben werden, womit in beträchtlichem Umfang eine Selbstmedikation möglich wird, zu der auch die Werbung ihren gezielten Beitrag leistet. Etwa 70% aller Schmerzmittel werden in Deutschland rezeptfrei verkauft: »Die Anwendung von Schmerzmitteln ist in der Bundesrepublik demnach v. a. eine Therapie innerhalb der Selbstmedikation« (Glaeske 1999).

> **Freie Verfügbarkeit von Medikamenten, Akzeptanz und unkritische Verordnungs- und Einnahmegewohnheiten sind wesentliche Voraussetzungen für Medikamentenmissbrauch und -abhängigkeit.**

Modelle für die Entwicklung von Medikamentenmissbrauch und -abhängigkeit

Im Folgenden geht es um die Frage, wie die 3 bislang separat betrachteten Faktorenkomplexe (Medikament, Individuum, Umwelt) in ein **funktionales Netzwerk** integriert werden könnten, mit dem sich dann sowohl strukturell als auch prozessual bedeutsame Merkmale für die Entwicklung von Medikamentenmissbrauch und -abhängigkeit beschreiben und empirisch prüfen ließen. Leider findet man zu dieser Frage weiterhin nur unzureichende Antworten. Es gibt bislang noch kein umfassendes, theoretisch und empirisch fundiertes Modell zur Abhängigkeitsentwicklung.

Exemplarisch für die bisherige Forschung sollen **verhaltenspsychologische Ansätze** erwähnt werden. Sie betonen **lerntheoretische Prinzipien** bei der Entwicklung und Aufrechterhaltung fehlangepassten

Verhaltens im Umgang mit Medikamenten (Elbert u. Rockstroh 1993):

- Gemäß dem **Paradigma des operanten Konditionierens** wird das Einnahmeverhalten verstärkt, wenn das jeweilige Medikament angenehme, positiv erlebte emotionale Zustände induziert oder aversive Empfindungen (z. B. Schmerzen, Angst) reduziert oder beseitigt.
- Über **Vorgänge des klassischen Konditionierens** kann eine Vielzahl von neutralen Reizen (z. B. Umgebungsreize, psychisches Befinden, soziale Situation) die Funktion diskriminativer Stimuli für die Substanzeinnahme erhalten. Solche Lernvorgänge gelten möglicherweise auch für interozeptive Reize.

Neurobiologische Untersuchungen können aufzeigen, dass die wiederholte Exposition gegenüber einer psychotropen Substanz Lern- und anhaltende Gedächtnisprozesse im limbischen System und dem Hippocampus induzieren (Koob et al. 2004). Die hohe Dichte von Opioid- und Cannabinoidrezeptoren in Teilen des limbischen Systems kann nicht nur die Ausbildung von Schmerzen fördern, sondern weist auch auf deren modulierende Rolle bei Suchterkrankungen und affektiven Störungen hin (Jage et al. 2005).

Medikamente können außerdem selbst über inhärente Verstärkereigenschaften verfügen (Beispiel: agonistische Wirkung von Opiaten auf Rezeptoren im mesolimbischen System).

Für die Entwicklung von Substanzmissbrauch bzw. -abhängigkeit sind aber nicht nur individuelle oder substanzspezifische Variablen von Bedeutung, sondern ebenso **psychosoziale Faktoren** wie Verfügbarkeit, Modelle, Gruppendruck, Werbung und soziokulturelle Normen. Vor allem zu Beginn eines Substanzmissbrauchs spielt **Modelllernen** im Umgang mit Medikamenten während Kindheit und Jugend im Elternhaus oder in der Bezugsgruppe (Peer Group) eine große Rolle. Bei der zunehmenden Verbreitung von Kopfschmerzen im Schulkindalter (▶ Kap. 12.) liegt gerade im »vorbildhaften« Umgang mit Schmerzmitteln eine große Herausforderung. Immerhin geben bereits 28% der Schüler bis 18 Jahre an, regelmäßig schmerzstillende Medikamente einzunehmen.

Späterer Medikamentenmissbrauch wird eher über die **Verstärkereigenschaften der Substanz** vermittelt oder dient der **Kompensation aversiver Folgeerscheinungen**. Bei allen Überlegungen ist auch der **Einfluss konstitutioneller und biologischer Faktoren** nicht zu vernachlässigen. Insgesamt bilden Medikamentenabhängige eine sehr heterogene Gruppe.

> **Erklärungsansätze für Medikamentenmissbrauch und -abhängigkeit betonen interagierende Prozesse aus substanzspezifischen, genetisch-biologischen, persönlichkeitsstrukturellen, individuell-lernpsychologischen und soziokulturellen Faktoren.**

35.1.3 Diagnostisches und therapeutisches Vorgehen unter besonderer Berücksichtigung psychologischer und psychotherapeutischer Aspekte Medikamentenmissbrauch und -abhängigkeit

Vorbemerkungen

Der folgende Abschnitt soll diagnostisch und therapeutisch relevante klinische Aspekte für die Behandlung von Schmerzpatienten mit Medikamentenmissbrauch oder -abhängigkeit aufzeigen, die grundsätzlich sowohl für **ambulante** als auch **stationäre Settings** geeignet sind. Es handelt sich dabei um ein Aufgabengebiet, das in jedem Falle **interdisziplinär arbeitende Behandlungsteams** voraussetzt, an denen insbesondere schmerztherapeutisch weitergebildete Psychologen und Ärzte mit ihren jeweils spezifischen Fachkompetenzen beteiligt sind.

> **Die Therapie bei Medikamentenmissbrauch und -abhängigkeit bei Patienten mit chronischen Schmerzen erfordert interdisziplinär arbeitende Behandlungsteams.**

Eingangsdiagnostik

Eine gründliche verhaltensmedizinische Diagnostik chronischer Schmerzstörungen umfasst immer auch eine genaue und sorgfältige **Exploration der Medikamentenanamnese** und der **aktuellen Konsumsituation**, einschließlich der Prüfung der jeweiligen Arzneimittel auf psychotrope Substanzen. Diese Prozedur richtet sich nicht nur auf rezeptpflichtige, sondern auch auf frei verkäufliche Medikamente. Unverzichtbar für die Diagnostik und spätere Verlaufs- und Ergebniskontrolle ist in diesem Zusammenhang auch der **Einsatz eines Schmerztagebuchs bzw. -protokolls**.

Im Fall unklarer oder widersprüchlicher Befunde besteht die Möglichkeit, auf **fremdanamnestische Angaben** seitens des Hausarztes oder Angehöriger zurückzugreifen oder kritische Aspekte unter systematischer Verlaufsbeobachtung zu prüfen.

> **Medikamentenanamnese und aktuelle Konsumsituation sowie fremdanamnestische Befunde und medizinische Untersuchungen sind grundlegende Bereiche der Eingangsdiagnostik.**

Indikationsstellung

Die Ergebnisse der Eingangsdiagnostik münden in eine **differenzialdiagnostische Prüfung** auf Medikamentenmissbrauch oder -fehlgebrauch bzw. -abhängigkeit.

> **Dabei ist v. a. die Unterscheidung zwischen Missbrauch und Niedrigdosisabhängigkeit infolge Langzeittherapie einerseits und Medikamentenabhängigkeit im Sinne von Hochdosisabhängigkeit andererseits bedeutsam.**

Hochdosisabhängigkeit fällt dadurch auf, dass vorrangig ausgeprägtes Verlangen nach der psychotropen (und weniger nach der analgesierenden) Wirkung im Vordergrund steht und sich bereits verselbstständigt hat, was mit deutlichem Kontrollverlust im Umgang mit den betreffenden Substanzen verbunden ist. Für solche Patienten muss in Erwägung gezogen werden, ob sie mit dem relativ freien Setting einer ambulanten oder stationären schmerztherapeutischen Behandlung überfordert sind und stattdessen den stärker fremdkontrollierten therapeutischen Schutzraum einer Einrichtung für Abhängigkeitserkrankungen benötigen.

Die weiteren Ausführungen beziehen sich auf **therapeutische Strategien und Interventionen** für die weitaus häufiger vorkommenden Fälle von **Missbrauch** und **Niedrigdosisabhängigkeit.**

Therapeutische Ziele und Interventionen bei Medikamentenmissbrauch und Niedrigdosisabhängigkeit

35

Wie für jede verhaltensmedizinische Therapiestrategie, besteht die übergeordnete Zielsetzung für unsere Klientel in der **Förderung von Selbstmanagementkompetenzen** (Kanfer et al. 1996) im Umgang mit ihrer chronischen Schmerzstörung. Mit Blick auf eine medikamentöse Therapie folgt daraus jedoch nicht die (unrealistische) Forderung völliger Abstinenz, sondern das Bestreben, zu einem kontrollierten, den Besonderheiten der jeweiligen Schmerzstörung angepassten Umgang mit Medikamenten zu gelangen – im Einzelnen:

- Beendigung, Reduzierung oder Umstellung der bisherigen medikamentösen Therapie, ggf. Einleitung einer indikationsgerechten, kontrollierten Anwendung von Medikamenten und Förderung eines angemessenen, rationalen Umgangs
- im Fall von Entzugssymptomen Vermittlung von Bewältigungsstrategien im Umgang mit der akuten Entzugssymptomatik (Symptommanagementtraining)
- Förderung aktiver Schmerzbewältigungsfähigkeiten
- Verringerung schmerzbegünstigenden Problemverhaltens und Stärkung gesundheitsbezogener Ressourcen

Grundsätzlich gilt vor Beginn jedweder Intervention, dass sich Therapeut und Patient gemeinsam auf **verbindliche Zielsetzungen** für die Therapie geeinigt haben. Mit diesem Prinzip unvereinbar ist das Erteilen einer Verordnung oder die Wegnahme von Medikamenten ohne alternatives Angebot. Um die Eigenverantwortlichkeit anzusprechen und die Compliance zu verbessern, wird auch jeder Patient nach entsprechender Information in die Auswahl angemessener Methoden zur Zielerreichung einbezogen.

> **Therapeutische Interventionen sind grundsätzlich auf die Förderung von Selbstmanagementkompetenzen gerichtet.**

Modifikation medikamentöser Therapie

Therapeutische Zielsetzungen bezüglich medikamentöser Therapie können im Einzelfall auf die

- Beendigung,
- Reduzierung und/oder
- Umstellung

bisheriger medikamentöser Interventionen gerichtet sein.

Eine **Beendigung** der bisherigen Medikation ist für solche Präparate indiziert, die psychotrope Substanzen enthalten, welche ohne sinnvolle Indikationsstellung eingenommen bzw. verordnet worden sind. Dazu zählen vorrangig Analgetika- und Migränekombinationspräparate sowie Tranquilizer. Die Beendigung der bisherigen Medikation kann – abhängig von pharmakologischen und individuellen Variablen – entweder abrupt oder ausschleichend vollzogen werden.

Bei der Variante des ausschleichenden Entzugsprogramms sollte ein zeitkontingentes anstelle eines bedarfskontingenten Einnahmemusters praktiziert werden, mit sukzessiver Intervallvergrößerung zwischen 2 Einnahmezeitpunkten (Absetzplan, ▶ »Symptommanagement für den Fall von Entzugssymptomen«).

Für solche Medikamente, auf die in der Schmerztherapie nicht verzichtet werden kann, ist eine **Reduktion auf ein sinnvolles und notwendiges Minimum** anzustreben. Die Beendigung oder Reduzierung bisheriger medikamentöser Therapie kann im Einzelfall mit einer **Optimierung künftiger pharmakologischer Interventionen** verbunden sein.

Ausführliche Informationen zum Thema Opioidtherapie, speziell auch zu Fragen einer Entzugstherapie, finden sich im ▶ Abschn. 35.2 dieses Buches.

■ Symptommanagement für den Fall von Entzugssymptomen

Im Unterschied zur traditionellen Behandlung von Alkohol- und Drogenabhängigkeit und der dabei vorgenommenen relativ strengen Trennung in Entzugs- und Entwöhnungsphase, erfordert die Behandlung von Schmerzpatienten mit Medikamentenmissbrauch oder -abhängigkeit bereits in der Entzugsphase **psychologische Interventionen**. Sie sollen den Umgang mit der dabei auftretenden Symptomatik unterstützen helfen, die ja in der Regel der Ursprungssymptomatik entspricht (z. B. Schmerzen, Unruhe, Ängste, Schlafstörungen), welche zur (Verordnung und) Einnahme der jeweiligen Medikamente geführt hat. In diesem Aufgabengebiet liegt die Hauptrolle von Psychologen im multimodalen Behandlungssetting.

Folgende Interventionen haben sich im Umgang mit zu erwartenden Entzugssymptomen bewährt (Elsesser u. Sartory 2001):

- Vermittlung von Informationen (**Psychoedukation**) über potenzielle Entzugsbeschwerden und den Verlauf des Entzugs, insbesondere um Fehlinterpretationen und übermäßigen Erwartungsängsten entgegenzuwirken
- **Vereinbarung von Reduktions-und Absetzplänen**, gemeinsam mit dem Patienten, möglichst angepasst an die individuelle Entzugsgeschwindigkeit des Patienten, ggf. unterstützt durch Methoden des Kontraktmanagements (Hautzinger 1993): In Verhaltensverträgen werden neben der Präzisierung des Zielverhaltens, den Kriterien für die Zielerreichung und der Verabredung von Konsequenzen (sowohl positive Konsequenzen bei Zielerreichung als auch negative Konsequenzen für den Fall der Nichteinhaltung von Vertragsbedingungen) auch Methoden festgelegt, mit denen das vereinbarte Verhalten während der Vertragsdauer kontrolliert werden kann (z. B. Selbstbeobachtung und -protokollierung, Drogenscreening) – in Verbindung mit solchen Verhaltensverträgen können auch Maßnahmen im Sinne von Stimuluskontrolle oder Reaktionsverhinderung verabredet werden, insbesondere dann, wenn die Substanzeinnahme zu einer automatisierten Verhaltensgewohnheit geworden ist
- **Training von spezifischen Symptommanagementtechniken** wie z. B. Atemübungen bei Atemnot, Ablenkung und Bewegung bei Ruhelosigkeit, Aktivitätspläne bei depressiven Stimmungen, warme Bäder bei Muskelschmerzen, Pulskühlung bei Schwitzen und Schweißausbrüchen etc.

Symptommanagement ist ein zentrales Therapiemodul, das Bewältigungskompetenzen im Umgang mit Entzugsbeschwerden fördern soll.

■ Förderung aktiver (nichtmedikamentöser) Schmerzbeeinflussung und Bearbeitung schmerzassoziierter Problembereiche

Hierzu zählen sämtliche Interventionen, die **eigene Ressourcen zur besseren Bewältigung von Schmerzerleben und Schmerzverhalten** zu mobilisieren versuchen bzw. schmerzbegünstigende Problem- und Belastungsfaktoren verringern und stattdessen gesundheitsbezogene Anteile stärken sollen. Ausführlichere Hinweise hierzu finden sich in zahlreichen Kapiteln dieses Buches.

35.1.4 Prävention

Folgende **Hinweise** sollen helfen, Medikamentenmissbrauch und Abhängigkeitsentwicklungen bei chronischen Schmerzstörungen vorzubeugen:

- Sorgfältige Indikationsstellung, regelmäßige kritische Überprüfung
- Verzicht auf Analgetika- und Migränemittelkombinationspräparate, ebenso auf Benzodiazepine

- zeitkontingente Gabe entsprechend Wirkungsdauer des Medikaments
- ausreichende Dosierung
- keine Verschreibung nach »Wunschzettel«
- regelmäßiger persönlicher Kontakt

Hinzufügen ließe sich noch, dass jede medikamentöse Intervention als Teil einer **schmerztherapeutischen Gesamtstrategie** gewertet werden sollte, zu der immer auch die Motivierung zu Eigenaktivität und Selbsthilfe gehört.

35.2 Probleme der Opioidtherapie bei Patienten mit chronischen Schmerzen

J. Lutz

Starke akute und chronische Schmerzen und deren Behandlung werden häufig in einem Zug mit den vermeintlich stärksten Schmerzmitteln, den **Opioiden** (morphinähnliche Substanzen), genannt. Die sinnvolle Anwendung dieser Medikamente ist nicht einfach und wird immer wieder kontrovers diskutiert. Das folgende Kapitel zeichnet ein sachliches Bild der Probleme, die im Rahmen einer **Schmerztherapie mit Opioiden** auftreten können, und benennt neben den Besonderheiten der **Suchtdefinition bei Schmerzpatienten** auch Grenzen der Therapie und deren Beendigung, d. h. den **Opioidentzug**. Im letzten Abschnitt werden mögliche Anzeichen eines **Missbrauchs** regulär verschriebener Opiode besprochen.

35.2.1 Opioide in der Schmerztherapie

Die Anwendung von Opioiden hat eine lange Tradition. Schon in Aufzeichnungen der Sumerer (2400 v. Chr.) gibt es Hinweise über die Verwendung von Opium. Im 15. Jahrhundert v. Chr. bauten die Ägypter auf großen Flächen Mohn an und machten sich die berauschende und heilsame Wirkung des Opiums zunutze. Aus dem 5. Jahrhundert v. Chr. sind erstmals kontroverse Diskussionen über Wirkung und Nebenwirkungen der Substanz bis hin zu Warnungen vor Abhängigkeit bekannt (Booth 1996). Seit der Paderborner Apotheker Friedrich Wilhelm Anton Sertürner (1783–1841) im Jahre 1805 die **Isolation von Morphium aus Opium** beschrieb (Jurna 2003), ist der Siegeszug der sog. Opiumalkaloide oder Opiate – also der Analgetika, die aus Opium gewonnen werden – nicht mehr aufzuhalten.

Neben Morphium zählen auch Substanzen wie **Codein** und **Papaverin** zu den mehr als 40 verschiedenen Alkaloiden. Diese Pharmaka spielen seither eine essenzielle Rolle in der Therapie schwerer Schmerzen. Einer der Gründe hierfür ist neben der guten analgetischen und sedierenden Wirkung ihre praktisch zu vernachlässigende Toxizität auf die menschlichen Organe (Zenz 2003). Hierin unterscheiden sie sich wesentlich von den nichtopioiden Analgetika wie beispielsweise Azetylsalizylsäure (ASS), Ibuprofen, Diclofenac und anderen, die ihrerseits organschädigende Wirkung in erster Linie auf Nieren und Magen haben können.

Nicht zuletzt durch das WHO-Stufenschema (▶ Kap. 34, Abb. 34.1) ist die Anwendung von Opioiden im Akutschmerzbereich, in der intra- und postoperativen Schmerztherapie und in der Therapie von Tumorschmerzen ein Standardverfahren.

Der Anwendungsbereich der Opioide wurde allerdings mit nicht unerheblichen Erwartungen auch um die **Anwendung bei chronischen nicht tumorbedingten Schmerzsyndromen** erweitert (Ballantyne 2006), was aber zunehmend kritisch diskutiert wird.

Unterscheidung der Begriffe Opiat und Opioid

Zum besseren Verständnis sei hier auf die Unterscheidung der Begriffe Opiat und Opioid hingewiesen. Während es sich bei Opiaten im engeren Sinne um jene Mittel handelt, die Opium oder Opiumalkaloide – insbesondere Morphin – enthalten, bezeichnet der Begriff Opioide alle morphinähnlich wirkenden Substanzen und umfasst in erster Linie synthetische Substanzen wie den bekanntesten Vertreter Fentanyl. Im folgenden Text wird stellvertretend der Begriff Opioid verwendet.

35.2.2 Probleme der Suchtdefinition

»Opiate und Opioide sind sehr starke Schmerz- und Betäubungsmittel mit einem hohen Suchtpotenzial« ist im Informationsblatt »Schmerzmittel« der Deutschen Hauptstelle für Suchtfragen (DHS) zu lesen (DHS 2002). Dies ist objektiv gesehen natürlich richtig. Die kognitive Verbindung des Begriffes »Opioid«

35

mit den Termini »Sucht« und »Abhängigkeit« ist allerdings einer der Gründe für die Zurückhaltung von Ärzten bei der Verschreibung dieser Medikamente, auch in Fällen, in denen dies notwendig wäre.

Schmerzpatienten wurden trotz einer jahrelangen internationalen Aufklärung vonseiten der WHO lange Zeit nur zurückhaltend mit Opioiden versorgt. Insbesondere bei Tumorschmerzpatienten ist dies bis heute zu beobachten.

Bei Patienten mit chronischen nicht tumorbedingten Schmerzen (im Weiteren: **CNTS**) scheint sich dieser Trend aber zunehmend umzukehren (Erikson et al. 2006). Das Verschreibungsverhalten der Ärzte hat sich in den letzten 10 Jahren stark verändert (Batra 2008). Die **Zuwachsraten** der therapeutischen Tagesdosen (Daily Defined Doses – DDD) und analog hierzu die Ausgaben der Kostenträger liegen bei einzelnen Opioiden bei 10–75% pro Jahr (GEK Arzneimittelreport 2007, 2009). Erikson et al. (2006) beschreiben in der dänischen Bevölkerung eine Zunahme des jährlichen Opioidverbrauchs auf nahezu das 10-Fache innerhalb der letzten 10 Jahre.

»Von der Opioidphobie zur Opioidphilie« befürchtete im Jahr 2000 der Präsident der American Academy of Pain Medicine, Edvard Covington, in einem Editorial und fügte ironisch den Begriff »Opioagnosia« hinzu, um auf den Forschungsbedarf zur Langzeittherapie (▶ Abschn. 35.2.4) mit Opioiden bei CNTS hinzuweisen (Covington 2000). Manche Autoren sprechen mittlerweile von »betäubungsmittelpflichtigen« Schmerzzuständen (Rychlik 2007) und vermitteln dem Leser und Patienten damit den Eindruck eines festen Anspruchs, mit Opioiden behandelt zu werden. Vor diesem Hintergrund fällt es schwer, eine Opioidtherapie, auch wenn sie nicht sichtbar zum Erfolg führt, zu hinterfragen oder gar zu beenden. Wann die Indikation zu Reduktion oder gar zum Entzug von Opioiden besteht, wird im ▶ Abschn. 35.2.5.1 besprochen.

Ein weiteres Problem stellt die **Diagnosestellung** einer Abhängigkeit oder gar Sucht bei Schmerzpatienten dar, zumal zu diesem Thema Missverständnisse innerhalb der verschiedenen Bereiche des Gesundheitswesens, öffentlicher behördlicher Stellen und folglich auch bei Patienten und Therapeuten bestehen. Die Schwierigkeiten zeigen sich oft schon in der Definition und Abgrenzung der Begriffe **Abhängigkeit**, **Sucht** und **Toleranz**.

Von den offiziellen Stellen für Sucht, z. B. der Deutschen Beobachtungsstelle für Drogen und Drogensucht [DBDD, einem Zusammenschluss der Bundeszentrale für gesundheitliche Aufklärung (BZgA), der Deutschen Hauptstelle für Suchtfragen (DHS) und des Instituts für Therapieforschung (IFT)], wird das Thema Abhängigkeit und Sucht bei Schmerzpatienten nur am Rande erwähnt und eine definitive Abgrenzung zu primären Suchtpatienten nicht vorgenommen (http://www.dhs.de). Im Drogenbericht 2009 der DBDD wird lediglich der Arzneimittelverordnungsreport 2008 (Böger u. Schmidt 2008) und die darin genannte Zunahme der Opioidverschreibungen mit dem wahrscheinlich damit verbundenen erhöhten Angebot auf dem Schwarzmarkt genannt (DHS 2004, Pfeiffer-Gerschel 2009). Die DHS weist in ihrem Faltblatt »Schmerzmittel« (DHS 2002) darauf hin, dass Opioide bei missbräuchlicher Verwendung, die eher auf die euphorisierende und nicht auf die schmerzstillende Wirkung abzielt, sehr schnell zu einer Abhängigkeit führen können, fügt aber hinzu, dass das Missbrauchs- und Abhängigkeitspotenzial der Opioide nicht zu einer restriktiveren Haltung gegenüber Schmerzpatienten führen sollte. Eine Differenzierung der Begriffe Sucht und Abhängigkeit ist nicht erkennbar.

Die Bundesärztekammer veröffentlichte 2007 einen Leitfaden für die ärztliche Praxis zum Thema »Medikamente – schädlicher Gebrauch und Abhängigkeit« und warnt im Kapitel »Opiate und Opioide« vor einer in einzelnen Fällen möglichen iatrogenen Opiatabhängigkeit bei unbedachter Verschreibung von Opiaten bei ungeklärten Schmerzzuständen (BÄK u. AkdÄ 2007).

Es stellt sich die **grundsätzliche Frage**, ob sich bei einem Schmerzpatienten, der längere Zeit mit Opiaten bzw. Opioiden behandelt wurde, eine Abhängigkeit oder gar Sucht einstellen kann.

Der Neurologe M. Mindach griff im Jahr 2000 das Thema »Opiatabhängigkeit bei Schmerzpatienten« auf und analysierte verschiedene Veröffentlichungen deutscher Schmerztherapeuten aus dieser Zeit. In seinen Schlussfolgerungen stellte er fest, dass die in seinen Quellen betonte Meinung, es gäbe beim Schmerzpatienten keine Opiatabhängigkeit, sich empirisch nicht ausreichend belegen ließ. Tatsächlich gab es zu dieser Zeit kaum Untersuchungen zu diesem Thema, die über einen Beobachtungszeitraum von 6 Monaten hinausgingen. Das hat sich in den letzten Jahren geändert (Suzuki 2001, Sorgatz et al. 2002, Gärtner 2004, von Korff u. Deyo 2004, Jage et al. 2005, Kahan et al. 2006, Hojsted u. Sjogren 2007, Palazzi u. Xi 2008, Reinecke u. Sorgatz 2009, Volinn et al. 2009, Poser et al. 2006, Strassmann u. Hörbrand 2007). Darüber hinaus wies Mindach auch auf die Notwendigkeit der Differenzierung zwischen Patienten mit Tumorschmerzen und Patienten mit CNTS hin.

> **In der Antwort auf Mindachs Analyse formulierten A. Willweber-Strumpf und M. Zenz (2001) die zentrale Frage zum Thema: »Wann ist ein Schmerzpatient abhängig von Opioiden?« und forderten eine Unterscheidung zwischen körperlicher und psychischer Abhängigkeit bei Schmerzpatienten.**

2004 wurde in Großbritannien ein **Konsensusdokument** zu »Empfehlungen für eine angemessene Therapie von anhaltenden Nicht-Tumor-Schmerzen mit Opioiden« veröffentlicht. Es waren daran die British Pain Society, das Royal College of Anaesthetists, das Royal College of General Practitioners (Allgemeinärzteverband) und das Royal College of Psychiatrists beteiligt (British Pain Society 2004). Bereits im Vorwort empfehlen die Autoren die **Zusammenarbeit** von niedergelassenen Primärärzten, Fachärzten, Schmerztherapeuten und staatlichen Suchtstellen bzw. Informationsstellen beim Problemkreis Opioidtherapie und Abhängigkeit. In den Empfehlungen wird dann auf die unpräzise und differierende Verwendung dieser Begriffe hingewiesen und eine Klarstellung und Erläuterung derselben vor Beginn einer Opioidtherapie im Gespräch mit dem jeweiligen Patienten empfohlen. Die Konferenz einigte sich dabei auf die Begriffe

- Toleranz,
- Entzug,
- physische Abhängigkeit (»physical dependence«),
- Pseudosucht und
- Sucht (»addiction«)

und unterscheidet wiederum Sucht (chronischer Verlauf) von psychischer Abhängigkeit (reversibel).

J. Ballantyne von der Harvard University in Boston berichtet in einem Review (2007) zwar von einem allgemeinen Verständnis für die Begriffe Sucht, Abhängigkeit und Missbrauch im täglichen Sprachgebrauch, spricht aber von Verwirrung, Widersprüchen und Missverständnissen bei den Versuchen, die Begriffe medizinisch zu definieren (Ballantyne u. LaForge 2007).

35.2.3 Definition von Sucht und Abhängigkeit bei Patienten mit chronischen Schmerzen

Ein internationaler Konsens in der Verwendung der Begriffe Abhängigkeit und Sucht in Verbindung mit chronischen Schmerzpatienten besteht, wie bereits dargelegt, aktuell nicht. Es ist aber eine Tendenz erkennbar, den Begriff Sucht von den körperlichen Phänomenen Toleranz und Abhängigkeit zu trennen (Miller 2001, Suzuki 2001, Kirsh 2002, Savage 2002, Savage et al. 2003, Kalso et al. 2004, Poser et al. 2006).

Bei dieser Unterscheidung sind die Internationale Klassifikation der Krankheiten (ICD-10) oder das Diagnostische und Statistische Manual Psychischer Störungen (DSM-IV) leider nur bedingt hilfreich, denn sie wurden nicht für chronische Schmerzpatienten entwickelt (APA 2000/2003, Palazzi u. Xi 2008). Die dortige Definition von Opioidsucht und -missbrauch berücksichtigt die **besonderen Umstände** dieser Patienten nicht in ausreichendem Maße. Toleranzentwicklung und Entzugserscheinungen bei Reduktion und Absetzen der Medikation – also physische Abhängigkeit – sind Teile der Definition der ICD und könnten so bei allen Patienten gefunden werden, die längere Zeit mit Opioiden therapiert wurden. Die Aussagekraft dieser Diagnose ist bei gut eingestellten Schmerzpatienten aber eher fragwürdig. Fortgesetzter Konsum trotz schädigender Nebenwirkungen ist bei vielen Patienten zu beobachten, die auch bei hohen Dosierungen keine Symptomkontrolle zu verzeichnen haben. Meist handelt es sich hier um Patienten mit nicht tumorbedingten Schmerzsyndromen.

> **Die meisten dieser Schmerzpatienten und ihre behandelnden Ärzte wagen aus Angst vor Schmerzverstärkung keine Reduktion des Medikaments. Beide Seiten nehmen dabei auch massive Nebenwirkungen in Kauf.**

Die letztgenannten Faktoren sind Bestandteil der ICD-10-Diagnose F11.2 (Psychische und Verhaltensstörungen durch Opioide: Abhängigkeitssyndrom) bzw. der DSM-IV-Diagnose 304.00 und könnten bei diesen Patienten im Sinne einer Abhängigkeit kodiert werden. Festhalten an einer häufig auch hoch dosierten Medikation trotz Nebenwirkungen ist aber gleichzeitig auch ein Zeichen für ein hoch chronifiziertes Schmerzgeschehen. Die »Aufgabe oder Einschränkung von wichtigen sozialen, beruflichen oder Freizeitaktivitäten« (DSM-IV: Abhängigkeit von Drogen/Medikamenten) ist ein weiteres Beispiel, das für chronische Schmerzpatienten und substanzabhängige Patienten gleichermaßen zutrifft.

Betrachtet man die Kriterien für **schädlichen Gebrauch** (ICD-10: F11.1), so kann man diese bei opioidtherapierten chronischen Schmerzpatienten gleichfalls häufig nicht eindeutig verneinen, auch wenn hier eine Konstanz in der Therapie und im Verhalten des Patienten bzw. eine gute Einstellung besteht. Um dem beschriebenen Problem auszuweichen, sind in der internationalen Literatur Ansätze zu beobachten, bei Schmerzpatienten nicht von Missbrauch oder Sucht, sondern von abweichendem medikamentenbezogenen Verhalten (»aberrant drug-related behaviour«; Jage 2005, Jage u. Maier 2005) oder von problematischem Medikamentengebrauch (»problematic drug use«; Ballantyne 2006, 2008, Ballantyne u. LaForge 2007) zu sprechen. Um zu verhindern, gut eingestellte Schmerzpatienten mit guter Compliance den negativen Stempel der Abhängigkeit und Sucht aufzudrücken, sind diese Versuche nachvollziehbar.

Zusammenfassend erscheint es bei Patienten mit chronischen Schmerzen sinnvoll, zwischen psychischer Abhängigkeit, Pseudosucht und körperlicher Abhängigkeit zu unterscheiden (Willweber-Strumpf u. Zenz 2001, Sorgatz et al. 2002).

Die folgenden Definitionen lehnen sich bewusst an die beiden Konsensusdokumente der British Pain Society und der American Pain Society an (Haddox u. American Pain Society 1996, British Pain Society 2004, Ballantyne u. LaForge 2007, Chou et al. 2009).

Definitionen

- **Sucht:** Sucht ist eine primäre, chronische, neurobiologische Erkrankung mit genetischen und psychosozialen Faktoren sowie Umweltfaktoren, welche die Entwicklung der Sucht und ihre Ausprägung beeinflussen. Das charakteristische Verhalten von Suchtpatienten beinhaltet Kontrollverlust über die Medikamenteneinnahme, zwanghaften und schadhaften Gebrauch sowie heftiges Verlangen (Craving).
- **Physische Abhängigkeit:** Hier ist ein Stadium der physischen bzw. physiologischen Anpassung an eine Medikamentenklasse mit spezifischen Entzugssymptomen gemeint, die dann auftreten, wenn das Medikament abgesetzt, die Dosis stark reduziert oder ein Antagonist (Gegenmittel) verabreicht wird.
- **Toleranz:** Der Begriff umschreibt ein Stadium der Gewöhnung, in dem immer höhere Dosen zum Erreichen des gleichen Effektes benötigt werden oder bei gleichbleibender Dosis die früheren Schmerzreduktionen nicht mehr erreicht werden können.
- **Pseudosucht:** Mit diesem Begriff werden Verhaltensweisen beschrieben, wie das Horten von Medikamenten, Versuche, Dosissteigerungen zu erreichen oder immer häufiger Rezepte zu bekommen. Dies kann als Zeichen von Sucht missverstanden werden. Es handelt sich aber um den Versuch eine bessere Schmerzlinderung zu erlangen. Das Verhalten wird durchbrochen, wenn eine Schmerzlinderung erreicht wird.

35.2.4 Rationeller Umgang mit Opioiden und die Grenzen der Opioidtherapie

Der Stellenwert von Opioiden in der akuten und postoperativen Schmerztherapie und in der Therapie von tumorbedingten Schmerzen ist unbestritten (Tölle et al. 2009). Seit 2007 ist in Deutschland eine genaue, aufwendig recherchierte Leitlinie verfügbar (Laubenthal et al. 2009). In dieser **S3-Leitlinie zur akuten perioperativen und posttraumatischen Schmerztherapie** wird bei starken Schmerzen die Therapie mit Opioiden mit dem Empfehlungsgrad A (höchstes Evidenzniveau) empfohlen.

Auch in der Therapie tumorbedingter Schmerzen werden Opioide nach wie vor ausdrücklich empfohlen. Intensive Aufklärung und Verweise auf das WHO-Stufenschema führten hier in den vergangenen Jahren zu einem Abbau von Bedenken und zu einer stetig steigenden Verschreibung von Opioiden.

Die Zunahme des Opioidverbrauchs betraf dabei allerdings auch die Gruppe der Schmerzpatienten mit CNTS (Erikson et al. 2006, Jensen et al. 2006, Katz 2007). Zu dieser Gruppe zählen u. a. Patienten mit muskuloskeletalen Schmerzen, bei denen sowohl die Wirksamkeit als auch die Dauer einer Anwendung von Opioiden umstritten ist (Gärtner u. Schiltenwolf 2004, Gärtner 2004, von Korff u. Deyo 2004, Martell et al. 2007, Volinn et al. 2009).

> **Die Steigerungsrate der Opioidverschreibungen bei Schmerzpatienten mit CNTS in Deutschland lässt sich nicht mit evidenzbasierten und leitlinienkonformen Behandlungen erklären, zumal Leitlinien zu diesem Thema hier erst kürzlich erstellt wurden (Gärtner u. Schiltenwolf 2004, von Korff u. Deyo 2004).**

Im europäischen Ausland und in den USA sind schon seit einiger Zeit offizielle Leitlinien zur Anwendung von Opioiden in der Schmerztherapie veröffentlicht und in Anwendung. Die British Pain Society veröffentlichte 2004 nach einer Konsensuskonferenz mit Vertretern der Fachverbände der britischen Anästhesisten, Allgemeinärzte und Psychiater »Empfehlungen für die angemessene Anwendung von Opioiden bei fortdauernden nicht tumorbedingten Schmerzen«. Darin empfehlen ihre Mitglieder eine Opioidtherapie erst nach Austesten anderer Therapien. Eine Langzeittherapie wird sehr zurückhaltend und erst nach einem interdisziplinären Assessment empfohlen. Voraussetzung sei in jedem Falle die Rücksprache mit einem **multidisziplinären Schmerzteam** (British Pain Society 2004).

2009 forderte die American Pain Society zusammen mit der American Academy of Pain Medicine in ihren klinischen Leitlinien zum Gebrauch chronischer Opioidtherapie bei CNTS einen ausgewogenen Ansatz im Gebrauch von Opioiden. Dies geschah im vollen Bewusstsein einerseits der Notwendigkeit der legalen Anwendung in der Schmerztherapie und andererseits der Nebenwirkungen und der Risiken bei problematischem Gebrauch in der Bevölkerung (Chou et al. 2009). In den Empfehlungen der Leitlinie werden Opioide bei CNTS nicht grundsätzlich abgelehnt, aber die Notwendigkeit eines **Assessments** vor deren Anwendung betont. Außerdem sollten neben den Erwartungen der Patienten potenzielle Risiken und vor allen Dingen nichtmedikamentöse Alternativen angesprochen werden. Während der Therapie mit Opioiden wird eine **engmaschige Kontrolle** empfohlen, um bei Nichterreichen der Therapieziele oder problematischem Gebrauch der Medikation reagieren zu können. In der Leitlinie wird in diesen Fällen dann der Entzug empfohlen (Butler et al. 2004, Dews u. Mekhail 2004, Roger et al. 2009).

Die American Society of Interventional Pain Physicians (ASIPP) brachte 2006 mit dem Ziel und Anspruch, die Behandlungsqualität, die Lebensqualität der Patienten, die Effektivität und Effizienz zu verbessern sowie Missbrauch zu vermindern, Leitlinien zur Opioidtherapie heraus (Trescot et al. 2006). In einem **10-Schritte-Plan** wird dort ein Algorithmus zur Langzeittherapie mit Opioiden bei CNTS beschrieben. Im 7. Schritt wird nach einer Anpassungsphase von 8–12 Wochen die Beendigung der Opioidtherapie gefordert, wenn keine ausreichende Schmerzlinderung erreicht worden ist, Nebenwirkungen im Vordergrund stehen oder keine Verbesserung in der Funktion zu erkennen ist. Im 10. Schritt wird nochmals eine Bilanz gefordert. Als erfolgreich werten die Autoren die Therapie, wenn die Dosierung stabil geblieben, eine Schmerzlinderung eingetreten und der Patient aktiver geworden ist. Nebenwirkungen sollen im Rahmen bleiben und Zeichen von Missbrauch nicht erkennbar sein. Eine Beendigung der Therapie mit Opioiden wird bei Dosiseskalation, ungenügender Schmerzlinderung, fehlender Analgesie, mangelnder Compliance oder Missbrauch gefordert.

In Deutschland waren bis 2009 keine Leitlinien zur Opioidtherapie bei CNTS verfügbar.

Im Jahr 2002 artikulierte eine Gruppe von Mitgliedern der DGSS (Deutsche Gesellschaft zum Studium des Schmerzes) unter Leitung von H. Sorgatz Bedenken zur Langzeittherapie von CNTS mit Opioiden (Sorgatz et al. 2002). Eine Leitlinie zur sinngerechten Anwendung von Opioiden wurde von den Autoren damals aufgrund der spärlichen Datenlage noch nicht empfohlen – eine intensive Forschung zur Langzeitanwendung von Opioiden bei CNTS findet erst seit wenigen Jahren statt, aber der Impuls zur Erstellung einer S3-Leitlinie ging von dieser Konsensusdiskussion aus.

Im Oktober 2009 konnte dann unter dem Namen **LONTS – Langzeitanwendung von Opioiden bei nicht tumorbedingten Schmerzen** – eine solche S3-Leitlinie veröffentlicht werden (Reinecke u. Sorgatz 2009, Sorgatz et al. 2009).

Innerhalb der LONTS entkräfteten Sorgatz et al. im Rahmen verschiedener Analysen den Mythos der Opioide als stärkste Schmerzmittel bei der Langzeitanwendung bei CNTS. Die Gruppe belegte mit höchstem Evidenzgrad, dass Opioide keinen Wirkvorteil gegenüber Nichtopioiden haben.

> **Bei einer Anwendung von Opioiden von 3–13 Wochen wird von einer Langzeitanwendung, bei länger andauernden Therapien von einer Daueranwendung gesprochen.**

In der Leitlinie wird eine Langzeitanwendung wegen einer geringen Einzelwirkung der Opioide nur bei Inanspruchnahme zusätzlicher schmerztherapeutischer Maßnahmen empfohlen. Die gleiche Empfehlung wird in der Leitlinie für Nichtopioidanalgetika ausgesprochen. Die durchschnittliche Schmerzlinderung lag in den analysierten Studien bei 8–11 Punkten auf einer 100-Einheiten-Schmerzskala. Belege für eine analgetische Wirksamkeit von Opioiden bei einer Daueranwendung konnten in der Analyse nicht gefunden werden. Auch eine Verbesserung der Lebensqualität durch Opioide war bei Langzeitanwendung nicht zu beweisen.

Erikson et al. (2006) kamen nach einer Analyse der Daten des Dänischen Gesundheitssurvey 2000 zu dem Ergebnis, dass Patienten mit Langzeitanwendung von Opioiden sogar eher eine **niedrigere Lebensqualität** aufwiesen. Tatsächlich beenden viele Patienten die Therapie mit Opioiden auf eigenen Wunsch. Kalso et al. (2004) beobachteten nach einer initial guten Wirkung von Opioiden bei CNTS nach 7–24 Monaten einen Ausstieg aus der Therapie.

35.2.5 Opioidentzug beim Schmerzpatienten

Es erscheint zunächst paradox, einem Patienten mit chronischen Schmerzen das vermeintlich stärkste Schmerzmittel bzw. Opioid vorzuenthalten oder gar zu entziehen (Sorgatz et al. 2009). Nicht nur Schmerzpatienten selbst, sondern auch die Behandler stehen diesem Schritt oft mit Skepsis gegenüber. Therapeuten schrecken davor zurück, Patienten die häufig mit Vehemenz eingeforderte Schmerztherapie zu versagen, und neigen eher zur Dosissteigerung als zur Reduktion (Boehle et al. 2000, Fiellin u. O'Connor 2002, Hojsted u. Sjogren 2007, Hutchinson et al. 2007, Batra 2008).

Auf der Seite des Patienten besteht häufig die Angst vor einer weiteren Schmerzverstärkung trotz bereits hohen Schmerzniveaus (»Wenn ich das Morphin jetzt weglasse, werden die Schmerzen noch stärker«). Inzwischen mehren sich Beobachtungen, dass es im Rahmen eines Entzuges aber eher zu einer Linderung als zu einer Schmerzverstärkung kommen kann (Rome et al. 2004). Covington u. Kotz (2002) stellten beim 18. Jahrestreffen der American Association of Pain Medicine 2002 Ergebnisse einer Untersuchung vor, bei der 93% der Patienten mit Entzug im Rahmen eines multimodalen Therapieprogramms eine **Schmerzreduktion** um mehr als 3 Punkte auf der numerischen Schmerzskala (0–10) dokumentierten. Maier et al. (Posterpräsentation auf dem Deutschen Schmerzkongress 2007) berichteten sowohl von einer Schmerzreduktion nach Entzug einer Langzeitopioidtherapie als auch von einer **Reduzierung depressiver Symptome**.

Diese Ergebnisse decken sich mit im Rahmen der 10. Jahrestagung der Deutschen Gesellschaft für psychologische Schmerztherapie und -forschung (DGPSF) 2007 in Nottwil vorgestellten Zahlen des Interdisziplinären Schmerzzentrums in Bad Berka (Thüringen), die neben einer Schmerzreduktion nach Entzug gleichfalls eine signifikante Verbesserung der ADS- (Allgemeine Depressionsskala) und HADS-D-Werte (Hospital Anxiety and Depression Scale – Deutsch) zeigten (detaillierte Ergebnisse beim Verfasser).

Welche Kriterien gibt es für eine Beendigung der Opioidtherapie?

Ein wesentlicher Grund für einen Entzug ist die ungenügende oder fehlende Schmerzlinderung bzw. Wirkung. Aber auch wenn die Schmerzursache durch eine Operation behoben wurde oder andere Formen der Schmerztherapie, z. B. ein multimodales Therapieprogramm, erfolgreich waren, sollte die Opioidtherapie beendet werden. Ein weiterer Grund ist auffälliges Verhalten, das auf Fehlgebrauch oder Missbrauch der Medikation hinweist (► Übersicht). Nicht zuletzt aber zählt der Wunsch des Patienten nach einer Beendigung der Therapie, z. B. wegen starker Nebenwirkungen, als rechtfertigender Grund für einen Opioidentzug (Gärtner u. Schiltenwolf 2004, Erikson et al. 2006, Sorgatz et al. 2009).

Kriterien für eine Beendigung der Opioidtherapie bei CNTS

- Geringe Schmerzlinderung
- ungenügende funktionelle Verbesserung
- ungenügende Verbesserung der Lebensqualität
- Patientenwunsch
- Behinderung oder Erschwernis einer aktivierenden multimodalen Therapie
- überhandnehmende Nebenwirkungen:
  - kognitive Beeinträchtigung
  - Müdigkeit
  - Dysphorie
  - Juckreiz
  - Obstipation
  - Schwitzen

Ebenso wie ein Therapieversuch mit Opioiden bei CNTS interdisziplinär besprochen werden sollte, ist auch die Entscheidung zum Entzug im **interdiszipli-**

nären Konsens zu treffen (von Korff u. Deyo 2004, Wasan et al. 2005, Kasser et al. 1997). Die Motivation des Patienten ist dann eine wichtige Voraussetzung, diese Maßnahme umzusetzen und die Prozedur auch konsequent durchzuhalten.

Vorgehen

In einem nächsten Schritt werden die Methode und die Dauer der Entzugstherapie festgelegt. Bei der Entscheidung spielen das Alter des Patienten sowie physische und psychische Komorbiditäten eine Rolle. In höherem Alter und bei mittel- oder höhergradiger Depression sollte ein Entzug eher langsam über eine schrittweise Reduktion der täglichen Dosis erfolgen. Einige Autoren favorisieren zur Verhinderung von Entzugssymptomen generell eine schrittweise und langsame Reduktion über 2–3 Wochen (Scherbaum et al. 1999, Verthein et al. 2003, Drdla u. Sandkühler 2009, Amato et al. 2008), andere das schnelle Absetzen unter supportiver Medikation z. B. mit Doxepin und Clonidin (Kosten u. O'Connor 2003, Sorgatz et al. 2009).

Internationale Vorgaben oder etablierte Regimes für Entzüge speziell bei Patienten mit chronischen Schmerzen gibt es nicht. Da bei den meisten Patienten mit Langzeitanwendung von Opioiden von einer physischen Abhängigkeit auszugehen ist, muss auch mit entsprechenden **Entzugssymptomen** gerechnet werden (► Überblick). Diese sind vorwiegend vegetativer Natur und auf eine überaktive sympathische Reaktion zurückzuführen (Gossop 1990). In den meisten Fällen ist der Entzug stationär im Rahmen einer multimodalen Schmerztherapie zu empfehlen, da hier eine lückenlose Überwachung und Betreuung möglich ist und gleichzeitig alternative Methoden zur Schmerzbeeinflussung angeboten werden können (Gossop 1990, Gowing et al. 2000, Reymann et al. 2003 Gowing et al. 2008a, 2008b).

Symptome des Opioidentzugs (Scherbaum et al. 1999)

- Symptome einer »Rebound«-Hyperaktivität des sympathischen Nervensystems:
  - Augentränen
  - Rhinorrhö
  - Schweißneigung
  - Tachykardie
  - Pupillendilatation (Mydriasis)
  - Hitzewallungen
  - »Gänsehaut« (Piloerektion)
  - Erbrechen, Durchfall
- kolikartige Magen-Darm-Schmerzen
- Muskel- und Knochenschmerzen
- Muskelzittern
- Gähnen
- innere Unruhe und Schlafstörungen

35.2.6 Anzeichen von Missbrauch regulär verschriebener Opioide

»In den letzten Jahren veränderten sich die Verschreibungsgewohnheiten [für Opioide] sehr stark. Dies ist im Zusammenhang mit der Einführung von »Designer«-Opioiden und das zunehmende Sponsoring der Schmerzgesellschaften durch die pharmazeutische Industrie zu sehen« erklärte J. Ballantyne, die Chefredakteurin von Pain: Clinical Updates, in der Novemberausgabe 2009 und zitiert in ihrem Artikel eine Vielzahl an Fakten über die **Zunahme des Missbrauchs regulär verschriebener Opioide** in den USA in jüngster Zeit. Sie betont allerdings, dass in vielen Fällen der Missbrauch mit regulär verschriebenen Opioiden nicht durch Schmerzpatienten selbst geschieht, sondern die Medikamente von Dritten verwendet wurden (Passik u. Kirsh 2003, Nilges 2005, Ballantyne 2009, Nafziger u. Bertino 2009).

Der offizielle **Bericht zur Drogensituation der DBDD** 2009 geht relativ knapp auf die Problematik des Missbrauchs regulär verschriebener Opioide ein. Es wird der Epidemiologische Suchtsurvey 2006 zitiert, in dem knapp 5% aller Befragten im Alter zwischen 18 und 64 Jahren einen problematischen Arzneimittelkonsum aufwiesen. Darüber hinaus wird auf den Arzneimittelreport 2008 verwiesen, in dem eine deutliche Zuwachsrate in den Verschreibungsmengen von Opioiden festgestellt wurde (Pfeiffer-Gerschel 2009).

Jage et al. berichteten 2005 von besorgniserregenden Hinweisen auf den zunehmenden nichtmedizinischen Gebrauch medizinisch verordneter Opioide (Jage u. Maier 2005). Er und andere Autoren (Kalso et al. 2004, BÄK 2007, Goebel et al. 2008) formulierten verschiedene **Risikofaktoren und Hinweise** für einen nicht bestimmungsgemäßen Gebrauch von Analgetika (◘ Tab. 35.2), unterschieden aber zwischen Patienten mit Tumorschmerzen und CNTS. Gerade in der 2. Gruppe sei zunehmend missbräuchliches Verhalten zu beobachten (Jage u. Maier 2005).

Auch In den S2-Leitlinien zur Medikamentenabhängigkeit (Poser et al. 2006) wird eine eher geringe **Tendenz zum Missbrauch** bei Tumorpatienten, aber zunehmend bei Patienten mit CNTS beschrieben. Die

Tab. 35.2 Anzeichen für einen nicht bestimmungsgemäßen Gebrauch von Opioiden

Eindeutige Anzeichen für schädlichen oder nicht bestimmungsgemäßen Gebrauch	Weniger eindeutige Hinweise
Injektion oraler/transdermaler Verabreichungsformen	Aggressive Forderung nach Dosiserhöhung
Rezeptfälschungen	Horten von Opioiden
Stehlen/Borgen von Opioiden	Fordern eines bestimmten Opioids
Verschwiegener Bezug durch andere Ärzte	Nicht abgesprochene Dosiserhöhungen
Verschwiegener Beigebrauch von psychotropen Substanzen einschließlich eines Opioids trotz ärztlicher Anamnese	Bezug durch andere Ärzte und Beigebrauch psychotroper Substanzen ohne Verschweigen
Häufiger Verlust von Opioidrezepten	Wiederholte Unzuverlässigkeiten (Unpünktlichkeit, Wiedervorstellungen)
Fordern eines parenteralen Verabreichungsweges	Nichtanalgetische Anwendung des Opioids (Distress, Beruhigung)
Häufig wiederholte Episoden von Dosiserhöhungen trotz ärztlicher Vorbehalte/Warnungen	Hinweise auf Missbrauch aus der familiären Umgebung
Anhaltender Widerstand gegen Änderungen der Opioidtherapie trotz eindeutiger Wirkungslosigkeit/psychotroper Wirkungen	Schwerer Alkohol-/Nikotinmissbrauch
Schlechteres Zurechtkommen in Beruf, Familie und sozialem Umfeld	Dringlicher Bedarf weiterer psychotroper Substanzen (Benzodiazepine, Antidepressiva etc.)
	Bericht über unerwartete psychische Nebenwirkungen
	Abwehr von Therapieänderungen (die der Arzt z. B. wegen Nebenwirkungen plant)

Verantwortung dafür sehen die Autoren der Leitlinie – also die Deutsche Gesellschaft für Suchtforschung und Suchttherapie (DG-Sucht) und die Deutsche Gesellschaft für Psychiatrie, Psychotherapie und Nervenheilkunde (DGPPN) – unter anderem auch bei den behandelnden Ärzten, und zwar durch:

- Unzureichende Information der Patienten vor Therapiebeginn
- organische Überdiagnostik/Übertherapie trotz wiederholt negativer somatischer Vordiagnostik
- monodisziplinäre Indikationsstellung trotz psychosozialer Risikofaktoren und/oder unklarer somatischer Diagnose
- unklare oder nicht abgesprochene Therapieziele
- fehlenden Behandlungsvertrag bei Risikofaktoren
- Übersehen/Unterbewertung von Non-Compliance
- inadäquate Therapiekontrolle
- fortgesetzte Verschreibung von Opioiden trotz unzureichenden Therapieerfolgs
- fehlende interdisziplinäre Reevaluation bei erfolgloser Therapie

Warnungen vor zunehmendem Missbrauch regulär verschriebener Opioide kommen nicht nur aus den USA, wo schon seit Jahren eine Zunahme von Drogentoten nach entsprechendem Konsum dieser Substanzen beobachtet wird (Kahan et al. 2006, Paulozzi et al. 2006, Paulozzi u. Xi 2006, Strassmann u. Hörbrand 2007, Paulozzi u. Xi 2008, Ballantyne 2009), sondern auch von europäischen und deutschen Autoren sowie der Arzneimittelkommission der deutschen Ärzteschaft (AkdÄ 2003, Jage et al. 2005). Im Jahr 2003 wurde im Deutschen Ärzteblatt vor Missbrauch von Oxycodon mit tödlicher Folge gewarnt, nachdem zunehmend Fälle bekannt wurden, in denen Tabletten mit dieser Substanz zerrieben, aufgelöst und dann injiziert wurden (AkdÄ 2003).

Um dem Missbrauch regulär verschriebener Opioidanalgetika vorzubeugen und zu begegnen, empfiehlt sich die Beachtung der von Jage (2005) publizierten Liste der Anzeichen für einen nicht bestimmungsgemäßen Opioidgebrauch (◘ Tab. 35.2, mod. nach Jage 2005).

Literatur zu 35.1

1 Deutsche Hauptstelle gegen die Suchtgefahren (DHS) (1991) Medikamentenabhängigkeit. Eine Information für Ärzte. Achenbach-Druck, Hamm
2 Dilling H, Mombour W, Schmidt MH (Hrsg) (2008) Internationale Klassifikation psychischer Störungen. ICD-10 Kapitel V(F), 6. Aufl. Huber, Göttingen
3 Donner D, Zenz M (1994) Medikamentöse Schmerztherapie. Dtsch Ärztebl 91/24: 1270–1275
4 Elbert T, Rockstroh B (1993) Psychopharmakologie. Hogrefe, Göttingen
5 Elsesser K, Sartory G (2001) Medikamentenabhängigkeit. Hogrefe, Göttingen
6 Fishbain DA, Cutler RB, Rosomoff HL,Steele Rosomoff R (1998) Comorbid psychiatric disorders in chronic pain patients with psychoactive substance use disorders. Pain Clin 11: 79–87
7 Fritsche G (2007) Medikamenteninduzierter Kopfschmerz. In: Kröner-Herwig B, Frettlöh J, Klinger R, Nilges P (Hrsg) Schmerzpsychotherapie, 6. Aufl. Springer, Berlin Heidelberg New York Tokio, S 391–403
8 Glaeske G (1999) Schmerzmittelkonsum 1996 in der Bundesrepublik Deutschland. In: Hoefert H-W, Kröner-Herwig B (Hrsg) Schmerzbehandlung. E. Reinhardt, München, S 138–149
9 Glaeske G (2005) Psychotrope und andere Arzneimittel mit Missbrauchs- und Abhängigkeitspotenzial. In: Deutsche Hauptstelle gegen die Suchtgefahren (DHS) (Hrsg) Jahrbuch Sucht 2005. Neuland, Geesthacht
10 Hautzinger M (1993) Verhaltensverträge. In: Linden M, Hautzinger M (Hrsg) Verhaltenstherapie. Springer, Berlin Heidelberg New York Tokio, S 343–346
11 Hocker KM (1994) Probleme der Schmerzmedikation und Abhängigkeit. Rehabilitation 33: 97–101
12 Jage J, Willweber-Strumpf A, Maier C (2005) Risikofaktoren für Missbrauch und Abhängigkeit bei der Opioidtherapie chronischer nicht-tumorbedingter Schmerzen. Der Schmerz 19: 434–440
13 Jurna I, Motsch J (1993) Nichtanalgetika: Antidepressiva, Antikonvulsiva, Neuropleptika, Tranquillantien und zentrale Muskelrelaxanzien, Clonidin, Cortison. In: Zenz M, Jurna I (Hrsg) Lehrbuch der Schmerztherapie. Wiss. Verlagsgesellschaft, Stuttgart, S 155–165
14 Kanfer FH, Reinecker H, Schmelzer D (1996) Selbstmanagement-Therapie. Springer, Berlin Heidelberg New York Tokio
15 Kielholz P, Ladewig D (1972) Die Drogenabhängigkeit des modernen Menschen. Lehmann, München
16 Koob GF, Ahmed SH, Boutrel B et al. (2004) Neurobiological mechanisms in the transition from drug use to drug dependence. Neurosci Biobehav Rev 27: 739–749
17 Kouyanou K, Pither CE, Wessely S (1997) Medication misuse, abuse and dependence in chronic pain patients. Journal of Psychosomatic Research 43: 497–504
18 Kröner-Herwig B (2007) Schmerz – eine Gegenstandsbeschreibung. In: Kröner-Herwig B, Frettlöh J, Klinger R, Nilges P (Hrsg) Schmerzpsychotherapie, 6. Aufl. Springer, Berlin Heidelberg New York Tokio, S 7–19
19 Maier C (2008) Auch Sucht ist eine Krankheit. Der Schmerz 22: 639–643
20 Nilges P (1992) Schmerz und Kontrollüberzeugungen. In: Geissner E, Jungnitsch G (Hrsg) Psychologie des Schmerzes. Psychologie Verlags-Union, Weinheim, S 123–131
21 Nilges P (2005) Psychologische Schmerztherapie und Opioide – Ein Widerspruch? Der Schmerz 19: 441–446
22 Poser W, Poser S (1996) Medikamente – Missbrauch und Abhängigkeit. Thieme, Stuttgart
23 Saß H, Wittchen H-U, Zaudig M (Hrsg) (1998) Diagnostisches und Statistisches Manual Psychischer Störungen DSM-IV. Übersetzt nach der 4. Aufl. des Diagnostic and statistical manual of mental disorders der American Psychiatric Association. Hogrefe, Göttingen
24 Wallasch TM (1992) Medikamentös induzierter Kopfschmerz. Fortschr Neurol Psychiatr 60: 114–118
25 Willweber-Strumpf A (1993) Missbrauch, Abhängigkeit. In: Zenz M, Jurna I (Hrsg) Lehrbuch der Schmerztherapie. Wiss. Verlagsgesellschaft, Stuttgart, S 513–520
26 Zenz M, Strumpf M, Willweber-Strumpf A (1990) Orale Opiattherapie bei Patienten mit nicht malignen Schmerzen. Der Schmerz 4: 14–21

Literatur zu 35.2

1 Amato L, Davoli M, Ferri M, Ali R (2008) Methadone at tapered doses for the management of opioid withdrawal. http://www.cochrane.org/reviews/en/ab003409.html. Cited 10 May 2010
2 American Psychiatric Association (2000) Diagnostic and Statistical Manual of Mental Disorders – DSM-IV-TR (4th ed, Text Revision)
3 Arzneimittelkommission der deutschen Ärzteschaft (2003) Oxycodon (Oxygesic) Missbrauch, Abhängigkeit und tödliche Folgen durch Injektion zerstoßener Retardtabletten. Deutsches Ärzteblatt 100(36)5: A2326–2327
4 Ballantyne JC (2006) Opioids for chronic pain: Taking stock. Pain 125: 3–4
5 Ballantyne JC (2008) Medical use of opioids: what drives the debate? A brief commentary. European Journal of Pain (Suppl 2): 67–68
6 Ballantyne JC (2009) U.S. opioid risk management initiatives. Pain: Clinical Updates 17(6): S1–5
7 Ballantyne JC, LaForge KS (2007) Opioid dependence and addiction during opioid treatment of chronic pain. Pain 129: 235–255

35

8 Batra A (2008) Ambulante oder stationäre Entzugstherapie bei Benzodiazepinen – zur differentiellen Indikation und Vorgehensweise. Universität Tübingen http://www.aerztekammer-bw.de/25/08laek/dokumentation/081119/04.pdf. Gesehen 10 Mai 2010
9 Boehle C, Kindgen-Milles D, Burtscheidt W, Tarnow J, Gaebel W (2000) Antagonisteninduzierte Opiatentgiftung. Nervenarzt 71: 745–750
10 Böger R, Schmidt G (2008) Analgetika. In: Schwabe U, Paffrath D (Hrsg) Arzneimittelverordnungs-Report 2008. Springer, Berlin Heidelberg New York Tokio, S 231–247
11 Booth M (1996) Opium: A History. Simon & Schuster, London
12 British Pain Society (2004) Recommendations for the appropriate use of opioids for persistent non-cancer pain. http://www.britishpainsociety.org/opioids_doc_2004.pdf. Cited 10 May 2010
13 Bundesärztekammer (2007) Leitfaden Medikamente – schädlicher Gebrauch und Abhängigkeit. Online-Vorabfassung. http://www.bundesaerztekammer.de. Gesehen 10 Mai 2010
14 Bundesärztekammer, Arzneimittelkommission der deutschen Ärzteschaft (2007) Hinweise zur Behandlung von Patienten mit schädlichem Medikamentengebrauch oder Medikamentenabhängigkeit. http://www.bmg.bund.de. Gesehen 10 Mai 2010
15 Butler SF, Budman SH, Fernandez K, Jamison RN (2004) Validation of a screener and opioid assessment measure for patients with chronic pain. Pain 112: 65–75
16 Chou R, Miaskowski C et al. (2009) Opioid Treatment Guidelines. Journal of Pain 10: 113–130
17 Covington EC (2000) Opiophobia, Opiophilia, Opioagniosia. Pain Medicine 1(3)
18 Covington E, Kotz M (2002) Pain Reduction with opioid elimination. 18th Annual AAPM Meeting Abstracts. Pain Medicine 3(3): 183
19 Deutsche Hauptstelle für Suchtfragen e.V. (2002) Faltblatt »Schmerzmittel« http://www.dhs.de/web/daten/DHS_Faltblatt_Schmerzmittel.pdf. Gesehen 10 Mai 2010
20 Deutsche Hauptstelle für Suchtfragen e.V., BKK Bundesverband (2004) Nicht mehr alles schlucken …! Frauen. Medikamente. Selbsthilfe. Ein Handbuch. http://www.dhs.de/web/daten/DHS_Nicht_mehr_alles_schlucken.pdf. Gesehen 10 Mai 2010
21 Dews TE, Mekhail N (2004) Safe use of opioids in chronic noncancer pain. Cleveland Clinic Journal of Medicine 71(11): 897–904
22 Drdla R, Sandkühler J (2009) Induction of synaptic long-term potentiation after opioid withdrawal. Science 325: 207–210
23 Erikson J, Sjogren P et al. (2006) Critical issues on opioids in chronic non-cancer pain: An epidemiological study. Pain 125: 172–179
24 Fiellin DA, O'Connor PG (2002) Office-based treatment of opioid-dependent patients. N Engl J Med 347(11): 817–823
25 Gärtner CM (2004) Eingeschränkte Opioidwirksamkeit bei chronischen Schmerzen des Stütz- und Bewegungsorgans. Zeitschrift für Orthopädie 2: 123–125
26 Gärtner C, Schiltenwolf M (2004) Eingeschränkte Wirksamkeit von Opioiden bei chronischen muskuloskeletalen Schmerzen. Schmerz 18: 506–514
27 GEK Arzneimittelreport 2007 (2007) Schriftenreihe zur Gesundheitsanalyse, Bd 55. Bremen, Schwäbisch Gmünd
28 GEK Arzneimittelreport 2009 (2009) Schriftenreihe zur Gesundheitsanalyse, Bd 68. Bremen, Schwäbisch Gmünd
29 Goebel R, Griese N, Haemmerlein A, Pallenbach E, Schulz M, Zagermann-Muncke P, BAK (2008) Medikamente: Abhängigkeit und Missbrauch, Leitfaden für die apothekerliche Praxis. Hrsg von der Bundesapothekerkammer http://www.bmg.bund.de/SharedDocs/Downloads/DE/Drogen-Sucht/Medikamente/Leitfaden_20BApothK_20Medikamentenmissbrauch,templateId=raw,property=publicationFile.pdf/Leitfaden%20BApothK%20Medikamentenmissbrauch.pdf. Gesehen 10 Mai 2010
30 Gossop M (1990) The development of a short opiate withdrawal scale (SOWS). Addictive Behaviors 15: 487–490
31 Gowing LR, Ali RL, White JM (2000) Systematic rewiev processes and the management of opioid withdrawal. Australian and New Zealand Journal of Public Health 24(4): 427–431
32 Gowing L, Ali R, White J (2008a) Buprenorphine for the management of opioid withdrawal. http://www.cochrane.org/reviews/en/ab002025.html. Cited 10 Mai 2010
33 Gowing L, Farrell M, Ali R, White J (2008b) Alpha2 adrenergic agonists for the management of opioid withdrawal. http://www.cochrane.org/reviews/en/ab002024.html. Cited 10 Mai 2010
34 Haddox JD, American Pain Society (1996) The use of opioids for the treatment of chronic pain http://www.ampainsoc.org/advocacy/opioids.htm. Cited 10 Mai 2010
35 Hojsted J, Sjogren P (2007) Addiction to opioids in chronic pain patients: a literature review. Eur J Pain 11: 490–518
36 Hutchinson K, Moreland AME, C de C Williams A, Weinman J, Horne R (2007) Exploring beliefs and practice of opioid prescribing for persistent non-cancer pain by general practitioners. European Journal of Pain 11: 93–98
37 Internationale Diagnosecheckliste für ICD-10 (1995) Hans Huber, Bern
38 Jage J (2005) Opioid tolerance and dependence – do they matter? European Journal of Pain 9: 157–162
39 Jage J, Maier C (2005) Missbrauch und Abhängigkeit unter Opioiden bei nichttumorbedingtem Schmerz. Klinikarzt 34(6): 174–179
40 Jage J, Willweber-Strumpf A, Maier C (2005) Risikofaktoren für Missbrauch und Abhängigkeit bei der Opioidtherapie chronischer nichttumorbedingter Schmerzen. Schmerz 19: 434–440

41 Jensen MK, Thomsen AB, Højsted J (2006) 10-year follow-up of chronic non-malignant pain patients: opioid use, health related quality of life and health care utilization. European Journal of Pain 10: 423–433
42 Jurna I (2003) Sertürner und Morphin – eine historische Vignette. Schmerz 17: 280–283
43 Kahan M et al. (2006) Misuse of and dependence on opioids: study of chronic pain patients. Can Fam Physician 52(9): 1081–1087
44 Kalso E, McQuay H et al. (2004) Opioids in chronic non-cancer pain: systematic review of efficacy and safety. Pain 112: 372–380
45 Kasser C, Geller A, Howell E, Wartenberg A (1997) Detoxification: principles and protocols. American Society of Addiction Medicine, Chevy Chase
46 Katz N (2007) Opioids after thousands of years, still getting to know you. Clin J Pain 23: 303–306
47 Kirsh KL, Whitcomb LA, Donaghy K, Passik SD (2002) Abuse and addiction issues in medically patients with pain: attempts at clarification of terms and empirical study. The Clinical Journal of Pain 18: S52–860
48 Kosten TR, O'Connor PG (2003) Management of drug and alcohol withdrawal. N Engl J Med 348: 1786–1795
49 Laubenthal H, Neugebauer E, Becker M, Sauerland (2007/2009) S3 Leitlinie »Behandlung akuter perioperativer und posttraumatischer Schmerzen«. AWMF-Leitlinien-Register Nr. 041/001; Entwicklungsstufe: 3. http://www.uni-duesseldorf.de/AWMF/II/041-001.pdf. Gesehen 10 Mai 2010
50 Martell BA, O'Connor PG, Kerns RD, Becker WC, Morales KH, Kosten TR, Fiellin DA (2007) Systematic review: opioid treatment for chronic back pain: prevalence, efficacy, and association with addiction. Annals of Internal Medicine 146(2)
51 Miller M (2001) New ways to define conditions related to pain and addiction. WMJ 100(5)
52 Mindach M (2000) Keine Opioidabhängigkeit bei Schmerzpatienten? Schmerz 14: 186–191
53 Nafziger AN, Bertino JS (2009) Utility and application of urine drug testing in chronic pain management with Opioids. Clin J Pain 25(1)
54 Nilges P (2005) Psychologische Schmerztherapie und Opioide – Ein Widerspruch? Der Schmerz 19: 441–446
55 Palazzi LJ, Xi Y (2008) Recent changes in drug poisoning mortality in the United States by urban-rural status and by drug type. Pharmacoepidemiol Drug Saf 17(10): 997–1005
56 Passik SD, Kirsh KL (2003) The need to identify predictors of aberrant drug-related behavior and addiction in patients being treated with opioids for pain. Pain Medicine 4(2): 186–189
57 Paulozzi LJ, Budnitz DS, Xi Y (2006) Increasing deaths from opioid analgesics in the United States. pharmacoepidemiology and drug safety; 15: 618–627
58 Paulozzi LJ, Xi Y (2006) Increasing deaths from opiod analgesics in USA. Pharmacoepidemiology and Drug Safety 15: 618–627
59 Paulozzi LJ, Xi Y (2008) Recent changes in drug poisoning mortality in the United States by urban-rural status and by drug type. Pharmacoepidemiology and Drug Safety 17: 997–1005
60 Pfeiffer-Gerschel T (2009) Bericht des nationalen REITOX-Knotenpunkts an die EBDD, Drogensituation 2008/2009. http://www.dbdd.de/images/publikationen/dbdd/germany_reitox_report_2009_ger.pdf. Gesehen 10 Mai 2010
61 Poser W, Boening J, Holzbach R, Schmidt LG (2006) Medikamentenabhängigkeit. Leitlinien der Deutschen Gesellschaft für Suchtforschung und Suchttherapie (DG-Sucht) und der Deutschen Gesellschaft für Psychiatrie, Psychotherapie und Nervenheilkunde (DGPPN). AWMF-Leitlinien-Register Nr. 076/009, Entwicklungsstufe: 2. http://www.uni-duesseldorf.de/AWMF/II/076-009.htm. Gesehen 10 Mai 2010
62 Reinecke H, Sorgatz H (2009) S3-Leitlinie LONTS. Der Schmerz 23: 440–447
63 Reymann G, Gastpar M, Tretter F, Hähnchen A, Köhler W, Poehlke T, Wolstein J (2003) Akutbehandlung opioidbezogener Störungen. Leitlinien der Deutschen Gesellschaft für Suchtforschung und Suchttherapie (DG-Sucht) und der Deutschen Gesellschaft für Psychiatrie, Psychotherapie und Nervenheilkunde (DGPPN). AWMF-Leitlinien-Register Nr. 076/002, Entwicklungsstufe: 2. www.emcdda.europa.eu/.../att_101852_DE_1.%20DE01_002_AWMF_Akutbehandlung%20opioidbezogener%20Stoerungen.pdf. Gesehen 10 Mai 2010
64 Rome JD, Townsend CO, Bruce BK, Sletten CD, Luedtke CA, Hodgson JE (2004) Chronic noncancer pain rehabilitation with opioid withdrawal: comparison of treatment outcomes based on opioid use status at admission. Mayo Clin Proc 79: 759–768
65 Rychlik R (2007) Gutachten über die Unterversorgung mit Arzneimitteln in Deutschland. Institut für Empirische Gesundheitsökonomie. http://www.glaxosmithkline.de/docs-pdf/patienten/PB707/7.1-Gutachten_Unterversorgung.pdf. Gesehen 10 Mai 2010
66 Savage S (2002) Assessment for addiction in pain-treatment settings. Clin J Pain 18(4, Suppl): S28-S38
67 Savage SR, Joranson DE, Covington EC, Schnoll SH, Heit HA, Gilson AM (2003) Definitions related to the medical use of opioids: Evolution towards universal agreement. J Pain Symptom Manage 26: 655–667
68 Scherbaum N, Gastpar M, Kienbaum P, Peters J (1999) Der Ultra-Kurz-Entzug. Deutsches Ärzteblatt 96(31–32): A2021-A2025
69 Sorgatz H, Hege-Scheuing G, Kopf A, Maier C, Sabatowski R, Schäfer M, Stein C, Tölle TR, Willweber-Strumpf A (2002) Langzeitanwendung von Opioiden bei nichttumorbedingten Schmerzen. Deutsches Ärzteblatt 99(33): A2180–2185
70 Sorgatz H, Reinecke H, Lange K, Weber C, Baron R, Häuser W, Hege-Scheuing G, Lindena G, Maier C, Mansmann U, Radbruch L, Schiltenwolf M, Sohn W, Stein C, Tölle RT, Willweber-Strumpf A (2009) Langzeitanwendung

von Opioiden bei nicht tumorbedingten Schmerzen (LONTS). AWMF-Leitlinien-Register Nr. 041/.03 Entwicklungsstufe: 3. http://www.uni-duesseldorf.de/WWW/AWMF/ll/041-003l.htm. Gesehen 10 Mai 2010

71 Strassmann V, Hörbrand F (2007) Medikamentenabhängigkeit – welche Rolle spielen Opioid-Analgetika? Bayerisches Ärzteblatt 6: 330

72 Suzuki T (2001) Modifcation of morphine eependence under chronic pain and its mechanism. Yakugaku Zasshi 121(12): 909–914

73 Tölle TR, Treede RD, Zenz M (2009) Langzeitanwendung von Opioiden bei nicht tumorbedingten Schmerzen (LONTS). Editorial. Der Schmerz 23: 437–439

74 Trescot AM, Boswell MV, Atluri SL, Hansen HC, Deer TR, Abdi S, Jasper JF, Singh V, Jordan AE, Johnson BW, Cicala RS, Dunbar EE, Helm II S, Varley KG, Suchdev PK, Swicegood JR, Calodney AK, Ogoke BA, Minore WS, Manchikanti L (2006) Opioid guidelines in the management of chronic non-cancer pain. Pain Physician 9(1)

75 Verthein U, Prinzleve M, Degkwitz P, Farnbacher G, Krausz M (2003) Ambulanter Entzug mit Buprenorphin. Suchttherapie 4: 150–158

76 Volinn E, Fargo JD, Fine PG (2009) Opioid therapy for nonspecific low back pain and the outcome of chronic work loss. Pain 142: 194–201

77 Von Korff M, Deyo RA (2004) Potent opioids for chronic musculoskeletal pain: flying blind? Pain 109: 207–209

78 Wasan AD, Davar G, Jamison R (2005) The association between negative affect and opioid analgesia in patients with discogenic low back pain. Pain 117: 450–461

79 Willweber-Strumpf A, Zenz M (2001) Keine Opiatabhängigkeit bei Schmerzpatienten? Schmerz 15: 65–68

80 Zenz M (2002) Opioid-Therapie bei nicht-tumorbedingten Schmerzzuständen; AVP Ausgabe 1. http://www.akdae.de/Arzneimitteltherapie/AVP/Archiv/200201.pdf. Gesehen 10 Mai 2010

81 Zenz M (2003) Opioide. Alte Mythen – neue Mythen – Zukunft. Anaesthesist 52: 99–100

Interaktionsverhalten des Patienten mit »chronisch unbehandelbarem Schmerz«

C. Franz und M. Bautz

» […] denn eben wo Begriffe fehlen,
da stellt ein Wort zur rechten Zeit sich ein.
Mit Worten lässt sich trefflich streiten,
mit Worten ein System bereiten,
an Worte lässt sich trefflich glauben,
von einem Wort lässt sich kein Jota rauben.
(Goethe, Faust I, 1. Teil) «

Bestimmte Interaktionsmuster von Patienten mit »chronisch unbehandelbarem Schmerz« (Pinski 1983), die unter dem Begriff »**Schmerzspiele**« bekannt sind, werden häufig für den Misserfolg einer Therapie verantwortlich gemacht. Wir wollen das Konstrukt der »Schmerzspiele« und eine bekannte Variante, das sog. **Koryphäenkillersyndrom**, näher erläutern und die daraus abgeleitete Betrachtung des Interaktions- und Kommunikationsverhaltens von Patienten als Fehlerquelle in einer Therapie diskutieren. Besonderes Augenmerk soll dabei der Rolle des Therapeuten als Interaktionspartner des Patienten, seinen Erwartungen und dem Einfluss seiner handlungsrelevanten ätiologischen Modellvorstellungen geschenkt werden. Zudem soll dargestellt werden, inwieweit spezifische gesellschaftliche Rahmenbedingungen und Rollenerwartungen, denen beide Interaktionspartner jeweils unterliegen, die therapeutische Beziehung beeinflussen.

36.1 Einleitung

Der Patient, der unter einem »chronisch unbehandelbaren Schmerzsyndrom« – im Sinne des **Chronic Benign Intractable Pain Syndrome** (CBPS; Pinsky 1978) – leidet, hat in der Regel bereits eine Vielzahl von Behandlungsversuchen hinter sich, die ihm alle nur kurzfristige Schmerzlinderung brachten oder völlig fehlschlugen. Sucht er einen weiteren Arzt auf, setzt er einerseits hohe Erwartungen in die Kompetenz dieses Arztes, hegt jedoch möglicherweise zugleich auch verständliche Zweifel. Der Arzt seinerseits möchte natürlich nicht scheitern, denn »Nichts ist für das ärztliche Selbstgefühl kränkender als das Eingeständnis therapeutischer Ohnmacht« (Beck u. Frank 1977).

Entsprechende Ohnmachtsgefühle des Therapeuten können u. a. von bestimmten Interaktionsmustern des Patienten hervorgerufen und gefördert werden, die z. B. unter dem Begriff der »**pain games**« (Schmerzspiele; Sternbach 1968) in die Literatur Eingang gefunden haben.

> **Diese Verhaltensweisen können in der Arzt-Patient-Interaktion besondere Bedeutung gewinnen, da sie nicht selten zum Scheitern der therapeutischen Bemühungen führen.**

In Schmerzforschung und -therapie ist in den letzten 40 Jahren ein enormer Wissenszuwachs zu beobachten. Deshalb ist in Bezug auf das Konstrukt der »Schmerzspiele« zu fragen, ob sie in Forschung und therapeutischer Praxis überhaupt noch Relevanz besitzen oder nicht längst zu den überkommenen Mythen über Schmerzpatienten gezählt werden müssen. Zwar ist zu konstatieren, dass der Begriff der Schmerzspiele zumindest im psychologischen Bereich kaum noch verwendet wird – an seine Stelle ist der Terminus »schwieriger Patient« getreten, oder das Patientenverhalten wird im Rahmen einer Beziehungsstörung interpretiert (Sachse 1997). Das noch zu beschreibende Konstrukt des »**Koryphäenkillersyndroms**« jedoch ist aus dem Schlagwortkatalog der Medizin noch immer nicht wegzudenken.

Unabhängig von den konkreten Begrifflichkeiten selbst erscheint uns die Auseinandersetzung mit einseitig patientenzentrierten Typisierungen von Interaktionsmustern immer noch notwendig, da sie leider allzu »griffig« sind und dadurch zu »diagnostischen Schnellschüssen« verleiten. Zudem werden die als »typisch« beschriebenen Verhaltensweisen »therapieresistenter« Patienten sowohl durch das Rollenverhalten der jeweiligen behandelnden Ärzte als auch durch gesellschaftliche Rahmenbedingungen (wie z. B. Stand der medizinischen Forschung, vorherrschende Krankheitsmodelle, Gesundheitssystem) deutlich beeinflusst, was bei der **Interpretation dieser Verhaltensmuster** berücksichtigt werden muss.

36.2 Interaktionsverhalten des Patienten mit »chronisch unbehandelbarem Schmerzsyndrom«

36.2.1 Schmerzpatienten und ihre »pain games«

Die Motivation, seine Umwelt so zu beeinflussen, dass die intraindividuellen, sozialen oder ökonomischen »Gewinne« des Daseins vermehrt oder zumindest aufrechterhalten werden, äußert sich in spezifischen Interaktionsmustern, die von Berne (1964) als »**Transaktionen**« bezeichnet wurden.

Wesentlich ist dabei der intentionale Charakter der Kommunikation eines der beiden Interaktionspartner, der bewusst oder unbewusst Strategien verfolgt, durch die der andere Partner dazu gebracht werden soll, ihm bestimmte Wünsche zu erfüllen.

In Anlehnung an Szasz (1968) überträgt Sternbach (1968) diesen transaktionalen Ansatz auf die Erklärung des Verhaltens von Schmerzpatienten. Er hebt einen Aspekt interpersoneller Schmerzkommunikation hervor, wonach der **Schmerz »Mittel zum Zweck«** wird. Dies gibt nach Sternbach u. a. Anlass, einige Prämissen zu hinterfragen, die in der Medizin traditionell als selbstverständlich vorausgesetzt werden, nämlich dass

- der Patient geheilt werden will,
- er mit den geeigneten Mitteln tatsächlich auch geheilt werden kann,
- Therapeuten ihre Patienten tatsächlich heilen wollen.

Sternbach (1968) typisiert in Abhängigkeit von den individuellen Zielen der Patienten verschiedene **Verhaltensmuster**, die sich auf die Interaktion zwischen Therapeut und Klient auswirken:

- »Sehen Sie, wie sehr ich leide!« – **der Schmerzgequälte**, der sofortige Hilfe braucht
- »Sehen Sie, wie geduldig ich bin!« – **der Märtyrer**, der bewundert werden möchte
- »Sehen Sie, was Sie mir angetan haben! – **der Ankläger**, der Andere für sein Leid verantwortlich macht
- »Mir geht es trotzdem gut, es ist eigentlich wirklich nichts!« – der **Bagatellisierer**
- »Ist mir ganz egal, was Sie mit mir machen, ich halte es aus!« – der **leiderprobte Tapfere**
- »Mir geht es schlecht! Bitte helfen Sie mir, ich habe Schmerzen! (Das können Sie aber nicht, weil ich ein komplizierter Fall bin!)« – der **Koryphäenkiller** (s. unten)

Diese **Grundmuster des Schmerzverhaltens** können nach Sternbach zu umfassenderen »Szenarien« ausgebaut werden. Dabei werden anwesende Ehepartner, Eltern oder Freunde in die Interaktion mit dem Therapeuten einbezogen und können verschiedene Rollen einnehmen, z. B. als Stichwortgeber bei der Erzählung der Krankengeschichte oder bei der Aufzählung bereits konsultierter Ärzte, als Bestätiger des Wahrheitsgehalts der Patientenaussage oder sogar als eigentlicher »Erzähler«, wobei der Patient dann meist stumm danebensitzt. Ziel dieses Verhaltens sei es, die körperliche Krankheit in den Vordergrund zu stellen, bei gleichzeitigem Leugnen jeglicher privater oder beruflicher Probleme, einschließlich psychischer Störungen wie Ängste oder Depressionen. Nach Darstellung der Patienten besteht keine Verbindung zwischen bestimmten Lebensereignissen, emotionalen Reaktionen und ihren chronischen Schmerzen. Die Patienten vermitteln den Eindruck, dass sie – abgesehen von ihren Schmerzen – die Verkörperung perfekter psychischer Gesundheit sind.

Sternbach (1968) weist ausdrücklich darauf hin, dass Schmerzspiele allen Erkenntnissen nach unabhängig von Art und Ausmaß der somatischen Befunde auftreten und nicht der willentlichen Kontrolle unterliegen. Vielmehr sollen sie durch frühe Lernerfahrungen determiniert sein und so zu einem festen Bestandteil des individuellen Verhaltensrepertoirs werden. Somit erlangt das Konstrukt der Schmerzspiele quasi den Charakter eines Persönlichkeitsmerkmals.

Sternbach et al. (1973) versuchten, ihr **Konstrukt der Schmerzspiele** durch eine Fragebogenuntersuchung an chronischen Rückenschmerzpatienten zu validieren. Als Vergleichsgruppe dienten Patienten, die an einer chronischen Polyarthritis erkrankt waren. Die Auswahl der Rückenschmerzpatienten als Experimentalgruppe lässt vermuten, dass die Autoren davon ausgingen, diese Patientengruppe neige ganz besonders zu Schmerzspielen; entsprechend interpretierten sie auch ihre Ergebnisse: Die Rückenschmerzpatienten zeigten im Vergleich zur Kontrollgruppe signifikant mehr Unzufriedenheit mit dem medizinischen System und den Ärzten. Sie seien zudem häufiger in Auseinandersetzungen mit Ärzten involviert, für die der von Szasz (1968) geprägte Begriff »painmanship« gerechtfertigt sei.

Die Wahl der Kontrollgruppe macht diese Bewertung jedoch fragwürdig: Bei der chronischen Polyarthritis handelt es sich um ein relativ gut definiertes Krankheitsbild mit bekannten somatischen Korrelaten, was den Patienten eine **kausale Attribuierung** ihrer chronischen Schmerzen ermöglicht. Insofern bestehen sowohl für die Betroffenen selbst als auch für die behandelnden Ärzte hinsichtlich der Ursachen, des Verlaufs und der möglichen Therapiemaßnahmen deutlich weniger Unsicherheiten als für Patienten mit sog. chronisch-idiopathischen Rückenschmerzen. Insbesondere müssen Patienten mit chronischer Polyarthritis nicht befürchten, als Simulanten oder »Rentenneurotiker« abgestempelt zu werden. In Anbetracht der signifikant unterschiedlichen psychologischen Situation der beiden Patientengruppen erscheint die größere Unzufriedenheit der chronischen Rückenschmerzpatienten mit dem medizinischen System und den Ärzten kaum noch bemerkenswert.

Sternbachs unkritische Interpretation seiner Ergebnisse verleitet nicht nur dazu, den Patienten als feindseligen Urheber eines »Kampfes« mit seinem Therapeuten abzustempeln: Vielmehr erlangt die **vermeintliche Feindseligkeit** darüber hinaus auch noch den Status eines die Gesundung verhindernden Persönlichkeitsmerkmals. Das durchaus nachvollziehbare Beharren eines Patienten auf Heilung oder zumindest Schmerzlinderung gerät dabei durch den Vergleich mit den Reaktionen einer als »psychisch gesund« deklarierten Kontrollgruppe zu einem Indikator »maladaptiven« Verhaltens. Dass solche typisierenden bzw. etikettierenden Konstrukte im Umgang mit chronischen Rückenschmerzpatienten leider auch heute noch ihre fatale Wirkung zeigen, ist in ▶ Kap. 24 beschrieben.

Wenn dann noch postuliert wird, dass eine **Therapieresistenz** u. a. aufgrund verdeckter Ziele entsteht, die sich auf der Verhaltensebene in feindseligen Angriffen auf ausgerechnet jene Personen manifestieren, die doch eigentlich den Schmerz beseitigen wollen, so wird damit implizit auch angedeutet, dass es sich um ein durch psychische Prozesse aufrechterhaltenes Schmerzgeschehen handelt. Dies bedarf dann folgerichtig einer besonderen Behandlung. Für den Patienten hat das – wie weiter unten gezeigt werden soll – u. U. weitreichende negative Konsequenzen.

Sternbachs Ansatz ist nach unserer Auffassung nicht zuletzt auch deswegen äußerst problematisch, weil hier die **Interaktion zwischen Arzt und Patient** als einseitig determiniert beschrieben wird, wobei ausschließlich der Patient die anderen Personen und deren Verhalten manipuliert. Bei dieser einseitig »patientenzentrierten« Interpretation wird u. a. vernachlässigt, dass die dem Arzt zugewiesene Rolle von diesem – seinen individuellen Zielen entsprechend – aktiv ausgestaltet werden kann und muss, ehe die Schmerzspiele klinische Relevanz gewinnen können. Es wird also von Sternbach übersehen, »dass alle Rollenkategorien Beziehungen implizieren; es kann keine Lehrerrolle geben ohne die Komplementärrolle des Schülers, keine Mutterrolle ohne die Rolle des Kindes usw. Darüber hinaus sind solche Beziehungen eingebettet in die sozialen Systeme, innerhalb derer der Mensch handelt«.

Als Schmerzspiele werden typische Interaktionsmuster chronisch schmerzkranker Patienten bezeichnet, die zur Erlangung impliziter Ziele und Wünsche eingesetzt werden. Das Konstrukt wird oft unkritisch verwendet, da die Verhaltensintentionen des Interaktionspartners »Therapeut« und andere verhaltensrelevante Faktoren vernachlässigt werden.

Dieses Zusammentreffen zweier »Spieler« wird von Beck (1977) bei der Darstellung des **Koryphäenkillersyndroms** berücksichtigt.

36.2.2 Koryphäenkillersyndrom

Für den **»Koryphäenkiller«** nach Beck (1977) ist die folgende Sentenz charakteristisch: »Du bist der einzige und wirkliche Helfer … und alle vor dir waren Versager!«

» Die Arzt-Patienten-Beziehung ist durch eine initiale Idealisierung des Arztes charakterisiert, die bald in Ablehnung wegen des begrenzten Könnens umschlägt. […] «

» Das Koryphäenkillersyndrom bezeichnet Fälle von diffuser Schmerzsymptomatik, in denen trotz einer Vielzahl absolvierter Untersuchungen und Operationen keine schlüssige Diagnose und somit auch kein adäquater Therapieansatz existieren und […] die durch eine **pathologische Arzt-Patient-Beziehung** charakterisiert sind (Beck 1977). «

Nach Beck kann der **Arzt initial als »Mitspieler«** einbezogen werden, da die Idealisierung seiner Person durch den Patienten in ihm »narzisstische Allmachtsphantasien« mobilisiert, d. h. er *wird* tatsächlich zur Koryphäe. Der Patient spornt ihn hinsichtlich Diagnostik, Therapievorschlägen und -maßnahmen zu wahren Höchstleistungen an. Nichts bleibt unversucht. Der Patient »dankt« diese Aktivitäten zunächst durch temporäre Schmerzlinderung. Aber die Erfolge der häufig spontan entwickelten Therapieideen sind flüchtig. Ist der Schmerz an einer Stelle beseitigt, taucht er an einer anderen wieder auf, und der Prozess beginnt von Neuem. Danach bestimmt hier nicht zuletzt auch der Ausprägungsgrad der ärztlichen Allmachtsphantasien die »Spieldauer«.

Irgendwann gerät die Beziehung dann zwangsläufig in eine Krise:

» […] die initiale Idealisierung des Arztes (kippt) in eine **misstrauische Ablehnung** um. Der Arzt fühlt keine Stimulation vom Patienten mehr, sondern erlebt sich als Versager, den der Kranke angstvoll zurückweist. Dies ist der Augenblick, an dem beide

Beteiligten voneinander genug haben und das Ende der Beziehung herbeisehnen. Der Kurzkontakt ist beendet, eine neue Arzt-Patienten-Beziehung beim nächsten Mediziner mit gleicher Dynamik beginnt. (Beck 1977) «

Der »**Sinn des Leidens**« bei Patienten mit einem Koryphäenkillersyndrom ist nach Beck nur im Rahmen einer Psychotherapie zu entziffern.

Das Koryphäenkillersyndrom ist durch eine initiale Idealisierung des Therapeuten gekennzeichnet, die schnell in Ablehnung umschlägt. Diese Idealisierung weckt beim Therapeuten Allmachtsphantasien, die ihn zu therapeutischem Aktionismus treiben. Die Beziehung gerät notwendigerweise in eine Krise, da die übermächtigen Wünsche nach Geborgenheit und vollständiger Heilung nicht erfüllt werden können und die Therapieresistenz der Schmerzen den Allmachtsphantasien des Arztes Grenzen setzt.

36.2.3 Die Konstrukte von Sternbach und Beck und ihre Folgen

Obgleich Beck die »**narzisstischen Allmachtsphantasien« des Arztes** für die exzessive Diagnostik und Therapie zumindest (mit-)verantwortlich macht, ist es in seinem Konstrukt letztlich doch ausschließlich die innere Dynamik des Patienten, die den Arzt mobilisiert. Mit gleichem Recht könnte gefragt werden, ob nicht auch die Allmachtsphantasien des Arztes allein oder im Zusammenspiel mit anderen Faktoren dazu führen können, dass er *um jeden Preis heilen* muss und ob nicht im Grunde *er* den Patienten durch seine zur Schau getragene Omnipotenz manipuliert.

Welche Konsequenzen der Patient durch Diagnostik und Therapie zu ertragen hat, wenn er von einer Koryphäe zur anderen gereicht wird, deuten Beck u. Frank (1977) an, wenn sie darauf hinweisen, dass »viele medizinische Abklärungen **legalisierte Körperverletzungen** [sind]«. Anhand eines Berichts von Schick u. Wörz (1988) über einen »operativ therapieresistenten Casus« lässt sich diese drastische Interpretation illustrieren. Dieser Fallbericht hat an Aktualität (leider) nichts eingebüßt.

Fallbeispiel: Chronologische Auflistung (neuro-)chirurgischer Interventionen (mod. nach einem Fallbericht von Schick u. Wörz 1988)

- 06/1981: Prolapsentfernung in Höhe L_5/S_1 links
- 09/1981: Entfernung und Lösung von Verwachsungen in Höhe L_5/S_1 links
- 07/1982: ventrale Spondylodese in Höhe L_5/S_1 mit Spanverpflanzung aus dem linken Beckenkamm
- 08/1983: Implantation eines DCS-Systems (»dorsal cord stimulation«: elektrische Reizung der Hinterstränge des Rückenmarks mittels einer implantierten Elektrode) in Höhe L_5
- 12/1983: Laminektomie L_5, Neurolyse der Wurzel in Höhe L_5/S_1 links, Entfernung von Knochensequestern
- 02/1984: Laminektomie L_5, Implantation eines DCS-Systems auf Höhe L_1 links paramedian, epidural dorsal
- 05/1985: Neurolyse in Höhe L_5/S_1 links, Entfernung von Narbengewebe und Randzacken
- 05/1986: Kryoläsion
- 05/1986: Thermokoagulation an den lumbalen Facettgelenken
- 06/1986: Revisionsoperation an der Wurzel S_1 links, Kryotherapie, anschließend Thermoläsion der Wurzel S_1 links
- 06/1986: Laminektomie Th_{11}–L_2, Koagulation der Substantia gelatinosa in Höhe der Wurzeleintrittzone L_5/S_1
- 02/1988: Dekompression der Wurzeln in Höhe L_5/S_1

Die Autoren berichten ferner, dass als »Ultima ratio zur Behandlung des bislang therapierefraktären Schmerzsyndroms […] ein Neurochirurg die Implantation einer Thalamusstimulationselektrode« vorschlug.

Diese **Eskalation medizinischer Interventionen** wird unseres Erachtens nicht so sehr durch das Bemühen des Patienten verursacht, »Koryphäen zu killen«, sondern ist eher Folge der diagnostischen Unsicherheit hinsichtlich des chronischen Schmerzes bzw. Folge einer Ideologie, alles therapeutisch »Machbare« tun zu müssen, selbst wenn die Diagnose nicht gesichert ist und sich im Zweifelsfall an schmerzirrelevanten Befunden orientiert.

Die von Sternbach et al. (1973) postulierten Schmerzspiele könnten vor diesem Hintergrund auch als **Ausdruck der enttäuschenden Erfahrungen der Patienten mit dem medizinischen Versorgungssystem** gewertet werden. Das heißt, der »Schmerzspieler« ist möglicherweise nichts anderes als ein für die Behandler problematischer Patient, der – wie Geisler (1987) betont – »[…] erst im Laufe seiner ‚Krankenkarriere' in die Rolle des schwierigen Kranken hineingewachsen [ist], weil die Summe seiner Erfahrungen schlecht oder enttäuschend war. Wichtig ist jedoch, sich klarzumachen, dass ein Patient häufig nur deshalb als schwierig erlebt wird, weil er auf ein Behandlungsteam mit inadäquaten Erwartungen trifft.«

Konsequenterweise könnte also postuliert werden, dass es nicht der Patient, sondern der Arzt ist, der die Schmerzspiele provoziert oder zumindest aufrechterhält. Hieraus ergibt sich die Frage, was den »**Schmerzspieler**« für Therapeuten so attraktiv macht?

Sternbach et al. (1973) und Beck (1977) vermitteln durch die Beschreibung einiger Beziehungsaspekte (wie z. B. des manipulativen Charakters des Verhaltens und der Übertragungsphänomene) den Eindruck, als handele es sich bei den beobachteten Phänomenen um Symptome einer zugrunde liegenden psychischen Störung, etwa einer **Organneurose**. Der Patient ist selbst die Quelle seiner Probleme (Basler 1978), andere Einflussfaktoren werden vernachlässigt.

Hier sind die Aussagen der von Fordyce (1995) geleiteten Task Force on Pain in the Workplace erhellend, die resümieren, dass das Gesundheitssystem die Hauptrolle bei der **Entstehung chronischer Beeinträchtigungen** spielt und als Akteure »behandelnde Therapeuten, Kranken- und Rentenversicherungen sowie Arbeitgeber« zu sehen sind (Fordyce 1995).

Hinzu kommt das generelle Problem, dass »in die Klassifikation von Verhaltensweisen zu Syndromen immer **theoretische Vorannahmen über zugrunde liegende Krankheitseinheiten** ein[gehen], die die Klassifikation bestimmen« (Basler 1978).

Die postulierten Schmerzspiele können auch als Ausdruck enttäuschender Erfahrungen der Patienten mit dem medizinischen Versorgungssystem gewertet werden. Der »Schmerzspieler« ist also möglicherweise nichts anderes als ein für die Behandler problematischer Patient, der häufig nur deshalb als schwierig erlebt wird, weil er auf ein Behandlungsteam mit inadäquaten Erwartungen trifft.

36.3 Determinanten des Interaktionsverhaltens von Arzt und Patienten mit chronischen Schmerzen

36.3.1 Schulmedizinisches Krankheitsmodell und chronischer Schmerz

Die bei der Diagnostik und Therapie von Patienten mit chronischen Schmerzen auftretenden Probleme sind in erheblichem Maße darauf zurückzuführen, dass das ausschließlich naturwissenschaftliche Paradigma der Schulmedizin den Schmerz in seiner Komplexität nicht hinreichend zu erfassen vermag.

Krankheit besteht nach diesem Paradigma immer dann, wenn der Organismus von bestimmten biologischen Funktionsnormen abweicht. Diese Normen gründen sich auf klinische Erfahrungen oder auf experimentell/empirisch gewonnene Daten: »Grundlage der Medizin sind daher die Anatomie und die Pathologie« (Basler 1978). Sie scheinen vom Beobachter unabhängig und erlangen so quasi den Charakter von Naturgesetzen. Abweichungen von dieser Norm werden nur innerhalb definierter Grenzen toleriert.

Die **subjektive Wahrnehmung des Patienten**, der sich krank fühlt und deshalb einen Arzt aufsucht, ist deshalb für die Beurteilung einer Gesundheitsstörung letztlich nicht ausschlaggebend. In der Schulmedizin kann das subjektive Empfinden zwar Anhaltspunkte geben, muss jedoch stets durch »objektive« Daten bestätigt werden. Wo solche Funktionsnormen ganz fehlen oder aber eine Abweichung von diesen im Einzelfall nicht nachzuweisen ist, gibt es im strengen Sinne keine Krankheit.

» [In der Medizin] gibt (es) einen unumstößlichen Maßstab für die Zuordnung zu den Kategorien ‚gesund' und ‚krank'. Dieser Maßstab ist aufgrund der Beobachtung des pathologischen Substrats zu gewinnen und daher unabhängig von kulturell bedingten Relativierungen. Eine Kontinuität zwischen dem Zustand der Gesundheit und dem der Krankheit besteht nicht. (Basler 1978). «

Die **Feststellung einer Krankheit** wird deshalb dort schwierig, wo sich Funktionsnormen als nicht valide erwiesen haben. In Bezug auf den Schmerz gibt es nur wenige oder gar keine sicheren Funktionsnormen, denn er ist seiner Natur nach ein subjektives Erlebnis. Nur durch die subjektive Äußerung des betroffenen Individuums wird er zur kommunizierbaren »Realität«.

> **Die Diskrepanz zwischen Befund und Befinden (▶ Kap. 16) lässt sichere Aussagen über die Intensität des Schmerzerlebens oder das Ausmaß der Beeinträchtigung nicht zu. Dies trifft insbesondere auf den chronischen Schmerz zu.**

Trotz dieses **diagnostischen Dilemmas** müssen in der Praxis jedoch täglich Entscheidungen gefällt werden. Das kann aber aufgrund der schulmedizinischen Forderungen nur anhand »sichtbarer« Zeichen für eine Erkrankung erfolgen. Deshalb wird häufig an jedem noch so minimalen objektivierbaren Befund festgehalten, auch wenn er für das Schmerzerleben möglicherweise völlig irrelevant ist. Daraus resultierende **therapeutische Misserfolge** führen im Regelfall nicht dazu, dass das unangemessene (weil ausschließlich naturwissenschaftlich orientierte) Krankheitsparadigma verworfen wird. Vielmehr wird dem Kranken die Schuld am Misserfolg zugewiesen: Entweder wird er als nicht kooperationsbereit (»unbehandelbar«) oder sogar als »psychisch gestört« bezeichnet. Das heißt, ihm wird eine neue Krankheit zugeschrieben, auf die dann wieder das naturwissenschaftliche Ursache-Wirkungs-Prinzip angewendet werden kann. Darauf reagiert der Patient entweder mit verstärktem Klagen oder mit dem Abbruch der therapeutischen Beziehung. Er sucht sich einen neuen »Partner«, bei dem natürlich die bisherigen negativen Erfahrungen die Interaktion wieder beeinflussen werden.

36.3.2 Anamnesegespräch und seine Folgen für die Entwicklung der Arzt-Patient-Interaktion

Da sich die derzeitige westliche Medizin immer noch an einem **Krankheitsmodell** orientiert, das die Ätiologie und Therapie von Krankheiten primär durch Organbefunde begründet (Basler 1978), wird diese Sichtweise durch ärztliches Handeln implizit auch dem Patienten vermittelt. Insofern ist davon auszugehen, dass die Interaktionspartner – obgleich sie einen asymmetrischen Wissensstand aufweisen – prinzipiell darin übereinstimmen, dass primär somatisch orientierte Maßnahmen zur Beseitigung der Krankheit führen sollen. Diese prinzipielle Übereinstimmung gestaltet Ablauf und Inhalt des Dialogs beim ersten Kontakt.

Weiterhin wird dieser Dialog durch **äußere Rahmenbedingungen** beeinflusst, wie z. B. die Art der Institution und die zeitlichen Bedingungen, unter denen das Gespräch stattfindet. Beispielsweise berichtet Geisler (1987) über eine Studie amerikanischer Soziologen, die anhand von 74 verdeckt aufgenommenen Praxisgesprächen feststellten, dass jeder Patient durchschnittlich schon nach 18 s vom Arzt unterbrochen wurde und nur ¼ der Patienten es schaffte, die Schilderung ihrer Beschwerden zu Ende zu führen. Diese »Zeitnot« hat in Deutschland den Begriff der **»5-Minuten-Medizin«** kreiert.

Bei genauerer Betrachtung finden sich hier – unabhängig vom Verhaltensrepertoire des Patienten oder eventuellen »Allmachtsphantasien« des Arztes – häufig schon **Antezedenzbedingungen für spätere »Schmerzspiele«**:

- Die Untersuchung ist auf eine Symptomerfassung ausgerichtet, die nach ätiologischen Gesichtspunkten geordnet wird.
- Zur Informationsgewinnung wird vom untersuchenden Arzt in der Regel eine in einfacher und nüchterner Sprache vorgetragene, prägnante Schilderung der Symptome durch den Patienten bevorzugt (Fischer u. Lehrl 1982, Vaitl 1982).
- Alle Äußerungen, die nicht im unmittelbaren Zusammenhang mit den vorgetragenen Beschwerden stehen und/oder die mit starker emotionaler Beteiligung berichtet werden, betrachtet der untersuchende Arzt eher als Störung des diagnostischen Prozesses.
- Auch wenn relevante Befunde zunächst fehlen oder eine Diskrepanz zwischen »objektivierbaren« organischen Befunden einerseits und dem Ausmaß der beklagten Beschwerden andererseits besteht, erfolgt häufig eine Therapie »ex juvantibus«, da der Arzt – auch nach den Erwartungen seines Patienten – »praktizieren« *muss.*

Zudem ist ein niedergelassener Arzt als Selbstständiger auch zu einer wirtschaftlichen Führung seines Praxisbetriebs verpflichtet. Hier trifft das für Patienten mit chronischen Schmerzen inadäquate, naturwissenschaftlich orientierte Krankheitsmodell der Schulmedizin auf das kassenärztliche Vergütungssystem mit seinen infolge knapper Ressourcen eingeschränkten Budgets. Der daraus resultierende negative Synergismus kann einen **therapeutischen Circulus vitiosus** in Gang setzen, der für den Patienten weitgehend undurchschaubar ist und aus dem er deshalb kaum zu entfliehen vermag.

In dieser Phase der Beziehung herrscht zunächst noch **gegenseitige Akzeptanz von Arzt und Patient**.

Nach wiederholt erfolglosen Abklärungs- und Behandlungsversuchen wird der Patient jedoch schließlich stillschweigend als »unbehandelbar« etikettiert. Dies bedeutet häufig, dass er selbst zunehmend für seine Krankheit verantwortlich gemacht wird. In der Regel kommt es in diesem Stadium entweder zu zahlreichen Überweisungen an Spezialdisziplinen oder der Misserfolg wird durch etwas »Psychisches« erklärt, woraufhin die direkte Überweisung zum Psychiater/Psychotherapeuten erwogen wird. Unter Umständen erlangen jetzt auch bereits früher gestellte, bisher jedoch nicht beachtete psychiatrische und/oder psychologische Befunde Aufmerksamkeit.

> **In dieser durch therapeutische Misserfolge gekennzeichneten Phase der Beziehung kommt es nicht selten zu einer emotionalen Distanzierung des Arztes vom Patienten, die sich je nach ärztlicher Mentalität in Ärger, Wut, Desinteresse, Hilflosigkeit oder Verwirrung äußern kann – in jedem Fall aber werden für den Misserfolg Erklärungen gesucht.**

Da normalerweise aber weder ein Infragestellen des medizinischen Krankheitsparadigmas und der eigenen Indikationsstellung noch eine kritische Reflexion über Beziehungsprobleme Bestandteile ärztlicher Ausbildung und Praxis sind, wird nun mit hoher Wahrscheinlichkeit dem Patienten die Schuld an der Krise zugeschrieben. Es findet jetzt fast regelhaft eine **Neuinterpretation der Befunde** statt, die primär für den Arzt entlastend wirkt. Verhaltensweisen, die vom Patienten zunächst erwartet wurden, können jetzt plötzlich Symptomcharakter annehmen:

- So kann die initial tolerierte oder sogar erwünschte Passivität jetzt als »Widerstand« oder Desinteresse an der Gesundung interpretiert werden, weil der Verdacht entsteht, dass der Patient möglicherweise aus der Krankheit einen heimlichen Nutzen finanzieller, sozialer und/oder emotionaler Art zieht, den oft zitierten »sekundären Krankheitsgewinn« (▶ Kap. 29).
- Weiterhin kann, je nach dem vorherigen Verhalten des Patienten, nun entweder dessen nüchterne Sprache als ein Symptom der »Alexithymie« bzw. als »Ärztejargon« oder dessen Emotionalität als »Affektlabilität« oder »Feindseligkeit« neu interpretiert werden.
- Die eigenen Therapieversuche »ex juvantibus« können im Nachhinein auf das »Agieren« des Patienten zurückgeführt oder gar als dessen »Operationssucht« etikettiert werden.
- Gefühle von Ärger, Wut und Desinteresse aufseiten des Arztes können jetzt (mit Rückendeckung durch dessen Balint-Gruppe) ganz zwanglos als »Übertragungsphänomene« gedeutet werden.
- Vorherige Arztkontakte oder die eigene Überweisungspraxis können dem Patient nun als »doctors hopping« angelastet werden.

Zur Absicherung dieses radikalen **»Paradigmenwechsels«** werden oft dichotome Typisierungen psychiatrischer oder psychosomatischer Experten herangezogen (Tab. 36.1, mod. nach Adler 1986), die eigentlich nur zur abwertenden Etikettierung der Patienten hilfreich sind (Keupp 1979).

> **Diese Entwicklung hat für den Patienten mitunter fatale Folgen: Der Arzt kann nun z. B. versuchen, seine Hypothese von der »psychologischen Überlagerung« oder psychischen (Grund-)Erkrankung durch entsprechende Fragen an den Patienten zu untermauern, indem er diesen nach emotionalen Belastungen, Stress, Depressivität etc. fragt.**

Die **Einbeziehung solcher psychosozialer Faktoren** in die ärztliche Diagnostik *per se* ist selbstverständlich unabdingbar; wesentlich ist dabei jedoch der Zeitpunkt ihrer Berücksichtigung. Der Rückgriff auf die Psychologie erfolgt meist mehr oder weniger aus Verlegenheit und nicht als Teil einer theoriegeleiteten diagnostischen Strategie. Da diese Thematik für den durchschnittlichen Patienten ohnehin kaum in sein Krankheitskonzept passt, könnte er sie zu diesem Zeitpunkt als erstes Zeichen dafür werten, dass seine Beschwerden vom Arzt nicht (mehr) ernst genommen werden.

An diesem Punkt könnte der Einstieg in eine von Sternbach beschriebene Rolle erfolgen: Da der Patient in der Regel keinerlei Kenntnis über die Definition des Begriffs **»psychogener Schmerz«** hat und bislang für den Arzt auch die körperlichen Befunde im Vordergrund zu stehen schienen, kann er dessen Umorientierung bezüglich der ätiologischen Modellvorstellungen nicht nachvollziehen. Weil psychische Konzepte zu spät in die Diagnostik einbezogen wurden, ist ihm fast jede Möglichkeit genommen, seine Behandlung zu beeinflussen bzw. zur Klärung seines Problems beizutragen.

Die durch die chronische Schmerzproblematik und die vergeblichen Therapieversuche ohnehin schon hervorgerufene Verunsicherung nimmt weiter zu. Dem Patienten bleibt zunächst nur die Möglichkeit, seine Bemühungen zu intensivieren, um so dem Arzt die **Ernsthaftigkeit seiner körperlichen Erkrankung** darzustellen. Dazu gehört für ihn auch das Leugnen psychischer oder sozialer Schwierigkeiten.

Tab. 36.1 Merkmale vorwiegend »organisch« und »nichtorganisch« bedingter Schmerzen

Merkmal	Organisch	Nichtorganisch
Schmerzlokalisation	Eindeutig, umschrieben	Vage, unklar, wechselnd
Affekte des Patienten	Passen zu geschildertem Schmerz	Inadäquat
Zeitdimension	Eindeutige Phasen von Präsenz und Fehlen bzw. deutlicher Abnahme	Dauernd da, etwa gleich intensiv
Abhängigkeit von Willkürmotorik	Vorhanden	Fehlt
Reaktion auf Medikamente	Pharmakologisch plausibel	Nicht verständlich
Schmerz und mitmenschliche Beziehung	Unabhängig davon	Damit verbunden
Schmerzschilderung	Bild passt	Bild inadäquat, z. B. dramatisch
Betonung der Ursache	Psychisch betont	Organisch betont
Sprache	Einfach, klar, nüchtern	Intelligenzlerisch, Ärztejargon
Affekte des Arztes beim Zuhören	Ruhig, aufmerksam, einfühlend	Ärger, Wut, Langeweile, Ungeduld, Lächeln, Hilflosigkeit, Verwirrung

Dieses Verhalten des Patienten kann nun vom Arzt zur weiteren Bestätigung seiner Hypothese von der psychischen Überlagerung (dramatische Ausgestaltung, Aggravation, Abwehr emotionaler Probleme) verwandt werden.

Es gibt noch weitere, teils unabhängige, teils mit den genannten Faktoren in Zusammenhang stehende Bedingungen, die **Störungen in der Interaktion** begünstigen und auch außerhalb der individuellen psychischen Struktur der Interaktionspartner liegen können.

Die Erfahrungen (z. B. in einer Schmerzambulanz) zeigen, dass viele Patienten zögern, ihren behandelnden Arzt um eine Überweisung zu einem Facharzt zu bitten oder sich selbst einen neuen Arzt zu suchen. Die Studien der Arbeitsgruppe um Gerbershagen (Schmitt 1990; ► Kap. 17.2) zur Stadieneinteilung der **Chronifizierung von Schmerzen** belegen, dass durch die gängige Überweisungspraxis der Chronifizierung tatsächlich Vorschub geleistet wird (► Kap. 16). Operante Faktoren können dabei ihre negative Wirkung entfalten, und insofern wäre es nicht verwunderlich, wenn sich gerade bei Patienten mit chronifizierten Schmerzen die Interaktion schwierig gestaltet.

Die Ursache dafür, dass Patienten mit chronischem Schmerz häufig »unbehandelbar« werden, ist auch auf eine problematische Arzt-Patient-Interaktion zurückzuführen. Von besonderer Bedeutung sind dabei

- **das monokausale medizinische Krankheitsparadigma,**
- **der bei therapeutischen Misserfolgen vollzogene Wechsel des Krankheitsparadigmas, den der Patient durch die erst im Nachhinein vorgenommene Anwendung psychologischer Konstrukte nicht nachvollziehen kann,**
- **die Omnipotenzhaltung des Arztes, aufgrund derer Misserfolge in Diagnostik und Therapie nicht toleriert werden können,**
- **die asymmetrische Interaktion zwischen Arzt und Patient, durch die Missverständnisse und Fehlinterpretationen gefördert werden.**

36.3.3 Individuelle Krankheit und gesellschaftliche Norm

Die Arzt-Patient-Interaktion wird nicht zuletzt auch durch die dem Arzt übertragene und in diesem Zusammenhang oft nicht berücksichtigte gesellschaftliche Kontrollfunktion beeinflusst. Alle Krankheiten unterliegen einer mehr oder weniger ausgeprägten sozialen Kontrolle.

Die **Überprüfung der Motivation eines kranken Individuums** ist immer dann wichtig, wenn zu befürchten ist, dass die Akzeptanz geltender gesellschaftlicher Normen allgemein gelockert ist. So kann z. B. die Motivation, dem Druck der Aufgabenerfüllung durch eine chronische Schmerzkrankheit zu entfliehen, prinzipiell nie ausgeschlossen werden. Der klinische Alltag in einer Schmerzambulanz zeigt deutlich, dass drohende oder bereits eingetretene Arbeitslosigkeit, andere Probleme am Arbeitsplatz sowie Rentenprobleme die häufigsten Faktoren sind, die die Schmerzwahrnehmung modulieren bzw. wesentlich zur Chronifizierung bestehender Schmerzzustände beitragen.

Das System der gesellschaftlichen Kontrolle individueller Gesundheit erfordert:

- Institutionalisierte Kontrolleure (z. B. medizinischer Dienst der Krankenkassen), die dem Kranken bescheinigen, dass er legitimerweise von seiner Aufgabenerfüllung befreit ist und zu wie viel Prozent er ggf. in seiner Erwerbsfähigkeit eingeschränkt ist, und die gleichzeitig darüber wachen, dass er diese temporären Privilegien nicht ausnutzt
- eine relativ enge Definition von Krankheit

> **Die dem Arzt zum Teil übertragene Kontrollfunktion und die ihm dadurch verliehene Macht bringt in die Arzt-Patient-Beziehung eine latente Gewalt, denn schließlich besitzt der Arzt das Definitionsmonopol hinsichtlich dessen, was im Einzelfall als »krank« anerkannt wird oder noch als »gesund« gilt.**

Wie bereits erwähnt, ist eine chronische Schmerzkrankheit häufig nicht ausreichend objektivierbar. Dies birgt die Gefahr, dass als Ersatz für fehlende Befunde die jeweiligen **Vorstellungen des Arztes hinsichtlich sozialer Normen und Werte** zur Grundlage medizinischer Entscheidungen werden können. Diese Gefahr ist umso größer, je stärker die berufliche Identität des Arztes infrage gestellt ist und je mehr seine Loyalität zum jeweiligen gesellschaftlichen System gefordert wird, z. B. weil die eigene ökonomische Basis durch gesetzgeberische Kontrollen beeinträchtigt ist.

In diesem Konflikt gewinnt die durch Ausschlussdiagnostik gewonnene Diagnose der **»funktionellen Störung«** oder gar **»Rentenneurose«** den Charakter eines Machtinstruments. Dies wird u. a. durch die unterschiedliche soziale Bewertung der Krankheiten begünstigt (Basler 1978). Es gibt einerseits gesellschaftlich akzeptierte oder sogar »angesehene« Krankheiten, z. B. den Herzinfarkt als nahezu unvermeidbare und besondere Leistungsbereitschaft signalisierende »Managerkrankheit«, und andererseits sozial eher tabuisierte Erkrankungen, wie z. B. die Gruppe der psychischen Störungen. Jeder tatsächlich daran Erkrankte oder zumindest mit einer solchen Diagnose Etikettierte läuft Gefahr, stigmatisiert zu werden und/oder sich selbst zu stigmatisieren, wenn die Internalisierung der entsprechenden sozialen Normen- und Wertvorstellungen »gelungen« ist.

Sarbin (1979) beschreibt, »dass der Prozess, durch den ein Mensch zum psychisch kranken Patienten gemacht wird, eine potenzielle Selbstabwertung in sich birgt.« Die **Stigmatisierung mit dem Etikett »psychische Störung«** kann somit im Sinne einer sich selbst erfüllenden Prophezeiung wirken. Eine Etikettierung als »Rentenneurotiker« verweist zudem in den Bereich des Simulantentums und damit in die Gruppe der sozialen »Parasiten«.

> **Die dem Arzt übertragenen Aufgaben der Krankheitsdefinition und individuellen Kontrolle der Patienten können v. a. vor dem Hintergrund knapper ökonomischer Ressourcen im Gesundheits- und Rentensystem die Arzt-Patient-Interaktion negativ beeinflussen oder völlig scheitern lassen. Der Diagnose aus dem Bereich der psychischen Störungen kommt hierbei besondere Bedeutung zu, da sie u. U. dazu führt, den Patienten zu stigmatisieren.**

36.4 Zusammenfassung

Es wurde versucht aufzuzeigen, dass die u. a. als **Schmerzspiele** beschriebenen Interaktionsmuster von Patienten mit chronischen Schmerzen alternative Interpretationen zulassen. Diese Interaktionsmuster müssen nicht notwendigerweise Ausdruck psychischer Störungen oder gar pathologischer Persönlichkeitsmerkmale sein.

Zweifellos sind im klinischen Alltag mitunter »pain games« zu beobachten, die im Sinne einer Beziehungsstörung zu interpretieren sind (Sachse 1995, 1997). Schmerz ist seiner Natur nach auch ein Kommunikationsmittel, und somit sind **Kommunikationsstörungen** natürlich nicht auszuschließen. Auch muss davon ausgegangen werden, dass einige Patienten mit chronischen Schmerzen unter psychischen Störungen leiden. Wie Nilges und Diezemann (► Kap. 16) überzeugend darlegen, sind berichtete psychopathologische Besonderheiten bei Patienten mit chronischen Schmerzen möglicherweise auch auf die Untersuchung einer stark selektierten Patientengruppe zurückzuführen. Es ist also dringend Vorsicht geboten, wenn solche »augenscheinvaliden« Phänomene unhinterfragt den Status eines diagnostischen oder prognostischen Kriteriums erlangen.

Das seit Einführung der Gate-Control-Theorie von Melzack u. Wall (1965) propagierte mehrdimensionale **biopsychosoziale Schmerzmodell**, das eigentlich eine Abkehr vom monokausalen medizinischen Denken ermöglicht, hat bislang weder in der klinischen Praxis noch in der universitären Ausbildung eine ausreichende Verbreitung erfahren.

» Eine Auswertung medizinischer Publikationen ergab, dass nach 20 Jahren von 101 untersuchten wissenschaftlichen Neuerungen nur 5 in der Praxis angekommen waren. Und das bedeutet noch keineswegs, dass sie auch richtig angewendet werden. Gerade bei häufigen Krankheiten ist die Versorgung oft erschreckend schlecht. So zeigt sich beispielsweise, dass Patienten mit chronischen Schmerzen nur selten entsprechend den geltenden Leitlinien therapiert sowie viel zu spät und zudem meist nur auf eigene Initiative hin von einem Schmerzspezialisten behandelt werden. (Hackenbroch 2007) «

Die bei Medizinern auch heute noch vorherrschenden psychologischen Vorstellungen zur Schmerzentstehung und -aufrechterhaltung sind größtenteils aus tiefenpsychologisch orientierten Erklärungsmodellen abgeleitet, die dem traditionellen medizinischen Krankheitsmodell verpflichtet sind, d. h., der Schmerz wird hier – in Analogie beispielsweise zum Fieber – als Symptom einer »dahinter liegenden« psychischen Erkrankung verstanden. Dies macht z. B. das **Konstrukt des Koryphäenkillersyndroms** sowohl inhaltlich als auch sprachlich deutlich.

Die **Aufgabe der Psychologie** muss deshalb primär darin bestehen, die unzulässige Übertragung des medizinischen Krankheitsparadigmas auf qualitativ andere Sachverhalte kenntlich zu machen, zudem hat sie im interdisziplinären wissenschaftlichen Diskurs verstärkt die vorhandenen Erkenntnisse zum prozesshaften Charakter des Phänomens »chronischer Schmerz« hervorzuheben.

Literatur

1 Adler R (1986) Schmerz. In: Uexküll T von (Hrsg) Psychosomatische Medizin, 3. Aufl. Urban & Schwarzenberg, München, S 561
2 Basler HD (1978) Verschiedene Krankheitsmodelle und deren psychosoziale Konsequenzen. In: Basler HD (Hrsg) Medizinische Psychologie II. Sozialwissenschaftliche Aspekte der Medizin. Kohlhammer, Stuttgart
3 Beck D (1977) Das »Koryphäen-Killer-Syndrom«. Zur Psychosomatik chronischer Schmerzzustände. Dt Med Wochenschr 102: 303–307
4 Beck D, Frank Y (1977) Der therapieresistente psychosomatisch Kranke und sein Arzt. Folia Psychother Roche 2: 1–17
5 Berne E (1964) Games people play. Grove, New York
6 Fischer B, Lehrl S (Hrsg) (1982) Patienten-Compliance: Stellenwert, bisherige Ergebnisse, Verbesserungsmöglichkeiten. Boehringer, Mannheim
7 Fordyce WE (ed) (1995) Back pain in workplace. Task force on pain in the workplace. IASP Press, Seattle
8 Geisler L (1987) Arzt und Patient – Begegnung im Gespräch. Pharma, Frankfurt/Main
9 Hackenbroch V (2007) Wie ticken die Ärzte? Der Spiegel 1: 132
10 Keupp H (1979) Normalität und Abweichung. Urban & Schwarzenberg, München
11 Melzack RD, Wall PD (1965) Pain mechanism: a new theory. Science 150: 971–979
12 Parsons T (1965) Struktur und Funktion der Medizin. In: König R et al. (Hrsg) Probleme der Medizin-Soziologie. Westdeutscher Verlag, Köln, S 10–55
13 Parsons T (1972) Definition von Gesundheit und Krankheit im Lichte der Wertbegriffe und der sozialen Struktur Amerikas. In: Mitscherlich A (Hrsg) Der Kranke in der modernen Gesellschaft, 4. Aufl. Kiepenheuer & Witsch, Köln, S 57–87
14 Pinsky JJ (1978) Chronic, intractable, benign pain: a syndrome and its treatment with intensive short- term group psychotherapy. Journal of Human Stress 4: 17–21
15 Sachse R (1995) Der psychosomatische Patient in der Praxis. Kohlhammer, Stuttgart
16 Sachse R (1997) Persönlichkeitsstörungen – Psychotherapie dysfunktionaler Interaktionsstile. Hogrefe, Göttingen
17 Schick I, Wörz R (1988) Chronischer Kreuzschmerz – ein operativ therapieresistenter Casus. Schmerz 2: 212–213
18 Schmitt N (1990) The Mainz Pain Staging System (MPSS) for chronic pain. Pain (Suppl) 5: 484
19 Sternbach RA (1968) Pain: a psychophysiological analysis. Raven Academic Press, New York
20 Sternbach RA (1983) Schmerzpatienten. Fischer, Stuttgart
21 Sternbach RA, Murphy RW, Akeson WH, Wolf SR (1973) Chronic low back pain. The low back loser. J Postgrad Med 53: 135–138
22 Szasz T (1968) The psychology of persistens pain: a portrait of l'homme douloureux. In: Soulairac A, Cahn J, Charpentier J (ed) Pain. Academic Press, London, pp 93–133
23 Turk DC, Rudy TE, Stieg RL (1988) The disability determination dilemma: toward a multiaxial solution. Pain 34: 217–229

24 Vaitl D (Hrsg) (1982) Essentielle Hypertonie: Psychologisch-medizinische Aspekte. Springer, Berlin Heidelberg New York Tokio

Praxis der Schmerztherapie – kritische Reflexion aus der Patientenperspektive

U. Frede

Im vorliegenden Beitrag werden zentrale Grundannahmen der Schmerztherapie aus der **Patientenperspektive** reflektiert, insbesondere die überwiegend negative Sicht auf die Schmerzen sowie die Vorstellung ihrer prinzipiellen Kontrollierbarkeit. Ein alternatives Schmerzverständnis wird beschrieben, bei dem Schmerz als Bestandteil menschlicher Existenz anerkannt wird, mit dem es zu leben gilt. Abschließend werden 3 **therapeutische Grundhaltungen** diskutiert, die Betroffenen dabei helfen können, der Herausforderung durch ihren Schmerz zu begegnen.

37.1 Einführung

Den Schmerz kenne ich aus 2 Perspektiven: zum einen aus der Perspektive der Psychologin während meiner langjährigen Arbeit mit Hirntumorpatienten, zum anderen aus der Perspektive der persönlich Betroffenen nach **3 Operationen an der Wirbelsäule** (Nukleotomie L_5/S_1 mit nachfolgender Arachnopathie und Instabilität der kaudalen Segmente; doppelseitige Radikolyse und Spondylodese L_5/S_1; Sanierung einer Arachnoidalzyste mit Durariss). Im Vordergrund stehen brennende Schmerzen im Kreuz-Steißbein-Bereich und in den Beinen sowie Schmerzen im Verlauf des Ischiasnervs, die sich bei senkrechter Haltung der Wirbelsäule jeweils akut steigern, sodass Sitzen, Stehen und Gehen nur kurzfristig möglich sind.

Ungeachtet der Fortschritte in Medizin, Pharmazie und Psychologie bei der Diagnostik und Behandlung akuter Schmerzen konfrontiert uns der **chronische Schmerz** mit den **Grenzen** therapeutischer Möglichkeiten: »Was wir auch tun, der chronische Schmerz verschwindet nicht« (zit. nach Traue 2008). Lösungsversuche nach dem Prinzip »mehr desselben« (Watzlawick et al. 1974) durch Kombination unterschiedlichster Verfahren und Suche nach immer neuen Bewältigungsstrategien führen bei vielen Schmerzen nicht weiter, können ihrerseits zum Problem werden und das Leiden am Schmerz sogar noch verstärken. Vielleicht ist es an der Zeit, die Vorstellungen zu überdenken, die wir uns vom Wesen des Schmerzes machen, und eine **neue Perspektive** ihm gegenüber einzunehmen. Denn *wie* wir auf Schmerz reagieren, auf den eigenen sowie auf den Schmerz anderer Menschen, hängt entscheidend davon ab, wie wir ihn verstehen.

Im Folgenden sollen zentrale Grundannahmen der Schmerztherapie beschrieben und in ihren möglichen Auswirkungen auf Patienten reflektiert werden. Anschließend möchte ich ein **anderes Schmerzverständnis** diskutieren und daraus 3 **therapeutische Grundhaltungen** ableiten, die mir in der Begegnung mit Schmerzpatienten besonders wichtig erscheinen.

37.2 Zentrale Aspekte der Schmerztherapie und mögliche Auswirkungen

37.2.1 Die Kontrollprämisse

Das Schmerzverständnis unserer Zeit und Kultur ist durch eine überwiegend *negative* Sicht auf Schmerzen gekennzeichnet. Das Leiden allgemein, körperliche ebenso wie seelische Schmerzen sind »absolut inakzeptabel für die abendländische Kultur geworden« (Schmid 2005). Auch im Rahmen der Schmerztherapie gilt Schmerz meist als ein Übel, als etwas, das eigentlich nicht sein dürfte, als Gegner und Feind. Chronische Schmerzen werden sogar als »böse« Schmerzen bezeichnet (Göbel 2006). Eine von Feindseligkeit geprägte Beziehung löst zwangsläufig eine Haltung des Kampfes aus: Der Schmerz muss mit allen Mitteln bekämpft und nach Möglichkeit besiegt werden. Diesem Ziel liegt die Überzeugung zugrunde, Schmerz sei eine veränder- und kontrollierbare Erfahrung (Flor u. Hermann 2007). Die Prämisse prinzipieller Kontrollierbarkeit spiegelt sich in Buchtiteln wider wie »Chronischen Schmerz bewältigen«, »Nie mehr Schmerzen«, »Geheilt vom Schmerz«. Ein weiteres Beispiel ist das Projekt »Schmerzfreies Krankenhaus« mit seinem Anliegen, die Schmerztherapie so zu optimieren, dass »akute Schmerzen im Krankenhaus künftig der Vergangenheit angehören« (http://www.schmerzfreies-krankenhaus.de). Auch einige Schmerzforscher, wie z. B. Walter Zieglgänsberger (2010), verheißen, dass »ein Leben ohne Schmerzen« möglich sei – durch eine Kombination von gut dosierten Medikamenten und Verhaltenstherapie.

Die Idee der **Schmerzkontrolle** ist vordergründig beruhigend, auch entspricht sie der Sehnsucht wohl der wohl meisten Patienten. Zugleich aber – und das ist die Kehrseite – kann diese Vorstellung zur Überschätzung medizinischer und psychologischer Maßnahmen sowie zu überfordernden Erwartungen an persönliche Kontrollmöglichkeiten führen. Patienten ebenso wie ihre Therapeuten stehen unter erheblichem Druck. Im Falle mangelnder Schmerzlinderung sind Versagensängste und Schuldzuweisungen mögliche Folgen – auf beiden Seiten.

Anhaltende Kontrollbemühungen kosten Kraft. Zudem halten sie die Betroffenen im Schmerzsystem fest, weil Gedanken und Aktivitäten schließlich nur noch unter dem Gesichtspunkt betrachtet (und bewertet) werden: »Steigern oder mindern diese den Schmerz?« In den ersten Jahren meiner Krankheit waren meine Tage mit Maßnahmen gegen den Schmerz angefüllt: Eintragungen in ein Schmerztagebuch, Entspannungs-, Visualisierungs- und Atemübungen, Massage und Schwimmen, Akupunktur und Akupressur, Übungen zur Dehnung und Kräftigung der Muskulatur, Reflexzonen- und Feldenkrais-Therapie, Besuch der Rückenschule und Biofeedback usw. Schmerzbewältigung wurde zum Lebensinhalt, der Alltag um den Schmerz herum organisiert. Bis ich mich eines Tages fragte: »Was geschieht hier eigentlich? Ich *habe* Schmerzen. Aber muss ich mich deshalb den ganzen Tag mit ihnen beschäftigen?«

Ich klappte das Schmerztagebuch zu – und schrieb mich für ein Fernstudium in Literaturwissenschaften ein. Die Beschäftigung mit Literatur soll hier nicht allgemein empfohlen werden. Das ist mein ganz persönlicher Weg – deshalb gewählt, weil ich schon immer gerne gelesen und geschrieben habe. Frida Kahlo hat gemalt – mithilfe spezieller Konstruktionen auch im Bett. Entscheidend ist, etwas zu tun, das den eigenen Fähigkeiten entspricht, Freude macht und *nicht* mit dem Ziel durchgeführt wird, der Schmerz müsse dadurch weniger werden.

Wenn die Wiederherstellung des schmerzfreien Zustandes nicht möglich ist, besteht die eigentliche Herausforderung darin, den Schmerz in das eigene Leben zu integrieren.

Diese Integration wird erschwert, wenn Zeit, Kraft und Energie im Kampf gegen den Schmerz gebunden sind. Wenn wir dagegen nicht (mehr) in Kategorien des Kampfes und der Kontrolle denken, bleibt Zeit, Kraft und Energie für Unternehmungen frei, die nicht auf den Schmerz bezogen sind. Nach wie vor mache ich Entspannungs- und Atemübungen – jedoch nicht, um *gegen* den Schmerz zu kämpfen, sondern weil sie mir gut tun. Auch werfe ich mir kein dysfunktionales Verhalten vor, wenn ich Übungen dieser Art an manchen Tagen *nicht* mache.

37.2.2 Dysfunktionale und funktionale Einstellungs- und Verhaltensweisen

Schmerzbewältigungsprogramme orientieren sich bislang überwiegend an Prinzipien und Interventionen kognitiver Verhaltenstherapie. Der Schwerpunkt des Ansatzes besteht darin, dysfunktionales Denken, Fühlen und Handeln abzubauen und durch positive, bewältigende Einstellungs- und Verhaltensweisen zu ersetzen (Flor u. Hermann 2007). Zielsetzungen dieser Art suggerieren zweierlei:

- Es ist nicht nur erstrebenswert, sondern auch *möglich*, den Schmerz zu bewältigen.
- Es gibt negative (dysfunktionale) und positive (funktionale) Strategien.

Beide Prämissen erscheinen fraglich:

- Schmerzbewältigung ist erstrebenswert, aber nicht bei jedem Schmerz möglich.
- Wer bestimmt, welche Einstellungs- und Verhaltensweisen funktional oder dysfunktional sind? Was genau ist funktional oder dysfunktional im Umgang mit chronischem Schmerz?

Die Antwort auf diese Frage ist relativ, d. h. der **Kontext** entscheidet. Das gleiche Verhalten kann für den einen Menschen richtig, für den anderen falsch sein. Der gleiche Gedanke kann in einer bestimmten Situation funktional, zu einem anderen Zeitpunkt und in einer anderen Situation dysfunktional sein. Im Rahmen von Schmerzbewältigungsprogrammen wird dieser Kontext nicht immer berücksichtigt. Mitunter entsteht der Eindruck, dass es kontextunabhängige, absolut richtige »Bewältigungsfertigkeiten« gibt, durch die der Mensch seinen Schmerz jederzeit beeinflussen könne. Die Einschätzung einer Verarbeitungsstrategie als »funktional« oder »dysfunktional« ist jedoch in hohem Maße *subjektiv*, abhängig von den persönlichen Werten desjenigen, der dieses Urteil fällt.

Nicht auszuschließen ist, dass insbesondere diejenigen Einstellungs- und Verhaltensweisen eines Patienten als »dysfunktional« angesehen werden, die von den Vorstellungen des Therapeuten abweichen, wie man sich angesichts chronischer Schmerzen verhalten sollte.

Auch neuere Ansätze, die nicht mehr am Bewältigungsdogma festhalten, betonen die Bedeutung dysfunktionaler und funktionaler Reaktionen auf die Schmerzerfahrung (▶ Abschn. 37.3). Beispielsweise wird empfohlen, dysfunktionale Gedanken möglichst rasch zu erkennen, ihnen »Einhalt zu gebieten« und durch hilfreiche Gedanken zu ersetzen (Nicholas et al. 2010). »Hilfreiche Denkweisen« werden als diejenigen Gedanken definiert, die uns »befähigen, mit einem Problem oder einer Belastung effektiv umzugehen« (Nicholas et al. 2010). Diese Definition ist ein Zirkelschluss – unbestreitbar wahr, nicht zu widerlegen, aber ohne wirklichen Inhalt.

37.2.3 Die Macht von Bewältigungskognitionen

Um die Bedeutung kognitiv-emotionaler Prozesse auf die Schmerzerfahrung zu verdeutlichen, wird (obwohl bereits teilweise widerlegt) die **Gate-Control-Theorie** von Melzack u. Wall (1965) herangezogen: Das Schmerzerleben, so die Theorie, kann durch affektive und kognitiv-evaluative Faktoren verstärkt oder abgeschwächt werden, je nachdem, ob das Schmerztor durch entsprechende Gedanken und Gefühle geöffnet oder geschlossen ist. Angstgedanken beispielsweise öffnen das Schmerztor, bewältigende Gedanken schließen es. Wir müssen also nur das Richtige fühlen und denken, »um die Zahl der zum Gehirn gelangenden Schmerzsignale zu verringern« (Phillips 2009).

Diesem Ansatz liegt die Überzeugung zugrunde, dass wir »unsere Gedanken selber kontrollieren« und selbst entscheiden können, »wie wir denken« (Nicholas et al. 2010). Hier wird eine Illusion persönlicher Einflussnahme geschaffen, die wir in Wahrheit nicht haben. Wie können wir aufhören zu fühlen, was wir fühlen? Wie können wir unsere Gedanken so kontrollieren, dass wir einen bestimmten Gedanken *nicht* denken? Auch wenn wir uns noch so sehr vornehmen, *nicht* an einen kleinen, blauen Elefanten zu denken: Er taucht dennoch vor unserem inneren Auge auf. Das ist nicht unser persönliches Versagen, sondern liegt in der Natur des menschlichen Denkapparates.

> **Versuche, vorgeblich »negative« Gefühle wie Trauer und Angst durch bewältigende Gedanken und Gefühle zu ersetzen, funktionieren allein schon deshalb nicht, weil unsere inneren Reaktionen keineswegs nur dem eigenen Einfluss unterliegen, sondern immer auch von der Situation abhängen, in der wir uns gerade befinden (Wengenroth 2008).**

Wer sein Fühlen und Denken wiederholt daraufhin untersucht, ob sein Schmerztor dadurch geschlossen oder geöffnet wird, setzt sich selbst unter Druck – und wird womöglich immer verkrampfter. Ich fühle mich entspannter, seitdem ich meine Gedanken und Gefühle *nicht* mehr bewerte, sie einfach zur Kenntnis nehme als das, was sie sind: ganz normale Reaktionen auf zum Teil sehr belastende Situationen. Warum sollte jemand *nicht* weinen, wenn wichtige Lebensmöglichkeiten verloren sind? Warum sollte jemand *keine* Angst haben, wenn sein Arbeitsplatz und seine finanzielle Sicherheit bedroht sind? Ist es wirklich »maladaptiv«, angesichts ständiger Schmerzen ab und an zu denken: »Ich bin diesen Schmerz so leid«?

Natürlich wirken sich unsere Gefühle und Gedanken auf unser körperliches Befinden aus, da Körper und Geist eine untrennbare Einheit bilden. Doch werden die Möglichkeiten kognitiv-emotionaler Einflussnahme bei weitem überschätzt. Der Einfluss **äußerer Faktoren** wird eher unterschätzt, die Bedeutung **neurobiologischer Mechanismen** zu wenig berücksichtigt, beispielsweise die Tatsache, dass unser Denken und Fühlen »durch unbewusste Prozesse vorbereitet wird, über die wir keine bewusste Kontrolle haben« (Grawe 2004). Springt uns eine hinter Glas gehaltene Schlange an, erschrecken wir und zucken zurück, obgleich uns der Verstand sagt, dass wir durch das Glas geschützt sind (Greenberg 2005). Unserem Verstand wie unserem Willen sind Grenzen gesetzt. Zu Beginn meiner Erkrankung war ich fest davon überzeugt: »Ich werde meinen Schmerz in den Griff bekommen! Ich werde wieder gesund werden!« Heute weiß ich, dass ich einen Spielraum habe, dieser Spielraum aber begrenzt ist. Grenzen sollten nach Möglichkeit erweitert werden. Das jedoch ist nur *eine* der Herausforderungen im Falle chronischer Schmerzen. Die wesentlich größere Aufgabe besteht darin, mit den vorgegebenen Grenzen leben zu lernen.

37.2.4 Abwertung von Trauer und Angst

Im Rahmen von Schmerzbewältigungsprogrammen werden Äußerungen der **Trauer** und **Angst** nicht selten negativ bewertet, als katastrophisierend und dramatisierend, als Folge und Ausdruck unzureichender (maladaptiver) Bewältigungsstrategien bezeichnet. Was lernt der Patient daraus? Besser, man zeigt keine »negativen« Gefühle, zumindest nicht ihre wahre Intensität. Besser, man wirkt ruhig und gefasst.

Doch was ist so schlimm an Trauer und Angst? Sie öffnen das Schmerztor, so die Erklärung vieler Schmerztherapeuten. Zieglgänsberger (2010) sieht in der Angst des Patienten, in seinem Angst- und

Vermeidungsverhalten, den ursächlichen Faktor für die Abwärtsspirale »Schmerz, Angst, Rückzug von körperlichen und sozialen Aktivitäten, vermehrter Schmerz, vermehrte Angst, ...«. Vielleicht aber hat die ablehnende Haltung gegenüber Trauer und Angst noch einen anderen Grund: Gefühle dieser Art wirken ansteckend. Sie konfrontieren den Therapeuten mit dem Leid, das chronischer Schmerz auslösen kann, mit persönlicher Hilflosigkeit und eigenen Ängsten. Statt sich mit dem Patienten in seinen Gefühlen zu solidarisieren, werden sie ggf. als schmerzverstärkend und dysfunktional pathologisiert. Womit ihm indirekt vermittelt wird: Es ist *falsch*, diese Gefühle zu haben!

Folgende Situation werde ich nie vergessen: Während einer osteopathischen Behandlung, die mir sehr gut tut, laufen mir plötzlich Tränen über das Gesicht. Sofort bitte ich um Entschuldigung. Der Therapeut sieht mich an – Gelassenheit in seinen Augen: »Warum entschuldigen Sie sich? Sie haben doch allen Grund, traurig zu sein.« Diese Worte sind mit die tröstlichsten, die ich in all den Jahren meiner Erkrankung gehört habe. Es war, als ob eine Last von mir abfiele, die Last, nach außen hin immer »positiv gestimmt« zu erscheinen. Heute betrachte ich Phasen der Trauer und Angst nicht mehr als Zeichen dysfunktionaler Krankheitsverarbeitung, sondern als Ausdruck dessen, dass mir mein Leben kostbar ist.

Lebendig sein bedeutet: Angst zu empfinden, wenn Gefahr droht, und traurig zu sein, wenn etwas Wertvolles verloren ist.

Trauer und Angst fühlen sich zunächst einmal unangenehm an, doch auch sie gehören zum Leben. Zumal zu einem Leben mit Schmerz. Für den Umgang mit diesen Gefühlen gilt das Gleiche wie für den Umgang mit Schmerzen: Je mehr ich sie kontrollieren und in den Griff bekommen will, umso mehr Macht bekommen sie über mich. Heute sage ich zu meiner Trauer, zu meiner Angst: »Ich finde es nicht schön, dass ihr da seid. Na gut, gehen wir eben gemeinsam durchs Leben – Seite an Seite. Hauptsache, ihr versperrt mir nicht meinen Weg.« Ein Nein gegenüber dem Schmerz, der Trauer, der Angst hat verkrampfende, ein Ja hat entspannende Wirkung: »Ja, es *ist* traurig, dass ich diese Schmerzen nun schon seit Jahren habe!«, »Ja, ich *habe* Angst, mich wegen der Dämpfung durch die Medikamente nicht mehr ausreichend auf mein Lesen und Schreiben konzentrieren zu können!«

37.2.5 Der typische Schmerzpatient

Schmerzpatienten leiden darunter, wenn sie nicht als Herr A. oder Frau B., sondern »nur« als Schmerzpatient/in wahrgenommen werden. In diesem Fall werden Denk- und Verhaltensweisen unterstellt, die dem Bild eines fiktiven Durchschnittspatienten entsprechen – einem Bild, das den Betroffenen auf sozial eher **negativ bewertete Züge** festlegt, auf ein sog. chronisches Krankheitsverhalten, gekennzeichnet »durch psychosoziale Inaktivität und Rückzug, Ausrichtung auf Schonung sowie Fokussierung auf Behandlungsangebote des Gesundheitsversorgungssystems« (Kröner-Herwig 2007a).

Ja, es gibt Schmerzpatienten, die Schon- und Vermeidungsverhalten zeigen, die katastrophisieren, sich von sozialen Kontakten zurückziehen und auf Hilfe von außen hoffen. Doch es gibt auch Patienten, die dieses Verhalten *nicht* zeigen. Bedenklich sind **Vereinfachungen und Verallgemeinerungen** von Aussagen, die nicht als Hypothese, sondern als **Wahrheit über die gesamte Gruppe von Patienten** formuliert werden. Folgende Auswirkungen sind zu bedenken:

- Der Begriff »Schmerzpatient« suggeriert ein einheitliches Störungsbild, doch verbergen sich hinter dieser Bezeichnung höchst verschiedene Persönlichkeiten mit höchst verschiedenen Einschränkungen und Befindlichkeiten (vgl. Nilges u. Wichman-Dorn 2007). *Den* Schmerzpatienten als Gattung gibt es nicht! Es gibt immer nur diesen *einen* Menschen – mit einem ganz bestimmten Schmerz, einem ganz konkreten Lebenshintergrund sowie ganz persönlichen Wertvorstellungen und Bedürfnissen. Entsprechend unterschiedlich sollten Ziele und Schwerpunkte der Behandlung sein.
- Therapeuten, die von der Vielzahl persönlicher Verhaltensweisen und Eigenschaften insbesondere diejenigen registrieren, die dem Bild vom »typischen Schmerzpatienten« entsprechen, sind weniger offen für das **individuelle Erleben** des Betroffenen, für seine spezifischen Begrenzungen zum einen, seine Kraftquellen zum anderen. Eine differenzierte, auf die Person und Situation des Patienten bezogene Hilfe wird dann eher erschwert.
- Die Orientierung am Bild des Durchschnittspatienten gefährdet eine ausreichende **Berücksichtigung äußerer Bedingungen**, unter denen der Betroffene lebt und die zumindest *mit* verantwortlich sein können für die Ausbildung bestimmter Verhaltensweisen. »Fehlverhalten«

von Schmerzpatienten wird mitunter als **Ursache** der Schmerzchronifizierung gesehen. »Fehlverhalten« kann jedoch auch **Folge** unterschiedlicher Leiderfahrungen sein, **Reaktion** auf eine Vielzahl körperlicher und seelischer Verletzungen, **Endpunkt** eines langen Weges wiederholter Enttäuschungen in der Interaktion mit Ärzten, Psychologen, Vertretern von Krankenkassen, medizinischen Diensten, Versicherungsträgern u. a. m.

- Das Konzept vom »typischen Schmerzpatienten« legt nahe, den Schmerz zu psychologisieren und einseitig in die Verantwortlichkeit des Betroffenen zu stellen, wobei die Chronifizierung als Beweis für das Vorliegen dysfunktionaler Reaktionen gilt (ansonsten wäre der Schmerz doch nicht chronisch geworden). Während eines Anschlussheilverfahrens nach einer Operation nehme ich an einer Gruppe »Psychologische Schmerzbewältigung« teil. Vorab erhalte ich ein Einführungspapier, in welchem es heißt: »Wir zweifeln nicht die Tatsache Ihrer Schmerzen an, sondern die Tauglichkeit Ihrer bisherigen Maßnahmen zur Schmerzkontrolle (und in letzteren Bedenken stimmen wir wohl mit Ihnen überein).« Hier wird dem Patienten die Kompetenz im Umgang mit seiner Situation pauschal abgesprochen, noch bevor der Therapeut ihn gesehen, geschweige denn kennengelernt hat. Ein Umkehrschluss von der Wirkung (Schmerz) auf die Ursache (dysfunktionales Verhalten) ist **unwissenschaftlich** und die damit verbundene Entwertung des Patienten **untherapeutisch**.
- Die Auffassung, Schmerzen, die man nicht loswird, durch eigenes Fehlverhalten aufrechtzuerhalten oder sogar *selbst* verursacht zu haben, macht es keineswegs leichter, mit ihnen zu leben. Im Gegenteil: Diese Vorstellung kann Verzweiflung, Gefühle der Angst, Hilf- und Hoffnungslosigkeit auslösen – also genau diejenigen Gefühle, die als **Risikofaktoren** für Schmerzchronifizierung angesehen werden. Pathologisierungen können somit im Sinne einer **sich selbst erfüllenden Prophezeiung** wirken und eben das als Folgen hervorrufen, was sie vorab unterstellt haben. Der Patient hat dann zweierlei zu tragen: zum einen den Schmerz, zum anderen das Leid, als depressiv, ängstlich und vermeidend etikettiert zu werden.
- Das explizite Anliegen vieler Schmerzpsychologen besteht darin, Selbstkontrolle, Aktivität und Eigenverantwortung des Patienten zu fördern (Flor u. Hermann 2007). Implizit jedoch wird ihm damit unterstellt, dass seine Selbstkontrolle, Aktivität und Eigenverantwortung bislang zu wünschen übrig lassen. Auch Beschreibungsmerkmale des »typischen Schmerzpatienten« wie »misserfolgsängstlich«, »passiv-resignativ«, »dramatisierend« und »vermeidend« können als moralisierende Schuldzuweisung verstanden werden. Nicht jeder Patient vermag Zuschreibungen dieser Art von sich zu weisen wie Frau M., von Kindheit an mit Schmerzen vertraut: »Das Wort Schmerzpatient vermeide ich wie die Pest, es gleicht einem Schimpfwort und assoziiert zumindest das Bild eines anstrengenden, psychisch kranken, nicht gesunden wollenden (etc.) Patienten. Nein danke, das entspricht weder meinem eigenen noch dem Bild, das nahe Freunde von mir haben. … Ich bin nach wie vor guter Dinge und lass mich auch nicht so schnell unterkriegen. Einzig und alleine Schuldzuweisungen kann ich nicht leiden« (aus einer E-Mail vom 18.01.2010).
- Entindividualisierung und Pathologisierung tragen dazu bei, dass Schmerzkranke nach wie vor »als schwierige Patienten gelten« (Nilges u. Wichmann-Dorn 2007). Patienten spüren die damit verbundene mangelnde Wertschätzung ihrer Person – auch dann, wenn dies nicht direkt ausgesprochen wird. Wie können sie Vertrauen zu einem Therapeuten haben, der detektivisch nach Hinweisen für psychische Störungen und dysfunktionale Bewältigungsstrategien sucht, der zunächst und vor allem das Verhalten des Kranken hinterfragt, nicht aber die Grundlagen seiner eigenen Bewertungen?

Viele Fragen um das Geheimnis Schmerz sind nach wie vor ungeklärt. Statt an illusorischen Vorstellungen von Kontrollierbarkeit und Bewältigung festzuhalten oder aber zu resignieren, sollten wir das Wissen nutzen, das wir bereits haben – voller Respekt vor dem, was wir (noch) nicht wissen. Der Verzicht auf die Vorgabe einfacher Lösungen für das Schmerzproblem bewahrt den Therapeuten vor Allmachtsphantasien und den Patienten vor überfordernden Ansprüchen an die Kraft seiner persönlichen Einflussmöglichkeiten.

37.3 Neue Ansätze

In jüngster Zeit mehren sich Untersuchungen, wonach die langfristigen Ergebnisse von Schmerzbewältigungstrainings keineswegs eindeutig sind und den Annahmen zum Teil sogar widersprechen:

» Die Ergebnisse legen zudem nahe, dass aktives Handeln und Eigenverantwortung selbst zu einem Teil des Problems werden können. (Nilges et al. 2007) «

Als Reaktion darauf gibt es inzwischen einige neuere Ansätze, beispielsweise den Versuch, die in den USA von Steven Hayes, Kirk Strosahl und Kelly Wilson entwickelte Akzeptanz- und Commitment-Therapie (ACT) auf die Schmerzbehandlung zu übertragen. Hayes (2007) geht von der Beobachtung aus, dass jedes Bemühen, ein bestimmtes Leid zu beseitigen, auf dieses Leid bezogen ist, wodurch es eher verstärkt statt verringert wird. Er schlägt deshalb vor, unangenehme Erfahrungen *nicht* zu bekämpfen, sie vielmehr anzunehmen, das eigene Erleben achtsam zu beobachten und sich bei der eigenen Lebensgestaltung an persönlichen Werten zu orientieren.

Viele der im Rahmen der Akzeptanz- und Commitment-Therapie beschriebenen Techniken zur Förderung von Akzeptanz, Achtsamkeit und Wertorientierung sind auch im Umgang mit chronischen Schmerzen hilfreich (vgl. Franck 2008). Doch sollte das pauschal und kategorisch vorgegebene **Lernziel Bewältigung** nicht einfach durch ein ebenso pauschal formuliertes **Lernziel Akzeptanz** ersetzt werden. Jedes vorgegebene Konzept (ob es nun »Bewältigung« oder »Akzeptanz« heißt) beinhaltet die Gefahr, davon abweichendes Denken und Verhalten zu pathologisieren.

Die Haltung der **Akzeptanz** wurde erstmals in fernöstlichen Religionen beschrieben – vor allem als Reaktion auf das Leid. In diesem Kontext geschieht das Einüben von Akzeptanz nicht als Technik zur Verringerung bestimmter Leiden, sondern absichtslos, um ihrer selbst willen. Im Rahmen der Schmerztherapie klingt das oft anders, z. B.: »Die Patienten müssen lernen, ihre Beschwerden besser zu akzeptieren und trotz der Schmerzen ihr Leben zu gestalten« (Diezemann 2008). Die Aufforderung, eigene Beschwerden zu akzeptieren, entspricht einer »Sei spontan!«-Paradoxie: Hier wird etwas verlangt, das sich seiner Natur nach nur spontan, von innen heraus entwickeln kann.

Für den Umgang mit anhaltendem Schmerz aber gibt es keinen objektiv richtigen Weg, immer nur den Weg, der für diesen individuellen Menschen passend und lebbar ist. Für den einen Patienten mag dies ein eher kämpferischer, für den anderen Patienten ein eher akzeptierender Weg sein. Wichtig ist, dass es *sein* Weg ist.

Auch im sog. **ADAPT-Programm** der englisch-australischen Autoren um Michael Nicholas (2010) wird betont, dass es für viele chronische Schmerzen »derzeit keine Heilung« gebe. Nicht um Beseitigung der Schmerzen könne es deshalb gehen, vielmehr darum, ihren Einfluss auf den Alltag der Betroffenen so gering wie möglich zu halten. Beschrieben wird eine Vielzahl unterschiedlicher Übungen, die es dem Patienten ermöglichen sollen, sein körperlich-seelisches Wohlbefinden schrittweise zu verbessern. Das Motto »Kampf gegen den Schmerz« wird von den Autoren explizit abgelehnt, die Kontrollprämisse selbst scheint jedoch *nicht* überwunden: »Wenn Sie sich an diese Richtlinien halten (Pacing), sollten Ihre Schmerzen seltener wieder aufflammen, und Sie sollten feststellen, dass Sie allmählich immer mehr bewältigen können« (Nicholas et al. 2010). Mangelnde Erfolge des Programms werden ausschließlich dem Patienten angelastet, insbesondere seiner zu geringen Bereitschaft, »zum jetzigen Zeitpunkt daran zu arbeiten« (Nicholas et al. 2010).

Weder Bereitschaft noch Akzeptanz sind Zustände, die allein durch den Verstand erreicht werden können. Es sind vielmehr Einstellungen, die sich entwickeln – nicht selten aus ihrem Gegenteil: aus Verneinung und Verzweiflung. Argumente dringen nicht durch in das Innere eines Menschen, der verzweifelt ist. Was aber durchdringt, ist die verbal oder nonverbal vermittelte Botschaft: »Ja, ich sehe Ihren Schmerz, ich achte und respektiere Sie mit Ihrem Schmerz.« Psychotherapieforschung und Neurowissenschaften haben gezeigt, dass für Verlauf und Ergebnis einer Therapie nicht so sehr bestimmte Methoden ausschlaggebend sind, als vielmehr eine emotional stützende **Patient-Therapeut-Beziehung** (Grawe 2004). Eine solche Beziehung entsteht vor allem dann, wenn sich der Therapeut nicht an theoretischen Konzepten oder persönlichen Vorstellungen adäquater Schmerzbewältigung orientiert, sondern an der Person und Situation des Patienten, an seinen individuellen Ressourcen und Grenzen. Diese Orientierung aber setzt ein Welt- und Menschenbild voraus, das sich von dem einer überwiegend manualisierten Schmerztherapie unterscheidet (ausführlicher hierzu: Frede 2007).

Es sagt sich so leicht: »Sie müssen Ihren Schmerz bewältigen«, »Sie müssen Ihren Schmerz akzeptieren«. Der Imperativ macht das, was gemusst werden soll, austauschbar – zur vorgegebenen, verbindlichen Norm. Vielleicht aber gibt es noch ein Drittes, ein Viertes – neben Bewältigung, neben Akzeptanz? Warum den Spielraum des Betroffenen vorschnell auf das begrenzen, was im Rahmen bestimmter Konzepte als sinnvoll angesehen wird? Aus meiner Sicht (einer persönlich Betroffenen) mangelt es nicht an Techniken! Was Not tut, ist eine **Einstellung vermehrter Achtsamkeit und Akzeptanz der Therapeuten**, eine Haltung wertungsfreier Aufmerksamkeit für das Erleben des Patienten, verbunden mit der Bereitschaft, sich auch auf seine leidvollen Erfahrungen einzulassen und sie gemeinsam mit ihm auszuhalten. Nicht die von ihm geforderte, sondern die im Kontakt mit ihm *gelebte* Akzeptanz kann es einem Menschen erleichtern, den *für ihn* »richtigen« Weg bei der Auseinandersetzung mit seinem Schmerz zu finden. Entscheidend ist nicht die Frage: »Akzeptiert der Patient?« Die vordringliche Frage lautet: »**Akzeptiert der Therapeut?**« Akzeptiert der Therapeut, dass nicht jedes Leid lösbar, nicht jeder Schmerz kontrollierbar und die Antwort auf chronischen Schmerz nicht allgemein vorgebbar ist?

Auch die Entwicklung neuer Techniken vermag bislang nur wenig daran zu ändern, dass Reaktionen Betroffener auf ihren Schmerz eher negativ beurteilt werden, vor allem dann, wenn der Schmerz nur wenig gelindert werden kann. Wichtiger als die Frage nach den Techniken erscheint mir deshalb die Frage nach der Einstellung des Therapeuten. Nicht im »Was« bestimmter Techniken, sondern im »Wie« ihrer Anwendung liegt der Schlüssel ihrer Wirkung. Wobei dieses »Wie« im Schmerzverständnis des jeweiligen Therapeuten verankert ist, in seinem persönlichen Welt- und Menschenbild.

37.4 Ein alternatives Welt- und Menschenbild

Von Beginn meiner Erkrankung an habe ich Autobiografien und Biografien von und über Menschen gelesen, die selbst schwer erkrankt waren oder noch sind. Bei aller Verschiedenheit der Charaktere und Lebensläufe ist das Ausmaß erstaunlich, in dem kranke Menschen aller Zeiten und aller Kulturen darin übereinstimmen, dass dem wirklich Unbeeinflussbaren gegenüber nur die **Zustimmung** bleibt. Zustimmung bedeutet nicht, das Leid passiv hinzunehmen oder gut zu finden, sondern es als unausweichlich zum Leben dazugehörig anzuerkennen. Eine solche Zustimmung gilt auch der Trauer und Angst, den persönlichen und therapeutischen Grenzen bei der Bewältigung von chronischem Schmerz. Auch Theologen, Philosophen, Schriftsteller und Dichter empfehlen, den Schmerz nicht als Unheil zu betrachten, sondern als Bestandteil menschlicher Existenz. Schmerzen, Krankheit und Tod – das sind die Bedingungen, unter denen wir das Leben angetreten sind:

> » Niemand sucht nach Schmerz und Leid oder allgemein nach Krankheit, aber auszulöschen sind sie nicht, daher sind sie einzubeziehen in eine reflektierte Lebenskunst. (Schmid 2005) «

Die Einsicht, dass viele Schmerzen nicht auszurotten sind, hat keineswegs zur Folge, das Bemühen um ihre Linderung einzustellen. Sie kann aber dazu führen, dass diese Bemühungen frei von der Illusion endgültiger Überwindung sind. Schmerz muss gelindert werden – so weit dies nur irgend möglich ist – jedoch in dem Bewusstsein, dass unser Einfluss begrenzt und unzureichende Schmerzlinderung keine Frage schuldhaften Versagens ist. Ich habe Schmerzen – nicht, weil ich etwas falsch mache oder meine Bewältigungsstrategien untauglich sind. Ich habe Schmerzen, weil Schmerz zum Leben gehört. Als Phänomen der Natur unterliegt er Gesetzen, von denen wir trotz aller Fortschritte in Medizin und Psychologie längst noch nicht alle kennen, über deren Sinn wir spekulieren, nicht aber Wahrheiten verkünden können. Ein solches Verständnis lässt den Schmerz nicht unbedingt weniger, mich jedoch gelassener werden.

Welches therapeutische **Anliegen** ergibt sich aus einem Verständnis von Schmerz, wonach dieser nicht als zu bekämpfendes Übel, sondern als naturgegebene Einschränkung wahrgenommen wird, als eine Erfahrung **jenseits von Sieg oder Niederlage**? Die konkreten Ziele einer jeden Therapie orientieren sich an den Bedürfnissen und Wertvorstellungen des Patienten. Darüber hinaus bestehen Aufgabe und Herausforderung des Therapeuten vor allem darin,

- dem Patienten dabei zu helfen, sich mit sich selbst und einer Welt auszusöhnen, die nicht nur Gesundheit und Glück, sondern immer auch Schmerzen, Krankheit und Tod enthält,
- den Patienten dabei zu unterstützen, das Potenzial seiner Persönlichkeit im Rahmen der verbliebenen Möglichkeiten zu nutzen und ein Gefühl

für seinen Wert als Mensch zu bewahren – unabhängig davon, welch ein Schicksal ihm zuteil wird.

Für Patienten und Therapeuten gleichermaßen wichtig ist die Auseinandersetzung mit der Frage, was Krankheit und Schmerz, letztlich auch der Tod, für sie bedeuten. Die persönliche Antwort auf diese elementare Frage des Daseins bestimmt entscheidend die Art und Weise, wie sich ein Mensch gegenüber dem Schmerz und den von ihm Betroffenen verhält.

37.5 Therapeutische Grundlagen

Im Hinblick auf das zuvor beschriebene Anliegen erscheinen mir 3 therapeutische Grundhaltungen von besonderer Bedeutung: **Standhalten**, **Wertorientierung** und **Mitgefühl** (Frede 2007). Auch wenn diese Therapieprinzipien im beruflichen Alltag nicht durchgängig verwirklicht werden können – ausschlaggebend ist, dass sich der Therapeut darum bemüht und der Patient dieses Bemühen spüren kann.

37.5.1 Standhalten

Erlebnisbericht
Ich komme vom Radiologen, bringe meinem Arzt Bilder und Befund der Kernspintomografie. Er wirft einen Blick auf die Unterlagen, kommt hinter seinem Schreibtisch hervor, zieht einen Stuhl heran, setzt sich an meine Seite und sagt »Scheiße«. Einen Moment lang legt er seine Hand auf meine Hand – und schweigt. »Scheiße« ist genau das Wort, das mir die ganze Zeit über im Kopf »herumgeht«. Es von einem anderen laut ausgesprochen zu hören, tut gut. Wenn auch mit meiner Wirbelsäule einiges nicht zu stimmen scheint, so doch mit meiner **Reaktion** (denn offensichtlich empfindet mein Gegenüber ähnlich wie ich). Wir beide wissen, dass mein früheres Leben mit dieser Diagnose vorbei ist. Was kann man in einer solchen Situation Tröstliches tun oder sagen? Der Arzt hätte mir die Aufnahmen erklären oder Vorschläge zum weiteren Vorgehen machen können. All dies hat er getan – später. Zunächst hält er Schrecken und Sprachlosigkeit gemeinsam mit mir aus.

Ein großes Leid will nicht wegargumentiert, es will zunächst einfach **wahrgenommen** werden! Ein Therapeut, der sich von den Leiderfahrungen seines Patienten zurückzieht, zieht sich von ihm als **Person** zurück. Ein Therapeut dagegen, der dem Leid standhalten und es eine Weile gemeinsam mit dem Patienten aushalten kann, bestätigt ihn in seiner Existenz, bejaht ihn als einen Menschen, dem Schweres widerfahren ist. **Standhalten** ist keine technische Fertigkeit, vielmehr die Bereitschaft, den Schmerz und das damit verbundene Leid in seiner vollen Größe bestehen zu lassen. Standhalten bedeutet somit genau das, was das Wort besagt: seinen **Stand behalten,** beim Patienten bleiben und anhören, was auch immer an Worten oder Tränen aus ihm herauskommen möchte.

Die Trauer angesichts vielfältiger Verluste ist wie eine mächtige Welle. Am besten, man lässt diese Welle auslaufen. Der Therapeut braucht gar nicht viel zu tun – nur darauf zu achten, dass er gegen die Trauer keine Dämme errichtet, die ihr natürliches Abfließen behindern könnten: keine Wertungen also im Sinne von funktional oder dysfunktional, keine vorschnellen Aufforderungen zu positiven Affirmationen.

Ein Therapeut, der sich auf existenzielles Leid wirklich einlassen und darüber ebenso selbstverständlich reden kann wie über andere Aspekte des Lebens, schafft eine Atmosphäre der Sicherheit und Gelassenheit, die es dem Betroffenen erleichtert, selbst wieder ruhiger zu werden. Leid wird erträglicher in Gegenwart eines Menschen, der das Vorhandensein von Krankheit und Schmerz annehmen kann (Frank 1993).

Untersuchungen der Neurowissenschaften haben dies inzwischen bestätigt: Wenn sich ein Patient mit belastenden Gefühlen auseinandersetzt, er dabei jedoch spüren kann, »dass der Therapeut ihm weiterhin positiv zugewandt ist, ihn versteht und trotzdem ruhig bleibt«, vermag diese Erfahrung bei ihm »eine organismische Resonanz in Richtung auf mehr Ruhe« zu erzeugen (Lux 2004). Allein die Erfahrung, bei der Auseinandersetzung mit anstehenden Belastungen gehört und ernst genommen zu werden, löst Emotionen beim Patienten aus, die zwar nicht die Belastungen selbst verändern, jedoch wie ein **Gegengewicht** wirken gegenüber den damit verbundenen Gefühlen der Anspannung, Trauer und Angst.

Standhalten bedeutet, dem Patienten sowohl innerlich als auch äußerlich zur Seite zu stehen – unabhängig davon, ob Schmerzlinderung zu erwarten ist oder nicht. Die körperliche und emotionale Anwesenheit

eines anderen Menschen, der dem Leid nicht auszuweichen sucht, trägt dazu bei, dass auch der Patient sich seinem Leid (wieder) zuwenden, es in sein Selbstbild integrieren und ein Gefühl persönlicher Kontinuität entwickeln kann – trotz krankheitsbedingter Veränderungen seiner Situation. Standhalten des Therapeuten erleichtert es dem Betroffenen, seinerseits standzuhalten – im Prozess der Erkenntnis und Anerkenntnis dessen, was ihm widerfahren ist.

37.5.2 Wertorientierung

Erlebnisbericht

Nach der Erstanamnese fragt mich eine Ärztin: »Wenn ich Ihnen so zuhöre: Sie haben sehr viel mitgemacht. Und doch wirken Sie ganz gefasst. Was gibt Ihnen die Kraft, all das auszuhalten?« Mit dieser Frage sind wir weg von meinem Schmerz. Wir sind bei meinen Kraftquellen. – Ein anderer Arzt stellt mir bei jeder Begegnung mindestens eine Frage, die nichts mit meiner Krankheit zu tun hat. Beispielsweise fragt er nach dem Buch, das ich während des Wartens gelesen habe, oder nach meiner Meinung zu einem bestimmten Aspekt der Gesundheitspolitik ... Mit einem solchen Verhalten wird mir signalisiert: »Sie sind mehr als der Schmerz. Es gibt noch eine Menge anderes in Ihrem Leben.«

Kern therapeutischer Wertorientierung ist die **grundsätzliche Überzeugung vom unveränderlichen Eigenwert des Menschen**. Wie sich diese Überzeugung konkret äußert, hängt von der Person des Patienten ebenso ab wie von der jeweiligen Situation. Dennoch gibt es einige allgemeine Hinweise. Sie sind sicher nicht vollständig. Auch ist die Auswahl von meinen eigenen Erfahrungen geprägt.

Orientierung am Wert des Patienten bedeutet, ihn nicht nur als Träger einer Krankheit zu sehen, sondern als einen Menschen mit vielen Eigenschaften, Fähigkeiten und Erfahrungen – als einen Menschen, von dem mitunter auch er, der Therapeut, etwas lernen kann. Die Erfahrung, dass sich der Therapeut nicht nur für seine Erkrankung, sondern für ihn als **Mensch** interessiert, stabilisiert das Selbstwert- und Identitätserleben eines jeden Patienten. Pathologische Rollenatrophien könnten vermieden, zumindest verzögert werden, würden die Betroffenen nicht nur als Kranke, sondern immer wieder auch in ihren **gesunden Rollen** angesprochen.

Beispielsweise könnte der Therapeut den Patienten nach seiner (gegenwärtigen oder früheren) beruflichen Tätigkeit fragen, nach seinen Begabungen, Interessen und Freizeitaktivitäten, seinen Kindern und Enkelkindern. Er könnte sich nach Erlebnissen des Patienten erkundigen, auf die er noch heute stolz ist, nach Aspekten seiner Person und Situation, die er auf keinen Fall anders haben möchte. Nicht selten ergeben sich aus einer Aktivierung lebensgeschichtlicher Erfahrungen auch Hinweise für den Umgang mit derzeitigen Belastungen, angeregt etwa durch Fragen wie: »Wer oder was hat Ihnen bei früheren Krisen Ihres Lebens Halt und Kraft gegeben?«

Der Schwerpunkt der Therapiegespräche liegt somit nicht auf den vorgeblich unzureichenden Bewältigungsstrategien des Patienten, sondern auf seinen Ressourcen, auf seinen seelisch-geistigen Kräften ebenso wie auf Personen und Dingen in seinem Umfeld, die für ihn von Wert und Bedeutung sind.

Allein dadurch, dass er darüber redet, macht sich der Patient die Kraftquellen seines Lebens sowie die Stärken, die sein Wesen ausmachen, wieder bewusst zu eigen. Ein gesteigertes Bewusstsein dieser Aspekte stärkt sein Erleben persönlicher Identität, fördert sein Vertrauen in seine eigenen Möglichkeiten, mit den Beschwerlichkeiten seiner Situation umzugehen. Analysen von Therapieausschnitten bestätigen den engen Zusammenhang zwischen Ressourcenaktivierung und Therapieergebnis:

» Therapien, die schließlich ein unbefriedigendes Ergebnis haben, [sind] dadurch gekennzeichnet [...], dass im Therapieprozess weniger Ressourcen aufseiten des Patienten aktiviert sind und dass der Therapeut weniger dazu tut, sie zu aktivieren. (Grawe 2004) «

Zur Ressourcenaktivierung gehört vor allem auch, so viel wie möglich über das **Wertesystem** des Patienten zu erfahren. Werte sind etwas anderes als Ziele. Ob man seine Ziele erreicht, hängt nicht nur von persönlichen Fähigkeiten ab, sondern auch von Faktoren, die sich dem eigenen Einfluss entziehen. Um ein Beispiel zu nennen: Das Ziel, 1-mal in der Woche ehrenamtlich im Altenheim allein stehende alte Menschen zu besuchen, kann durch eine chronische Krankheit vereitelt werden. Nicht vereitelt aber wird der **Wert** der Hilfsbereitschaft. Worauf es jetzt ankommt: Sich andere Wege zu suchen, diesen Wert zu verwirklichen – Wege, die mit den vorgegebenen Grenzen vereinbar sind. Oder aber die subjektive Bedeutsamkeit bisheriger Lebensziele zu hinterfragen, sodass Lebensbereiche, die früher in hohem Maße selbstwertrelevant waren, in ihrer Wichtigkeit zurücktreten zugunsten einer **Neuorientierung** an Werten, die unabhängig von Leistungsfähigkeit und körperlicher Gesundung verwirklicht werden können.

Hilfreich zur Aktivierung der Wertvorstellungen sind Fragen wie: »Was ist Ihnen wirklich wichtig im Leben? Welche Vorstellungen bestimmen Ihr Leben? Welche Werte und Anliegen machen Ihre Persönlichkeit aus?« Die Auseinandersetzung mit seinen Werten vermittelt dem Patienten die Erfahrung, dass es etwas gibt, das größer ist als er selbst und damit auch **größer als sein Schmerz**. So kann einem Menschen aus der Orientierung an einem übergeordneten Wert die Kraft erwachsen, nicht zu verzweifeln, *trotzdem* weiterzumachen: Wenn Herr A. nicht ständig über seine Schmerzen klagt, so tut er das nicht für sich, sondern aus Liebe zu seiner Frau, die er nicht mehr belasten will, als dies seiner Erkrankung wegen ohnehin schon geschieht. Wenn Frau B. ihrer starken Schmerzen wegen keine Überdosis an Medikamenten schluckt, so vor allem deshalb nicht, weil sie ihren Kindern den damit verbundenen Kummer ersparen, weil sie ihnen vorleben möchte, wie man in schweren Zeiten nicht »unterkriegen« lässt. Die Verwirklichung bestimmter Werte verleiht dem eigenen Leben auch dann Sinn und Bedeutung, wenn Selbstbestätigung und Sinnerfüllung über die Verkörperung bestimmter Rollen im beruflichen und privaten Bereich nicht mehr möglich sind.

Die mit der Aktivierung persönlicher Stärken und Werte verbundenen positiven Emotionen sind nicht nur für das **Kompetenz- und Selbstwerterleben** des Patienten von Bedeutung, sondern auch für seine **Angst**. Wie neurowissenschaftliche Untersuchungen gezeigt haben, können Angstspuren im Gehirn nicht einfach gelöscht werden (LeDoux 2001). Doch ist es möglich, neuronale Erregungsmuster aufzubauen, die eine Weiterleitung der Angsterregung von der Amygdala zu anderen Hirnregionen unterbrechen. Positive Affirmationen (»Ich schaffe es!«) können hilfreich sein, reichen aber nicht aus:

> » Es sind die impliziten Situationsbewertungen, die im orbitalen PFC (Präfrontaler Kortex) unentwegt automatisch erzeugt werden, die geändert werden müssen, damit die Weiterleitung der Amygdala-Erregung gehemmt wird. (Grawe 2004) «

Zu einer solchen Veränderung impliziter Bewertungen kommt es nicht über den Weg rationaler Argumentation, sondern durch unmittelbare **positive Erfahrung**. Wiederholen sich solche Erfahrungen, entstehen schließlich angsthemmende Bewertungen – nicht als Resultat vernunftgesteuerter Einsicht, sondern als Ergebnis dessen, was der Betroffene erlebt hat.

▪ Was folgt daraus für die Therapie von Schmerzpatienten?

Sie sollte keine düstere Angelegenheit sein, bei der Fehleinstellungen und andere Defizite wieder und wieder von allen Seiten betrachtet und besprochen werden. Möglicherweise resultiert aus einer Therapie, die sich auf **Defizite** konzentriert, ein besseres Verständnis für diese. Die Wahrscheinlichkeit jedoch, dass ein Patient in einer von Negativität geprägten Atmosphäre **positive emotionale Erfahrungen** macht, ist gering.

Wie aber kann ein Therapeut bei seinem Patienten positive Emotionen, z. B. **Freude**, aktivieren? Durch rationale Argumentation wohl kaum. Vor allem durch seine eigene Person – dadurch, dass er Freude vorlebt: Beispielsweise kann er sich gemeinsam mit dem Patienten über einen Therapiefortschritt freuen, über einen guten Untersuchungsbefund, eine Kostenzusage und/oder kleine Alltäglichkeiten wie den ersten Schnee, einen schönen Sonnentag.

Einschränkend ist zu bedenken: Therapeuten, die überwiegend mit chronisch kranken Menschen arbeiten, sind häufig Leidsituationen ausgesetzt, an denen sie nur wenig, mitunter gar nichts ändern können, d. h. sie werden wiederholt auch mit eigener Hilflosigkeit und Ohnmacht konfrontiert. Hinzu kommt ein mehr oder minder starker Druck durch institutionelle Vorgaben und gesundheitspolitische Rahmenbedingungen. Emotionale und physische Erschöpfung bleiben nicht aus, sodass es mitunter schwerfallen mag, Momente der Freude im Arbeitsalltag wahrzunehmen. Das ist verständlich (aufgrund der Arbeitsüberlastung sogar zu erwarten), aber traurig angesichts der Bedeutung von Freude für das körperlich-seelische Wohlbefinden und ihrer »ansteckenden Wirkung«.

Ein Therapeut, der mit Freude bei der Arbeit und am Schicksal seines Patienten aufrichtig interessiert zu sein scheint, wird bei diesem eine organismische Resonanz in Richtung positiver Gestimmtheit auslösen.

Auch **Humor** kann positive Emotionen auslösen, weil er es dem Menschen erleichtert, sich *über* seine Angst oder Wut zu stellen – zumindest für einen Augenblick.

Durch den mit ihm verbundenen **Standortwechsel** schafft Humor einen gewissen Abstand zur Situation, aus dem heraus die Komik bestimmter Ereignisse zu erkennen ist – auch solcher, die in dem Moment, in dem sie geschehen, eher belastend sind. Nicht jeder Patient ist offen für humorvolle Bemerkungen, nicht jeder Zeitpunkt ist dafür geeignet. Entscheidend für den Einsatz von Humor ist die Orientierung am Patienten – nicht die rhetorische Kompetenz des Therapeuten.

Humor sollte nicht mit **Ironie** verwechselt werden. Ironie dient bisweilen einer indirekten Kritik des anderen. Humor dagegen hat mit Nachsicht, Heiterkeit und Gelassenheit zu tun, weshalb er zum Lachen einlädt. Die Freude, die ein Patient hin und wieder während eines Therapiegesprächs empfindet, macht aus einem depressiven noch keinen fröhlichen Menschen. Doch mitunter kann diese Erfahrung wie ein Weckruf aus depressiver Erstarrung wirken. Ich erinnere mich an eine Patientin, die plötzlich ausrief: »Ich kann ja noch lachen. In dem ganzen Schlamassel und Elend kann ich noch lachen! Und solange ich noch lachen kann, bin ich lebendig!«

Wertorientierung ist keine Frage bestimmter Techniken, sondern der **inneren Haltung** – einer Haltung grundlegender Überzeugung vom unveränderlichen Eigenwert des Menschen. Viele Gesten, in denen diese Haltung zum Ausdruck kommt, sind eine Sache des Augenblicks: Nennt der Therapeut den Patienten bei seinem Namen? Schaut er ihn an, oder weicht er seinem Blick aus? Wirkt er konzentriert und auf ihn bezogen, oder scheint er mit seinen Gedanken woanders zu sein?

Die Worte sind oft weniger wichtig als der **Ton**, in dem sie gesprochen werden. Der Ton ist wie eine Melodie, die sich mit der Melodie des Gegenübers verbinden, sie dadurch bestätigen und klarer zum Ausdruck bringen kann. Die auf diese Weise beim Patienten ausgelösten positiven Gefühle verbessern nicht nur sein Selbstwertgefühl, sondern auch seine Problemlösefähigkeit: Untersuchungen zufolge können Menschen, die zuvor in eine positive Stimmung gebracht werden, verschiedene Aufgaben schneller, kreativer und präziser lösen als Menschen, bei denen keine positiven Emotionen induziert worden sind (Seligman 2003). Die wertorientierte Grundhaltung des Therapeuten verbessert somit nicht nur die emotionale Befindlichkeit des Patienten, sondern auch seine **kognitive Leistungsfähigkeit**, sodass es ihm leichter fällt, sich mit seiner Situation und damit verbundenen Anforderungen auseinanderzusetzen.

Wertorientierung hat nichts mit fassadenhafter Höflichkeit oder Harmonisierung zu tun. Sie ist nur wirksam, wenn sie **aufrichtig** ist, was gegebenenfalls auch bedeuten kann, Unstimmigkeiten direkt anzusprechen. Und das nicht nur in wohlgeordneten Sätzen. Beispielsweise kann es ausgesprochen wertorientiert sein, wenn der Therapeut über ein offensichtlich selbstschädigendes Verhalten seines Patienten in echten Zorn gerät: »Frau C., ich mache mir Sorgen! Es lässt mich nicht kalt, was Sie da mit sich anstellen!« Wertorientierung und Zorn schließen einander nicht aus – im Gegenteil. Wem an einem anderen Menschen wirklich etwas liegt, wird zornig, wenn er bemerkt, dass dieser etwas tut, das ihm schadet. Das Gegenteil von Wertorientierung ist **Gleichgültigkeit**. Ein gleichgültiger Therapeut hat bestenfalls ein theoretisches Interesse am Patienten, genauer: an seinem »Fall«. Einem wertorientierten Therapeuten geht es um den Menschen – und es ist ihm nicht egal, was aus ihm wird.

> **Wertorientierung bedeutet, zur Person des Patienten eine Beziehung herzustellen (statt zu seiner Pathologie), ihn nicht nur in seiner Rolle als Kranker, sondern auch in seinen gesunden Rollen wahrzunehmen und anzusprechen. Der Schwerpunkt der therapeutischen Interventionen liegt nicht auf den Fehlhaltungen und Defiziten, sondern auf den persönlichen Stärken, Werten und Kraftquellen des Betroffenen, die ihm inneres »Heil-Sein« ermöglichen, unabhängig von seiner körperlich-geistigen Leistungsfähigkeit.**

37.5.3 Mitgefühl

Erlebnisbericht

Ich liege im Krankenhaus. Es ist spätabends. Morgen ist eine invasive Maßnahme an der Wirbelsäule geplant – ein bislang wenig erprobtes Therapieverfahren. Sollte ich mich besser dagegen entscheiden? Aber welche Alternativen bleiben mir? Ich habe Angst, kann nicht einschlafen, mich auch nicht auf mein Buch konzentrieren. Da klopft es. Mein Arzt betritt das Zimmer, zieht einen Stuhl an mein Bett, fragt, ob er sich einen Moment zu mir setzen dürfe: »Sie haben Angst, nicht wahr?« Ich nicke. Er bestätigt mein Nicken, meine Angst: »Ja, das sind so Entscheidungen, die man am liebsten nicht treffen möchte. Weil man erst im Nachhinein weiß, ob man sich besser so oder so entschieden hätte.« Dann berichtet er von einer schweren Entscheidung während einer Nachtschicht auf der Intensivstation. Ich höre zu – und werde ruhiger. Indem der Arzt mich an einer eigenen Angst teilhaben lässt, solidarisiert er sich mit mir in meiner Angst angesichts der Erkenntnis: Es gibt Situationen im Leben, da wissen wir nicht, was richtig oder falsch ist, da können wir nur nach bestem Wissen und Gewissen entscheiden. Alles Weitere liegt nicht in unserer Hand.

Wenn ich sage: »Ich habe Angst«, und der Therapeut entgegnet: »Sie brauchen keine Angst zu haben«, fühle ich mich innerlich allein gelassen. Sagt er dagegen: »Ja, auch ich hätte Angst in einer solchen Situation«, vermittelt er mir, dass meine Gefühle nachvollziehbar und verständlich sind. Ich muss mich für meine Angst nicht entschuldigen. Sie ist, was sie ist, keine »Katastrophisierung«, kein »schmerzverstärkender Faktor«, einfach eine menschliche Reaktion auf eine wahrgenommene Bedrohung.

Wer einem Patienten Angst, Trauer und Verzweiflung angesichts anhaltender Schmerzen und damit verbundener Einschränkungen »auszureden« versucht (was ohnehin nicht funktioniert), verletzt seine Würde, weil er sein Erleben und damit ihn, den Menschen selbst, infrage stellt. Auch vorschnelle Aufforderungen zu Bewältigungskognitionen können vom Patienten als Zeichen dafür verstanden werden, dass einige (oder viele) seiner Gedanken und Gefühle »falsch« seien.

Mitgefühl dagegen urteilt nicht, fordert nicht (z. B. Bewältigung), setzt nicht unter Druck (positiv zu denken, sein Schicksal zu akzeptieren), ist aber nicht nur passiver Trost, sondern eine Kraft, die es dem Betroffenen ermöglicht, sich der Wirklichkeit seines Leidens zu stellen, mit einem anderen Menschen zur Seite.

Mitgefühl heißt, die Lage des Patienten nicht nur von außen zu betrachten, sondern zu versuchen, sie von innen heraus nachzuvollziehen, auch dann, wenn es sich um eine Situation handelt, für die es – zumindest in diesem Moment – keine Lösung gibt, die man einfach »nur« aushalten kann.

Mitgefühl bezieht sich nicht nur auf Leiderfahrungen, sondern auf alle Gefühle des Patienten – auch auf seine Freude, Hoffnung und Zuversicht. Diese Gefühle mit ihm zu teilen, ist ebenso wichtig wie das Teilen von Trauer und Angst. Letztlich beinhaltet Mitgefühl die Bereitschaft des Therapeuten, im Patienten für einen Moment sich selbst zu sehen – den, der er vielleicht auch einmal sein wird: ein Mensch mit Schmerzen. Denn Schmerz ist nichts, was man wählt, vielmehr ein Geschehen, das einen jeden Menschen treffen kann.

Mitgefühl kann und soll **nicht durchgängig** verwirklicht werden. Wer vollständig darin aufgeht, verliert nicht nur den Überblick über die Situation, er verausgabt auch seine eigenen Kräfte. Hilfreich ist Mitgefühl nur dann, wenn der Therapeut mit einem Bein in der Welt des Patienten steht, dabei aber mit dem anderen Bein fest in seiner eigenen Welt verankert bleibt. Die ursprünglichste Art, Mitgefühl zu zeigen, ist eine leichte **Berührung**: Der Therapeut legt seine Hand für einen Moment auf Hand, Arm oder Schulter des Patienten. Gesten dieser Art sind vor allem dann angezeigt, wenn der Patient für Worte nicht zugänglich ist und/oder Worte »zu klein« sind für sein Leid.

Das **Ob und Wie körperlicher Zuwendung** hängt von der Persönlichkeit des Therapeuten ebenso ab wie von der des Patienten, von ihrer Beziehung ebenso wie von der konkreten Situation. Der positive Effekt von Berührungen ist seit Langem bekannt. Untersuchungen des Miami Touch Research Institute beispielsweise haben ergeben, »dass eine Hand auf der Schulter den Herzschlag verlangsamen oder den Blutdruck senken kann« (Geuter 2006). Was ich erst durch meine eigene Krankheit erfahren habe: Man wird empfänglicher, dankbarer auch, für jedes Zeichen mitfühlender Anteilnahme. Für den Therapeuten mag eine leichte Berührung ganz nebenbei geschehen, schnell wieder vergessen. Der Patient kann von einer solchen Geste einen ganzen Tag lang zehren. Sie ist eine »Kraft«, die dem Verlorengehen im Schmerz entgegenwirkt. Der Körper, Ort sich wiederholender oder anhaltender Missempfindungen, wird für einen Moment zum Träger und Übermittler eines positiven Signals: menschlicher Zuwendung.

Woran mag es liegen, dass Psychotherapeuten zwar zur Einfühlung, nicht aber zum Mitgefühl angehalten und darin unterwiesen werden? Die im Mitgefühl vollzogene **emotionale Gleichsetzung** mit dem Gegenüber wird gewöhnlich als Identifizierung beschrieben. Identifizierung aber betrachten viele Therapeuten als Verletzung der Abstinenzregel und/oder als Zeichen von Gegenübertragung. Die mit Fachausdrücken dieser Art verbrämte Diskriminierung des Mitgefühls als therapeutisches Prinzip mag ihre Wurzeln nicht nur in der Sorge um den Patienten haben, sondern bei einigen Therapeuten auch in der Sorge, vom Leid des Patienten zu sehr berührt zu werden. Wer Angst vor eigener Ohnmacht und persönlichem Versagen hat, wird sich vom Leid anderer Menschen eher distanzieren und zu aufrichtigem Mitgefühl kaum in der Lage sein.

> **Nur wer mit den Grenzen seiner therapeutischen Möglichkeiten ausgesöhnt ist, wer Schmerzen und Leiden als zum Leben dazugehörig annehmen kann, wird sich dem Patienten aufrichtig zuwenden und mit ihm fühlen können. Mitfühlen und Standhalten hängen somit eng zusammen.**

Die Verbindung zwischen beiden Grundhaltungen zeigt sich bereits bei der **Verständigung** über den Schmerz. Nach ihren Schmerzen befragt, wählen viele Patienten einen **Vergleich**, ein **Bild**, um eine Erfahrung zu vermitteln, die ihre bisherige Wirklichkeit überschreitet: »Mein Schmerz fühlt sich an, als ob ich eine schwere Zementplatte hinten im Rücken tragen würde.« In jeder der von mir besuchten Schmerzbewältigungsgruppen wurden Bilder dieser Art vom jeweiligen Gruppenleiter als dramatisierend und schmerzverstärkend zurückgewiesen. Die Betroffenen wurden gebeten, ihren Schmerz auf einer numerischen Ratingskala einzuschätzen. Eine »6« oder eine »8« werden der Vielfalt und Komplexität des Schmerzerlebens jedoch nicht gerecht. Zudem benutzt jeder Mensch ein ihm eigenes Bezugssystem, das von seiner Persönlichkeit und seinen bisherigen Schmerzerfahrungen ebenso abhängig ist wie von seiner Lebenssituation und kulturellen Einflüssen.

Auch Bilder über den Schmerz sind unvollständig, vermitteln jedoch zumindest einen ungefähren Eindruck von seiner **Qualität** sowie von der **Bedeutung**, die er für den Betroffenen hat. Nicht selten enthalten sie auch Informationen über den Beschreibenden selbst. Bilder sind nachhaltiger und eindrücklicher als eine Zahl. Sie entspringen der emotionalen Welt und zielen direkt auf die Gefühle des Gegenübers. Sich den Bildern zu öffnen, die hinter dem Schmerz eines Menschen stehen, setzt die Bereitschaft zum Mitgefühl voraus, d. h. die Bereitschaft, Eindrücke zu ertragen, die den eigenen Seelenfrieden erschüttern können, wenn auch nur für einen Moment.

Der Einsatz einer numerischen Rating- oder visuellen Analogskala wird gelegentlich mit ihrer größeren Objektivität und Wissenschaftlichkeit begründet. Diese Vorstellung ist ebenso fragwürdig wie die (unreflektierte) Prämisse, Schmerzerleben sei quantifizierbar. Mit der Bezeichnung des Skalenendpunktes als »stärkster vorstellbarer Schmerz« wird *kein* »möglichst einheitliche(s) Bezugssystem« geschaffen (Kröner-Herwig 2007b). Weil es keinen Endpunkt für Schmerz gibt, schon gar keinen einheitlichen. Eine Patientin (vgl. Göbel 2006) über ihr Schmerzerleben: »Ich dachte jedes Mal, dass es eigentlich keine Steigerung mehr geben könne, aber das war ein Irrtum.«

> **Den Schmerz in ein Schema zu pressen, scheint insgesamt kein geeigneter Weg, sich über die mit ihm verbundenen Erfahrungen zu verständigen. Wahre Verständigung beginnt erst dann, wenn der Therapeut dazu bereit ist, sich mitfühlend auf den Betroffenen einzulassen, auf seine ganz persönliche Art und Weise, seinen Schmerz zu umschreiben.**

Die neurobiologische Basis für Mitgefühl sind die im Gyrus cinguli, dem Emotionszentrum des Gehirns, entdeckten **Spiegelnervenzellen**, durch deren Aktivierung wir intuitiv und spontan erfassen können, wie einem anderen Menschen aller Wahrscheinlichkeit nach zumute ist. Natürlich sind die Vorstellungen, die sich ein Therapeut vom Empfinden seines Patienten macht, nicht identisch mit dem, was tatsächlich in ihm vorgeht. Auf jeden Fall aber führt Mitgefühl zu einem besseren Verständnis dessen, was den Patienten bewegt, als der Einsatz sog. objektiver Messinstrumente:

» Was ein Mensch fühlt, lässt sich – außerhalb dieses Menschen – nur durch das Mitgefühl eines anderen Menschen beschreiben. (Bauer 2004) «

Mitgefühl dient nicht nur der Verständigung, es befriedigt zudem in hohem Maße das Bedürfnis des Menschen nach **emotionaler Nähe und Zuwendung**. Über die Freisetzung chemischer Botenstoffe (z. B. Endorphine, Oxytocin, Dopamin und Prolaktin) werden im Gehirn neuronale Erregungsmuster gebildet, die den Erregungsmustern bei Angst entgegenwirken und das körperlich-seelische Wohlbefinden damit verbessern (Grawe 2004). Nicht nur humanistische, auch neurobiologische Überlegungen bestätigen somit die Bedeutung des Mitgefühls als therapeutischer Wirkfaktor.

Ob verbal oder nonverbal übermittelt – Mitgefühl des Therapeuten löst das beruhigende Gefühl in mir aus, noch mit der Welt »verbunden« zu sein. Die Erfahrung innerer Einsamkeit verringert sich, die mit Überaktivität, Rationalisieren oder Psychologisieren sehr oft verbunden ist. Ein mitfühlender Therapeut ist ohne Dramatik. Er weiß, dass es angesichts großer Verzweiflung mitunter hilft, das ganz Gewöhnliche zu tun. Im eingangs erwähnten Beispiel hat dies bedeutet: Der Arzt setzt sich einen Moment zu mir und erzählt mir von einer eigenen schweren Entscheidung. Damit vermittelt er mir zweierlei. Zum einen: »Dieser Arzt fällt seine Entscheidungen nicht leichtfertig. Also wird er sich auch die Entscheidung für diese neue Methode gut überlegt haben.« Zum anderen: »Es ist normal, in einer solchen Situation Angst zu haben.« Allein schon der Besuch des Arztes – zu später Stunde und »außer der Reihe« – lässt mich »spüren«, dass ich nicht als Behandlungsobjekt gesehen werde, sondern als Mensch, der Schmerzen hat, aber auch Gefühle der Hoffnung und Angst. Nach diesem Gespräch bin ich gelassener, die Angst verstellt mir nicht mehr den Blick auf mein sonstiges Leben: Jetzt habe ich Angst. Und das ist in Ordnung so. Morgen werde ich behandelt. Danach wird mich mein Mann besuchen. Darauf freue ich mich. So ist das Leben: Mal dunkle, mal helle Momente …

Wahrhaftes Mitgefühl setzt voraus, die Illusion einer leidfreien Welt aufgeben, sich mit dem Patienten angesichts seiner Leiden solidarisieren und sich auf die von ihm berichteten Erfahrungen einlassen zu können. Mitgefühl ist mehr als bloße Einfühlung, äußert sich vielmehr in einem Miteinander-Fühlen, -Denken und -Handeln. Mitgefühl ist vor allem in Situationen angezeigt, die für den Patienten von besonderer emotionaler Dichte und existenzieller Bedeutung sind. Es stärkt sein Vertrauen in das eigene Dasein, in den Wert seiner Person und dient damit dem übergeordneten Anliegen einer Aussöhnung mit sich selbst.

37.6 Fazit

»Wie soll ich leben?« Diese Frage stellt sich für schmerzkranke ebenso wie für gesunde Menschen. Eine allgemeingültige Antwort gibt es nicht – für Gesunde nicht und auch nicht für Kranke. Für mich selbst, im Umgang mit meinem Schmerz, werden v. a. 4 Aspekte immer wichtiger:

- Ich betrachte den Schmerz weder als Feind noch als Freund, sondern so, wie ich auch Alter und Tod betrachte – als Bedingungen, die das Leben mir stellt.
- Ich bemühe mich darum, aus jedem Augenblick, wenn auch nicht das Beste, so doch *mein* Bestes zu machen, ob nun zu Hause oder im Krankenhaus.
- Wenn ich schon krank bin, so möchte ich etwas daraus lernen – über die schweren Seiten des Lebens, aber auch über die Freuden, die ich dem Schweren entgegensetzen kann.
- Zu einem Leben mit anhaltendem Schmerz gehören unweigerlich auch Momente der Trauer und Angst.

Gewiss, ein Übermaß an Trauer und Angst bedarf therapeutischer Hilfe. Jedoch die pauschale und undifferenzierte Abwehr dieser Gefühle als dysfunktional verkompliziert die Dinge unnötig. Ein Gefühl inneren Friedens stellt sich ein, wenn ich Trauer und Angst ebenso anerkenne wie den Schmerz: »Ja, so ist es.« Dieses Ja gelingt nicht immer. Aber ich lerne.

Die hier diskutierten Vorstellungen über den Schmerz sowie die als hilfreich beschriebenen therapeutischen Grundhaltungen im Umgang mit Schmerzkranken sind vornehmlich aus der Patientenperspektive formuliert. Aus der Therapeutenperspektive stellt sich vielleicht einiges anders dar. Entscheidend ist nicht, welche Perspektive die »richtige« ist, sondern dass **beide Perspektiven** einander ergänzen – zum Nutzen beider, der Patienten wie der Therapeuten.

Literatur

1 Bauer J (2004) Das Gedächtnis des Körpers. Wie Beziehungen und Lebensstile unsere Gene steuern. Piper, München
2 Diezemann A (2008) Schmerzen akzeptieren? Kognitive Verhaltenstherapie und Acceptance-Commitment-Therapie (ACT) bei chronischen Schmerzen. Programm: Verhaltenstherapiewochen 2009, München
3 Flor H, Hermann C (2007) Kognitiv-behaviorale Therapie. In: Kröner-Herwig B, Frettlöh J, Klinger R, Nilges P (Hrsg) Schmerzpsychotherapie: Grundlagen, Diagnostik, Krankheitsbilder, Behandlung. 6. Aufl. Springer, Berlin Heidelberg New York Tokio, S 603–616
4 Franck G (2008) Achtsamkeit und Akzeptanz – Erfolgsfaktoren in der Schmerztherapie? Schmerztherapie 1: 15–19
5 Frank A (1993) Mit dem Willen des Körpers. Krankheit als existenzielle Erfahrung. Heyne, München
6 Frede U (2007) Herausforderung Schmerz. Psychologische Begleitung von Schmerzpatienten. Pabst Science Publishers, Lengerich
7 Geuter U (2006) Der körperbezogene Ansatz im neueren wissenschaftlichen Diskurs der Psychotherapie. Psychotherapeutenjournal 2: 116–122

8 Göbel H (2006) »Weil ich mit Schmerzen leben muss …« Interviews mit Schmerzpatienten. Therapiewege bei chronischen Beschwerden. Südwest, München

9 Grawe K (2004) Neuropsychotherapie. Hogrefe, Göttingen

10 Greenberg LS (2005) Emotionszentrierte Therapie. Ein Überblick. Psychotherapeutenjournal 4: 324–337

11 Hayes S (2007) In Abstand zur inneren Wortmaschine. Ein Selbsthilfe- und Therapiebegleitbuch auf der Grundlage der Akzeptanz- und Commitment-Therapie (ACT). dgvt, Tübingen

12 Kröner-Herwig B (2007a) Schmerz – eine Gegenstandsbeschreibung. In: Kröner-Herwig B, Frettlöh J, Klinger R, Nilges P (Hrsg) Schmerzpsychotherapie: Grundlagen, Diagnostik, Krankheitsbilder, Behandlung. 6. Aufl. Springer, Berlin Heidelberg New York Tokio, S 7–19

13 Kröner-Herwig B (2007b) Klinische Schmerzdiagnostik. In: Kröner-Herwig B, Frettlöh J, Klinger R, Nilges P (Hrsg) Schmerzpsychotherapie: Grundlagen, Diagnostik, Krankheitsbilder, Behandlung. 6. Aufl. Springer, Berlin Heidelberg New York Tokio, S 293–309

14 LeDoux J (2001) Das Netz der Gefühle. Wie Emotionen entstehen. dtv, München

15 Lux M (2004) Neurowissenschaftliche Perspektiven für den Personenzentrierten Ansatz. Gesprächspsychotherapie und personenzentrierte Beratung 4: 261–267

16 Melzack R, Wall P D (1965) Pain mechanisms: a new theory. Science 150: S971–979

17 Nicholas M, Molloy A, Tonkin L, Beeston L (2010) Den Schmerz in den Griff bekommen. Die Strategie des aktiven Umgangs mit chronischen Schmerzen. Hans Huber, Bern

18 Nilges P, Wichmann-Dorn E (2007) Schmerzanamnese. In: Kröner-Herwig B, Frettlöh J, Klinger R, Nilges P (Hrsg) Schmerzpsychotherapie: Grundlagen, Diagnostik, Krankheitsbilder, Behandlung. 6. Aufl. Springer, Berlin Heidelberg New York Tokio, S 247–274

19 Nilges P, Köster B, Schmidt CO (2007) Schmerzakzeptanz – Konzept und Überprüfung einer deutschen Fassung des Chronic Pain Acceptance Questionnaire. Schmerz 21: 57–67

20 Phillips M (2009) Chronische Schmerzen behutsam überwinden. Anleitungen zur Selbsthilfe. Carl Auer, Heidelberg

21 Schmid W (2005) Schönes Leben? Einführung in die Lebenskunst. Suhrkamp, Frankfurt/Main

22 Seligman MEP (2003) Der Glücks-Faktor. Warum Optimisten länger leben. Ehrenwirth, Bergisch Gladbach

23 Traue HC (2008) Gedanken zur Schmerzpsychotherapie. Theorie und Praxis der Schmerzpsychotherapie: Internationaler Alpendialog. (Eröffnungsvortrag anlässlich der Jahrestagung der DGPSF in Nottwil/Schweiz vom 29.–31.5.)

24 Watzlawick P, Weakland JH, Fisch R (1974) Lösungen. Zur Theorie und Praxis menschlichen Wandels. Hans Huber, Bern

25 Wengenroth M (2008) Das Leben annehmen. So hilft die Akzeptanz- und Commitmenttherapie (ACT). Hans Huber, Bern

26 Zieglgänsberger W (2010) Schmerzen überschreiben. In: Hartl Th. Geheilt vom Schmerz. Erfolgsgeschichten chronisch Kranker. Überbau, Wien, S 169–174

Fort- und Weiterbildung

Fort- und Weiterbildung »Spezielle Schmerzpsychotherapie«

M. Hüppe, A. Scharfenstein und G. Fritsche

Eine qualitativ hochwertige psychotherapeutische Behandlung von Patienten mit dem Leitsymptom Schmerz setzt spezielle Kenntnisse in diesem Bereich voraus. Diese können in einer Fort-/Weiterbildung »Spezielle Schmerzpsychotherapie« erworben werden.

38.1 Evidenz der Schmerzpsychotherapie

Von der deutschen erwachsenen Bevölkerung leiden nach einer europaweiten Studie 17% unter chronischen Schmerzen, d. h. Schmerzen, die seit mindestens 6 Monaten bestehen, die mehrmals in der Woche auftreten und die eine Schmerzintensität von mindestens 5 auf einer 10-stufigen Skala aufweisen. Personen, auf die dies zutrifft, haben die Schmerzen seit durchschnittlich 6,9 Jahren (Breivik et al. 2006).

Eine ausschließliche Charakterisierung chronischer Schmerzen durch das Schmerzerleben (Lokalisation, Intensität, Qualität, Variabilität) ist unzureichend. Diese Erkrankung wird im Verlauf der Chronifizierung insbesondere im Verhalten, in Stimmungen und Gefühlen, in Gedanken, Erwartungen und Überzeugungen sichtbar. Die Beeinträchtigung der Lebensqualität der Patienten ist dabei wesentlich bestimmt durch **kognitive, emotionale und behaviorale Faktoren** und damit durch psychische Funktionen. Kröner-Herwig führt dies bei der Gegenstandsbestimmung chronischer Schmerzen in ► Kap. 1 aus. Weitere Merkmale chronischer Schmerzen sind oft weitreichende soziale und wirtschaftliche Beeinträchtigungen für die Patienten.

Die **gesamtwirtschaftlichen Folgen** chronischer Schmerzen sind enorm. So entstehen allein durch Rückenschmerzen jährlich hohe direkte (Behandlungskosten) und indirekte (eingeschränkte Arbeits-, Berufs- und Erwerbsfähigkeit) Kosten im zweistelligen Milliardenbereich (1998: 25 Mrd. €; Schwartz et al. 1999, Krauth et al. 2005, Wenig et al. 2008). Der gesundheitspolitische Bedarf an wirksamer Behandlung chronischer Schmerzen ist damit offensichtlich.

> **Die effektivsten Ansätze zur Behandlung chronischer Schmerzen sind interdisziplinäre Ansätze, die unter dem Verständnis eines biopsychosozialen Schmerzmodells realisiert werden.**

Im optimalen Fall kooperieren dabei Ärzte (mit Weiterbildung »Spezielle Schmerztherapie«), psychologische Psychotherapeuten (mit Weiter- bzw. Fortbildung »Spezielle Schmerzpsychotherapie«) und Physiotherapeuten. Weitere Berufsgruppen (z. B. soziale Beratungsdienste) sind fallbezogen einzubeziehen. Interdisziplinäre Ansätze unter Beteiligung von psychologischen Psychotherapeuten sind deutlich effektiver als unimodale medizinische Ansätze (Flor et al. 1992, Basler u. Kröner-Herwig 1998, Kröner-Herwig 2009; ► Kap. 29). **Kognitiv-verhaltenstherapeutische Interventionsmaßnahmen** sind dabei als wirksame psychotherapeutische Behandlungsansätze gut belegt (Morley et al. 1999), Kröner-Herwig u. Hoefert (1999) erachten sie als **unabdingbaren Bestandteil** in der interdisziplinären Behandlung von Schmerzerkrankungen mit hohem Chronifizierungsgrad (► Kap. 32).

38.2 Gesundheitspolitische Aspekte

Dem Wissen über Notwendigkeit und Effektivität psychologischer Behandlungen chronischer Schmerzen stehen aktuell **erhebliche Defizite** in der Versorgung gegenüber, die deutlich von Pfingsten u. Nilges (2007) dargestellt wurden. So ergab eine Befragung von Willweber-Strumpf et al. (2000) in verschiedenen Facharztpraxen, dass 36% aller dort befragten Patienten an chronischen Schmerzen litten, dass aber nur 2,1% von ihnen eine psychotherapeutische Behandlung erhalten hatten.

Diese schmerzpsychotherapeutische Unterversorgung von Patienten lässt sich nicht einfach mit mangelnder Kooperationsbereitschaft der Ärzte und Ärztinnen begründen. Oft suchen diese nach Möglichkeiten, ihre Schmerzpatienten psychotherapeutisch (mit)behandeln zu lassen, sie scheitern aber an der Verfügbarkeit geeigneter und kooperationswilliger Psychotherapeuten. Pfingsten u. Nilges (2007) berichten von einer Befragung aller (ärztlichen und psychologischen) Psychotherapeuten des KV-Bereiches Göttingen nach deren Bereitschaft bzw. Möglichkeit der Kooperation in Bezug auf Schmerzpatienten. Von denjenigen, die überhaupt antworteten (45%), signalisierten 31% Kooperationsbereitschaft, aber nur 7,5% gaben Wartezeiten von weniger als 4 Wochen an. 37,5% der kooperationswilligen Psychotherapeuten benannten Wartezeiten von mehr als 6 Monaten.

38.3 Struktur und Inhalte der Fort- bzw. Weiterbildung »Spezielle Schmerzpsychotherapie«

Für eine adäquate schmerzpsychotherapeutische Qualifikation sind **spezielle Kenntnisse** zu psychologischen und somatischen Mechanismen der Chronifizierung von Schmerzen, zur Diagnostik psychologischer Faktoren der Entstehung, Aufrechterhaltung und Verstärkung von Schmerzen und schmerzbedingten Beeinträchtigungen sowie zu den z. T. syndromspezifischen Behandlungsmöglichkeiten notwendig. Diese Qualifikation wird weder im Studium noch in der Psychotherapieausbildung hinreichend vermittelt.

> **Um die spezifischen Kenntnisse und Fertigkeiten für die Behandlung von Patienten mit dem Leitsymptom Schmerz zu vermitteln, existiert eine Fort- bzw. Weiterbildung »Spezielle Schmerzpsychotherapie« (SSPT).**

Der Unterschied zwischen einer Fort- und einer Weiterbildung liegt im Status der Anerkennung durch die Landespsychotherapeutenkammern. **Weiterbildungen** sind in Weiterbildungsordnungen (WBO) der Psychotherapeutenkammern geregelt. Eine Weiterbildung beinhaltet eine deutliche Vertiefung und Spezialisierung des bereits vorher (in der Ausbildung) erworbenen Fachwissens, das in dieser Tiefe aber nicht bereits in der Ausbildung erworben wurde. Zur Weiterbildung gehören ein theoretischer und ein praktischer Teil. Demgegenüber beinhaltet eine **Fortbildung** lediglich eine »Aktualisierung« des Wissens und der Kompetenz für eine Tätigkeit, die vorher bereits erlernt wurde. Fortbildungsordnungen verpflichten, die Heilkunde nach dem aktuellen Stand der Forschung auszuführen.

> **Die Fort- bzw. Weiterbildung »Spezielle Schmerzpsychotherapie« richtet sich v. a. an approbierte psychologische Psychotherapeuten, ist aber auch für Mediziner mit vergleichbarer Facharztweiterbildung möglich.**

Die 4 deutschen Schmerzgesellschaften
- Deutsche Gesellschaft für psychologische Schmerztherapie und -forschung (DGPSF),
- Deutsche Gesellschaft zum Studium des Schmerzes (DGSS),
- Deutsche Gesellschaft für Schmerztherapie (DGS) und
- Deutsche Migräne- und Kopfschmerzgesellschaft (DMKG)

haben 2003 gemeinsame Richtlinien zur Fort- bzw. Weiterbildung »Spezielle Schmerzpsychotherapie« formuliert. Die Weiterbildung soll psychotherapeutische Kompetenzen für wissenschaftlich fundierte psychologische Diagnostik und Therapie bei Patienten mit Schmerzen vermitteln und die Fähigkeit zur Kommunikation mit anderen Berufsgruppen fördern, die Patienten mit chronischen Schmerzen behandeln. Die inhaltliche und formale Qualitätssicherung hat eine von allen 4 Gesellschaften bestückte **Gemeinsame Prüfungskommission** übernommen. Die Ausbildungsstruktur der Fort- bzw. Weiterbildung »Spezielle Schmerzpsychotherapie« besteht im Wesentlichen aus 3 Bereichen:
- Theoretische Ausbildung
- praktische Ausbildung
- Dokumentation der Ausbildung

38.3.1 Theoretische Ausbildung

In einem 80 Unterrichtsstunden umfassenden Curriculum »Spezielle Schmerzpsychotherapie« werden zum einen Kenntnisse über die **biopsychosozialen Grundlagen** des (chronischen) Schmerzes vermittelt. Dies schließt somatische und psychische Vorgänge der Nozizeption, der Schmerzinformationsverarbeitung, der Chronifizierungsmechanismen sowie der Pharmakotherapie ein (16 Unterrichtsstunden). Des Weiteren werden Kompetenzen in der **schmerzpsychotherapeutischen Anamnese, Diagnostik und Therapie** erworben. Letzteres umfasst insbesondere edukative, psychophysiologische, kognitive, verhaltensbezogene sowie emotions- und konfliktbezogene Interventionsansätze (40 Unterrichtsstunden). Schließlich werden vertiefende Kenntnisse zu den häufigsten **chronischen Schmerzsyndromen** (Rückenschmerzen, Kopfschmerzen, Gesichtsschmerzen, viszerale Schmerzen, Tumorschmerzen, neuropathische Schmerzen und muskuloskeletale Schmerzen) und ihren Behandlungsmethoden vermittelt (24 Unterrichtsstunden).

Das Curriculum wird von der Akademie für Schmerzpsychotherapie der DGPSF in Bochum, Mainz und Norddeutschland angeboten. Weitere Ausbildungseinrichtungen, die nicht von der Akademie betrieben werden, befinden sich in Berlin, Bad Salzuflen und München. Die Ausbildung findet an 5 Wochenenden statt (http://www.schmerzpsychotherapie.net).

> **Es werden nur theoretische Ausbildungen anerkannt, die im Rahmen eines von der Prüfungskommission akkreditierten Curriculums erworben wurden.**

38.3.2 Praktische Ausbildung

Der 2. Bereich besteht aus der **praktisch-klinischen Tätigkeit** in der Versorgung von Schmerzpatienten. Diese Tätigkeit findet über eine Dauer von mindestens 6 Monaten in frei zu wählenden Einrichtungen statt, die in der Versorgung von Patienten mit chronischen Schmerzen eingebunden sind. Ein qualifizierter Schmerzpsychotherapeut soll in der Einrichtung tätig sein. Alternativ kann eine **Kooperation** über mindestens 2 Jahre mit einer solchen Einrichtung stattfinden. Des Weiteren gehört zu diesem Anforderungsbereich die regelmäßige Teilnahme an interdisziplinären **Schmerzkonferenzen** über einen Zeitraum von mindestens 2 Jahren mit einer Frequenz von durchschnittlich 1-mal pro Monat.

38.3.3 Dokumentation der Ausbildung

Der 3. Bereich besteht in der Durchführung und Dokumentation der klinisch-psychologischen Anamnese, Diagnostik und Behandlung von Patienten mit chronischem Schmerz (10 Falldokumentationen mit 25 h Supervision).

Wenn die Leistungsnachweise in den 3 Bereichen erbracht sind, führt eine **Abschlussprüfung**, die von der gemeinsamen Prüfungskommission der 4 Schmerzgesellschaften organisiert wird, zu einem Zertifikat, das die Zusatzqualifikation »Spezielle Schmerzpsychotherapie« bescheinigt. Diese Qualifikation haben gegenwärtig in Deutschland 200 tätige Psychotherapeuten (Stand: Juni 2010). Eine Liste dieser Personen ist im Internet verfügbar (http://www.schmerzpsychotherapie.net).

38.4 Berufspolitische Bedeutung

Die Zusatzqualifikation »Spezielle Schmerzpsychotherapie« ist seit 2005 von der Landespsychotherapeutenkammer Rheinland-Pfalz als ankündigungsfähiger Zusatztitel gemäß der Weiterbildungsordnung (in Abgrenzung zur Fortbildung) anerkannt. Für die anderen Bundesländer muss dieser Status noch erarbeitet werden.

> **»Spezielle Schmerzpsychotherapie« bescheinigt damit eine besondere Befähigung für die psychotherapeutische Behandlung von Patienten, die an (chronischen) Schmerzen leiden, ohne Kolleginnen und Kollegen einzuschränken, die ohne diesen Weiterbildungsnachweis Patienten mit Schmerzen behandeln. Es ist das erklärte Ziel der Psychotherapeutenkammern, durch Weiterbildungsordnungen keine Einschränkung der durch die Approbation erlangten Kompetenzen bzw. Tätigkeitsfelder zu schaffen.**

Für Leistungsträger wird es zunehmend notwendig werden, Psychotherapeuten mit dem qualifizierenden Nachweis einer durch eine gemeinsame Prüfungskommission der 4 großen deutschen Schmerzgesellschaften akkreditierten und durch Leistungsnachweise belegten Fort- bzw. Weiterbildung »Spezielle Schmerzpsychotherapie« für besondere Zwecke zu gewinnen und zu vergüten. Im **ambulanten Bereich** wäre dies denkbar im Zusammenhang mit Strukturverträgen nach § 73c SGB V, mit integrierten Versorgungsverträgen nach § 140 SGB V oder mit schmerztherapeutischen Modellprojekten einzelner Krankenkassen nach § 63 SGB V. Im **stationären Bereich** ist die Integration der speziellen Schmerzpsychotherapie in das Fallpauschalensystem in Vorbereitung. Schließlich könnten Leistungsträger auch die Qualität interdisziplinärer teilstationärer schmerztherapeutischer Behandlungen über Sonderverträge mit solchen Schmerz-Tageskliniken sicherstellen, mit denen die Zusatzqualifikation in spezieller Schmerzpsychotherapie als Merkmal der Strukturqualität vereinbart wurde.

> **Mittelfristiges Ziel der Fachgesellschaften ist es, die Schmerzpsychotherapie als spezialisierte, qualitätsgesicherte Leistung in der Versorgung zu etablieren. Im ambulanten Bereich ist für die Aufnahme in den Leistungskatalog (EBM) eine bundesweite berufsrechtliche Regelung eine Voraussetzung.**

Weiterhin müssen Schmerzpsychotherapeuten in den Gremien, die für die Vertragsgestaltung und Qualitätssicherung verantwortlich sind, z. B. in den Schmerztherapiekommissionen der Kassenärztlichen Vereinigungen, beteiligt werden. In der Qualitätssicherungsvereinbarung, die die fachgruppenübergreifenden spezialisierten Leistungen des EBM-Kapitels 30 (30700–30708) regelt, sollten sie entsprechend ihrer Bedeutung angemessen berücksichtigt werden. Insbesondere wird im Rahmen der integrierten Versorgung, die ambulante und stationäre Behandlung sinnvoll verbindet, sowie im Rahmen spezieller Angebote medizinischer Versorgungszentren eine Etablierung der Schmerzpsychotherapie außerhalb der Richtlinienpsychotherapie angestrebt.

Die Möglichkeit einer berufspolitischen Interessenvertretung ist im 2006 gegründeten **Berufsverband der Schmerztherapeuten in Deutschland** (BVSD) gegeben, in dem psychologische Psychotherapeuten mit Weiter-/Fortbildung »Spezielle Schmerzpsychotherapie« Mitglied werden können.

Literatur

1 Basler H-D, Kröner-Herwig B (Hrsg) (1998) Psychologische Therapie bei Kopf- und Rückenschmerzen. Quintessenz, München

2 Breivik H, Collett B, Ventafridda V, Gallacher D (2006) Survey of chronic pain in Europe: prevalence, impact of daily life, and treatment. European Journal of Pain 10: 287–333

3 Flor H, Fydrich T, Turk DC (1992) Efficacy of multidisciplinary pain treatment centers: a meta-analytic review. Pain 49: 221–230

4 Krauth C, Grobe T, Hoopmann M, Schwartz FW, Walter U (2005) Rückenschmerz: Krankheitskosten und Einsparpotenziale präventiver Interventionen. In: Hildebrandt J, Müller G, Pfingsten M (Hrsg) Lendenwirbelsäule: Ursachen, Diagnostik und Therapie von Rückenschmerzen. Urban & Fischer, München, S 14–26

5 Kröner-Herwig B (2009) Chronic pain syndromes and their treatment by psychological interventions. Curr Opin Psychiatry 22: 200–204

6 Kröner-Herwig B, Hoefert H-W (1999) Zum Stand der Schmerzbehandlung in Deutschland. In Hoefert H-W, Kröner-Herwig B (Hrsg) Schmerzbehandlung. Psychologische und medikamentöse Interventionen. Ernst Reinhard, München, S 7–21

7 Morley S, Eccleston C, Williams A (1999) Systematic review and meta-analysis of randomized controlled trials of cognitive behaviour therapy and behaviour therapy for chronic pain in adults, excluding headache. Pain 80: 1–13

8 Pfingsten M, Nilges P (2007) Patienten mit chronischen Schmerzen – Versorgungsdefizite auch bei Psychotherapie. Report Psychologie 32: 122–130

9 Schwartz FW, Bitzer EM, Döring H, Grobe TG, Krauth C, Schlaud M, Schmidt T, Zielke M (1999) Gesundheitsausgaben für chronische Krankheiten in Deutschland. Pabst Science Publishers, Lengerich

10 Wenig CM, Schmidt CO, Kohlmann T, Schweikert B (2008) Costs of back pain in Germany. European Journal of Pain 13: 280–286

11 Willweber-Strumpf A, Zenz M, Bartz D (2000) Epidemiologie chronischer Schmerzen. Der Schmerz 14: 84–91

Stichwortverzeichnis

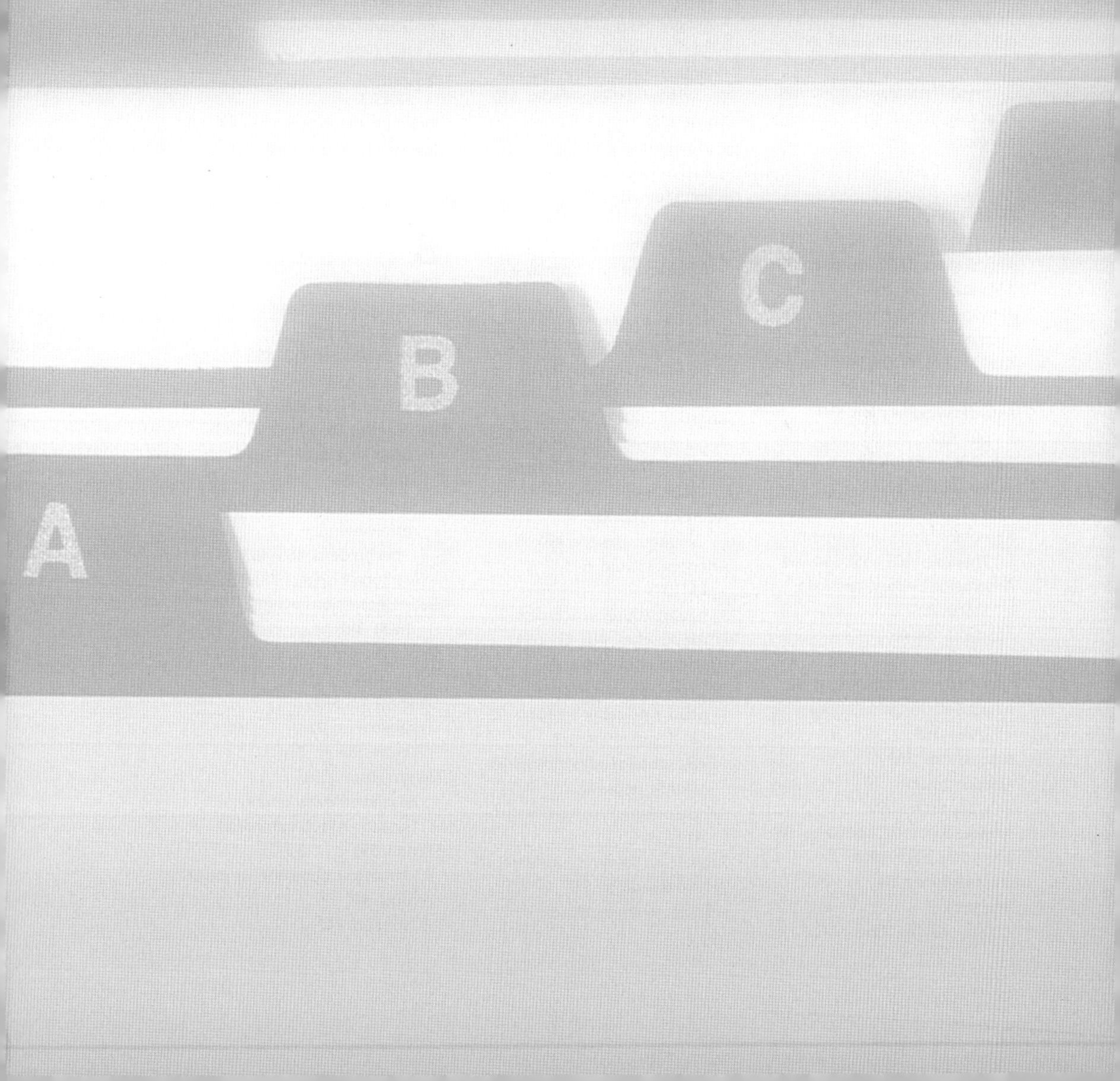

A

B

C

D

E

F

G

H

L

M

N

O

P

T

U

V

W

Y

Z

Printing: Ten Brink, Meppel, The Netherlands
Binding: Stürtz, Würzburg, Germany